de Gruyter Lehrbuch mit Repetitorium

Pathologie

Mit Beiträgen von

C. Baumgarten, H. Bleckmann, S. Blümcke,
W. Böcker, G. Breitenecker, G. Dhom, H.-P. Dienes,
S. Falk, G. Geiler, H. Gelderblom, J. Gottschalk,
G. Grosse, D. Harms, D. Hoder, J. H. Holzner,
V. Jahnke, G. Klöppel, J. Kunz, H. Lobeck,
Th. Löning, V. Loy, F.-R. Matuschka, K. Meißner,
K. Morgenroth, K.-M. Müller, H. Nizze, H.-F. Otto,
F. Pfannkuch, C. Radke, W. Remmele, G. Roschlau,
H.-J. Rumpelt, H.-E. Schaefer, D. Schmidt, N. Schnoy,
H.-J. Scholman, J. M. Schröder, A. Schulz, H. Stein,
H. J. Stutte, W. Thoenes †, M. Trautmann, M. Vogel

Pathologie

Herausgegeben von S. Blümcke

Walter de Gruyter
Berlin · New York 1995

Herausgeber

Prof. Dr. med. S. Blümcke
Institut für Pathologie
Universitätsklinikum Rudolf Virchow
Augustenburger Platz 1, D-13353 Berlin

Dieses Buch enthält 304 Abbildungen und 64 Tabellen

Die Deutsche Bibliothek – CIP-Einheitsaufnahme

Pathologie / hrsg. von S. Blümcke. [Mit Beitr. von C. Baumgarten . . .]. –
Berlin ; New York : de Gruyter, 1995
(De-Gruyter-Lehrbuch mit Repetitorium)
ISBN 3-11-012045-3
NE: Blümcke, Sigurd [Hrsg.]

Printed in Germany
Didaktisches Konzept: Dr. U. Herzfeld, Gaiberg
Typografie: D. Plake, Berlin
Zeichnungen: Jörg Winzer, Berlin
Umschlagentwurf: Rudolf Hübler, Berlin
Satz und Druck: Appl, Wemding
Bindung: Lüderitz & Bauer GmbH, Berlin

Vorwort

Dem Verlag Walter de Gruyter, vor allem Herrn Priv.-Doz. Dr. R. Radke und Frau Ullrich, gilt der besondere Dank des Herausgebers für die langjährige vertrauensvolle Zusammenarbeit bei der Realisierung dieses Buchs. Mein Dank gilt auch meinen Mitarbeitern Frau Dr. C. Radke für die Unterstützung bei der Herausgebertätigkeit und Herrn W. Trosch für die redaktionelle Bearbeitung der Manuskripte. Herrn J. Winzer danke ich für die Anfertigung der Zeichnungen.
Für Anregungen und Ergänzungen zum Herz-Kapitel danke ich Herrn Prof. Dr. H. Eichstädt, Strahlenklinik des Universitätsklinikums Rudolf Virchow, Herrn Prof. Dr. W. Leistenschneider, Urologe, zum Kapitel „Ableitende Harnwege" und Frau Priv.-Doz. Dr. H. Neitzel, Institut für Humangenetik des Universitätsklinikums Rudolf Virchow, für die Beratung bei genetischen Fragestellungen.
Schließlich danke ich den Studentinnen und Studenten der Pilotgruppen, die in zahlreichen Diskussionen durch hilfreiche Anregungen zum Gelingen dieses Buchs beigetragen haben.

Berlin, Januar 1995 *Sigurd Blümcke*

Anschriftenverzeichnis der Autoren

Baumgarten, Claus, PD Dr. med.
Hautklinik u. Asthma-Poliklinik
Univ.-Klinikum Rudolf Virchow
Augustenburger Platz 1, D-13353 Berlin

Bleckmann, Heinrich, Prof. Dr. med.
Augen-Abteilung
Schloßpark-Klinik
Heubnerweg 2, D-14059 Berlin

Blümcke, Sigurd, Prof. Dr. med.
Institut für Pathologie
Univ.-Klinikum Rudolf Virchow
Augustenburger Platz 1, D-13353 Berlin

Böcker, Werner, Prof. Dr. med.
Gerhard-Domagk-Institut für Pathologie
Westfälische Wilhelms-Universität
Domagkstr. 17, D-88149 Münster

Breitenecker, Gerhard, Prof. Dr. med.
Institut für Klinische Pathologie
Gynäkopathologie und Zytologie
Allgemeines Krankenhaus
Währinger Gürtel 18–20, A-1090 Wien

Dhom, Georg, Prof. Dr. med.
Am Webersberg 20, D-66424 Homburg/Saar

Dienes, Hans-Peter, Prof. Dr. med.
Pathologisches Institut der Universität
Langenbeckstr. 1, D-55131 Mainz

Falk, Stephan, Dr. med.
Praxis für Pathologie
Neebstr. 6, D-60332 Frankfurt a. M.

Geiler, Gottfried, Prof. Dr. med.
Institut für Pathologie der Universität
Liebigstr. 26, D-04103 Leipzig

Gelderblom, Hans, Prof. Dr. med.
Robert-Koch-Institut
Abt. Virologie
Nordufer 20, D-13353 Berlin

Gottschalk, Joachim, Prof. Dr. med.
Allgemeines Krankenhaus Heidberg
Abteilung für Pathologie
Tangstedter Landstr. 400, D-22417 Hamburg

Grosse, Gernot, Prof. Dr. med.
Pathologisches Institut
Auguste-Viktoria-Krankenhaus
Rubensstr. 125, D-12157 Berlin

Harms, Dieter, Prof. Dr. med.
Pathologisches Institut der Universität
Michaelisstr. 11, D-24105 Kiel

Hoder, Dietmar, Dr. rer. nat.
Institut für Pathologie
Univ.-Klinikum Rudolf Virchow
Augustenburger Platz 1, D-13353 Berlin

Holzner, J. Heinrich, em. Prof. Dr. med.
Korngasse 47, A-1170 Wien

Jahnke, Volker, Prof. Dr. med.
Hals-Nasen-Ohrenklinik u. Poliklinik
Univ.-Klinikum Rudolf Virchow
Augustenburger Platz 1, D-13353 Berlin

Klöppel, Günther, Prof. Dr. med.
Dienst Anatomo-Pathologie
Akademisch Ziekenhuis
Vrije Universiteit Brussel
Laarbeeklaan 101, B-1090 Brüssel

Kunz, Jochen, Prof. Dr. med.
Institut für Pathologie
Klinikum Ernst von Bergmann
Charlottenstr. 72, D-14467 Potsdam

Lobeck, Hartmut, Prof. Dr. med.
Institut für Pathologie
Univ.-Klinikum Rudolf Virchow
Augustenburger Platz 1, D-13353 Berlin

Löning, Thomas, Prof. Dr. med.
Abt. für Gynäkologische Histopathologie
und Elektronenmikroskopie
Martinistr. 52, D-20246 Hamburg

Loy, Volker, Prof. Dr. med.
Institut für Pathologie
Univ.-Klinikum Benjamin Franklin
Hindenburgdamm 30, D-12200 Berlin

Matuschka, Franz-Rainer, Prof. Dr. rer.nat.
Institut für Pathologie,
Arbeitsbereich Parasitologie
Univ.-Klinikum Rudolf Virchow
Malteser Str. 74–100, D-12249 Berlin

Meißner, Kurt, PD Dr. med.
Hautärztliche Praxis
Dermatohistologisches Labor
Tangstedter Landstr. 77, D-22415 Hamburg

Morgenroth, Konrad, Prof. Dr. med.
Pathologisches Institut der Ruhr-Universität
Universitätsstr. 150, D-44780 Bochum-Querenburg

Müller, Klaus-Michael, Prof. Dr. med.
Institut für Pathologie
Berufsgenoss. Krankenanstalten Bergmannsheil
Gilsingstr. 14, D-44789 Bochum

Nizze, Horst, Prof. Dr. med.
Institut für Pathologie
Universität Rostock
Strempelstr. 14, D-18055 Rostock

Otto, H.-F., Prof. Dr. med.
Institut für Pathologie
Universität Heidelberg
Im Neuenheimer Feld 220–221, D-69120 Heidelberg

Pfannkuch, Friedlieb, Prof. Dr. med.
Ciba-Geigy AG
Pharmatoxikologie K-135.1.83
CH-4002 Basel

Radke, Cornelia, Dr. med.
Institut für Pathologie
Univ.-Klinikum Rudolf Virchow
Augustenburger Platz 1, D-13353 Berlin

Remmele, Wolfgang, Prof. Dr. med.
Institut für Pathologie
Kliniken der Landeshauptstadt
Ludwig-Erhard-Straße 100, D-65199 Wiesbaden

Roschlau, G., Prof. Dr. med.
Pathologisches Institut
Städt. Krankenhaus im Friedrichshain
Landsberger Allee 49, D-10249 Berlin

Rumpelt, H.-J., Dr. med.
Pathologisches Institut
Städt. Krankenhaus Heilbronn
Jägerhausstr. 26, D-74074 Heilbronn

Schaefer, Hans-Eckart, Prof. Dr. med.
Pathologisches Institut
Albert-Ludwigs-Universität
Albertstr. 19, D-79002 Freiburg

Schmidt, Dietmar, Prof. Dr. med.
Institut für Pathologie
A2,2
D-68159 Mannheim

Schnoy, Norbert, Prof. Dr. med.
Institut für Pathologie
Univ.-Klinikum Rudolf Virchow
Augustenburger Platz 1, D-13353 Berlin

Scholman, Hans-Joachim, Dr. med.
Institut für Pathologie
Univ.-Klinikum Rudolf Virchow
Augustenburger Platz 1, D-13353 Berlin

Schröder, J. Michael, Prof. Dr. med.
Institut für Neuropathologie
Med. Fakultät der RWTH
Pauwelsstr. 30, D-52057 Aachen

Schulz, Andreas, Prof. Dr. med.
Institut für Pathologie
Klinikum der Justus-Liebig-Universität
Langhansstr. 10, D-35392 Gießen

Stein, Harald, Prof. Dr. med.
Institut für Pathologie
Univ.-Klinikum Benjamin Franklin
Hindenburgdamm 30, D-12200 Berlin

Stutte, H.J., Prof. Dr. med.
Senckenbergisches Zentrum der Pathologie
J.W. Goethe-Universität
Theodor-Stern-Kai 7, D-60596 Frankfurt a. M.

Trautmann, Matthias, PD Dr. med.
Institut für Mikrobiologie und Immunologie
Abt. Bakteriologie
Klinikum der Universität
Steinhövelstr. 9, D-89075 Ulm

Vogel, Martin, Prof. Dr. med.
Institut für Pathologie
Abt. Paidopathologie und Placentologie
Univ.-Klinikum Rudolf Virchow
Augustenburger Platz 1, D-13353 Berlin

Inhalt

Spezieller Teil

Allgemeiner Teil

I. Pathologie als Fachgebiet

S. Blümcke

Pathologie als Fachgebiet

Definition. Die *Pathologie* ist die *Lehre von den Krankheiten* – genauer: von den *krankhaften Veränderungen in Organen, Geweben und Zellen* sowie deren Ursachen.

Pathologie als Disziplin

1. Geschichtliches

Geschichtliches

Der Begriff *Pathologie* findet sich erstmals bei dem griechischen Arzt **Claudius Galenus** (ca. 129–201) und bedeutet dem Wortsinne nach *„Lehre von den Leiden"* (griech. *pathos* Leiden bzw. Krankheit, *logos* Lehre, Wissenschaft). Das Wort *pathos* wurde bereits von **Hippokrates** (460–377 v. Chr.) – ebenso wie von Galen – im Sinne von Veränderung vitaler Prozesse benutzt.

- Galenus
- Hippokrates

Obgleich Leichenöffnungen bereits im Altertum (Ägypten, Griechenland) und während des gesamten Mittelalters durchgeführt wurden, ist es erst relativ spät zur Bildung eines eigenständigen Faches Pathologie gekommen. Die **Leichenschau** galt lange Zeit als Teil der *„Anatomia practica"* und wurde daher entweder vom Anatomen oder vom klinisch tätigen Arzt durchgeführt. Die Fortschritte der Anatomie in der Renaissance basierten nicht zuletzt auf den Erkenntnissen, die aus Sektionen menschlicher Leichen gewonnen wurden (hervorzuheben ist **Andreas Vesal**, 1514–1564). Um 1750 prägte **Giovanni Battista Morgagni** (1682–1771) den Begriff *„Pathologische Anatomie"*. Die zunehmende Bedeutung der Leichenschau für das Verständnis der Krankheitszusammenhänge führte schließlich gegen Ende des 18. Jahrhunderts zur Bestellung eines eigens für die Sektionen verantwortlichen Fachvertreters, eines sog. **Prosektors** (lat. *prosecare* vorschneiden). Die weitere Entwicklung zur Etablierung der Pathologie als Fachgebiet läßt sich an folgenden Daten ablesen:

Leichenschau seit dem Altertum

- Sektionen wurden vom Anatomen durchgeführt
- Vesal
- **Morgagni**: „Pathologische Anatomie"
- Ende des 18. Jahrhunderts: **Prosekturen**

- 1796: erste **hauptamtliche Prosektur** am Wiener Allgemeinen Krankenhaus
- 1819: erster **Lehrstuhl für Pathologie** in Straßburg unter *Jean-Frédéric Lobstein* (1777–1835)
- 1844: erstes **Ordinariat für Pathologie** unter *Karl von Rokitansky* (1804–1878) und Einführung der Pathologie als **Prüfungsfach** in Wien
- 1847: erste **pathologische Fachzeitschrift**: „Archiv für pathologische Anatomie und Physiologie und für klinische Medicin" (später: *„Virchows Archiv"*)
- 1856: Gründung des ersten **Pathologischen Instituts** in Berlin durch *Rudolf Virchow* (1821–1902)

2. Aufgaben

Aufgaben

Die Pathologie ist in erster Linie eine **diagnostische Disziplin**. Wichtigste Aufgabe des Pathologen ist es, *krankhafte Veränderungen von Organen, Geweben und Zellen* zu erkennen und zu beurteilen. Ferner obliegt es ihm, durch *Obduktionen* die Krankheiten festzustellen, die zum Tode eines Menschen geführt haben.

1. Diagnostik

- Obduktion

Während der Pathologe des vergangenen Jahrhunderts seine Tätigkeit vorwiegend im *Seziersaal* ausübte, d. h. seine Befunde am toten Menschen erhob und seine wissenschaftlichen Erkenntnisse bei der morphologischen Auswertung der Sektionen gewann, hat sich sein Tätigkeitsfeld heute überwiegend auf die *mikroskopische Untersuchung von Gewebeproben* des Patienten verlagert.

- zytologisch
- histologisch (erste Untersuchung: 1878)

Diese Entwicklung nahm ihren Anfang um die Mitte des vorigen Jahrhunderts mit dem Einzug des Mikroskops in das Krankenhaus und dem Beginn der histologischen und zytologischen Untersuchung, vorzugsweise der Geschwülste. Die **Gewebeentnahme** (z.B. aus der Portio) zur histologischen Untersuchung wurde 1878 eingeführt.

2. klinisch-funktionelle Interpretation

3. Tumor-Klassifikation

4. ICD

Vom Pathologen wird außer einer präzisen *Befunderhebung* eine klare *Diagnose* (griech. *dia-* auseinander-, *gignoskein* erkennen) sowie eine *funktionelle und klinische Interpretation* verlangt. In der heutigen Medizin sind außerdem eine *Klassifikation der Tumoren* (z.B. nach dem Grad der Bösartigkeit und Ausbreitung gemäß der TNM-Einteilung, TNM = *T*umor *N*ode *M*etastasis), sowie die *Kodierung der Diagnose* nach dem international standardisierten Diagnoseschlüssel ICD (*I*nternational *C*lassification of *D*iseases) üblich.

Für den Studenten besteht in der Pathologie wie in keinem anderen Fach die Möglichkeit, das *Beobachten* zu lernen, *Zusammenhänge* zu erkennen und *Folgerungen* zu ziehen – kurz: *medizinisches Denken* zu üben.

Einteilung, Teilgebiete

3. Einteilung und Teilgebiete

- Allgemeine Pathologie
- Spezielle Pathologie

Aus didaktischen Gründen ist das Fach Pathologie in Allgemeine und Spezielle Pathologie unterteilt. Gegenstand der **Allgemeinen Pathologie** sind die Gesetzmäßigkeiten der Krankheiten, deren Ursachen, Entstehungsmechanismen, Verläufe und Ausgänge. Hier wird versucht, Zusammenhänge und Wechselbeziehungen zu erfassen und nach systematischen Prinzipien zu ordnen. Die **Spezielle Pathologie** demgegenüber befaßt sich mit den Krankheitsbildern der einzelnen Organe und Organsysteme (man bezeichnet sie daher auch als *Organpathologie*). Die Erkenntnisse aus beiden pathologischen Fächern ergänzen sich gegenseitig und sind stets im Zusammenhang zu betrachten.

Teilgebiete
Beispiele:
- Neuropathologie
- Paidopathologie
- Zytopathologie

Von der Spezialisierung der Medizin blieb auch die Pathologie nicht verschont. Heute umfaßt das Fach zahlreiche **Teilgebiete**. Die Neuschaffung eigener Institute oder Abteilungen wurde notwendig, so z.B. der **Neuropathologie**, die sich mit den Erkrankungen des zentralen und peripheren Nervensystems befaßt. Die **Paidopathologie** (griech. *paidos* Kind) beschäftigt sich mit den spezifischen Erkrankungen im Kindesalter einschließlich der Neugeborenen- und Fetalperiode. Die **Zytopathologie** stützt sich auf Einzelzelluntersuchungen, z.B. im Abstrich- oder Punktionsmaterial.

- Dermatopathologie
- Gynäkopathologie
- Hämatopathologie

Für einige klinische Fächer war die mikroskopische Untersuchung von Gewebeproben schon immer ein essentieller Bestandteil der Diagnostik, was frühzeitig zu einer weiteren Untergliederung der Pathologie geführt hat, z.B. in **Dermatopathologie** (für die Hautklinik), **Gynäkopathologie** (für die Frauenklinik) und **Hämatopathologie** (für die hämatologische Abteilung der Inneren Medizin).

- ultrastrukturelle P.
- Molekularpathologie
- Immunpathologie
- Transplantationspathologie
- Umweltpathologie
- experimentelle P.
- geographische P.

Neben der noch heute das Kernstück der Forschung bildenden Lichtmikroskopie haben sich neue Arbeitsbereiche oder Abteilungen gebildet, z.B. für **ultrastrukturelle Pathologie**, **Molekularpathologie** oder **Immunpathologie**. Die besonderen immunologischen Probleme der Transplantationsmedizin erfordern heute eine eigene **Transplantationspathologie**. Weiterhin besteht die Notwendigkeit einer **Umweltpathologie**, um sowohl die Langzeiteinflüsse wie auch die plötzlich auftretenden schädlichen Einwirkungen der Umwelt auf den menschlichen Organismus zu erkennen und zu erforschen. Andere Spezialgebiete der Pathologie versuchen, die jeweiligen Fragestellungen tierexperimentell zu lösen (**experimentelle Pathologie**) oder unter Berücksichtigung bestimmter geographischer Gegebenheiten zu bearbeiten (**geographische Pathologie**).

II. Krankheit, Tod, Leichenschau

Krankheit, Tod, Leichenschau

S. Blümcke

1. Krankheit und Krankheitsursache

Krankheit, Krankheitsursache

1.1 Gesundheit und Krankheit

Der praktizierende Arzt hat stets die prinzipielle Frage nach Gesundheit oder Krankheit des Patienten zu stellen. Er wird jedoch oft feststellen müssen, wie schwer eine klare Trennung zu ziehen ist. Ist das subjektive Wohlbefinden tatsächlich das entscheidende Kriterium? Zum Beispiel gibt es eine Reihe bösartiger Geschwülste, die zunächst noch keine Beschwerden verursachen. Die Patienten fühlen sich absolut gesund und voll leistungsfähig, obwohl sie schon schwer krank sind und dringend behandelt werden müßten. Andererseits sind jedem Arzt Patienten bekannt, die über Schmerzen oder Unwohlsein klagen, ohne daß sich ein pathologischer Befund objektivieren läßt.

Definition von Gesundheit

Definition. *Gesundheit* und *Krankheit* sind allgemeine Begriffe, die im Laufe der Medizingeschichte ganz unterschiedlich betrachtet und definiert wurden. Die modernste, zugleich aber auch utopische Definition des Begriffes Gesundheit stammt von der Weltgesundheitsorganisation (WHO):

> **Gesundheit** ist der Zustand völligen körperlichen, seelischen und sozialen Wohlbefindens.

⇐

1.1.1 Nomenklatur der Krankheiten

Nomenklatur

1. Morbus

• Der Begriff **„Morbus"** (lat. Krankheit, Abk.: M.) bezeichnet ein Krankheitsbild und wird in Verbindung entweder mit dem eigentlichen (griechischen bzw. lateinischen) Krankheitsnamen (z.B. Morbus haemolyticus neonatorum) oder dem Namen des Entdeckers bzw. Erstbeschreibers dieser Krankheit (z.B. M. Koch) verwendet.

2. Syndrom

• Der Terminus **„Syndrom"** (griech. Zusammenlaufen, von *syn-* zusammen-, *dromos* Laufen) bezeichnet das gleichzeitige Bestehen *mehrerer* krankhafter Veränderungen. Wie beim Morbus wird durch beigefügte Eigennamen (z.B. Edwards-Syndrom) oder Attribute bzw. Umschreibungen (z.B. Karpaltunnelsyndrom) das Syndrom charakterisiert.

3. Symptom

• Ein **Symptom** (griech. *symptoma* Begleiterscheinung) ist ein Krankheitszeichen, d.h. eine Gewebs- oder Organveränderung, in der sich eine Krankheit äußert. Ist ein klinisches Symptom so charakteristisch für eine bestimmte Krankheit, daß sich diese daraus unmittelbar diagnostizieren läßt, bezeichnet man dieses Symptom als **pathognomonisch** (griech. *gignoskein* erkennen).

pathognomonisches Symptom

1.2 Ätiologie und Nosologie

Ätiologie, Nosologie

- **Ätiologie**: Lehre von den Krankheitsursachen
- **Nosologie**: Lehre von den Krankheiten

Ätiologie (griech. *aitia* Ursache) ist die Lehre von den Krankheitsursachen, während man unter **Nosologie** (griech. *nosos* Krankheit) die Lehre von den Krankheiten versteht. Beide Begriffe sind sehr alt: ersterer tritt bereits bei Galen auf, letzterer läßt sich immerhin für das 18. Jahrhundert nachweisen. Der Terminus Nosologie wird nur noch wenig gebraucht; dennoch ist die Krankheitslehre ein wichtiger Bestandteil der Medizin und stellt noch heute das Kernstück der Pathologie dar.

Krankheitsursachen:

Die **Krankheitsursachen** werden in 3 Gruppen unterteilt:

1. endogene (angeboren, erworben)

a) Endogene Ursachen (griech. *endo-* innen-, *-genes* entstehend) sind jene Ursachen, die im Patienten selbst liegen bzw. entstehen; darüber hinaus ist zwischen *angeborenen* (z.B genetische Defekte oder intrauterin aufgetretene Entwicklungsstörungen) und *erworbenen* (z. B. während des Lebens eingetretene Zellerschöpfung oder Zellentartungen) endogenen Ursachen zu unterscheiden.

2. exogene (pathogene Organismen)

b) Exogene belebte Ursachen (griech. *exo-* außen) sind alle pathogenen, d. h. krankmachenden Organismen (Bakterien, Viren, Parasiten, Pilze u. a.).

3. exogene unbelebte (physikalische u. chemische Noxen, Ernährung)

c) Exogene unbelebte Ursachen umfassen:
- *von außen* auf den Körper einwirkende *Noxen* physikalischer und chemischer Art, wie z. B. Lärm, Wärme, Strahlen bzw. ätzende Flüssigkeiten, giftige Dämpfe
- *Stoffe*, die (über Atemluft, Haut, Nahrung usw.) *in den Körper* aufgenommen werden; dies können zahlreiche chemische und physikalische Produkte (wie z. B. kontaminierte Nahrungsmittel, radioaktive Elemente, unverträgliche Heilmittel, Gifte) sein
- falsche *Ernährung*.

Ätiologie kann sein:
- monokausal
- multifaktoriell (multikausal)

Wenn mehrere ursächliche Faktoren in Betracht kommen, spricht man von *multifaktorieller* im Gegensatz zur *monokausalen* Ätiologie. Manche Ursachen wirken *additiv*, andere sogar *potenzierend* (z. B. chemische und/oder physikalische Einflüsse). Andererseits kann dieselbe Ursache zu zwei oder mehreren verschiedenen Krankheiten führen. Ein besonderes Problem entsteht dann, wenn Wechselbeziehungen von Ursache und Wirkung auftreten.

gesetzliche Regelungen bei:
- **Infektions-** und
- **Berufskrankheiten**

Zwei Gruppen von Krankheiten unterliegen *gesetzlichen Regelungen*:
- **Infektionskrankheiten**, die zu einer epidemischen Ausbreitung führen können, sind der zuständigen Behörde zu melden, und zwar – je nach Krankheit – im Todesfall, bei manifester Erkrankung oder bereits bei Krankheitsverdacht. Die betreffenden Krankheiten sind im *Bundesseuchengesetz* aufgeführt.
- **Berufskrankheiten**, d. h. Krankheiten, die als solche anerkannt und in der *Berufskrankheitenverordnung* aufgeführt sind; sie gelten als Unfall und sind bei Erkrankung oder bei begründetem Verdacht dem Träger der Unfallversicherung anzuzeigen.

Pathogenese

1.3 Pathogenese

Entstehungsgeschichte einer Krankheit

Jede Krankheit ist ein zeitabhängiger Vorgang, der sich entwickelt und vom Beginn bis zum Ausgang bestimmte Stadien durchläuft. Diese Beobachtung hat zu dem Begriff „Pathogenese“ geführt (griech. *genesis* Entstehung), der von J. F. Lobstein geprägt wurde. Wir verstehen heute unter Pathogenese die gesamte Entstehungsgeschichte einer Krankheit einschließlich ihrer Mechanismen.

1.3.1 Kausale und formale Pathogenese

Die weitere Unterscheidung in **kausale** und **formale** Pathogenese geht auf die Erkenntnis von Rudolf Virchow zurück, daß Krankheiten nicht stationäre Zustände, sondern – wie alle biologischen Prozesse – dynamische Vorgänge sind, die dem Gesetz von Ursache und Wirkung unterliegen.

- **formale Pathogenese**
- **kausale Pathogenese**

Bei der vollständigen Aufklärung einer Krankheit ist es notwendig, zunächst die strukturellen (morphologischen) Veränderungen an Zellen, Geweben und Organen darzustellen, zu erkennen, funktionell zu deuten und nach *formalen* Gesichtspunkten zu ordnen. Sodann muß nach den Faktoren gesucht werden, die während eines Krankheitsverlaufs die jeweils aufeinanderfolgenden Reaktionen bewirken bzw. auslösen und den gesamten Krankheitsprozeß *kausal* erklären.

⟹

> Die Frage nach dem *Wie* führt zur **formalen**, die Frage nach dem *Warum* zur **kausalen** Pathogenese.

formale strukturelle Pathogenese → Pathologie

Die **formale strukturelle Pathogenese** ist in der Pathologie an makroskopischen und mikroskopischen Präparaten, in der Klinik an Röntgenbildern, Sonogrammen, Computertomogrammen oder mit Hilfe bestimmter optischer

Apparate (z. B. Gastroskop, Bronchoskop) zu diagnostizieren. Die **formale funktionelle Pathogenese** umfaßt die physiologisch-chemischen Reaktionsmechanismen in und an Zellen, Geweben und Organen sowie die Wechselbeziehungen, die bei einem Krankheitsprozeß ablaufen. Diese sind auch Gegenstand eines eigenständigen Fachgebiets, nämlich der *Pathophysiologie*. Pathogenetische Überlegungen sind das gedankliche Fundament jeder ärztlichen Maßnahme: z. B. Zuordnung der Symptome, Stellung der Diagnose, Art der Therapie (griech. *therapeia* Heilung, Behandlung) und Beurteilung der Prognose (griech. *prognosis* Vorherwissen). Um folgerichtiges medizinisches Denken zu schulen, bietet der Seziersaal die Möglichkeit, aufgrund der morphologischen Befunde am Leichnam die gesamte Pathogenese eines Falles retrospektiv bis zur Ätiologie aufzurollen und eine abschließende Epikrise (griech. *epikrinein* entscheiden, beurteilen) zu erarbeiten.

formale funktionelle Pathogenese → Pathophysiologie

1.3.2 Akuter und chronischer Krankheitsverlauf

Krankheitsverlauf

Beim **Krankheitsverlauf** sind sich 2 Verlaufsformen zu unterscheiden:
- **akute Verläufe** (lat. *acutus* scharf, spitz) mit plötzlichem Beginn, meist heftigen Reaktionen und relativ kurzer Dauer (wenige Tage oder Wochen)
- **chronische Verläufe** (griech. *chronos* Zeit) mit längerer Dauer (Monate oder Jahre) und meist abgeschwächten Reaktionen.

Zur Beschreibung der Besonderheiten von akuten Verläufen bedient man sich einer bestimmten Nomenklatur, z. B.: hyperakut (griech. *hyper-* über), perakut (lat. *per-* durch, sehr), acutissime (Superlativ von *acutus*), subakut (lat. *sub-* unter), postakut (lat. *post-* nach). Ebenso müssen auch chronische Verläufe oft weiter differenziert werden, z. B. in: subchronisch, latent chronisch (lat. *latens* versteckt, verborgen), primär oder sekundär chronisch, chronisch rezidivierend (lat. *recidere* zurückfallen).
Der **Schweregrad von Krankheiten** wird durch folgende Attribute ausgedrückt: *gravis* (lat. schwer), *gravissimus* (Superlativ) oder *levis* (lat. leicht), *lentus* (lat. schleichend), minimal (lat. *minimus* kleinster).
Die Pathogenese einiger Infektionskrankheiten ist durch eine **Inkubationszeit** (lat. *incubare* ausbrüten) oder ein **Prodromalstadium** (griech. *prodromos* Vorläufer) gekennzeichnet. Häufig erreicht die Krankheit einen Höhepunkt (punctum maximum) oder eine **Krise** (griech. *krisis* Entscheidung).

1. akuter K.
2. chronischer K.
akute Verläufe sind:
- hyperakut
- perakut
- acutissime
- subakut
- postakut

chronische Verläufe sind:
- subchronisch
- latent chronisch
- primär chronisch
- sekundär chronisch
- chronisch rezidivierend

Schweregrad von Krankheiten:
- gravis, gravissimus
- levis, minimal
- lentus

Infektionskrankheiten haben:
- Inkubationszeit
- Prodromalstadium
- Krise

1.3.3 Manifestation der Krankheit

Krankheitsmanifestation

Eine Krankheit wird erst dann manifest (lat. *manifestus* deutlich, offenbar), wenn der Körper auf eine bestimmte Noxe (lat. *noxa* Schaden) so reagiert, daß es hierdurch zu Störungen im Organismus kommt. Dieser Prozeß wird prinzipiell von 2 Faktoren bestimmt: *Disposition* und *Resistenz*.

abhängig von:

Disposition (lat. planmäßige Anordnung) bedeutet Veranlagung bzw. Krankheitsbereitschaft und wird durch eine Vielzahl von Faktoren geprägt, u. a. durch:
- Erbanlagen (genetische Disposition)
- Geschlecht (geschlechtsgebundene Disposition)
- Lebensalter (Altersdisposition)
- Konstitution (konstitutionelle Disposition)
- ethnische Zugehörigkeit (ethnische Disposition)
- Vorerkrankungen
- Umwelteinflüsse, Medikamenteneinnahme etc.

1. Disposition
Krankheitsbereitschaft

Die richtige Einschätzung der jeweiligen Disposition kann in der Praxis sehr hilfreich sein, insbesondere bei differentialdiagnostischen Überlegungen: z. B. kommen bestimmte Krankheiten nur im Kindesalter, andere nur im Erwachsenenalter vor. Auch ethnische Merkmale sind wichtig; z. B. besteht bei Japanern und Chinesen offensichtlich keine Disposition zur chronischen Lymphadenose, dagegen ist sie für israelische Juden relativ hoch.

Im Gegensatz zur Disposition steht die **Resistenz** (lat. *resistere* widerstehen), d. h. die Widerstandskraft bzw. der Schutz des Körpers gegen belebte und unbelebte Krankheitserreger. Man unterscheidet eine unspezifische und eine spezifische Resistenz. Unter **unspezifischer Resistenz** versteht man das *allge-*

2. Resistenz
Widerstandskraft des Organismus

- **unspezifische R.**

meine (angeborene oder erworbene) *Abwehrverhalten* des Organismus gegen Infektionen und andere krankheitsauslösende Ursachen, wie z. B. den physikalisch-chemischen Schutz der Haut durch deren Säuremantel, den zellulären Schutz durch Phagozytensysteme oder die humuralen Schutzstoffe im Blutserum und in Drüsensekreten.

• spezifische R.

Als **spezifische Resistenz** bezeichnet man den *gezielten Abwehrmechanismus* gegen bestimmte Erreger bzw. Antigene, z. B. durch Bildung von Antikörpern (s. *Immunität*, S. 142 f).

Krankheit führt
- zur Restitutio ad integrum
- zur Defektheilung
- zum chronischen Leiden
- zum Tod

1.3.4 Ausgang der Krankheit

Beim vollständigen Ausheilen einer Krankheit – wenn weder strukturelle noch funktionelle Veränderungen zurückbleiben – spricht man von einer **Restitutio ad integrum** (lat. *restitutio* Wiederherstellung, *integer* unversehrt). Wird dieses Ziel nicht erreicht, kommt es zur *Defektheilung*, zum *Leiden* oder zum *Tod.*

Defektheilung
- z.B. Myokardinfarkt

Eine **Defektheilung** liegt vor, wenn die Krankheit selbst zwar geheilt bzw. abgeheilt ist, jedoch ein morphologischer oder funktioneller Defekt zurückbleibt. Zum Beispiel kann eine Entzündung das Gewebe so schädigen, daß auch nach dem Abklingen des Entzündungsprozesses ein dauernder Schaden zurückbleibt. Kleinere Narben sind meist bedeutungslos; größere oder multiple Schwielen (z. B. im Herzmuskel) haben jedoch oft dauerhafte Funktionsausfälle zur Folge, an denen der Patient leidet. In diesem Falle ist die Defektheilung zum Leiden geworden.

Leiden
- z.B. Vitium cordis (kompensiert oder dekompensiert)

Der Begriff **Leiden** bezeichnet einen Zustand mit bleibenden strukturellen und/oder funktionellen Ausfällen des Organismus. Ein Leiden zieht für einen Patienten meist weitreichende Konsequenzen (Invalidität, Frührente etc.) nach sich. Hierzu ein Beispiel: Bei einem Patienten besteht eine entzündliche Herzklappenerkrankung; nach einer gewissen Zeit heilt die Entzündung zwar ab, hinterläßt jedoch einen Klappendefekt, der zur Schlußunfähigkeit führt: es ist ein Herzklappenfehler und damit ein Herzleiden entstanden. Die *Schwere eines Leidens* hängt u. a. von der Anpassungsfähigkeit bzw. Adaptation des Organismus, d. h. von der Leistungsreserve des betroffenen Organs oder Organsystems ab. Der o. g. Klappenfehler kann z. B. durch Leistungssteigerung der Herzmuskulatur funktionell weitgehend ausgeglichen, also *kompensiert* werden; andernfalls bleibt er *dekompensiert.*

Rezidiv
- z.B. Tumorrezidiv (5- Jahres-Heilung)

Das nach einer gewissen Zeit erneute Auftreten einer Krankheit, die subjektiv und objektiv scheinbar geheilt war, bezeichnet man als **Rezidiv** (lat. *recidere* zurückfallen). Rezidiven kommt vor allem in der Onkologie (Tumorheilkunde) eine große Bedeutung zu; z. B. lassen sich bestimmte bösartige Geschwülste durch eine geeignete Therapie zum Verschwinden bringen, treten aber nach Monaten oder Jahren wieder in Erscheinung. Aus praktischen und statistischen Erwägungen spricht man von einer *5-Jahres-Heilung*, wenn nach erfolgter Therapie in den folgenden 5 Jahren kein Rezidiv aufgetreten ist.

Remission
- z.B. bei Leukosen

Das Verschwinden lediglich der Krankheitssymptome – ohne ursächliche Heilung der Krankheit – wird als **Remission** (lat. *remittere* zurückgehen) bezeichnet. So lassen sich z. B. bestimmte Leukämien (vulgo: Blutkrebs) medikamentös so behandeln, daß die Patienten beschwerdefrei werden und im Blut sogar wieder normale Zellzahlen entstehen. Dennoch bleibt die eigentliche Krankheitsursache, nämlich die Tumortransformation bestimmter Knochenmarkszellen, weiter bestehen, so daß es jederzeit wieder zum Vollbild der Leukämie kommen kann.

Epidemiologie

1.4 Epidemiologie

> **Definition.** Die Epidemiologie (griech. *epi-* auf-, an-; *demos* Volk) untersucht Häufigkeit, Verbreitung, Entstehungs- und Ausbreitungsbedingungen von Krankheiten unter Verwendung statistischer Methoden.

Während die Epidemiologie früher auf die Verbreitung von Infektionskrankheiten beschränkt war, umgreift sie heute viel umfassender praktisch alle Gesundheitsstörungen einer Bevölkerung. Insbesondere sind es die häufigen chronischen Krankheiten (Herz-Kreislauf-Erkrankungen, Krebs, Diabetes, rheumatische Erkrankungen), mit denen sich die epidemiologische Forschung befaßt. Dabei stellt die *deskriptive Epidemiologie* die Häufigkeit des Auftretens dieser Erkrankungen in einer Bevölkerung fest. Mit den Methoden der *analytischen Epidemiologie* werden Ursachen und Risikofaktoren erforscht, wie etwa die Zusammenhänge zwischen Rauchen und Lungenkrebs oder Ernährung und Herzinfarktrisiko.

- **deskriptive E.**: Häufigkeit von Krankheiten pro Bevölkerung
- **analytische E.**: Ursachen- und Risikofaktorenforschung

Zur statistischen Beschreibung von Krankheiten werden verschiedene **epidemiologische Maße** verwendet:

- **Morbidität** (lat. *morbidus* krank): Anzahl der innerhalb eines Jahres an einer bestimmten Krankheit Erkrankten bezogen auf 100000 Menschen einer definierten Bevölkerungsgruppe (= Krankheitshäufigkeit). Dieses Maß gibt somit den *Bestand* an erkrankten Personen an.

Morbidität
Krankheitshäufigkeit pro Jahr und 100000 der Bevölkerung

- **Inzidenz** (lat. *incidere* hineinfallen): Anzahl der innerhalb eines Jahres aufgetretenen *Neuerkrankungen* einer bestimmten Krankheit bezogen auf 100000 Personen *(Inzidenzrate)*; Bezugsgruppe ist die Gesamtheit der Personen, die zu Beginn des Erhebungszeitraumes noch nicht erkrankt waren.

Inzidenz
Anzahl der Neuerkrankungen

Die Inzidenz des weiblichen Brustdrüsenkrebses betrug z. B. 1988 im Saarland 95,8. Die Beobachtung der Inzidenz läßt die Zu- und Abnahme von Erkrankungen, Altersverschiebungen und auch lokale Häufungen erkennen. Voraussetzung hierfür ist jedoch die Existenz einer zuverlässigen Datenbasis, wie sie in einigen Krankheitsregistern auch vorliegt (z. B. die weltweit eingerichteten, von der WHO betreuten Krebsregister).

- **Prävalenz** (lat. *praevalere* das Übergewicht haben): Anzahl der Erkrankten zu einem bestimmten Zeitpunkt oder innerhalb einer bestimmten Zeitperiode bezogen auf die Anzahl der untersuchten Personen *(Prävalenzrate)*.

Prävalenz
Häufigkeit einer Krankheit zu einem bestimmten Zeitpunkt

- **Mortalität** (Sterblichkeit, lat. *mortalis* sterblich): Anzahl der innerhalb eines Jahres an einer bestimmten Krankheit Verstorbenen bezogen auf 100000 Menschen einer Bevölkerungsgruppe.

Mortalität
an einer Krankheit Verstorbene pro Jahr und 100000 der Bevölkerung

Hierzu ein Beispiel: In der Bundesrepublik Deutschland betrug 1987 die Mortalität beim Brustdrüsenkrebs der Frau 38,6. In Deutschland wird vom Statistischen Bundesamt eine Todesursachenstatistik geführt, die auf den Angaben der Todesursachen in den Totenscheinen basiert. Hierbei bleiben jedoch die Ergebnisse der Obduktionsbefunde unberücksichtigt; insofern kann dieser Statistik nur eine eingeschränkte Gültigkeit zukommen.

deutsche Todesursachenstatistik berücksichtigt keine Obduktionsbefunde

- **Letalität** (lat. *letalis* tödlich): Verhältnis der Anzahl der an einer bestimmten Krankheit Verstorbenen zur Anzahl der Neuerkrankungen (in Prozent). Die *Letalitätsrate* ist somit ein Maß für die „Tödlichkeit“ einer Krankheit.

Letalität (in %)
Verhältnis der Verstorbenen zu Neuerkrankten an einer bestimmten Krankheit

Hierzu ein Beispiel: Beim Brustdrüsenkrebs der Frau betrug die Letalität 1975 in den Vereinigten Staaten ca. 45 %.

- **perinatale Mortalität** (griech. *peri-* um- herum-, lat. *natus* Geburt): Anzahl der vor, während oder bis zum 7. Tag nach der Geburt verstorbenen Kinder (Geburtsgewicht über 1000 g, darunter spricht man von Fehlgeburt) bezogen auf 1000 Geburten.

perinatale Mortalität
prä-, peri- und postnatal (bis 7. Tag) Verstorbene

Dieses Maß gilt als ein besonders empfindlicher Indikator für die Qualität der modernen Medizin, insbesondere der Perinatalmedizin. In der Bundesrepublik Deutschland z. B. betrug die perinatale Mortalität 1960 noch 35,8, dagegen 1987 nur noch 7,3.

- **Säuglingssterblichkeit:** Anzahl der im ersten Lebensjahr verstorbenen Kinder bezogen auf 1000 Lebendgeborene.

Säuglingssterblichkeit
im 1. Lebensjahr Verstorbene pro 1000 Lebendgeborene

Die Säuglingssterblichkeit betrug z. B. in der Bundesrepublik Deutschland 33,8 im Jahre 1960 und 8,3 im Jahre 1987.

Schließlich sei noch auf **bevölkerungsstatistische Maße** hingewiesen, die nicht zuletzt auch die Qualität der Medizin widerspiegeln:

- **Mittlere Lebenserwartung:** Das Alter, bis zu dem 50 % einer Bevölkerung verstorben sind.

mittlere Lebenserwartung

Sie lag in der Bundesrepublik Deutschland im Zeitraum 1985/87 für Frauen bei etwa 81 Jahren und für Männer bei etwa 75 Jahren.

- **Mittlere Lebenserwartung eines Neugeborenen:** Durchschnittlich zu erwartende Lebensdauer eines Neugeborenen nach der derzeit gültigen Sterbetafel.

mittlere Lebenserwartung eines Neugeborenen

Sie betrug in der Bundesrepublik Deutschland im Zeitraum 1985/87 für weibliche Kinder 78,4 Jahre und für männliche Kinder 71,8 Jahre.

mittlere fernere Lebenserwartung

• **Mittlere fernere Lebenserwartung:** Anzahl der Jahre, die eine Person eines bestimmten Alters gemäß der Absterbeordnung im Durchschnitt noch leben wird.

Sie betrug in der Bundesrepublik Deutschland im Zeitraum 1985/87 für 40-jährige Frauen 39,9 Jahre und für 40-jährige Männer 34,1 Jahre, für 80-Jährige 7,5 bzw. 6,0 Jahre.

mittlere Lebensdauer

• **Mittlere Lebensdauer:** Das Alter, das eine Person eines bestimmten Alters gemäß der Sterbetafel durchschnittlich erreichen wird (= erreichtes Alter + mittlere fernere Lebenserwartung).

Aktuelle epidemiologische und bevölkerungsstatistische Zahlen werden vom Statistischen Bundesamt in den Jahrbüchern bzw. Fachserien regelmäßig publiziert.

Tod des Organismus

2. Tod des Organismus

biologische Gesetzmäßigkeit

Es entspricht der biologischen Gesetzmäßigkeit, daß jeder vielzellige Organismus einmal stirbt (nur Keimzellen können durch den Befruchtungsvorgang einen neuen Organismus bilden und darin arterhaltend fortleben).

Sterben

⇒

Das **Sterben** ist ein in Stadien ablaufender biologischer Vorgang, der sich in einem sukzessiven Verlust der Organ- und Zellfunktionen manifestiert. Dieser Vorgang beginnt mit der *Agonie* und endet nach dem *klinischen Tod* und dem *Hirntod* sowie dem Absterben der übrigen Organe und Zellen mit dem **biologischen** (absoluten) **Tod** (Abb. 2–1).

Agonie

2.1 Agonie

allmähliches Erlöschen der lebenswichtigen Funktionen (sog. Todeskampf)

Sind durch einen krankhaften Prozeß, durch Alterung oder Gewalteinwirkung Organfunktionen so weit geschädigt, daß die lebensnotwendigen Vorgänge nicht mehr aufrecht erhalten werden können, beginnt der Organismus zu sterben. Dieses Stadium nennt man *Agonie* (griech. Todeskampf). Je nach Schwere der Schädigung oder der Kraftreserve des Körpers kann dieses Stadium unterschiedlich lange dauern (Minuten bis Stunden).

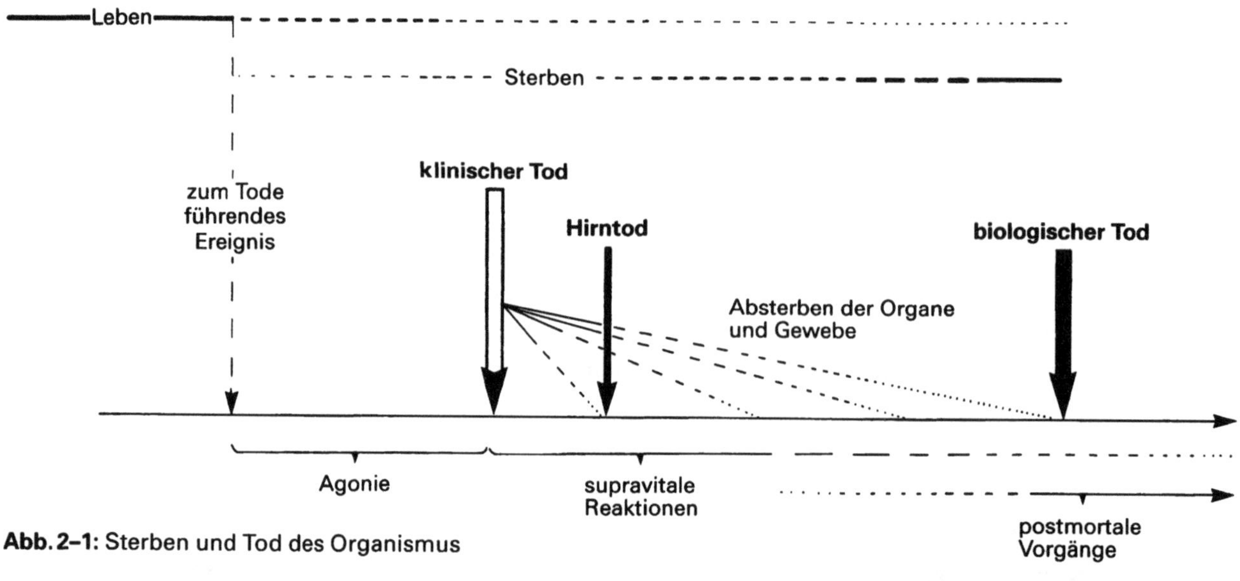

Abb. 2–1: Sterben und Tod des Organismus

2.2 Klinischer Tod

Klinischer Tod

Normalerweise erlöschen während des Sterbevorgangs nacheinander Atemtätigkeit und Kreislauf in Verbindung mit dem Verlust des Bewußtseins und der Reflextätigkeit. Damit ist der klinische Tod eingetreten.
Zeichen des klinischen Todes sind: Sistieren der Atmung und der Herztätigkeit, Bewußtlosigkeit, Reflexlosigkeit, Atonie, Hautblässe, Abkühlung.

Zeichen des klinischen Todes:
- fehlende Atmung und Herztätigkeit
- Bewußt- und Reflexlosigkeit, Atonie
- Hautblässe, Abkühlung

Todesfeststellung

⇦

> Diese Anzeichen – sie mögen noch so eindeutig sein – reichen jedoch für die sichere Feststellung des eingetretenen Todes nicht aus; sie gelten daher als **unsichere Zeichen des Todes**.

Bei Zuständen tiefer Bewußtlosigkeit mit klinisch nicht oder kaum wahrnehmbaren Lebensäußerungen (z.B. infolge akuter Intoxikationen) kann der Anschein des Todes erweckt werden, obgleich mittels EEG und EKG noch elektrische Aktivität nachweisbar wäre. Dieser Zustand wird als **Vita reducta** bzw. **Vita minima** (vulgo: *Scheintod*) bezeichnet. In diesen Fällen sind noch erfolgreiche Reanimationsmaßnahmen möglich.

bei tiefer Bewußtlosigkeit (Vita reducta bzw. minima) Reanimation möglich

Praxishinweis

⇦

In der Praxis sind folgende einfache **Untersuchungen zur Feststellung des klinischen Todes** üblich:
- Prüfung des Reaktionsvermögens
- Tasten des Pulses (an den großen Schlagadern: Aa. carotis et femoralis)
- Abhören der Herztöne
- Überprüfung der Atmung
- Auslösung des Korneal- und Pupillenreflexes
- Prüfung des Muskeltonus.

Im Anschluß an den klinischen Tod kommt es zum *sukzessiven Absterben der Organe und Zellsysteme*. Dieses beginnt mit dem ZNS: zuerst fällt die Großhirnrinde, dann der Hirnstamm aus; erst nach irreversibler Schädigung mit vollständigem Funktionsverlust der Stammganglien ist der *Hirntod* vollendet.

2.3 Hirntod

Hirntod

Die Entnahme von Organen zum Zwecke der Transplantation hat die Frage aufgeworfen, wann ein Mensch für tot erklärt werden kann, da die Zeichen des klinischen Todes hierfür allein nicht ausreichen. Unter Berücksichtigung medizinischer, ethischer und juristischer Gesichtspunkte wird der Zeitpunkt des Organtodes des Gehirns dem Tod des Menschen *(Individualtod)* gleichgesetzt, da nach übereinstimmender Auffassung mit dem Erlöschen der Hirnfunktionen die für jedes personale menschliche Leben unabdingbaren Voraussetzungen entfallen.

Hirntod = Individualtod

Definition. Hirntod ist der *vollständige und irreversible Ausfall der integrativen Groß- und Stammhirnfunktionen* bei nur noch künstlich aufrecht erhaltenem Kreislauf. Eine Fortsetzung der Behandlung nach festgestelltem Hirntod ist zwecklos.

vollständiger, irreversibler Ausfall der integrativen Groß- und Stammhirnfunktionen

Methoden zur Feststellung des Hirntodes

⇦

> Eindeutige und objektivierbare Kriterien für die **Diagnose des Hirntodes** sind:
> - *klinisch-neurologische Untersuchungen* zum Nachweis des irreversiblen Ausfalls der Hirnfunktion (Koma, Ausfall der Spontanatmung, Areflexie)
> - Messung der Hirnströme *(EEG)* und Feststellung des sog. Null-Linien-EEG während einer kontinuierlichen Ableitung über mindestens 30 min
>
> (bei Säuglingen und Kleinkindern bis zum 2. Lebensjahr Wiederholung nach 24 Stunden wegen der physiologischen Unreife des Gehirns)

• Nachweis des intrakraniellen Blutzirkulationsstillstandes durch *Angiographie* oder *Doppler-Sonographie* mit zweimaliger Feststellung im Abstand von mindestens 30 min

Das Vorliegen dieser Befunde muß übereinstimmend von *2 Untersuchern* festgestellt und bestätigt werden.

Intermediäres Leben

Stadium der sukzessiv absterbenden Zellen und Organe nach dem Tod

Überlebenszeit der Organe = wichtig für Transplantatentnahme

2.4 Intermediäres Leben, Supravitalzeit

Mit dem klinischen bzw. Hirntod sind nun keineswegs sämtliche Zellen des Organismus abgestorben. Genau genommen geht das Zellsterben so lange weiter, bis in jeder Zelle des Organismus die zytoplasmatischen Energiereserven vollständig verbraucht sind. Je nach der Stoffwechsellage überleben bestimmte Organe und Gewebe auch noch nach dem Tod des Organismus eine gewisse Zeit. Die Kenntnis von der *Wiederbelebungszeit* (WBZ) bzw. *Überlebenszeit eines Organs* ist eine wichtige Voraussetzung für die Entnahme der Organe zur Transplantation.
In dieser Phase des **intermediären Lebens** bzw. der **Supravitalzeit** lassen sich noch bestimmte Phänomene, die sog. *supravitalen Reaktionen*, auslösen, die beweisen, daß zu dieser Zeit einige Gewebe noch reagieren. Diese Reaktionen haben zur Bestimmung der Todeszeit in der Gerichtsmedizin eine Bedeutung. Hierzu gehören:

supravitale Reaktionen:
- idiomuskulärer Wulst
- postmortale Muskelkontraktion durch elektr. Strom
- Pupillenreaktion durch Neurotransmitter

- der *idiomuskuläre Wulst*, der sich noch bis zu 2 Stunden nach dem Tod durch Schlagen auf die Skelettmuskulatur (z. B. mit einem Messerrücken auf den Oberarm) auslösen läßt und damit die Kontraktionsfähigigkeit, also die Vitalität der Muskulatur, beweist
- die *postmortale Kontraktion der Muskulatur* durch elektrische Reizung in den ersten Stunden nach dem Tod
- *Pupillenreaktionen* durch Neurotransmitter, die noch bis zu 20 Stunden post mortem auslösbar sind.

Biologischer Tod

Schlußpunkt des Sterbevorgangs

2.5 Biologischer Tod

Das Stadium des intermediären Lebens wird nach dem Absterben der letzten Zellen durch den (absoluten) biologischen Tod beendet. Es folgt der Übergang des Leichnams in *Fäulnis* und *Verwesung*.

Sichere Zeichen des Todes

3. Sichere Zeichen des Todes

Nach Eintritt des klinischen Todes bilden sich in einer bestimmten zeitlichen Abfolge die **sicheren Zeichen des Todes** heraus:
- **Totenflecke** (Livores, lat. *livor* blauer Fleck)
- **Totenstarre** (Rigor mortis, lat. *rigor* Erstarrung)
- **Autolyse** (Gewebsauflösung) und Fäulnis.

Livores

Hautverfärbungen durch postmortale Blutansammlungen in den Gefäßen der am tiefsten gelegen Körperpartien

Bildung durch Absacken des Blutes der Schwere nach

3.1 Totenflecke (Livores)

Definition. Toten- oder Leichenflecke sind flächenhafte dunkelrot-violette, meist scharf begrenzte Hautverfärbungen, die sich nach dem Stillstand der Blutzirkulation in den am tiefsten gelegenen Körperpartien durch Absinken des Blutes bilden.
Das Blut sackt der Schwere nach in den Venen ab (Hypostase) und sammelt sich in den kleinen Gefäßen der Epidermis. Durch den hydrostatischen Druck werden die Kapillaren der Epidermis extrem gefüllt und erweitert, so daß sie durch das Epithel hindurchscheinen (wie bei einer akuten Entzündung). Auch in den inneren Geweben und Organen bilden sich derartige Blutan-

sammlungen. Verstirbt ein Mensch in Rückenlage und verbleibt in dieser Position, dann bilden sich die Leichenflecke in den rückwärtigen Regionen der Haut. Hautpartien, die einem Druck ausgesetzt sind (z.B. Auflageflächen des Leichnams oder Druckstellen durch Unterwäsche), bleiben weiß, weil sich hier die Kapillaren infolge des Druckes nicht mit Blut füllen können.

Totenflecke sind nur bei noch intakten Erythrozyten
- wegdrückbar
- umlagerbar

Solange die Erythrozyten noch intakt sind und sich mechanisch in den Gefäßen verschieben lassen, sind die Totenflecke *wegdrückbar*: durch Druck mit dem Daumen oder einem kantigen Gegenstand auf die Haut kommt es zum Verschwinden der Totenflecke. Nach Beendigung des Druckes erscheinen sie an dieser Stelle wieder. Ebenso lassen sich in den ersten Stunden nach dem Tod die Totenflecke durch Veränderung der Lage des Leichnams an andere Körperstellen *umlagern*. Beide Phänomene treten nur auf, solange das Blut noch nicht hämolytisch ist. Bei der Hämolyse (durch Autolyse oder Fäulnis) platzen die Erythrozytenmembranen, das Hämoglobin tritt aus und imbibiert die Gefäßwände sowie das umgebende Gewebe; die Leichenflecke sind dann nicht mehr wegdrückbar bzw. umlagerbar.

Totenflecke oft zuerst
- submandibulär
- zervikal

Einzelne Totenflecke bilden sich i.d.R. zuerst an den oberen Körperpartien (submandibulär und am Hals) und *konfluieren* dann zu größeren Arealen. Manchmal treten sie auch bereits während einer verlängerten Agonie auf (sog. *Kirchhofrosen*).

Charakteristik von Totenflecken:
- Lokalisation, Konfluenz
- Größe
- Farbe (CO-Hb, Met-Hb)

Bei der **Leichenschau** ist hinsichtlich der Totenflecke zu achten auf:
- *Topographie* und *Konfluenz*
- *Größe* bzw. *Ausdehnung* (wegen möglicher Rückschlüsse auf das Blutvolumen des Toten)
- *Farbe*.

Bei *hellroter Färbung* besteht Verdacht auf CO- Vergiftung; diese kann aber auch Folge einer Unterkühlung des Leichnams sein, da durch Kälteeinwirkung das Blut in den Hautkapillaren sekundär wieder oxydiert wird. *Braun- graue Färbung* ist ein Hinweis auf mögliche Intoxikationen, die zur Bildung von Methämoglobin führen.

zeitliche Abfolge der Totenflecke

Die Totenflecke bieten gewisse Anhaltspunkte für die Abschätzung der **Todeszeit** (insbesondere forensisch wichtig). Ihre Entwicklung ist allerdings abhängig u.a. von der *Umgebungstemperatur* (sie bilden sich in warmer Umgebung früher als in kalter), vom *Alter* des Menschen, von der *Todesursache* bzw. von den Erkrankungen, die zum Tode geführt haben, aber auch z.B. von *Intoxikationen*. Spezialfälle gehören in das Gebiet der Gerichtsmedizin.

Praxishinweis

Verhalten der Livores nach dem klinischen Tod (Normalbedingungen):
- **erstes Auftreten: nach 30–60 min**
- **großflächige Konfluktion: nach 2 h**
- **volle Ausprägung: bis 6–12 h**
- **Umlagerbarkeit: bis 6–12 h**
- **wegdrückbar: bis 20 h (Daumen), bis 36 h (kantiger Gegenstand).**

3.2 Totenstarre (Rigor mortis)

Rigor mortis

postmortale Kontraktion der gesamten Muskulatur

Definition. Toten- oder Leichenstarre ist die Kontraktion der Muskulatur, die sich nach dem Tode entwickelt.

3.2.1 Zeitliche Abfolge

Reihenfolge der Ausbildung

beeinflußt u.a. durch Todesursache, Umgebungstemperatur, Alter, Geschlecht

Die Reihenfolge, in der die einzelnen Muskelpartien starr werden, hängt von verschiedenen Faktoren ab: vom *Kräftezustand der Muskulatur*, von der *Todesursache*, aber auch vom *Alter*, *Geschlecht*, der *Lage* der Leiche und der *Umgebungstemperatur*.

- **Beginn:** 1–2 h p.m. (Kiefergelenk)
- **vollständige Starre** nach 5–9 h p.m.

Die Ausbildung der Starre beginnt in der Regel etwa 1–2 Stunden nach dem Tode (meist im Kiefergelenk) und breitet sich in den folgenden 5–9 Stunden allmählich über den gesamten Körper aus, bis sämtliche Muskeln hart und der Leichnam völlig starr bzw. steif ist.

- Gelenke in mittlerer Beugestellung

Bei voll ausgebildeter Totenstarre befinden sich die *Gelenke*, insbesondere die der oberen Extremitäten, in einer *mittleren Beugestellung*; diese entsteht erst post mortem und erklärt sich aus der stärker entwickelten Muskulatur der

Beugemuskeln gegenüber jener der Strecker (dies ist kein Hinweis auf vorbestehende krankhafte Gelenkstellungen, z. B. Beugekontraktur, oder Zeichen eines Todeskampfes!).

Ursache:
- ATP-Verlust
- Verlust der sog. Weichmacherfunktion

Ursache. Der zur Totenstarre führende Mechanismus wird heute biochemisch, und zwar als Folge des ATP-Verlustes und der konsekutiv fehlenden Weichmacherfunktion der Muskelfasern erklärt. Die die postmortale Muskelkontraktion tritt ein, wenn der ATP-Spiegel in der Muskelzelle infolge O_2-Mangels die kritische Grenze unterschreitet: Aktin- und Myosinfilamente sind dann nicht mehr gegeneinander verschiebbar, weil am Aktinfilament angeheftete Brücken nicht mehr abgelöst werden können. Daraus ist auch ersichtlich, daß der Eintritt der Totenstarre u. a. von den Energiereserven und der Stoffwechsellage der jeweiligen Muskelzelle abhängt.

- **Wiedereintreten** der Starre nach gewaltsamer Brechung bis zu 8 h p. m.

Das **Wiedereintreten** der Totenstarre nach gewaltsamer Brechung ist bis zu 8 Stunden nach dem Tode möglich und beruht darauf, daß nicht sämtliche Muskelfasern gleichzeitig starr werden. Die noch nicht erstarrten Muskelfasern können eine erneute, jedoch weniger ausgeprägte Starre ausbilden. Nach diesem Zeitraum bleiben gewaltsam gelöste Muskeln weich und die Gelenke frei beweglich. Die *Brechbarkeit* und die *Stärke* der Starre sind für die Abschätzung der Todeszeit von Bedeutung (insbesondere bei forensischen Fragestellungen).

- **Brechbarkeit** und **Stärke** der Starre wichtig für Todeszeitabschätzung

Die **spontane Lösung** der Totenstarre tritt durch Autolyse oder Fäulnis der Muskelfilamente ein. Dies geschieht nicht vor 48 Stunden nach dem Tode (bei gekühlten Leichen jedoch wesentlich später).

- **spontane Lösung** der Totenstarre nach 48 h p. m.

Totenstarre auch in der glatten Muskulatur

Cutis anserina

Bei Herz- und glatter Muskulatur, z. B. des Magen-Darm-Trakts, tritt ebenfalls eine Totenstarre auf, die sich bei der Sektion erkennen läßt. Das *Gänsehautphänomen* (Cutis anserina), insbesondere an den Oberschenkeln, ist eine Folge der Kontraktion der Haarmuskeln (Mm. arrectores pilorum).
Die Leichenstarre kann ausbleiben, wenn die Muskulatur vor dem Tode stark geschädigt oder sogar abgestorben war. Das trifft z. B. für das Myokard nach einem frischen Herzinfarkt zu; bei der Sektion kann man das Infarktareal an der weichen Konsistenz fühlen.

Sonderformen

3.2.2 Sonderformen

1. Enthirnungsstarre (z. B. beim Stammhirntrauma)
2. Kataleptische Totenstarre (selten: z. B. beim Stromtod)

Eine seltene Erscheinung stellt die sog. **Enthirnungsstarre** dar, die bei Stammhirntraumen, vor allem der Medulla oblongata, auftritt und zu einer plötzlichen Starre der gesamten Muskulatur führt, die unmittelbar in die Totenstarre übergeht. Ebenfalls äußerst selten wird die sog. **kataleptische Totenstarre** beobachtet, bei der durch sofortigen Eintritt der Starre die im Augenblick des Todes eingenommene Körperhaltung fixiert wird (Katalepsie: griech. *katalambanein* festhalten). Zu einem ähnlichen Phänomen kann es beim Stromtod oder bei bestimmten Vergiftungen (z. B. Pentachlorphenolvergiftung) kommen.

Leichenkälte

3.2.3 Leichenkälte

unsicheres Zeichen des Todes!

Die Leichenkälte ist *kein* sicheres Zeichen des Todes. Dennoch kommt der Körperabkühlung nach dem Tode, insbesondere für die Todeszeitbestimmung in der forensischen Medizin, eine gewisse Bedeutung zu.

Todeszeitbestimmung ⇒

> Fortlaufende *Temperaturmessungen im Innern* der Leiche ergeben eine abfallende Temperaturkurve *(im Rektum ca. 1 °C pro Stunde)*, aus der sich während der Abkühlungsphase der Zeitpunkt des Todes zurückrechnen läßt.

Als Faktoren, welche die Abkühlung des Leichnams beeinflussen, sind von Bedeutung: Umgebungstemperatur, Körperradius, -gewicht und -größe, Unterhautfettgewebe, Bekleidung.

postmortale Trias:
- Autolyse
- Fäulnis
- Verwesung

3.3 Autolyse, Fäulnis, Verwesung

Nach dem Tode werden die Zellstrukturen durch enzymatischen Abbau aufgelöst (Autolyse, Fäulnis) und der Leichnam geht in *Verwesung* über.

3.3.1 Autolyse

Autolyse

Zersetzung durch körpereigene hydrolytische Enzyme

Als Autolyse (griech. *auto-* selbst-, *lysis* Lösung) bezeichnet man die Zersetzung der Zellen durch *körpereigene* hydrolytische Enzyme (ohne bakterielle Beteiligung). Autolytische Veränderungen können bereits während der Agonie einsetzen.

3.3.2 Fäulnis

Fäulnis

mikrobielle Zersetzung organischer Substanzen

typische Fäulniserreger:
- Proteus, Pseudomonas
- Sporenbildner

Die Fäulnis entsteht infolge Zersetzung organischer Substanzen durch Enzyme von Mikroorganismen, die meist schon beim Lebenden als Saprophyten vorkommen (vorzugsweise im Darm, aber auch auf Haut und Schleimhäuten). Wegen der fehlenden Immunabwehr können sich diese Mikroben nun ungehindert ausbreiten. Bekannte Fäulniserreger sind: aerobe Arten von Proteus und Pseudomonas, aerobe Sporenbildner (Bacillus subtilis, Bacillus mesentericus, Bacillus mycoides u. a.) sowie anaerobe Sporenbildner (Clostridium botulinum, Clostridium histolyticum, Clostridium putrificum, Clostridium sporogenes u. a.).

3.3.2.1 Fäulniserscheinungen

Fäulniserscheinungen

wichtig bei der Leichenschau sind:

Bei der Leichenschau sind zunächst die äußerlich sichtbaren fäulnisbedingten Veränderungen wichtig.

1. Hautverfärbungen

re. → li. Unterbauch → Abdominalfenster

Ursache:
H_2S + Blut → Sulfhämoglobin (schwarz)

Venenzeichnung an Extremitäten

• **Hautverfärbung:** Schon nach wenigen Stunden (insbesondere in warmer Umgebung) treten die ersten grünlichen Verfärbungen an der Bauchhaut auf, und zwar zuerst im rechten Unterbauch in Höhe des Caecum, dann im linken (in Höhe des Sigma) und schließlich im gesamten sog. Abdominalfenster. Diese Verfärbungen entstehen durch Bildung von (schwarzem) Sulfhämoglobin, das bläulich bis grünlich durch das Hautepithel hindurchscheint. Sulfhämoglobin entsteht in der Leiche überall dort, wo sich Blut bzw. Hämoglobin mit Schwefelwasserstoff (H_2S) verbindet, der sich bei bakteriell-enzymatischer Zersetzung von Eiweißsubstanzen bildet und in die Umgebung diffundiert. Im Falle der Bauchhautverfärbung wird das H_2S von Darmbakterien gebildet, die sich über die Blutbahn ausbreiten und bei fortschreitender Fäulnis zu einer blau-grünen *Venenzeichnung* an den Extremitäten führen. Verfärbungen können als Fäulniserscheinung auch an inneren Organen auftreten.

2. Eintrocknungserscheinungen

Ursache: Druck, Berühren der Haut häufig am Lippenrot

• **Eintrocknungserscheinungen:** Als *sicheres Todeszeichen* gelten auch die Eintrocknungserscheinungen an der Haut und den Schleimhäuten. Sie bilden sich nach Druckeinwirkung, z. B. durch Berühren der Haut bei einer Umlagerung der Leiche (forensisch wichtig). Am Lippenrot treten derartige gelbliche, leicht eingesunkene Stellen auf, wenn etwa ein Zahn bei halbgeöffnetem Mund auf die Lippe drückt oder diese berührt.

3. Korneatrübung
rasch bei offenen Lidern

• **Korneatrübung:** Auch die Trübung der Cornea sollte bei der Besichtigung beachtet werden. Sie tritt dann sehr rasch auf, wenn die Augenlider nach dem Tode nicht geschlossen wurden.

4. Fäulnisblasen

• **Fäulnisblasen:** Nicht selten kommt es nach dem Tode zu Fäulnisblasen in der Haut oder zum Hautemphysem (griech. *emphysaein* aufblasen). Sie werden verursacht durch Gasansammlungen im Leichnam, die als Spaltprodukte bei autolytischen oder Fäulnisreaktionen entstehen.

Bildung von Fäulnisgasen: NH_3, H_2S, CH_4, N_2, H_2, CO_2

Bei diesen Fäulnisgasen handelt es sich um Gemische aus NH_3, H_2S, CH_4, N_2, H_2 und CO_2. Die Gasentwicklung führt zur Auftreibung des Abdomens und des Unterhautbindegewebes, insbesondere an Stellen, wo die Haut leicht verschiebbar ist. In der Epidermis kommt es zu Blasenbildungen, die aufplatzen können.

rasche, ungewöhnliche Gasbildung → Gasbrand

Tritt sofort nach dem Tode eine erhebliche Gasbildung auf, dann liegt der Verdacht einer Anaerobierinfektion (z. B. Gasbrand) nahe.

5. Fäulnisflüssigkeit
blutähnlich, jedoch wäßriger

• **Fäulnisflüssigkeit:** Bei fortgeschrittener Fäulnis fließt aus Mund und Nase eine schmutzig-rötliche Flüssigkeit ab, die leicht mit Blut verwechselt werden kann, jedoch sehr viel wäßriger als dieses ist.

6. Fäulnisgeruch
ammoniakalisch stinkend

• **Fäulnisgeruch:** Der ammoniakalisch stinkende Fäulnisgeruch ist auf den Abbau von Eiweißkörpern zurückzuführen.

„Leichengift"

„Leichengift". Durch unvollständigen bakteriellen Eiweißabbau entstehen Substanzen wie Ptomaine (griech. *ptoma* Tierleiche), Kadaverin (lat. *cadaver* Leiche), Putreszin und Tyramin. Diese sind parenteral inkorporiert durchaus toxisch. Sie entstehen beim Lebenden schon im Darmlumen (z. B. bei eiweißreicher Kost), werden aber in der Leber entgiftet. Beim Umgang mit Leichen besteht keine Infektionsgefahr durch Verletzungen, da diese Stoffe in zu geringer Menge in den Körper gelangen würden.

Umgebungsfaktoren

hohe Temperaturen und Luftfeuchtigkeit beschleunigen Fäulnis

3.3.2.2 Fäulnisprozeß und Umgebung

Unter den auf den Ablauf der Fäulnis einwirkenden Umgebungsfaktoren sind die *Temperatur* und der *Feuchtigkeitsgehalt der Luft* von entscheidender Bedeutung. Hohe Temperaturen (die günstigsten Wachstumsbedingungen von Fäulnisbakterien liegen bei etwa 30 °C) beeinflussen den Beginn und die Vehemenz der Fäulnis; daher laufen Fäulnisprozesse in geheizten Räumen sowie im Sommer wesentlich schneller ab. Ebenso bietet die höhere *Körpertemperatur* adipöser Leichen, bei denen infolge des Fettgewebes die Abkühlungsphase länger andauert, günstige Bedingungen für die Fäulnis. Hohe Luftfeuchtigkeit verzögert die Austrocknung des Leichnams und führt damit ebenfalls zu einem beschleunigten Ablauf der Fäulnis.

Innere Leichenveränderungen

durch:
- Bakterien → H_2S+Fe → FeS
- lytische und Pankreasenzyme
- HCl des Magens
  - Gastromalacia acida
  - Oesophagomalacia acida
  - Tracheomalacia acida
  - Pneumomalacia acida

3.3.2.3 Postmortale innere Leichenveränderungen

Die postmortalen inneren Leichenveränderungen entstehen durch:
- **bakterielle Zersetzung** mit H_2S-Bildung, welche z. B. in die Leberoberfläche diffundiert und diese schwärzlich verfärbt, wobei sich das H_2S mit dem Eisen des in der Leber gespeicherten Siderins zu FeS (Schwefeleisen = schwarz) verbindet
- freiwerdende **zelleigene** (z. B. in Lysosomen gespeicherte) lytische **Enzyme**
- Enzyme des Pankreas mit Selbstauflösung (Verdauung) des Drüsengewebes
- **freie Salzsäure** des Magens mit Koagulation, d. h. saurer Erweichung der Magenwand *(Gastromalacia acida)*, aber auch des Ösophagus *(Oesophagomalacia acida)* und des Duodenums. Gelangt die Magensäure über die Trachea in die Lungen, kommt es zur sauren Erweichung der Trachea *(Tracheomalacia acida)* und des Lungengewebes *(Pneumomalacia acida)*. Durch Salzsäure und verbliebenes Hämoglobin im Gewebe entsteht schwarz gefärbtes salzsaures Hämatin. Gelegentlich wird dieses nach dem Tode durch Gasdruck im Abdomen aus der Magenlichtung in die Mundhöhle gedrückt und kann dann aus Mund und Nase austreten.

Verwesung

3.3.3 Verwesung, Fettwachsbildung, Mumifikation

Im Anschluß an die Fäulnisphase kommt es zur **Verwesung** des Leichnams mit dem Vermodern der gesamten Weichteile bis auf das Skelett. Einen wesentlichen Anteil an der Zerstörung der Leichen hat der Tierfraß (Maden, Nagetiere u. a.). Schimmelpilze, die sich auf der Leiche ansiedeln, sorgen für den typischen muffigen Verwesungsgeruch.

Sonderformen der Leichenveränderung:
1. Fettwachsbildung
2. Mumifikation

Sonderformen der Leichenveränderungen sind:
- **Fettwachsbildung**, zu der es in feuchter Umgebung kommt, z. B. in nassem Erdreich oder im Wasser (Wasserleichen), und
- **Mumifikation**, die bei Trockenheit und guter Luftzufuhr entsteht (die Austrocknung des Gewebes hemmt die Fäulnis) und zu einer weitgehenden Erhaltung der Weichteile führt.

Leichenschau

- äußere
- innere (= Leichenöffnung)

4. Leichenschau

Man unterscheidet zwischen *äußerer* Leichenschau (=äußerliche Besichtigung des Toten) und *innerer* Leichenschau (=Leichenöffnung).

Äußere Leichenschau

äußerliche Besichtigung und Untersuchung des Toten (keine invasiven Maßnahmen!)

4.1 Äußere Leichenschau

Die äußere Leichenschau, d. h. die *äußerliche Besichtigung* und Untersuchung des Toten ohne invasive Maßnahmen, dient in erster Linie der *Feststellung des Todes* und ist Grundlage für die Ausstellung des *Totenscheins*.

4.1.1 Feststellung des Todes

Die äußere Leichenschau ist sowohl in der Klinik als auch in der freien Praxis von einem approbierten Arzt vorzunehmen. Dieser darf – sofern nicht eine offensichtlich mit dem Leben unvereinbare Verletzung vorliegt – erst dann den Tod bescheinigen, wenn er sich nach gründlicher *äußerer Besichtigung* der *entkleideten Leiche* einschließlich ihrer *Rückseite* von *mindestens einem sicheren Todeszeichen* (Totenflecke, Totenstarre, Fäulnis) überzeugt hat. Im Zweifelsfall sind unverzügliche Hilfs- bzw. Reanimationsmaßnahmen einzuleiten. Deren Versäumnis stellt rechtlich eine unterlassene Hilfeleistung dar! Die Ausfertigung einer Todesbescheinigung ohne persönliche Untersuchung der Leiche sowie vorsätzlich unrichtige Angaben über die Todesursache sind strafbar. Aufgrund der äußeren Leichenschau allein ist die Todesursache noch nicht sicher festzustellen (etwa 50 % der Totenscheine enthalten klinische Fehldiagnosen!). Zur genauen Abklärung bedarf es daher immer der Leichenöffnung (Sektion).

- **Feststellung des Todes**
- durch **approbierten Arzt**
- an der **entkleideten Leiche** (Rückseite!)
- mindestens **1 sicheres Todeszeichen**

im Zweifel: reanimieren!
kein Totenschein ohne Leichenschau!

4.1.2 Totenschein

Der die Leichenschau vornehmende Arzt ist gesetzlich verpflichtet, den **Leichenschauschein** bzw. Totenschein auszustellen. Die Richtigkeit der darin gemachten Angaben wird durch seine Unterschrift rechtsverbindlich bestätigt. Folgendes ist darin anzugeben:

- **Zeitpunkt des Todes:** Sofern die genaue Todeszeit nicht bekannt ist, muß sie anhand der Todeszeichen nach den üblichen Regeln abgeschätzt werden; zwangsläufig ist dabei nur eine sehr vage Schätzung möglich.
- **Natürlicher oder nicht-natürlicher Tod:** Ein nicht-natürlicher Tod liegt vor, wenn er auf ein von außen einwirkendes oder ausgelöstes Geschehen zurückzuführen ist (z. B. Unfall, Vergiftung, Gewalteinwirkung, auch Selbsttötung). Bei Feststellung oder Verdacht eines nicht-natürlichen Todes bzw. bei ungeklärter Todesursache werden behördlicherseits (durch Polizei, Staatsanwaltschaft) Ermittlungen zur Aufklärung der Todesumstände eingeleitet. Bei Verdacht auf Fremdverschulden erfolgt eine gerichtsmedizinische Obduktion.
- **Unmittelbare Todesursache:** Dies ist diejenige Erkrankung oder Verletzung, die unmittelbar und entscheidend den Tod herbeigeführt hat.
- **Grundleiden:** Dies sind die Erkrankungen oder Verletzungen, die der unmittelbaren Todesursache ursächlich zugrunde liegen, sowie andere wesentliche zum Zeitpunkt des Todes bestehenden Krankheiten.
- **Ansteckungsgefahr:** Das Vorliegen einer (ggf. meldepflichtigen) Infektions- oder Seuchengefahr ist anzugeben.

- **Totenschein**

enthält:
- Todeszeitpunkt
- natürlicher/nicht-natürlicher Tod?
- direkte Todesursache
- Grundleiden
- Ansteckungsgefahr?

4.1.3 Rechtliche Bestimmungen

Das Leichenschauwesen unterliegt genauen gesetzlichen Bestimmungen, die meist in Leichen- oder Bestattungsgesetzen bzw. entsprechenden Verordnungen geregelt sind. In *Deutschland* erfolgt die gesetzliche Regelung auf Länderebene; jedes Bundesland hat auch seinen eigenen Leichenschauschein. Ebenso fällt in *Österreich* das Leichenschauwesen in die Gesetzgebungskompetenz der Länder, jedoch mit einem für das gesamte Bundesgebiet einheitlichen Totenschein. In der *Schweiz* hat jeder Kanton seine eigene Leichenschauregelung.

- **rechtliche Bestimmungen** zur Leichenschau

s. Gesetze und Verordnungen der einzelnen Länder
Deutschland
Österreich
Schweiz

4.2 Innere Leichenschau (Obduktion)

Die innere Leichenschau umfaßt die Öffnung der Leiche (*Obduktion*, lat. *obducere* vorführen, auch: öffnen) und die *Sektion* (lat. *sectio* Schnitt) der Organe und Gewebe sowie deren Untersuchung. Hierfür wird auch der Begriff *Autopsie* (griech. *auto-* selbst-, *opsis* Sehen) verwendet.
Jeder approbierte Arzt muß die gesetzlichen Bestimmungen sowie Sinn und Zweck und das praktische Vorgehen bei einer Leichenöffnung kennen. Die Obduktion selbst gehört in die Hand des Pathologen oder des Gerichtsmediziners.

Innere Leichenschau

Öffnung der Leiche (Obduktion), Sektion und Untersuchung der Organe und Gewebe
synonym: Leichenöffnung, Obduktion, Sektion, Autopsie

klinische Obduktion

In der Pathologie werden sog. *klinische Obduktionen* vorgenommen, d. h. Leichenöffnungen von Toten, die an „natürlichen" Krankheiten in der Klinik oder zu Hause verstorben sind. Eine gesetzliche Verpflichtung hierzu besteht in Deutschland nicht. Das Einspruchs- bzw. Verweigerungsrecht der Angehörigen gegen eine Obduktion wird durch Gesetze und Verordnungen geregelt.

Aufgaben:
- Todesursache feststellen
- klinische Diagnosen überprüfen
- Therapieschäden erkennen
- Forschung
- Aus-, Weiterbildung
- Todesursachenstatistik
- Sektionsprotokoll
- **Sektionsbericht** und **Epikrise**

Aufgaben einer klinischen Obduktion sind:
- Feststellung der *Todesursache* und des bzw. der Hauptleiden
- Überprüfung *klinischer Diagnosen*
- Erkennung von *Therapiefolgen* bzw. *-schäden*
- wissenschaftliche *Krankheitsforschung*, vor allem in Zusammenarbeit mit den Klinikern
- studentische *Ausbildung* und ärztliche *Weiterbildung* durch Demonstration der Sektionsbefunde und klinisch-pathologische Konferenzen
- Befunderhebung für die *Todesursachen-* und *Krankheitsstatistik* als Grundlage gesundheitspolitischer Maßnahmen, z. B. zur Erkennung von umweltbedingten Krankheiten, Infektionsbekämpfung, Familienplanung etc.
- Anfertigung eines *Sektionsprotokolls* mit Dokumentation sämtlicher Befunde
- *Sektionsbericht* über Hauptleiden und Todesursache einschließlich Wertung und Zuordnung der erhobenen Befunde zu den festgestellten Krankheiten mit *Epikrise* (= zusammenfassender Bericht, griech. *epi-* auf, nach, *krisis* Entscheidung, Urteil).

gesetzlich geregelte Obduktionen:

1. gerichtliche Obduktion

Zu den in Deutschland **gesetzlich geregelten Obduktionen** gehören:

• die **gerichtliche Obduktion** (gemäß § 87 StPO), die bei Verdacht einer strafbaren Handlung von der Staatsanwaltschaft beantragt und vom zuständigen Gericht angeordnet wird. Gerichtliche Sektionen werden ausschließlich von Gerichtsmedizinern durchgeführt.

2. bei Feuerbestattung

• die **Feuerbestattungsobduktion**, die vom Amtsarzt angeordnet werden kann, wenn dieser weder durch eine zweite äußere Leichenschau, die bei Feuerbestattungen vorgeschrieben ist, noch durch Ermittlungen die Todesursache klären konnte. Damit soll die Vernichtung von Beweisen für einen möglicherweise nicht-natürlichen Tod durch die Einäscherung verhindert werden.

3. nach dem Bundesseuchengesetz

• die **Obduktion gemäß dem Bundesseuchengesetz** zur Abklärung einer der in diesem Gesetz aufgeführten meldepflichtigen Infektionskrankheiten. Auf Antrag des Gesundheitsamtes wird dann eine Obduktion auch gegen den Einspruch der Angehörigen von der zuständigen Behörde angeordnet.

Obduktion aus versicherungsrechtlichen Gründen

Kein amtlicher Status kommt den **Obduktionen aus versicherungsrechtlichen Gründen** zu. Durch diese soll Art und Umfang einer durch Unfall entstandenen Schädigung festgestellt und in bezug auf die Todesursache gutachterlich untersucht und beurteilt werden. Versicherungsrechtlich ist der Begriff Unfall weit gefaßt: z. B. Verkehrs- und Arbeitsunfälle, aber auch Berufskrankheiten und Wehrdienstbeschädigungen zählen dazu. Die Einwilligung zur Obduktion ist meist Bestandteil des Versicherungsvertrages. Auftraggeber ist der jeweilige Versicherungsträger (Unfall- oder Lebensversicherung).

Verwaltungssektion in Österreich

In *Österreich* gibt es außerdem die sog. **Verwaltungssektion**, die in allen den Fällen durchgeführt wird, bei denen auf dem Leichenschauschein keine Angabe zur Todesursache gemacht worden ist.

III. Methodik der pathologisch-anatomischen Diagnostik

Methodik der pathologisch-anatomischen Diagnostik

1. Makroskopie

S. Blümcke

Makroskopie

1.1 Vorgehensweise bei der Sektion

Algorithmus der Sektion

Im Seziersaal beginnt die diagnostische Tätigkeit mit der *Inspektion* des Verstorbenen. Der entkleidete Leichnam wird zunächst von allen Seiten genau betrachtet. Sodann werden die *Zeichen des Todes* geprüft und schließlich eine systematische Besichtigung sämtlicher Körperpartien, vor allem der Augen und der Körperöffnungen, vorgenommen. Anschließend wird der Leichnam gewogen und die Körperlänge gemessen.

1. Inspektion
- Todeszeichen
- alle Körperpartien, bes. Augen, Körperöffnungen
- Körpergewicht, -länge feststellen

Vor der Öffnung der Leiche muß der Obduzent die von der Klinik übersandten Angaben zum Krankheitsbild, zur Vorgeschichte und zum Eintritt des Todes zur Kenntnis nehmen.

2. klinische Befunde beachten

Die **Leichenöffnung** erfolgt in **systematischer Reihenfolge**:

3. Leichenöffnung

- Hautschnitt (Kragenschnitt, medialer Abdominalschnitt, Oberschenkelschnitt)
- Bauchsitus (Inspektion der Bauchhöhle und der Bauchorgane)
- Eröffnung des Brustkorbes und Durchführung des Brustsitus (Inspektion der Pleurahöhlen, der Lungen und des Mediastinums)
- Entnahme der Hals- und Brustorgane
- Sektion der Halsorgane
- Sektion des Herzens und der Lungen sowie der übrigen Mediastinalorgane
- Entnahme des Darms und Sektion des gesamten Darmtraktes
- Entnahme und Sektion von Oberbauch- und Urogenitalorganen
- Schädelsektion (Kopfschwartenhinterhauptschnitt, Entnahme der Schädelkalotte)
- Gehirnentnahme und Hirnsektion
- Entnahme des Femurs und Darstellung des Knochenmarks (zudem im Sternum und in den Wirbelkörpern)
- Durchführung besonderer Sektionsmaßnahmen bei ungewöhnlichen Krankheiten (z. B. besondere Tumormetastasierung, besondere Frakturen etc.)
- Probeentnahmen für die histologische Untersuchung aus den Organen, ggf. auch aus besonderen Tumoren
- Herrichtung der obduzierten Leiche
- Befundbesprechung mit anschließender klinisch-pathologischer Konferenz
- Dokumentation der Befunde einschließlich Beschreibung, Messen und Wägen der Organe.

Ein **Sektionsprotokoll** und – nach Abschluß der histologischen Untersuchungen – ein **Abschlußbericht mit Epikrise** beschließen die Sektion.

4. Protokoll, Epikrise

Bedeutung der Sektion

> Die Sektion ermöglicht:
> • krankhafte Veränderungen der Organe und Gewebe *unmittelbar zu betrachten und zu untersuchen*
> • eine *reale Vorstellung von Organbefunden und topographischen Beziehungen* zu gewinnen.
> Praktische Übungen im Sektionsaal sollten daher zum festen Bestandteil des Medizinstudiums gehören!

Organsektion

1.2 Sektion einzelner Organe

Herz

1.2.1 Herz

Um die krankhaften Veränderungen des Herzens und der herznahen Gefäße bestmöglich beurteilen zu können, wird bei der Sektion und Präparation dieses Organs eine besondere Technik angewandt, die je nach Fragestellung abgewandelt werden kann.

– Routinesektion

• **Routinesektion:** Vorhöfe mit Herzohren, Kammern und einmündende Venen bzw. abgehende Arterien werden in Richtung des Blutstroms eröffnet, so daß Höhlen, Klappen und Gefäßlumina inspiziert werden können. Dies kann nach Eröffnung des Herzbeutels entweder *„in situ"*, am herausgenommenen Herz-Lungen-Paket *(„en bloc")* oder am herausgetrennten Organ vorgenommen werden. Das isolierte Herz wird dann gewogen und die Kammermuskulatur parallel zum Epikard eingeschnitten, um das Myokard beurteilen zu können. Die Koronararterien werden von den Ostien ausgehend bis in die kleinen Verzweigungen längs aufgeschnitten und die Intima betrachtet. Schließlich wird das Herz vermessen (Myokarddicke li. und re., Klappenumfänge, Länge der Ein- und Ausflußbahnen).

– Lamelliertechnik bei den Aa. coronariae

• Zur Untersuchung der *Koronarlumina* und vorhandener Stenosen oder Verschlüsse wird die **„Lamelliertechnik"** angewandt, bei der die Koronararterien zuerst herauspräpariert, dann fixiert und von den Ostien bis in die Peripherie quer eingeschnitten werden. Für einfache Untersuchungen genügt auch die Lamelliertechnik am frischen Herzen. Bei starker Gefäßverkalkung empfiehlt sich vor der Lamellierung eine vorsichtige Entkalkung.

– Myokard

• Bei besonderen **Herzmuskelveränderungen** wird die gesamte linke Kammerwand (einschließlich des Septums) von der Spitze bis zur Basis parallel zum Endokard flach aufgeschnitten, so daß eine große Schnittfläche der Hinterwand und des Septums sowie eine besondere Schnittfläche der linken Kammervorderwand entsteht.

– Querschnitt durch beide Ventrikel

• Für einen *Vergleich der Kammerwandstärken* empfiehlt sich vor der Eröffnung der Herzhöhlen ein großer Querschnitt durch beide Kammern.

– Myokardlamellierung

• **Spezielle Fragestellungen** erfordern eine vollständige *Lamellierung der Muskulatur* in 1 cm dicke Scheiben. Zuvor muß das Myokard mit einer besonderen Fixierlösung gehärtet werden.

– Blocktechnik bei Stenosen

• Bei **Stenosen**, **Verschlüssen** und insbesondere bei **Fehlbildungen** empfiehlt sich die *„Blocktechnik"*. Je nach vorliegendem Befund ist ein besonderes Vorgehen bei der Sektion erforderlich, um die entscheidenden Befunde nicht zu zerstören. Bevor Lumina bzw. Ostien eröffnet werden, sind diese zu sondieren; Fehlmündungen, Atresien oder Stenosen dürfen nicht durchtrennt werden.

Herzgröße, -gewicht (Tab. 3–1)

Für **Herzgröße** und **-gewicht** wurden Normwerte für Erwachsene beiderlei Geschlechts sowie für Kinder ermittelt (Tab. 3-1). Es besteht eine natürliche Relation zwischen Körpergewicht bzw. -größe und Herzgewicht. Für die tägliche Praxis genügen Mittelwerte.

Tab. 3-1: Herzgewichte und Herzgröße (Normwerte)

Bei Erwachsenen im mittleren Lebensalter	
Herzgewicht	
männlich	300–350 g
weiblich	250–300 g
kritisches Herzgewicht	500 g
Wandstärken	
Vorhof	ca. 2 mm
re. Ventrikel	3–4 mm
li. Ventrikel	10–15 mm
Klappenumfänge	
Trikuspidalis	10–12 cm
Mitralis	9–10 cm
Aortenklappe	5,5–7,5 cm
Pulmonalklappe	6,5–8 cm
Bei Kindern	
bei der Geburt (reifes Kind)	17 g
mit 3 Monaten	30 g
mit 1 Jahr	50 g
mit 6 Jahren	100 g
mit 12 Jahren	120 g

1.2.2 Parenchymatöse Organe, Lungen, ex- und inkretorische Drüsen, Gehirn

Leber, Milz, Nieren, Lungen, Drüsen, Gehirn

– **parenchymatöse Organe**

Nach genauer Betrachtung (Größe, Form, Oberfläche, Farbe) werden die **parenchymatösen Organe** (Leber, Milz, Nieren) ausgemessen und gewogen, eingeschnitten und die Schnittflächen inspiziert (Bestimmung der Konsistenz). Die größeren Blutgefäße und Ausführungsgänge (z.B. Ductus choledochus und cysticus, Gallenblase, Nierenbecken bis in die Kelche, Ureter) werden eröffnet. Die **ableitenden Harnwege** und die **Genitalorgane** werden präparatorisch dargestellt, eingeschnitten und sämtliche Höhlen eröffnet.

– **Lungen**

Bei der Sektion der **Lungen** wird ähnlich wie oben beschrieben vorgegangen. Das Bronchialsystem wird von der Trachea aus bis in die Segmentäste eröffnet.

– **Drüsen**

Die großen **exkretorischen und inkretorischen Drüsen** (Pankreas, ggf. Speicheldrüsen, Schilddrüse, ggf. Epithelkörperchen, Nebennieren, Hypophyse) werden aus dem umgebenden Gewebe herausgelöst bzw. -präpariert, inspiziert und eingeschnitten (Eröffnung des Pankreasgallenganges).

– **Gehirn**

Die Vorgehensweise bei der Sektion des **Gehirns** ist von der jeweiligen Fragestellung abhängig. Nach Inspektion und Gewichtsbestimmung wird dieses Organ entweder bei der Sektion frisch eingeschnitten (in frontale oder horizontale Scheiben zerlegt) oder zur Fixierung in Formalin eingelegt und erst einige Tage später zerlegt. Gleiches gilt für das **Rückenmark**, das nur bei bestimmten Fragestellungen entnommen wird.

Normgewichte (Tab. 3–2)

Die **Normwerte der Organgewichte** bei Erwachsenen sind in Tab. 3-2 zusammengestellt. Diese müssen in Relation zu Körpergröße, -gewicht und Alter gesehen werden und stellen somit nur grobe Anhaltszahlen dar.

Tab. 3-2: Organgewichte

Normgewichte bei Erwachsenen (in g)	
Gehirn	1400 (Mann) 1200 (Frau)
Leber	1500
Milz	150
Nieren zusammen	250
Lunge re.	350
Lunge li.	300
Pankreas	100
Nebenniere	15

2. Mikroskopie

C. Radke

Mikroskopie

Ziel

Ziel histologischer und zytologischer Untersuchungen (auch als **intravitale Diagnostik** bezeichnet) ist:
- *Krankheitsprozesse* an pathomorphologischen Strukturen *zu erkennen*
- die *Diagnose* zu sichern und so eine fundierte *Therapieplanung* zu ermöglichen.

Voraussetzung hierfür ist die Kenntnis der normalen mikroskopischen Anatomie sowie der gebräuchlichen Techniken zur Darstellung pathologischer Veränderungen in Zellen und Geweben einschließlich der physikalisch-chemischen Reaktionen am Substrat.

intravitale Diagnostik wichtig für:
- Prävention
- Therapiekontrolle

ermöglicht frühe Diagnose maligner Tumoren!

Der **intravitalen Diagnostik** kommt auch bei der *Prävention* von Erkrankungen sowie bei der *Therapiekontrolle* eine große Bedeutung zu. Sowohl Vorstufen als auch Frühstadien maligner Tumoren sind durch eine Probeentnahme von Geweben erkennbar. Die Eingriffe können ambulant durchgeführt werden, belasten den Patienten i.d.R. nur wenig, sind wirtschaftlich und eignen sich z.T. für Screening-Verfahren (z.B. die gynäkologische Zytologie). Dem Pathologen sollten Anamnese und Klinik bekannt sein; unvollständige Angaben auf den Untersuchungsscheinen erschweren die Beurteilung.

Histologie

Mikroskopie von Schnitten

Entnahme von Gewebe durch
- Biopsie → **Biopsate**
- Probeexzision → **Probeexzisate (PE)**

2.1 Histologie

Unter **histologischer Diagnostik** (griech. *histion* Gewebe) versteht man die mikroskopische Betrachtung der Schnittpräparate von Gewebeproben, die dem Patienten entnommen wurden, sowie von Teilresektaten oder ganzen Organen (nach Operationen). Die Entnahme der Gewebeprobe mittels spezieller Instrumente bezeichnet man als **Biopsie** (griech. *bios* Leben, *opsis* das Betrachten) bzw. **Probeexzision** (lat. *excidere* ausschneiden), das entnommene Gewebestück selbst als **Biopsat** bzw. **Probeexzisat (PE)**.

Praxishinweis ⟹

Exzidiertes Gewebe muß **immer** histologisch untersucht werden. *Eine Unterlassung ist ein ärztlicher Kunstfehler!* Denn nur mit morphologischen Methoden ist ein maligner Tumor eindeutig diagnostizierbar.

Makroskopische Befundung, Zuschnitt

Untersuchungsmaterial wird:
- inspiziert
- palpiert
- gemessen
- gewogen
- präpariert

relevante Gewebestellen → histologisch aufarbeiten

2.1.1 Makroskopische Befundung und Zuschnitt

Das Untersuchungsmaterial wird zunächst **makroskopisch begutachtet**: *betrachtet, palpiert, ausgemessen, gewogen, präpariert.* Ein falsch präpariertes Gewebe ist für die Diagnostik unwiederbringlich verloren! Anschließend wird das Material mit seinen topographischen Besonderheiten und sämtlichen krankhaften Veränderungen beschrieben, also ein **makroskopischer Befund** erstellt. Aus den für die Diagnosefindung wichtigen Stellen werden Gewebeproben herausgeschnitten und für die weitere histologische Aufarbeitung vorbereitet.

Anfertigung von Schnittpräparaten

Entnahme der Gewebeprobe:
- fachgerecht
- sorgfältig
- atraumatisch

Bearbeitung in 3 Schritten
- fixieren
- einbetten, schneiden
- färben

2.1.2 Anfertigung histologischer Schnittpräparate

Schon die Entnahme der Gewebeprobe, die fachgerecht, sorgfältig und atraumatisch durchzuführen ist, hat einen entscheidenden Einfluß auf die spätere Qualität des Präparats. Quetschungen oder Austrocknungen (Operationslampe!) sind zu vermeiden. Die Bearbeitung des Untersuchungsguts erfolgt in 3 Schritten: *Fixierung*, Anfertigung von *Schnittpräparaten* (Einbetten und Schneiden), *Färbung*.

Gewebefixierung

Stoppen der intra- und supravitalen Stoffwechselprozesse

2.1.2.1 Fixierung des Gewebes

Die Fixierung verhindert die sofort nach der Gewebeexzision einsetzende Autolyse, indem sie die intra- und supravitalen Stoffwechselprozesse unterbricht.

Praxishinweis ⟹

Beachte:
- die Fixierung hat möglichst sofort zu erfolgen
- Quetschartefakte sind zu vermeiden
- Gewebe bis dahin kühl (4 °C) lagern

Proteindenaturierung → Strukturveränderung der lebenden Zellen → Herauslösen chemischer Substanzen → **Äquivalentbild**

Die Fixierung beruht auf der *eiweißfällenden Wirkung der Fixierlösungen*: die Proteine werden denaturiert, verlieren ihre Hydratationshülle und vernetzen untereinander. Der Fixierungsvorgang verändert somit die Struktur lebender Zellen; es entsteht ein **Äquivalentbild**. Neben der Denaturierung werden chemische Substanzen herausgelöst:

Formalin (30 %ige wäßrige Lösung von Formaldehyd) entfernt beispielsweise das Glykogen, beeinträchtigt den Fettgehalt jedoch nicht; **Alkohol** löst Lipide, aber nicht das Glykogen *(Glykogennachweis)*.

Praxishinweis ⟹

Die Wahl der Fixationslösung wird von der Fragestellung bestimmt. Im Zweifelsfall Rücksprache mit dem Pathologen!

Fixierungsartefakte sind:
- Schrumpfung
- Quellung
- Substanzflucht

Bei der Diagnostik sind **Fixierungsartefakte** (Artefakt=Kunstprodukt; lat. *ars* Kunst, *facere* machen) einzukalkulieren. Hypertone Lösungen (Formalin) führen zur *Schrumpfung*, sichtbar an einer Erweiterung präformierter Spalten (Disse-Räume, Virchow-Robin-Räume), wobei stark wasserhaltige Gewebe besonders betroffen sind. *Quellungsvorgänge* entstehen vorwiegend durch hypotone Lösungen, insbesondere am Parenchym und an kollagenhaltigen Strukturen. Zur sog. *Substanzflucht* kommt es durch Ausweichen der Zellorganellen und zytoplasmatischen Einschlüsse vor der Front der eindringenden Fixierlösung. Dies ist besonders an der Verlagerung von Glykogen durch eindringenden Alkohol zu beobachten.

• **Perfusions- und Immersionsfixierung.** Bei der **Perfusionsfixierung** wird die Fixierlösung auf dem Gefäßweg perfundiert. In der Routinediagnostik wendet man die **Immersionsfixierung** an: das Präparat schwimmt in der Fixierlösung (Formalin) und wird allseits von ihr durchdrungen. Die Penetrationsgeschwindigkeit von Formaldehyd liegt bei 1–5 mm/h. Die Größe der Gewebsblöcke sollte dementsprechend ca. 1×1×0,5 cm betragen. Bindegewebige Organkapseln (Schilddrüse, Ovarialzysten) müssen eröffnet werden, da sie das Eindringen der Fixierlösung behindern. Häutchenpräparate (Haut, Magen- und Darmwand) spannt man auf Papier oder Kork, um Verformungen zu vermeiden.

Perfusionsfixierung: Fixierlösung wird via Gefäße perfundiert
Immersionsfixierung: Gewebe schwimmt in der Fixierlösung

• **Weitere Fixationsmethoden.** Wasserentzug durch **Trocknen** führt ebenfalls zur Denaturierung der Proteine. Dieses Verfahren wird angewendet bei Abklatschpräparaten, Zellausstrichen und bei Kryostatschnitten für die Immunhistochemie. Eine schnelle Präparation *ohne Denaturierung* erreicht man durch rasches Einfrieren **(Schockfrieren)** mit Isopentan bei –196 °C. Den Präparaten wird anschließend im Vakuum bei –45 bis –50 °C das Wasser durch Sublimation entzogen. Die weitere Aufarbeitung kann sowohl für die Licht- als auch Elektronenmikroskopie erfolgen.

Trocknen

Schockfrieren (bei –196 °C), dann Wasserentzug durch Sublimation

2.1.2.2 Einbetten und Schneiden (Lichtmikroskopie)

Einbetten, Schneiden (Lichtmikroskopie)
Algorithmus:
- Entkalkung
- Auswaschen der Fixierlösung (Alkohol, H_2O)
- Entwässerung (aufsteigende Alkohol- bzw. Azetonreihe)
- Einbetten

Einbetten. Die Fixierlösung wird mit H_2O oder Alkohol ausgewaschen und das Präparat über eine Alkohol- oder Azetonreihe von zunehmender Konzentration (aufsteigende Reihe) geführt, wobei es gehärtet und entwässert wird. Anschließend wird es in ein Zwischenmedium gebracht, das sowohl im Entwässerungsmittel als auch im Einbettmedium lösbar ist. Hartsubstanzen (Knochen, Zähne) sind zuvor zu entkalken (5 %ige Salpetersäure, Äthylendiamintetraessigsäure).

Einbettmaterialien für die Lichtmikroskopie sind:
- *Paraffin* (Routine)
- *Zelloidin* (spezielle Fragestellungen, insbesondere Neuropathologie und Knochenuntersuchungen)
- *Kunststoff* (im Vorfeld elektronenmikroskopischer Untersuchungen).

3 Einbettmaterialien

Schneiden. Das eingebettete Material wird mit dem *Mikrotom*, einem Präzisionsinstrument, geschnitten (Schnittdicke 3–15 µm bei Paraffin, 8–20 µm bei Zelloidin). Bei der *Gefrierschnitt-Technik* wird das nicht eingebettete Gewebe unfixiert oder kurz anfixiert nach dem Frieren auf Kohlendioxidschnee bei –25 bis –15 °C geschnitten (Schnittdicke 10–20 µm). Eine Fortentwicklung dieser Technik stellt die *Kryostatmethode* dar: die schockgefrorenen Gewebe (–196 °C) werden bei einer Gewebstemperatur von –12 °C geschnitten (Schnittdicke 4–10 µm).

Schnittdicke:
- Paraffinschnitte: 3–15 µm
- Zelloidinschnitte: 8–20 µm
- Gefrierschnitte: 10–20 µm
- Kryostatschnitte: 4–10 µm

Praxishinweis

Bei *Gefrier-* und *Kryostatschnitten* entstehen durch Fixierung, Entwässerung und Einbettung **keine Artefakte**.

2.1.2.3 Einbetten und Schneiden (Elektronenmikroskopie)

Einbetten, Schneiden (Elektronenmikroskopie)
1. TEM
Einbettmaterial: Epoxidharze (Epon, Araldit)
Schneiden: Ultramikrotom
Ultradünnschnitte: 20–100 nm
Kontrastieren: Bleiazetat, Uranylazetatlösung
Semidünnschnitte: 0,5–2 µm (für vorangehende lichtmikroskopische Untersuchung)

Präparate für das **Transmissionselektronenmikroskop (TEM)** bettet man in Epoxidharze (Epon, Araldit) ein, schneidet sie mit einem Ultramikrotom (kontrastiert mit Bleiazetat und einer Uranylazetatlösung) und bringt sie auf spezielle Kupfernetze als Objektträger (Dicke der Ultradünnschnitte 20–100 nm). Im Vorfeld dieser Untersuchungen werden in Kunststoff eingebettete Präparate zunächst zu Semidünnschnitten (0,5–2 µm) verarbeitet. Diese sind direkt mit basischen Farbstoffen (Toluidinblau) anfärbbar und lichtmikroskopisch beurteilbar.

Strukturen wie Bindegewebe und Basalmembranen können durch die *Silberfärbung nach Movat* dargestellt und anschließend im TEM gezielt untersucht werden. Diese Methode kommt gelegentlich in der Diagnostik der Glomerulonephritis zur Anwendung.

2. REM
Begutachtung von Oberflächenstrukturen

Das **Rasterelektronenmikroskop (REM)** wird zur morphologischen Begutachtung von Oberflächen eingesetzt. Das vom Fixationsmittel befreite und getrocknete Präparat bedampft man im Vakuum mit Gold oder Kohlenstoff.

Histologische Färbung

Darstellung der Gewebestrukturen
Farbstoff bindet sich an bestimmte Gewebestrukturen
progressive oder regressive Färbung möglich

Farbstoffbindung erfolgt:
- direkt
- indirekt (über Chelatbildner)

Metachromasie: Farblösung und gefärbtes Präparat haben unterschiedliche Farbtöne

2.1.2.4 Histologische Färbung

Die histologische Färbung macht die Gewebestrukturen mittels wäßriger oder alkoholischer Farblösungen (Tab. 3-3) sichtbar, da der gelöste Farbstoff sich an definierte Gewebestrukturen bindet. Die Färbetechnik kann *progressiv* erfolgen, d.h. ein Schnitt wird unter laufender Kontrolle der Farblösung ausgesetzt, bis die gewünschte Intensität erreicht ist, oder *regressiv*, wobei ein primär überfärbter Schnitt kontrolliert entfärbt (differenziert) wird. Die Bindung an das Substrat geschieht direkt oder indirekt über einen *Chelatbildner*. Der dabei auftretende Farbwechsel wird als *metachromer Effekt* bezeichnet.

Metachromasie: Färbung in einem anderen Farbton als dem der verwendeten Farblösung, z.B. saurer Schleim+Toluidinblau=metachromatische Färbung in rot-violett.

Infolge der unterschiedlichen Affinität von Farbstoffen zu den einzelnen Gewebskomponenten wird deren Differenzierung im histologischen Schnitt möglich (Tab. 3-4).

Praxishinweis ⇨

Die gebräuchlichste Färbung im Übersichtspräparat ist die Hämatoxylin-Eosin-Färbung **(HE-Färbung)**.

Schnellschnittdiagnostik

- Schnellfärbemethode mit eingeschränkter Aussagefähigkeit
- ermöglicht intraoperative (Verdachts-) Diagnose
- bestimmt weiteres operatives Vorgehen

2.1.3 Schnellschnittdiagnostik

Die Schnellschnittdiagnostik ermöglicht eine rasche (Verdachts-) Diagnose. Intraoperativ entnommenes malignitätsverdächtiges Gewebe wird zumeist unfixiert auf dem Gefriermikrotom geschnitten, anschließend mit HE gefärbt und sofort beurteilt. Der histologische Befund liegt nach ca. 5 min (noch während des Eingriffs) vor und bestimmt das weitere operative Vorgehen.

Bedeutung ⇨

Die Schnellschnittdiagnostik dient hauptsächlich der Unterscheidung maligner und benigner Gewebe. Eine *Feindifferenzierung der Strukturen ist nicht möglich!*

Aus diesem Grund werden die Gewebsreste in Paraffin eingebettet und anhand der qualitativ besseren Paraffin-Schnitte wird dann die endgültige Diagnose erstellt.

Histochemische Untersuchungsmethoden
Identifizierung von Zellen und Organellen durch Darstellung der **Leitenzyme**
praktisch wichtig sind:

1. saure Phosphatase-Reaktion
Reaktionsprodukt:
- schwarz-braun (nach Gomori)
- rot (Azokupplungsreaktion)

→ **Leukozytenphosphatase**

2. alkalische Phosphatase-Reaktion
Reaktionsprodukt:
- schwarz (nach Gomori)
- blau (Azokupplungsreaktion)

→ **reife Neutrophile**

3. Naphthol-AS-D-Chlorazetatesterase-Reaktion
spezifische Esterase
Reaktionsprodukt:
- rot, durch Natriumfluorid nicht hemmbar

→ **Neutrophile** und Vorläuferzellen

2.1.4 Histochemische Untersuchungsmethoden

Zellen und Zellorganellen können mit Hilfe der in ihnen enthaltenen **Leitenzyme** identifiziert und differenziert werden. Dies geschieht durch das Herbeiführen spezieller histochemischer Reaktionen. *5 Verfahren* sind besonders verbreitet:

- **Saure-Phosphatase-Reaktion:** Die Darstellung kann einmal durch die klassische, von Gomori eingeführte Technik der Metallsalzmethode erfolgen. Geeignet ist Formalin- oder Glutaraldehyd-fixiertes Material. Enzympositive Strukturen *(Lysosomen)* sind kräftig schwarz-braun gefärbt. Falsch positive Befunde entstehen in Gegenwart von phosphathaltigem organischem Material (z.B. Knochen). In der Hämatologie stellt man die saure *Leukozytenphosphatase* mit Hilfe einer Azokupplungsreaktion dar; der positive Befund zeigt rote intrazelluläre Ablagerungen.
- **Alkalische-Phosphatase-Reaktion:** Das Enzym findet sich in den *Granula der reifen neutrophilen Granulozyten*. Der klassische Nachweis erfolgt durch Präzipitation des freigesetzten Phosphations mit Kobalt nach Gomori. Positive Reaktionen erscheinen schwarz. Arbeitet man nach der Azokupplungsmethode, entstehen bei positivem Befund blaue granuläre Niederschläge.
- **Naphthol-AS-D-Chlorazetatesterase-Reaktion:** Diese sog. **„spezifische Esterase"** ist ein *Marker* (=Substanz, die bestimmte Strukturen des Gewebes „markiert") der *neutrophilen Granulozyten* und ihrer *Vorläuferzellen*. Sie dient deren Identifizierung und ist durch Natriumfluorid nicht hemmbar. Das Reaktionsprodukt ist rot. Gesunde Zellen der neutrophilen Reihe sind mäßig positiv. Starke Reaktionen entstehen bei leukämischen Promyelozyten. Zellen der Erythropoese, Plasmazellen und Lymphozyten reagieren nicht.

Tab. 3-3: Histologische Färbemethoden

Färbung	Anwendung	Färbeergebnis	
Hämatoxylin-Eosin (HE)	Übersichtsfärbung	blau: rot:	Zellkern, Kalk, grampositive Bakterien, saurer Schleim Zytoplasma
Elastica van Gieson	Bindegewebsfärbung elastische Fasern	rot: gelb: schwarz-braun:	kollagene Fasern Muskulatur, Zytoplasma Zellkerne
Trichromfärbung nach Goldner	Bindegewebsfärbung	grün: orange: ziegelrot: braun-schwarz:	Bindegewebe, Mukosubstanzen Erythrozyten Zytoplasma Zellkerne
Trichromfärbung nach Masson	Bindegewebsfärbung Differenzierung von Muskelfasern	schwarz: ziegelrot: rot: blau:	Zellkerne, Sekretgranula Zytoplasma Gliafibrillen, Keratin, Muskelfasern Kollagen, Mukosubstanzen
Perjodsäure-Schiff-Reaktion (PAS) kombiniert mit Hämatoxylin	Nachweis von Polysacchariden (Glykogen, Stärke, Zellulose) u. neutralen Mukosubstanzen	blau: rot:	Zellkerne „Mukopolysaccharide", Pilze, Parasiten
Alzianblau	färbt selektiv saure Mukosubstanzen (Arterien, Bronchial- und Dünndarmdrüsen)	blau: rot:	saure Mukosubstanzen Zellkerne
Papanicolaou	Zytodiagnostik	blau: rot: blau-grün: rosa:	Zellkerne, Bakterien Keratin basophiles Zytoplasma azidophiles Zytoplasma
Markscheidenfärbung nach Weigert	Myelinfärbung der Neurohistologie	gelb: schwarz:	graue Substanz Markscheiden, Erythrozyten, Elastin, Fibrin, Kalk
Silbermethode nach von Kossa	Kalziumnachweis (unspezifisch) Untersuchungsmethode des Knochengewebes	schwarz: rot:	Kalziumphosphat Zellkerne
Levaditi	$AgNO_3$-Reduktion	schwarz:	Spirochaeta pallida, Listeria monocytogenes

Tab. 3-4: Spezielle morphologische Nachweismethoden

Substrat	Fixierung	Einbettung	Färbung	Ergebnis
Glykogen (Skelett-, Herzmuskel, Leber)	Alkohol, Alkohol-Formalin-Essigsäure-Gemisch	Celloidin (Paraffin)	PAS diastasesensitiv	Glykogen, rot
Glykogenosen	Glutaraldehyd cave: postmortaler Glykogenschwund! Fixierung bei 4°C!	Epon	osmieren	elektronenmikroskopische Differenzierung intrazytoplasmatischer oder intralysosomaler Speicherung
Lipide (Leber)	Formalin –	Gefrierschnitt oder Vitalfärbung am Zupfpräparat	Sudan III Sudan schwarz B	Lipide orangerot Lipide schwarz
Lipidspeicherkrankheiten (Gangliosidosen, Sphingolipidosen)	Osmiumsäuretetroxid	Epon		elektronenmikroskopische Untersuchung
Amyloid (Rektumschleimhaut, Leber, Milz, Niere)	Alkohol, Formalin	Paraffin	Kongorot	Amyloid rot, polarisationsoptisch grüner Farbumschlag des Lichts
Eisen	neutrales Formalin, Bouin'sche Lösung	Paraffin	Berliner-Blau Turnbulls-Blau	3-wertiges Eisen blau 2-wertiges Eisen blau
Kupfer	Formalin, Alkoholformalin	Paraffin	Behandlung mit Rhodaninlösung	Kupfer violett
Porphyrine (Erythrozyten, Epidermis, Knorpel Knochen)	unfixiert	–	Nachweis in der UV-Lampe	rote Fluoreszenz

4. Alpha-Naphthylbutyratesterase
unspezifische Esterase
Reaktionsprodukt:
- braun-orange, durch Natriumfluorid hemmbar → **Monozyten**

5. Myeloperoxidase
Differenzierung von
- akuter myeloischer
- lymphatischer
- undifferenzierter Leukämie

Reaktionsprodukt:
- braun-blau, vorhanden in
- **Neutrophilen**
- **Eosinophilen**
- **Monozyten**

• **Alpha-Naphthylbutyratesterase:** Diese sog. **„unspezifische Esterase"** ist charakteristisch für *Monozyten.* Das Enzym wird durch Natriumfluorid gehemmt. Positive Reaktionen sind braun-orange. Es färben sich normale und leukämische Monozyten. Schwache Reaktionen sind bei Lymphozyten und Megakaryozyten möglich.

• **Myeloperoxidase:** Die Reaktion dient der Unterscheidung von *akuter myeloischer* und *akuter lymphatischer Leukämie* sowie *undifferenzierter Leukämieformen.* Myeloperoxidase findet sich in neutrophilen und eosinophilen Granulozyten sowie Monozyten. Lymphoide Zellen und die erythropoetische Zellreihe bleiben negativ. Positive Reaktionen stellen sich braun-blau dar und sind in den neutrophilen Granulozyten granulär, in den Monozyten diffus im Zytoplasma verteilt. Eosinophile Granulozyten reagieren sehr stark.

Immunhistologische Untersuchungsmethoden

routinemäßiger Einsatz bei der Tumordiagnostik
(Gewebe)+Ak
↓
Ag-Ak-Reaktion
↓
Ag-Ak-Komplex (durch Leitmarker sichtbar gemacht)
↓
Ag-Nachweis
Nachweis am:
- Zellausstrich
- Kryostat- oder Paraffinschnitt

2.1.5 Immunhistologische Untersuchungsmethoden

In den letzten Jahren hat die Immunhistochemie für die pathologisch-anatomische Diagnostik immer mehr an Bedeutung gewonnen. Sie wird heute – als Ergänzung zur konventionellen Histologie und Zytologie – routinemäßig zur Diagnostik bestimmter Tumoren eingesetzt.
Durch Verwendung speziell hergestellter **Antikörper** (i.d.R. monoklonaler Ak) lassen sich bestimmte **Antigene** (Ag) an Zelloberflächen, in Zellen oder in Interzellularsubstanzen der Gewebe nachweisen. Der Antikörper erkennt das für ihn spezifische Antigen und bildet mit diesem einen **Antigen-Antikörper-Komplex**, der durch entsprechende Markersubstanzen (Farbstoffe, Fluorochrome, Metalle) mikroskopisch sichtbar gemacht werden kann. Die immunchemische Reaktion wird am Zellausstrich oder am histologischen Schnittpräparat (Kryostat- oder Paraffinschnitt) durchgeführt. Sämtliche Zell- und Gewebsstrukturen bleiben bei der Reaktion erhalten und lassen sich im Mikroskop gut beurteilen. Folgende Techniken haben sich für die Diagnostik bewährt:

1. Immunfluoreszenzmethode

Marker:
- FITC
- TRITC

Anwendung: Diagnostik bei
- Glomerulonephritis
- Systemerkrankungen

Nachteil: begrenzte Haltbarkeit der Schnitte

• **Immunfluoreszenzmethode:** Als Marker verwendet man bestimmte Farbstoffe (Fluorochrome), die durch UV-Licht zur Fluoreszenz angeregt werden und durch ihr jeweiliges charakteristisches Emissionsspektrum (z.B. rot, grün, gelb) im Fluoreszenzmikroskop sichtbar sind. Derartige Marker sind z.B. das *Fluoreszeinisothiocyanat (FITC)*, das *Tetramethylrhodaminisothiocyanat (TRITC)* und neuerdings das *„Texas-Red"* oder *„Phycoerythrin"*. Der Nachteil dieser Technik, die heute bevorzugt in der Diagnostik der Glomerulonephritis und bestimmter Systemerkrankungen (Kollagenosen, allergische Angiitiden) angewendet wird, besteht in der nur begrenzten Haltbarkeit der Schnitte.

2. immunenzymatische Methoden
Marker:
- Meerrettich-Peroxidase
- alkalische Phosphatase
- Glukoseoxidase
- **Peroxidase-Anti-Peroxidase-Technik (PAP)**

• **Immunenzymatische Methoden** (enzymatische Farbreaktion)**:** Als Markerenzyme werden eingesetzt: Meerrettich-Peroxidase, alkalische Phosphatase, Glukoseoxidase u.a.
– Bei der **Peroxidase-Anti-Peroxidase-Technik (PAP)** wird der primäre, gegen das nachzuweisende Ag gerichtete Ak über einen sog. Brückenantikörper mit einem Antikörper-Markerenzym-Komplex verbunden. Die in diesem Komplex enthaltenen Peroxidase-Moleküle dienen dann als Enzym für das hinzuzufügende Substrat (z.B. ACE oder DAB), das nach der enzymatischen Spaltung eine andere Farbe (braun oder rot) zeigt und dadurch die Antigenbindungsstelle markiert.

- **Alkalische-Phosphatase-Anti-alkalische-Phosphatase-Methode (APAAP)**

höhere Empfindlichkeit gegenüber PAP-Technik

– Die **Alkalische-Phosphatase-Anti-alkalische-Phosphatase-Methode (APAAP)** läuft prinzipiell ebenso ab. Sie ist gegenüber der PAP-Technik empfindlicher, die Schnitte zeigen eine bessere Qualität. Der Immunkomplex wird mit einem speziellen Alkalische-Phosphatase-Substrat *(Neufuchsin-Methode, Fast-Red-Methode)* sichtbar gemacht. Die APAAP-Methode ist heute die gebräuchlichste. Jedoch ist zu beachten, daß sie an Geweben mit hoher endogener AP-Aktivität (z.B. Darm) nicht angewendet werden kann.

Antikörpermarkierung durch **radioaktive Isotope**

Die **Antikörpermarkierung** ist auch mit **radioaktiven Isotopen** gebräuchlich. Die Antigenbindungsstellen werden am histologischen Schnittpräparat durch Silbergranula markiert und so mikroskopisch erkennbar (Autoradiographie).

ELISA-Verfahren

Mit dem **ELISA-Verfahren** (Enzyme linked immunosorbent assay) können Ak oder Ag in Körperflüssigkeiten (Liquor cerebrospinalis, Serum) nachgewiesen werden. Der zu untersuchende Ak wird mit einem an eine Trägersubstanz gebundenen Ag in Verbindung gebracht. An die gebildeten Immunkomplexe lagern sich in einem 2. Schritt enzymmarkierte Anti-Antikörper an. Die entstandenen Enzym-Substrat-Komplexe werden farblich sichtbar gemacht und lassen sich je nach Wahl semiquantitativ oder qualitativ auswerten. Diese Methode kommt vor allem in der klinischen Diagnostik zur Anwendung.

Anwendung

Anwendungsbereiche. Mit Hilfe der o. g. Techniken und durch Einsatz zahlreicher heute erhältlicher Antikörper ist der Nachweis ganz verschiedener Antigene an der Zelle und im Gewebe möglich. Das Spektrum der so darstellbaren Antigene umfaßt bestimmte Hormone, das Alpha-Fetoprotein, virale Antigene, Hormonrezeptoren und vor allem Proliferations- und Zellantigene, ohne deren Hilfe eine differenzierte Tumordiagnostik (z. B. Lymphomdiagnostik) nicht möglich ist.

2.1.6 Molekularbiologische Techniken

Molekularbiologische Techniken

Indikationen in der Pathologie

Die Molekularbiologie untersucht die molekularen und genetischen Mechanismen, welche die Grundlage der zellulären Funktion und Kommunikation bilden. In der Pathologie wird sie eingesetzt zum Nachweis viraler Genome, der Monoklonalität von Tumorzellen und von Onkogenen sowie zur Herstellung von DNS-Sonden. Dabei sind z.Zt. folgende Techniken praktisch besonders sinnvoll:

1. In-situ-Hybridisierung:
- niedrigere Empfindlichkeit

- **In-situ-Hybridisierung:** Enzymatisch oder radioaktiv markierte DNS-Sonden mit bekannter Nukleinsäuresequenz (z. B. viral, onkogen) lagern sich an die komplementäre DNS-Sequenz im Zellkern an und markieren diese. Diese Technik ist am Paraffinschnitt anwendbar. Für eine positive Reaktion müssen ca. 10^3 Gen-Kopien in einer Zelle vorhanden sein.

2. PCR:
- höhere Empfindlichkeit

- **PCR (Polymerase chain reaction):** Mit dieser Technik ist es möglich, eine einzige Gen-Kopie in der Zelle durch wiederholte Duplikation auf bis zu 10^7 Kopien zu amplifizieren. Die Sichtbarmachung erfolgt durch „Southern-blotting" (=Gelelektrophorese mit nachfolgender In-situ-Hybridisierung durch bekannte Gensequenz).

In-situ-PCR

Die PCR ist auch direkt am Gewebeschnitt anwendbar **(In-situ-PCR)**, das Amplifikationsprodukt wird entweder direkt markiert (z. B. FITC, alkalische Phosphatase) oder mittels In-situ-Hybridisierung nachgewiesen.

2.2 Zytologie

Zytologie

Mikroskopie von Zellen bzw. krankhaften Zellen (Zytodiagnostik)

Zytodiagnostik:
einfache und kaum belastende Methode → gut geeignet für **Präventivuntersuchungen**

Definition. Die mikroskopische Untersuchung einzelner, aus dem Gewebeverband herausgelöster Zellen wird als Zytologie (griech. *kytos* Zelle) bzw., wenn sie für diagnostische Zwecke erfolgt, als **Zytodiagnostik** bezeichnet.
Diese relativ einfache und *nicht* bzw. *wenig invasive* Untersuchungsmethode hat eine entscheidende Bedeutung in der **Präventivmedizin** erlangt, und zwar insbesondere für
- die *Früherkennung maligner Tumoren*
- die Diagnostik von *Entzündungen* und *Speicherkrankheiten.*

untersucht werden:
- Körperflüssigkeiten
- Spülflüssigkeiten
- Epithelzellen
- Parenchymgewebe innerer Organe

Untersucht werden Körperflüssigkeiten, Spülflüssigkeiten **(Lavagezytologie)** sowie Epithelzellen von inneren und äußeren Körperoberflächen **(Exfoliativzytologie).** Wird das Material, z. B. bei der endoskopischen Untersuchung, mittels kleiner Nylonbürsten gewonnen, spricht man von **Abrasionszytologie**. Gewebe aus dem Parenchym innerer Organe gewinnt man durch eine Feinnadelbiopsie **(Punktionszytologie).**

Zyto- vs. Histodiagnostik

> **Beachte:** Die Zytodiagnostik kann die histologische Untersuchung *nicht ersetzen.* Malignitätsverdächtige oder unklare Befunde müssen *histologisch* abgeklärt werden!

2.2.1 Punktionszytologie

Punktionszytologie

Gewinnung des Zellmaterials mittels Injektionskanüle

Mittels einer speziellen Injektionskanüle (0,6–0,8 mm Durchmesser) aspiriert man die Zellkomplexe, bringt die gewonnenen Gewebspartikel auf einen Objektträger und streicht sie aus. Größere Partikel werden histologisch untersucht. Der Eingriff kann ambulant durchgeführt werden.

Anwendung:
Mamma, Prostata, Leber, Lymphknoten, Tumoren u. a.

Die Punktionszytologie wird angewendet:
- in der *Diagnostik* und *Therapiekontrolle* bei Erkrankungen von *Schilddrüse, Mamma, Prostata, Leber, Lymphknoten* u. a.
- bei *tastbaren Knoten.*

Zytologie von Körperflüssigkeiten

2.2.2 Zytologie von Körperflüssigkeiten

Körperflüssigkeiten erhält man durch *Punktion* (Zysteninhalt, Peritoneal-, Pleuraexsudate), *Spülung* (Lavage) oder *auf natürlichem Wege* (Urin, Sputum).

a) Urinzytologie

• **Urinzytologie.** Der Spontanurin wird zentrifugiert, das entstehende Sediment auf einen Objektträger ausgestrichen. Der Harn sollte innerhalb von 2 Stunden untersucht werden. Bei späterer Bearbeitung ist eine Mischung mit Fixierlösung (75 % Äthanol, 25 % Eisessig) im Verhältnis 1:1 notwendig. Unfixierte luftgetrocknete Ausstriche werden nach **May-Grünwald-Giemsa**, fixierte nach **Papanicolaou** gefärbt.

b) Sputumzytologie

• **Sputumzytologie.** Sputum gewinnt man spontan, evtl. nach medikamentöser Stimulation der Bronchialsekretion. Durch Mischung mit 2 %igem, in physiologischer Kochsalzlösung gelöstem Methylcystein (Inkubationszeit 2 h bei 37 °C) verflüssigt man die Schleimkomponente. Anschließend wird zentrifugiert, ausgestrichen und luftgetrocknet. Die Färbung erfolgt nach **May-Grünwald-Giemsa.**

c) Liquorpunktate

• **Liquorpunktate** erfordern eine rasche Verarbeitung. Die Behandlung erfolgt wie bei den o. g. Körperflüssigkeiten.

d) Gelenkpunktate

• **Gelenkpunktate** untersucht man zunächst im Polarisationsmikroskop auf Vorhandensein von Uratkristallen (negativ doppeltbrechend) und Kalziumphosphat (positiv doppeltbrechend).

Exfoliativzytologie

2.2.3 Exfoliativzytologie

⇨

> Das bekannteste Beispiel der Exfoliativzytologie, d. h. der *Untersuchung abgeschilferter Epithelzellen*, ist die Beurteilung von **ekto-, endozervikalen und Vaginalabstrichen** der Frau. Diese Methode der **Krebsvorsorge** hat wesentlich dazu beigetragen, die Inzidenz des Zervixkarzinoms zu senken.

weitere Anwendungen:
- Mundschleimhaut
- Tonsillenoberfläche
- Bronchialschleimhaut

Technik:
- Entnahme mit Wattetupfer, Holz- oder Plastikspatel
- Ausstreichen auf Objektträger
- fixieren
- trocknen
- färben

Auch Abstriche anderer Epithelzellen, z. B. der Mundschleimhaut, Tonsillenoberfläche und Konjunktiva, sind üblich.
Die Gewinnung des Zellmaterials, zusammen mit Bakterien, Schleim und Detritus, erfolgt mit einem Wattetupfer oder besser noch mit einem Holz- oder Plastikspatel. Eventuelle Verunreinigungen der betroffenen Oberfläche sind vorher zu entfernen, um möglichst viele für die Untersuchung geeignete Zellen zu erhalten. Anschließend wird das Untersuchungsmaterial durch Abstreifen des feuchten Spatels bzw. Ausrollen des Wattetupfers auf einen Objektträger gebracht. Die Abstriche werden feucht fixiert, um durch Trocknung auftretende Zellschrumpfungen oder -risse zu vermeiden.

Fixiermittel

Fixiermittel (Einwirkzeit ca. 20 min): 96 %iger Alkohol und Äther im Mischungsverhältnis 1:1, 99 %iger Isopropylalkohol und 90 %iges Azeton. Nach dem *Trocknen* können die Objektträger in entsprechende Präparatekästen einsortiert werden. Eine weitere, in der Praxisroutine anwendbare Möglichkeit der Fixation ist das Aufsprühen von **Polyäthylenglycol**. Zellausstriche der *gynäkologischen Zytologie* werden nach **Papanicolaou** gefärbt und klassifiziert.

Färbemethoden der Zytodiagnostik

2.2.4 Färbemethoden der Zytodiagnostik

1. Papanicolaou-Färbung

Eine Spezialfärbemethode der Zytodiagnostik ist die **Papanicolaou-Färbung**, die heute als die *Färbemethode der Zytologie schlechthin* gilt.
Sie besteht aus einer Kernfärbung mit Hämatoxylin und einer Plasmafärbung (Orange G und Polychromfarbstoff). Größe, Form und Chromatingehalt des *Kerns* können im Rahmen der *Karzinomdiagnostik* beurteilt werden. Die *Plas-*

mafärbung dient aufgrund ihres Farbumschlags von blau-grün nach rot der Einschätzung des *Reifegrades des Zytoplasmas.*

> In der **gynäkologischen Zytologie** gilt die Papanicolaou-Färbung als ein *Maß für die Dignität der Zellen*: Das Färbeergebnis ermöglicht eine Einteilung in die Klassen PAP I-V.

Dignitätsklassen

⇐

Das Färbeergebnis zeigt kräftig blaue Zellkerne. Das Zytoplasma der Parabasalzellen erscheint intensiv blau-grün, das der Intermediärzellen blaß grün-blau, die reifen Superfizialzellen rosa. Auftretendes Keratin färbt sich kräftig orange-rot, Erythrozyten leuchtend rot.

2. May-Grünwald-Giemsa Färbung

Die kombinierte **May-Grünwald-Giemsa-Färbung** kommt bei der Bearbeitung luftgetrockneter Zellausstriche in der *Exfoliativ- und Punktionszytologie* zur Anwendung.

Die Zellkerne erscheinen purpurrot, das Zytoplasma blau-violett.

3. Gram-Färbung
- grampositive
- gramnegative Bakterien

Die **Gram-Färbung** wendet man zur *Differenzierung grampositiver und gramnegativer Bakterien* an.

Grampositive Mikroorganismen behalten nach Einwirkung von Azeton und Alkohol ihren schwarz-blauen Farbton. Das Mitfärben eines Kontrollpräparates ist zur Sicherheit zu empfehlen.

4. Ziehl-Neelsen-Technik
Mycobacterium
- tuberculosis
- leprae

Die **Ziehl-Neelsen-Färbung** wird zum *Nachweis säurefester Stäbchen* (Mycobacterium tuberculosis, Mycobacterium leprae) verwendet. Diese Methode ist sowohl an Zellausstrichen als auch an histologischen Schnitten anwendbar.

Die säurefesten Stäbchen erscheinen leuchtend rot auf zartblauem Untergrund.

Anpassungsreaktionen

IV. Anpassungsreaktionen

J.H. Holzner

Anpassungsreaktionen sind:

1. **Atrophie:** Massenreduktion von Zellen und Geweben
2. **Hypertrophie:** Zellvergrößerung
3. **Hyperplasie:** Zellvermehrung

prinzipiell **reversibel**

Eine kontinuierliche Einwirkung von schädigenden „subletalen" (d.h. nicht unmittelbar tödlich wirkenden) Noxen führt zu einer allmählichen Anpassung der Zellen an diese verschlechterten Lebensbedingungen, die sich sowohl in morphologischen als auch in funktionellen Veränderungen ausdrückt. So bewirkt z.B. eine anhaltende Drosselung der Blutzufuhr eine allmähliche Verkleinerung des betroffenen Organs durch *Massenreduktion* des Gewebes und einzelner Zellen **(Atrophie)**. Andererseits kann eine andauernde funktionelle Mehrbelastung eine Anpassung in Form einer Massenvermehrung durch *Zellvergrößerung* **(Hypertrophie)** oder *Zellvermehrung* **(Hyperplasie)** zur Folge haben, um den erhöhten Anforderungen besser entsprechen zu können.

Diese Anpassungsphänomene sind *prinzipiell reversibel*, sofern

- der verursachende Faktor beseitigt werden kann
- das betroffene Gewebe eine ausreichende Regenerationsfähigkeit besitzt und
- im Rahmen der Adaptation erfolgte strukturelle Umbauvorgänge eine Rückkehr zu normaler Funktion und Form nicht verhindern.

Neben diesen pathologischen Anpassungsvorgängen treten Größenveränderungen von Zellen auch *unter normalen Bedingungen* als Folge von Schwankungen der Stoffwechsellage im physiologischen Biorhythmus auf (Abb. 4–1).

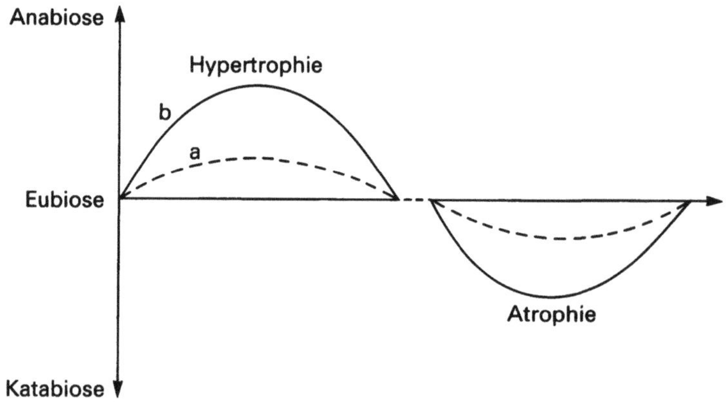

Abb. 4–1: Zellgröße und Stoffwechsel. a Phasische Größenschwankungen einer normalen Zelle, **b** pathologische Größenschwankungen einer Zelle infolge abnormer Stoffwechsellage = Hypertrophie und Atrophie. **Eubiose** = Stoffwechsel im Normbereich, **Anabiose** = Stoffwechselsteigerung, **Katabiose** = Stoffwechselsenkung

Atrophie

1. Atrophie

Definition

⇨

Atrophie (griech. *atrophia* Ernährungsmangel) ist die **Verkleinerung** bzw. **Rückbildung** eines normal entwickelten Organs oder Gewebes.

- **einfache Atrophie:** Zellvolumen ↓
- **numerische Atrophie:** Zellzahl ↓

Eine **einfache (zelluläre) Atrophie** liegt vor, wenn die Verkleinerung durch Verminderung des *Zellvolumens* (bei gleichbleibender Zellzahl) erfolgt. Bei einer **numerischen (hypoplastischen) Atrophie** ist auch die *Zellzahl* vermindert.

1.1 Einteilung, Pathogenese, Morphologie

Einteilung d. Atrophien

1. **physiologische** Atrophie
2. **pathologische** Atrophie
3. **generalisierte** Atrophie
4. **lokale** Atrophie

Einteilung. Atrophische Veränderungen können im Rahmen physiologischer Entwicklungs- und Alterungsprozesse auftreten **(physiologische Atrophie)** oder als Adaptationsprozeß bei chronischen Noxen **(pathologische Atrophie)** entstehen. Der Atrophisierungsprozeß kann den gesamten Organismus betreffen **(generalisierte Atrophie)** oder auf ein Organ beschränkt sein **(lokale Atrophie)**.

Pathogenese d. Atrophie
Bedarf und Angebot von O_2 und Nährstoffen ungleichgewichtig
- einfache Atrophie: Zytoplasmamasse ↓
  → ggf. Zelltod →
- numerische Atrophie: Zelle wird nicht ersetzt

Pathogenese. Die Atrophie ist Folge einer Störung des Gleichgewichts zwischen Bedarf und Angebot an Sauerstoff und Nahrungsstoffen. Dies kann einerseits durch eine unzureichende Zufuhr, andererseits durch einen gesteigerten Verbrauch bei intensivierter metabolischer Aktivität verursacht sein. Die katabolische Aktivität einer Zelle wird durch Anreicherung von CO_2 und organischen Säuren im Zytoplasma gesteigert. Dies führt allmählich zu einer Reduktion der Zytoplasmamasse *(einfache Atrophie)*. Eine extreme Atrophie kann zum Zelltod führen. Wenn die abgestorbenen Zellen nicht mehr vollständig ersetzt werden, kommt es zur *numerischen Atrophie*.

Morphologie d. Atrophie
- Organverkleinerung
- Konsistenzzunahme
- Kapselschrumpfung
- Lipomatose: kompensatorischer Ersatz durch Fettgewebe („Vakatwucherung")

Morphologie. Das atrophe Organ ist *verkleinert*, *weniger gewölbt*, meist *härter* als ein normales Organ und weist *scharfe Kanten und Ränder* auf; besitzt es eine *Kapsel*, so ist diese oft *geschrumpft*. Die Konsistenzzunahme ist Folge einer relativen Vermehrung des interstitiellen Bindegewebes, das sich gegenüber der Noxe resistenter verhält als das höher differenzierte Organparenchym. Manchmal kann die Parenchymverminderung durch eine kompensatorische Vermehrung von Fettgewebe (sog. Vakatwucherung des Fettgewebes, auch *Lipomatose*) verschleiert werden, so daß sogar eine Organvergrößerung vorgetäuscht wird, wie z. B. bei der lipomatösen Atrophie der Bauchspeicheldrüse.

Praxishinweis ⇦

> Wesentlich an der Atrophie ist die **Massenreduktion des spezifischen Organparenchyms**.

Beispiele:
- **braune Atrophie**
- **seröse Atrophie des Fettgewebes**

Beispiele. In manchen Organen (z. B. der **Leber**) ist die Atrophie häufig mit einer intrazellulären Anreicherung eines braunen lipidhaltigen Pigments (Lipofuszin) als Folge eines lysosomalen Abbaus mit Speicherung von Endsubstanzen in Lysosomen vergesellschaftet, was sich in einer intensiven *Dunkelbraunfärbung* des Organparenchyms äußert **(„braune Atrophie")**. – Bei einer hochgradigen **Fettgewebsatrophie** wandeln sich die Fettzellen zu sternförmigen und spindeligen Elementen um, zwischen denen sich seröse Flüssigkeit ansammelt (**seröse** bzw. **gallertige Atrophie des Fettgewebes**). Die Verminderung der Triglyzeride in den Fettzellen geht mit einer relativen Vermehrung des Fettpigments einher und bewirkt so eine intensive (bernsteinartige) Färbung des atrophischen Fettgewebes.

1.2 Generalisierte Atrophie

Generalisierte Atrophien

gesamter Organismus betroffen
- **Hungeratrophie:**
- unzureichende Nahrungszufuhr
- Malabsorption
- Maldigestion

Folgezustand:
- Kachexie
- Marasmus

- **Inanitions-** oder **Hungeratrophie.** Allgemein ungenügende Nahrungszufuhr, sei es als Folge von Nahrungsmangel *(Hungern)* oder durch Erkrankungen des Verdauungstraktes und seiner Anhangsorgane gestörter Nahrungsaufnahme *(Malabsorption)* oder Verdauung *(Maldigestion)*, führt zu einer zunehmenden Abmagerung und Gewichtsreduktion des gesamten Körpers (*Inanition* = Hungerzustand), bis sich die Patienten im Zustand der **Kachexie** (Auszehrung) bzw. des **Marasmus** (allgemeiner Kräfteschwund) befinden.

Im klinischen Sprachgebrauch werden beide Begriffe oft synonym verwendet.

Organsysteme unterschiedlich betroffen:
- zuerst Fett-, Muskelgewebe
- später Organe

In schweren Fällen kommt es zu einer allmählichen Einschränkung der Organfunktionen. Von der Atrophisierung werden prinzipiell *alle* Organe und Gewebe erfaßt, jedoch in unterschiedlichem Ausmaß und nicht alle gleichzeitig. Zuerst schwindet das Fett- und Muskelgewebe, später werden die Organe betroffen, wobei lebenswichtige Organe (wie das Gehirn) am längsten verschont bleiben.

- Knochen: **Osteoporose, Osteomalazie**

Der Schwund an Knochensubstanz führt zu einer zunehmenden Porosität des spongiösen Knochens und zu einer Verdünnung der Kompakta **(Osteoporose)**. Besteht dabei

- Eiweißmangel → **Hungerödem**

ein chronischer Kalziummangel, so wird der laufend im Rahmen der physiologischen Regeneration neu gebildete Knochen nicht oder nur ungenügend mineralisiert und dadurch zunehmend weicher und somit deformierbar **(Osteomalazie)**. Durch die Verringerung des Eiweißgehalts im Blutplasma *(Hypalbuminämie, Hypoproteinämie)* sinkt der intravasale onkotische Druck und das Flüssigkeitsgleichgewicht zwischen intra- und extravasalem Raum kann nicht mehr aufrecht erhalten werden. Der Anstieg des Flüssigkeitsgehalts des Gewebes führt zu **Hungerödemen**, die ein lebensbedrohendes Symptom des Hungerzustandes darstellen.

- **Magersucht**: Anorexia nervosa

Die psychisch bedingte *Magersucht* **(Anorexia nervosa)**, die vor allem Mädchen *(Pubertätsmagersucht)* und junge Frauen betrifft und sich in einem Widerwillen gegen jegliche Nahrungsaufnahme äußert, führt bei längerer Dauer ebenfalls zur Hungeratrophie.

- bei chronisch konsumierenden Erkrankungen:
- **Infektionen**
- **Geschwulstkachexie**
- bei endokriner Dysregulation:
- **Simmonds-Kachexie** (HVL-Insuffizienz)
- **Altersatrophie**: physiologisch

• Eine Atrophie des gesamten Organismus kann auch Folge schwerer *konsumierender Erkrankungen* (z. B. Tbc) oder *maligner neoplastischer Erkrankungen* **(Geschwulstkachexie)** sein.

• Als **Simmonds-Kachexie** wird der Zustand einer hochgradigen Kachexie infolge einer Hypophysenvorderlappeninsuffizienz bezeichnet.

• **Altersatrophie.** Die Rückbildung *aller* Organe im Greisenalter ist die *physiologische Form* einer generalisierten Atrophie.

Lokale Atrophien

1.3 Lokale Atrophie

auf ein Organ beschränkt

1. Involutionsatrophie:
- Ductus Botalli
- Urachus
- Thymus

• **Involutionsatrophie.** Manche während der Embryogenese gebildete Strukturen verlieren später ihre Funktion und werden wieder zurückgebildet bzw. veröden: z. B. *Ductus Botalli*, *Urachus* oder die Involutionsatrophie der *Thymusdrüse* am Ende der Pubertät.

2. Inaktivitätsatrophie:
- Muskelatrophie
- Osteoporose

• **Inaktivitätsatrophie.** Eine verminderte funktionelle Beanspruchung oder vollständige Ruhigstellung der Skelettmuskulatur führt über eine Reduktion der Blutzufuhr zu einer Verminderung der Muskelmasse, bis ein der geringeren Beanspruchung entsprechender Gleichgewichtszustand erreicht ist: z. B. *Muskelatrophie* bei langer Bettlägerigkeit. Das Volumen der Muskelzellen nimmt ab, die Zahl der Myofibrillen wird reduziert. Die Ruhigstellung einer Extremität für längere Zeit hat auch eine Reduktion des Knochengewebes in den betroffenen Skelettanteilen zur Folge: *Osteoporose.*

3. ischämische bzw. **vaskuläre Atrophie:**
- Gefäßerkrankung → Blutzufuhr ↓ → **Organverkleinerung**

• **Ischämische** oder **vaskuläre Atrophie.** Eine Drosselung der Blutzufuhr zu einem Organ infolge einer Lumeneinengung der versorgenden Arterien (z. B. bei Arteriosklerose oder anderen stenosierenden Arterienerkrankungen) oder einer von außen verursachten Arterienkompression hat, wenn keine ausreichende Kollateralversorgung stattfindet, eine partielle lokale Ischämie zur Folge. Auch wenn die Sauerstoffversorgung für die Aufrechterhaltung der Lebensfähigkeit der Zellen noch ausreicht, kommt es zu einer *Verkleinerung* des betroffenen *Organs.*

4. Druckatrophie:
- durch Raumforderungen (Tumoren, Aneurysmata)

• **Druckatrophie.** Der mechanische Druck eines rasch wachsenden Tumors oder anderer raumfordernder Prozesse auf das umgebende Gewebe führt zu einer Druckatrophie des letzteren, wobei auch Knochengewebe nicht verschont bleibt: *Druckatrophie des Sternums* bei pulsierenden Aneurysmen der Brustaorta.

5. toxische Atrophie:
- chron. Entzündungen
- toxische Noxen

• **Toxische Atrophie.** Persistierende Zellschädigungen durch *chronische Entzündungsprozesse* oder durch *chemisch-toxische Noxen*, die zu gering sind, um eine irreversible Zellschädigung zu verursachen, führen zur toxischen Atrophie des betroffenen Organs.

6. trophische Atrophie, neurogene Atrophie:
- Endometriumatrophie in der Menopause
- Poliomyelitis

• **Trophische Atrophie, neurogene** bzw. **neuropathische Atrophie.** Die Funktionsfähigkeit vieler Zellen hängt von ihrer steten Stimulierung durch chemische Mediatoren oder über neurogene Synapsen ab. Fällt dieser Stimulus weg, wie beim Ausfall von motorischen Neuronen bei der *Poliomyelitis* oder beim Wegfall des für die Aufrechterhaltung der Zellintegrität notwendigen Hormons (z. B. *Atrophie des Endometriums* nach dem Ausfall der Ovarialhormone im Alter oder bei Kastration), so verfällt das betroffene Gewebe einer Atrophie.

7. endokrine Atrophie:

- Kortikosteroidapplikation → **NNR-Atrophie**
- Überstimulation → **Erschöpfungsatrophie**

• **Endokrine Atrophie.** Die endokrinen Organe sind in ihrer Funktion von einer ständigen Stimulierung durch die übergeordnete Hypophyse abhängig. Bei einer kontinuierlichen medikamentösen Verabreichung von *Kortikosteroiden* entsteht daher durch eine infolge des Rückkoppelungseffektes verminderte Ausschüttung von hypophysärem ACTH allmählich eine *Atrophie der Nebennierenrinde* (NNR). Andererseits kann aber auch eine prolongierte Überbeanspruchung einer endokrinen Drüse über eine zunächst adaptative Vergrößerung des Organs durch Zellvermehrung schließlich eine allmähliche Erschöpfung des Organparenchyms mit Verlust von Substanz bewirken: *Erschöpfungsatrophie.*

8. ZNS-Systematrophien

• **Systematrophien des ZNS** s. S. 336ff.

1.4 Folgen

Folgen

Reversibilität d. Atrophie abhängig von:
- Ausmaß
- Ursache
- betroffenem Organ

Die Folgen der Atrophie sind weitgehend von deren Ausmaß und Ursache abhängig. Obwohl prinzipiell *reversibel*, sind bestimmte Formen, vor allem der generalisierten Atrophie, als *irreversibel* zu betrachten, z. B. die Atrophien des Gehirns. Eine Einschränkung der Restitutionsmöglichkeiten kann auch durch Umbauvorgänge infolge einer Bindegewebsvermehrung verursacht werden; so kann z. B. durch kontinuierliche Einnahme von Ovulationshemmern eine Atrophie des Endometriums entstehen.

2. Hypertrophie und Hyperplasie

Hypertrophie, Hyperplasie

Definition

• **Hypertrophie** (griech. *trophe* Nahrung) ist eine *Zell-* und damit *Organvergrößerung* (meist kombiniert mit einer gesteigerten funktionellen Kapazität),
• **Hyperplasie** (griech. *plassein* bilden) eine solche mit gleichzeitiger *Zunahme der Zellzahl.*

2.1 Hypertrophie

Hypertrophie

- Zellvolumen ↑
- Zellorganellen ↑

Eine Hypertrophie ist eine reversible Anpassung an eine gesteigerte trophische Stimulierung oder an eine erhöhte funktionelle Beanspruchung. Die *Volumenzunahme* der Zelle geht dabei mit einer *Vermehrung der spezifischen Zellorganellen* einher: z. B. Myofibrillen, Mitochondrien, endoplasmatisches Retikulum.

1. korrelative Hypertrophie
stimulierende Faktoren:
- hypophysäre Tropine
- Sexualhormone
- anabole Steroide

• **Korrelative Hypertrophie.** Auf die *trophische Stimulierung* infolge einer Überproduktion endogener Hormone (hypophysäre Tropine, Sexualhormone) oder einer exogenen Zufuhr endokrin wirkender Drogen (z. B. anabole Steroide) kann das betroffene Organ mit einer Zellvermehrung reagieren.

So könnte das hormonabhängige Wachstum der Körperorgane im Rahmen der normalen Entwicklung auch als eine *physiologische Form* der Hypertrophie betrachtet werden.

Der Begriff Hypertrophie sollte den *von der Norm abweichenden* Zuständen vorbehalten bleiben, wie z. B.

- der **Makrogenitosomie** (Vergrößerung der Geschlechtsorgane) bei übermäßiger Produktion von Genitalhormonen im Wachstumsalter
- dem **hypophysären Riesenwuchs** bei Überproduktion von Wachstumshormon (STH) während des Wachstumsalters oder
- der **Akromegalie** (Vergrößerung der Akren = Körperenden) bei einer solchen nach dem Schluß der Epiphysenfugen.

2. Aktivitätshypertrophie
erhöhte Beanspruchung durch:
- Sport, Arbeit

• **Aktivitätshypertrophie.** Eine funktionell bedingte Hypertrophie liegt z. B. bei der Massenzunahme des *Herzmuskels* infolge vermehrter Druck- oder Volumenbelastung (z. B. Linksherzhypertrophie bei Hypertonie, Rechtsherzhypertrophie bei pulmonalen Perfusionsstörungen) oder der Massenzunahme

- Druck-, Volumenbelastung im Kreislauf
- erhöhter Anfall an toxischen Metaboliten

der *Skelettmuskulatur* bei körperlicher Arbeit oder Sport vor. Auch bei einer vermehrten metabolischen Beanspruchung der *Leberzellen* durch Substanzen, die durch hepatische Enzymsysteme entgiftet werden müssen, reagieren diese mit einer Zunahme des glatten endoplasmatischen Retikulums und damit mit einer Zellvergrößerung.

3. kompensatorische Hypertrophie bei Ausfall eines Organs, Organteils

- **Kompensatorische Hypertrophie.** Bei Ausfall z. B. einer Niere übernimmt das zweite Organ die gesamte Funktion und kompensiert damit den Verlust.

Hyperplasie

2.2 Hyperplasie

- **Zellvergrößerung** + **-vermehrung**
- Proteinsynthese ↑
- Hyperplasie = numerische Hyperplasie

Die Vermehrung der Plasmasubstanz bei der Hypertrophie setzt die Fähigkeit der Zelle zur Proteinsynthese voraus. Bei Zellen, die auf endokrine Signale oder auf erhöhte Beanspruchung mit einer Steigerung der DNS-Synthese und damit der Zellteilung reagieren, kann die *Zellvergrößerung* mit einer *Zellvermehrung* kombiniert sein. Daher wird die Hyperplasie manchmal auch als *numerische Hypertrophie* bezeichnet.

Praxishinweis

⇒

Die Reaktion der **endokrinen Drüsen**, wie z. B. beim sekundären Hyperparathyreoidismus, ist stets eine *Hyperplasie*.

es hyperplasieren z. B.:
- Prostata
- Blutbildungsorgane
- Gewebe nach toxischer Schädigung

Auch die durch vermehrten Östrogeneinfluß verursachte Vergrößerung der **Prostata** im höheren Alter ist durch eine Vermehrung der Drüsen- und Muskelzellen gekennzeichnet. Durch den niedrigen O_2-Partialdruck im Höhenklima wird eine **Hyperplasie des erythropoetischen Systems** mit einer Vermehrung der Erythrozyten im strömenden Blut (Polyglobulie) verursacht. Aber auch persistierende Zellschädigungen wie bei chronischen Entzündungen, bei *chemisch-toxischen* oder *physikalischen Noxen* führen an Schleimhäuten oft zu einer Hyperplasie (**Cystitis chronica hyperplastica**, Schleimhauthyperplasie bei Colitis ulcerosa).

Folgen

2.3 Folgen

- Hypertrophie und -plasie sind prinzipiell reversibel
- **Gegensatz:** Neoplasie

Bei Wegfall der auslösenden Ursache ist eine Hypertrophie oder Hyperplasie prinzipiell *rückbildungsfähig*. Dies ist ein wesentlicher Unterschied zur *Neoplasie*, die durch eine Autonomie gekennzeichnet ist und keinen weiteren Stimulus für den Zellneubildungsprozeß mehr benötigt.

Leistungsfähigkeit, Reserven

⇒

Während die **funktionelle Leistungsfähigkeit** eines hypertrophen oder hyperplastischen Organs gewöhnlich *gesteigert* ist, sind seine **Reserven** jedoch meist *vermindert* (typisches Beispiel: *Herzhypertrophie*).

V. Zell- und Gewebsschäden

J.H. Holzner

Zell- und Gewebsschäden

Jede Zelle besitzt die Fähigkeit, sich an ihre Umwelt anzupassen und auf Einflüsse von außen zu reagieren. Sie kann eingedrungene Schadstoffe entgiften, gespeicherte Stoffwechselprodukte (z.B. Glykogen oder Fett) mobilisieren und in die Zelle aufgenommene Substanzen abbauen. Jedoch ist die Reaktionskapazität der einzelnen Zelle nicht unbegrenzt. Wenn die Einwirkungen aus der Umgebung diese Kapazität so weit übersteigen, daß die Zelle nicht mehr in der Lage ist, ihr funktionelles Gleichgewicht *(Homöostase)* aufrecht zu erhalten, entsteht ein **akuter (reversibler) Zellschaden**. Danach ist die Zelle prinzipiell noch in der Lage, dieser Schädigung zu widerstehen und ihre morphologische und funktionelle Integrität zurückzugewinnen. Erst wenn die Reservekraft erschöpft ist, resultiert ein **irreversibler Zellschaden**, der den Tod der Zelle bedeutet. Morphologisches Kennzeichen dafür ist die **Nekrose**.

Reaktionsfähigkeit der Zelle auf äußere Einflüsse

bei Dysregulation der Homöostase:
- Restitutio ad integrum oder
- Nekrose

Zelltod morphologisch nachweisbar als Nekrose

1. Reversible Zellschäden

Reversible Zellschäden

Während des ganzen Lebens eines Organismus werden ununterbrochen Zellen geschädigt. Vor allem exogene Ursachen können dafür verantwortlich sein: chemische oder biologische *Giftstoffe*, virale oder bakterielle *Infektionen*, physikalische Einwirkungen wie *Hitze*, *Kälte*, *mechanische Kräfte* oder *Strahlen*, aber auch eine *mangelhafte Versorgung* der Zelle mit den für sie lebensnotwendigen Substanzen, insbesondere Sauerstoff.

ursächliche Noxen:

- biologische
- virale, bakterielle
- chemische, physikalische
- Sauerstoffmangel

1.1 Zellschwellung

Zellschwellung

Erstes Kennzeichen der Zellschwellung ist immer die **Volumenzunahme** der Zelle.

Das Zytoplasma ist charakteristisch abgeblaßt, der Zellkern und die Anzahl der Zellorganellen bleiben meist unverändert. Auch die Mitochondrien und das endoplasmatische Retikulum (ER) erscheinen aufgequollen; das rauhe ER ist infolge einer Dissoziation der Ribosomen von den Membranen oft degranuliert. Auch können Veränderungen an der Plasmamembran (blasenartige Ausstülpungen) und am Nukleolus (Verminderung und Dissoziation der granulären von den fibrillären Strukturen) beobachtet werden.

weitere Kennzeichen:
- abgeblaßtes Zytoplasma
- Mitochondrien, ER aufgequollen
- blasenartige Ausstülpungen der Elementarmembranen

Ursache der Zellvolumenzunahme ist eine *Vermehrung der intrazellulären Flüssigkeit* als Folge eines *Versagens der Na-K-Pumpe*, die für die Aufrechterhaltung des Flüssigkeitsgleichgewichts zwischen intra- *(IZR)* und extrazellulärem Raum *(EZR)* verantwortlich ist.

Die Flüssigkeits- und damit Volumenregulation der Zelle basiert auf dem **intrazellulären Ionengehalt**, vor allem dem der Natriumionen: Für die normale Zellfunktion ist eine niedrige Konzentration von Natriumionen, aber ein hoher Gehalt an Kaliumionen im Zytoplasma erforderlich (s. „Medizinische Physiologie mit Repetitorium").

K^+ intrazellulär hoch, außen niedrig
Na^+ umgekehrt

Pathogenese

Homöostase ist abhängig von:
1. **Zellmembran:** kann dem Ionenausgleich allein nicht widerstehen
2. **Na-K-Pumpe**
Funktionsfähigkeit der Ionenpumpe erfordert
3. **ATP-Vorrat**

Störung:
z. B. Membranschädigung → **Na ↑** (innen) → **osmotisches Gleichgewicht ↓** → **Flüssigkeitseinstrom** → **Zellschwellung**

Folge:
- Organvergrößerung
- Konsistenzminderung

1.1.1 Pathogenese

Das Konzentrationsgefälle ist von *3 Faktoren* abhängig: *Zellmembran, Na-K-Pumpe, ATP-Vorrat.* Die **Zellmembran** alleine ist nicht in der Lage, dem Ionenausgleich zwischen IZR und EZR erfolgreich Widerstand zu leisten – also zu verhindern, daß einerseits K^+ die Zelle verläßt und andererseits Na^+ in die Zelle einströmt. Dies wird durch die **Na-K-Pumpe** verhindert, für deren Funktion **ATP** bereitstehen muß. Die Störung des Regulationsmechanismus kann also verursacht sein durch:
- eine *Erhöhung der Membranpermeabilität* für Natrium
- eine direkte *Schädigung der Na-K-Pumpe*
- eine *Verminderung der ATP-Synthese,* was einem Energiemangel gleichkommt.

In allen Fällen kommt es zu einer intrazellulären *Vermehrung von Natriumionen* und damit zu einer Störung des osmotischen Gleichgewichts zwischen IZR und EZR. Das in die Zelle einströmende Wasser bewirkt schließlich die Volumenvermehrung.
Folge: Organvergrößerung bei verminderter Organkonsistenz.

Vorkommen

- besonders in parenchymatösen Organen: Leber, Niere, Herz

Ätiologie:
- O_2-Mangel
- Infektionen
- Intoxikationen u. a.

Sonderform:
hydropische bzw. **vakuoläre Dystrophie**
verursacht durch
- Hepatotoxine
- Hypokaliämie
- hypertone Infusionen

1.1.2 Vorkommen und Ätiologie

Diese Form der Zellschädigung wird vor allem in hochentwickelten und funktionsreichen *parenchymatösen Organen* (Leberzellen, Tubulusepithelien der Niere, Herzmuskelzellen) beobachtet.

Ursachen können sein: Infektionen und fieberhafte *Erkrankungen,* milde *Vergiftungen, physikalische Schäden* wie Strahleneinwirkungen, relativer oder kurz andauernder absoluter *Sauerstoffmangel* (Hypoxie, Anoxie), *Ernährungs-* oder *Zirkulationsstörungen,* aber auch eine plötzlich einsetzende abnorme *funktionelle Belastung* der Zellen.

Sonderform: Eine besonders starke Zunahme des intrazellulären Wassers und eine intensive Quellung des Zytoplasmas (auch als **hydropische** oder **vakuoläre Degeneration** bezeichnet) kann beobachtet werden:

- in der Leber durch Einwirkung *hepatotoxischer Substanzen* wie Chloroform oder Tetrachlorkohlenstoff
- in den Nierentubuli bei länger dauernder Hypokaliämie, z. B. bei *renalem* oder *enteralem Kaliumverlust* durch Diuretika oder chronische Durchfälle oder
- nach *parenteraler* Verabreichung von hypertonen Zuckerlösungen (osmotische Nephrose).

Zellverfettung

1.2 Zellverfettung

„Verfetten" können vor allem *Leber-* und *Herzmuskelzellen* sowie die *Tubulusepithelien* der Niere.

1. Leberzellverfettung

bei großen Fettmengen: fein-, mittel- oder grobtropfige Fettansammlung im Zytoplasma

bei anhaltender Noxe: Verfettung des ganzen Organs (z. B. **Fettleber**)

vermehrte Anhäufung von Stoffwechselprodukten im Zytoplasma

Leberverfettung bei:
- chronischem Alkoholismus
- hepatotoxischen Substanzen
- O_2-Mangel
- kalorischer Überlastung

1.2.1 Leberzellverfettung

Das in der Leberzelle enthaltene Fett ist nicht sichtbar, da es in mizellarer Form vorliegt. Erst wenn die intrazelluläre Fettmenge einen Schwellenwert übersteigt, tritt sie in sichtbarer Form als *intrazytoplasmatische Fetttröpfchen* in Erscheinung. Zunächst sind es kleinste im Zytoplasma verstreute Fetttröpfchen, die allmählich konfluieren, bis schließlich die Zelle von einem riesigen Fetttropfen eingenommen wird, während das restliche Zytoplasma mit dem abgeflachten Zellkern ganz an die Zellperipherie gedrückt wird. Bei anhaltender Noxe kann sich die Verfettung auf das gesamte Organ ausdehnen, wie z. B. bei der **Fettleber** *(Steatosis hepatis).*
In der Leber, der Niere und im Herzmuskel kann eine abnorme Akkumulation von Stoffwechselprodukten im Zytoplasma als Folge einer schädigenden Noxe entstehen. Hierbei handelt es sich nicht um abnorme Stoffwechselprodukte an und für sich, sondern lediglich um eine quantitative Abweichung von der Norm. So kommt es vor allem in der Leber bei chronischem Alkoholabusus, kalorischer Überbelastung, Einnahme hepatotoxischer Substanzen oder Sauerstoffmangel zu einer **Vermehrung der intrazellulären Neutralfette** und Lipoi-

de, was mikro- und makroskopisch zu einer sichtbaren Veränderung des Organs führt.
Ultrastrukturell stellen sich die *Mitochondrien* vergrößert dar und bilden manchmal bizarre Riesenformen. Das *glatte endoplasmatische Retikulum* (ER) ist vermehrt, wie dies auch bei der Zufuhr anderer Substanzen, die zu einer Intensivierung der mikrosomalen Enzymaktivität in der Leber führen, zu beobachten ist.

Elektronenmikroskopie:
- Megamitochondrien
- Vermehrung des glatten ER

Diese Veränderungen gehen mit charakteristischen **funktionellen Störungen** einher:
- die oxydative Aktivität der *Mitochondrien* (z.B. Oxydation von Fettsäuren) ist reduziert und die *ATP-Synthese* vermindert
- die Aktivität der Zytochrom P450-abhängigen multifunktionellen *Oxydasen* dagegen deutlich gesteigert.

Die intensivierte mikrosomale Aktivität bewirkt einen vermehrten Anfall von hepatotoxischen und karzinogenen Substanzen, wie Tetrachlorkohlenstoff und Azetaminophen.

funktionell:

- Fettsäurenoxydation ↓
- ATP-Synthese ↓
- Leistungssteigerung der P450-abhängigen Oxydasen
- Karzinogene ↑

1.2.1.1 Pathobiochemie

Pathobiochemie

Der biochemische Mechanismus der Leberverfettung ist nicht restlos geklärt. Verschiedene Faktoren dürften dabei eine Rolle spielen, wie die Art und Menge des konsumierten *Alkohols*, die Menge der mit der *Nahrung* zugeführten und der in den Depots vorhandenen Fette sowie die Funktion der *endokrinen Organe*. Die Nahrungsfette werden in Form von *Chylomikronen* und als *freie Fettsäuren* der Leber zugeführt und dort von den Hepatozyten aufgenommen. In der Leberzelle werden die Triglyzeride zu freien Fettsäuren abgebaut. Diese wiederum werden zum Teil in den Mitochondrien oxydativ abgebaut, zum Teil im ER wieder zu Triglyzeriden synthetisiert, nach Koppelung an Phospholipide und Proteine als Lipoproteine aus der Zelle ausgeschleust und an das Blut abgegeben. Dieser Prozeß benötigt Energie und eine ausreichende Bereitstellung von Phospholipiden. So kann ein Mangel an Energie (z.B. Hypoxie), aber auch eine Störung des Gleichgewichts zwischen Triglyzeriden, Phospholipiden, Proteinen und dem als Antagonist der Phospholipide fungierenden Cholesterin eine intrazelluläre Fettvermehrung und damit eine Zellverfettung induzieren.

für die intrazelluläre Fettakkumulation verantwortliche **biochemische Prozesse:**

- Abbau der Triglyzeride zu freien Fettsäuren
- Synthese von Triglyzeriden und Kopplung zu Lipoproteinen
- Energie- (Hypoxie) und Substratmangel

Die **einfache Verfettung der Leberzellen** ist eine völlig reversible Veränderung, die meist keine wesentliche Einschränkung der Leberfunktion nach sich zieht.

einfache Leberverfettung:
- reversibel
- keine Einschränkung der Leberfunktion

1.2.2 Verfettung von Tubulusepithelien

2. Verfettung von Tubulusepithelien

Eine Verfettung der **Tubulusepithelien der Niere** kann bei chronischen Stauungen oder anderen schweren hypoxischen Zuständen der Niere beobachtet werden, aber auch als „resorptive Verfettung" bei erhöhter Durchlässigkeit der glomerulären Basalmembranen für Lipoproteine.

- bei Substratmangel
- bei erhöhter Durchlässigkeit der Basalmembran

1.2.3 Verfettung von Herzmuskelzellen

3. Herzmuskelverfettung

Im Herzmuskel kann sich eine Zellverfettung etablieren:
- *diffus:* als diffuse Gelbfärbung und Konsistenzverminderung des Myokards bei schweren Hypoxien oder bei Intoxikationen, z.B. Diphtherie
- *streifig:* als *„Tigerung"* des Herzmuskels, eine besonders an den Papillarmuskeln und Trabekeln in Erscheinung tretende gelbliche Streifung, wie sie bei chronischen Sauerstoffmangelzuständen, z.B. chronischen Anämien und Hypoxämien, beobachtet werden kann.

- diffus bei schwerer Hypoxie oder Intoxikation
- streifig (sog. „Tigerung") bei chronischer Hypoxämie oder Anämie

Abzugrenzen hiervon ist die *Lipomatosis cordis* (s. S.504).

1.3 Intrazelluläres Hyalin

Intrazelluläres Hyalin

Unter **Hyalin** wird allgemein eine strukturell äußerst heterogene intra- oder extrazelluläre komplexe Substanz verstanden. Diese imponiert lichtmikroskopisch homogen, gla-

Hyalin: heterogene intra- /extrazelluläre Substanz

sig-transparent (griech. *hyalos* Glas) sowie stark lichtbrechend und ist durch saure Farbstoffe anfärbbar. Sie läßt sich keiner einheitlichen Stoffgruppe zuordnen und kann unter den verschiedensten Voraussetzungen auftreten.

intrazelluläres Hyalin
- hyaline intrazytoplasmatische Einschlüsse
- in **Nierentubuli** durch Eiweißrückresorption: hyalintropfige Eiweißspeicherung
- in **Leberzellen** durch Desintegration des Zytoskeletts als Folge toxischer Wirkungen („mallory bodies")

Als **intrazelluläres Hyalin** im besonderen werden entsprechende Inklusionen im Zytoplasma der Zelle bezeichnet. Derartige Veränderungen entstehen z. B. bei der Rückresorption von Proteinen in den Epithelien der Nierentubuli *(hyalintropfige Eiweißspeicherung)*. Ferner treten bei bestimmten Leberparenchymschädigungen hyaline Leberzellveränderungen auf. Als Folge toxischer Wirkungen kommt es zur Desintegration von Teilen des Zytoskeletts, d. h. der Intermediärfilamente (s.u.). Dadurch entstehen zytoplasmatische Verdichtungen, die lichtmikroskopisch als hyaline Körper erkannt und als *„mallory bodies"* bezeichnet werden.

Zytoskelett

1.4 Morphologie und Pathologie des Zytoskeletts

1. Morphologie

1.4.1 Morphologie

Aufbau aus **3 Filamentsystemen**:
- Mikrofilamente
- Intermediärfilamente
- Mikrotubuli
- unterschiedliche Durchmesser (s.u.)
- unterschiedliche Anordnung im Zytoplasma

Die meisten menschlichen Zellen besitzen ein Zytoskelett, das aus 3 morphologisch und funktionell unterschiedlichen **Filamentsystemen** besteht (Abb. 5-1): *Mikrofilamente* (5–7 nm), *Intermediärfilamente* (7–11 nm), *Mikrotubuli* (20–25 nm). Diese sind elektronenmikroskopisch aufgrund ihres *Durchmessers* (s.o.) und ihrer *Anordnung* im Zytoplasma unterscheidbar. Gemeinsam mit der *Zellmembran*, mit der sie verbunden sind, bilden sie ein komplexes und außerordentlich flexibles System:

• **Mikrofilamente** (5–7 nm) wichtig für **Zellbeweglichkeit** (Lokomotion, Kontraktion) und **-teilung**

• **Mikrofilamente** (*Aktin, Myosin, Tropomyosin, Filamin, Alpha-Aktinin, Talin, Vinculin, Villin*) sind entscheidend an der Zellkontraktion, der Lokomotion, der Beweglichkeit der Zellfortsätze wie Zilien und Geißeln sowie an den Teilungsvorgängen der späten Mitosephase beteiligt.

• **Intermediärfilamente** (7–11 nm) kennzeichnend für bestimmte Gewebestrukturen **(Strukturproteine)**

• **Intermediärfilamente** sind Proteine, die charakteristisch für Zellen bestimmter Gewebestrukturen sind: *Vimentin* für diverse mesenchymale Zellen, *Desmin* für Muskelzellen, *Gliafasern* für Gliazellen, *Neurofilamente* für Nervenzellen, *Zytokeratine* für Epithelzellen. *Lamine* sind Filamente der Zellkernmembran.

• **Mikrotubuli** (20–25 nm) wichtig für **intrazelluläre Transportvorgänge** und die **Beweglichkeit der Chromosomen und Zilien**

• **Mikrotubuli** (*Tubulin, Dynein*) nehmen eine Schlüsselstellung beim intrazellulären Transport von Organellen ein, beeinflussen die Wanderung der Chromosomen in der Anaphase sowie die Zilienbewegung.

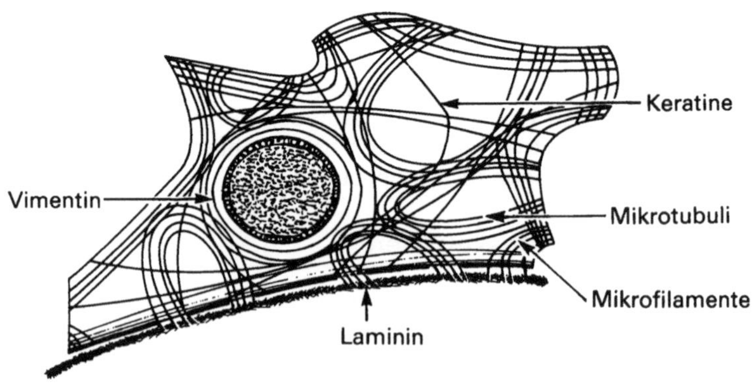

Abb. 5-1: Bestandteile des Zellskeletts und ihre Anordnung innerhalb der Zelle (Quelle: H. Lobeck, Orthologie und Pathologie der Zytokeratine, Habil.Schr. Berlin 1991)

2. Pathologie

1.4.2 Pathologie des Zytoskeletts

pathogene Faktoren sind (u.a.):
- mechanische
- genetische
- chemisch-physikalische

Zellmembran und Zytoskelett können durch pathogene Faktoren (mechanische, genetische u. a.) geschädigt werden. Die Zellmembran erfährt hierbei reversible oder irreversible Veränderungen, die Form und Funktion *(Membranruptur)*, Individualität *(Antigenverlust, Riesenzellbildung)*, Beweglichkeit

(Pseudopodienbildung) sowie den Stoff- und Informationsaustausch *(Verlust der Kontaktinhibition, Rezeptorstörung)* der Zellen beeinträchtigen.
Pathologische Abweichungen des Zytoskeletts manifestieren sich überwiegend durch Vermehrung oder Verminderung, Torsionen oder Knäuelbildungen, Aggregation (z. B. Alzheimer-Fibrillen bei seniler oder präseniler Demenz) oder Auflösung (z. B. bei Zytostatikatherapie) der Filamentstrukturen.

- hormonelle
- mikrobiologische
- immunologische
- degenerative
- hypoxisch-toxische

Folge: reversible oder irreversible Schädigung der Zellmembran
pathologische Abweichungen: durch quantitative/qualitative Veränderung der Filamentstrukturen

Antikörper gegen die Filamentsysteme in der Tumordiagnostik. Aufgrund der biochemischen Heterogenität des Zytoskeletts ist es möglich, Antikörper mit unterschiedlich hoher Spezifität gegen diese Antigenstrukturen herzustellen. Der immunhistochemischen Anwendung dieser Antikörper kommt eine zunehmende Bedeutung in der pathologisch-anatomischen Tumordiagnostik zu. So kann man z. B. durch die relativ leicht durchführbare immunhistochemische Untersuchung der Metastase eines undifferenzierten malignen Tumors eindeutig feststellen, von welchem Ursprungsgewebe (epithelial, mesenchymal, neurogen) dieser Tumor ausgeht, was mit herkömmlichen feingeweblichen Untersuchungsmethoden nur sehr schwer oder gar nicht möglich ist. Man erhält so den oft entscheidenden diagnostischen Hinweis, in welchem Körperkompartiment der möglicherweise noch nicht entdeckte Primärtumor zu suchen ist.

Antikörper
- wichtig für Tumordiagnostik

1.5 Schaumzellbildung

Schaumzellbildung

Bei *lokalem* (Fettgewebsnekrosen, s. u.) oder *systemischem* (Fettstoffwechselstörungen) *Überangebot von Lipiden* (Cholesterin, Neutralfett) kann die Einlagerung dieser Substanzen im Zytoplasma phagozytierender Zellen zu charakteristischen Veränderungen führen. Durch die Alkoholbehandlung der mikroskopischen Schnittpräparate werden die Fettsubstanzen herausgelöst. Es resultieren Vakuolen, durch die das Zytoplasma *schaumartig* transformiert erscheint. In der feingeweblichen morphologischen Diagnostik deutet das Auftreten dieser sog. Schaumzellen oft auf allgemeine Grunderkrankungen wie Arteriosklerose, Speicherkrankheiten oder auf bestimmte Tumoren hin.

- durch **Überangebot** von Lipiden und deren **Einlagerung im Zytoplasma** phagozytierender Zellen
- oft diagnostischer Hinweis auf allgemeine Grunderkrankungen (Arteriosklerose, Speicherkrankheiten, bestimmte Tumoren)

1.6 Zellalterung

Zellalterung

Experimente mit Fibroblasten haben gezeigt, daß die physiologische Zellneubildungsrate von einem *genetischen Determinationsfaktor* abhängig ist: mit steigendem Lebensalter verlängert sich der zeitliche Ablauf des zellulären Generationszyklus, wodurch sich die Zahl jener Zellen erhöht, die nicht mehr in den Prozeß der Zellerneuerung eintreten können. Die Aktivität der physiologischen Zellneubildung nimmt demnach mit zunehmendem Lebensalter ab, wobei es starke individuelle Schwankungen gibt. Zusätzlich kommt es zu *Störungen der Zellteilungsdynamik* und daraus resultierend zu numerischen und strukturellen chromosomalen Aberrationen: Poly-, Aneuploidie.
In der Folge entsteht eine altersbedingte Reduktion der Organmasse *(Altersatrophie)*. Oft tritt eine charakteristische bräunliche Verfärbung der atrophen Organe *(braune Atrophie)* hinzu, die durch eine Anreicherung mit Lipofuszin bedingt ist. Dieses sog. *Alterspigment* setzt sich aus Lipoproteinfragmenten zusammen, die aus den zytoplasmatischen Organellen stammen. Es entsteht also beim Abbau zelleigener Substanzen (Autophagie) und gelangt während dieses Prozesses in die auch als Autophagosomen bezeichneten Lysosomen.

- **genetische Disposition**

- Verlangsamung des zellulären Generationszyklus mit steigendem Lebensalter
- Reduktion der physiologischen Zellneubildung
- Störung der Zellteilung

Folgen:
- Reduktion der Organmasse
- braune Atrophie
- Lipofuszinanreicherung
- Autophagie: Abbau zelleigener Substanzen

Altersbedingte *Lipofuszinanreicherungen* finden sich vor allem in den läppchenzentralen Epithelien der Leber und in den Muskelzellen des Myokards paranukleär.

1.7 Dystrophie, Degeneration

1.7.1 Dystrophie

Dystrophie

Der Begriff *Dystrophie* (= Fehlernährung, griech. *dys-* miß- bzw. un-, *trophe* Nahrung) wurde *früher*, als die Pathogenese vieler Zellveränderungen noch unbekannt war, häufig für *Zellalterationen mit bedeutenden Leistungs- und Funktionsstörungen* benutzt.

= Fehlernährung

Definition

⟹

> Unter Dystrophie verstehen wir heute Krankheitsbilder wie Fehl- oder Mangelernährung **(Hungerdystrophie)** oder bestimmte Organ- und Gewebserkrankungen unterschiedlicher Ätiologie wie akute bzw. subakute gelbe **Leber-** oder **Muskeldystrophie**.

Selten steht Dystrophie auch für Einzelzellveränderungen, z. B. bei Speicherkrankheiten, oder bei exzessiver Leberzellverfettung (s.o.).

Degeneration

reversible oder irreversible stoffwechselbedingte Gewebsveränderungen mit Funktionsstörungen

1.7.2 Degeneration

Unter *Degeneration* versteht man morphologisch darstellbare, stoffwechselbedingte Zell- und Gewebsveränderungen, die reversibel oder irreversibel sind und mit Funktionsstörungen einhergehen. Degenerative Veränderungen treten bei bestimmten Stoffwechselerkrankungen auf. Darüber hinaus wird der Begriff auch in der Neuropathologie benutzt (z. B. Waller-Degeneration).

Irreversibler Zellschaden

- **Zelltod:**
irreversible Zellschädigung mit Ausfall der Zellfunktionen
- **Nekrose:**
Zelltod in vitaler Umgebung
Der Zelltod ist nur bei einer Nekrose morphologisch sichtbar!

in entnommenem Gewebe (Resektat, Biopsat) oder beim Tod des Organismus entstehen **keine Nekrosen**!

2. Irreversibler Zellschaden (Nekrose)

Kann eine akute Zellschädigung nicht mehr durch die Reaktionsfähigkeit der Zelle kompensiert werden, tritt der **Zelltod** ein. Der eigentliche Zeitpunkt der irreversiblen Schädigung einer Zelle ist weder makro- noch mikroskopisch erkennbar. Nur wenn der Zelltod in einem lebenden Organismus – also inmitten einer *vitalen Umgebung* – erfolgt, treten nach einer gewissen Zeitspanne (etwa 6–8 Stunden) an Zytoplasma und Zellkern sichtbare strukturelle Veränderungen auf, an denen der Zelltod identifiziert werden kann. Diese Veränderungen werden in ihrer Gesamtheit als **Nekrose** (griech. *nekros* tot) bezeichnet. In einem *dem Organismus entnommenen* und somit von der Blutversorgung abgeschnittenen *Gewebe* (z. B. einem resezierten Organ, Teilresektat oder Biopsat) *kann keine Nekrose mehr entstehen.* Hier folgt auf den konsekutiv nach der Entnahme eintretenden Zelltod unmittelbar die **Autolyse**. Derselbe Vorgang vollzieht sich in sämtlichen Organen und Geweben auch beim Tod des Organismus.

Nekrose

⟹

> Die **Zellnekrose** ist eine in vitalem Gewebe entstandene „Zelleiche".

Morphologie der Nekrose

2.1 Morphologie

Nekrotische Zellen sind durch charakteristische Veränderungen an Zytoplasma und Zellkern gekennzeichnet:

- **Zytoplasma:**
- Azidophilie
- Verlust der zytoplasmatischen Strukturen

• Das **Zytoplasma** wird zunehmend *azidophil* (Rotfärbung mit Eosin) und verliert seine zytoplasmatischen Strukturen, z. B. die Querstreifung bei Skelettmuskelzellen. Die Farbänderung beruht auf einem hydrolytischen Abbau der ribosomalen RNS durch lysosomale Enzyme der eigenen Zelle und auf einer Denaturierung der zelleigenen Proteine mit Freisetzung von reaktiven Gruppen für saure Farbstoffe.

- **Zellkern:**
- Hyperchromasie
- Pyknose
- Karyorrhexis → Karyolyse = Kernverlust)

• Im **Zellkern** tritt zunächst eine Verklumpung des Chromatins auf, das dann vermehrt an der Kernmembran abgelagert wird (*Kernwandhyperchromasie*). Schließlich schrumpft der Kern infolge Flüssigkeitsverlustes zu einem strukturlosen basophilen Klumpen *(Pyknose)*. Der pyknotische Kern kann in mehrere Partikel zerfallen (*Karyorrhexis*) oder allmählich seine Färbbarkeit verlieren und verschwinden (*Karyolyse*). Die nekrotischen Zellen erscheinen nun als kernlose, sich stark eosinophil anfärbende, strukturlose, in ihrer ursprünglichen Form jedoch erhaltene Gebilde.

2.2 Formen

Nekroseformen

2.2.1 Koagulationsnekrose

1. Koagulationsnekrose

Proteingerinnung verdichtet Zellbestandteile, wodurch das nekrotische Gewebe härter wird und trocken erscheint. Da die Unterbrechung der Blutzufuhr eine der wichtigsten Ursachen ist, erscheint das nekrotische Gewebe *blaßweißlich* bis *fahlgelb*: **ischämische Nekrose**. Nur bei sekundärem Bluteinstrom erhält es eine *dunkelrote* und feuchte Beschaffenheit: **hämorrhagische Nekrose** (z.B. beim hämorrhagischen Lungeninfarkt).

Proteingerinnung → Konsistenzvermehrung → Nekrosen sind **hart** und **trocken**
Beachte:
- ischämische Nekrose: **blaß**
- hämorrhagische Nekrose: **dunkelrot**

2.2.2 Kolliquationsnekrose

2. Kolliquationsnekrose

Bei Geweben, die reich an nicht koagulierbaren Substanzen (z.B. Lipiden) sind oder reichlich lysosomale Enzyme bzw. andere Hydrolasen besitzen, wird das nekrotische Gewebe rasch aufgelöst und „verflüssigt"; meist bleiben Hohlräume *(Pseudozysten)* zurück. Diese Nekroseform ist typisch für das ZNS: *Enzephalo-, Myelomalazie*. Sie entsteht auch bei einer massiven Anreicherung von Granulozyten im Gewebe, wie z.B. bei eitrigen Entzündungen: *Abszeß*.

Verflüssigung des nekrotischen Gewebes → **Pseudozystenbildung**

typische Lokalisation im ZNS: **Myelo-, Enzephalomalazie**

2.2.3 Käsige Nekrose

3. Verkäsende Nekrose

Unter dem Einfluß bestimmter toxischer Noxen, z.B. bei der Tuberkulose, wird das nekrotische Gewebe in eine völlig strukturlose Masse *(Detritus)* umgewandelt, in welcher keine Residuen der ursprünglichen Gewebsstrukturen mehr erkennbar sind. Wegen der trockenen und bröckeligen Beschaffenheit sowie der gelblichen Farbe des nekrotischen Materials nennt man diese Form *käsige* Nekrose. Das nekrotische Material kann nach bindegewebiger Abkapselung jahrelang erhalten bleiben, bei ausgedehnteren Verkäsungen können Hohlräume *(Kavernen)* entstehen.

Umwandlung in strukturlose Masse: **Detritus**
Ursache: z.B. Tbc
- nekrotisches Gewebe: **trocken** und **gelblich: käsig**
- Folge: **Kavernenbildung**

2.2.4 Fettgewebsnekrosen

4. Enzymatische Fettgewebsnekrose

- **Enzymatische Fettgewebsnekrosen** entstehen bei einer Aktivierung von Verdauungsfermenten im Gewebe, z.B. *akute Pankreasnekrose* bei einer akuten Pankreatitis. Die aus den exkretorischen Zellen der Bauchspeicheldrüse frei werdenden und aktivierten *Phospholipasen* und *Proteasen* zerstören die Plasmamembranen der umgebenden Zellen, so auch der Fettgewebszellen. Die aus letzteren freigesetzten Triglyzeride werden durch die ebenfalls aktivierten *Pankreaslipasen* hydrolysiert. Die nun entstehenden freien Fettsäuren binden sich mit Kalzium aus der Gewebsflüssigkeit zu Kalkseifen, die als weißliche kreideartige Abscheidungen am Rande des nekrotischen Fettgewebes erkennbar werden: „Kalknachweis" im Röntgenbild.

Ursache:
Aktivierung von Verdauungsfermenten (z.B. bei akuter Pankreatitis)
- Phospholipasen
- Proteasen
- Lipasen

→ **Kalkablagerungen** im Organ

5. Traumatische Fettgewebsnekrose

- **Traumatische Fettgewebsnekrosen** treten als Folge von Gewalteinwirkungen auf, z.B. stumpfe Traumen, an Injektionsstellen. Das in den Zellen gespeicherte Fett tritt hierbei als ölige Substanz aus, wird dann von Makrophagen phagozytiert und intrazellulär abgebaut. Die massiv fettspeichernden Makrophagen imponieren als *Schaumzellen*; meist treten auch *Riesenzellen* mit schaumigem Zytoplasma und charakteristischer zirkulärer Kernanordnung auf (Touton-Riesenzellen). Die Invasion von Makrophagen führt schließlich zu einem granulomatösen Bild *(resorptives Lipophagengranulom)*, wodurch die Nekrose zunächst vom gesunden Gewebe demarkiert und dann bindegewebig organisiert wird. Bei einer **großen Fettgewebszerstörung** sammeln sich die frei gewordenen Fette in sog. *Ölzysten* an und werden dann von Makrophagen allmählich abgebaut oder von Bindegewebszellen gegen das übrige Gewebe demarkiert. Das verflüssigte Fett kann aber auch in die kleinen Blutgefäße gepreßt werden und so über den Blutweg in die Lungen oder das Gehirn gelangen mit der Folge einer *Lungen-* bzw. *Hirnfettembolie*.

Ursache:
- Traumen
- Injektionen

Makrophagen phagozytieren Fett → **Schaumzellen** → **Riesenzellen**

Makrophageninvasion → **Lipophagengranulom**

- **große Fettgewebszerstörung:**
  - Ölzysten
  - Lungenembolie
  - Hirnembolie

6. Hypoxische Fettgewebsnekrose

- **Hypoxische Fettgewebsnekrosen** entstehen als Folge eines Sauerstoffmangels, der zum Absterben der Fettzellen führt (z.B. beim Infarkt). Das Bild *ähnelt dem der traumatischen Fettgewebsnekrose*.

Ursache: Sauerstoffmangel

7. Gangränöse Nekrose

- **feuchte Gangrän**: bei Besiedlung durch Fäulnisbakterien

nekrotisches Gewebe: schmutziggrünlich, übelriechend, feucht

- **trockene Gangrän** an Körperoberflächen

nekrotisches Gewebe: ausgetrocknet **(Mumifikation)**

klinisch bedeutsam als
- **Extremitätengangrän**
- **Dekubitalulzera**

2.2.5 Gangränöse Nekrose

Werden ischämische Koagulationsnekrosen einer zusätzlichen *bakteriellen Infektion* (meist unter Mitwirkung von Fäulnisbakterien) ausgesetzt, z. B. in den Lungen oder im Verdauungstrakt, entsteht eine **feuchte Gangrän**. Das betroffene Gewebe zerfällt zu einer *schmutzig-grünlichen*, meist übelriechenden feuchten Masse. Gangränöse Nekrosen entstehen auch an der Körperoberfläche, wo das nekrotische Gewebe den Einwirkungen der Umgebung ausgesetzt ist. Dort kommt es infolge Austrocknung und *Mumifikation* des nekrotischen Gewebes zu einer **trockenen Gangrän**.

Beispiele: **Extremitätengangrän** bei obliterierenden Arterienveränderungen, **Dekubitalulzera** (Druckgeschwüre an Weichgeweben, die unter lange anhaltendem mechanischem Druck stehen, z. B. Aufliegestellen am Kreuzbein bei bettlägerigen Patienten mit schlechter Kreislauffunktion).

8. Fibrinoide Nekrose

Ursache:
- Insudation von Plasmaproteinen
- meist immunpathologisch bedingt

2.2.6 Fibrinoide Nekrose

In der Wand von Blutgefäßen kann manchmal eine nekroseartige Veränderung infolge einer Insudation und Anreicherung von homogenen eosinophilen *Plasmaproteinen* beobachtet werden, die zu einer Aufhebung der Gewebestruktur führen, und zwar unabhängig davon, ob sich dahinter tatsächlich eine Zellnekrose verbirgt oder nicht. Diese fibrinoide (= fibrinähnliche) Nekrose tritt häufig im Rahmen von *immunpathologischen Prozessen* auf.

2.2.7 Schrumpf- und fokale Zellnekrose

9. Schrumpfnekrose

Nekrose einer einzelnen Zelle
- Kern- und
- Zytoplasmaschrumpfung

- **programmierter Zelltod (physiologisch):**
  - bei der Zellmauserung
  - bereits im Embryonalstadium
- **als pathologischer Prozeß:**
  - in Tumoren (nach Zytostatikatherapie oder Bestrahlung)
  - bei numerischer Organatrophie
  - in der Leber als Councilman-Körperchen

Apoptose

- **Schrumpfnekrose.** Neben den oben beschriebenen Nekroseformen kommen auch *Nekrosen einzelner Zellen* (gelegentlich auch von Zellgruppen) vor, die sich durch eine lichtmikroskopisch erkennbare *Schrumpfung des Kerns und Zytoplasmas* von den umliegenden vitalen Zellen abheben. Einzelne Schrumpfnekrosen sind stets in normalen Organen und bereits sogar im embryonalen Gewebe zu finden. Es handelt sich hier um einen *physiologischen* Vorgang im Rahmen der Zellmauserung, da das Absterben der Zelle in deren DNS bereits vorprogrammiert ist; daher spricht man auch vom **programmierten Zelltod**. Schrumpfnekrosen treten jedoch auch unter *pathologischen* Bedingungen auf, z. B. in Tumoren nach Zytostatikatherapie oder Bestrahlung sowie bei numerischen Organatrophien. In der Leber kommen sie als sog. *Councilman-Körperchen* vor. Der Schrumpfungsprozeß beginnt im Zellkern in Form einer Chromatinverklumpung mit nachfolgender Degeneration der Zellorganellen. Durch den Wasserverlust der Zelle kommt es zur Verkleinerung und Strukturverdichtung des Zytoplasmas (Schrumpfung). Für diese Nekroseform wird auch der Begriff **Apoptose** verwendet.

Apoptose: griech. = Herabfallen, im Sinne von: Herabfallen abgestorbener Blätter von einem Baum.

10. Fokale Zellnekrose

Untergang **einzelner Zellareale** besonders in **Leberzellen**

Abkapselung des nekrotischen Zytoplasmaareals:
- **Autophagievakuole:** dadurch Überleben der ganzen Zelle möglich
- **Extrusion**

- **Fokale Zellnekrose.** Neben dem Tod der ganzen Zelle kommen auch *umschriebene Zytoplasmauntergänge* in der Zelle vor. Derartige fokale Nekrosen lassen sich besonders in *Leberzellen* elektronenmikroskopisch beobachten. Es handelt sich hier um kleine Zytoplasmaareale mit zugrundegehenden Organellen, die von einer Membran gegen das noch intakte Zytoplasma abgekapselt, lytisch enzymatisch abgebaut (Bildung einer *Autophagievakuole*) und so eliminiert werden. Die Vakuolenbildung ermöglicht es der Zelle, sich vom geschädigten Zytoplasmaareal abzugrenzen, dadurch ihre Integrität zu bewahren und somit als Ganzes zu überleben. Neben dieser *intrazellulären Digestion* können sie auch durch *Ausschleusung* aus der Zelle beseitigt werden.

Nekrosefolgen

2.3 Schicksal und Folgen

Nekrosen können *abgebaut* werden, *ulzerieren* oder *verkalken*.

1. Abbau

Abbau der Nekrosen. Da nekrotisches Gewebe in seiner gesunden Umgebung als Fremdkörper wirkt, wird es bald durch eine zelluläre Reaktion des umgebenden Gefäßbindegewebes abgebaut und durch Granulationsgewebe ersetzt. Der Abbau erfolgt durch neutrophile Granulozyten, die aus den kleinen Blutgefäßen des Granulationsgewebes emigrieren und um das nekrotische Gewebe einen gelben Saum bilden: *leukozytärer Demarkationswall.* Die Auflösung des koagulierten Materials erfolgt durch die lysosomalen Enzyme der Granulozyten. Das Granulationsgewebe wird schließlich in Narbengewebe umgewandelt, welches das ursprüngliche Organparenchym ersetzt. In größeren Nekroseherden können nekrotische Reste im Zentrum der Läsion lange Zeit erhalten bleiben.

- Ersatz durch **Granulationsgewebe**
- Bildung eines leukozytären **Demarkationswalls**
- Narbenbildung: **Defektheilung**

Ulkusentstehung. Treten Nekrosen an äußeren oder inneren Oberflächen (Haut, Schleimhäuten) auf, kann das nekrotische Material nach außen oder in ein Lumen abgestoßen werden. Es resultiert ein kraterförmiger Defekt, der als *Ulkus* bezeichnet wird (z. B. Magenulkus, Ulcus cruris). Die Abheilung erfolgt ebenfalls durch Granulationsgewebsbildung vom Ulkusrand und – grund aus. Der Defekt kann durch Haut- oder Schleimhautregenerate gedeckt werden.

2. Ulkusentstehung
Ulkus: kraterförmiger Defekt nach Abstoßung nekrotischen Gewebes an Haut oder Schleimhäuten
Abheilung durch Bildung von **Granulationsgewebe**

Verkalkungen in Nekrosen. In geschädigtem Gewebe kann es zu sichtbaren Ablagerungen von Kalzium kommen: *dystrophische Verkalkung.* Hierbei handelt es sich jedoch gewöhnlich um eine extrazelluläre Akkumulation von Kalziumsalzen, die auf dem Vorhandensein von nekrotischem Gewebe basiert:

z. B. in käsigen Nekrosen bei *Tuberkulose*, in entzündlich geschädigten *Herzklappen*, in atherosklerotischen *Gefäßveränderungen* und in *Tumornekrosen.*

3. Verkalkungen
Folge von nekrotischen Prozessen (extrazelluläre Akkumulation von Kalziumsalzen)

2.4 Pathogenese

Pathogenese der Nekrose

> Der *Zelltod* und damit eine *Nekrose* kann Folge jeder Art von Zellschädigung sein. *Pathogenetisch* ist insbesondere die **Unterbrechung der Sauerstoffzufuhr** von Bedeutung.

2.4.1 Sauerstoffmangel

Hypoxie, Anoxie

Ein Sauerstoffmangel im Gewebe (*Hypoxie, Anoxie*) kann durch Drosselung oder Unterbrechung der Blutzufuhr (*Ischämie, ischämische Hypoxie*), Verminderung des Sauerstoffgehalts im Blut (*Hypoxämie, hypoxämische Hypoxie*) oder durch die Unfähigkeit der Zelle zur Verwertung des angebotenen Sauerstoffs (z. B. durch Blockierung der Atmungsfermente durch toxische Substanzen = *zytotoxische Hypoxie*) zustande kommen. Der Mechanismus der hypoxischen Zellschädigung ist nicht restlos aufgeklärt. Eine *Hypoxydose* ist die Folge einer Hypoxie am Gewebe.

O_2-Mangel:
- **ischämisch:** Durchblutung ↓
- **hypoxämisch:** Hb O_2 ↓
- **zytotoxisch:** Atmungsfermente blockiert
- **hypoxydotisch:** O_2-Mangel in Geweben

Hochdifferenzierte Zellen (Ganglienzellen, Tubulusepithelien der Niere, Herzmuskelzellen) benötigen für ihre Funktionen einen ständigen Nachschub von ATP als Brennstoff. Die Bildung von ATP ist an den aeroben Zellstoffwechsel gebunden. Daher treten bei Sauerstoffmangel rasch strukturelle und funktionelle Veränderungen auf. Bei kurzdauernder Hypoxie können die funktionellen Störungen rasch wieder verschwinden, bei **andauerndem Sauerstoffmangel** entstehen jedoch biochemische Veränderungen in der Zelle, die ihre irreversible Schädigung bewirken:

- Wesentlich scheint dabei einerseits eine **irreversible Störung der mitochondrialen Funktionen** zu sein, bei deren Zustandekommen wahrscheinlich der vermehrte Einstrom von Kalziumionen in die Zelle von Bedeutung ist.
- Andererseits dürften **Störungen der Membranfunktionen** im allgemeinen und der Plasmamembranen im besonderen ein wichtige Rolle spielen.

Zumindest sind Störungen der Integrität der Zellmembranen ein frühes und wichtiges Kennzeichen einer irreversiblen Zellschädigung. Für das Zustandekommen der Membranschädigung existieren mehrere hypothetische Vorstellungen, wie z. B. Bildung von *aktiven Sauerstoffmolekülen* (Superoxyd, Wasserstoffsuperoxyd und Hydroxylradikale, s. u.), Störungen des Phospholipidstoffwechsels und Veränderungen am Zytoskelett mit Störungen der Interaktion zwischen diesem und den Zellmembranen. Eine wichtige Rolle dürfte auch der *intrazelluläre Kalziumgehalt* spielen, da kalziumarme Zellen in der Zellkultur sich gegenüber Anoxie wesentlich widerstandsfähiger zeigen als kalziumreiche Zellen. Bei Anoxie gelangen infolge des gestörten Elektronentransports die Kalziumdepots aus den Mitochondrien in das Zytosol und führen hier zu einer Aktivierung von Phospholipasen, die wiederum die Phospholipidkomponenten der Membranen zerstören.

Sauerstoffradikale

2.4.2 Sauerstoffradikale

spielen eine wichtige Rolle bei:
- direkter Zellschädigung
- chemischer Kanzerogenese

Sauerstoffradikale spielen bei vielen Erkrankungen eine wichtig Rolle. Der Gewebeschaden, der bei *akuten* und *chronischen Entzündungen* entsteht, geht auf Sauerstoffradikale zurück, die von phagozytierenden Zellen produziert werden. Die Toxizität mancher chemischer Substanzen ist auf toxische Sauerstoffmoleküle zurückzuführen. Neuere Untersuchungen weisen auch auf die Bedeutung aktiven Sauerstoffs, entweder als Initiator oder als Promotor, bei der *chemischen Kanzerogenese* hin. Die schädigende Wirkung von Sauerstoff ist auch durch die bekannten Folgen bei hochkonzentrierter Sauerstoffbeatmung in den Lungen von Erwachsenen und in den Augen von Neugeborenen belegt.

Schädigungsmechanismus:
Superoxyd → Fe^{3+} → Fe^{2+}

Fe^{2+}+H_2O_2 → **Hydroxylradikale:**
Membranschädigung

Für den **Schädigungsmechanismus** der Sauerstoffradikale dürfte das in jeder Zelle vorhandene freie *3-wertige Eisen* wichtig sein. Dieses wird durch *Superoxyd-Anionen* zu *2-wertigem Eisen* reduziert, welches wiederum mit dem direkt oder durch Dismutase aus den Superoxyd-Anionen gebildeten Wasserstoffsuperoxyd unter Bildung von *Hydroxylradikalen* reagiert. Letztere bewirken entweder über den Weg einer Lipidperoxydation (Bildung von Hydroxyaldehyden aus den instabilen Lipidperoxyden) oder durch direkte Einwirkung auf die Membranproteine (Bildung von Disulfidbrücken) eine direkte *Membranschädigung*.

Physikalische Noxen s. Kap. VII/3 S. 74 ff; **toxisch-chemische Noxen** s. Kap. VII/2 S.60 ff; **bakterielle Noxen** s. Kap. VIII/2 S. 98 ff; **virale Noxen** s. Kap. VIII/1 S. 87 ff.

Zelluläre Speicherung

3. Zelluläre Speicherung

Speicherung endo- und exogener Substanzen

pathologische Speicherung ist reversibel

speichernde Organe
- vergrößert
- ggf. farblich verändert

klinisch bedeutsam sind:

Viele Zellen sind zur Speicherung von Substanzen wie Glykogen, Fett, Eiweiß und anderen Stoffen befähigt. Auch aus der Umwelt aufgenommene Substanzen, die im Körper nicht abgebaut werden können (z. B. Kohlenstaub), werden in bestimmten Geweben abgelagert. Diese Vorgänge können unter pathologischen Bedingungen zu einer exzessiven Anreicherung und Speicherung von Stoffen wie Kohlenhydraten, Fetten, Pigmenten und anderen Substanzen gesteigert sein. Diese Speicherungsprozesse sind reversibel und nicht mit funktionellen Störungen kombiniert. Die speichernden Organe sind vergrößert und, je nach gespeicherter Substanz, manchmal durch eine besondere Farbe gekennzeichnet.
Wichtig sind folgende Speicherungen:

- **Glykogenspeicherung**

• **Glykogen** ist als Polymerisationsprodukt der Dextrose in den meisten Zellen des Organismus enthalten. Eine übermäßige intrazelluläre Glykogenanreicherung ist meist Folge einer Störung des Stoffwechselgleichgewichts zwischen Glykogensynthese und -abbau und kann zu einem *Zellschaden* führen.

- **Neutralfette**

• Eine abnorme Speicherung von **Neutralfetten** in den Leberzellen findet man bei übermäßiger kalorischer Nahrungsaufnahme sowie bei einer Störung der fettabbauenden und – mobilisierenden Mechanismen.

- **Proteine**

• Eine gesteigerte Einlagerung von **Proteinen** in die Tubulusepithelzellen der Niere ist Folge einer gesteigerten Eiweißrückresorption bei Nierenerkrankungen mit Permeabilitätssteigerung im glomerulären Apparat: *hyalintropfige Eiweißspeicherung*.

- **Eisen**
- **Hämosiderose**
- **Hämochromatose**

• Eine übermäßige parenterale Eisenzufuhr oder eine übermäßige Eisenresorption im Verdauungstrakt führt zu einer vermehrten Ablagerung von **Eisen** als Ferritin oder Hämosiderin. Dies ist an einer rostbraunen Verfärbung der betroffenen Organe makroskopisch erkennbar (*Hämosiderose*). Meist bedeutet diese Eiseneinlagerung keine Beeinträchtigung der Zellfunktionen. Bei bestimmten Erkrankungen kann jedoch die Eisenspeicherung so massiv sein, daß dadurch lebenswichtige Organe wie Leber, Herzmuskel und Bauchspeicheldrüse geschädigt werden (*Hämochromatose*).

Speicherkrankheiten

Eine große Zahl genetisch bedingter Stoffwechselstörungen **(Speicherkrankheiten: Thesaurismosen)** ist durch exzessive intrazelluläre Anreicherungen verschiedener Stoffwechselprodukte (Glykogen, Mukopolysaccharide, Lipoide u.a.) gekennzeichnet, wobei insbesondere *Leber* und *Milz*, aber auch das *ZNS*, bevorzugt betroffen sein können (s. S.301ff).

VI. Extrazelluläre Veränderungen

Ödeme

1. Ödeme

S. Falk, H. J. Stutte

Flüssigkeitsansammlung extravasal und extrazellulär

Definition. Ein Ödem (griech. *oidema* Schwellung) ist eine abnorme Flüssigkeitsansammlung außerhalb des Gefäßsystems *(extravasal)* und außerhalb der Zellen *(extrazellulär)*, also im Interstitium.

Zellödem: intrazelluläres Ö.

Eine Flüssigkeitsansammlung *in der Zelle* wird als **Zellödem** oder besser als **intrazelluläres Ödem** bezeichnet.

- **lokalisiert:** untere Extremitäten, innere Organe
- **generalisiert: Hydrops** (Wassersucht)

Ödeme sind i. d. R. **lokalisiert**. Sie treten vor allem *subkutan* im Bereich der unteren Extremitäten auf, bilden sich aber unter bestimmten Bedingungen auch in *inneren Organen* (Lungen-, Hirn-, Leber-, Nierenödem etc.). Eine starke entstellende Schwellung einer Extremität wird auch als *Elephantiasis* bezeichnet. Bei **generalisierten** Ödemen spricht man von einem **Hydrops** (Wassersucht, griech. *hydor* Wasser). Dieser Begriff wird manchmal allerdings auch zur Bezeichnung einer Ergußbildung verwendet (s.u.).

Zum *Hydrops universalis congenitus* s. S. 819.

- **Anasarka**

Ein ausgedehntes Ödem vor allem des Unterhautzellgewebes wird als **Anasarka** (eigentlich: *hydrops ana sarka*, griech. *ana-* hinauf, *sarx* Fleisch) bezeichnet.

Pathogenese:
- **Störung des Flüssigkeitsaustauschs** zwischen Blutbahn und Interstitium

Pathogenese. Ödeme beruhen auf einer Störung des normalen Flüssigkeitsaustauschs zwischen der Blutbahn und dem umgebenden Interstitium. Bei erhöhtem Flüssigkeitsaustritt einerseits oder gestörter Rückresorption über den

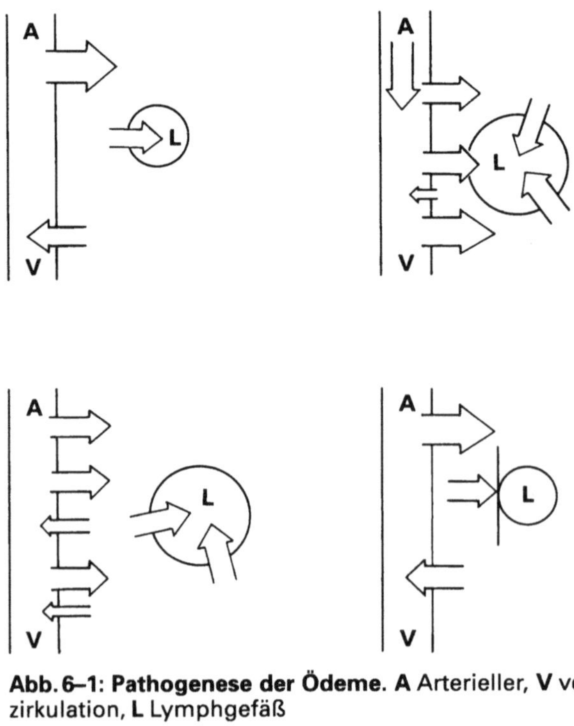

Abb. 6–1: Pathogenese der Ödeme. A Arterieller, **V** venöser Schenkel der Mikrozirkulation, **L** Lymphgefäß

venösen Kapillarschenkel bzw. über die Lymphbahnen andererseits kommt es zu einer Flüssigkeitsansammlung im Interstitium des Gewebes.

Folgende *pathogenetische Mechanismen* und *Ödeme* sind zu unterscheiden (Abb. 6–1):
- Störung des intravaskulären Drucks: *hydrostatisches Ödem*
- Störung der Permeabilität der Kapillarwand: *Ödem bei Kapillarschäden*
- Störung der Eiweißzusammensetzung: *Ödem bei Verminderung des onkotischen Druckes*
- Störung des Lymphabflusses: *Lymphödem.*

- **Ödemformen**

Das **Zellödem** wird durch einen Flüssigkeitseinstrom in die Zellen hervorgerufen und kennzeichnet ein Versagen der Na/K-ATPase als Folge einer Intoxikation. Unter einem **apikalen Zellödem** versteht man eine Störung der Verankerung des Zytoskeletts mit der Folge der Zellmembranausbuchtung.

- **Zellödem** bzw. **intrazelluläres Ödem:** Versagen der Na/K-ATPase
- **apikales Zellödem**

1.1 Hydrostatische Ödeme

Hydrostatisches Ödem

Pathogenese. Hydrostatische Ödeme bzw. *hämodynamische Stauungsödeme* beruhen auf einer Behinderung des venösen Abflusses mit Druckerhöhung im abführenden Schenkel der Endstrombahn. Ursache können eine *Herzinsuffizienz* (kardiale Stauung bzw. Ödeme) oder *Venenverschlüsse* (Thrombosen, Obliterationen) sein.

Pathogenese:
- Ödembildung durch Abflußbehinderung im venösen Schenkel

- Bei einer **Linksherzinsuffizienz** staut sich Blut in den Lungenkapillaren, die prall mit Erythrozyten gefüllt erscheinen. Flüssigkeit wird in das Interstitium abgepreßt und führt dort zu einem *interstitiellen Ödem* mit Verbreiterung der Alveolarsepten. Bei Überschreiten der Drainagekapazität der Lymphgefäße diffundiert die Flüssigkeit in die Alveolen *(intraalveoläres Lungenödem)*, wo sie als leicht eosinophiles amorphes Material zu erkennen ist. Bei ausgeprägter Linksherzinsuffizienz kann es zur Transsudation von Flüssigkeit in den Pleuraspalt *(Pleuraerguß)*, das Perikard *(Perikarderguß)* und die Bauchhöhle *(Aszites)* kommen (s.u.).

a) bei Linksherzinsuffizienz:
- Lungenkapillarstauung → **interstitielles Ödem**
- Diffusion der Alveolen → **intraalveoläres Lungenödem**
- **Transsudation:**
  - Pleuraerguß
  - Perikarderguß
  - Aszites

- Eine **Rechtsherzinsuffizienz** führt analog zu einer Blutstauung in den großen Körpervenen und zur Flüssigkeitsabpressung in die Gewebe vorwiegend der sog. *„abhängigen" Körperteile*, d.h. der *unteren Extremitäten*, bei Bettlägerigen auch der *Rückenpartien.* Es bilden sich wegdrückbare Schwellungen (Ödeme) im subkutanen Gewebe, u.U. kommt es auch zur Ergußbildung in Körperhöhlen. Morphologisch äußert sich das Ödem meist nur in einer Auflockerung der Gewebsstrukturen; gelegentlich sind die Lymphbahnen erweitert. Bei längerem Bestehen wird das Ödem organisiert und es kommt zur Faservermehrung *(Ödemsklerose).*

b) bei Rechtsherzinsuffizienz:
- Stauung der großen Körpervenen → **Ödembildung in den abhängigen Körperpartien** (Beine, Rücken):
  - Schwellungen
  - Organisation → Ödemsklerose

- Eine **Behinderung des venösen Abflusses** kommt im Körperkreislauf meist durch *Phlebothrombosen* zustande, während im Pfortadersystem oft eine Leberzirrhose mit *Obliteration von Venen* verantwortlich ist. Bei Überforderung der Kollateralen steigt der hydrostatische Druck an, und es kommt zur Bildung von Ödemen bzw. von Aszites. Unterschenkelödeme können allerdings auch bei *lokaler Blutstauung*, etwa bei Varikosis mit Insuffizienz der Venenklappen bzw. Vv. perforantes, entstehen.

c) bei Venenverschlüssen:
- im Körperkreislauf durch **Phlebothrombosen**
- im Pfortadersystem meist infolge einer Leberzirrhose mit **venöser Obliteration**
- lokale Blutstauung (**Unterschenkelödem**)

1.2 Ödeme bei Kapillarschäden

Ödem bei Kapillarschäden

Pathogenese. Eine *erhöhte Permeabilität* kleiner Blutgefäße führt zur lokalen Ödembildung. Derartige Permeabilitätssteigerungen können auf der Einwirkung vasoaktiver und *endothelwirksamer Mediatoren* beruhen, die bei akuter *Entzündung*, *Schock* oder *Anaphylaxie* freigesetzt werden. Ödeme infolge einer Schädigung der Kapillarendothelien werden durch *Hypoxie* (insbesondere nach Verschluß größerer Arterien), *Toxine* (bakterielle Infektionen, Schlangen- und Insektengifte) oder *chemische Noxen* (z.B. Giftgas) sowie durch bestimmte *Komplementfaktoren* (z.B. bei Fehlen des C1-Inaktivators beim angioneurotischen Quincke-Ödem) hervorgerufen.

Pathogenese:
Kapillarwandpermeabilität ↑ durch:
- Mediatoren bei: Entzündungen, Schock, Anaphylaxie
- Endothelschädigung durch: Hypoxie, Toxine, Komplementfaktoren (Quincke-Ödem)

Ödeme bei Störungen der *Blut-Hirn-Schranke* s. S. 320; *Ödeme* beim nephrotischen Syndrom s. S. 686.

Ödem bei vermindertem onkotischen Druck

1.3 Ödeme bei Verminderung des onkotischen Drucks

Pathogenese:

- **Hypalbuminämie:** < 2,5 g/100 ml bei
- – nephrotischem Syndrom
- – Enteropathien
- – Leberzirrhose
- – Mangelernährung

Pathogenese. Bei dieser Ödemform beruht der erhöhte Flüssigkeitseinstrom in das Gewebe auf einer Verminderung des onkotischen **(kolloidosmotischen)** Drucks, der – abgesehen von Überwässerungszuständen – auf eine *Verminderung des Serumeiweißgehalts* (bes. eine *Hypalbuminämie* unter 2,5 g/100 ml) zurückgeht.

Beispiel: Derartige Ödeme entstehen meist beim nephrotischen Syndrom, bei Enteropathien mit Eiweißverlust, bei Leberzirrhose mit unzureichender Albuminsynthese und bei Mangelernährung *(Hungerödeme).*

Lymphödem

1.4 Lymphödeme

Pathogenese:
1. primär (konnatale) Lymphödeme

2. sekundäre Lymphödeme
durch:
- Tumoren
- Entzündungen
- Parasiten: Filarien
- Obliterationen
- iatrogen

3. chronisches Lymphödem

Pathogenese. Lymphödeme gehen auf eine Behinderung des Lymphabflusses zurück, die entweder *primär* (d.h. durch Mißbildungen) oder *sekundär* (d.h. durch Verlegung des Lymphgefäßsystems) bedingt sein kann.
Die **sekundären Lymphödeme** sind weitaus häufiger und können durch maligne Tumoren (Lymphangiosis carcinomatosa, Lymphknotenmetastasen), Entzündungen (Lymphangiitis, bes. beim Erysipel), Parasitenbefall (bes. Filarien mit sekundärer Elephantiasis) oder durch obliterative Prozesse (z. B. Narbenbildungen bei Verbrennungen oder Verletzungen sowie infolge eines postthrombotischen Syndroms) bedingt sein. *Iatrogene* Lymphödeme werden besonders nach Lymphknotenexstirpationen (z. B. Axilladissektion bei Mammakarzinom) und nach Strahlentherapie, gelegentlich auch nach Lymphangiographien beobachtet.
Die Komplikationen des **chronischen Lymphödems** bestehen aus trophischen Störungen (Dermatopathie), rezidivierenden Streptokokkeninfektionen (Erysipele) sowie selten der Entstehung eines Lymphangiosarkoms (Stewart-Treves-Syndrom).

Ergüsse

2. Ergüsse

S. Falk, H. J. Stutte

Flüssigkeitsansammlung in Körperhöhlen oder Hohlorganen

Pathogenese:
- Perikarderguß
- Pleuraerguß
- Aszites
- in Hohlorganen
- in Gelenken

Pathogenese wie bei Ödemen → intrakavitäre Ö.
durch:
- **intravasale Flüssigkeit** ↑
- **onkotischer Druck** ↓
- **mechanisch bedingte Flüssigkeitsstauung**
- **erhöhte Permeabilität der serösen Oberflächen** (z. B. bei Entzündungen)

Definition. Ergüsse sind abnorme Flüssigkeitsansammlungen in *Körperhöhlen* oder *Hohlorganen.* Abhängig vom Proteingehalt werden **Transsudat** und **Exsudat** unterschieden.
Pathogenese. Ergüsse können im Perikard *(Perikarderguß)*, im Pleuraraum *(Pleuraerguß)*, in der Bauchhöhle *(Aszites)*, in den Gelenken sowie in Hohlorganen (z. B. Hydrops der Gallenblase, der Appendix) auftreten. Prinzipiell entspricht die formale Pathogenese der Ergüsse derjenigen der Ödeme (s.o.); man kann sie daher auch als *intrakavitäre Sonderform eines Ödems* auffassen:

- Es kann eine *abnorme intravasale Flüssigkeitsmenge* oder ein *erniedrigter onkotischer Druck* mit Übertritt in den extravasalen Raum (z. B. bei Natrium- oder Flüssigkeitsretention aufgrund von Herz-/Niereninsuffizienz oder Überwässerung bzw. Albuminmangel bei Leberzirrhose) bestehen.

- Seltener ist eine *mechanisch bedingte* Ergußbildung bei Stauungsphänomenen u. a. des Lymphabflusses (z. B. Pleuraerguß bei Herzinsuffizienz).

- Bei der Ergußbildung ist häufig eine *Steigerung der Permeabilität* oder *der aktiven Sekretion der serösen Oberflächen* beteiligt, die durch Entzündungen, maligne Tumoren oder mechanisch bzw. traumatisch bedingt sein können. So gehen virale, bakterielle und tuberkulöse Infektionen der Lunge häufig mit einer Pleurareizung (exsudative Pleuritis) und Ergußbildung einher.

– **Befall seröser Häute**

• Auch der Befall seröser Häute im Rahmen einer Tumormetastasierung löst i. d. R. über eine Reizung der Mesothelien mit gesteigerter Flüssigkeitssekretion eine Ergußbildung aus.

– **lokale Traumatisierung** → hämorrhagischer Erguß

• *Lokale Traumatisierung*, etwa im Gelenk- oder Thoraxbereich (operative Eingriffe), werden ebenfalls häufig mit einer auf eine reaktive Hyperämie folgende Permeabilitätssteigerung mit Ergußansammlung beantwortet. Hierbei sind, bedingt durch die Zerreißung kleiner Blutgefäße, Erythrozytenbeimengungen *(hämorrhagischer Erguß)* häufig.

Zusammensetzung des Ergusses:

Meist, aber nicht immer, spiegelt die **Zusammensetzung des Ergusses** seine Pathogenese wider. Anhand des Proteingehalts des Ergusses, der sich im spezifischen Gewicht ausdrückt, sind *Transsudat* und *Exsudat* zu unterscheiden:

• **Transsudat:**
– Proteingehalt ↓
– spez. Gewicht: < 1,018

• **Transsudate** (niedriger Eiweißgehalt, spez. Gewicht <1,018) gehen fast immer auf Kreislaufstörungen oder auf eine Erniedrigung des kolloidosmotischen Drucks zurück.

• **Exsudat:**
– Proteingehalt ↑
zelluläre Ergußbestandteile:

• **Exsudate** (hoher Eiweißgehalt, spez. Gewicht >1,018) sind meist entzündlich oder durch Tumorerkrankungen bedingt und weisen zelluläre Bestandteile auf:

– **Granulozyten**

– Ein hoher Gehalt an *Granulozyten* weist auf eine akute, häufig durch pyogene Erreger bedingte Entzündung hin, die bis zur *Empyembildung*, d. h. zur Ansammlung von Eiter in einer Körperhöhle fortschreiten kann.

– **Lymphozyten**

– Das Vorkommen von *Lymphozyten* und ihrer Reizformen spricht für eine virale, von *massenhaft Lymphozyten* für eine tuberkulöse Genese.

– **Makrophagen**

– *Monozyten* bzw. *Makrophagen* sind zwar ebenfalls häufig vorhanden, ihr Nachweis erlaubt aber keine differentialdiagnostischen Schlüsse.

– **Mesothelien**

– In der Regel sind *Mesothelien* und ihre gelegentlich in Knospen zusammenliegenden Reizformen zu beobachten, die häufig nur schwer von Tumorzellen abzugrenzen sind.

– **Blutbeimengungen**
– **Mikroben (Erreger)**

– *Blutbeimengungen* entstammen entweder einer durch den Punktionsvorgang bedingten Kontamination oder weisen auf eine hämorrhagische Komponente hin.

Praxishinweis

Häufig lassen sich die Erreger mikrobiologisch nachweisen, während Tumorzellen nach morphologischen Kriterien bei der zytologischen Untersuchung erfaßbar sind. Daraus folgt, daß Punktate von Ergüssen sowohl **klinisch-chemisch** (spez. Gewicht, Eiweißgehalt, z. B. durch Rivalta-Probe) und **mikrobiologisch** als auch **zytologisch** zu untersuchen sind. Dafür wird unfixiertes, heparinisiertes Material benötigt.

3. Matrixveränderungen und Ablagerungen

S. Falk, H. J. Stutte

Matrixveränderungen und Ablagerungen

• **Matrix:** Bindegewebsbestandteile

Definition. Als **Matrix** werden diejenigen Substanzen bezeichnet, die *interzelluläre Stütz- und Strukturaufgaben* wahrnehmen; es handelt sich i. w. S. also um *Bindegewebsbestandteile.*

• **Matrixbestandteile:**
– Kollagen
– Elastin
– Mukopolysaccharide

In erster Linie ist dabei das **Kollagen** zu nennen, das ubiquitär im Körper vorkommt und den qualitativ größten Anteil des Bindegewebes stellt. Daneben kommen **Elastin** als Hauptbestandteil elastischer Fasern sowie weitere Strukturproteine (Fibronektin, Laminin etc.) vor. Als Interzellularsubstanzen werden auch **Mukopolysaccharide** (Proteoglykane) angetroffen, die als Biopolymere für die Vernetzung des Bindegewebes sorgen.

Pathogenese:
– Überproduktion
– Unterproduktion
– Abbaustörung
– konnatal

Pathogenese. Matrixveränderungen können entstehen durch
• eine *überschießende* oder eine *unzureichende* Bildung
• eine *Störung des Abbaus von Matrixsubstanzen.*

Diese Veränderungen sind häufig polyätiologisch bedingt, können aber auch *angeboren* und damit Ausdruck genetischer Veränderungen sein.

1. Überschußbildung

⇒

• Eine **überschießende Bildung kollagener Fasern** durch *Fibroblasten* wird als **Fibrose** oder **Sklerose**, im Gehirn auch als **Gliose** (da Bildung durch Gliazellen) bezeichnet. Sie tritt physiologisch als Gewebsersatz *(Defektheilung)* nach irreparablem Zellverlust *(Nekrose)* in Form einer *Narbe* bzw. *Schwiele* auf.

• **bei Entzündungen:**
- Fibroblastenstimulation
- generalisiert: Sklerodermie

Andererseits kann eine Faservermehrung in einzelnen Organen auch durch *entzündliche Prozesse* mit überstarker Stimulation von Fibroblasten (z. B. Leberzirrhose oder Lungenfibrosen) sowie generalisiert und ohne erkennbare Ursache (z. B. bei systemischer Sklerodermie) auftreten. *Morphologisch* imponiert eine Vermehrung von Kollagen mit teilweise irregulärer Faserstruktur, das sich mit Hilfe der gängigen Bindegewebsfärbungen (Gieson-, Ladewig-, Goldner-Färbung) nachweisen läßt.

2. gesteigerter Abbau kollagener Fasern
- Alpha-1-Antitrypsin-Mangel

• Ein **gesteigerter Abbau kollagener Fasern** infolge bestimmter Enzymdefekte (z. B. bei Mangel an *Alpha-1-Antitrypsin*, einem Hemmstoff der Kollagenolyse) führt paradoxerweise zu einer Leberzirrhose, einer Intimafibrose der Blutgefäße oder einem Lungenemphysem.

3. Störung der Kollagenfasersynthese
Vitamin C-Mangel (z. B. beim Skorbut)

• Bestimmte **Defekte der Kollagenfasersynthese** sind erworben und vor allem durch einen *Mangel an Vitamin C* bedingt.

Beispiel: Beim **Skorbut** kommt es durch einen Prolinhydroxilasemangel zu einer Vernetzungsstörung des Kollagens, die über die Bildung funktionell insuffizienter Kollagenfasern eine abnorme Gefäßverletzbarkeit mit hämorrhagischer Diathese, Wundheilungsstörungen sowie eine Störung des Skelettwachstums auslöst.

4. Störung der Elastinsynthese
• **vermehrte Bildung:**
- aktinische Elastose
- Elastofibroma dorsi

• Eine **vermehrte Bildung** (pathologisch veränderter) **elastischer Fasern** wird bei der *aktinischen Elastose* der Haut sowie bei bestimmten lokalisierten Veränderungen *(Elastofibroma dorsi)* beobachtet.

Nicht genau bekannt ist, welchen Stellenwert Störungen der Elastinsynthese bei der Pathogenese des Elastizitätsverlusts der Haut, der Gefäße und der Lungen im Alter besitzen.

• **gesteigerter Elastinabbau:**
- bei Entzündungen

Lokale **Steigerungen des Elastinabbaus** im Rahmen entzündlicher Erkrankungen (z. B. Vaskulitiden, rekurrierende Polychondritis) führen zu einem lokalen Strukturverlust, d. h. zur Zerstörung der Gefäßwand bzw. des betroffenen Knorpels.

5. Störungen der Proteoglykansynthese
• **angeboren:**
- Myxödem
- Medionecrosis cystica
- Hautmukinosen
- Arthrosen

• **Proteoglykansynthesestörungen** sind meist *angeboren* (s.u.). Quantitative Bildungsstörungen kommen bei verschiedenen Erkrankungen vor. Ihr Prototyp ist das *Myxödem*, das durch eine gesteigerte Ablagerung von mukoiden Substanzen in der Haut die typische teigige Konsistenz (u. a. prätibial) hervorruft. Daneben können veränderte Proteoglykane im Gewebe abgelagert werden, die aufgrund einer Störung der Proteoglykan-Kollagen-Bindung zu einer Verquellung der Textur führen und mittels geeigneter Färbungen (z. B. Alcianblau) nachgewiesen werden. Derartige Veränderungen sind etwa die *Medionecrosis cystica* der großen Arterien, das Ganglion der Sehnenscheiden sowie die *Mukinosen der Haut.* Im Rahmen degenerativer Knorpelerkrankungen kommen sie auch bei *Meniskopathien* und bei *Arthrosen* vor.

6. Ablagerungen in der Matrix
• **Hyalin**
- **extrazelluläres Hyalin**

• Die bindegewebige Matrix kann daneben **Ablagerungen** aufweisen, die zu einer Volumenzunahme führen und entweder aus Matrixsubstanzen selbst entstehen oder exogener Natur sind. Zu nennen ist in erster Linie das **Hyalin**, das als homogenes Material im Interstitium abgelagert wird und einem Kollagenfilz mit eingelagerten Proteoglykanen entspricht. **Extrazelluläres Hyalin** findet sich bei chronischen Entzündungsvorgängen (z. B. als Pleura- oder Peritonealhyalinose), aber auch in regressiven Tumoren (z. B. Leiomyomen, Strumen).

7. Lipide u. a. Substanzen
- Atherosklerose

• Bestimmte andere Substanzen, z. B. **Lipide** weisen ebenfalls eine gesteigerte Affinität zu Bindegewebsfasern auf und können, etwa im Rahmen der *Atherosklerose*, in der Gefäßwand abgelagert werden.

4. Angeborene Matrixdefekte

S. Falk, H. J. Stutte

Angeborene Matrixdefekte

Definition. Angeborene Matrixdefekte stellen genetisch fixierte Synthesestörungen von Bindegewebsbestandteilen dar.

Bindegewebssynthesestörungen

• **Störungen der Kollagensynthese** betreffen meist eines oder mehrere der an der Kollagensynthese beteiligten Enzymsysteme (z. B. Lysinhydroxilase oder -oxidase, Prokollagenprotease). Es resultieren in den meisten Fällen recht typische Krankheitsbilder, wie etwa das **Ehlers-Danlos-Syndrom** (Überstreckbarkeit der Gelenke, Dehn- und Verletzbarkeit der Haut). Bei Lysinoxidasemangel oder -hemmung (z. B. bei Lathyrismus) kommt es darüber hinaus auch zu Skelettdeformierungen und Gefäßaneurysmen. Das **Marfan-Syndrom**, das durch einen Hochwuchs mit Kyphose, Trichterbrust und Gelenküberstreckbarkeit sowie Arachnodaktylie, dissezierende Aortenaneurysmata und eine abnorme Beweglichkeit der Augenlinsen (sog. Linsenschlottern) gekennzeichnet ist, beruht ebenfalls auf einer bislang nicht identifizierten Kollagensynthesestörung. Die **Osteogenesis imperfecta** stellt ebenfalls eine Synthesestörung dar, die das *Kollagen Typ I* betrifft; das stattdessen von den Osteoblasten gebildete *Kollagen Typ III* besitzt nicht die notwendige Festigkeit, so daß es – häufig bereits intrauterin – zu Knochenfrakturen kommt.

1. Kollagensynthesestörung

- **Ehlers-Danlos-Syndrom:**
  - Gelenküberstreckbarkeit
  - Hautdehnbarkeit
- **Marfan-Syndrom:**
  - Hochwuchs
  - Kyphose, Trichterbrust
  - Arachnodaktylie
  - Aortenaneurysma
  - Linsenschlottern
- **Osteogenesis imperfecta:**
  - Kollagen-III-bedingt (intrauterine Frakturen)

• Eine **Störung der Elastinsynthese**, verbunden mit einer abnormen Proteoglykaneinlagerung, liegt dem *Pseudoxanthoma elasticum* zugrunde, das mit gelblichen Herden in einer ausgedünnten Haut, sog. angoid streaks (Kaliberschwankungen der Arterien) der Retina und gastrointestinalen Blutungen einhergeht.

2. Elastinsynthesestörung
- Pseudoxanthoma elasticum

• **Störungen der Proteoglykansynthese** führen durch eine unzureichende Vernetzung des Bindegewebes häufig zu angeborenen *Knochenwachstumsstörungen*. Die *Chondrodystrophie*, eine autosomal-dominante Erkrankung, beruht auf einer Sekretionsstörung von Proteoglykanen, die zu einer fehlenden Ausbildung von Säulenknorpel und damit zu einer Wachstumshemmung der Röhrenknochen mit nachfolgendem *Zwergwuchs* führt.

3. Proteoglykansynthesestörung
→ Knochenwachstumsstörungen
- Chondrodystrophie → Zwergwuchs

• Genetisch bedingte **Störungen des Proteoglykanabbaus**, die eine Vielzahl von Enzymen des Mukopolysaccharid-Stoffwechsels betreffen können, äußern sich als *lysosomale Speicherkrankheiten* (sog. Mukopolysaccharidosen).

4. Abbaustörung der Proteoglykane

→ lysosomale Speicherkrankheiten

5. Amyloidose

H. Lobeck

Amyloidose

Definition. Unter der Bezeichnung Amyloidose wird eine Gruppe von Erkrankungen zusammengefaßt, denen eine extrazelluläre Ablagerung einer hyalinen kongophilen wachsartigen Substanz (Glykoprotein) gemeinsam ist.

extrazelluläre Glykoproteinablagerungen

Der Name **Amyloid** (griech. *amylon* Stärke) geht auf *Virchow* (1851) zurück, der aufgrund des färberischen Verhaltens (bei Zugabe von Lugol-Lösung entsteht ein bräunlicher Farbton der Ablagerungen) glaubte, daß es sich um Stärke handele.

5.1 Allgemeine Charakteristika

Charakteristika

5.1.1 Struktur des Amyloids

Struktur

Ultrastrukturell bestehen (fast) alle Amyloide aus Fibrillen von 10–15 nm Durchmesser und bis zu 1000 nm Länge. Jede Fibrille wird von einer um einen *tubulären Proteinkern* gewundenen Doppelhelix aus 2 Filamenten, die ihrerseits aus verdrehten ß-Faltblattmizellen aufgebaut sind, zusammengesetzt (Abb. 6–2).

- Fibrillen: 15 x 1000 nm
- tubulärer Proteinkern
- Doppelhelix aus 2 Filamenten

Lediglich *intrazerebrales* Amyloid weist einen etwas anderen Aufbau (s. u.) auf.

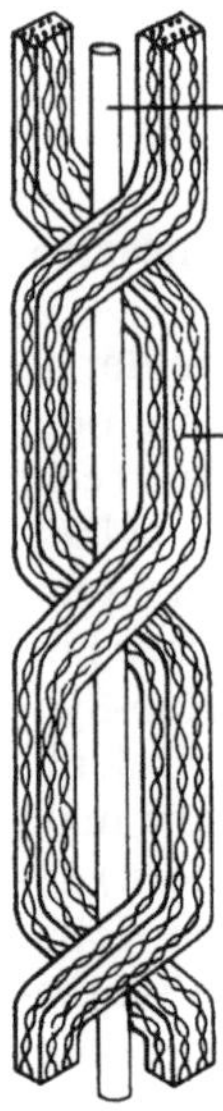

Abb. 6–2: Schema des Amyloidmoleküls

Amyloid-Chemie

- **gemeinsame Struktur:**
  - β-Fibrillen
  - Amyloid-P-Komponente
  - Glykosaminoglykane
- **Unterscheidung durch Ausgangsproteine**

5.1.2 Chemie des Amyloids

Den Amyloiden gemeinsam sind die *β-Fibrillen* (90 Vol.%) sowie eine *Amyloid-P-Komponente*, ein Glykoprotein, das strukturell dem C-reaktiven Protein der akuten Entzündungsphase gleicht. Außerdem finden sich kleine Mengen *Glykosaminoglykane*.
Die einzelnen Amyloidarten unterscheiden sich durch das ihnen jeweils zugrundeliegende *Ausgangsprotein* voneinander (s.u.).

Amyloidnachweis

5.1.3 Nachweis des Amyloids

Praxishinweis

⇨

Als *Amyloid* darf eine Substanz bezeichnet werden, wenn sie
- mit *Kongorot anfärbbar* ist **und**
- die kongorotgefärbte Substanz bei Betrachtung im polarisierten Licht eine *rot-grüne Doppellichtbrechung* aufweist.

Andere Färbemethoden (Kaliumpermanganat, Methylviolett-Metachromasie) sind nicht sicher spezifisch.

- **Doppellichtbrechung:** Einlagerung von Kongorotkristallen in Faltentäler der β-Fibrillen
- **Amyloidproteine:** immunhistochemisch nachweisbar
- **Amyloidarten** durch unterschiedliche Proteine

Die **Doppellichtbrechung** kommt durch die gerichtete Einlagerung der Kongorotkristalle in die Faltentäler der β-Fibrillen zustande (Abb. 6–2) und ist somit ein Beweis für deren Vorhandensein (β-Fibrillen finden sich niemals im normalen Säugetierorganismus).
Immunhistochemisch kann man die den jeweiligen Amyloiden zugrunde liegenden Proteine durch entsprechende Antikörper unterscheiden und somit die *Art der Amyloidose* bestimmen.

Allgemeine Pathogenese

5.2 Allgemeine Pathogenese

1. proteolytische Aufspaltung eines Grundproteins
2. Polymerisation der Spaltprodukte

Die meisten Amyloide, z.B. AA-, AL-, AB-Amyloide, entstehen durch proteolytische Aufspaltung (lokal oder systemisch im RHS, durch lysosomale oder extrazelluläre Enzyme), andere, z.B. AE-Amyloide, durch fehlerhafte Synthese des jeweiligen Grundproteins. Diese „falschen" Proteine polymerisieren, es bildet sich die β-Faltblattstruktur und es kommt zur Ablagerung von Amyloidfibrillen (s. Abschn. 5.1.1).

5.3 Klassifikation und spezielle Pathogenese

Spezielle Pathogenese

5.3.1 Nach dem Strukturprotein

Klassifikation nach Strukturprotein

5.3.1.1 Amyloid A (AA-Amyloidose)

a) AA-Amyloidose

Pathogenese. Vorläuferprotein ist das Serum-Amyloid-assoziierte Protein (SAA), ein Alpha-Globulin, dessen Serumkonzentration bei Entzündungen stark ansteigt (sog. Akutphaseprotein). SAA wird von Makrophagen phagozytiert und proteolytisch abgebaut. Das Spaltprodukt (AA-Protein) aggregiert zu β-Fibrillen.

- **Pathogenese:** aus SAA-Protein: **Akutphaseprotein**

Vorkommen. Sekundär, besonders nach chronischen Entzündungen.

- **Vorkommen:** chron. Entzündungen

Lokalisation. Generalisiert im gesamten Organismus, besonders im RHS (Milz, Leber, perivaskulär in allen Organen).

- **Lokalisation:** Milz, Leber, perivaskulär

Nachweis. Immunhistochemisch mit Antikörpern gegen AA-Amyloid.

- **Nachweis:** immunhistochemisch

5.3.1.2 Amyloid L (AL-Leichtketten-Amyloidose)

b) AL-Amyloidose

Pathogenese. Vorläuferprotein ist die variable Region (ganz oder Fragmente) von monoklonalen Immunglobulin-Leichtketten (Lambda öfter als Kappa). Fragmentierter Abbau durch Makrophagen. Die Bruchstücke aggregieren zu β-Fibrillen.

- **Pathogenese:** aus Immunglobulinleichtkettenbruchstücken

Vorkommen. Primär bei benignen oder malignen *monoklonalen Gammopathien.*

- **Vorkommen:** monoklonale Gammopathien

Lokalisation. Generalisiert, überwiegend in mesenchymalen Organen (Muskulatur, Zunge, Nerven, Herz, Gelenke, Bänder, aber auch Nieren, Leber wie bei AA).

- **Lokalisation:** generalisiert, mesenchymale Organe

Nachweis. Immunhistochemisch mit Antikörpern gegen ALambda- oder AKappa-Amyloid.

- **Nachweis:** immunhistochemisch

5.3.1.3 Amyloid B (AB-Amyloidose)

c) AB-Amyloidose

Pathogenese. Vorläuferprotein ist β_2-Mikroglobulin. Es akkumuliert bei *Hämodialyse* im Blut, da es von den meisten Dialysemembranen zurückgehalten wird. Fraktionierte Proteolyse durch Makrophagen erzeugt Bruchstücke, die zu β-Fibrillen kondensieren.

- **Pathogenese:** aus β_2-Mikroglobulin

Vorkommen. Sekundär bei *Hämodialyse* (nach Jahren).

- **Vorkommen:** Hämodialyse

Lokalisation. Lokalisiert, Ablagerung beschränkt auf Gelenke (Knorpel, Kapsel, Bänder) und Knochenmark.

- **Lokalisation:** Gelenke, Knochenmark

Nachweis. Immunhistochemisch mit Antikörpern gegen β_2-M oder AB-Amyloid.

- **Nachweis:** immunhistochemisch

5.3.1.4 Amyloid E (AE-endokrine Amyloidose)

d) AE-Amyloidose

Pathogenese. Vorläuferproteine sind Prohormone oder deren Fragmente endokrin aktiver Organ- oder Tumorzellen. Aggregation zu β-Fibrillen.

- **Pathogenese:** aus Prohormonen

Vorkommen. Primär, fehlerhafte Hormonproduktion.

- **Vorkommen:** fehlerhafte Hormonproduktion

Lokalisation. Lokalisiert, je nach Lage der produzierenden Zellen (Pankreasinseln, APUD-System, C-Zellen der Schilddrüse).

- **Lokalisation:** Pankreas, Schilddrüse, APUD-System

Nachweis. Immunhistochemisch mit Antikörpern gegen die jeweiligen Hormone.

- **Nachweis:** immunhistochemisch

e) AS-Amyloidose

- **Pathogenese:** aus Präalbumin, β-Protein
- **Vorkommen:** Altersamyloid
- **Lokalisation:** Herz, Hirn
- **Nachweis:** immunhistochemisch

5.3.1.5 Amyloid S (AS-senile Amyloidose)

Pathogenese. Vorläuferproteine sind *Präalbumine* (kardiomyopathische Form) oder β-Protein (zerebrale Form, bei M. Alzheimer), die sich zu β-Fibrillen zusammenlagern.

Vorkommen. Primär, Altersamyloid.

Lokalisation. Lokalisiert im Herzen (ASc) oder im Gehirn (ASb).

Nachweis. Immunhistochemisch mit Antikörpern gegen ASc oder ASb.

f) AF-Amyloidose

- **Pathogenese:** Präalbuminvarianten, SAA
- **Vorkommen:** primär familiär
- **Lokalisation:** generalisiert
- **Nachweis:** immunhistochemisch

5.3.1.6 Amyloid F (AF-familiäre Amyloidose)

Pathogenese. Vorläuferproteine sind verschiedene Präalbuminvarianten und SAA, deren Synthese genetisch leicht variiert ist, so daß sie zur β-Fibrillenbildung neigen.

Vorkommen. Primär, familiär vererbbar.

Lokalisation. Generalisiert.

Nachweis. Immunhistochemisch mit Antikörpern gegen AA- oder AFp-Amyloid.

Einteilung nach Lokalisation

- **generalisiert**
- Ablagerungstypen:
  - Sagomilztyp
  - Schinkenmilztyp
- **lokalisiert:** organbezogene Ablagerung

5.3.2 Nach der Ablagerungsart (Lokalisation)

Die Einteilung der Amyloidosen nach dem Organbefall und der Ablagerungsart geht auf *Lubarsch* (1929) zurück und hat heute eher historische Bedeutung.

Bei der **generalisierten Amyloidose** sind alle parenchymatösen Organe betroffen. Sie tritt meist sekundär nach chronischen Infekten auf (entspricht AA). Zu unterscheiden sind der sog. *Sagomilztyp* (Ablagerung in Milzfollikeln, Disse-Raum der Leber) und der *Schinkenmilztyp* (Ablagerung in roter Milzpulpa, Nierenglomerula, Organarterien). Die primären Amyloidosen entstehen ohne erkennbare Grundkrankheit. Betroffen sind mesenchymale Gewebe (Muskulatur, Haut, Nerven, Gehirn). Sie treten oft im Rahmen von Gammopathien auf (entspricht AL, AF).

Lokalisierte Amyloidosen sind alle organbegrenzten Amyloidoseformen (entspricht AE, AS, AB).

Organveränderungen

- **Leber:** vergrößert, Ablagerungen im Disse-Raum
  → Fibrose, Zirrhose
- **Niere:** vergrößert, Ablagerungen mesangial
- **Herz:** vergrößert, schwer, Ablagerung interstitiell
  → Kardiomyopathie
- **Milz:** derb, fest, Ablagerung in Follikeln oder roter Pulpa

5.4 Organveränderungen bei Amyloidose

• Die **Leber** ist nach Milz und Nieren bei generalisierten Amyloidosen am dritthäufigsten befallen. Sie ist vergrößert und von wachs- oder gummiartiger Konsistenz. Das Amyloid ist im Disse-Raum abgelagert. Später kann sich eine *Fibrose*, selten eine Zirrhose entwickeln.
• Die **Nieren** sind vergrößert und von derber Konsistenz. Die Ablagerung erfolgt meist *mesangial* in den Glomerula, aber auch interstitiell und vaskulär.
• Das **Herz** ist groß, schwer, die Ventrikel sind dilatiert. Das Amyloid liegt zwischen den Muskelfasern und komprimiert diese. Es entsteht meist eine *konstriktive Kardiomyopathie.*
• Die **Milz** ist normal groß oder vergrößert und fest. Die Ablagerung kann entweder in den Milzfollikeln *(„Sagomilztyp“)* oder der roten Pulpa *(„Schinkenmilztyp“)* vorliegen (s. Abschn. 5.3.2).

Klinik, Therapie

- **Frühsymptome:**
  - Karpaltunnelsyndrom
  - Makroglossie
  - Gelenkbeschwerden
  - nephrotisches Syndrom

5.5 Klinik und Therapie der Amyloidose

Die Amyloidosen haben, abhängig von den jeweils bevorzugt befallenen Organen, eine vielgestaltige *Symptomatik*:

- **AL-Amyloidosen** zeigen als Frühsymptome ein *Karpaltunnelsyndrom* (Ablagerung im Lig. carpi transversum), eine *Makroglossie* und *Gelenkbeschwerden.* Eine ähnliche Symptomatik (außer Makroglossie) findet sich bei der **AB-Amyloidose**.
- **AA-Amyloidosen** fallen dagegen meist zuerst durch ein *nephrotisches Syndrom* auf.

Die *Therapie* der Amyloidosen ist noch unvollkommen. Eine Möglichkeit liegt in der Vermeidung der Bildung von Prekursorproteinen bei AA- oder AL-Amyloidose durch *Therapie der Grunderkrankung* (chronische Entzündung, Lymphom); es kann dann u. U. zur Rückbildung einer bereits bestehenden Amyloidose kommen. Die Wirkung von Kolchizin bei AA ist so erklärbar.

Der Blutspiegel von Prekursorproteinen kann u. a. durch *Plasmapherese* oder spezifische *Immunadsorption* erniedrigt werden. Bei der dialyseassoziierten AB-Amyloidose kann der Blutspiegel von β_2-Mikroglobulin durch Verwendung von Polysulfon-Dialysemembranen, die β_2-M passieren lassen, deutlich gesenkt und somit die Bildung von AB-Amyloid verhindert werden.

Eine andere Möglichkeit liegt in der direkten Beeinflussung der Amyloidfibrillen. So kann man mit Dimethylsulfoxid (DMSO) Amyloidfibrillen durch *Aufspaltung* abbauen und nierengängig machen.

- **Therapie**
- Behandlung der Grunderkrankung
- Senkung der Prekursorproteine
- Aufspaltung der Amyloidfibrillen durch Dimethylsulfoxid

Umweltpathologie
(exogene unbelebte Noxen)

VII. Umweltpathologie (exogene unbelebte Noxen)

Definition

Definition. Gegenstand der Umweltpathologie sind jene Krankheiten und Veränderungen des menschlichen Organismus, die durch Umwelteinflüsse – insbesondere durch Umweltschäden infolge Industrialisierung und Zivilisation – verursacht werden.

Umwelt allgemein

1. Allgemeines zum Thema Umwelt

N. Schnoy

Umweltbelastung – Umweltschutz

1.1 Umweltbelastung – Umweltschutz

Umwelt → Mensch → Krankheit

Seit es eine überlieferte Medizin gibt, sind umweltbedingte Erkrankungen bekannt. Diese wurden allerdings in der Krankheitslehre meist nicht ausdrücklich abgegrenzt. Die Einwirkungen aus der Umwelt auf die Gesundheit und das Wohlbefinden des Menschen stehen heute jedoch im Mittelpunkt der öffentlichen Aufmerksamkeit, und die jeweils aktuellen Themen beherrschen häufig die Medien. Dabei wird der Begriff *Umwelt* nicht immer in derselben Bedeutung verwendet.

Definition Umwelt

⇨

Umwelt ist die *Gesamtheit der Beziehungen einer Lebenseinheit zu ihrer spezifischen Umgebung.* Der Begriff ist also stets auf Lebewesen (z.B. den Menschen) bezogen. Da die Umwelt des Menschen wiederum durch andere Lebewesen beeinflußt wird, müssen auch deren „Umwelten" berücksichtigt werden.

- Schutzgut: Natur
- Schutzgut: Gesundheit

Ist die Menschheit insgesamt zu einem verantwortungsbewußten Handeln gegenüber der natürlichen Umwelt aufgerufen **(Schutzgut Natur)**, so fällt besonders den Gesundheitsberufen die Aufgabe des Schutzes der menschlichen Gesundheit vor potentiellen Risiken aus der Umwelt zu **(Schutzgut Gesundheit)**.

Aufgaben des Arztes

⇨

Jeder Arzt sollte über Gefahren aus der Umwelt informiert sein, um mögliche neue Zusammenhänge bemerken und bewerten und dadurch Schädigungen verhindern oder begrenzen zu können.

- Prävention
- Meldepflicht

Erkenntnisse über pathogenetische Zusammenhänge zwischen Umwelteinflüssen und Gesundheitsschäden müssen zu gesundheitspolitischen Reaktionen und präventiven Maßnahmen führen. Folgerichtig unterliegen die durch Chemikalien oder Gifte verursachten akuten oder chronischen Erkrankungen bereits im Verdachtsfall der *Meldepflicht* (seit dem 1.8. 1990 Meldung an das Bundesgesundheitsamt).

Umweltsektoren
- Umweltmedien: Luft, Wasser, Boden
- Tier-, Pflanzenwelt
- Landschaften
- anthropogene Eingriffe

Die gängige **„sektorale" Betrachtungsweise** der Umwelt gliedert diese in *Umweltmedien* (Luft, Wasser, Boden), *Tier- und Pflanzenwelt* (einschl. der hieraus gewonnenen Lebensmittel) und *Landschaften.* Ein weiterer sektoraler Gesichtspunkt ergibt sich durch die *Eingriffe des Menschen* in die Umwelt (Lärm, Abfall, Strahlung, Gentechnologie). Diese Sichtweise birgt jedoch im praktischen Handeln die Gefahr von Scheinlösungen durch Problemverschiebung in einen anderen Sektor in sich (z.B. führt die Minderung von Luftschadstoffen in Kraftwerken zu Deponieproblemen im Abfallsektor).

Umweltschutztheorien:

Ziel des **Umweltschutzes** ist die Beseitigung von *Altschäden*, die Minderung *aktueller Gefährdungen* und vor allem die *Prävention.*

Der Umweltschutz begann als gesundheitlicher Umweltschutz. Diese **anthropozentrisch** motivierte Sichtweise stellte die Gefahrenabwehr zum Schutz der menschlichen Gesundheit in den Vordergrund. Sie ging von einer nutzenorientierten Auseinandersetzung des Menschen mit der Natur aus und akzeptierte, daß der Mensch – will er eine Zivilisation schaffen – sich bis zu einem gewissen Grad als Veränderer und Ausbeuter der Natur betätigen muß. Die Notwendigkeit, die Natur selbst vor anthropogenen Einwirkungen und Substanzen zu schützen, wurde erst später erkannt. Der anthropozentrischen Sichtweise steht nun eine **ökozentrische Ethik** gegenüber, welche die Eigenrechte der Natur anerkennt und bei Interessenkollisionen die Unterordnung des Menschen unter die Regelkreise der Natur fordert (ökologischer Naturalismus). Dieser in unterschiedlichen Welt- und Menschenbildern gründende Dualismus birgt stets auch (emotionalen) Konfliktstoff in sich.

1. **gesundheitlicher Umweltschutz** = anthropozentrische Sichtweise
2. **ökozentrische Ethik** = Eigenrecht der Natur

> Die Forderung nach einer *Null-Emission von Umweltgiften* ist in der technisch-industriellen Zivilisation unerfüllbar! Kernstücke des praktisch-politischen Umweltschutzes sind verbindliche **Grenz-** und **Richtwerte**.

Grenz- und Richtwerte

Die Umweltforschung ringt einerseits mit methodischen (Nachweis-) Problemen und andererseits mit der Dynamik der industriellen Entwicklung (Produktion und Emission immer neuer Stoffe). Weiterhin haben Umwelteinwirkungen häufig kumulative, weit in die Zukunft verlagerte und schwer prognostizierbare Folgen. Hieraus und aus dem Vorsorgeprinzip resultiert – mit dem Ziel der Minimierung möglicher Schäden – der Grundsatz vom *Vorrang der pessimistischen vor der optimistischen Prognose.*

- **wissenschaftliche Erkenntnisgrenzen:**
  - methodische Nachweisprobleme
  - Wandel von Umweltfaktoren
- **Vorsorgeprinzip:**
  - Pessimismus vor Optimismus!

Sobald ein Stoff in der Umwelt auftritt, ist eine Risikoabschätzung und damit die Festsetzung von **Grenzwerten** gefordert. Diese bestimmen z. B. die Menge der vertretbaren *Immission* (Einleiten luftfremder und luftverunreinigender Stoffe in ein Luftvolumen; MIK = *Maximale Immissionskonzentration*) oder der *Exposition* (Gesamtbelastung, die sich aus der Häufigkeit und Intensität zusammensetzt, welcher der Organismus ausgesetzt ist, z. B. zulässige Röntgenstrahlenbelastung).

- **bei Kontamination:**
  - Risikoabschätzung
  - Grenzwertfestlegung mit **Immission, MIK, Exposition**

Grenzwerte sind nicht wissenschaftlich abgeleitete Daten, die jegliches Risiko ausschließen, sondern haben den Charakter von Übereinkünften auf der Basis einer Nutzen-Risiko-Abschätzung. Sie bieten damit Rechtssicherheit, haben andererseits aber den Nachteil, daß sie statisch sind und somit keine Anreize zu einer weiteren Minderung von Belastungen unterhalb des Grenzwertes darstellen.

Ermittlung und Abschätzung von **Risiken** für die Gesundheit basieren zumeist auf der *Inzidenz* oder der *Häufigkeitsverteilung* einer Schädigung in einer exponierten Population.

- **Gesundheitsrisiken**

Unter **Schädigung** der Gesundheit werden Veränderungen verstanden, die durch einen Stoff oder durch physikalische Faktoren ausgelöst werden. Die **Toxizität** beschreibt dasselbe Schädigungsvermögen in Abhängigkeit von Dosis und Einwirkungsdauer.

- **Gesundheitsschädigung**
- **Toxizität**

Umweltschadstoffe sind Agenzien, die auf Lebewesen oder Ökosysteme schädigende Wirkungen ausüben können. Sie können aus *natürlicher* oder *anthropogener* Quelle stammen. **Umweltchemikalien** sind hingegen allein jene Stoffe, die durch menschliche Aktivitäten in die Umwelt gelangen.

- **Umweltschadstoffe**
- **Umweltchemikalien**

1.2 Umwelteinflüsse auf Gesundheit und Krankheit

Umwelteinflüsse

Umweltmedizin bewegt sich im Grenzbereich zwischen *Gesundheit* und *Krankheit.* Sie hat zu prüfen, ob und welche der Umwelteinflüsse innerhalb dieses Grenzbereichs wirksam werden und wie diese sich gesundheitsschädlich auswirken.

Umweltmedizin agiert zwischen „gesund" und „krank"

Eine *Gefährdung* hat individuell unterschiedliche Schwellen (Risikogruppen). Schädigende Einflüsse dürfen nicht ausschließlich auf den Idealzustand von „*Gesundheit*" bezogen werden. Auch Einflüsse von Umweltnoxen, die zu Krankheiten disponieren oder Schwere und Verlauf präexistenter Krankheiten beeinflussen, sind zu berücksichtigen.

Bei einer Wertung der Umweltfaktoren ist grundsätzlich Skepsis angezeigt, wenn objektive oder subjektive Beeinträchtigungen *monokausal* erklärt werden. In der Regel ist es eine *Vielzahl sich überlagernder Faktoren* aus dem häuslichen, technischen, sozialen und

multifaktorielle Pathogenese

kulturellen Umfeld eines Menschen, die als konkurrierende oder modulierende Einflüsse zu berücksichtigen sind. Dieses Netz miteinander verknüpfter und z.T. untereinander abhängiger Einflüsse stellt bei der isolierten Bewertung eines einzelnen Faktors ein kaum lösbares methodisches Problem dar. Dennoch sind statistische und epidemiologische Verfahren geeignet, Anhaltspunkte zu liefern.

Hinweise aus statistischen und epidemiologischen Erhebungen

Beispiele:

- biologische Umwelt
- chemische Umwelt
- physikalische Umwelt
- Kultur, Zivilisation, Lebensstil, Ernährung, Geographie
- individuelle Faktoren

Beispiele aus verschiedenen Umweltkategorien mit Bedeutung für die menschliche Gesundheit sind:

- die „klassischen" *bakteriellen* und *viralen Infektionskrankheiten* (Hepatitis B, Aids, Tumorviren)
- natürliche und anthropogene *Chemikalien* in der häuslichen Umgebung und am Arbeitsplatz
- *ionisierende Strahlen* und *ultraviolettes Licht* als Faktoren bei der Entstehung von Tumoren und Hauterkrankungen
- *Lärm*
- individuelle oder allgemeine *Gewohnheiten* (z.B. Alkohol-, Zigarettenkonsum) und Streß mit Bezügen zu kardiovaskulären, metabolischen und immunologischen Erkrankungen
- *Fehl-* und *Überernährung* (Adipositas), *Mangelzustände* (z.B. Vitamin- oder Proteinmangel als (Co-) Faktoren von Krankheiten, z.B. des Herzens oder der Leber)
- individuelle Körperfunktionen wie z.B. *Stoffwechsel* oder *Immunsystem* (oft zu weitgehend als hereditär festgelegt angesehen, aber auch modifizierbar durch Medikamente und Diät).

Wirkung von Schadstoffen

1.3 Wirkung und Wirkungsschwellen von Schadstoffen

Wirkung = Reizbeantwortung
Probleme beim Erkennen von Wirkungen

Wirkung ist die Antwort des Organismus auf einen Reiz. Ihr Erkennen ist schwierig. Oft werden nur solche Wirkungen beobachtet, nach denen gesucht wird, während bisher unbekannte der Beobachtung entgehen. Bei der Identifikation von Umweltfaktoren für die menschliche Gesundheit haben immer wieder Beobachtungen aus der geographischen Medizin Anstöße gegeben.

- **Schadstofferkennung** ⇨

> Für die Erkennung von vermuteten Wirkungen stehen *4 methodische Wege* zur Verfügung: in vitro-Versuche an biologischem Material, der Tierversuch, kasuistische Erfahrungen beim Menschen und epidemiologische Untersuchungen.

- **Schadstoffwirkung:**
  - passager
  - permanent
  - via Metabolite

Allen **Grenzwertfestlegungen** liegt die Vorstellung zugrunde, daß für den jeweiligen Stoff eine Dosis oder Expositionskonzentration existiert, unterhalb derer keine Wirkung ausgeübt wird. Die Antwort auf einen Reiz kann in einer vorübergehenden oder dauerhaften Änderung des homöostatischen Gleichgewichts oder einer Organfunktion bestehen. Diese biologische Reaktion erfolgt häufig nicht auf direktem Wege, sondern über zahlreiche Zwischenstufen *(Metabolite)* innerhalb einzelner Zellen, Gewebe oder Organe. Der Effekt kann mitunter erst nach jahrzehntelangen Intervallen nachweisbar sein. Hinsichtlich der *Teratogenität*, *Mutagenität* und initiierenden *Kanzerogenität* ist eine Grenzwertfestlegung aber wegen der Irreversibilität bereits einmaliger gentoxischer Ereignisse nicht möglich.

- **tierexperimentelle Dosis-Meßzahlen:**
  - NOEL
  - DTA bzw. ADI

Tierexperimentell wird die höchste Dosis einer Substanz, bei der keine Wirkung beobachtet wird, ermittelt (*no observed effect level* = **NOEL**). Aus dem Wirkungsprofil und dem NOEL wird die *duldbare tägliche Aufnahmemenge* (**DTA** bzw. *acceptable daily intake* = **ADI**) als diejenige Menge abgeleitet, die bei lebenslanger täglicher Aufnahme keine erkennbaren Wirkungen beim Menschen auslöst. Von der DTA ausgehend werden unter Einbeziehung von Lebens-, Arbeits-, Aufenthalts- und Ernährungsgewohnheiten der Bevölkerung Toleranzen, Höchstmengen und Grenzwerte festgelegt.

Schadstoffwirkungen an Organen

1.4 Schadstoffwirkungen an Organsystemen

Der biologische Effekt hängt von der Konzentration des Wirkstoffes am Wirkort ab. Daher entscheidet die *Verteilung* eines Stoffes darüber, welche Gewebe bevorzugt beeinflußt werden. Jenes Organ, welches infolge dieses *toxikokinetischen* Verhaltens hauptsächlich geschädigt wird, ist das **Zielorgan**.

- **Toxikokinetik**
- **Zielorgan**

Die Verteilung von Stoffen im Organismus wird von folgenden Faktoren beeinflußt:
- Bindung und Transport (z. B. durch Plasmaproteine oder Blutzellen)
- Art und Geschwindigkeit der Metabolisierung
- Eliminationsgeschwindigkeit des Stoffes (biologische Halbwertzeit)
- Permeabilität geweblicher Barrieren (Blutgefäßwände, Resorbierbarkeit im Magen-Darm-Trakt oder über die Haut, Plazentaschranke u. a.)
- Anwesenheit von Rezeptoren für Schadstoffe oder deren Metaboliten.

- **Faktoren der Schadstoffverteilung**

Zusätzlich ist die Eigenschaft der organotopischen **Anreicherung von Schadstoffen** (z. B. Blei) relevant. Häufig werden Substanzen nicht abgebaut oder ausgeschieden, sondern entfalten erst nach mehreren Jahren der Akkumulation im Zielorgan eine nachweisbare Wirkung. *Subakute* und *chronische Wirkungen* müssen daher im Vordergrund der Aufmerksamkeit stehen, was besonders für die *Kanzerogenität*, *Muta-* und *Teratogenität* gilt.

- **Akkumulation von Schadstoffen**
- **protrahierte Effekte**
  - kanzerogen
  - mutagen
  - teratogen
  - allergen

1.4.1 Kanzerogenität als Umwelteinfluß

Kanzerogenität

Für die meisten Malignome wird eine ursächliche **Beteiligung von Umweltfaktoren** angenommen (s. auch Tumorentstehung, S. 212ff). So wird die Aktivierung *onkogener Viren* durch chemische Karzinogene diskutiert. Die Summation im einzelnen weniger effektiver Kanzerogene könnte eine größere Rolle spielen als die hochwirksamen epidemiologisch offensichtlichen Karzinogene (Aflatoxine, Nitrosamine).

- **Umweltfaktoren** bei der polykausalen Krebsentstehung

Geographische Verteilungsmuster von Tumoren geben ebenso wie kasuistische Beobachtungen Hinweise auf derartige Zusammenhänge:
- Für das **Bronchialkarzinom** ist der Zusammenhang mit *Tabakrauch* gesichert, aber auch die Beteiligung anderer aerogener Umweltnoxen (z. B. polyzyklische aromatische Kohlenwasserstoffe) ist sehr wahrscheinlich (höhere Inzidenz in urbanen Ballungsgebieten).
- Umweltinduzierte **Lungenkarzinome** wurden bei Mineuren vor *uranhaltigem* Gestein (z. B. bei Schneeberg im westlichen Erzgebirge: *„Schneeberger Lungenkrebs"*; Uranbergbauer in Colorado, USA) ebenso wie bei Arbeitern in *Stickstoff-Lost*-Fabriken (Japan) beobachtet.
- **Mundhöhlenkarzinome** sind in einigen asiatischen Ländern sehr häufig (35 % aller Karzinome) und der verbreiteten Gewohnheit des *Kauens von Betelnüssen und Tabakblättern* assoziiert.
- *Aflatoxin*, ein kanzerogenes Pilzgift, wird für die hohe Inzidenz von **Leberkarzinomen** bei den Bewohnern von Guam und den Bantus verantwortlich gemacht.
- Ebenso wird die Häufung von **Ösophaguskarzinomen** in Regionen Nordchinas auf *Mykotoxine* in Kombination mit physikalischen Effekten zurückgeführt (multifaktoriell: lange Verweildauer heißer, zuvor eingelegter und toxinkontaminierter pflanzlicher Nahrung im Ösophagus bei Nahrungsaufnahme in kauernder Körperhaltung).
- Die Exposition gegenüber dem *Sonnenlicht* spielt bei der Entstehung von **Hauttumoren**, insbesondere von **Melanomen**, eine Rolle.
- Die Häufung des **Magenkarzinoms** in bestimmten Ländern (Japan, Island, Chile) wurde mit dem hohen Fischkonsum in diesen Regionen in Verbindung gebracht (durch Zusatz des Konservierungsmittels Nitrit entstehen kanzerogene *Nitrosamine*).
- Gehäuftes Auftreten von **Harnblasenkarzinomen** bei *Anilinarbeitern* und von **Mesotheliomen** bei *Asbestarbeitern*.
- **Angiosarkome** der Leber wurden nach Exposition gegenüber *Vinylchlorid* beobachtet – jedoch sind nicht alle Angiosarkome auf Einwirkungen dieser Substanz zurückzuführen.

- **Beispiele gesicherter Zusammenhänge:**
  - Bronchialkarzinom
  - Lungenkarzinom
  - Mundhöhlenkarzinom
  - Leberkarzinom
  - Ösophaguskarzinom
  - Melanom
  - Magenkarzinom
  - Harnblasenkarzinom, Mesotheliom
  - Angiosarkom

Beispiele für **iatrogene Schäden** sind das früher eingesetzte Kontrastmittel *Thorotrast* (Lebertumoren) oder das (seltene) Auftreten von benignen Hepatomen bei *Steroid-Kontrazeptiva*. Auch ist der karzinogene Effekt von *Östrogenen* (Endometriumkarzinom) und die diaplazentare Karzinogenese durch *Diäthylstilböstrol* bei Kindern bekannt, deren Mütter damit behandelt wurden.

- **iatrogene Einflüsse:**
  - Thorotrast
  - Steroid-Kontrazeptiva
  - Östrogene

Muta- und Teratogenität

- **Mutagenität**
- chromosomale Aberrationen bei Spontanaborten: 25%

1.4.2 Muta- und Teratogenität als Umwelteinfluß

Mutagenität. Veränderungen des genetischen Materials führen oft zum Zelltod oder zu Tumorbildungen bzw. angeborenen Funktionsdefekten somatischer Zellen des Feten. Bei ca. 25 % aller Spontanaborte sind chromosomale Aberrationen nachweisbar. Kenntnisse über die mutagene Potenz von *Chemikalien* sind lückenhaft. Die mutagene Wirkung kann in einem Dosisbereich weit unter dem toxischen Bereich liegen. Beispiele für hochmutagene Chemikalien sind *Äthylenimin* und *Trimethylphosphat.*

- **Teratogenität**

Teratogenität. Ursache für teratogene Schäden (Häufigkeit: ca. 3–4 % aller Lebendgeborenen) sind neben *viralen Infekten* insbesondere *Strahlen, Chemikalien* und *Medikamente* (z. B. das als *Contergan* bekannt gewordene Thalidomid).

Intrauterine Entwicklungsstörungen s. Kap. XXXIX/3 S. 797 ff.

Allergene

- allergische Erkrankungen nehmen zu!
- **Auslöser:**
  - biologische Allergene
  - Umweltchemikalien (z. B. Formalin)
- vielfältige Krankheitsbilder
- Einteilung:
  - **Inhalations-**
  - **Ingestions-**
  - **Injektions-**
  - **Kontaktallergene**

1.4.3 Allergene Stoffe

Inzidenz und Prävalenz allergischer Erkrankungen sind in den Industrieländern in stetigem Anstieg begriffen. Welche Rolle dabei die *Chemisierung der Umwelt* spielt, ist nicht geklärt. Neben vielen organischen Substanzen und biologischem Material (z. B. Gräserpollen) wurden einige *Umweltchemikalien* als Allergene identifiziert (z. B. Formalin).
Der Ablauf der allergischen Reaktionen folgt bestimmten Grundmustern. Die klinischen Erscheinungsbilder sind jedoch vielgestaltig und nicht jeweils typisch für eine bestimmte auslösende Substanz. Nach dem Aufnahmeweg unterscheidet man *Inhalations-* (Haare, Pflanzenpollen, Stäube), *Ingestions-* (Fisch, Beerenobst), *Injektions-* (Impfstoffe, Antibiotika) und *Kontaktallergene.*

Chemische Noxen

- **3 Hauptaufnahmewege**

2. Chemische Noxen

N. Schnoy

Einwirkwege. Umweltschadstoffe werden inkorporiert durch:
- **Inhalation:** Aufnahme über die *Atemluft* (ca. 20 %)
- **Ingestion:** orale Aufnahme über *Nahrungsmittel* (ca. 70 %) und *Trinkwasser* (ca. 10 %)
- **perkutane Resorption:** Aufnahme über die *Haut.*

Aufnahmeort und **Wirkort** von Schadstoffen müssen nicht identisch sein. Die im folgenden gewählte Einteilung orientiert sich an den *Aufnahmewegen* (Respirationstrakt, Digestionstrakt, Haut); die verschiedenen *Zielorgane* werden unter dem jeweiligen Aufnahmeweg bei den einzelnen Substanzen erwähnt.

Respirationssystem

bronchopulmonales System = Aufnahme- und Zielorgan

- **Selbstreinigung der Lunge durch:**
  - **alveoläre Clearance**
  - **mukoziliäre Clearance**
- **Störungen der Clearance durch:**
  - Aktivitätssteigerung der Alveolarmakrophagen durch Noxen → **Lungenfibrose**
  - Radiatio

2.1 Respirationssystem

Lunge und Atemwege sind sowohl *Aufnahme-* als auch *Zielorgane* für Luftschadstoffe, können aber auch Wirkort von andernorts resorbierten Substanzen (z. B. Ingestionsnoxen wie Paraquat) sein.
Selbstreinigungsmechanismen der Lunge. Die ca. 140 m^2 große innere Oberfläche steht in ständigem Kontakt mit Schadstoffen aus der Atemluft. Natürliche Schutzmechanismen sind:
- **alveoläre Clearence:** *Selbstreinigung der Alveolen* durch Makrophagen und
- **mukoziliäre Clearence:** Reinigung durch einen im Bronchialbaum produzierten *Schleimfilm*, der durch Flimmerepithel abtransportiert wird.

Die *Kapazität* dieser Selbstreinigungsmechanismen ist begrenzt. Die alveoläre Clearance durch Alveolarmakrophagen kann durch eine zusätzliche Schadstoffexposition *stimuliert* oder nach Bestrahlung *reduziert* sein.

Die *gesteigerte* Alveolarmakrophagenaktivität spielt eine Schlüsselrolle bei der Entstehung fibrotischer Veränderungen: freigesetzte zytotoxische Sauerstoffradikale, Fibroblastenwachstumsfaktor, Fibronektin (ein auf Fibroblasten chemotaktisch wirkendes Glykoprotein) und TNF (tumor necrosis factor) regen eine Bindegewebsvermehrung an *(Lungenfibrose)*. In der Bronchialschleimhaut können chronische Entzündungen plattenepitheliale *Metaplasien* hervorrufen und so die Reinigungsfunktion stören. Metaplasien oder (lokaler) Verlust des Zilienbesatzes führen über eine Schleimtransportstörung zu einer *verlängerten Kontaktzeit* der exogenen Noxen.

- chronische Bronchitis → Metaplasien bzw. Zilienschäden: Clearence ↓

Luftverunreinigungen können also *primäre Ursache* von Krankheiten, z.B. malignen Tumoren, sein oder bestehende Erkrankungen *aggravieren.*
Substanzen, die als Aerosol, Staub oder Gas inhaliert wurden, können am *Kontaktort*, in einem *anderen Organ* oder *systemisch* wirken.

- Inhalierbare Schadstoffe mit **lokaler Wirkung** auf die Lunge und Luftwege sind:

- **Wirkorte:**
1. **lokal** wirksame Luftschadstoffe:

- Halogene (Fluor, Chlor, Brom) und Halogenwasserstoffe, Stickstoff- und Schwefeloxide (NO_x, SO_2), Ozon
- Quarz (SiO_2), Silikate, Asbest
- polyzyklische aromatische Kohlenwasserstoffe, Chromate und Verbindungen, die Nickel, Kadmium oder Arsen enthalten
- Haus- und Textilstaub, Tierhaare, Mehl- und Getreidestaub, pflanzliche Pollen, Pilzsporen, Chemikalien.

- gasförmig
- pathogene Stäube
- kanzerogene Stoffe
- Inhalationsallergene

- Inhalierbare Schadstoffe, die nach Resorption im wesentlichen **systemisch** wirken, sind:

2. vorwiegend **systemisch** wirkende Inhalationsnoxen

- Kohlenmonoxid, Blausäure, Methämoglobinbildner (z.B. aromatische Amine)
- flüchtige Kohlenwasserstoffe (Benzinkohlenwasserstoffe, Benzol, Toluol, Xylol)
- flüchtige Halogenkohlenwasserstoffe (Chloroform, Methylenchlorid, Tri- und Tetrachlorethylen)
- metallorganische Verbindungen (Blei- und Quecksilberalkylverbindungen)
- Metalle (Blei, Kadmium, Mangan, Quecksilber, Thallium).

2.1.1 Gasförmige Schadstoffe

Gasförmige Schadstoffe

2.1.1.1 Schwefeldioxid (SO_2)

SO_2

Atmosphärisches Schwefeldioxid entsteht etwa zu gleichen Teilen aus *natürlichen* und *anthropogenen* Quellen, wobei letztere den Hauptanteil der Luftverunreinigung in städtischen und industriellen Ballungsgebieten ausmachen. Anthropogenes Schwefeldioxid entstammt zu 70 % der Kohleverbrennung, zu ca. 16 % der Verbrennung von Erdölprodukten und zu kleineren Anteilen der Eisen- und Stahlerzeugung sowie der Zellstoffproduktion. In der Atmosphäre entsteht aus Schwefeldioxid schwefelige Säure und Schwefelsäure; nach Neutralisierung durch basische Komponenten wie NH_3 resultieren Sulfite, Hydrogensulfite, Sulfate und Hydrogensulfate.

- **SO_2**-Emissionsquellen:
- natürliche
- anthropogene: Kohleverbrennung = 70 %

- SO_2-Schicksal in der Atmosphäre → **Sulfite, Sulfate**

Wirkung. SO_2 ist ein leicht wasserlösliches Reizgas, das bei Nasenatmung zu 99 % im Nasenrachenraum adsorbiert wird. Bei Mund- und forcierter Atmung tritt auch eine Reizwirkung der tieferen Luftwege ein. Diese Wirkung dürfte im wesentlichen auf der Entstehung schwefeliger Säure (H_2SO_3) im oberflächlichen Feuchtigkeitsfilm der Schleimhäute beruhen. Weiterhin wird eine direkte Aktivierung von Rezeptoren der Bronchialmuskulatur mit konsekutiver Kontraktion und Erhöhung des Strömungswiderstandes in den Atemwegen vermutet.

- **SO_2**-Wirkung:
- Irritation der oberen Luftwege (H_2SO_3)
- Bronchokonstriktion

Bei chronisch exponierten Personen führen **Anpassungsmechanismen** an die Noxe zu einer (individuell unterschiedlichen) *höheren Reizschwelle.* Andererseits lassen sich *Risikokollektive* abgrenzen, die mit überstarker Bronchokonstriktion reagieren (chronische Bronchitiker). Jedoch ist die Festlegung einer Dosis-Wirkung-Beziehung problematisch, weil bei erhöhter SO_2-Exposition gleichzeitig immer auch eine Vielzahl anderer Luftschadstoffe vermehrt auftritt.

- **Adaptation/Aggravierung**
- individuelle Reizschwellen
- Risikogruppen (chronische Bronchitiker)

Epidemiologisch finden sich Hinweise auf eine wesentliche Teilwirkung des Schwefeldioxids bei pulmonalen Erkrankungen exponierter Bevölkerungsgruppen in Belastungsgebieten: Ein *Anstieg der Mortalität*, insbesondere bei Patienten mit vorbestehen-

Epidemiologie

den Atemwegs- oder Herz-Kreislauf-Erkrankungen und bei älteren Menschen, wird beobachtet. Bei Asthmatikern soll eine erhöhte Anfallsrate nach SO_2-Exposition auftreten. Nach langfristiger Exposition gegenüber SO_2 und Schwebstaub ist bei Kindern eine Häufigkeitszunahme von *Erkrankungen der tieferen Atemwege* festzustellen.

Stickstoffoxide

- **NO_x**-Emission bei Verbrennungsprozessen
- $NO_2 + H_2O$ in Atmosphäre und im Atemtrakt:
  - salpetrige Säure
  - Salpetersäure

2.1.1.2 Stickstoffoxide (NO_x)

NO_x-Emissionen entstammen zu über 95 % aus Verbrennungsprozessen in Motoren und Feuerungsanlagen. Die Emission erfolgt überwiegend primär als Monoxid (NO), das in der Atmosphäre zu Dioxid oxidiert wird. NO_2 bildet in der Atmosphäre Salpetersäure, die über das Regenwasser zur Ansäuerung der Böden beiträgt. Darüber hinaus ist NO_2 unter Einwirkung der UV-Strahlung eine Vorläufersubstanz für die Bildung des sekundären Luftschadstoffes *Ozon* und anderer photochemischer Oxidantien. Das Reizgas NO_2 wird in hohem Grad im Atemtrakt absorbiert, wobei salpetrige Säure bzw. Salpetersäure oder ihre Salze entstehen (Nachweis von Nitrit und Nitrat im Urin nach NO_2-Inhalation).

- Schädigung:
  - **Bronchial-** und
  - **Alveolarepithel**
  - Strukturveränderung des Alveolargewebes **(Emphysem)**

Wirkung. In erster Linie werden *Typ I-Pneumozyten* des Alveolarepithels und *Zilienzellen der Bronchien* durch NO_2 geschädigt. Typ I-Pneumozyten werden durch Typ II-Pneumozyten ersetzt (kubische Transformation) und das Ziliarepithel durch undifferenzierte Epithelzellen verdrängt; nach längerer Exposition sind emphysemähnliche Strukturveränderungen zu beobachten.

Tierexperimentelle Daten weisen auf eine *erhöhte Infektanfälligkeit* nach NO_2-Exposition hin.

Während nachteilige Wirkungen auf die menschliche Gesundheit in höheren Konzentrationsbereichen unbestritten sind, lassen derzeit experimentelle und epidemiologische Ergebnisse für niedrige Konzentrationen keine eindeutigen Aussagen zu.

Ozon, photochemische Oxidantien

- **Entstehung** (unter UV-Strahlung) aus:
  - NO_x
  - O_2
  - reaktiven Kohlenwasserstoffen

2.1.1.3 Ozon und andere photochemische Oxidantien

Hierbei handelt es sich um Luftverunreinigungen, die aus photochemischen Prozessen unter Einfluß der Sonneneinstrahlung in der Atmosphäre entstehen. Ausgangssubstanzen sind dabei Stickstoffoxide und reaktive Kohlenwasserstoffe oder Sauerstoff. Außer Ozon entstehen Peroxide, Aldehyde und (neben weiteren Verbindungen) Säuren.

- **Beeinträchtigung von Lungenfunktionen** (VK ↓)
- **Epithelschädigung:**
  - Alveolarepithel
  - Flimmerepithel
- **Zilienschaden**
  - Staubretention ↑
- **weitere Folgen:**
  - Infektanfälligkeit ↑
  - Phagozytose ↓
  - Lungenfibrose

Wirkung. In einem Konzentrationsbereich über 0,1 ppm (200 $\mu g/m^3$) Ozon sind medizinisch-biologische Wirkungen nachgewiesen worden, z. B. Abnahme des forcierten Exspirationsvolumens und der Vitalkapazität. Morphologisch faßbar ist eine zeit- und konzentrationsabhängige Schädigung des Alveolar- und Bronchialepithels. Nach Ozoneinwirkung wurden eine erhöhte Infektanfälligkeit und 8-fach erhöhte Leukozytenzahlen in der bronchioalveolären Lavageflüssigkeit beobachtet. Dies kann sowohl an der reduzierten bronchiolären Clearance (Schädigung der Zilienzellen) als auch an der reduzierten Zahl und Phagozytoseaktivität von Alveolarmakrophagen nach Ozonexposition liegen. Neben einem interstitiellen Ödem wird über irreversible fibrotische und emphysemähnliche Strukturveränderungen unter Ozoneinwirkung berichtet.

- Peroxidation von Zellmembranen und des Surfactant

Ein primärer Schädigungsmechanismus dürfte in der Peroxidation von mehrfach ungesättigten Fettsäuren (Membranbestandteile) und des funktionell wichtigen lipidhaltigen Surfactant-Films der Alveolen liegen. Eine Einschränkung der Lungenfunktionen nach O_3-Exposition ist in einer Konzentration von 0,2–0,5 ppm belegt. Hinweise auf eine begrenzte Toleranzentwicklung liegen ebenso vor wie auf eine additive Wirkung mit anderen inhalativen Noxen (z. B. NO_2).

Organische Verbindungen

2.1.1.4 Organische Verbindungen: Kohlenwasserstoffe, Benzol, Formaldehyd, PAH

Kohlenwasserstoffe (KW)
heterogene Gruppe mit sehr unterschiedlichen Wirkpotentialen

Kohlenwasserstoffe (KW)
Diese Stoffgruppe umfaßt eine sehr große Zahl unterschiedlichster Verbindungen. Die Immissionssituation variiert zeitlich und örtlich sehr stark. An

der Gesamtemission von KW ist der Kraftfahrzeugverkehr mit ca. 45 % beteiligt, der auch für die Verbindungen Benzol und Formaldehyd die jeweils bedeutendste Belastungsquelle darstellt.

- 45% aus Kfz-Verkehr

Wegen des sehr unterschiedlichen Wirkpotentials (z. B. gesundheitsunbedenkliches Methan einerseits – kanzerogenitätsverdächtige polyzyklische Aromaten andererseits) lassen Gesamtemissionswerte keine Rückschlüsse auf die Umweltbelastung bzw. Gesundheitsgefährdung zu.

Eine wesentliche Umweltbedeutung haben die Kohlenwasserstoffe durch ihre Rolle bei der **Ozonentstehung** und aufgrund der potenten **Kanzerogenität** zahlreicher Einzelkomponenten.

- **Bedeutung** für
- Ozonentstehung
- Kanzerogenität

Benzol

Atmosphärisches Benzol ist teils biogenen, teils anthropogenen Ursprungs. Letzteres wurde bis zur Einführung der Katalysatortechnik zu über 80 % vom Kraftfahrzeugverkehr verursacht.

Benzol
- **Emissionsquellen:**
- biogen
- über 80% aus Kfz-Verkehr

Außerdem wird Benzol von Mineralölraffinerien, Kokereien, Feuerungsanlagen, Anlagen der chemischen Industrie, bei Lagerung und Umschlag von Kraftstoffen (Tankstellen) sowie bei der Anwendung als Lösungsmittel freigesetzt.

Wirkung. Eine Anreicherung von Benzol erfolgt im Fettgewebe und im Knochenmark. Bei der Verstoffwechselung in der Leber entsteht Benzolperoxid.

- Akkumulation im Fettgewebe

> Benzol hat eine *myelotoxische, leukämogene* und *chromosomenschädigende* Wirkung.
> - **Frühindikator** eines Benzolschadens ist die Anämie oder Leukozytopenie.

- Intoxikation

⇦

Die kovalente Bindung von Benzolmetaboliten an die DNS ist möglicherweise der initiale Mechanismus sowohl bei der Störung der Zellreduplikation als auch bei der Auslösung einer Leukämie. Ein gehäuftes Auftreten von Osteomyofibrosen wurde nach chronischer Benzolexposition beobachtet.

- **Pathomechanismus:** DNS-Bindung

Formaldehyd

Formaldehyd (CH_2O) ist in Industrie und Haushalt weit verbreitet:

Formaldehyd
- **Vorkommen:**

als Zwischenprodukt chemischer Synthesen, bei der Produktion von Harzen (Verwendung bei der Spanplattenherstellung, bei Bauschäumen, in der Textilindustrie), als Desinfektions-, Fixierungs- und Konservierungsmittel.

- ubiquitär

Es entsteht bei unvollständiger Verbrennung (Autoabgase, Feuerungsanlagen, Tabakrauch), aber auch im Stoffwechsel (z. B. bei der Synthese von Aminosäuren). Als *natürlicher Metabolit* werden im menschlichen Organismus täglich ca. 50 g Formaldehyd umgesetzt. Die Substanz kann vollständig zu CO_2 und H_2O umgewandelt oder nach Oxidation zu Ameisensäure über die Niere ausgeschieden werden. Exogenes Formaldehyd kann auch über die Haut und den Magen-Darm-Trakt aufgenommen werden, hat aber insbesondere als inhalative Innenraumnoxe Bedeutung.

- **Emission:**
- Verbrennung: Abgase, Tabakrauch
- als **natürlicher Metabolit:** Abbau zu CO_2 und H_2O
- **inhalative Innenraumnoxe**

Wirkung. Formaldehyd ist sehr reaktiv, wird schnell abgebaut und hat demzufolge eine geringe Halbwertzeit. Systemische Wirkungen bei inhalativer Aufnahme sind daher nicht zu erwarten. Beim Menschen wird bei kurzfristiger Exposition in einem Bereich von 1–5 ppm eine starke lokale Reizwirkung an Augen, Nase und Kehle beobachtet. Höhere Konzentrationen von bis zu 20 ppm führen zu Dyspnoe, Husten und Tränenfluß. Über 30 ppm besteht Lebensgefahr durch das Auftreten eines toxischen Lungenödems. Bei geringer, aber *chronisch erhöhter Formaldehydexposition* besteht ein gesteigertes Risiko für chronisch-obstruktive Lungenveränderungen. Formaldehyd führt häufig zu (berufsbedingten) Kontaktallergien (allergisches Kontaktekzem) und zählt zu den 10 wichtigsten Substanzen, die als *Ursache für allergische Kontaktdermatiden* in betracht kommen, gilt jedoch als schwaches Allergen.

- **Intoxikation:**
- keine systemische Wirkung
- lokale Reizwirkung an Augen, Nase, Kehle
- extreme Akutbelastung → **toxisches Lungenödem**
- chronische Exposition → Lungenveränderung (COLD)
- löst häufig **Kontaktallergie** aus

Das aufgrund tierexperimenteller Daten (seltene Karzinome der Nasenschleimhaut nach hoher Exposition mit 15 ppm) vermutete erhöhte Krebsrisiko durch Formaldehyd konnte für den Menschen epidemiologisch nicht belegt werden. Die Substanz gilt daher heute nur als *krebsverdächtig*.

- **„krebsverdächtig"**

PAH

- **Emission:**
- Verbrennung
- relative Konzentrationen von **Benzpyren:** Leitsubstanz für PAH-Messungen

PAH: Polyzyklische aromatische Kohlenwasserstoffe
Die PAH *(polycyclic aromatic hydrocarbons)* umfassen einige hundert Verbindungen, die chemisch durch mehrere kondensierte Benzolringe charakterisiert sind; viele leiten sich vom Anthracen (3 Benzolringe) ab. Sie entstehen bei unvollständigen Verbrennungsprozessen (Hausbrand auf Kohlebasis, offene Abfallverbrennung, Kokereien) und gelangen größtenteils an Rußpartikel adsorbiert oder auch gasförmig in die Atmosphäre. Als repräsentative Leitsubstanz für Routinemessungen gilt **Benzpyren.**

Die *Benzpyrenkonzentration* in der Atmosphäre ist in Deutschland im Winter bis zu 10x höher als im Sommer und in den Städten bis zu 20x höher als auf dem Land.

- **Kanzerogenität** bei chronischer Exposition:
- Dachdecker
- Teerarbeiter

Kanzerogenität. Bei Dachdeckern und Teerarbeitern sind Tumoren nachgewiesen worden, die auf eine PAH-Exposition zurückgeführt werden. Allerdings sind epidemiologische Untersuchungen zur Kanzerogenität einzelner chemisch reiner PAH nicht möglich, da in praxi immer komplexe PAH-Gemische vorliegen.

PAH vermutlich Ursache der erhöhten Lungenkarzinomrate in Ballungsgebieten

Aufgrund tierexperimenteller Studien wird der Anteil der gesamten krebserzeugenden Wirkung von Kohlerauchpartikeln, Autoabgaspartikeln und Motorenaltölen zu 70–85 % auf den PAH-Anteil zurückgeführt. Es wird angenommen, daß die höhere Lungenkrebsrate in Städten und Industriezentren ihre Ursache in hohem Maße in den höheren atmosphärischen PAH-Konzentrationen hat.

- **Intoxikation:**
- Immunsuppression
- Anzahl der Plasmazellen ↓

Wirkung. Auf das Immunsystem wirken einige PAH (z.B. Benzpyren) über eine starke und langdauernde Reduktion von Blutzellen ein, die zirkulierende Antikörper produzieren. Offenbar werden auch die immunologischen Mechanismen der Tumorabwehr gestört. Allgemein ist festzustellen, daß immunsuppressiv wirkende PAH dazu tendieren, auch kanzerogen zu sein.

Lösungsmittel (KW)
- **Beispiele:**
- Alkohole
- Äther u.a.
- **Innenraumnoxen**
- **Schnüffelsucht** (glue sniffer)

Kohlenwasserstoffe (KW) als Lösungsmittel. Nicht-halogenierte organische Lösungsmittel (aliphatische und aromatische Kohlenwasserstoffe, Alkohole, Äther und Ätheralkohole, Esther und Ketone) sind in Haushalt, Gewerbe und Industrie weit verbreitet. Sie führen zu Innenraum- und Arbeitsplatzbelastungen (Druckereien, Kaschieranlagen, Klebstoffeinsatz). Von Jugendlichen werden Klebstoffverdünner auch als narkotische Drogen eingesetzt (Schnüffelsucht). In der Umwelt verteilen sich diese Substanzen weit und werden zu CO_2 und H_2O abgebaut, wobei unter Sonneneinstrahlung Photooxidantien entstehen (s. Abschn. 2.1.1.3).

- **Intoxikation:**
- Bild der akuten schweren Schädigung von:
- **Nervensystem**
- Leber
- Nieren
- Lungen

Die **Auswirkungen** sind von Stoff zu Stoff unterschiedlich. Hochdosierten akuten Intoxikationen durch Dämpfe verschiedener organischer Lösungsmittel (Kohlenwasserstoffe, halogenierte Kohlenwasserstoffe, Alkohole, Äther, Ester, Ketone) ist jedoch folgendes Szenario weitgehend gemeinsam: Desorientierung, Euphorie, Schwindel, Verwirrtheit, Lähmung, Konvulsion und Tod durch respiratorisches oder kardiovaskuläres Versagen. Expositionsabhängig können auch nach chronischer Intoxikation Schädigungen des Nervensystems in allen Anteilen sowie der Leber, Nieren und auch des Lungenepithels eintreten. Dabei wurden Schädigungen der sensorischen (Parästhesien, akustische und visuelle Leistungseinbußen) sowie der motorischen Innervation (Hand- und Beinmuskelschwäche) neben kognitiven (Gedächtnisschwäche, Desorientiertheit) und affektiven (Nervosität, Reizbarkeit, Depression, Apathie) Veränderungen beobachtet.

Halogenierte Verbindungen

2.1.1.5 Halogenierte organische Verbindungen: Dioxine, Lösungsmittel, PCP, PCB

Dioxine
- **PCDD, PCDF** sind anthropogenen Ursprungs!
- Herbizide
- Holzschutzmittel
- PCB-Verbrennung
- **TCDD u.a. Dioxine**
- **Vorkommen:**
- Fettgewebe
- Muttermilch (da lipophil)
- lange Halbwertzeiten
- verursachen **Chlorakne**

Dioxine
Die **polychlorierten Dibenzodioxine (PCDD)** und **Dibenzofurane (PCDF)** sind ausschließlich anthropogenen Ursprungs. Chemisch und gegenüber Temperaturen bis zu über 700 °C sind diese zu den *giftigsten* synthetischen Substanzen zählenden Verbindungen mit steigender Halogenierung hochstabil. Sie entstehen bei der Produktion von Herbiziden und Holzschutzmitteln *(Pentachlorphenol=PCP)* sowie bei unvollständigen Verbrennungsprozessen von PCP oder PCB-haltigem Material *(PCB=polychlorierte Biphenyle).*
TCDD (2,3,7,8-Tetrachlordibenzodioxin) – das sog. Soweso-Gift – und andere Dioxine sind ubiquitär und konnten z.B. in der Muttermilch und im Fettgewebe nachgewiesen werden (starke Lipophilie). Sie reichern sich in der Nahrungskette an und haben Halbwertzeiten von mehreren Jahren. TCDD ruft eine *Chlorakne* hervor, die bis zu 15 Jahre nach der Exposition anhalten kann.

Dioxin scheint ein potentes Karzinogen zu sein. Neueste Studien weisen auf ein erhöhtes Malignomrisiko bei Arbeitern hin, die über mehrere Jahre einer 500-fach höheren Dosis als die allgemeine Bevölkerung ausgesetzt waren; die Tumoren *(Weichteilsarkome, Lungenkarzinome)* entstanden nach langer Latenz (20 Jahre).

- **Malignomrisiko!**

Lösungsmittel

Halogenierte organische Lösungsmittel werden für Oberflächenbehandlungen sowie in chemischen Reinigungen verwendet, bei der Textilreinigung vorwiegend **Tetrachloräthen** (CCl_2=CCl_2, „Per"). Die Substanzen gelangen in die Atmosphäre sowie in die Oberflächengewässer und das Grundwasser, wo sie über Jahrzehnte verbleiben können. Eine langfristige Exposition gegenüber **Trichloräthen** (CHCl=CCl_2, „Tri") und Tetrachloräthen wirkt zytotoxisch auf das ZNS, Leber und Niere. Wahrscheinlich sind diese Substanzen *nicht* kanzerogen.

Tetrachlorkohlenstoff (CCl_4) ist eines der bekanntesten Beispiele für Zytotoxizität auf der Basis der Bildung von freien Radikalen; hier entsteht in Gegenwart von Zytochrom P_{450} unter Abspaltung eines Chloratoms das hochreaktive Trichlormethylradikal $CCl_3^{\cdot}$. Dieses führt zur Peroxidation von Membranlipiden des endoplasmatischen Retikulums, wobei u. a. Alkene entstehen, welche die mikrosomale Glukose-6-Phosphatase und die Proteinsynthese inhibieren sowie eine *Erythrozytolyse* und *Leberzellnekrosen* bewirken.

Lösungsmittel
- **Anwendung:**
  - Oberflächenbehandlung – Textilreinigung
- **Vorkommen:**
  Oberflächengewässer, Grundwasser
- **zytotoxische Wirkung** auf:
  - ZNS
  - Leber
  - Nieren
- **Beispiel:**
  - **CCl_4:** zytotoxischer Radikalbildner → **Erythrozytolyse, Leberzellnekrose**

PCP: Pentachlorphenol

Pentachlorphenol ist anthropogenen Ursprungs und wirkt insektizid, bakterizid und fungizid. Es wird als Holzschutz, zur Textil- und Lederimprägnierung sowie als Desinfektionsmittel im Sanitärbereich eingesetzt. Seit Entdeckung der Kontamination vieler handelsüblicher PCP-Produkte durch *Dibenzodioxin* und *Dibenzofuran* wird der Gebrauch zunehmend eingeschränkt.

Vergiftungen durch *gebrauchsübliches*, also ungereinigtes PCP führen zu einer hartnäckigen Nesselsucht (Urtikaria) und bei hohen Dosen unter Fieber und Dehydratation zum Tod. PCP greift zellulär an der Na^+- und K^+-ATPase an und entkoppelt die oxidative Phosphorylierung. Es ist biologisch schwer abbaubar und akkumuliert in Nahrungsmitteln. Die Aufnahme in den menschlichen Organismus erfolgt über Inhalation, Ingestion oder Hautkontakt, dem häufigsten Aufnahmeweg. Handelsübliches PCP wirkt hepatotoxisch (Leberepitheldegeneration, hepatische Porphyrie, Zirrhose), myelo- und neurotoxisch (Koordinationsstörungen, Koma, autonome Funktionsstörungen). Möglicherweise kann die Substanz eine aplastische Anämie hervorrufen. PCP hat *keine* kanzerogene Wirkung, seine teratogene Potenz wird widersprüchlich eingeschätzt.

PCP
- **Wirkung:**
  - bakterizid -
  - fungizid
- **Anwendung:**
  - z. B. Desinfektionsmittel
  - aber: Verunreinigungen durch Dioxine!
- **Intoxikation:**
  - Urtikaria
  - Fieber, Exsikkose
  - Tod
- **Wirkung:**
  - Na^+- und K^+-ATPase
  - Akkumulation in Nahrungskette
- **Aufnahme:**
  - Atemtrakt
  - Magen-Darm-Trakt
  - **Haut**
- **Schädigung:**
  - Leber
  - Knochenmark
  - Nervensystem
  - nicht kanzerogen

PCB: Polychlorierte Biphenyle

PCB wurde im elektrotechnischen Bereich als Dielektrikum und als Hydrauliköl eingesetzt und ist nach aerogener Verbreitung weltweit in Umweltproben nachweisbar. Insbesondere sind Mülldeponien und Verbrennungsanlagen als Emissionsquellen anzusehen; eine letzte Anreicherung erfolgt in Gewässersedimenten. Die Halbwertzeit für den biologischen Abbau liegt bei 5 Jahren. PCB werden insbesondere im Fettgewebe angereichert und finden so Eingang in die tierische und menschliche Nahrungskette. Häufig wurden Wirkungen auf Haut, Leber, Thymus, Immunsystem und Reproduktionssystem beschrieben. PCB vermindern die Resistenz gegen Bakterien, Viren und Parasiten und unterdrücken die humorale und zelluläre Immunantwort des Organismus.

Subletale Dosen führen bei Labortieren zu einer massiven Atrophie des lymphatischen Gewebes, reduzieren den zirkulierenden Immunglobulinspiegel und die spezifische Antikörperbildung nach Antigeneinwirkung. Vermutlich wird die Balance zwischen T-Helfer- (Abnahme) und T-Suppressor- (Zunahme) Lymphozyten gestört.

Beim Menschen wurde bei PCB-exponierten Individuen über eine Verminderung des IgM- und IgA-Spiegels, der T-Lymphozyten, Leukozyten und Monozyten mit Fc- und Komplement-Rezeptoren berichtet. Außerdem entwickelt sich eine Chlorakne, respiratorische Infekte treten vermehrt auf.

PCB
- Dielektrikum
- Hydrauliköl
- **Emissionsquellen:**
  - Mülldeponien
  - Verbrennungsanlagen
  - **Speicherung** im Fettgewebe
- **Wirkungen:**
  - **immunsuppressiv**
  - **Infektanfälligkeit** ↑
  - **Chlorakne**

Luftschadstoffe

2.1.2 Partikelförmige Luftschadstoffe

Schwebstaub

2.1.2.1 Schwebstaub

athmosphärischer Staub = Gemisch (organisch und anorganisch)
- **Wirkung abhängig:**
- bronchoalveoläre Clearance
- Verteilung über die Zeit
- Ablagerungsmuster

Atmosphärischer Staub ist ein heterogenes Gemisch aus organischen und anorganischen Substanzen, die sich chemisch und physikalisch stark unterscheiden. Seine Wirkung über das Respirationssystem hängt einerseits von der Kontaktzeit zwischen Partikeln und Gewebe, andererseits von seinem chemischen und physikalischen Charakter ab. Entscheidend sind dabei die Größe der bronchoalveolären Clearance, die zeitabhängige Verteilung und das endgültige Ablagerungsmuster. Dabei spielen die aerodynamischen Gegebenheiten des Bronchialsystems (Durchmesser, Teilungsstellen, Sekretmassen) und die Eigenschaften der Partikel (aerodynamischer und geometrischer Durchmesser, elektrische Ladung) eine wesentliche Rolle.

- **Schwebstaub in der Lunge**

⇨

- Partikel über **10 µm** Durchmesser und kleinere, jedoch stark hygroskopische Partikel werden bereits in den *oberen Luftwegen* (Nasenrachenraum, Trachea) abgeschieden.
- Partikel von **2–5 µm** Durchmesser erreichen den *Alveolarraum*, wo sie von Alveolarmakrophagen aufgenommen werden.
- Der geringere Teil gelangt in das Interstitium oder wird lymphogen in die Hilusknoten transportiert.

- bronchialer Staubtransport

Die **Hauptmenge der Partikel** gelangt über den bronchialen Schleimfilm von der Lungenperipherie zum Kehlkopf (Transportzeit ca. 24 h), wo diese dann expektoriert oder geschluckt werden. An Staubpartikel adsorbierte chemische Schadstoffe können somit sekundär im Gastrointestinaltrakt aufgenommen werden.

- **Einflüsse auf Staubtransport:**
- Medikamente
- Toxine

Der bronchiale Staubtransport kann durch Medikamente und Toxine verlangsamt werden (z. B. Atropin, Nikotin). Ebenso wirken an Staubpartikel adsorbierte Stoffe (z. B. Benzpyren) oder eine gleichzeitige Exposition gegenüber gasförmigen Stoffen (z. B. SO_2, NO_2) durch Abnahme der Zilienschlagfrequenz.

Staubinhaltsstoffe

2.1.2.2 Staubinhaltsstoffe

Metalle
- **Inhalation → Pneumokoniosen**
- **Hauptaufnahme:**
- Trinkwasser
- Nahrung
- **Bronchialkarzinomrisiko** durch Kadmium, Nickel, Arsen gesteigert

Metalle
Die inhalative Aufnahme vom Metallstäuben kann zu fibrosierenden Lungenerkrankungen führen (s.u. Pneumokoniosen). Daneben gelangen an Staubpartikel adsorbierte Metallverbindungen über die Atemluft in den Organismus. Die größten Mengen werden aber über Trinkwasser und Nahrung aufgenommen. Pulmonal relevant sind Aspekte der Kanzerogenität: *Kadmium* (s. 2.2.4.2), *Arsen* (s. 2.2.4.3), *Nickel* (s. 2.2.4.4).

Asbest
- **Vorkommen:**
Herstellung und Verarbeitung asbesthaltiger Materialien:
- Asbestzement
- Fußbodenbeläge u. a.
- **Aufnahme:**
- **inhalativ**
- peroral

Asbest
Asbest ist eine Sammelbezeichnung für *silikatische faserförmige Mineralgruppen* mit hoher thermischer Belastbarkeit. Die Emission erfolgt aus Produktionsstätten sowie bei Bearbeitung, Verschleiß und Beseitigung asbesthaltiger Produkte (Asbestzement, Reibbeläge, Fußbodenbeläge etc.). Wegen der Langlebigkeit einiger asbesthaltiger Produkte besteht die Gefahr stetiger Erhöhung von Asbestprodukten (ab 1990 in Deutschland asbestfreie Herstellung von Hochbauten; ab 1988 Bremsbeläge in PKW unter 2,5 t asbestfrei). Die Aufnahme der faserförmigen Partikel erfolgt hauptsächlich über die Atemluft, aber auch über Nahrung und Trinkwasser. Der Inhalation kommt gesundheitlich die größte Bedeutung zu.

- **Folgen**

⇨

Asbest ist die häufigste Ursache anerkannter Berufserkrankungen in Deutschland: *Asbestose, fibröse Pleuraplaques, maligne Mesotheliome und Bronchialkarzinome.*

Quarz
Arbeiter, die über Jahre Quarzstaub (SiO_2) inhalieren, entwickeln nach Staubaufnahme, Phagozytose und Einlagerung in das Interstitium eine progressive Lungenfibrose, die *Silikose*. Meist handelt es sich aber um Mischstaubexpositionen, wodurch das individuelle Krankheitsbild modifiziert werden kann.

Quarz
Quarzstaubinhalation führt zur **Silikose!**

Beryllium
Dieses Leichtmetall wird zunehmend u.a. im Apparatebau eingesetzt. Als Staub inhaliert, wird es extrem langsam aus dem Organismus eliminiert (Harnausscheidung bis zu 10 Jahre nach Exposition) und in Lunge, Lymphknoten, Leber, Milz und Knochenmark gespeichert.
Die **akute Reaktion** auf eine Exposition gegenüber Berylliumdampf oder -rauch besteht (mit einer Latenz von 24–48 h) in einer hochfebrilen Nasopharyngitis, Laryngitis und Konjunktivitis. Nach *wiederholter Exposition* kann mit einer Latenz von Tagen bis Jahren ohne offensichtlichen akuten Anlaß eine toxische Pneumonie auftreten (Husten, Fieber, Röntgenbild wie bei Miliartuberkulose). Der Verlauf ist sehr schleppend und kann zum Tod oder zur Karnifizierung (Lungenfibrose) der betroffenen Lungenabschnitte führen. Eine weitere Form der Reaktion besteht in einer sich langsam entwickelnden **granulomatösen Berylliose** der Lunge. Das morphologische Substrat besteht in einer alveolären Histiozytenakkumulation mit Bildung histiozytärer Granulome, z.T. mit zentralen Nekrosen (röntgenologisch sog. *Sandstaublunge*). Die Entwicklung von Sarkomen und Karzinomen (selten) wurde beschrieben.

Beryllium
- **Aufnahme:**
  - inhalativ
- **3 Reaktionsformen:**

1. akute Reaktion
- Pharyngitis

2. toxische Pneumonie, Lungenfibrose

3. granulomatöse Berylliose

Organische Stäube
Nicht selten entstehen Staublungenerkrankungen, **Pneumokoniosen**, mit konsekutiver Lungenfibrose und respiratorischer Insuffizienz durch Inhalation organischen Materials. Die Pathogenität dieser Stäube basiert entweder auf ihrem *sensibilisierenden* (z.B. *exogen-allergische Alveolitis* = Hypersensitivitätspneumonitis) oder *toxischen* (z.B. Byssinose) Potential. Bei diesen meist als *Berufserkrankungen* gesetzlich anerkannten Pneumokoniosen entwickelt sich eine allergische Reaktion (Typ III) im alveolarseptalen Gefäßbindegewebe mit Freisetzung intrazellulärer Mediatoren, ausgelöst durch Immunkomplexe oder Antigene unter Sensibilisierung von T-Suppressor-Lymphozyten. Eine Bronchialobstruktion gehört nicht primär zum Krankheitsbild. Die Antigene sind häufig Bestandteile von Pilzen.

Bei dem klassischen Beispiel der **Farmerlunge** besteht eine spezifische Hypersensitivitätsreaktion gegen Antigene von thermophilen anaeroben Aktinomyzeten (Micropolyspora faemi und Thermoactinomycetes vulgaris) mit präzipitierenden Serumantikörpern. Die akuten Veränderungen (Husten, Zyanose, Luftnot; im Röntgenbild feinfleckige Lungenverdichtung wie bei sarkoidähnlichen interstitiellen Granulomen) sind rückbildungsfähig. Wie bei anderen exogen allergischen Alveolitiden entwickelt sich bei chronischen Verläufen eine schwere Lungenfibrose (honeycombed lung). Weitere Beispiele: **Befeuchter-, Pilzarbeiter-, Holzarbeiter-, Malzarbeiterlunge**.

Organische Stäube verursachen:

1. Pneumokoniose
- **Wirkung:**
  - sensibilisierend
  - toxisch
- **Berufskrankheiten:**
  - **Farmerlunge**
  - Holzarbeiterlunge u.a.

Die **allergische Rhinitis** und **Sinusitis** mit anfallsweiser Schleimhautschwellung, seröser Sekretion und eosinophil-granulozytärem Infiltrat entsteht durch Inhalation von Allergenträgern aus der Atemluft. *Saisonale Formen* (ausgelöst durch Schimmelpilzsporen, Blütenstaub, Milben und Hausstaub) werden von *saisonunabhängigen* Formen (Nahrungsmittelallergene) unterschieden. Eine weitere, *episodisch auftretende Form* basiert auf gelegentlichem, häufig beruflich bedingtem Allergenkontakt: Mehle, Holzstaub, Tierhaare.
Asthma bronchiale s. S. 444 ff.
Langjährige Exposition gegenüber Eichen- oder Buchenholzstaub führt zu einer erhöhten Inzidenz von **Adenokarzinomen** der Nase und Nasennebenhöhlen (anerkannte Berufskrankheit).

2. allergische Rhinitis, Sinusitis

Formen:
- saisonal bedingt
- saisonunabhängig
- akzidenteller Allergenkontakt

3. Asthma bronchiale

4. Karzinome

Radioaktiver Staub
Aus der Inhalation radioaktiven Staubes resultiert infolge langzeitiger kurzstreckiger Strahlungswirkung auf das Lungengewebe ein erhöhtes Karzinomrisiko. Beispiele sind in Deutschland die hohe Sterblichkeit an Lungenkrebs bei Arbeitern in den Kobaltminen des Erzgebirges *(Schneeberger Krebs)* und in

Radioaktiver Staub
- **Langzeitwirkung** von Strahlen
- **Karzinomrisiko** ↑
  - Kobaltminen
  - Uranminen

den USA ein 4-fach erhöhtes Karzinomrisiko bei Arbeitern in den Uranminen in Colorado.

Mischexpositionen

2.1.3 Mischexpositionen

Tabakrauch

- „Aktivraucher"
- „Passivraucher"
- wichtige **Inhaltsstoffe**:
  - CO
  - NO_x
  - NH_3
  - Nikotin
- **Kanzerogenität:**
  - PAH
  - Cd
  - Nitrosamine
- **Folgen**

2.1.3.1 Tabakrauch

Tabakrauch enthält sowohl im Haupt- (aktiv vom Raucher inhaliert) als auch im Nebenstromrauch (während der Zugpausen in die Raumluft abgegeben) zahlreiche gesundheitsschädliche Stoffe (mehr als 2000 Komponenten). Die wichtigsten nicht-kanzerogenen Substanzen sind *CO*, *NO_2*, *NH_3* und *Nikotin*. Besonders *kanzerogen* dürften PAH (s. 2.1.1.4), Kadmium und verschiedene Nitrosamine wirken. Auch die langdauernde Aufnahme aus der Raumluft („Passivrauchen") hat Folgen, besonders für Kinder, Kranke und ältere Menschen.

Verantwortlich für eine *vorzeitige Mortalität* infolge Rauchens sind in der Reihenfolge der Häufigkeit: *koronare Herzkrankheit (KHK)*, *Lungenkarzinom* und *chronisch-obstruktive Bronchialerkrankungen* (chronic obstructive lung disease = COLD). Inhalatives Rauchen ist die Hauptursache für die Entstehung der **chronischen Bronchitis** und der **chronisch-obstruktiven Lungenerkrankung**. Bei Rauchern sind dosisabhängig arteriosklerotische Veränderungen in den Herzkranzgefäßen ebenso wie in den großen Arterien deutlich schwerer ausgeprägt und führen zu entsprechenden sekundären Veränderungen in den zugehörigen Organen. Zigarettenrauchen ist der größte Risikofaktor für die Entstehung eines **Herzinfarkts** und wirkt dabei synergetisch mit anderen Faktoren wie Bluthochdruck und Veränderung der Lipidzusammensetzung des Blutes.

- **Krebsrisiko ↑**
  steigt mit Anzahl gerauchter Zigaretten
  - **Lungenkrebs**
  - Lippe
  - Mundhöhle
  - Kehlkopf
  - Ösophagus
  - Harnblase
  - Niere
- Zigarettenrauchen verursacht
  - 30% aller Krebse
  - 80% der Lungenkarzinome
- **bei Raucherinnen:**
  - Menopause früher
  - Osteoporose u.a.

Krebsrisiko. Der kausale Zusammenhang zwischen Rauchen und *Lungenkrebs* ist gesichert. Das Lungenkrebsrisiko ist direkt proportional zur Anzahl gerauchter Zigaretten. In Kombination mit anderen Karzinogenen (z.B. Uran, Asbest) wirkt sich Rauchen im Sinne einer überadditiven Risikosteigerung aus. Darüber hinaus besteht gegenüber Nichtrauchern ein erhöhtes Karzinomrisiko: Lippen, Mundhöhle und Kehlkopf. Das Risiko eines *Ösophaguskarzinoms* (synergetisch mit exzessivem Alkoholabusus), eines *Harnblasenkarzinoms* oder eines primären *Adenokarzinoms der Niere* ist bei Rauchern jeweils mindestens doppelt so hoch. Der Anteil aller durch Zigarettenrauchen verursachten Krebserkrankungen wird in den USA auf 25–35 % geschätzt, bei Lungenkarzinomen sogar auf 80 %. Gentoxische und mutagene Wirkungen von Zigarettenrauchkondensaten sind belegt.

Bei **Frauen** ist infolge des Rauchens der *Östrogenmetabolismus* aktiviert und der Anteil des zirkulierenden Östriols reduziert. Vermutlich aus diesem Grunde ist statistisch der Eintritt der Menopause verfrüht. Eine postmenopausale Osteoporose wird bei Raucherinnen gehäuft beobachtet. Kinder von in der Schwangerschaft rauchenden Frauen weisen ein um durchschnittlich 200 g niedrigeres Geburtsgewicht als Vergleichskollektive auf und zeigen ein meßbar retardiertes postnatales physisches und intellektuelles Wachstum. Die perinatale Sterblichkeit ist erhöht und eine Abruptio placentae, Placenta praevia, uterine Blutungen sowie vorzeitiger Blasensprung treten gehäuft auf.

Smog

2.1.3.2 Smog

- **Wintersmog** durch SO_2, NO_x:
  - Mortalität ↑
  - Morbidität ↑
- **Sommersmog** durch Ozonbildung

Smog ist eine über Ballungs- und Industriegebieten bei Inversionswetterlagen entstehende Luftverunreinigung. Man unterscheidet den in den 60er und 70er Jahren über mehrere Winter in London und New York beobachteten *Wintersmog* (Hauptkomponenten: Ruß, SO_2) und den (z.B. für Los Angeles typischen) *Sommersmog*. Bei letzterem entsteht aus SO_2, NO_x und Kohlenwasserstoffen (insbesondere aus Autoabgasen) unter Sonneneinstrahlung in photochemischen Prozessen der Luftschadstoff *Ozon*, neben Reizstoffen wie Formalin und Azetaldehyd.
In den **Wintersmogsituationen** werden eine erhöhte Morbidität und Mortalität beobachtet, wobei insbesondere chronische Bronchitiker, Asthmatiker,

– meist über Naherholungsgebieten

Schwangere und Kinder gefährdet sind. Bei den **Sommersmogepisoden** liegen die Risikozonen nicht in den Hauptemissionszentren, sondern in den Naherholungsgebieten, wo Freizeitsportler besonders gefährdet sind. Smogalarmpläne berücksichtigen neben Luftkonzentrationen von SO_2 auch die von NO_2, CO und suspendierten Partikeln.

• **Krupp-Syndrom**

Das **Krupp-Syndrom (Pseudokrupp)**, eine akute stenosierende subglottische Laryngotracheitis, und die **chronische obstruktive Bronchitis** gehören zu den wesentlichsten Erkrankungen des Vorschulalters (bei Jungen häufiger als bei Mädchen) und treten bevorzugt in den Wintermonaten auf. Beide Krankheiten werden meist von Viren ausgelöst, wobei Witterungseinflüsse und Verunreinigungen der Außen- und Innenraumluft als initiale Kofaktoren diskutiert werden. Schleimhautschwellung, Kontraktion der glatten Muskulatur der Bronchuswand (bei Säuglingen und Kleinkindern weniger relevant) und vermehrte Produktion zähen Schleims wirken zusammen mit der Tatsache, daß der Querschnitt der Atemwege altersabhängig ist und kleinere Bronchien bei Exspiration leichter kollabieren.

2.2 Digestionssystem

Digestionssystem

Eine Vielzahl von organischen Verbindungen und toxischen Metallen werden als Zusätze bzw. Verunreinigungen von Nahrungsmitteln über den Gastrointestinaltrakt aufgenommen.

Neben den im folgenden näher beschriebenen Beispielen haben als Umweltfaktoren weitere Nahrungszusätze gesundheitliche Bedeutung:
- Bakterien- und Mykotoxine
- natürliche toxische Substanzen pflanzlicher (z.B. Alkaloide) und tierischer Herkunft
- Futtermittelzusätze wie z.B. Antibiotika und wachstumsfördernde Stoffe
- Zusätze aus der Nahrungsmittelproduktion wie z.B. Farbstoffe und Konservierungsmittel
- Pestidizide und radioaktive Substanzen aus der Nahrungskette.

2.2.1 Alkohol

Alkohol

• **Alkoholkrankheit**
– somatische, psychische oder
– soziale Schädigung

Chronischer Alkoholismus besteht bei regelmäßiger Aufnahme von solchen Alkoholmengen, die eine physische, psychische oder soziale Schädigung hervorrufen. Die Alkoholkrankheit kann mit einer Fehl- oder Mangelernährung verbunden sein, z.B. Thiamin- *(Wernicke-Enzephalopathie)* oder Folsäuremangel *(megaloblastische Anämie)*. Die alkoholassoziierten Krankheiten sind jedoch meist auf einen direkten **zytotoxischen Effekt** zurückzuführen.

• **zytotoxischer Effekt:**
– **Leberschäden, Pankreatitis, Kardiomyopathie**

> **Hauptfolgen.** Der **alkoholtoxische Leberschaden** (Fettleber, Zirrhose) ist die häufigste Organerkrankung beim Alkoholismus. Die Leberzirrhose entsteht in den Industrienationen meist auf der Basis eines chronischen Alkoholschadens, in der Dritten Welt dagegen meist durch Infektion mit dem Hepatitis-B-Virus. Insbesondere die chronische **Pankreatitis** tritt gehäuft bei Alkoholikern auf, wobei auch hier der direkte toxische Angriff des Alkohols auf die Epithelzellen der Drüse pathogenetisch wegbereitend ist. Eine degenerative **Kardiomyopathie** (alkoholische Kardiomyopathie) kann zu einem kongestiven Herzversagen führen (Rhythmusstörungen, Arrhythmie, Tod).

– **Myopathie**

– **Hodenatrophie, Gynäkomastie**

– **Hirnatrophie**

Das Spektrum der Veränderungen der Skelettmuskulatur reicht von ultrastrukturellen Minimalveränderungen bis zum Bild der degenerativen **chronischen Myopathie** (Faserdegeneration, Fibrose). Selten ist auch das Auftreten einer akuten alkoholischen Rhabdomyolysis mit massiver Myoglobinämie und fakultativem sekundären Nierenversagen beobachtet worden. **Hodenatrophie**, **Gynäkomastie** und die Entwicklung eines weiblichen Typs der Sekundärbehaarung spiegeln Einflüsse des chronischen Alkoholabusus auf das *endokrine System* beim Mann wider. Die Hypophysen-Gonaden-Achse wird komplex gestört und Testosteron beschleunigt in der Leber metabolisiert (Testosteronserumwerte erniedrigt). Eine allgemeine **Atrophie der Hirnrinde**, eine typische Form der **Kleinhirnatrophie** und die periventrikuläre **Wernicke-Enzephalopathie** sind häufige pathomorphologische Befunde bei Alkoholikern.

Halogenverbindungen

- **hierzu gehören:**
- Pestizide
- PCB
- Dioxine
- allen gemeinsam: **Lipophilie**
- **Vorkommen:** in Nahrungskette
- **Wirkung:**
- Induktion mikrosomaler Enzyme
- kanzerogen

2.2.2 Organohalogenverbindungen

Zu dieser Stoffklasse gehören u. a. die Pestizide *Hexachlorbenzol, Dichlordiphenyl-Trichlorethan (DDT), Hexachlorcyclohexan (HCH)* und weiterhin *polychlorierte Biphenyle (PCB), Dibenzodioxine (PCDD)* und *Dibenzofurane (PCDF)*. Diesen Stoffen ist eine hohe chemische Stabilität, Fettlöslichkeit, Anreicherung in der Nahrungskette und Freisetzung aus dem Fettgewebe bei Mobilisation der Fettdepots (wie in der Stillperiode) gemeinsam. Die meisten Verbindungen induzieren (zumindest in der Leber) mikrosomale Enzyme, bewirken eine Vergrößerung und Vermehrung der Leberzellen und stehen unter dem Verdacht der *Kanzerogenität*.

- **in der Frauenmilch**

Organohalogenverbindungen in der Frauenmilch. Obwohl chlororganische Pestizide in Deutschland seit etwa 15–20 Jahren nicht mehr angewendet werden, ist die *Kontamination der Frauenmilch* ein Beispiel für die jahrzehntelange Aufnahme und Substanzspeicherung im Fettgewebe.

Bedenkt man die lange Latenzzeit von Krebserkrankungen und die Tatsache, daß sich Tumoren bevorzugt in wachsenden Geweben ansiedeln, wird klar, daß das gesundheitliche Risiko für den Säugling vermutlich größer als beim Erwachsenen ist.

Nitrat, Nitrit, Nitrosamine

- chemisch-biologische Kette
- **Nitrat** = Ausgangssubstanz
- **endogene Nitrosierung:** Nitrat → Nitrit
- **Nitrit:**
- Methämoglobinbildner (Säuglinge!)
- **bildet kanzerogene Nitrosamine**
- Aufnahme von **Dimethylnitrosamin** durch:
- Nahrung
- Zigarettenrauchen
- **Anazidität** erhöht Nitritbelastung

2.2.3 Nitrat, Nitrit, Nitrosamine

Bei diesen Stoffen handelt es sich um eine chemisch-biologische Kette. Die Ausgangssubstanz **Nitrat** wird (zu 30–50 %) mit dem Trinkwasser und mit pflanzlicher Nahrung (Vegetarier! – Gehalt abhängig von Pflanzenart und Bodendüngung) aufgenommen (duldbare tägliche Aufnahme 3,65 mg/kg Körpergewicht, nach WHO) und hat selbst toxikologisch nur geringe Bedeutung. Nitrat wird zu 5–10 % durch bakterielle Reduktion in der Mundhöhle in Nitrit umgewandelt (endogene Nitrosierung).
Nitrit reagiert mit Hämoglobin zu Methämoglobin, wobei insbesondere Säuglinge gefährdet sind, da deren Darmflora eine höhere reduzierende Wirkung hat als die des Erwachsenen und geht mit bestimmten Aminen im sauren Milieu des Magens Verbindungen zu stark kanzerogenen **Nitrosaminen** (besonders *Dimethylnitrosamin*) ein. Individuelle Unterschiede hierbei sind abhängig von der Gegenwart von Katalysatoren wie Thiocyanat und Chlorid bzw. Inhibitoren wie den Vitaminen C und E. Die tägliche Aufnahme von Dimethylnitrosamin, vor allem aus Bier, Fleisch- und Fischwaren, Fettzubereitungen, Käse, wird auf ca. 0,5 µg geschätzt, während durch Rauchen von 20 Zigaretten etwa die 5-fache Dosis von Nitrosaminen aufgenommen werden soll.
Durch Besiedlung der Magenschleimhaut mit nitritbildenden Bakterien bei chronisch atrophischer Gastritis oder nach partieller Gastrektomie kommt es zu einer erhöhten Nitritbelastung.

- **Prophylaxe** ⇒

> Eine Schlüsselbedeutung in der gesundheitlichen Vorsorge kommt einer *Reduktion des Nitratgehalts* in Trinkwasser und pflanzlicher Nahrung zu.

Schwermetalle

- **Ingestionsnoxen,** besonders
- Blei
- Kadmium

2.2.4 Schwermetalle

Metalle und ihre Verbindungen gelangen hauptsächlich über Nahrungsmittel und Trinkwasser in den Organismus. Gesundheitsgefährdende Kontaminationen durch *Blei* und *Kadmium* können in den hochindustrialisierten Ländern auftreten.

Blei

- **tägliche Zufuhr:**
- Nahrung: 80 %
- Trinkwasser: 15 %
- Luft: 5 %
- < 40 µg Pb/d
- **Emissionsquellen:**
- Autoverkehr
- Mineraldünger
- Klärschlamm

2.2.4.1 Blei

Die tägliche Bleizufuhr des Menschen (250 µg) stammt aus Lebensmitteln (80 %), Trinkwasser (15 %) und der Luft (5 %). Über pulmonale und enterale Aufnahme ergibt sich eine Gesamtresorption von 30–40 µg Blei/d. Eine wichtige Emissionsquelle stellt immer noch der Autoverkehr dar. Über Mineraldünger und Klärschlamm findet Blei Eingang in landwirtschaftlich genutzte Böden und damit vor allem in pflanzliche Nahrungsmittel.
Inkorporiertes Blei wird vorwiegend im Knochen (90–95 %) gespeichert. Die biologische Halbwertzeit beträgt nach Ablagerung im Knochen mehrere Jah-

re. Kleinere Mengen werden an Erythrozyten, in Leber und Nieren gebunden. Die mittlere Blutbleibelastung liegt bei 10–15 µg/dl. Personen mit besonderer Exposition (z.B. Wasserrohre aus Blei, Obst- und Gemüseanbau in Belastungsgebieten) weisen höhere Werte auf, wobei Kinder wegen ihrer höheren enteralen Resorptionsrate und ihres Spielverhaltens besonders betroffen sind. Blei passiert die Plazentaschranke.

- **inkorporiertes Pb:**
- **Knochenspeicherung: 95 %**
- Blut
- Leber
- Nieren
- diaplazentar

Folgen. Eine Bleiintoxikation schädigt mindestens 3 Organsysteme: **Nervensystem, Nieren, Hämatopoese.**

- Beim *Kind* ist das **ZNS** Zielorgan: Enzephalopathie mit Lernstörungen, Reizbarkeit und Ataxie, Krampfanfälle, Bewußtseinstrübung.
- Beim *Erwachsenen* ist die periphere motorische Neuropathie der **Nn. radialis et peronaeus** charakteristisch.

- **Folgen der Bleiintoxikation:**

1. ZNS, PNS

Blei schädigt die Zellen des proximalen Tubulus der **Nieren** mit der Folge von Aminoazidurie, Glukosurie und Hyperphosphaturie (Fanconi-Syndrom) mit dem morphologischen Bild der Tubulusatrophie und Nephrosklerose. Ein Blei-Protein-Komplex führt zu charakteristischen intranukleären Einschlußkörpern in den Zellen des proximalen Tubulus. Blei schädigt auch die *Spermiogenese* (Terato-, Hypo- und Asthenospermie). Die Wirkung auf die **Hämatopoese** besteht in erster Linie in einer Enzymblockade, wobei besonders die Synthese von Hämoglobin in den Erythroblasten in mehreren Stufen gestört wird (Entstehung einer mikrozytären hypochromen Anämie). Dabei ist eine charakteristische basophile Tüpfelung der Erythrozyten zu beobachten.
Nach *chronischen Bleiexposition* wird häufig eine Erhöhung des Blutdrucks beobachtet. Die Serum-Ak-Titer und die Ak-produzierenden Zellen sind vermindert. Eine reduzierte Immunantwort ist auch durch die klinischen Beobachtungen prolongierter Infektionserkrankungen bei bleiintoxikierten Kindern und vermehrter respiratorischer und gastrointestinaler Infekte bei Bleiarbeitern belegt.

2. Nieren
- proximaler Tubulus → Fanconi-Syndrom

3. Hämatopoese
- Hämoglobinsynthese gestört
- hypochrome Anämie

4. Spermiogenese
- Teratospermie
- Hypospermie
- Asthenospermie

5. Immunsystem:
- Plasmazellzahl ↓
- Ak-Titer ↓
- Immunantwort ↓

2.2.4.2 Kadmium

Kadmium

Die tägliche Kadmiumzufuhr beträgt beim Menschen 30–35 µg. Sie erfolgt wie bei Blei hauptsächlich über die Nahrung: 80 % Lebensmittel, 15 % Trinkwasser, <1 % Luft. Vom zugeführten Kadmium werden beim gesunden Erwachsenen 1–2,5 µg/d resorbiert. Raucher sind zudem mit einer inhalativen Aufnahme von ca. 0,6 µg/d bei 20 Zigaretten belastet. Die Resorption kann bei Eisenmangel, Vitamin D- und Kalziummangel erhöht sein.

- **Aufnahme:** Nahrung
- Lebensmittel: 80 %
- Trinkwasser: 15 %

Das Schwermetall ist im Organismus an Metallthionin (Protein) gebunden und akkumuliert insbesondere in der Leber und dem Hauptanreicherungsorgan Niere. Die biologische Halbwertzeit wird auf 15–30 Jahre geschätzt. Die Niere ist auch Hauptschädigungsort des aufgenommenen Kadmiums, wobei eine Beeinträchtigung der tubulären Proteinrückresorption neben einer vermehrten glomerulären Proteinausscheidung auftritt. Die schädigende Wirkung auf die Spermiogenese und das Immunsystem ist offenbar ähnlich derjenigen bei einer chronischen Bleiexposition. Kadmiumverbindungen stehen unter dem Verdacht einer *gentoxischen Wirkung* und, auf der Basis epidemiologischer Studien, auch einer *kanzerogenen Wirkung*: Bronchial- und Urogenitaltumoren.

- **Proteinbindung, Akkumulation** in Niere, Leber
- biolog. HWZ: >15 Jahre
- **Intoxikation:**

schädigt
- **Nieren:** Proteinurie (!)
- Spermiogenese
- Immunsystem

wirkt
- kanzerogen

2.2.4.3 Arsen

Arsen

Arsen bzw. die toxikologisch relevanten anorganischen Arsenverbindungen (besonders As-III-Oxid und Arsensäure bzw. deren Salze) werden oral (0,2–1 mg pro Woche) inkorporiert und im Darm resorbiert. Die inhalative Aufnahme (wenige µg/d, Resorption <1 µg/d) tritt – außer bei speziellen Arbeitsplatzbelastungen – quantitativ in den Hintergrund. Arsenverbindungen werden bei einer biologischen Halbwertzeit von Stunden bis Tagen nach relativ homogener Verteilung im Organismus (höchste Konzentrationen in keratinreichen Strukturen wie Haaren, Nägeln, Haut) über die Nieren ausgeschieden. Schwer lösliche Arsenverbindungen können aber dauerhaft in der Lunge eingelagert werden und von erheblicher kokarzinogener Bedeutung sein.

- **Aufnahme:**
- oral, inhalativ
- biolog. HWZ: Stunden - Tage
- **Speicherung** in:
- Haaren, Magen
- Haut

- **Ausscheidung:**
- Nieren
- **kokanzerogene Wirkung:**
- Lungen
- Haut

- **weitere Schäden:**
- Leber, Gefäße
- Embryo-, Fetopathien (?)

Epidemiologisch wurde bei Arbeitern in der Pestizidproduktion und in Kupferhütten sowie bei Anwendern von Pestiziden mit erhöhter Arseninhalation ein gesteigertes *Lungenkrebsrisiko* nachgewiesen. Nach chronischer oraler Intoxikation (kontaminierter Wein bei Pestizidanwendung oder stark belastetes Trinkwasser) werden EKG-Veränderungen, Hautveränderungen (Hyperkeratosen, Pigmentanomalien, Hauttumoren – M. Bowen) Gefäßerkrankungen, Lebererkrankungen und Bronchialkarzinome beobachtet. Weiterhin werden verschiedene Arsenverbindungen als Mutagene eingestuft. Pränatale Schädigungen werden aufgrund feto- und embryotoxischer Wirkungen nach dem Passieren der Plazentaschranke vermutet (Spontanaborte, Mißbildungen, vermindertes Geburtsgewicht).

Nickel

2.2.4.4 Nickel

- **Vorkommen:**
- Katalysatoren
- Akkumulatoren
- **Aufnahme:**
- oral: 99%
- inhalativ: Schweißer, Raucher

- biolog. HWZ: 35 d
- **Ausscheidung:**
- Nieren

- **Lungenkarzinom** nach 10–40 Jahren

Nickel findet in Katalysatoren, Akkumulatoren sowie bei der Stahlveredelung Anwendung. Es gelangt über Abluft und Niederschlagsdeposition sowie durch Abwässer in den Boden, wo eine Anreicherung erfolgt.
Die Gesamtaufnahme von Nickel und seinen Verbindungen wird mit 300 µg/d angegeben: 85 % über Nahrungsmittel, 15 % über Trinkwasser, intestinale Resorptionsrate 1–19 %. Die mit ca. 1% angegebene inhalative Belastung (Resorption ca. 30–50 %) kann an bestimmten Arbeitsplätzen (z. B. Schweißer) oder durch inhalatives Rauchen erhöht sein. Bei einer biologischen Halbwertzeit von ca. 35 Tagen erfolgt die Ausscheidung hauptsächlich mit dem Urin. Nickel kann die Aktivität von Enzymen steigern oder reduzieren.

Nach einer Latenzzeit von 10–40 Jahren können im Gefolge von Nickelstaubbelastungen am Arbeitsplatz *Karzinome der Lunge* und der *oberen Luftwege* entstehen (Synergismus mit Tabakrauch wahrscheinlich). Dagegen ist ein kanzerogener Effekt für das intestinal zugeführte Nickel nicht belegt.

Quecksilber

2.2.4.5 Quecksilber

- **Aufnahme:**
- oral, Nahrung
- inhalativ (Dampf)
- perkutan
- **Vorkommen:**
- bes. in Fischen

- **Anreicherung:**
- Nieren
- Muttermilch
- **Ausscheidung:**
- Nieren, Darm
- **Intoxikation** führt zu

1. ZNS-Schäden

- histor. Beispiel: **Salvarsan**

2. Pränatalschäden

Die wesentlichen Mengen von Quecksilber und seiner Verbindungen werden bei der nicht beruflich exponierten Bevölkerung *über die Nahrung* zugeführt. Als Methylquecksilber wird es nahezu vollständig, als anorganische Verbindungen zu ca. 7% resorbiert.
Während Quecksilber von Pflanzen nur in geringem Maß aufgenommen wird (Ausnahme: Pilze), können in Fischen und Fischereierzeugnissen (insbesondere Raubfische, z. B. Thunfisch) sehr hohe Quecksilbermengen nachgewiesen werden. Eingeatmeter Quecksilberdampf wird *pulmonal* zu ca. 80 % resorbiert. Zumindest Methylquecksilber kann *perkutan* resorbiert werden und zu akuten Vergiftungen führen. Quecksilber reichert sich in den Nieren an und wird vorzugsweise über Urin und Stuhl eliminiert. Es ist plazentagängig und kontaminiert die Muttermilch. Die biologische Halbwertzeit beträgt ca. 70 Tage.

Wirkung. Intoxikationen führen zu morphologisch faßbaren Veränderungen des *Gehirns* mit irreversiblen psychischen und neurologischen Ausfällen: Schlaf- und Gedächtnisstörungen, Ataxie, Parästhesie, Gesichtsfeldeinschränkungen, Gehörschäden.

Die *Behandlung der Syphilis* mit Quecksilberpräparaten **(Salvarsan)** sowie die berufsbedingte Exposition bei Hutmachern im 18. Jahrhundert hatte neben den genannten Wirkungen auch das Auftreten einer *Stomatitis*, beginnend mit einem typischen *Quecksilbersaum am Zahnfleischrand* sowie *Geschwürbildung* und partieller Zerstörung des Kieferknochens, bekannt gemacht.

Der *pränatale Lebensabschnitt* dürfte bezüglich Methylquecksilber die empfindlichste Phase sein (Plazentagängigkeit, in fetalen Erythrozyten 30 % höhere Bindung als bei Erwachsenen).

Haut

2.3 Hautsystem

- von Umwelteinwirkungen weniger betroffen als
- Lungen
- Magen-Darm-Trakt

Die Haut besitzt eine große Angriffsfläche und ist Eintrittspforte für toxische Substanzen. Im Vergleich zu Lungen und Magen-Darm-Trakt zeigt die Haut bei umweltrelevanten Schadstoffkonzentrationen jedoch fast immer eine weniger empfindliche Reaktionsbereitschaft (Ausnahme: Allergien). Schadstoffwirkungen auf die Haut sind weitgehend ein Problem der *Arbeitsmedizin*. Sowohl der direkte lokale Effekt als auch der Grad der systemischen Wirkung werden durch das Ausmaß der **perkutanen Resorption** bestimmt. *Lipophile* Substanzen (z. B. Phenole, PCB, Insektizide) dringen leicht ein, während *hydrophile* Stoffe nur langsam penetrieren. Das avitale Stratum corneum mit seinem geringen Wassergehalt stellt für hydrophile Substanzen die Hauptbarriere dar. Der Feuchtigkeitsgehalt dieser Schicht hat einen fördernden Einfluß auf die Penetration von polaren Molekülen. Nicht-polare Stoffe werden über die Lipidmatrix des Stratum corneum resorbiert. Die perkutane Stoffaufnahme wird von Faktoren der Haut selbst (regionale Unterschiede der Dicke, Hydratation und Temperatur), von Eigenschaften des Substanzträgers (verletzende Lösungsmittel oder Detergentien, pH), von der Substanz selbst (Polarität, Fett-/Wasserlöslichkeit) sowie von Einwirkdauer, -fläche und -konzentration bestimmt. In dem stoffwechselaktiven Hautorgan kann zudem eine erhebliche Biotransformation eindringender Substanzen ablaufen.

1. perkutane Resorption
- gut für lipophile Substanzen
- schlecht für hydrophile Substanzen

• **abhängig von:**
- Hautbeschaffenheit
- Substanzträger
- der Substanz selbst
- Einwirkung

In die Haut eingelagerte **phototoxische Substanzen** werden durch Lichteinwirkung molekular verändert und können dann Hautreaktionen hervorrufen. Je nach Substanz und Expositionsumständen kommt es zur Schwellung, Rötung, Blasenbildung und Hyperpigmentierung, in Einzelfällen auch zur Entstehung von Hauttumoren. Die Substanzaufnahme erfolgt durch Kontakt, oral oder parenteral.

2. phototoxische Substanzen → Hautreaktionen:
- Schwellung
- Rötung
- Blasenbildung u. a.

Furocumarine, polyzyklische Kohlenwasserstoffe, Tetrazykline, Sulfonamide, Chlorpromazin, Farbstoffe (Eosin, Akridinorange) und Porphyrinderivate gehören in diese Gruppe phototoxischer Substanzen.

• **Beispiele:**
- Tetrazykline
- PAH u. a.

Unter der Wirkung von UV-Licht können durch Konversion eines Haptens zu einem kompletten Allergen *Photoallergien* der Haut entstehen.

- Photoallergien

Bei den **toxischen Hautreaktionen** werden als reversible entzündliche Reaktionen (Dermatitis) *akute Irritationen* (nach einmaliger Exposition) und *kumulative Irritationen* (wiederholte Exposition gegenüber Noxen, die selbst keine akute Dermatitis hervorrufen) unterschieden. Akute Irritationen werden von einer großen Zahl unterschiedlicher chemischer, meist hochaktiver Substanzen wie starken Lösungsmitteln, Säuren und Laugen hervorgerufen. Kumulative Irritationen haben meist eine multifaktorielle Ursache. Gemeinsame Eigenschaften irritierend wirkender Substanzen sind vor allem die Auflösung von Keratin, Dehydratation, Oxidation oder Reduktion.

3. toxische Hautreaktionen
• Dermatitis durch:
- akute oder
- kumulative Irritationen

→ Keratolyse, Dehydratation

Korrosionen sind *irreversible desintegrative Hautveränderungen* am Einwirkort und manifestieren sich als Ulkus mit nachfolgender Narbenbildung. Ausgedehntere Veränderungen dieser Art werden auch als *chemische Verbrennungen* bezeichnet. Das Erscheinungsbild ist von der Art der chemischen Noxe abhängig. Von Säuren herrührende Verbrennungen (Koagulationsnekrosen) führen zu trockenen Schorfbildungen, während Laugen weiche und sehr schmerzhafte Ulzerationen (Koagulationsnekrose) verursachen. Bei anderen Substanzen (z. B. Stickstoff-Lost) tritt die Reaktion stark verzögert auf. Im Unterschied zu thermischen Verbrennungen ist für einige korrosive Chemikalien das grenzenlose Fortschreiten der Nekrose typisch (z. B. Alkylquecksilber).

4. Korrosionen:
- irreversibel, desintegrativ
- Ulkusbildung

• **„chemische Verbrennungen"**
- **Säuren → Koagulationsnekrose**
- **Laugen → Kolliquationsnekrose**
- bei Stickstoff-Lost u. a. Substanzen: protrahierte Wirkung

2.3.1 Chlorakne

Chlorakne

Chlorakne ist eine der *Akne vulgaris* ähnliche Veränderung, ausgelöst durch halogenierte aromatische Verbindungen (u. a. PBB/PCB, PCDF/PCDD, TCAB), die bei Verwendung oder Herstellung anderer polychlorierter Verbindungen als Kontaminationen auftreten können. Charakteristisch ist eine Hyperplasie und Veränderung der Differenzierung der Epithelzellen der Talgdrüsen mit Ausbildung von Hornzysten. Die Haut der Augenumgebung und hinter dem Ohr ist zuerst betroffen, gefolgt von Wangen, Stirn und Nacken. Stamm und Extremitäten weisen die Veränderungen nur bei schwersten Vergiftungsfällen auf. Bei letzteren treten Entzündungen, große Zysten und Abszesse hinzu. Die Veränderungen können lange Zeit nach Expositionsende fortbestehen.

• **Auslöser:**
- PBB/PCB
- PCDF/PCDD
- TCAB

• **pathognomonisch:**
- Hyperplasie der Epithelzellen von Talgdrüsen
- Hornzysten

Kontaktallergene

- **Auslöser:**
- Metalle
- Pflanzen
- Chemikalien
- **Kontaktquellen:**
- Metalle
- Parfüme
- Haarfarben u. a.

2.3.2 Kontaktallergene

Als Kontaktallergene sind bekannt: **Metalle** (Nickel, Chrom- und Kobaltsalze, organische Quecksilberverbindungen), **Pflanzen** und **chemische Stoffe** (Gummizusätze, Epoxyoligomere u. a.). Häufige *Kontaktquellen* sind Metalle, Parfüme, Haarfarben, Farbzusätze in Kosmetika, Zusatzstoffe und Farbstoffe in Textilien, Additive in Gummi- und Lederprodukten, Medikamente, pflanzliche Produkte, Pestizide sowie Monomere, die bei der Kunststoffherstellung verwendet werden.

Weitere Hautreaktionen:

2.3.3 Weitere Hautreaktionen

5. Hautkarzinogene

Als **Hautkarzinogene** sind neben der ionisierenden und der ultravioletten Strahlung aromatische Kohlenwasserstoffe und Arsen bekannt. *Arsen* führt zu Keratosen der Haut, die maligne entarten können. Auch Basaliome können durch Arsen hervorgerufen werden.

6. Haarverlust

Haarverlust (meist reversibel) kann bei lokalem Kontakt infolge Keratolyse durch Laugen, Thioglykolate und Oxidantien (z. B. Peroxide) hervorgerufen werden. Eine Schädigung der Haarmatrixzellen in der Anaphase (antimitotisch wirkende Zytostatika wie alkylierende Substanzen, Antimetabolite und Colchizin) oder in der Telophase (orale Antikonzeptiva, einige Antikoagulantien, bestimmte β-Blocker wie Propanolol) führt nach wenigen Wochen zum Haarverlust.

7. Hyperpigmentierungen

Umschriebene **Hyperpigmentierungen** werden durch Phenole und Hydroquinone (molekulare Ähnlichkeiten zum Melaninbaustein Tyrosin) auf der Basis einer selektiven Melanotoxizität ausgelöst. Arsen ruft ein Mischbild aus generalisierter Hyper- und umschriebener Hypopigmentierung hervor *(Arsenmelanose)*.

8. Hypopigmentierungen

Umschriebene **Hypopigmentierungen** treten nach phototoxischen Reaktionen, insbesondere nach Einwirkung von Teerbestandteilen, aber auch als lokal rekurrente Veränderungen nach Medikamentenschädigungen (Phenolphthalein, Barbiturate) auf.

9. Fibrose der Haut:
Pseudosklerodermie

Eine Bindegewebsveränderung im Sinne einer **Fibrose** der Haut ist bei chronischer Berylliose, eine **Pseudosklerodermie** (mit Raynaud-artigen Durchblutungsstörungen) nach Vinylchlorid-Vergiftung bekannt.

Systemische Wirkungen

- **Resorption über die Haut, Wirkung in anderen Organen:**

- Desinfektionsmittel
- Lösungsmittel
- organische Phosphorverbindungen

2.3.4 Vorwiegend systemische Wirkungen

Obwohl nicht der Hauptaufnahmeort, kann die Haut auch Eintrittspforte für Substanzen sein, deren Wirkort in anderen Organsystemen liegt. So können einige neurotoxische Verbindungen in relevanten Mengen resorbiert werden. Dies gilt z.B. für *Desinfektionsmittel* wie Hexachlorophen (HCP), für *Lösungsmittel* wie n-Hexan und Methyl-n-Butyl-Keton, für das Monomer Akrylamid, für verschiedene *organische Phosphorverbindungen* (Insektizide, Kampfgifte) und *polychlorierte Biphenyle.* Nephro- und neurotoxische Quecksilberverbindungen aus hautdesinfizierenden Lösungen können bei langdauernder Anwendung (chirurgisches Händewaschen) oder bei offenen Wunden in erheblichem Maß resorbiert werden.

Physikalische Noxen

3. Physikalische Noxen

D. Hoder

Mechanische Einflüsse

3.1 Mechanische Einflüsse

Mechanische Einflüsse (Unfallverletzungen, Lärm, Ultraschall, Über-/Unterdruck, Schußverletzungen etc.) sind, obwohl sie z. T. im täglichen Leben eine große Rolle spielen, für die Pathologie von geringerer Bedeutung und werden daher in Spezialdisziplinen (Traumatologie, Gerichtsmedizin u. a.) abgehandelt.

3.2 Thermische Einflüsse

Thermische Einflüsse

3.2.1 Wärme, Hitze, Kälte

Wärme, Hitze, Kälte

Wärme ist eine physikalisch definierte meßbare Energieform, *Hitze* und *Kälte* dagegen sind subjektive Empfindungen bezüglich der Umgebungstemperatur. Der Transport von Wärme erfolgt über Wärmeleitung, Wärmestrahlung und Konvektion.

- **Definitionen**

Der **erhöhte Wärmezufluß** bei hohen Temperaturen wird hauptsächlich über die Abgabe bzw. Verdunstung von Wasser durch Haut und Atemwege kompensiert *(Schwitzen)*. Durch Weitstellung der Blutgefäße wird außerdem die *Hautdurchblutung* erhöht. Bei trockener Luft ist ein Aufenthalt langzeitig bei 60–70 °C und kurzzeitig bis zu 100 °C (Sauna) möglich.

- **Regulationsmechanismen bei Hitze:**
- Schwitzen (Wasserverdunstung)
- Hautdurchblutung ↑

Die **Reduktion des Wärmeabflusses** bei Kälte erfolgt durch Verlagerung des Blutflusses ins Körperinnere *(physikalische Kompensation)* und durch Erhöhung des Grundumsatzes *(chemische Kompensation)*. Beim Erwachsenen wird letzteres durch *Muskelzittern* unter Glykogen- und Fettsäurenverbrauch erreicht; beim Säugling wird stattdessen das *braune Fettgewebe* metabolisiert. Langzeitaufenthalte bei tiefen Temperaturen verlangen eine ausgleichende Wärmebildung durch körperliche Betätigung, zweckmäßige Kleidung zur Reduzierung des Wärmeverlusts und reichliche Ernährung zur Kompensation des höheren Energieverbrauchs.

- **Regulationsmechanismen bei Kälte:**
- Blutflußverlagerung ins Körperinnere (physikalische Kompensation)
- Grundumsatz ↑ (chemische Kompensation)

Bei Mißlingen der beschriebenen Kompensationsprozesse entstehen generalisierte oder lokale **Hitze-** bzw. **Kälteschäden.**

- **Hitze- und Kälteschäden** infolge unzureichender Regulation

3.2.1.1 Hitzschlag

Hitzschlag

Bei hohen Außentemperaturen und hoher Luftfeuchtigkeit ist die Wärmeabgabe reduziert und damit die Gefahr einer **Hyperthermie** gegeben. Synergetisch wirken Ermüdung, ungünstige Kleidung, körperliche Arbeit und Krankheiten, die mit Durchblutungsstörungen (z. B. Diabetes mellitus) oder Sekretionsstörungen der Schweißdrüsen (z. B. Ichthyosis) einhergehen.
Steigt die *Kerntemperatur über 41* °C, entsteht eine Schädigung der Endothelzellen der Gefäße mit massivem Flüssigkeitsübertritt ins Gewebe. Die Folge ist ein Versagen des peripheren Kreislaufs **(hypovolämischer Schock)** bis hin zur disseminierten intravaskulären Gerinnung **(DIC)**. Der Tod tritt durch Lähmung des Atemzentrums ein. Morphologisch finden sich im Gehirn wegen der hyalinen Thrombenbildung in den kleinen Gefäßen Untergänge von Ganglienzellen sowie Ringblutungen um kapilläre Gefäße (*hämorrhagische Enzephalitis* bzw. *Purpura cerebri*). Entsprechende Gewebeschäden entstehen auch in Leber, Niere und Herz.

- **Hyperthermie:**
Luftfeuchtigkeit ↑
→ Wärmeabgabe ↓
- Synergismen:
- physische Tätigkeit
- Ermüdung u. a.
- **Kerntemperatur** > 41 °C:
- Schädigung der Gefäßendothelien
- Flüssigkeitsübertritt ins Gewebe
→ hypovolämischer Schock, Tod durch Atemlähmung

3.2.1.2 Verbrühung, Verbrennung

Lokale Hitzeschäden an der Haut oder am Respirationstrakt, die durch *heiße Flüssigkeiten* oder *heiße Dämpfe* verursacht werden, bezeichnet man als **Verbrühungen**. Entsprechende Schäden durch *Wärmestrahlung*, *heiße Gase*, *offene Flammen*, *geschmolzene Stoffe* oder durch *Berührung von Festkörpern* heißen **Verbrennungen**.

- **Verbrühung**
- heiße Flüssigkeiten
- Wasserdampf

Die **Höhe des Schadens** hängt von der Intensität und Dauer der Einwirkung, dem Temperaturgradienten sowie dem Aggregatzustand des einwirkenden Mediums ab. Bezogen auf das Gewebe sind für die Schadenshöhe die Temperatur und deren Einwirkdauer maßgebend.

- **Verbrennung**
- heiße Gase
- offenes Feuer u. a.
- **maßgebend für Gewebeschaden:**
- Gewebetemperatur
- Dauer

Man unterscheidet **4 Schweregrade** der Verbrennung und Verbrühung:
1. Grad: *Hitzeerythem* (reversibel)
2. Grad: *Blasenbildung* (Exsudation durch Epidermisschädigung), vollständige Abheilung durch Regeneration aus erhaltenen Epithelresten bzw. dem Epithel der Hautanhangsgebilde möglich
3. Grad: tiefere *Gewebsnekrose* (direkt durch Hitzekoagulation von Zellproteinen oder mittelbar durch Gefäßschädigung mit Stase), Abheilung mit Narbenbildung
4. Grad: *Verkohlung* (Synonym: Karbonisierung).

- **4 Schweregrade:**
1. Grad: **Erythem**
2. Grad: **Blasenbildung**
3. Grad: **tiefe Nekrose**
4. Grad: **Verkohlung**

Bei **Verbrennungen 2.–4. Grades** treten *sekundäre* Erscheinungen hinzu. Dazu zählen: a) eine *allgemeine Intoxikation* durch Proteine, Proteasen und gefäßaktive Zerfallsstof-

- **Sekundärerscheinungen:**
- Intoxikationen

- Schock
- Wundinfektionen
- Tetanus

fe aus den hitzegeschädigten Arealen, die zu mittelbaren schweren Schäden an der Nebennierenrinde, an der Herz- und Skelettmuskulatur und an den Kapillaren zahlreicher Organe führen können, b) der *Schock*, c) eine *Wundinfektion* mit Gefahr der Sepsis, d) eine *Tetanusinfektion*.

- **Spättod**

Für den **Spättod** zwischen dem 6. und 10. Tag nach Verbrennung ist meist eine *Nierenschädigung mit Urämie* verantwortlich.

- **Neunerregel**

Wichtiger als der Grad einer Verbrennung ist deren **Oberflächenausdehnung** nach der **Neunerregel**. Verbrennungen und Verbrühungen ab dem 2. Grad mit mehr als 15 % (bei Kindern 5 %) der Körperoberfläche erfordern eine Einweisung in die Klinik.

Pathogenese
- **Reaktion der Zelle auf hohe Temperaturen:**
- Beschleunigung chemischer Reaktionen
- Aufspaltung von Proteinen
- Beeinträchtigung von Stoffwechselvorgängen
- Peroxidation von Membranlipiden
- Eiweißkoagulation
- Zellnekrose

Pathogenese. Generell reagiert die Zelle auf hohe Temperaturen außerordentlich empfindlich (s. auch Hyperthermie bei der Krebstherapie, Abschn. 3.4.2). Mit steigenden Temperaturen laufen die chemischen Reaktionen in der Zelle immer *rascher* ab. Dieses zeigt sich auch an der Zunahme der intrazellulären Organellen- sowie der Zellmembranbewegung. Beträgt die Temperatur in der Zelle mehr als 50 °C, so dissoziieren die Struktur- und Enzymproteine. Die Stoffwechselvorgänge werden beeinträchtigt, auch kommt es zur Peroxidation der Membranlipide. Es bilden sich sog. *Hitzeschockproteine*. Durch die Entstehung vieler relativ kleiner Moleküle steigt der osmotische Druck, die Zelle schwillt. Eine letale Zellschädigung deutet sich zuerst an den Mitochondrien in Form von Schwellung und Cristolyse an. Später lösen sich die Ribosomen vom endoplasmatischen Retikulum ab, Membranen und Kernchromatin verklumpen. Schließlich kommt es zur *Zellnekrose*.

Erfrierung

3.2.1.3 Erfrierung

- **Hypothermie:**
Wärmeentzug größer als -produktion
- **Synergismen:**
- Wind
- Feuchtigkeit
- Krankheiten

Übersteigt der Wärmeentzug durch die Umgebung die Wärmeproduktion des Körpers, so sinkt die Körpertemperatur und es kommt zur Unterkühlung **(Hypothermie)**. Synergetisch wirken starke Luftbewegung, Wasser und Nässe bzw. eine Verminderung der Wärmeproduktion durch körperliche Inaktivität (z. B. Bewußtlosigkeit) oder bestimmte Krankheiten (z. B. Herz-Kreislauf-Erkrankungen, Alkoholismus, Endokrinopathien, Myxödem, M. Addison).

Pathogenese charakterisiert durch:
- Verlangsamung des Stoffwechsels
- Absinken der Sauerstoffdissoziation von Hämoglobin u. a.

Pathogenese. Bei Unterkühlung *verlangsamen* sich die Stoffwechselvorgänge. Die Sauerstoffdissoziation von Hämoglobin ist herabgesetzt, die CO_2-Löslichkeit im Plasma steigt. Sinkt die Körpertemperatur unter 25 °C, kommt es zum Herz-Kreislauf-Versagen mit Versagen des Atemzentrums. Es zeigt sich das Bild einer allgemeinen Oxidationshemmung mit schwerer Verfettung der Leber, Niere sowie der Herz- und Skelettmuskulatur.

- **Zeichen für Erfrierungstod**

Zeichen für den Tod durch Erfrieren sind: a) *livide Hautverfärbungen* außer den normalen Totenflecken, b) *Magenschleimhauterosionen*, c) streifenförmige *Blutungen* im M. iliopsoas und d) *Azetonämie*.

- örtliche Erfrierungen

Beschränkt sich die Kältewirkung auf einzelne Gewebebezirke, so entstehen **örtliche Erfrierungen**. Akren und Extremitäten sind besonders gefährdet.

- **4 Schweregrade:**

1. Grad: **Erythem**

2. Grad: **Blasenbildung**

3. Grad: **Frostgangrän**

4. Grad: **Gewebevereisung**

Analog zu den Verbrennungen existieren hier auch **4 Schweregrade**, die sich nach Wiedererwärmung des Gewebes zeigen:
1. Grad: *Erythem*, da die Gefäße nach Wiedererwärmung noch längere Zeit weitgestellt bleiben
2. Grad: *Blasenbildung*, da die Gefäßwände nach Wiedereinsetzen der Blutströmung für das Plasma durchlässig sind
3. Grad: *Frostgangrän* der Haut und tieferliegender Gewebe als Folge von irreversibler Gefäßlähmung mit Stase und Thrombosierung
4. Grad: völlige *Gewebevereisung*, dadurch vollständige Gewebezerstörung.

- Folgeerscheinungen:
- Intimaverdickung (Endangiitis obliterans)
- Einengung der Gefäßlichtungen

An den Blutgefäßen kältegeschädigter Gewebe zeigen sich charakteristische **Folgeerscheinungen**: Durch die vorübergehenden Ernährungsstörungen der Gefäßwände kommt es zur Intimaverdickung an Arterien und Venen mit Entzündungszeichen (Endangiitis obliterans) sowie einer Einengung der Gefäßlichtungen mit Minderdurchblutungen.

3.2.2 Umformung anderer Energien in Wärme

Umformung in Wärme

Auch wenn dem Körper Energie nicht als Wärme zugeführt wird, kann sie in Wärme umgewandelt und letztlich in dieser Form wirksam werden. Beispiele sind die mit dem *Argonlaser* bei der Therapie von Augenerkrankungen bewirkten Koagulationen, die Wirkung von *Mikrowellen* sowie die im folgenden Abschnitt erwähnten *Strommarken.*

- Laserkoagulation
- Mikrowellen
- Strommarken

3.3 Elektrische Einflüsse

Elektrische Einflüsse

3.3.1 Strom, Spannung, Widerstand

Strom, Spannung, Widerstand

Eine **direkte Stromwirkung** entsteht, wenn elektrischer Strom an einer Stelle des Körpers ein- und an einer anderen wieder austritt. Schon bei kleinen Spannungen können hohe Ströme durch den menschlichen Körper fließen, wenn durch hohe Feuchtigkeit an der Haut oder großflächigen Kontakt zum stromführenden Leiter ein niedriger Übergangswiderstand gegeben ist. Die im Körper erzeugte Wärme ist dem Quadrat der Stromstärke, dem Widerstandswert des Körpers und der Zeitdauer des Stromflusses proportional.

direkte Stromwirkung

3.3.1.1 Schäden durch künstlich erzeugten Strom

Stromunfälle

Das Schadensgeschehen ist gekennzeichnet durch die Beinflussung von Muskeln und Nerven *(Kontrakturen, Lähmungen)* sowie die Entwicklung von Joule-Wärme *(thermische Effekte)*. Im Niederstrombereich ist niederfrequente Wechselspannung (z.B. die 50 Hz unseres Stromnetzes) wegen ihrer Wirkung auf die Herztätigkeit gefährlicher als eine ebenso große Gleichspannung.

- Kontrakturen, Lähmungen
- thermische Effekte
- Wechselstrom (50 Hz) gefährlicher als Gleichstrom

Das **elektrische Unfallgeschehen** wird üblicherweise 4 Stromstärkebereichen zugeordnet:
Stromstärkebereich I (9–25 mA): Verkrampfungen von Skelett-, Atem- und Herzmuskulatur. Atemstillstand selten. Histologische Schäden nicht nachweisbar.
Stromstärkebereich II (25–80 mA): Reizbildungs- und Reizleitungsstörung am Herzen. Bleibende Spätschäden sind selten.
Stromstärkebereich III (80 mA-4 A): Tod durch Herzkammerflimmern und/oder zentrale Atemlähmung.
Stromstärkebereich IV (>4 A, Spannungen >1000 V): Starke Hitzeentwicklung, dadurch Verkochen des Gewebes. Tod meist durch Herzversagen.

- **4 Schweregrade** nach Stromstärken

In den Stromstärkebereichen II-IV zeigen sich häufig an den Stromein- und Stromaustrittsstellen rundliche *Koagulationsnekrosen* der Epidermis. Diese sog. **Strommarken** sind auf den hohen Übergangswiderstand der Hautoberfläche (d.h. hohe Wärmeentwicklung) bei geringer Ausdehnung der Stromein- bzw. Stromaustrittsstelle zurückzuführen. Im Starkstrombereich (>4 A) treten dort häufig Lichtbögen auf, wodurch es zu verkohlten Strommarken kommt.

- **Strommarken:**
- runde Koagulationsnekrosen

3.3.1.2 Blitzschlag

Blitzschlag

Beim Blitzschlag werden in kurzer Zeit hohe Ströme und sehr hohe Spannungen wirksam. Dabei können alle Grade der Verbrennung entstehen. Da es sich um Gleichstromwirkung handelt, sind elektrolytische Gewebezersetzungen möglich (z.B. Augenlinsentrübung). Typisch sind auch sog. *Blitzfiguren* auf der Haut durch Hyperämie und winzige Blutaustritte, wenn bei nasser Kleidung bzw. Haut der Stromfluß vorwiegend über die Körperoberfläche geleitet wird. Der Tod tritt durch Lähmung der Hirnzentren, insbesondere des Atemzentrums ein. Wird der Blitzschlag überlebt, bleiben oft dauernde Lähmungen bestehen.

- Verbrennungen
- elektrolytische Gewebezersetzungen
- Lähmungen

3.3.2 Elektromagnetische Felder

Elektromagnetismus

Ein stromdurchflossener Leiter besitzt in seiner Umgebung ein Magnetfeld. Bei der *Kernspintomographie* als bildgebendem Verfahren werden Patienten starken Magnetfeldern und hochfrequenter elektromagnetischer Strahlung ausgesetzt. Die möglichen biologischen Wirkungen sehr hoher statischer und zeitlich veränderlicher Magnetfelder sowie von Hochfrequenzfeldern im Megahertzbereich sind aus Experimenten und Berechnungen bekannt.

z.B. Kernspintomographie

- **Statische Magnetfelder** können die *Zellorientierung* beeinflussen, da viele Moleküle magnetisch anisotrop sind und daher auf sie in einem Magnetfeld ein Drehmoment aus-

- **Wirkung:**

1. statisches Magnetfeld:

- Zellorientierung ↓
- Membranstörungen

geübt wird. So konnten Orientierungseffekte an Nervengewebe, Netzhautstäbchen und Blut-Sichelzellen erzeugt werden. Auch sind *Konformitätsänderungen an Enzymen* denkbar, wodurch sich deren Aktivität ändert. Da *Zellmembranen* aus parallel ausgerichteten langkettigen Molekülen bestehen, sind sie in Struktur und Funktion in besonderem Maße durch statische Magnetfelder beeinflußbar. Zellmembranen spielen u. a. eine Rolle beim Abbau von Sauerstoffradikalen. Die Verringerung dieser Entgiftungsprozesse in einem homogenen Magnetfeld ist experimentell belegt.

2. zeitlich veränderliches Magnetfeld:
- indirekte Stromwirkung

• **Zeitlich veränderliche Magnetfelder** induzieren im menschlichen Körper elektrische Ströme *(indirekte Stromwirkung)*. Für die Höhe des induzierten Stromes maßgebend sind das Ausmaß der Magnetfeldänderung, die Gewebeleitfähigkeit und die Größe der Stromschleife. In großen Stromschleifen liegen Augen, Haut, hautnahe Nerven und Muskeln, ferner das Herz. Bei induzierten Stromdichten von einigen $\mu A/cm^2$ treten Lichtblitze im Auge (Phosphene) auf. Für das Herzkammerflimmern sind mindestens 100 $\mu A/cm^2$, für permanente Nervenschädigungen Stromdichten von nur wenigen A/cm^2 notwendig.

3. Hochfrequenz (HF)-Feld:
- Gewebeerwärmung

• **Hochfrequente elektromagnetische Strahlung** (s. auch Mikrowellen, Abschn. 3.4.1.1) führt zur *Gewebeerwärmung*. Oberhalb von 30 MHz treten *Resonanzerscheinungen* auf, die lokal erhöhte Absorption der Strahlung bewirken. Schäden in Form von Augenlinsentrübung, Schüttelkrämpfen und Überlastung der Thermoregulationsfähigkeit sind möglich.

Kernspintomographie

• **Schädigungen von Patienten mit**
- Herzschrittmachern: Steuerfunktionen, Elektrodenverschiebung
- metallischen Implantaten: Dislokation, Erwärmung

3.3.2.1 Kernspintomographie

Schädliche Auswirkungen der Kernspintomographie (s.a. Lehrbuch „Klinische Radiologie") können bei Patienten mit *Herzschrittmachern* bzw. mit *metallischen Implantaten* eintreten. Durch die Magnetfelder werden die Steuerfunktionen beeinflußt, die Elektroden können verschoben werden. Metallische Implantate (Nadeln, Clips und Prothesen) können im Magnetfeld so verschoben oder gedreht werden, daß Gefäße rupturieren. Bei größeren Implantaten kann es zu einer beträchtlichen Erwärmung kommen.

„Elektrosmog"

• **Elektromagnetische Felder nahe Leitungen**
- Nervosität, Schlafstörungen

3.3.2.2 „Elektrosmog"

Als „Elektrosmog" werden die *elektrischen und magnetischen Felder im Umkreis von Stromleitungen und elektrischen Geräten* bezeichnet. Die Ergebnisse epidemiologischer Studien sind jedoch widersprüchlich. Nachgewiesen scheint, daß Nerven auf *niedrige Frequenzen von 50–100 Hz* (Haushalt) empfindlich reagieren (Primaten, die längere Zeit solchen Frequenzen ausgesetzt waren, produzierten Streßhormone). Häufig wird von Nervosität und Schlafstörungen berichtet, wenn Betten dicht neben starken Steigleitungen in der Wand postiert sind. Langzeitaufenthalte unter Starkstromleitungen sollen zu erhöhtem Auftreten von Leukämien, Lymphomen und Gehirnkrebs führen, insbesondere bei Kindern.

Strahlungseinflüsse

• **2 Strahlenarten:**
1. elektromagnetische Wellen
- Radiowellen bis Röntgenstrahlung

2. Korpuskularstrahlung
- z. B. Alpha- und Betastrahlen

3.4 Strahlungseinflüsse

Strahlung wird unterteilt in elektromagnetische Wellen und Korpuskularstrahlung.

• **Elektromagnetische Wellen** (Syn.: *Quantenstrahlung*) breiten sich im Vakuum geradlinig mit Lichtgeschwindigkeit (ca. 300000 km/s) aus. Die Energie der Quanten (gemessen in Elektronenvolt = eV) ist reziprok zur Wellenlänge. Das Spektrum der elektromagnetischen Wellen reicht von den niederenergetischen (langwelligen) *Radiowellen* bis zu den hochenergetischen (kurzwelligen) *Gamma-* und *Röntgenstrahlen* und weiter bis zur noch kurzwelligeren *Höhenstrahlung im Weltraum.*

• Die **Korpuskularstrahlung** (Syn.: *Teilchenstrahlung, Partikularstrahlung*) besteht aus Teilchen (Elektronen, Protonen, Neutronen, Pi-Mesonen, Alpha- und Beta-Strahlen, beschleunigte Ionen). Mit wachsender Energie der Teilchen nimmt zunächst deren Ausbreitungsgeschwindigkeit rasch zu, liegt aber stets unter der Lichtgeschwindigkeit. Zu hohen Energien hin (z. B. bei Elektronen etwa ab 20 MeV) geht die Energiezunahme praktisch ganz in die „relativistische Massenzunahme" der Teilchen. Generell gilt, daß die Teilchenenergie umso größer ist, je schwerer und schneller die Teilchen sind.

Nicht-ionisierende Strahlung

- Radiowellen bis UV-Licht
- Eindringtiefe: unterschiedlich

3.4.1 Nicht-ionisierende Strahlung

Diese reicht von *Radiowellen* bis zum *Ultraviolett-Licht* (Tab. 7-1). Innerhalb dieser Gruppe können die niederenergetischen elektromagnetischen Wellen bis hin zu den Mikrowellen den menschlichen Körper *durchdringen*; dagegen wird sichtbares Licht, IR- und UV-Strahlung bereits an der Haut absorbiert.

Tab. 7-1: Strahlungsarten

		Wellenlänge [m]	Energie [eV]	Eindringvermögen in biol. Material	med. Anwendung	Wirkung
	Elektromagnetische Wellen					
nicht ionisierend	Langwellen	10^6	$1{,}24 \times 10^{-12}$			
nicht ionisierend	Mittelwellen Kurzwellen	10^3	$1{,}24 \times 10^{-9}$	durchdringend	Diathermie Kurzwellentherapie	als Wärme
nicht ionisierend	Ultrakurzwellen Radar	10^0	$1{,}24 \times 10^{-6}$			
nicht ionisierend	Mikrowellen	10^{-3}	$1{,}24 \times 10^{-3}$			
nicht ionisierend ↑ Laser ↓	Infrarotstrahlung sichtbares Licht Ultraviolettstrahlung	10^{-6}	$1{,}24 \times 10^0$	gering	Infrarottherapie Lichttherapie PUVA	als Wärme + Photochemisch wie oben + fungizid bakterizid
ionisierend	Röntgenstrahlung	10^{-9}	$1{,}24 \times 10^3$		Diagnostik/Therapie	Anregung + Ionisation
ionisierend	Gammastrahlen	10^{-12}	$1{,}24 \times 10^6$	durchdringend		(mutagen, karzinogen, zelltötend)
ionisierend	Höhenstrahlen				–	
	Korpuskularstrahlung					
ionisierend	α-, β-Strahlung Elektronen, Protonen, Neutronen, etc.	–	10^3–10^8	tief eindringend bis durchdringend	Tumortherapie	Anregung + Ionisation (mutagen, karzinogen, zelltötend)

Die **biologische Wirkung** langwelliger nicht-ionisierender Strahlung beruht auf der Umwandlung der im Gewebe absorbierten Strahlungsenergie in Wärme. Dadurch kommt es zur Anregung von Atomen und Molekülen, wodurch z. B. chemische Reaktionen im Körper ausgelöst oder beschleunigt werden. Bei entsprechender Intensität treten *thermische Schäden* (Hyperthermie, Verbrennungen etc.) auf.

- **biologische Wirkung:**
- – thermische Schäden

3.4.1.1 Mikrowellen, IR-Strahlung

Mikrowellen

- **Mikrowellen** (Wellenlänge: 1 m-1 mm) durchdringen biologisches Gewebe. Intensive Mikrowellenstrahlung führt zu *lokaler Hyperthermie*, die bis zur Eiweißkoagulation und Wasserverdampfung reichen kann. Besonders empfindlich reagieren die Augen (Kataraktbildung) und die Testes (Hodenfibrose).

– **Mikrowellen**: gefährden Auge, Hoden

- **Radar-** und **Ultrakurzwellen** liegen im Mikrowellenbereich (daher Zugangsbeschränkungen im Sendeantennennahbereich von Großsendern und Großradaranlagen).

– **Radar-, Ultrakurzwellen**

- **Infrarotstrahlung** (IR) = **Ultrarotstrahlung** (Wellenlänge: 1 mm-780 nm) ist Bestandteil des natürlichen Sonnenspektrums. Sie dringt ca. 0,5–1 cm unter die Hautoberfläche und wirkt dort als Wärme. Durch IR-Strahlung hervorgerufene Schäden sind im allgemeinen *berufsbedingt*. So kann bei Glashütten- und Hochofenarbeitern eine sog. *Hitzehaut* (Rötung, Pigmentverschiebung, Atrophie) und der *Glasbläser-* bzw. *Feuerstar* (Katarakt mit lamellären Epithelabschilferungen an der vorderen Linsenkapsel) auftreten.

IR-Strahlung
- Eindringtiefe: 0,5–1 cm
- Hitzehaut, Feuerstar

3.4.1.2 Sichtbares Licht, UV-Strahlen

Sichtbares Licht, UV-Strahlen

- **Sichtbares Licht** (Wellenlänge: 760–400 nm) und **UV-Strahlung** (Wellenlänge: 400–100 nm) gehören ebenfalls zum natürlichen Sonnenspektrum. Neben der thermischen Wirkung kann dem sichtbaren und dem UV-Licht ein *photochemischer Einfluß* zugeordnet werden (Behandlung der Hyperbilirubinämie bei Neugeborenen, Anregung der Vitamin B-Bildung etc.). In den Hautzellen wird die UV-Strahlung im Gegensatz zu der höherenergetischen ionisierenden Strahlung nicht räumlich gleichmäßig, sondern nur in bestimmten molekularen Strukturen, sog. Chromophoren, absorbiert. Chemische Reaktionen als Folge dieser Absorption lassen sich in Form von Pyrimidindimeren und -addukten an der DNS nachweisen. Pyrimidindimere und -addukte sind chemisch stabile Verbindungen benachbarter Pyrimidinbasen eines DNS-Stranges. Gesunde Zellen können solche DNS-Schäden reparieren; bei Defekten im Reparatursystem (z. B. bei *Xeroderma pigmentosum*) ist dies jedoch nicht oder nur eingeschränkt möglich.

– thermischer und photochemischer Einfluß

– DNS-Schäden (Pyrimidindimere und -addukte) durch UV:

Xeroderma pigmentosum

- **UV-Bestrahlung:**
- Verminderung von DNS- und RNS-Syntheserate
- Zellteilungsaktivität ↓, später ↑

In der *Reaktion der Hautzelle* auf intensive UV-Bestrahlung gibt es Analogien zur Bestrahlung mit ionisierenden Strahlen: Innerhalb 1 Stunde nach UV-Bestrahlung geht die DNS- und RNS-Syntheserate in den Basalzellen der Epidermis und anderen proliferierenden Elementen der Hautoberfläche zurück. Die Mitoserate der Zellen wird verringert, bei hoher Dosis wird die Zellteilung ganz eingestellt (6–24 Std.). Anschließend erfolgt über mehrere Tage eine Phase vermehrter Zellteilungsaktivität (epidermale Hyperplasie). Es kommt zur Verdickung der Epithelschicht, die erst nach 1–2 Monaten wieder verschwindet.

- **biologische Wirkung:**
- hängt vom UV-Anteil ab
- **UV-A:** Bräunung ohne Erythem
- **UV-B:** Erythem, nachfolgend Pigmentierung, Keratitis
- **UV-C:** Erythem, Konjunktivitis, hohe Potenz für Pyrimidindimere
- Immunabwehr ↓

Bei der **biologischen Wirkung des Lichts** auf die Haut spielt der UV-Anteil qualitativ wie auch quantitativ eine Rolle (s. Photodermatosen, S. 422).
Die **UV-A-Strahlung** (Wellenlänge: 400–315 nm) führt zur Pigmentierung der Haut ohne Erythem durch Dunkelung bereits vorhandenen, von den Melanozyten gebildeten Propigments. Der **UV-B-Anteil** (Wellenlänge: 315–280 nm) bewirkt eine Hautrötung mit Pigmentierung erst nach 2–3 Tagen durch Neubildung von Pigment. Die Hyperämie wird ausgelöst durch freigesetzte Mediatoren (Histamin, Serotonin, Kinine). Bei hoher UV-B-Intensität entstehen Verbrennungen 1. und 2. Grades (s.o.). Am Auge kommt es zur Keratitis. **UV-C-Strahlung** (Wellenlänge: 280–100 nm) wird normalerweise durch die Ozonschicht in der Atmosphäre vollständig absorbiert. Sie bewirkt ebenfalls ein Erythem, eine Keratitis sowie Konjunktivitis. Die Strahlung besitzt fungizide und bakterizide Wirkung (UV-Desinfektionsstrahler im OP). DNS-Schäden in Form von Pyrimidindimeren entstehen besonders bei UV-C, da die Absorptionsmaxima der Nukleinsäurebasen Thymin und Cytosin bei 260 nm liegen. Intensive **UV-B-** und **UV-C-Strahlung** schwächt das Immunsystem.

- **Sonnenbrand:**

Landmanns- bzw. Seemannshaut (= Präkanzerose) als Spätveränderung

Bei *wiederholten Sonnenbränden* kommt es nach Jahren zu Spätveränderungen: Die anfängliche gleichmäßige Pigmentvermehrung verschiebt sich zu *fleckigen Hyper-* und *Depigmentierungen*. In der Lederhaut kommt es zur Degeneration des Bindegewebes (aktinische Elastose) und einer Erweiterung der Hautkapillaren (Teleangiektasien). An der Epidermis findet sich eine Hyperplasie und Hyperkeratose. Die Epidermis verhornt (Lichtschwiele). Durch die zahlreichen Zelluntergänge kommt es insgesamt zur Verdünnung der Haut und die Hautanhangsgebilde (Talgdrüsen, Haarfollikel) verringern sich. Dieses Gesamterscheinungsbild wird als **Landmanns-** bzw. **Seemannshaut** bezeichnet. Erfahrungsgemäß bilden sich in derart veränderter Haut häufig Tumoren.

Die *höchste Hautkrebsrate* der Welt besteht in Australien mit jährlich 1000 Todesfällen und 140 000 Neuerkrankungen. Mitverantwortlich dafür wird die Nähe des Ozonlochs über der Antarktis und die dadurch erhöhte UV-Einstrahlung gemacht.

Laser

- monochromatische Lichtquelle

3.4.1.3 Laser

• **Laser** sind kohärente, künstliche Lichtquellen, die (kontinuierlich oder pulsierend) Strahlung einer einzigen Wellenlänge (Laserlinie) in Form eines schmalen parallelen Lichtbündels aussenden.

- **thermische Wirkung:**
- Koagulation, Wasserverdampfung u. a.

Wirkung. Mit einigen Lasertypen (z. B. CO_2-Laser) läßt sich Materie zum Schmelzen oder zum explosionsartigen Verdampfen bringen. Im letzten Fall entstehen mechanische Schock- oder Stoßwellen, die zum Trennen und Zerkleinern von Material (z. B. *Lithotripsie*) eingesetzt werden können. *Hochenergetische Laser* sind in der Lage, biologisches Gewebe zu koagulieren und zu verdampfen. Besonders gefährdet sind unbedeckte Hautbereiche und die Augen. Die Schäden entstehen oft so rasch und kleinherdig, daß sie nicht sofort bemerkt werden.

Ionisierende Strahlung

- Gamma-Strahlung
- Röntgenstrahlung
- Höhenstrahlung
- Korpuskularstrahlung

3.4.2 Ionisierende Strahlung

Zur ionisierenden Strahlung gehört der höherenergetische (kurzwellige) Anteil der elektromagnetischen Wellen, d. h. die *Gamma-*, die *Röntgen-* und die *Höhenstrahlung* sowie außerdem die gesamte Gruppe der *Korpuskularstrahlen* (Tab. 7-1).

Atome sind nach außen elektrisch neutral, da sie gleichviel positive (Protonen) wie negative Ladungsträger (Elektronen) enthalten. Von den Elektronen haben diejenigen in der äußersten Atomschale die niedrigste Bindungsenergie. Bei *biologischer Materie* mit ihren leichten bis mittelschweren Atomen beträgt diese Energie etwa 30 Elektronvolt (eV). Quanten und Korpuskeln, die höhere Energien als 30 eV besitzen, können daher Atomelektronen aus der Biomaterie abspalten *(Ionisation)*. Sind diese Bindungselektronen an einem Molekül, so zerfällt oder verändert sich das Molekül. Handelt es sich um die DNS, so kann dieser Vorgang den Zelltod oder die Mutation der Zelle bewirken.

Prinzipiell ist die **Strahlenwirkung** bei allen ionisierenden Strahlen gleichartig:
- Es kommt immer zur *Anregung und Ionisation von Atomen* und damit zu *Veränderungen und Schäden an Molekülen.*
- Bezogen auf die menschliche Zelle führt dieses entweder zur *Beeinträchtigung von Zellfunktionen*, zur *Zelltransformation* oder zum *Zelltod* (Abb. 7–1).

- **Wirkungsschema**

Wird eine Zelle von ionisierender Strahlung getroffen, so werden nach dem Wahrscheinlichkeitsprinzip bevorzugt diejenigen Moleküle geschädigt, die am häufigsten vorkommen. Das sind Wassermoleküle; diese werden in Wasserstoffatome, Hydroxilradikale und sog. solvatisierte Elektronen (Radiolyse des Wassers) zerlegt. Über weitere Reaktionen werden Peroxide, hochreaktive Sauerstoff- und Biomolekülradikale gebildet. Letztendlich kommt es durch deren Wirkung zu Basenveränderungen, Basenverlust oder zu Strangbrüchen in der DNS. Diese *indirekte Strahlenwirkung* ist 3–5 mal größer als die direkte Wirkung der ionisierenden Strahlung auf die DNS.

- **indirekte Strahlenwirkung größer:**
- Wasserradiolyse
- Peroxide
- DNS-Schädigung

Der gesamte Prozeß der **indirekten Strahlenwirkung** läßt sich gemäß seiner zeitlichen Abfolge in *4 Phasen* einteilen:
- **physikalisches Stadium** (Dauer 10^{-18}–10^{-12} s): Wechselwirkung des ionisierenden Teilchens mit einem Wassermolekül, Energieabgabe ans Wassermolekül
- **physikochemisches Stadium** (10^{-12}–10^{-9} s): Radikalerzeugung
- **chemisches Stadium** (10^{-9}–1 s): Reaktion der Radikale mit Molekülen der direkten Umgebung (z. B. Biomolekülen) und der DNS
- **biologisches Stadium** (1–10^{9} s): der manifestierte molekulare Schaden führt zu biologischen Folgen, wie Absterben der Zellen, genetischen Erkrankungen, Mißbildungen während der Embryogenese und zu Krebs.

- **4 Stadien** der indirekten Strahlenwirkung:
- physikalisches
- physikochemisches
- chemisches
- biologisches

Nach einem Strahlenschaden versucht die Zelle, den Schaden vor der nächsten Mitose zu reparieren. Bei *Einzelstrangreparaturen* gelingt dies meist fehlerfrei. Bei *Doppelstrangbrüchen* kommt es jedoch gehäuft zu Fehlern bei der Wiederverknüpfung oder zu *Chromosomenaberrationen* (wie sie sich allerdings auch spontan ohne erkennbare Strahleneinwirkung bilden können). Bei sehr hohen Strahlendosen stirbt die geschädigte Zelle sofort (sog. *Interphasentod*); sonst stirbt die geschädigte Zelle während der nächsten Mitose *(reproduktiver Zelltod)* oder der funktionale Defekt manifestiert sich. Letzteres passiert vermehrt, wenn Defekte in den Reparatursystemen der Zelle vorhanden sind.

- **DNS-Reparatur:**
- fehlerfrei bei Einzelstrangreparatur
- fehlerhaft bei Doppelstrangreparatur

- **Folgen fehlerhafter Reparaturen:**
- Interphasentod
- reproduktiver Zelltod
- dauerhafter Defekt

Beispiele hierfür sind außer der beim ultravioletten Licht erwähnten Xeroderma pigmentosum die autosomal-rezessiv erblichen Krankheiten **Ataxia teleangiectatica**, **Fanconi-Anämie** und das **Cockayne-Syndrom**.

Doppelstrangbrüche durch direkte Strahlenwirkung entstehen besonders, wenn die Strahlung in so kurzen räumlichen Abständen ionisiert, daß beide Stränge der DNS ne-

- **dicht ionisierende Strahlung:**
- begrenzte Reichweite
- Doppelstrangbrüche häufiger

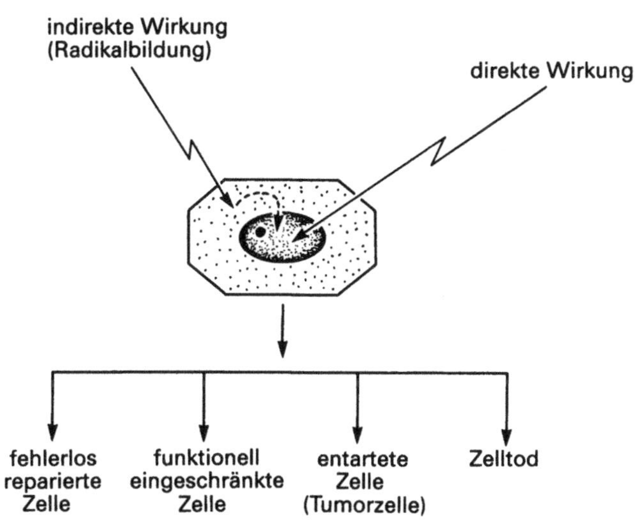

Abb. 7–1: Wirkung ionisierender Strahlung

beneinander getroffen werden. Alpha-Strahlen (zweifach positiv geladene Heliumatomkerne), Neutronen und beschleunigte schwere Ionen *ionisieren dicht.* Da die Teilchen bei jeder Ionisation Energie verlieren, ist zwar ihr Energieübertragungsvermögen längs einer linearen Strecke (LET-Wert) und damit ihre biologische Wirksamkeit hoch, ihre Reichweite aber gering; daher wirken Alpha-Strahlen nur im Nahbereich. Röntgen- und Gamma-Strahlen zählen dagegen zur *locker ionisierenden* Strahlung mit niedrigem linearen Energietransfer (LET). Sie haben ein hohes Durchdringungsvermögen und wegen des exponentiellen Verlaufs theoretisch eine unendliche Reichweite. Sie zeigen eine stärkere Wirkung auf überwässerte und gut oxygenierte Zellen, was dafür spricht, daß die indirekte Strahlenwirkung hier im Vordergrund steht.

- **locker ionisierende Strahlung:**
- Reichweite ↑
- indirekte Wirkung ↑

- **Strahlenempfindlichkeit** hängt ab von:
- Fraktionierung
- Zellzyklus-Phase
- Zellteilungsrate
- Diffenzierungsgrad der Zelle

Die **Strahlenempfindlichkeit** von Zellen und Geweben hängt ab von:

- der *räumlichen und zeitlichen Dosisverteilung (Fraktionierung):* Mehrere kleine Strahlungsdosen erlauben zwischenzeitliche Reparaturvorgänge und werden daher besser vertragen als die Gesamtdosis auf einmal.
- der *Phase im Zellzyklus:* In der S-Phase sind Zellen relativ strahlenresistent, weil die an der Replikation beteiligten DNS-Bereiche vielfach aufgegabelt sind und daraus eine geringere Tendenz zu Doppelstrangbrüchen mit letalen Folgen resultiert. In der G_2- und besonders in der Mitosephase ist die Strahlenempfindlichkeit dagegen hoch ebenso gegen Ende der G_1- und am Beginn der S-Phase. Durch Erwärmung von Zellen über 42 °C **(Hyperthermie)** gelingt es, anoxysche Zellen und auch Zellen in der S-Phase strahlensensibel zu machen (Anwendung in der Tumortherapie).
- der *Zellteilungsrate und vom Differenzierungsgrad:* Je höher die Zellteilungsrate und je geringer der Differenzierungsgrad ist, desto mehr nimmt die Empfindlichkeit von Zellen und Geweben zu (Ausnahme: Lymphozyten und Oozyten).

- **strahlensensible, -resistente Zellen**

⟹

> Am **strahlenempfindlichsten** sind die *hämatopoetischen Stammzellen,* die *Spermatogonien, Enterozyten* und die *epidermalen Basalzellen.* Besonders **strahlenunempfindlich** sind dagegen die *Nerven-* und *Muskelzellen* von Erwachsenen.

- **strahlensensible Organe:**
- Knochenmark
- Mamma
- Magen, Colon
- Lunge
- Schilddrüse
- **Einteilung in:**
- labile Gewebe
- stabile Gewebe
- Dauergewebe
- Unterscheidung zwischen:
- Ganzkörper- und
- Teilkörperdosis
- **Strahlenwirkung:**
- somatisch
- genetisch → Mutationsrate ↑

Entsprechendes gilt für Organe und Gewebe sowie die davon abgeleiteten Tumoren. Sehr empfindlich reagieren neben dem Knochenmark die weibliche Brust, der Magen, das Kolon, die Lunge bzw. das Bronchusepithel sowie die Schilddrüse.

Eine praktikable **Einteilung** hinsichtlich der Strahlenempfindlichkeit ergibt die Unterteilung in *labile, stabile* und *Dauergewebe.* Strahlung kann auf den ganzen Körper oder einen Teil davon wirken (**Ganzkörper-** bzw. **Teilkörperdosis**). Die Wirkung steigt mit zunehmender Dosis und zunehmendem Volumen. Eine Ganzkörperdosis von 7 Gray (Gy) ist tödlich, eine ebensolche Teilkörperdosis jedoch nicht.

Bei der **Strahlenwirkung** auf den Menschen sind *somatische* und *genetische* Wirkungen zu unterscheiden. Letztere führen zur Erhöhung der natürlichen (spontanen) Mutationsrate. Die Verdoppelungsdosis der natürlichen Mutationsrate beim Menschen pro Generation (30 Jahre) wird heute bei einer Äquivalentdosis von 1 Sievert (Sv) angenommen, wenn es sich um kleinere, zeitlich verteilte Strahlendosen handelt.

- deterministisch
- stochastisch

Weiterhin kann zwischen deterministischen und stochastischen Strahlenwirkungen unterschieden werden. *Deterministische Wirkungen* treten erst oberhalb bestimmter Schwellenwerte auf. Beispiele sind die akute Strahlenkrankheit, Organschäden nach Bestrahlung, teratogene Fehlbildungen nach Bestrahlung während der ersten 3 Schwangerschaftsmonate und Unfruchtbarkeit sowie Spätwirkungen wie Augenlinsentrübung (Katarakt) und Strahlenfibrosen. Zu den *stochastischen Wirkungen* zählen die genetische Strahlenwirkung und die Kanzerogenese.

Natürliche Strahlenbelastung

durch
- kosmische,
- terrestrische,
- inkorporierte Strahlung
- „effektive Dosis" : 2,4 mSv/a

3.4.3 Natürliche Strahlenbelastung

Die natürliche Strahlenbelastung des Menschen setzt sich zusammen aus der *kosmischen* und der *terrestrischen Strahlung,* die aus den Radionukliden der natürlichen Zerfallsreihen und u. a. ^{40}K hervorgeht, sowie aus *inkorporierter Strahlung,* die durch Ingestion und Inhalation von natürlichen radioaktiven Stoffen (^{40}K, ^{210}Po, ^{226}Ra, ^{228}Ra, ^{220}Rn, ^{222}Rn, ^{14}C) in den Körper gelangt. Hieraus resultiert in der BRD im Mittel auf Meereshöhe eine „effektive Dosis" von 2,4 Millisievert im Jahr (mSv/a), was annähernd einer Ganzkörperdosis entspricht.

3.4.4 Strahlenbelastung durch Medizin und Technik

Strahlenbelastung durch Medizin und Technik

Die durch den Menschen hervorgerufene zivilisatorische Strahlenbelastung liefert in Deutschland im Mittel eine zusätzliche „effektive Dosis" von 1,55 mSv/a, wovon der Hauptanteil (ca. 1,5 mSv/a) auf die medizinische Diagnostik (Röntgen etc.) entfällt.

- „effektive Dosis" : 1,55 mSv/a

Um die Gesamtbevölkerung und die beruflich strahlenexponierten Personen zu schützen, werden von der ICRP *(International Commission on Radiological Protection)* Empfehlungen (z.Zt. Nr. 60) zur friedlichen Anwendung von Kernenergie, Radioaktivität und ionisierender Strahlung erarbeitet. Diese Empfehlungen werden innerhalb der EG nach Erlaß der entsprechenden EG-Richtlinien von den einzelnen Regierungen in gesetzliche Strahlenschutzvorschriften (Strahlenschutzverordnung, Röntgenverordnung u. a.) umgesetzt.

- **Richtlinien:**
  - StrSchV
  - RöV

3.4.4.1 Strahlung nach Atomkraftwerksunfällen

KKW-Unfälle

Bei Atomkraftwerksunfällen können *Radionuklide* (Tritium, Jod, Strontium, Caesium, Lanthanide, Uran und Transurane) freigesetzt werden. Die biologische Wirkung dieser Radionuklide hängt von der Menge des aufgenommenen Nuklids, dem Aufnahmeweg, dem Ausscheidungsmechanismus, der Verteilung im Körper und der Verweildauer ab.

- **Radionuklidwirkung** hängt ab von:
  - Aufnahmemenge
  - Aufnahmeweg u. a.

Durch **präventive Maßnahmen** (Jodtabletten, Alginate, Preußisch Blau etc.) kann die Aufnahme mancher Radionuklide verringert werden. Bereits im Körper befindliche Radionuklide lassen sich teilweise mit bestimmten Chelatbildnern schneller entfernen, z. B. Mobilisation von Lanthaniden, Yttrium sowie Transuranen mit dem Ca- oder Zn-Chelat des Diäthylentriaminpentacetats (DTPA) oder von ^{239}Pu mit einer Kombination von DTPA und Desferrioxamin-B.

- **Präventionsmaßnahmen**

3.4.5 Akute Strahlenschäden und Strahlenspätschäden

Akute Strahlenschäden, -spätschäden

Die **akuten Gewebeschäden** resultieren aus der jeweiligen Strahlenempfindlichkeit des Gewebes (s.o.). Besonders empfindlich reagieren Gewebe mit einem geringen Anteil ausdifferenzierender Zellen und hoher Zellteilungsrate. Neben diesen akuten entstehen **chronische Gewebeschäden** durch Veränderungen des versorgenden Gefäßsystems (strahlenbedingte Vaskulopathie).

- **Akutschäden** bei Geweben mit hoher Zellteilungsrate
- **chronische Gewebsschäden** infolge Vaskulopathie

Strahlenbedingte Vaskulopathie. Ionisierende Strahlung macht das Endothel der kleinen Gefäße durchlässig für Blutplasma; es entsteht ein Gefäßwandödem. Die Zeitdifferenz zwischen Bestrahlung und Ödem beträgt mindestens 10 Tage. Die Fibroblasten werden zu vermehrter Zellteilung angeregt und produzieren verstärkt Proteoglykane und Kollagen mit konsekutiver Durchflußminderung und Thrombosegefahr. Nekrosen, Ulzera und schlecht heilende Gewebedefekte sind die Folge. Außerdem führt die Permeabilitätsstörung an den Kapillaren zum Übertritt eiweißhaltiger Flüssigkeit in das Bindegewebe. Dadurch wird die Neubildung von kollagenen Fasern initiiert *(Strahlenfibrose)*.

- **strahlenbedingte Vaskulopathie**

3.4.5.1 Strahlenschäden an Geweben und Organen

Strahlenschäden an Geweben, Organen

- Das **lymphatische Gewebe** (Milz, Thymus, Lymphknoten) ist hochgradig strahlensensibel. Die „ausdifferenzierten" Lymphozyten gehen entgegen der allgemeinen Regel (s.o.) rasch zugrunde. Bereits 1 Stunde nach kurzzeitiger Bestrahlung zeigt sich eine *Lymphopenie*. Langdauernde (Teilkörper-) Bestrahlung von Lymphknoten führt zu deren *Fibrosierung* und *Vernarbung*. Dadurch kann u. U. eine spätere Wiederbesiedlung mit Lymphozyten nicht mehr stattfinden. Spätfolge ist der Verlust der Antikörperbildung.

1. lymphatisches Gewebe
hochgradig strahlensensibel!

- **Bestrahlungsfolgen:**
  - Lymphopenie
  - Lymphknotenfibrosierung
  - Spätfolge: Ak-Bildung ↓

- Das **hämatopoetische System** ist ebenfalls sehr strahlensensibel. Der Schaden manifestiert sich an den Vorläuferzellen der einzelnen Zellinien. Da Erythrozyten einen längeren Regenerationszyklus haben als Granulozyten, ergibt sich bei Bestrahlung des lymphatischen Systems und des Knochenmarks folgende zeitliche Schadensreihenfolge: *Lymphozytopenie* (nach 1 Std.), *Thrombozytopenie* (nach 2–3 Wochen), *Neutropenie*, *Anämie*. Spätfolgen der Bestrahlung sind eine verminderte Infektabwehr und eine hohe Blutungsneigung.

2. hämatopoetisches System
hochgradig strahlensensibel!

- **Bestrahlungsfolgen:**
  - Lymphopenie
  - Thrombopenie
  - Neutropenie
  - Anämie

- An **Schleimhäuten** (Mund, Ösophagus, Magen-Darm, Harnblase) äußern sich die Frühschäden als Entzündung und die Spätfolgen als Fibrose und Vaskulopathie. Am **Ösophagus** kommt es durch schrumpfendes Narbengewebe

3. Schleimhäute

- **Bestrahlungsfolgen:**
- Entzündung
- Erosionen, Ulzerationen
- Ösophagus-, Darmstrikturen
- Teleangiektasien

häufig zu *Stenosen*. Im **Dünn-** und **Dickdarmbereich** besteht ein hoher epithelialer Zellumsatz, der nach Bestrahlung zum Erliegen kommt. Die fortschreitende Epithelnekrose verursacht Erosionen und Ulzerationen, die aufgrund der bestehenden Strahlenvaskulopathie schlecht heilen. Spätkomplikationen sind Fisteln und narbige Darmstrikturen. Auch finden sich wie an den Blutgefäßen der Haut häufig Teleangiektasien.

4. Haut

- **Bestrahlungsfolgen:**
- Radiodermatitis
- Hyperpigmentation
- narbige Fibrosen
- Epilation
- Ulzera
- Strahlenvaskulopathie

• Die **Haut** ist bei externen Tumorbestrahlungen die Strahleneintrittspforte. Früher trat die höchste Strahlendosis an der Hautoberfläche auf; bei den heutigen Hochvoltgeräten liegt das Dosismaximum allerdings *unter* der Hautfläche. Durch adäquate Techniken (z.B. Rotation der Strahlenquelle) lassen sich bei der Tumorbestrahlung sichtbare Schäden an der Haut (sog. *Radiodermatitis*) vermeiden. Trotz Störung der Zellneubildung bleibt bei der Radiodermatitis die Integrität der Epidermis meist erhalten. Chronische Schäden sind Hyperpigmentation, narbige Fibrose und Verlust der Hautanhangsgebilde (z.B. Epilation) und der Papillarkörper. Die Strahlenvaskulopathie (stenosierende Intimafibrose und Teleangiektasien) führt auch hier über Mangelversorgung zur Atrophie sowie zu schlechter Heilungstendenz von Defekten *(Strahlenulkus)*.

5. Keimdrüsen

hochgradig strahlensensibel!

- **Bestrahlungsfolgen:**
- sog. Röntgenkastration
- tubuläre Atrophie mit Azoospermie
- sekundär: Stauungsniere, Darmstrikturen

• Die **Keimdrüsen** sind hochgradig strahlensensibel. Am **Ovar** werden zuerst die Tertiär- und Sekundärfollikel zerstört. Bei höherer Strahlendosis kommt es zur sog. *Röntgenkastration* durch Zerstörung der Primärfollikel. Am **Hoden** gehen die Spermatogonien unter. Chronische Schäden sind die tubuläre Atrophie mit Azoospermie. Da die Leydig-Zellen strahlenresistenter sind, bleibt die Androgenproduktion meist erhalten. Bei Tumorbestrahlungen im **Genitalbereich** kann es außerdem zur Stenosierung der Ureteren mit nachfolgender Stauungsniere kommen. Auch können Schäden am Dünn- und Dickdarm auftreten.

6. parenchymatöse Organe

- **Bestrahlungsfolgen:**
- Gefäßaffektionen
- Sklerosierungen
- Fibrosierungen

• Bei den **parenchymatösen Organen** tritt eine geringe Zellneubildung auf. Schäden an den versorgenden Gefäßen bestimmen daher überwiegend das Bild. So führen z.B. bei den **Speicheldrüsen** Fibrose und Gefäßverödung zur Atrophie der Drüsenendstücke. Patienten, bei denen Tumoren im Kehlkopfbereich bestrahlt wurden, klagen daher über Speichelmangel. An der **Niere** treten Schäden an den Glomeruli und den kleinen Gefäßen auf. Glomerulosklerose, Arteriosklerose und interstitielle Läsionen führen in der Folge zu nephrogenem Hochdruck und Nierenversagen. Die **Leber** zeigt keine Frühschäden. Akutschaden der **Lunge** nach Bestrahlung ist die sog. *Röntgenpneumonitis*, Spätschaden die *Lungenfibrose*. Letztere kann den Gasaustausch behindern (Hypoxidose) oder durch Vasokompression zu pulmonaler Hypertonie und zum Cor pulmonale führen.

7. Knochen

- **Bestrahlungsfolgen:**
- Osteoblastenschädigung
- Osteoporose mit Frakturen, Nekrosen
- Spätfolge: Osteosarkome

• **Knochen** sind in ständigem Umbau begriffen. Folgen der Osteoblastenschädigung und der verschlechterten vaskulären Knochenversorgung sind *Osteoporose* und Strukturumbau mit Frakturgefahr (Klavikula- und Rippenfrakturen nach hochdosierter Bestrahlung im Thorax- und Brustbereich; Schenkelhalsfrakturen und Nekrosen an Scham- und Sitzbein nach Bestrahlung von Genitaltumoren). Fakultative Spätfolgen (Latenzzeit über 20 Jahre) der Bestrahlung sind Osteosarkome, besonders bei Kindern.

8. Rückenmark

- **Bestrahlungsfolgen:**
- Strahlenmyelopathie
- direkte akute Schäden am ZNS nur bei hoher Dosis (>50 Gy)

• Lokale Bestrahlungen des **Rückenmarks**, die sich bei Behandlung von Wirbelkörpermetastasen, Kehlkopfkarzinom und Bronchuskarzinom ergeben, können zur *Strahlenmyelopathie* mit Koagulationsnekrosen des Marks auf der Basis vaskulärer Läsionen führen. Klinisch kommt es 6–44 Monate nach der Bestrahlung zu brennenden Schmerzen im Hautsegment, später dann zu Paresen und Sensibilitätsausfällen. Direkte akute Schäden am ZNS nach Bestrahlung treten nur bei extrem hohen Dosen auf (>50 Gy), da das Nervengewebe zu den Dauergeweben zählt.

Strahlenkrankheit

3.4.5.2 Strahlenkrankheit

tritt auf nach Ganzkörperbestrahlung

dosisabhängiges Erscheinungsbild

Die Strahlenkrankheit (Syn.: *Strahlensyndrom, akute somatische Strahlenwirkung*) tritt nach Ganzkörperbestrahlungen (z.B. nach Atombombenabwürfen, Atomkraftwerksunfällen etc.) auf. Das Erscheinungsbild ist dosisabhängig.

• Eine **Ganzkörperdosis** >15 Gy führt zur generalisierten Permeabilitätssteigerung der kleinen Gefäße. Binnen 1 Stunde bewirkt das entstehende Hirnödem ein *zentralnervöses Syndrom* mit Übelkeit und Erbrechen. Der massive Flüssigkeitsübertritt ins Gewebe führt zum hypovolämischen Schock. Der Tod erfolgt spätestens nach 2 Tagen an kardiovaskulärem Versagen.

• **Ganzkörperdosis** > **15 Gy**: massives **zentralnervöses Syndrom**, Tod

• Bei einer **Ganzkörperdosis von 6–15 Gy** tritt das sog. *gastrointestinale Syndrom* auf. Zunächst kommt es auch hier zu Übelkeit, Erbrechen, Erschöpfung, Niedergeschlagenheit und Kopfschmerz (Strahlenkater). Dann ergeben sich durch fehlende Regeneration des Dünndarmepithels massive Störungen im Elektrolythaushalt. Es kommt zum massiven Flüssigkeitsaustritt in den Darm und zu schweren, teilweise blutigen Diarrhöen. Da zu diesem Zeitpunkt noch Granulozyten vorhanden sind, entstehen eitrige, fibrinöse Schleimhautulzera. Nach Fieber und Gewichtsabnahme erfolgt der Tod.

• **6–15 Gy**: **gastrointestinales Syndrom**, Tod

• Eine **Ganzkörperdosis von 1–6 Gy** wird meist überlebt. Der Anfangsphase von Übelkeit und Erbrechen schließt sich eine 1–2 Wochen dauernde symptomlose Phase an. Dann kommt es zu *Haarausfall* (Epilation). Da die Granulozyten in der 3. Woche aufgebraucht sind, treten fieberhafte Infekte auf (Tonsillitis, Enteritis, Bronchopneumonien etc.). Zudem besteht eine hohe Blutungsneigung, da keine Gerinnungsfaktoren nachgeliefert werden. Das Erscheinungsbild wird als *Knochenmarks- oder hämatopoetisches Syndrom* bezeichnet. Es ist charakterisiert durch den Schwund blutbildender Zellen. In den entsprechenden Arealen des Knochenmarks finden sich ektatische Sinus und eiweißreiche Ödeme. In diesen Fällen kann noch der Tod durch Verbluten oder durch Infektionen eintreten. Bei maximaler Granulopenie können in manchen Arealen des Knochenmarks bereits Regenerationszentren in Form kleiner hämatopoetischer Inseln ausgemacht werden.

• **1–6 Gy**: **hämatopoetisches Syndrom**, wird meist überlebt

• Bei einer **Ganzkörperdosis von 0,25 Gy** treten keine subjektiven Beschwerden mehr auf, jedoch sind noch *Blutbildveränderungen* nachweisbar.

• **0,25 Gy**: **Blutbildveränderungen**

3.4.5.3 Inkorporierte Radioisotope

Inkorporierte Radioisotope

Inkorporierte Radioisotope führen zu einer:

• inneren **Ganzkörper-** oder **Knochenmarksbestrahlung**, wenn sie sich im Körper weiträumig verteilen und es sich um Strahlung mit entsprechender Durchdringungsfähigkeit (z. B. Gamma-Strahlen) handelt. Beispiele sind tritiertes Wasser (Beta-Strahler) oder ^{137}Cs. Pathogenetisch steht immer die Knochenmarkaplasie im Vordergrund. Therapeutisch erfolgt daher zunächst der Versuch einer Knochenmarkstransplantation. Insgesamt entsprechen die Verhältnisse denen bei externer Ganzkörperbestrahlung.

• **„innere" Ganzkörperbestrahlung** z. B. ^{3}H, ^{137}Cs
- Knochenmarkdepression

• **Teilkörperbestrahlung**, wenn das inkorporierte Radioisotop ein Zielorgan besitzt oder Strahlung kurzer Reichweite aussendet (z. B. Induktion gut- und bösartiger Tumoren der Schilddrüse durch dort selektiv gespeichertes ^{131}Jod).

• **Teilkörperbestrahlung** z. B. ^{131}J, Thorotrast
- Schilddrüsentumor

Ein weiteres Beispiel hierfür ist das bis 1955 für Gefäßdarstellungen verwendete Röntgenkontrastmittel **Thorotrast** (ein Alpha-Strahler).

3.4.6 Strahlenwirkung auf bösartige Geschwülste

Strahlen und bösartige Geschwülste

Die *Strahlenvaskulopathie*, die zu einer Verringerung der Blutversorgung und zu Tumornekrosen führt, ist hier in der Therapie erwünscht. Sehr gute Strahlenempfindlichkeit zeigen Tumoren des lymphatischen Gewebes bzw. undifferenzierte Tumoren wie z. B. das kleinzellige Bronchialkarzinom.

• **strahlenempfindliche Tumoren:**
- lymphatisches System
- undifferenzierte Tumoren

An den bestrahlten Zellen weisen die Kerne *pathologische Mitosefiguren, Kernvergrößerungen mit Riesenzellbildung* und eine gesteigerte *Polymorphie* durch Erhöhung des Ploidiegrades auf. Kernpyknosen und Kernwandhyperchromasie sind Zeichen des radiogenen Chromosomenschadens. Bei den Organellenschädigungen im Zytoplasma fällt die Hyperplasie des Golgi-Apparates infolge der Neusynthese und Reparatur geschädigter Membranen auf.

• **Veränderungen der Tumorzellen**

3.4.7 Induktion maligner Tumoren durch Strahlung

Tumorinduktion durch Strahlung

Ionisierende Strahlung führt oft *nach jahrzehntelanger Latenzzeit* zu Krebs. Bekannt sind Hauttumoren aus der Entdeckungszeit der Radioaktivität und der Röntgenstrahlen, als noch ohne Schutzvorrichtungen hantiert wurde, weiter Lebertumoren (Thorotrast), osteogene Sarkome (Knochentumoren) und andere Tumoren nach Bestrahlungstherapien im Kindesalter. Osteosarkome entstanden auch durch ossäre Ablagerungen von ingestiertem ^{226}Ra bei Ziffernblattmalerinnen in der Uhrenindustrie. *Leukämien* zeigten sich gehäuft

• **oft jahrzehntelange Latenzzeit:**
- **Hauttumoren** durch Röntgenstrahlen
- **Lebertumoren** durch Thorotrast
- **Osteosarkome** durch Bestrahlungstherapien und ^{226}Ra
- **Leukämien** nach Atombombenabwürfen, Tschernobyl

bei Bechterew-Kranken, die von 1935–44 großflächig bestrahlt wurden, ferner bei Atomtestveteranen, nach den Atombombenabwürfen von Hiroshima und Nagasaki mit einem Letalitätsgipfel ca. 7 Jahre nach Bombenabwurf sowie in jüngster Zeit bei Kindern aus Tschernobyl nach der Atomreaktorkatastrophe (GAU) vom Jahre 1986.

Da bei den Atombombenabwürfen 1945 in Japan mit ca. 90000 Personen ein größeres Kollektiv betroffen war, wurde aufgrund der Leukämien und sonstiger Krebse das Krebsrisiko der Gesamtbevölkerung im Niedrigdosisbereich unter der Annahme einer linear-quadratischen bzw. linearen Dosis-Wirkung-Beziehung abgeschätzt. Danach beträgt das *tödliche Krebsrisiko* 5×10^{-4} pro Zentisievert (cSv; 1 cSv = 10^{-2} Sv = 1 rem); d. h. bei 1 Million Personen (= 10^6), von denen jede mit einer Ganzkörperdosis von 1 cSv bestrahlt wurde, ergeben sich $5 \times 10^{-4} \times 10^6$ = 500 Krebstote zusätzlich. Die *Krebsinzidenz* liegt bei $7{,}2 \times 10^{-4}$/cSv.

- **Schneeberger Lungenkrebs** bei Arbeitern im Uranbergbau

Ein weiteres Beispiel für die radiogene Induktion maligner Tumoren ist der sog. **Schneeberger Lungenkrebs** bei Arbeitern im thüringischen Uranbergbau. Als Ursache gilt die hohe Konzentration an ^{222}Rn bzw. der sich daraus bildenden Radon-Tochternuklide in inhalierten Steinstäuben aus Schachtanlagen.

VIII. Exogene belebte Noxen

1. Viren

H. Gelderblom

Viren

1.1 Einführung in die Virologie

Definitionen

- **Virus** besteht aus:
- core (DNS bzw. RNS)
- Kapsid (Proteinhülle)
- **Virion:** Virusteilchen

Viren bestehen aus einem Nukleoproteinkomplex, dem sog. **Core**, der die genetische Information (RNS oder DNS) enthält, und einer schützenden Proteinhülle, dem **Kapsid**. Die Form eines einzelnen Virusteilchens **(Virion)** ist typisch für die jeweilige Virusfamilie: Viruskapside haben eine definierte Größe, Struktur und Symmetrie mit einer festen Zahl morphologischer Untereinheiten **(Kapsomeren)**. Manche Virusfamilien besitzen zusätzlich eine Lipidhülle **(Envelope)**. Viren werden nach Art und Struktur ihres Genoms und der Struktur ihres Kapsids eingeteilt (Abb. 8–1, 8–2).
Außerhalb der Wirtszelle unbelebt, häufig kristallisierbar, vermögen Viren sich nur durch Nutzung zelleigener Synthesemechanismen zu replizieren, indem sie die „Biochemie" der Wirtszelle für ihre „Bedürfnisse" einsetzen.

- **Kapsomeren:** Untereinheiten der Kapside
- **Envelope:** zusätzliche Lipidhülle

Viren: außerhalb der Wirtszelle unbelebt

Lebensäußerungen

> Viren zeigen **keine Stoffwechselaktivität, kein Wachstum** und **keine Teilung**. Sie entstehen durch stöchiometrische Selbstorganisation **(Self-Assembly)** aus viralen Strukturkomponenten und Nukleinsäure – entweder im Zytoplasma, im Zellkern oder an der Plasmamembran.

Viren kodieren mit ihrer genetischen Information für ihre Nukleinsäure sowie für Struktur- und Regulationsproteine. Virusproteine sind **antigen**, d.h. sie werden im Infizierten als fremd erkannt und induzieren dort virusspezifische **Antikörper**, die gegen antigene Determinanten von 4–6 Aminosäuren Länge mit ihrer spezifischen räumlichen Struktur **(Epitop)** gerichtet sind.

- **Virusproteine**
- sind Antigene
- induzieren Ak

Viren kommen bei Pflanzen, Tieren, Bakterien und Pilzen vor; sie zeigen eine jeweils unterschiedlich enge **Spezies-** und **Wirtszellspezifität**. Diese wird einerseits durch die sterisch-passende Bindung der Virusoberflächenstrukturen an membranständige Zellfunktionsproteine, die normalerweise der Zell-Zell-Erkennung dienen, andererseits durch weitere, zelluläre Faktoren vermittelt. Die **Adaptation** an einen bestimmten Wirt deutet auf eine lange Co-Evolution

- Viren sind **spezies-** und **wirtszellspezifisch** durch Bindung an membranständige Zellfunktionsproteine
- **Adaptation durch Co-Evolution**

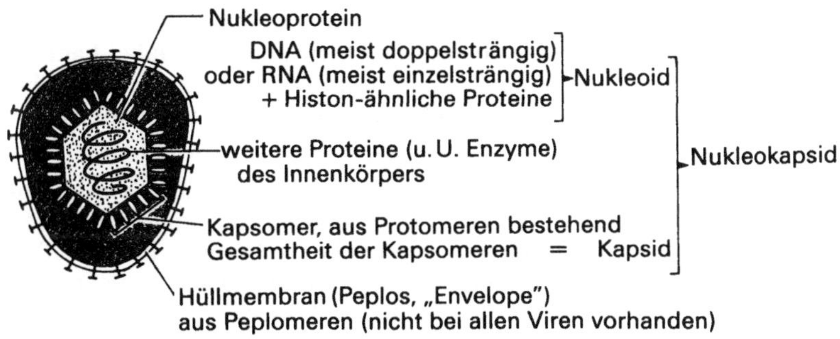

Abb. 8–1: Modell eines komplex aufgebauten Virions (Herpesvirus). Das Virusgenom liegt im Innern des isometrischen, aus Kapsomeren aufgebauten Nukleokapsids, das wiederum von einer weiten lipidhaltigen Hülle umgeben ist

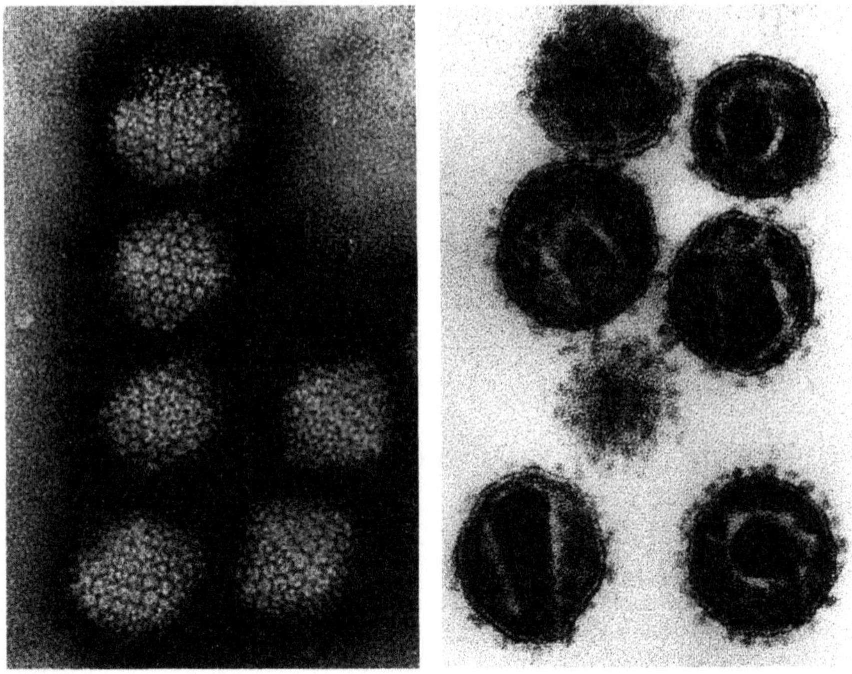

a b

Abb. 8–2: **a** Isoliertes humanes Adenovirus Typ 36 nach Negativkontrastierung. Das Kapsid der nackten Adenoviren ist isometrisch, mißt 80 nm im Durchmesser und besteht aus 252 morphologischen Untereinheiten (Vergr. 300000x). **b** HIV-1-Partikel im Ultradünnschnitt, Transmissionselektronenmikroskopie. Die membranumhüllten Teilchen tragen knopfförmige Fortsätze auf der Virushülle, die spontan verloren gehen. Abhängig von der Schnittebene erscheint der Lentivirus-typische konische Innenkörper in verschiedenen Projektionen (Vergr. 160000x)

Virus-Wirt-Wechsel → Zoonosen

von Virus und Wirt hin. Bei entsprechender Exposition wird ein Virus-Wirt-Wechsel möglich: führt ein Virus mit eigentlich animalem Wirt auch im Menschen zur Erkrankung, spricht man von einer **Zoonose.**

Zoonosen zeigen häufig eine hohe Morbidität und Mortalität, z. B. die Herpes-B-Virus-Infektion, die Tollwut und die virusbedingten hämorrhagischen Fieber (VHF durch Gelbfieber-, Dengue-, Ebola-, Marburg-, Lassa-Virus).

Virus-Zell-Wechselwirkung

1.2 Virus-Zell-Wechselwirkung

Infizierbarkeit der Zelle

⇨

Zellen sind infizierbar, wenn sie **Rezeptoren** für die spezifische Bindung des Virion besitzen und die **biochemische „Maschinerie“** für seine Vermehrung bereitstellen.

- zytozide Infektionen mit Replikationszeiten: 8–20 Stunden
- 1 Zelle produziert bis zu 10000 Virusteilchen
- **Folgen der lytischen Infektion:**
  - CPE
  - Zell-Lyse
  - Nekrose
- **Synzytienbildung:** Fusion infizierter und nicht-infizierter Zellen → Synzytien

Die meisten Viren führen in vivo und in der Zellkultur zu akut-produktiven, zytoziden Infektionen mit Replikationszeiten zwischen 8 und 20 Stunden. Eine infizierte Zelle produziert ca. 1000–10000 Virusteilchen. Dabei kann es durch Erschöpfung oder Abschalten des Wirtsstoffwechsels zum **zytopathischen Effekt (CPE)**, zur Zell-Lyse und zu Nekrosen kommen **(zytozide Wechselwirkung).**

Synzytienbildung. Masern-, Herpes-, Lenti- und andere umhüllte Viren können auch zum Verschmelzen von virusproduzierenden und nicht-infizierten Zellen führen. Durch diese **Zellfusion** entstehen vielkernige Riesenzellen **(Synzytien)** aus oft Hunderten von Zellen, die dann innerhalb weniger Tage absterben (z. B. Warthin-Finkeldey-Riesenzelle bei Masern).

- **Viruslatenz:** klinisch nicht erkennbare persistierende Infektion

Viruslatenz. Viren können durch Änderung ihrer Vermehrungsstrategie in ihrer Wirtszelle latent werden und so, zeitweilig oder lebenslang, persistente Infektionen induzieren. Das Virus vermehrt sich dabei gar nicht oder nur teilweise und bleibt als subvirales Teilchen, chromosomal integriert oder als freie virale Nukleinsäure in der Zelle.

Latenz und Persistenz in vivo zeigen z. B. das Herpes-simplex- (HSV) und das Varizella-Zoster-Virus (VZV) in neuronalen Zellen, Papillomaviren in dermalen Basalzellen und Lentiviren, wie das HIV, in Zellen des Immunsystems.

Reaktivierung der Infektion. Eine Störung der zellulären Kontrollmechanismen, z. B. durch energiereiche Strahlung und Nukleinsäureanaloga, oder mangelnde Immunsurveillance, können zur Reaktivierung einer latenten Infektion führen.

- **Reaktivierung** der latenten Infektion möglich (Stress)

Virale Transformation. Einige Papillomaviren und die onkogenen Retroviren transformieren ihre Wirtszellen zu malignen Tumorzellen (s. S. 216f), die sich ungehemmt und unbegrenzt vermehren. Sie altern nicht und zeigen ein infiltrierendes Wachstum. Retroviren führen über verschiedene Wege zur Zelltransformation: während das Rous-Sarkom-Virus sein *eigenes Onkogen* zur Wirkung bringt, exprimieren andere durch Rekombination *erworbene retrovirale* oder *zelluläre Onkogene.*

- **virale Transformation:** maligne Transformation der Wirtszelle → Tumorzelle

Mechanismen:
- eigenes Onkogen
- Rekombination von Onkogenen

1.3 Virus-Wirt-Wechselwirkung

Virus-Wirt-Wechselwirkung

1.3.1 Molekulare Pathogenese

Molekulare Pathogenese

• **Punktmutationen – genetische Variabilität.** Fehler während der Vermehrung des Virusgenoms führen zu Mutanten, d. h. Modifikationen des Virusphänotyps. Die meisten Mutationen sind letal. Unter dem Selektionsdruck des Immunsystems vermehren sich nur die überlebensfähigen, häufig auch pathogeneren Varianten. Diese **antigene Drift** ergibt veränderte Rezeptorbindung, Virulenzsteigerung, Adaptation an neue Wirtszellen und Wirte sowie das Auftreten von „immunologisch neuen", nicht-neutralisierten Viren (Escape-Mutanten).

1. **Punktmutation** durch Fehler viraler Enzyme → Modifikation des Phänotyps
- Virusselektion durch Immunsystem
- **antigene Drift:** ständiges Entstehen von Varianten durch Mutation

• Auch die **genetische Rekombination**, d. h. der Austausch homologer Genombereiche zwischen verwandten Viren oder Virusvarianten, kann evolutionär vorteilhaft sein. Im Vergleich zur antigenen Drift ergeben sich große geno- und phänotypische Veränderungen **(antigener Schift).**

2. **genetische Rekombination:** Austausch homologer Genomanteile

- **antigener Schift:** starke Änderung von Geno- u. Phänotyp

Der Austausch von Genomsegmenten zwischen humanen Orthomyxoviren und denen von Ente, Schwein oder Pferd führt zu epidemiologisch „neuen" Grippevirusstämmen. Wenn deren Hüllantigene dem Immunsystem des Infizierten fremd und keine entsprechenden Memory-Zellen vorhanden sind, braucht der Aufbau einer schützenden Immunität 6–10 Tage.

• Der Druck des Immunsystems führt zur **Viruslatenz**. Herpes-, Papova- und Retroviren haben gegenüber der Immunantwort „Flucht"-Mechanismen entwickelt, die ihnen lebenslange Persistenz ermöglichen. Die Herpesviren verbergen sich im Neuron unter der Wirkung ihrer Latenzgene als freie Nukleinsäure, während Retroviren als chromosomal integriertes DNS-Provirus latent werden.

3. **Virus-Latenz:**
- „Flucht"-Mechanismen → lebenslange Persistenz

• **Übernahme von Wirtsproteinen als Schutz.** Viren mit Lipidhülle übernehmen bei ihrer Formierung an Zellmembranen (Budding) wirtsspezifische Proteine in ihre Hülle. Diese „Normal"-Komponente erschwert möglicherweise die Erkennung virusspezifischer Strukturen in der Virushülle und damit die antivirale Immunantwort („Wolf im Schafspelz").

4. **Schutz durch Wirtsproteine:**
- diese erschweren die immunologische Erkennung

• **Persistenz in „immunologischer Nische".** Nach Infektion über den Respirationstrakt und milden klinischen Erscheinungen persistieren die zu den Papovaviren gehörenden, weit verbreiteten **BK-** und **JC-Polyomaviren** im ZNS und Nierenepithel ohne erkennbare Klinik.

5. **immunol. Nische:**
- Persistenz von Viren, da von Immunabwehr nicht erreicht

Bei Wegfall des Immundrucks, z. B. bei Aids, werden diese Viren reaktiviert. Es kommt zu massiver Produktion mit Ausscheidung über den Urin, zu Nierenschäden und, nach hämatogener Streuung, im ZNS zur progressiven multifokalen Leukenzephalopathie (PML durch das JC-Virus).

- **bei erworbenem Immundefekt:** massive Virusproduktion u. hämatogene Streuung

Ähnlich führen Infektionen mit Papillomaviren zu Latenz und chronischer Persistenz in den Basalzellen der Haut.

6. Begrenzung oder Förderung der Virusexpression

- in vivo
- in vitro
- Virusvermehrung in vivo moduliert durch:
  - Immunsystem
  - Zytokine

7. Immunsuppression durch Virusgenprodukte

8. immunologische „Blindheit“: Nichterkennung des Ag durch das Immunsystem, z. B.
- Creutzfeldt-Jakob-Krankheit

Viroid: infektiöse Einzelstrang-RNS ohne Kapsid

• **Begrenzung oder Förderung der Virusvermehrung.** Der Mensch kann nach Infektion lebenslang Träger verschiedener Viren sein: Adeno-, Hepatitis B-, C-, Papova- und diverse Herpesviren, HIV und HTLV persistieren in unterschiedlichen Organsystemen. Spumaretroviren können durch Kultivierung häufig aus ZNS und Nieren reaktiviert werden. **In vivo** werden Herpes- und Lentiviren, wie das HIV, von bestimmten Zellen nur beschränkt repliziert, während dieselben Zellen **in vitro** lytisch infizierbar sind. Im einzelnen wird das virale **Replikationsverhalten** (Restriktion versus aktive Vermehrung) vom *Immunsystem*, aber auch durch *virale Regulationsfaktoren* und durch *Zytokine* (Interleukine, Tumor-Nekrose-Faktor) moduliert.

• **Immunsuppression durch Virusgenprodukte.** Das transmembrane Hüllprotein der Retroviren hat in vitro negativ modulierenden Einfluß auf zelluläre Immunmechanismen.

• Das **Agens kann vom Immunsystem nicht erkannt werden**. Für die **Creutzfeldt-Jakob-Krankheit** des Menschen und andere ähnliche chronisch progressiv das ZNS betreffende Tierseuchen (Scrapie, BSE) wird aus dem Übertragungsmodus ein infektiöser Erreger angenommen. Wegen der ungewöhnlichen Resistenz des Agens, und weil die Erregersuche bisher negativ verlief, spricht man von unkonventionellen **Slow-virus-Erkrankungen**.

Viroide (bisher nur bei Pflanzen) bestehen aus nackter, kovalent-geschlossener Einzelstrang-RNS von nur 300–350 Nukleotiden und besitzen kein schützendes Proteinkapsid. Ihre geringe Genomgröße und ihre stabil-verdrillte Tertiärstruktur verhelfen den Viroiden zu hoher Infektiosität. Sie verursachen wirtschaftlich bedeutende Verluste z. B. bei Kartoffel, Kokuspalme u. ä.

Immunpathogenese

1.3.2 Immunpathogenese von Viruskrankheiten

• **normale Immunantwort:**
- Viren unterliegen der Phagozytose freie Viren + Antikörper → Neutralisation

Mechanismen der Immunpathogenese:

1. Virusvermehrung:
- Einbau viraler Strukturproteine in die Membran der Wirtszelle → Erkennung durch das Immunsystem
- Antigenpräsentation, Erscheinen viraler Epitope auf APC

2. Virusgenprodukte, Apoptose:
- **Superantigen** aktiviert viele T-Zellen → Zelltod durch Apoptose

3. antigenes Mimikry:
- Immunantwort gegen nicht-infizierte Zellen

4. Immunsuppression:
- **Infektion** schädigt B-, T-Lymphozyten u. Makrophagen → Dysbalance im Zytokinsystem

Beim Immunkompetenten beendet die **unspezifische Immunabwehr** (z. B. Makrophagen), gefolgt von der **spezifischen Immunantwort** (Antikörper, zytotoxische T-Zellen), die meisten Virusinfektionen. Aus dem Blut werden, u. a. durch Phagozytose, freie Viren eliminiert. Virusspezifische Antikörper können sich an das Virus binden und es direkt durch Komplementwirkung oder Opsonisierung inaktivieren, während Killer-T-Zellen und virusspezifische zytotoxische T-Zellen die virusproduzierende Zelle zerstören. Die Immunantwort kann sich jedoch – wie ein zweischneidiges Schwert – auch gegen den eigenen Organismus wenden und über verschiedene Mechanismen zur **Immunpathogenese** führen.

• Bei der **Virusvermehrung** werden virale Strukturproteine in die Membranen der Wirtszelle eingebaut, wodurch diese für das Immunsystem fremd und damit angreifbar wird. Darüber hinaus expremieren Monozyten/Makrophagen (APC) und andere Zellen des Immunsystems bei der Antigenpräsentation virale Epitope zusammen mit zellulären Histokompatibilitätsantigenen auf der Zelloberfläche. Auch solche APC können immunspezifisch eliminiert werden. Durch Ausfall funktionell wichtiger Zellgruppen ergeben sich klinisch Organdefekte.

• **Virusgenprodukte und Apoptose.** Bakterielle Antigene, aber auch retrovirale Genprodukte können bei der Antigenpräsentation als **Superantigen** ein breites Spektrum von T-Zellen unspezifisch aktivieren. Diese Aktivierung führt zum programmierten T-Zell-Tod **(Apoptose)** definierter T-Zell-Klone.

• **Antigenes Mimikry.** Wenn Virusantigene (Epitope) zellulären Determinanten ähneln, kann die antivirale Immunantwort auch nicht-infizierte Wirtszellen, die kreuzreagierende Epitope tragen, schädigen.

Dieser Mechanismus wird auch für HIV diskutiert, dessen gp120 Hüllglykoproteine Homologien mit den MHC-Klasse-2-Histokompatibilitätsantigenen zeigen. Folglich können sich gp120-spezifische Antikörper nicht nur gegen das Virus, sondern zugleich auch gegen die für das Immunsystem essentiellen APC richten.

• **Immunsuppressiver Effekt von Virusinfektionen.** Viele Viren infizieren T- oder B-*Lymphozyten*, einige zusätzlich auch *Monozyten/Makrophagen* produktiv-zytozid. Der Ausfall dieser für die Immunüberwachung wichtigen Zellen ergibt funktionell eine Dysbalance im Zytokinsystem und führt zu selektiver oder generalisierter Abwehrschwäche z. B. bei Masern, Herpes- und Retrovirusinfektionen. **Virusinduzierte Immunschwächen** erleichtern die *Überinfektion* mit neuen Keimen (Masern: bakterielle Otitis media), aber auch das Pathogenwerden ubiquitärer, sonst unter Immunkontrolle gehaltener *opportunistischer Keime* (HIV: Pneumocystis-carinii-Pneumonien u. a.). Lytische Virusinfektionen führen zu Nekrosen. Im vorgeschädigten Gewebe können sich leicht Über- oder Mehrfachinfektionen durch Bakterien, Parasiten und Pilze einnisten.

- **virusinduzierte Immunschwäche** bedingt:
  - Überinfektion mit neuen Keimen
  - Pathogenwerden opportunistischer Keime
- lytische Virusinfektion → Zellnekrosen

- **Antikörpervermittelte Steigerung der Infektiosität.** Die Bindung von nichtneutralisierenden antiviralen Antikörpern an Viruspartikel kann zur erleichterten Aufnahme der Virus-Antikörper-Komplexe durch Monozyten/Makrophagen und so zur Infektion dieser Zellen führen. Über diesen Mechanismus kann das Dengue-Virus ein hämorrhagisches Fieber induzieren. Opsonisierung kann zur Erweiterung des Wirtszellbereichs führen und wird als Pathogenesemechanismus auch beim HIV und and anderen umhüllten Viren diskutiert.

5. Ak-vermittelte Infektiosität

1.4 Virussystematik

Virussystematik

Von 72 Virusfamilien sind 22 als *tier-* und *humanspezifisch* bekannt.

22 tier- u. humanspezifische Virusfamilien

1.4.1 RNS-haltige Viren

RNS-Viren

1.4.1.1 Picornaviren

1. Picornaviren

Humanpathogene Picornaviren finden sich mit Poliomyelitis-, Coxsackie- und ECHO-Viren in der **Enterovirusgruppe**, als **Hepatitis-A-Virus (HAV)** und bei den **Rhinoviren**. Sie zeigen bei engem Wirtsbereich ein weites pathogenes Spektrum: von den neurotropen (Poliomyelitis-, ECHO-, Coxsackie-Viren) und den kardiotropen Enteroviren (ECHO-Viren), über die Schnupfenviren (115 Rhinovirusstämme) bis zu den bei normal reaktivem Immunsystem apathogenen zoonotischen Maul- und Klauenseuche-Viren (Aphthoviren).

- **humanpathogene Enteroviren:** neurotrope (Poliomyelitis-, ECHO-, Coxsackie-Viren) u. kardiotrope (ECHO-Viren), HAV
- Schnupfenviren (Rhinoviren)

1.4.1.2 Caliciviren

2. Caliciviren

Caliciviren kommen mit engem Wirtsbereich bei Katze, Hund, Seehund, Schwein und Mensch vor. Durch kontaminiertes Trinkwasser verursachen sie mikroepidemisch auftretende Gastroenteritiden. Die Hepatitis E des Menschen ist durch ein Calicivirus (HEV) bedingt.

→ Gastroenteritiden
Hepatitis E

1.4.1.3 Togaviren

3. Togaviren

Togaviren gliedern sich in 3 Gruppen: **Rubi-**, **Alpha-** und **Arteriviren**. Rubi- und Arteriviren sind eng human- respektive pferdespezifisch. Die meisten Alphaviren vermehren sich sowohl im Vertebratenwirt als auch in blutsaugenden Insekten. Die doppelte Wirtsspezifität (z. B. eastern und western equine encephalitis virus) ermöglicht den für die Verbreitung förderlichen Specieswechsel, wobei die Replikation in den Insekten häufig apathogen verläuft. Einzige Rubivirusspezies ist das Röteln-Virus.

humanspezifisch sind 2 Gruppen:
- **Alphaviren**
- **Rubiviren** (→ Röteln)

doppelte Wirtsspezifität:
Insekt + Säuger

1.4.1.4 Flaviviren

4. Flaviviren

Humanpathogene Flaviviren (Gelbfieber- und Dengue-Virus, Virus der Japan-Enzephalitis, Frühsommer-Zecken-Enzephalitis-Virus und 40 weitere) vermehren sich apathogen in Insekten und verursachen im Menschen schwere Erkrankungen mit Fieber, Gelenkschmerzen, Hämorrhagien und Enzephalitiden bis zu fatalem Verlauf. Das **Hepatitis-C-Virus** (HCV) wird sexuell sowie durch Blut und Blutprodukte übertragen.

- **Flavivirusgruppe:** Gelbfieber-, Dengue-Virus u. a.
- **Hepatitis-C-Virus:** Übertragung: sexuell, durch Blut und Blutprodukte

1.4.1.5 Coronaviren

5. Coronaviren

Coronaviren (lat. *corona* Kranz) kommen streng wirtsspezifisch bei Vögeln und Säugern vor. Beim Menschen induzieren sie respiratorische Erkrankungen und Gastroenteritiden.

→ respiratorische Infekte, Gastroenteritiden

6. **Rhabdoviren**

- **Rabiesvirus:**
- Wirtstiere: Carnivoren, selten Fledermäuse
- zu 70% als Fuchstollwut verbreitet
- Übertragung auf den Menschen durch infizierte Hunde
- tödlicher Verlauf
- **Pathogenese:**
- Infektion: Speichel infizierter Tiere
- Virusvermehrung in quergestreifter Muskulatur
- zentripetale Ausbreitung über periphere Nn. in das ZNS
- **Virusnachweis:** zytoplasmatische Einschlüsse: Negri-Körperchen in Ganglien, ZNS
- **Folgen:** Enzephalitis mit gesteigerter Muskelerregbarkeit

1.4.1.6 Rhabdoviren

Humanpathogene Bedeutung unter den Rhabdoviren (griech. *rhabdo* Stab) hat das **Rabies-** bzw. **Lyssavirus**, der Erreger der Tollwut (griech. *lyssa* und lat. *rabies* Wut). Reservoir sind Carnivoren, auch Blut aufnehmende Fledermäuse. In Mitteleuropa wird das Virus gegenwärtig zu mehr als 70 % über die Fuchstollwut verbreitet. Beim Menschen, meist durch infizierte Hunde übertragen, ist diese Zoonose relativ selten, endet dann aber ausnahmslos tödlich.

Pathogenese. Das Virus wird, z. B. durch Beißen oder Kratzen infizierter Tiere, über den Speichel in die Wunde übertragen. Noch am Ort des Eintrittes, in quergestreiften Muskelzellen, kommt es zur Virusvermehrung, gefolgt von zentripetaler Ausbreitung über periphere Nerven und Spinalganglien in das ZNS. Das Virus ist in peripheren Ganglien, im Rückenmark sowie Mittel- und Zwischenhirn nachweisbar. Es finden sich 1–10 μm große, für die Rabies typische eosinophile intrazytoplasmatische Einschlüsse (Virusantigen), sog. **Negri-Körperchen**. Im Bereich zentraler Ganglien, im limbischen System, in Medulla oblongata und Pons kommt es zur Enzephalitis mit gesteigerter Muskelerregbarkeit oder paralytischen Ausfällen, der pathognomonischen *Hydrophobie* und anderen Auffälligkeiten, bis zu *Koma* und *Atemstillstand*.

7. **Filoviren**

- unbekanntes afrikanisches Tierreservoir

1.4.1.7 Filoviren

Filoviridae (lat. *filum* Faden) bilden mit Ebola- und Marburg-Virus eine Gruppe ungewöhnlich langer, gelegentlich verzweigter RNS-haltiger Viren. Ausgehend von einem unbekannten zentralafrikanischen Tierreservoir (Fledermaus?) führen sie als Zoonosen zu schweren Krankheitsbildern mit bis zu 80 % Letalität.

8. **Paramyxoviren**

- fusogene Aktivität: Induktion von Riesenzellen
- **Parainfluenza-Viren, Mumps-Virus**
- **Masern-Virus**
- Übertragung aerogen
- Inkubationszeit 10 Tage
- hochkontagiös
- **SSPE:** Slow-virus-Erkrankung durch mutiertes Masern-Virus
- **Pneumovirusgruppe:** Respiratory syncytial Viren → Erkältungskrankheiten

1.4.1.8 Paramyxoviren

Sie gliedern sich in die eigentlichen **Paramyxoviren**, die **Morbilliviren** und die selbständige Subfamilie der **Pneumoviren**. Alle besitzen fusogene Aktivität, d. h. sie können die Bildung vielkerniger, pathognomonischer Riesenzellen induzieren.

• Humanpathogene Paramyxoviren sind das **Parainfluenza-Virus** Typ 1–4 und das **Mumps-Virus**.

• Das zu den Morbilliviren gehörende **Masern-Virus** führt nach einer Inkubationszeit von 10 Tagen zu einer hochfieberhaften, hochkontagiösen Erkrankung (cave: Entwicklung zu Pneumonie und Enzephalitis). Die Durchseuchung ist nahe 100 %.

Die seltene **subakute sklerosierende Panenzephalitis (SSPE)** tritt 7–10 Jahre nach Masernerkrankung mit einer Häufigkeit von 1:100000 auf. SSPE ist eine demyelinisierende, über Jahre zum Tode führende Slow-virus-Erkrankung, verursacht durch ein mutiertes Masern-Virus.

• In der Pneumovirusgruppe (griech. *pneuma* Atem) sind die weltweit verbreiteten **Respiratory syncytial Viren** (früher: Parainfluenza-Viren) Ursache von Erkältungskrankheiten, häufig mit Krupp-Symptomatik. Nach einer Inkubationszeit von 2–6 Tagen treten Schnupfen, Husten und Fieber auf. Die Infektion hinterläßt nur ungenügende Immunität; daher sind Reinfektionen in Familien möglich, auch ältere Menschen können erneut schwer erkranken.

9. **Orthomyxoviren**

2 Gruppen:
- **Influenza-A- und B-Viren**
- **Influenza-C**-Gruppe
- **antigener Schift:** Änderung des Phänotyps mit Selektionsvorteilen durch Austausch von Genomanteilen bei Doppelinfektion
- **humanpathogene Influenza A-Viren:** Epi- und Pandemien alle 10–50 Jahre nach antigenem Schift

1.4.1.9 Orthomyxoviren

Diese umfassen 2 Gruppen: **Influenza-A-** und **B-Viren** sowie die **Influenza-C**-Gruppe. Die Segmentierung des Genoms ermöglicht nach Doppelinfektion einer Zelle mit verschiedenenen Influenza-Viren (z.B. von Mensch und Ente oder Schwein) den Austausch von Genomanteilen. Es kommt zum **antigenen Schift** mit größeren Änderungen im Virusphänotyp und möglicherweise spezifischen Selektionsvorteilen.

• **Humanpathogene Influenza-Viren.** Von großer epidemiologischer Bedeutung sind die bei Mensch und Tier weit verbreiteten **Influenza-A-Viren**, die zu Epi- und Pandemien führen. Pandemien ergeben sich durch *antigenen Schift* etwa alle 10–50 Jahre, wenn neue und besonders pathogene Virusstämme auftreten. Die **antigene Drift** entsteht durch Mutation und modifiziert, im Gegensatz zum antigenen Schift, den Virusphänotyp nur gering. Die mutierten Viren können sich daher in einer noch teilimmunen Bevölkerung nicht wesentlich ausbreiten. Influenza wird als Tröpfcheninfektion übertragen.

- **antigene Drift**: geringe Modifikation des Virusphänotyps durch Fehler in der Replikation

1.4.1.10 Bunyaviren

10. Bunyaviren

Humanpathogene Bunyaviren finden sich in 4 Virusgruppen: Bunyamwera-, Sandfliegenfieber-, Nairobi- und Hantaan-Viren. Sie kommen überwiegend bei Säugern in den Tropen und Subtropen vor. Meist durch Moskitos, Zecken oder Flöhe übertragen, induzieren sie z.T. schwere Zoonosen, z.B. das Rift-Valley-Fieber. Das **Hantaan-Virus** wird auch in Zentraleuropa direkt von infizierten Nagern übertragen und führt zu milden Formen eines hämorrhagischen Fiebers mit Nierenbeteiligung: *Nephropathia epidemica, Feldnephritis.*

von infizierten Nagern übertragene, meist tropische Zoonosen: z.B. Rift-Valley-Fieber
- **Hantaan-Virus** → Nephropathia epidemica

1.4.1.11 Arenavirusfamilie

11. Arenaviren

Die Arenavirusfamilie enthält flexibel-pleomorphe Virionen mit Glykoproteinfortsätzen auf der Lipidhülle und innen Ribosomen als „körnige" Einschlüsse (lat. *arenus* sandig). Arenaviren, weltweit verbreitet, führen im natürlichen Nagerwirt zu persistierenden Infektionen und bei Übertragung auf den Menschen zu Zoonosen unterschiedlicher Pathogenität. So endet die **Lassa-Virus-**Infektion häufig tödlich.

- pleomorphe Virionen mit
- Lipidhülle u. Glykoproteinfortsätzen

Das Virus der **lymphozytären Choriomeningitis (LCM)** ist bei Hausmaus und Hamster weit verbreitet, ebenso beim Laboratoriumstier. Die LCM des Menschen verläuft meist inapparent, nur gelegentlich auch grippeähnlich, hochfieberhaft mit typischer hochgradiger *Lymphozytose*, selten als Meningoenzephalitis.

- **Lympho-Choriomeningitis-Virus:**
- Wirt: Hausmaus, Hamster
- Erkrankung: meist inapparent; selten grippeähnlich, hochfieberhaft, Lymphozytose

1.4.1.12 Reoviren

12. Reoviren

Die humanpathogenen Reoviren Typ 1–3 ergeben häufig asymptomatische oder leichte Krankheitsverläufe im Respirations- und Magen-Darm-Trakt; Typ 2 beim Kleinkind auch Exantheme und Nackensteife.

- humanpathogene Reoviren Typ 1–3

1.4.1.13 Birnaviren

13. Birnaviren

Die einheitliche Gruppe mit bi-segmentiertem RNS-Genom ist pathogen bei verschiedenen Fischen, Austern und Geflügel, aber nicht beim Menschen.

- nur tierpathogen

1.4.1.14 Retroviren

14. Retroviren

Die Retrovirusfamilie umfaßt *7 Gruppen*: *säugerspezifische* **Typ-B-Onko- und Typ-C-Retroviren**, *primatenspezifische* **Typ-D-Retroviren**, *geflügelspezifische* **Typ-C-Retroviren**, **Foamy-** oder **Spumaviren**, Viren der **HTLV-BLV-Gruppe** und schließlich die **Lentiviren**. Retroviren finden sich mit enger Wirtsspezifität bei Wirbeltieren und bei einigen phylogenetisch älteren Tieren.

Zur **Replikation** wird die retrovirale RNS durch die Reverse Transkriptase (RT) in Doppelstrang-DNS umgeschrieben und dann als DNS-Provirus in die Chromosomen der Wirtszelle eingebaut. Säugerzellen enthalten jeweils mehrere Kopien verschiedener endogener Proviren, die sich von B- und C-Typ-Viren herleiten. Bei ihrer Aktivierung oder der Infektion mit einem verwandten exogenen Retrovirus kann es zur *genetischen Neukombination* kommen, zum Austausch einzelner Genabschnitte und damit zur Entstehung von *Retroviren mit neuen Eigenschaften.* Die Rekombination und die hohe Fehlerrate der replizierenden Enzyme ergeben die hohe „Plastizität" des Retrovirusgenoms. Sie ermöglicht schnelle Anpassung an neue Wirte und verbietet zugleich den Einsatz von attenuierten Retroviren als Lebendvakzine.

- **säugerspezifische Typ-B-Onko- und Typ-C-Retroviren**
- **primatenspezifische Typ-D-Retroviren**
- **geflügelspezifische Typ-C-Retroviren**
- **Foamy- oder Spumaviren**
- **Viren der HTLV-BLV-Gruppe**
- **Lentiviren**
- **Replikation der Retroviren:**
- RNS wird durch reverse Transkriptase zur Doppelstrang-DNS
- Einbau der DNS als Provirus in die Wirtszelle

Virus-Zell-Beziehung und Pathogenese. Die Viren der Spuma- und Lentivirusgruppe sind in vitro und z.T. in vivo zytozid. Einige Typ-C-Retroviren sind ebenfalls zytozid.

- **Virus-Zell-Beziehung:** zytozide Wirkung

Tumorinduktion. Die B- und C-Typ-Retroviren induzieren mäuse- oder geflügelspezifische Leukämien und Sarkome und führen in der Zellkultur zur malignen Transformation durch:

- **Tumorinduktion:**

- direkt durch virales Onkogen
- Aktivierung zellulärer Onkogene
- Rekombination zellulärer Onkogene mit C-Typ-Virus

• **transformierte Zellen** zeigen:
- unbegrenzte Vermehrung
- niedrigere Stoffwechselanforderungen
- Expression von embryonalem Ag
- Verlust von Markern
- unkontrolliertes Wachstum

• **HTLV-BLV-Gruppe:**
- human- und primatenspezifisch
- Rinderleukose-Viren (BLV)
- Übertragung durch Muttermilch, Blut, Blutprodukte, sexuell

• **HTLV-I:**
- tropische spastische Parese
- T-Zell-Leukämie des Erwachsenen

• **HTLV-II:**
- Haar-T-Zell-Leukämie
- Diagnostik: Ak- u. Virusnachweis

• **akute Tumorinduktion** (beim Rous-Sarkom-Virus des Huhns) durch virale onc-Gene
• **verzögerte Tumorinduktion** durch Aktivierung oder Mutation zellulärer Regulator- oder Wachstumsgene (zelluläre onc-Gene)
• **Rekombination** zellulärer Onkogene mit dem Genom eines infektiösen C-Typ-Virus.
Die **transformierten Zellen** sind unbegrenzt vermehrungsfähig, zeigen verringerte Stoffwechselanforderungen und expremieren embryonale Antigene. Sie haben teilweise Zell-Erkennungs- und -Differenzierungsmarker sowie die Fähigkeit zum kontrolliert-koordinierten Wachstum im Zellverband verloren.
• Die **HTLV-BLV-Gruppe** umfaßt human- und primatenspezifische T-Zell-lymphotrope Viren (HTLV-/STLV-I, -II) und die B-Zell-lymphotropen Rinderleukose-Viren (BLV). Die Viren dieser Gruppe werden exogen über Muttermilch, Blut und Blutprodukte oder sexuell übertragen und können zum Malignom führen.
HTLV-I ist in Südjapan, Mittelamerika und der Karibik mit einer Seroprävalenz von 2–20 % regional endemisch, verursacht das neurologische Krankheitsbild der tropischen spastischen Paraparese sowie die relativ selten auftretende bösartige T-Zell-Leukämie des Erwachsenen. **HTLV-II** wurde erstmals bei einer Haar-T-Zell-Leukämie gefunden. Neuere Befunde rücken es vom Pathopotential in die Nähe von HTLV-I. Beide Typen werden zunehmend bei i. v.-Drogenabhängigen nachgewiesen.

Die **HTLV-Diagnostik** erfolgt über Antikörper- und Virusnachweis.

• **Lentiviren:** zytozide Wirkung

• **HIV: Aids**
- **HIV-1:** Nordamerika, Europa
- **HIV-2:** Afrika

• **Lentiviren** (lat. *lentus* langsam) vermehren sich zytozid. 1981 wurde das Aids beim Menschen definiert und bereits 1983/84 das human immunodeficiency virus **(HIV)** als ätiologisches Agens beschrieben. In Nordamerika und Europa herrschen **HIV-1**-Serotypen vor, während **HIV-2** zunächst überwiegend in West-Afrika verbreitet war.

Weitere Immundefizienz-Viren wurden inzwischen bei Rind (BIV), Katze (FIV) und beim Affen (SIV) isoliert und dienen als Modellsysteme für Pathogenese- und Therapiestudien. HIV-1 und -2 zeigen jeweils über 80 % Nukleinsäurehomologie zu den SIV des Schimpansen respektive der afrikanischen grünen Meerkatze. Die SIV persistieren in ihrem natürlichen Wirt, ohne klinische Symptomatik. Dies legt für die Frage nach dem Ursprung von HIV nahe, daß die SIV von den nahe verwandten Affen auf die Spezies Mensch gewechselt haben.

Pathogenitätsmechanismen:
a) Infektion von Immunzellen durch Nutzung des CD4-Rezeptors

Pathogenitätsmechanismen des HIV:
• HIV und SIV nutzen das CD4-Oberflächenprotein als Rezeptor und infizieren darüber T-Helfer-Lymphozyten und Monozyten/Makrophagen/Langerhans-Zellen, d. h. wichtige Immunzellen. Monozyten/Makrophagen werden dabei funktionell geschädigt und T-Helfer-Lymphozyten über verschiedene Mechanismen eliminiert.

b) Verankerung von HIV als DNS-Provirus in immunkompetenten Zellen:
- bei T-Zell-Aktivierung → zytozide Virusexpression → zytopathischer Effekt → T-Zell-Verlust → **Apoptose:** programmierter T-Zell-Tod

• HIV wird als DNS-Provirus in die Wirtszelle (Monozyten/Makrophagen oder T-Helferzellen) integriert und kann in ruhenden Zellen latent werden. Immunaktivierung, Zytokine oder andere Einflüsse können die ruhende, latent infizierte T-Helferzelle aktivieren. Dabei kommt es zur zytoziden Virusexpression und damit zum pathognomonischen **kontinuierlichen T-Zell-Verlust.** Neben diesem direkten CPE und der Riesenzellbildung führt HIV zur **Apoptose**, dem programmierten T-Zell-Tod, und zu einer Reihe von indirekten, auch immunologisch bedingten Pathogenitätsmechanismen (Immunpathogenese von Aids).

c) Monozyten infizieren T-Helferzellen

• Monozyten/Makrophagen sind HIV gegenüber resistenter als die T-Helferzelle und produzieren das Virus über lange Zeiten. Ein HIV-infizierter Monozyt kann während der Antigenpräsentation, der funktionell notwendigen Begegnung von Antigen-präsentierender Zelle und T-Helferzelle, die für die Regulation des Immunsystems wichtigen T-Helferzellen infizieren.

d) Escape-Mutanten: Mutationen bei der Replikation ermöglichen die Selektion immunresistenter Virusvarianten

• Die Ungenauigkeit der Replikationsenzyme des HIV führt in jeder Replikationsrunde statistisch zu einer Mutation oder zu Fehlern in der Genomorganisation. Unter dem Druck des Immunsystems werden Virusvarianten selektioniert, die vom Immunsystem nicht erkannt und bekämpft werden können **(Escape-Mutanten).**

e) Budding: Einbau von Histokompatibilitätsantigenen in die Virushülle → „Wolf im Schafspelz"

• Beim Budding werden zelluläre **Histokompatibilitätsantigene** der MHC Klasse II in die Virushülle eingebaut. Diese Wirtskomponente verändert das

„antigene Make-up“ des HIV derart, daß das Virion als „Wolf im Schafspelz“ vom Immunsystem möglicherweise nicht effizient erkannt werden kann. Da MHC Klasse II-Proteine bei der Antigenpräsentation an das CD4 der T-Helferzelle binden, könnte sich das virusständige MHC auch als 2. Ligand – neben dem viralen gp120 – an den CD4-Rezeptor binden.

- Das **spontane Shedding** des nur locker verankerten viralen gp120-Hüllglykoproteins kann zur Ausrottung auch nicht-infizierter CD4-positiver Zellen führen. Wenn freies gp120 an CD4 positive nicht-infizierte Zellen bindet, können diese in ihrem antigenen Make-up veränderten Zellen vom Immunsystem lysiert werden.
- Neben dem CD4-Rezeptor kann HIV auch zelluläre **Fc- und Komplementrezeptoren** für die Infektion nutzen, wenn Antikörper, gefolgt vom Komplementsystem, zwar an das HIV gebunden haben, dieses aber aus quantitativen oder qualitativen Gründen nicht inaktivieren konnten. Das mit Antikörpern oder Komplementfaktoren dekorierte HIV wird von Makrophagen aufgenommen und vermehrt (Antikörpervermittelte Verstärkung der Infektiosität).

f) spontanes Shedding: Anlagerung von viralen Hüllproteinen an nicht-infizierte CD4-positive Zellen → Vernichtung derselben durch eigenes Immunsystem

g) Nutzung von Fc- und Komplementrezeptoren für die Infektion → Ak-vermittelte Verstärkung der Infektiosität

Neben dem genetisch vorgegebenen Tropismus für Wirtszellen des Immunsystems haben auch sozio-ökonomische Faktoren wie höhere Mobilität, Tourismus und Promiskuität zur schnellen Ausbreitung des HIV und damit zur Aids-Pandemie geführt.

→ Aids-Pandemie

HIV-Diagnostik. Nachweis virusspezifischer Antikörper 2–4 Monate nach Exposition durch ELISA, im positiven Fall Wiederholung und Bestätigung durch Immunoblot oder Immunfluoreszenz.

Virusanzucht, Antigen-Nachweis im Serum und PCR sind aufwendig und der Abklärung besonderer Fälle vorbehalten, z. B. bei Neugeborenen HIV-positiver Mütter.

- **HIV-Diagnostik:** HIV-Ak-Nachweis
- Wochen nach Exposition mittels ELISA
- Bestätigung durch Immunoblot, Immunfluoreszenz

1.4.2 DNS-haltige Viren

DNS-haltige Viren

1.4.2.1 Hepadnaviren

1. Hepadnaviren

Ein humanspezifisches Hepadnavirus (griech. *hepar* Leber+dna=DNS-haltig) ist das **Hepatitis-B-Virus (HBV**, früher: *Serumhepatitis*). Das Virion, nach seinem Entdecker auch **Dane-Partikel** genannt, trägt auf einer straffen Lipoproteinhülle das HBV-Oberflächenantigen **(HBs-Ag)**. Dem **HBc-Ag** des Viruscores entspricht das im Serum nachweisbare **HBe-Ag**. HBV kann im Hepatozyten, chromosomal integriert, persistieren.

a) Hepatitis-B-Virus (HBV)
Virion = Dane-Partikel besteht aus:
- Lipoproteinhülle mit HBs-Ag
- Viruscore mit HBc-Ag und DNS

im Serum als Nukleinsäure, HBe- und HBs-Ag nachweisbar

Histologischer Nachweis:
- im **Zellkern** der sog. **Ground-glas-Zellen** (Milchglashepatozyten): HBc-Ag und die daraus geformten HBV-Cores
- im **Zytoplasma**: HBc- und HBs-Ag.

Wie das infektiöse HBV und das aus dem HBc abgeleitete HBe-Ag wird auch HBs-Ag in die Blutbahn freigesetzt.
Ähnlich wie HIV wird HBV sexuell oder durch **infektiöses Blut und Blutprodukte** *akzidentell* oder *perinatal* übertragen.

Histologie ⇐

Die **Hepatitis D** wird durch ein kleines RNS-Virus **(HDV)** mit einem Genom von nur 1,7 kD verursacht. HDV (früher: Delta-Agens) kommt nur bei HBs-Antigen-Positiven vor, denn es benötigt das HBV als *Helfervirus* und trägt entsprechend das HBs-Antigen des HBV als Hülle. Das Virus wird simultan mit HBV oder als Superinfektion übertragen und ergibt ebenfalls häufig chronische Verläufe.

b) Hepatitis-D-Virus (HDV)
- benötigt HBV als Helfervirus

1.4.2.2 Parvoviren

2. Parvoviren

Humanpathogen ist das **Parvovirus B19** (lat. *parvus* klein) als Erreger des *Erythema infectiosum (Ringelröteln)*, auch verknüpft mit aplastischen Krisen bei hämolytischen Anämien, Sichelzellanämien, Immundefizienzen und schließlich beim Erwachsenen mit rheumatischen Arthritiden.

humanpathogen: Parvovirus B19 → Erythema infectiosum (Ringelröteln)
- verknüpft mit hämolytischer Anämie

1.4.2.3 Papovaviren

3. Papovaviren

Die bei Säugern weit verbreiteten Papovaviren fallen in 2 Subfamilien: *Papilloma-* und *Polyomaviren*. Einige können chromosomal integrieren und zeigen transformierende Eigenschaften.

2 Subfamilien:

a) Papillomaviren (über 60 Typen)
- verursachen Warzen, Haut- u. Schleimhauttumoren
- Infektion der Basalzellschicht
- Kerneinschlüsse in Keratinozyten

tumorassoziiert:
- Zervix- u. Pharynxkarzinom
- Präkanzerosen
- Condyloma acuminatum
- Larynxpapillom

Ursache der Onkogenese:
- 2 transformierende HPV-Proteine
- Einwirken von Kofaktoren

• **Papillomaviren** (lat. *papilla* kleine Erhebung, griech. *-oma*=Suffix für Tumor), beim Menschen mit mehr als 60 verschiedenen Typen (HPV), sind die Ursache von *Warzen* und *Tumoren* mit begrenztem Wachstum *auf Haut oder Schleimhäuten.* HPV infiziert hier die Basalzellschicht: zur Virusvermehrung und basophilen Kerneinschlüssen kommt es erst in differenzierten Keratinozyten. HPV induzieren häufig gutartige Plantar- oder juvenile Warzen. Andere Typen (HPV 16, 18, 31, 33, 35) werden bei prämalignen Zuständen oder bei Zervix- und Pharynxkarzinomen gefunden. Condylomata acuminata und Larynxpapillom, beide mit maligner Tendenz, sind mit HPV 6 oder 11 assoziiert. Bei weiteren Präkanzerosen, der Epidermodysplasia verucciformis und der fokalen epithelialen Hyperplasie bzw. M. Heck, werden HPV 3, 5, 8, 9 und 10 respektive HPV 13 und 32 beobachtet.

Als Grund für die ausgeprägte **HPV 16- und 18-Onkogenese** wurden in vitro 2 transformierende HPV-Proteine, E6 und E7, nachgewiesen. Von der HPV-Infektion über die intraepitheliale Zervix-Dysplasie, die Integration des HPV-Genoms bis zum invasiven Karzinom vergehen 2–4 Jahrzehnte. Aus dieser Latenz, der unterschiedlichen Prävalenz des Zervixkarzinoms und dem Nachweis gesteigerter zellulärer myc-Onkogen-Expression in fortgeschrittenen Zervixkarzinomen wird gefolgert, daß weitere Kofaktoren, wie Smegma, Rauchen u. ä., zur Onkogenese beitragen.

b) Polyomaviren
humanpathogen: BK-, JC-Virus

- **Infektion:** aerogen → Virämie, Latenz in Urothel u. ZNS → lebenslange symptomfreie Persistenz
- **Reaktivierung** bei Immundefekten, Schwangerschaft, Diabetes

• Unter den **Polyomaviren** sind BK- und JC-Virus (bezeichnet nach Patienteninitialen) potentiell *humanpathogen.* Beide sind beim 4-jährigen Kleinkind mit 50 % respektive 20 %, beim Erwachsenen mit über 80 % respektive >60 % weit verbreitet. Nach primärer Infektion über den Respirationstrakt kommt es zur Virämie und zur Latenz im Urothel der abführenden Nierenwege. Die Infektion verläuft bei Immunkompetenten unauffällig und führt zu lebenslanger symptomfreier Persistenz. Immundefekte führen zur Reaktivierung des Virus. Besonders nach Knochenmarks- und Nierentransplantation und bei HIV-Infektion, gelegentlich auch in der Schwangerschaft oder bei Diabetikern, ergibt sich eine erneute Virusproduktion mit hämorrhagischer Zystitis und Ausscheidung über den Urin. Bei zellulärer Abwehrschwäche kann das JC-Virus zur progressiven multifokalen Leukenzephalopathie (PML) führen, einer seltenen, subakut demyelinisierenden ZNS-Erkrankung.

4. Adenoviren

1.4.2.4 Adenoviren

Adenoviren (engl. *adenoid degenerating agent* lymphatisches Drüsengewebe) kommen mit engem Wirtsbereich bei Säugern und Geflügel in 2 distinkten Gruppen vor: **Mast-** und **Aviadenoviren.**

49 humanpathogene Typen
- Vermehrung zytozid in Epithelzellen
- **Erkrankungen:** grippale Infekte, Pharyngokonjunktivalfieber, Enteritiden
- **Reaktivierung** und komplizierter Verlauf bei HIV- und transplantatbedingter Immunschwäche

Die **humanpathogenen Adenoviren** mit bisher 49 Typen vermehren sich zytozid im Epithelial von Nasen-Rachen-Raum, Konjunktiven oder Darm, wobei sie ein breites Spektrum von Infektionen verursachen: akut-fieberhafte *„grippale" Infekte*, Pharyngitis, gelegentlich auch Pharyngokonjunktivalfieber und Enteritis. Unter dem Druck der Immunantwort werden viele Adenoviren beim Immunkompetenten latent, häufig in B-Lymphozyten im Tonsillengewebe, wo virale DNS, nicht aber Infektiosität, noch Jahre später nachweisbar ist. Solche Viren können bei Immunschwäche reaktiviert und dann im Stuhl oder, wie die häufig Aids-assoziierten Typen 34 und 35, im Urin chronisch ausgeschüttet werden. Bei HIV- oder transplantationsbedingter Immunschwäche können Adenovirusinfektionen kompliziert, auch fatal, verlaufen.

5. Herpesviren

1.4.2.5 Herpesviren

3 Subfamilien:
Alpha-, Beta-, Gamma-Herpesviren
- zytozide Infektion
- Latenz
- häufig: Reaktivation

Die Herpesviren (griech. *herpein* kriechen) mit ihren nach biologischen Kriterien in 3 Subfamilien eingeteilten **Alpha-**, **Beta-** und **Gamma-Herpesviren** bilden eine bei Säugern und Vögeln weit verbreitete Familie. Die produktive Infektion ist zytozid. Wenn das Virus jedoch in weniger permissiven Zellen, z.B. des Nervensystems, nicht voll exprimiert wird, kann es latent werden. Aus der Latenz heraus können Herpesviren im Rahmen einer Immunschwäche oder durch Umwelteinflüsse reaktiviert werden.

a) Alpha-Herpesviren

a) Alpha-Herpesviren. Humanpathogene Herpesviren sind:
- *Herpes-simplex-Virus 1 und 2* (HSV-1, HSV-2)
- *Varizella-Zoster-Virus* (VZV),

– als seltene Zoonose das vom Rhesusaffen stammende, für den Menschen oft tödliche **Herpes-B-Virus**.

• **Herpes-B-Virus** des Rhesusaffen

Alpha-Herpesviren sind dermato- und neurotrop. HSV-1- und VZV-Infektionen erfolgen allgemein im frühen Kindesalter.

• Die **HSV-1-Erstinfektion** verläuft klinisch häufig inapparent. Gelegentlich manifestiert sie sich in *perioralen Läsionen*, seltener in akuter *Gingivostomatitis*. Bei der Erstinfektion wandert das Virus in periphere Nervenendigungen ein, dann als Kapsid axonal aufwärts und wird im Zellkern sensorischer Ganglien (z. B. Trigeminus) als DNS latent. Durch Fieber, UV-Licht, hormonale und andere Umwelteinflüsse (Stress) kann das Virus reaktiviert und im Neuron repliziert werden. Das Virion wandert dann im Axon wieder in die Peripherie und führt dort *rekurrierend* im primär infizierten Hautbereich zu den typischen Bläschen des **Herpes labialis**.

• **HSV-1**
– häufig inapparent
– selten periorale Läsionen, Gingivostomatitis
– Einwanderung in periphere Nervenenden, als DNS latent im Zellkern
– Reaktivierung z. B. durch UV-Licht →
– Replikation im Neuron →
– Wanderung in die Peripherie →
– Herpes labialis

• **HSV-2** wird überwiegend sexuell übertragen und führt primär und rekurrierend zu oft quälenden Läsionen im Genitalbereich; eine nennenswerte Durchseuchung ergibt sich postpubertär.

• **HSV-2**
– Übertragung sexuell

• Das **VZV** verursacht als Erstinfektion nach einer Inkubationszeit von 2 Wochen die **Windpocken**. Das in den Ganglien latente VZV kann im späteren Alter nach Reaktivierung in definierte Dermatome auswandern und peripher zum schmerzhaften **Herpes zoster** führen.

• **VZV**
– Erstinfektion: Windpocken
– Reaktivierung: Herpes zoster

b) Beta-Herpesviren. Die bei Säugern weit verbreiteten, sehr speziesspezifischen **Zytomegalie-Viren (CMV)** infizieren Zellen von sekretorischen Drüsen, des lymphoretikulären Systems und der Niere. In vergrößert-abgerundeten epithelialen Zellen finden sich Kerneinschlüsse aus dicht gepackten Viren **(Eulenaugenzellen)**. CMV ist sehr labil und vermehrt sich relativ langsam und zell-assoziiert. Es wird durch Tröpfcheninfektion, über Speichel, Urin, Muttermilch und Blut, auch mit latent infizierten Transplantaten, übertragen.

b) Beta-Herpesviren: CMV
– **Infektion:** sekretorische u. lymphoretikuläre Zellen, Niere
– **Morphologie:** intranukleäre Einschlußkörper (Eulenaugenzellen)
– **Übertragung:** Tröpfcheninfektion, Speichel, Urin, Muttermilch u. a.

Bei HIV-bedingten Immundefizienzen sind **CMV-assoziierte Ulzera** im Gastrointestinaltrakt als Quelle lebensbedrohender Blutungen besonders gefürchtet. Hier führen auch CMV-induzierte Netzhautläsionen zur Erblindung.

– **CMV-Ulzera gefährlich!**

c) Gamma-Herpesviren kommen bei Primaten mit Tropismus für epitheliale und lympathische Zellen vor. Das humanspezifische **Epstein-Barr-Virus (EBV)** verursacht die **infektiöse Mononukleose** (Pfeiffer-Drüsenfieber), eine sich selbst begrenzende Proliferation von B-Lymphoblasten. Die Infektion erfolgt über den Nasopharynx (Kußkrankheit). EBV vermehrt sich zunächst im Speicheldrüsenepithel, wird mit dem Speichel ausgeschieden und kann dort auch später bei klinisch Gesunden gefunden werden. Von den epithelialen Zellen ausgehend, werden unreife B-Lymphozyten infiziert, in denen EBV unter Expression des frühen EBNA-Gens latent wird. Bei massiver Vermehrung infizierter B-Blasten kommt es zu polyklonaler B-Zellaktivierung und zur Ausschüttung von Autoantikörpern gegen Bindegewebsproteine, die als heterophile Antikörper im **Paul-Bunnell-Test** diagnostisch genutzt werden.

c) Gamma-Herpesviren: EBV: infektiöse Mononukleose
– **Infektion** über Nasopharynx
– **Vermehrung** im Speicheldrüsen
– **sekundärer Befall der B-Lymphozyten,** hier latent
– Autoantikörper gegen Bindegewebsproteine → Nachweis als heterophile Ak im **Paul-Bunnell-Test**

EBV bringt in vitro unreife B-Lymphozyten zur dauerhaften Proliferation. Dieser Immortalisierung entsprechen *4 EBV-assoziierte Krankheitsbilder*:

• Mehr als 90 % der im Malariagürtel Afrikas endemischen **Burkitt-Lymphome (BL)** und der in China verbreiteten **Nasopharyngealkarzinome (NPC)** enthalten Spuren des Virus: EBNA-Antigen und episomale DNS.

• Die bei 5 % aller Aids-Patienten auftretenden **Lymphome** sind häufig EBV-assoziiert und bei 25 % aller Immunsupprimierten kommt es am seitlichen Zungenrand zur **Haarleukoplakie** mit massiver EBV-Produktion in den Keratinozyten.

EBV immortalisiert B-Lymphozyten → **4 Krankheitsbilder:**
– Burkitt-Lymphom
– Nasopharyngealkarzinom
– Lymphome
– Haarleukoplakie

Das **humane Herpesvirus Typ 6 (HHV-6)**, zunächst mit Immundefekten und dem chronischen Müdigkeitssyndrom in Zusammenhang gebracht, verursacht beim Kleinkind das *Dreitagefieber-Exanthem (Exanthema subitum)* und führt dort, wie HHV-7, zu einer Durchseuchung von 90–95 %.

HHV-6: Dreitagefieber-Exanthem (Exanthema subitum)

1.4.2.6 Poxvirusfamilie

6. Poxvirusfamilie

Die Poxvirusfamilie umfaßt die wirbeltierspezifischen Chordopoxviren mit 8 Gruppen und die insektenspezifischen Entomopoxviren. Ihre Doppelstrang-DNS kodiert für mehr als 100 verschiedene Proteine. Poxviren sind **der-**

– dermato-neurotrop

- **Übertragung** aerogen, Pustelmaterial, direkte Kontakte

• **Variola-Virus:** Pocken (Variola major)

• **humanspezifisches Virus: Molluscum contagiosum** (multiple epidermale Knötchen, Spontanheilung)
- **Infektionsmodus:** Tröpfcheninfektion, sexuell

mato- und **neurotrop** und werden aerogen über eingetrocknetes Pustelmaterial oder durch **direkte Kontakte** übertragen.

• Das **Variola-Virus**, der Erreger der **Pocken (Variola major)**, gilt seit 1977 als ausgerottet. Die Variola hatte mit 30% eine hohe Mortalität! **Tierpocken** (Kuh, Schaf, Ziege, Katze, Affe u. a.) können als Zoonose beim Menschen zu nekrotisierenden Hautläsionen führen.

• Der Erreger des weltweit verbreiteten **Molluscum contagiosum** ist ein strikt **humanspezifisches Pocken-Virus**, durch Tröpfcheninfektion, auch sexuell übertragen. Das Virus induziert im Gesicht und an den Extremitäten multiple, nicht-schmerzhafte, über Monate persistierende epidermale Knötchen von 2–8 mm Durchmesser mit eingezogenem Nabel, die zunehmend auch bei Personen mit Immundefekten beobachtet werden.

7. „Unkonventionelle" Viren

verursachen spongiforme Enzephalopathien:

- Kuru-Krankheit
- Creutzfeldt-Jakob-Krankheit
- Gerstmann-Sträussler-Syndrom
- Scrapie-Krankheit des Schafes
- bovine spongiforme encephalopathia des Rindes (BSE)

1.4.2.7 Unkonventionelle Viren

Bisher nicht präzise charakterisierte „unkonventionelle" Viren werden bei Mensch und Tier mit neurologischen Krankheitsbildern, **spongiformen Enzephalopathien**, verknüpft.

Die in Neuguinea im Verschwinden begriffene, tödliche **Kuru-Krankheit** wurde durch den Verzehr von menschlichem Hirn verursacht. Auch die mit einer jährlichen Inzidenz von 1 Fall pro 1 Mio. Einwohner auftretende **Creutzfeldt-Jakob-Krankheit** und das **Gerstmann-Sträussler-Syndrom** sind als spongiforme Enzephalopathien übertragbar, wie Zwischenfälle mit nicht genügend vorbehandelten Kornea- und Dura-mater-Transplantaten gezeigt haben. Eine pathogenetisch ähnliche, ebenfalls langsam progredierende Erkrankung ist die als unkonventionelle Slow-virus-Erkrankung charakterisierte **Scrapie-Krankheit** des Schafes. Gemeinsam ist diesen Enzephalopathien die massive Ansammlung eines normalerweise löslichen zellulären Amyloid-Proteins, also eine **Speicherkrankheit**.

Das Beispiel Kuru und Tierexperimente zeigen aber, daß auch der orale Weg zur Infektion und Erkrankung führt und daß dabei auch fremde Spezies infiziert werden können. So wurde die **bovine spongiforme encephalopathia (BSE)** durch das Verfüttern von Scrapie-kontaminierten Schaf-Schlachthausabfällen auf das Rind übertragen, wo sie nach jahrelanger Inkubation zum **„Rinderwahnsinn"** führte.

Bakterien

2. Bakterien

M. Trautmann

Infektiologie

2.1 Grundlagen der Infektionslehre

Definitionen

2.1.1 Definitionen

Unterschiede zwischen
• **Infektion:** → klinisch stumm oder → Infektionskrankheit

• **Kolonisation:** oberflächliche Erregerbesiedlung

• **Infestation:** z. B. Würmer im Stuhl

• **Infektion** ist das *Eindringen* von Mikroorganismen in einen Makroorganismus (Tier, Mensch) mit anschließender Vermehrung der Infektionserreger. Die Vermehrung kann *asymptomatisch* verlaufen (klinisch stumme Infektion) oder aber Krankheitserscheinungen zur Folge haben: *Infektionskrankheit*. Die Elimination der Infektionserreger erfordert Abwehrreaktionen des Wirtes.
• **Kolonisation** ist eine *oberflächliche Besiedlung* von Haut oder Schleimhäuten des Wirtsorganismus, ohne daß die Erreger die Epithelbarriere durchdringen.
• **Infestation** bezeichnet den *Befall mit Würmern oder Arthropoden*, die durch ihre Anwesenheit Krankheitserscheinungen auslösen können und deren Nachkommen den Makroorganismus wieder verlassen (z. B. Abgang von Wurmeiern mit dem Stuhl).

2.1.2 Pathogenität und Virulenz

Pathogenität

Fähigkeit von Mikroorganismen, Infektionen hervorzurufen

Erreger, die Infektionen bzw. Infektionskrankheiten verursachen, werden als **pathogen** bezeichnet. Humanpathogen sind z. B. *Bordetella pertussis*, *Neisseria gonorrhoeae*. Den *Grad der Pathogenität* definierter Stämme bestimmt die **Virulenz**.

Virulenz

Ausprägung der pathogenen Eigenschaften bei einzelnen Stämmen einer pathogenen Spezies

Durch wiederholte Kulturpassagen konnte z. B. die Virulenz des auch für den Menschen pathogenen Erregers der Rindertuberkulose *(Mycobacterium bovis)* so abgeschwächt werden, daß ein avirulenter Stamm entstanden ist, der für die Tuberkuloseimpfung verwendet wird (Bacille-Calmette-Guérin = BCG).

Fakultativ pathogen sind Mikroorganismen, die nur unter besonderen Umständen (Intensivtherapie, Immunsuppression) Erkrankungen verursachen.

- **fakultativ pathogen** sind z. B.: Candida albicans, koagulasenegative Staphylokokken, E. coli

2.1.3 Empfänglichkeit

Empfänglichkeit

Während sich der Begriff der Pathogenität auf eine bestimmte Erregerspezies bezieht, wird die korrespondierende Eigenschaft des Wirtes als *Empfänglichkeit* bezeichnet. Die Empfänglichkeit ist eine angeborene, genetisch fixierte Eigenschaft des Wirtes in bezug auf einen bestimmten Erreger.

artspezifische, vererbte Eigenschaft gegenüber bestimmten Erregern

Beispiel: Der Mensch ist empfänglich für den Keuchhustenerreger, jedoch unempfänglich für das Hundestaupe-Virus.

2.1.4 Resistenz und Immunität

Resistenz

Gesamtheit der unspezifischen Abwehrmechanismen

Resistenz. Unter „Resistenz" werden unspezifische Abwehrfunktionen zusammengefaßt, die dem Makroorganismus *von Geburt an*, d. h. ohne vorherigen Kontakt mit dem Infektionserreger, zur Verfügung stehen. Als initiale Invasionsbarriere wirken die intakte äußere *Haut* bzw. *Schleimhaut*. Die physiologische *Keimflora* des Magen-Darm-Kanals verhindert die Ansiedlung pathogener Mikroorganismen durch Kompetition um Nährstoffe oder Produktion von antibakteriellen Stoffen (Kolonisationsresistenz). Haben pathogene Mikroorganismen diese Barrieren durchdrungen, so werden andere unspezifische Abwehrfaktoren (Komplement, Phagozytose durch Granulozyten und Makrophagen) wirksam.

Kolonisationsresistenz

Immunität. Im Gegensatz zur Resistenz wird die Gesamtheit der *erworbenen* Infektabwehrmechanismen als „Immunität" bezeichnet. Sie entsteht im Laufe des Lebens durch natürliche Infektion oder Impfung, beruht also auf einem vorangegangenen Kontakt mit dem Erreger oder seinen Bestandteilen. Träger der Immunität sind *humorale Antikörper* (humorale Immunität) oder spezifisch reagible *T-Lymphozyten* (zelluläre Immunität, vgl. S. 142f).

Immunität
erworbene Nichtanfälligkeit

1. humorale I.: Ak
2. zelluläre I.: T-Lymphozyten

2.1.5 Infektionsformen

Infektionsformen

Pathogenetisch sind 4 Infektionsformen zu unterscheiden: *Lokalinfektion*, *zyklische Allgemeininfektion*, *Sepsis* und *latente Infektion*.

4 Formen:

2.1.5.1 Lokalinfektion

1. Lokalinfektion durch

Bei der Lokalinfektion vermehrt sich der Erreger (Bakterium, Virus, Pilz) an seiner Eintrittspforte. Treten Entzündungsreaktionen mit klinischen Krankheitserscheinungen hinzu, handelt es sich um eine *Lokalinfektionskrankheit*. Durch Ausbreitung *per continuitatem* kann es zur Lymphangiitis und zur entzündlichen Reaktion der regionären Lymphknoten kommen.

- **Bakterien:** Angina tonsillaris, Gonorrhoe u. a.
- **Pilze:** Dermatomykose
- **Viren:** Verruca vulgaris

2.1.5.2 Zyklische Allgemeininfektion

2. Zyklische Allgemeininfektion

Im Gegensatz zur Lokalinfektion kommt es bei der zyklischen Infektionskrankheit *(3-phasiger Verlauf)* meist nicht zu einer Entzündungsreaktion an der Eintrittspforte der Erreger. Diese gelangen vielmehr auf dem Lymph- oder Blutweg ins lymphatische bzw. retikuloendotheliale System (RES), wo

- **3-phasiger Verlauf:**

1. Inkubationsstadium

sie sich vermehren, ohne zunächst Krankheitserscheinungen auszulösen: *Inkubationsstadium.* Die erneute Einschwemmung der Erreger ins Blut kann Fieber, Abgeschlagenheit, Myalgien und andere unspezifische Symptome (wie bei Typhus abdominalis oder Brucellose) verursachen, jedoch auch klinisch unbemerkt verlaufen: *Generalisationsstadium.* Schließlich gelangen die Erreger in ihr eigentliches Zielorgan, z. B. die Leber bei Virushepatitis, die Haut bei exanthematischen Viruskrankheiten oder das ZNS bei Poliomyelitis: *Organstadium.* Das Überstehen einer zyklischen Infektionskrankheit hinterläßt i. d. R. eine langdauernde Infektionsimmunität.

2. Generalisationsstadium, z. B. Typhus, Brucellose
3. Organstadium: z. B. Virushepatitis, Poliomyelitis

3. Sepsis

2.1.5.3 Sepsis

Eine Sepsis (griech. *sepsis* Fäulnis) entsteht aus einer Lokalinfektion, wenn die Erreger in die Blutbahn eindringen und dabei klinische Krankheitserscheinungen hervorrufen.

- **Kriterien der Sepsis**

4 Kriterien charakterisieren die Sepsis:
1. das Vorhandensein einer *Eintrittspforte*
2. die Ausbildung eines *Sepsisherdes* im Innern des Körpers
3. eine von diesem Sepsisherd ausgehende kontinuierliche oder periodische *Bakteriämie*
4. *septische Metastasen,* die durch Streuung der Sepsiserreger in andere Körperregionen zustande kommen können.

Die Punkte 2 und 3 sind als obligat für die Diagnose einer Sepsis anzusehen, während die Eintrittspforte nicht mehr erkennbar sein kann und septische Metastasen entweder fehlen oder unterhalb der klinischen Nachweisgrenze bleiben können.

- **Formenwandel der Sepsis:**
- „künstliche" Sepsisherde
- Sepsis ohne klinisch faßbaren Sepsisherd

Während die Septikämien der vorantibiotischen Ära meist von schweren eitrigen Lokalinfektionen ausgingen, ist neuerdings ein gewisser Formenwandel der Septikämien zu verzeichnen. Ausgangspunkt sind im Krankenhausbereich oft „künstliche" Sepsisherde, wie bakteriell besiedelte Venenkatheter, Braunülen oder Hirnventrikeldrainagen. Bei fehlender körpereigener Abwehr (Leukopenie, Immunsuppression) kommen auch Septikämien vor, bei denen ein Sepsisherd überhaupt nicht nachgewiesen werden kann. Es wird angenommen, daß die Keime in diesen Fällen durch die Darmschleimhaut in die Blutbahn vordringen.

- Sepsis nur bei **Bakterien-** oder **Pilzinfektionen**

Grundsätzlich können nur *Bakterien* und *Pilze* eine Sepsis verursachen, während bei Viren, Protozoen und Würmern nicht von einer Sepsis gesprochen wird.

- **septische Metastasen:** Absiedlungen der Erreger in
  - Haut
  - inneren Organen
- **Septikopyämie:** abszedierende septische Metastasen
- **Sonderformen septischer Metastasen:**
  - Ecthyma gangraenosum
  - Osler-Knötchen
  - hämatogene Osteomyelitis
  - hämatogene Abszesse

Septische Metastasen manifestieren sich meist als kleine, nur wenige Millimeter messende *Mikroabszesse.* Sie können an der Haut, an inneren Organen, aber auch am Augenhintergrund vorkommen. Stehen *abszedierende septische Metastasen* im Vordergrund des Krankheitsbildes, so wird auch von einer **Septikopyämie** gesprochen; Erreger sind meist die klassischen Eitererreger wie Staphylokokken oder Streptokokken. Bei Pseudomonassepsis kommen an der Haut hämorrhagische, später ulzerierende Knötchen mit rotem Randsaum vor, die als *Ecthyma gangraenosum* bezeichnet werden. Ähnliche Läsionen werden auch bei Pilzseptikämien beobachtet. Bei der Endocarditis lenta finden sich nicht selten millimetergroße schmerzhafte rote Knötchen an Fingerspitzen und Zehen *(Osler-Knötchen).* Unter Umständen tritt im Krankheitsverlauf einer Sepsis das bakteriämische Stadium eher in den Hintergrund, während einzelne septische Metastasen das Bild beherrschen (z. B. hämatogene Osteomyelitis des Kindesalters, hämatogen entstandene Hirn- oder Lungenabszesse).

- **Bakteriämien** sind
  - kurzdauernd
  - selbstlimitierend
  - subklinisch

Abzugrenzen von der Sepsis ist die **Bakteriämie,** unter welcher eine kurzfristige Bakterieneinschwemmung ins Blut verstanden wird, die nicht mit klinischen Krankheitserscheinungen einhergeht. Zu Bakteriämien kann es bei zahnärztlichen oder chirurgischen Eingriffen, aber auch bereits bei kräftigem Zähneputzen (Einschwemmung von Mundhöhlenbakterien in die Blutbahn) kommen.

2.1.5.4 Latente Infektion

4. Latente Infektion

symptomlose Persistenz der Erreger im Organismus, z. B. Herpesviren

Bestimmte Infektionserreger vermögen im Makrooganismus über Monate und Jahre zu persistieren, ohne Krankheitserscheinungen auszulösen. Bei einer Veränderung der Reaktionslage des Wirtes (Immunsuppression, körperliche oder seelische Belastungen) kann es zu einer *Reaktivierung* derartiger Erreger und zu einer manifesten Erkrankung kommen. Typisches Beispiel sind die *Viren der Herpesgruppe.*

2.2 Pathogenese bakterieller Erkrankungen

Bakterielle Infektionen: Pathogenese

Bakteriell verursachte Infektionskrankheiten resultieren aus einem komplexen *Wechselspiel* zwischen aggressiven Wirkungen der *Mikroorganismen* und entzündlichen bzw. reparativen Reaktionen des *Wirtes.* Nach den initialen Schritten der Anheftung an die Wirtszellen und der Überwindung der unspezifischen Abwehrbarriere (Serumbakterizidie, Phagozytose) können sich die eingedrungenen Erreger im Wirt vermehren und hierbei **3 verschiedene pathogenetische Mechanismen** in Gang setzen:

1. **initiale Infektionsschritte:** Anheftung, Überwindung der unspezifischen Abwehr
2. **weitere pathogenetische Mechanismen:**

- Die von zahlreichen Bakterienspezies gebildeten *Exotoxine* verursachen jeweils charakteristische **Zell-** und **Gewebsschäden**, aus denen funktionelle oder morphologisch faßbare Krankheitserscheinungen resultieren.

a) Zell- und Gewebsschädigung durch **Exotoxine**

- Bakterielle Oberflächenbestandteile können im Makroorganismus **pathophysiologische Reaktionen** auslösen (z. B. Aktivierung des Komplementsystems oder der Arachidonsäurekaskade), die zwar einerseits der Abwehr der Erreger dienen, andererseits jedoch schädliche Konsequenzen für den Makroorganismus haben können.

b) Aktivierung **unspezifischer pathophysiologischer Reaktionen** im Organismus

- Die als Antwort auf das Eindringen und die Vermehrung der Erreger einsetzenden **Immunreaktionen des Wirtes** sind i. d. R. ebenfalls mit Krankheitserscheinungen assoziiert, können allerdings auch klinisch stumm ablaufen *(„stille Feiung“).*

c) mit Krankheitserscheinungen einhergehende **Immunreaktion des Wirtes**

Typische *exotoxin-induzierte Erkrankungen* sind der Keuchhusten, die Diphtherie, der Tetanus und der Botulismus. Bei Staphylokokkeninfektionen kommen sowohl Krankheitsbilder vor, bei denen die Vermehrung der Erreger und die dadurch ausgelöste eitrige Entzündung im Vordergrund stehen, als auch solche, denen nahezu ausschließlich Exotoxin-vermittelte Reaktionen zugrunde liegen. Hierzu ist z. B. das *toxische Schocksyndrom* zu zählen.

- Keuchhusten
- Diphtherie
- Tetanus
- Botulismus
- toxinvermittelte Staphylokokkenerkrankungen

Einer der im Hinblick auf biologische Wirkungen am besten untersuchten bakteriellen Oberflächenbestandteile ist das bei gramnegativen Bakterien vorkommende Endotoxin (Lipopolysaccharid=LPS). Es kann *Temperatursteigerung, disseminierte intravaskuläre Gerinnung (Verbrauchskoagulopathie), Schock* und *akutes Lungenversagen* auslösen.

- **Endotoxin (LPS):** bakterieller Oberflächenbestandteil mit biologischen Wirkungen

Bakterien, die sich ausschließlich extrazellulär vermehren, werden vorwiegend mittels *humoraler* Immunvorgänge im Zusammenwirken mit neutrophilen Granulozyten vernichtet und eliminiert (Tab. 8–1). Das typische pathologisch-anatomische Korrelat einer Infektion mit derartigen Erregern ist die *eitrige Entzündung.*

- **extrazellulär replizierende Bakterien:**
- Abwehr durch humorale Immunreaktionen
- pathol.-anat.: **eitrige Entzündung**

Keimspezies, die die Fähigkeit besitzen, intrazellulär in Phagozyten zu überleben, werden als **fakultativ intrazelluläre Bakterien** bezeichnet (Tab. 8–1). Die Vernichtung derartiger Erreger hängt in erster Linie von zellulären Immunreaktionen ab, die zur Aktivierung mononukleärer Phagozyten und damit schließlich zur Abtötung der im Phagozyten eingeschlossenen Erreger führen. Klinisch sind diese Erkrankungen oft durch einen chronischen Verlauf gekennzeichnet. Typisches pathologisch-anatomisches Korrelat ist die **granulomatöse Gewebsreaktion.**

- **fakultativ intrazelluläre Bakterien:**
- Abwehr durch **zelluläre** (T-Zell-vermittelte) **Immunreaktionen**
- pathol.-anat.: **Granulombildung**

Vorgänge im Granulom. Während der intrazellulären Vermehrung der Erreger in den mononukleären Phagozyten (MP) werden Moleküle gebildet, welche die MP auf ihrer Zelloberfläche in Assoziation mit Histokompatibilitätsantigenen präsentieren. Mit dem Lymphstrom gelangen derart veränderte MP in die regionalen Lymphknoten, wo der Komplex von Fremdantigen und körpereigener Referenzstruktur von spezifischen T-Lymphozyten „erkannt“ wird. Die Lymphozyten werden durch diese Interaktion aktiviert und proliferieren. Begegnen derartige aktivierte T-Lymphozyten bei ihrer Zirkulation im Körper erneut einem Makrophagen, der mit dem homologen Erreger infiziert

- **Vorgänge im Granulom:**
- Antigenpräsentation durch Makrophagen
- „Erkennung“ durch spezifische T-Lymphozyten

Tab. 8-1. Beispiele für extrazelluläre und fakultativ intrazelluläre bakterielle Krankheitserreger

extrazelluläre Bakterien	fakultativ intrazelluläre Bakterien
grampositive Kokken	**grampositive Stäbchen**
Staphylokokken	Listeria monocytogenes
Streptokokken	**gramnegative Stäbchen**
Pneumokokken	Salmonella typhi
grampositive Stäbchen	Salmonella paratyphi
Clostridium spp.	Yersinia spp.
Actinomyces spp.	Brucella spp.
gramnegative Kokken	**Legionellen**
Neisseria spp.	Legionella pneumophila
gramnegative Stäbchen	**Mykobakterien**
Escherichia coli	M. tuberculosis
Klebsiella pneumoniae	M. bovis
Pseudomonas spp.	M. leprae
Haemophilus spp.	

- Freisetzung von **Interleukinen** (γ-Interferon) durch aktivierte T-Lymphozyten

ist, kommt es zu einer zweiten Interaktion. Der aktivierte T-Lymphozyt setzt hierbei **Interleukine** frei, die infizierte Makrophagen aktivieren und es ihnen ermöglichen, die intrazellulär lokalisierten Erreger abzutöten. Das hauptsächlich für die Steigerung der bakteriziden Potenz des Makrophagen verantwortliche Interleukin ist das **Gamma-Interferon**. Dieses scheint auch bei der Entstehung von Riesenzellen, die durch Fusion mehrerer Makrophagen zustande kommen, eine Rolle zu spielen.

- **TNF-Sekretion** durch Makrophagen

Infizierte MP sezernieren selbst Zytokine, unter denen der **Tumor-Nekrose-Faktor (TNF)** eine entscheidende Rolle spielt. TNF stimuliert die Endothelzellen nahegelegener Kapillaren zur Expression von Adhäsionsfaktoren, die bewirken, daß im Blutstrom zirkulierende Monozyten am Endothel adhärieren und durch die Gefäßwand zum Infektionsherd wandern. Hierdurch kommt es zum kontinuierlichen Einstrom weiterer MP in das Granulom.

- Nebeneinander von **älteren Makrophagen, Blutmonozyten, Riesenzellen**

Das Nebeneinander von älteren Makrophagen, frisch eingeströmten Blutmonozyten, T-Lymphozyten und Riesenzellen führt zum typischen histopathologischen Bild des Granuloms. T-Lymphozyten mit zytolytischer Aktivität können infizierte Makrophagen mit ungenügender bakterizider Potenz zerstören, wodurch die Erreger freigesetzt und von frisch eingeströmten Blutmonozyten phagozytiert werden können. Aus den zytolytischen Vorgängen resultieren die in manchen Granulomen anzutreffenden Nekrosen.

- Aus- bzw. Defektheilung des Granuloms nach Vernichtung der Erreger

Sind die Erreger im Granulom vernichtet, kommt es zur Ausheilung bzw. zur Defektheilung (Fibrose).

Im folgendem wird eine Übersicht über die in der Praxis wichtigsten bakteriellen Infektionserreger gegeben.

Kokkeninfektionen

2.3 Infektionen mit Kokken

Staphylokokken

2.3.1 Staphylokokken

Staphylokokken sind grampositive, kugelige Bakterien von ca. 1 µm Durchmesser, die in Ausstrichpräparaten meist in Haufen zusammenliegen (Abb. 8–3).

klinisch bedeutungsvoll:
1. S. aureus

2. koagulasenegative Staphylokokken
- **extrazelluläre Enzyme:**
- Plasmakoagulase
- Hämolysine
- Leukozidin
- Staphylokinase

Während früher lediglich der Spezies **Staphylococcus aureus** eine humanpathogene Bedeutung zugesprochen wurde, sind heute auch die nicht hierzu gehörenden **koagulasenegativen Staphylokokken** als Infektionserreger anerkannt. **S. aureus** besitzt verschiedene zellgebundene und extrazelluläre Virulenzfaktoren, die für die Invasivität und Zelltoxizität der Erreger verantwort-

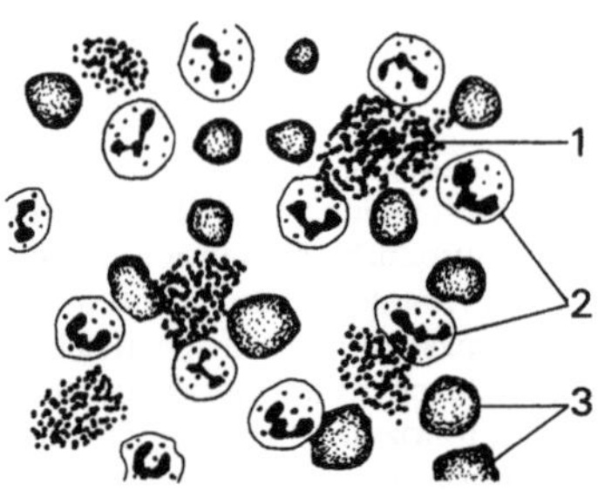

Abb. 8–3:
Staphylokokken im Abszeßeiter.
1 Staphylokokkenhaufen,
2 Granulozyten,
3 Erythrozyten

lich sind: *Plasmakoagulase* (Aktivierung des Gerinnungssystems), verschiedene *Hämylosine* (α-, β-, γ- und δ-Toxin), das *Leukozidin* (toxische Wirkung auf Phagozyten) sowie die *Staphylokinase* (fibrinolytische Wirkung). Etwa 50 % aller Staphylokokkenstämme bilden hitzestabile *Enterotoxine*. Von klinischer Bedeutung ist ferner das *Toxisches-Schocksyndrom-Toxin-1 (TSST-1)*, welches das Krankheitsbild des toxischen Schocks verursacht. Das *Exfoliatin* schädigt die interzelluläre Matrix der Haut sowie die Desmosomen, wodurch es zur Abschälung der Haut kommt. Bei den durch Staphylokokken verursachten Erkrankungen ist zwischen vorwiegend durch Vermehrung der Erreger bedingten *Entzündungsprozessen* und *toxinvermittelten Reaktionen* zu unterscheiden.

• **Lokale und generalisierte Entzündungsprozesse.** Staphylokokkeninfektionen sind pathologisch-anatomisch durch die Neigung zur *Abszeßbildung* gekennzeichnet. Bei der *Follikulitis* handelt es sich um die eitrige Entzündung eines Haarfollikels, beim *Furunkel* um einen daraus entstehenden perifollikulären Abszeß. Durch Zusammenfließen mehrerer *Furunkel* entsteht ein *Karbunkel*. Die *Impetigo contagiosa* stellt eine meist bei Kindern auftretende eitrige Hautinfektion mit Neigung zur Blasenbildung und späterer Verkrustung dar, die auch durch Streptokokken ausgelöst werden kann. Während der Laktation kann durch Eindringen von Staphylokokken in die Drüsengänge der Mamma eine eitrige *Mastitis* entstehen. Die *Staphylokokkensepsis* geht entweder von extravaskulären Herden (Haut- und Wundinfektionen, Pneumonien) aus oder wird durch intravaskuläre Fremdkörper (Venenkatheter) unterhalten. Bei 75 % der Patienten mit Staphylokokkensepsis bestehen *resistenzmindernde Grundkrankheiten* wie Diabetes mellitus, chronische Niereninsuffizienz, kardiovaskuläre Erkrankungen oder Malignome. In jüngerer Zeit wurde bei Drogensüchtigen (intravenöser Heroinabusus) ein gehäuftes Vorkommen von *Staphylokokkenendokarditis* beobachtet.

• **Toxinvermittelte Erkrankungen.** Hierzu zählen 3 Erkrankungen:
Bei der akuten **Staphylokokkengastroenteritis** stehen klinisch Durchfall und Erbrechen im Vordergrund. Die Erkrankung wird durch die Aufnahme von Nahrungsmitteln hervorgerufen, die präformiertes Enterotoxin enthalten. Die verschiedenen Enterotoxine verursachen lediglich funktionelle Störungen der Magen- und Darmperistaltik ohne morphologische Veränderungen.
Das **toxische Schocksyndrom (TSS)** ist durch Fieber, Kreislaufschock und ein scharlachartiges Exanthem gekennzeichnet, das unter flächiger Schuppung abheilt. Die Erkrankung tritt am häufigsten bei jungen Frauen während der Menstruation auf. Ursache ist eine von Vaginaltampons ausgehende Besiedlung der Vagina mit Staphylokokken, die TSS-Toxin-1 bilden. *Diagnostik:* Isolierung der Staphylokokken z. B. aus der Vagina, Nachweis des TSS-Toxin-1.

Bei Neugeborenen, gelegentlich aber auch bei älteren Kindern und Erwachsenen, kann es infolge einer Infektion mit einem Exfoliatin bildenden Staphylokokkenstamm zu flächenhaften Hautablösungen kommen: **staphylococcal scalded skin syndrome=SSSS**, bei Auftreten in der Neugeborenenperiode früher auch als **Dermatitis exfoliativa neonatorum** bezeichnet. Als typischer histopathologischer Befund beim SSSS findet sich eine intraepitheliale Spaltbildung in der Epidermis auf der Ebene des Stratum granulosum. Der histologische Befund erlaubt somit eine klare Abgrenzung vom Lyell-Syndrom, bei dem es sich um eine toxisch-allergisch bedingte Epidermolyse handelt, die histologisch durch eine subepidermale Spaltbildung charakterisiert ist.

Koagulasenegative Staphylokokken, in erster Linie **S. epidermidis**, werden in zunehmendem Maße bei krankenhauserworbenen Infektionen isoliert. Die Keime besiedeln häufig Plastikmaterialien wie Venen- oder Peritonealkatheter und Hirnventrikeldrainagen. Typische Krankheitsbilder sind: katheterinduzierte Septikämien, Peritonitiden bei Peritonealdialyse und Ventrikulitis/Meningitis, z. B. im Rahmen einer Liquordrainage bei Hydrozephalus.

2.3.2 Streptokokken

Streptokokken sind grampositive, kugelförmige oder ovaläre Bakterien von ca. 1 µm Durchmesser, die sich typischerweise in Ketten aneinanderlagern (Abb. 8–4).

Einteilung. Aufgrund ihres unterschiedlichen *Hämolyseverhaltens* bei der Anzüchtung auf Blutagarplatten werden *β-hämolysierende* (vollständige Hämo-

• **weitere Virulenzfaktoren:**
- Enterotoxine
- Toxisches-Schocksyndrom-Toxin-1
- Exfoliatin

• **2 Grundtypen** von Staphylokokkeninfektionen:

a) eitrige Lokalinfektionen
- Folliculitis
- Furunkel
- Impetigo contagiosa
- Mastitis
- Komplikation → Staphylokokkensepsis (resistenzmindernde Grundkrankheiten!)

Endokarditis bei Heroinabhängigen: häufig Trikuspidalklappe betroffen

b) toxinvermittelte Allgemeinreaktionen: 3 Krankheiten

1. akute Gastroenteritis (bakterielle „Nahrungsmittelvergiftung")

2. TSS: durch TSS-Toxin-1 bildende Staphylokokken

– **„SSSS"**: Erreger bilden Exfoliatin
Vorkommen:
- meist während Neugeborenenperiode
- selten beim Erwachsenen

3. S. epidermidis

Vermehrung auf Plastikmaterialien:
- Kathetersepsis
- Peritonitis nach Dialyse
- Meningitis

Streptokokken

• **Einteilung:**
1. nach Hämolysevermögen

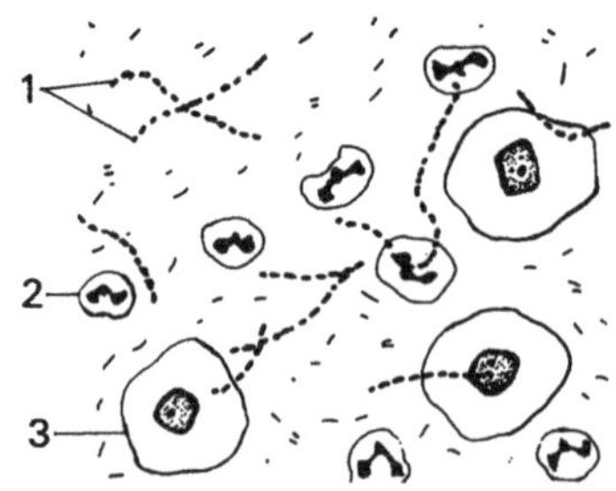

Abb. 8–4:
Tonsillenabstrich bei Angina.
1 Streptokokken,
2 Granulozyten,
3 Epithelzellen

2. serologisch (Lancefield-Schema)

• häufigste Erreger: β-hämolysierende Streptokokken der Gruppe A

lyse), *α-hämolysierende* (partielle Hämolyse, Vergrünung) und *anhämolysierende* Streptokokken (fehlende Hämolyse, auch als γ-Hämolyse bezeichnet) unterschieden. Ein weiteres, *serologisches Einteilungsschema* beruht auf dem Vorhandensein oder Fehlen eines in der Zellwand lokalisierten Kohlenhydratantigens, der C-Substanz (Tab. 8–2). Aufgrund der unterschiedlichen Feinstruktur dieses Antigens können die Serogruppen A-H sowie K-V unterschieden werden. Über 95 % der menschlichen Infektionen werden durch Streptokokken der Serogruppe A hervorgerufen, bei bestimmten Krankheitsbildern werden auch die Gruppen B, C, D, G und F nachgewiesen (Tab. 8–2).

Tab. 8-2. Infektionen durch verschiedene Streptokokken-Serogruppen

Serogruppe	Krankheitsbilder
A	Streptokokkenangina, Scharlach Sinusitis, Otitis Erysipel, Sepsis
B	Neugeborenensepsis und -meningitis Endometritis, Puerperalfieber
C, G	Infektionen der oberen Atemwege
D	Harnwegsinfekte, Endokarditis

• **A-Streptokokken**

Streptolysin-O: führt zur Ak-Bildung: **AST**

– **weitere Enzyme:** Streptokinase, Hyaluronidase, Proteasen

• **A-Streptokokken** (syn. Streptococcus pyogenes) bilden verschiedene extrazelluläre Toxine, die für die Pathogenese der menschlichen Erkrankungen eine wesentliche Rolle spielen. Für das Hämolysevermögen sind die beiden **Streptolysine** (Streptolysin-O und -S) verantwortlich, die bei der Mehrzahl der pyogenen Streptokokken vorkommen. **Streptolysin-O** hat antigene Eigenschaften und führt bei invasiven Infektionen zur Antikörperbildung im Patienten (Antistreptolysin-O-Titer=AST). Die *erythrogenen Toxine*, heute auch als *pyrogene Exotoxine* bezeichnet, verursachen das Scharlachexanthem und besitzen darüber hinaus zytotoxische und fiebererzeugende Eigenschaften. Für die Ausbreitung der Streptokokken im Gewebe und die Verflüssigung von Eiter spielen zahlreiche von den Erregern gebildete Enzyme eine Rolle: *Streptokinase*, *Hyaluronidase*, *DNasen*, *Proteasen.*

Scharlach, Angina

2.3.2.1 Scharlach und Streptokokkenangina

• **Scharlach = Streptokokkenangina + typisches Exanthem**

Bei beiden Krankheitsbildern handelt es sich um eine Lokalinfektion der Tonsillen durch *β-hämolysierende Streptokokken der Gruppe A*. Das Krankheitsbild des Scharlachs unterscheidet sich von der Streptokokkenangina lediglich durch das *Exanthem*, das entsteht, wenn der verursachende Streptokokkenstamm *erythrogenes Toxin* bildet. Die Erkrankungshäufigkeit ist am höchsten im Alter von 5–15 Jahren, die Übertragung erfolgt durch Tröpfcheninfektion. Nach einer durchschnittlichen Inkubationszeit von 2–4 Tagen entsteht eine ausgeprägte Rötung der Tonsillen und der Pharynxschleimhaut. Die Tonsillen sind geschwollen und von grauen, manchmal eitrigen Belägen bedeckt (Angina lacunaris). **Histologisch** handelt es sich um eine leukozytär durchsetzte fibrinöse Entzündung.

• **eitrige Komplikationen:** heute selten

Seit dem Aufkommen der Penicillintherapie sind die früher häufig beobachteten eitrigen **Komplikationen** von Streptokokkenanginen und Scharlach selten geworden. Dringen die Streptokokken über die Tuba auditiva Eustachii ins

Mittelohr vor, so kann sich eine eitrige *Otitis media* entwickeln, die ihrerseits wiederum zum Ausgangspunkt eitriger Komplikationen *(Mastoiditis, otogene Meningitis, otogener Hirnabszeß)* werden kann. Weitere direkte Komplikationen der Tonsillitis sind der Peritonsillarabszeß und die phlegmonöse Entzündung der Halsweichteile, in welche auch die Jugularvene einbezogen werden kann: *septische Jugularvenenthrombose* mit sekundären Komplikationen (septische Sinusthrombose des Gehirns).

- Otitis media → Mastoiditis, Meningitis, Hirnabszeß
- Peritonsillarabszeß
- Phlegmone der Halsweichteile → Jugularvenenthrombose

Streptokokkenseptikämien mit septischen Organmetastasen sind heute außerordentlich selten geworden.

2.3.2.2 Erysipel

Dringen *A-Streptokokken* durch kleine Verletzungen ins Unterhautgewebe ein, so können sie sich mittels der von ihnen gebildeten fibrinolytischen und proteolytischen Enzyme rasch ausbreiten. Es entsteht eine diffuse Entzündung, die als scharf begrenzte, zinnoberfarbene Rötung des betroffenen Hautareals imponiert (Wundrose, Erysipel). **Histologisch** finden sich eine Hyperämie, ein Ödem und dichte granulozytäre Infiltrate. Oft sind die regionären Lymphknoten geschwollen.

Erysipel

- minimale Hautläsion als **Eintrittspforte**
- **Prädilektionsstellen:** Gesicht, Beine (gefährdet: Pat. mit Ulcus cruris)
- **Histologie:** Granulozyteninfiltrat

2.3.2.3 Weitere Streptokokkeninfektionen, B-Streptokokken

Weitere typische Streptokokkeninfektionen sind bakterielle **Endokarditiden** (häufig durch Keime der Viridans-Gruppe verursacht), eitrige Hautinfektionen *(Impetigo contagiosa)* und das **Puerperalfieber**.
B-Streptokokken spielen vor allem in der Neonatalperiode eine Rolle. Bei 5–40 % der schwangeren Frauen läßt sich eine Kolonisierung der Vagina oder der Analregion mit B-Streptokokken nachweisen. Besonders bei ausgeprägter Besiedlung und bei kompliziertem Geburtsverlauf kann es intra partum zur Übertragung der Erreger auf das Neugeborene kommen (vertikale Infektion, early onset disease). Werden die Keime später bei postpartalen Manipulationen auf das Neugeborene übertragen, kommt es zur horizontalen Infektion (late onset disease). Typische Krankheitsbilder sind die neonatale *B-Streptokokkensepsis* und *-meningitis*. Insbesondere nach abdomineller Schnittentbindung kann es bei der Mutter zur Endometritis puerperalis durch B-Streptokokken kommen.

Endokarditis lenta
(bes. Viridans-Gruppe)

Puerperalfieber

B-Streptokokken

- häufige Ursache für **Neugeborenensepsis** u. **-meningitis**
- **vertikale Infektion**
- **horizontale Infektion**

2.3.2.4 Streptokokkennachkrankheiten

Von den *eitrigen Komplikationen*, die durch direkte Gewebsinvasion der Streptokokken entstehen, sind die *nicht-eitrigen hyperergischen Folgekrankheiten* zu unterscheiden: **rheumatisches Fieber** und **Glomerulonephritis**. Sie treten nach einer charakteristischen *Latenzperiode* von ca. 3 Wochen nach einer Infektion mit β-hämolysierenden Streptokokken der Gruppe A auf. In den meisten Fällen handelt es sich bei den auslösenden Infektionen um einen Scharlach oder eine Streptokokkenangina.

Streptokokkennachkrankheiten

- **hyperergische Nachkrankheiten**

2.3.2.4.1 Rheumatisches Fieber

Das akute rheumatische Fieber betrifft vornehmlich die Altersgruppe von 5–15 Jahren. Obwohl die **Pathogenese** der Erkrankung noch immer nicht abschließend geklärt ist, spricht vieles für einen durch Streptokokkenantigene in Gang gesetzten *Autoimmunprozeß*. Bei 40–80 % der Patienten mit rheumati-

1. Rheumatisches Fieber

- **Pathogenese:**
  - streptokokkeninduzierter **Autoimmunprozeß**
  - **herzreaktive Ak**

Tab. 8-3. Kreuzreaktionen zwischen A-Streptokokkenantigenen und Herzmuskel- bzw. Bindegewebsstrukturen

Streptokokken-Ag	humanes Ag
A-spezifisches Kohlehydrat	Glykoprotein aus menschlichen und bovinen Herzklappen
Kapselsubstanz	humane Hyaluronsäure
M-Protein	Herzmyosin, sarkolemmales Protein

- Kreuzreaktionen zwischen Streptokokken-Ag und humanen Myokard- und Bindegewebsstrukturen

schem Fieber können *herzreaktive Antikörper* (HRA) nachgewiesen werden, die gegen eine Vielzahl myokardialer Antigene gerichtet sind. Zumindest ein Teil dieser Antikörper weist *Kreuzreaktionen mit Streptokokkenantigenen* (Zellwandbestandteile, M-Protein) auf. Ebenso wurde eine antigenetische Verwandtschaft zwischen dem Kapselpolysaccharid der Gruppe-A-Streptokokken und menschlichen Bindegewebsstrukturen (Hyaluronsäure) nachgewiesen (Tab. 8–3).

- **Klinik:**
- 5 Hauptmanifestationen

Klinik. Das voll ausgebildete rheumatische Fieber umfaßt **5 Hauptmanifestationen** (*Jones-Kriterien*):
- akute Polyarthritis
- subkutane Rheumaknötchen
- Endo-, Myo- und Perikarditis
- Chorea minor
- Erythema marginatum

Sind 2 dieser Kriterien erfüllt, gilt die klinische Diagnose als sicher.

- **Histologie**

a) **Herz:** 3 Phasen

- Histologisch handelt es sich um eine Entzündung des interstitiellen Bindegewebes, die am **Herzen** in *3 Phasen* verläuft:

1. **fibrinoide Verquellung** nach 2–3 Wochen

1. Exsudative Phase. Die Schädigung des Bindegewebes durch die Immunreaktion äußert sich in einer fibrinoiden Verquellung bzw. *fibrinoiden Nekrose der Kollagenfasern.* Diese Veränderungen treten ca. 2–3 Wochen nach der Streptokokkeninfektion auf.

2. **rheumatisches Granulom = Aschoff-Geipel-Knötchen** nach weiteren 2–5 Wochen mit:

- Anitschkow-Zellen
- Aschoff-Riesenzellen

2. Granulomatöse Reaktion. Nach weiteren 2–5 Wochen kommt es im Bereich der primären Läsion zu lockeren lymphoplasmazellulären Infiltrationen. Wenig später treten knötchenförmige, meist in der Umgebung von Gefäßen lokalisierte Infiltrate auf: *Aschoff-Geipel-Knötchen* mit zentraler Nekrosezone, um die sich große basophile mononukleäre Zellen *(Anitschkow-Zellen)* und vielkernige Riesenzellen *(Aschoff-Zellen)* gruppieren. Die Aschoff-Geipel-Knötchen treten ausschließlich im perivaskulären Bindegewebe des Myokards auf.

3. **spindelförmige Narbe** führt zu

- **rheumatischen Herzklappenfehlern**

3. Narbenbildung. Die fibrinoiden Nekrosen werden durch Makrophagen abgeräumt und bindegewebig organisiert. Es entsteht eine *spindelförmige Narbe.* Ausgedehnte Narbenbildungen im Bereich des Myokards können schwere Störungen der Myokardfunktion nach sich ziehen. Sitzen die Narben im Klappengewebe, so können sich erworbene Herzklappenfehler entwickeln: sog. *rheumatisches Klappenvitium.*

b) **Gelenke**
- seröse Gelenkergüsse
- Rheumaknoten
- Restitutio ad integrum

- An den **Gelenkhäuten** kommt es zu fibrinoider Verquellung, lockeren rundzelligen Infiltraten und serösen Gelenkergüssen. Betroffen sind meist die großen Gelenke (Ellbogen, Knie, Hand- und Fußgelenke). In der Unterhaut finden sich *keine* Aschoff-Geipel-Knötchen, sondern sog. *Rheumaknoten.* Sie bestehen aus einer zentralen fibrinoiden Nekrose, um die sich mononukleäre Zellen, polymorphkernige Granulozyten und Fibroblasten gruppieren.

c) **Chorea minor**
- Petechien im ZNS
- Gelenkveränderungen
- Restitutio ad integrum

- Bei tödlich verlaufender **Chorea minor** findet man im Gehirn petechiale Blutungen und herdförmige arteriitische Veränderungen. Im Gegensatz zu den kardialen Veränderungen heilen die akute rheumatische Polyarthritis und die Chorea minor nach mehrmonatigem Verlauf i. d. R. folgenlos aus.

2. **Glomerulonephritis**

2.3.2.4.2 Poststreptokokken-Glomerulonephritis

- **Trias** aus:
- Ödemen
- Makrohämaturie
- arterieller Hypertonie
- **Pathogenese:**
- Ag-Ak-Komplexe an Glomerulumkapillaren → Komplement → Ödem, Infiltration

Die Poststreptokokken-Glomerulonephritis tritt ausschließlich nach Infektion mit *A-Streptokokken* auf, im Gegensatz zum rheumatischen Fieber können jedoch sowohl pharyngeale (Streptokokkenangina) als auch kutane (Impetigo) Infektionen vorausgehen. Nur bestimmte serologische Typen („nephritogene" A-Streptokokken) lösen eine Glomerulonephritis aus. Klinisch bestehen Ödeme, Makrohämaturie und Hypertonie. **Pathogenetisch** kommt es in den Glomerulumkapillaren zur Deposition von Antigen-Antikörper-Komplexen, die Streptokokkenantigene enthalten. Die Immunkomplexe aktivieren Komplement, wodurch ein Ödem und eine zelluläre Infiltration an Kapillaren und Mesangium entstehen.

2.3.3 Pneumokokken

Pneumokokken

Pneumokokken *(Streptococcus pneumoniae)* sind grampositive, lanzettförmige, häufig in Paarform aneinandergelagerte Kokken. Der wesentliche Virulenzfaktor dieser Keime ist die *Polysaccharidkapsel*, welche die Pneumokokken vor der Phagozytose durch neutrophile Granulozyten schützt.

- **Virulenzfaktor:** Polysaccharidkapsel

Pneumokokken sind mit 50–70 % die häufigsten Erreger ambulant erworbener *Pneumonien.* Weitere typische Pneumokokkeninfektionen sind *Otitis media*, eitrige *Meningitis*, *Sepsis* und *Ulcus serpens corneae.*

Aufgrund des Verlusts der Phagozytosefunktion der Milz verlaufen Pneumokokkenseptikämien bei splenektomierten Patienten oft foudroyant.

- **Pneumokokkeninfektionen:**
  - 50–70 % der ambulant erworbenen **Pneumonien**
  - **Otitis media**
  - **Sepsis**
  - Meningitis

2.3.4 Neisserien (gramnegative Kokken)

Neisserien

2.3.4.1 Neisseria meningitidis (Meningokokken)

Meningokokken

Meningokokken kommen bei 5–10 % der Bevölkerung in der normalen Rachenflora vor. Mittels Tröpfcheninfektion werden sie, insbesondere unter gedrängten Wohnverhältnissen (Massenunterkünfte, Kasernen) von Mensch zu Mensch übertragen. Befallen sie Personen, die noch keine natürlichen Antikörper gegen Meningokokken besitzen, kann es zu invasiven Infektionen kommen. Typische Erkrankungen sind die eitrige *Meningitis* (häufigste bakterielle Meningitis im Alter von 15–25 Jahren) sowie die akute und chronische *Meningokokkensepsis.* Durch Endotoxinfreisetzung kommt es bei diesen Krankheitsbildern nicht selten zu Gerinnungsstörungen, die sich in petechialen Hautblutungen manifestieren. Bei foudroyantem Verlauf der Meningokokkensepsis mit massiver Verbrauchskoagulopathie wird vom *Waterhouse-Friderichsen-Syndrom* gesprochen.
Pathologisch-anatomisch ist dieses Krankheitsbild durch submuköse und subseröse Blutungen in zahlreichen Organen sowie bilaterale hämorrhagische Nekrosen der Nebennieren gekennzeichnet.

- in physiologischer Rachenflora vorkommend
- Übertragung: Tröpfcheninfektion

- **Infektionen:**
  - **Meningokokkenmeningitis**
  - **Waterhouse-Friderichsen-Syndrom:** meist letaler Verlauf!

2.3.4.2 Neisseria gonorrhoeae (Gonokokken)

Gonokokken

Gonokokken werden durch den Sexualverkehr übertragen. Die Erreger dringen durch die Epithelzellen der Harnröhren- bzw. Zervixschleimhaut in die Submukosa ein, wo sie sich stark vermehren. Es kommt zu einer ausgeprägten granulozytären submukösen Entzündung mit eitrigem Ausfluß: *Gonorrhoe, Tripper.* Bei der Frau können die Gonokokken, ausgehend von der Zervixschleimhaut, in die Adnexe und sogar in die freie Bauchhöhle vordringen: *gonorrhoische Peritonitis.* Bei der Ausheilung der Gonorrhoe entstehen nicht selten narbige *Strikturen*: Urethra- und Tubenstrikturen. Bei vertikaler Infektion des Neugeborenen kann es zur Infektion der Konjunktiven kommen *(Neugeborenenblennorrhoe).*

- **Gonorrhoe:** eitrige Urethritis bzw. Zervizitis mit Defektheilung
  - Urethra- u.
  - Tubenstrikturen

2.4 Infektionen durch grampositive Stäbchenbakterien

Grampositive Stäbchenbakterien

2.4.1 Diphtherie

Diphtherie

Das *Corynebacterium diphtheriae* ist ein pleomorphes, nicht-sporenbildendes grampositives Stäbchenbakterium, das ein potentes Exotoxin (Diphtherietoxin) bildet. Das Toxin wirkt durch Blockierung der Proteinsynthese auf eukaryote Zellen zytotoxisch.

Lokalinfektion mit toxischer Fernwirkung

Nach Übertragung durch Tröpfcheninfektion siedeln sich die Bakterien auf den Tonsillen, den Schleimhäuten des Oropharynx oder der Nasenschleimhaut an: *Rachen-, Nasendiphtherie.* Durch Elaboration des Diphtherietoxins schädigt der Erreger die oberflächlichen Schleimhautschichten, so daß flächige grau-weiße Beläge entstehen, die zerstörte Epithelzellen, Leukozyten, Erythrozyten und Fibrin enthalten: **pseudomembranös-nekrotisierende Entzündung**. Da die Beläge fest mit der Schleimhaut verbunden sind, kommt es beim Versuch, sie abzustreifen, häufig zu Blutungen aus einreißenden Gefä-

- **Verlauf:**
  - **Rachendiphtherie**
  - **Nasendiphtherie**
  - diphtherische **Pseudomembranen**

ßen. Dehnen sich die Beläge bis in den Larynx und die Trachea aus, kann es zum Erstickungstod kommen. Bei massiver Toxinproduktion kommt es zu **systemischen Toxinwirkungen**, wobei am häufigsten das *Herz* (Herzmuskelzellnekrosen) und die *peripheren Nerven* (diphtherische Hirnnerven- und Extremitätenlähmungen) betroffen sind.

- **Diphtheriemyokarditis**
- kraniale und periphere **Neuritis**

2.4.2 Listeriose

Listeriose

- **Listerien:** fakultativ intrazelluläre Erreger

Listerien sind kurze grampositive Stäbchenbakterien, die die Fähigkeit besitzen, intrazellulär in Makrophagen zu überleben (fakultativ intrazelluläres Wachstum).

Wie bei allen derartigen Erregern erfolgt die Wirtsreaktion auf die Infektion in Form einer überwiegend zellulären (T-Zell-vermittelten) Immunreaktion. Typisches pathologisch-anatomisches Korrelat ist eine **granulomatöse Entzündung**.

- **Infektionswege:**
1. oral (Rohmilchprodukte) → **Erwachsenenlisteriose** (bei Immunsupprimierten)
2. vertikal (diaplazentar) → **Granulomatosis infantiseptica**

Für den Menschen spielt lediglich die Spezies *Listeria monocytogenes* eine Rolle, die ubiquitär vorkommt. In jüngster Zeit sind insbesondere Milchprodukte (listerienhaltiger Weichkäse) als Ansteckungsquelle angeschuldigt worden. Klinische Krankheitsbilder sind die *Listerienmeningitis*, die als seröse oder eitrige Meningitis verlaufen kann, und die Listeriensepsis. Betroffen sind häufig Patienten mit geschwächter Immunabwehr. Nach diaplazentarer Übertragung des Erregers kommt es beim Neugeborenen zu einer generalisierten Infektion mit miliaren Entzündungsherden in allen parenchymatösen Organen **(Granulomatosis infantiseptica)**.

2.4.3 Milzbrand

Milzbrand

- B. anthracis

Der Erreger des Milzbrandes, *Bacillus anthracis*, ist ein aerobes, grampositives sporenbildendes Stäbchen.

- in 95% **Hautmilzbrand:** blauschwärzlicher Karbunkel (= Pustula maligna)

Der Milzbrand ist eine *Zoonose*, die nur ausnahmsweise nach entsprechendem Tierkontakt den Menschen befällt. In über 95 % der Fälle verläuft die Erkrankung des Menschen als *Hautmilzbrand*. Die Erreger dringen hierbei durch die verletzte Haut in die Epidermis ein und rufen eine intraepidermale Papel hervor, die sich später in ein Bläschen mit hämorrhagischem Inhalt umwandelt. Im weiteren Verlauf kommt es zur Ulzeration mit Ausbildung eines blauschwärzlichen Ulkusschorfes und eines ausgeprägten perifokalen Ödems (Milzbrandkarbunkel).

- u.U. Milzbrandsepsis

In schweren Fällen kann es über eine regionäre Lymphangiitis zum Einbruch der Erreger in die Blutbahn kommen: **Milzbrandsepsis**.

2.4.4 Clostridieninfektionen

- Clostridien kommen im Erdboden vor

Clostridien sind anaerobe, sporenbildende grampositive Stäbchen, die ubiquitär in der Umwelt, z. B. auch im Erdboden, vorkommen.

Gasbrand

- >20 Exotoxine
- **Verlauf:**

1. **Gasbildung** der Erreger im Gewebe: „Knistern" bei Palpation
2. **Toxinwirkung:**
- ggf. ausgedehnte **Nekrosen**
- ggf. **Endotoxinschock**

Der **Gasbrand** (Gasödem, Clostridienmyositis) wird durch verschiedene Clostridienspezies ausgelöst: C. perfringens, C. novyi, C. septicum u. a. Diese Erreger bilden mehr als 20 verschiedene Exotoxine, die teils nekrotisierende Eigenschaften besitzen, teils enzymatisch aktiv sind (Hyaluronidasen, Proteinasen). Eine Kontamination traumatischer Wunden mit Clostridien findet relativ häufig statt, jedoch kommt es in gut durchblutetem und damit ausreichend oxygeniertem Gewebe nicht zur Vermehrung der anaeroben Erreger. Lediglich in stark gequetschter, mangelhaft durchbluteter Muskulatur (Kriegswunden, Verkehrsunfälle) kann sich die typische Gasbrandmyositis entwickeln. **Pathomorphologisch** ist der Gasbrand durch eine zunächst blasse, später braun-rötliche Verfärbung und Schwellung des Muskelgewebes gekennzeichnet. Die Gasbildung der Erreger ist bei der Palpation als *„Knistern"* nachweisbar. **Histologisch** finden sich ausgedehnte Nekrosen der Muskulatur bei weitgehend fehlender zellulärer Reaktion.

Botulismus, Tetanus
- Toxinwirkung

Weitere Clostridienerkrankungen sind der **Botulismus** (C. botulinum) und der **Tetanus** (C. tetani). Bei beiden Krankheitsbildern handelt es sich um reine Toxinwirkungen ohne pathologisch-anatomisch faßbares Korrelat.

Die durch *C. difficile* verursachte **pseudomomembranöse Kolitis** wird in den letzten Jahren häufiger nach Anwendung anaerobierwirksamer *Antibiotika* (Clindamycin, β-Laktame) beobachtet. Durch die Antibiotikatherapie kommt es zur Vernichtung der physiologischen anaeroben Flora des Darms, während die resistentere Spezies *C. difficile* überlebt. Die Erreger bilden 2 Toxine, welche die Darmepithelzellen schädigen und eine vermehrte Flüssigkeitssekretion hervorrufen. Makroskopisch finden sich gelb-weißliche („pseudomembranöse") Beläge auf einer geröteten, leicht verletzlichen Schleimhaut. Ulzerationen gehören nicht zum Bild der *C.-difficile-Kolitis*. **Histologisch** bestehen die Pseudomembranen aus zerfallenden Epithelzellen, Granulozyten und Fibrin.

Kolitis
- Erreger: C. difficile (häufig nach Breitspektrumantibiotika)
- pseudomembranöser Belag: Epithelien, Granulozyten, Fibrin

2.4.5 Aktinomykose

Aktinomykose

Aktinomyzeten sind mikroaerophile Bakterien, die als Standortflora in der Mundhöhle des Menschen vorkommen. Früher zu den Pilzen gezählt, werden sie heute aufgrund ihres Zellaufbaus und ihrer Empfindlichkeit gegen β-Laktamantibiotika als grampositive Stäbchenbakterien aufgefaßt. Ein wichtiges Merkmal ist ihre Fähigkeit zur Myzelbildung, die sie mit den Pilzen teilen.

Zu invasiven Infektionen kann es kommen, wenn die Keime durch Schleimhautverletzungen (Zahnextraktion, Traumata) in tiefere Gewebsschichten der Mundhöhle vordringen. Fast immer tritt die Aktinomykose als Mischinfektion mit Anaerobiern auf.

- **Aktinomyzeten:** grampositive mikroaerophile Stäbchen
- meist: **Mischinfektion**

> Ein typisches pathomorphologisches Charakteristikum der Aktinomykose sind die **Aktinomyzesdrusen**: 1–3 mm große, harte gelbliche Körnchen, die bereits makroskopisch im Eiter von Aktinomykoseherden erkennbar sind und bei denen es sich um verkalkte Myzelknäuel handelt. *Mikroskopisch* imponiert ein granuläres Zentrum, aus dem verdickte Myzelfäden radiär wie Fransen herausragen.

- **Aktinomyzesdrusen**

Häufigste klinische Verlaufsform ist die *zervikofaziale Aktinomykose*, die als chronische tumorartig fortschreitende Entzündung der Halsweichteile mit Neigung zur Fistel- und Narbenbildung verläuft. **Histologisch** finden sich Granulome mit zentraler eitriger Einschmelzung und ausgeprägter peripherer Fibrosierung.

- **zervikofaziale Aktinomykose:** häufigste Form
- **Histologie:** granulomatöse Entzündung mit eitriger Einschmelzung, Fibrosierung

2.4.6 Nokardiose

Nokardiose

Nokardien sind schwach grampositive Stäbchenbakterien, die ebenso wie die Aktinomyzeten verzweigte Filamente bilden.

Im Unterschied zur Aktinomykose handelt es sich bei der Nokardiose um eine *Monoinfektion*, an der keine weiteren Erreger beteiligt sind. Die Nokardien kommen im Erdboden vor und werden durch Inhalation von Staub oder durch Hautwunden auf den Menschen übertragen. Häufigste *klinische Verlaufsform* ist die pulmonale Nokardiose, die als Bronchopneumonie mit Neigung zur Abszeßbildung verläuft. Septikämische Verläufe mit Ausbildung von Sekundärherden in anderen Organen (z.B. Gehirn) kommen vor. Häufig sind immunsupprimierte Patienten, z.B. unter langdauernder Kortikoidtherapie, betroffen.

- **Monoinfektion:**
  - exogener Infektionsmodus
- **Infektion:**
  - pulmonale N.: häufigste Form
  - Sepsis (besonders bei immunsupprimierten Patienten)

2.5 Infektionen mit gramnegativen Stäbchenbakterien

Gramnegative Stäbchenbakterien

2.5.1 Enterobacteriaceae

Enterobakteriazeen

Zu dieser Familie gramnegativer, fakultativ anaerober Stäbchenbakterien zählen die Erreger von Typhus, Paratyphus, Salmonellenenteritis, Shigellose, E. coli-Enteritis, Yersiniose.

Cholera

- Erreger: V. cholerae (in kontaminiertem Wasser)
- keine invasive Infektion, ausschließlich **Toxinwirkung**
- Letalität der unbehandelten Cholera ca. 50%

2.5.2 Cholera

Erreger der Erkrankung ist *Vibrio cholerae*, ein gekrümmtes (kommaförmiges) gramnegatives Stäbchen. Nach oraler Aufnahme der Keime heften sich diese mithilfe von Adhäsionsfaktoren an die Oberfläche der Dünndarmepithelzellen, dringen jedoch nicht in die Schleimhaut ein. Das von den Erregern gebildete *Choleratoxin* bewirkt über eine Aktivierung der Adenylatzyklase in den Epithelzellen eine massive Hypersekretion von Wasser und Elektrolyten. **Pathologisch-anatomisch** findet sich lediglich eine katarrhalische Enteritis. Ulzerationen oder Darmblutungen gehören nicht zum Bild der Cholera. Die typischen sog. *Reiswasserstühle* kommen durch Schleimbeimengungen zum wäßrigen Stuhl zustande. Bei fehlender Flüssigkeits- und Elektrolytsubstitution erfolgt der Tod im hypovolämischen Kreislaufversagen.

Brucellose

- **Erreger:**
- B. abortus: **M. Bang**
- B. melitensis: **Maltafieber**
- fakultativ intrazelluläre Erreger
- **Infektionsquelle:**
- rohe Milch
- Hautverletzungen
- **Klinik:** Fieber, Arthralgien, Myalgien, häufig Splenomegalie
- **Histologie:**
- epitheloidzellige Granulome
- Langhans-Riesenzellen

2.5.3 Brucellose

Brucellen sind unbewegliche, sporenlose gramnegative Stäbchenbakterien, die vorwiegend bei Haus- und Wildtieren Erkrankungen hervorrufen. *Brucella abortus* ist vor allem für Rinder, *B. suis* für Schweine, *B. melitensis* für Ziegen pathogen. Beim Menschen verursacht B. abortus den M. Bang, B. melitensis das Maltafieber.

Die Infektion des Menschen erfolgt durch *Hautverletzungen* oder durch *orale Aufnahme* der Erreger, z.B. durch Genuß von roher nicht-pasteurisierter Milch. Die Erreger werden im Subkutangewebe bzw. der Submukosa des Darms zunächst von neutrophilen Granulozyten phagozytiert, in denen sie jedoch zu überleben vermögen. Über die regionalen Lymphknoten gelangen sie in die Blutbahn. Im Rahmen der hämatogenen Streuung können Leber, Milz, Knochenmark, periphere Lymphknoten, seltener auch Knochen, Gelenke und weitere Organe besiedelt werden. **Pathologisch-anatomisch** entwickeln sich in den befallenen Organen kleine *epitheloidzellige Granulome* mit *Langhans-Riesenzellen*. Sowohl nicht-verkäsende als auch verkäsende Granulome kommen vor. Chronische Verläufe der Brucellose können sich über viele Jahre hinziehen. Nach Abheilung kann es, ähnlich wie bei der Tuberkulose, zur Verkalkung der Brucellose-Granulome kommen.

H. influenza

- **H. influenzae Typ b:** Kapselpolysaccharid entscheidender Pathogenitätsfaktor
- **Infektion:** Kleinkind
- **Epiglottis**
- **Otitis media**
- **Haemophilus-Meningitis:** häufigste bakterielle Meningitis des Kindes

2.5.4 Infektionen durch Haemophilus influenzae

Haemophilus influenzae kommt zwar häufig in der Mundhöhle Gesunder vor, jedoch handelt es sich meist um kapsellose und damit apathogene Stämme. Im Gegensatz dazu können bekapselte Stämme invasive Infektionen verursachen. In 95% der Fälle handelt es sich um den *Kapseltyp b*, der eine besonders starke Virulenz besitzt.

Infektionen durch *H. influenzae Typ b* betreffen vorwiegend die Altersgruppe vom 1.–4. Lebensjahr. Der Grund für diese Bevorzugung des Kleinkindesalters scheint darin zu liegen, daß verschiedene Enterobacteriaceae (z.B. *E. coli*) Antigene besitzen, die der Typ b-Kapsel immunologisch ähneln. Durch die allmählich zunehmende Besiedlung des Intestinaltrakts mit Enterobacteriaceae werden mit fortschreitendem Alter Serumantikörper gebildet, die vor Haemophilus-Infektionen schützen.
Die häufigsten durch *H. influenzae* verursachten Erkrankungen des Kindesalters sind die akute *Epiglottitis*, die *Otitis media* und die akute eitrige *Meningitis*. **Pathologisch-anatomisch** handelt es sich bei den Haemophilus-Infektionen um eitrige (granulozytäre) Entzündungsprozesse.

Keuchhusten

- **Erreger:** B. pertussis, Übertragung durch Tröpfcheninfektion
- **Histologie:** Schleimhautnekrosen
- wichtigste Exotoxine: Tracheal-Zytotoxin, Pertussistoxin

2.5.5 Keuchhusten (Pertussis)

Der Erreger des Keuchhustens, *Bordetella pertussis*, ist ein gramnegatives, aerobes Stäbchenbakterium.

Die Keime verursachen eine Lokalinfektion der Bronchialschleimhaut, die **pathologisch-anatomisch** durch Schleimhautnekrosen und leukozytäre Infiltration gekennzeichnet ist. Diese lokalen Veränderungen beruhen auf der Wirkung eines von dem Erreger gebildeten *Tracheal-Zytotoxins*. Ein weiteres Exotoxin, das *Pertussistoxin*, gelangt auf dem Blutwege ins Gehirn. Seine pathoge-

netische Bedeutung für die zentral ausgelösten krampfartigen Hustenanfälle ist jedoch noch nicht abschließend geklärt.
Typische **Komplikationen** des Keuchhustens sind sekundäre bakterielle Infektionen wie *Otitis media* und *Pneumonie.* In 0,3 % der Fälle kommt es zu einer postinfektiösen *Enzephalopathie* mit petechialen Blutungen im Gehirn.

- **Komplikationen:**
- sekundäre Infektionen
- Enzephalopathie

2.5.6 Infektionen durch Campylobacter und Helicobacter

Campylobacterinfektion

Bakterien des Genus **Campylobacter** gewinnen zunehmend humanmedizinische Bedeutung. Unter den verschiedenen Spezies spielt insbesondere *C. jejuni/coli* als Enteritiserreger eine Rolle. Diese kommen in tierischen Nahrungsmitteln, Rohmilch und kontaminiertem Wasser vor. Nach oraler Aufnahme dringt er beim Menschen in die Dünn- und Dickdarmschleimhaut ein und ruft wäßrige, gelegentlich auch blutige Diarrhöen hervor. **Pathologisch-anatomisch** finden sich im Jejunum, Ileum und Colon Infiltrate von neutrophilen Granulozyten, Monozyten und eosinophilen Granulozyten. In schweren Fällen kommt es zu Ulzerationen des Schleimhautepithels.

- **Campylobacterenteritis** durch Nahrungsmittel
- **Histologie:** katarrhalische, u. U. ulzeröse Enteritis, Kolitis

Helicobacter pylori wird häufig bei chronischer Gastritis Typ B sowie beim peptischen Ulkus in der Magenschleimhaut nachgewiesen. Seine ätiologische Rolle bei diesen Erkrankungen wird z.Zt. noch diskutiert. **Histologisch** kann Helicobacter pylori auf der erkrankten Magenschleimhaut, gelegentlich auch im Stroma, nachgewiesen werden (Abb. 8–5).

Helicobacterinfektion
- pathogenetischer Kofaktor bei **Antrumgastritis** und **Ulcus pepticum duodeni**

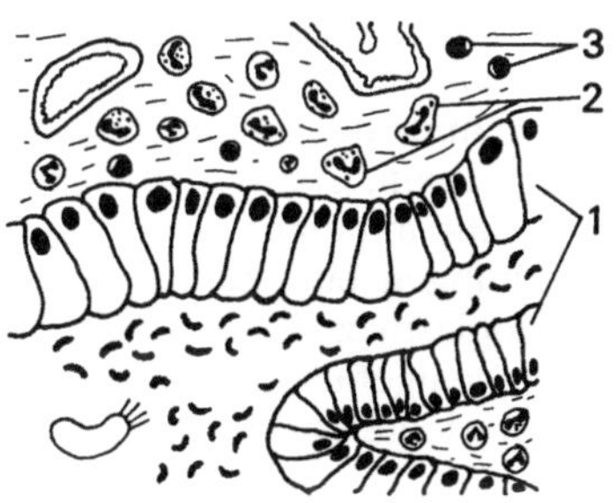

Abb. 8–5: Helicobacter-pylori-Besiedlung bei Antrumgastritis. Kommaförmige Bakterien im Schleimfilm auf dem Epithel; **1** Schleimhautepithel, **2** Granulozyten in der Mukosa, **3** Lymphozyten. **Links unten:** Helicobacter pylori in starker Vergrößerung

2.6 Infektionen mit Legionellen

Legionellose

Für mehr als 90 % der menschlichen Legionellose-Erkrankungen ist die Spezies *Legionella pneumophila* verantwortlich, die ubiquitär im Wasser vorkommt und sich in Wasserreservoiren (Klimaanlagen, Luftbefeuchter) vermehren kann. Die Infektion erfolgt aerogen durch Inhalation kontaminierter Aerosole. Die Erkrankung kommt in *2 Formen* vor:
- **Legionella-Pneumonie:** eine akute lobäre oder multilobuläre Pneumonie
- **Pontiac-Fieber:** akute grippeartige Erkrankung mit Kopf- und Gliederschmerzen, die innerhalb 1 Woche spontan abklingt.

- vorherrschender Erreger: **L. pneumophila**
- aerogener Infektionsmodus

1. **Legionella-Pneumonie**
2. **Pontiac-Fieber**

2.7 Infektionen mit Spirochäten

Spirochätosen

2.7.1 Syphilis

Syphilis

Der Erreger der Syphilis (Lues), *Treponema pallidum*, spp. *pallidum*, (Abb. 8–6) wird durch den Geschlechtsverkehr übertragen. Die Infektion erfolgt durch kleine Hautverletzungen.
- **Primärstadium.** An der Eintrittspforte der Erreger (Penis, Vulva, Anus) entsteht nach einer durchschnittlichen Inkubationszeit von 3 Wochen zunächst eine derbe schmerzlose *Papel*, in deren Zentrum sich meist rasch ein kleines *Ulkus* entwickelt. Die vollentwickelte Läsion ist durch ein eingesunkenes, glattes Zentrum und einen leicht erhabenen, derben Randwall gekennzeichnet (*Ulcus durum*, harter Schanker). **Histologisch** ist dieser Primäraffekt durch eine ausgeprägte plasmazelluläre und histiozytäre Infiltration der Haut charakterisiert. Durch die Läsion ziehende Blutgefäße weisen das Bild der luischen *Endarteriitis* mit perivaskulären Infiltraten von Plasmazellen, Lympho-

- **Erreger:** T. pallidum, spp. pallidum
- **Infektion** durch Hautverletzung

1. **Primäraffekt:** Papel → Ulcus durum

- **Histologie:**
- plasmazelluläre histiozytäre Entzündung
- typische **obliterierende Endarteriitis**

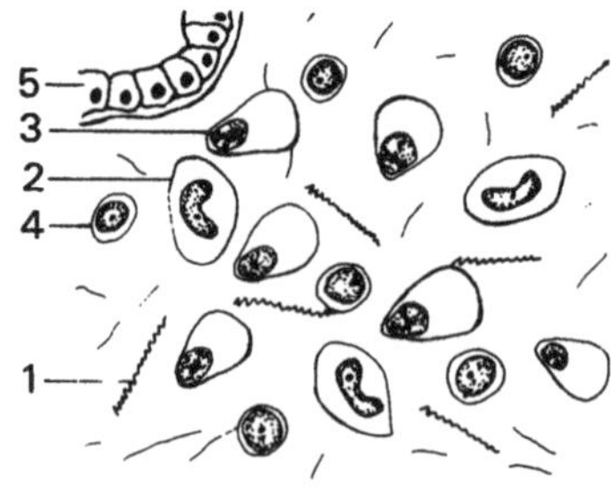

Abb. 8–6:
Mononukleäres subkutanes Infiltrat bei Syphilis II.
1 Treponema pallidum,
2 Monozyt,
3 Plasmazelle,
4 Lymphozyt,
5 angeschnittene Drüse

zyten und Histiozyten sowie einer konzentrischen Obliteration des Lumens auf. Durch Silberfärbung oder Immunfluoreszenz können in den Infiltraten Treponemen nachgewiesen werden. Die Erreger wandern mit dem Lymphstrom in die regionären Lymphknoten, die schmerzlos anschwellen. Primäraffekt und regionäre Lymphadenitis werden zusammen als syphilitischer **Primärkomplex** bezeichnet. Während der Primäraffekt meist innerhalb von 3–6 Wochen ohne wesentliche Narbenbildung abheilt, können die Lymphknotenschwellungen noch längere Zeit persistieren.

- **Primärkomplex = Primäraffekt** + regionale Lymphadenitis

• **Sekundärstadium.** Durch Vermehrung und hämatogene Aussaat der Treponemen kommt es nach 2–8 Wochen zu allgemeinen Krankheitserscheinungen (Fieber, Abgeschlagenheit, Arthralgien). An der Haut entwickeln sich makulopapulöse Läsionen, an den Schleimhäuten sog. *plaques muqueuses*, bei denen es sich um silbergraue oberflächliche Erosionen mit rotem erhabenem Randsaum handelt. Im Bereich des Afters, der Vulva und anderer intertriginöser Areale können nässende, breite, hochinfektiöse Papeln, *Condylomata lata*, auftreten. Das Nervensystem ist in bis zu 40 % der Fälle mit einer *serösen Meningitis* betroffen, die mit akuten Hirnnervenlähmungen einhergehen kann (basale Meningitis). **Histologisch** finden sich lymphoplasmazelluläre Infiltrate und endarteriitische Veränderungen an den Meningealgefäßen. Als weitere Organe sind meist Leber, Milz und Lymphknoten sowie gelegentlich die Nieren und Gelenke befallen.

2. Sekundärstadium:
- makulopapulöses Exanthem
- Condylomata lata
- seröse basale Meningitis mit Hirnnervenläsionen: Erblindung, Ertaubung möglich

• **Tertiärstadium.** Findet keine spezifische Behandlung statt, kommt es bei ca. 30 % der Patienten nach jahrelangem symptomlosen Intervall (Latenzstadium) zu tertiären Manifestationen. Hierbei sind *3 Krankheitsprozesse* zu unterscheiden: *Neurosyphilis* (Lues cerebrospinalis, progressive Paralyse, Tabes dorsalis), *kardiovaskuläre Syphilis* und *gummatöse Syphilis.* Beim syphilitischen Gumma handelt es sich um ein epitheloidzelliges Granulom mit einer zentralen Nekrose, die eine gummiartige Konsistenz aufweist. Gummata können in sämtlichen Organen auftreten.

3. Tertiärstadium:
- **Neurosyphilis**
- **kardiovaskuläre Syphilis**
- **gummatöse Syphilis**

Sonderform: Syphilis connata (congenita). Eine unbehandelte syphilitische Mutter kann die Erkrankung in jedem Krankheitsstadium auf das ungeborene Kind übertragen, jedoch kommt die transplazentare Infektion am häufigsten in frühen Krankheitsstadien vor. Die Treponemen passieren die Plazenta erst nach dem 4. Schwangerschaftsmonat, Frühaborte sind somit fast nie auf eine Syphilis zurückzuführen. Bei massiver Infektion des Feten kommt es zum Abort, zur Totgeburt oder zum Tod in der Neonatalperiode.

- **Sonderform: Syphilis connata**
- vertikale Infektion des ungeborenen Kindes mit
- **Abort, Totgeburt** oder
- **Lebendgeburt:**

Kommt das infizierte Kind lebend zur Welt, so entwickelt sich meist als erstes Krankheitszeichen ein Schnupfen *(Coryza syphilitica)*, dem bald ein makulopapulöses oder flächenhaftes Exanthem mit Blasenbildung und flächenhaften Hautablösungen, besonders an Handtellern und Fußsohlen, folgt: *Pemphigus neonatorum.* Im späteren Verlauf entwickelt sich eine generalisierte Osteochondritis und Perichondritis, die zu charakteristischen Knochendeformationen führt: *Sattelnase, Säbelscheidentibia.* Leber und Lunge können ebenfalls von einer diffusen Entzündung betroffen sein, die bei längerem Bestehen zur Fibrosierung der Organe führt: *Feuersteinleber, Pneumonia alba.*
Überleben die Kinder die ersten 6–12 Lebensmonate, so können im Schulalter weitere Krankheitsmanifestationen hinzutreten. Charakteristisch sind tonnenförmige Schneidezähne *(Hutchinson-Zähne)*, *Stirnhöcker* und eine *interstitielle Keratitis.*

- Coryza syphilitica
- Pemphigus neonatorum
- Sattelnase, Säbelscheidentibia
- Feuersteinleber
- Syphilis des Schulalters: Hutchinson-Zähne, Stirnhöcker

2.7.2 Leptospirosen

Leptospirosen

Leptospiren weisen im Gegensatz zu den Treponemen kleinere Primärwindungen und eine „kleiderbügelartige" Form auf.

- weitverbreitete **Zoonosen**, nur gelegentliche Übertragung auf den Menschen

Pathogene Leptospiren werden heute der Spezies *Leptospira interrogans* zugeordnet, die zahlreiche Serotypen (*L. icterohaemorrhagiae*, *L. grippotyphosa* u.a.) umfaßt. Die Infektion des Menschen erfolgt durch direkten oder indirekten Kontakt mit infektiösem Urin von Ratten, Mäusen, Katzen, Hunden, Schweinen und Pferden, wie z.B. durch Baden in leptospirenverseuchten Gewässern. Eintrittspforte der Erreger sind kleinste Hautverletzungen oder die intakte Konjunktiva. Die Erreger dringen von hier aus rasch in die Blutbahn vor und verursachen nach einer Inkubationszeit von 7–12 Tagen zunächst ein **febriles bakteriämisches Krankheitsbild** ohne Organbefund (1. Stadium). Nach kurzer Besserung kommt es im 2. Stadium zum **Organbefall**, wobei *2 Verlaufsformen* möglich sind:

- **Infektionsquelle:**
- tierischer Urin
- mit Urin verseuchte Gewässer

- **2-phasiger Krankheitsverlauf:** doppelgipflige Fieberkurve!
- **Organmanifestationen:**

- Bei der anikterischen **meningitischen Leptospirose** steht eine meist milde verlaufende lymphozytäre Leptomeningitis im Vordergrund.
- Die **ikterische Leptospirose (M. Weil)** ist durch schweren Ikterus, Nierenschäden bis hin zur Oligo-/Anurie und generalisierte Hämorrhagien gekennzeichnet.

- **anikterische L.**
- **ikterische L.** = M. Weil

Pathologisch-anatomisch finden sich in tödlich verlaufenen Fällen multiple Petechien und Ekchymosen an Haut und Schleimhäuten. Die Leber ist häufig vergrößert und weist subkapsuläre und parenchymatöse Einblutungen auf. **Histologisch** findet sich eine ödematöse Auftreibung der Leberzellen, wodurch es zu Einengungen der Galle-Canaliculi mit Auftreten intrahepatischer Gallethromben kommt. Daneben bestehen Einzel- und Gruppenekrosen der Leberzellen sowie eine interstitielle Rundzellinfiltration mit stärkster Ausprägung im Bereich der Portalfelder. Mittels *Silberfärbung* können im interstitiellen Bindegewebe der Leber und in den Leberzellen zahlreiche Leptospiren nachgewiesen werden. An der Niere finden sich ebenfalls subkapsuläre und parenchymatöse Blutungen sowie Zellnekrosen im Bereich der proximalen Tubuli.

- **Pathologie:**
- generalisierte Petechien
- Ekchymosen
- **Histologie:**
- portale u. lobuläre Hepatitis mit Einzel- und Gruppenzellnekrosen
- Nekrosen der Nierentubuli

Pathogenetisch werden Immunprozesse oder Toxine der Leptospiren als Auslöser der genannten Veränderungen diskutiert.

2.7.3 Borreliainfektionen

Borreliainfektionen

Die Morphologie der Borrelien ist aus Abb. 8–7 ersichtlich.

Während das durch *Borrelia recurrentis* verursachte Rückfallfieber heute in Deutschland selten geworden ist, werden vor allem aus Süddeutschland zahlreiche Fälle von Lyme-Borreliose berichtet.

1. **Rückfallfieber:** B. recurrentis, Übertragung durch Zecken, Läuse

Der Erreger der **Lyme-Borreliose**, *Borrelia burgdorferi*, wird in Europa durch die Zeckenart *Ixodes ricinus* übertragen. Durch den *Zeckenstich* gelangt der Erreger zunächst ins Subkutangewebe, von wo er über die Lymphwege in die regionären Lymphknoten wandert. Ähnlich wie bei der Syphilis ist eine Weiterverbreitung auf dem Blutweg möglich. An der Eintrittsstelle kommt es im 1. Stadium zunächst zu einem sich langsam ausbreitenden *Erythem*, das unter zentraler Abblassung randwärts fortschreitet (Erythema chronicum migrans, ECM). In 40 % der Fälle tritt eine lokale *Lymphadenitis* auf. Auch ohne spezifische Therapie klingt das ECM innerhalb von Tagen bis Wochen ab. Der weitere Verlauf der Lyme-Borreliose ist aus Tab. 8–4 ersichtlich, wobei darauf hingewiesen werden muß, daß nur ein kleiner Teil der Patienten an Manifestatio-

2. **Lyme-Borreliose:** B. burgdorferi

- **Infektion:**
- Erythema chronicum migrans = 1. Stadium der Lyme-Borreliose

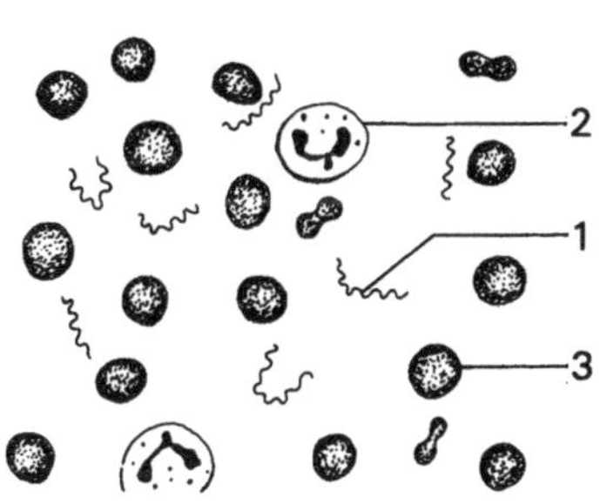

Abb. 8–7:
Blutausstrich bei Rückfallfieber.
1 Borrelia recurrentis,
2 Granulozyt,
3 Erythrozyt

Tab. 8-4. Stadienablauf der Lyme-Borreliose

Stadium	Zeitpunkt nach Zeckenstich	Klinik	Morphologie/Pathologie
I	3–32 Tage	Erythema chronicum migrans	flache, zentrifugal fortschreitende Rötung, später zentrale Abblassung
II	mehrere Wochen bis Monate	Meningopolyneuritis (Bannwarth-Syndrom)	diskrete lymphozytäre Leptomeningitis, Polyneuritis *Histologie:* lymphoplasmazelluläre Infiltration der Vasa nervorum
	mehrere Wochen	Karditis mit Rhythmusstörungen	lymphoplasmazelluläre Infiltration des Myo-, Epi- u. Perikards
III	Monate bis 2 Jahre	Polyarthritis (asymmetrische Gelenkschwellungen)	Hyperplasie der Synovialisdeckzellen, subepitheliale mononukleäre Infiltrate, seröse bis eitrige Gelenkergüsse
	mehrere Jahre	Acrodermatitis chronica atrophicans (Herxheimer)	atrophische Dermatitis mit blau-roter Hautverfärbung

– 2. und 3. Stadium

nen des 2. oder 3. Stadiums erkrankt und daß einzelne Stadien auch symptomlos übersprungen werden können.

2.8 Erkrankungen durch bakterienähnliche Mikroorganismen

Chlamydieninfektionen

2.8.1 Chlamydieninfektionen

- **Chlamydien:** obligat intrazelluläre Vermehrung
- **Spezies:** C. trachomatis, C. psittaci, C. pneumoniae (TWAR)

Chlamydien sind obligat intrazellulär parasitierende, bakterienähnliche Mikroorganismen. Da sie sowohl DNS als auch RNS besitzen, im Zellwandaufbau den gramnegativen Bakterien ähneln und empfindlich gegenüber verschiedenen Antibiotika sind, werden sie heute als Sonderformen von Bakterien aufgefaßt. Aufgrund der von ihnen ausgelösten Erkrankungen (Trachom, Einschlußkörperchenkonjunktivitis) werden Chlamydien auch als TRIC-Erreger bezeichnet (Trachoma inclusion conjunctivitis).

- **Trachom:** chronische fibrosierende Keratokonjunktivitis

Das **Trachom** ist eine im Mittleren und Fernen Osten sowie in Afrika vorkommende chronische *Keratokonjunktivitis*, die nach jahrelangem Verlauf durch zunehmende Vernarbung der Cornea zur Blindheit führen kann (s. S. 395 f). Die Erkrankung wird durch die Serovare A–C von *C. trachomatis* hervorgerufen; die Übertragung erfolgt durch Schmierinfektion.

– C. trachomatis: häufigste Erreger der **nicht-gonorrhoischen Urethritis/ Zervizitis**
– vertikale Übertragung: **Einschlußkonjunktivitis**

Die Serotypen D-K von *C. trachomatis* verursachen **genitale Infektionen**, die durch Sexualkontakt erworben werden (Urethritis, Prostatitis, Zervizitis, Salpingitis). Kommt es bei Vorliegen einer mütterlichen genitalen Chlamydieninfektion während der Geburt zur Übertragung auf die Konjunktiva des Neugeborenen, kann sich eine **Einschlußkonjunktivitis** entwickeln. Beim Erwachsenen tritt die Erkrankung als Schwimmbadkonjunktivitis auf.

- **Lymphogranuloma venereum** (Serotypen L_1-L_3)

1. Stadium: lokales Ulkus
2. Stadium: regionäre Lymphadenitis
3. Stadium: Narbenbildungen

Das **Lymphogranuloma venereum** (syn. Lymphogranuloma inguinale, vierte Geschlechtskrankheit) kommt vorwiegend in der sozial schwachen Bevölkerung der Tropen vor. Der *genitale Primäraffekt (1. Stadium)* imponiert als schmerzloses Ulkus von Penis bzw. Vulva oder Vagina. Im *2. Stadium* entwickelt sich nach 2–6 Wochen eine schmerzhafte Lymphadenitis der regionären Lymphknoten. Das *3. Stadium* ist durch chronische infiltrative und vernarbende Prozesse der äußeren Genitalien und des Rektums gekennzeichnet.

C. psittaci ist der Erreger der **Ornithose**. C. pneumoniae verursacht akute **Bronchitiden** und **Pneumonien.**

2.8.2 Mykoplasmeninfektionen

Mykoplasmeninfektionen

Die Bezeichnung *Mykoplasmen* leitet sich von der verformbaren, weichen Zellwand dieser bakterienähnlichen Mikroorganismen ab. Im Unterschied zu den Chlamydien können sich Mykoplasmen auch in zellfreien Nährmedien vermehren. Ebenso wie jene verfügen sie sowohl über DNS als auch RNS und sind durch bestimmte Antibiotika (z. B. Tetrazykline) beeinflußbar.

- **Mykoplasmen:** zellwandlose Bakterien

Mycoplasma pneumoniae ist der Erreger einer **atypischen Pneumonie**. *Ureaplasma urealyticum* und *Mycoplasma hominis* werden als sog. „genitale Mykoplasmen" bezeichnet. Sie lassen sich auf der Genitalschleimhaut beschwerdefreier gesunder Personen nachweisen, werden jedoch auch als Erreger sexuell übertragener Genitalinfektionen diskutiert.

- **Mykoplasma pneumoniae:** häufiger Erreger von **„atypischen" Pneumonien**
- **„genitale" Mykoplasmen:** nicht-gonorrhoische Urethritis/Zervizitis

2.8.3 Rickettsieninfektionen

Rickettsieninfektion

Rickettsien sind, ebenso wie Chlamydien, obligat intrazelluläre Bakterien. Eine Ausnahme bildet lediglich der Erreger des wolhynischen Fiebers, *Rickettsia (Rochalimea) quintana*.

- **Rickettsien:**
  - Vermehrung in Endothelzellen

Im Gegensatz zu den Chlamydien werden die meisten Rickettsienspezies mithilfe eines Zwischenwirtes (Zecken, Läuse, Milben) auf den Menschen übertragen. Eine Ausnahme stellt die Spezies *Coxiella burnetii* dar, die hauptsächlich bei Haustieren wie Schafen, Ziegen und Rindern vorkommt und meist durch Inhalation von infektiösem Staub direkt auf den Menschen übertragen wird.

  - Übertragung durch Arthropoden (Ausnahme: Coxiella burnetii)

Als Prototyp der Rickettsiosen gilt das **epidemische Fleckfieber** (Typhus exanthematicus). Der Erreger, *Rickettsia prowazekii*, wird durch Kleiderläuse von Mensch zu Mensch übertragen. Im Ersten und Zweiten Weltkrieg kam es durch die Verlausung der Truppen vor allem im Osten (Rußland, Polen) zu Fleckfieberepidemien mit hoher Letalität. Der Erreger wird von der infizierten Laus mit dem Kot neben die Bißstelle abgesetzt und anschließend durch Kratzen einmassiert. Nach lokaler Vermehrung an der Bißstelle kommt es zu einer Rickettsiämie. Die Rickettsien dringen hierbei in die Epithelzellen der Kapillaren, Arteriolen und Venolen ein, wo sie sich vermehren und eine lokale Angiitis in Gang setzen. **Histologisch** findet sich eine perivaskuläre Infiltration mit Lymphozyten, Plasmazellen und Granulozyten. Durch Obturation kleiner Blutgefäße entstehen in deren Vorsorgungsgebiet punktförmige Nekrosezonen, die an der Haut als petechiales Exanthem imponieren.

- **epidemisches Fleckfieber**
  - Erreger: R. prowazekii
  - Übertragung: von Mensch zu Mensch durch Läusekot
  - Vorkommen: Äthiopien, Ägypten, Südafrika, Mittel- u. Südamerika
- **Histologie:** Vaskulitis, Gefäßobliteration, kleine Nekrosen

Coxiella burnetii, der Erreger des **Q-Fiebers**, wird von Haustieren auf den Menschen übertragen und verursacht eine atypische Pneumonie. Die Infektion erfolgt am häufigsten durch Inhalation (erregerhaltiger Staub).

- **Q-Fieber:** durch infektiösen Staub übertragene **atypische Pneumonie**

2.9 Mykobakteriosen

Mykobakteriosen

2.9.1 Tuberkulose (Tb)

Tb

2.9.1.1 Einteilung und Eigenschaften der Tuberkelbakterien

Zu den Tuberkelbakterien werden *Mycobacterium tuberculosis*, *M. bovis* sowie die Arten *M. africanum* und *M. microti* gerechnet. Da die drei letzgenannten Spezies in Europa nur äußerst selten beim Menschen vorkommen, wird die Bezeichnung Tuberkelbakterien in der Praxis mit *M. tuberculosis* gleichgesetzt.

- **Mykobakterien:**
  - M. tuberculosis
  - M. bovis
  - M. africannum
  - M. microti

Tuberkelbakterien sind aerobe, unbewegliche Stäbchenbakterien, die in Abstrichmaterialien oder histologischen Schnitten mit der *Ziehl-Neelsen-* oder *Auraminfärbung* nachgewiesen werden können. Bei der **Ziehl-Neelsen-Färbung** wird der fixierte Ausstrich mit Karbolfuchsin bedeckt, erhitzt, mit Salzsäure-Äthanol entfärbt und schließlich mit Methylenblau gegengefärbt. Aufgrund eines hohen Wachsanteils in der äußeren Zellhülle sind Mykobakterien – im Gegensatz zu anderen Bakteriengenera – in der Lage, den Fuchsinfarbstoff trotz Salzsäurebehandlung festzuhalten („Säurefestigkeit"). Sie erscheinen daher als schlanke rote Stäbchen auf blauem Grund. Neben den Wachsen enthält die Zellhülle der Tuberkelbakterien Polysaccharide, Proteine und Glykolipide. Der **Cord-Faktor**, eine virulente Lipoidsubstanz, wird dafür verant-

- **Ziehl-Neelsen-Färbung:** Bakteriennachweis

- **Cord-Faktor:** wichtiger Virulenzfaktor in der Zellwand
- **Tuberkulinreaktion:** i.c.-Injektion von Tuberkulinverdünnungen ruft eine zelluläre Reaktion (klinisch: Induration u. Rötung) hervor
  - wird ca. 6 Wo. nach Erstinfektion positiv

wortlich gemacht, daß sich die Mykobakterien bei *In-vitro*-Kultivierung nach erfolgter Zellteilung nicht voneinander lösen, sondern in Form von Zöpfen, sog. Cords, zusammenkleben.
Das gereinigte **Tuberkulin** ist ein proteinhaltiger Extrakt der äußeren Zellhülle von Tuberkelbakterien. Es selbst löst keine Immunreaktion aus, reagiert jedoch mit bereits im Organismus vorhandenen spezifisch reagiblen T-Lymphozyten (Hapten). Entsteht nach intrakutaner Injektion von Tuberkulin eine Rötung und Induration, so weist dies auf eine früher stattgehabte oder noch floride Infektion mit *M. tuberculosis* hin (Tuberkulintest).

Zelluläre Immunität

Mechanismus des intrazellulären Überlebens: Inhibition der Phagosomen/Lysosomen-Fusion, Resistenz gegen lysosomale Enzyme

- **T-Zell-vermittelte Immunreaktionen**

2.9.1.2 Intrazelluläre Persistenz, Immunität

Die Tuberkulose ist der Prototyp einer Infektion mit fakultativ intrazellulären Bakterien. Tuberkelbakterien inhibieren nach ihrer Phagozytose durch mononukleäre Phagozyten die Phagosomen-Lysosomen-Fusion und weisen darüber hinaus aufgrund ihrer Wachshülle eine erhöhte Resistenz gegen lysosomale Enzyme auf. Durch ihre intrazelluläre Lokalisation sind sie auch vor der Einwirkung spezifischer antibakterieller Antikörper geschützt, die bei der Tuberkulose zwar in reichlichem Maße gebildet werden, jedoch keine wesentliche Rolle für die Infektabwehr spielen.

> Die Begrenzung und Überwindung der tuberkulösen Infektion hängt somit in erster Linie von **zellulären** (T-Zell-vermittelten) **Immunreaktionen** ab.

Infektionswege

1. **>90% aerogen**
   - **Ansteckungsquelle:** „offen" tuberkulöse Patienten
   - Ansiedlung der Erreger oft **subpleural** (feinste Partikel!), Mittel- u. Unterlappen bevorzugt
2. **orointestinal:** häufiger Übertragungsweg in Entwicklungsländern

2.9.1.3 Infektionswege

Die Infektion mit Tuberkelbakterien erfolgt heute in über 90 % der Fälle **aerogen** (Lungentuberkulose). Hauptansteckungsquelle für eine Infektion mit *M. tuberculosis* ist der „offen" tuberkulöse, d.h. der an einer floriden Lungentuberkulose erkrankte Mensch, der Mykobakterien mit dem Sputum abhustet. Oft stellen alte Menschen mit chronischer unerkannter Lungentuberkulose die Ansteckungsquelle dar. Durch Tröpfcheninfektion können sie weitere Personen, insbesondere aus ihrer näheren Umgebung (Familienangehörige, Pflegepersonal), infizieren. Bei der aerogenen Infektion gelangen feinste, mit Tuberkelbakterien beladene Flüssigkeitspartikel mit dem Luftstrom in den Alveolarraum. Ort der initialen Erregeransiedlung sind am häufigsten gut belüftete Lungenabschnitte wie Mittel- und Unterlappen sowie der Lingulabereich der linken Lunge.

Der **orointestinale Ansteckungsweg** ist demgegenüber heute selten. In der unmittelbaren Nachkriegszeit kam es durch Genuß tuberkelbakterienhaltiger *Milch* von tuberkulösen Rindern häufiger zu derartigen Infektionen. Erreger war demzufolge meist *M. bovis*. Es muß jedoch unterstrichen werden, daß beide Erreger, M. tuberculosis und M. bovis, sowohl pulmonale als auch intestinale Infektionen hervorrufen können.

Krankheitsphasen

1. **exsudative Frühphase:** unspezifische, fibrinös-leukozytäre Entzündung

- **regionale Lymphadenitis**

2.9.1.4 Pathogenese und Morphologie

- **Exsudative Frühphase.** Nach inhalativer Infektion vermehren sich die eingedrungenen Erreger zunächst frei in den Alveolen. Sie werden zwar von Alveolarmakrophagen phagozytiert, sind jedoch während der Frühphase der Infektion auch im Innern dieser Zellen vermehrungsfähig. Am Infektionsort entsteht zunächst eine unspezifische, *fibrinös-leukozytäre Entzündung* (exsudative tuberkulöse Entzündung). Aus zerstörten Phagozyten werden die Keime wieder freigesetzt und können weitere, inzwischen in den Entzündungsherd eingewanderte Makrophagen befallen. In den ersten 3–4 Wochen der Infektion schreitet die bakterielle Vermehrung zunächst ungehindert voran. Innerhalb der Makrophagen gelangen die Erreger mit dem Lymphstrom in die regionären (hilären und mediastinalen) *Lymphknoten*, wo sie einen gleichartigen Entzündungsprozeß in Gang setzen. Im nicht-immunen Wirtsorganismus stellt die Lymphknotenbarriere für die Erreger jedoch kein Hindernis dar, so daß sie über den Venenwinkel in die Blutbahn vordringen können. Im Rahmen dieser primären, klinisch meist okkult verlaufenden *Bakteriämie* können die Tuberkelbakterien prinzipiell in alle Organe gelangen.

Hauptabsiedlungsorte sind jedoch gut durchblutete Organe wie Nieren, Lymphknoten, Wirbelkörper, parameningeales Hirnparenchym und insbesondere die apikoposterioren Lungenabschnitte. Die im Gefolge dieser primären hämatogenen Streuung entstehenden kleinen tuberkulösen Herde in den Lungenspitzen werden als *Simon-Spitzenherde* bezeichnet.

- **primäre Bakteriämie**
- **Absiedlung** in andere Organe mit
  - Abheilung und
  - stummer Erregerpersistenz über Jahre
- **Simon-Herde** in Lungenspitze nach hämatogener Streuung

• **Proliferativ-produktive Phase.** In den auf die Infektion folgenden 3–4 Wochen kommt es allmählich zu einer *Umstimmung des Wirtsorganismus* und einem damit einhergehenden Wandel der Morphologie des tuberkulösen Infiltrats. Während der intrazellulären Vermehrung der Tuberkelbakterien in den *Makrophagen* ist es zur Freisetzung von bakteriellen Antigenen gekommen, die auf der Zelloberfläche der Makrophagen präsentiert werden. Spezifische T-Zellen, die mit derartigen Makrophagen-Antigen-Komplexen in Kontakt kommen, werden hierdurch aktiviert und zur Vermehrung angeregt. Begegnen derartige T-Zellen im Gewebe erneut einem Makrophagen, der mit Tuberkelbakterien infiziert ist, setzen sie eine Reihe von löslichen Substanzen, *Interleukine*, frei. Diese bewirken einerseits eine Aktivierung der Makrophagen, wodurch deren bakterizide Aktivität enorm gesteigert wird, andererseits locken sie weitere Makrophagen an den Infektionsort. Durch die Ansammlung von T-Lymphozyten und Makrophagen verschiedener Entwicklungsstadien entsteht somit am Ort der initialen Einwirkung von Tuberkelbakterien ein knötchenförmiger Entzündungsherd, das **tuberkulöse Granulom** (syn. Tuberkel). Dieses stellt die charakteristische Gewebsveränderung der proliferativ-produktiven tuberkulösen Entzündung dar.

2. **proliferativ-produktive Phase**
- **Umstimmung des Wirtsorganismus**: Entwicklung der **zellulären** Immunität
- **Makrophagen**: antigen-präsentierende Zelle
- **Interleukine** bewirken eine Makrophagenaktivierung

Tuberkelaufbau. Um einen *zentralen Exsudatkern* gruppieren sich palisadenartig aufgereihte, blaß-eosinophile Zellen, bei denen es sich um aktivierte Makrophagen handelt. Aufgrund ihrer dichten Lagerung und Morphologie ähneln sie Epithelzellen und werden daher in diesem Zusammenhang als *Epitheloidzellen* bezeichnet. Durch den Zusammenschluß einzelner Makrophagen entstehen Riesenzellen, deren Kerne typischerweise halbmondförmig an der Peripherie gelagert sind: *Langhans-Riesenzellen.* Weiter peripher finden sich frisch eingeströmte Blutmonozyten, dazwischen zahlreiche Lymphozyten: *lymphozytärer Randsaum.* Mit immunhistologischen Färbemethoden läßt sich zeigen, daß sowohl T4- (Helferzellen) als auch T8-Zellen (Suppressorzellen) im tuberkulösen Granulom auftreten. Letztere sind überwiegend in der Peripherie des Granuloms anzutreffen. Im Zentrum kann es zu einer Gewebsnekrose kommen, die bei größeren Tuberkeln makroskopisch als trockenes käsiges Material imponiert: *käsige tuberkulöse Nekrose.*

- **Tuberkelaufbau:**
  - zentraler Exsudatkern
  - Epitheloidzellwall
  - Langhans-Riesenzellen
  - lymphomonozytärer Randsaum
  - zentrale käsige Nekrose

Sekundäre Veränderungen des Tuberkels. Fließen mehrere Tuberkel zusammen, so entsteht ein *Konglomerattuberkel.* Durch zentrale Verkäsung kann sich hieraus ein großer isolierter Rundherd mit käsigem Inhalt entwickeln, das *Tuberkulom.* In größeren Tuberkeln kann es auch zur Verflüssigung der zentralen Nekrosezone und damit zur Ausbildung eines *tuberkulösen Abszesses* kommen. Da eine perifokale Hyperämie typischerweise fehlt, wird auch von „kalten" tuberkulösen Abszessen gesprochen. Bricht ein solcher Abszeß in ein Hohlsystem des Körpers ein und entleert hierbei seinen flüssigen Inhalt, so entsteht ein von Granulomgewebe umgebener Hohlraum, die *tuberkulöse Kaverne.* Kavernen kommen am häufigsten in der Lunge (mit Anschluß ans Bronchialsystem) und der Niere (mit Anschluß an das Nierenbecken) vor. Brechen tuberkulöse Herde durch die Haut nach außen, spricht man von tuberkulösen *Fistelungen.* Bei langem Bestehen kann die käsige Nekrose im Innern von Tuberkeln *verkalken* und schließlich sogar *verknöchern.*

- **Tuberkelveränderungen**
  - **Konglomerattuberkel**: konfluierte Tuberkel
  - **Tuberkulom**: Rundherd mit käsigem Inhalt
  - **tuberkulöser Abszeß**: Verflüssigung der zentralen Nekrose
  - **Kaverne**: Entleerung in Hohlsystem
  - **Fistel**: transkutane Entleerung
  - Nekrosen können **verkalken, verknöchern**

2.9.1.5 Stadieneinteilung der Tuberkulose

Tb-Stadien

Primärperiode

Der initiale Entzündungsherd bildet zusammen mit der lokalen Lymphknotenreaktion den tuberkulösen *Primärkomplex.*

1. **Primärperiode**

⇨

Bei aerogener Infektion liegt der **Primärherd in der Lunge**, die *Lymphadenitis* entwickelt sich in homolateralen Hiluslymphknoten: *pulmonaler Primärkomplex.*

Bei der (seltenen) **orointestinalen Infektion** besteht der Primärkomplex aus einer *initialen Schleimhauttuberkulose* (z.B. Tonsillen, Ileum) und einer zugehörigen zervikalen bzw. mesenterialen Lymphadenitis.

Verlauf:
- **Restitutio ad integrum** → 90% Spontanheilung

Weiteres Schiksal des Primärkomplexes:
- **Restitutio ad integrum.** In über 90% der Fälle heilt der Primärkomplex unter bindegewebiger Organisation und Schrumpfung spontan ab. Sofern initial Gewebsnekrosen eingetreten waren, kann es zur allmählichen Verkalkung und Verknöcherung des Primärherdes und der zugehörigen Lymphknoten kommen. In vernarbten, aber auch in verkalkten und verknöcherten Bereichen des Primärkomplexes können einzelne Tuberkelbakterien jahrzehntelang überleben und später zum Ausgangspunkt einer **postprimären Tuberkulose** werden.

- Persistenz der Erreger → **postprimäre Tb**
- **progrediente Tb:**
- fortschreitende Primärinfektion: lokale Ausbreitung oder systemische Generalisierung
- progredienter orointestinaler Primärkomplex

- **Progrediente Tb.** In wenigen Fällen kommt es bereits in der Primärperiode zu einem Fortschreiten des lokalen tuberkulösen Prozesses oder gar zu einer systemischen generalisierten Tuberkulose. Ursächlich liegt in diesen Fällen eine verminderte Resistenzlage oder eine besonders massive Infektion zugrunde. Die Ausbreitung der tuberkulösen Entzündung erfolgt dabei per continuitatem, broncho-kanalikulär, lymphogen oder hämatogen (Tab. 8–5). Liegt der Primärkomplex nicht in der Lunge, sondern in der Mundhöhle bzw. im Intestinaltrakt (Tonsillen, Dünndarm), so kann das lymphogene Fortschreiten der Tuberkulose zu einer ausgedehnten *zervikalen Lymphknoten-Tb* bzw. einer progredienten *mesenterialen und retroperitonealen Lymphknoten-Tb* führen.
- **Hämatogene Generalisation.**

- **hämatogene Streuung**

⇨

Die **hämatogene Streuung** in der Primärperiode erfolgt auf 2 Wegen:
- im Rahmen einer progredienten Primärherdpneumonie durch *direkten Einbruch* des entzündlichen Prozesses *in die Blutbahn*
- auf dem *Lymphwege* über eine progrediente Lymphknotentuberkulose, die zum Übertritt von Tuberkelbakterien über den Venenwinkel in die Blutbahn führt.

3 Formen:

- **blande** (subklinische) hämatogene **Streuung**

Je nach Abwehrlage sind **3 Verlaufsformen** der hämatogenen Streuungstuberkulose möglich (Tab. 8–5):
- **Blande hämatogene Streuung.** Diese klinisch unbemerkte Generalisation führt zur Absiedlung der Tuberkelbakterien in parenchymatösen Organen. Aufgrund der guten Abwehrlage heilen diese Herde rasch ab, können aber später reaktiviert und dann zum Ausgangspunkt einer (postprimären) Organ-

Tab. 8-5. Folgeerkrankungen der Tb-Primärperiode

Ausgangspunkt	Ausbreitungsweg	Erkrankung
pulmonaler Primärherd	per continuitatem	fortschreitender Primärherd (Primärherdpneumonie) bei Ausbreitung zur Pleura: Pleuritis tuberculosa
	hämatogen	primäre hämatogene Streuung
Hiluslymphknoten	lymphogen	progrediente Hiluslymphknotentuberkulose, paratracheale Lymphknotentuberkulose
	lympho-hämatogen	Einbruch der Tuberkelbakterien über den Venenwinkel in die Blutbahn, je nach Abwehrlage: blande hämatogene Streuung, Miliartuberkulose, Sepsis tuberculosa (Landouzy)
	bronchogen-kanalikulär	Einbruch eines verkästen Lymphknotens in den Bronchialbaum → Aspiration mit Entstehung einer tuberkulösen Pneumonie

tuberkulose werden. Typisches Beispiel sind die *Simon-Spitzenherde* der Lunge.

- **Miliartuberkulose:** oft verbunden mit Meningitis tuberculosa

• **Akute Miliartuberkulose.** Bei reduzierter Abwehr kommt es zur Ausbildung hirsekorngroßer granulomatöser Herde in zahlreichen Organen. Klinisch bestehen Leistungsabfall und hohes Fieber. Im Gefolge der Miliartuberkulose entwickelt sich nicht selten durch Streuung in die Meningen eine *Meningitis tuberculosa.*

- **Sepsis tuberculosa acutissima** (Landouzy)

• **Sepsis tuberculosa acutissima (Landouzy).** Dies ist die schwerste Form der hämatogenen Streuung. Histologisch finden sich lediglich disseminierte Nekrosezonen ohne zelluläre Entzündungsreaktion. Diese Form der Generalisation kommt bei schwerer Beeinträchtigung der Immunabwehr (Kortisontherapie, Bestrahlung, Aids) vor und führt i. d. R. rasch zum Tode.

2. Postprimäre Periode
• **Erregerpersistenz** erzeugt:
- relative Infektionsimmunität: Tuberkulintest weiterhin positiv
- ggf. „Superinfektion"

Postprimäre Periode
Superinfektion. Die klinische Heilung der Primärtuberkulose geht meist nicht mit einem völligen Absterben aller im Organismus vorhandenen Tuberkelbakterien einher. In vernarbten Herden können vielmehr einzelne lebensfähige Erreger über Jahrzehnte persistieren. Sie unterhalten eine relative Infektionsimmunität, die vor einer erneuten exogenen Infektion schützt. Bei massiver Infektionsdosis kann sie allerdings durchbrochen werden, so daß es zu einer neuerlichen tuberkulösen Erkrankung kommt (Superinfektion).

• **Reaktivierung** (syn. endogene Reinfektion, Exazerbation) bei:
- hohem Alter
- körperlicher oder seelischer Belastung
- immunsuppressiver Therapie
- Bestrahlung
- HIV-Infektion

Reaktivierung. Bei der Mehrzahl der heute auftretenden Organtuberkulosen handelt es sich jedoch nicht um Superinfektionen, sondern um Reaktivierungen alter, während der Primärperiode gesetzter tuberkulöser Herde. Zu derartigen Reaktivierungen kann es bei Nachlassen der relativen Infektionsimmunität im höheren Lebensalter oder bei Beeinträchtigung der Immunabwehr durch schwere konsumierende Grunderkrankungen und iatrogene Maßnahmen (z. B. Kortisontherapie) kommen. Meist entwickelt sich erneut eine proliferativ-produktive tuberkulöse Entzündung in dem jeweils betroffenen Organ. Bei entsprechend schlechter Abwehrlage kann auch von derartigen postprimären Organtuberkulosen eine hämatogene Generalisation ausgehen (sog. *Spätgeneralisation*).

2.9.2 Lepra s. S. 418 f

2.9.3 Atypische Mykobakteriosen

Atypische Mykobakteriosen

• Infektionen durch
- **M. avium** und
- **M. intracellulare:**
häufig bei Patienten mit Aids

• aufgrund des zellulären Immundefekts meist **atypische** oder **inkomplette Granulome**

Die atypischen Mykobakterien sind zum Teil apathogen, teils verursachen sie chronisch-protrahiert verlaufende Infektionen. In neuerer Zeit werden bei HIV-infizierten Patienten häufig Infektionen durch *M. avium* oder *M. intracellulare* nachgewiesen. Die Erreger dringen hierbei durch den Intestinaltrakt ein und vermehren sich in den mesenterialen Lymphknoten. Über den Portalkreislauf kommt es zur Ausbreitung in die Leber. Gelangen die Erreger über den Ductus thoracicus zum Venenwinkel, kommt es aufgrund der reduzierten Immunabwehr zur Mykobakteriensepsis mit Streuung in zahlreiche Organe. **Pathologisch-anatomisch** finden sich atypische und inkomplette *Granulome* in den betroffenen Organen.

3. Pilze

Pilze

G. Grosse

Pilze verursachen **Mykosen**

Das Spektrum der in der Humanmedizin vorkommenden pathogenen Pilze verursacht ganz unterschiedliche Pilzkrankheiten, **Mykosen.**

3.1 Einteilung der Mykosen

Einteilung

• **Oberflächenmykosen:** Haut-, Haar-, Nagelmykosen

• Bei **Oberflächenmykosen** kann der Pilzbefall auf Haut, Haare und Nägel beschränkt bleiben.

• **tiefe** bzw. **Systemmykosen**

– meist **Inhalations-**, also **exogene** Mykosen

– Candida-Mykose durch **Schmierinfektion** (Candida wird nicht eingeatmet)

• **Tiefe** oder **Systemmykosen** befallen innere Organe oder Organsysteme. In schwersten Fällen kommt es zum generalisierten Organbefall mit meist letalem Ausgang. Zugrunde liegen überwiegend *exogene Inhalationsmykosen*, bei denen auskeimungsfähige Einheiten (Sporen) von einem außerhalb des Wirts gelegenen Standort an den primären Infektionsort im Respirationstrakt gelangen. Lediglich *Candida albicans* als wichtigster Sproßpilz hat seinen natürlichen Standort auf Haut und Schleimhäuten als Saprophyt, wird also nicht eingeatmet. Eine solche endogene Mykose kann als Schmierinfektion auftreten, wenn das natürliche Abwehrsystem geschwächt ist.

• Aktinomykose: **bakterielle Infektion**

Die **Aktinomykose** ist trotz der Bezeichnung *„Strahlenpilzinfektion"* eine bakterielle Erkrankung und wird daher hier nicht berücksichtigt.

Pathogenese

3.2 Pathogene Wirkungsmechanismen der Pilze

Gegen die verschiedensten Mirkoorganismen und speziell gegen die stoffwechselaktiven Pilze haben sich im Laufe der Evolution komplexe Schutzmechanismen entwikkelt, die den gesunden Organismus vor dem Eindringen, der Vermehrung und der Schädigung, also vor einer Infektion, schützen. Erst gravierende Lücken innerhalb eines komplexen Systems von Schutzfaktoren lassen die Enstehung tiefer Mykosen zu.

• **Voraussetzungen für Infektion**

⇒

• Eine hochgradige **Reduktion der Granulozyten** oder eine weitgehende Störung ihrer Funktion kann zu einer invasiven *Aspergillose*, *Zygomykose* (bzw. Phyko- oder Mukor-Mykose) oder *Candida-Mykose* führen. Da Aspergillus-Sporen ubiquitär vorkommen und **Candida albicans** als Saprophyt ständig präsent ist, bestimmt vor allem der Grad der Leukopenie und nicht die Exposition die Infektion.
• Ein **Defekt der zellgebundenen Immunität**, wie z.B. bei Aids, bietet dagegen Voraussetzungen für eine Infektion mit *Cr. neoformans*, der für diese Risikogruppe zum obligat pathogenen Krankheitserreger wird. Unter diesen Bedingungen hängt das Auftreten der Kryptokokkose nur von der (relativ seltenen) Exposition ab.

• **Kryptokokkose**
– aerogene Keimaufnahme
– keine Entzündungsreaktion

– sekundäres Generalisationsstadium
– Pathogenitätskriterium: Kapsel

Nach der aerogenen Aufnahme der infektions- und inhalationsfähigen Sporen, der Basidiosporen, kommt es zur Kolonisation bekapselter Zellen von *Cr. neoformans* ohne Gewebedestruktion und ohne floride Entzündungsreaktion. Die bekapselten Pilzzellen passieren die Kapillarwand ohne Gefäßthrombosierung und führen so zum sekundären Generalisationsstadium aus der umschriebenen pulmonalen Pilzansiedlung, dem Primärstadium. Die reaktionshemmende *Polysaccharidkapsel* ist das Pathogenitätskriterium dieses sprossenden Pilzes zusammen mit der reaktionslosen Kapillarwandpassage.

• **Aspergillose**
– Gewebsdestruktion
– Thrombosierungen

Die *invasive Aspergillose* ist im Gegensatz zur Kryptokokkose von Gewebsdestruktion und Blutgefäßthrombosierung gekennzeichnet. Hochaktive extrazelluläre Proteasen der Aspergillen „kompostieren" das abgestorbene Gewebe, bewirken aber auch zusammen mit den thrombotischen und embolischen Gefäßverschlüssen Koagulationsnekrosen des Parenchyms. Zu akuten eitrigen Gewebseinschmelzungen kommt es meist wegen einer schweren Leukopenie nicht mehr. Die Gefäßinvasion der Aspergillen und die Embolisation pilzhaltiger Thrombenpartikel führen zur Dissemination in verschiedene Organe.

– wichtigstes Pathogenitätskriterium: Proteasen

Unter den vielfältigen Stoffwechselleistungen der Aspergillen – von der Toxinbildung (z.B. Aflatoxine) bis hin zur Produktion antibiotischer Substanzen – sind die Proteasen das entscheidende Pathogenitätskriterium.

• **Candida-Mykose**
– Pathogenitätskriterium: Proteasen
– Thrombosierungen

Auch der Sproßpilz *C. albicans* verfügt über Proteasen, die als Pathogenitätskriterium gelten. Eine Gefäßinvasion bewirkt auch hier die Bildung *intravasaler Thromben* mit der Möglichkeit zur Dissemination.

• **Faustregel**

⇒

Eine (einheimische) *tiefe Mykose* ist immer Indikator für eine schwere **Abwehrschwäche des Organismus**.

Dies gilt nicht für die *außereuropäischen* Systemmykosen (s. Spezialliteratur)!

3.3 Oberflächenmykosen

Oberflächenmykosen

Dermatomykosen von Haut, Haaren und Nägeln werden nach ihrer Tiefenausdehnung eingeteilt in *Tinea superficialis* und *Tinea profunda* (Tab. 8-6). *T. profunda* führt durch den Befall von Haarfollikel und -wurzel zum Haarverlust. Es handelt sich dabei meist um **Zooanthroponosen**, also vom Haustier auf den Menschen übertragene Pilzinfektionen, vor allem mit dem Erreger *Trichophyton schoenleinii*.

- **Tinea superficialis:** Hautoberfläche, Nägel
- **Tinea profunda:** Befall von Haarfollikel und -wurzel mit Haarverlust

Tab. 8-6. Oberflächenmykosen

Erkrankungen	Lokalisation	Erreger (z. B.)
Tinea superficialis	Haut Nägel	E. floccosum T. rubrum
Tinea profunda (Haarverlust!)	Haarfollikel	T. mentagrophtes T. tonsurans T. verrucosum T. violaceum T. schoenleinii M. canis M. audouinii

T. = Trichophyton, M. = Microsporum, E. = Epidermophyton

3.4 Einheimische tiefe Mykosen

Einheimische tiefe Mykosen

Die im hiesigen Lebensbereich vorkommenden tiefen Mykosen sind grundsätzlich weltweit verbreitet. Für das Auftreten der invasiven *Aspergillose*, der *Zygomykose* und der schweren Form der *Candida-Mykose* spielt eine Störung des granulozytären Phagozytosesystems im Rahmen hämatologischer Erkrankungen die wichtigste Rolle, für die *Kryptokokkose* dagegen eine Störung der zellgebundenen Immunität. Eine besondere Aktualität bekommt die Kryptokokkose durch Aids.

sind:
- Aspergillose
- Zygomykose (z. B. Mukormykose)
- Candida-Mykose
- Kryptokokkose

3.4.1 Aspergillose

Aspergillose

Die Aspergillose ist die wichtigste einheimische tiefe Mykose. Die Aspergillen (Abb. 8–8) als hoch stoffwechselaktive Schimmel- oder Fadenpilze sind ubiquitär. Der häufigste Erreger der Aspergillose, *Aspergillus fumigatus*, hat seinen für die Infektion des Menschen entscheidenden Standort in bzw. auf biologisch inaktivem pflanzlichen Material, z. B. Topferde in der unmittelbaren Umgebung des Menschen, aus der Sporen periodisch in großen Massen freigesetzt werden können. Für die weniger häufig vorkommenden Erreger *A. niger* gibt es ähnliche Standortverhältnisse. Der in den letzten Jahren zunehmend aktuell gewordene *A. flavus* hat dagegen seinen wichtigsten Standort in der Umgebung des Menschen auf Nußkernen, insbesondere Erdnüssen.

Erreger:
- **A. fumigatus**
- **A. niger** (z. B. in Topferde)
- **A. flavus** (z. B. in Nüssen, Getreide, Gewürzen)

• **Aspergillom.** Dieses ist die klassische *chronische lokale nicht-invasive* Aspergillenansiedlung in der Lunge. Es handelt sich dabei meist um eine durch eine alte kavernöse Lungentuberkulose vorgebildete, bronchusdrainierte und von einem Fungusball ausgefüllte Lungenkaverne. Das im allgemeinen über Jahre hin bestehende Aspergillom wird von einer derben Schwielenwand begrenzt. Besonders epithelialisierte Kavernen sind keiner systemischen antimykotischen Therapie zugänglich, wobei die Epithelialisierung in relativ kurzer Zeit auftreten kann. Bei immunkompetenten Patienten kommt es zu kei-

1. Aspergillom
Aspergillenansiedlung in einer **vorgebildeten Lungenkaverne** als sog. Fungusball

- bei Immunkompetenz also kein invasives Wachstum!

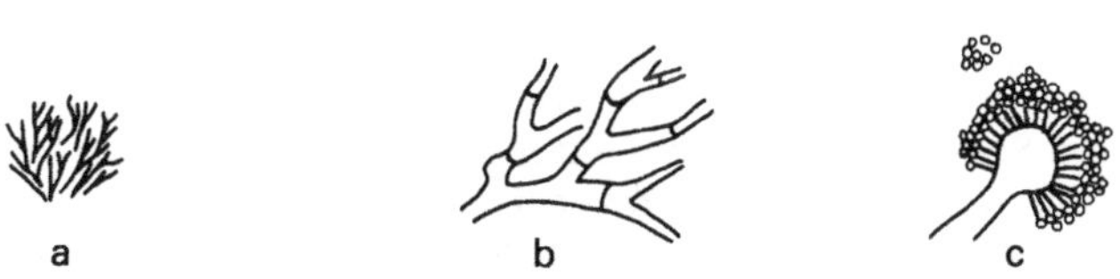

Abb. 8–8: Vegetationsformen der Aspergillen. **a** Radiäres Myzel, **b** spitzwinklig verzweigtes septiertes Myzel, **c** Fruchtkopf mit Sporenbildung

nem invasiven Pilzwachstum. Die Pilzansiedlung besteht aus dicht geschichtet gepacktem, zentral-regressiv veränderten Myzel mit häufig mikroskopisch nachweisbaren Fruktifikationsorganen und gelegentlich erkennbaren Kalziumkristallablagerungen. *A. fumigatus, A. flavus, und A. niger* sind die in der Häufigkeitsreihenfolge genannten Aspergillenarten, die in einem Aspergillom vorliegen können. Aspergillome entwickeln sich auch in Bronchiektasen und Emphysemblasen sowie gelegentlich in Einschmelzungen nach Lungeninfarkten und -embolien. Zu beachten ist, daß eine Lungen-Tb auch gleichzeitig neben einem Aspergillom vorkommen kann!

- Tb ausschließen!

2. **Aspergillose**
- **Dispositionsfaktoren** sind:
- Alkoholismus
- Diabetes mellitus
- Leukopenie
- Leberinsuffizienz
- Kortikoidtherapie
- **Morphologie:**
- infarktartige nekrotisierende Pneumonie mit Gefäßthrombosierungen
- **hämatogene Streuung** bes. in das Gehirn
- bei Agranulozytose tödlicher Verlauf innerhalb von 8 Tagen möglich!
- **Histologie:** Gefäßthromben mit knorrigem, septiertem und spitzwinklig verzweigtem Myzel

• **Akute invasive Aspergillose.** Grundsätzlich ist die *akute* Aspergillusinfektion von dem *chronischen* Aspergillom begrifflich zu unterscheiden. Allgemeine Dispositionsfaktoren wie Alkoholismus, Diabetes mellitus und gelegentlich eine Leberinsuffizienz sowie vor allem eine Leukopenie oder Agranulozytose bei Knochenmarksinsuffizienz und Langzeittherapie mit Kortikoiden können bei entsprechender Exposition zu einer akuten Aspergillusinfektion der Lungen mit infarktartigen fibrinreichen Pneumonieherden führen. In den pneumonischen Nekroseherden kommt es charakteristischerweise zu einer Blutgefäßinvasion und Thrombosierung mit nachfolgender hämatogener Dissemination, d.h. zu einer Streuung in verschiedene innere Organe wie Gehirn, Nieren oder Schilddrüse. Die hämatogenen Streuherde bieten wiederum infarktartige Nekrosen mit Hämorrhagien, die häufig im Vordergrund stehen. Das *histologische Bild* bestimmen wiederum embolisch-thrombotische Gefäßverschlüsse und hämorrhagisch-nekrotische Gewebsveränderungen mit Einwandern des stoffwechselaktiven und speziell mit wirksamen Proteasen ausgestatteten Myzels. Die histologische Diagnose läßt sich meist auch aus kleinen septierten und knorrig spitzwinklig verzweigten Myzelfragmenten stellen.

Zygomykose

3.4.2 Zygomykose

Phykomyzeten haben ähnliche Standorte wie Aspergillen

- **Verlaufsformen:**
- rhinozerebral
- pulmonal
- viszeral
- **Dispositionsfaktoren:**
- Immunsuppression
- Leukopenie
- Diabetes mellitus
- **Morphologie:**
- Blutgefäßthromben mit schlauchförmigem Myzel
- Gewebsnekrosen mit geringer Entzündungsreaktion

Phykomyzeten, Rhizopus, Absidia und Mucor, die ihren Standort ähnlich wie Aspergillen vorwiegend auf vegetabilischem, also zerfallenem pflanzlichen Material haben, werden selten zum Verursacher einer schweren, dann aber meist letal ausgehenden tiefen Mykose.
Verlaufsformen sind: *rhinozerebrale, pulmonale, viszerale* Form.
Immunsupprimierte Patienten, z.B. nach einer Organtransplantation, oder Patienten mit schwerer Leukopenie nach Therapie einer Blutkrankheit oder Tumorerkrankung und bei schwerem Diabetes mellitus sind für diese mykotische Komplikation disponiert. Im Vordergrund stehen Blutgefäßthrombosen mit Gefäßinvasion des unregelmäßig schlauchartig gestalteten, nicht septierten und leicht kollabierenden Myzels. Die fortschreitend sich ausbreitenden Gewebsnekrosen bestimmen je nach Lokalisation das Krankheitsbild. Eine flächenhaft fortschreitende Gangrän der Haut und Unterhaut sowie ausgedehnte Hirnnekrosen charakterisieren den Verlauf mit letalem Ausgang. *Histologisch* durchsetzen die unregelmäßig gestalteten Hyphen Blutgefäßthromben, Gefäßwände und Nekrosen mit teilweise relativ geringer entzündlicher Reaktion (Abb. 8–9).

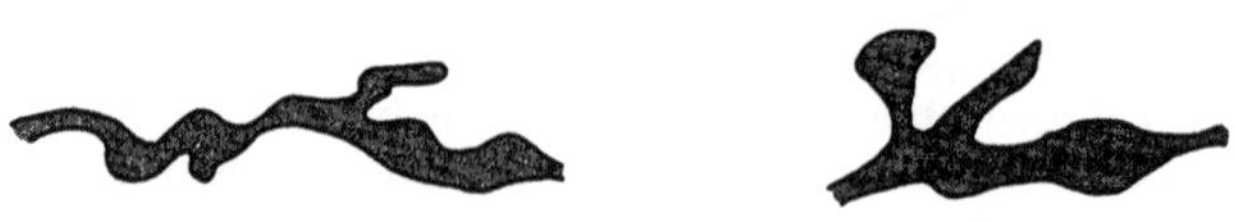

Abb. 8–9: Plumpe dünnwandige, leicht kollabierende Hyphen der Phykomyzeten (Mucor)

Candidiasis

3.4.3 Candida-Mykose

- **Candida albicans:** wichtigster Erreger der **Candida-Mykose**
- **Dispositionsfaktoren:**
- Leukopenie
- Diabetes mellitus
- Alkoholismus

Die Candida-Mykose (syn. *Candidiasis, Soormykose*) ist eine Sproßpilzmykose, wobei *Candida albicans* der wichtigste Vertreter dieser Mykose ist. Der Saprophyt von Haut und Schleimhäuten kann unter bestimmten Risikofaktoren eine Endomykose durch Schmierinfektion verursachen. Die Dispositionsfaktoren entsprechen weitgehend denen einer Aspergillusinfektion: Leukopenie, z.B. im Rahmen der Therapie einer Blutkrankheit oder eines Tumorprozesses, schwerer Diabetes mellitus und chronischer Alkoholismus. Bei Aids-

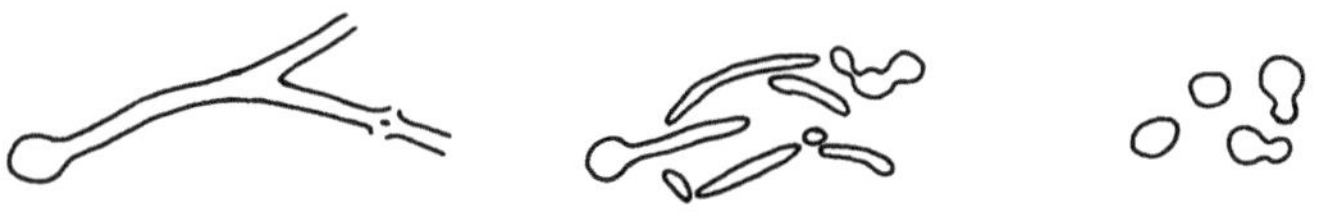

Abb. 8–10: Vegetationsformen von Sproßpilzen (C. albicans). **a** Echtes Myzel (verzweigt), **b** Pseudomyzel (Myzelphase), **c** runde sprossende Hefephase

Patienten kommt sehr häufig ein Soorbelag im Oropharynx oder Ösophagus vor (weit über 50 %), ohne daß jedoch eine Generalisation im Sinne einer Candida-Sepsis (s.u.) auftritt.

bei Aids **keine** Generalisation!

Candida albicans kommt im Gewebe in *2 Zustandsformen* vor (Abb. 8–10):
- runde sprossende Zellen der Hefephase
- filamentäre Partikel als Myzelphase, meist im Sinne eines Pseudomyzels ohne echte Verzweigung.

- **Candida-Mykose von Oropharynx und Ösophagus.**

1. Oropharyngealer, ösophagealer Soor

Eine besondere Affinität von *C. albicans* besteht zu **plattenepithelialen Schleimhäuten** (z. B. Soorösophagitis), wobei diese membranartige grauweiße oder graugelbliche Beläge aufweisen (Pseudomembranen), die je nach Schwere der Grundkrankheit unterschiedlich ausgedehnte Läsionen von unterschiedlicher Tiefe hervorrufen.

Die möglichen Veränderungen reichen von weniger gravierenden oberflächlichen Pseudomembranen bis zu echten Membranen mit tiefgreifenden Schleimhautzerstörungen (z. B. bei Agranulozytose). Unter dieser Bedingung kann sich eine generalisierte Erregerausbreitung im Sinne einer Candida-Sepsis entwickeln.

Bei dem dichten Pilzrasen des Soorbelags überwiegt die filamentäre Zustandsform, die Myzelphase.

- **Candida-Sepsis.** Ein generalisierter septischer Prozeß, z. B. bei einer Agranulozytose, betrifft meist Nieren, Myokard und Gehirn, seltener Lungen, Leber, Milz und führt meist zum Tode. Die septischen Streuherde zeigen entsprechend der Grundkrankheit kaum eine entzündliche zelluläre Reaktion.

2. Candida-Sepsis
- schwerste generalisierte Allgemeininfektion
- **betroffen:** Nieren, Myokard, Hirn, Lungen, Leber, Milz

- **Candida-Mykose der Lungen.** Ein Lungenbefall der Sproßpilze als echte Lungenmykose kommt im Vergleich zu den exogenen Inhalationsmykosen, bei denen der Respirationstrakt im Vordergrund steht, selten vor. Gerade der Sproßpilznachweis in der Lunge ist problematisch im Bezug auf die Beurteilung des Krankheitswertes. Bei der Autopsie untersuchte Lungen enthalten häufig Sproßpilze. Von einer *Lungenmykose* durch Sproßpilze ist erst auszugehen, wenn die Pilze in großer Zahl und als überwiegende Mikroorganismen in entzündlich verändertem Lungengewebe darzustellen sind.

3. Candida-Mykose der Lungen
- selten
- Sproßpilznachweis in Lungen problematisch bezüglich der Beurteilung des Krankheitswerts

- **Vaginalsoor, Soorbalanitis.** Im Rahmen der plattenepithelialen Affinität von *C. albicans* können hartnäckige entzündliche Veränderungen im Bereich der Vaginalschleimhaut oder des Präputium auftreten. Speziell bei der **Balanitis** ist eine Keimkombination von *C. albicans* und *Staphylococcus aureus* anzutreffen, die therapeutische Schwierigkeiten bereitet.

4. Vaginalsoor, Soorbalanitis
- durch Keimkombination von **C. albicans** und **Staphylococcus aureus**

- **Candida-Mykose von Haut und Nägeln.** *C. albicans* kann eine Tinea superficialis hervorrufen, beispielsweise in Hautfalten als Intertrigo oder als hartnäkkiger Nagelbefall (s. dazu: Oberflächenmykosen, Dermatomykosen).

5. Haut-, Nagelmykose
- C. albicans

- **Magen-Darm-Geschwüre.** Die häufige Sproßpilzbesiedlung von Magen- oder Duodenalulzerationen (im Biopsiematerial über 50 % bei gezielter Suche in einer Pilzfärbung) verdient *nicht* die Bezeichnung einer echten Mykose.

6. Gastroduodenales Ulkus
- Sproßpilzbesiedlungen von Magen- oder Duodenalulzera sind **keine echte Mykose!**

3.4.4 Kryptokokkose

Kryptokokkose

Die vor der Aids-Ära seltene Kryptokokkose (syn. *Cryptococcus-Mykose*), die vor allem als Mykose des ZNS in Erscheinung trat, wird durch *Cryptococcus neoformans* verursacht, eine basidiomyzetische Hefe, die sich als Erreger durch Sprossung vermehrt.

- **ZNS-Kryptokokkose:** bekannteste Manifestation vor dem Auftreten von Aids

⇒

Cr. neoformans ist der einzige humanpathogene Pilz mit einer **Schleimkapsel** als Pathogenitäts- und diagnostisches Kriterium (Größenvariabilität!). Diese Kapsel verhindert die Phagozytose und hemmt entzündliche Reaktionen.

- **Pathogenese:**

- tumorartige reaktionsarme Kolonisation bekapselter runder Pilzzellen mit erhaltener Vaskularisierung ohne Gefäßthromben
- **Inhalationsmykose** durch Sporen → später ZNS-Befall

- **Disposition:** Störung zellulärer Immunität

Im Gegensatz zur Aspergillusinfektion kommt es nicht zu thrombotischen Blutgefäßverschlüssen oder Gewebsnekrosen, sondern vor allem zu reaktionslosen oder -armen tumorartigen Pilzansiedlungen mit entsprechender Raumforderung durch die sich rasch teilenden, voluminös bekapselten Pilzzellen. Die Inhalation von Blastosporen oder Basidiosporen führt primär zum Lungenbefall und ggf. zu anschließender hämatogener Dissemination mit Befall des ZNS. Bei Aids-Kranken ist der Gesamtverlauf der Mykose meist rascher, wobei in dem Sekundärstadium der Generalisation (Primärstadium als solitärer Lungenbefall) der ZNS-Befall nicht im Vordergrund stehen muß. Die gestörte zellgebundene Immunität stellt die entscheidene Disposition für die Kryptokokkose dar.

Als Standort von *Cr. neoformans* in direkter Umgebung des Menschen sind trockene gealterte Vogelfäkalien anzusehen, die nicht den natürlichen Witterungsverhältnissen ausgesetzt sind.

- **bei Aids**

⇒

Der erworbene Immundefekt bietet eine ideale Disposition für die Kryptokokkose, die damit zur wichtigsten generalisierten mykotischen **Aids-Komplikation** wird.

1. Lungenkryptokokkose
- **Primärstadium** als kleiner, meist asymptomatischer Herd, bekapselte Pilzzellen dabei in den Alveolen

- **Lungenkryptokokkose.** Das auf die Lungen beschränkte Primärstadium der Kryptokokkose kann sich auf einen kleinen umschriebenen asymptomatischen Herd beschränken, z. B. als solitäres subpleurales tumorartiges *Kryptokokkom*. Andererseits können auch multiple größere z. T. hämorrhagisch-pneumonische Infiltrate im Rahmen eines Lungenbefalls auftreten. Die bekapselten, unterschiedlich großen Zellen von *Cr. neoformans* füllen die Alveolen als reaktionsarme Ansiedlung aus oder liegen einzeln frei oder phagozytiert in Makrophagen vor (Abb. 8–11).

2. ZNS-Kryptokokkose
- **meningeal** und **intrazerebral** als reaktionsarme zystenartige perivaskuläre Pilzansiedlung

- **Kryptokokkose des ZNS.** Der **meningeale** Befall führt zu einer massiven reaktionslosen bzw. -armen Besiedlung des Subarachnoidalraumes mit bekapselten Zellen von *Cr. neoformans*, wobei auch die gefäßbegleitenden Virchow-Robin-Räume von Pilzzellen ausgefüllt werden. Der **intrazerebrale** Befall zeigt meist zahlreiche kleine zystenartige perikapilläre Herde mit kleinen Zellgruppen, die wiederum ohne wesentliche entzündliche Reaktion in einem Schleimsee zu liegen scheinen. Größere konfluierende Herde verursachen eine tumorartige Raumforderung im Gehirn. Die Kryptokokkose des ZNS ist im Grunde genommen Ausdruck eines (z. B. frühen) Generalisationsstadiums (s. u.).

3. Generalisationsstadium
- **Sekundärstadium** mit Befall aller parenchymatösen Organe: Lungen, ZNS, Nieren, Milz, Leber, Prostata (!), Schilddrüse

- **Generalisierte Kryptokokkose.** Im Sekundärstadium der Generalisation (Verläufe bei Aids) werden sonst *Nieren*, *Milz* und *Leber* befallen. Ferner ist häufig die *Schilddrüse* und besonders die *Prostata* betroffen, die auch unter einer Therapie zu einem Pilzreservoir werden kann. Die Lungen sind generalisiert befallen, wobei die Pilze ganz überwiegend in den alveolarseptalen Kapillaren zu finden sind. Eindrucksvoll ist bei den Aids-Patienten meist der generalisierte Lymphknotenbefall, der das Bild eines malignen Lymphoms vortäuschen kann.

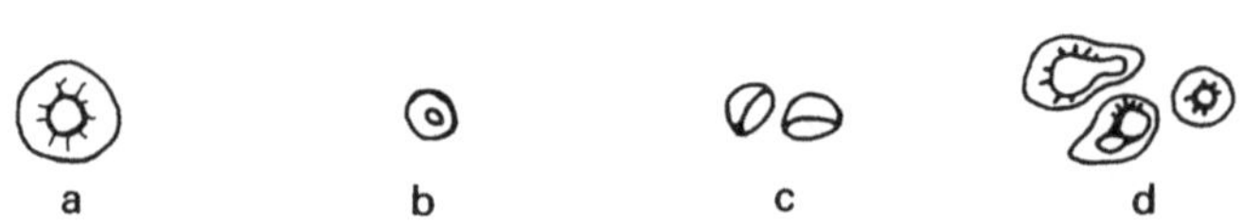

Abb. 8–11: Erscheinungsformen von Kryptokokken im Gewebe. **a** Große runde Pilzzelle mit Schleimkapsel, **b** Mikroform, **c** entrundete Form, **d** Sprossung

4. Parasiten

F.-R. Matuschka, M. Trautmann

Parasiten

Parasitosen sind Erkrankungen, die durch **Protozoen** (tierische Einzeller), **Arthropoden** (Gliederfüßer) oder **Helminthen** (Würmer) hervorgerufen werden. Parasiten benötigen für ihre Entwicklung häufig **mehrere Wirtstierarten**. Die *sexuelle Vermehrung* erfolgt definitionsgemäß im **Endwirt**, die larvale oder *asexuelle Entwicklung* im **Zwischenwirt**.

Parasitosen

In vielen Fällen vollzieht sich der Entwicklungszyklus der parasitären Erreger ausschließlich im Tier; der Mensch kann sich infizieren, wenn er in vorwiegend von Tieren genutzte Lebensräume eindringt **(Zoonose)**. Da er meist nicht zur Aufrechterhaltung des Erregerzyklus in der Natur beiträgt, ist der Mensch ein **Fehlwirt**. Für andere Parasiten, wie z. B. den Malariaerregern, ist der Mensch jedoch als obligater Wirt unentbehrlich.

- **Zoonose:** Infektionskrankheit, die zwischen Mensch und Tier übertragen wird

Die **Pathogenitätsfaktoren** der Parasiten sind außerordentlich heterogen. Einige Protozoen, wie Leishmanien und Malariaerreger, vermehren sich intrazellulär und zerstören schließlich die Wirtszellen. Amöben leben extrazellulär und bewirken durch Freisetzung lytischer Enzyme eine Gewebszerstörung. Manche Arthropoden, wie Läuse und Krätzmilben, können die Hautoberfläche mechanisch durchdringen und rufen lokale Abwehrreaktionen des Wirtes hervor.

Im Intestinaltrakt des Menschen lebende Würmer verursachen oft nur geringe Krankheitssymptome. Befall mit invasiven Würmern kann jedoch neben chronischem Blutverlust auch allergische Allgemeinreaktionen sowie akute oder chronische Entzündungen in den betroffenen Organen bewirken. Durch mechanische Verlegung von Hohlorganen kann es zu Abfluß- bzw. Passagebehinderungen kommen (z. B. Ileus durch Spulwurmknäuel im Dünndarm, Verlegung der Gallengänge durch Leberegel).

Viele Parasiten *„maskieren“* sich, um für das menschliche Immunsystem unerkannt zu bleiben bzw. dem Angriff von Antikörpern und immunkompetenten Zellen zu entgehen.

- **Pathogenitätsfaktoren der Parasiten:**
  - intrazelluläre Überlebensfähigkeit
  - extrazellulär wirksame Enzyme, Toxine
  - Hautirritation und -entzündung durch Ektoparasiten
  - allergische Reaktionen des Wirts
  - mechanische Obstruktion von Hohlorganen
  - „Maskierung" gegenüber dem Immunsystem (molekulare „Mimikry")

4.1 Protozoeninfektionen

Protozoeninfektionen

Weltweit kommt der *Malaria* mit ca. 150 Mio. Erkrankungen und mehr als 2 Mio. Todesfällen pro Jahr die größte Bedeutung zu. In Mitteleuropa sind autochthon vor allem die *Toxoplasmose*, die *Pneumocystis-carinii-Pneumonie*, *intestinale Parasitosen* sowie Infektionen mit *Trichomonaden* relevant.

4.1.1 Malaria

Malaria

Die Malariaerreger *(Plasmodien)* werden durch den Stich infizierter *Anopheles-Mücken* auf den Menschen übertragen. Man unterscheidet 4 pathogene Plasmodienarten:

- **Plasmodium vivax** und **P. ovale:** Erreger der *Malaria tertiana*
- **Plasmodium malariae:** Erreger der *Malaria quartana*
- **Plasmodium falciparum:** Erreger der *Malaria tropica*.

- **4 Plasmodienspezies**

Plasmodien **(Sporozoiten)** werden durch den Stechrüssel der Mücke direkt ins Blut inokuliert. Mit dem Blutstrom gelangen sie rasch in die Leberzellen, in denen sie sich ungeschlechtlich vermehren **(Leberschizogonie)**. Nach Abschluß der Vermehrung rupturieren die befallenen Leberzellen und setzen große Mengen von Tochterparasiten **(Merozoiten)** ins Blut frei. Diese infizieren selektiv Erythrozyten, in denen sie erneut einen asexuellen Vermehrungszyklus durchlaufen **(Blutschizogonie)**. Der Zerfall der parasitierten Erythrozyten verursacht klinische Krankheitserscheinungen: Fieber mit Schüttelfrost, Anämie und Thrombopenie. Aus einzelnen erythrozytären Parasiten reifen

- **Generationszyklus:**
  - **Sporozoiten**: durch die Anopheles-Mücke übertragene Formen
  - asexuelle Vermehrung in der Leber: **Leberschizogonie**
  - asexuelle Vermehrung im Blut: **Blutschizogonie**

- **Klinik:**
  - Fieber, Schüttelfrost
  - Anämie, Thrombopenie ausgelöst durch **Platzen der parasitierten Erythrozyten**
- **Befund:**
  - **Ringformen** der Malariaplasmodien
  - **Gametozyten**
  - **Malariapigment:** Hb-Abbauprodukt, bedingt grünschwarze Verfärbung von Leber, Milz

männliche und weibliche Geschlechtsformen, **Gametozyten**, heran. Werden diese von einer Mücke beim Saugakt aufgenommen, kommt es im Magen der Mücke zur geschlechtlichen Vermehrung. Die entstehenden **Sporozoiten** wandern in die Speicheldrüse der Mücke und können beim nächsten Saugakt erneut übertragen werden, womit der Lebenszyklus geschlossen ist.
Pathologisch-anatomisch findet man im Blut eines Malariakranken parasitierte Erythrozyten, in denen die Erreger eine für jede Malariaart typische *Ringform* aufweisen. Diese wird durch eine zentrale Vakuole der Parasiten vorgetäuscht. Aufgrund der Form und Größe der Parasiten und morphologischer Veränderungen der Erythrozyten können die einzelnen Plasmodienarten unterschieden werden. Bei sorgfältiger Suche können oft auch Geschlechtsformen der Plasmodien **(Gametozyten)** gefunden werden. Der Abbau von Hämoglobin durch die Parasiten führt zur Ablagerung eines grün-schwärzlichen Pigments in den Erythrozyten **(Malariapigment)**. Nach der Zerstörung der Erythrozyten durch die Parasiten werden die Zellreste von Phagozyten in Leber und Milz aufgenommen, in denen das Malariapigment ebenfalls nachgewiesen werden kann.

- **Malaria tropica** ⇨
  - **Pathomechanismus:** Adhärenz parasitierter Erythrozyten an Kapillarendothelien → **Mikrozirkulationsstörung** in Leber, Milz, Gehirn **(zerebrale Malaria)**
  - **Ringhämorrhagien**

> *Lebensbedrohliche Krankheitsverläufe* kommen nahezu ausschließlich bei der **Malaria tropica** vor:

Die von *Plasmodium falciparum* befallenen Erythrozyten weisen eine erhöhte Adhärenz für Epithelzellen auf und verstopfen hierdurch kleinste Arteriolen und Kapillaren. Es resultieren schwere Störungen der Mikrozirkulation mit konsekutiver Ischämie lebenswichtiger Organe wie Leber, Milz, Nieren und Gehirn. Die Ischämie des Gehirns führt klinisch zu neurologischen Ausfällen und Bewußtseinsverlust **(zerebrale Malaria)**. **Pathologisch-anatomisch** findet man bei letal verlaufenen Fällen mit parasitierten Erythrozyten verstopfte Hirnkapillaren, die von einer ringförmigen hämorrhagischen Nekrose des Hirnparenchyms umgeben sind **(Ringhämorrhagien)**.

Toxoplasmose

- **Erreger:** T. gondii
- **Infektionsweg:**
  - Aufnahme mit eingetrocknetem **Katzenkot** (Katzenhalter)
  - Infektion durch zystenhaltiges **rohes** bzw. ungenügend erhitztes **Schweinefleisch**

4.1.2 Toxoplasmose

Toxoplasma gondii, der Erreger der Toxoplasmose, ist ein bananenförmiges Protozoon (griech. *toxon* Bogen). Toxoplasmen parasitieren ubiquitär zahlreiche Säugetiere (Abb. 8–12). Doch nur im *Darm der Katze* findet die sexuelle Vermehrung statt. Der Mensch infiziert sich entweder durch die orale Aufnahme von infektiösen Dauerstadien aus dem *Katzenkot* oder durch Aufnahme von Zysten aus dem *Fleisch infizierter Säugetiere* (z. B. rohes Schweinehackfleisch). Die Parasiten durchdringen die menschliche Darmwand, gelangen ins Blut *(Parasitämie)* und werden so in das lymphatische System, die parenchymatösen Organe sowie in die Herz- und Skelettmuskulatur verschleppt. Um der Abwehrreaktion des Wirts zu entgehen, verkapseln sie sich in Form von Gewebezysten und persistieren oft jahrzehntelang asymptomatisch.

- **Lymphadenitis:** meist asymptomatische Erstinfektion
  - **Lymphadenitis Piringer-Kuchinka:** geschwollene Lymphknoten, vorwiegend am Hals

Lymphadenitis. Die Infektion mit *Toxoplasma* verläuft beim Menschen i. d. R. *klinisch symptomlos.* Nur selten kommt es anfänglich zu *Lymphknotenschwellungen*, vorwiegend in der Zervikal- und Okzipitalgegend. **Pathologisch-anatomisch** zeigen die Lymphknoten das Bild einer herdförmigen, epitheloidzelligen Lymphadenitis mit Follikelhyperplasie: **Lymphadenitis Piringer-Kuchinka**.

  - Reaktivierung eingekapselter Toxoplasmen bei Immunsuppression, am häufigsten bei Aids
- **zerebrale Toxoplasmose** bei Aids: **fokale Enzephalitis**

Toxoplasma-Enzephalitis. Bei Immunsuppression kann es zur Reaktivierung einer latenten Toxoplasmose kommen, indem aus Zysten erneut Toxoplasmen freigesetzt werden, die in umliegende Zellen eindringen und sich intrazellulär vermehren. Die häufigste Form dieser reaktivierten Toxoplasmose ist heute die Toxoplasma-Enzephalitis bei *Aids*. **Pathologisch-anatomisch** finden sich im Gehirn einzelne oder multiple, meist von einem ausgeprägten Ödem umgebene Entzündungsherde, in denen histologisch Granulozyten und Makrophagen sowie ausgedehnte Nekrosezonen nachgewiesen werden können. Im Zentrum der Herde finden sich aufgebrochene Toxoplasmenzysten und freie Trophozoiten.

- **konnatale Toxoplasmose**

Konnatale Toxoplasmose. Die Toxoplasmose kann intrauterin (diaplazentar) von einer während der Schwangerschaft erstmalig infizierten Mutter auf das ungeborene Kind (Häufigkeit: ca. 1 Fall auf 2000 Geburten) übertragen wer-

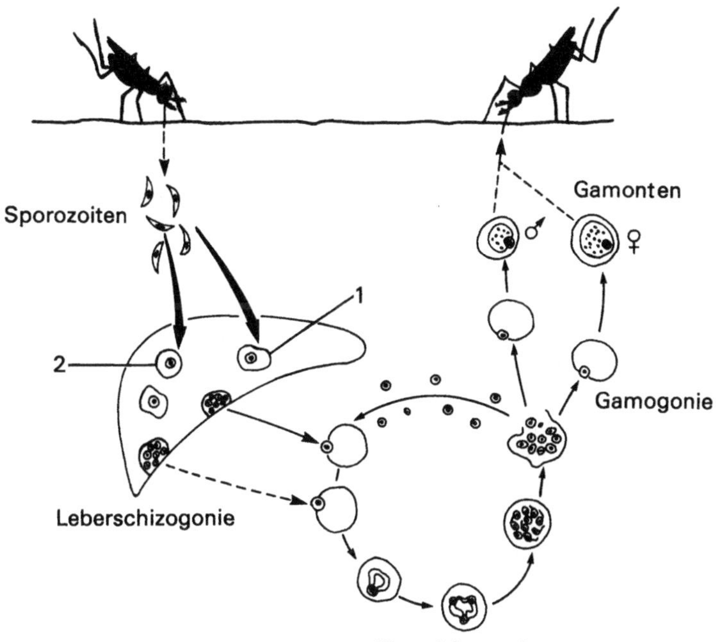

Abb. 8–12: Entwicklungszyklus der Malariaplasmodien. Während bei Plasmodium falciparum und P. malariae nur eine primäre, sofort nach der Infektion einsetzende Leberschizogonie stattfindet **(1)**, verfallen bei Infektionen mit P. vivax und P. ovale einige der in die Leberzellen eingedrungenen Parasiten in einen „schlafähnlichen" Ruhezustand (Hypnozoiten). Nach Monaten oder Jahren können die Hypnozoiten „erwachen", erneut in einen Teilungszyklus eintreten **(2)** und Spätrezidive verursachen

den. In den meisten Fällen macht das vertikal infizierte Kind die akute Phase der Erkrankung bereits intrauterin durch und kommt mit dem Zustandsbild eines postenzephalitischen Hirnschadens zur Welt. **Pathologisch-anatomisch** werden häufig Hydrozephalus und intrazerebrale Verkalkungen beobachtet. Nicht selten ist auch das Auge infiziert: *Chorioretinitis toxoplasmotica.* Bei einer latenten chronischen Toxoplasmose der Mutter besteht dagegen *keine* Übertragungsgefahr.

- **pathol.-anat.**: Hydrozephalus, intrazerebrale Verkalkungen, u. U. Chorioretinitis

4.1.3 Pneumocystis-carinii-Pneumonie (PcP)

Pneumocystis-carinii-Pneumonie

Pneumocystis carinii ist ein ubiquitär vorkommender Parasit, über dessen Lebenszyklus wenig bekannt ist. Der Erreger wird von den meisten Autoren zu den Protozoen gerechnet, zeigt allerdings auch genetische Verwandtschaft mit niederen Pilzen. Die Infektion erfolgt hauptsächlich aerogen durch Inhalation von zystenhaltigem Staub bzw. Tröpfcheninfektion. Offenbar infiziert sich ein großer Teil der Bevölkerung bereits im Kindes- oder Jugendalter und beherbergt den Erreger als eine latente Infektion.

- **Pneumocystis carinii:**
- aerogener Infektionsmodus
- latente Infektion

Aids. Pneumonien durch *Pneumocystis* haben heute bei *Aids-Patienten* eine besondere Bedeutung erlangt. Ähnlich wie bei der Toxoplasma-Enzephalitis handelt es sich vermutlich um die Reaktivierung einer latenten Infektion. Die Pneumozysten vermehren sich zunächst langsam innerhalb des Alveolarraums und kleiden die Alveolarwände aus. Reaktiv kommt es zu einer mononukleären interstitiellen Infiltration und zur Ausbildung eines schaumigen intraalveolären Exsudats von 4–6 µm. Die Zysten des Erregers lassen sich mit der *Silberfärbung nach Grocott* oder mittels *Immunfluoreszenz* nachweisen. Klinische Trias: trockener Husten, Dyspnoe, Fieber.

- **Pneumocystis-Pneumonie:**
- Vorkommen bei Frühgeborenen, Immunsuppression
- am häufigsten bei Aids
- **Pathogenese:** Auskleidung der Alveolarwände mit Parasiten → Diffusionsstörung

4.1.4 Amöbiasis

Amöbiasis

Amöben sind extrazellulär lebende Einzeller, die sich im vegetativen Stadium durch Ausstülpen von Protoplasma (Pseudopodien) fortbewegen. Für das Überleben außerhalb des Wirts bilden die Amöben dickwandige, unbewegliche Dauerformen (Amöbenzysten). Von den verschiedenen Darmamöben kann lediglich **Entamoeba histolyti-**

- **Amöben:**
- nur **E. histolytica** ist pathogen
- wichtigste Infektionsquelle: symptomlose Zysten-Dauerausscheider

ca für den Menschen pathogen werden. Nach Schätzungen der WHO sind weltweit ca. 500 Mio. Menschen mit E. histolytica infiziert, von denen 40 Mio. pro Jahr erkranken. Amöbiasis ist besonders in tropischen Ländern mit niedrigem Hygienestandard verbreitet.

1. Amöbenkolitis
- **Infektionsmodus** fäko-oraler Infektionsweg

Amöbenkolitis, „Amöbom". Der Mensch infiziert sich *oral* durch Aufnahme von Amöbenzysten in fäkal kontaminierten Nahrungsmitteln. Die Zysten gelangen von der Magensäure unbeschadet in den Dünndarm, wo aus ihnen vegetative Amöben schlüpfen und sich auf der Schleimhaut des Kolons ansiedeln. Häufig rufen die auf der Epitheloberfläche lebenden Trophozoiten keine Gewebsschäden hervor. Virulente Amöbenstämme dringen mit Hilfe lytischer Enzyme (Kollagenasen, Proteinasen) in die Darmschleimhaut ein. Durch die granulozytäre Abwehrreaktion des Wirts entstehen multiple Geschwüre *(ulzeröse Amöbenkolitis)*. Jedoch kommt es nur selten zu Perforationen oder schwereren Darmblutungen. Gelegentlich entwickelt sich im Bereich des Zökums durch reaktive Entzündungsvorgänge mit Einbeziehung des Omentums eine tumorartige Verdickung der Darmwand *(„Amöbom")*.

2. Amöbenleberabszeß

Leberabszeß. Werden die Amöben mit dem Pfortaderblutstrom in die Leber verschleppt, so können sie mittels ihrer zytolytischen Enzyme das Parenchym zerstören. Es entstehen Hohlräume, die eingeschmolzene nekrotische Leberepithelien enthalten und die traditionell als *„Amöbenleberabszesse"* bezeichnet werden. Im pathologisch-anatomischen Sinne handelt es sich jedoch nicht um Abszesse, da kein eitriger Inhalt vorliegt.

Leishmaniose

4.1.5 Leishmaniosen

- **Leishmanien**:
- im Säugetier intrazellulär parasitierende Einzeller
- asexuelle extrazelluläre Vermehrung in **Sandmücken** = Zwischenwirt und Vektor)

2 Erkrankungsformen:

Leishmanien sind in Makrophagen parasitierende Einzeller, die weltweit in tropischen und subtropischen Ländern, aber auch im Mittelmeerraum vorkommen. Sie werden durch *Sandmücken* auf den Menschen übertragen. Bei vielen Leishmaniosen handelt es sich um Zoonosen, bei denen der Mensch lediglich akzidentell betroffen ist. Aufgrund unterschiedlicher Virulenz der *Leishmania*-Arten entstehen entweder ausschließlich kutane Lokalinfektionen (Erreger: *Leishmania major*, *L. tropica*) oder disseminierte, viszerale Erkrankungen (Erreger: *L. donovani*, *L. infantum*).

- **kutane Leishmaniose**:
- häufig im vorderen Orient (**„Aleppobeule"**), Afrika, Mittel- u. Südamerika
- schmerzhaftes Hautulkus
- **viszerale Leishmaniose (Kala Azar)**:
- Hepatosplenomegalie

Pathologisch-anatomisch ist die *kutane Leishmaniose* im Frühstadium durch ein dichtes lymphozytäres Infiltrat um die von Leishmanien befallenen Makrophagen gekennzeichnet. Unter Beteiligung von Epitheloidzellen, Lymphozyten und Langhans-Riesenzellen entwickelt sich im späteren Verlauf eine granulomatöse Reaktion. Die entzündliche Infiltration führt zur Vorwölbung der Haut, die schließlich nekrotisch wird. Das entstehende Ulkus heilt nach Wochen bis Monaten unter Narbenbildung ab. Bei der *viszeralen Leishmaniose* **(Kala Azar)** besiedeln Leishmanien mononukleäre Phagozyten in Leber und Milz und rufen eine massive *Hepatosplenomegalie* hervor.

Giardiasis

4.1.6 Giardiasis

Giardia lamblia:
- asymptomatische Infektion
- **Enteritis** mit Malabsorption

Giardia lamblia (syn. *Lamblia intestinalis*) ist ein weltweit verbreiteter Dünndarmparasit. Die Infektion erfolgt oral durch Aufnahme von Giardia-Zysten, häufig mit kontaminiertem Trinkwasser. Als Erregerreservoir sind Nagetiere (z.B. Bisam, Wanderratten) identifiziert worden. Meist verlaufen die Infektionen asymptomatisch, nur unter besonderen Bedingungen verursacht G. lamblia Diarrhöen mit Steatorrhoe und Malabsorption.

Arthropoden

4.2 Arthropodeninfektionen

- **Krätze** (Scabies): Übertragung durch Wäschestücke und engen Kontakt
- **Phthirus pubis:** Übertragung durch intimen Körperkontakt, blaue Hautfleckchen

Parasitierende *Arthropoden* (Gliederfüßer) leben meist als Ektoparasiten auf der Haut des Menschen oder dringen partiell in die Haut ein. Die **Krätzmilbe** *(Sarcoptes scabiei)* bohrt Gänge in oberflächliche Hornschichten, in die das Weibchen Eier legt. Der resultierende Juckreiz führt zu Kratzeffekten an der Haut und entzündlicher Rötung. Die **Filzlaus** *(Phthirus pubis)* lebt in der Schambehaarung des Menschen und wird durch intimen Körperkontakt übertragen. Ihre Bisse können linsengroße kutane Hämorrhagien verursachen.

Viele Arthropoden, z. B. Stechmücken, Wanzen und Zecken, übertragen Erreger gefährlicher Krankheiten (Malaria, Chagas-Krankheit, Lyme-Krankheit).

4.3 Wurminfektionen

Wurminfektionen

Im folgenden werden einige ausgewählte Erkrankungen durch Saug-, Band- und Rundwürmer dargestellt, bei denen ein ausgeprägtes pathologisch-anatomisches Korrelat vorliegt.

4.3.1 Trematoden (Saugwürmer)

Trematoden

- **Schistosomen:**
- benötigen Wasserschnecken als Zwischenwirt

Schistosomiasis. Die Schistosomiasis (Bilharziose) ist eine in vielen tropischen Ländern Afrikas, Südostasiens und Südamerikas verbreitete Erkrankung. Weltweit sind ca. 200 Mio. Menschen infiziert. Schistosomen benötigen in stehenden oder langsam fließenden Gewässern vorkommende Süßwasserschnekken als Zwischenwirt. Das ca. 1–2 cm lange Männchen besitzt an der Ventralseite eine Längsrinne, in der es das schmalere, aber längere Weibchen während der Dauer des adulten Lebens umschließt; sie werden daher auch als „Pärchenegel" bezeichnet. Die Würmer leben in den Mesenterialvenen des Menschen (*Schistosoma mansoni, S. japonicum*) bzw. in den Venengeflechten des kleinen Beckens *(S. haematobium)*. Nach der Befruchtung setzt das Weibchen Eier ab, die in die submukösen Venen des Darms bzw. der Harnblase wandern. Sie penetrieren die Gefäßwand und liegen zunächst in der Submukosa, bis sie, unterstützt durch Muskelkontraktionen des betroffenen Hohlorgans, ins Lumen gelangen. Mit dem Stuhl bzw. Harn werden sie ausgeschieden. Die **pathologisch-anatomischen** Veränderungen werden durch die im Interstitium liegenden *Eier* ausgelöst. Durch Absonderung von löslichen Antigenen rufen sie eine zelluläre Immunreaktion hervor, die zur Ausbildung eines charakteristischen „Ei-Granuloms" führt (Abb. 8–13). Die zellulären Komponenten des Ei-Granuloms sind Epitheloidzellen, Langhans-Riesenzellen, Lymphozyten und eosinophile Granulozyten. Nach dem Absterben des Eis kann das Granulom vollständig ausheilen. Häufiger kommt es jedoch zur Ausbildung einer fibrotischen Narbe, in deren Zentrum das Ei verkalken kann. Man unterscheidet *2 Formen*:

- **Infektionsweg:** perkutane Penetration von Larven **(Zerkarien)** in kontaminierten Gewässern

- **Pathologie:**
- multiple Granulome, die sich um abgelagerte Eier entwickeln
- Fibrosierung der Granulome

• **Darm- und hepato-lienale Schistosomiasis.** Bei Infektionen mit *S. mansoni* und *S. japonicum* entwickeln sich in den betroffenen Darmabschnitten *submuköse Granulome*. Von größerer pathogenetischer Bedeutung sind bei diesen Parasiten jedoch Eier, die mit dem Pfortaderblutstrom in die Leber verschleppt werden. Sie rufen eine chronische granulomatöse Entzündung hervor, die sich entlang der Pfortadervenolen ausbreitet. Durch Vernarbung der Granulome bilden sich starre, baumartig verzweigte Fibrosierungsstränge, die auf der Leberschnittfläche wie Pfeifenstiele erscheinen: *Symmers-Pfeifenstielfibrose*. Durch die chronische Pfortaderstauung kommt es zur *Hepatosplenomegalie* und zur Ausbildung von *Umgehungskreisläufen* (Ösophagusvarizen, Bauchhautvarizen).

a) Darmschistosomiasis, hepatolienale Schistosomiasis:
durch **S. mansoni** (Afrika, Südamerika) und **S. japonicum** (Ferner Osten)

- **Symmers-Pfeifenstielfibrose** der Leber; portale Hypertension

> Die *hepatische Schistosomiasis* stellt weltweit die häufigste chronische Lebererkrankung dar.

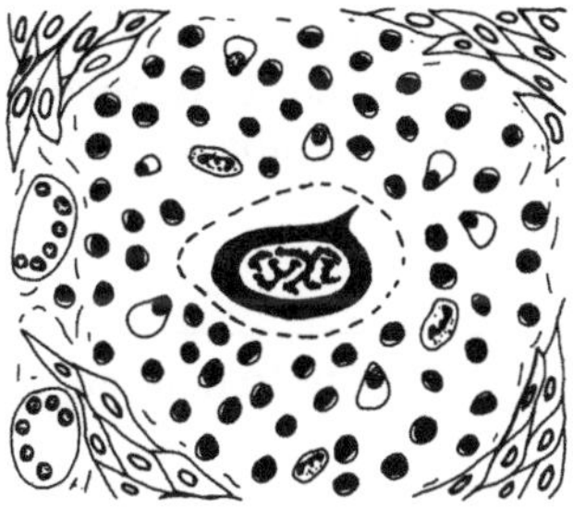

Abb. 8–13:
Florides Granulom um ein Schistosoma-mansoni-Ei

b) Harnblasenschistosomiasis:
durch **S. haematobium**

• **Urogenitalschistosomiasis.** Die Granulombildung mit folgender Fibrosierung betrifft bei Erkrankungen durch *S. haematobium* die Harnblasenwand einschließlich der Mündung der Ureteren. Hierdurch kann es zur Harnstauung mit Entwicklung von Stauungsnieren kommen. Eine jahrzehntelang bestehende Schistosomiasis führt häufig zu *Harnblasenkarzinomen.*

Bandwürmer

4.3.2 Zestoden (Bandwürmer)

Die wichtigsten beim Menschen vorkommenden Zestoden sind: *Schweine-, Rinder-* und *Hundebandwürmer.*

- **Schweinebandwurm** (Taenia solium):
- Übertragung durch rohes Schweinefleisch
- Mensch ist Endwirt

Der **Schweinebandwurm** *(Taenia solium)* wird durch Verzehr von rohem finnenhaltigem Schweinefleisch aufgenommen. Im Darm schlüpft der Bandwurm aus der Finne *(Cysticercus cellulosae)* und wächst bis zu einer Länge von 3–8 m heran. Pathomorphologische Veränderungen resultieren aus dem Befall mit dem adulten Bandwurm i. d. R. nicht.

- **Zystizerkose**
- fäko-orale Übertragung
- Mensch ist Zwischenwirt

Zystizerkose. Durch fäkale Kontamination von Nahrungsmitteln kann der Mensch auch zum Zwischenwirt von *T. solium* werden, indem er die von Bandwurmträgern ausgeschiedenen Eier oral aufnimmt. Auch Autoinfektionen von Bandwurmträgern sind möglich. Die Eier setzen im Darm infektiöse Larven frei, die nach Penetration der Darmwand auf hämatogenem Wege in verschiedene parenchymatöse Organe (Gehirn, Muskulatur) gelangen. Hier bilden sie 15–20 mm große Zysten **(Zystizerken)**, die einzeln oder multipel, aber auch in Form von verzweigten Konglomeraten auftreten. Klinisch ist die Zystizerkenbesiedlung des Gehirns besonders gravierend: **Neurozystizerkose.**

- **Zystizerken:** 15–20 mm große blasige Gebilde, die das Parenchym des befallenen Organs verdrängen
- **Pathologie** bei chron. Zystizerkose: Parasiten werden durch entzündliche Wirtsreaktion verkapselt

Pathologisch-anatomisch findet sich in der Umgebung der Zystizerken im Frühstadium eine entzündliche Infiltration mit Plasmazellen, Lymphozyten und eosinophilen Granulozyten. Im späteren Verlauf proliferieren Fibroblasten und bilden eine Kapsel um den Parasiten. Nach ca. 4–10 Jahren stirbt die Finne ab, es resultiert eine verkalkte Zyste. Die Zystizerkose ist heute vor allem noch in Süd- und Mittelamerika verbreitet.

- **Hundebandwurm** (Echinococcus granulosus, E. multilocularis):
- **Echinokokkose:** Mensch ist Zwischenwirt des Hundebandwurms
- orale Aufnahme der Eier
- Darmwandpenetration der Onchosphären
- hämatogene Besiedlung der Leber

Beim **Hundebandwurm** (*Echinococcus granulosus* und *E. multilocularis*) dient der Mensch ausschließlich als Zwischenwirt, d. h. er beherbergt das Finnenstadium (Echinokokkose). Die **zystische Echinokokkose** wird durch *E. granulosus* verursacht. Die Eier dieses Bandwurms werden von befallenen Hunden mit dem Kot ausgeschieden und finden sich auch an Fell und Schnauze, so daß enger Hundekontakt zur Infektion führen kann. Nach oraler Aufnahme der Eier schlüpfen im Dünndarm des Menschen Embryonen (Onkosphären), die nach Penetration der Darmwand auf hämatogenem Wege verschiedene parenchymatöse Organe besiedeln und sich zum Finnenstadium weiterentwikkeln. In den meisten Fällen siedeln sich die Finnen in der Leber ab.

- **Morphologie der Finnen** (Hydatiden)

„Hydatidensand"
- **Lokalisation der Hydatiden:** 70% Leber, 20% Lunge

Die vollausgebildete *Finne* **(Hydatide)** ist bis zu 30 cm groß. Es handelt sich um eine flüssigkeitsgefüllte Blase, die im Innern von einer epithelartigen Keimschicht ausgekleidet ist. Aus der Keimschicht sprossen die Kopfanlagen neuer Bandwürmer, die Protoskolizes. Diese können sich auch von der Keimschicht lösen und als granuläre sandkornartige Gebilde frei in der Hydatidenflüssigkeit schwimmen (Hydatidensand). Hydatiden kommen einzeln oder multipel vor. In 70 % der Fälle finden sie sich in der Leber, in 20 % in der Lunge, seltener im Gehirn. Pathologisch-anatomische Veränderungen in den betroffenen Organen resultieren aus der mechanischen Verdrängung von benachbarten Strukturen. Nach Absterben der Finne kann die Hydatidenzyste verkalken.

- **multilokuläre** (alveoläre) **Echinokokkose:** invasives Wachstum der Finnen in der Leber, Verhalten wie maligner Tumor

Die **multilokuläre** oder **alveoläre Echinokokkose** wird vom *E. multilocularis (alveolaris)* hervorgerufen. Die Absiedlung der Finnen erfolgt zunächst ausschließlich in der *Leber.* Hier bilden sie verzweigte, teils schlauchartige, teils solide Strukturen, die das Lebergewebe wie ein maligner Tumor durchsetzen. Sekundäre metastatische Absiedlungen in andere Organe sind möglich.

Rundwürmer

4.3.3 Nematoden (Rundwürmer)

> Aus dieser Gruppe haben *Trichinen* und *Filarien* die größte Bedeutung für den Menschen.

Die **Trichinose** ist in Deutschland durch die gesetzliche Fleischbeschau selten geworden. Der Erreger, *Trichinella spiralis,* wird meist mit kontaminiertem rohem oder ungenügend erhitztem Schweinefleisch aufgenommen. Die Larven schlüpfen im Darm und wachsen zu adulten Trichinellen heran, die einige Wochen in den Krypten der Darmschleimhaut leben. Die nach der Kopulation abgesetzten Larven gelangen über die Chylusgefäße ins Blut und von hier in die quergestreifte Muskulatur. Sie dringen in einzelne Muskelzellen ein und wachsen zu einer Länge von 40–1200 µm heran. Die Larve rollt sich hierbei zwischen den Sarkolemmfibrillen spiralig auf (Muskeltrichine). In der Umgebung der befallenen Muskelzelle entsteht zunächst ein Infiltrat aus Granulozyten und Monozyten. Im späteren Verlauf bilden sich Granulome aus eosinophilen Granulozyten und Langhans-Riesenzellen. In der Muskulatur sind die eingerollten Larven nach 4–6 Wochen von einer fibrösen Kapsel umgeben, die später verkalken kann.

Trichinose
- orale Infektion mit **Muskeltrichinen**, z. B. selbsterlegtes Wildschwein (ohne Fleischbeschau)
- Absiedlung der Larven in der Muskulatur mit allergischer Allgemeinreaktion

Filarien sind eine Gruppe heterogener Rundwürmer, deren Larvenstadien durch Insekten auf den Mensch übertragen werden. Die adulten Filarien leben in der Subkutis *(Onchocerca volvulus, Loa loa)* oder in den Lymphgefäßen *(Wuchereria bancrofti)* des Menschen.

Filariosen
- **Übertragung durch Insektenstich**
- Würmer u. Mikrofilarien leben in Subkutis, Blut- oder Lymphgefäßen

Onchozerkose. Aufgrund ihrer weiten Verbreitung in Westafrika und Mittelamerika und der durch sie verursachten Augenschäden ist die durch *Onchocerca volvulus* hervorgerufene Onchozerkose von lokaler Bedeutung. Sie kommt in der Umgebung schnell fließender Gewässer vor, in denen die als Vektoren dienenden *Kriebelmücken* (Simulium sp.) brüten. Die im subkutanen Bindegewebe lebenden adulten Würmer bilden oft derbe Knoten, die **Onchozerkome**. Die von begatteten Weibchen abgesetzten Larven (Mikrofilarien) wandern in den kutanen Lymphspalten umher und gelangen dabei u. a. ins Auge, wo sie in die Cornea und in die vordere Augenkammer eindringen. Durch sekundäre Entzündungsreaktionen kann es zur Trübung der Cornea und damit zur Erblindung kommen **(Flußblindheit)**.

- **Onchozerkose**
- vorzeitige Hautalterung (Presbydermie)
- Lymphadenopathie
- „Flußblindheit"

Immunpathologie

IX. Immunpathologie

- **Schutzmechanismen (Immunsystem)** unterscheiden zwischen
- **körpereigen** u.
- **körperfremd**

Zur Erhaltung der permanent gefährdeten Integrität des Organismus haben sich im Laufe der Phylogenese *Schutzmechanismen* entwickelt, die dank ihrer Fähigkeit, zwischen *körpereigen* und *körperfremd* zu unterscheiden, fremde Elemente eliminieren können und damit das Individuum vor Schaden bewahren.

exogene und endogene Noxen

Zu den *Noxen*, die den Körper von außen attackieren, gehören Viren, Bakterien, Pilze, Parasiten, organische und anorganische Substanzen sowie physikalische Einflüsse. Außerdem kommt es im Organismus selbst ständig zu *zellulären Veränderungen* (z. B. Störungen der genetischen Information), die ebenfalls eliminiert werden müssen.

Diese – für das Leben unentbehrlichen Mechanismen – werden unter der Bezeichnung **Immunsystem** zusammengefaßt. Die **Immunpathologie** beschäftigt sich mit den *Fehlregulationen des Immunsystems.* 3 Reaktionsweisen können abgegrenzt werden, wobei die Übergänge zwischen „normal" und „pathologisch" oft fließend sind:

- **Immunpathologie**

⟹

- **Hypersensitivität:** überschießende Reaktion des Immunsystems mit den Folgen entsprechender Erkrankungen *(Überempfindlichkeitsreaktionen)*
- **Hyposensitivität:** unterwertige Reaktion des Immunsystems, die zu einer verminderten Resistenz führt (Immunmangelsyndrome); Folgen sind z. B. opportunistische Infektionen
- **Fehlerhafte Reaktionen** liegen vor, wenn körpereigenes Material als fremd erkannt und bekämpft wird *(Autoimmunkrankheiten).*

Grundlagen des Immunsystems

1. Grundlagen des Immunsystems

C. Radke

- **Immunologie:** Lehre von Erkennungs- und Abwehrmechanismen

Die **Immunologie** (lat. *immunis* frei, unberührt) ist die Lehre von den Erkennungs- und Abwehrmechanismen des Organismus gegen körperfremde, manchmal auch gegen körpereigene, Substanzen.

Kaum ein Fachgebiet hat sich in den letzten 30 Jahren so rasant entwickelt wie die Immunologie. Sie ist für die Medizin von zentraler Bedeutung und dementsprechend heute als eigenständiges Fach etabliert. Es kann nicht Aufgabe eines Lehrbuchs für Pathologie sein, die Immunologie in ihrer Gesamtheit darzustellen. Deren Grundbegriffe und einige ihrer Regelmechanismen sind jedoch zum Verständnis der Immunpathologie unentbehrlich und sollen in den folgenden Abschnitten zusammengefaßt werden.

- **Funktionen des Immunsystems:**
- Erkennung schädigender Substanzen u. Zellen
- Selbstschutz
- Wahrung der Individualität
- Entwicklung durch Anpassung

Das **Immunsystem** ist die Gesamtheit aller Reaktionsmechanismen, die dem Selbstschutz des Organismus sowie der Wahrung seiner Individualität dienen. Es verfügt über die Fähigkeit, fremde Substanzen und Zellen, die dem Organismus schädlich sind, zu erkennen und daraufhin unschädlich zu machen oder zu eliminieren. Im Laufe der Evolution hat sich das Immunsystem durch die Wechselwirkung mit der Umwelt und Anpassung an veränderte Gegebenheiten ständig weiterentwickelt. Entstanden ist ein äußerst empfindliches System, das aufgrund seiner Kompliziertheit einem hohen Maß an Störungen und Fehlermöglichkeiten ausgesetzt ist.

> *Immunologische Vorgänge* sind im menschlichen Organismus prinzipiell **an Zellen gebunden**. Die betroffenen Zellsysteme reagieren mit
> • ihren *Rezeptoren* und *Markern* selbst oder
> • sie produzieren *reagierende Substanzen*, welche wiederum als Rezeptoren dienen können.

• **immunologische Vorgänge an Zellen gebunden**

⇐

1.1 Grundelemente des Immunsystems

Grundelemente

1.1.1 Immunkompetente Zellen

Immunkompetente Zellen

Alle Zellen des Immunsystems stammen von *pluripotenten Knochenmarkstammzellen* ab. Die Differenzierung erfolgt in 2 Hauptrichtungen:
• **lymphozytäre Differenzierung** mit Entwicklung von *T-, B-* und *0-Zellen* sowie der Plasmazellen
• **myelozytäre Differenzierung** mit Entwicklung von Zellen des *Mononukleären phagozytierenden Systems (MPS)*, Granulozyten und Thrombozyten.

entstehen aus **pluripotenten Knochenmarkszellen:**
- lymphozytäre Differenzierung
- myelozytäre Differenzierung

1.1.1.1 Lymphozyten

Lymphozyten

Lymphozyten (Abb. 9–2a) gehören zu den weißen Blutzellen. Sie besitzen einen rundlichen chromatinreichen Kern und ein schmales organellenarmes basophiles Zytoplasma. Man unterscheidet kleine (7–9 µm) und große (um 12 µm) Lymphozyten.

- chromatinreicher Kern
- organellenarmes Zytoplasma

> Lymphozyten durchlaufen verschiedene Entwicklungsstadien und differenzieren in den primären lymphatischen Organen: im *Thymus* zu (Thymus-abhängigen) **T-Lymphozyten** und im *Knochenmark* bzw. in der *fetalen Leber* zu **B-Lymphozyten**.

• **Entwicklungsstadien**

⇐

In den sekundären lymphatischen Organen (Milz, Lymphknoten, nicht verkapselte lymphatische Strukturen) erfolgt bei Lymphozyten ihre *antigene Prägung*, d.h. sie erwerben spezifische Rezeptoren für ein bestimmtes Antigen, durch das sie aktiviert werden können. Durch diese *Klonierung* entstehen immunologisch aktive **Effektor-** und **Gedächtniszellen** (s. Abschn. 1.2.1.2). Lymphozyten exprimieren Proteinmoleküle auf der Zelloberfläche, die z.T. nur in bestimmten *Entwicklungsstufen* vorkommen. Andere sind für eine bestimmte *Zellreihe* typisch und dienen als Marker zur Unterscheidung der Zellsysteme.

• **antigene Prägung** in sekundären lymphatischen Organen
• durch **Klonierung** entstehen:
- **aktive Effektorzellen**
- **Gedächtniszellen**

> Diese **Zelloberflächenmarker** werden mit Hilfe des CD-Systems (cluster designation) fortlaufend bezeichnet, z.B. CD1, CD2 (s.u.). Sie definieren die *Eigenschaften* der jeweiligen Zellen, wirken als *Antigen* und können somit immunhistochemisch mit spezifischen Antikörpern dargestellt werden: *T-, B-, Plasma-, Dritte-Population-Zellen.*

Zelloberflächenmarker definieren verschiedene Eigenschaften

⇐

• **T-Zellen.** 70–80 % der im Blut zirkulierenden Lymphozyten sind T-Lymphozyten. Reife Stammzellen aus dem Knochenmark wandern in den Thymus ein und differenzieren zunächst zu *Thymozyten.* Diese organisieren sich in Rinde und Mark. Die Differenzierung zu T-Zellen erfolgt unter dem Einfluß epithelialer Thymuszellen und aus dem Knochenmark stammender sog. *dendritischer Zellen.* Reife T-Zellen verlassen den Thymus über postkapilläre Venen. Die Lymphozyten durchlaufen insgesamt *3 Entwicklungsstadien*, die durch unterschiedliche phänotypische Veränderungen der Oberflächenmarker charakterisiert sind.

T-Zellen: thymusabhängig
- aus Knochenmarksstammzellen
- Differenzierung im Thymus zu

Reife T-Lymphozyten sind Träger der **zellvermittelten Immunität** und besitzen die Eigenschaft, mit Schafserythrozyten über den CD2-Marker sog. **„Rosetten“** zu bilden.

Diese Fähigkeit wurde in der Anfangszeit der Immunologie zur Unterscheidung zwischen T- und B-Lymphozyten genutzt.

• **reifen Lymphozyten:**
- Träger der zellvermittelten Immunität
- bilden mit Schafserythrozyten Rosetten

Heute gilt als T-Zell-Marker ein Antigenrezeptor der Zelloberfläche, der als **T-Zell-Rezeptor (TCR)** bezeichnet wird und in 2 Formen existiert (TCR1,

- Oberflächenantigene: T-Zell-Rezeptoren **(TCR)**, **CD4**, **CD8**, CD2, CD3, CD5, CD7

TCR2). Außerdem werden Lymphozyten durch bestimmte Oberflächenmoleküle des CD-Systems charakterisiert (z.B. CD4, CD8) und eingeteilt. Weitere wichtige T-Zell-Marker menschlicher Lymphozyten sind CD2 (Schafserythrozytenrezeptor), CD3 (Teil des TCR), CD5 und CD7 (IgM-Fc-Rezeptor).

- **Lymphozyteneinteilung** ⟹

> Die **morphologische Einteilung** der Lymphozyten entspricht weitgehend ihren Funktionen:
> - der *zytotoxische/Suppressor-T-Lymphozyt* (T8) besitzt eine Schlüsselstellung in der Virusabwehr und ist in der Lage, B- und T-Zell-Immunität zu unterdrücken
> - *T-Helferzellen* (T4) produzieren sog. Helferfaktoren, die sowohl B- als auch T-Zellen stimulieren können.

B-Zellen: Träger der humoralen Immunität
- **charakterisiert** durch
  - Ak (Ag-Rezeptoren)
  - MHC-Ag
  - Komplementrezeptoren
  - Oberflächenmarker CD19, CD20, CD22
- **Vorläufer der Plasmazellen**

- **B-Zellen.** Den B-Lymphozyten kommt eine entscheidende Bedeutung für die **humoralen Abwehrmechanismen** zu. Sie repräsentieren 5–15 % der lymphatischen Zellen. Als entscheidendes Charakteristikum gelten die direkt in die Membran eingefügten endogen produzierten Antikörper, die als Antigenrezeptoren dienen. Die Mehrzahl der B-Zellen enthält zusätzlich *MHC-II-Antigene*, die eine Kooperation mit T-Zellen ermöglichen, sowie *Komplementrezeptoren.* Zur Identifikation menschlicher B-Zellen benutzt man die Oberflächenmarker CD19, CD20 und CD22. Die B-Lymphozyten sind Vorläufer der immunglobulinproduzierenden Plasmazellen.

Die Lymphopoese der B-Zellen findet beim Vogel in der *Bursa Fabricii* statt.

- **Differenzierung im Knochenmark, fetaler Leber** → Prä-B-Zellen → B_1-Zelle → Ag-Kontakt → Klonierung → Plasma-, Gedächtniszellen

Beim Menschen entwickeln sich die B-Zellen direkt aus der *lymphatischen Stammzelle* in der fetalen Leber (8.–9. SSW) oder im Knochenmark. Es entsteht zunächst die *Prä-B-Zelle*, die sich zur *B_1-Zelle* weiterentwickelt. Jede B-Zelle ist nach dieser Entwicklungsphase nur für eine spezifische Ag-Bindung zuständig und sie bildet nur einen spezifischen Ak. Erst nach Antigenkontakt erfolgt eine *klonale Proliferation* (s. Abschn. 1.2.1.2) und Differenzierung über verschiedene Entwicklungsstadien zu Ak-produzierenden Plasma- und Gedächtniszellen (Abb. 9–1).

Plasmazellen
Morphologie:
- exzentrischer Kern mit Radspeichenstruktur
- paralleles ER
- produzieren Ig, in Russell-Körperchen gespeichert

- **Plasmazellen** sind ovale Zellen mit einer Größe von 14–20 µm und basophilem Zytoplasma. Sie besitzen einen kleinen exzentrisch gelegenen Zellkern, dessen Chromatin als typischen Fixierungsartefakt eine Radspeichenstruktur zeigt. Charakteristisch ist ein rauhes, parallel verlaufendes endoplasmatisches Retikulum (ER), über das die Immunglobuline produziert und ausgeschleust werden (Abb. 9–2b). Als Immunglobulinproduzenten treten sie vermehrt auf bei Entzündungen und schweren viralen Infektionen. Morphologisch stellen sich die im aufgeweiteten ER gespeicherten Immunglobuline als runde, mit sauren Farbstoffen anfärbbare Einschlüsse dar: *Russell-Körperchen.*

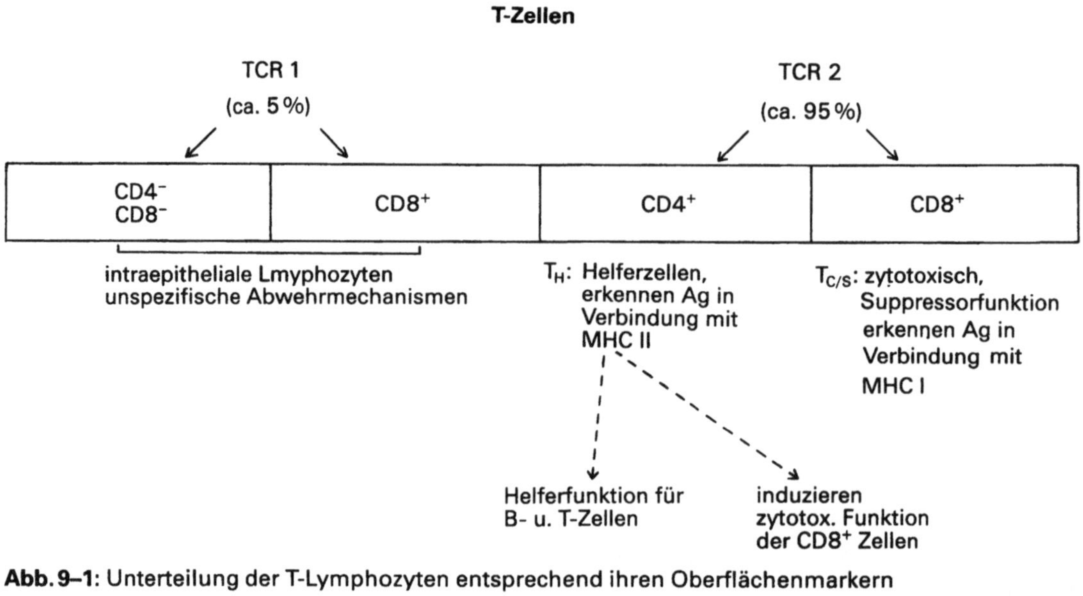

Abb. 9–1: Unterteilung der T-Lymphozyten entsprechend ihren Oberflächenmarkern

• **Dritte-Population-Zellen** (0-Zellen oder Non-T-Non-B-Zellen, engl. third population cells = *TPC*) gehören zu den *großen* Lymphozyten und besitzen zahlreiche elektronendichte Granula. Auf ihrer Zelloberfläche haben sie weder TCR noch Immunglobuline. Ihre Darstellung erfolgt durch Nachweis des *Oberflächenmarkers CD16* mittels monoklonaler Antikörper. Einige TPC-Zellen besitzen die Fähigkeit, bestimmte Tumorzellen und virusinduzierte Zellen zu töten („natural killer cells" = *NK-Zellen*), und zwar anscheinend in Abwesenheit von Antikörpern. Einzelne ihrer Oberflächenantigene finden sich auch auf Granulozyten und Makrophagen.

0-Zellen
- elektronendichte Granula
- keine charakteristischen Oberflächenmarker (im Gegensatz zu den B- und T-Zellen)

1.1.1.2 Zellen des Mononukleären phagozytierenden Systems (MPS)

MPS-Zellen

MPS-Zellen sind: *Blutmonozyten*, *Gewebsmakrophagen* und Ag-präsentierende Zellen *(APC)*.
• **Monozyten** (Abb. 9–2c) haben eine Größe von 10–20 µm und besitzen einen großen bohnen- oder hufeisenförmigen gelappten Zellkern mit grober Chromatinstruktur. Das Zytoplasma ist basophil und enthält Pinozytosevesikel, lysosomale Granula mit sauren Hydrolasen und Peroxidasen (zur Inaktivierung von Peroxidionen) sowie Mitochondrien und rauhes ER.

sind
1. Monozyten
- bohnenförmiger Kern
- basophiles Zytoplasma mit Pinozytosevesikel
- Mitochondrien
- rauhes ER

> Monozyten entwickeln sich aus den myelopoetischen Stammzellen im Knochenmark, zirkulieren 1–2 Tage im Blut, wandern dann aus dem strömendem Blut in die einzelnen Organe und Gewebe (dort als *Histiozyten* bezeichnet) aus und differenzieren dort zu gewebetypischen *Makrophagen.*

• **Eigenschaften**

• **Gewebsmakrophagen** bilden ein netzförmig verzweigtes System phagozytierender Zellen, welches sich in vielen Organen befindet und als retikulohistiozytäres System (RHS) bezeichnet wird (Tab. 9–1).
Hauptaufgabe von *Monozyten* und *Makrophagen* ist die gezielte Phagozytose von Bakterien u. a. Mikroorganismen, Fremdkörpern und Zelltrümmern sowie die Pinozytose von polymerisierten Molekülen. Sie spielen eine entscheidende Rolle bei Wundheilung, Entzündungsvorgängen und Gewebereorganisation. Für die Anlagerung an Fremdsubstanzen besitzen Makrophagen/Monozyten spezialisierte Rezeptoren für IgG, Kohlenhydrate oder Komplement. Beim Menschen sind 3 Fc-Rezeptoren für IgG bekannt, die an der Phagozytose und extrazellulären Abtötung von Mikroorganismen beteiligt sind. Ande-

2. Gewebsmakrophagen
Bestandteile des RHS

• **Funktion:**
- Phago- und Pinozytose bei Wundheilung und Entzündungen
- spezialisierte „Anlagerungsrezeptoren"

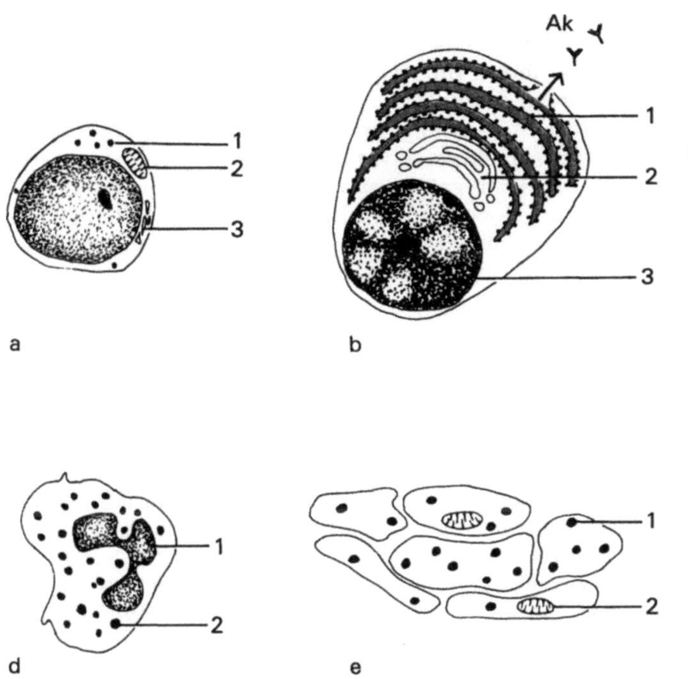

Abb. 9–2:
a Lymphozyt; 1 Granula, 2 Mitochondrien, 3 Golgi-Apparat. **b Plasmazelle;** 1 parallel angeordnetes rauhes ER, 2 Golgi-Apparat, 3 Zellkern mit Radspeichenstruktur. **c Monozyt;** 1 Pinozytosevesikel, 2 Zellkern, 3 Nucleolus, 4 ER, 5 Mitochondrien, 6 Lysosomen. **d Granulozyt;** 1 gelappter segmentierter Kern, 2 Granula. **e Thrombozyt;** 1 Granula, 2 Mitochondrien

Tab. 9-1: Gewebetypische Makrophagen des retikulohistiozytären Systems

Organ	Zelle
Leber	Kupffer-Sternzellen
Niere	mesangiale Makrophagen
Lunge	Alveolarmakrophagen
Peritoneum/Pleura	Serosamakrophagen
Lymphknoten	Lymphknotenmakrophagen
Milz	Milzsinusmakrophagen
Gehirn	Mikroglia (gewebsständig, Ausdifferenzierung bei der Geburt)
Knochen	Osteoklasten
Synovialis	synoviale Deckzellen
Bindegewebe	Histiozyten

- Interaktion mit T-Lymphozyten

re Moleküle (CD3-Rezeptoren) sind wahrscheinlich für die Adhäsion verantwortlich. Auch MHC-II-Ag, CD13, CD14, CD15 sowie Rezeptoren für Lymphokine finden sich auf Makrophagen. Die Funktion von Makrophagen kann durch T-Zellen verstärkt werden. Selbst produzieren sie Komplementkomponenten und Substanzen wie Interleukine und den Tumor-Nekrose-Faktor.

3. APC
• **Aufgaben:**
- Ag-Präsentation
- Induktion von T-Helferzellen
- Immunstimulation
• **Vorkommen:**
Lymphknoten, Milz, in der Haut z. B. als **Langerhans-Zelle**

• **Antigenpräsentierende Zellen (APC)** sind Leukozyten mit folgenden **Aufgaben**:
- *Präsentation* des Ag für spezifische Lymphozyten
- *Induktion* der T-Helferzelle und *immunstimulierende Funktion.*

APC finden sich in Haut, Lymphknoten, Milz und Thymus. Unter dem Einfluß bestimmter Mediatoren (Zytokine, MHC-II-Moleküle) können auch Endothelzellen zu APC werden. Eine APC der Haut ist die *Langerhans-Zelle.*

Sie besitzt typische Tennisschläger-ähnliche Granula (Birbeck-Granula) und kann über afferente Lymphbahnen in die entsprechenden regionären Lymphknoten auswandern und ein Ag der Haut den T-Zellen in den Lymphknoten präsentieren. Die Zellen enthalten viel MHC-II-Ag und Oberflächenmarker wie Komplement und Fc-Rezeptoren.

Granulozyten

1.1.1.3 Granulozyten

polymorphkernige Leukozyten
• **Aufgabe:**
- Phagozytose
- Abwehr von Mikroorganismen

- besitzen lysosomale Enzyme

Granulozyten (Abb. 9–2d) sind kurzlebige (Lebensdauer: 2–3 Tage), polymorphkernige Leukozyten mit einem gelappten Kern und zahlreichen Granula im Zytoplasma. Mit 60–70 % stellen sie den Hauptanteil der Leukozyten im Blut. Granulozyten phagozytieren und spielen zusammen mit Antikörpern und Komplement bei der Abwehr von Mikroorganismen eine entscheidende Rolle. Ihre Granula enthalten Myeloperoxidase und andere Leukozytenenzyme wie Hydrolase oder Muraminidase. Eine Spezifität für Antigene besitzen sie nicht. Entsprechend ihrer Anfärbbarkeit unterscheidet man *eosinophile, neutrophile* und *basophile Granulozyten.*

• **Eosinophile:**
- Parasitenabwehr
- Reaktion vom Soforttyp (Typ I)
- zellvermittelte Reaktion (Typ IV)

• **Eosinophile Granulozyten** sind beteiligt an der Abwehr von Parasiten, an der IgE-vermittelten *allergischen Reaktion vom Soforttyp* (Typ I) und der *zellvermittelten Immunreaktion vom verzögerten Typ* (Typ IV). Sie werden von chemotaktischen Faktoren angelockt, die von Basophilen, Mastzellen und T-Zellen freigesetzt werden. Sie binden IgG- und IgE-Ak-beschichtete große Zellen (Parasiten). Durch ihre Fähigkeit zur Degranulation setzen sie ein toxisches Protein frei (major basic protein).

• **Neutrophile:**
- Phagozytose
- Inaktivierung von Mikroorganismen

• **Neutrophile Granulozyten** phagozytieren *Mikroorganismen* und *körperfremde Antigene.* Chemotaktische Faktoren für Neutrophile sind bestimmte Komplementfaktoren. Die Inaktivierung bzw. Abtötung von Mikroorganismen erfolgt durch oxidative metabolische Prozesse. Verdaute Substanzen sind in Phagolysosomen eingeschlossen.

• **Basophile:**
- Reaktion vom Soforttyp (Typ I)

- heparinhaltig

• **Basophile Granulozyten** und **Mastzellen** besitzen ein dunkelviolettes Zytoplasma mit zahlreichen charakteristischen Granula. Beide Zellarten können aufgrund einer Reihe von gemeinsamen Eigenschaften schwerlich voneinander unterschieden werden. Ihre Granula enthalten u. a. Heparin. Durch Einwirkung eines Reizes (Allergen) kommt es zur Degranulierung und Freisetzung lysosomaler Enzyme. Sie sind an *allergischen Reaktionen vom Soforttyp* (Typ I) beteiligt.

1.1.1.4 Thrombozyten

Thrombozyten

Ableitung von Makrophagen
- **Aufgaben:**
- Blutgerinnung
- permeabilitätssteigernd → Komplementaktivierung → **leukotaktisch**

Blutplättchen gehören der myeloischen Reihe an, leiten sich von *Makrophagen* ab und enthalten Granula. Thrombozyten (Abb. 9–2e) sind zum einen an der *Blutgerinnung* beteiligt und spielen zum andern bei der Immunantwort, insbesondere bei *Entzündungsreaktionen*, eine Rolle. Bei Verletzungen lagern sie sich an der Epitheloberfläche an, sie aggregieren. Permeabilitätssteigernde Substanzen werden freigesetzt, die ihrerseits wieder Komplement aktivieren und dadurch *leukotaktisch* wirken.

1.1.2 Antigene

Ag

induzieren Abwehr- oder Erkennungsreaktionen

Antigene (Ag) sind Substanzen, die eine Abwehr- bzw. Erkennungsreaktion induzieren. Ein Ag wirkt *immunogen*, wenn im Organismus eine immunologische Reaktion ausgelöst wird (Bildung von Ak oder Sensibilisierung von Lymphozyten), oder *tolerogen*, wenn durch seinen Reiz eine Immuntoleranz entsteht. Ag können sein: Viren, Bakterien u. a. Mikroorganismen sowie verschiedene Proteine.

1.1.3 Antikörper

Ak

Immunglobuline

- von B-Lymphozyten produzierte Glykoproteine
- reagieren mit Ag: Ag-Ak-Reaktion

Als Antikörper (Ak) oder Immunglobulin (Ig) bezeichnet man eine Gruppe von Glykoproteinen, die zur Fraktion der *Gammaglobuline* gehören und auf einen antigenen Reiz hin von *B-Lymphozyten* und *Plasmazellen* sezerniert werden. Reagieren sie mit dem für sie spezifischen Ag, spricht man von einer Ag-Ak-Reaktion. Ak befinden sich frei in Plasma und Gewebsflüssigkeit oder sind als Rezeptoren an Zelloberflächen gebunden.

1.1.3.1 Struktur der Antikörper

Ak-Struktur

- Y-förmig: 2 L-, 2 H-Ketten

- **L-Ketten:**
- Kappa-Kette
- Lambda-Kette
- 1 CL
- 1 VL

Ak besitzen eine einheitliche Grundstruktur, die am Beispiel des **IgG-Moleküls** erläutert werden soll: Ein Ak-Molekül setzt sich aus 2 *schweren* längeren und aus 2 *leichten* kürzeren Polypeptidketten zusammen, die durch Disulfidbrücken miteinander verknüpft sind, so daß ein Y-förmiges Molekül entsteht (Abb. 9–3).
Die **leichten L-Ketten** (engl. *light*) existieren in 2 Varianten: *Kappa-* und *Lambda-Ketten.* Sie bestehen aus 214 Aminosäuren. Man unterscheidet jeweils eine *konstante (CL)* und eine *variable (VL)* Region. Die konstante Region ist für Kappa und Lambda-Ketten gleich. Im gesunden Organismus findet

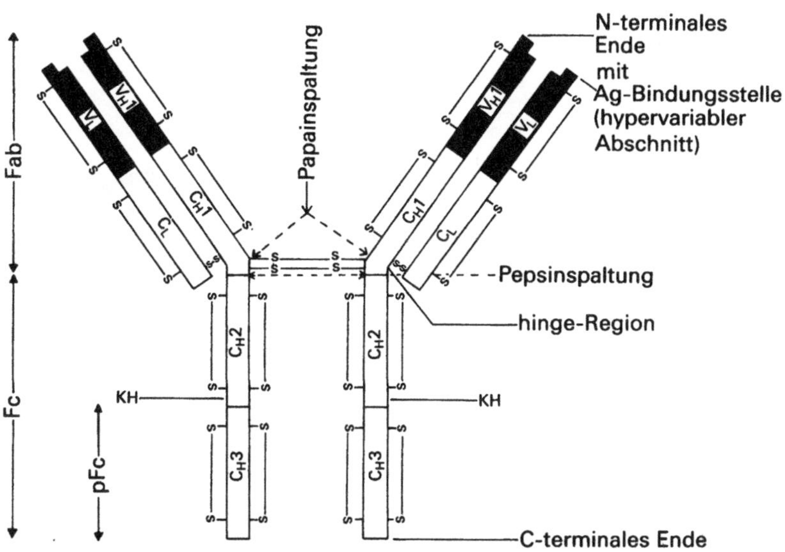

Abb. 9–3: Schematische Darstellung der Ak-Struktur: $\mathbf{C_L}$ konstanter Anteil der Leichtkette, $\mathbf{V_L}$ variabler Anteil der Leichtkette, $\mathbf{C_H}$ konstanter Anteil der schweren Kette, $\mathbf{V_H}$ variabler Anteil der schweren Kette, **KH** Kohlenhydratanteil, **s-s** Disulfidbrücke

man immer gleichzeitig Immunglobuline mit Kappa- und Lambda-Ketten, auf ein und demselben Molekül jedoch jeweils nur eine Variante. Das Molekulargewicht der leichten Ketten beträgt ca. 20000.

- **H-Ketten:**
- 5 Grundtypen (= Ig-Gruppen): γ, α, μ, δ, η
- 3 CH
- 1 VH
- Hinge-Region

Bei den **schweren H-Ketten** (engl. *havy*), Molekulargewicht ca. 50000, unterscheidet man *5 Grundtypen*, die jeweils mit einem griechischen Buchstaben bezeichnet werden: g(amma), a(lpha). m(ü), d(elta), e(ta). Sie entsprechen den 5 beim Menschen bekannten *Ig-Gruppen*. Die schweren Ketten können jeweils mit Kappa- oder Lambda-Ketten kombiniert werden und besitzen *3 konstante (CH1 – CH3)* und *1 variable (VH)* Region. IgM und IgE enthalten noch eine weitere konstante Region, die nach CH1 lokalisiert ist und etwa der Hinge-Region entspricht (s.u.).

- **N-(amino)-terminales Ende:**
- hypervariable Region = Ag-Bindungsstelle

Die **variablen Regionen** beider Ketten entsprechen dem N-(amino)-terminalen Ende des Ig-Moleküls. Innerhalb dieser Region findet sich die höchste Variabilität der Aminosäuresequenz in den sog. hypervariablen Abschnitten. Diese bilden die Antigenbindungsstelle und sind für die *Spezifität* verantwortlich.

Die **konstanten Regionen** zeigen geringfügige Variationen dort, wo sie mit Komplement oder verschiedenen Zelloberflächenrezeptoren reagieren.

So ist zum Beispiel das Cγ 3 eine Rezeptorbindungsstelle auf Makrophagen und Monozyten; Cγ 2, Cγ 1 u.a. sind Komplementbindungsstellen.

- **C-(carboxyl)-terminales Ende:**
- konstante Region, Komplementbindungsstelle
- kleine Veränderungen → 4 Subtypen
- **Gelenkregion**

Das Ende der konstanten Region C4 wird als C-(carboxyl)-terminales Ende bezeichnet. Entsprechend diesen kleinen Variationen im konstanten Teil des

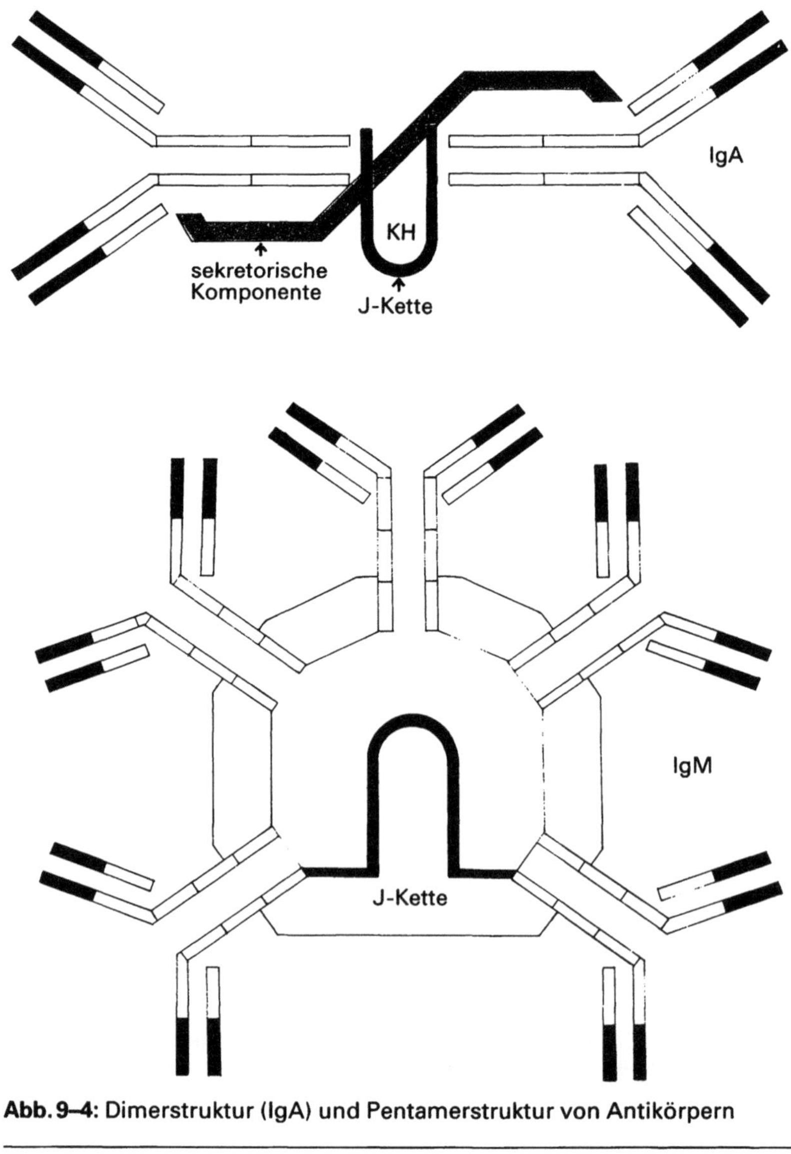

Abb. 9–4: Dimerstruktur (IgA) und Pentamerstruktur von Antikörpern

Immunglobulinmoleküls unterscheiden wir beim IgG die *4 Subtypen IgG 1–4*. Zwischen der 1. und 2. konstanten Region der schweren Kette, d.h. zwischen CH1 und CH2, findet sich die Gelenkregion (engl. *hinge region*). Dieser Antikörperteil ist verantwortlich für die Flexibilität und Abbaubarkeit des Moleküls.

Die *Primärstruktur* des Ak-Moleküls wird durch die Aminosäuresequenz festgelegt. Die räumliche Anordnung innerhalb der Polypeptidketten umfaßt die *Sekundärstruktur*. Die Faltung der einzelnen Polypeptidketten ergibt die *Tertiärstruktur*. Die Grundstruktur des Ak-Moleküls kann auch als Dimer oder Pentamer auftreten. Bei der Polymerisierung ist ein spezielles Glykoproteinmolekül, die sog. *J-Kette*, behilflich (Abb. 9–4).

- **Primärstruktur:** Aminosäurefrequenz
- **Sekundärstruktur:** Anordnung innerhalb der Polypeptidketten
- **Tertiärstruktur:** Dimer, Pentamer

Intakte Immunglobuline sind durch chemisch-enzymatische Behandlung in einzelne Fragmente spaltbar:

- **enzymatische Spaltung** durch

Die Proteinase *Papain* spaltet IgG in 2 identische **Fab-Fragmente** (antigenbindende Fragmente) und ein **Fc-Fragment** (crystalline = kristallisierbar). Letzteres hat Bindungsstellen für zelluläre Rezeptoren und Komplementproteine. Die monovalenten Fab-Fragmente besitzen zwar ihre Ag-Bindungsstellen noch und können an Rezeptoren gebunden werden, haben aber ihre Fähigkeit zur Agglutination und Präzipitation verloren. Bei der *Pepsin*-Behandlung bleiben die Disulfidbrücken zwischen den F(ab)-Fragmenten erhalten. Es entstehen ein sog. $F(ab)_2$-Fragment (= 2 durch Disulfidbrücken verbundene Fab-Fragmente) und ein pFc-Fragment, bestehend aus einem CH3-Dimer und niedermolekularen Peptiden aus der CH2-Region.

- **Papain:** 2 F(ab)-Fragmente + 1 Fc-Fragment
- **Pepsin:** $F(ab)_2$-Fragment + pFc-Fragment

1.1.3.2 Immunglobulinklassen

Immunglobulinklassen

- **IgG** ist mit einem Molekulargewicht von 180000 entwicklungsgeschichtlich das jüngste Molekül und der *Hauptantikörper gegen Infektionen*. Von besonderer Bedeutung ist die Fähigkeit des Fc-Anteils, an Komplement zu binden. IgG ist *diaplazentar* übertragbar.
- **IgA** hat ein Molekulargewicht von 160000 und ist in *Cholostrum*, *Sputum* und *Tränenflüssigkeit*, aber auch in *Lunge*, *Darm* und *Urin* vorhanden. Seine *Hauptfunktion* besteht darin, ein Eindringen von Mikroorganismen über diese inneren Oberflächen zu verhindern.
- **IgM** ist der entwicklungsgeschichtlich älteste Antikörper mit einem Molekulargewicht von 900000. Es tritt bei der Immunantwort gewöhnlich zuerst auf. Aufgrund der pentameren Struktur und entsprechend großer Bindungskapazität ist es in der Lage, *Mikroorganismen* effektiv zu *binden* und zu *agglutinieren*.
- **IgD** scheint nur an der *Oberfläche von Lymphozyten* vorzukommen. Möglicherweise hat es eine regulatorische Funktion.
- **IgE** mit einem Molekulargewicht von 200000 wirkt als *Reagin*, bindet sich an Mastzellen und löst deren Degranulierung aus (s. Abschn. 4.1.1).

- **IgG:** Haupt-Ak gegen Infektionen
- **IgA:** stoppt Mikroben an innerer Oberfläche
- **IgM:** bindet und agglutiniert Mikroben
- **IgD:** an Lymphozytenoberfläche
- **IgF:** Reagin, Mastzellendegranulation

1.1.4 Komplement

Komplement

Unter Komplement (**C**, lat. *complementum* Ergänzung) versteht man ein System von mehr als 15 hitzelabilen Proteinen, die im Serum und auf Zelloberflächen vorkommen und die Fähigkeit besitzen, in den Organismus eingedrungene *Antigene zu inaktivieren*.

- **inaktiviert Ag**

Die einzelnen Proteinkomponenten werden entsprechend der Reihenfolge ihrer Aktivierung *(Komplementkaskade)* fortlaufend numeriert: C1q, C1r, C1s, C4, C2, C3 sowie C5, C6, C7, C8, C9. Die Komponenten C5 bis C9 zählen dabei zum sog. *Membranangriffskomplex* (*MAC*, oder auch Terminalkomplex). Die einzelnen Proteine liegen größtenteils als inaktive Vorstufen vor und werden nacheinander aktiviert. Dabei entstehen als Spaltprodukte Fragmente, die mit „a" (kleineres Fragment) und „b" (größeres Fragment) benannt werden: z.B. C3 → C3a + C3b. Komplementrezeptoren werden arabisch numeriert (CR1, CR2 usw.) oder mit dem CD-System (s.o.) bezeichnet.

- **Komplementkaskade:** Reihenfolge der Aktivierung aus Vorstufen
- **MAC: C5 – C9**

> Das Komplement spielt eine entscheidende Rolle bei der Entzündung. Patienten mit angeborenem Mangel einzelner Komplementfraktionen leiden verstärkt an bakteriellen Infektionen und Autoimmunerkrankungen.

- **Funktion**

⇐

- **biologische Auswirkungen:**
1. **Opsonierung:** Anlagerung an Mikroorganismen
2. **Aktivierung:** Interaktion von Komplementproteinen mit Zelloberflächenrezeptoren
3. **Zytolyse:** hydrophobe Komplementspaltprodukte zerstören Zelle

Die **biologischen Auswirkungen** von Komplement sind:
- **Opsonierung**, d.h. Anlagerung an körperfremde Substanzen oder Mikroorganismen. Dadurch wird deren Elimination mittels Phagozytose begünstigt.

So funktioniert der Komplementfaktor C3 als Opsonin und aktiviert gleichzeitig den MAC (s.u.).

Das Komplementsystem ist in gewisser Weise in der Lage, zwischen *„selbst"* und *„nicht-selbst"* zu unterscheiden. Körpereigene Zellen besitzen Oberflächenmoleküle, die eine Anlagerung von C3 verhindern.
- **Aktivierung von Zellen** (Makrophagen, Granulozyten). Diese erfolgt durch *Interaktion* von Komplementproteinen mit *spezifischen Rezeptoren* der Zelloberfläche. Dadurch werden u.a. auch chemotaktische Zellwanderungen ausgelöst. Die Aktivierung erfolgt durch Spaltung von Komplementproteinen. Als Spaltprodukte entstehen Anaphylotoxine.
- **Zytolyse von Zellen.** Hydrophobe Komplementspaltprodukte werden gezielt in die Zellmembran der Fremdzelle eingebracht. Es kommt zur osmotischen Schwellung, die Zelle platzt. Hieran sind hauptsächlich die MAC-Komponenten C5-C9 beteiligt.

Komplementaktivierung

1.1.4.1 Komplementaktivierung

Die Aktivierung des Komplementsystems (Abb. 9–5) kann prinzipiell über 2 Reaktionsweisen erfolgen, den sog. *klassischen Aktivierungsweg* (zuerst beschrieben) und den *alternativen Reaktionsweg.* Letzterer ist der phylogenetisch ältere, wahrscheinlich primitivere Weg. Einige der Aktivierungsschritte sind nur in Anwesenheit von Mg^{2+} und Ca^{2+} möglich.

- **klassischer Aktivierungsweg:**
- eingeleitet durch Ag-Ak-Reaktion und Ca^{2+}

- **Klassischer Aktivierungsweg.** Voraussetzung ist eine spezifische Ag-Ak-Reaktion, in deren Folge in Gegenwart von Ca^{2+} C1, C2 und C4 aktiviert werden. Am Ende steht die Bildung einer sog. C3-Konvertase, eines Komplexes aus verschiedenen Proteinmolekülen, der in der Lage ist, C3, das Schlüsselprotein der Komplementreaktion, zu aktivieren. C3 wird in die kleinere Komponente C3a und die größere Komponente C3b gespalten. Letztere wirkt als Opsonin auf der Zelloberfläche und dient Zellen mit C3-Rezeptoren als Anlagerungsstelle (Granulozyten, Makrophagen). Ein Teil von C3b bildet mit der C3-Konvertase die C5-Konvertase.

- **alternativer Aktivierungsweg:**
- direkte Aktivierung durch bakterielle Produkte, Lipopolysaccharide, IgA
- ohne Ca^{2+}

- **Alternativer Aktivierungsweg.** Dieser Reaktionsweg läuft unabhängig von Ca^{2+}, C1, C2, C4 und damit von Ag-Ak-Komplexen ab. C3 wird direkt durch bakterielle Produkte, Lipopolysaccharide sowie auch IgA aktiviert und in seine Komponenten aufgespalten. Dieser Vorgang wird durch die Faktoren B und D in Anwesenheit von Properdin unterstützt. Der Faktor B (Molekulargewicht 100000) ist ein Protein, das Komplexe mit C3b bildet und strukturelle sowie funktionelle Ähnlichkeit mit C2 hat. Der Faktor D, ein Enzym mit einem Molekulargewicht von 25000, ist notwendig, um die aktive Konvertase über den alternativen Reaktionsweg zu bilden. Er aktiviert den Faktor B. Properdin dient der Stabilisierung der Konvertase.

- **lytischer Reaktionsweg:**
- Schlußphase der Komplementaktivierung
- gilt für beide Aktivierungswege
- **Ergebnis: MAC**

Der **lytische Reaktionsweg** entspricht der Schlußphase der Komplementaktivierung und endet mit der Bildung des *Membranaktivierungskomplexes*, der letztlich zytolytisch wirkt. Diese letzte Reaktionskette ist für beide Wege gleich. Durch eine über den klassischen oder alternativen Reaktionsweg entstandene C5-Konvertase wird von C5 das Molekül C5b abgespalten. An C5b-Moleküle lagern sich C6, C7, C8 und C9 an und bilden den lytischen Membranangriffskomplex, der die Zellmembran zerstört.

Komplementrezeptoren

1.1.4.2 Komplementrezeptoren

Die Anlagerung der verschiedenen Komplementfraktionen (Opsonierung) ist durch auf der Zelloberfläche vorhandene Komplementrezeptoren (CR) möglich:

- **CR1:**
- Opsoninrezeptor auf Granulozyten, Makrophagen
- Kofaktor für enzymatische Spaltung

- **CR1** ist ein Immunadhärenz-, d.h. ein *Opsoninrezeptor*, der auf Makrophagen, neutrophilen Granulozyten und Monozyten vorkommt. Er unterstützt und vermittelt die Phagozytose durch Stimulation der Zellen. Weiterhin dient er als Kofaktor für die enzymatische Spaltung verschiedener Enzyme auf Erythrozyten und Blutplättchen sowie möglicherweise auch dem Transport von

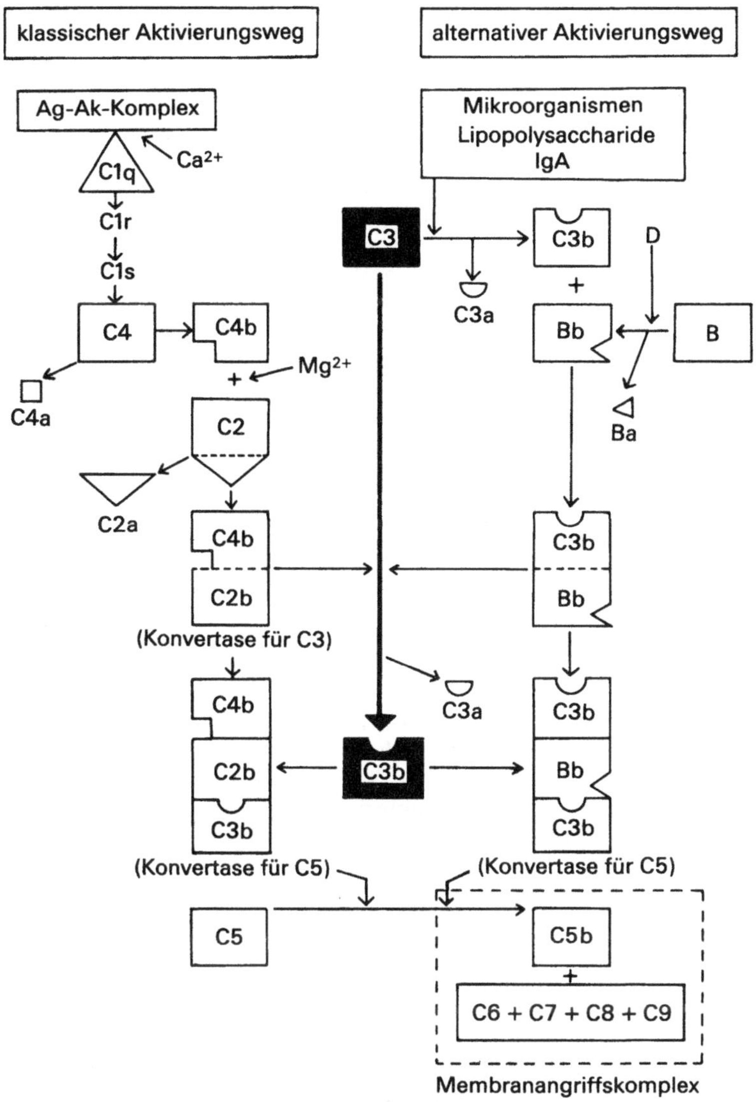

Abb. 9–5: Vereinfachte Darstellung der Komplementaktivierung

IgG sowie der Aktivierung von B-Zellen im Zusammenspiel mit CR2 und CR3.

• **CR2** findet sich auf B-Zellen und epithelialen Zellen. Er besitzt die Fähigkeit an das Epstein-Barr-Virus zu binden. Möglicherweise fördert er die Stimulation von Ak-Antworten.

• **CR2:** auf B-Zellen, Epithelien

• **CR3** kommt auf Zellen der myeloischen Reihe vor und ist ein Phagozytoserezeptor.

• **CR3:** myeloische Reihe

• **CR4** als kalziumabhängiger Rezeptor wird besonders stark von Makrophagen exprimiert und findet sich auf Zellen der lymphoiden und myeloischen Reihe.

• **CR4:** Makrophagen, Lymphozyten, myeloische Reihe

• **Anaphylatoxinrezeptoren.** Kleine Spaltprodukte der Komplementreaktion, z.B. C3a und C5a, werden als Anaphylatoxine bezeichnet. Mittels spezieller Rezeptoren, sog. Anaphylatoxinrezeptoren, binden sie an Zelloberflächen und können hier z.B. bei den Mastzellen die Degranulierung mit auslösen.

• **Anaphylatoxinrezeptoren:** C3a, C5a

Reaktionsweisen

1.2 Reaktionsweisen des Immunsystems

Immunität

1.2.1 Immunität

⇨

> Das Immunsystem kann *lokal* oder *systemisch* wirken. Ziel ist die Immunität: Unempfänglichkeit des Organismus gegen pathogene Erreger bzw. Schutz vor pathogenen endogenen und exogenen Antigenen.

- **natürliche, angeborene**
- **erworbene, adaptive**

Man unterscheidet eine angeborene und eine erworbene Immunität. Die **angeborene** (natürliche) **Immunität** wird bei der Geburt aufgrund immunologischer Schutzmechanismen *diaplazentar* übertragen, ist also ohne einen vorausgegangenen Kontakt mit entsprechenden Antigenen vorhanden (z. B. Reaktion gegen Blutgruppenantigene) und beruht auf *unspezifischen Immunmechanismen* (s.u.). Die **erworbene** (adaptive) **Immunität** entsteht im Laufe des Lebens durch *Antigenkontakt* und gründet sich auf *spezielle Eigenschaften der B- und T-Lymphozyten.*

Angeborene Immunität

1.2.1.1 Angeborene Immunität

- **erste Infektionsabwehr**

⇨

> Die angeborene Immunität ist i. d. R. unspezifisch und umfaßt **zelluläre** und **humorale Abwehrmechanismen**. Sie ist die *erste Abwehrfront* gegen Infektionen.

- **unspezifische Abwehr** durch:
  - **Lysozym**
  - **Flimmerhärchen** des Atemtrakts
  - **Magensäure**
  - **natürliche Bakterienflora**

So kommen auf der Epitheloberfläche von Darm, Schleimhäuten und Haut verschiedene *unspezifische* physikalische, chemische und zelluläre *Abwehrmechanismen* zum Einsatz: In verschiedenen Sekreten ist *Lysozym* vorhanden, ein Enzym, das Zellmembranen von Bakterien aufspaltet. Das *Zilienepithel* der Tracheobronchialschleimhaut ist in der Lage, Staubpartikel aus dem Respirationstrakt zu befördern. *Magensäure* wirkt bakterizid. Im Darm und auf Schleimhäuten existieren Bakterien (E. coli im Darm, Döderlein-Flora der Vagina), die ein überschießendes Wachstum pathogener Erreger verhindern.

Akute-Phase-Proteine

⇨

> Durchdringt ein Fremdorganismus dennoch die Haut, trifft er auf das **Monozyten-Makrophagen-System** und auf **zytotoxische 0-Zellen**, die eindringende Fremdzellen zielgerichtet töten. Diese Vorgänge werden durch die **Akute-Phase-Proteine** unterstützt, die bei bestimmten Infektionen im Serum rapide ansteigen und zu denen neben dem *Interferon* auch die Proteinfraktionen des *Komplementsystems* gehören.

1. **Interferone:** Glykoproteine
   - antivirale Proteine: **erste Abwehr gegen Viren**

Interferone sind *Glykoproteine*, die auf bestimmte bakterielle und virale Reize hin von körpereigenen Zellen gebildet werden. Sie verlangsamen die Zellteilung. Ist eine Zelle von einem Virus befallen, produziert diese nach einer gewissen Latenzzeit Interferone, die von anderen Zellen aufgenommen werden und dort die Bildung *antiviraler Proteine* induzieren. Sie interagieren mit T- und 0-Zellen sowie Makrophagen und beeinflussen die Bildung zellulärer Oberflächenantigene. *Interferone sind die erste Abwehrfront für viele virale Infektionen.*

2. **Komplement:** Opsonierung, Chemotaxis, Zytolyse von Mikroben

Komplement ist ein entscheidender Faktor bei der akuten Entzündung und wirkt mit anderen Komponenten angeborener und erworbener Abwehrmechanismen zusammen. Seine Aufgabe besteht in der *Opsonierung* von Mikroorganismen, *Chemotaxis*, Verstärkung der Durchblutung durch vasoaktive Substanzen und der *Zytolyse* (s.o.).
Die genannten unspezifischen Reaktionen sind Prozesse, die bei der Entzündung als Reaktion des Gefäßbindegewebes auf einen (infektiösen) Reiz ablaufen.

- **Phagozytose**

⇨

> *Hauptaufgabe* der unspezifischen zellulären Immunität ist die **Phagozytose.**

Nach Anlagerung der Phagozyten an die Oberfläche von Fremdsubstanzen stülpen diese Zellen mit der Fähigkeit amöboider Fortbewegung Pseudopodien aus und umschließen das Fremdmaterial. Durch Verschmelzung der entstandenen Phagosomen mit primären Lysosomen entstehen *Phagolysosomen*. Das verdaute Restmaterial wird wieder aus der Zelle ausgeschleust (Exozytose) oder intrazellulär als Restkörper intralysosomal gelagert. Nimmt die Zelle gelöste Bestandteile auf, spricht man von *Pinozytose*. Phagozytose und Pinozytose werden durch Proteinkomponenten, die als Opsonine wirken, unterstützt (z.B. durch C3).

- Phagolysosomen
- Pinozytose

1.2.1.2 Erworbene Immunität

Erworbene Immunität

> Wenn der Schutz durch die angeborene (unspezifische) Immunität nicht ausreicht, setzt die erworbene, i.d.R. *spezifische*, Abwehr ein. Auch hier kann man eine **zelluläre** Komponente, die durch die spezifischen Reaktionen der *Lymphozyten* repräsentiert wird, von einer **humoralen** Komponente durch *spezifische Ak* unterscheiden.

- **zelluläre, humorale Abwehr**

Hat ein Lymphozyt mit einem spezifischem Oberflächenantikörper ein Ag erkannt und gebunden, kommt es zur *klonalen Selektion*: monoklonale Vermehrung der betreffenden Zelle. Dieser spezifische Zellklon reift zu *Effektorzellen* heran, die den spezifischen Ak gegen das eindringende Ag in ausreichender Menge produzieren **(primäre Immunantwort)**. Daneben kommt es zur Differenzierung sog. *Gedächtniszellen* (memory cells), die eine lange Lebensdauer besitzen (bis zu Jahren) und im Organismus zirkulieren. Bei erneutem Ag-Kontakt ist eine Immunantwort schneller und effektiver möglich **(sekundäre Immunantwort)**.

Die **Effektorfunktion** (Reifung) von Zellen wird durch den Ag-Kontakt ausgelöst. Es kommt zu strukturellen Veränderungen in der Zelle und schließlich zur Entwicklung von Lymphoblasten.

Aus **B-Zell-Blasten** entwickeln sich ausdifferenzierte *Plasmazellen* mit intrazytoplasmatischen Zisternen und endoplasmatischem Retikulum. Andere B-Zell-Blasten, die sich vorwiegend in Keimzentren der Lymphknoten finden, zeigen diese Veränderungen nicht. Sie werden als *Follikelzellen* bezeichnet und unterteilen sich in *Zentrozyten* und *Zentroblasten*. Vermutlich handelt es sich bei ihnen um B-Gedächtniszellen. **T-Zellen** können sich über *T-Immunoblasten* in spezifisch zytotoxische *T-Lymphozyten* umwandeln. Sie repräsentieren die *zelluläre spezifische Abwehr*.

- **primäre Immunantwort:**
- Lymphozyt + Ag → Zellklon → **Effektorzelle**: Ak ↑ → **Gedächtniszelle** ruft
- **sekundäre Immunantwort** hervor
- **Effektorfunktion:** Reifung
- **B-Zellen** → Plasmazellen, Zentrozyten, Zentroblasten
- **T-Zellen** → zytotoxische T-Lymphozyten

1.2.1.3 Interaktionen immunologischer Mechanismen

Interaktion immunologischer Mechanismen

- angeborene und erworbene Mechanismen interagieren

Zwischen *angeborenen* und *erworbenen* Abwehrmechanismen bestehen *enge Verbindungen*. Beide Systeme ergänzen einander. Antikörper fördern die Phagozytose. Lymphokine, die von klonal aktivierten T-Lymphozyten produziert werden, stimulieren ebenfalls Phagozyten. Und diese sind wiederum in der Lage, Ak zu lymphatischen Organen zu transportieren.

Interaktionen bestehen weiter zwischen dem *Immun-*, dem *Blutgerinnungs-* und dem *Kininsystem*. Als Bindeglied dient das Komplement, dessen Fragmente C3a und C5a einerseits direkt am lokalen Gefäßsystem angreifen, andererseits Mastzellen aktivieren. Letztere sind über den ganzen Körper verteilt und enthalten Mediatoren (Anaphylatoxin, Heparin und Histamin), die ihrerseits u.a. wieder eine Erhöhung der vaskulären Permeabilität bewirken. Daneben sind sie Regulatorsubstanzen z.B. bei Entzündungen.

- Immun-, Blutgerinnungs- und Kininsystem interagieren
- **Verbindungsmechanismen:**
- Komplement
- Mediatoren

Hauptaufgabe des Immunsystems ist zusammenfassend:

- **effektive Abwehr** pathogener Erreger, wie Viren, Bakterien, Protozoen, sowie die Ausschaltung ihrer Stoffwechselprodukte
- **Ausschaltung** und **Eliminierung endogener Antigene**, sog. Neo-Antigene, wie z.B. virusinduzierter Onkogene
- **Induktion von Abstoßungsreaktionen**.

Kommt es bei Antigenkontakt trotz erhaltener allgemeiner Reaktivität nicht zur Immunreaktion, liegt eine **Immuntoleranz** vor. Dies kann eine Reaktionsweise des normal reagierendem Immunsystems sein, z.B. Selbsttoleranz gegenüber Antigenen des eigenen Organismus.

- **Reaktionen des normalen Immunsystems** sind:
- Abwehr
- Ag-Ausschaltung
- Abstoßungsreaktion
- **Immuntoleranz:** keine Immunreaktion trotz Reaktivität

Immunbarriere Mutter – Kind

- **Trophoblast:**
- immunologische Barriere
- besitzt keine Histokompatibilitätsantigene
- Maskierung embryonaler Fremdantigene durch mütterliche Ak
- **TLX-Ag-System:** Fremderkennung des Embryos durch die Mutter

1.2.2 Immunbarriere zwischen Mutter und Kind

Der **Trophoblast** funktioniert als *immunologische Barriere* zwischen dem mütterlichen Immunsystem und den Antigenen des Embryos, wobei viele Einzelheiten noch offen sind.
Synzytio- und Zytotrophoblast der Plazentazotten besitzen *keine* Klasse I- und II-Histokompatibilitätsantigene, so daß mütterliche zytotoxische T-Zellen nicht gegen Trophoblastantigen reagieren können. Durch den Zottentrophoblasten gelangen nur wenige embryonale und fetale Zellen in die mütterliche Zirkulation. Embryonale Fremdantigene werden durch von der Mutter gebildete blockierende Antikörper maskiert. Ein Mangel an solchen blockierenden Antikörpern führt zum Schwangerschaftsverlust (Fehlgeburt). Für die Fremderkennung des Embryos durch die Mutter spielt weiter das *TLX-Antigen-System* (Trophoblast-Lymphozyten-kreuzreagierende Antigene) eine Rolle.
Der Synzytiotrophoblast exprimiert außerdem eine Reihe von Rezeptoren, z.B. für Wachstumsfaktoren und für Lymphokine sowie wahrscheinlich auch für Interleukin-1 und 2, deren Bedeutung für die Immunregulation zwischen Mutter und Embryo noch nicht eindeutig geklärt sind.

Transplantationsimmunologie

2. Transplantationsimmunologie

C. Radke

Transplantation

- Gewebs-, Organübertragung auf anderen Ort
- **Formen:**

1. **Autotransplantat:** innerhalb eines Organismus
2. **Isotransplantat:** zwischen genetisch identischen Organismen
3. **Allotransplantat**
4. **Xenotransplantat:** zwischen verschiedenen Spezies

2.1 Transplantation

Transplantation ist die Übertragung eines Organs oder eines Gewebes auf einen anderen, von seiner ursprünglichen Umgebung entfernten Ort. Man unterscheidet folgende **Transplantatformen**:

- **Autotransplantat** (autogenes Transplantat): Gewebsverpflanzung innerhalb eines Organismus an eine andere Körperstelle (z.B. Hautverpflanzungen in der plastischen Chirurgie).
- **Isotransplantat** (syngenes Transplantat): Gewebsübertragung auf einen anderen, jedoch genetisch identischen Organismus (z.B. Nierentransplantat bei eineiigen Zwillingen). Das Transplantat heilt innerhalb von 12 Tagen ein.
- **Allotransplantat** (allogenes Transplantat): Gewebsübertragung zwischen 2 Individuen der gleichen Spezies mit unterschiedlicher genetischer Ausstattung. Diese Form spielt in der Humanmedizin die größte Rolle.
- **Xenotransplantat** (xenogenes Transplantat): Gewebsübertragung zwischen Individuen verschiedener Spezies (z.B. Affe → Mensch). Dieser Transplantionstyp wird bei kurzfristiger Überbrückung einer Organinsuffizienz angewendet.

Histokompatibilitätsantigene

bestimmen Gewebsverträglichkeit

- **AB0-System**
- **HLA-System**
- Haupthistokompatibilitätskomplex (MHC)

2.2 Histokompatibilitätsantigene

Für die *Gewebsverträglichkeit* eines Transplantats sind die Histokompatibilitätsantigene verantwortlich. Sie sind genetisch fixiert und führen ggf. zur Abstoßung von Allo- und Xenotransplantaten.
Die klinisch relevanten Histokompatibilitätsantigene beim Menschen sind das **Blutgruppen-AB0-System** und das **HLA-System** (human leucocyte antigen).
Das HLA-System ist ein komplexes autosomal-dominant vererbtes System von *membranassoziierten Glykoproteinen* (Gewebsantigenen), die beim Menschen **auf Zellen fast aller Gewebe** vorkommen und besonders gut auf **Lymphozyten** nachzuweisen sind.
Auf den HLA-Antigenen existieren multiple, voneinander unabhängige Genorte, die mit H-1, H-2 usw. bezeichnet werden. Ein Genort, der sog. Haupthistokompatibilitätskomplex (major histocompatibility complex, **MHC**), ruft

stärker als andere allogene Reaktionen hervor. Bezüglich der Überlebensfähigkeit des Transplantats ist es notwendig, daß Spender und Empfänger in ihren MHC-Genen eine weitgehende Übereinstimmung aufweisen.

Daneben gibt es noch sog. **schwache** (minor) **Histokompatibilitätsantigene**, die nicht so entscheidend sind, unter bestimmten Bedingungen jedoch durchaus Abstoßungsreaktionen induzieren können. Eine durch „Minor"-Gene ausgelöste Abstoßungsreaktion kann immunsuppressiv beherrscht werden, wenn der Empfänger nicht bereits schon sensibilisiert ist.

- „Minor" Histokompatibilitäts-Ag

Die **MHC-Gene** werden nach ihrer Struktur und der Art, wie sie mit T-Lymphozyten interagieren, in MHC-Klasse I- und II-Moleküle eingeteilt und werden vom kurzen Arm des Chromosom 6 kodiert. Sie zeichnen sich durch einen großen Polymorphismus aus. Auf einem einzelnen Gen existieren wahrscheinlich mehr als 3×1 000 000 Genkombinationen. Dies erklärt die Problematik, die eine Organtransplantation mit sich bringt. MHC-Moleküle sind hoch immunogen und können direkt T-Zellen des Empfängers stimulieren.
Der genaue Mechanismus der *allogenen Erkennung* ist noch nicht endgültig geklärt.

- **MHC-Gene**
- Klasse I
- Klasse II
- sehr polymorph
- hoch immunogen
- stimulieren T-Zellen

Folgende Theorien bestehen u. a.:
- MHC-Fragmente werden ebenso wie konventionelle Ag behandelt, d. h. von Ag-präsentierenden Zellen in den weiteren Ablauf der Immunantwort eingeschleust.
- T-Zellen reagieren direkt mit Spender-MHC-Antigen.

Den primären Stimulus für die Immunantwort liefern wahrscheinlich Klasse I- und II-Moleküle der dendritischen Zellen des Spendergewebes.

- **Theorien allogener Erkennung**

MHC-Klasse-1-Moleküle (HLA-A, -B, -C) bewirken bei genetisch nicht identischem Transplantatempfänger eine exzessive Ak-Bildung. Für die Klasse-2-Antigene (HLA-D, -DR) ist dies nicht in diesem Ausmaß der Fall

Klasse 1-Ag: HLA-A, -B, -C
Klasse 2-Ag: HLA-D, -DR

HLA-Loci korrelieren mit bestimmten *entzündlichen, Autoimmun-* und *Stoffwechselerkrankungen.* So sind z. B. der M. Bechterew, der M. Reiter, die akute Uveitis und die postinfektiöse Arthritis HLA-B27-assoziiert. Mit dem DR-Locus sind u. a. verbunden: rheumatoide Arthritis (DR 4), juvenile rheumatoide Arthritis (DR 8), Diabetes mellitus (DR 2, 4, 3, 7), Thyreotoxikose (DR 3), Sprue (DR 3) und der M. Addison (DR 3).

HLA-Loci kodieren mit einigen
- entzündlichen,
- Autoimmun- und
- Stoffwechselerkrankungen

2.3 Transplantatabstoßung (Rejektion)

Rejektion

2.3.1 T-Zell-vermittelte Rejektion

1. zellvermittelt

Für die allogene und xenogene Abstoßungsreaktion ist *vor allem* das T-Zell-System verantwortlich.

- **Antigenerkennung.** Im Empfängerblut zirkulierende HLA-Antigene werden direkt von T-Helferzellen als fremd erkannt, oder das Ag wird diesen von Makrophagen präsentiert.

a) Ag-Erkennung
- T-Helferzellen erkennen HLA-Ag

- **Proliferation** und **Differenzierung.** Antigenstimulierte T-Zellen verteilen sich im Empfängerorganismus und gelangen in sekundäre lymphatische Organe (Lymphknoten, Milz). Dort kommt es zur klonalen Selektion mit Differenzierung zu *zytotoxischen T-Effektorzellen* und gleichzeitiger Stimulation des B-Zell-Systems mit Bildung von *B-Effektorzellen* (Plasmazellen), die spezifische Ak produzieren.

b) Proliferation, Differenzierung
- T-Effektorzellen → zytotoxisch
- B-Effektorzellen → produzieren Ak

- **Destruktion des Transplantats.** Zytotoxische T-Zellen gelangen über die Blutbahn in das Transplantat und greifen die Transplantatzellen direkt an. Zielzelle ist zunächst die Endothelzelle. Die plasmazellulären Ak reagieren mit allogenen Gewebsantigenen und aktivieren nach der Ag-Ak-Reaktion Komplement. Morphologisch ist dies an einem dichten Infiltrat aus Lymphozyten und Plasmazellen zu erkennen, denen sich später auch Granulozyten beimischen.

c) Destruktion
- T-Zellen → Transplantatzellen
- Ak aktivieren Komplement

> Schnelligkeit und Stärke der Abwehrreaktion hängen davon ab, ob der Organismus bereits sensibilisiert ist: Ein *Ersttransplantat* wird nach ca. **10 Tagen** abgestoßen (first set-reaction), ein *Zweittransplantat* bereits **nach etwa 5 Tagen** (second set-reaction).

- **Qualität der Abwehrreaktion**

⇐

2. antikörpervermittelt

- bei Sensibilisierung: **hyperakut**

- bei immunsuppressiv Behandelten: zirkulierende Ak

2.3.2 Antikörpervermittelte Rejektion

Neben immunkompetenten Zellen (Haupteffektoren) können an der Abstoßung auch Antikörper beteiligt sein. Dies tritt vor allem bei vorheriger **Sensibilisierung** des Empfängers auf und ist bei der hyperakuten Rejektion (s.u.) und im Spätstadium einer akuten Abstoßungsreaktion zu finden. Häufig besteht ein direkter Anschluß des Transplantats an die Blutversorgung des Empfängers, oder letzterer besitzt bereits Anti-Spender-Ak. Die Abstoßung tritt unmittelbar nach der Transplantation auf *(hyperakute Abstoßung!)*.
Bei nicht-sensibilisierten, aber immunsuppressiv behandelten Patienten entwickeln sich zirkulierende Ak manchmal neben der T-Zell-vermittelten Abstoßung, da durch die Immunsuppressiva nur die T-Zell-Reaktion unterdrückt wird.

Abstoßungsreaktionen

- hyperakut, akut, chronisch

1. hyperakut: innerhalb von Minuten
- Anti-Spender-Ak
- Transplantatvaskulopathie

2. akut: 12 Tage – 4 Monate
- zellgebunden oder Ak-vermittelt
- akute Transplantatvaskulopathie

3. chronisch: Jahre
- chronische Transplantatvaskulopathie
- Parenchymatrophie
- Organinsuffizienz

2.3.3 Abstoßungsreaktionen

Nach dem **Zeitablauf** unterscheidet man *hyperakute*, *akute* und *chronische Rejektionen*.

- **Hyperakute Rejektion.** Nach Herstellen der Gefäßverbindung zwischen Transplantat und Empfänger kommt es *innerhalb von Minuten* zu einer irreversiblen Schädigung des Allotransplantats. Ursache sind gegen den Spender gerichtete zirkulierende Antikörper, die eine zytotoxische Immunreaktion Typ II auslösen.
Makroskopisch ist das betreffende Organ groß, weich, scheckig, enthält zahlreiche Nekrosen, ggf. Infarkte durch Gefäßthrombosierung.
Histologisch findet sich das Bild einer perakuten Transplantatvaskulopathie mit Thrombosen, fibrinoiden Gefäßwandnekrosen, Granulozyten sowie auch Lymphozyten und Makrophagen. In der Gefäßwand lassen sich IgG, IgM, Komplement und Fibrin nachweisen.
- **Akute Rejektion.** Diese tritt zwischen 12 Tagen und 4 Monaten post operationem auf. Sie kann zellgebunden (Immunreaktion Typ IV) oder aber bei längerem Verlauf durch Ak bedingt sein.
Mikroskopisch ist die Reaktion an einem dichten Lymphozyteninfiltrat erkennbar. Der laufende Kontakt der Lymphozyten mit den Endothelzellen ruft eine Gefäßreaktion in Form einer konzentrischen Intimaproliferation hervor. Besonders in den Arterien entsteht ein Bild ähnlich einer Thrombangiitis obliterans. Bei zunehmender Beteiligung humoraler Ak treten zusätzlich Thomben und Nekrosen auf (akute Transplantatvaskulopathie).
- **Chronische Rejektion.** Ständiges Wiederaufflackern immunkomplexvermittelter Krankheitserscheinungen, die sich *über Jahre* erstrecken können, führt zu einem schleichend fortschreitenden Schaden des Transplantats mit chronischer *Transplantatvaskulopathie*: obliterierende Arteriopathie mit konzentrischer zwiebelschalenartiger Intimafibrose. Diese wird möglicherweise durch Kontakt der Endothelzellen mit Ag-Ak-Komplexen ausgelöst. Folgen sind Parenchymatrophie, Ischämie, interstitielle Fibrosen, Organinsuffizienz.

GVH-Reaktion

- bei Immunsuppression
- Reaktion von Spenderzellen gegen den Wirt

2.4 Graft-versus-host (GVH)-Reaktion

Bei Organ- oder Gewebeübertragungen auf einen **immunsupprimierten Organismus** kommt es zu einer zytotoxischen Reaktion der Spenderzellen gegen den Empfängerorganismus. Gegen den Empfänger sensibilisierte T-Lymphozyten des Spenders werden zu zytotoxischen Effektorzellen, die vor allem die Epithelien des Darms *(Diarrhoe)*, der Haut *(Ulzera)* und der Leber *(Einzelzellnekrosen)* schädigen. Gefürchtet ist die GVH bei Knochenmarkstransplantationen, wo eine massive Immunsuppression des Empfängers notwendig ist. T-Zellen müssen aus dem Spendermark nach Möglichkeit eliminiert werden.

2.5 Immunsuppressiva

Immunsuppressiva

- wichtig in der postoperativen Phase
- Suppression der T-Zellen

Immunsuppressive Maßnahmen sind für eine erfolgreiche Organtransplantation unerläßlich, insbesondere in der unmittelbar postoperativen Phase, in der reife T-Zellen das Transplantat erkennen und sensibilisiert werden. Nach dieser Zeit besteht die Möglichkeit einer *„Gewöhnung“* an die MHC-Antigene des Spenders.

Hierbei sind wahrscheinlich antigenspezifische T-Suppressorzellen von Bedeutung.

• **Problem**

> Das Problem der Immunsuppression besteht darin, immunkompetente Lymphozyten zu treffen, ohne vitale Funktionen (Infektabwehr) zu schädigen. Immunsuppressive Maßnahmen können *antigenspezifisch* oder *antigenunspezifisch* sein.

1. Ag-unspezifische I.
- **zytotoxische Substanzen** (Cyclosporin A)

• **Antigenunspezifische Immunsuppression.** Da sich Lymphozyten unmittelbar nach antigener Stimulation teilen, sind proliferationshemmende zytotoxische Substanzen mit Herabsetzung der T-Zell-Funktion einsetzbar. Ihre Verwendung ist durch *Nebenwirkungen* begrenzt, da sie auch die Zellteilung im Regenerationsgewebe (z. B. Darmschleimhaut) beeinflussen.

Ein Medikament, das sich ausschließlich gegen die Proliferation der Lymphozyten richtet, ist das *Cyclosporin A*. Es wirkt über eine Blockade des Interleukin-2, so daß die T-Helferzellen den allogenen MHC zwar erkennen, aber das Signal zur Zellteilung an andere T-Zellen nicht weitergeben.

- **monoklonale Antikörper**
- **T-Zell-Deletion** durch Antilymphozyten- und Antithymozytenglobulin
- **Antiphlogistika**

Eine *Blockade des T-Zell-Rezeptors* mit monoklonalen Antikörpern gegen CD3 oder CD4 sowie Anti-Klasse II-Antikörpern macht eine antigenspezifische Erkennung unmöglich. Entfernung oder **Schädigung sensibilisierter T-Zellen** (T-cell deletion) kann mit Antithymozytenglobulin oder Antilymphozytenglobulin erreicht werden. **Entzündungshemmende Substanzen** begrenzen den Gewebsschaden *(Kortikoide, Azetylsalizylsäure)*.

2. Ag-spezifische I.
- gegen Spenderantigen oder Empfängerrezeptoren: Verstärkung (enhancement) oder Toleranz

• **Antigenspezifische Immunsuppression.** Diese richtet sich entweder direkt gegen das immunogene Spenderantigen oder gegen Rezeptoren auf immunkompetenten Zellen des Empfängers. Unabhängig vom Wirkungsmechanismus spricht man bei der Verwendung von *Antikörpern* von *Verstärkung* (enhancement), bei der Anwendung von *Antigen* von *Toleranz*.

• **Antikörper**
- blockieren Klasse II-Determinanten

Antikörper. Die Wirkung von Antikörpern gegen Zielantigene beruht wahrscheinlich auf einer Blockade der *Klasse II-Determinanten*. Dies könnte die Ursache dafür sein, daß eine der Operation vorausgegangene Bluttransfusion paradoxerweise die Überlebensrate von Nierentransplantaten verbessert (passives enhancement).

• **Antigen**
- Kopplung mit Zytotoxinen

Antigen. Eine „Toleranz“ läßt sich in vitro durch Ankopplung zytotoxischer Medikamente oder Isotope an Zelloberflächenantigene induzieren. Letztlich sind Suppressorzellen für die spezifische Immunsuppression notwendig.

Ihr Funktionsmechanismus ist bis jetzt aber noch nicht zuverlässig nachgewiesen.

2.6 Praktische Gesichtspunkte der Transplantation

Praktische Gesichtspunkte

Transplantaterfolge bei Erythrozyten, Hornhaut, Niere u. a.

Das zuerst erfolgreich transplantierte „Gewebe“ waren die *Erythrozyten*. Gute Erfolge werden heute bei Nieren- und Hornhauttransplantaten erzielt. Die hohe Erfolgsrate bei Hornhauttransplantaten ist auf die fehlende Vaskularisation des Organs zurückzuführen. Bei sensibilisierten Zweittransplantierten sollte eine HLA-Kompatibilität angestrebt werden.
Häufiger transplantierte Organe und deren Besonderheiten sind:

• **Cornea, Knorpel, devitaler Knochen:** Nicht vaskularisiert, daher kaum Abstoßungsreaktionen.
• **Endokrine Organe (Pankreas):** Entfernung der Klasse II-exprimierenden Zellen notwendig, Überlebenschance dann relativ gut.
• **Niere:** Mittel der Wahl bei progredienter Niereninsuffizienz, HLA-Übereinstimmung vorteilhaft.
• **Knochenmark:** Heftige Immunreaktion, starke Immunsuppression notwendig. Ge-

fahr einer GVH-Reaktion, wenn T-Zellen aus dem Spendermark nicht eliminiert werden.
- **Leber:** HLA-Typisierung weniger wichtig. Anwendung bei Zirrhose, Hepatomen, biliärer Atresie. Mißerfolge meist nicht durch Abstoßung.
- **Haut:** Abstoßung hauptsächlich durch T-Lymphozyten. Palliativoperationen, endgültige Versorgung durch autologes Material.
- **Herz:** Erfolgsrate in den letzten Jahren gestiegen. HLA-Identität nicht unbedingt notwendig, Problem postoperativer Koronarsklerose nach ca. 3 Jahren.
- **Lunge:** Geringe Erfolgsrate, aber steigend. Je nach Indikation als Herz-Lungen-Transplantation.

Immunreaktionen gegen Tumorzellen

3. Immunreaktionen gegen Tumorzellen

S. Blümcke, C. Baumgarten

- **Tumorzelle als Zielzelle**

⟹

Das Immunsystem reagiert nicht nur auf *fremde Organismen* oder *Substanzen*, sondern kann u. U. auch **entartete** und damit „fremd" gewordene **körpereigene Zellen** erkennen, attackieren und **eliminieren**.

- **Immunsystem hemmt Tumorwachstum**

Folgende Beobachtungen weisen auf die *tumorwachstumshemmende* bzw. *tumorzerstörende Wirkung* des Immunsystems hin:
- Histologisch gesicherte maligne Tumoren können sich spontan zurückbilden.
- Nach Entfernung des Primärtumors bilden sich bei einigen Tumorpatienten die Metastasen spontan zurück.
- In der Milz – dem größten lymphatischen Organ – gehen i. d. R. keine Karzinommetastasen an.
- Bei etwa 10 % der Patienten mit einem angeborenen T-Zell-Defekt entwickeln sich spontan Tumoren des lymphoretikulären Systems.
- Bei Patienten mit einem erworbenen Immundefekt (z. B. Aids) treten gehäuft maligne Lymphome und das Kaposi-Sarkom auf.

- **Reaktionsspektrum der Immunabwehr:**
  - massiv bis
  - reaktionslos

Allerdings reagiert das Immunystem nicht auf jeden Tumor in derselben Weise. Das immunologische Reaktionsspektrum reicht von *massiver Immunabwehr* bis zur *völligen Reaktionslosigkeit.*

kollaterale Rundzellinfiltration bei Tumoren

Diese Aussage deckt sich mit den Erfahrungen aus der histologischen Routineuntersuchung von Tumoren: Manche Karzinome werden von einer dichten sog. Rundzellinfiltration (aus Lymphozyten, Plasmazellen, Monozyten bzw. Histiozyten und einzelnen Mastzellen und Granulozyten) umsäumt; andere Tumoren zeigen – unabhängig von ihrer Malignität – nur eine spärliche oder gar keine zelluläre Begleitreaktion.

Tumorantigene

3.1 Tumorantigene

Die Immunreaktion gegen Tumorzellen hängt von mehreren Faktoren ab. Hauptsächlich müssen die Tumorzellen besondere *„antigene" Eigenschaften* aufweisen, also *Tumorantigene* exprimieren, um vom Immunsystem erkannt werden zu können.

Neoantigene

3.1.1 Neoantigene

- Verlust der zellspezifischen Oberflächeneigenschaften bei Tumorzellen
- **Bildung 3 „neuer" Antigengruppen:**

Bei der Transformation zu Tumorzellen können Zellen ihre zellspezifischen Oberflächeneigenschaften – die für normal ausgereifte Zellen dieser Zellart charakteristischen (phänotypischen) Antigene – verlieren. Zugleich können völlig neue antigene Komponenten *(Neoantigene)* auftreten, von denen *3 Gruppen* unterschieden werden:

1. idiotypische Tumorantigene
- nur bei ein- und demselben Tumor

- **Idiotypische Tumorantigene.** Diese individual-spezifischen Antigene treten nur bei ein- und demselben Tumor auf. Sie sind insbesondere bei chemisch induzierten (z. B. durch Methylcholanthren experimentell erzeugten) Tumoren nachweisbar.

2. unspezifische Tumorantigene
- bei verschiedenen Tumorarten

- **Unspezifische Tumorantigene.** Hierzu gehören zahlreiche Antigene, die sowohl bei verschiedenen Tumorarten als auch bei normalen menschlichen und tierischen Zellen nachweisbar sind.

3. erregerspezifische Tumorantigene
- Polyoma-Virus-induzierte Tumoren
- Epstein-Barr-Virus-positive Tumoren

- **Erregerspezifische Tumorantigene.** Bei virusinduzierten Tumoren lassen sich Antigene nachweisen, die zwar für das jeweilige Virus, nicht aber für die (histologisch definierte) Tumorzelle und damit für die Tumorart spezifisch sind.

Beispiele sind die **Polyoma-Virus-induzierten Tumoren** (Sarkome, Karzinome und Gliome) sowie die **Epstein-Barr-Virus**-positiven **Tumoren**.

3.1.2 Onkofetale Antigene

Onkofetale Antigene

Fetale Antigene werden von *embryonalen* bzw. *fetalen Zellen*, also während der Organogenese, und von *unreifen Zellen* regenerierender Gewebe exprimiert. Auf reifen Zellen sind diese Oberflächenantigene nicht nachweisbar. Bei einer malignen Entartung reifer Zellen werden von diesen jedoch wieder fetale (onkofetale) Antigene gebildet, quasi als Ausdruck ihrer Rückentwicklung in ein unreifes Stadium.

- Tumorzellen bilden wieder **fetale Antigene** = retrogenetische Antigene

In der Literatur ist daher auch die Bezeichnung *retrogenetische Antigene* gebräuchlich.

Von diesen sind *2 Vertreter* besonders hervorzuheben, die im Serum quantitativ bestimmt werden können und daher als **Tumormarker** gelten:
- Das **Alpha-1-Fetoprotein (AFP)** wird von *Leberzellkarzinomen* und bestimmten Keimzelltumoren, z. B. dem Dottersacktumor, aber auch von normalen Zellen des Verdauungstrakts gebildet und in das Blutserum abgegeben.
- Das **karzinoembryonale Antigen (CEA)** ist ein Oberflächenglykoprotein embryonaler Kolonzellen. Es wird daher von *Kolonkarzinomen* gebildet, kommt aber auch bei anderen ektodermalen Tumoren vor, z. B. bei Tumoren des Magen-Darm-Trakts, der Lunge, des Pankreas und der Mamma.

klinisch wichtig: **2 Antigene als Tumormarker:**

1. AFP-Nachweis bei:
- Leber-Ca
- Keimzell-Ca

2. CEA-Nachweis bei:
- Kolon-Ca
- anderen ektodermalen Tumoren

> Besonders das **CEA** gilt als *empfindlicher*, aber *unspezifischer* Indikator für den Progredienznachweis bei Karzinompatienten.

Indikator für Tumorprogredienz

⇐

3.1.3 Tumorassoziierte Transplantationsantigene (TATA)

TATA

TATA spielen in der experimentellen Tumorforschung eine wichtige Rolle, da sie bei zuvor entsprechend immunisierten Individuen eine Reaktion hervorrufen, die zur Tumorabstoßung führt.

Folgendes Modell verdeutlicht die *Wirkung* dieser Antigene: Durch Inokulation abgetöteter Tumorzellen, die z. B. von einem chemisch induzierten Tumor stammen, wird das Versuchstier inkubiert, d. h. gegen die TATA immunisiert. Bei einer späteren Übertragung von vitalen Zellen desselben Tumors auf dieses Tier wachsen diese nicht an, wohl aber im Kontrollversuch.

Experiment: Tumorimmunisierung → Übertragung von vitalen Tumorzellen → **Tumor wächst nicht an**

Eine Analyse der TATA zeigt, daß sich hinter diesem Sammelbegriff verschiedenartige Antigene verbergen: embryonale und virale Antigene wie auch Differenzierungsantigene etc.

3.2 Tumorimmunität

Tumorimmunität

Je nach Qualität und Quantität der Tumorantigene kommt es im Wirtsorganismus zu einer *natürlichen* oder *adaptiven Immunantwort* auf die Tumorzellen (Tumorimmunität).

3.2.1 Natürliche Tumorimmunität

Natürliche Tumorimmunität

Durch bestimmte Effektorzellen können Tumorzellen spontan, d. h. ohne vorherige Sensibilisierung, abgetötet oder zumindest in ihrem Wachstum gehindert werden. Zu diesen Effektorzellen gehören Monozyten bzw. Makrophagen, die zytolytisch und zytostatisch wirken, sowie polymorphkernige Granulozyten und sog. **natürliche Killerzellen** (NK-Zellen) mit *zytolytischer Wirkung*.

1. NK-Zellen → Zytolyse

Letztere haben eine unklare Genese. Morphologisch lassen sie sich als große granulierte lymphozytenähnliche Zellen charakterisieren, die insbesondere durch Interferone stimuliert werden.

2. aktivierte Makrophagen
- aktiviert durch Lymphokine, Interferon, Endotoxine
- → **TNF-Freisetzung**

3. Komplementaktivierung

Die größere Bedeutung kommt allerdings den **aktivierten Makrophagen** zu, wobei die Aktivierung z. B. durch *Lymphokine*, *Gamma-Interferon* oder *Endotoxine* erfolgen kann. Eine extreme Makrophagenaktivierung führt u. a. zur Freisetzung des *Tumor-Nekrose-Faktors* (TNF) und kann so Tumorzellen *in vivo* abtöten. Eine weitere Möglichkeit ist, daß bestimmte Tumorzellen eine **Komplementaktivierung** über den „alternativen Weg" (s. Abschn. 1.1.4.1) auslösen, die zur Zerstörung der Tumorzellen führt.

Adaptive Tumorimmunität

3.2.2 Adaptive Tumorimmunität

B- und T-Zell-Reaktionen gegen Tumorneoantigene

1. B-Zell-Reaktionen
- **humorale Antikörper gegen Tumorantigene**
- wirken direkt
- aktivieren u. a. T-Effektorzellen, NKZ, Makrophagen

2. T-Zell-Reaktionen
- **Aktivierung des T-Systems** (bei ausreichender Menge von Interleukinen)
- Freisetzung von Lymphotoxin
- Aktivierung des Monozyten-Makrophagen-Systems
- Interferonbildung

Bei dieser Immunität handelt es sich um eine *Anpassung* an eine neue Situation, die durch die Bildung von Tumorneoantigenen entstanden ist. Sie umfaßt *B-* und *T-Zell-Reaktionen* gegen Tumorneoantigene.

- **B-Zell-Reaktionen.** Bei Tumorpatienten und im Tierversuch finden sich **humorale Antikörper** gegen Tumorantigene, die *direkt* auf Tumorzellen zytotoxisch wirken. Es besteht aber auch die Möglichkeit, daß diese Antikörper *Fc-Rezeptor-tragende Zellen* (T-Effektorzellen, natürliche Killerzellen, Makrophagen) *aktivieren* und dadurch die Tumorzellvernichtung bewirken. Humorale Antikörper sind vor allem bei einzeln vorkommenden Tumorzellen (z. B. Leukämie) oder Mikrometastasen wirkungsvoll.
- **T-Zell-Reaktionen.** Tumorantigene können – ähnlich wie Transplantationsantigene – direkt das *T-Zell-System* (einschließlich der T-Helfer-, T-Suppressorzellen und zytolytischen T-Zellen) *aktivieren*, sofern Interleukine in genügender Menge zur Verfügung stehen. Aktivierte T-Zellen wirken entweder direkt tumortoxisch durch Absonderung von *Lymphotoxin* – einem dem Tumor-Nekrose-Faktor ähnlichen Molekül – oder sie *aktivieren* das *Monozyten-Makrophagen-System* durch Freisetzung von Lymphokinen (*CFM* = chemotaktischer Faktor für Makrophagen, *MIF* = migrationshemmender Faktor, *MAF* = Makrophagen-Aktivierungs-Faktor). Diese üben zytotoxische und zytolytische Wirkungen auf die Tumorzellen aus. Schließlich bilden die aktivierten T-Zellen auch *Interferon*, womit die lytische Aktivität der natürlichen Killerzellen gegen Tumorzellen verstärkt wird.

Unwirksamkeit der Tumorimmunität

3.2.3 Unwirksamkeit der Tumorimmunität

Die gegen Tumorantigene gerichteten Immunreaktionen können durch folgende Mechanismen ineffektiv werden:

1. „Sneaking through"
Tumorzellen „entwischen" dem immunologischen Erkennungsdienst

- **„Sneaking through"-Phänomen.** Experimentell läßt sich zeigen, daß bei Tumor-vorimmunisierten Tieren kleinste Mengen von inkorporierten vitalen Tumorzellen anwachsen, während größere Tumorzellgruppen abgestoßen werden. Das bedeutet, daß *einzelne* Zellen offensichtlich dem immunologischen „Erkennungsdienst" entwischen können und daß die Immunantwort erst erfolgt, wenn eine bestimmte Menge an Tumorantigen, also eine *„kritische Tumormasse"*, vorliegt. Wird diese *unter*schritten (weil zu wenige Tumorzellen), spricht das Immunsystem nicht an; wird sie *über*schritten (weil die Tumormasse im Organismus zu groß geworden ist), reicht die Kapazität der tumorspezifischen Immunabwehr nicht mehr aus und der Tumor kann ungehindert wachsen.

2. Antigenmodulation
Änderung der antigenen Membraneigenschaften

- **Antigenmodulation.** Dabei kommt es in Gegenwart von Antikörpern zur Änderung der *antigenen Membraneigenschaften* der Tumorzelle, wobei das Zielantigen, das immunologisch bereits erkannt wurde, allmählich verschwindet.

3. Antigenmaskierung
Nichterkennung der Antigene

- **Antigenmaskierung.** Verbinden („maskieren") sich die Antigene der Tumoroberflächen mit anderen Molekülen, z. B. mit zugeführter Vibrio cholera-Neuraminidase, können sie vom Immunsystem *nicht* mehr *erkannt* werden.

4. Antigenablösung
Verlust der Antigene („Abschuppung")

- **Antigenablösung.** Antigene können sich von der Zellmembran lösen und als *zirkulierende*, lösliche *Antigene* im Serum erscheinen. Auf diese Weise können die Tumorzellen ihre zunächst vorhandene Immunogenität völlig verlieren.

5. fehlende Immunogenität
z. B. durch Gendefekte

- **Fehlende Immunogenität.** Manche Tumorzellen haben nicht (mehr) die Fähigkeit, Antigene zu exprimieren. Ursache hierfür könnten *Gendefekte* genetisch stark veränderter Tumorzellen sein.

6. blockierende Faktoren
Immunkomplexe blockieren Rezeptoren

- **Blockierende Faktoren.** Abgeschilferte Tumorantigene können mit spezifischen zirkulierenden Antikörpern im Serum *Immunkomplexe* bilden, die sich an die Rezeptoren der Effektorzellen ankoppeln und damit diese für weitere gegen Tumorantigene gerichtete Zellreaktionen blockieren.

7. Defekte der Immunabwehr

• **Defekte in der Immunabwehr.** Durch Viren und andere Noxen kann das Genom der immunkompetenten Zellen so verändert werden, daß die Immunantwort gestört wird.

8. andere Ursachen

Als weitere Mechanismen sind u.a. zu nennen: *Immuntoleranz* des Organismus gegen Tumorantigene, Störungen der *Interleukinproduktion*, *Fehlen der Effektorzellen* im Tumor, weil diese in den Lymphknoten „abgefangen" werden.

4. Fehlleistungen und Defekte des Immunsystems

Fehlleistungen und Defekte

S. Blümcke, C. Baumgarten

4.1 Überempfindlichkeitsreaktionen

Überempfindlichkeitsreaktionen

Unter bestimmten Bedingungen kommt es zu abnormen *(übersteigerten)* immunologischen Reaktionen und damit zu lokalen oder systemischen pathologischen Veränderungen. Diese Reaktionen werden als *Überempfindlichkeitsreaktionen* (Hypersensitivitätsreaktionen) bezeichnet.

Hypersensitivitätsreaktion = übersteigerte immunologische Reaktion

Krankheitsbilder als Folge von Überempfindlichkeitsreaktionen werden, besonders in den Industrieländern, zunehmend häufiger diagnostiziert. Sie stellen die Medizin, insbesondere die Allergologie, vor immer neue Aufgaben.

Definitionen. Unter dem Begriff **Überempfindlichkeit** versteht man einen Zustand, in dem es bei wiederholtem Kontakt des Organismus mit einem bestimmten Allergen, gegen das dieser bei einem vorangegangen Kontakt bereits sensibilisiert worden ist, zu einer übersteigerten Immunreaktion kommt. Ein **Allergen** ist ein Antigen, das eine allergische Reaktion hervorruft. Der Begriff **Allergie** („andersartige Reaktion"; griech. *allos* anders, *ergon* Werk) wird häufig gleichbedeutend mit „Überempfindlichkeit" verwendet; im engeren Sinne bezeichnet er jedoch nur die Überempfindlichkeitsreaktion Typ I *(Soforttyp)*.

Definitionen:
- **Überempfindlichkeit:** übersteigerte Reaktion bei vorheriger Sensibilisierung
- **Allergen:** Ag, das Allergie verursacht
- **Allergie:** Reaktion vom Soforttyp

Früher unterschied man verschiedene Abstufungen der Allergie: *Hyperergie* (verstärkte), *Hypergie* (abgeschwächte) und *Anergie* (fehlende Reaktionsbereitschaft).

Einteilung. Nach Gell und Coombs (1963) werden *4 Typen* von Überempfindlichkeitsreaktionen unterschieden: *Typ I: anaphylaktische Reaktion* (Soforttyp), *Typ II: zytotoxische Reaktion*, *Typ III: Immunkomplexreaktion*, *Typ IV: zellvermittelte Immunreaktion* (Spättyp).

Einteilung in 4 Typen:
I. Soforttyp
II. zytotoxische Reaktion
III. Immunkomplexreaktion
IV. Spättyp

> Gemeinsamkeiten und Unterschiede kennzeichnen diese Reaktionen:
> • **Gemeinsames pathogenetisches Prinzip** ist ist die zeitliche Abfolge: *Sensibilisierung* des Immunsystems – dessen *Aktivierung* – *Reaktionseffekt* mit klinischen Symptomen.
> Die **Unterschiede** liegen in der Verschiedenheit der *Antigene* bzw. Allergene, der agierenden *Zelltypen* sowie der *Mediatoren* und *Rezeptoren.*

gemeinsames Prinzip:
- **Sensibilisierung**
- **Aktivierung**
- **Reaktionseffekt**

4.1.1 Anaphylaktische Reaktion (Typ I)

Typ I-Reaktion = Soforttyp

Definition. Bei erneutem Allergenkontakt kommt es bei Personen, die gegen das betreffende Allergen sensibilisiert sind, zu einer lokalen oder systemischen anaphylaktischen Reaktion, die innerhalb von Minuten nach der Antigenexposition einsetzt (daher auch: *Überempfindlichkeitsreaktion vom Soforttyp*) und nach etwa 2 Stunden spontan wieder abklingen kann. Form und Ausmaß der anaphylaktischen Reaktion werden bestimmt durch Art und Menge des Allergens, Häufigkeit und Ort des Allergenkontakts sowie die Konstitution des Immunsystems.

Definition
klinischer Effekt: bereits nach Minuten (daher: Soforttyp), Abklingen nach ca. 2 Stunden

Anaphylaxie

Der Begriff **Anaphylaxie** (griech. *ana-* hier im Sinne von: entgegengesetzt, *phylaxis* Schutz) wurde 1902 von Ch. Richet für den Zustand der Schutzlosigkeit bzw. erhöhten Empfindlichkeit gegenüber allergieverursachenden Antigenen geprägt.

4.1.1.1 Sensibilisierung, Aktivierung

Sensibilisierung

• Die **Sensibilisierung** erfolgt durch den *ersten Allergenkontakt* mit der Produktion von IgE-Antikörpern und deren Bindung an Mastzellen (Sensibilisierung der Mastzellen, Abb. 9–6).

Gleiches trifft auch auf die *basophilen Granulozyten* zu; diese werden jedoch im folgenden nicht ausdrücklich erwähnt, sind aber stets stillschweigend bei Erwähnung der Mastzellen eingeschlossen.

Allergen
↓
B_1-Lymphozyten
↓
Plasmazellen
↓
IgE-Produktion und Ausschleusung (unter Mitwirkung der T-Helferzellen)

Das Plasmazellsystem des menschlichen Organismus ist in der Lage, gegen unzählige Antigene bzw. Allergene spezifische IgE-Antikörper zu produzieren. B_1-Lymphozyten besitzen (durch B-Zell-Rezeptoren) die Fähigkeit, sich bei Antigenkontakt zu Plasmazellen umzuwandeln und im rauhen endoplasmatischen Retikulum Immunglobulin E (IgE) zu bilden und auszuschleusen.

Die IgE-Bildung bedarf der Mitwirkung von T-Helferzellen, die die B_1-Lymphozyten stimulieren und die Blastenbildung und damit die klonale Proliferation durch Exkretion, speziell des T-cell growth factors (TCGF) Interleukin-2 (Il-2), aktivieren. Sie unterstützen auch die Freisetzung der Antikörper aus den Plasmazellen.

IgE-Produktion durch Plasmazellen in Schleimhäuten

Die IgE-Produktion erfolgt durch diejenigen Plasmazellen, die sich vorwiegend in den Schleimhäuten (im Bereich der Tonsillen, des Rachens, der Bron-

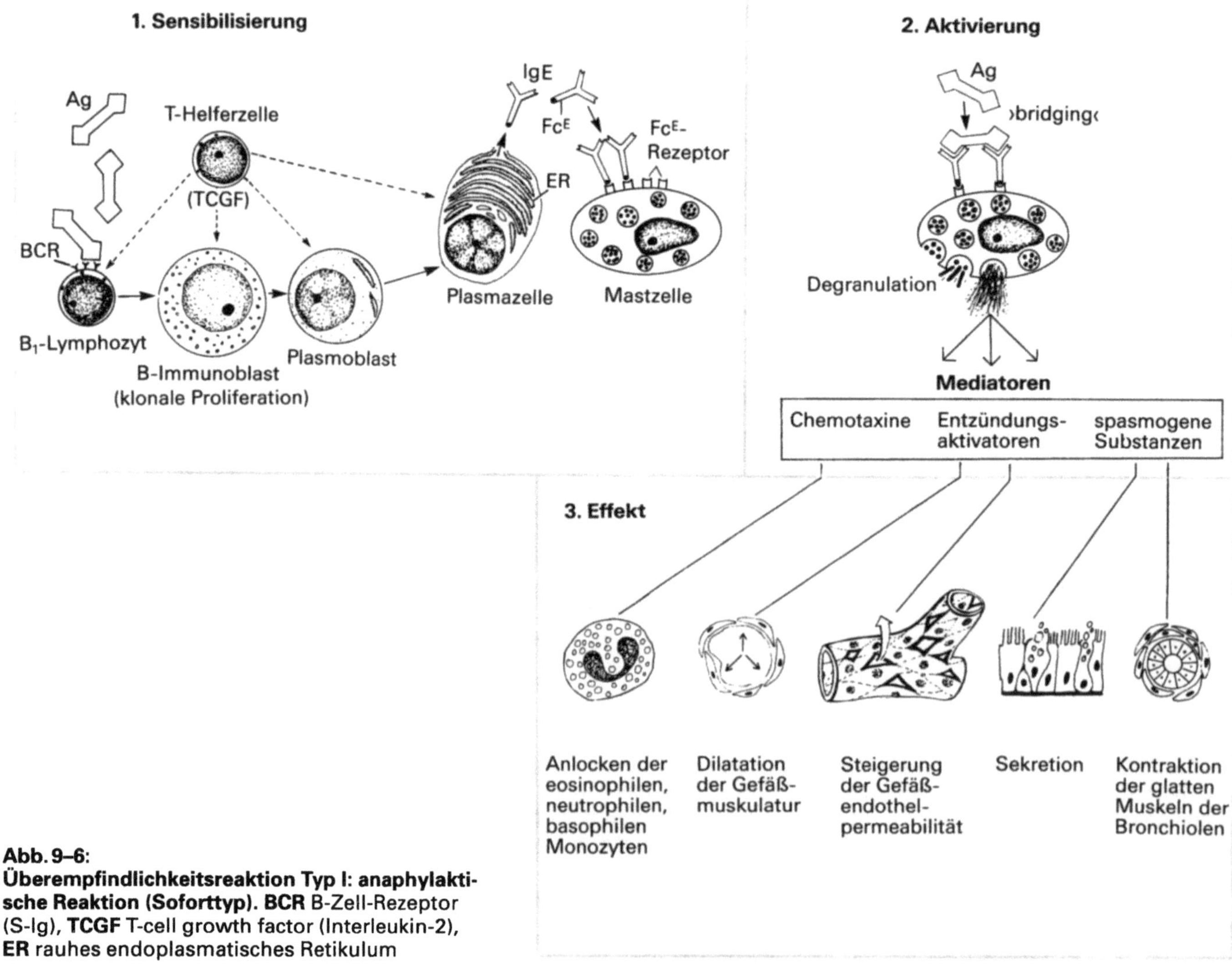

Abb. 9–6:
Überempfindlichkeitsreaktion Typ I: anaphylaktische Reaktion (Soforttyp). BCR B-Zell-Rezeptor (S-Ig), **TCGF** T-cell growth factor (Interleukin-2), **ER** rauhes endoplasmatisches Retikulum

chien, des Gastrointestinaltrakts, des harnableitenden Systems) befinden und mit dem resorbierten Antigen in Kontakt kommen. Die Menge der insgesamt produzierten IgE-Antikörper wird durch die Intensität und Dauer des einwirkenden Allergens bestimmt.

Die in Körperflüssigkeiten zirkulierenden IgE-Antikörper heften sich an die Oberfläche von Mastzellen, die spezifische IgE-Rezeptoren auf ihrer Zytomembran besitzen. Es folgt eine Bindung mit hoher Affinität des Fc-Anteils des IgE-Moleküls an den IgE-Rezeptor (= Fc^E-Rezeptor). Die mit Antikörpern behafteten Mastzellen sind nunmehr *sensibilisiert.* Sie befinden sich vereinzelt im zirkulierenden Blut, überwiegend jedoch in der Haut und den Schleimhäuten, und zwar im sog. „Rundzellinfiltrat". Plasma- und Mastzellen liegen hier zwischen Lymphozyten, Histiozyten und anderen Entzündungszellen.

IgE-Bindung an Mastzellen = sensibilisierte Mastzellen: liegen oberflächlich, daher leichter Kontakt mit dem Ag

Mastzellen werden sogar zwischen den Epithelzellen der Schleimhäute gefunden, wo sie dem direkten Allergenkontakt ausgesetzt sind.

Eintrittspforten für Allergene sind Haut und Schleimhaut des Respirations- und Gastrointestinaltrakts oder parenteral.

Eintrittspforten der Allergene:
- Atem-u.
- Gastrointestinaltrakt
- parenteral

• Die **Aktivierung** setzt durch den *Zweitkontakt* mit demselben Allergen ein. Dieser wiederholte Kontakt führt zur sofortigen Zellaktivierung der sensibilisierten Mastzellen. Dabei werden Zellgranula aus diesen Zellen ausgeschleust und damit die Mediatoren freigesetzt.

Aktivierung
- Zweitkontakt desselben Allergens

Das Allergen lagert sich an den freien Enden der auf der Mastzelle haftenden IgE-Antikörper an. Wenn hierbei das Antigen zwei oder mehr benachbarte Antikörper überbrückt („bridging"), erhält die Mastzelle das Signal zur Ausschleusung ihrer Granula (Degranulation). Dabei wandern Granula der Mastzelle an die Zellmembran. Die Membran der Granula verschmilzt mit der Außenmembran der Mastzelle, die sich an dieser Stelle öffnet und damit den Granulainhalt in den extrazellulären Raum freisetzt. Außerhalb der Zelle zerfällt die Granulasubstanz, so daß deren *Mediatoren* sich in der Interzellularflüssigkeit ausbreiten. Zuerst werden die direkt unter der Zellmembran gelegenen Granula ausgestoßen, dann jene aus dem Zellinnern. Die degranulierte Mastzelle geht i. d. R. nicht zugrunde; sie wird durch Granulaneubildung und erneute Synthese der Mediatoren wieder reaktionsfähig.

Anlagerung des Allergens an die IgE-Ak
↓
Mastzelldegranulation
↓
Granulazerfall
↓
Mediatorenfreisetzung

Regeneration und Resynthese sind möglich

4.1.1.2 Wirkung der Mediatoren

Wirkung der Mediatoren

Die bei der Degranulation der Mastzellen freigesetzten Mediatoren können funktional in *3 Gruppen* unterteilt werden:

- **Mediatoren mit chemotaktischer Wirkung:**
  - **Leukotrien B_4** und **ECF-A** (eosinophil chemotactic factor) sind Chemotoxine, die *eosinophile Granulozyten* anlocken.
  - **NCF** (neutrophil chemotactic factor) lockt *neutrophile Granulozyten* an.
- **Mediatoren mit entzündungsaktivierender Wirkung:**

3 Klassen von Mediatoren:

1. chemotaktisch
- **Leukotrien B_4**
- **ECF-A** → Eosinophile
- **NCF** → Neutrophile

2. entzündungsaktivierend

> – **Histamin** ist der *wichtigste Mediator* für die allergische Sofortreaktion. Es wird durch Dekarboxylierung von Histidin gebildet und ist in der Granulasubstanz an Heparin, einem sauren Proteoglykan, gebunden. Histamin löst eine Hypersekretion des *Magens*, einen Spasmus der *Bronchialmuskulatur*, eine *Bronchussekretion* sowie eine Dilatation der Muskulatur *kleinerer Gefäße* und der Koronargefäße aus und steigert die *Gefäßpermeabilität.* Außerdem wirkt es positiv ino- und *chronotrop* auf die Herzmuskulatur.

- **Histamin** und seine Wirkungen

⇦

Die Mastzellen der Nagetiere produzieren einen dem Histamin ähnlichen Mediator – das **Serotonin.**

- Der **Plättchenaktivierungsfaktor (PAF)** bewirkt eine Blutplättchenaggregation und Freisetzung von Plättchenmediatoren und steigert außerdem die Gefäßpermeabilität.
- **Tryptase** (das Hauptprotein der Mastzellen in der menschlichen Lunge) kann das Komplement C3 direkt aktivieren.
- **Kininogenase** wirkt bei der Bildung von Kininen mit und ist entzündungs-

- **PAF:** Thrombozytenaggregation ↑, Gefäßpermeabilität ↑
- **Tryptase:** C3-Aktivator
- Kininogenase → **Bradykinin:** Entzündung ↑, Gefäßpermeabilität ↑

fördernd. **Bradykinin** hat eine Wirkung auf die Nervenfasern und führt zur Steigerung der Gefäßpermeabilität.

3. spasmogen
- **Histamin**
- **Leukotrien C_4, D_4**: Atemtrakt
- **Prostaglandin D_2**

- **Mediatoren mit spasmogener Wirkung:**
- **Histamin**
- **Leukotrien C_4** und **D_4** haben eine bronchokonstriktive Wirkung; sie bewirken Schleimsekretion und erzeugen Schleimhautödeme.
- **Prostaglandin D_2** hat dieselbe Wirkung.

Rezeptoren

binden Mediatoren

Reaktionseffekt

Histaminrezeptoren:
- **H_1-Rezeptoren:**
  - Permeabilität ↑
  - Gefäßkonstriktion
  - Arteriolendilatation
  - Darmkontraktion
- H_2-Rezeptoren:
  - Sekretion ↑
  - Gefäßdilatation
  - Tachykardie

Symptome der Reaktion:
- **im Gewebe:**
  - Gefäßpermeabilität ↑
  - Ödem
- **im Respirationstrakt:**
  - Dyspnoe
- **im Gastrointestinaltrakt:**
  - Stuhldrang
- **im Urogenitaltrakt:**
  - Pollakisurie
- **an der Haut**
  - Urtikaria

Klinik

- **Atopie = anaphylaktoide Krankheitsbilder:**
  - Urtikaria
  - Pollinosis
  - auch Schock
- **10–15 % der Bevölkerung sind sensibilisiert**
- Änderungen der allergischen Reaktionslage
- **Sensibilisierung nimmt mit Lebensalter zu**

Ätiologie:
überschießende IgE-Ak-Bildung

- familiäre Disposition
- Umweltfaktoren

4.1.1.3 Rezeptoren, Reaktionseffekt, Klinik, Ätiologie

Die Wirkung der Mediatoren kann aber nur eintreten, wenn im Organismus Zellen mit den entsprechenden **Rezeptoren** vorhanden sind, d. h. solche, die mit den Mediatoren eine Bindung eingehen können.
Der **Reaktionseffekt** ist die Antwort des Organismus auf die freigesetzten Mediatoren mit klinischen Symptomen.
Von besonderer Bedeutung sind die **Histaminrezeptoren**:
- Die H_1-Rezeptoren befinden sich auf glatten Muskelzellen, z. B. der Bronchusmuskulatur, aber auch auf Gefäßendothelzellen und sind verantwortlich für die Permeabilität, d. h. die Lockerung der Interzellularbrücken. Außerdem bewirken sie eine Darmkontraktion, Gefäßverengung bei Arterien über 80 µm Durchmesser und eine Dilatation kleinerer Arteriolen.
- Die H_2-Rezeptoren bewirken u. a. eine Hypersekretion (z. B. des Magens und der Bronchien), Dilatation kleinerer Blutgefäße, aber auch eine Tachykardie.

Symptome. Der Reaktionseffekt zeigt sich:
- im *Gewebe* als lokalisiertes Ödem (durch örtliche Gefäßdilatation und -permeabilität) oder als generalisierte vaskuläre Permeabilitätssteigerung mit massivem Flüssigkeitsverlust und Blutdruckabfall (bis zum lebensbedrohlichen Zustand)
- im *Respirationstrakt* als Atemnot bzw. Schweratmigkeit (Kontraktion der Bronchiolenmuskulatur, Schleimsekretion)
- im *Gastrointestinaltrakt* als Meteorismus, Koliken, Defäkationsdrang (Wirkung auf die Darmmuskulatur)
- im *Urogenitaltrakt* in Krämpfen und Urindrang (Wirkung auf die glatte Muskulatur)
- an der *Haut* als urtikarielles Exanthem mit Rötung und juckender Schwellung (Quaddelbildung).

Klinik. Wegen der Komplexität des anaphylaktischen Reaktionsmechanismus entstehen ganz verschiedenartige Krankheitsbilder, die klinisch unter der Bezeichnung **Atopie** (griech. *atopia* Ungewöhnlichkeit) zusammengefaßt werden: Urtikaria und Quincke-Ödem, Neurodermitis, Rhinitis allergica (insbesondere der Heuschnupfen=Pollinosis), allergisches Asthma bronchiale, Conjunctivitis allergica, Nahrungsmittelallergien, Medikamentenallergien (z. B. gegen Penizillin) sowie der anaphylaktische Schock. Etwa 10–15 % der Bevölkerung sind gegen bestimmte Allergene (Aero-, Nahrungsmittel-, anorganische Kontaktallergene, Insektentoxine, Medikamente etc.) sensibilisiert. Häufig verändert sich die allergische Reaktionslage im Laufe des Lebens, wobei die Sensibilisierung des Organismus zunimmt und das Spektrum der entsprechenden Allergene größer wird.

Ätiologie. Offensichtlich besteht das Wesen dieser Allergie in einer überschießenden Produktion von IgE-Antikörpern.

Eine **familiäre Disposition** (die Wahrscheinlichkeit, eine Allergie zu entwickeln, beträgt bei einem allergischen Elternteil 50 % und bei zwei allergischen Elternteilen 75 %) sowie **Umweltfaktoren**, d. h. unspezifische Reize, welche die Antikörperproduktion auslösen (engl. *„triggern"*) können, werden diskutiert.

Typ II-Reaktion

Reaktionsprinzip, vermittelt durch **humorale Ak**:

4.1.2 Zytotoxische Reaktion (Typ II)

Definition. Die *Überempfindlichkeitsreaktion Typ II* führt über frei zirkulierende (humorale) Antikörper zur Zerstörung körpereigener Zellen (z. B. auch Tumorzellen) und Gewebe. Voraussetzung für diese Immunreaktion sind Antigene, die sich auf oder in bestimmten Zellen sowie an Gewebestrukturen befinden. Humorale IgG- und IgM-Antikörper bilden mit diesen Antigenen Immunkomplexe, die eine Aktivierung des Komplementsystems bewirken und damit zur Auflösung Ag-beladener Zellen führen. Der Reaktionseffekt setzt ca. 3 Stunden nach der Antigenexposition ein, kann aber auch, je nach Art des Antigens, erst später (nach bis zu 3 Tagen) auftreten.

Ag auf Zellen und an Gewebestrukturen
↓
Immunkomplexe
↓
Komplementaktivierung
↓
Lysis
klinischer Effekt frühestens nach 3 Std.

4.1.2.1 Sensibilisierung, Aktivierung, Reaktionseffekt

Sensibilisierung

- Die **Sensibilisierung** des Immunsystems erfolgt durch den Erstkontakt mit dem Antigen, wobei *Plasmazellen* zur Produktion von *IgG-* und *IgM-Antikörpern* und deren Ausschleusung angeregt werden.

Antigenkontakt
↓
IgG-u. **IgM-Ak** aus **Plasmazellen**

Aber: Bei der *AB0-Blutgruppenunverträglichkeit* sind die Antikörper gegen die Blutgruppenantigene von Natur aus vorhanden.

Aktivierung
Ag-Ak-Komplexe
↓
Aktivierung des Komplementsystems

- Bei der **Aktivierung** kommt es zur Bildung von *Immunkomplexen* zwischen Antigenen und Antikörpern mit Stimulierung der T-Lymphozyten und Aktivierung des Komplementsystems. Diese Immunkomplexe bilden sich an den antigenbeladenen Zielzellen (z. B. Erythrozyten, Tumor-, Spenderorgan-, körpereigenen Zellen).

Reaktionseffekt

- Der **Reaktionseffekt**, d. h. die Zerstörung der Zielzellen, kann über folgende Mechanismen erfolgen:
  - Die Zellmembran (z. B. transfundierter Erythrozyten) wird durch die anhaftenden Immunkomplexe unter Mitwirkung des Komplements aufgelöst (Abb. 9–7).

1. Zytolyse durch die Immunkomplexe (u. Komplemente)

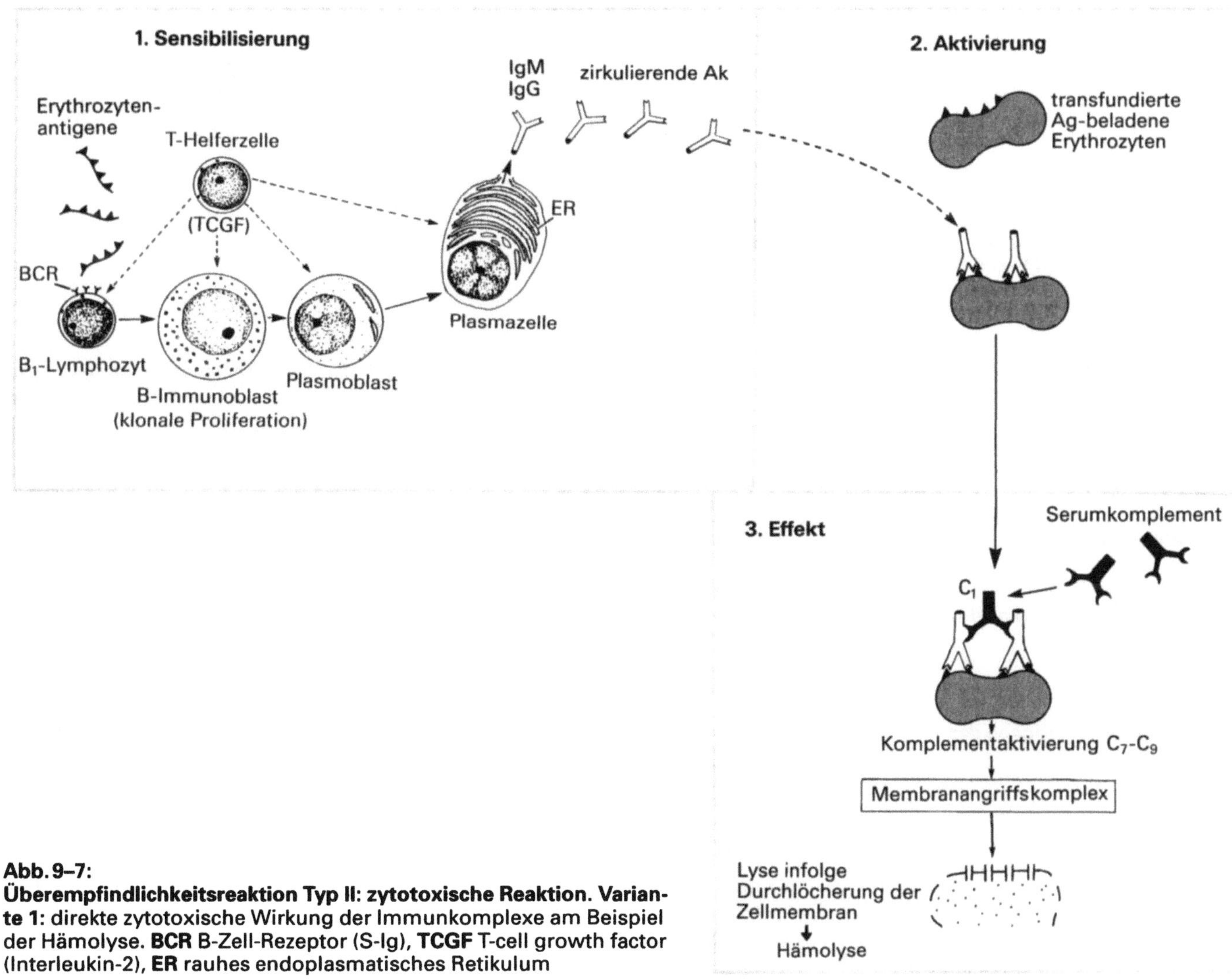

Abb. 9–7:
Überempfindlichkeitsreaktion Typ II: zytotoxische Reaktion. Variante 1: direkte zytotoxische Wirkung der Immunkomplexe am Beispiel der Hämolyse. **BCR** B-Zell-Rezeptor (S-Ig), **TCGF** T-cell growth factor (Interleukin-2), **ER** rauhes endoplasmatisches Retikulum

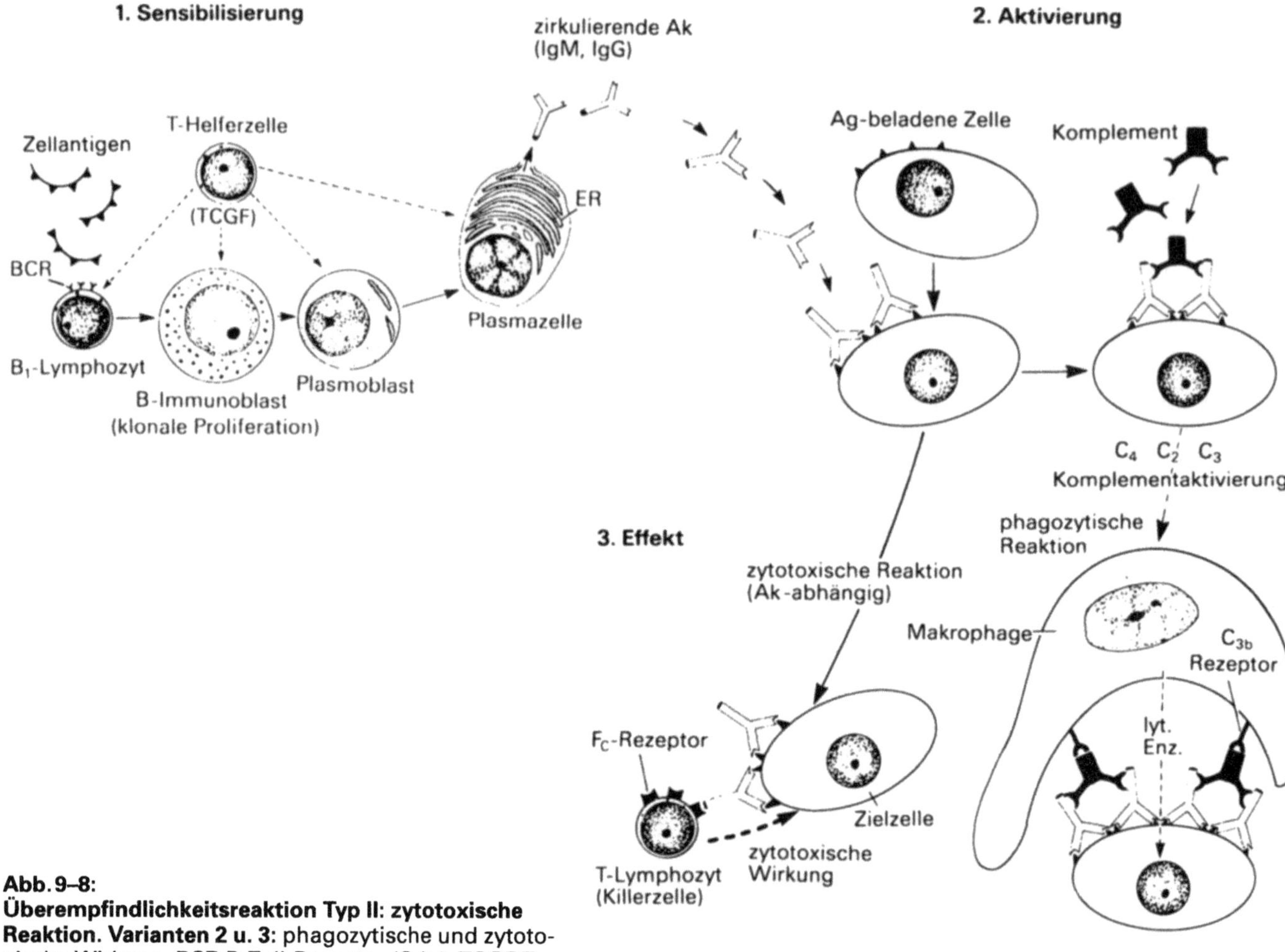

Abb. 9–8:
Überempfindlichkeitsreaktion Typ II: zytotoxische Reaktion. Varianten 2 u. 3: phagozytische und zytotoxische Wirkung. **BCR** B-Zell-Rezeptor (S-Ig), **TCGF** T-cell growth factor (Interleukin-2), **ER** rauhes endoplasmatisches Retikulum, **lyt. Enz.** lytische Enzyme

2. Makrophagie der opsonisierten Zellen

– Makrophagen töten die Zielzellen (z. B. Tumor-, Transplantatzellen), wenn diese durch Immunkomplexe (an ihrer Zellmembran) opsonisiert sind und dadurch die „Freßlust" der Makrophagen anregen.

3. Lysis durch T-Lymphozyten

– Opsonisierte Zielzellen können auch durch die zytotoxische Wirkung der T-Lymphozyten getötet werden (Abb. 9–8).

Auslösendes Ag

4.1.2.2 Auslösende Antigene

Auslöser der Typ II-Reaktion können sein:

- **Blutgruppenantigene des AB0-Systems**

• **Blutgruppenantigene.** Werden bei einer Bluttransfusion antigenbeladene Erythrozyten, gegen die der Empfänger humorale Antikörper gebildet hat, übertragen, kommt es zur Immunkomplexbildung und dadurch zur Zytolyse (Hämolyse) der transfundierten Erythrozyten.

- **Blutgruppenantigene des Rh-Systems**

Beispiele: Diese zytotoxische **Hämolyse** tritt z. B. bei der Übertragung von Erythrozyten der *Blutgruppe A* auf Empfänger mit der *Blutgruppe 0* auf. Es kommt zur Bindung von IgM-Anti-A-Antikörper an das A-Antigen und damit zur Zerstörung der Erythrozytenmembran mit Hämolyse. Ebenso verhält es bei einer **Rhesus-inkompatiblen Schwangerschaft** zwischen Mutter und Fetus bei einer Zweitschwangerschaft mit der Folge des **M. haemolyticus fetalis**.

- **Tumorantigene**

• **Tumorantigene.** Bestimmte bösartige Tumorzellen können durch das Immunsystem abgetötet werden.

- **Autoantigene** gegen:

• **Autoantigene.** Immunreaktionen können sich auch gegen *körpereigene Antigene* (Zellen, Zellbestandteile, Gewebesubstanzen) richten.

Beispiel: Autoantikörper vom IgG-Isotyp können sich gegen die Basalmembran der Nierenglomerula bilden und so eine Entzündung verursachen *(Anti-GBM-Nephritis)*.

– Basalmembran der Nierenglomerula

Weiterhin kann auch eine Kreuzreaktion gegen die Basalmembran der Lungenalveolen stattfinden, die das *Goodpasture-Syndrom* verursacht. Ebenfalls hierher gehört die *Myasthenia gravis* (zirkulierende Autoantikörper gegen Azetylcholinrezeptoren der motorischen Endplatten quergestreifter Muskelfasern).

– Kreuzreaktion = **Goodpasture-Syndrom**
– **Myasthenia gravis**

• **Tranplantatantigene.** Gegen Allotransplantate bildet der Empfängerorganismus humorale Antikörper, die durch Bindung an das Spendergewebe zur Transplantatabstoßung führen.

• **Tranplantatantigene**

• **Arzneimittelantigene.** Bestimmte Medikamente mit Antigeneigenschaften können zu einer Unverträglichkeitsreaktion führen (z. B. immunhämolytische Anämien).

• **Arzneimittelantigene:**
z. B. hämolytische Anämie

4.1.3 Immunkomplexreaktion (Typ III)

Typ III-Reaktion

Definition. Bei wiederholter parenteraler Zufuhr artfremder Eiweißkörper entstehen im Blut und anderen Körperflüssigkeiten zirkulierende Antigen-Antikörper-Komplexe, die sich in Blutgefäßen oder perivaskulär als Präzipitate ablagern und durch Aktivierung des Komplementsystems dort eine Entzündung hervorrufen. Der **Reaktionseffekt** tritt etwa 6–8 Stunden nach der Antigenexposition auf, und zwar lokal entweder unter dem Bild der *Arthus-Reaktion* oder generalisiert als sog. *Serumkrankheit.*

zirkulierende Ag-Ak-Komplexe
↓
+ Komplement
↓
Entzündung
klinischer Effekt nach ca. 6–8 Std. als:

4.1.3.1 Arthus-Reaktion

1. Arthus-Reaktion

Bei dieser von N. M. Arthus Anfang dieses Jahrhunderts entdeckten immunologischen Reaktion *(Arthus-Phänomen)* kommt es nach wiederholter intradermaler Injektion von artfremdem Serum zu einer **lokalen Gewebsschädigung**.

lokale Gewebsschädigung

Pathogenese. Durch parenterale Inkorporation eines artfremden Eiweißes wird das Immunsystem **sensibilisiert** (Abb. 9–9). Plasmazellen bilden IgG- und IgM-Antikörper und schleusen diese aus. Eine wiederholte Zufuhr desselben Eiweißes bewirkt die Bildung von Ag-Ak-Komplexen, welche die Komplementkaskade **aktivieren** (C3a und C5a). Der **Reaktionseffekt** zeigt sich – wie bei der Typ I-Reaktion – als eine Steigerung der Gefäßpermeabilität und damit als *Ödem*; zugleich werden chemotaktisch neutrophile Granulozyten angelockt. Diese Zellen setzen *lysosomale Enzyme* frei, die zur Gewebsschädigung bis hin zur Nekrose führen.

Pathogenese:
Ag = artfremdes Eiweiß
↓
IgG-
u. IgM-Ak
↓
Komplexbildung
↓
Komplementaktivierung
↓
Wirkung = Entzündung

4.1.3.2 Serumkrankheit

2. Serumkrankheit

Wenn eine Immunkomplexreaktion vom Arthus-Typ zu **generalisierten Krankheitserscheinungen** führt, spricht man von der Serumkrankheit.

generalisierte Reaktion

Pathogenese. Kleine Immunkomplexe können über die Niere ausgeschieden werden, mittelgroße lagern sich an die Endothelzellen an und bewirken die Immunreaktion (Abb. 9–9). Die zirkulierenden Komplementmoleküle (C1) sind in der Lage, anhand der spezifischen Abstände zwischen den freien Enden der Antikörper die Ag-Ak-Komplexe zu erkennen und sich zwischen diese Enden einzufügen (Resultat = Komplementbindung). Sodann erfolgt eine Aktivierung des Komplements entsprechend der Komplementkaskade (C3a und C5a) und die daraus resultierende Wirkung auf Entzündungszellen, Thrombozyten, Endothelzellen u. a. – kurz: sie lösen eine entzündliche Reaktion mit örtlicher Gefäß-und Gewebsläsion aus.

Pathogenese:

Komplement C1
↓
Komplementkaskade
↓
Wirkung: auf **Endothel** und **Gefäßwände** (vor allem schlingenartig angeordnete kleinere Gefäße)

> Da sich diese Immunkomplexe hauptsächlich in kleinen Arterien, Arteriolen und Kapillarschlingen, wie z. B. in den renalen Glomerula, der Synovia, den Lungenalveolen, dem Ziliarkörper und dem Stratum papillare der Haut, ablagern, manifestiert sich die Entzündung entsprechend als *Glomerulonephritis, rheumatoide Arthritis, Alveolitis, Iridiozyklitis, Polyarthritis, Dermatomyositis* oder *kutane Vaskulitis.*

klinische Krankheitsbilder

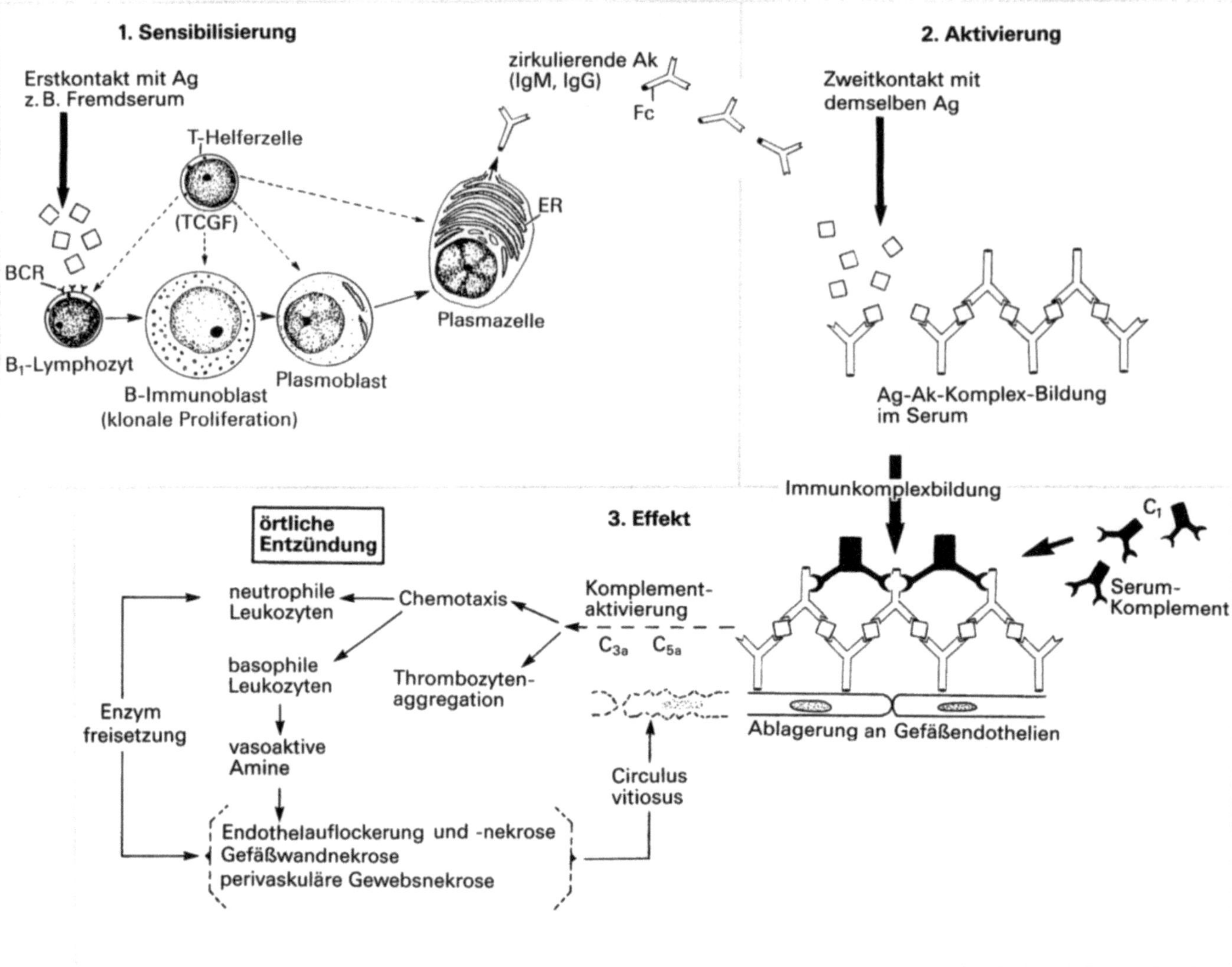

Abb. 9–9: Überempfindlichkeitsreaktion Typ III: Immunkomplexreaktion. BCR B-Zell-Rezeptor (S-Ig), **TCGF** T-cell growth factor (Interleukin-2), **ER** rauhes endoplasmatisches Retikulum

- **akute Serumkrankheit:**
- einmaliger Ag-Kontakt

Akute Serumkrankheit. Gelangt bei einer sensibilisierten Person nur *einmalig* eine große Antigenmenge ins Blut, dann kann sich das Krankheitsbild nach kurzer Entzündungsdauer spontan wieder zurückbilden.

- **akute Glomerulonephritis**

Beispiel: Die durch einen Streptokokkeninfekt ausgelöste **akute Glomerulonephritis.**

Durch das artfremde Serum (z.B. Injektion von Pferdeserum) wird beim menschlichen Empfänger eine Antikörperproduktion (IgG- und IgM-Immunglobuline) hervorgerufen.

- Impfreaktionen: heute selten

Das Auftreten der Serumkrankheit nach **Impfungen** hatte früher eine große Bedeutung und kommt heute nur noch selten vor. Die ursprünglich zur passiven Immunisierung von Krankheiten angewendete Impfung mit in Pferden produzierten Antisera führt nach wiederholter Injektion zu Fieber und ödematösen Rötungen an verschiedenen Körperteilen, Lymphknotenvergrößerung sowie schmerzhaften Gelenksschwellungen. Auch eine Nierenbeteiligung mit Entzündung der Glomerula wird beobachtet. Nach wiederholten Injektionen kommt es zu schneller Symptomzunahme bis hin zum Tod.

- **chronische Serumkrankheit:**
- jahrelanger Ag-Kontakt
- GN, rheumatoide Arthritis, Panarteriitis nodosa, Alveolitis

Chronische Serumkrankheit. Bei einem ständigen, über Monate oder Jahre anhaltenden Antigengehalt kommt es zu Immunkomplexablagerungen an den Gefäßendothelien in der Gefäßwand und perivaskulär: chronische bzw. systemische Verlaufsform der Typ III-Überempfindlichkeitsreaktion. Hierzu gehören klinisch: die perimembranöse und die membranoproliferative Glomerulonephritis, die rheumatoide Arthritis, die Panarteriitis nodosa sowie die fibrosierende Alveolitis.

Autoimmunkrankheit. Die Antigene können ständig neu von außen in den Körper gelangen oder aber durch körpereigene Zell- bzw. Gewebsbestandteile laufend gebildet werden (DNS-Antigene), wie das bei der chronischen Autoimmunkrankheit (systemischer Lupus erythematodes, s. u.) der Fall ist.

Autoimmunkrankheit
- z. B. systemischer Lupus erythematodes

4.1.4 Zellvermittelte Immunreaktion (Typ IV)

Typ IV-Reaktion = Spättyp

Definition. Dieser Typ der Immunreaktion wird durch sensibilisierte und aktivierte T-Lymphozyten vermittelt, deren Lymphokine das Monozyten-Makrophagen-System aktivieren (durch den Makrophagen-Aktivierungs-Faktor MAF) und damit die Gewebeschädigung verursachen (Abb. 9–10). Die Immunreaktion setzt i. d. R. mit einer Verzögerung von 1–3 Tagen ein (daher auch: *Überempfindlichkeitsreaktion vom Spättyp*).

T-Zell-vermittelte Immunreaktion
↓
Lymphokine
↓
Monozyten-Makrophagen-System

Gell und *Coombs* haben, als sie die 4 Reaktionstypen bildeten (1963), den Typ IV jenen Immunreaktionen vorbehalten, die erst mehr als 12 Stunden nach der Allergenexposition einsetzen. Als Kriterium diente allein der späte Zeitpunkt der Immunreaktion („delayed response") und nicht die Pathogenese, die zu jener Zeit noch weitgehend unbekannt war. Daher fallen hierunter Reaktionen mit heterogenen histologischen Bildern.

Nach heutiger Kenntnis lassen sich *4 Subtypen* der zellvermittelten Immunreaktion unterscheiden:

4 Subtypen:

- **Kontaktallergie.** Diese äußert sich als *lokales Kontaktekzem*, das bei einer entsprechenden Sensibilisierung spätestens 24 Stunden nach Hautkontakt mit dem Allergen auftritt. Die allergieauslösenden Stoffe (sog. Haptene wie Nikkel, Acrylate und bestimmte im Gummi vorkommende Chemikalien) verbinden sich mit epidermalen Zellproteinen und gewinnen dadurch erst ihre Antigenität. Diese Hapten-Protein-Konjugate werden von den Langerhans-Zellen des Epithels (= dendritische Histiozyten bzw. Makrophagen) aufgenommen, „verändert" und den T_1-Lymphozyten in der Haut oder den regionalen Lymphknoten zur Antigenerkennung präsentiert. Es folgt eine klonale Proliferation dieser T-Zellen, sodann die Freisetzung ihrer Lymphokine. Diese bewirken die Migration der Monozyten, d. h. den Austritt aus den Blutgefäßen und die Wanderung an den Ort der Lymphokinfreisetzung. Dadurch entsteht ein dichtes „entzündliches mononukleäres" Hautinfiltrat. Klinisch führt diese Reaktion zum *Hautekzem* mit allen seinen Symptomen.

1. Kontaktallergie
lokales Kontaktekzem der Haut
Haptene + epidermales Zellprotein
↓
Antigen
↓
Langerhans-Zellen
↓
T_1-Lymphozyten
↓
Klonierung
↓
Freisetzung der Lymphokine
↓
entzündliches Infiltrat

Klinische Bedeutung. Das Kontaktekzem (auch: *Kontaktdermatitis*) gehört zu den häufigen exogen verursachten entzündlichen Hauterkrankungen, deren

klinisch: **Kontaktdermatitis:** Blasen, Nekrosen

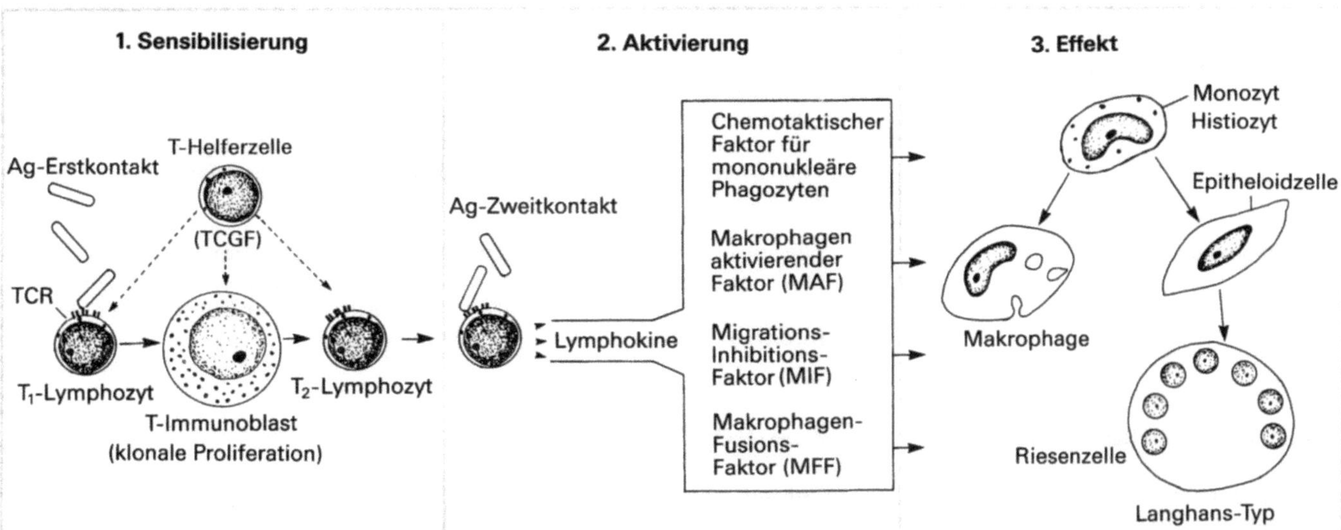

Abb. 9–10: Überempfindlichkeitsreaktion Typ IV: zellvermittelte Immunreaktion am Beispiel der Granulombildung. **TCR** T-Zell-Rezeptor, **TCGF** T-cell growth factor (Interleukin-2)

auslösende Stoffe:
- Metalle
- Kunststoffe

auslösende Substanzen sowohl anorganische (Metalle, z.B. beim Modeschmuck) als auch organische Stoffe oder Kunststoffe sein können. Blasen, Flüssigkeitsaustritt (nässendes Ekzem) und flächenhafte Nekrosen entstehen.

Der Nachweis einer Kontakthypersensitivität erfolgt mit dem sog. *Pflastertest*, bei dem geringe Mengen des verdächtigen Antigens auf die Haut aufgebracht werden. Bei bestehender Sensibilisierung entwickelt sich nach ca. 48–72 Stunden eine lokale Rötung und Schwellung der Haut.

2. Tuberkulinreaktion

⇨

• **Tuberkulinreaktion.** Nach subkutaner Injektion von Tuberkulinen (Lipoprotein-Antigenen, die aus Tuberkelbakterien isoliert wurden) tritt bei entsprechend sensibilisierten Personen (Tbc-Kranke, mit BCG Geimpfte) nach ca. *24 Stunden* an der Injektionsstelle ein **Hautinfiltrat** mit Verhärtung und Schwellung auf, die ca. *48–72 Stunden* nach der Injektion ihren Höhepunkt erreicht **(Tuberkulintest).**

Histologisch findet sich ein dichtes rundzelliges Infiltrat von hauptsächlich Lymphozyten (50 %), aber auch Monozyten. Granulozyten sind uncharakteristisch. Es kann auch zur weiteren Umwandlung der Monozyten/Histiozyten in Epitheloidzellen kommen, vor allem, wenn die Antigenwirkung im Gewebe länger andauert.

Klinische Bedeutung. Diese – erstmals von R. Koch beschriebene – Reaktion ist auch heute noch von klinisch-diagnostischer Bedeutung für die Tbc-Erkennung *(Tuberkulintest).*

3. granulomatöse Reaktion

Antigenwirkung über längere Zeit
↓
nach mindestens 14 Tagen: **epitheloidzellige Granulombildung**

• **Granulomatöse Reaktion.** Diese Reaktion hat von den 4 Reaktionen die größte klinische Bedeutung. Sie äußert sich als eine *Haut-* bzw. *Gewebsverhärtung* infolge einer epitheloidzelligen Granulombildung. Wenn das Antigen über längere Zeit am Ort bestehen bleibt (z.B. in Makrophagen), also ein „kontinuierlicher Antigenstimulus" vorliegt – wie bei Mykobakterien (M. tuberculosis, M. leprae), aber auch bei anderen Erregern, kommt es zur spezifischen granulomatösen Reaktion: Die durch Lymphokine der aktivierten T-Zellen angelockten Monozyten/Histiozyten werden in Epitheloidzellen und mehrkernige Riesenzellen (vom Langhans-Typ) umgewandelt. Die Bildung eines epitheloidzelligen Granuloms benötigt mindestens 14 Tage (Abb. 9–10).

klinische Bedeutung

⇨

Klinische Bedeutung. Die granulomatöse Reaktion (Typ IV) stellt das Grundprinzip der morphologischen Veränderungen bei der Tuberkulose, Lepra und vielen anderen Krankheitsbildern mit granulomatösen Organ- und Gewebsveränderungen dar, die durch verschiedenartige Erreger wie Mykobakterien, Parasiten, Pilze und sogar Viren verursacht werden können.

4. Jones-Mote-Reaktion

• **Jones-Mote-Reaktion.** Diese Reaktion hat eine *tierexperimentelle* Bedeutung. Wird einem Meerschweinchen ein lösliches Antigen, z.B. Eialbumin, mit Freund'schem inkomplettem Adjuvans (FIA) max. 7–10 Tage nach dem Erstkontakt in die Haut injiziert, dann tritt ca. 24 Stunden nach der Zweitinjektion an der Injektionsstelle eine *lokale Entzündungsreaktion* mit Hautschwellung ein. Histologisch findet sich ein subepidermales Infiltrat von Basophilen.

Praxishinweis

⇨

Die im Einzelfall auftretenden Immunreaktionen lassen sich nicht immer eindeutig nur *einem* Typ der Überempfindlichkeitsreaktionen zuordnen. Häufig sind die Reaktionsabläufe komplexer Natur, an der mehrere Reaktionstypen gleichzeitig beteiligt sind.

Autoimmunkrankheiten (AIK)

4.2 Autoimmunkrankheiten

permanente Immunreaktion gegen den eigenen Organismus

Definition. Den Autoimmunkrankheiten **(AIK)** liegen permanente *zellulär* oder *humoral vermittelte Immunreaktionen* gegen körpereigene Zell- und Gewebselemente zugrunde.

Pathogenese
- **normal: Immuntoleranz**

Pathogenese. Gegen körpereigene Zellen und Gewebe besteht normalerweise eine *Immuntoleranz*. Unter bislang noch ungeklärten Umständen können jedoch bei einigen Personen Autoimmunreaktionen auftreten. Dabei werden bestimmte Zell- und Gewebebestandteile des Organismus quasi als „fremd" **(Autoantigene)** erkannt und vom Immunsystem durch zellständige oder humorale Autoantikörper eliminiert. Die Immunreaktion richtet sich hier also gegen vermeintlich schädliche Zellbestandteile und -produkte des eigenen Körpers; daher spricht man auch von einer **Autoaggression** und entsprechend von Autoaggressionskrankheiten.

- **pathologisch:** Immunreaktion gegen eigene Zellen und Gewebe = **Autoantigene**
- Reaktion gegen eigenes Gewebe = **Autoaggression**

Theoretisch kommen *3 Möglichkeiten* in Betracht:

- **Fehlleistungen im Erkennungsdienst des Immunsystems.** Wie man zeigen konnte, finden sich bereits im gesunden Organismus bestimmte Lymphozytenpopulationen, die gegen körpereigene Substrate gerichtet sind (z. B. gegen das Thyreoglobulin der körpereigenen Schilddrüse). Da sich hieraus nur in Ausnahmefällen eine Krankheit (z. B. Autoimmunthyreoiditis) entwickelt, müssen im Immunsystem bestimmte Kontrollmechanismen eingebaut sein, die eine derartige selbstzerstörende Reaktion verhindern. Man nimmt an, daß die Aktivität der „autoreaktiven" Zellen (T- und B-Lymphozyten) durch ein besonderes System von Suppressorzellen unterdrückt wird. Erst wenn ein Defekt im *gesamten Komplex der T-Suppressorzellen* oder eine *gesteigerte Aktivität der Effektorzellen* auftritt, kann sich eine Autoimmunkrankheit entwickeln.

3 pathogenetische Hypothesen:
1. Fehler im Erkennungsdienst
- **normal:** Unterdrückung der autoreaktiven Lymphozyten durch T-Suppressorzellen
- **pathologisch:** Defekt im T-Suppressorsystem oder gesteigerte Aktivität der Effektorzellen → AIK

- **Änderung der biochemischen Eigenschaften des Substrats.** Bei einigen Autoimmunerkrankungen läßt sich eine *Schädigung der Substratzellen* nachweisen, z. B. durch eine vorausgegangene Virusinfektion. Auch *Mikrotraumen* und *genetisch bedingte Substratveränderungen* kommen hier in Betracht.

2. Änderung der Substrateigenschaft
z. B. Infektionen

- **Zusammenwirken mehrerer Faktoren bei der Krankheitsentstehung.** Da nicht alle Phänomene der bisher bekannten Autoimmunkrankheiten sich durch die 1. oder 2. Hypothese allein erklären lassen, wird *heute* angenommen, daß erst das Zusammenwirken *mehrerer Faktoren* zur Realisation dieser Krankheit führt. In diesem Zusammenhang werden mikrobielle und chemische Einflüsse, genetische Faktoren, aber auch immunologische Kreuzreaktionen diskutiert.

Für die Annahme einer *multifaktoriellen Ursache* spricht auch die Tatsache, daß eine AIK meist nicht isoliert, sondern mit anderen Kranheiten aus dieser Gruppe vergesellschaftet auftritt. Offensichtlich sind nicht alle Faktoren, die zu einer AIK führen, primär vorhanden, sondern treten erst im Laufe des Lebens auf. Dafür würde sprechen, daß sich die AIK i. d. R. erst nach dem 20. Lebensjahr manifestieren und im Laufe des Lebens an Schwere zunehmen.

Genetische Untersuchungen zeigen, daß auch ein **Erbfaktor** für Autoimmunkrankheiten existiert. So konnten z. B. bei fast allen Mitgliedern einer Familie mit Autoimmungastritis zugleich auch Autoantikörper gegen Thyreoglobulin nachgewiesen werden. Viele AIK sind HLA-D/DR-Antigen-assoziiert (Tab. 9-2).

3. multifaktoriell:
- **chemische Einflüsse + Infektionen + genetische Faktoren + Kreuzreaktionen**
- **AIK i. d. R. vergesellschaftet mit anderen AIK**
- **Erbfaktor für AIK**
- **familiäre Häufung**

Tab. 9-2. HLA-assoziierte Autoimmunkrankheiten

HLA-Antigen	**Autoimmunkrankheit**
HLA-DR2-Antigen	Goodpasture-Syndrom, Multiple Sklerose
HLA-DR3-Antigen	M. Addison, M. Basedow, Myasthenia gravis, Typ I-Diabetes, Sjögren-Syndrom
HLA-DR4-Antigen	Pemphigus-Gruppe, rheumatoide Arthritis
HLA-DR5-Antigen	Struma Hashimoto, perniziöse Anämie

Abgrenzung der AIK. Bei jeder *Entzündung* sind die immunologischen Reaktionen die entscheidenden pathogenetischen Faktoren. Die einzelnen Entzündungsformen werden lediglich von der *Art der Antigene* und vom *Typ der Immunantwort* bestimmt. Dabei kommt es i. d. R. auch zu humoralen oder zellständigen Immunreaktionen gegen ganz verschiedene Zell- und Gewebselemente, die meist durch mikrobiell induzierte Kreuzreaktionen verursacht werden. Dieser zu den Grundphänomenen gehörige Immunmechanismus spielt auch bei vielen AIK eine Rolle.

Abgrenzung der AIK:
- gegen Entzündungskrankheiten

> Die *AIK* unterscheiden sich von *anderen Entzündungskrankheiten* jedoch dadurch, daß sie sich ungeachtet einer möglichen primären exogenen Teilursache zeitlebens durch einen **Autoimmunmechanismus** selbst – also ohne weitere äußere Einflüsse – unterhalten.

- **AIK und andere Entzündungskrankheiten**

⇐

Einteilung der AIK:
mehr als 30 AIK werden unterteilt in
- **organspezifisch** und
- **systemisch**

Einteilung. Die mehr als 30 bekannten AIK werden in *2 Gruppen* unterteilt, wobei sich das Einteilungsprinzip nach der Lokalisation bzw. der Ausbreitung der Erkrankung richtet. Man unterscheidet zwischen *organspezifischen* und nicht-organspezifischen *(systemischen)* AIK.

Als Prototyp für erstere gilt die **Struma Hashimoto**, ein Beispiel für eine generalisierte AIK ist der **systemische Lupus erythematodes.**

Organspezifische AIK

4.2.1 Organspezifische Autoimmunkrankheiten

1 Organ betroffen
- **Schilddrüse:**
- **Hashimoto-Thyreoiditis:** Autoantikörper zerstören Thyreozyten

Hierzu gehören jene AIK, die sich in *einem Organ* manifestieren:
- **Schilddrüse:** Typischer Vertreter dieser Gruppe ist die 1912 von Hashimoto beschriebene *Struma lymphomatosa.* Bei dieser auch als **Hashimoto-Thyreoiditis** bezeichneten Schilddrüsenerkrankung richten sich die Autoantikörper gegen das Hormon Thyreoglobulin, die TSH-Rezeptoren und die Zellorganellen der Thyreozyten. Durch die „Aggression" der Effektorzellen gegen diese Antikörper werden die Thyreozyten attackiert und zerstört.

- **M. Basedow**
- **primäres Myxödem**

Hierher gehören noch 2 weitere AIK: der **M. Basedow**, bei dem sich die Autoantikörper gegen die TSH-Rezeptoren richten, und das **primäre Myxödem.**

- **Nebennieren:**
- **M. Addison**

- **Nebennieren:** Richtet sich die Autoimmunreaktion gegen Zellbestandteile der Nebennierenrinde, kommt es zur *Autoimmunadrenalitis* und schließlich zum Vollbild des *M. Addison.*

- **Pankreas:**
- **Typ I-Diabetes**

- **Pankreas:** Beim Typ I-Diabetes handelt es sich um eine Autoaggression gegen Inselzellen des Pankreas und zugleich um eine Blockade der Insulinrezeptoren.

- **Magen:**
- **Typ A-Gastritis** → perniziöse Anämie

- **Magen:** Autoantikörper gegen Belegzellen verursachen eine atrophische Gastritis *(Typ A-Gastritis).* Zugleich kommt es infolge einer Immunreaktion gegen den „intrinsic factor" für Vitamin B_{12} auch zur *perniziösen Anämie.*

- **Skelettmuskulatur:**
- **Myasthenia gravis**

- **Skelettmuskulatur:** Werden gegen Azetylcholinrezeptoren blockierende Autoantikörper gebildet, dann wird dadurch im Bereich der motorischen Endplatten die neuromuskuläre Transmitterübertragung wirkungslos; es entsteht die *Myasthenia gravis.*

- **Haut:**
- **Pemphigus-Gruppe**

- **Haut:** Hierher gehören die Krankheitsbilder der *Pemphigus-Gruppe.* Beim *Pemphigus vulgaris* richten sich die Autoantikörper gegen Desmosomen der Epidermis-Epithelzellen, beim *Pemphigoid* gegen die Basalmembran des Epithels.

- **Hoden:**
- **granulomatöse Orchitis**
- **Prostata:**
- **granulomatöse Prostatitis**

- **Hoden, Prostata:** Im Hoden kann als Folge einer Autoantikörperbildung (gegen die Tubuli) eine granulomatöse Entzündung, die *granulomatöse Orchitis*, auftreten. In der Prostata gibt es ein ähnliches Phänomen: die *granulomatöse Prostatitis*; hier richtet sich die Autoimmunreaktion gegen die Drüsenzellen.

- **blutbildendes Mark:**
- **autoimmunhämolytische Anämie**
- **M. Werlhof**

- **Blutbildendes Mark:** Hier sind die *autoimmunhämolytische Anämie* mit der Autoantikörperbildung gegen Erythrozyten sowie der *M. Werlhof* mit der Autoimmunreaktion gegen Thrombozyten und auch Erythrozyten zu nennen.

- **Leber:**
- **HBs-Ag-negative Hepatitis**
- **primäre biliäre Zirrhose**
- **kryptogene Zirrhose**

- **Leber:** Bei der *autoimmunen Hepatitis* werden Autoantikörper gegen Leberzellmembranen gebildet. Bei der *primären biliären Zirrhose* lassen sich Autoantikörper z.B. gegen Mitochondrien, sog. antimitochondriale Antikörper (AMA), der Gallengangsepithelien nachweisen.

ätiologisch nicht geklärte AIK

Verschiedene andere ätiologisch noch nicht ausreichend geklärte Organkrankheiten, wie z.B. die *Multiple Sklerose*, die *Colitis ulcerosa* und der *M. Crohn*, werden von manchen Autoren ebenfalls als organspezifische AIK gedeutet.

Systemische AIK

4.2.2 Systemische Autoimmunkrankheiten

> 1 Organ betroffen

⇒

> Richten sich die Autoimmunreaktionen gegen **ubiquitär** im Körper vorkommende Zell- und Gewebekomponenten, dann befällt die jeweilige AIK *mehrere Organe* oder tritt als *generalisierte Krankheit* auf.

- **Sjögren-Syndrom:**
- Epithelien von Drüsenausführungsgängen

- Dem **Sjögren-Syndrom** liegt im wesentlichen eine *zytotoxische Autoimmunreaktion gegen Epithelzellen* der Ausführungsgänge bestimmter seröser Drüsen (z.B. Tränen- und Mundspeicheldrüsen) zugrunde.

• Das **Goodpasture-Syndrom** ist eine Erkrankung der Nierenglomerula und zugleich der Lungenalveolen. Es findet seine Erklärung in einer *Kreuzreaktion* gegen die Basalmembran der Glomerula, die zur *Glomerulonephritis* führt, und gegen die Basalmembran der Lungenalveolen, vor allem der Lungenkapillaren (s. Abb. 18–1 S. 311), mit der Folge eines *hämorrhagischen Lungenödems.*

• **Goodpasture-Syndrom:**
- Auto-Ak gegen Basalmembranen von Glomerula und Lungenkapillaren

• **Rheumatoide Arthritis** (syn. *progredient chronische Polyarthritis* = **PCP**). Am Anfang dieser Krankheit steht möglicherweise eine bakterielle Infektion, die den Autoimmunprozeß einleitet. Von den Plasmazellinfiltraten der Synovialhäute werden dann *Immunglobuline* (z. B. IgM) gebildet, die sich serologisch als sog. Rheumafaktoren nachweisen lassen. Sie fungieren als *Autoantikörper gegen körpereigenes IgG* und bilden mit diesen Immunkomplexe. Desweiteren werden bei dieser AIK auch Autoantikörper gegen Zellkerne und gegen Kollagen (insbesondere Typ II-Kollagen) gebildet.

• **rheumatoide Arthritis = PCP:**
Infektion → Synovia-IgM ↑ = **Autoantikörper** gegen:
- IgG-Immunkomplexe
- Zellkerne
- Kollagen

Das **rheumatische Fieber** sollte streng genommen nicht als AIK klassifiziert werden. Bei diesem handelt es sich um immunologische Kreuzreaktionen gegen Kapselsubstanzen der β-hämolysierenden Streptokokken (der Gruppe A) einerseits und anderseits gegen Membranbestandteile der Herzmuskelzellen sowie glatte Muskelzellen und Endothelzellen der Blutgefäße, gegen Glykoproteine der Herzklappen und gegen Proteoglykane der Gelenkknorpel. Diese immunologische Reaktion unterhält sich i. d. R. *nicht permanent selbst*, sondern bedarf immer wieder neuer exogener Antigenkontakte. Die Krankheit verläuft daher auch nicht schleichend, sondern in akuten Schüben, die typischerweise etwa 2 Wochen nach erneutem Antigenkontakt (Streptokokkenreinfektion) auftreten und sich an den großen Gelenken, am Herzen, an der Uvea des Auges und an den Glomerula der Nieren manifestieren.

keine AIK: rheumatisches Fieber

• **Dermatomyositis.** Haut und Skelettmuskulatur sind entzündlich verändert. Es finden sich *Autoantikörper gegen Myoglobin* und *gegen Kernsubstanzen.* Desweiteren agieren autosensitive T-Lymphozyten gegen Skelettmuskelfasern. Bei Patienten mit dieser AIK lassen sich auch Antikörper gegen Coxsakkie-B-Viren und Hepatitis-B-Viren nachweisen.

• **Dermatomyositis:** Auto-Ak gegen
- Myoglobin
- Kernsubstanzen

• Die **Polymyositis** gehört zur Dermatomyositis, wobei hier die Hautveränderungen fehlen.

• **Polymyositis:** wie Dermatomyositis

• Die **Sklerodermie** (auch: *progressive systemische Sklerose*) ist eine AIK des Bindegewebes, die im kutanen Gefäßbindegewebe beginnt und allmählich auf innere Organe übergreift.

• **Sklerodermie:** Bindegewebserkrankung

• Der **systemische Lupus erythematodes (SLE)**, auch *L. E. disseminatus* genannt, ist zwar insgesamt selten, aber für das Verständnis der Pathogenese systemischer AIK sehr wichtig.
Beim SLE besteht eine erbliche Prädisposition. Die Krankheit tritt gehäuft bei Frauen auf und wird meist erst zwischen dem 20. und 50. Lebensjahr manifest. Unbehandelt ist ihr Verlauf deutlich progredient. Charakteristisch ist die Bildung zahlreicher *Autoantikörper gegen Bestandteile des Zellkerns* (vor allem

• **systemischer Lupus erythematodes (SLE):**
- erblich
- weiblich > männlich
- zwischen 20. u. 50. Lebensjahr
- Autoantikörper gegen Zellkerne der Leukozyten

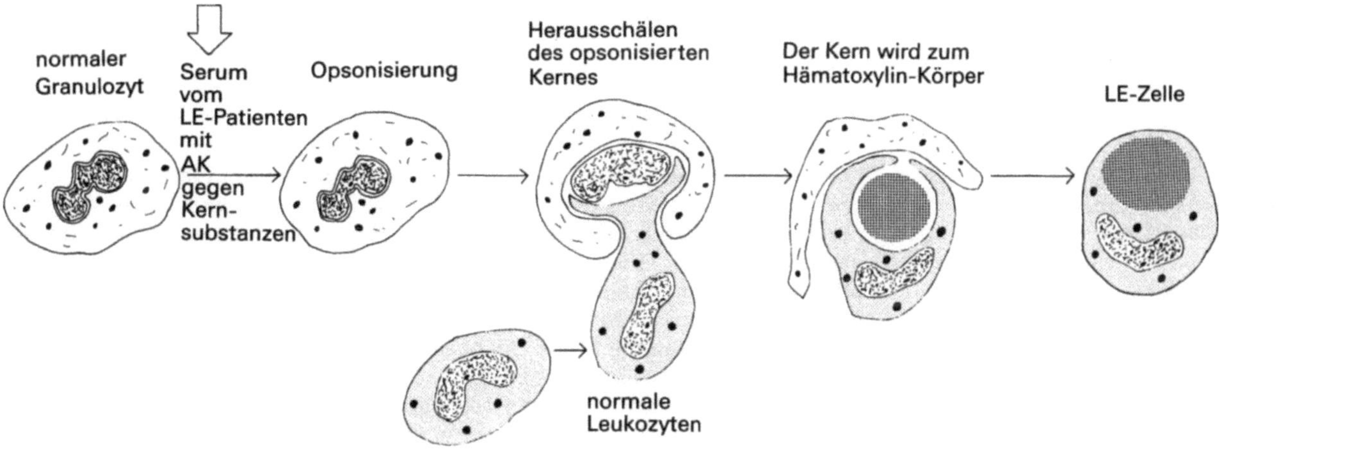

Abb. 9–11: Bildung einer LE-Zelle (sog. LE-Phänomen)

gegen *ds DNS* und *ss DNS*), aber auch gegen Histone und Non-Histone. Diese Autoantikörper sind gegen die Kerne der Leukozyten gerichtet. Bei der immunologischen Reaktion werden auch die DNS-Rezeptoren an der Kernmembran zerstört, so daß diese Kerne nicht voll phagozytiert und abgebaut werden können. Sie bleiben als basophile homogene rundliche Körper (sog. Hämatoxylinkörper) in den Leukozyten liegen und sind mikroskopisch im Blutausstrich (selten auch im Gewebe) erkennbar. Man spricht dann von einer *LE-Zelle*. Das Herausschälen von Leukozytenkernen durch Granulozyten wird als *LE-Phänomen* bezeichnet (Abb. 9–11).

- Hämatoxylinkörper
- LE-Zelle
- **LE-Phänomen**
- LE-Test

Dieses einmalige und für den LE spezifische Phänomen hat man sich früher im klinischen Labor diagnostisch zunutze gemacht. Die, heute nicht mehr angewendete, Methode beruht auf der in vitro-Erzeugung von LE-Zellen, indem Serum bzw. Plasma von LE-Patienten mit Blut von Gesunden vermischt wird. Konnten dabei im Mikroskop LE-Zellen nachgewiesen werden, war der *LE-Test* positiv.

- Immunkomplexe → Endothel → **Gefäßverschluß**

Die zirkulierenden *antinukleären* Antikörper bilden zugleich mit den körpereigenen Immunglobulinen *Immunkomplexe*, die sich an den Gefäßendothelien bestimmter (prädisponierter) Körperregionen ablagern, Komplement aktivieren und – entsprechend der Typ III-Hypersensitivitätsreaktion – entzündliche, meist sogar fibrinoid-nekrotisierende Gefäßreaktionen verursachen.

> Im Verlauf des SLE kommt es zum **Verschluß der Gefäße** mit allen Folgeerscheinungen für das betroffene Organ:
> – zur multilokulär auftretenden *Immunvaskulitis*, *Glomerulonephritis*
> – *Endokarditis Libman-Sachs*
> – zu *arthritischen Gelenkveränderungen*.
> Wegen der Progredienz der Erkrankung ist die *Prognose* schlecht.

- **diskoider Lupus erythematodes**
- **Sharp-Syndrom:** SEL + Slerodermie + Dermatomyositis

Kollagenosen: obsoleter Begriff

• Der **diskoide Lupus erythematodes** wird als *kutane Form des SLE* betrachtet.
• Das **Sharp-Syndrom** stellt eine Kombination von Lupus erythematodes, Sklerodermie und Dermatomyositis dar.

Die systemischen AIK – mit Ausnahme des Goodpasture-Syndroms – werden auch zu den sog. **Kollagenosen** gerechnet. Dieser noch aus der älteren Medizin stammende Begriff trifft nach neueren immunologischen Kenntnissen allerhöchstens noch für jene Erkrankungen zu, bei denen die Reaktionen überwiegend gegen Kollagen gerichtet sind. Der Begriff sollte aufgegeben werden.

Immundefektsyndrome

4.3 Immundefektsyndrome

Infektimmunopathie: Krankheiten ohne Immunantwort

zu unterscheiden:
- **angeborene**
- **erworbene Defekte**

Definition. Dieser Begriff bezeichnet Krankheitsbilder mit *mangelhafter* oder *fehlender Immunantwort* infolge tiefgreifender Störungen im B- oder T-Zell-System. Da klinisch eine Infektabwehrschwäche im Vordergrund steht, wird auch die Bezeichnung *Infektimmunopathie* verwendet.
Ätiologisch und pathogenetisch werden *angeborene* (primäre) und *erworbene* (sekundäre) B- und T-Zell-Defekte unterschieden.

Primäre Immundefekte

4.3.1 Angeborene Immundefekte

1. B-Zell-Defekte

4.3.1.1 Angeborene B-Zell-Defekte

→ humoraler Antikörpermangel = Agammaglobulinämie

Symptome: erst 1/2 Jahr postnatal

- **Bruton-Syndrom**

Da sich aus B-Lymphozyten die immunglobulinbildenden Plasmazellen differenzieren, führen Störungen in diesem Zellsystem zum **humoralen Antikörpermangel**. Klinisch läßt sich daher eine **Hypo-** oder **Agammaglobulinämie** nachweisen. Die ersten Krankheitssymptome, die sich i. d. R. als bakterielle Infektionen äußern, treten typischerweise erst 1/2 Jahr nach der Geburt auf (also nachdem die von der Mutter diaplazentar in das Blut des Feten gelangten Immunglobuline allmählich verbraucht sind).
• Das wichtigste Krankheitsbild dieser Gruppe ist das **Bruton-Syndrom**, eine X-chromosomal-rezessiv vererbbare Agammaglobulinämie, die nur bei Knaben manifest wird. Es handelt sich um einen *Gendefekt*, der zur Reifungsstörung der B-Vorläuferzellen führt. Histologisch ist erkennbar, daß die Sekun-

därfollikel in den lymphatischen Organen nicht entwickelt, die T-Zonen jedoch intakt sind. Im peripheren Blut besteht keine Lymphopenie. Der Immunglobulin-Serumspiegel ist stark gesenkt. Die Kinder zeigen eine deutliche Infektabwehrschwäche, die sich in rezidivierenden, meist bakteriellen Infektionen des Respirationstrakts äußert.

Gendefekt
↓
Reifungsstörung der B-Vorläuferzellen
↓
keine Sekundärfollikel
Immunglobulinspiegel ↓
↓
Infektanfälligkeit

• Der **familiäre IgA-Mangel** ist der *häufigste* angeborene Immundefekt. Infolge einer Störung der B_2-Lymphozyten bzw. der Plasmazellen, möglicherweise aber auch der T-Helferzellen, kommt es zur Verminderung der IgA-Produktion. In schweren Fällen kann dieses Immunglobulin ganz fehlen. Typischerweise bleiben die Immunglobuline der anderen Klassen dabei normal (daher auch die Bezeichnung: *isolierter IgA-Mangel*). Die zellvermittelte Immunität ist intakt. Der Defekt wird autosomal-rezessiv vererbt. Er wird auch bei einer Anomalie des Chromosom 18 beobachtet. Morphologische Veränderungen im Bereich der lymphatischen Organe fehlen.

• **familiärer IgA-Mangel**
- Störung der B_2-Lymphozyten
- IgA-Produktion vermindert
- isolierter IgA-Mangel

Die Patienten leiden an rezidivierenden Infektionen der Luftwege oder an Sprue-artigen Durchfallerkrankungen. Es können auch allergische Krankheitsbilder oder Autoimmunkrankheiten auftreten. Symptomlose Verläufe werden ebenfalls beobachtet.

• Die **transitorische Hypogammaglobulinämie** ist eine Folge der Isoimmunisierung der Mutter gegen fetales IgG.

4.3.1.2 Angeborene T-Zell-Defekte

2. T-Zell-Defekte

Diese Immundefekte führen ebenfalls zu gehäuften Infektionskrankheiten: vor allem zu Virus- und Pilz-, seltener zu bakteriellen Infektionen, wobei sich keine Abweichungen im Immunglobulinspiegel des Serums nachweisen lassen. Die Störungen betreffen also nur das T-Lymphozyten-System.

verursachen Infektionskrankheiten

• Das **DiGeorge-Syndrom** ist eine seltene Fehlbildung im Bereich der 3. und 4. Schlundtasche mit Aplasie des Thymus und der Nebenschilddrüsen, Herzfehlern u.a. Wegen des nicht vorhandenen – oder nur rudimentär angelegten – Thymuskörpers können hierbei die T-Lymphozyten nicht reifen und folglich auch nicht die T-Zonen in den lymphatischen Organen (z.B. Lymphknoten) besiedeln. Hieraus resultiert die *Infektimmunopathie.*

• **DiGeorge-Syndrom**
Fehlbildung der 3. u. 4. Schlundtasche mit Thymusagenesie
↓
fehlende Reifung der T-Lymphozyten
Folge: Infektimmunopathie

• Beim **Nézelof-Syndrom** liegt ein autosomal-rezessiv vererbbarer T-Lymphozyten-Mangel und eine Verminderung der Autoantikörper vor. Es findet sich eine Dysplasie des Thymus mit Fehlen der Hassall-Körperchen. Die Krankheit manifestiert sich erst im 6. Lebensmonat und zeigt sich besonders in Diarrhöen, Infektionen der Luftwege und Pilzerkrankungen (vor allem Candida-Infektionen) der Haut.

• **Nézelof-Syndrom**
Thymusdysplasie

4.3.1.3 Angeborene kombinierte B- und T-Zell-Defekte

3. kombinierte B- und T-Zell-Defekte

• Das **SCID-Syndrom** (engl. *severe combined immunodeficiency* = schwerer kombinierter Immundefekt) ist eine Differenzierungsstörung des B- und T-Zellsystems. Diese autosomal-rezessiv oder auch X-chromosomal-rezessiv vererbbare, sehr schwere Form der Infektimmunopathien beruht auf einem *Stammzelldefekt im Knochenmark.* Daher kann sich weder im Thymus noch in den peripheren lymphatischen Organen funktionsfähiges lymphatisches Gewebe entwickeln. Eine Insuffizienz der humoralen **und** der zellvermittelten Immunreaktionen mit extremer Infektanfälligkeit (gegen Viren, Bakterien, Pilze, Parasiten) ist die Folge. Das Krankheitsbild manifestiert sich in den ersten Monaten nach der Geburt mit Infektionen der Haut, des Mittelohrs, des Magen-Darm-Trakts und vor allem der Lungen (typisch sind Pneumocystis-carinii-Pneumonien). Die Kinder sterben meist schon im 1. Lebensjahr.

• **SCID-Syndrom**
- Differenzierungsstörung des B- u. T-Systems (hereditär)
- **Stammzelldefekt im Knochenmark**
↓
kein funktionsfähiges lymphatisches Gewebe
- extreme **Infektanfälligkeit**
- **Manifestation**: in den ersten postnatalen Monaten
- **Prognose:** schlecht

Mehrere *Sonderformen* dieses Syndroms sind bekannt. Eine davon ist der **Schweizer Typ**; hierbei besteht eine Agammaglobulinämie und eine Verminderung der T-Lymphozyten bei normalem Gehalt der zirkulierenden B-Lymphozyten.

Schweizer Typ = Sonderform

• Beim **Louis-Bar-Syndrom** (auch *Ataxia teleangiectatica* genannt) findet sich eine Lymphopenie infolge einer Thymusdysplasie sowie ein IgA-Mangel und eine Teleangiektasie des Gehirns. Dieses Leiden wird autosomal-rezessiv vererbt.

• **Louis-Bar-Syndrom**

• Dem **Wiskott-Aldrich-Syndrom** liegt ein X-chromosomal-rezessiv vererbter Defekt in der Antikörperbildung gegen polysaccharidhaltiges Antigen zugrunde. Zu den typischen Symptomen gehören Thrombozytopenie, Hautekzeme und rezidivierende Infektionserkrankungen.

• **Wiskott-Aldrich-Syndrom**

Sekundäre Immundefekte

- **Manifestation erst während der Adoleszenz**

4.3.2 Erworbene Immundefekte

Diese – auch **sekundäre** Immundefekte genannten – Erkrankungen manifestieren sich erst jenseits des Kindesalters. Ihre Störungen können sowohl die *humorale* als auch die *zelluläre* Immunabwehr betreffen.

Störungen der humoralen Immunreaktion
Produktion pathologischer Immunglobuline
Ursachen: maligne Lymphome

klinisch: Gammopathien

- **Plasmozytom** (M. Kahler): IgG > IgA
- **Makroglobulinämie** (M. Waldenström)
- **Franklin-Syndrom**

4.3.2.1 Sekundäre Störungen der humoralen Immunreaktion

Störungen der humoralen Immunreaktion sind durch *qualitative* und *quantitative Veränderungen zirkulierender Antikörper* gekennzeichnet. Ihnen liegen zumeist **maligne B-Lymphome** zugrunde. Ein einzelner, selten mehrere Klone der Plasmazellen oder ihrer Vorstufen produzieren hierbei permanent Immunglobuline, die zu einer elektrophoretisch nachweisbaren Zunahme der Gammaglobuline im Serum führen. Daher werden sie klinisch auch unter dem Begriff *Gammopathien* zusammengefaßt.

- Das **Plasmozytom** (M. Kahler) bildet in 50 % der Fälle IgG, in 25 % IgA und ganz selten IgD oder IgE.
- Die **Makroglobulinämie** (M. Waldenström) tritt bei mehreren malignen Lymphomen auf, und zwar beim IgM-Plasmozytom und bei jenen Immunozytomen, die mit der Bildung des monoklonalen Makroglobulins vom Typ IgM einhergehen.
- Das **Franklin-Syndrom** (*heavy chain disease*=Schwere-Ketten-Krankheit) mit 3 Untertypen kommt ebenfalls bei malignen Lymphomen vor.

weitere Ursachen

⇨

Zu sekundären humoralen Immundefekten kommt es auch bei:
- *schweren Hungerzuständen* (S. 31 f)
- *Tumorkachexie* (S. 219)
- *Stoffwechselstörungen* und *Eiweißmangelernährung*
- Eiweißverlustzuständen: *nephrotisches Syndrom* s. S. 686, *exsudative Enteropathie* s. S. 588).

Störungen der zellvermittelten Immunreaktion
Ursachen:
- **tumorbedingt**
- **infektionsbedingt**
  - Aids
- **therapeutisch bedingt**
  - medikamentös
  - Bestrahlung

4.3.2.2 Sekundäre Störungen der zellvermittelten Immunreaktion

- **Tumorbedingte** Defekte der zellulären Immunität bei *T-Lymphomen* mit hoher oder niedriger Malignität.
- **Infektionsbedingte** Immundefekte. Das wichtigste Beispiel ist die erworbene Immunschwäche *Aids* (s.u.).
- Die **therapeutische Immunsuppression** ist angezeigt bei Organtransplantationen und Autoimmunkrankheiten. Sie kann durch chemische Wirkstoffe oder physikalische Maßnahmen (Bestrahlung) erfolgen. Zu den immunsuppressiv wirkenden Medikamenten gehören u. a. *Azathioprin*, *Cyclosporin* sowie *Kortikosteroide*. Als physikalische Therapie wird die *Ganzkörperbestrahlung* oder die Bestrahlung bestimmter lymphatischer Organe angewendet.

Folgen:
- Resistenzschwäche gegen Infektionen
- Virus-, Pilzerkrankungen, bakterielle Infektionen
- Tumorzunahme

Allgemeine **Folgen** der sekundären Immundefekte sind:
- *Resistenzschwäche* gegen Infektionen (durch Viren, Bakterien, Pilze, opportunistische Erreger wie Pneumoncystis-carinii- oder Zytomegalie-Virus)
- bei T-Zell-Defekten kommt es häufiger zu *Virus-* und *Pilzerkrankungen*, bei B-Zell-Defekten häufiger zu *bakteriellen Infektionen*
- Zunahme von *Tumoren*.

Aids

bekannt seit 1981

Ursache: HIV-Infektion → T-Zell-Defekt → Immunschwäche → Sekundärerkrankungen

4.3.2.3 Aids

Das erworbene Immundefektsyndrom Aids *(acquired immune deficiency syndrome)*, erstmals 1981 als eigenständiges Krankheitsbild beschrieben, ist eine chronisch-progrediente Erkrankung mit großer Symptomvielfalt. Ursache des Syndroms ist die Infektion mit dem HIV *(human immunodeficiency virus)*, die über den ätiopathogenetisch bedeutsamen T4-Helferzell-Defekt zur *Immunschwäche* führt.

Definition. Aids bezeichnet keine eigenständige Krankheit, sondern das *Endstadium der HIV-Infektion* mit opportunistischen Infektionen, typischen malignen Tumoren (Kaposi-Sarkom, malignen Lymphomen) und anderen *Aids-definierenden Erkrankungen* (s.u.) als Folge der Immundefizienz, wobei *andere Ursachen* für diese Sekundärerkrankungen *auszuschließen* sind.

Definition

Erreger. Das HIV, ein zur Gruppe der Lentiviren gehörendes *Retrovirus* (über Struktur und Eigenschaften s. S. 94), wurde in lymphatischem Gewebe, Blut, Sperma, Vaginalsekret, Speichel, Aszites, Liquor, Gelenkflüssigkeit und der Muttermilch nachgewiesen.

Erreger
- **HIV** = Retrovirus
- **Nachweis:** in Blut, Sperma, Muttermilch

Übertragung. Die Infektion erfolgt durch Übertragung infizierter Lymphozyten parenteral über Schleimhautläsionen (beim Sexualverkehr), durch Bluttransfusionen, aber auch zellfrei durch Injektionen sowie prä- und perinatal durch die HIV-infizierte Mutter. **Antikörper** gegen das HIV sind in der Mehrzahl der Fälle nach 4–12 Wochen im Serum nachweisbar, gelegentlich wird auch über längere Inkubationszeiten (Serokonversionen) berichtet.

Pathogenese. Zu den wesentlichen Punkten der insgesamt komplizierten Pathogenese gehören:
- Infektion und Zerstörung der T4-Zellen (Helferzellen)
- Veränderung des T4-/T8-Verhältnisses (Helfer-/Suppressorzellen) zugunsten der T8-Zellen
- Blockade des Virusrezeptors auf den T4-Zellen
- Bildung eines Suppressorfaktors von infizierten T4-Zellen
- Rolle der Makrophagen und Gliazellen.

Übertragung:
durch
- Blut
- Sperma, Vaginalsekret
- Muttermilch

bei
- Geschlechtsverkehr
- Bluttransfusionen
- Injektionen
- transplazentar

Antikörpernachweis i. d. R. nach 4–12 Wochen

Pathogenese
- T4-Zellen ↓
- T8-Zellen ↑
- T4-Virusrezeptor ↓
- Suppressorfaktor
- Makrophagen, Gliazellen

Stadieneinteilung. Nach der Definition der *Centers for Disease Control* **(CDC)** werden klinisch die *Stadien I-IV* der HIV-Infektion unterschieden. Diese umfassen nicht nur das Stadium des *manifesten Aids*, sondern auch die 2 klinisch weniger auffälligen Stadien der primären Auseinandersetzung mit dem Virus *(akute HIV-Infektion)* und die klinische *Latenz*.

Stadieneinteilung nach **CDC**

- **Stadium CDC I:** Eine generalisierte **akute HIV-Infektion** wird als erste klinisch faßbare Auseinandersetzung mit dem Virus bei 30 % aller Infizierten 2 Wochen bis 6 Monate nach Exposition beobachtet; bei den übrigen verläuft dieses Stadium blande. Die akute Infektion imponiert als Pharyngitis, unspezifischer viraler Infekt mit Fieber und Halsschmerzen, *generalisierte Lymphknotenschwellung* oder als Mononucleosis infectiosa *(Pfeiffer-Drüsenfieber)* und erfordert nur selten klinische Behandlung. Die Beschwerden verschwinden nach 2–3 Wochen spontan und sind nur retrospektiv – durch den Nachweis HIV-spezifischer Antikörper – in ihrer Ätiologie zu klären.

- **CDC I: akute HIV-Infektion**
tritt nur bei 30% der HIV-Infizierten klinisch in Erscheinung
Symptome wie bei infektiöser Mononukleose (Pfeiffer-Drüsenfieber)

spontanes Abklingen der Symptome

- **Stadium CDC II:** Es folgt eine klinisch *symptomfreie Phase*, die allein durch den positiven Antikörpernachweis erkennbar ist. Dieses Stadium reflektiert die **Latenzzeit** (bzw. **Inkubationszeit**, wenn das Stadium I blande verlaufen ist) bis zum Auftreten klinischer Symptome. Die Dauer hängt u. a. vom Lebensalter und von der Virusdosis ab; sie kann extrem kurz sein, z. B. bei Transfusionszwischenfällen (2 Wochen), aber auch mehr als 10 Jahre betragen.

- **CDC II: Latenz-** bzw. **Inkubationszeit**

Dauer: wenige Wochen bis über 10 Jahre

- **Stadium CDC III** (auch als **LAS = Lymphadenopathiesyndrom** bezeichnet): Dieses Stadium ist durch *persistierende Lymphknotenschwellungen* (>3 Monate) an mindestens 2 Körperstellen (außer der Inguinalregion) gekennzeichnet.

- **CDC III: LAS**
persistierende **Lymphknotenschwellungen** (>3 Monate)

- **Stadium CDC IV A** (auch als **ARC = Aids-related complex** bezeichnet): In diesem Stadium treten ohne erkennbare Ursache persistierende *unspezifische Symptome* (>3 Monate) wie langdauernde Fieberschübe, Gewichtsverlust, Diarrhöen, nächtliche Schweißausbrüche und Muskelschmerzen auf.

- **CDC IV A: ARC**
persistierende **unspezifische Symptome** (>3 Monate)

- **Stadium CDC IV B-E:** Dies ist das Endstadium der HIV-Infektion, das **Aids**, das durch die Manifestation einer oder mehrerer *Sekundärerkrankungen* gekennzeichnet ist. Die Art der klinisch im Vordergrund stehenden Sekundärkomplikation wird durch Buchstaben gekennzeichnet (die nachfolgend genannten Sekundärerkrankungen gelten nach der CDC-Falldefinition als **Aids-definierende Erkrankungen**):

B = *neurologische Erkrankungen:* HIV-Enzephalopathie
C = *opportunistische Infektionen:* Pneumocystis-carinii-Pneumonie (PcP),

- **CDC IV B-E: Aids**
Endstadium der HIV-Infektion

Manifestation meist mehrerer **Aids-typischer Sekundärerkrankungen**:

- neurologische Erkrankungen
- opportunistische Infektionen

chronische Kryptosporidiose, extraintestinale Strongyloidiasis, Toxoplasmose, Isosporidiose, Cryptococcus- und Candida-Mykose, Tuberkulose u.a. atypische mykobakterielle Infektionen, Salmonellosen, Zoster, Zytomegalie, progressive multifokale Leukenzephalopathie

- Tumoren

D = *Aids-assoziierte Tumoren:* Non-Hodgkin-Lymphome (z.B. Burkitt-Lymphom, primäre ZNS-Lymphome), Kaposi-Sarkom

- andere Aids-assoziierte Erkrankungen

E = *andere Aids-assoziierte Erkrankungen:* z.B. interstitielle lymphoide Pneumonie oder das „wasting syndrome" (Aids-Kachexie).

- **T4-Zell-Zahl** als Prognoseparameter

Neben der CDC-Klassifikation, die allein das klinische Bild berücksichtigt, sind andere Stadieneinteilungen entwickelt worden, die sich besonders in Verlaufsuntersuchungen bewähren, wie die des Walter-Reed-Hospital **(WR-Klassifikation)**, die als objektiven Parameter die *T4-Zellzahl* heranzieht.

Prognose
Letalität: 100%

Prognose. Die Dauer der einzelnen Stadien weist bei den einzelnen Patienten starke Varianzen auf. Die Prognose ist i.d.R. infaust. Der Aids-Kranke stirbt nicht an der HIV-Infektion, sondern an den begleitenden opportunistischen Infektionen oder den nicht mehr beherrschbaren Tumoren.

Therapie: noch keine ursächliche Therapie möglich, nur Behandlung der Sekundärkomplikationen

Therapie. Therapiert werden zunächst die im Vordergrund stehenden lebensbedrohenden Sekundärinfektionen oder Tumoren mit entsprechend gezielter antimikrobieller oder zytostatischer Therapie. Zur Prophylaxe und Therapie der Aids-typischen Pneumocystis-carinii-Pneumonie (PcP) wird *Pentamidin* inhalativ gegeben. Von der Chemotherapie der zugrunde liegenden HIV-Infektion ist keine Heilung im Sinne einer restitutio ad integrum zu erwarten, da HIV im Infizierten chromosomal integriert und latent wird. Die Therapie mit Nukleosidanalogen vom Typ des *AZT* (Azidothymidin, Zidovudin, Retrovir) und *DDI* (Dideoxyinosin) ergibt jedoch eine deutliche Lebensverlängerung.
Weitere *Ansatzpunkte einer anti-HIV-Therapie* lassen sich aus dem Vermehrungszyklus des Virus leicht ableiten: Die Hoffnung, daß der gentechnisch hergestellte Oberflächenmarker CD4 im Patienten die Adsorption des Virus an seine Wirtszelle und damit die Infektion durch Blockierung der viralen Glykoproteine verhindert, hat sich entgegen experimentellen in vitro-Versuchen klinisch nicht bestätigt. Einen weiteren Ansatz bietet die Hemmung der viralen Proteinase, die das virale Gag-Polyprotein im Rahmen der Virusreifung in die Proteine des reifen Virion schneidet: Ohne dieses Processing wird HIV nicht infektiös. In vitro läßt sich die Proteinase spezifisch durch kurzkettige Inhibitoren blockieren; für die klinische Anwendung ergeben sich noch Probleme bei der Toxizität und Bioverfügbarkeit.
Klinische Besserung, erkennbar im Ansteigen der T-Helferzellzahlen, wurde gelegentlich von der Zuführung HIV-spezifischer Antikörper *(passive Immunisierung)* erwartet. Für eine aktive präexpositionelle *HIV-Schutzimpfung* liegen die Hürden sehr hoch, denn hier muß jedes eindringende Virus von der Immunabwehr vernichtet werden („sterilizing immunity"), bevor es über die Integration latent werden kann. Durch eine aktive Immunisierung würde auch der HIV-Infizierte Besserung erfahren, da die Zahl seiner virusproduzierenden Zellen durch antikörper- und zellvermittelte Immunmechanismen reduziert werden würde. Anti-HIV-Effekte werden auch dem *Interferon alpha* zugeschrieben. Daneben werden, abhängig vom klinischen Bild, auch Immunstimulantien und Zytokine (Granulozyten-stimulierender Faktor, Erythropoetin) gegeben. Die HIV-spezifische Therapie erfolgt zunehmend als Kombinationstherapie mit unterschiedlichen Ansätzen, um so der Resistenzentwicklung des Virus vorzubeugen sowie im Blick auf bessere Verträglichkeit.

Epidemiologie

Risikogruppen

Übertragungsmuster

Ausbreitung:

Epidemiologie. Aids wurde Anfang der 80er Jahre zuerst in den USA bei bestimmten Bevölkerungsgruppen (sexuell aktiven Homosexuellen, intravenös Drogenabhängigen, Hämophiliepatienten bzw. Bluttransfusionsempfängern) beobachtet. Diese Personenkreise stellen in Europa und Nordamerika auch heute noch die Hauptrisikogruppen dar, wobei in letzter Zeit der Anteil von Personen ohne eines der Risikomerkmale leicht zunimmt. Das *Übertragungsmuster* entspricht weitgehend dem normaler Geschlechtskrankheiten, wie z.B. der Syphilis. Das Infektionsrisiko via Bluttransfusion ist seit der Einführung des obligaten HIV-Tests beim Spenderblut nur noch gering. Andere Übertragungswege (berufliche Exposition, Unfälle) sind epidemiologisch nicht von Bedeutung. Die *Ausbreitung* von Aids weist weltweit erhebliche Unterschiede zwischen den Industrieländern einerseits und den Entwicklungsländern andererseits auf.

- Industrieländer

In *Nordamerika* und *Westeuropa* hat die Zahl der Aids-Fälle nicht die anfangs befürchteten Ausmaße (Schätzung aus den 80er Jahren: Verdoppelung innerhalb von 13 Monaten) angenommen. Die Zahl der Neuerkrankungen p.a. steigt zwar weiterhin an, jedoch zeigt die Steigerungsrate der Inzidenz inzwischen eine Tendenz zur Abschwächung. Dies ist im wesentlichen auf Verhaltensänderungen in den Risikogruppen sowie auf sonstige Präventionsmaßnahmen (HIV-Test von Spenderblut, med. Einmalinstrumente etc.) zurückzuführen.

– Entwicklungsländer

In *Afrika* (besonders: einige Länder in Zentralafrika) weist die Inzidenz eine ungeminderte Steigerungstendenz auf. Die Durchseuchung der Bevölkerung mit dem HIV wird auf stellenweise auf bis zu 50% geschätzt, wobei sämtliche Bevölkerungsgruppen, einschließlich der Kleinkinder, betroffen sind. Verantwortlich für die ungehemmte Ausbreitung sind ungeschützter Geschlechtsverkehr, Prostitution, HIV-kontaminierte Blutkonserven und rituelle Traditionen wie z.B. Körpereinritzungen. Für die Zukunft wird hier mit einer Epidemie verheerenden Ausmaßes mit weitreichenden sozioökonomischen Folgen gerechnet. In einigen Regionen *Asiens* (besonders: Indien, Thailand) bahnt sich eine ähnliche Entwicklung wie in Afrika an.

Entzündung

X. Entzündung

K. Morgenroth

Schutz- und Abwehrreaktionen gegen Umwelteinflüsse manifestieren sich als Entzündung

Darstellung der formalen Pathogenese hat einen **Bezug zur Klinik**

Die funktionelle und morphologische Einheit des Organismus kann in der Auseinandersetzung mit den einwirkenden aggressiven Umweltfaktoren nur durch die Bereitstellung wirksamer Schutz- und Abwehrreaktionen aufrechterhalten werden, die unter dem Begriff „Entzündungen" zusammengefaßt werden. Diese betreffen eine Vielzahl von komplexen biochemischen und zellulären Prozessen, die zu charakteristischen geweblichen Veränderungen führen. Die Darstellung der **formalen Pathogenese** des Entzündungsprozesses (mittels verschiedener Techniken) dient dem Verständnis der *klinischen Erscheinungen* sowie der *pathophysiologischen Vorgänge.* Sie ermöglicht darüber hinaus *prognostische Aussagen* und gibt grundsätzliche Hinweise auf eine geeignete *Therapie.*

Definition: Gewebsalteration verursacht **Gefäßbindegewebsreaktion** mit 3 Zielen:

- Neutralisation
- Reparation
- Ausgleich

Definition. Die Entzündung ist eine komplexe *Reaktion des Gefäßbindegewebes* als Folge einer Gewebsalteration. Sie geht mit örtlicher Kreislaufstörung, Transsudation von Blutplasma, Transmigration von Blutzellen sowie Proliferation ortsständiger und emigrierter Zellen einher und ist auf *3 Prozesse* ausgerichtet:

- **Neutralisation** der den Gewebsschaden auslösenden Faktoren
- **Reparation** des durch die Gewebsalteration entstandenen Schadens
- **Ausgleich** des Gewebsdefekts.

5 klassische Entzündungszeichen

⇨

> Die auf Celsus (30 v.-50 n.Chr.) zurückgehenden **klassischen Kardinalsymptome** der Entzündung sind: *Rubor* (Rötung) et *Tumor* (Schwellung) cum *Calore* (Wärme) et *Dolore* (Schmerz); Galen (129–201) fügte diesen noch die *Functio laesa* (Störung der Funktion) hinzu.

Nomenklatur:
Entzündung = -itis

Nomenklatur. Die Bezeichnungen der Entzündungen werden i.d.R. aus dem Namen des betroffenen Organs bzw. Gewebes zusammen mit der (altgriechischen) Endung *-itis* gebildet, z.B. Hepatitis, Ostitis, Dermatitis.

Entzündungsursachen

1. Ursachen

1. belebte Ursachen:
- Viren, Bakterien u.a.

2. unbelebte Ursachen:
- chemische und physikalische Noxen

Entzündungsreaktionen können durch eine Vielzahl *belebter* und *unbelebter* Noxen ausgelöst werden.

- **Belebte** entzündungsauslösende Agenzien sind *Viren, Bakterien, Protozoen, Pilze* und *Parasiten.*
- **Unbelebte** Faktoren sind *chemische* und *physikalische Noxen*: anorganische und organische Stoffe (z.T. Proteine, Insektengifte, Säuren, Laugen) können eine Gewebsreaktion mit nachfolgender Entzündung hervorrufen; Wärme-, ultraviolette und ionisierende Strahlen sowie mechanische Einflüsse (Stoß, Schlag, Quetschung) können entzündungsverursachend wirken. Ausmaß und Intensität der Entzündungsreaktion werden durch die *Aggressivität* des auslösenden Agens und die *Reaktionsbereitschaft* des betroffenen Gewebes und Individuums geprägt.

Entzündungsreaktion abhängig von:
- Aggressivität des Agens
- Reaktionsbereitschaft des Gewebes

Steuerungsmechanismen

2. Steuerungsmechanismen

übergeordnete Regulationsmechanismen

Entzündungsreaktionen folgen *allgemeingültigen*, vom auslösenden Agens unabhängigen *Gesetzmäßigkeiten.* Daher müssen übergeordnete Regulationsme-

chanismen bestehen, die den Entzündungsprozeß steuern, wobei die sog. *Mediatoren* eine wichtige Rolle spielen.
Mediatoren sind Substanzen, die von *Entzündungszellen* (s.u.) gebildet und freigesetzt werden; sie steuern andere Zellen in ihrer Funktion, d.h. aktivieren oder hemmen sie.

Mediatoren: von Entzündungszellen freigesetzt, aktivieren oder hemmen Zellsysteme

3. Entzündungsschmerz

Entzündungsschmerz

Früher wurde der Entzündungsschmerz ausschließlich als Folge der durch die Schwellung bedingten Druckeinwirkung auf die örtlichen Nervenfasern interpretiert.

durch Reaktion der Nervenfasern

Heute ist man der Auffassung, daß die *Reizung der Schmerzfasern* auf komplexe chemische Reaktionen im Gewebe unter Beteiligung bestimmter Mediatoren (z.B. der Prostaglandine) zurückzuführen ist.

4. Einteilungsprinzipien

Einteilungsprinzipien

Entzündungen werden eingeteilt nach:
- dem *zeitlichen Ablauf* (z.B. akut – chronisch)
- dem *morphologischen Erscheinungsbild* (z.B. serös – eitrig)
- der *Spezifität* (spezifisch – unspezifisch)
- der *Ausbreitung* (z.B. lokal – generalisiert).

Die Attribute dieser Einteilungsgesichtspunkte charakterisieren *in ihrer Gesamtheit* eine Entzündung, z.B. *akute unspezifische seröse lokale Entzündung*.

4.1 Einteilung nach dem zeitlichen Ablauf

Zeitlicher Ablauf

Diese Einteilung beruht vor allem auf klinischen Beobachtungen. Grundsätzlich sind *akute* Entzündungen von *chronischen* abzugrenzen. Man unterscheidet *4 zeitliche Verläufe*:

akut bis chronisch

4 Verläufe:

- **Perakute Entzündungen** zeigen einen besonders schweren, kurzen Verlauf, der nach nur wenigen Stunden zum Tode führen kann. Sie können z.B. durch einen besonders virulenten Erreger ausgelöst werden.

1. perakut:
- besonders schwerer, kurzer Verlauf
- starke Zell- und Gewebsschädigung

- **Akute Entzündungen** entwickeln sich in einem kurzen Zeitraum zum Höhepunkt und können, je nach Ausmaß, Lokalisation und Intensität, zum Tode oder, wie in den meisten Fällen, zur Abheilung mit Restitutio ad integrum führen. Der Übergang in einen protrahierten, schleichenden Verlauf ist möglich. Bei der *geweblichen Reaktion* stehen exsudative Prozesse, wie Kreislaufstörungen und die Exsudation von Blutbestandteilen, im Vordergrund.

2. akut:
- kurzer Verlauf
- rasch zum Höhepunkt
- → **Heilung** oder **Tod**

- **Subakute** bzw. **subchronische Entzündungen** sind *milde protrahierte Entzündungen*, die sich über einen längeren Zeitraum erstrecken, der zwischen der akuten und der chronischen Verlaufsform liegt. In den meisten Fällen kann die akute Anfangsphase nicht genau bestimmt werden; der Verlauf wird durch eine Abschwächung der Abwehrreaktionen oder durch verzögerte Reaktionen protrahiert. Oft ist eine Ausheilung fraglich.

3. subakut bzw. **subchronisch:**
- protrahierter Verlauf
- Ausheilung oft fraglich

- **Chronische Entzündungen** sind durch einen schleichenden, sich über Jahre oder Jahrzehnte hinziehenden Verlauf gekennzeichnet. Sie können sich aus einer akuten Verlaufsform als *sekundär chronische* Entzündungen oder ohne akute Frühphase als sog. *primär chronische* Entzündung entwickeln. Während des langdauernden, schleichenden Krankheitsverlaufs kommen akute Schübe, rezidivierende oder rekurrierende, immer wieder aufflammende Verlaufsformen vor. Die *histologischen Merkmale* der chronischen Entzündung sind ortsständige proliferative Reaktionen sowie überwiegend lympho- und plasmazelluläre Infiltrate. Die den chronischen Entzündungsablauf steuernden Faktoren sind nur wenig bekannt. Grundsätzlich ist davon auszugehen, daß die Effektivität der lokalen Abwehrreaktionen darüber entscheidet, ob die Entzündung in der akuten Phase abheilt oder ob sie in eine chronische Verlaufsform über-

4. chronisch:
- z.T. über Jahrzehnte verlaufend
- **Verlauf:**
  - sekundär chronisch
  - primär chronisch
  - akute Schübe
  - rezidivierend
  - rekurrierend
- **Histologie:**
  - proliferative Reaktion
  - lymphoplasmazelluläre Infiltrate

geht. Diese ortsständige Reaktionsbereitschaft ist von mehreren allgemeinen Faktoren abhängig (genetischen Faktoren, Geschlecht, Alter u. a.).

- **Altersabhängigkeit**
- Akuität: jüngeres Lebensalter
- Chronizität: höheres Lebensalter

Die Bereitschaft zur Entwicklung von akuten Entzündungen nimmt mit steigendem Alter ab, die Entstehung von chronischen Entzündungen nimmt entsprechend zu. Die Differenzierung des von der Entzündung betroffenen Gewebes, wie z. B. das Verhältnis zwischen Bindegewebe und Epithel, die Vaskularisation und die organspezifische Leistung können die Form der entzündlichen Reaktion wesentlich prägen. In den einzelnen Organsystemen besteht eine unterschiedliche Bereitschaft zur ortsständigen Abwehrreaktion und damit auch zur Entwicklung chronischer Entzündungen.

Morphologie

4.2 Einteilung nach der Morphologie

In Abhängigkeit vom auslösenden Agens können bestimmte Komponenten des Entzündungsgeschehens in den Vordergrund treten und das pathologisch-anatomische Bild bestimmen.

- **seröse E.**
- Exsudat: extrazelluläres Ödem

• Bei der **serösen Entzündung** tritt aus den Blutgefäßen eine eiweißreiche Flüssigkeit (Bestandteile des Blutserums) aus und durchtränkt als Ödem den Entzündungsherd *(Exsudat)*. Die zelluläre Entzündungsreaktion tritt demgegenüber in den Hintergrund. Das Exsudat kann auch in Hohlräume austreten und diese ausfüllen (z. B. entzündlicher Pleura- oder Perikarderguß).

Vorkommen: Virusinfektionen u. a.

Seröse Entzündungen finden sich häufig bei *Überempfindlichkeitsreaktionen*, *physikalisch-chemischen Gewebsschäden* und *Virusinfektionen* (z. B. Pleuritis oder Perikarditis durch Coxsackie-Viren).

- **eitrige E.**
- Exsudat: neutrophile Granulozyten

• Eine **eitrige Entzündung** wird vorwiegend bei Infektionen durch extrazelluläre Bakterien ausgelöst. Am Entzündungsherd herrschen neutrophile Granulozyten und deren Trümmer vor.

- **pseudomembranös-nekrotisierende E.**
- durch Toxine → Schleimhautnekrosen → grauweiße Beläge
- nur in Hohlorganen (z. B. Darm)

• Die **pseudomembranös-nekrotisierende Entzündung** tritt ausschließlich an Hohlorganen mit Epithelauskleidung (z. B. Trachea, Darm) auf. Zytotoxische bakterielle Toxine zerstören die oberflächliche Schleimhaut und lassen ein fibrinöses Exsudat austreten. Dieses verbindet sich mit den darunterliegenden nekrotischen Epithelien zu einem grau-weißlichen, fest anhaftenden Belag *(Pseudomembran)*.

Vorkommen:
- Diphterie
- Kolitis

Typische Beispiele für diese Entzündungsform sind die *pseudomembranöse Laryngitis* und *Tracheitis* bei der **Diphtherie** und die *pseudomembranöse Kolitis* bei Infektion mit **Clostridium difficile**.

- **granulomatöse E.**

• Die **granulomatöse Entzündung** wird durch intrazellulär überlebensfähige *Bakterien*, *Parasiten* und *Pilze* hervorgerufen. Sie tritt auch bei verschiedenen entzündlichen Erkrankungen unbekannter Ätiologie auf (s.u.).

Granulome ⇨

> Am Entzündungsherd bilden sich knötchenförmige Herde **(Granulome)**, die aus einer Ansammlung von *Makrophagen*, *Lymphozyten* und *Riesenzellen* bestehen. Im Zentrum des Granuloms können *Nekrosezonen* auftreten. Die Zusammensetzung der Granulome erlaubt Rückschlüsse auf den Erreger (spezifische Entzündung).

Spezifität

4.3 Einteilung nach der Spezifität

- **spezifische E.**

Unterscheidungskriterium: epitheloidzellige Granulome

Vor der Antibiotika-Ära, als z. B. die Tuberkulose und die Lues noch eine große medizinische Bedeutung hatten, spielte die Unterscheidung zwischen **spezifischen** und **unspezifischen** Infektionen bzw. Entzündungen eine wichtige Rolle. Die spezifischen unterschieden sich von den unspezifischen Infektionen durch charakterisierende Gewebereaktionen, wie z. B. bestimmte epitheloidzellige Granulome.

4.4 Einteilung nach der Ausbreitung

Ausbreitung

• Bei der **lokalen Entzündung** bleibt die Entzündungsreaktion auf einen umschriebenen Gewebebezirk begrenzt, z.B. den Eintrittsort von Viren oder Bakterien: Furunkel, Follikulitis. Die Abwehrlage des Organismus ist i.d.R. gut.

• lokale E.
– Prozeß begrenzt: Furunkel

Bei der **fortgeleiteten Entzündung** breitet sich die Entzündungsreaktion vom Eintrittsort der Erreger über folgende Wege aus:

• fortgeleitete E.
6 Möglichkeiten:

• **Per continuitatem:** Ausdehnung einer vorher mehr lokalen Entzündung *innerhalb* eines Gewebes.

1. per continuitatem

Beispiel: Ausdehnung einer lokalen Entzündung in einer Sehne über die ganze Länge der Sehnenscheide **(V-Phlegmone)**.

• **Per contiguitatem:** Kontinuierliche Ausbreitung des Entzündungsprozesses über das *benachbarte* Gewebe auf das angrenzende Organ.

2. per contiguitatem

Beispiel: Ein in der Leber auftretender Entzündungsherd, z.B. ein **Abszeß**, kann sich so ausbreiten, daß er die Leberkapsel (es entsteht eine **Perihepatitis**) und den subphrenischen Raum erreicht (zu einem **subphrenischem Abszeß** führt), das Zwerchfell durchsetzt und die Pleura parietalis ergreift (es entsteht eine **Pleuritis**), sodann in die Pleurahöhle einbricht (es entsteht ein **Pleuraempyem**) und schließlich auf die Lunge übergreift und zu einer **Pneumonie** führt.

• **Intrakanikulär:** Eine Entzündung erlangt Anschluß an ein kanalikuläres System, in welchem sie fortgeleitet wird, und zwar mit dem Sekret- bzw. Flüssigkeitsstrom *(deszendierend)* oder in entgegengesetzter Richtung *(aszendierend)*.

3. intrakanikulär

Beispiel: Aszendierende oder deszendierende **Cholangitis**.

• **Hämatogen:** Gelangen Erreger in die Blutbahn, spricht man von einer *Bakteriämie*. Bei einem Versagen des Abwehrsystems können die zirkulierenden Erreger über den Blutweg in andere Organe verschleppt werden, sich dort ansiedeln und zu weiteren Entzündungsherden, z.B. metastatischen Abszessen, führen: *Pyämie*. Kommt es bei einer Bakteriämie zu allgemeinen entzündlichen Reaktionen, d.h. ohne umschriebene Herdbildungen, liegt eine *Sepsis* oder *Septikämie* vor. In schweren Fällen können Sepsis und Pyämie kombiniert vorkommen, so daß metastatische Absiedlungen in Organen auftreten bei gleichzeitiger allgemeiner schwerer Entzündungsreaktion des Körpers: *Septikopyämie*.

4. hämatogen
Bakteriämie: Erreger im Blut

Pyämie: metastatische Abszesse u. Erreger im Blut
Septikämie: Krankheitserscheinungen u. Erreger im Blut
Septikopyämie: Krankheitserscheinungen, Erreger im Blut u. metastatische Abszesse

Beispiel: Metastatische **Hirnabszesse**, bakterielle **Klappenendokarditis**.

• **Lymphogen:** Vom Ort der Entzündung aus gelangen die Erreger mit dem Lymphstrom über die Lymphgefäße in die regionalen Lymphknoten. Dabei kommt es i.d.R. zu einer entzündlichen Reaktion der Lymphgefäße und des umgebenden Gewebes *(Lymphangiitis, Perilymphangiitis)*.

5. lymphogen
– Lymphangiitis
– Perilymphangiitis
– Lymphadenitis

Im Falle der kutanen und subkutanen Lymphgefäßinfektion läßt sich die Ausbreitung an dem sog. **roten Streifen** der Haut (vulgo: Blutvergiftung) gut verfolgen, z.B. an der Hand und am Arm sowie nach einer phlegmonösen Entzündung am Finger (Panaritium).

Reagieren die betroffenen Lymphknoten auf die eingedrungenen Erreger, entsteht eine *Lymphadenitis*. Werden die Erreger in den Lymphknoten nicht unschädlich gemacht, dann gelangen sie weiter über die Vasa afferentia in die Blutbahn.

• **Neurogen:** Bestimmte Virusinfektionen breiten sich perineural entlang den Nervenbahnen (in den Axonen) von der Peripherie bis ins ZNS aus.

6. neurogen

Beispiel: Tollwutinfektion.

5. Ablauf der Entzündungen

Entzündungsablauf

Die akute Entzündungsreaktion geht zunächst mit Blutgefäßveränderungen und damit auch mit lokalen Zirkulationsstörungen einher. Der Ablauf dieser Reaktion erfolgt gesetzmäßig in einem *azellulären* und einem *zellulären Sta-*

- azelluläres Stadium
- zelluläres Stadium

dium. Dabei werden im azellulären Stadium die Teilkomponenten wirksam, die klinisch in Form der klassischen Entzündungszeichen nach Celsus und Galen (s.o.) in Erscheinung treten. Ein sehr einfaches und plausibles Beispiel hierfür ist die Hautveränderung nach einem Insektenstich.

Azelluläres Stadium

5.1 Azelluläres Stadium

1. Phase

5.1.1 Erste Phase

- Ischämie nach Gewebsalteration durch vasoaktive Amine → Permeabilität ↑

- Arteriolenengstellung

In der 1. Phase des azellulären Stadiums tritt nach der Gewebsalteration eine **initiale Ischämie** ein, die vor allem durch die Wirkung *vasoaktiver Amine* gesteuert wird und mit einer Permeabilitätserhöhung der Gefäßwände einhergeht. Unmittelbar nach der Gewebsalteration entwickelt sich eine duch die Kontraktion der präkapillären Sphinkteren bedingte **Engstellung der Arteriolen**.

Die *nervale Regulation* des Tonus der Gefäßmuskulatur bildet dabei wahrscheinlich den entscheidenden Steuerungsmechanismus.

Der zeitliche Verlauf der Gefäßkonstriktion ist in den verschiedenen Gefäßabschnitten unterschiedlich (0,5–30 sec.).

Diese Phase der initialen Ischämie tritt nicht bei allen Reaktionen auf; sie ist besonders bei solchen zu beobachten, denen nur kurzfristig wirksame Alterationen zugrunde liegen.

- **Venolendilatation:**
- Durchblutung ↑

durch
- nervale Regulation
- vasoaktive Substanzen

Venolendilatation
↓
Permeabilität ↑
↓
Ödem

Nach Lösung der Gefäßkonstriktion tritt eine *Gefäßerweiterung* mit Steigerung der Durchblutung ein, bei der eine Erhöhung des Durchflußvolumens bis auf das 10fache ermittelt werden konnte. Zunächst wird vermehrt Blut durch die *arteriovenösen Anastomosen* unter Umgehung der Kapillargebiete geschleust, danach werden zusätzlich die *Kapillaren* durchströmt. Dabei tritt besonders eine **Venolendilatation** auf. Die Änderung der Durchströmung der betreffenden Gefäßgebiete beruht einerseits auf reflektorischen *nervalen Regulationen*, andererseits auf der Wirkung von vasoaktiven Substanzen wie *Histamin* und anderen *Kininen.*
Die Dilatation der Venolen ist für die nachfolgende erhöhte Gefäßwandpermeabilität verantwortlich. Die zwischen den Endothelzellen der Kapillaren angeordneten Kontaktzonen werden geöffnet, so daß flüssige Blutbestandteile in das Gewebe austreten können. Die Reaktion dauert Minuten bis weniger als 1 Stunde.

2. Phase

5.1.2 Zweite Phase

- **Kapillardurchblutung** ↑

⟹

Die 2. Phase des azellulären Stadiums beginnt eine bis mehrere Stunden nach Einwirkung der Gewebsalteration und ist durch eine **Vasodilatation mit gesteigertem Durchflußvolumen** in den Kapillaren gekennzeichnet.

- Stase in Kapillaren, Venolen → Permeabilität ↑
- Prästase → Stase

Es entwickelt sich eine Stase in Kapillaren und Venolen, die mit verstärkter Gefäßwandpermeabilität einhergeht. Die Durchflußgeschwindigkeit des Blutes in der terminalen Strombahn ist deutlich vermindert *(Prästase).* In Abhängigkeit von der Intensivität des auslösenden Agens kann eine reversible Stase entstehen, die etwa 10–60 min dauert.

- **Folgen:** Ödeme, Ergüsse

- Kapillarkontaktzonen eröffnet

- Blutdruck ↑
- Flüssigkeitsausstrom ↑
- **Lymphfluß** ↑

Folgen. Die gesteigerte Permeabilität an der Kapillarwand läßt **Ödeme** oder **Ergüsse** entstehen. Der Flüssigkeitsaustausch zwischen Blut und Gewebe wird durch die Differenz zwischen hydrostatischem und osmotischem Druck geregelt. Dabei treten nur niedermolekulare Proteine aus dem Gefäßstrom in das Gewebe aus. Die Eröffnung der *Kontaktzonen* zwischen den Endothelzellen der Kapillaren, die erhöhte *Durchströmung* der Kapillaren und eine Erhöhung des *Blutdrucks* in den Kapillaren und Venolen sind für einen *erhöhten Flüssigkeitsausstrom* aus den Gefäßen in das Gewebe verantwortlich.
Der gesteigerte Lymphfluß ist an den initialen azellulären Reaktionen der Entzündung wesentlich beteiligt. Durch Einwirkung der Entzündungsmediatoren steigt er um das *10–20fache.* Die Konzentration an *Proteinen* in der Lymphe

kann bis auf das 5fache erhöht sein. Die Zellzahl in der Lymphe nimmt deutlich zu. In der Lymphe können Abbauprodukte des geschädigten Gewebes und u. U. auch Mikroorganismen nachgewiesen werden. Die Konzentration der *Mediatoren* in der Lymphe ist deutlich erhöht.

- in der Lymphe: Proteine ↑, Zellzahl ↑, Mediatoren ↑

Zwischenbilanz. Durch den Entzündungsprozeß wird eine **gesteigerte Durchspülung des Reaktionsbereichs** möglich:
• Der verstärkte ortsständige Kreislauf vermehrt den **Antransport von Antikörpern**, die Konzentration der an der Neutralisation beteiligten **Serumfaktoren** kann rasch ansteigen.
• Erhöhte Flüssigkeitsmenge und beschleunigter Flüssigkeitstransport begünstigen den **Abtransport der schädigenden Agenzien** und der bei der Gewebsalteration entstandenen **Gewebstrümmer.**

Zwischenbilanz

⇐

5.1.3 Dritte Phase

3. Phase

In der *letzten* Phase des azellulären Stadiums kommt es zu **Fibrinabscheidungen** im Entzündungsfeld. Das aus dem Gefäßstrom in das Gewebe austretende Fibrinogen des Blutplasmas wird unter Mitwirkung von Gerinnungsfaktoren im Gewebe zu Fibrin ausgefällt *(fibrinöse Exsudation). Thrombozyten* und neutrophile *Granulozyten* im Entzündungsfeld sind Voraussetzung für die Fibrinabscheidungen. Einzelne Mikroorganismen wie Staphylokokken (z. B. die Staphylokokkenkoagulase) können Substanzen bilden, die die Fibrinbildung fördern.

• **fibrinöse Exsudation:**
- Austritt von Fibrinogen → Fibrin durch
- Thrombozyten
- neutrophile Granulozyten
- Bakterien

Folgen. Die Fibrinabscheidung um die Blut- und Lymph*gefäße* vermindert die Gefäßwanddurchlässigkeit. Im *Gewebe* schränkt sie die Ausbreitung der schädigenden Agenzien ein. Das Fibrin kann in den späten Phasen der Entzündung durch Granulationsgewebe *organisiert* werden. In den meisten Fällen wird es in den späten Stadien der exsudativen Reaktion aufgelöst.

• **Bedeutung der fibrinösen Exsudation:**
- Einschränkung der Entzündung
- Organisation
- Fibrinolyse

Die **lokale Fibrinolyse** wird wahrscheinlich durch einen aus dem geschädigten Gewebe freigesetzten Plasminogenaktivator eingeleitet.

An der **Fibrinolyse** sind vor allem neutrophile Granulozyten beteiligt, die neben einem Plasminogenaktivator einen weiteren Faktor enthalten, der vom Fibrinolysin des Plasmas nicht zu unterscheiden ist.

5.2 Zelluläres Stadium

Zelluläres Stadium

5.2.1 Chemotaktische Faktoren

Chemotaktische Faktoren

Die Auswanderung phagozytierender Zellen (Monozyten, Granulozyten) aus den Gefäßen in das Gewebe erfolgt durch lösliche *chemotaktische Faktoren*, die am Infektionsherd entstehen. Sie entstammen einerseits den Infektionserregern selbst (z. B. bakterielle Membranproteine), andererseits werden sie bei der Wirtsreaktion auf den eingedrungenen Erreger gebildet. Die wichtigsten chemotaktisch aktiven Faktoren sind:
• **Komplementkomponenten C3a** und **C5a**, die im Gefolge einer Aktivierung des Komplementsystems, z. B. durch bakterielle Lipopolysaccharide oder Peptidoglykan, entstehen (Abb. 10–1).
• **Zelluläre Produkte**, wie z. B. von phagozytierenden Granulozyten freigesetzte **Leukotriene** (Leukotrien B_4) und **Prostaglandine** sowie das **Interleukin** 8 (IL-8).

• bewirken Mono- und Granulozytenemigration

• **Komplement**

• **Leukotriene**
• **Prostaglandine**
• **Interleukin**

• **Monozyten** werden vorwiegend von intrazellulär vitalen Erregern an den Infektionsort gelockt, wobei monozytenchemotaktische Faktoren eine Rolle spielen. Letztere werden von CD4-positiven T-Zellen (T-Helferzellen) gebildet.

5.2.2 Diapedese (Durchwanderung)

Diapedese

Die **Emigration** der phagozytierenden Zellen aus den Blutgefäßen (aktive amöboide Auswanderung) beginnt ca. 10–15 min nach der Gewebsalteration. Die im Blutstrom zirkulierenden Phagozyten bewegen sich zunächst randwärts

• **Emigration:** Auswanderung in Stufen

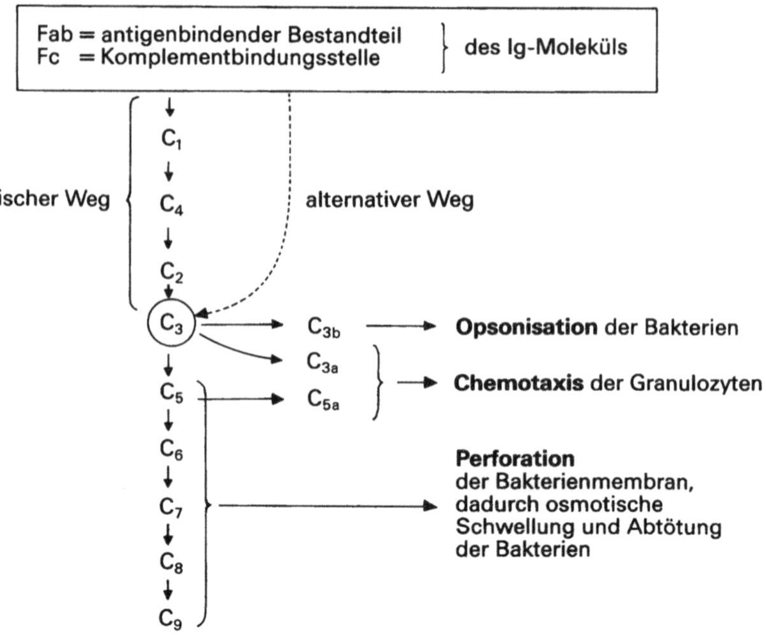

Abb. 10–1: Serum-Komplement-System in der Bakterienabwehr

- **Margination:** Bewegung der Phagozyten an die Gefäßwand
- **Adhäsion:** Anlagerung an die Gefäßwand durch **Integrine** (adhäsive Proteine)

auf die Gefäßwand zu, vor allem in postkapillären Venolen, **Margination**. Die anschließende **Adhäsion** der Phagozyten an den Gefäßendothelien beruht darauf, daß auf der Leukozytenoberfläche adhäsive Proteine exprimiert werden, die sog. **Integrine**. Diese besitzen ein hohes Bindungsvermögen an extrazelluläre Proteine wie z. B. Kollagen, Vitronektin und Fibronektin, die u. a. auf Gefäßendothelzellen vorkommen. Nach der Bindung an die Gefäßwand durchwandern die Phagozyten den Spalt zwischen benachbarten Endothelzellen und durchdringen die Basalmembran, wobei vermutlich lysosomale Enzyme eine Rolle spielen.

Entzündungszellen

6. Entzündungszellen

- **Bindegewebszellen**

⇨

Grundsätzlich sind alle **geformten und ungeformten Bestandteile des Bindegewebes** an der *Entzündungsreaktion* beteiligt.

Durch die Bereitstellung aktiver Leistungen kommt den Bindegewebszellen beim Ablauf der Entzündung eine besondere Bedeutung zu.

Das Verhalten der an der Reaktion beteiligten Zellsysteme und ihre Interaktionen können mit *histomorphologischen Techniken* erfaßt werden.

1. „Neutrophile"

6.1 Neutrophile Granulozyten

- **schnell reagierend:** Gefäßwanddurchtritt in 2–10 min
- **Granulozytenemigration:** durch Kontaktzonen des Gefäßendothels

Neutrophile Granulozyten bilden eine besonders rasch reagierende Zellgruppe (die Diapedese dauert 2–10 min), die durch chemotaktische und -kinetische Substanzen in den Reaktionsbereich geleitet werden kann. Im betroffenem Gefäßbett entwickelt sich eine Konzentration der Granulozyten, die sich am Rand des Gefäßstroms ansammelt. Die Zellen nehmen Kontakt mit der Zellmembran der Endothelzellen auf und bilden schmale Zytoplasmaausläufer, die in Lücken der Kontaktzonen zwischen den Endothelzellen vorgeschoben werden.

- Ansammlung im perivaskulären Raum

Die Basallamellen des Endothels bilden wahrscheinlich eine gewisse Barriere, denn die auswandernden Zellen halten sich eine geraume Zeit zwischen den Endothelzellen und den Membranen auf, um sie danach zu durchdringen.

Funktion. Neutrophile Granulozyten können phagozytieren und Mikroorganismen intrazellulär abbauen (Mikrophagen).

- **Funktion:**
- Phagozytose von Mikroorganismen

Der Kontakt mit den Mikroorganismen erfolgt über eine Zytoplasmaausstülpung mit nachträglicher Bildung einer digestiven Tasche. Die aufgenommenen Partikel werden in Phagosomen eingeschlossen und nach Fusion mit primären Lysosomen durch die in ihnen enthaltenen lytischen Enzyme abgebaut. Die Zellen sind in der Lage, durch Degranulation Enzyme in den Extrazellularraum freizusetzen, ohne daß die Zelle zugrunde geht. Die lytischen Enzyme können extrazellulär ihre Wirkung entfalten und zum Abbau von Mikroorganismen und verschiedener anderer Gewebsbestandteile, z.B. Gewebstrümmer als Folge der primären Gewebsalteration, beitragen. Durch die Erhöhung der Enzymkonzentration in der Umgebung der Granulozyten wird die Zellemigration in den Reaktionsbereich aktiviert.

- intrazellulärer lysosomaler Abbau
- Degranulation
- Freisetzung von Enzymen
- extrazellulärer Abbau
- Aktivierung der Zellemigration

6.2 Eosinophile Granulozyten

2. „Eosinophile"

Wie die neutrophilen wandern die eosinophilen Granulozyten durch die Gefäßwand in das Entzündungsfeld und werden dabei durch chemotaktische und -kinetische Faktoren geleitet. Meist sind sie am Rand der Entzündungsreaktion angeordnet.

- **Antagonisten der Mastzellen** (?):
- Synthese von **Histaminase** zur Neutralisation der Mastzellmediatoren
- Freisetzung lytischer Enzyme

Ihre **Funktion** ist bisher nicht endgültig geklärt. Sie werden als *Antagonisten zu den Mastzellen* angesehen.

Die eosinophilen Granulozyten zeigen eine enge Interaktion zu den Mastzellen: Sie inaktivieren Mastzellmediatoren durch Histaminase und andere Enzyme, welche die von den Mastzellen freigesetzten Mediatoren neutralisieren. Bei Entzündungen, die mit einer ausgeprägten Histaminfreisetzung einhergehen, ist i.d.R. eine massive Beteiligung eosinophiler Granulozyten zu beobachten. Die Zellen können, wie die neutrophilen Granulozyten, lytische Enzyme in den Interzellularraum freisetzen.

6.3 Basophile Granulozyten

3. „Basophile"

Basophile Granulozyten sind nur im strömenden Blut, nicht im Gewebe nachweisbar. Sie enthalten im Zytoplasma große Granula, in denen Entzündungsmediatoren, vor allem *Histamin*, angeordnet sind. Sie haben deshalb eine enge funktionelle Beziehung zu den **Gewebsmastzellen**.

Funktion:
- im strömenden Blut
- bilden und enthalten Entzündungsmediatoren (Histamin, PAF u.a.)
- Beziehung zu Gewebsmastzellen

Daneben enthalten sie platelet activating factor (PAF), eosinophil chemotactic factor, Prostaglandin D_2, Leukotrien C und D, Thromboxan B_2, neutrale Proteasen, Esterasen-Plasminogen-Aktivator und Peroxidase.

6.4 Gewebsmastzellen

4. Gewebsmastzellen

Mastzellen sind ubiquitär im Gewebe vorkommende mononukleäre und granulierte Zellen, die wahrscheinlich aus Stammzellen im Knochenmark entstehen und über den Blutstrom in das Gewebe gelangen. Sie sind besonders häufig in den Organsystemen (Respirations-, Gastrointestinaltrakt) angeordnet, die einer besonders intensiven Alteration durch Umweltfaktoren (s. S. 60ff u. S. 69ff) unterliegen. Nach ihrem Eintritt in das Gewebe machen sie einen Reifungsprozeß durch. Ihre auch im ausgereiften Zustand erhaltene Wanderungsfähigkeit zeigt sich darin, daß sie in der Lage sind, in Epithelien einzudringen und z.B. in die Bronchiallichtungen zu gelangen. Sie können mit der **bronchoalveolären Lavage** gewonnen und im Abstrich des Materials zytologisch beurteilt werden.

- aus dem Knochenmark
- besonders häufig im Respirations- und Gastrointestinaltrakt
- durchdringen Epithelien

Funktion. Die Mastzellen bilden eine sensibel reagierende Zellpopulation, die durch die *Bereitstellung von Entzündungsmediatoren* für die Steuerung vor allem der azellulären Phase der exsudativen Reaktion verantwortlich ist. Die Zellen haben auf der Oberfläche Mikrovilli und enthalten im Zytoplasma in

Funktion:
- Bereitstellung von Entzündungsmediatoren

Tab. 10-1: Wirksame Substanzen im Entzündungsprozeß

präformiert	**generiert**
Histamin	Prostaglandin D_2
Heparin	Leukotrien C_4
ECF-A (?)	PAF
NCF-A	Leukotrien B_4
Elastase	Thromboxan A_2
Kininogenase	
Tryptase	
Chymotrypsin-ähnliche Protease	
β-Hexosaminidase	
β-Glucuronidase	
β-Galaktosidase	
Arylsulfatase B	

- präformierte Substanzen: normalerweise in den Zellen vorhanden
- generierte Substanzen: nach Stimulation der Zellen gebildet

- Bildung der Mediatoren in den Granula
- Freisetzung der Mediatoren durch Exozytose und Degranulierung (z. B. Zellzerfall)

dichter Anordnung Granula mit kontrastreichem granulärem Inhalt sowie Anteile, die aus rollenartig angeordneten membranösen Strukturen bestehen. Neben den in den Granula gespeicherten Mediatoren werden während der Entzündungsreaktion eine Reihe von Substanzen ad hoc gebildet. Die in den Granula enthaltenen Substanzen werden durch Exozytose ohne Änderung der Zellstruktur oder durch Zellzerfall freigesetzt (Tab. 10-1).

5. Mono-, Histiozyten, Makrophagen

6.5 Monozyten, Histiozyten, Makrophagen

- Abstammung von Promyelozyten
- wandern als Monozyten ins Gewebe → Histiozyten → Makrophagen (nach Phagozytose)

Monozyten, die von Promyelozyten des Knochenmarks abstammen, wandern in der Spätphase der Entzündung aus dem Blutstrom in das Gewebe (griech. *histion*), werden dann **Histiozyten** genannt und durchlaufen weiter einen Reifungsprozeß zu **Makrophagen.**

Die Begriffe *Histiozyten* und *Makrophagen* werden i. d. R. synonym verwendet, da **jeder Histiozyt auch ein potentieller Makrophage** ist. Der Histologe spricht jedoch erst dann von *Makrophagen*, wenn die Zelle auch *phagozytiert*, d. h. Fremdmaterial in das Zytoplasma einschließt.

Monozytenbildung von humoralem Faktor gesteuert

Die Monozytenbildung im Knochenmark während der akuten Phase chronischer Entzündungsprozesse wird durch einen *humoralen Faktor* im Blutplasma geregelt. Es besteht dabei ein Feedback-Mechanismus über Substanzen, die von den Makrophagen bei der aktiven Reaktion selbst gebildet und dem Knochenmark über das Plasma zugeführt werden.

Phagozytoseaktivität

Funktion. Die Makrophagen haben eine *hohe phagozytotische Aktivität.* Sie sind in der Lage, Mikroorganismen, Zellbestandteile aus Nekrosen, partikuläres Fremdmaterial und ganze Zellen in das Zytoplasma aufzunehmen.

Für den Abbau der phagozytierten Substanzen sind in den Zellen gebildete lytische Enzyme verantwortlich. Die hohe sekretorische Aktivität der Zellen zeigt sich in der Ausbildung relativ großer perinukleärer *Golgi-Felder.*

Phagozytose

- **Ablauf:**
- Endozytose
- Phagosomenbildung
- Verschmelzung mit primären Lysosomen → Abbau der phagozytierten Bestandteile
- Exozytose der Makrophagen

Phagozytose. Die Zellen treten über Zytoplasmaausläufer mit den zu phagozytierenden Partikeln in Berührung. Auf der Zelloberfläche bildet sich eine mundförmige Einsenkung der Zellmembran, über welche die Partikel in das Zytoplasma aufgenommen werden. Nach Vereinigung dieser Phagosomen mit primären Lysosomen erfolgt der *Abbau* der aufgenommenen Partikel. Die Abbauprodukte können durch Exozytose aus den Zellen ausgeschleust und damit dem Stoffwechsel wieder zugeführt werden. Bei der Phagozytose werden von den Zellen Enzyme freigesetzt, die eine Interaktion mit anderen Zellen wie Lymphozyten und Fibroblasten einleiten und unterhalten. Diese Substanzen werden vor allem dann frei, wenn durch die Phagozytose eine Zellschädigung eintritt und eine Makrophagennekrose entsteht.

- **mononukleäre Faktoren**
- Blutmonozyten → Histiozyten (Makrophagen)

Die **mononukleären Phagozyten** sind aufgrund morphologischer, zytochemischer und funktioneller Charakteristika einer Entwicklungsreihe zuzuordnen.

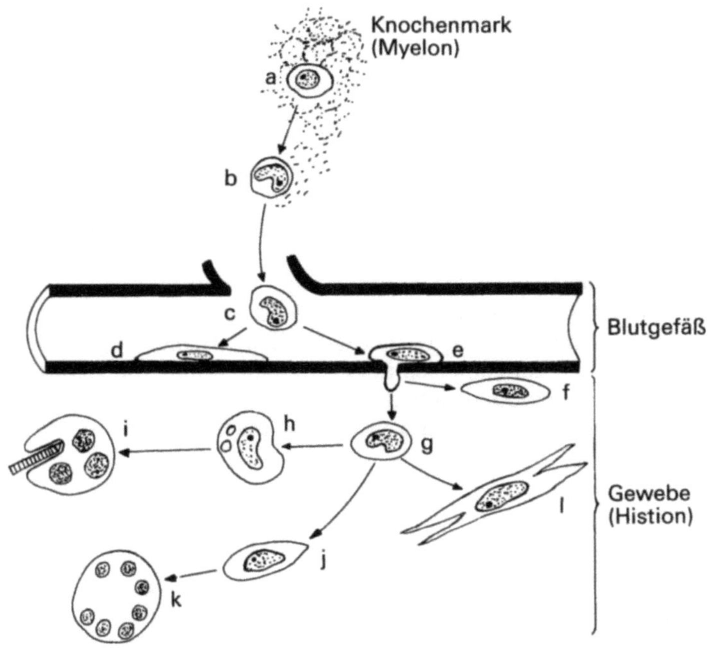

Abb. 10–2: Monozyten-Makrophagen-Zelltransformation. **a** Promyelozyt, **b** reifender Monozyt, **c** Blutmonozyt, **d** anhaftender Monozyt (Endothelzellenersatz ?), **e** Durchtritt eines Blutmonozyten, **f** Perizyt (?), **g** Histiozyt = potentieller Makrophage, **h** Makrophage, **i** Riesenzelle vom Fremdkörpertyp (ungeordnet), **j** Epitheloidzelle, **k** Riesenzelle vom Langhans-Typ (geordnet), **l** Fibroblast

Aus unreifen Vorläuferzellen im Knochenmark entwickeln sich Blutmonozyten, die nach Übertritt aus dem Blutstroma in das Gewebe zu Histiozyten bzw. Makrophagen ausreifen (Abb. 10–2).

6.6 Lymphozyten

6. Lymphozyten

- **T- und B-Lymphozyten:** s. spezifische Immunantwort

Lymphozyten entwickeln sich im Knochenmark und in den lymphatischen Organen. Die mit immunologischen Techniken und immunhistochemisch differenzierbaren T- und B-Lymphozyten sind mit den üblichen histologischen Färbetechniken nicht zu unterscheiden. Die Zellen sind durch einen zentralen runden Zellkern mit einem schmalen Zytoplasmaanteil mit wenig Organellen gekennzeichnet. Sie gelangen in den späten Phasen der Entzündung, geleitet durch Lymphokine, in den Reaktionsbereich. Sie bilden eine wesentliche Komponente für die spezifische Immunantwort.

6.7 Plasmazellen

7. Plasmazellen

- **differenzieren** aus
  - B-Lymphozyten
  - Immunoblasten

Plasmazellen befinden sich nicht im strömenden Blut. Sie differenzieren sich im Gewebe unter einer spezifischen Antigenstimulation aus *B-Lymphozyten* oder *Immunoblasten.*

Morphologie

- **bilden Immunglobuline**

Morphologie. Plasmazellen habe eine ovale Form mit einem exzentrisch angeordneten Zellkern, der eine radspeichenartige Verdichtung des Karyoplasmas aufweist. Das basophile Zytoplasma enthält in dichter Anordnung lamelläres rauhes endoplasmatisches Retikulum, in dem **Immunglobuline** gebildet werden. Im aktivierten Zustand können sich die Zisternen des endoplasmatischen Retikulums ausweiten. Die in den Zellen gebildeten Immunglobuline werden in den Extrazellularraum abgegeben.

8. Epitheloidzellen

- aus emigrierten Blutmonozyten
- **Transformierung** durch
- phagozytierte Mikroben
- Lymphokine
- Lymphozyten

Charakteristik:
- Verbindung durch interdigitierende Zellfortsätze
- reich an Organellen: Mitochondrien, Golgi-Felder, Lysosomen

6.8 Epitheloidzellen

Epitheloidzellen entstehen aus Histiozyten bzw. Makrophagen, d.h. aus emigrierten Blutmonozyten. Die **Transformation** der Zellen kann durch *phagozytierte Mikroben* oder andere Substanzen, durch *Lymphokine* und wahrscheinlich auch durch *direkten Kontakt mit Lymphozyten* erfolgen. Hierbei ändern die Zellen ihre Morphologie und ihr färberisches Verhalten. Sie erscheinen lichtmikroskopisch im HE-Präparat *„epithelzellähnlich"* (daher die Endung: *-oid*) und fallen durch besondere Eosinophilie auf. Im Unterschied zu Makrophagen zeigen Epitheloidzellen elektronenmikroskopisch schmale Zytoplasmafortsätze, die mit denen der benachbarten Epitheloidzellen interdigitieren (Abb. 10–3), wodurch manchmal ein festgefügter Zellverband vorgetäuscht wird. Ihre Stoffwechselaktivität zeigt sich in dem hohen Anteil von Zellorganellen wie Mitochondrien, endoplasmatischem Retikulum und großen Golgi-Feldern. Gleichzeitig sind Lysosomen im Zytoplasma nachzuweisen.

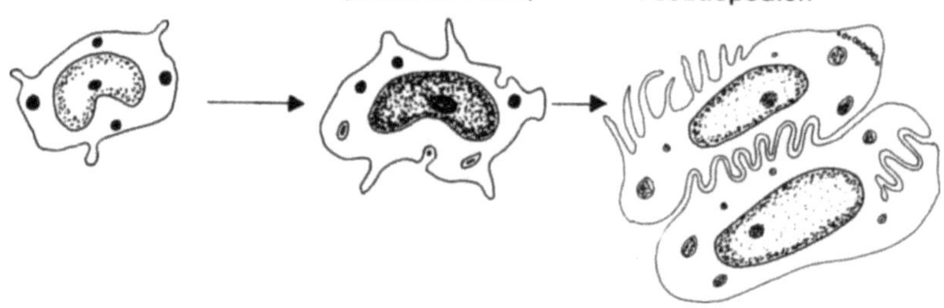

Abb. 10–3: Substrukturelle Merkmale der Transformation vom Monozyten zur Epitheloidzelle

9. Riesenzellen

Zellfusion durch MFF-Wirkung → Riesenzellen
- **Fremdkörpertyp**
- **Langhans-Typ**

6.9 Riesenzellen

Monozyten bzw. Makrophagen können zu mehrkernigen Riesenzellen verschmelzen. Die Zellfusion wird durch den Makrophagen-Fusions-Faktor (MFF) bewirkt, der von aktivierten Lymphozyten freigesetzt wird. Man unterscheidet die Riesenzelle vom **Fremdkörpertyp** mit Fremdkörpereinschluß im Zytoplasma und unregelmäßiger Kernanordnung *(ungeordnete Riesenzelle)* sowie die Riesenzelle vom **Langhans-Typ** mit regelmäßiger Kernanordnung in der Zellperipherie *(geordnete Riesenzelle)*. Weitere Riesenzellbildungen s. S. 197f.

10. Fibroblasten

- **Aktivierung:** enzymatisch

6.10 Fibroblasten

Die *ortsständigen* Fibroblasten zeigen in den fortgeschrittenen Stadien der Entzündung eine besondere Aktivität. Sie werden durch Enzyme, die von Granulozyten und Makrophagen freigesetzt werden, zur mitotischen Teilung und zur Bildung von *Prokollagenfibrillen* angeregt. Auch eingewanderte Blutmonozyten können sich wahrscheinlich im Gewebe zu Fibroblasten umwandeln und so an der Kollagenfaserbildung teilnehmen.

- **Funktion**

⟹

> Die *Kollagenfaservernetzung* bildet die **Grundlage der Vernarbung**.

11. Endothelzellen

- Steuerung durch Mediatoren, Nerven
- **Reaktion:** in **Früh-** und **Spätphase** der Entzündung

6.11 Endothelzellen

Die Reaktionsfähigkeit der Endothelzellen der Kapillaren wird durch die *Entzündungsmediatoren* und über *nervale Mechanismen* geregelt. Die Endothelzellen sind vor allem in der *Früh-* und der *Spätphase* wesentlich an der Form der entzündlichen Reaktion beteiligt. Die Zellen sind im Zytoplasma mit *kon-*

traktilen Elementen ausgestattet, so daß sie sich unter der Wirkung bestimmter Mediatoren kontrahieren können. Die daraus folgende Öffnung der Interzellularkontakte ist für den Übertritt flüssiger und zellulärer Bestandteile des Blutes in der exsudativen Phase der Reaktion von entscheidender Bedeutung. In den **Spätstadien** zeigen die Endothelzellen eine hohe *proliferative Aktivität*, welche die Bildung von *Kapillarsprossen* ermöglicht. Diese Proliferation wird durch angioblastische Faktoren ausgelöst, die wahrscheinlich von Makrophagen bereitgestellt werden.

- **kontraktile Eigenschaften:**
- Proliferation → Kapillarsprossen

7. Exsudative Entzündung

Exsudative Entzündung

Exsudativ sind Entzündungen mit
- Austritt *eiweißreicher Flüssigkeit*
- Ansammlung unspezifischer *Entzündungszellen* oder *Erythrozyten*.

Man unterscheidet *seröse, fibrinöse, eitrige, hämorrhagische, nekrotisierende, gangräneszierende Entzündungen.*

⇦

7.1 Seröse Entzündung

1. Seröse Entzündung

Definition. Bei serösen Entzündungen liegt eine *Exsudation eiweißreicher flüssiger Bestandteile* aus dem Kapillarbett in das Gewebe oder in vorgebildete Hohlräume vor.
Die durch die Endothelzellreaktion hervorgerufene Steigerung der *Gefäßwandpermeabilität* ermöglicht den Austritt kleiner Eiweißmoleküle wie Albumine und Globuline.

- **Merkmal: Eiweißexsudation** (Albumine, Globuline) durch **erhöhte Gefäßpermeabilität**

Verlauf. Seröse Entzündungen heilen i.d.R. ohne Folgen ab, wenn es sich um kurz andauernde Prozesse handelt. Das Exsudat wird dabei überwiegend über den Lymphtransport beseitigt. Manchmal kann das Ödem über längere Zeit bestehen bleiben. In diesen Fällen entwickelt sich durch die Aktivierung der ortsständigen Fibroblasten eine Fibrose mit einer bindegewebigen Hyperplasie, die in den Spätstadien mit einer Atrophie der epithelialen Anteile der Organe einhergehen kann.

- **Verlauf, Folgen:**
- Lymphtransport beseitigt Exsudat → **Abheilung**
- Fibroblastenaktivierung → **Fibrose**

Besonders in der **Haut** können sich seröse Entzündungen entwickeln; z.B. entsteht bei der akuten *Urtikaria* in den subepithelialen Hautschichten ein umschriebenes Ödem, in dessen Umgebung eine Degranulation der Mastzellen beobachtet werden kann. Eine Reihe von serösen Hautentzündungen geht mit *Blasenbildungen* einher, die durch umschriebene intraepitheliale oder subepitheliale Abscheidungen von seröser Flüssigkeit entstehen.

- **Entzündung der Haut:**
- Ödem bei Urtikaria
- Blasenbildung

Auch in **Höhlensystemen** (z.B. Pleura, Perikard, Peritoneum) treten häufig seröse Entzündungen auf. Dabei bildet sich infolge eines toxisch oder infektiös bedingten Kapillarschadens über der Serosa eine Abscheidung seröser Flüssigkeit (Erguß), die sich in den Hohlräumen ansammelt.

- **seröse Entzündung von Höhlen:**
- Pleuraerguß
- Perikarderguß
- Aszites

Katarrhalische Entzündung. Entzündungen an Schleimhäuten, die mit einer serösen Exsudation einhergehen und durch eine besonders ausgeprägte Aktivierung der Sekretproduktion gekennzeichnet sind, werden als katarrhalische Entzündungen bezeichnet. Die *Hyperkrinie*, die sich besonders im Respirations- und Gastrointestinaltrakt ausbilden kann, wird durch dieselben Entzündungsmediatoren ausgelöst, die auch für die Gefäßwandreaktion verantwortlich sind. Neben der serösen *Exsudation* sind i.d.R. auch *Nekrosen* und *Epitheldesquamationen* zu beobachten.

- **katarrhalische Entzündung:**
- Hyperkrinie
- Nekrosen
- Epitheldesquamation

Typische **Beispiele** für diese Reaktionsform sind die *akute Rhinitis* und die *akute Bronchitis*, die durch Virusinfektionen oder durch allergische Reaktionen ausgelöst werden können. Bei der *Enteritis* und *Enterocolitis katarrhalis* kommt es in kurzer Zeit zu einem hohen Flüssigkeitsverlust in der Darmlichtung.

Klinische Beispiele:
- Rhinitis
- Enteritis

2. Fibrinöse Entzündung

- **Merkmal:**
- Fibrinogenexsudation
- Fibringerinnselbildung
- **Fibrinabscheidung,** bedingt durch:
- Permeabilitätssteigerung
- Gerinnungsfaktoren
- Vorkommen: Organe mit Hohlsystemen, Organoberflächen

wichtiges Beispiel:
- Pneumokokkenpneumonie

- **Beispiele:**
- Pneumokokkenpneumonie
- fibrinöse Pleuritis
- fibrinöse Perikarditis
- fibrinöse Peritonitis

fibrinöses Exsudat als Pseudomembranen an Schleimhäuten

z.B.:
- Nasen-Rachen-Raum **(Diphterie)**
- Trachea, Ösophagus, Magen **(Verätzungen)**
- Kolon **(Kolitis)**

7.2 Fibrinöse Entzündung

Definition. Fibrinöse Entzündungen sind histomorphologisch durch Exsudation von *Fibrinogen* und Bildung von *Fibringerinnseln* bestimmt.
Grundsätzlich sind bei allen Formen der exsudativen Reaktion **Fibrinabscheidungen** zu erwarten, deren Ausdehnung vom Grad der *Permeabilitätssteigerung* an der Gefäßwand und von der Konzentration von *Gerinnungsfaktoren* im betroffenen Gewebe abhängt. Fibrinabscheidungen in Organen mit einer kompakten Grundstruktur sind gering. Meist bildet sich nur um die Gefäße ein Fibrinmantel, der die Gefäßwandpermeabilität mindert und die Ausbreitung von infektiösen Agenzien hemmt. Fibrinabscheidungen bilden sich vor allem in *Organen mit Hohlsystemen* und an *Organoberflächen.*

Ein typisches **Beispiel** für eine fibrinöse Entzündung in einem Organ stellt die *Pneumokokkenpneumonie* dar, bei der in den Alveolarlichtungen pfropfartige Fibringerinnsel entstehen, welche die Alveolarlichtungen vollständig ausfüllen. Hierher gehören vor allem auch die fibrinösen Entzündungen an serösen Häuten, z.B. die *fibrinöse Pleuritis* bei bestimmten Pneumonien, die *fibrinöse Perikarditis* bei einer Myokarditis oder die *fibrinöse Peritonitis* bei Entzündungen der Darmschleimhaut. Kreislaufstörungen, die zu Organnekrosen führen, wie bei Herzinfarkt, Lungeninfarkt oder Darminfarkt, gehen mit einer fibrinösen Begleitreaktion auf den zugeordneten serösen Häuten einher.

Pseudomembranen. Membranartige Fibrinabscheidungen auf der Oberfläche von Schleimhäuten bei Entzündungen mit Defektbildungen des Oberflächenepithels werden als „Pseudomembranen" bezeichnet. Die Fibrinabscheidungen haben eine relativ feste Verbindung mit dem durch die Nekrose freigelegten gefäßführenden Bindegewebe:

Bei der durch das *Corynebacterium diphtheriae* ausgelösten Entzündung des Nasen-Rachen-Bereichs, die in schweren Fällen auch auf die Mundhöhle, die Epiglottis, den Larynx und die Trachea übergreifen kann, bilden sich typischerweise Fibrinbeläge der Schleimhaut. Pseudomembranöse Entzündungen treten auch nach *Verätzungen im Ösophagus und im Magen* auf. Entzündungen der Dickdarmschleimhaut können mit Bildung von Pseudomembranen als *pseudomembranöse Kolitis* gekennzeichnet sein.

3. Eitrige Entzündung

- **Merkmal, Einteilung**

- **Eiter** enthält:
- massenhaft „Neutrophile"
- Zelldetritus
- Makrophagen
- Exsudatflüssigkeit
- Bakterien

7.3 Eitrige Entzündung

Definition. Eitrige Entzündungen sind durch eine **massenhafte Emigration von Granulozyten** (Eiter) gekennzeichnet. Ihre Einteilung erfolgt nach der **Art der Exsudatausbreitung**: *Phlegmone*, *Abszeß* und *Empyem.*

Eiter besteht aus einer großen Menge von neutrophilen, nur selten eosinophilen Granulozyten. Außerdem sind Zelldetritus, Makrophagen, Exsudatflüssigkeit und, je nach auslösender Ursache, Bakterien oder Sekretbeimengungen enthalten. Eitrige Entzündungen werden am häufigsten durch *Bakterien*, nur selten durch unbelebte Agenzien ausgelöst.

Phlegmone

- **Merkmal:**
- flächenhaft fortschreitende Entzündung
- meist durch Streptokokken verursacht
- Gewebsabbau durch fibrinolytische Bakterienwirkung

- **Histologie:**
- Fibrinexsudation
- Neutrophile
- Erythrozyten
- Makrophagen

7.3.1 Phlegmone

Definition. Eine unscharf begrenzte Entzündung mit dicht angeordneten Granulozyten, vor allem in *locker aufgebautem Bindegewebe*, wird als Phlegmone bezeichnet.
Eine Phlegmone entwickelt sich besonders bei einer Infektion mit *Streptokokken*, die durch Abgabe von *Hyaluronidase* einen Abbau der Grundstruktur des betroffenen Bindegewebsanteils bewirken. Für die häufig rasche Ausbreitung der Entzündung wird auch die fibrinolytische Wirkung der von den Bakterien freigesetzten Substanzen verantwortlich gemacht.

Histologie. Die bindegewebige Grundstruktur ist im histologischen Bild durch *seröse* und *fibrinöse Exsudation* stark aufgelockert und dicht von *neutrophilen Granulozyten* durchsetzt. Die Zellen liegen gehäuft der Innenwand dilatierter Gefäße an. Im Exsudat sind in wechselnder Zahl *Erythrozyten* und *Makrophagen* anzutreffen.

7.3.2 Abszeß

Definition. Eine durch *massive Granulozytenemigration* gekennzeichnete, mehr oder minder abgegrenzte Entzündung, die mit *Gewebseinschmelzungen* einhergeht, wird als Abszeß bezeichnet.
Bei einem Abszeß entwickelt sich ein mit Eiter gefüllter *Hohlraum*. In den fortgeschrittenen Stadien bildet sich als Abgrenzung der Nekrose *Granulationsgewebe*, das die Grundlage für die Organisation und narbige Abheilung des Prozesses bilden kann. Diese Form der Entzündung wird vor allem durch *Bakterien* wie Staphylokokken, Pneumokokken u.a. sowie durch Chlamydien, Aktinomyzeten und Pilze ausgelöst. Der histologische Aufbau des Abszesses ist sowohl vom Erreger als auch von der Dauer der Reaktion und der Lokalisation abhängig.

Abszeß

- **Merkmal:** Eiteransammlung in nicht vorgebildetem Hohlraum
- **Infektion** durch
  - Staphylokokken
  - Pneumokokken
  - Chlamydien, Pilze
- **Folgen:** Organisation durch Granulationsgewebe, narbige Abheilung

7.3.3 Empyem

Definition. Entzündungen, die mit einem eitrigen Erguß in einer vorgebildeten Höhle einhergehen, werden als Empyem bezeichnet.
Empyeme entwickeln sich vor allem in der *Pleura-* und *Peritonealhöhle*, im *Herzbeutel*, in *Gelenkspalten* und der *Gallenblase*. Sie werden durch **pyogene Erreger** ausgelöst. Der Erguß kann von einer eitrigen Entzündung in der dem Hohlraum benachbarten Wand ausgehen, oder er bricht aus einem Organ in den Hohlraum ein. Umschriebene stärkere Fibrinabscheidungen können dabei zu *Verklebungen* und zur Abkapselung des Ergusses, z.B. in der Pleura- und Bauchhöhle, führen. Die Eitermassen bestehen überwiegend aus Granulozyten und enthalten nekrotische Epithel- oder Mesothelzellen sowie einzelne Makrophagen neben fibrin- und eiweißreichen Plasmabestandteilen. Eitrige Ergüsse sind makroskopisch gut zu erkennen. Die Ergußbildung kann unter Entwicklung von Granulations- und Narbengewebe abheilen, wobei der Heilungsvorgang häufig Wochen oder Monate dauert. Die Abheilung kann durch Ableiten des Eiters begünstigt werden.

Empyem

- **Merkmal:** Eiteransammlung in vorgebildetem Hohlraum
- **Lokalisation:**
  - Pleura-, Peritonealhöhle, Herzbeutel
  - Gelenke
  - Gallenblase
- **Infektion:** pyogene Erreger
- **Folgen:** Abheilung durch Granulationsgewebe → Narben
  - Eiterableitung begünstigt Abheilung

7.4 Hämorrhagische Entzündung

Definition. Bei der hämorrhagischen Entzündung treten infolge *schwerer Gefäßwandschäden* massiv Erythrozyten durch die Wanddefekte aus dem Gefäßstrom in das Gewebe aus.
Die Gefäßwandschäden können durch eine hohe Toxizität infektiöser Agenzien oder durch direkte Einwirkung von endogenen Toxinen ausgelöst werden.

Beispiele. Infektionen mit *Influenzaviren* können z.B. bei der Grippe zur Entwicklung einer hämorrhagischen Tracheitis und Pneumonie führen. *Staphylokokkenpneumonien* können eine hämorrhagische Komponente aufweisen. Bei der Infektion mit *Pestbakterien*, bei *Milzbrand* und beim *Scharlach* sind hämorrhagische Entzündungen zu beobachten. Bei *allergischen Reaktionen* können Gefäßwandschäden auftreten und so zu einer hämorrhagischen Entzündung führen: z.B. postinfektiöse Glomerulonephritis, hämorrhagische Enzephalitis, Goodpasture-Syndrom.

4. Hämorrhagische Entzündung

- **Merkmal: Erythrozytenemigration** wg. **Gefäßschadens** (durch Erregertoxizität)

klinische Beispiele:
- virale Inf. **(hämorrh. Tracheitis, Pneumonie)**
- bakterielle Inf. **(Milzbrand)**
- allergische Reaktion **(postinf. GN, Goodpasture-Syndrom)**

7.5 Nekrotisierende Entzündung

Definition. Nekrotisierende Entzündungen gehen mit größeren Nekrosen bei mehr oder minder ausgeprägter exsudativer Reaktion am Rand einher. Die Nekrose beherrscht das morphologische Bild.
Diese Form der Entzündung entsteht dadurch, daß eine örtliche Konzentration von mikrobiellen, chemischen und physikalischen Noxen wirksam wird und die umgebende Reaktion durch Zirkulationsstörungen oder einen Mangel an Entzündungszellen (z.B. Agranulozytose) geprägt ist. Sie kann in *parenchymatösen Organen* vorkommen, entwickelt sich aber besonders an der *Haut* und den *Schleimhäuten*.

Nekrotisierende Entzündungen der Mundschleimhaut und der Rachenregion treten bei **Immunschwäche** (z.B. Aids) gehäuft auf und bilden häufig ein frühes Symptom der Erkrankung.

5. Nekrotisierende Entzündung

- **Merkmal:** exsudative Entzündung, von Nekrosen bestimmt
- **Ursachen:**
  - Noxen
  - Zirkulationsstörungen
  - Agranulozytose

klinische Beispiele:
- parenchymatöse Organe, Schleimhäute, Haut
- **Vorkommen:** Agranulozytose, Aids

6. Gangräneszierende Entzündung

- **Merkmal:** Gewebszerfall durch Fäulniserreger
- **Infektion:** Anaerobier bei Resistenzminderung u. Durchblutungsstörungen → **Kolliquationsnekrose**
- **Lungengangrän** bei Pneumonie oder Lungeninfarkt

7.6 Gangräneszierende Entzündung

Definition. Die gangräneszierende Entzündung ist durch einen *fauligen Zerfall* des Gewebes kennzeichnet, der entweder *primär* durch Fäulniserreger oder *sekundär* durch Besiedlung des bereits entzündeten Gewebes mit solchen entsteht.
Diese Form der Entzündung beruht auf einer Infektion mit sporenbildenden und nicht-sporenbildenden **Anaerobiern**, die bei einer Resistenzminderung, wie z.B. beim Diabetes mellitus oder lokalen Durchblutungsstörungen, wirksam werden können. Der Gewebszerfall geht mit der Bildung von Aminen, Merkaptanen und Gasen im Gewebe einher. Es entwickelt sich eine **Kolliquationsnekrose**. Eine **Lungengangrän** z.B. entsteht im Fall einer Pneumonie oder eines Lungeninfarkts, bei dem entweder embolisch oder durch Aspiration Fäulnisbakterien in den betroffenen Bereich gelangen. Durch die Freisetzung von lytischen Enzymen entsteht im Lungengewebe ein Hohlraum mit unregelmäßiger grau-grüner Wand und stark stinkender zentraler Einschmelzung. Die Höhlenbildung kann rasch Anschluß an das Bronchialsystem finden oder in die Pleurahöhle einbrechen.

Proliferative Entzündung

- **Merkmal**

⇨

8. Proliferative Entzündung

Definition. Der Begriff *Proliferation* (lat. *proles* Nachkomme, *ferre* bringen) bezeichnet eine **Vermehrung von Zellen** und bestimmter **Gewebestrukturen** (z.B. Kapillaren). Proliferierend sind *granulierende* und *granulomatöse* Entzündungen.

- Bildung von Granulationsgewebe
- Endphase der exsudativen Entzündung
- Grundlage für die Organisation → Narbenbildung

Bei einer Persistenz der für die entzündliche Reaktion verantwortlichen Stimuli und einer in der Exsudationsphase nicht erfolgten Neutralisation der wirksamen Agenzien, entwickelt sich ein *protrahierter chronischer Verlauf der Entzündung*, bei dem die Proliferation ortsständiger und in den Reaktionsbereich emigrierter Zellen in den Vordergrund tritt. Die Reaktion kann mit der Bildung von *Granulationsgewebe* einhergehen. Die proliferativen Prozesse leiten die *Endphase der exsudativen Entzündung* ein, vor allem dann, wenn Gewebsdefekte entstehen. Sie bilden die Grundlage für die Organisation von Fibrinabscheidungen, Thrombosen und der Wundheilung, die in die Narbenbildung übergeht. Das Granulationsgewebe bildet das Substrat der Defektheilung.

- **Granulom:** knötchenförmige Anordnung des Granulationsgewebes mit epitheloidzelliger Ausreifung der Makrophagen

Granulom. Die proliferativen Entzündungsformen können mit der Bildung knötchenförmig angeordneten Granulationsgewebes einhergehen, in dem die Makrophagen eine typische Anordnung zeigen oder zu Epitheloidzellen durch eine besondere immunologische Prägung ausdifferenziert sind und Riesenzellen bilden können. Diese Anordnung des Granulationsgewebes wird als *Granulom* bezeichnet.

In den Begriffen **„granulierendes Gewebe"** bzw. **„Granulationsgewebe"**, die im 19. Jahrhundert geprägt wurden, steckt das Wort *granula* (lat. Körnchen). Man erkannte mit den damaligen Mikroskopen, die nur eine relativ schlechte Auflösung hatten, im Entzündungsgewebe „körnchenartige" Strukturen, die man als charakteristische Elemente des entzündlichen Gewebes deutete. Es handelte sich dabei um sprossende Kapillaren, die sich im mikroskopischen Bild als Körnchen darstellten.

Die für die Zellproliferation, die Zellwanderung und die Regulation bestimmter Zellfunktionen verantwortlichen Mechanismen sind bisher nur wenig bekannt.

- **stimulierende Faktoren der Zellproliferation:** im Serum und Blutplasma, in Thrombozyten, Granulozyten, Makrophagen

Stimulierende Faktoren konnten im Serum und im Plasma nachgewiesen werden. Sie werden in Thrombozyten, Granulozyten und Makrophagen gebildet und in das Plasma oder in die Interzellularflüssigkeit freigesetzt. Durch die Aggregation und Aktivierung von Blutplättchen werden Substanzen in das Gewebe abgegeben, welche die *Gefäßneubildung* und die *Kollagensynthese* anregen. In den Granula der Thrombozyten konnten Proteine nachgewiesen werden, die die glatten Muskelzellen der Gefäßwände und Fibroblasten zur Proliferation anregen. Faktoren aus polymorphkernigen Granulozyten stimulieren die *Hyaluronsäuresynthese* und die *Glykolyse* in Bindegewebszellen. Makrophagen sezernieren *Wachstumsfaktoren* für Fibroblasten, Komplement und Faktoren, die die Plättchenaggregation begünstigen. Die Plättchen werden zur Freisetzung von fibroblastenaktivierenden Substanzen angeregt.

8.1 Granulierende Entzündung

1. Granulierende Entzündung

- **Merkmale**

Definition. Die granulierende Entzündung ist durch *Granulationsgewebe* charakterisiert, das einen relativ gleichförmig **3-schichtigen Aufbau** zeigt. Die dem Gewebedefekt zugewandte Region wird als *Zone der Resorption* bezeichnet, an die sich eine *Zone der Bindegewebsneubildung* anschließt; darunter ist die *Zone der ausgereiften Bindegewebsneubildung* zugeordnet.

Die **Resorption** des nekrotischen Gewebes ist eine wesentliche Voraussetzung für die Organisation von Gewebsdefekten. Sie erfolgt durch Fibrinolyse, extrazellulären Gewebsabbau und durch die phagozytierende Aktivität der Makrophagen.

- **Resorption** der Nekrose durch
  - Fibrinolyse
  - Gewebsabbau
  - Phagozytose

Der enzymatische extrazelluläre **Abbau** von Gewebstrümmern ist eine Voraussetzung für ihren *Abtransport* über das Lymphgefäßsystem. Das *Plasmin,* das durch einen Aktivator von Plasminogen abgespalten wird, ist die dabei besonders wirksame Substanz. Die Plasminogenaktivatoren werden von Bakterien, von neutrophilen Granulozyten, Makrophagen und Endothelzellen bereitgestellt. Neutrophile Granulozyten, Makrophagen und Fibroblasten sezernieren proteolytische Enzyme wie Kollagenase, Elastase und Kathepsin G. Diese Substanzen können extrazelluläre Gewebsbestandteile abbauen.

- **Gewebsabbau** durch
  - Plasmin
  - proteolytische Enzyme: Kollagenasen, Elastasen, Kathepsin G

Die Schicht der **Bindegewebsneubildung** besteht aus einer gefäß- und zellreichen Schicht, in der resorptive und reparative Prozesse ablaufen.

- **Gewebsneubildung** durch gefäß- u. zellreiche Schicht

Granulationsgewebe. In einem lockeren Fasergerüst liegen Fibroblasten sowie reichlich Granulozyten, Lymphozyten, Plasmazellen und Makrophagen. Die durch aktivierende Faktoren gesteuerte *Gefäßproliferation* ist auf das Zentrum der Gewebseinschmelzung ausgerichtet. An den Gefäßen treten knospenartige Proliferationszonen des Endothels auf. Durch Enzyme, die von den Makrophagen freigesetzt werden, wird eine *Fibroblastenproliferation* und in den Zellen eine Faserneubildung angeregt. Sie bildet die Grundlage für die Bildung der Zone des ausgereiften Bindegewebes und die Entwicklung einer Narbe. Aus der zell- und gefäßreichen Schicht entwickelt sich eine zellarme und faserreiche Zone, die das Granulationsgewebe und den Gewebsdefekt gegen die Umgebung abriegelt.

- **Granulationsgewebe:**
  - **Gefäßneubildung** durch Endothelproliferation
  - **Fibroblastenproliferation** durch Makrophagenenzyme

Voraussetzung für **ausgereifte Bindegewebsneubildung** → Ersatz durch **Narbengewebe**

Die wechselseitige Beziehung zwischen Resorption und Zellstimulation und die wechselseitige Interaktion zwischen den beteiligten Zellsystemen bildet die Grundlage für die narbige Umwandlung des Granulationsgewebes.

Da die Resorption des nekrotischen Materials eine wesentliche Voraussetzung für den schrittweise erfolgenden Vorgang der Organisation darstellt, können **Störungen der resorptiven Prozesse** zu einer Behinderung des Abheilungsvorganges führen. Dabei können sich gangartige Strukturen mit einer fortschreitenden nekrotisierenden und granulierenden Entzündung ausbilden, die eine Verbindung des primären Entzündungsherdes mit der Organ- oder Körperoberfläche schafft und eine Entleerung des nekrotischen Materials nach außen ermöglicht. Derartige gangartige Verbindungen werden als *Fisteln* bezeichnet. Der Abheilungsvorgang kann durch die operative Ableitung des nekrotischen Materials begünstigt werden.

- **Störung der Resorption** → fortschreitende Nekrose → z. B. Fistelbildung

8.2 Granulomatöse Entzündung

2. Granulomatöse Entzündung

Definition. Proliferative Entzündungen können mit knötchenförmig angeordnetem Granulationsgewebe *(Granulombildung)* einhergehen. Der *Aufbau* der Granulome ist dabei so *typisch,* daß auf das auslösende Agens geschlossen werden kann (sog. spezifische Entzündung).

- **Merkmale:**
  - **typische Granulome**
  - zelluläre Reaktionsform von Makrophagen und Fibroblasten bestimmt

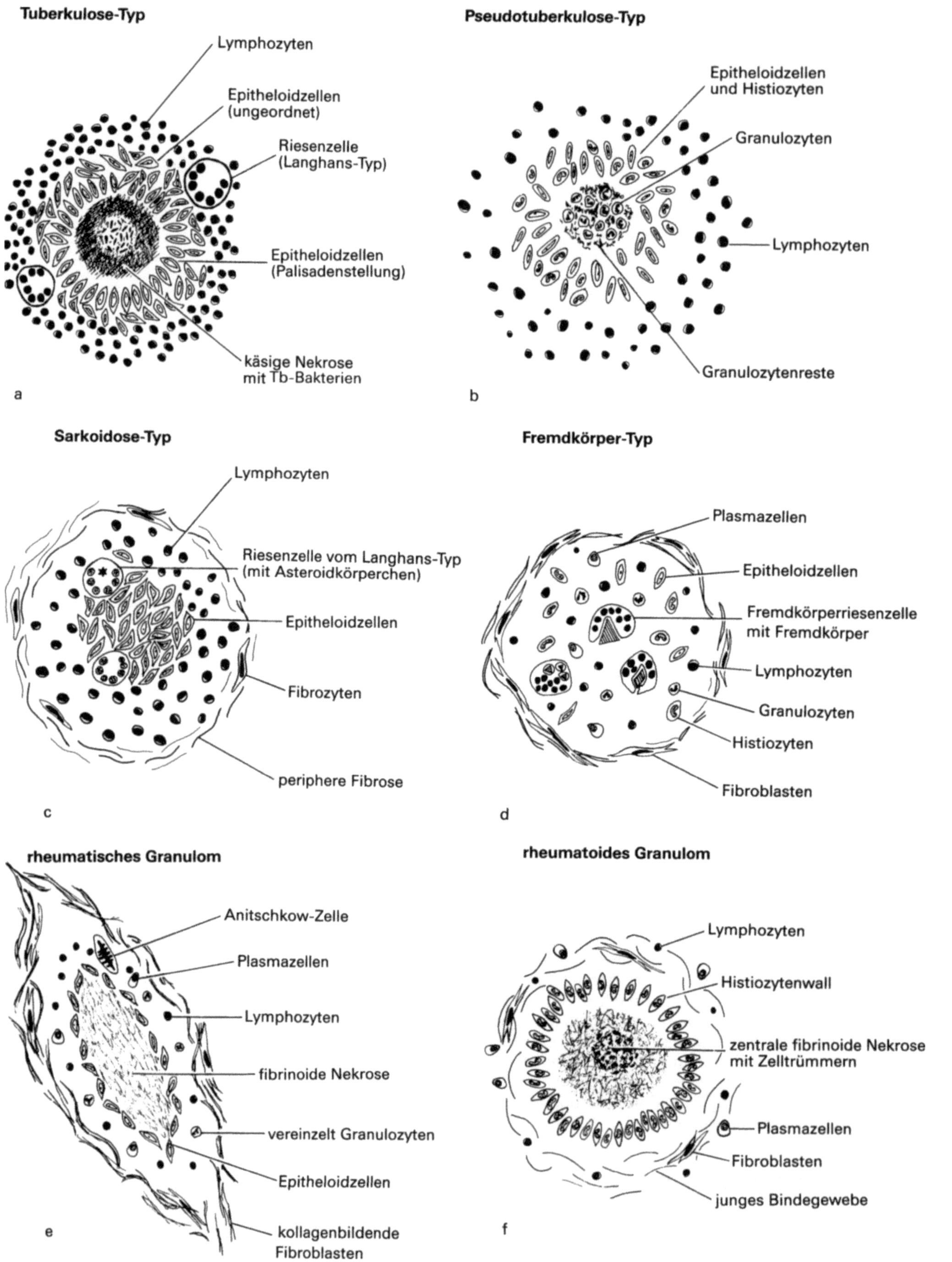

Abb. 10–4: Granulomtypen

Danach unterscheidet man **6 Granulomgrundtypen**: Granulome vom Typ der *Sarkoidose*, der *Tuberkulose*, der *Pseudotuberkulose*, des *akuten rheumatischen Fiebers*, der *primär chronischen Polyarthritis* und das *Fremdkörpergranulom* (Abb. 10–4).

6 Granulomtypen

Die *Form der zellulären Reaktion* wird wesentlich durch die Reaktionsbereitschaft der *Makrophagen* und ihrer Interaktion mit anderen Zellsystemen, vor allem den *Fibroblasten*, bestimmt. Die Wechselbeziehung zwischen dem Antigencharakter des auslösenden Agens und der Abwehrlage des Organismus bestimmt die Bildung der Granulome.

8.2.1 Epitheloidzellgranulome

a) Epitheloidzellgranulom

- **Aufbau:**
- aktivierte immunologisch geprägte **Makrophagen**
- **Interzellularkontakte**
- lysosomaler Abbau phagozytierter Substanzen

Die epithelähnliche Zusammenlagerung von aktivierten *Makrophagen* führt zu Granulomen nach einer besonderen immunologischen Prägung der Makrophagen unter Vermittlung aktivierter T-Lymphozyten. Der epithelähnliche Charakter der Granulome entsteht durch Interzellularspalten, die von schmalen Zytoplasmaausläufern benachbarter Zellen durchzogen sind. An diesen bilden sich „gap-junctions" aus, über welche die Zellen miteinander in Kontakt treten und Informationen austauschen. Die Epitheloidzellen zeigen einen hohen Gehalt an primären Lysosomen und haben die Fähigkeit zur Phagozytose. Die in das Zytoplasma aufgenommenen Substanzen können intrazytoplasmatisch abgebaut werden.

8.2.2 Granulome vom Typ der Sarkoidose

b) Sarkoidose-Granulom

- **Aufbau:**
- Epitheloidzellen
- Riesenzellen mit Asteroidkörper
- Lymphozytensaum

Definition. Diese Granulome sind eine herdförmige (knötchenförmige) Ansammlung von *Epitheloidzellen* mit geordneten mehrkernigen *Riesenzellen* (vom Langhans-Typ) und einem peripheren *Lymphozytensaum* (Abb. 10–4c). In den Riesenzellen können Einschlußkörper angeordnet sein, die nach ihrer Grundstruktur als *Asteroid-* oder *Konchoidkörper* bezeichnet werden.

Die Bildung der Sarkoidose-Granulome kann durch schwer abbaubare Substanzen, wie Bestandteile aus Kieferpollen, Kapselbestandteile von Mykobakterien oder von Toxoplasma gondii, Paraffinöle und Beryllium ausgelöst werden.

- **Vorkommen:**
- schwer abbaubare Substanzen
- Mykobakterien
- M. Boeck

Sarkoidose = epitheloidzellige Granulomatose

Sie treten *am häufigsten* bei der **Sarkoidose (M. Boeck)** auf, einer mehr oder minder generalisiert auftretenden *epitheloidzelligen Granulomatose* bisher unbekannter Ätiologie. Sie manifestiert sich am häufigsten in den *Hiluslymphknoten der Lungen* und im *Lungengewebe* selbst. Die Symptomatik hängt von der Lokalisation der granulomatösen Entzündung ab.

- Die **Initialphase** der Reaktion ist durch eine Aggregation und Proliferation aktivierter *T-Lymphozyten* gekennzeichnet. Ein von ihnen gebildeter monozytenaktivierender Faktor leitet *Monozyten* in den Reaktionsbereich, die zu *Makrophagen* und schließlich zu *Epitheloidzellen* ausreifen. Ein von den Lymphozyten gebildeter Makrophagenmigrationshemmungsfaktor ist für die ortsständige Zusammenlagerung der Makrophagen verantwortlich. Die Epitheloidzellen werden zur Bildung von *Enzymen*, vor allem Kollagenase und fibroblastenaktivierenden Faktoren, angeregt. Sie bilden die Grundlage für eine zunehmende narbige Umwandlung der Granulome.

- **Initialphase:**
aktivierte **T-Lymphozyten** → Interaktion mit **Monozyten, Makrophagen** → Umwandlung von Makrophagen in **Epitheloidzellen** → **Granulom**

- Im **fortgeschrittenen Stadium** entwickelt sich die Fibrosierung von der Peripherie her in das Zentrum des Granuloms hinein. Die Fibroblastenaktivierung und die Faserneubildung geht mit einer zunehmenden Reduktion der Zahl an Epitheloidzellen einher und endet in einer vollständigen Umwandlung der Granulome in eine knötchenförmige, zellarme, kollagenfaserreiche Narbe.

- **fortgeschrittenes Stadium:**
Vernarbung der Granulome von peripher nach zentral

8.2.3 Granulome vom Typ der Tuberkulose

c) Tb-Granulom

- **Vorkommen:** Tb

Definition. Tb-Granulome sind dem Sarkoidose-Typ ähnlich, zeigen jedoch zusätzlich eine zentrale *käsige Nekrose*. Der *lymphozytäre Randsaum* ist oft stärker ausgeprägt.
Granulome vom Typ der Tuberkulose entstehen bei Infektion mit dem *Mycobacterium tuberculosis*. Die Form der Granulome ist von den Eigenschaften

der Mykobakterien und von der Reaktionsbereitschaft des betroffenen Gewebes abhängig.

- **Aufbau:**
- zentrale Nekrose
- Epitheloidzellwall

Das Zentrum des Granuloms besteht aus einer weitgehend zell- und kernfreien Nekrose, die wegen ihrer quarkähnlichen Struktur als *„käsige" Nekrose* bezeichnet wird (Abb. 10–4a). An diese schließt sich ein Saum aus *Epitheloidzellen* an (nekrosenah: in Palisadenstellung mit schmalen „Katzenzungenkernen"; nekrosefern: ungeordnete zytoplasmareiche „fleischige" Epitheloidzellen). In diesem Saum befinden sich Langhans-Riesenzellen, nach außen folgt ein Wall aus *Lymphozyten.* Je nach dem Entwicklungsstadium ist als äußere Abgrenzung eine mehr oder minder breite Zone aus kollagenfaserhaltigem Bindegewebe ausgebildet. In der Nekrose können die Mykobakterien am histologischen Schnitt mit der *Ziehl-Neelsen-Färbung* nachgewiesen werden.

- Lymphozyten

- **Nachweis** von M. tuberculosis: **Ziehl-Neelsen-Färbung**

d) Pseudotuberkulose-Granulom

8.2.4 Granulome vom Typ der Pseudotuberkulose

Definition. Diese Pseudotuberkulosegranulome bestehen aus *Histiozyten* und weisen im nekrotischen Zentrum eine dichte Ansammlung von *Granulozyten* auf.

- **Vorkommen:** abszedierend retikulohistiozytäre Lymphadenitis

Bei Infektionen mit Keimen (Bakterien und Pilzen), die in ihren Kapseln Polysaccharid-Peptidglykane und Chitingklykane enthalten, entsteht in Lymphknoten eine granulomatöse Entzündung, die *abszedierende retikulohistiozytäre Lymphadenitis.*

Die Erreger werden aus dem Ort der primären Infektion über die Lymphwege in die Lymphknoten eingeschwemmt und hier von den Sinushistiozyten aufgenommen. Die Histiozyten vermehren sich und produzieren Substanzen, die eine Emigration und lokale Konzentration von neutrophilen Granulozyten induzieren. Im Zentrum der Histiozytenknoten entwickelt sich eine Nekrose. Es schließt sich unter Vermittlung aktivierter T-Lymphozyten eine Granulombildung an, bei der die Histiozyten zu Epitheloidzellen ausreifen und ein Granulom bilden, das dem der Tuberkulose sehr ähnlich ist (Abb. 10–4b). Bei einer Entleerung des Abszeßinhaltes, meist über eine Fistelung in der Haut, kollabieren die Granulome und führen zu einer verzweigten Vernarbung.

- **Aufbau:**
- Nekrose mit Granulozyten, Epitheloidzellen
- lymphozytärer Randsaum
- **Folgen:** Fistelung, Vernarbung

e) Granulom vom Typ des akuten rheumatischen Fiebers

- **Vorkommen:** Streptokokkennachkrankheiten

8.2.5 Granulome vom Typ des akuten rheumatischen Fiebers

Definition. Nach einer *primären Infektion* der oberen Luftwege, vor allem der *Tonsillen* mit *Streptokokken,* tritt eine granulomatöse Entzündung insbesondere im Bereich des Bindegewebes der *Gelenke* und im *perivaskulären Bindegewebe* des *Myokards* und der *Herzklappen* auf.

- **Aufbau:**
- fibrinoide Nekrose

Es entwickelt sich – wahrscheinlich als Folge einer Antigen-Antikörper-Reaktion – an den ungeformten Bestandteilen des Bindegewebes eine *fibrinoide Verquellung* und eine Nekrose von Kollagenfasern (Abb. 10–4e). Innerhalb einiger Tage schließt sich eine Einwanderung von *Monozyten* an, die zu *Makrophagen* mit besonderen Formen heranreifen. Zellen, die einen oder mehrere nierenförmige Zellkerne enthalten, werden als *Aschoff-Zellen* bezeichnet. Die *Anitschkow-Zellen* sind Makrophagen mit großen hellen Zellkernen, die einen längsgerichteten, relativ breiten Chromatinfaden aufweisen.

- Makrophagen (Aschoff- und Anitschkoff-Zellen)
- Lymphozyten

f) Granulom vom Typ der rheumatoiden Arthritis

8.2.6 Granulome vom Typ der rheumatoiden Arthritis

Definition. Dieser Granulomtyp kann sich zu großen Knoten entwickeln. Er besteht aus einem *Histiozytenwall* mit palisadenartiger Zellanordnung und einer zentralen *fibrinoiden Nekrose.*

- **Vorkommen:** primär chronische rheumatoide Arthritis
- **Aufbau:**
- zentrale Nekrose
- Makrophagenwall (+ Riesenzellen)
- Granulationsgewebe mit Fibroblastenaktivierung

Bei der primär chronischen rheumatoiden Arthritis können im periartikulären Bindegewebe der mechanisch besonders belasteten Gelenke bis zu mehrere Zentimeter im Durchmesser große Granulome auftreten. Im Zentrum besteht eine Nekrose aus Kollagenfasern mit reichlich Kerntrümmern, Kollagenfaserfragmenten und Fibrinabscheidungen (Abb. 10–4f). Diese Nekrose wird von einem mehrschichtigen Wall aus Makrophagen umgeben, in dem mehrkernige Riesenzellen vorkommen können. Der Prozeß ist außen durch gefäßhaltiges Granulationsgewebe abgegrenzt, in dessen äußerer Zone durch Fibroblastenaktivierung und Faserneubildung eine narbige Abriegelung des Prozesses erfolgt.

8.2.7 Fremdkörpergranulom

g) Fremdkörpergranulom

Definition. In das Bindegewebe gelangte exogen zugeführte oder aus Abbauprozessen stammende endogene Partikel (z. B. Knochenfragmente, kristalline Abscheidungen) können eine Reaktion auslösen, die zur Granulombildung führt. Im Bereich der Fremdkörper entwickelt sich zunächst eine *exsudative Reaktion* mit Übertritt von Plasmabestandteilen aus dem Gefäßsystem in das Gewebe und einer *Granulozytenemigration.*

- **Fremdkörper** → Exsudation → Granulozytenemigration

Da die Fremdsubstanzen durch die Reaktion nicht neutralisiert und eliminiert werden, da weder die zunehmende Interzellularflüssigkeit noch die lytischen Enzyme der Granulozyten den Abtransport der Substanzen bewirken können, schließt sich eine ausgeprägte Makrophageneinwanderung an. Die Partikel werden von den Zellen phagozytiert und in Phagolysosomen eingeschlossen. Da die einzelnen Teilchen häufig wesentlich größer sind als die Makrophagen selber, bilden sich durch Konfluenz mehrerer Makrophagen Riesenzellen vom Fremdkörpertyp (auch als ungeordnete Riesenzellen bezeichnet, Abb. 10–4d). Größere Fremdkörper werden vollständig umschlossen. Der protrahierte Verlauf wird durch die Interaktion der Makrophagen mit den Fibroblasten bestimmt und ist in der Intensität von der zytotoxischen Wirkung der Fremdsubstanzen an den Makrophagen abhängig. Die von den Makrophagen freigesetzten Enzyme regen die ortsständigen Fibroblasten zur Proliferation und zur Faserneubildung besonders in den Randzonen an, so daß eine knötchenförmige narbige Abgrenzung resultiert. Die Menge der freigesetzten Enzyme ist besonders hoch, wenn durch die Zytotoxizität der inkorporierten Substanzen Makrophagen nekrotisch werden und bei ihrem Zerfall Enzyme in größerer Menge frei werden.

- **Vorkommen:** nicht eliminierbare Fremdsubstanzen
- **Aufbau:**
  - Fremdkörper
  - Granulozyten
  - phagozytierende Makrophagen
  - Riesenzellen vom Fremdkörpertyp
- **Zellinteraktion** zwischen Makrophagen und Fibroblasten → Faserneubildung und Enzymfreisetzung

> In vielen Fällen kann durch die Makrophagenreaktion der Abbau der Substanzen nicht erreicht werden. Die granulomatöse Entzündung hält so lange an, bis die Fremdkörper (operativ) entfernt sind und die Abheilung einsetzt.

- **Heilung** ⇦

9. Heilung und Folgen der Entzündung

Heilung, Entzündungsfolgen

Heilung

Heilung. Nach dem Abklingen der entzündlichen Reaktion (also Elimination des Erregers bzw. des schädigenden Agens) verschwinden auch ihre Charakteristika:

- Die **zellfreien Exsudate** werden resorbiert oder durch Phagozytose eliminiert.
- Ausgetretenes **Blutplasma** wird vor allem mit der Lymphe resorbiert oder von den Blutgefäßen absorbiert.
- **Fibrin** wird *enzymatisch aufgelöst* und dann resorbiert oder von Makrophagen phagozytiert, wobei es zu einer Fremdkörperreaktion mit Ausbildung von Riesenzellen kommen kann.

- **Exsudat:** Resorption
- **Plasma:** Lymphtransport
- **Fibrin:** enzymatischer Abbau, Makrophagen

Die ins Entzündungsfeld eingewanderten **Zellen** verschwinden allmählich. Die Granulozyten zerfallen, ihre Zellreste werden von Makrophagen eliminiert oder lymphogen abtransportiert. Eosinophile Granulozyten überleben länger als neutrophile. Die ausgewanderten Monozyten (Histiozyten) können sich zu Fibroblasten umwandeln und Kollagen bilden. Sie sind dann von ortsständigen Bindegewebszellen nicht mehr zu unterscheiden. Die Plasmazellen und auch die Mastzellen gehen ebenfalls nach Erfüllung ihrer Funktion am Entzündungsort zugrunde. Die *Lymphozyten bleiben am längsten im Gewebe* liegen. Häufig finden sich nach abgeklungener Entzündung noch nach Monaten „lymphozytäre Restinfiltrate". Sie gehen entweder örtlich zugrunde oder gelangen aktiv über die Lymphe in die Lymphknoten oder die postkapillären Venolen und somit in die Blutbahn. Ausgetretene Erythrozyten zerfallen im Gewebe.

- **Entzündungszellen:** gehen zugrunde, Reste werden phagozytiert
  - Monozyten → Fibroblasten → Kollagen
  - Makrophagen → z. B. Siderophagen
  - Lymphozyten → lymphozytäre Restinfiltrate

Eine Siderinspeicherung in den Makrophagen kann über lange Zeit bestehen bleiben. Die **Folgeveränderungen** einer Entzündung richten sich nach Art und Ausmaß der Entzündung, vor allem aber nach dem Grad der Gewebszer-

Entzündungsfolgen

• **Restitutio ad integrum**

störung. Im günstigen Falle heilt der Prozeß folgenlos ab (Restitutio ad integrum).

Komplikationen

⟹

> Geht die Entzündung mit einer stärkeren oder sogar überschießenden Fibroblastenaktivität einher, bildet sich eine **Fibrose** oder **Narbe**.
> **Komplikationen.** Spalträume (z. B. Perikard- oder Pleurahöhle) können partiell oder komplett **obliterieren**. Im Bereich von Gangsystemen bleiben nach einer Entzündung nicht selten Einengungen **(Stenosen)** oder Verschlüsse **(Obliterationen)** zurück, und zwar als Folge eines Schrumpfungsprozesses der Bindegewebsfasern.

Fibrosen können sich nach längerer Zeit zurückbilden. Geht der Entzündungsprozeß mit einer Gewebsnekrose einher, kommt es zur Narbenbildung. Exsudatmassen werden **bindegewebig organisiert** (z. B. durch Bildung hyaliner Plaques oder Schwartenbildung).

• **Regeneration**

Die Wiederherstellung der Organarchitektur ist sehr von der Regenerationsfähigkeit des betroffenen Gewebes, d. h. seiner Zellen, abhängig. Bestimmte Nekrosen, z. B. käsige Nekrosen bei der Tuberkulose, können *verkalken*.

XI. Zellersatz

K.-M. Müller

Zellersatz

1. Regeneration – Fehlregeneration

Regeneration, Fehlregeneration

1.1 Definitionen, physiologische Grundlagen

Definitionen

Regeneration. Untergegangenes Gewebe im Organismus (Nekrose) kann entweder vollständig durch gleichartiges Gewebe *(Restitutio ad integrum)* oder über reparative Prozesse (Narbe) mit einer *Defektheilung* ersetzt werden. Das Endstadium der Regeneration (lat. *re-* zurück, *generare* erzeugen) ist abhängig vom Ausmaß des vorangegangenen Gewebsdefekts. Kleinere epitheliale Defekte des Oberflächenepithels, z. B. im Bereich der Schleimhäute und der Haut, können durch vitale, gleichartig differenzierte Zellformen vollständig repariert werden.

Regenerationsformen:
1. **Restitutio ad integrum:** vollständige Wiederherstellung des zerstörten Gewebes

Als **physiologische Regeneration** wird der Ersatz von Gewebsstrukturen im Rahmen des *physiologischen Verbrauchs* bezeichnet, z. B. Ersatz des Milchgebisses, Neuaufbau der Uterusschleimhaut nach der Menstruation, kontinuierliche Regeneration der äußeren Haut.

2. **physiologische Regeneration:**
- Ersatz des Milchgebisses
- Neuaufbau des Endometriums nach der Menstruation

Der Ersatz von Gewebsdefekten durch eine **komplette reparative Regeneration** entspricht der *Heilung*. Bei einer tiefergreifenden Zerstörung von Gewebsstrukturen unter Beteiligung des Gefäßbindegewebes oder nach Defekten der subepithelialen Basalmembranen ist eine vollständige reparative Regeneration nicht mehr möglich. Der Defekt wird durch ein i. d. R. minderwertiges Ersatzgewebe ausgefüllt: **Defektheilung**. Typische Beispiele sind Hautnarben nach tiefergreifenden Hautdefekten sowie Ulkusnarben der Magenschleimhaut nach Schleimhautdefekten mit Überschreiten mindestens der Lamina muscularis mucosae.

3. **komplette reparative Regeneration:**
- Ersatz durch bauartgleiches Gewebe

4. **Defektheilung:**
- Ersatz durch minderwertiges Gewebe
- Narbe

> Zellersatz und Regeneration sind in verschiedenen Gewebsarten unterschiedlich ausgeprägt. **Labile** Gewebe (wie *Schleimhäute*, *Epidermis*) werden von **stabilen** Geweben (wie *Leber-*, *Nierengewebe*) und **permanentem** bzw. **Dauergewebe** (wie *ZNS*) abgegrenzt. Eine **vollständige** reparative **Regeneration** ist i. d. R. nur in *labilen* und *stabilen* Geweben möglich.

- **Regeneration und Gewebeart**

⇐

1.1.1 Labiles Gewebe

Labiles Gewebe

Unter labilem (lat. *labilis* schwankend) oder **Wechselgewebe** werden Gewebe mit einem großen Anteil von sog. *intermitotischen Zellen* zusammengefaßt. Die Zellen haben ihre Fähigkeit zur Teilung erhalten: z. B. Epidermis, Schleimhäute, hämatopoetisches System.

- hoher Anteil an intermitotischen Zellen
- teilungsfähige Zellen in Epidermis, Schleimhäuten, Blut

1.1.2 Stabiles Gewebe

Stabiles Gewebe

Diese Gewebsart (lat. *stabilis* fest) ist aus differenzierten, sog. *reversibel postmitotischen Zellen* aufgebaut. Unter physiologischen Bedingungen teilen sich diese Zellen nicht mehr; unter pathologischen Bedingungen ist jedoch eine Gewebsproliferation mit *Hypertrophie* der Einzelzelle und bedingter Neubildung von Zellen *(Hyperplasie)* möglich.

Beispiele: Leber, Niere, Drüsen.

- besteht aus reversibel postmitotischen Zellen
- Zellteilung möglich
- in Leber, Nieren, Drüsen

Permanentes Gewebe

- Dauergewebe
- aufgebaut aus irreversibel postmitotischen Zellen
- Zellen nicht teilungsfähig
- in Skelett- und Herzmuskulatur, Nervengewebe

1.1.3 Permanentes Gewebe

Permanentes (lat. *permanere* verbleiben) oder **Dauergewebe** ist durch Zellen charakterisiert, die ihre Teilungsfähigkeit weitgehend verloren haben (*irreversibel postmitotische Zellen*). Aber auch diese Zellen sind noch zur DNS-Synthese befähigt, bei chronischer Schädigung reagieren auch hier die einzelnen Zellen mit *Hypertrophie* und können gelegentlich *polyploide Zellkerne* als Zeichen einer gesteigerten Zelleistung aufweisen.

Beispiele: Skelett- und Herzmuskulatur, Nervengewebe.

Prinzipien

1.2 Prinzipien der Regeneration und Reparation nach Nekrosen

Defektheilung an der Haut

- **Wunde:**
- mit Substanzverlust einhergehende Zusammenhangstrennung von Geweben

- **Restitutio ad integrum:** epitheliale Defekte
- **Narbe:** tiefe Hautdefekte (Korium)

Wundheilung:

1. Phase: Verkleben oder Ausfüllen des Gewebsdefekts mit Fibrin und Blut

2. Phase: kapillarreiches Granulationsgewebe

3. Phase: Bindegewebsproliferation bis zur Narbe = kollagenfaserreiches Bindegewebe)

1.2.1 Defekt- bzw. Wundheilung an der Haut, Narbe

Unter einer **Wunde** versteht man eine mit Substanzverlust einhergehende Zusammenhangstrennung von Geweben. Verlauf und Folgen der Reparation sind abhängig von Größe und Tiefe des Defekts. Bei einer oberflächlichen Hautabschürfung wird der rein epitheliale Defekt der Epidermis folgenlos durch teilungsfähige Zellen im *Stratum germinativum* bevorzugt aus den erhaltenen Randregionen bis zur Restitutio ad integrum repariert. Tiefergreifende Defekte der Haut mit Durchtrennung des *korialen Bindegewebes* und des *subkutanen Fettgewebes* können nur über eine Defektheilung mit Entwicklung einer Narbe ausheilen.

Verschiedene *Phasen der Wundheilung* (Abb. 11–1) sind zu unterscheiden:

- **1. Phase:** Werden die Schnittränder operativ adaptiert, dann wird der entstandene Gewebsdefekt zunächst von *Fibrin* ausgefüllt, so daß die Wundränder miteinander *verkleben.* Ist der entstandene Gewebsdefekt größer und klaffend, wird der Substanzdefekt durch *Fibrin* und *Blut* ausgefüllt.
- **2. Phase:** An den Rändern und in der Tiefe des Defekts entwickelt sich ein *kapillarreiches Granulationsgewebe* (lat. *granulum* Körnchen). Die Entwicklung des noch zellreichen Granulationsgewebes vollzieht sich während des 3.–6. Tages nach der Schädigung.
- **3. Phase:** Die Wundheilung ist in der 2. Woche durch ausgewanderte *Monozyten*, fortgesetzte *Bindegewebsproliferation* und *Reduktion der Blutgefäße* geprägt. Das zunächst zell- und gefäßreiche Granulationsgewebe wird mehr und mehr durch ein *kollagenfaserreiches Bindegewebe* ersetzt. Die fortschreitende Bindegewebsbildung führt zum Endzustand der Narbe. Der oberflächliche Epitheldefekt wird durch die erhaltenen, seitlich angrenzenden basalen Epithelzellen repariert.

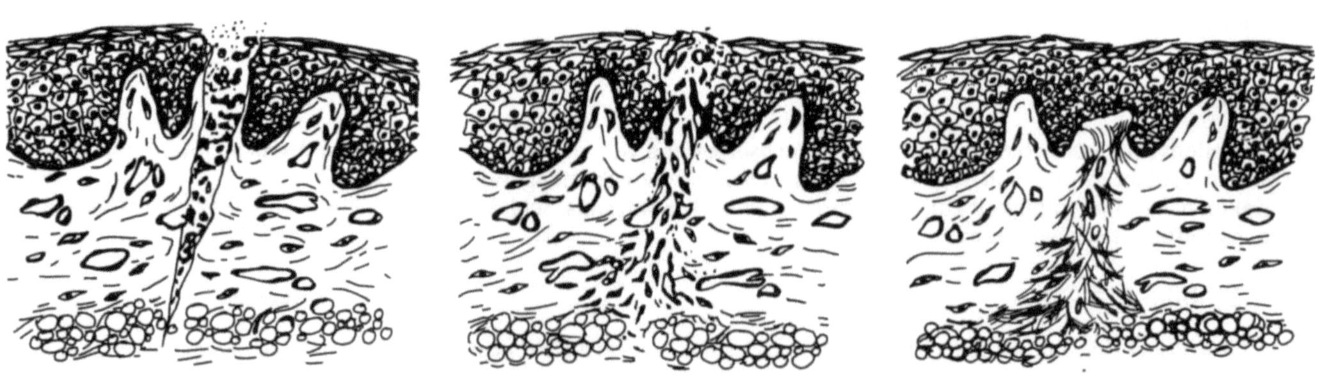

a b c

Abb. 11–1: Phasen der Defektheilung. **a** Frischer Hautdefekt mit Unterbrechung von Kutis und Subkutis (z.B. Schnittwunde), **b** Überbrückung des Defekts durch kapillarreiches Granulationsgewebe, **c** Endzustand mit Reepithelialisierung und korialer Narbenzone

> Die *komplikationslose* Wundheilung wird als **primäre Wundheilung** (sanatio per primam intentionem, kurz: per primam = p.p.) von der **sekundären** (sanatio per secundam intentionem, kurz: per secundam), nach Komplikationen, abgegrenzt.

primäre, sekundäre Wundheilung

⇦

Ausgedehntere Oberflächendefekte der Epidermis bei großflächigen Verbrennungen können nicht durch die verbleibenden Reste der oberflächlichen Hautschichten repariert werden. Bei der Defektdeckung durch **Hauttransplantate** erfolgt die Einheilung der an anderen Körperstellen entnommenen Transplantate (sog. Spalthauttransplantate) über ein Granulationsgewebe mit fester Adaptation an die verbliebenen korialen Weichteilstrukturen.

Hauttransplantation:
- Einheilung über Granulationsgewebe mit Adaptation an Weichteilstrukturen

1.2.2 Wundheilungsstörungen

Wundheilungsstörungen

Verschiedene Ursachen können den regulären Verlauf einer Wundheilung stören und zu einer **sekundären Wundheilung** führen. Dabei sind *lokale* von *allgemeinen Faktoren* abzugrenzen.

führen zu **sekundärer Wundheilung** durch

• **Lokale Faktoren.** Zur komplikationslosen Wundheilung wird vielfach eine Ruhigstellung der verletzten Region angestrebt. Wiederkehrende **mechanische Alterationen** einer frischeren Wunde führen zur Beeinträchtigung der Wundheilung. Daneben sind **Infektionen** der Wundregion durch Bakterien ein wesentlicher Faktor für eine Sekundärheilung mit entzündlicher Komplikation. Eine verzögerte Wundheilung kann auch durch in den Wundbereich gelangte **Fremdkörper** (Glassplitter, Fadenmaterial u. a.) oder eine körpereigene **Sekretretention** (sog. Serom) ausgelöst werden.

• **lokale Faktoren:**
- fehlende Ruhigstellung
- Infektionen
- Fremdkörper
- Sekretretention

• **Allgemeine Faktoren.** Hierzu gehören insbesondere **Störungen im Blutgerinnungssystem** mit daraus folgender ungenügender Blutstillung im Wundgebiet, z. B. bei Hämophilie. Funktionsstörungen der Granulozyten oder Monozyten (z. B. bei Leukämie) sowie **Stoffwechselerkrankungen** (z. B. Diabetes mellitus) oder chronische Medikamentenverabfolgung (z. B. Kortison) können den physiologischen Wundheilungsvorgang stören.
Im Unterschied zu einer verzögerten oder komplizierten sekundären Wundheilung gibt es auch eine **überschießende** Entwicklung von Granulations- und Narbengewebe im Anschluß an Defekte, besonders der Haut. Eine übermäßige Bildung von Granulationsgewebe verhindert die Reepithelialisierung des Defekts und es kommt zur Bildung von sog. *„wildem Fleisch"* (caro luxurians, lat. *caro* Fleisch, *luxurians* wuchernd).

• **allgemeine Faktoren:**
- Gerinnungs- und
- Stoffwechselstörungen
- Funktionsstörung der Granulozyten
- iatrogen, z. B. Kortisonverabfolgung

überschießende Wundheilung charakterisiert durch

• **wildes Fleisch** (caro luxurians):
- übermäßiges Granulationsgewebe
- Granuloma pyogenicum

Ein *Beispiel* hierfür ist das *Granuloma pyogenicum* der Haut.

Eine überschießende, auf das Wundgebiet begrenzte Narbenbildung führt zur **hypertrophen Narbe**. Dehnt sich dieses Narbengewebe über das Wundgebiet hinaus aus, spricht man von einem **Keloid** (griech. *-kele* Geschwulst, Abb. 11–2); hier handelt es sich wahrscheinlich um lokale Bindegewebsstörungen, eine operative Therapie verbietet sich daher.

• **überschießende Narbenbildung:**
- **hypertroph**: auf Wundgebiet begrenzt
- **Keloid**: über Wundgebiet hinaus

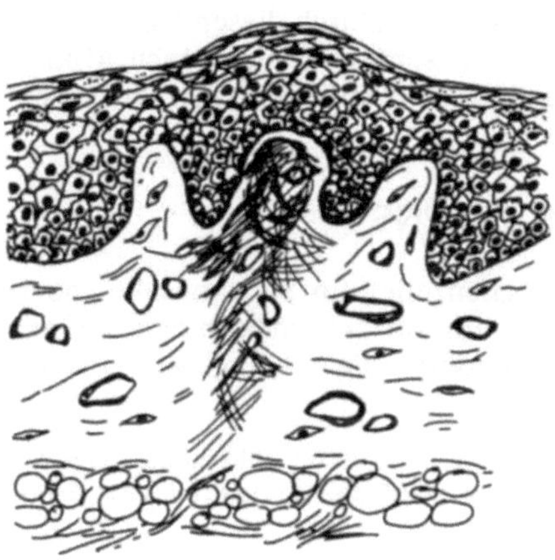

Abb. 11–2: Überschießende narbige Abheilung eines Gewebedefekts mit Keloidbildung

Defektheilung an Schleimhäuten

- **Erosion:** Schleimhautdefekt bis zur Musc. mucosae
- Restitutio ad integrum

- **Ulkus:** Schleimhautdefekt über Musc. mucosae hinaus
- heilt narbig ab

1.2.3 Defekt- bzw. Wundheilung an Schleimhäuten

In der Magenschleimhaut werden *erosive* und *ulzeröse Defekte* unterschieden. Eine **Erosion** (lat. *erodere* abnagen) betrifft nur die Schleimhautzone und kann somit vollständig (Restitutio ad integrum) durch angrenzende erhaltene Schleimhautanteile repariert werden. Überschreitet der Defekt die Lamina muscularis mucosae, so kann dieser nur unter Entwicklung einer Narbe abheilen (**Ulkus**, Abb. 11–3). Kraterförmige Ulzera überschreiten die Muscularis propria und können bis in die angrenzenden Weichteilstrukturen reichen. Eine überschießende Entwicklung von Granulations- und Narbengewebe führt zum chronischen harten Ulkuskrater. Defektheilungen ausgedehnterer ulzerierender Magenwanddefekte können Ursache von narbigen Stenosen, bevorzugt im Magenausgang, sein.

Auch **Defekte des respiratorischen Epithels** können, solange die Basalmembran erhalten ist, vollständig ersetzt werden, da die Regeneration von den Basalzellen ausgeht.

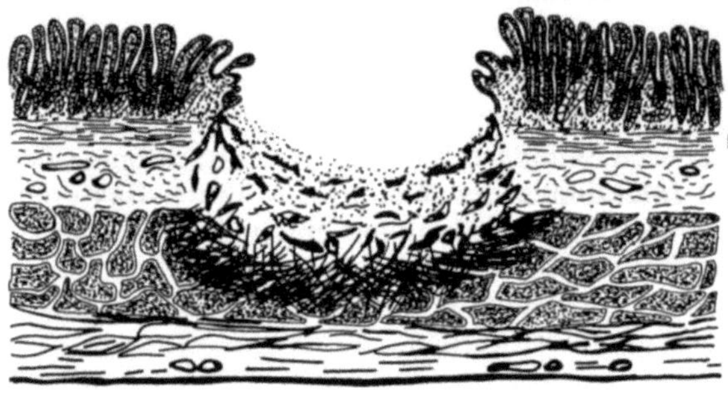

Abb. 11–3: Florides Magenulkus. Überschreiten der Lamina muscularis mucosae **(mm)** und Tela submucosa **(sm)** mit Defektzone bis in die Muscularis propria **(mp)** reichend

Muskelnekrosen

Schicksal von Herz- und Skelettmuskelnekrosen:

- Abbau durch neutrophile Granulozyten
- Granulationsgewebe
- Narbe

Skelettmuskulatur:
- einzelne Reservezellen können sich zu Muskelzellen differenzieren und Mikrotraumen regenerieren

1.2.4 Nekrosen von Skelett- und Herzmuskulatur

Frische Gewebsdefekte in der Muskulatur sind durch eine Homogenisierung der Muskelfasern und aufgehobene Kernfärbbarkeit charakterisiert. Der Abbau des nekrotischen Gewebes und der Zellersatz erfolgen von den Randzonen vitaler Gewebsstrukturen. In der Frühphase wird die **nekrotische Muskulatur** durch *neutrophile Granulozyten* abgebaut. Im Verlauf der 1. Woche entwickelt sich ein *Granulationsgewebe* durch aussprossende Kapillaren, Makrophagen und Bindegewebszellen. Nach Wochen resultiert ein Ersatz der ursprünglich hoch differenzierten Muskulatur durch minderwertigeres faserreiches Bindegewebe im Sinne einer *Narbe* (s. S. 521). In der Randzone von Herzinfarkten können im Rahmen frustraner Regenerationsversuche polyploide Zellkerne entstehen. In der **Skelettmuskulatur** sind einzelne sog. Reservezellen vorhanden, die sich zu Muskelzellen differenzieren können. Dabei dient der erhaltene Sarkolemmschlauch als Gleitschiene. Durch diesen Regenerationsvorgang können allenfalls umschriebene Faserdefekte z. B. nach Mikrotraumen regeneriert werden. Ein ausgedehnterer traumatischer Muskelfaserriß führt zur Ausheilung über eine Narbe.

Ganglienzellnekrosen

1. im ZNS
- Ganglienzellnekrosen werden durch **minderwertiges Gliagewebe** ersetzt

- **Hirngewebsnekrosen** sind Kolliquationsnekrosen

1.2.5 Ganglienzellnekrosen in ZNS und PNS

- **Zentrales Nervensystem.** Während Ganglienzellen im Säuglingsalter noch ersetzt werden können, ist später eine Regeneration nicht mehr möglich. Ganglienzellnekrosen können nur durch ein minderwertiges Gliagewebe ersetzt werden.

Ursachen für Ganglienzelluntergänge sind Traumen, hypoxische Zellschädigungen als Folge von Durchblutungsstörungen und chronische Intoxikationen (übermäßiger Alkoholkonsum).

Ausgedehntere Hirngewebsnekrosen, z. B. im Bereich eines Hirninfarkts nach Verschluß eines größeren arteriellen Blutgefäßes, werden über eine **Kolliquati-**

onsnekrose (lat. *colliquare* verflüssigen) abgebaut. Ein Teil des untergegangenen Gehirns wird durch **gliöses Stützgewebe** ersetzt (s. S. 343). Wie bei Nekrosen anderer Gewebe erfolgt die *Proliferation von Gliazellen* mit Entwicklung eines fein fibrillären Faserwerkes im Bereich der Randzone der Nekrosen ausgehend vom erhaltenen Gehirngewebe. Bei gleichzeitiger *Proliferation von Fibroblasten* im Bereich des gefäßführenden zerebralen Bindegewebes entsteht dann ein gemischt **gliös-bindegewebiges Defektgewebe** im Gehirn. Aktivierte und in den Bereich der frischeren Nekrose einwandernde Makrophagen (aus der Mikroglia) resorbieren Lipide aus untergegangenen Neuronen und Markscheiden. In einer Fettfärbung (Sudanfärbung) findet man bevorzugt am Rand frischer Hirnnekrosen zahlreiche sog. **Fettkörnchenzellen** (Lipophagen).

Defektgewebe besteht aus
- Glia
- Bindegewebe (Fibroblasten)

Fettkörnchenzellen: Makrophagen, die Lipide aus untergegangenem Hirngewebe resorbieren

- **Peripheres Nervensystem.** Neuriten und Dendriten sind zur Regeneration befähigt.

2. im PNS

Waller-Gesetz (Physiologe, 1816–70): Wird ein Nervenfortsatz an einer Stelle unterbrochen, stirbt nur der distale, nicht mehr mit der Nervenzelle zusammenhängende Teil ab mit Verlust der Erregbarkeit und Leitfähigkeit als Folge der sekundären Degeneration.

Waller-Gesetz

⇐

Ernährung und *Funktion* der Nervenfaser sind abhängig von intakten Verbindungen mit der zugehörigen Nervenzelle. Die lipidreichen Zerfallsprodukte werden von Makrophagen aufgenommen. Bei *kurzstreckigen Unterbrechungen* sprossen Schwann-Zellen aus und bilden neue Myelinscheiden bis zur Regeneration von Axonen. Bei größerer Entfernung der durchtrennten Nervenenden kommt die schnellere Bindegewebsproliferation einer gerichteten Proliferation der Schwann-Zellen und Axone zuvor. Die aus den proximalen Nervenenden aussprossenden Schwann-Zellen und Axone finden nicht mehr den Anschluß zum peripheren Nerventeil. Sie rollen sich knäuelförmig auf und führen zu sog. **Neuromknoten** oder auch **Amputationsneuromen.**

- **kurzstreckige Unterbrechung:** Restitutio ad integrum
- **langstreckige Unterbrechung:** Bindegewebsproliferation schneller

Amputationsneurom:
aussprossende Schwann-Zellen finden keinen Anschluß an den durchtrennten peripheren Nervenanteil und rollen sich knäuelförmig auf

1.2.6 Knochenbruchheilung

Knochenbruchheilung

Unter einem Knochenbruch (**Fraktur**, lat. *frangere* brechen) versteht man eine Kontinuitätstrennung des Knochens. Eine **inkomplette Fraktur** ist eine zwar vollständige Durchtrennung des Knochens mit allerdings erhaltenem Periost (sog. Kinder- oder **Grünholzfraktur**). **Vollständige Frakturen** gehen mit einer Durchtrennung des Periostes einher. Die geschlossene Fraktur ist von erhaltenen Weichteilstrukturen umgeben. Bei der **offenen Fraktur** besteht neben der meist traumatisch entstandenen Knochenläsion eine Verletzung der Haut und des umgebenden Weichteilmantels. Unter den Ursachen sind Traumen am häufigsten. Seltener sind sog. **Ermüdungsfrakturen** (z.B Marschfraktur) und sog. **pathologische Frakturen** (plötzliche und unerwartete Knochenbrüche, z. B. bei Tumormetastasen oder vorgeschrittener Osteoporose).

Fraktur: Kontinuitätstrennung des Knochens
- **unvollständig:** Grünholzfraktur (Periost erhalten)
- **vollständig:** Unterbrechung des Periostes
- **offen:** Verletzung der Haut und des Weichteilmantels

- **Ermüdungsfraktur:** z. B. Marschfraktur
- **pathologische Fraktur:** z. B. bei Metastasen

Auch das Knochengewebe befindet sich in jeder Altersgruppe in einem ständigen An- und Abbau durch Osteoblasten und Osteoklasten. Die Regeneration entstandener knöcherner Defekte ist offensichtlich auch durch eine **direkte lamelläre Regeneration** ohne Entwicklung von reparativen Zwischenstadien möglich (vor allem unter den Bedingungen der Plattenosteosynthese).

Schmale spaltförmige Frakturzonen **(Spaltheilung)** werden bei der **primären Knochenbruchheilung** mit Blut und Fibrin ausgefüllt. Das nachfolgende kapillarreiche Granulationsgewebe ist von Osteoblasten mit der Fähigkeit zur Knochenbildung durchsetzt. Bei der **Kontaktheilung** wird eine direkte knöcherne Durchbauung durch Aktivierung der Haver'schen Umbausysteme erreicht. Die periostalen und endostalen Mesenchymzellen sind an dieser Form der Knochenbruchheilung nur gering oder gar nicht beteiligt.

primäre Knochenheilung:
- **Spaltheilung** durch von Osteoblasten durchsetztes Granulationsgewebe
- **Kontaktheilung** durch direkten knöchernen Umbau

Die Regeneration und Heilung größerer, meist nicht osteosynthetisch versorgter Frakturen erfolgen i. d. R. über eine **sekundäre Knochenheilung**. Der Defekt wird auf dem Wege der **desmalen Knochenbildung** oder über eine **metaplastische Knorpelbildung** überbrückt. Die Frühphase im postakuten Frakturstadium wird durch ein Frakturhämatom und oft ausgedehnte Blutungen in die angrenzenden Weichteilstrukturen geprägt.

sekundäre Knochenheilung:
- bindegewebiger Kallus
- knorpeliger Kallus
- knöcherner Kallus

Ein **röntgenologisch** nach Tagen oft feststellbarer scheinbar vergrößerter Frakturspalt resultiert aus der Resorption von nekrotischen Knochenarealen in der Nachbarschaft der Fraktur.

- **Kallus** = Bindegewebe
  - verbindet Knochenenden
  - Ort der Neubildung von Knochen

Bereits am 2. Tag ist die Entwicklung von einem kapillarreichen Granulationsgewebe zu verfolgen. Etwa ab dem 8. Tag nach der Fraktur wird der ehemalige Bruchspalt durch ein gefäßreiches Bindegewebe, dem sog. bindegewebigen **Kallus** (lat. *callus* Schwiele), überbrückt, der die Knochenbruchenden locker verbindet. In diesem Bereich vollzieht sich die *Knochenneubildung* über Zwischenstufen einer metaplastischen Knorpelbildung. Die Umwandlung des bindegewebigen Kallus zu Knochengewebe ist von *mechanischen Faktoren* und der *Stabilisierung des Frakturbereichs* abhängig.

- Schubkräfte verhindern bei Ruhigstellung seine knöcherne Umwandlung

Experimentelle Untersuchungen haben ergeben, daß *minimale Schubkräfte eine direkte knöcherne Umwandlung des bindegewebigen Kallus verhindern* und die Bildung von hyalinem Knorpel induzieren. Diese Form der Frakturheilung hat Ähnlichkeit mit den Verhältnissen in den Wachstumsfugen beim Knochenwachstum des Kindes.

Mineralisierung durch Einlagerung von Hydroxilapatit

mechanische Belastung bewirkt Umwandlung des Faserknochens in Lamellenknochen

An der Zellproliferation sind auch Mesenchymzellen des Periostes und Endostes beteiligt. Sie bilden frühzeitig eine osteoide Grundsubstanz und einen provisorischen knöchernen Kallus. Die **Mineralisierung** des durch Osteoblasten neugebildeten Osteoids erfolgt durch die Einlagerung von Mineralsalzen als Hydroxilapatit. Knorpelhaltige Verbindungsbrücken sind bevorzugt an den Außenseiten der Frakturzone im Bereich der Knochenkompakta ausgebildet. Entsprechende mechanische Belastung bewirkt eine Umwandlung des wenig differenzierten Faserknochens in Lamellenknochen. Überschüssiger periostaler Kallus (als Auftreibung im Röntgenbild erkennbar) wird in den folgenden Wochen und Monaten von Riesenzellen abgebaut.

Störungen der Knochenbruchheilung

1.2.7 Störungen der Knochenbruchheilung

Pseudarthrose:
- Scheingelenk
- bewegliche Fraktur durch fehlende knöcherne Kallusbildung
- bei zu großem Frakturspalt

verzögerte Knochenbruchheilung bei ungenügender Fixierung oder zu früher Mobilisation

Probleme bei der Knochenbruchheilung treten besonders dann auf, wenn der *Frakturzwischenraum* zu groß oder *Weichteilgewebe* eingeklemmt ist. Der ausgedehnte bindegewebige Kallus wird nicht knöchern umgebaut und eine Gewebekontinuität nicht wiederhergestellt. Die *Frakturregion* bleibt *beweglich*, dieser Zustand wird als **Pseudarthrose** (Scheingelenk) bezeichnet.
Eine *ungenügende Fixierung* oder zu *frühe Mobilisation* können Ursachen einer verzögerten Heilung sein. Die unregelmäßige Entwicklung von Knorpelherden im primär angelegten Kallus und eine ungleiche Proliferation von Periostzellen sind Ursache oft spindelförmiger Auftreibungen des scheinbar verdickten Knochens im ehemaligen Frakturbereich.

Callus luxurians: überschießender Kallus

Dieser „überschießende" minderwertige Kallus wird als **Callus luxurians** bezeichnet und kann zu Druckläsionen der angrenzenden Weichteilstrukturen oder auch Nervenstrukturen führen.

Komplikationen:
- Fehlstellungen
- verzögertes Längenwachstum
- arthrotische Gelenkveränderungen

Gefürchtete Komplikationen nach Knochenbrüchen sind **Fehlstellungen**, bei Jugendlichen **verzögertes Längenwachstum** und sekundäre **arthrotische Gelenkveränderungen** in den benachbarten Gelenken.

Osteomyelitis

⟹

> Die schwerwiegendste Komplikation ist die Knochenentzündung, **Osteomyelitis**. Die Gefahr einer Knochenentzündung im Frakturbereich ist bei offenen Verletzungen mit Verbindungen zur Körperoberfläche verständlicherweise besonders groß. Gefürchtet ist der Übergang in eine chronische Osteomyelitis mit dann resultierenden erheblichen Knochendeformierungen oder chronischen Fistelungen.

Defektheilung in der Leber

1.2.8 Defektheilung in der Leber

Leber besitzt **hohe Regenerations- und Reparationstendenz**

3 Stadien der Leberregeneration

Abhängig von Art und Ausmaß einer Schädigung in stabilen Geweben resultieren unterschiedliche Schädigungsmuster. Ganz allgemein besitzt die Leber eine **hohe Regenerations-** und **Reparationspotenz**. Zelluntergänge einzelner Leberzellen, wie bei akuter Virusentzündung, werden vollständig ersetzt.
Bei der Leberregeneration lassen sich *3 Stadien* mit fließenden Übergängen abgrenzen. Diese phasenweise Reparation ist abhängig vom Ausmaß der Zellschädigung. Die *frühe proliferative Phase* nach ausgedehnteren Parenchym-

untergängen ist von einer erhöhten Mitoseanzahl der erhaltenen Zellformen gekennzeichnet.

Die **gesteigerte Leberzellregeneration** kann durch die Bestimmung der **erhöhten DNS-Synthese** quantifiziert werden.

Regeneration meßbar

Am Abbau der Nekrosen der Parenchymzellen beteiligen sich *Granulozyten.* Auch ausgedehntere gruppenweise Leberzellnekrosen können vollständig repariert werden, sofern das *mesenchymale Leberstroma* mit Blutgefäßen und sinusoidalen Wandungen erhalten bleibt. Sind durch den initialen Gewebsschaden auch Teile des bindegewebigen Lebergerüsts betroffen, so kann auch in diesem Organ die Reparation nur über eine Defektheilung mit einer bindegewebigen Narbe erfolgen. Ein chronisch fortschreitender bindegewebiger Leberumbau ist die Voraussetzung für eine **Leberzirrhose** im Rahmen chronisch rezidivierender bzw. protrahiert verlaufender Leberschädigungen. Häufigste Ursachen sind die *chronische Virushepatitis* und der *chronische Alkoholabusus.*

Abbau der Nekrosen durch Granulozyten
vollständige Reparation bei erhaltenem Leberstroma und Sinusoiden

Leberzirrhose durch fortschreitenden bindegewebigen Umbau bei
- Alkoholabusus
- chronischer Virushepatitis

1.2.9 Defektheilung in der Niere

Defektheilung in der Niere

Ähnlich den Leberepithelien verfügen auch die Tubulusepithelien der Nieren nach akuten toxischen Schädigungen über eine hohe Regenerationspotenz. Voraussetzung hierfür ist eine *erhaltene Basalmembran,* die quasi als Leitschiene für die Zellregeneration dient. Vollständig untergegangene Nephrone mit Beteiligung von Glomeruli und Tubulusabschnitten können *nicht* regenerieren; das Nierenparenchym wird hier als Folge einer verstärkten Kollagenfaserbildung *narbig umgebaut.*

vollständige Reparation bei **erhaltener Basalmembran**

vollständig untergegangene Nephrone können **nicht** regenerieren

1.3 Prinzipien der Riesenzellbildung

Riesenzellbildung

Riesenzellen sind abnorm große Zellen (10 bis >100 µm), die hierdurch im lichtmikroskopischen Bild auffallen. Es werden einkernige und mehrkernige Riesenzellen unterschieden. Physiologisch: Graaf-Follikel des Ovar (einkernig), quergestreifte Skelettmuskelfaser, Osteoklasten (mehrkernig). Die *pathologisch* relevanten Riesenzellen leiten sich meist aus der Reihe der **Makrophagen** ab.

- **Riesenzellen:**
  - 10–100 µm
  - physiologisch: Ovar, Muskulatur
  - pathologisch: meist Makrophagen

Einkernige Riesenzellen (sog. **Eulenaugenzellen**) sind z. B. ein typisches Charakteristikum der Zytomegalie-Pneumonie. Vorwiegend Alveolarepithelien werden durch die intrazelluläre Virussynthese aufgetrieben und weisen intranukleäre Einschlüsse auf, die zu dem typischen mikroskopischen Erscheinungsbild der „Eulenaugen" (heller Ring um einen großen dunklen Zellkern) führen.

2 Arten:

1. einkernige Riesenzellen (Eulenaugenzellen):
- charakteristisch für Zytomegalie-Pneumonie

Mehrkernige Riesenzellen entstehen durch Fusion von Einzelzellen, wobei *2 Grade* der Fusion unterscheidbar sind:

2. mehrkernige Riesenzellen:

• Die mehrkernigen Riesenzellen, welche die strukturellen Einheiten der Ausgangszellen mit entsprechender Ausrichtung der Zellstrukturen (Proteine, die das Zellskelett bilden) auf den jeweilig zugehörigen Kern beibehalten, werden als **Riesenzellen vom Fremdkörpertyp** *(ungeordnete mehrkernige Riesenzellen)* bezeichnet.

- **Riesenzellen vom Fremdkörpertyp:**
  - Struktur der Einzelzellen wird beibehalten

• Im Unterschied dazu sind die **Riesenzellen vom Langhans-Typ** im Tuberkulosegranulom echte Synzytien mit sinnvoll geordneter Zellfilamentarchitektur (*geordnete mehrkernige Riesenzellen*).

• Die **Touton-Riesenzelle** mit ringartig angeordneten Zellkernen und schaumigem Zytoplasma ist eine Sonderform der mehrkernigen Riesenzelle, die besonders bei der Phagozytose von öligen bzw. fettigen Substanzen beobachtet wird (z. B. Xanthomzellen in Xanthelasmen).

Ein Beispiel für mehrkernige virusbedingte Riesenzellen stellen die **Warthin-Finkeldey-Zellen** dar. Dies sind außergewöhnlich große, zum Teil über 100 Zellkerne enthaltende Riesenzellen, die durch Fusion lymphozytärer Zellen enstehen. Sie finden sich während der Inkubationszeit von Masern in großen aufgelockerten Keimzentren der vergrößerten Lymphknoten (Masernlymphadenitis). Neben Riesenzellen, die bei viralen Entzündungen oder als Folge von Fremkörperinkorporationen gefunden werden können, treten Rie-

- **Riesenzellen vom Langhans-Typ:**
  - Tuberkulose
  - echte Synzytien mit geordneter Zellfilamentarchitektur
- **Riesenzellen vom Touton-Typ:**
  - ringartig angeordnete Kerne
  - besonders bei der Phagozytose von Fetten
- **Warthin-Finkeldey-Zellen:**
  - lymphozytäre Zellen
  - bei Masern

• **Tumorriesenzellen**

senzellen auch im Rahmen bösartiger Erkrankungen auf (sog. **Tumorriesenzellen**).

Metaplasie

2. Metaplasie

Umwandlung eines differenzierten Gewebes **in ein ähnliches Gewebe**

Definition. Als Metaplasie (griech. *meta-* nach, *plassein* bilden, gestalten) werden Umwandlung bzw. *Ersatz* eines nach einem bestimmten Baumuster differenzierten Gewebes *durch ein Gewebe ähnlicher Bauart* bezeichnet.

Regenerationsvorgänge über eine längere Zeit bewirken eine Änderung der Realisation der genetischen Information.

Pathogenese

• Transformation von undifferenzierten **basalen Reservezellen**

Pathogenese. Die Umwandlung eines differenzierten Gewebes in ein anderes Gewebe erfolgt nicht direkt im Sinne der Umdifferenzierung einer z.B. Kinozilien-tragenden Flimmerzelle des Bronchialepithels zu einer plattenepithelialen Zelle. Der Prozeß verläuft vielmehr über eine Transformation von zunächst **undifferenzierten basalen Reservezellen** mit hoher prospektiver Potenz. Besonders unter bestimmten Umweltbedingungen mit chronischer Epithelreizung und dadurch erhöhtem zellulären Umsatz resultiert eine **metaplastische Umdifferenzierung**.

Auf molekularer Ebene ist bei der Metaplasie eine Freilegung bzw. Aktivierung von Genorten zu postulieren, die bei der für die jeweilige Organstruktur regelrechten Zelldifferenzierung nicht oder nur wenig aktiv waren.

- Metaplasien sind rückbildungsfähig

Metaplasien sind rückbildungsfähig, wenn die chronische Noxe als Ursache für eine fehlerhafte Transformation der Reservezellen wegfällt.

Metaplasie der Bronchialschleimhaut

2.1 Metaplasie der Bronchialschleimhaut

Bronchialepithel:
- Basalzellen
- Flimmerzellen
- (Becherzellen)

• **Basalzellenhyperplasie bei:**
- chron. Reizung
- chron. Entzündung

• **Plattenepithelmetaplasie:** Reservezellen → Plattenepithelien

• **Becherzellmetaplasie:** Reservezellen → Becherzellen

Das Epithel der Bronchialschleimhaut besteht aus Basalzellen, Flimmerzellen und wenigen schleimbildenden Becherzellen. Die Basalzellen bilden den Pool der Reservezellen, aus denen die anderen Zellformen des Oberflächenepithels histogenetisch abzuleiten sind (Abb. 11–4).
Bei chronischen Reizungen des Oberflächenepithels durch *inhalative Noxen* wie Zigarettenrauch und Schwefeldioxyd, aber auch durch rezidivierende unspezifische chronische Entzündungen, entwickelt sich in der Bronchialschleimhaut eine **Basalzellhyperplasie**. Histologisch ist die Bronchialschleimhaut aus mehrschichtigen Lagen der gewöhnlich nur einschichtig ausgerichteten Basalzellreihe aufgebaut.
Die **Plattenepithelmetaplasie** mit mehrschichtigen Lagen eines unverhornten Plattenepithels mit Interzellularbrücken resultiert aus genetisch festgelegten Fähigkeiten der Reservezellen, plattenepitheliale Zellformen auszubilden.
Als **Becherzellmetaplasie** wird die gesteigerte Umwandlung von Reservezellen zu Becherzellen bezeichnet. Dieser Befund ist charakteristisch für das *Asthma bronchiale* und die *chronische Bronchitis* mit den klinischen Zeichen einer vermehrten Schleimproduktion.

Metaplasie, Dysplasie

⟹

• *Plattenepithel-* und *Becherzellmetaplasien* sind **rückbildungsfähig**, wenn z.B. die chronische Schleimhautschädigung durch inhalative Noxen fortfällt.
• Andererseits können sich ausgereifte Plattenepithelmetaplasien zu atypischen dysplastischen Zellen, sog. **Dysplasien**, entwickeln, die als **Vorläufer eines Bronchialkarzinoms** vom Typ des Plattenepithelkarzinoms gelten müssen.

Metaplasie der Zervixschleimhaut

2.2 Metaplasie der Zervixschleimhaut

schleimbildendes Zylinderepithel wird in Plattenepithel umgewandelt

Die Zervixschleimhaut hat ein *mehrreihiges schleimbildendes Zylinderepithel*. Im Rahmen rezidivierender, meist entzündlich bedingter Umbauprozesse kann ähnlich wie in der Bronchialschleimhaut das Epithel zu einem **metapla-**

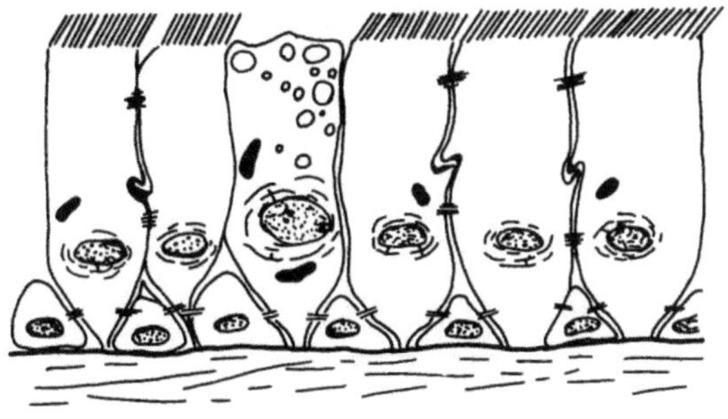

normales Bronchialepithel

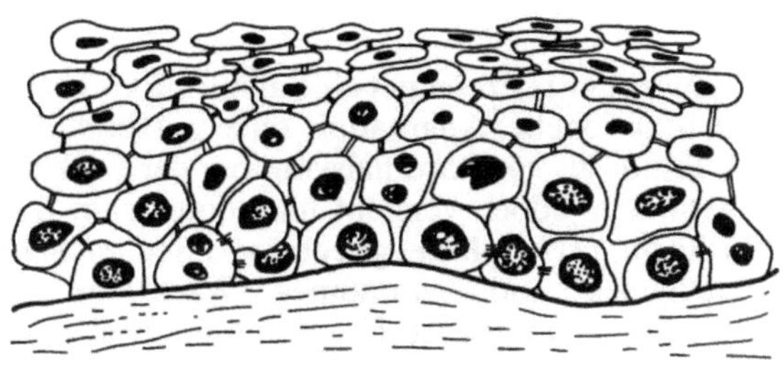

Metaplasie/Dysplasie

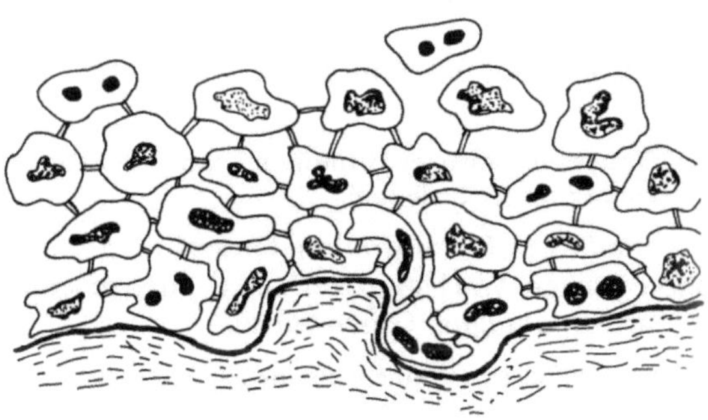

Carcinoma in situ

Abb. 11–4: Lichtmikroskopische Befunde bei Präneoplasien

stischen Plattenepithel umgewandelt werden. Der Prozeß ist offensichtlich auch hormonabhängig.

Einzelheiten zur Dysplasie s. u., zum Carcinoma in situ und zum Mikrokarzinom s. S. 205.

3. Dysplasie

Dysplasie

- **Fehldifferenzierung**
- **Veränderungen in epithelialen Strukturen:**
  - zelluläre Atypie, Unregelmäßigkeiten im Aufbau und zellulären Kontakt des Epithels (Anisozytose, Hyperchromasie)

Definition. Der Begriff Dysplasie (griech. *dys-* Miß-, *plassein* bilden, gestalten) bezeichnet sowohl **Fehldifferenzierungen** von Organen und Organteilen (z. B. dysplastische Form der Ohrmuschel) als auch **Veränderungen in epithelialen Strukturen**. Dieser Form der Dysplasie geht i. d. R. eine *Metaplasie* voraus, wobei der Begriff Dysplasie das Auftreten **atypischer** Zellformen beschreibt.
Wie bei einem manifesten Tumor sind atypische Zellen in Dysplasien durch unterschiedliche Zellgrößen *(Anisozytose)* sowie vermehrte und unregelmäßige Anfärbbarkeit der Zellkerne mit basischen Farbstoffen *(Hyperchromasie)* als Folge eines fehlerhaften DNS-Gehalts und durch eine Vermehrung von Mitosen charakterisiert. Die mikroskopisch faßbaren zellulären Atypien in Kombination mit Unregelmäßigkeiten im Aufbau und zellulären Kontakt des Epithels sind das morphologische Substrat der Dysplasie (vgl. S. 203 f).

Tumoren

XII. Tumoren

K.-M. Müller

Tumorbegriff

- **Tumor**
- Kardinalsymptom der Entzündung
- eigenständige Neubildung, **Neoplasie**
- DD: Hyperplasie, Regeneration

- **Dignität**
- Prognose

- benigne (gutartig)
- maligne (bösartig)

- Borderline-Tumor:
- unbestimmte Dignität

1. Tumordefinition

Tumor (lat. *tumor* Geschwulst, Schwellung) bezeichnet eine abnorme Gewebsvermehrung. Diese kann durch funktionelle Adaptation oder entzündliche Schädigungen bedingt sein (vgl. Tumor als *ein* Kardinalsymptom der Entzündung). Im allgemeinen Sprachgebrauch jedoch versteht man unter dem Begriff Tumor eine *gewebliche Neubildung* (**Neoplasie**, griech. *neos* neu, *plattein* bilden), die durch überschießendes und autonomes Wachstum (s. Abschn. 5.1.5) teilungsfähiger Zellen entstanden ist. Hierdurch unterscheidet sich die Neoplasie von der *Regeneration* und *Reparation* (s. S. 191 ff), *Hypertrophie* und *Hyperplasie* (s. S. 33 f).

Dignität (lat. *dignitas* Wesen, Würdigkeit) beschreibt das biologische Verhalten eines Tumors und umfaßt 2 Qualitäten:

- Das *prognostische Verhalten*, bezogen auf das Schicksal des Patienten (klinischer Aspekt).

Beispiel: Ein nach morphologischen Kriterien gutartiger Hirntumor kann lokalisationsbedingt für den Patienten eine schlechte Prognose bedeuten.

- Das *morphologisch faßbare Verhalten* (z. B. Infiltration, Destruktion, Metastasierung). Nach dem morphologischen Wachstumsverhalten unterscheidet man gutartige *(benigne)* und bösartige *(maligne)* Geschwülste.

Lokal invasiv und destruierend wachsende Tumoren ohne Neigung zur Metastasierung wurden früher als *„semimaligne"* bezeichnet.

Geschwülste mit unbestimmter Dignität bezeichnet man als *Borderline-Tumoren* (s. Abschn. 2.3.4).

Tumormerkmale

Bezeichnung der Tumoren richtet sich nach dem Ausgangsgewebe

2. Merkmale gut- und bösartiger Tumoren

Die differenzierte Bezeichnung von Tumoren resultiert aus verschiedenen Gesichtspunkten (Tab. 12–1). In der **Nomenklatur** ist gewöhnlich das Ausgangsgewebe (Muttergewebe, histogenetische Einteilung s. u.) berücksichtigt, das durch die griechische Nachsilbe *-om* ergänzt wird.

Beispiele: Lipom, Fettgewebsgeschwulst; *Myom*, Muskelgeschwulst; *Adenom*, von einer Drüse ausgehende Geschwulst.

Tab. 12-1. Makroskopische und mikroskopische Kriterien gutartiger und bösartiger Tumoren

	gutartiger Tumor	**bösartiger Tumor**
Konsistenz	knotig	szirrhös oder medullär
Wachstumsform	expansiv, verdrängend	infiltrierend, invasiv, destruktiv
Schnittfläche	einheitlich	bunt
Differenzierung	hoch	verschieden
Zellgröße	unimorph	pleomorph
Kerngröße	unimorph	pleomorph
Zellatypien	vereinzelt/fehlend	häufig
atypische Mitosen	fehlend	häufig
Metastasen	fehlend	häufig

2.1 Gutartige Tumoren

Gutartige Tumoren

Gutartige Tumoren wachsen im allgemeinen als **umschriebene, scharf begrenzte Knoten**. Häufig sind sie durch eine bindegewebige Kapsel vom umgebenden Gewebe abgegrenzt. Ihre Gesamtstruktur ist derjenigen des Ausgangsgewebes ähnlich. Die Tumorzellen sind **hochdifferenziert**, d. h. sie haben große Ähnlichkeit mit den Zellen des Ausgangsgewebes und unterscheiden sich untereinander nur geringfügig.
Gutartige Tumoren wachsen **langsam** und **expansiv**, das umgebende Gewebe verdrängend. Durch dieses biologische Verhalten können sie in fortgeschrittenen Entwicklungsphasen zu Ernährungsstörungen und Gewebsuntergang angrenzender, anatomisch regelrechter Organstrukturen führen. Als Zeichen einer nur geringen Wachstumsaktivität sind lichtmikroskopisch nur *wenige Mitosen* vorhanden. Zum besonderen biologischen Verhalten gehört die *Hormonproduktion* von gutartigen Neubildungen drüsiger Organe (z.B. Nebennierenrindenadenom, Schilddrüsenadenom).

- **Eigenschaften:**
- langsam wachsend
- umschrieben
- expansiv
- hochdifferenziert
- Hormonproduktion
- wenige Mitosen (lichtmikroskopisch)

Je nach Lokalisation oder hormoneller Aktivität können gutartige Tumoren aber auch zu lebensbedrohlichen Zuständen führen.

Tumoren im Rückenmarkskanal oder in der knöchernen Schädelhöhle führen zu lokalen Drucksteigerungen. Der phasenweise Anfall von Stoffwechselprodukten, wie z.B. von Hormonen bei gutartigen aktiven drüsigen Tumoren der Nebenniere oder Schilddrüse (toxisches Adenom), kann lebensbedrohlich sein.

- **lebensbedrohlich sind:**
- lokale Drucksteigerungen
- exzessive Hormonproduktion

2.2 Bösartige Tumoren

Bösartige Tumoren

Die Abgrenzung von bösartigen und gutartigen Tumoren beruht auf dem Nachweis eines **lokal infiltrierenden** und **destruierenden Wachstums**. Im Unterschied zu gutartigen Tumoren ist keine scharfe kapselartige Grenze zur Umgebung vorhanden.
Im Rahmen des infiltrierenden destruierenden Tumorwachstums gelangen Tumorzellen auch in Blut- und Lymphgefäße **(Tumorinvasion)**, wodurch die Verschleppung von einzelnen Zellen oder Zellhaufen in andere Organe möglich wird. Dieser Prozeß ist die Voraussetzung für die Entwicklung von Tochtergeschwülsten **(Metastasen)**.

- **Eigenschaften:**
- meist schnelles Wachstum
- keine scharfe Abgrenzung (infiltrierend, invasiv)
- Metastasen

> *Unterscheide:* Karzinome sind **epithelialer**, Sarkome **mesenchymaler** Herkunft.

- **Karzinom, Sarkom**

⇦

Die **histogenetische Zuordnung** zum Muttergewebe kann in fortgeschrittenen Entwicklungsphasen schwierig sein. Im Gewebsverband und zwischen den einzelnen Tumorzellen können erhebliche Unterschiede der Differenzierung, d. h. Ausreifung, im Vergleich zum Muttergewebe vorhanden sein. Bei schnellem Tumorwachstum reicht die Versorgung durch neugebildete Gefäße **(Neoangiogenese)** nicht aus, was zu spontanen Gewebsuntergängen *(Tumornekrosen)* führt. Die **Arrosion** von Blutgefäßen führt zu *Tumorblutungen.* Das für die Schnittfläche bösartiger Tumoren in fortgeschrittenen Entwicklungsphasen typische *„bunte" Schnittflächenbild* resultiert aus dem ungeordneten Nebeneinander von vitalem Tumorgewebe, Tumornekrosen, Narbenbildungen und entzündlichen Begleitveränderungen. Diese tumorbedingte Entzündung stellt einen biologischen Parameter für die klinische Tumordiagnostik dar, z. B. BSG-Erhöhung, Leukozytose.

- **histogenetische Zuordnung:** Zuordnung zum Ausgangsgewebe
- **Neoangiogenese** unzureichend → **Tumornekrose**
- **Gefäßarrosion → Tumorblutung**
- **bunte Schnittfläche** → diagnostisches Kriterium

2.2.1 Biologisches Verhalten: Zellatypien

Zellatypien

Das *biologische Verhalten* bösartiger Tumoren kann bedingt mit dem Grad der zellulären Differenzierung und dem Ausmaß zytologischer Atypien korreliert werden. Atypische Zellen sind durch Strukturanomalien von Zellen und Zellkernen charakterisiert.

zytologische Kriterien

⇨

Zytologische Kriterien eines bösartigen Tumors sind:
- Kerngrößenunterschiede **(Kernpolymorphie)** und unterschiedliches Färbeverhalten der Kernstrukturen **(Kernpolychromasie)**.

Diese lichtmikroskopisch faßbaren Befunde korrelieren mit einem heute auch quantitativ meßbaren unterschiedlichen **Gehalt an DNS** in Tumorzellkernen.

- **Verschiebung der Kern-Plasma-Relation** (normal 1:4 bis 1:6) zugunsten der Kerne (Relation in Tumorzellen 1:1 bis 1:2) bei mangelhafter Ausreifung der *zytoplasmatischen Strukturen* sowie eine wechselnd deutliche Vergrößerung der Nukleolen.
- Anzahl und Form *typischer*, aber auch *atypischer* **Mitosen**.

- **Grading:**
- Ausdruck der (Ent-)Differenzierung
- Unterscheidungsgrad vom Muttergewebe (G1 – G4)
- Malignitätskriterium

Grading (Abb. 12–1). Die Erscheinungsform der individuellen Tumorzelle wie auch des Zellverbandes (Tumorgewebe) kann sich in unterschiedlichem Ausmaß von den morphologischen Charakteristika des Muttergewebes entfernen (Entdifferenzierung). Die Einteilung des Ausmaßes der histologischen (Ent-) Differenzierung wird als *Grading* bezeichnet und in 4 Graden (G1 bis G4) ausgedrückt (G1 = gut differenziert; G2 = mäßig differenziert; G3 = schlecht differenziert; G4 = undifferenziert; GX = Differenzierungsgrad kann nicht bestimmt werden). Dieses dient in Ergänzung zur histologischen Typisierung und TNM-Klassifikation (s. Abschn. 3.3) der genaueren Charakterisierung des Tumors und hat weitreichende klinisch-therapeutische Konsequenzen.

- **unspezifische Malignitätsparameter:**
- histologische,
- zytologische,
- zytogenetische Veränderungen

Die histologischen und zytologischen, daneben auch quantitativ und zytogenetisch faßbaren Veränderungen in der Kernstruktur von Tumorzellen sind ein eindrucksvoller Befund der genetischen Instabilität bösartiger Tumoren (Abb. 12–2). Aus diesen unter-

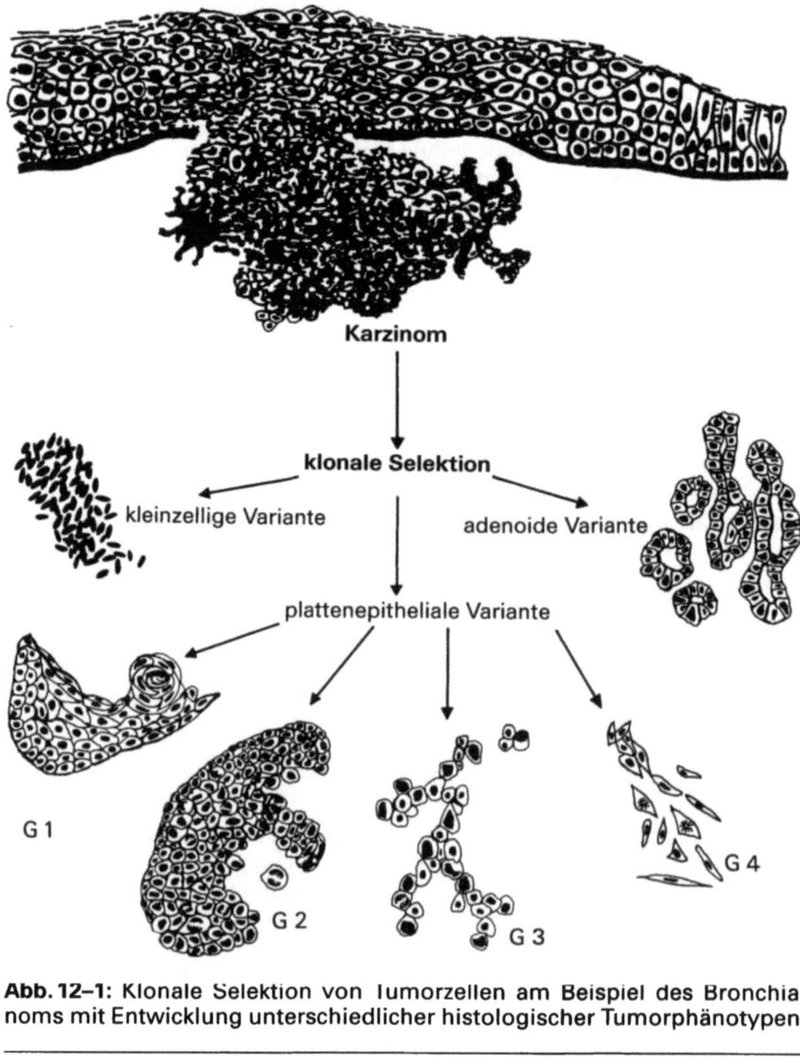

Abb. 12–1: Klonale Selektion von Tumorzellen am Beispiel des Bronchialkarzinoms mit Entwicklung unterschiedlicher histologischer Tumorphänotypen

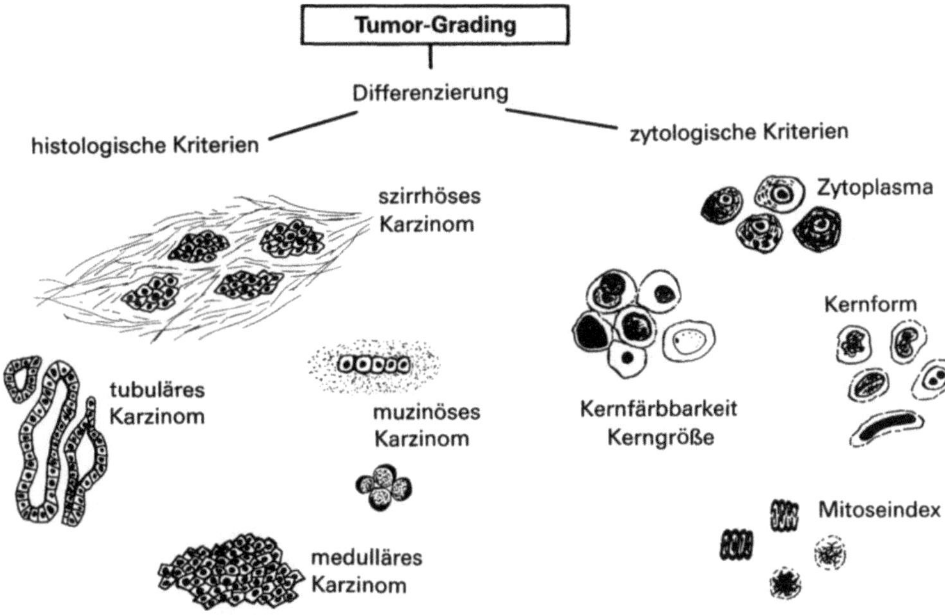

Abb. 12–2: Tumor-Grading. Histologische Wachstumsmuster und zytologische Kriterien für die Subtypisierung von Tumoren

schiedlichen Malignitätsparametern lassen sich bedingt Parameter für eine Lebensverkürzung bzw. zum Tode führende Komplikationen bei unbehandelten Tumoren ableiten. Die morphologische Strukturanalyse gibt außerdem für die Klinik wertvolle Hinweise für Therapieansätze.

2.2.2 Biologisches Verhalten: Zellfunktion

Zellfunktionsstörungen

Im wesentlichen unterscheiden sich Tumorzellen von normalen somatischen Zellen durch die Störung ihrer physiologischen Leistungen:

- enzymatische Zerstörung der Umgebungsstrukturen durch Proteinasen, Kollagenasen, Hyaluronidase, Plasminogenaktivatoren *(spreading factor)*
- Bildung von zytotoxischen Substanzen (z. B. Oligopeptide wirken wachstumshemmend auf normale Zellen) und Laktat, welche zu Degeneration und Zelltod im umgebenden Gewebe führen und somit eine Ernährungsbasis für nachwachsende Tumorzellen bereiten *(feedlayer effect)*
- Verlust der normalen *Kontaktinhibition* (Abbruch von Zellbewegung und -teilung bei Zellkontakt) fördert Mitosebereitschaft und führt zu gesteigerter ungerichteter Lokomotion und schrankenlosem Wachstum
- *gestörter Zellmembranaufbau* führt zu erhöhter negativer Oberflächenladung, damit zu interzellulärer Abstoßung und Störung der normalen Selbstaggregation (spontane Zusammenlagerung isolierter Zellen in der Zellkultur)
- Wegfall oder ungezügelte Steigerung spezieller *Syntheseleistungen.*

- enzymatische Zerstörung der Umgebung: **spreading factor**
- zytotoxische Substanzen: **feedlayer effect**
- **Verlust der Kontaktinhibition**
- **gestörter Zellmembranaufbau** → gestörte Selbstaggregation
- **gestörte Syntheseleistungen**

2.3 Präneoplasien (Krebsvorstadien)

Krebsvorstadien

2.3.1 Präneoplastische Dysplasie

Präneoplastische Dysplasie

Allgemeine Ausführungen zur Dysplasie s. S. 199.

Nach Ausprägung und Anordnung *zellulärer Atypien* oder *geweblicher Störungen* bei der Epithelschichtung werden epitheliale Dysplasien der Schweregrade I-III unterschieden (Abb. 12–3):

- Bei der **leichtgradigen** plattenepithelialen **Dysplasie** im Bereich des Gebärmutterhalses und des Bronchialsystems sind zelluläre Atypien mit chromatindichten Zellkernen *(Dyskaryosen)* und gestörter Zellpolarität auf den *basalen Bereich* der Plattenepithelregion beschränkt.
- Bei der **mittelgradigen Dysplasie** sind zelluläre Atypien bis in den Bereich der *mittleren Zellschichten* vorhanden.

- **Dysplasieschweregrade:**
I. leichtgradig: basale Epithelschichten betroffen
II. mittelgradig: mittlere Epithelschicht betroffen

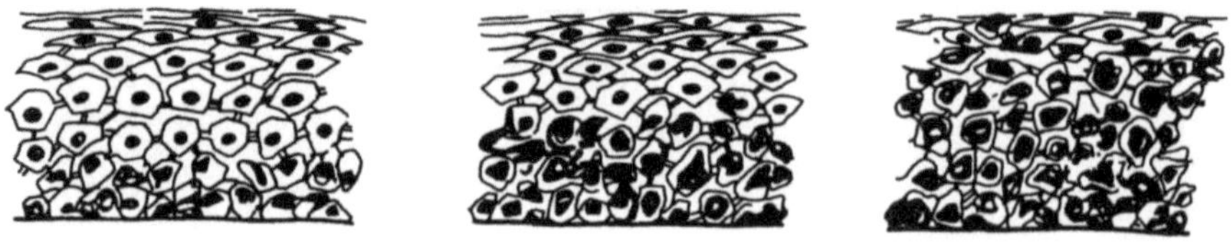

I II III

Abb. 12-3: Dysplasiegrade I-III mit intraepithelial unterschiedlich ausgedehnten zellulären Atypien

III. schwere Dysplasie: alle Zellschichten betroffen → **Carcinoma in situ**

• Bei **schweren Dysplasien** sind *alle Schichten* der i.d.R. verbreiterten Epithelareale von atypischen Zellen durchsetzt. Von der schweren Dysplasie ergeben sich fließende Übergänge zum **Carcinoma in situ** (s. Abschn. 2.3.5).

Leukoplakie

- klinisch-deskriptiv
- weißer, nicht abwischbarer Fleck der Schleimhaut
- Abgrenzung einfache L. gegen präkanzeröse L. nur histologisch möglich

2.3.2 Leukoplakie

Leukoplakie (griech. *leukos* weiß, *plax* Platte) ist zunächst ein rein *klinisch-deskriptiver Begriff*: Er umschreibt einen weißen, nicht abwischbaren Fleck der Schleimhaut, der nach dem makroskopischen Bild keiner fest definierten Krankheit zuzuordnen ist. Die Veränderungen sind besonders häufig an Plattenepitheloberflächen, wie Stimmbändern, Ösophagus, Portio. Dem makroskopischen Aspekt des weißen Flecks entspricht eine Verhornung des ursprünglich nicht verhornenden Plattenepithels, meist als Folge einer chronischen Reizung. Neben der Verhornungsstörung können sich aber hinter dem Bild der Leukoplakie auch *dysplastische Epithelveränderungen* bis hin zu einem Karzinom verbergen. Die Abgrenzung einer *einfachen* Leukoplakie (Verhornungsstörung) von einer *präkanzerösen* Leukoplakie (Dysplasie III) ist nur durch eine mikroskopische Untersuchung möglich.

Präkanzerose

- Zell- und Gewebsveränderungen, in denen sich bösartige Tumoren entwickeln können
- **präkanzeröse Kondition:** Krankheiten mit gehäuft malignen Tumoren
- **fakultative P.:** niedriges Risiko der Krebsentwicklung
- **obligate P.:** hohes Risiko einer späteren Krebsentwicklung

2.3.3 Präkanzerose

Präkanzerosen (lat. *prä-* vor, *cancer* Krebs) sind Zell- und Gewebsveränderungen, die je nach Lokalisation eine unterschiedliche biologische Wertigkeit haben und in deren Bereich sich nach unterschiedlich langen Latenzphasen bösartige Tumoren entwickeln können. Von einer **präkanzerösen Kondition** spricht man bei Krankheiten, auf deren Boden gehäuft maligne Tumoren entstehen (s. Abschn. 5.5). Der Begriff **präkanzeröse Läsion** umschreibt mehr *einen biologischen Prozeß*, der morphologisch in einer bestimmten Entwicklungsphase erfaßt werden und klinisch Anlaß für eine regelmäßige Überwachung des Patienten (z.B. zytologische Kontrollen) oder für vorbeugende Eingriffe (z.B. bei der adenomatösen Endometriumhyperplasie) sein kann.

• **Fakultative Präkanzerosen** sind rückbildungsfähige Gewebsveränderungen, bei denen es nur gelegentlich und nach langen Latenzphasen (>5 Jahre) zu einer Entwicklung bösartiger Tumoren kommt (Entartungsrate <20 %).

Beispiele: Craurosis vulvae, proliferierende Mastopathie.

• **Obligate Präkanzerosen** entarten regelmäßig und frühzeitig.

Beispiele: M. Bowen, Polyposis coli.

Grenzfälle

- **histologisch** nicht eindeutig zwischen **schwerer Dysplasie** und **infiltrierendem Karzinom** unterscheidbar

2.3.4 Grenzfälle (borderline cases)

Als borderline-cases (Grenzfälle) werden Gewebsveränderungen bezeichnet, bei denen allein anhand des lichtmikroskopischen Befundes die Dignität nicht mehr sicher bestimmt werden kann. Die Veränderungen sind zwischen einer schweren Dysplasie und einem frühen infiltrierenden Karzinom einzuordnen. Obwohl nach zytologischen Kriterien die Voraussetzungen zur Diagnose eines Karzinoms erfüllt sind, kann ein invasives oder destruktives Tumorwachstum nicht bzw. noch nicht gesichert werden.

Beispiele: Unter den zystischen Ovarialtumoren gibt es sog. Borderline-Kystome, bei denen allein anhand der histologischen Untersuchungskriterien die Dignität nicht sicher abschätzbar ist.

2.3.5 Carcinoma in situ

Carcinoma in situ

Der Begriff Carcinoma in situ (lat. *situs* Lage, Stellung) ist streng genommen unglücklich gewählt, da die Kriterien eines Karzinoms (Tab. 12–1) eben noch nicht vollständig erfüllt sind.

> Die zytologischen Kriterien für ein Karzinom sind erfüllt, es liegt aber noch kein *infiltrierendes Tumorwachstum* vor. Die entscheidende Grenze wird durch die *Basalmembran* zwischen epithelialen und mesenchymalen Strukturen gebildet, die beim Carcinoma in situ noch erhalten ist.

- **zytologischer Tumor**
- kein infiltrierendes Wachstum
- Basalmembran erhalten

Das Carcinoma in situ als *quasi präinvasives Karzinom* ist ein relativ häufiger Befund im Bereich der Kollumregion des Uterus, seltener im Bronchialsystem. Präinvasive Strukturanomalien vom Schweregrad eines Carcinoma in situ sind vielfach in den *Randzonen manifester Karzinome* nachzuweisen.

2.3.6 Frühkarzinom des Magens (early cancer)

Magenfrühkarzinom

Das Frühkarzinom des Magens gehört nicht mehr zu den Krebsvorstadien, sondern ist ein Karzinom, das von der Magenschleimhaut ausgeht, aber noch lokal auf Schleimhaut und Submukosa beschränkt ist.

- Karzinom, das die Muscularis propria noch nicht infiltriert hat

2.3.7 Mikrokarzinom

Mikrokarzinom

Das Mikrokarzinom wird unterschiedlich definiert. Allgemein handelt es sich um ein mikroskopisch invasives Karzinom. Der 1946 von Mestwerdt für noch umschriebene kleine Karzinome der Kollumregion des Uterus geprägte Begriff hat inzwischen eine Unterteilung erfahren:

- Karzinom, das nur histologisch faßbar ist

- Beim **Mikrokarzinom vom Plattenepitheltyp** ist eine frühzeitige „netzartige Aufsplitterung" charakteristisch. Nach Invasion unter Durchwachsung der Basalmembran splittern sich die Karzinomzellen frühzeitig auf und können Anschluß an Lymph- und Gefäßspalten mit daraus resultierender frühzeitiger Fernabsiedlung gewinnen.
- Beim **Mikrokarzinom vom Reservezelltyp** wird die Karzinomentwicklung von sog. Reservezellen im Bereich von Umwandlungszonen der Übergangszone von der Portio- zu Zervixregion abgeleitet. Bei diesem Typ liegt eine vorwiegend plumpe, zapfenartige frühe Stromainfiltration mit daraus abgeleiteter späterer Fernabsiedlung von Tumorzellen und relativ guter Prognose vor.

2 Typen:
- **Plattenepitheltyp:** netzartige Aufsplitterung
- **Reservezelltyp:** Portio-Zervix-Region

3. Metastasierung

Metastasierung

Der Begriff Metastasen (griech. *metastasis* Wanderung) ist grundsätzlich nicht auf *Fernabsiedlungen von Tumoren* beschränkt. Auch bei der *Verschleppung* z. B. von Bakterien aus einem Ausgangsherd in ein anderes Organ wird er verwendet, z. B. metastatische Herdentzündung im Gehirn bei einem Peritonsillarabszeß im Rahmen einer eitrigen Mandelentzündung.

- i.e.S. **Fernabsiedlung** im Rahmen eines Tumorleidens

In der Tumorpathologie umschreibt Metastasierung ein komplexes Geschehen, das zu *sekundären* (vom Primärtumor ausgehend) oder *tertiären* (von sekundären Absiedlungen ausgehend) Absiedlungen von Tumorzellen in *benachbarte* oder *entfernte* Organe führt. Am weitaus häufigsten erfolgt die Metastasierung über die **Lymph-** und **Blutbahnen** (lymphogen, hämatogen, Abb. 12–4). Seltener ist die direkte Tumorausbreitung *(per continuitatem)* auf Nachbarorgane oder die *intrakanalikuläre* Verschleppung von Tumorzellen, z. B. im Bronchialsystem.

- **Tumorpathologie**
- **per continuitatem**
- **intrakanalikulär**

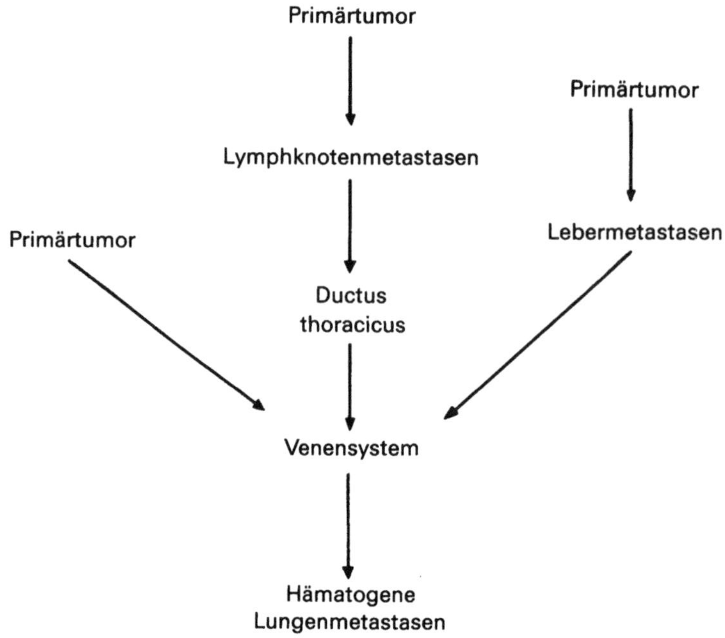

Abb. 12–4: Möglichkeiten der Entwicklung von hämatogenen Lungenmetastasen aus einem extrapulmonalen Primärtumor

Metastasenbildung

4 Stadien:

I. Invasionsphase:
- Tumorzellen können mittels lytischer Enzyme Gewebe zerstören und sich Zugang zu einem Gefäß verschaffen

II. Embolisationsphase:
- Tumorzellen werden in andere Organe verschleppt
- nur 0,1 % der in die Blutbahn gelangten Tumorzellen führen zu Metastasen

III. Tumorimplantation:
- Adhäsion von Tumorzellen an Gefäßendothelien

IV. Gefäßpenetration:

⇒

- **Metastasenbildung** abhängig von
  - Neoangiogenese, TAF
  - Stoffwechselsituation
- **Metastase**
  - ähnelt Primärtumor
  - vom Primärtumor verschieden durch **klonale Selektion**

3.1 Metastasenbildung

Der komplexe Prozeß der Metastasierung läßt sich in 4 Stadien gliedern (Abb. 12–5):

• Im *Stadium I*, der **Invasionsphase**, müssen sich die Zellen des Primärtumors Zugang zu einem Gefäß verschaffen. Dies setzt eine erhöhte Ablösungsbereitschaft benachbarter Tumorzellen infolge einer mangelnden Entwicklung von Interzellularverbindungen voraus. Bereits Rudolf Virchow hat vor über 100 Jahren gezeigt, daß abgelöste Tumorzellen eine aktive Motilität aufweisen. Das Wirtsgewebe wird mittels *lytischer Enzyme* zerstört: Kathepsin, Kollagenasen und Plasminogenaktivatoren. Von den Tumorzellen müssen Basalmembranstrukturen und Endothelzellen überwunden werden.

• Im *Stadium II*, der **Embolisationsphase**, werden intravasale Tumorzellen in andere Organe verschleppt, embolisiert. Dabei überleben nur weniger als 0,1 % der in die Gefäßbahn gelangten Tumorzellen und sind zur Entwicklung von Metastasen fähig. Im Rahmen der Interaktion von Tumorzellen mit Blutsubstanzen werden Tumorzellen von Thrombozyten und Fibrin eingeschlossen. Hieraus kann gewissermaßen ein Schutz der Tumorzellen gegen lytische Enzyme des Blutes abgeleitet werden.

• Das *Stadium III*, die **Tumorimplantation**, wird eingeleitet durch die Adhäsion von Tumorzellen im Bereich der Gefäßendothelien. Dieser Vorgang wird durch Gerinnungsstörungen bei Tumorpatienten in fortgeschrittenen Krankheitsphasen begünstigt.

> • Voraussetzung für die Entwicklung einer Tumormetastase *(Stadium IV)* ist die **Durchdringung von Endothel**, **Basalmembranstrukturen** und **äußeren Gefäßwandschichten**.

Das Angehen und die Entwicklung von Metastasen sind abhängig von der Ausbildung *neuer Blutgefäße* (Neoangiogenese, Tumorangiogenesefaktor TAF) und der allgemeinen *Stoffwechselsituation* im jeweiligen Organ.
Die morphologisch faßbare Struktur der Metastase eines bösartigen Primärtumors in einem Lymphknoten oder anderen Organen kann dem histologischen und zytologischen Bild des Primärtumors ähnlich, aber auch von diesem verschieden sein. Diese Beobachtung deutet auf eine **klonale Selektion** von Tumorzellen des Primärtumors hin.

a b c d

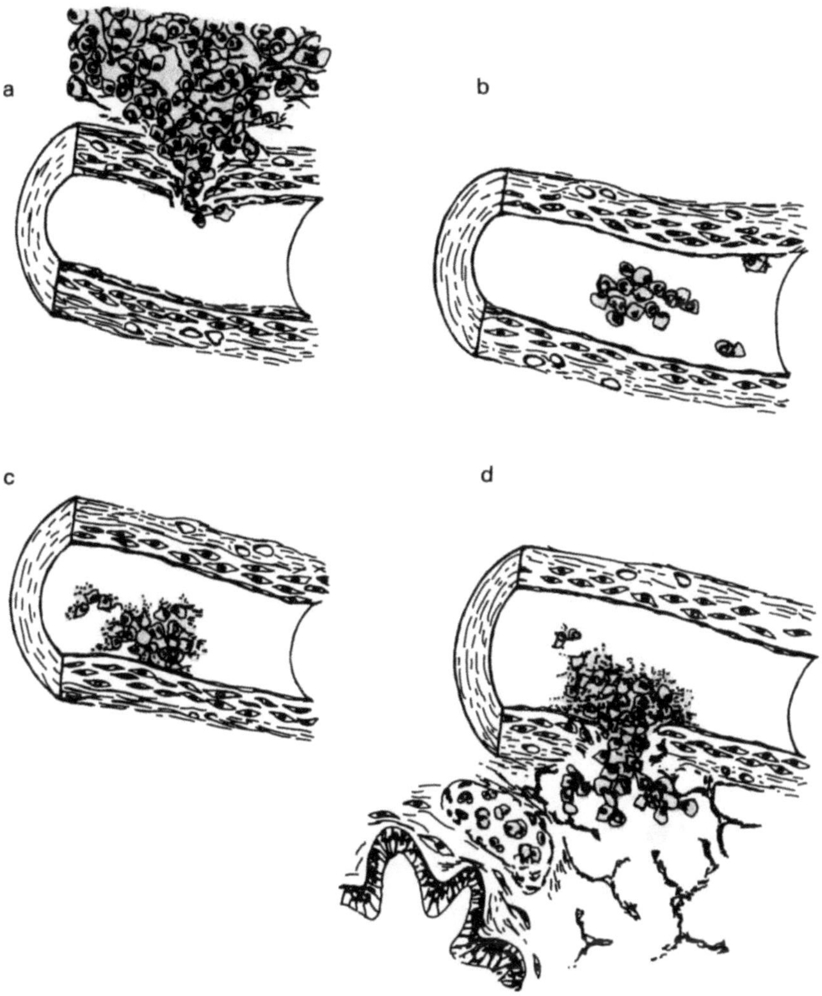

Abb. 12–5: **Metastasierung über das Gefäßsystem. a Invasionsphase:** Einwachsen von Tumorzellen bis zur Gefäßlichtung. **b Embolisationsphase:** Verschleppung der aus dem Tumorverband gelösten Tumorzellen durch den Lymph- oder Blutstrom. **c Implantationsphase:** Adhäsion von Tumorzellen an der Gefäßwand. **d Lokale Infiltration und Destruktion** der Gefäßwand mit Entwicklung einer Metastase

> In fortgeschrittenen Entwicklungsphasen bestehen bösartige Tumoren aus *mehreren Subpopulationen von Tumorzellen* mit *biologisch* und bedingt *zytologisch* faßbaren Phänotypen.

⇦

3.2 Metastasierungswege

Metastasierungswege

In Abhängigkeit vom Sitz des Primärtumors lassen sich bedingt *wiederkehrende*, aber nicht gesetzmäßige *Metastasierungswege* bösartiger Tumoren unterscheiden.

Bei der **lymphogenen Metastasierung** (über die Lymphbahnen) stehen die toporegionalen Lymphknoten ganz im Vordergrund. So sind im allgemeinen bei einem Brustkrebs die Achsellymphknoten und bei einem Lungenkrebs die Lungenwurzellymphknoten die ersten Metastasenstationen.

1. lymphogene Metastasierung
- meist erster Metastasierungsort

Bei der **hämatogenen Metastasierung** (über die Blutgefäße) werden 4 Grundtypen unterschieden (Abb. 12–6):

- **Hohlvenentyp:** Nach Einbruch des Tumors in die Hohlvenen erfolgt eine Metastasierung in die kapilläre Strombahn der Lungen, z. B. Lungenmetastasen bei primären Nieren- und Hodentumoren.

2. hämatogene Metastasierung
4 Typen:
- **Hohlvenentyp:**
- vorwiegend Lungenmetastasen

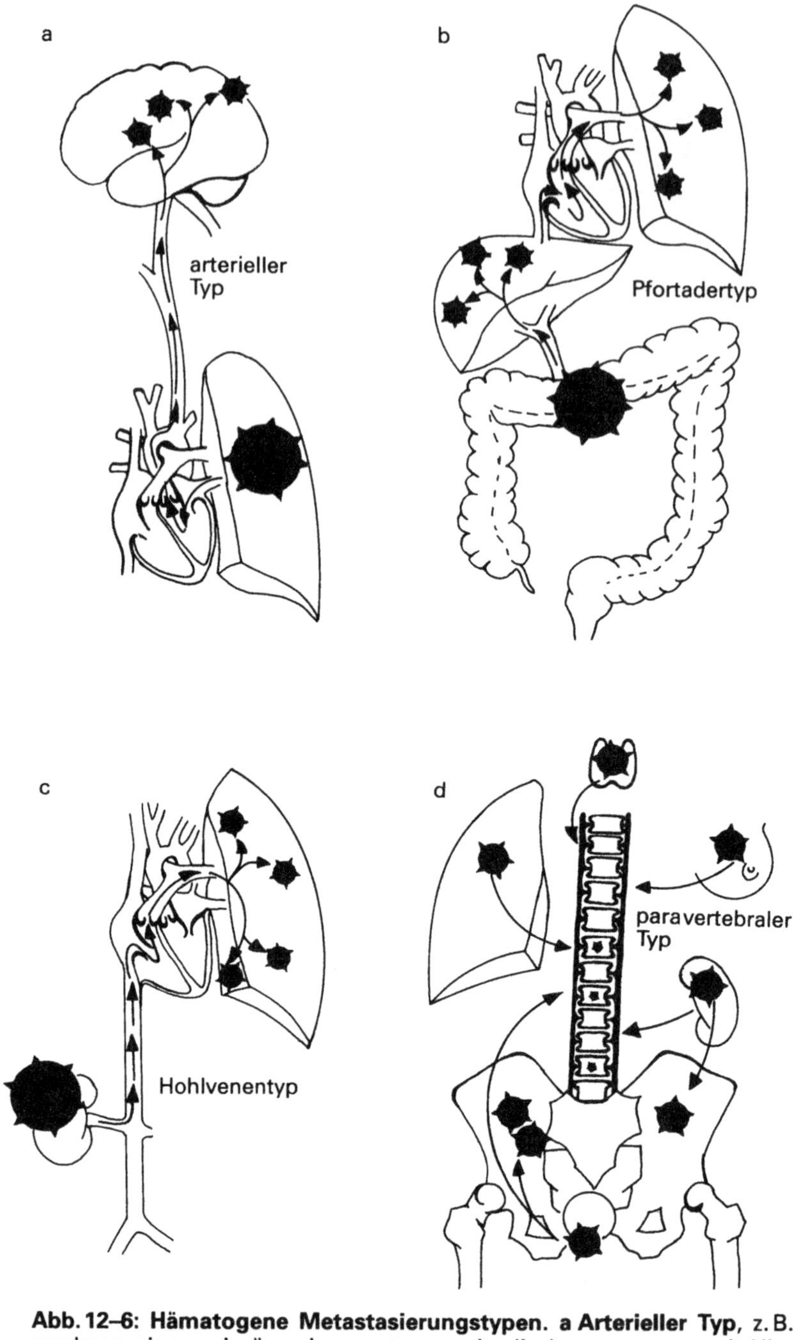

Abb. 12–6: Hämatogene Metastasierungstypen. a Arterieller Typ, z. B. bei Einwachsen eines primären Lungentumors in die Lungenvenen mit Hirnmetastasen. **b Pfortadertyp**: Lebermetastasen als Folge des Einwachsens z. B. von Darmtumoren in Äste des Pfortadersystems. **c Hohlvenentyp**: Lungenmetastasen als Folge des Einwachsens bösartiger Nierentumoren in Äste des unteren Hohlvenensystems. **d Paravertebraler venöser Typ**: Skelettmetastasen über das paravertebrale Venengeflecht

- **Pfortadertyp**:
  - vorwiegend Lebermetastasen
- **arterieller Typ**, z. B.
  - Gehirnmetastasen
  - Nierenmetastasen
- **vertebral-venöser Typ**:
  - vorwiegend Knochenmetastasen

• **Pfortadertyp:** Metastasierung von Primärtumoren aus dem Abflußgebiet der Pfortader, z. B. Lebermetastasen bei bösartigen Darmtumoren.

• **Arterieller Metastasierungstyp:** Verschleppung von Tumorzellen über das arterielle Blutsystem, z. B. Metastasen im Gehirn nach Einbruch eines Lungentumors in Pulmonalvenen mit Anschluß an den arteriellen Körperkreislauf.

• **Vertebral-venöser Metastasierungstyp:** Frühzeitige metastatische Tumorausbreitung über das paravertebrale Venengeflecht; dieser besondere Metastasierungsweg erklärt die häufigen Knochenmetastasen bei Tumoren z. B. von Niere, Brustdrüse, Lungen, Prostata und Schilddrüse.

Eine besondere Form der Metastasierung ist die Tumorausbreitung in anatomisch vorgegebenen Räumen oder Gangsystemen, die **intrakanalikuläre Metastasierung**. Diese erfolgt häufig bei primären Krebserkrankungen der *Brustdrüse*. Beim intraduktalen Mammakarzinom kann blutiges Mamillensekret mit Nachweis von Tumorzellen auf die intrakanalikuläre Tumorpropagation hinweisen. Die metastatische Tumorausbreitung im Rückenmarkskanal über den Liquor ist selten (z.B. liquogene Metastasierung beim bösartigen Kleinhirntumor im Kindesalter, sog. Medulloblastom).

3. intrakanalikuläre Metastasierung
- Tumorausbreitung in vorgegebenen Gangstrukturen

Implantationsmetastasen (lat. *plantare* pflanzen) sind Tumorabsiedlungen nach Aussaat abgelöster Tumorzellen besonders im Bereich der *serösen Häute*.

Beispiel: So können bei einem fortgeschrittenen bösartigen Darmtumor oder Ovarialkarzinom und gleichzeitigem Bauchhöhlenerguß (Aszites) Implantationsmetastasen in verschiedenen Abschnitten der Bauchhöhle, bevorzugt im Douglas-Raum, dem „Schlammfang" des Peritoneums, angehen.

4. Implantationsmetastasen
- Metastasen durch abgelöste Tumorzellen

Als **Impfmetastasen** werden Tumorabsiedlungen außerhalb des Primärtumors bezeichnet, die durch Verschleppung von Tumorzellen, *meist iatrogen*, aus dem Primärtumor entstehen. Dieser Entstehungsmechanismus von Metastasen muß bei der Punktion von Tumoren aus diagnostischen Zwecken berücksichtigt werden.

Grundsätzlich sind Impfmetastasen sehr selten. Eine Ausnahme bilden z.B. Thoraxwandmetastasen nach Punktion eines bösartigen Tumors des Rippenfells *(Mesotheliom)*.

5. Impfmetastasen
- Tumorabsiedlung durch Verschleppung von Tumorzellen, z.B. bei Pleurapunktion

Als **Kaskadentheorie** der Metastasierung wird die Fernabsiedlung von Tumorzellen aus bereits bestehenden Tochtergeschwülsten in andere Organe verstanden.

Beispiel: Primärer Dickdarmtumor – hämatogene Lebermetastase – hämatogene Lungenmetastase (Abb. 12–7).

6. Kaskadentheorie
- Primärtumor → Metastase → neue Metastase

Nach dem vorwiegenden, mikroskopisch faßbaren Metastasierungsweg wird eine **lymphogene** Metastasierung mit z.B. einer *Lymphangiosis carcinomatosa* von einer **hämatogenen** Metastasierung *(Haemangiosis carcinomatosa)* und einer Tumorausbreitung **per continuitatem** unterschieden.

Hauptmetastasierungswege ⇐

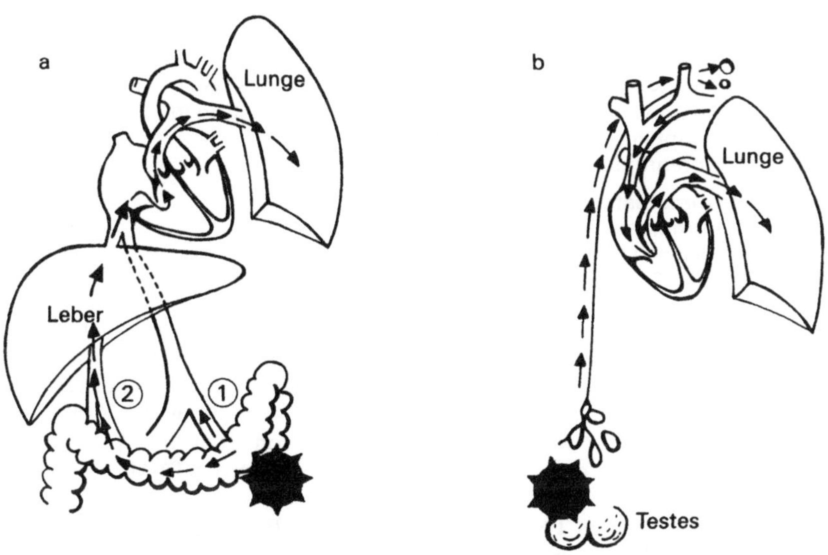

Abb. 12–7: Kombinierte kaskadenartig verlaufende Metastasierungswege. **a** Entwicklung von Lungenmetastasen eines primären Dickdarmkarzinoms: entweder auf direktem Wege über Äste der unteren Hohlvene **(1)** oder über Pfortaderäste, transhepatisch zur unteren Hohlvene mit Anschluß an die Lunge **(2)**. **b** Kombinierte lympho-hämatogene Metastasierung am Beispiel eines primären Hodentumors: Anschluß der zunächst lymphangisch ausgebreiteten Tumorzellen über den Ductus thoracicus an den Blutkreislauf mit daraus abgeleiteter Lungenmetastase

Metastasen sind
- **häufig** in Leber, Lunge, Knochen, Gehirn
- **selten** in Milz, Herz, Nieren, Weichteilen

Die einzelnen Organe sind auch in Abhängigkeit vom jeweiligen Metastasierungstyp unterschiedlich häufig von Metastasen befallen. Während Leber, Lungen, Knochen und Gehirn zu bevorzugten Organen der Metastasierung zählen, sind Fernabsiedlungen bösartiger Tumoren in Milz, Herz, Nieren und Weichteilen relativ selten. Eine schlüssige Erklärung hierfür gibt es bis heute nicht. Andererseits kann ein besonderes Metastasierungsmuster für einen Primärtumor geradezu pathognomonisch sein.

Beispiel: z. B. Nebennierenmetastasen beim Bronchialkarzinom.

TNM, Staging, Grading

3.3 TNM-Klassifikation, Stadieneinteilung (Staging), Grading

- Bestimmung des **Tumorstadiums** und der **Tumorausbreitung**

Entwicklung und Ausbreitung eines bösartigen Tumors zum Zeitpunkt der Diagnosestellung werden heute bei fast allen Tumoren nach Entwicklungsstadien eingeteilt. Zur Bestimmung eines frühen oder fortgeschrittenen Tumorstadiums werden insbesondere die *Kriterien der Metastasierung* herangezogen. Bewährt hat sich die Einteilung der bösartigen Tumoren nach der **TNM-Klassifikation**, die von P. Denoix in den Jahren 1943–52 entwickelt wurde. Dieses von der *U*nion *I*nternational *C*ontre le *C*ancer (UICC) weiterentwickelte und regelmäßig überarbeitete System erfaßt mit den folgenden Symbolen die anatomische Ausdehnung des Tumors (Tab. 12–2; die vollständige Darstellung findet sich in den Publikationen der UICC):

TNM-System

T = Primärtumor, **N** = regionale Metastasen der Noduli lymphatici, **M** = Fernmetastasen.

Tab. 12-2. TNM-Klassifikation

T-Stadien: Primärtumor	
T0	keine Anzeichen für einen Primärtumor
Tis	präinvasiver Tumor (Carcinoma in situ)
T1	Tumor auf Ursprungsort beschränkt, gut beweglich
T2	Tumor hat Organgrenzen nicht überschritten, Beweglichkeit eingeschränkt
T3	Tumor hat Organgrenzen überschritten, ist fixiert
T4	Tumor wächst infiltrierend in umgebendes Gewebe
N-Stadien: Regionäre Lymphknoten	
N0	keine Lymphknotenvergrößerung
N1	Infiltration beweglicher regionärer Lymphknoten (Station I)
N2	Infiltration beweglicher entfernter Lymphknoten (Station II)
N3	fixierte Lymphknotenmetastasen
NX	Lymphknotenmetastasen nicht einzuordnen
M-Stadien: Fernmetastasen	
M0	keine Fernmetastasen
M1	Fernmetastasen vorhanden

- Klassifizierung erfolgt **präoperativ**
- **C-Faktor:**
  - C1: klin. Untersuchung
  - C5: Autopsie
- **pTNM: postoperativ** festgelegtes TNM-Stadium
- **Tumorstadien**

Diese Klassifizierung erfolgt nach den *präoperativen, klinisch erhobenen Befunden* einschließlich invasiver diagnostischer Verfahren. Durch ein weiteres Kriterium, den **C-Faktor**, wird der Grad der diagnostischen Sicherheit bestimmt: C1-C5 reicht von alleiniger klinischer Untersuchung bis zur Autopsie. Der Pathologe legt die TNM-Klassifikation anhand von Operationspräparaten fest und bestimmt damit das *postoperative* TNM-Stadium = **pTNM**.

Staging. Die nach dem TNM-System ermittelten Befunde werden dann zu **Tumorstadien I-IV** zusammengefaßt, die je nach Tumorart unterschiedlich definiert sind, z. B.:
- **Stadium I** hat die TNM-Formeln T1/N0/M0 bis T2/N0/M0
- im **Stadium II** liegen bereits Lymphknotenmetastasen vor und ergeben daher die TNM-Formeln T1/N1/M0 oder T2/N1/M0.

- **Grading**
  - histologischer Differenzierungsgrad

Grading (G). Die postoperative TNM-Klassifikation wird im allgemeinen durch eine histopathologische Graduierung ergänzt. Man richtet sich dabei nach dem führenden mikroskopisch faßbaren Differenzierungsgrad des Tumors (s. Abschn. 2.2.1).

4. Remission, Rezidiv und Regression von Tumoren, Überlebensrate

4.1 Remission

Remission

Als Remission (lat. *remissio* Nachlassen) bezeichnet man den Rückgang von Krankheitserscheinungen einschließlich der Tumorreduktion, im Idealfall bis zur Tumorvernichtung. Man unterscheidet eine komplette **(Vollremission)**, partielle **(Teilremission)** und **fehlende Remission**. Dieser Vorgang spielt besonders bei der medikamentösen und Strahlentherapie bezüglich der Ansprechbarkeit der Tumorzellen eine Rolle.

- Rückgang von Krankheitssymptomen
- Unterscheidung in **keine, partielle, komplette Remission**

4.2 Tumorrezidiv

Tumorrezidiv

Unter einem Tumorrezidiv (lat. *recidere* zurückfallen) versteht man das erneute Auftreten des Tumors nach einer vorausgegangenen „scheinbaren" Vernichtung:

- Ein **Lokalrezidiv** liegt vor, wenn am Ort der vorausgegangenen, z. B. operativen Tumorentfernung erneut bösartiges Tumorwachstum auftritt.
- **Fernrezidive** sind Tumorherde in anderen Organen nach Verschleppung von Tumorzellen dorthin (s. Abschn. 3).
- Als **Frührezidiv** wird ein Tumorrezidiv nach einem Zeitraum von *weniger als 5 Jahren*, als **Spätrezidiv** nach einem Zeitraum von *mehr als 5 Jahren* bezeichnet. Spätrezidive nach Intervallen von bis zu 20 Jahren nach Entfernung des Primärtumors werden von schlummernden Tumorzellen *(dormant-cells)* bei lange reduzierter Wachstumspotenz abgeleitet. Frührezidive entstehen i. d. R. durch verbliebene Tumorzellen nach nur scheinbar vollständiger Tumorentfernung.

In diesem Zusammenhang ist der Begriff des **Residualtumors** erwähnenswert. Die Symbole RX bis R2 beschreiben:

RX: Vorhandensein eines Residualtumors kann nicht beurteilt werden
R0: kein Residualtumor
R1: mikroskopischer Residualtumor
R2: makroskopischer Residualtumor.

- **Neuauftreten** des scheinbar vollständig behandelten Tumorleidens
- Unterscheidung in:
- **Lokal-** und **Fernrezidive**
- **Früh-** und **Spätrezidive**
- **Residualtumoren:** RX – R2

4.3 Tumorregression

Tumorregression

Unter Tumorregression (lat. *regressus* Rückschritt) versteht man die *Rückbildung von Tumoren in Größe und Funktion*, u. U. bis zur vollständigen Vernichtung von vitalem Tumorgewebe. Man unterscheidet die **Regressionsgrade I-IV**, die je nach Tumorart definiert sind.

Eine **spontane** Tumorregression entsteht z. B. bei schnellem Tumorwachstum und mangelhafter Neubildung von Gefäßen mit daraus abzuleitenden Ernährungsstörungen und Tumornekrosen, meist in zentralen Abschnitten. In den Nekrosen schrumpft das Tumorgewebe und bei peripherer Anordnung des Tumors sinkt die Oberfläche dellenförmig ein. Dies hat zum Begriff *„Krebsnabel"* geführt.

Die medikamentöse und radiologische Therapie bösartiger Tumoren ist natürlich auf eine möglichst vollständige Tumorregression ausgerichtet. Die morphologischen Befunde der Tumorregression sind aber unspezifisch, so daß eine sichere Abgrenzung zwischen *spontaner* und *therapeutisch bedingter* Tumorregression nicht zuverlässig möglich ist.

Weitere Zeichen der Tumorregression sind Phänomene der immunologischen Randreaktion: *Abräumreaktion* durch aktivierte Makrophagen, *Bindegewebsneubildung* bis hin zur Abkapselung und Verkalkungen.

- Rückbildung von Tumoren
- **spontane Rückbildung** durch fehlende Neoangiogenese → Ernährungsstörungen → Krebsnabel
- **therapieinduzierte Tumorregression**
- **Regressionszeichen:**
- immunologische Randreaktionen

Überlebensrate

- Anteil der Überlebenden nach festgelegtem Zeitintervall:
- **5-Jahres-Überlebensrate**

4.4 Überlebensrate

Überlebensrate bezeichnet den Anteil von noch lebenden Tumorkranken nach festgelegten Zeitintervallen (nach Diagnosestellung). Die **5-Jahres-Überlebensrate** ist der am häufigsten verwendete Richtwert. Aufgrund statistischer Erfahrung wird der Begriff Überlebensrate z.B. auch als Maß für die Wirksamkeit therapeutischer Strategien verwendet.

- **10-Jahres-Überlebensrate**

Während man früher die 5-Jahres-Überlebensrate mit einer Heilung gleichsetzte, wurde diese Annahme besonders durch Erfahrungen beim *Mammakarzinom* widerlegt. Auch nach 5 und mehr Jahren sind Tumorrezidive keineswegs selten. So ist z.B. für das Mammakarzinom der Begriff der Überlebensrate auf **10 Jahre** verlängert worden.

- **Überlebensquote**

Die **Überlebensquote** ist der Quotient aus der Anzahl der *Patienten mit einem definierten bösartigen Tumor* und *allen Patienten mit bösartigen Tumoren.*

Kanzerogenese

5. Kanzerogenese

Entstehung epithelialer und mesenchymaler Geschwülste

Die beiden Begriffe **Kanzerogenese** bzw. **Karzinogenese** (von griech. *karkinos* bzw. lat. *cancer* Krebs) bedeuten Entstehung sowohl *epithelialer* als auch *mesenchymaler* Geschwülste (Krebs).

Ein spezieller Begriff für die Bildung *mesenchymaler* Tumoren (etwa „Sarkogenese") hat sich nicht etabliert, wie auch umgangssprachlich „Krebs" als umfassender Name für alle malignen Tumoren verwendet wird (Krebsgesellschaft, Krebskongreß etc.).

Phasen der Tumorentstehung

5.1 Phasen der Tumorentstehung

Das wesentliche Kriterium maligner Tumoren besteht in einem graduellen Entgleiten somatischer Zellen aus dem komplexen Regelmechanismus ihres normalen Wachstums.

- **Induktion**

Der Prozeß der Tumorentstehung **(Induktion)** besteht aus 2 Phasen (Abb. 12–8):
- **Initiation:** Umwandlung der normalen in eine neoplastische Zelle
- **Promotion** und **Progression:** Entstehung von Tumorzellklonen sowie des manifesten Tumors aus der neoplastisch transformierten Zelle.

Initiation

neoplastische Konversion durch chem. Substanzen

5.1.1 Neoplastische Konversion (Initiation)

Bei beiden Phasen der Tumorinduktion sind *chemische Stoffe* und *Prozesse* sowohl fördernd als auch hemmend beteiligt:

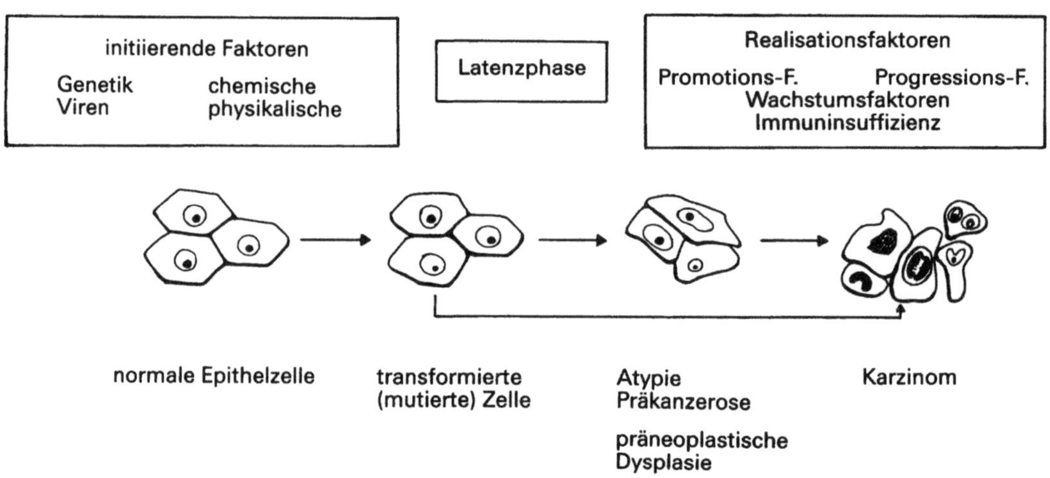

Abb. 12–8: Phasen der Tumorentstehung

• **Karzinogene.** Eine relativ kleine Anzahl chemischer Stoffe, z.B. alkylierende Substanzen, Nickel, Kadmium, ist schon in ihrer ursprünglichen Form karzinogen. Karzinogene sind endo- oder exogene krebserzeugende Faktoren.

• **Karzinogene:** krebserzeugende Faktoren

• **Prokarzinogene.** Dagegen bedarf eine andere Gruppe chemischer Stoffe erst einer enzymatischen Aktivierung, um zu einem reaktiven Karzinogen in Form eines Elektronenakzeptors oder Radikals zu werden (z.B. polyzyklische aromatische Kohlenwasserstoffe oder Nitrosamine).

• **Prokarzinogene:** inaktive Vorstufen

• **Kokarzinogene.** Substanzen aus einer weiteren Gruppe chemischer Stoffe reagieren weder selbst als Kanzerogene noch sind sie enzymatisch aktivierbar, können aber auf enzymatische Prozesse so einwirken, daß im Zellstoffwechsel aus anderen Substanzen reaktive Kanzerogene entstehen.
Enzymsysteme des endogenen Zellstoffwechsels sind auch bei der Entgiftung und Ausschleusung von karzinogen wirksamen Fremdsubstanzen beteiligt. Die **Effektivität eines Kanzerogens** kann als Mengenverhältnis des reaktiven Metaboliten zu den entgifteten Metaboliten angegeben werden.

• **Kokarzinogene:** indirekter karzinogener Effekt

• **Karzinogeneffektivität:** Verhältnis reaktiver zu entgifteten Metaboliten

5.1.2 Wechselwirkung zwischen Zellkomponenten und Karzinogenen

Zellkomponenten und Karzinogene

5.1.2.1 Gentoxische Karzinogene

1. Gentoxische Karzinogene

Die genetischen Veränderungen bei der neoplastischen Transformation betreffen *2 Gentypen:*
• die das Wachstum aktivierenden **Onkogene**, von denen bisher über 50 Varianten identifiziert sind (ras, myc, fos, src u.a.), und
• deren physiologische Antagonisten, die **Onko-Suppressorgene** (Inaktivierung). Onkogene (Krebsgene) sind DNS-Sequenzen (Genlokalisationen), die aus physiologischen Vorformen, den **Protoonkogenen**, hervorgehen (Abb. 12-9).

• **2 Gentypen:**
- **Onkogene:** wachstumsfördernd
- **Onko-Suppressorgene:** wachstumshemmend

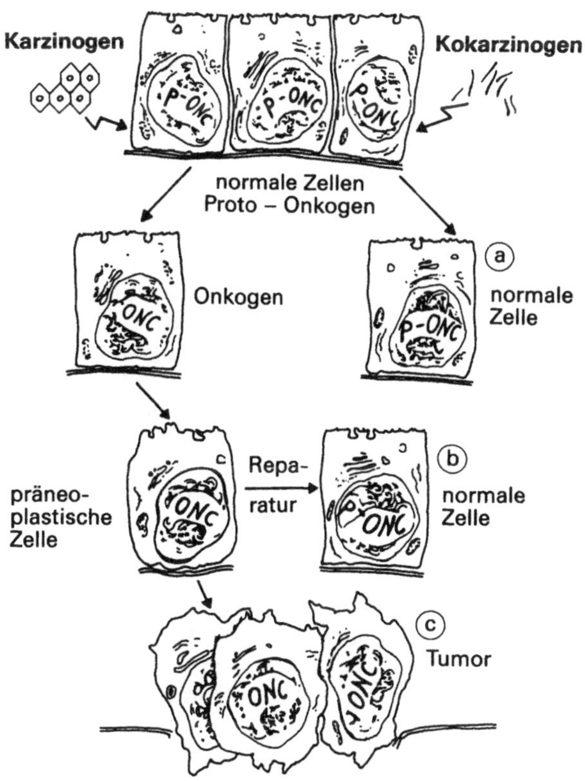

Abb. 12-9: Aktivierung von Protoonkogenen (p-Onc) durch Karzinogene und Kokarzinogene. Möglichkeiten der zellulären Veränderungen: **a** ohne morphologische Veränderung, **b** Reparatur präneoplastischer Zellen, **c** Entwicklung von Tumorzellen

- **Onkogenentstehung**

⇨

Onkogene entstehen durch *Mutation*, *Vermehrung* oder *Deregulation* infolge chemischer Aktivierung, physikalischer Einwirkung oder Infektion durch RNS-Viren.

- **Protoonkogene** entstehen durch:
- Amplifikation
- Translokation
- Punktmutation

Für die **Protoonkogen-Aktivierung** sind verschiedene Mechanismen bekannt:
- Vermehrung der Genkopien in einem Chromosom *(Genamplifikation)*
- *Translokation* – eine Positionsverschiebung der DNS-Sequenz führt zu veränderter bzw. enthemmter Transkription
- Austausch eines Nukleotids *(Punktmutation)*.

- **Onkogenwirkung:**
- kodieren **Onkoproteine**
- **wachstumsfördernd**
- proliferative **Autostimulation**

Die Wirkung der Onkogene tritt bereits nach der Mutation eines Allels (dominant) ein. Die Onkogene kodieren für die an der Wachstumskontrolle beteiligten **Onkoproteine**. Hierbei ist eine Vielzahl verschiedener Signalüberträger mit deren entsprechenden Rezeptoren involviert. Die vermehrte Produktion von *Wachstumsfaktoren* oder ihrer (kern- bzw. zellmembranständigen) Rezeptoren führt zu einer *proliferativen Autostimulation* der transformierten Zelle und stellt somit den Hauptmechanismus bei der Tumorentstehung dar.

- **Onko-Suppressorgene**
- Wachstumshemmung
- bei Wegfall: Disposition zu Tumorsyndromen

Onko-Suppressorgene hemmen im Gegensatz zu den Onkogenen das Wachstum, wobei für diese Funktion die Intaktheit eines Allels ausreicht. Die Ausschaltung beider Allele der Onko-Suppressorgene, und damit der Wegfall der physiologischen Wachstumshemmung, ist ein weiterer Mechanismus bei der neoplastischen Transformation der Zelle.

Beispiele: **Retinoblastomgen** (zuerst beim Retinoblastom entdeckt, später auch bei anderen schnell wachsenden Tumoren wie dem kleinzelligen Bronchialkarziom, Osteosarkom oder Mammakarzinom nachgewiesen) oder **Wilms-Tumor-Gene**.

Der Funktionsverlust *eines* Allels von einem Suppressorgen in einer Keimzelle bewirkt eine konstitutionelle Mutation in *allen* somatischen Zellen und stellt damit einen Dispositionsfaktor bei hereditären Tumorsyndromen dar (s. Abschn. 5.5). Die Tumormanifestation wird erst durch eine spätere Schädigung des Suppressorgen-Allels in einer somatischen Zelle ausgelöst.

2. Schutzmechanismen

5.1.2.2 Schutzmechanismen

Gentoxische, d. h. DNS-schädigende Karzinogene gehen mit Makromolekülen der Zelle einschließlich der DNS kovalente Bindungen ein. Über verschiedene Mechanismen kann sich die Zelle von den meisten Effekten der **Interaktion mit dem Karzinogen** erholen:

- **Elimination und Ersatz von Makromolekülen**
- **Ersatz oder Reparatur von DNS-Sequenzen:**
- Nukleotidexzision
- Basenexzision
- Alkylguanin-Transferase
- **Teilung einer DNS-geschädigten** Zelle → präneoplastische Läsion → Proliferation

- Zytoplasmatische *Makromoleküle*, an welche ein Karzinogen bindet, können eliminiert und ersetzt werden.
- Der durch ein Karzinogen geschädigte DNS-Bereich kann ebenfalls entfernt oder aber durch „Reparaturenzyme" wiederhergestellt werden, und zwar entweder durch *Nukleotid-* und *Basenexzision* oder durch die *Alkylguanin-Transferase* (überträgt Alkylgruppen von Guanin auf Zystein).

Wenn jedoch noch während des Bestehens der DNS-Schädigung eine **Zellteilung** stattfindet, können phäno- und genotypisch permanent abnorme Zellen resultieren, die entweder vollständig oder zumindest partiell neoplastische Eigenschaften aufweisen. In letzterem Fall kann durch begrenzte Proliferation eine sog. *präneoplastische Läsion* entstehen. Zellen aus dieser Läsion können durch zusätzliche Veränderungen der DNS zu kompletten neoplastischen Zellen transformieren.

3. Epigenetische Karzinogenese

5.1.2.3 Epigenetische Karzinogene

- karzinogene Wirkung **nicht über DNS**

- **Wirkmechanismen:**
- u.a. Zytotoxizität, Immunsuppression

Hauptangriffspunkt für die meisten Karzinogene ist die *DNS.* Jedoch gibt es eine Gruppe von Karzinogenen, für die reaktive DNS-schädigende Formen nicht bekannt sind, z.B. Asbest, Kunststoffpolymere, Hormone. Mögliche **Wirkungsweisen** dieser Stoffe sind:
- Zytotoxizität, chronischer Gewebsschaden, gesteigerte Proliferation
- Störung des hormonellen Gleichgewichts
- Immunsuppression, Promotorwirkung.

- **Promotorwirkung:**
Förderung der Tumorbildung aus vorgeschädigten Zellen

Höchstwahrscheinlich initiieren epigenetische Karzinogene nicht die neoplastische Transformation, sie fördern aber die Tumorentstehung aus Zellen, die entweder durch

Karzinogene bereits vorgeschädigt sind (als **Promotoren**) oder die andersartige Veränderungen des genetischen Materials aufweisen (s. Abschn. 5.5).

5.1.2.4 Synkarzinogene

Synkarzinogene

Summation, Potenzierung der karzinogenen Wirkung

Als Synkarzinogenese wird die additive *(Summation)* oder überadditive *(Potenzierung)* karzinogene Wirkung von verschiedenen gleichzeitig oder nacheinander einwirkenden Krebsnoxen (chemische Verbindungen, Strahlen, Viren) bezeichnet.

5.1.2.5 Kokarzinogene

Kokarzinogene

- **beschleunigen** Karzinogenese

Kokarzinogene beschleunigen den Prozeß der neoplastischen Transformation einer Zelle bei gleichzeitiger oder nachfolgender Einwirkung eines gentoxischen Karzinogens.

Mögliche Mechanismen sind: eine vermehrte Aufnahme oder Bereitstellung des Karzinogens, gesteigerte Aktivierung oder verminderte Entgiftung des Karzinogens, Störung der DNS-Reparaturmechanismen, Proliferationssteigerung DNS-geschädigter Zellen.

Kokarzinogene wie Katechole und Phenole spielen z. B. für die Tumorentstehung infolge Tabakrauchens eine wichtige Rolle; der Tabakrauch selbst enthält nur relativ geringe Mengen DNS-reaktiver Karzinogene (Nitrosamine, PAH).

5.1.3 Wachstum der neoplastisch transformierten Zelle (Promotion)

Promotion

Wachstum der neoplastischen Zellen

- **Promotoren** unterbrechen Wachstumskontrolle
- **entfesseltes Wachstum**

Das Wachstum der neoplastisch transformierten Zelle kann im Gewebeverband (vermutlich über „gap junctions") durch regulative Faktoren aus benachbarten Zellen „in Schach gehalten" werden. Die so proliferativ kontrollierte neoplastisch transformierte Zelle kann aber durch den Einfluß von **Promotoren**, die diese Wachstumskontrolle unterbrechen, in ein **entfesseltes Wachstum** übergehen:

- **Karzinogene** *verursachen* die neoplastische Transformation
- **Kokarzinogene** *steigern die Wirksamkeit* von Karzinogenen bei **simultaner** Einwirkung
- **Promotoren** *beschleunigen Tumorrealisation* **nach** Abschluß der neoplastischen Transformation.

5.1.4 Latenzphase und Tumormanifestation

Latenzphase, Tumormanifestation

- **Latenzphase:** Zeitraum zwischen Zelltransformation und Tumormanifestation

abhängig von:
- Einwirkungsdauer
- Dosis
- Kokarzinogenen
- Promotoren
- individuellen Faktoren

Das Zeitintervall zwischen der Transformation einer Zelle zu einer potentiellen Tumorzelle und der Manifestation des Tumors, das mehrere Jahre dauern kann, wird als **Latenzphase** bezeichnet. Deren Dauer ist abhängig von der Dosis und der Wirkdauer des *Karzinogens* und möglicher *Kokarzinogene* sowie dem Effekt der *Promotoren.* Daneben spielen *individuelle Faktoren,* wie z. B. die Immunabwehr, eine Rolle. Dadurch wird verständlich, daß bei gleichartiger Exposition (z. B. gleiche Rauchgewohnheiten) individuell unterschiedliche Latenzzeiten beobachtet werden. Außerdem zeichnen sich bestimmte Tumorarten bzw. -lokalisationen durch besonders lange Latenzphasen aus (z. B. das Pleuramesotheliom).

- **Tumormanifestation**

Die Latenzphase endet mit der **Manifestation** des Tumors im Sinne einer klinischen Faßbarkeit. Pathologisch-anatomisch sind dann die histologischen und zytologischen Kriterien der Malignität erfüllt.

5.1.5 Modulierende Faktoren bei der Tumorentstehung

Modulierende Faktoren der Tumorentstehung

- **endogene Faktoren:** Alter, Geschlecht, Hormone u. a.
- **exogene Faktoren:** Nahrung, Umwelt

Im engeren Sinne ist das Wachstum von Tumoren nicht völlig *„autonom".* Auch **endogene** Einflüsse, wie Geschlecht, Alter, hormonelle und immunologische Faktoren, beeinflussen und kontrollieren die Tumorentstehung, indem sie beschleunigend oder bremsend auf diese einwirken. Ebenso wird die Wirksamkeit von Karzinogenen auch durch **exogene** Faktoren beeinflußt, insbesondere durch die qualitative und quantitative Zusammensetzung der Nahrung.

Untersuchungen haben ergeben, daß die Einflüsse von Nahrungskomponenten von der Art des Karzinogens, der Organotropie und vom Lebensalter abhängig sind. *Beispiele:*
- Eine **proteinarme Diät** verändert den Enzymbesatz der Zelle; diese Veränderung betrifft auch Enzyme (z.B. Cytochrom P-450), die an der Aktivierung oder Entgiftung beteiligt sind.
- Die Effektivität eines Karzinogens kann auch durch eine fettreiche (ungesättigte Fettsäuren!) und hochkalorische Ernährung in bestimmten Organen gesteigert werden (endokrin stimulierbare Organe, Kolon, Pankreas).
- Einige **Vitamine** sind Kofaktoren von Enzymen und können eine gewisse Schutzfunktion vor Karzinogenen bilden (Vitamin A, B_2, C, E).

Progression

Qualitätsänderung der Tumoreigenschaften bis zur malignen Transformation

5.1.6 Progression

Unter Progression wird die *Qualitätsänderung* der phänotypischen Eigenschaften eines Tumors einschließlich der malignen Transformation benigner Tumoren verstanden.

Ursache für eine Progression während des Wachstums einer Tumorzellpopulation könnten zusätzliche Veränderungen der DNS, fehlerhafte DNS-Replikation oder Hybridbildungen verschiedener Zelltypen sein. Letztlich resultiert fast immer eine *monoklonale Zellpopulation.* Dennoch besteht eine zelluläre Heterogenität vermutlich auf der Basis ungenauer DNS-Replikationen.

Chemische Karzinogene

ca. 1000 chemische Karzinogene

5.2 Chemische Karzinogene

Mehr als 1000 **chemische Verbindungen** sind heute bekannt, die nach tierexperimentellen oder nach epidemiologischen Befunden beim Menschen krebserzeugend wirken können.

Die Kanzerogenität verschiedener chemischer Noxen wird in Kap. VII/2, S. 60ff, behandelt.

Strahleneinwirkung

- äußere Einwirkung
- inkorporierte Radionuklide

5.3 Strahleneinwirkung

Zu unterscheiden sind Tumoren, die durch *äußere Strahleneinwirkung* (z.B. UV-, Röntgenstrahlen) entstehen, und solche, die durch *inkorporierte Radionuklide* (z.B. ^{131}Jod, Thorotrast) hervorgerufen werden.

Eine ausführliche Darstellung findet sich in Kap. VII/3.4, S. 78ff.

Onkogene Viren

5.4 Onkogene Viren

Initiation

> Durch Einschleusung von **Virus-RNS** in die Gensequenz des Genoms einer somatischen Zelle ist eine Tumorinitiierung möglich.

Die Abschnitte der Protoonkogene entsprechen spiegelbildlich bestimmten Nukleinsäureabschnitten der Viren (z.B. V-myc = Avian MC 29 myelocytomatosis virus beim Huhn, V-H-ras = Harvey neurine sarkoma virus). Beim Menschen ist aber der endgültige Beweis der alleinigen kausalen Verknüpfung zwischen einer Virusinfektion und der Entwicklung eines bösartigen Tumors noch nicht erbracht.

Beispiel: Für die gutartigen Hautwarzen (Papillome, Verruca vulgaris, Condyloma acuminatum) ist der ursächliche Zusammenhang mit dem humanen Papillomavirus (HPV) bewiesen.

- **Diagnostik:**
  - Virus-RNS-DNS-Hybridisierungstechnik

Diagnostik. Infizierte Zellen können mit Hilfe der **Virus-RNS-DNS-Hybridisierungstechnik** dargestellt werden. Bei diesem Verfahren werden sog. Gensonden mit bekannter Nukleinsäuresequenz und einem angekoppelten Marker in das Genom eingebracht:

- **RNS-Viren**
  - mit Leukoseformen assoziiert

- Manche **RNS-Viren** enthalten eine von der Virus-RNS abhängige DNS-Polymerase, die reverse Transkriptase. Durch dieses Enzym kann das Genom eines RNS-Virus in die Zell-DNS eingebaut werden und die Transformation zur potentiellen Tumorzelle bewirken.

Beispiel: Aus der Gruppe der RNS-Viren sind z. B. Retroviren bei der Entwicklung von Leukämien und Sarkomen bei Tieren gesichert. Bei Menschen werden RNS-Viren ebenfalls als Ursache einzelner Leukoseformen (z. B. T-Zell-Leukämie) diskutiert.

• Unter den **DNS-Viren** hat aus der Gruppe der Herpesviren das *Herpes-simplex-Virus* (HSV), Typ genitalis, Bedeutung für die Entwicklung bestimmter Formen des Portiokarzinoms. Außerdem spielt ein DNS-Virus, das *Epstein-Barr-Virus* (EBV), eine Rolle bei dem in Afrika endemischen Burkitt-Lymphom.

• **DNS-Viren**
- HSV: Portiokarzinom
- EBV: Burkitt-Lymphom

5.5 Familiäre Disposition

Disposition

Einige Tumorarten treten familiär gehäuft auf, was auf eine Disposition (präkanzeröse Kondition) hinweist. Dieses Phänomen wird durch die Wirkung der Onko-Suppressorgene verständlich (s. Abschn. 5.1.2.1). Familiär gehäufte Krankheitsbilder mit statistisch erhöhtem Risiko einer Krebsentstehung sind als **obligate Präkanzerosen** zu werten (s. Abschn. 2.3.3).

familiär gehäuftes Auftreten einzelner Tumoren: **obligate Präkanzerosen**

Beispiele:
- **Familiäre Adenomatosis coli:** Diese autosomal-dominant vererbte Erkrankung ist durch die Entwicklung zahlreicher (100–5000) Adenome im Dickdarm gekennzeichnet. Nach einem Zeitintervall von 20–35 Jahren entwickelt sich bei fast allen Patienten ein Adenokarzinom.
- **Xeroderma pigmentosum:** Bei dieser Erkrankung ist ein an der DNS-Reparatur beteiligtes Enzym, die DNS-Endonuklease, defekt. Durch Einwirkung von ultraviolettem Licht auf die Haut entstehen Pyrimidindimere, die eine Störung des genetischen Zellcodes, der Zellsyntheseleistung und damit den ersten Schritt der Karzinogenese bedeuten können.
- **Neurofibromatosis generalisata (Recklinghausen-Krankheit):** Hierbei entstehen multiple periphere Neurofibrome mit der Möglichkeit maligner Entartung.

- familiäre Adenomatosis coli
- Xeroderma pigmentosum
- Neurofibromatose

5.6 Erworbene Chromosomenanomalien

Erworbene Chromosomenanomalien

Bei manchen bösartigen Tumoren, insbesondere bei bestimmten Leukämieformen, sind erworbene (im Gegensatz zu Abschn. 5.5) chromosomale Anomalien ein pathognomonischer Befund. Ungeklärt ist, ob derartige Chromosomenaberrationen Ursache oder Folge der Tumorerkrankung sind.

Beispiel: **Philadelphia-Chromosom** bei der chronischen myeloischen Leukämie **(CML).** Der im Kariogramm nachweisbare Defekt besteht in einem Verlust des langen Arms vom Chromosom 22. Ursache dieser chromosomalen Anomalien sind Teilverluste oder Translokationen mit Austausch von Chromosomenabschnitten zwischen 2 verschiedenen Chromosomen.

- Philadelphia-Chromosom der CML

5.7 Hormone

Hormone

Epidemiologische Daten zeigen für bestimmte Tumorarten *geschlechtsbezogene Häufigkeitsunterschiede.* Diese erklären sich einerseits im Rahmen der **neoplastischen Konversion** aus der veränderten Effektivität eines bestimmten *Prokarzinogens.* Dabei sind endokrin sensible Enzymsysteme beteiligt, welche das Prokarzinogen in das reaktive Karzinogen überführen. Geschlechtstypische quantitative Unterschiede im zellulären *Enzymbesatz* sind aufgrund einer Beteiligung an der Karzinogenentgiftung weiterhin eine Erklärung für diese Häufigkeitsunterschiede.
Andererseits beeinflussen Hormone auch das **Wachstum** neoplastisch transformierter Zellen (Promotion). Die Komplexität der Interaktionen zwischen endokrinen Drüsen, Hormonen und Zielorganen in Verbindung mit zyklischen und altersbedingten Veränderungen einschließlich diätetischer Einflüsse muß bei diesen hormonellen Wirkungen auf das Wachstum bedacht werden.

• **geschlechtsbezogene Häufigkeitsunterschiede von Tumoren:**
- Prokarzinogeneffektivität
- Enzymbesatz der Zelle

• **Hormone beeinflussen Promotion**
- hormonelle Wachstumsabhängigkeit von Tumoren: **Östrogen** fördert **Endometrium-** und **Mammakarzinom, Testosteron** stimuliert **Prostatakarzinom**

Beispiel: Gesichert ist die fördernde Wirkung von **Östrogenen** auf das Wachstum von *Endometrium-* und *Mammakarzinomen.* Das Wachstum eines *Prostatakarzinoms* wird durch **Testosteron** stimuliert und durch **Östrogen** gehemmt.

- **Hormonrezeptorennachweis in der Klinik**

Im bioptischen Untersuchungsgut kann durch immunhistochemische oder quantitativ-biochemische Verfahren die Ausstattung der Tumorzellen mit *Hormonrezeptoren* erfaßt werden.

⇒

> Die Kenntnis von *Östrogen-* bzw. *Progesteronrezeptoren* spielt bei der Behandlung des Mamma- und Endometriumkarzinoms eine besondere Rolle. Auch die gegengeschlechtliche Behandlung des Prostatakarzinoms berücksichtigt die hormonelle Wachstumsabhängigkeit dieses Tumors.

Orale Antikonzeptiva haben zwar keine gesicherte kokarzinogene Wirkung, fördern aber die Entstehung von gutartigen Leberadenomen.

Immunologische Defektzustände

5.8 Tumorentstehung bei immunologischen Defektzuständen

- **Immunabwehr reduziert** durch:
- Karzinogene
- Medikamente (Zytostatika)

Karzinogene haben häufig eine *immunsuppressive Wirkung*. Auch zahlreiche Medikamente, insbesondere Zytostatika, reduzieren die Tumorabwehr. Zweittumoren nach zytostatischer Therapie werden als immunsuppressive Therapiefolge erklärt. Gelegentlich werden auch im Gefolge medikamentöser Immunsuppression zur Unterdrückung einer Transplantatabstoßung maligne Tumoren, Lymphome oder Leukämien beobachtet.

neoplastische Transformation, Metastasierung

⇒

> Die Unterdrückung der Immunabwehr hat keinen Einfluß auf die neoplastische Transformation, wirkt sich jedoch auf die **Ausbreitung** von Tumoren und **Metastasenbildung** aus. Ebenso können Defektzustände des Immunsystems das Risiko der Realisation eines Tumors erhöhen.

- **Tumorentstehung:**
- bei mangelhafter Immunüberwachung
- Defekt im T-Zell-System

Man nimmt an, daß transformierte Zellen – also auch Tumorzellen – aufgrund ihrer veränderten Antigeneigenschaften von immunkompetenten Zellen erkannt und vernichtet werden können. Nach der **„Immun-Surveillance-Theorie"** soll ein Tumor aus transformierten Zellen nur dann entstehen können, wenn die Andersartigkeit seiner Zellen von den Abwehrmechanismen des Körpers „übersehen" wird. Vor allem Defekte im T-Zell-System beeinflussen diese Abwehr von Tumorzellen.

Beispiel: Diese Beobachtungen werden durch das relativ häufige Auftreten bösartiger Tumoren bei Aids, z. B. Non-Hodgkin-Lymphome und Kaposi-Sarkom, bestätigt.

Tumorwirkungen

6. Lokale und allgemeine Tumorwirkungen

Lokale Folgen

6.1 Lokale Folgen

- **Druckatrophie, Gewebsuntergang**
- **Tumornekrose:** Mißverhältnis zwischen Wachstumsgeschwindigkeit und Gefäßneubildung
- **Tumorkaverne**
- **Entzündungen, Fibrosierungen**

Tumoren führen durch ihr expansives Wachstum zu lokalen Ernährungsstörungen mit *Druckatrophie* bis zum *Gewebsuntergang* angrenzender Organstrukturen. Hauptursache von **Tumornekrosen** ist ein Mißverhältnis zwischen der Wachstumsgeschwindigkeit des Tumors und der Gefäßneubildung (Neoangiogenese) zur Tumorernährung. Nach Verflüssigung der nekrotischen Substanzen können **Tumorkavernen** entstehen. In unterschiedlicher Ausprägung, teilweise abhängig von der immunologischen Reaktionsbereitschaft, sind im Tumorrandgebiet, aber auch im Tumorstroma, unspezifische zellulär-entzündliche und fibrosierende Reaktionsmuster vorhanden.

- **Tumorblutungen**

⇒

> Lebensbedrohliche Komplikationen entstehen bei **Tumorblutungen** nach *Arrosion* größerer Gefäße. Typische Beispiele sind Bluthusten **(Hämoptysen)** beim Bronchialkarzinom und die **Makrohämaturie** bei einem bösartigen Nierentumor mit Einbruch in das Nierenbecken.

- Teerstuhl

Blutbeimengungen im Stuhl **(Melaena)** können auf einen Tumor im Bereich des Magen-Darm-Trakts mit Tumornekrose und Blutung hinweisen. Häufige, besonders in fortgeschrittenen Phasen des Tumorleidens auftretende **Schmerzen** resultieren aus einer Mitbeteiligung des Nervengewebes bei infiltrieren-

- **Schmerzen** durch Mitbeteiligung des Nervengewebes

dem und expansivem Tumorwachstum. Weitere Folgen des Tumorwachstums sind Einengungen **(Stenosen)** von Gangstrukturen und Hohlorganen.

- **Stenosen**

Beispiele: **Bronchusstenose** bei Bronchialkarzinom, **Magenausgangsstenose** bei Magenkarzinom, **Gallengangsstenose** mit Ikterus bei Gallengangskarzinom.

Die Zerstörung der Wände von Hohlorganen führt zur **Penetration** (lat. *penetrare* eindringen) bis zur **Perforation** (lat. *perforare* durchlöchern), besonders bei schnell wachsenden, mit ausgedehnten Nekrosen einhergehenden Tumoren.

- **Penetration**
- **Perforation**

Zusammenfassung

> Die lokalen Wirkungen des Tumors auf den Organismus sind insgesamt abhängig von *Entwicklungsort*, *Differenzierungsgrad*, *Wachstumsgeschwindigkeit* und *Ursprungsgewebe*.

6.2 Stoffwechsel

Stoffwechselfolgen

Tumorrückwirkungen:

Für die Auswirkungen auf den Gesamtorganismus müssen insbesondere die Stoffwechsel- und Zerfallsprodukte des Tumors verantwortlich gemacht werden:

- Die **Tumorkachexie** (griech. *kachexia* schlechter Zustand) resultiert aus einer *katabolen Stoffwechsellage.* Appetitlosigkeit, gestörte Magen-Darm-Passage, mangelhafte Nahrungsassimilation und Eiweißverlust, z.B. durch begleitende Höhlenergüsse, führen zu einer fortschreitenden Auszehrung. Auch therapeutische Maßnahmen (Bestrahlung, zytostatische Therapie) wirken im selben Sinne.
- Die **Tumoranämie** kann durch rezidivierende okkulte Tumorblutungen, eine toxisch bedingte Knochenmarksuppression sowie eine metastatische Knochenmarksinfiltration bedingt sein.

1. **Tumorkachexie** durch
   - katabole Stoffwechsellage
   - Appetitlosigkeit
   - gestörte Magen-Darm-Passage
   - mangelhafte Assimilation
   - Bestrahlung, Zytostatika
2. **Tumoranämie** durch
   - Tumorblutungen
   - Knochenmarksuppression
   - metastatische Knochenmarksinfiltration

Beispiel: Besonders Primärtumoren der **Prostata**, der **Lungen** und der **Brustdrüse** führen bei fortgeschrittener Metastasierung zu einer Verdrängung des blutbildenden Knochenmarks.

Die Tumoranämie gehört zu den **sideroachrestischen Anämien**, die aus einem mangelhaften Einbau des Eisens in die Erythrozyten resultieren.

6.3 Paraneoplastische Syndrome

Paraneoplastische Syndrome

Als paraneoplastisches Syndrom werden die nicht unmittelbar vom Primärtumor oder den Metastasen ausgehenden *metabolischen* und *degenerativ-dystrophischen Krankheitserscheinungen* bezeichnet. Bei vielen Tumoren sind die Symptome des paraneoplastischen Syndroms noch weitgehend ungeklärt. Typische paraneoplastische Erscheinungen sind:

- **Hautveränderungen:** z.B. Acanthosis nigricans – schwarz gefärbte Verhornungsstörungen bei Tumoren des Verdauungsapparates
- **neuromuskuläre Störungen:** Myasthenie – Muskelschwäche, z.B. beim Bronchialkarzinom und Tumoren des Thymus
- **hämatologische Veränderungen:** z.B. Polyglobulie beim Hypernephrom
- **hormonelle Störungen:** z.B. Cushing-Syndrom bei einem hormonproduzierenden Bronchialkarzinom
- **Stoffwechselstörungen:** z.B. Dysproteinämie bei Vermehrung der Alpha-Globuline beim Hypernephrom
- **Skeletterscheinungen:** z.B. hypertrophische Osteoperiostitis beim Bronchialkarzinom
- **Gefäßerkrankungen:** z.B. Thrombophlebitis beim Pankreaskarzinom
- **Magen-Darm-Erscheinungen:** z.B. Magengeschwür bei gastrinproduzierenden Tumoren des Pankreas.

- **Krankheitserscheinungen** und **Funktionsausfälle** in Zusammenhang mit einem Tumorleiden, die aber weder durch den Tumor noch durch Metastasen zu erklären sind:
  - **Hautveränderungen**
  - **neuromuskuläre Störungen**
  - **hämatologische Veränderungen**
  - **hormonelle Störungen**
  - **Stoffwechselstörungen**
  - **Skeletterscheinungen**
  - **Gefäßerkrankungen**
  - **Magen-Darm-Erscheinungen**

Tumorabwehrmechanismen

7. Abwehrmechanismen gegen Tumorzellen

Auf die besondere Bedeutung des Immunsystems ist bereits im Rahmen der immunologischen Defektzustände eingegangen worden (s. Abschn. 5.8).

Tumorzellen haben **geänderte Antigeneigenschaften** → die Immunabwehr kann sie eliminieren durch

- NKC
- Makrophagen

Allgemein ist heute davon auszugehen, daß Tumorzellen gegenüber den differenzierten Körperzellen *geänderte Antigeneigenschaften* entwickeln. Hierdurch können Tumorzellen von der humoralen und zellulären Abwehr erkannt und eliminiert werden. Dabei kommt einer Subpopulation der T-Zellen, den sog. **natural killer cells (NKC)** neben den **Makrophagen** eine entscheidende Rolle zu.

Tumorsystematik

8. Tumorsystematik

Mesenchymale Tumoren

8.1 Mesenchymale Tumoren

Die **histogenetische Systematik** mesenchymaler Tumoren gibt Abb. 12–10 wieder. Aus der Typisierung ergeben sich für den Pathologen Rückschlüsse auf das biologische Verhalten der Tumoren.

- **WHO-Klassifikation in Atlanten**

Um zu international vergleichbaren Untersuchungsergebnissen zu gelangen, haben Pathologen bei der WHO Klassifikationen für die verschiedenen Tumoren vorgenommen. Diese **internationalen histologischen Tumorklassifikationen** werden in *Atlanten* mit exemplarischen Abbildungen erarbeitet.

Geschwulstsystematik orientiert sich am Muttergewebe

Eine **Geschwulstsystematik** für Tumoren von einzelnen Organen oder Organsystemen orientiert sich an der Struktur des „Muttergewebes". Die histogenetische Klassifikation der Tumoren berücksichtigt auch die entwicklungsgeschichtliche Ableitung der Organe aus den 3 Keimblättern.

Weichteiltumoren

8.1.1 Weichteiltumoren

Klassifikation nach der **Histogenese**

Die Klassifikation und histogenetische Zuordnung von Tumoren der Weichteile ist relativ leicht, wenn bereits nach dem makroskopischen Befund das Ausgangsgewebe mit der Neubildung vorliegt.

1. **Muskulatur**
- **Myom:** gutartiger Tumor der Muskulatur
- **Leiomyom:** Tumor des glatten Muskels
- **Rhabdomyom:** Tumor des Skelettmuskels

- **Muskelgewebe.** Häufige *gutartige* Tumoren des Muskelgewebes sind die **Myome** (griech. *mys* Muskel) der Gebärmutter. Bei zahlreichen Myomknoten spricht man von einem *Uterus myomatosus.* Aus der glatten Muskulatur hervorgegangene Myome werden als *Leiomyome* (griech. *leios* glatt), Tumoren

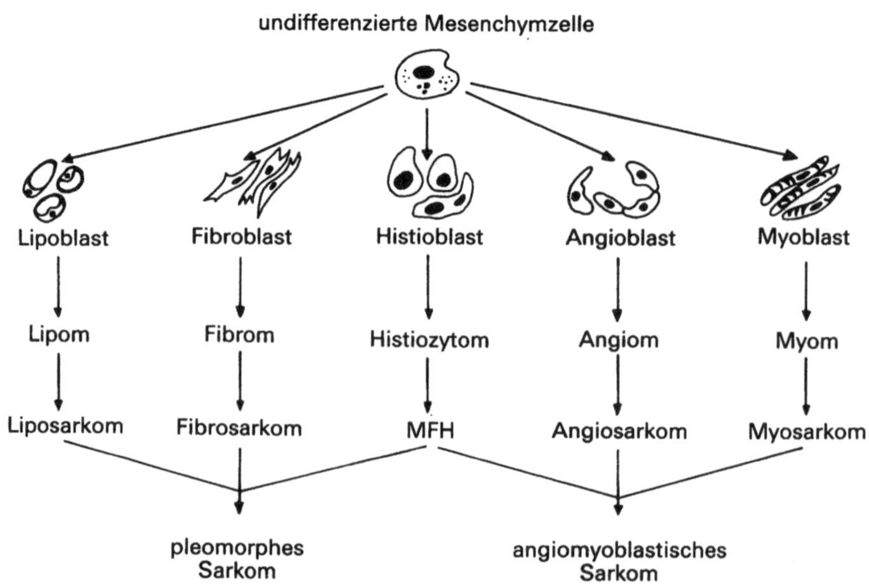

Abb. 12–10: Histogenetische Systematik mesenchymaler Tumoren

der quergestreiften Skelettmuskulatur als *Rhabdomyome* (griech. *rhabdos* Stab) bezeichnet. Die gleichzeitige Proliferation von Muskulatur und Bindegewebe heißt z. B. *Leiomyofibrom* des Uterus.
Die *bösartigen* Varianten der Muskeltumoren werden als **Myosarkome** bezeichnet. *Rhabdomyosarkome* sind ein häufiger und besonders bösartiger Weichteiltumor im Kindesalter.

• **Myosarkom:** bösartiger Tumor der Muskulatur, z. B. **Rhabdomyosarkom**

• **Bindegewebe.** Die *gutartigen* Tumoren werden **Fibrome** (lat. *fibra* Faser), die *bösartigen* Varianten **Fibrosarkome** genannt. Das **Fibroma durum** (lat. *durus* hart) besteht aus zellarmen, faserreichen Strukturen, während das **Fibroma molle** (lat. *mollis* weich) zellreicher und faserärmer ist. Gutartige Fibrome sind häufig im korialen Bindegewebe und werden hier als *Dermatofibrome* bezeichnet. Die kombinierte gutartige Proliferation von faserbildendem Bindegewebe mit drüsigen Strukturen führt in der Brustdrüse zu gutartigen Neubildungen unter der Bezeichnung **Fibroadenom**.

2. Bindegewebe
• **Fibrom:** gutartiger Bindegewebstumor
– **F. molle**
– **F. durum**
• **Fibrosarkom:** bösartiger Bindegewebstumor
• **Fibroadenom:** Drüse + Bindegewebe

• **Fettgewebsgeschwülste** werden als *Lipome* (griech. *lipos* Fett) und in der bösartigen Variante als *Liposarkome* bezeichnet.

3. Fettgewebe
• **Lipom:** gutartige Fettgewebsgeschwulst

Lipome sind die *häufigste gutartige mesenchymale Geschwulst.*

Die aus reifen Fettgewebszellen bestehenden Neubildungen, häufig vom subkutanen Fettgewebe ausgehend, sind scharf begrenzt. Als **Angiolipome** werden gleichzeitige Neubildungen von reifen Blutgefäßen und Fettgewebe bezeichnet. **Liposarkome** sind durch eine hohe Vielfalt an Differenzierungsmöglichkeiten bzw. Entdifferenzierungen gekennzeichnet. So werden z. B. hochdifferenzierte, myxoide, lipoblastische, fibroblastische bis hin zu pleomorphen Liposarkomen unterschieden.

• **Angiolipom:** Fettgewebe + Gefäße

• **Liposarkom:**
– hochdifferenziert
– myoid
– lipoblastisch
– fibroblastisch

Praxishinweis

Die histogenetische Charakterisierung und Dignitätsbestimmung von mesenchymalen Tumoren gehört zu den schwierigsten Aufgaben in der Pathologie. Wenn von den Tumoren besondere Differenzierungsprodukte, wie z. B. Fettsubstanzen oder eine Querstreifung entwickelt wird, ist die Zuordnung relativ einfach. Vielfach läßt sich aber anhand der zur Verfügung stehenden Gewebsproben eine histogenetische Zuordnung nicht bestimmen. Etwa *15 % der Weichteiltumoren* mußten früher als nicht klassifizierbare Tumoren geführt werden.

Durch die Anwendung immunhistochemischer Untersuchungsverfahren mit Nachweis der Expression von Zytoskelettproteinen, gewebespezifischen Antigenen, Enzymen etc. in den niedrig differenzierten Tumorzellen wird heute eine bessere Charakterisierung und Subtypisierung der bisher nicht zuverlässig klassifizierbaren Tumoren möglich.

immunhistochemische Untersuchungsverfahren ermöglichen weitere Subtypisierungen

• **Knorpelgewebe.** Neubildungen, die vom Knorpelgewebe oder von knorpelartigen Strukturen ausgehen, werden als gutartige **Chondrome** (griech. *chondros* Korn, Graupe) bzw. bösartige **Chondrosarkome** bezeichnet. Die gutartigen Neubildungen entwickeln sich besonders im Skelettsystem an knorpelig-knöchernen Übergangszonen. Kleine gutartige Chondrome sind besonders häufig im Bereich der kurzen Röhrenknochen der Hände. Chondrosarkome entwickeln sich bevorzugt in Femur, Humerus und Becken und Rippen.

4. Knorpelgewebe
• **Chondrom:** gutartige Knorpelgewebsgeschwulst, kleine Geschwülste häufig in kurzen Röhrenknochen
• **Chondrosarkom:** bösartige Knorpelgewebsgeschwulst

• **Knochengewebe.** Bei Tumoren des Knochengewebes sind nach ihrer Dignität im wesentlichen *Osteome*, *Osteoblastome* und *Osteosarkome* zu unterscheiden.
Das **Osteom** ist ein *gutartiger* Knochentumor, der häufig in Schädel- und Kieferknochen auftritt.
Das **Osteoblastom**, das sich von Osteoblasten ableitet und häufig in der Spongiosa der Röhrenknochen, aber auch in Wirbelkörpern und platten Knochen zu finden ist, ist als eine *gutartige* Neubildung anzusehen. Selten kommt es zu malignen Entartungen. Bei unvollständiger Entfernung können sich Rezidive entwickeln.

5. Knochengewebe

• **Osteom:** benigne
– in Schädel, Kiefer
• **Osteoblastom:** benigne
– in platten Knochen, Wirbelkörpern

Das **Osteosarkom** ist der *häufigste maligne Tumor des Knochensystems.* Es tritt bevorzugt in den Metaphysen der langen Röhrenknochen auf.

• **Osteosarkom**

Pigmentbildende Tumoren

• **malignes Melanom**

8.1.2 Pigmentbildende Tumoren

Der wichtigste Vertreter pigmentbildender Tumoren ist das **maligne Melanom.** Dieser *häufige bösartige Tumor der Haut* entwickelt sich aus Zellen neuroektodermaler Herkunft mit unterschiedlicher Ausprägung der Melaninbildung bei den Tumorzellen. Neben der Haut ist die *Aderhaut des Auges* bevorzugter Entwicklungsort.

Maligne Lymphome

8.1.3 Maligne Lymphome

Maligne Lymphome sind bösartige Neubildungen des **lymphatischen Systems.** Dank neuer immunologischer Untersuchungsverfahren ist heute eine differenzierte Diagnostik und Unterteilung der Tumoren nach T- und B-Zellen möglich.

Leukämien

8.1.4 Leukämien

Leukämien (griech. *leukos* weiß, *haima* Blut; sog. Blutkrebs) sind bösartige Erkrankungen der **weißen Blutzellen.** Als seltene Blutkrebsform gibt es aber auch eine *Erythrozytenleukämie.* Die bösartigen Blutzellen entwickeln sich im Knochenmark und werden ins Blut ausgeschwemmt.

Epitheliale Tumoren

Klassifikation nach
- Histogenese
- Aufbau
- • **Ursprungszellen:**
- Plattenepithel, Urothel, Mesothel
- Drüsenepithel

• **Wachstumsmuster:** exophytisch, endophytisch, zystisch

Polyp: über die Oberfläche hinausragende Gewebsveränderung

8.2 Epitheliale Tumoren

Die **Klassifikation** epithelialer Tumoren erfolgt nach ihrem *Aufbau* und ihrer *Histogenese*, d. h. der Herkunft vom Muttergewebe.
• *Ursprungszellen* epithelialer Tumoren sind:
- Zellen innerer und äußerer Oberflächen wie Plattenepithel (Haut, Mundschleimhaut u. a.), Urothel (ableitende Harnwege) und Mesothel (Peritoneum, Pleura u. a.) sowie
- Drüsenepithelien.

• Gutartige epitheliale Tumoren können ein *exophytisches*, *endophytisches* oder *zystisches* Wachstumsmuster zeigen.
Ragen die Geschwulstbildungen deutlich über die Oberfläche hinaus, bezeichnet man sie zunächst allgemein als **Polyp** (ursprünglicher Vergleich mit Vielfüßler – griech. *polypous*) bzw. polypöse Veränderung (Abb. 12–11). Ihre weitere Klassifikation richtet sich nach der Histogenese und erfolgt durch die mikroskopische Untersuchung.

Praxishinweis

⇨

Zur Bestimmung der Dignität sollten Polypen immer in toto abgetragen werden, um ein eventuelles invasives Wachstum als Zeichen der Malignität belegen zu können.

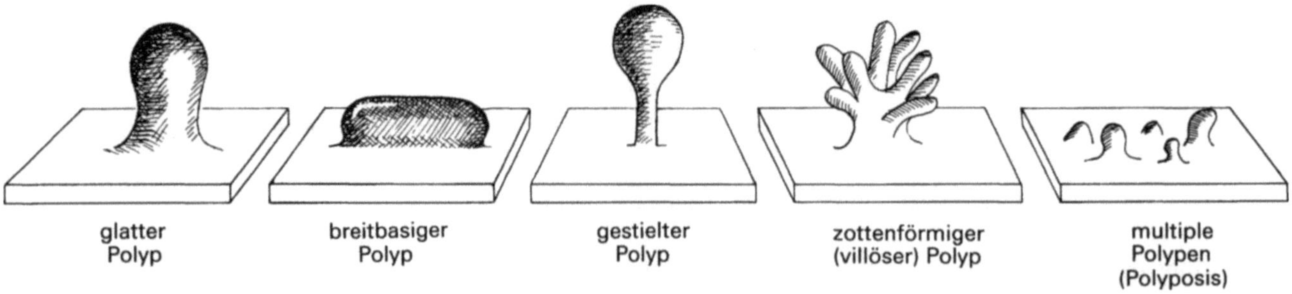

Abb. 12–11: Makroskopische Einteilung polypöser Veränderungen

8.2.1 Gutartige Tumoren des Plattenepithels und Urothels (Übergangsepithel)

Benigne Tumoren

Papillome sind umschriebene gutartige epitheliale Geschwülste, die breitbasig einer Oberfläche aufsitzen und ein *fingerförmig verzweigtes Stroma mit Epithelüberzug* aufweisen (Abb. 12–12). Je nachdem, ob die Haupttumormasse unterhalb oder oberhalb der Ausgangsoberfläche liegt, unterscheidet man *endophytische* (invertierte) und *exophytische* Papillome. Bei gleichzeitiger Proliferation der mesenchymalen Komponente, des Tumorstromas, spricht man von einem **Fibropapillom**.

Papillome:
- fingerförmig verzweigtes Stroma mit Epithelüberzug
- endo- und exophytisch wachsend

Fibropapillom: gleichzeitige Proliferation der mesenchymalen Komponente

Beispiel: **Spitzes Kondylom** (Condyloma acuminatum).

Papillome entstehen aus dem Plattenepithel der Haut und der Schleimhäute sowie aus dem Urothel, können sich aber auch aus metaplastischem Plattenepithel entwickeln.

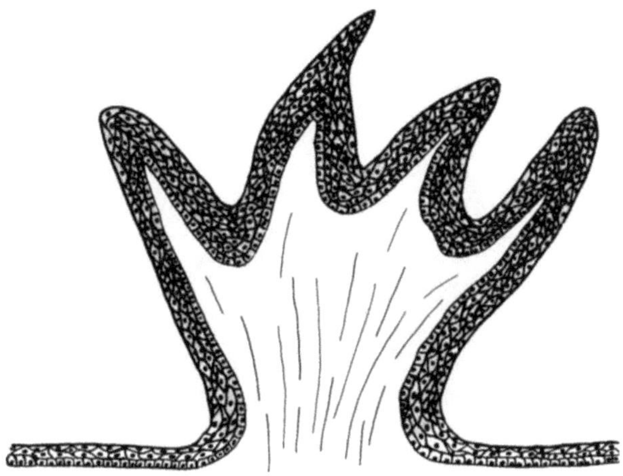

Abb. 12–12: Typischer Aufbau eines exophytischen Papilloms

8.2.2 Gutartige Tumoren der Drüsen

Benigne Drüsentumoren

Adenome sind gutartige epitheliale Neubildungen, die vom Drüsenepithel ausgehen. Sie entstehen sowohl in lobulär aufgebauten Drüsen (z. B. Mamma) als auch in parenchymatösen Organen (z. B. Leber, Nebenniere).
Nach dem Wachstumsmuster – erkennbar am histologischen Schnitt – sind prinzipiell *5 Typen* zu unterscheiden (Abb. 12–13):
- **Solide Adenome** sind scharf abgegrenzte, aus Drüsenepithelien bestehende Knoten.
- Das **tubuläre Adenom** ist gekennzeichnet durch Proliferation der Drüsenschläuche, die ihre tubuläre Struktur weitgehend beibehalten.
- Das **villöse Adenom** imponiert durch finger- bzw. zottenförmige Oberflächenstrukturen infolge einer Proliferation der *apikalen* Drüsenanteile.

Adenome
- vom Drüsenepithel ausgehend

5 Typen:
- **solide Adenome**
- **tubuläre Adenome**
- **villöse Adenome**

Kombinationen von tubulären und villösen Strukturen **(tubulo-villöse Adenome)** sind im Dickdarm häufig. Beim Auftreten multipler Adenome wird der Begriff **Adenomatose** verwendet.

- tubulo-villöse Adenome häufig im Darm
- **Adenomatose** = multiple Adenome

- Bei **Zystadenomen** steht die Sekretproduktion des Drüsenepithels im Vordergrund. Je nach Qualität des Sekrets entstehen in Adenomen *seröse* und *muzinöse* Zysten.
- **Fibroadenome** entstehen durch zusätzliche bindegewebige Proliferation des Stromas (z. B. Fibroadenom der Mamma).

- **Zystadenome**
- **Fibroadenome**

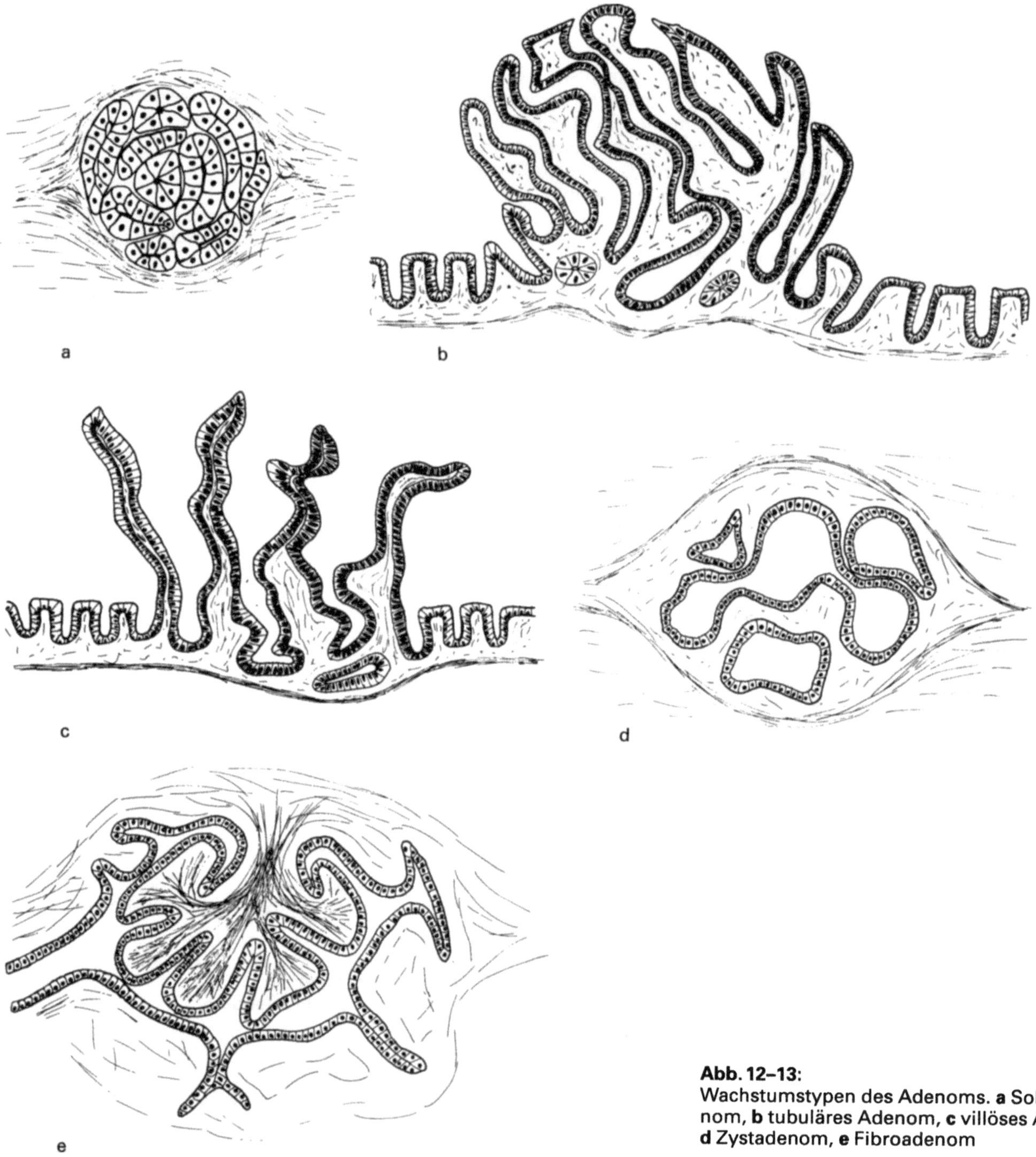

Abb. 12–13:
Wachstumstypen des Adenoms. **a** Solides Adenom, **b** tubuläres Adenom, **c** villöses Adenom, **d** Zystadenom, **e** Fibroadenom

Maligne Tumoren

- **Karzinom:** bösartige Geschwulst epithelialen Ursprungs

8.2.3 Bösartige Tumoren: Karzinome

Etwa 90% aller bösartigen Tumoren gehen von *Epithelzellen* aus und werden **Karzinome** (griech. *karkinos* Krebs) genannt. Karzinome sind *häufig* (Tab. 12–3). Ihr *histologisches Bild* zeigt wechselnde Unterschiede zum Muttergewebe. Es ist abhängig von der Potenz der Matrixzellen in den Organen.

Am Beispiel der Lungen und des Magens läßt sich gut ersehen, wie aus einer undifferenzierten Matrixzelle verschiedene Tumoren entstehen können (Abb. 12–14, 12–15).

Tab. 12-3. Karzinominzidenz und -mortalität in den USA (250 Mio. Einwohner; Quelle: American Cancer Society 1990)

Inzidenz		**Mortalität**	
Männer			
Prostata	106 000	Lunge	92 000
Lunge	102 000	Prostata	30 000
Kolon + Rektum	76 000	Kolon + Rektum	30 000
Blase	36 000	Pankreas	12 100
Lymphome	22 800	Lymphome	10 500
Mundhöhle	20 400	Leukämien	9 800
Leukämien	15 700	Magen	8 300
Niere	15 000	Ösophagus	7 000
Melanom (Haut)	14 800	Blase	6 500
Magen	13 900	Leber	6 200
Pankreas	13 600	Niere	6 100
Larynx	10 000	Gehirn	6 000
Frauen			
Mamma	150 000	Lunge	50 000
Kolon + Rektum	79 000	Mamma	44 000
Lunge	55 000	Kolon + Rektum	30 900
Uterus	46 500	Pankreas	12 900
Ovar	20 500	Ovar	12 400
Lymphome	20 200	Uterus	10 000
Pankreas	14 500	Lymphome	9 300
Blase	13 000	Leukämien	8 300
Melanom (Haut)	12 800	Leber	5 700
Leukämien	12 100	Magen	5 400
Mundhöhle	10 100	Gehirn	5 100
Magen	9 300	Multiples Myelom	4 500

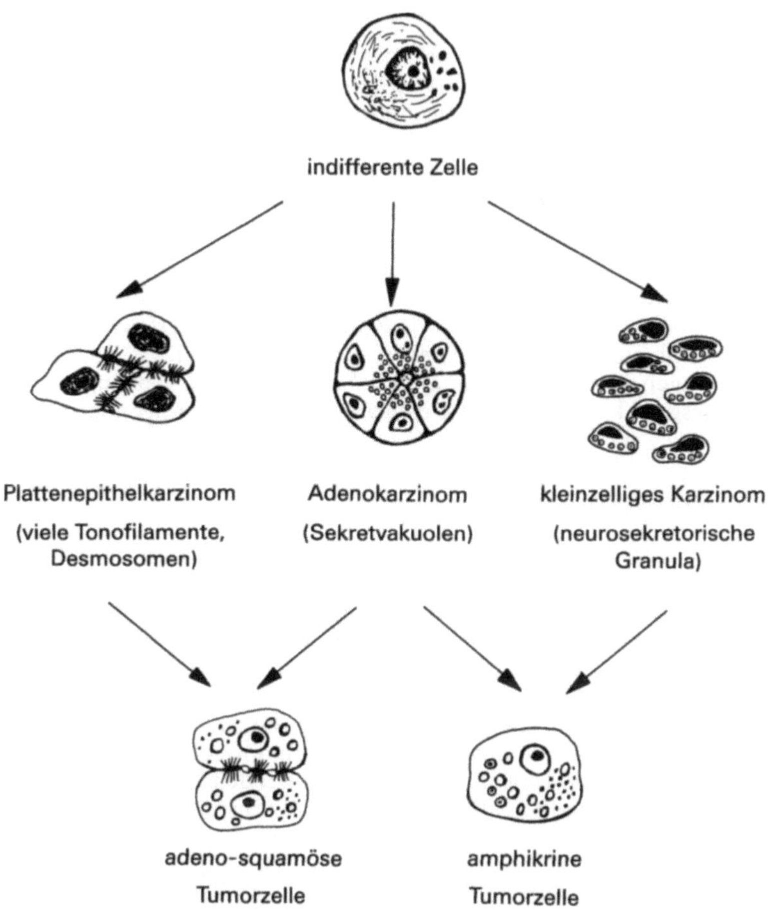

Abb. 12-14: Möglichkeiten unterschiedlicher Zelldifferenzierung beim Bronchialkarzinom

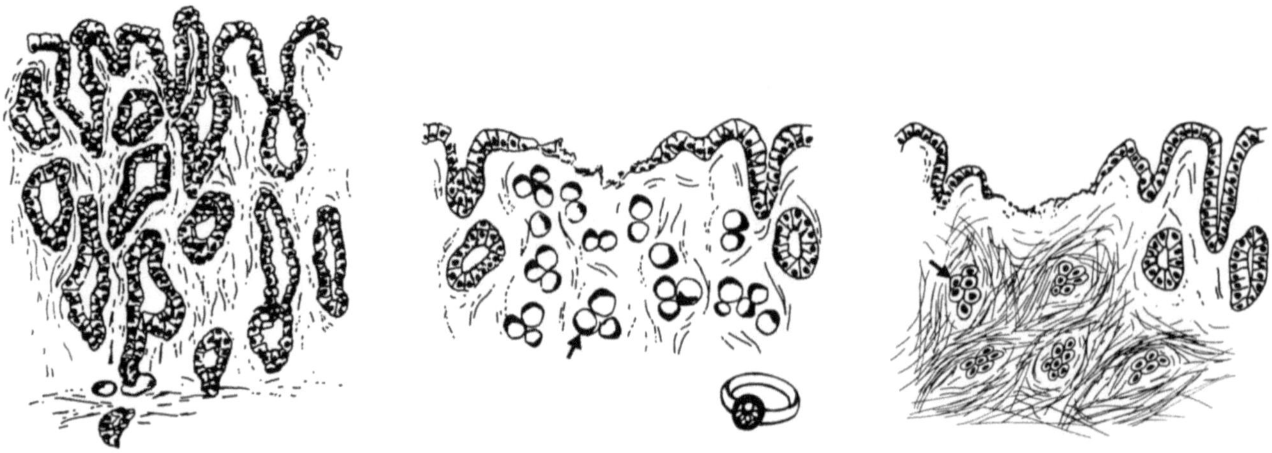

a b c

Abb. 12–15: Häufige histologische Strukturen beim Magenkarzinom. **a** Drüsig-tubuläres Adenokarzinom, **b** Adenokarzinom mit siegelringzelligen Tumorzellen **(Pfeil)**, **c** undifferenziertes szirrhöses Karzinom mit wenigen epithelialen Tumorzellen **(Pfeil)** und kräftiger Stromaentwicklung

Histogenese, Differenzierung, Wachstum
- **Herkunft:** Systematik richtet sich nach dem Muttergewebe **(histogenetisches Konzept)**

8.2.3.1 Histogenese, Differenzierungsgrad, Wachstumsverhalten

Histogenese. Die Geschwulstsystematik richtet sich bei den Karzinomen ebenso wie bei den mesenchymalen Tumoren nach der Struktur des Muttergewebes. Es werden abgegrenzt: *Plattenepithelkarzinome*, z. B. des Stimmbandes, Ösophagus, der Haut und Portio uteri, und *Adenokarzinome*, z. B. des Magen-Darm-Trakts, Corpus uteri und weiterer Drüsen.

- **Differenzierungsgrad:**
- histomorphologisch
- zytologisch
- mit **Malignitätsgrad** bedingt vergleichbar

Differenzierungsgrad. Nach lichtmikroskopischen Kriterien werden verschiedene Grade der Differenzierung (Grad I–IV) angegeben. Sie richten sich nach *histomorphologischen* Wachstumsmustern und besonderen *zytologischen* Kriterien (s. Abschn. 2.2.1). Der Grad der Tumordifferenzierung kann bedingt mit dem Malignitätsgrad korrelieren. Tumorgruppen mit nahezu gleichartigem Differenzierungsmuster erlauben Rückschlüsse auf die Prognose und Überlebenszeiten.

- **Wachstumsmuster:**
- papillär, polypös
- ulzerierend, solide
- infiltrierend
- Gefäßeinbruch → Metastasen

Wachstumsverhalten. Auch bösartige epitheliale Tumoren können ein charakteristisches Wachstumsmuster entwickeln. Wie bei den gutartigen Tumoren werden *papillär* oder *polypös* strukturierte Karzinome von *ulzerierenden* oder *solide* wachsenden Tumoren unterschieden. Karzinome wachsen im Unterschied zu gutartigen epithelialen Tumoren *lokal infiltrierend*. Abhängig vom Differenzierungsgrad kommt es zum *Gefäßeinbruch* mit nachfolgender *Metastasierung*.

Bindegewebsgehalt

- **Subtypisierung** nach Stromakomponenten:
- **Ca. simplex** sive **solidum:** 1:1
- **Ca. medullare:** Epithel ↑
- **Ca. scirrhosum:** Bindegewebe ↑

8.2.3.2 Bindegewebsgehalt

Wie gutartige epitheliale Tumoren benötigen auch Karzinome für ihr autonomes Tumorwachstum ein *gefäßführendes bindegewebiges Gerüst.* Das Verhältnis zwischen epithelialem Geschwulstanteil und bindegewebigem Stromaanteil kann dabei unterschiedlich entwickelt sein. Sind beide, mikroskopisch faßbaren, Strukturen etwa zu gleichen Teilen entwickelt, spricht man von einem **Carcinoma simplex** oder **solidum**, überwiegt der proliferierende epitheliale Anteil wesentlich, von einem **Carcinoma medullare** (lat. *medulla* Mark). Zellreiche karzinomatöse Tumoren mit wenig Stroma sind *weich* im Unterschied zum **Carcinoma scirrhosum** (griech. *skirrhos* hart), bei dem die bindegewebige Komponente den karzinomatös-epithelialen Wachstumsanteil deutlich überwiegt.

Beispiel: **Szirrhös** wachsendes Magenkarzinom mit dem Röntgenbild der Wandstarre.

8.2.3.3 Karzinome mit endo- und exokriner Sekretion

Sezernierende Karzinome

Wie gutartige Tumoren der Drüsen können auch bösartige Tumoren zur endokrinen oder exokrinen sekretorischen Leistung befähigt sein.

- Karzinome können **Hormone** und **Peptide** sezernieren

Beispiele: Schilddrüsen-, Nebennieren-, Hypophysen- und Hodentumoren können Hormone isoliert oder kombiniert bilden.

Immunhistochemische Untersuchungsverfahren ermöglichen eine recht genaue Information über die heterogene Expression von Hormonen oder hormonähnlichen Substanzen in bösartigen Tumoren.

8.2.3.4 Histogenetische Aspekte, Kombinationstumoren

Kombinationstumoren

Bei einer nicht kleinen Anzahl bösartiger Tumoren ist es besonders in fortgeschrittenen Entwicklungsphasen nicht mehr möglich, das „Muttergewebe" sicher zu bestimmen. Dies trifft besonders für die häufigen Lungenkrebsformen zu. Das Plattenepithelkarzinom des Bronchialsystems ist der häufigste Lungentumor. Da im Bronchialsystem ein drüsiges Oberflächenepithel entwickelt ist, muß für das Plattenepithelkarzinom ein chronischer Umbauprozeß über verschiedene präneoplastische Zell- und Gewebsveränderungen vorausgesetzt werden.

- **Muttergewebe nicht immer bestimmbar**
- besonders bei Lungentumoren

Untersuchungen der letzten Jahre haben gezeigt, daß während des Tumorwachstums eine *klonale Selektion* bzw. neue *Subpopulationen* entstehen. Hieraus können unterschiedliche Differenzierungen innerhalb eines Tumors abgeleitet werden.

- durch **klonale Selektion unterschiedliche Differenzierungen im selben Tumor**

Als **Karzinosarkome** werden Tumoren mit gleichzeitiger neoplastischer Proliferation von epithelialen und mesenchymalen Strukturen bezeichnet. Beim gleichzeitigen Nachweis von plattenepithelialen und drüsigen Strukturen, z. B. in Karzinomen der Lunge oder des Corpus uteri, spricht man von **adeno-squamösen Karzinomen** bzw. **Kombinationstumoren**.

- **Karzinosarkom:** epitheliale und mesenchymale Anteile
- **adeno-squamöses Karzinom:** drüsige und plattenepitheliale Anteile

8.3 Embryonale (dysontogenetische) Tumoren

Embryonale Tumoren

Dieser Oberbegriff für eine Tumorgruppe (griech. *embryon* ungeborene Leibesfrucht; *dys-* miß, *on* Wesen, *genesis* Entstehung) deutet an, daß in den Tumoren verschiedene Strukturen aus dem Muttergewebe der 3 Keimblätter vorhanden sein können. Die Tumoren werden aus noch nicht höher differenzierten, aber auch nicht mehr pluripotenten Zellen abgeleitet.

- Tumoren mit **Strukturen aller 3 Keimblätter:**

Beispiele: **Nephroblastom, Neuroblastom.**

- Nephroblastom
- Neuroblastom

Als **Teratom** (griech. *teras* Ungeheuer) werden Tumorsonderformen bezeichnet, in denen Strukturen aller Keimblätter vorkommen, wahrscheinlich aus pluripotenten Zellen mit verschiedenen Differenzierungen. Nach ihrem biologischen Verhalten können gutartige Teratome und bösartige **Teratokarzinome** unterschieden werden. Häufigste Lokalisationen sind verständlicherweise die Keimdrüsen. Aber auch außerhalb von Hoden und Ovarien entstehen diese Neubildungen im Bereich der ursprünglichen Keimbahn. Seltener sind Teratome im Mediastinum und Steißbeinbereich. Teratome mit einem hohen Reifegrad der verschiedenen Gewebsstrukturen werden als **adulte**, solche mit mangelhafter Differenzierung als **embryonale** Mischtumoren bezeichnet.

- **Teratom:**
- Strukturen aus **3 Keimblättern**
- aus pluripotenten Zellen
- am **häufigsten** in den **Keimdrüsen**
- bösartiges T.: **Teratokarzinom**
- **adulte** und **embryonale** Formen

Eine Zwischenstellung nimmt die relativ häufige **Dermoidzyste** des Ovars ein. Die zystische Neubildung ist vielfach angefüllt mit *Talg* und *Haaren*. Diese Strukturen werden im sog. Kopfhöcker der Dermoidzysten gebildet.

- **Dermoidzyste:**
- zystisches reifes Teratom
- am häufigsten im Ovar
- enthält hautähnliche Strukturen

Kopfhöcker sind in wechselnder Zusammensetzung vorwiegend aus **hautähnlichen Strukturen** mit *Hautanhangsdrüsen* (aus diesem Bereich stammen Talg- und Haarsubstanzen), weiteren epithelialen Strukturen wie Schilddrüsengewebe *(Struma ovarii)*, *Bronchialwandstrukturen* etc. sowie *Nervengewebe* und *mesenchymalen Strukturen*, oft in Kombination mit *Zähnen*, aufgebaut.

Örtlich umschriebene, bereits in der Embryonalperiode angelegte Gewebsfehlbildungen, *Hamartien* (griech. *hamartanein* verfehlen), können sich zu tumorartigen Gebilden, **Hamartomen**, entwickeln.

- **Hamartom:**
- embryonale Gewebsfehlbildung

Gefäßtumoren

8.4 Gefäßtumoren

- **Hämangiom:**
  - häufigster Gefäßtumor
  - bevorzugt in Haut **(Naevus flammeus)** und Leber

Häufigster Gefäßtumor ist das **Hämangiom** (Blutschwamm) mit bevorzugter Lokalisation in *Haut* und *Leber.* Ausgedehntere, halbseitig lokalisierte Blutschwammbildungen werden auch als **Naevus flammeus** (Feuermal) bezeichnet. Die Zuordnung zu den *embryonal* angelegten Tumoren wird unterstrichen durch gelegentliche gleichzeitig vorkommende Gefäßneubildungen in Klein- und Großhirn. Das richtungsweisende Merkmal *flächenhafter Angiome* der Haut hat zum Oberbegriff **Phakomatosen** (griech. *phakos* Linse, Fleck) geführt. Unter diesen mit zahlreichen Eigennamen belegten Syndromen werden komplexe Erkrankungen verschiedener Organsysteme einschließlich der Gefäßtumoren der Haut zusammengefaßt.

- **Phakomatosen:**
  - komplexe Erkrankungen verschiedener Organsysteme in Verbindung mit Gefäßtumoren
- **Kaposi-Sarkom**

Als Sonderform der Gefäßtumoren muß heute auf das **Kaposi-Sarkom**, eine bösartige gefäßreiche Neubildung der Haut, hingewiesen werden, das eine typische Komplikation von Aids im fortgeschrittenen Krankheitsstadium ist.

- **Lymphangiome:** selten

Neubildungen der Lymphgefäße, **Lymphangiome**, sind selten.

ZNS-Tumoren

8.5 Tumoren des Nervensystems

Definition und Systematik dieser Tumoren, die von den Glia- und Ganglienzellen, aber auch vom Mesenchym ausgehen und jeweils nach der Matrixzelle benannt werden, werden in Kap. XIX/8 S. 358ff abgehandelt.

- **Gliom:**
  - häufigster Hirntumor
  - Ursprung: Mark

Subtypen:
- Astrozytom
- Oligodendrogliom
- Medulloblastom
- multiformes Glioblastom

- **Meningeom:**
  - Arachnoidea-Tumor

Die häufigsten Tumoren des Nervensystems (NS) sind die **Gliome.** Die ganz überwiegende Mehrzahl dieser Hirntumoren entwickelt sich aus den Zellen der weißen Substanz. Bei der *Subtypisierung* richtet man sich nach dem führenden phänotypischen Bild im Vergleich zu regelrecht differenzierten Gliazellen und unterscheidet weiter *Astrozytome*, *Oligodendrogliome*, *Medulloblastome* und *multiforme Glioblastome.*
Der häufigste mesenchymale intrakranielle Tumor ist das **Meningeom.** Dabei handelt es sich streng genommen nicht um einen Hirntumor, sondern um eine Neubildung ausgehend von den Zellen der *Arachnoidea.*

Früherkennung

9. Früherkennungsuntersuchung

- **heilende Tumortherapie** nur in Frühstadien möglich

Eine operative Therapie bösartiger Tumoren unter kurabler, d.h. heilender Zielsetzung, ist im Regelfall nur dann möglich, wenn bösartige Tumoren in frühen Entwicklungsstadien erfaßt werden.

⇨

> Die tägliche Erfahrung zeigt, daß gerade bei den häufigsten Tumoren wie *Bronchial-*, *Dickdarm-* und *Mammakarzinomen* die Diagnose erst in einem fortgeschrittenen Stadium gestellt werden kann.

Der Wert von Früherkennungsuntersuchungen ist beim *Gebärmutterhalskrebs* (Kollumkarzinom) nachhaltig bestätigt worden.

- **Papanicolaou-Abstrich der Portio uteri**

Durch ein relativ einfaches Abstrichverfahren aus Oberflächenveränderungen der Grenzzone von Portio zu Cervix uteri lassen sich zytologische Präparate gewinnen, die nach dem von *Papanicolaou* u.a. vorgeschlagenen Graduierungsschema Rückschlüsse auf Krebsvorstadien bzw. bereits manifeste Krebsformen in noch frühen Entwicklungsphasen zulassen.

- **Diagnoseverifizierung durch Biopsie**

Die **Diagnosesicherung** mit Angabe des *histologischen Wachstumstyps* und der *Graduierung* nach der Tumordifferenzierung ist erst durch die Untersuchung einer Biopsie möglich.

- antikörpervermittelter Nachweis von Gewebskomponenten

Durch den Einsatz histochemischer und immunhistochemischer Untersuchungsverfahren sind auch bei zunächst unbekannten Primärtumoren wertvolle Rückschlüsse bezüglich der Histogenese der Tumoren bzw. der Ursprungsorgane möglich.

Mehrere der bei klinischen Untersuchungsverfahren als **Tumormarker** bekannten biochemischen Marker sind heute auch immunhistochemisch an formalinfixierten Präparaten nachweisbar.

• **Tumormarker**

Beispiele: Nachweis von
- **CEA** (carcino-embryonales Antigen) bei kolorektalen Tumoren
- **AFP** (Alpha-Fetoprotein) beim primären Leberzellkarzinom und Keimzelltumoren
- **HCG** (Human Choriongonadotropin) bei Chorionkarzinomen und embryonalen Karzinomen des Hodens
- **CA 19–9** bei gastrointestinalen Tumoren, besonders bei Pankreaskarzinomen
- **Thyreoglobulin** bei Schilddrüsenkarzinomen
- **PAP** (prostataspezifische saure Phosphatase) beim Prostatakarzinom
- **Kalzitonin** beim medullären Schilddrüsen- und Bronchialkarzinom.

- stammen von Tumorzelle ab oder
- ihre Produktion wird durch bösartiges Wachstum stimuliert

Die erhoffte Entdeckung tumorspezifischer Marker unter dem Aspekt der Krebsfrüherkennung mit einem daraus abzuleitenden Massenscreening hat sich bisher nicht erfüllt. Bei der *Therapiekontrolle* sind sie aber besonders bei der postoperativen Kontrolle und bei der *Früherkennung von Rezidiven* nach Tumorresektion sowie von *Metastasen* hilfreich.
Die **biochemische Eigenschaften** eines Tumormarkers lassen sich untergliedern in
• *tumorspezifische Antigene*, z.B. virale Antigene, tumorinduzierte Produkte (onkofetale Antigene, ektopische Hormone, Proliferationsantigene), und
• *Produkte von tumorassoziierten Veränderungen*, Freisetzung von Enzymen oder Metaboliten.

- als **Therapiekontrolle**
- **Früherkennung** von **Rezidiven** und **Metastasen**
- **biochemische Eigenschaften**

Die **Qualität des Tumormarkers** hängt ab von:
• der *Spezifität*, d.h. die Rate der falsch-positiven Ergebnisse muß möglichst gering sein
• der *Sensitivität*, d.h. der Prozentsatz der falsch-negativen Befunde soll möglichst niedrig sein.
Außerdem soll die *Bestimmungsmethode* des Markers einfach, praktikabel, standardisiert, reproduzierbar und kostengünstig sein.

• **brauchbare Tumormarker** sind:
- von hoher Spezifität
- von hoher Sensitivität
- praktikabel
- standardisiert
- reproduzierbar
- kostengünstig

Die stürmische Entwicklung der immunhistochemischen Untersuchungsverfahren hat die histogenetische Ableitung verschiedener Tumortypen und die Unterscheidung klar abgrenzbarer Tumorentitäten erheblich erschwert. Noch vor wenigen Jahren galt der immunhistochemische Nachweis besonderer **Zytoskelettproteine**, wie z.B. des *Keratins* oder *Vimentins*, als charakteristisches Unterscheidungsmerkmal epithelial-karzinomatöser Tumoren zu mesenchymal-sarkomatösen Neubildungen.

Der mögliche Nachweis der **Koexpression von Zytoskelettproteinen** (s.u.), verschiedenen **tumorinduzierten** oder **-assoziierten Produkten** erschwert das Konzept einer einheitlichen organbezogenen histogenetischen Ableitung und bestätigt andererseits das große Spektrum der **Tumorheterogenität** innerhalb der *vereinbarten Geschwulstsystematik*, die vorwiegend auf lichtmikroskopisch-phänotypischen Befunden der Pathologen basierten.

• **Zytoskelettprotein-Koexpression, Tumorheterogenität**

Tumoren mit histogenetisch ekto-/entodermaler sowie mesodermaler Ableitung mit immunhistochemisch faßbarer Koexpression von Zytokeratin und Vimentin sind z.B.:
• **ekto-/entodermal:** pleomorphe Adenome, adenoid-zystische Karzinome, Schilddrüsenkarzinome
• **mesodermal:** Nephroblastome, Nierenzellkarzinome, Adenokarzinome des Endometriums, Granulosazelltumoren, maligne Mesotheliome, epitheloide Sarkome, synoviale Sarkome.

Hypertonie

XIII. Hypertonie

J. Kunz

Hypertonie im großen Kreislauf

1. Arterielle Hypertonie im großen Kreislauf

Definition

⟹

WHO-Definition. Hypertonie oder arterielle Hypertension (sog. Bluthochdruck) ist eine dauernde Blutdruckerhöhung mit Ruheblutdruckwerten von *systolisch* >160 und *diastolisch* >95 mmHg.

Grenzwerthypertonie:
- systol. 140–159 mmHg
- diastol. 90–94 mmHg

normoton:
- systol. bis 139 mmHg
- diastol. bis 89 mmHg

labiler Hochdruck
stabiler Hochdruck

Bei Werten zwischen 140–159 mmHg systolisch und 90–94 mmHg diastolisch spricht man von **Grenzwerthypertonie**. **Normotone** Blutdruckwerte sind <140/90 mmHg. Während bei kurzzeitiger Hypertonie die Blutdruckwerte wieder in den Normbereich gelangen **(labiler Hochdruck)**, kommt es bei längerem Bestehen häufig zu einem Anstieg des peripheren Gefäßwiderstandes **(stabiler Hochdruck)**.

Die Aussagekraft der konventionellen Praxisblutdruckmessung wird u.a. durch die tageszeitlichen Blutdruckschwankungen (bis zu 40 %), durch untersucherbedingte Fehlerquellen und durch den Blutdruckanstieg in Anwesenheit des Arztes (sog. „white coat hypertension") eingeschränkt. Daher werden zunehmend automatische Meßverfahren eingesetzt, z.B. die ambulante nicht-invasive **24-Stunden-Messung** oder die **Blutdruckselbstmessung** über mehrere Tage. Derartige Blutdruckprofile sind auch zur Verlaufskontrolle nach antihypertensiver Therapie geeignet.

Hypertonie weit verbreitet (15%)

Häufigkeit. Etwa 15 % der erwachsenen Bevölkerung in den westlichen Ländern weisen hypertone Blutdruckwerte auf.

Einteilung nach der Hämodynamik

1. Minutenvolumenhochdruck
- HMV ↑ → systol. Blutdruck ↑

2. Widerstandshochdruck
- pathohistologische Gefäßveränderungen
- >95 mmHg (diastol.)

3. Elastizitätshochdruck
- durch Arteriosklerose
- systol. Blutdruck ↑

Einteilung. Die klassische Einteilung unterscheidet nach der *Art der hämodynamischen Störung* 3 Hypertonieformen:
- **Minutenvolumenhochdruck:** Basiert auf der Zunahme des Herzminutenvolumens (HMV) und auf dem vermehrten Blutvolumen, wodurch der *systolische Blutdruck* ansteigt, während der diastolische Druck noch im Normbereich liegt.
- **Widerstandshochdruck:** Der Hochdruck ist histologisch fixiert, wobei die Erhöhung des peripheren Gefäßwiderstandes in der Niere (hypertensive Arteriolopathie) besonders bedeutungsvoll ist; der diastolische Blutdruck liegt über 95 mmHg.
- **Elastizitätshochdruck:** Der systolische Druck ist infolge verminderter Windkesselfunktion der großen Arterien, meist bedingt durch Arteriosklerose, erhöht.

Einteilung nach der Ätiologie

⟹

Nach der *Ätiologie* werden unterschieden:
- die **primäre (essentielle) Hypertonie** mit noch ungenügend geklärter Ursache
- die verschiedenen Formen der **sekundären (symptomatischen) Hypertonie** mit bekannter Ätiologie (*renale*, *endokrine*, *kardiovaskuläre* und *neurogene* Hypertonie).

Essentielle Hypertonie

1.1 Primäre (essentielle) Hypertonie

häufigste Hochdruckform (70%)

Häufigkeit. Die essentielle Hypertonie stellt die häufigste Hochdruckform dar. Etwa 70 % aller Fälle mit arterieller Hypertension fallen hierunter.

Ätiologie noch ungeklärt; diskutiert werden:

Ätiologie. Die Ursache der essentiellen Hypertonie ist noch nicht ausreichend geklärt. Folgende Faktoren werden diskutiert:

Die erbliche Belastung von etwa 75 % der Patienten mit essentieller Hypertonie weist auf die Beteiligung *genetischer Faktoren* hin. Hier könnte eine anlagebedingt erhöhte Sympathikusaktivität mit anschließender Verstellung der Sollwerte der Blutdruckregulation vorliegen. Eine weitere Erklärung wäre die *Unempfindlichkeit der Niere gegenüber einem natriuretischen Wirkstoff*, bei dessen Vermehrung eine erhöhte Empfindlichkeit der Gefäße gegenüber Katecholaminen resultiert. Als auslösend werden ferner *Streßfaktoren* und *psychische Konfliktsituationen* (unterdrückter Ehrgeiz, Ärger, sog. Typ A) sowie bestimmte Verhaltensweisen (übermäßiger Salzgenuß, Bewegungsarmut) angesehen. Wahrscheinlich liegt bei den meisten Patienten mit essentieller Hypertonie eine genetisch fixierte Hyperreaktivität der hypothalamischen Kreislaufzentren und des sympathischen Nervensystems vor.

- genetische Disposition
- erhöhte Sensibilität der Gefäßmuskulatur gegenüber Katecholaminen
- Streß, Ernährung, Bewegungsarmut
- Hyperreaktivität des hypothalamischen Kreislaufzentrums

Pathophysiologie. Nach der *Mosaiktheorie von Page* stehen HMV, Gefäßelastizität, Blutviskosität, metabolisches Verhalten der Gefäßmuskulatur, zentrale Blutdruckregulation und Gefäßreaktivität im Gleichgewicht. Wenn eine dieser Größen durch pathologische Prozesse verändert wird, ändern sich auch die anderen und der Blutdruck stellt sich auf ein höheres Niveau ein.

Pathophysiologie: Mosaiktheorie von Page

1.2 Sekundäre Hypertonie

Sekundäre Hypertonie

1.2.1 Renale Hypertonie

1. Renale Hypertonie

Definition. Arterielle Hypertonie im großen Kreislauf, die durch Nierenparenchymschrumpfung *(renoparenchymatöse Hypertonie)* oder Einengung extra- oder intrarenaler Arterien *(renovaskuläre Hypertonie)* bedingt ist.

Definition

Häufigkeit. Die renale Hypertonie ist mit ca. 5% die häufigste aller sekundären Hochdruckformen.

• Die **renoparenchymatöse Hypertonie** ist gekennzeichnet durch: Angiotensin-bedingte *Vasokonstriktion*, Aldosteron-induzierte *Zunahme des Blutvolumens* und *verminderte Prostaglandinsynthese* im Nierenmark. Sie kommt vor bei Arterio-Arteriolosklerose der Nieren, Glomerulo-, Pyelonephritis und Hydronephrose.

• **renoparenchymatöse Hypertonie:**
- **Ursache:** Parenchymerkrankungen der Nieren

• Die **renovaskuläre Hypertonie** wird bei einer starken *Lumeneinengung der A. renalis* (auf etwa 1/3 Restlumen) durch Arteriosklerose, Ostiumstenose bei Aortensklerose, fibromuskuläre Dysplasie der Nierenarterien oder durch eine tumoröse Arterienkompression hervorgerufen. Hauptsächlich sind es arteriosklerotische Stenosen; eine durch fibromuskuläre Dysplasie bedingte Gefäßeinengung mit dem charakteristischen perlschnurartigen angiographischen Bild ist hingegen sehr selten. Nur in der Initialphase ist der Plasma-Renin-Spiegel erhöht und eine Behandlung mit Konversionsenzymhemmern (ACE-Hemmer) erfolgversprechend. Im chronischen Stadium beruht der Hochdruck auf einer Hypervolämie infolge Natrium- und Wasserretention, das Renin-Angiotensin-Aldosteron-System ist unterdrückt.

• **renovaskuläre Hypertonie:**
- **Ursache:** Nierenarterienstenose durch **arteriosklerotische Plaques, fibromuskuläre Dysplasie**
- renale Minderdurchblutung stimuliert RAAS

Der **Nachweis einer Nierenarterienstenose** beweist auch bei hypertensiven Blutdruckwerten nicht das Vorliegen einer renovaskulären Hypertonie; es kann sich lediglich um die Folge einer essentiellen Hypertonie im Rahmen einer allgemeinen Arteriosklerose handeln. Erst der Therapieerfolg nach Beseitigung des Strombahnhindernisses zeigt an, daß die Nierenarterienstenose tatsächlich die Ursache der Hypertonie gewesen war.

Pathogenese. Die Blutdrucksteigerung erfolgt über das *Renin-Angiotensin-Aldosteron-System* **(RAAS)**: Die Minderdurchblutung der Nieren führt zur vermehrten Freisetzung von Renin aus dem juxtaglomerulären Apparat; auch Vasopressin und Prostacyclin stimulieren die Reninsekretion. *Renin*, ein proteolytisches Enzym, spaltet im Blut *Angiotensin I* (ein Dekapeptid) vom Angiotensinogen (α_2-Globulin) ab. Dieses wird von den Kapillarendothelien der Lunge in **Angiotensin II** (Oktapeptid) umgewandelt, das für die Blutdrucksteigerung direkt verantwortlich ist:
- *Konstriktion von Arteriolen*, die Angiotensinrezeptoren besitzen
- *Aldosteronfreisetzung* aus der Zona glomerulosa der Nebennierenrinde.

Aldosteron ruft eine Vermehrung des Blutvolumens über eine Natriumretention im distalen Tubulus hervor. Die Natriumretention verursacht außerdem eine Sensibilisierung der Gefäßwand für vasoaktive Substanzen.

Pathogenese
- RAAS:
- renale Durchblutung ↓ → Renin ↑ → Angiotensin I ↑, Angiotensin II ↑ → Blutdruck ↑

Angiotensin II bewirkt:
- Arteriolenkonstriktion
- Aldosteronanstieg

Aldosteron bewirkt:
- Na^+-Retention → Blutvolumen ↑ → Blutdruck ↑

- Produktion vasodilatatorischer Substanzen der Niere $\downarrow$
- Sensibilität vaskulärer Barorezeptoren $\downarrow$

In vielen Fällen von renoparenchymatöser Hypertonie (häufig auch bei essentieller Hypertonie) ist das RAAS nicht erkennbar aktiviert. Hierbei sind vermutlich unbekannte vasokonstriktorische Stoffe oder die Insuffizienz der Niere zur Bildung vasodilatatorischer Substanzen für die Pathogenese des Hochdrucks verantwortlich. Bei älteren Hypertonikern wird eine verminderte Empfindlichkeit von Barorezeptoren, die u.a. in den afferenten Glomerulusarteriolen lokalisiert sind, als Mitursache diskutiert.

Behandlung u.a. durch
- ACE-Hemmer
- Kalziumantagonisten
- Beta-Rezeptorenblocker

Die Hemmung des in den Lungenkapillarendothelien synthetisierten **Angiotensin converting enzyme (ACE)** stellt ein wichtiges therapeutisches Prinzip dar; ACE-Hemmer, Diuretika, Beta-Rezeptorenblocker und Kalziumantagonisten sind wesentliche antihypertensive Substanzgruppen mit unterschiedlicher Wirkung auf die häufigen metabolischen Begleitfaktoren einer Hypertonie (z.B. Hyperurikämie, Hypercholesterinämie, Diabetes mellitus).

2. Endokrine Hypertonie

1.2.2 Endokrine Hypertonie

Definition

Definition. Endokrine Hypertonien entstehen hauptsächlich durch verstärkte Sekretion von Nebennierenmark- oder -rindenhormonen.

Pathogenese

a) Phäochromozytom:
Widerstandshochdruck durch Adrenalin/Noradrenalin
b) Cushing-Syndrom:
Volumenhochdruck durch Gluko- und Mineralokortikosteroide
c) Conn-Syndrom:
Volumenhochdruck durch Aldosteron
d) Hyperthyreose:
Volumenhochdruck durch Tachykardie

Pathogenese. Folgende Endokrinopathien gehen mit einer Hypertonie einher:
- *Phäochromozytom* (Nebennierenmarktumor mit „bunter" Schnittfläche): führt durch Adrenalin- oder Noradrenalinsekretion zu einem Widerstandshochdruck mit Blutdruckkrisen.
- *Cushing-Syndrom:* vermehrte Abgabe von Glukokortiko- und Mineralokortikosteroiden führt zu Hypervolämie und damit zum Volumenhochdruck.
- *Conn-Syndrom:* Aldosteron-sezernierender Tumor der Zona glomerulosa der Nebennierenrinde; die vermehrte Aldosteronabgabe führt über eine Natrium- und Wasserretention zum Volumenhochdruck.
- *Hyperthyreose:* die Hochdruckpathogenese ist im einzelnen nicht bekannt.

Erhöhte Plasmakonzentrationen von cAMP und verstärkte Beta-Rezeptorensensibilität, wie sie bei Schilddrüsenüberfunktion nachgewiesen wurden, könnten die Tachykardie erklären; der Anstieg des Blutdrucks wäre somit eine Folge der Steigerung des Minutenvolumens.

e) Akromegalie

f) Ovulationshemmer

g) Schwangerschaftsgestose

Auch die Genese der Hypertonie bei *Akromegalie* (bedingt durch ein STH-Zelladenom des Hypophysenvorderlappens) ist noch nicht geklärt. Bei Einnahme von *Ovulationshemmern* kommt es – wahrscheinlich über eine vermehrte Angiotensinogenbildung in der Leber – zur Ausbildung eines Volumenhochdrucks. Die Blutdrucksteigerung bei einer *Schwangerschaftsgestose* (Eklampsie) hat eine komplexe Genese (Nephropathie, zentralnervöse Störungen, Urämie, abnormer Prostaglandinstoffwechsel).

3. Kardiovaskuläre Hypertonie

1.2.3 Kardiovaskuläre Hypertonie

Die Hypertonieursache liegt in pathologischen Veränderungen des Herzens oder der Gefäße. Eine Aortensklerose z.B. führt in manchen Fällen zum *Elastizitätshochdruck*. Eine Aortenisthmusstenose, Aortenklappeninsuffizienz, arteriovenöse Fisteln und der offene Ductus Botalli gehen mit *Volumenhochdruck* einher.

4. Neurogene Hypertonie

1.2.4 Neurogene Hypertonie

- selten!

In seltenen Fällen führen postenzephalitische Hirnschäden zu einer zentralen Hypertonie. Auch die Beeinträchtigung der Barorezeptoren im Karotissinus, z.B. durch Arteriosklerose, Arteriitis oder traumatische Einwirkungen, kann eine neurogene Hypertonie bedingen (sog. Entzügelungshochdruck).

Hypertoniefolgen

1.3 Hypertoniefolgen

hauptsächlich betroffen: Herz, Gefäße
1. Herz

Die Folgen der Hypertonie betreffen vor allem das *kardiovaskuläre System*.
• Am **Herzen** führt die gesteigerte Belastung – vermutlich über eine Protoonkogenaktivierung – zur *adaptiven Hypertrophie* **(Cor hypertonicum)**.

Praxishinweis

Bei chronischer *Druckbelastung* kommt es zur **konzentrischen Hypertrophie**, bei chronischer *Volumenbelastung* zur **exzentrischen Hypertrophie** des linken Ventrikels. Nach dem Überschreiten des **kritischen Herzgewichts von 500 g** stellt sich ein Mißverhältnis zwischen Myokardmasse und Kapillarversorgung ein (s. S. 498).

2. Gefäße

Die Hochdruckfolgen am **Gefäßsystem** hängen vom Gefäßtyp, von der Höhe und Dauer der Blutdrucksteigerung sowie der Geschwindigkeit des Druckanstiegs ab.

- **große, mittlere Arterien:**

• An den **großen** und **mittleren Arterien** kommt es als Hypertoniefolge zur „adaptiven" Mediaverbreiterung mit myozytärer Hypertrophie und erhöhter Bildung von extrazellulärer Matrix (u. a. Glykosaminoglykane, Glykoproteine, Kollagen, Elastin). Später tritt die *hypertensive Arteriosklerose* hinzu, die an den typischen Prädilektionsstellen und zusätzlich an peripheren Abschnitten von Organarterien lokalisiert ist. An ihrer Genese sind persistierende Endotheldefekte (als Ausdruck der erschöpften Endothelregeneration), Plasmainsudation sowie disseminierte Einzelzellnekrosen in der Media beteiligt, die besonders bei längerem Bestehen der Hypertonie auftreten. Schließlich führen aktivierte Myofibroblasten in der Intima und intimanahen Media zu einer starken Sklerosierung, wodurch die Gefäßlichtung konzentrisch eingeengt wird. Die Gefäßwandlipoidose ist meist weniger stark ausgeprägt.

hypertonische Arteriosklerose
Besonderheiten (gegenüber Arteriosklerose der Normotonen):
- verstärkte Intensität
- früheres Auftreten
- Befall auch peripherer Organarterienabschnitte (z. B. Koronararterien, Hirnbasisarterien)

• **Kleine Arterien** und besonders **Arteriolen** reagieren demgegenüber bei Blutdruckerhöhung primär mit einer verstärkten Proliferation ihrer Wandzellen. Die Mediaverbreiterung dieser Gefäße beruht also hauptsächlich auf einer myozytären Hyperplasie. Wahrscheinlich trägt die – mit Lichtungseinengung einhergehende – Wanddickenzunahme der Arteriolen und kleinen Arterien zur Fixierung eines zuvor labilen Hochdrucks bei.

- **kleine Arterien, Arteriolen** (bei länger andauerndem Hochdruck):
  - myozytäre Hyperplasie + intramurale Plasmainsudation + erhöhte intramurale Matrixsynthese = **Arteriolosklerose** (bedeutet Fixierung des Hochdrucks)

Eine offene Frage ist, ob die Initiierung der myozytären DNS-Synthese eine direkte Hypertoniefolge ist oder ob hierfür durch den Hochdruck induzierte humorale Faktoren verantwortlich sind.

hypertensive Arteriolopathie

Bei der *hypertensiven Arteriolopathie* kommt es im weiteren Verlauf zur vermehrten Plasmainsudation sowie zur gesteigerten Synthese von Typ IV-Kollagen und Laminin, wodurch die Arteriolenwand hyalinisiert erscheint. Die Arteriolosklerose tritt vor allem in Leber, Niere und Nebennieren auf.

• Bei exzessiven Blutdruckwerten (>230/120 mmHg) werden an den Arterien sektorförmige *Gefäßwandnekrosen* ausgebildet: **maligne Hypertonie.**

• Eine häufige Hypertoniefolge im großen Kreislauf ist die diffuse oder mikroadenomatöse *Nebennierenrindenhypertrophie*; sie ist morphologisch uncharakteristisch und in ihrer Genese ungeklärt.

- exzessive Blutdruckwerte (>230/120 mmHg) → Gefäßwandnekrosen, **maligne Hypertonie**
- Nebennierenrindenhypertrophie

Wahrscheinlich bestehen Zusammenhänge mit der bei arterieller Hypertonie vorliegenden Dauerbelastung des Hypophysen-Nebennierenrinden-Systems.

Praxishinweis

Die *Nebennierenrindenhypertrophie* als Hochdruck**folge** (häufig) darf nicht mit den primären *Nebennierentumoren* (z. B. Phäochromozytom, Conn-Syndrom) als Hochdruck**ursache** (selten) verwechselt werden!

1.4 Komplikationen

Komplikationen

Die Hochdruckkomplikationen sind hauptsächlich auf die hypertensive Vaskulopathie zurückzuführen: so ist die Hypertonie-induzierte Arteriolosklerose verantwortlich für die Stabilisierung einer labilen Hypertonie (Circulus vitiosus).

hauptsächlich betroffen: **Herz, Nieren, Gehirn**

• Am **Herzen** begünstigt die vorwiegend periphere Koronararteriensklerose des Hypertonikers die Entstehung von Myokardinfarkten und disseminierten Mikronekrosen im linksventrikulären Myokard sowie die Dekompensation des hypertrophierten Herzens.

- **am Herzen:**
  - Infarkt
  - Mikronekrosen
  - Dekompensation

• Hochdruckfolgen am **Gehirn** sind Hirnmassenblutung, Gehirninfarkt, Status lacunaris und disseminierte enzephalomalazische Herde im Stammganglienbereich mit Affekt- und Sprachstörungen sowie arteriosklerotischem Parkinsonismus. Häufig entwik-

- **am Gehirn:**
  - Blutungen
  - Infarkt

keln sich Sehstörungen aufgrund eines „Fundus hypertonicus“ mit verdickten „Kupferdrahtarterien“ und degenerativen Retinaschäden.

- **Nieren:** Urämie

Weitere, nicht selten tödliche Komplikationen des Hochdrucks sind: **Urämie** infolge Niereninsuffizienz bei vaskulären Schrumpfnieren, **Ruptur arteriosklerotischer Aneurysmen, Gangrän der Beine** und **ischämische Kolitis**. Auch ist bei Hypertonikern eine höhere *Karzinominzidenz* zu beobachten.

Todesursachen des Hypertonikers

Die **häufigsten Todesursachen bei Hypertonie** sind der *Myokardinfarkt*, die *chronische Insuffizienz des hypertrophierten Herzens* (zusammen etwa 60%) sowie die genannten *Durchblutungsstörungen des Gehirns* (etwa 30%).

Hypertonie im kleinen Kreislauf

2. Arterielle Hypertonie im kleinen Kreislauf

Definition: A. pulmonalis >25 mmHg
3 Schweregrade:
- leicht (25–35 mmHg)
- mittelgradig (35–60 mmHg)
- schwer (>60 mmHg)

Pathophysiologie
Hypertonie erst nach Ausfall von >2/3 des Lungengefäßquerschnitts
große Reservekapazität (bis zum 4fachen)

Definition. Eine *pulmonale Hypertonie* liegt vor, wenn der systolische Druck in der A. pulmonalis >25 mmHg beträgt. Es werden *3 Schweregrade* unterschieden: *leichte* (25–35 mmHg), *mittelgradige* (35–60 mmHg) und *schwere* (>60 mmHg) Hypertension.

Pathophysiologie. Im Ruhezustand des Körpers kommt es erst dann zur pulmonalen Hypertension, wenn mehr als 2/3 des Gefäßquerschnittes der Lungen für die Blutperfusion ausfallen, da die Reservekapazität sehr groß ist. So läßt sich bei Gesunden durch entsprechendes Training oder bei manchen Shuntvitien die Durchflußmenge bis auf das 4fache steigern, ohne daß eine Hypertension auftritt.

Primäre pulmonale Hypertonie

2.1 Primäre pulmonale Hypertonie

- sehr selten (meist Frauen um 30 J.)
- möglicherweise medikamentös induziert **(Kontrazeptiva, Appetitzügler)**

Die primäre pulmonale Hypertonie ist äußerst selten. Hauptsächlich sind Frauen im Alter um 30 Jahre betroffen. Ein Teil der Fälle ist möglicherweise medikamentös bedingt: Kontrazeptiva, Appetitzügler. Das morphologische Bild der Pulmonalarterien ist dabei heterogen: man kann fokale Myozytenproliferate, angiomähnliche Strukturen und Nekrosen mit einer sekundären Entzündung feststellen.

Sekundäre pulmonale Hypertonie

2.2 Sekundäre pulmonale Hypertonie

- vasorestriktive Form
- vasoobstruktive Form
- vasokonstriktive Form

Der häufigen sekundären pulmonalen Hypertonie liegt meist eine ausgedehnte Destruktion des Lungengewebes zugrunde, z.B. chronisches Emphysem, Tuberkulose, Silikose, Sarkoidose, Fibrose (**vasorestriktive** Form). Seltener kommt sie durch rezidivierende Mikroembolien oder eine Arteriitis pulmonalis zustande (**vasoobstruktive** Form). Eine funktionelle Drucksteigerung durch Vasokonstriktion tritt beim Abfall des Sauerstoffpartialdrucks in den Alveolen auf (**vasokonstriktive** Form). Es handelt sich um eine reflektorische Verengung der kleinen Lungenarterien bei reduziertem Sauerstoffgehalt der Atemluft, bei obstruktiver Bronchiolitis und bei Patienten mit eingeschränkter Thoraxbeweglichkeit, z.B. Skoliose.

Folgen der pulmonalen Hypertonie

2.3 Folgen

resultieren aus dem **pulmonalen Widerstandshochdruck**

Die Folgen der pulmonalen Hypertonie resultieren – da bei allen Formen der Lungengefäßquerschnitt mehr oder minder stark eingeschränkt ist – aus dem erhöhten Strömungswiderstand. Es handelt sich also um einen **pulmonalen Widerstandshochdruck**. Die Auswirkungen sind an den Lungengefäßen *(hypertensive pulmonale Vaskulopathie)* und am rechten Herzen *(Cor pulmonale)* abzulesen.

- **hypertensive pulmonale Vaskulopathie**

Lichtungsstenose durch:
- Myohyperplasie der Media

Die **hypertensive pulmonale Vaskulopathie** betrifft zunächst die muskulären Lungenarterien. Diese zeigen eine Myohyperplasie der Media und häufig eine konzentrische Fibroelastose; es kann zu einer weitgehenden Einengung der Gefäßlichtung kommen. Später bildet sich an den großen elastischen Lungenarterien eine Intimafibrose aus, *Pulmonalarteriensklerose*. Es können sogar atheromatöse Beete entstehen. Zu beachten ist, daß die Pulmonalarteriensklerose nicht Teil einer allgemeinen Arteriosklerose ist, sondern auf eine sekundäre Hypertonie im kleinen Kreislauf hinweist. Bei pulmonaler Hypertonie durch erhöhten Blutzufluß mit Überlastung des Lungenkreislaufs (z.B. bei Ventrikelseptumdefekt, offenem Ductus arteriosus Botalli) können außerdem stenosierende Intimazellproliferate an den Arteriolen und kleinen Arterien der Lungen beobachtet werden.

- konzentrische Fibroelastose
- Intimazellproliferation

Cor pulmonale und akute Rechtsherzdilatation s. S.502.

- **Cor pulmonale**

3. Portale Hypertonie

Portale Hypertonie

Definition. Die portale Hypertonie ist eine Abflußbehinderung im Pfortadersystem mit einer *Blutdruckerhöhung* >10 mmHg.

Definition: V. portae >10 mmHg

3.1 Ursachen und Formen

Ursachen, Formen

Man unterscheidet *prä-*, *intra-* und *posthepatische* Formen.

- Der **prähepatische** Typ entsteht bei Pfortaderthrombose, Tumorkompression oder Narbenstrikturen der V. portae. Pfortaderthrombosen können sich u.a. bei Leberzirrhose, Pankreatitis, Cholezystitis, Cholangitis und Appendizitis entwickeln. Eine *akute Thrombose* des Pfortaderstammes führt zu einer hämorrhagischen Infarzierung des Darms, während sich bei *allmählichem Verschluß* eine chronische portale Hypertonie mit portokavalen hepatofugalen Anastomosen ausbildet.

1. prähepatischer Typ
Beispiel: **Pfortaderthrombose**

- Der **intrahepatische** Typ wird in *sinusoidale*, *präsinusoidale* und *postsinusoidale* Varianten untergliedert; meist liegen Kombinationsformen vor.

2. intrahepatischer Typ

> Die wichtigste Krankheit mit intrahepatischer portaler Hypertonie ist die **Leberzirrhose**; diese ist zugleich auch die *häufigste Ursache* des Pfortaderhochdrucks.

Beispiel: **Leberzirrhose**

⇐

Für die intrahepatischen Zirkulationsstörungen sind Narbenfelder, bindegewebige Septen, Parenchymdestruktion mit Kapillarisierung einzelner Sinusoide, portokavale Kurzschlüsse (Shunts) und Gefäßkompressionen durch Regeneratknoten verantwortlich.

- Der **posthepatische** Typ betrifft kleinere und größere Lebervenenäste (Sublobularvenen).

3. posthepatischer Typ

Über die **Lebervenenverschlußkrankheit** (Endophlebitis hepatica obliterans) wurde erstmalig nach Einnahme von Buschtee in Jamaica berichtet. Ähnliche Veränderungen an den Lebervenen können *Kontrazeptiva*, *Azathioprin* und *Strahlentherapie* hervorrufen.

Diese **radikuläre Form** der Endophlebitis kann auch bei allgemeinen septischen Zuständen oder bei nutrio-toxischen Schäden (Phlorizidin-Akaloid, mit dem bestimmte Getreidearten in Afrika kontaminiert sind) auftreten und beginnt meist mit einer obturierenden Thrombose.
Bei der **trunkulären Form** handelt es sich um eine blande Thrombose der großen Lebervenen und ihres Stammes, die in seltenen Fällen bei *hämatologischen Erkrankungen*, nach Einnahme von *Ovulationshemmern* oder nach *zytostatikabedingter Endothelschädigung* beobachtet wird. Entzündliche, neoplastische und dysplastische Lumeneinengungen führen zu ähnlichen Folgen. Immer entsteht eine massive Blutstauung der Leber, verbunden mit Sinusoidektasie, Atrophie und Nekrosen des Parenchyms. Das *chronische Bild* eines Lebervenenverschlusses wird als **Budd-Chiari-Syndrom** bezeichnet (s. S.645).

- **radikuläre Form**
Beispiel: **Endophlebitis hepatica obliterans**
  - ätiologisch: Kontrazeptiva, Sepsis, toxisch u.a.
- **trunkuläre Form** (selten)
  - blande Thrombose
  - klinisch: **Budd-Chiari-Syndrom**

Folgen der portalen Hypertonie

3.2 Folgen

1. Ösophagusvarizen

⇨

• **Ösophagusvarizen.** Bei allen Formen des Pfortaderhochdrucks bilden sich *portosystemische Kollateralen* aus, wobei das Blut über präexistente Kurzschlüsse zu den Hohlvenen umgeleitet wird. Der wichtigste Umgehungskreislauf: via *Vv. gastricae sinistrae* et *dextrae → untere Ösophagusvenen* und *V. cava superior.* Blutungen aus den so entstandenen *Ösophagusvarizen* sind mit einer hohen Letalität verbunden (>50 %). Über rekanalisierte Vv. umbilicales, Vv. epigastricae und Vv. iliacae kann das Blut zum Kavagebiet umgeleitet werden; es entstehen so varikös erweiterte Bauchvenen, Caput medusae.

2. Aszites: Peritonitisgefahr!, Eiweißverlust

• **Aszites** bildet sich aufgrund des erhöhten hydrostatischen Drucks im Pfortadersystem aus; hinzu kommen die Abflußstörung der Leberlymphe, die zu einem Abströmen der Lymphe von der Leberoberfläche führt, und der bei Leberzirrhose verminderte onkotische Druck, bedingt durch Hypalbuminämie. Schließlich ist der sekundäre Hyperaldosteronismus, der auf Natrium- und Wasserretention bei verminderter hepatischer Clearence von Aldosteron zurückzuführen ist, ein weiterer Aszites-begünstigender Faktor. Bei längerem Bestehen kommt es zur Ausbildung einer Peritonealfibrose. Auch eine bakterielle Peritonitis kann wegen der verminderten Infektresistenz und der eingeschränkten Erregerelimination durch die Sternzellen auftreten.

3. Splenomegalie

4. portosystemische Enzephalopathie: Übergang in Leberausfallkoma möglich

5. hepato-renales Syndrom

• **Splenomegalie, portosystemische Enzephalopathie.** Weitere Folgen der portalen Hypertonie sind die mit Organvergrößerung und Hypersplenismus verbundene sinös-retikuläre Hyperplasie der Milz, die mit Anämie, Thrombozytopenie und Leukopenie einhergeht. Die *Splenomegalie* kann zum einen auf die intermittierende portale Blutstauung, zum anderen auf vermehrt zirkulierende bakterielle Antigene und Endotoxine (infolge Umgehung des Kupferzellfilters durch Kollateralgefäße) zurückgeführt werden. Der letztgenannte Faktor spielt auch bei der Genese der *portosystemischen Enzephalopathie* eine Rolle. Bei verstärktem Anfall von Eiweißabbauprodukten (Ammoniak, Phenole), neurotoxischen und zentral hemmenden Substanzen kann sich daraus ein Coma hepaticum (Leberausfallskoma) entwickeln.

Das **hepato-renale Syndrom** tritt in manchen Fällen von Leberzirrhose mit portaler Hypertonie auf. Als pathologisches Substrat der Nierenfunktionsstörung kommt hierbei die Reduktion der Nierenrindendurchblutung in Betracht; morphologische Nierenveränderungen liegen nicht vor. Die Pathogenese ist noch weitgehend ungeklärt.

XIV. Störungen der Blutzirkulation

S. Falk, H. J. Stutte

Störungen der Blutzirkulation

1. Schock

Schock

Definition. Der Schock ist ein akutes generalisiertes Kreislaufversagen mit einer für die Sauerstoffversorgung unzureichenden *Minderdurchblutung* lebenswichtiger Organe, die zu einer fortschreitenden Gewebshypoxie und Azidose führt.

- akutes Kreislaufversagen mit Minderdurchblutung vital wichtiger Organe

1.1 Schockformen und deren Pathogenese

Schockformen, Pathogenese

Der Schock geht auf eine unzureichende Pumpleistung des Herzens mit Verminderung des Herzzeitvolumens (HZV) zurück. Verantwortlich dafür kann ein Herzversagen *(kardiogener Schock)* oder ein unzureichender venöser Rückstrom zum Herzen infolge eines Blut- oder Flüssigkeitsverlustes *(hypovolämischer Schock)* sein.

- kardiogen, hypovolämisch

Ursachen des kardiogenen Schocks: *Myokardinfarkt* und akute *Klappenveränderungen* (z. B. akute Aorten- oder Mitralinsuffizienz bei Endocarditis thromboulcerosa, Thrombosierung oder Bruch einer Klappenprothese), *Herzrhythmusstörungen* (z. B. Kammerflimmern und -flattern), *Myokarditis* (selten), *Pumpversagen* bei plötzlicher Widerstandserhöhung im Gefäßsystem (z. B. Lungenembolie, Blutdruckkrise).

Ursachen des hypovolämischen Schocks:
- *Blutverlust* infolge von Verletzungen oder gastrointestinalen (z. B. Ulzera) bzw. vaskulären (z. B. Ösophagusvarizenblutung, Ruptur eines Aortenaneurysmas) Läsionen **(hämorrhagischer Schock)**
- *Flüssigkeitsverlust, nach außen:* bei Erbrechen, Durchfällen (z. B. Cholera), übermäßigem Schwitzen oder Urinausscheidung (z. B. bei Salzverlustsyndrom, akuter Nebennierenrindeninsuffizienz oder diabetischem Koma); *nach innen:* bei Zuständen mit gesteigerter Gefäßwandpermeabilität (z. B. bei Verbrennungen, Gewebsischämie mit konsekutivem Ödem, Anaphylaxie, Sepsis)
- *Herabsetzung des Gefäßtonus* mit Erweiterung der kapillaren Strombahn und relativem Volumenmangel, z. B. durch vasoaktive Mediatoren bei Anaphylaxie und Sepsis (Endotoxine!) oder neurogen durch Versagen der vasomotorischen Regulation
- *Verbrauchskoagulopathie* (syn. *disseminated intravasal coagulation = DIC*, s. S. 263 ff) mit überschießender Aktivierung des plasmatischen Gerinnungssystems bei gleichzeitigem Verbrauch von Gerinnungsfaktoren, z. B. bei Sepsis, Endotoxinschock oder EPH-Gestose (Eklampsie).

1. kardiogener Schock: HZV ↓ durch
- **Myokardinfarkt**
- **Klappenveränderungen**
- **Rhythmusstörungen**
- **Pumpversagen**
- **Myokarditiden**

2. hypovolämischer Schock durch
- **Blutverlust** → **hämorrhagischer Schock**
- **Flüssigkeitsverlust**: nach außen oder innen
- **Gefäßtonus** ↓
→ rel. Volumenmangel durch vasoaktive Substanzen oder neurogene Fehlregulation
- **DIC** → Aktivierung des Gerinnungssystems mit Verbrauch von Gerinnungsfaktoren

1.2 Pathophysiologie des Schocks

Pathophysiologie

Initialstadium:

Im Initialstadium von Schockzuständen lösen je nach der Ätiologie unterschiedliche pathophysiologische Vorgänge Störungen der Kreislaufregulation aus (Abb. 14–1). Während beim **kardiogenen Schock** primär eine Verminderung des *Herzzeitvolumens* vorliegt, entsteht beim **hämorrhagischen Schock** und bei Flüssigkeitsverlust nach außen ein *primärer Volumenmangel* mit nachfolgender Hypotonie. Andere Schockformen sind ebenfalls durch einen Volumenmangel mit vermindertem venösen Rückstrom zum Herzen gekennzeich-

- **kardiogener Schock:** HZV ↓
- **hämorrhagischer Schock:** Volumenmangel → Hypotonie, venöser Rückstrom ↓

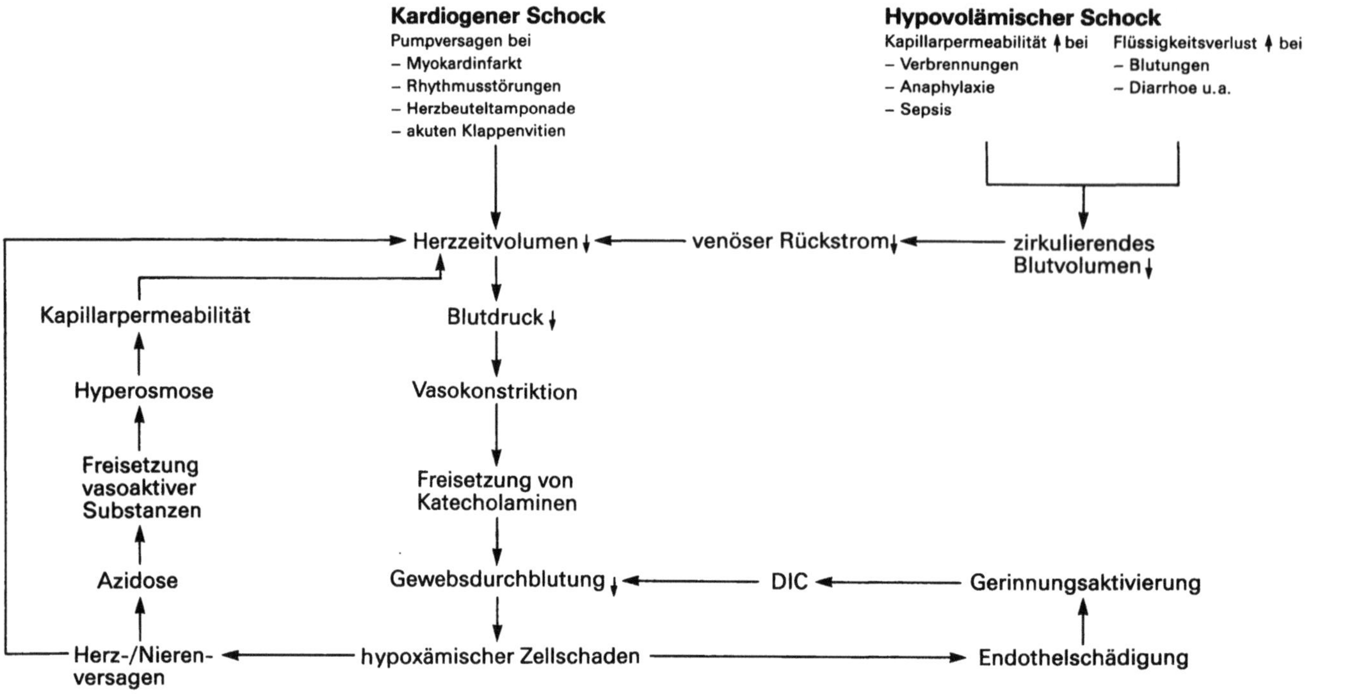

Abb. 14–1: Pathophysiologie des Schocks

net, der sich jedoch erst sekundär nach Schädigungen oder Regulationsstörungen der Mikrozirkulation ausbildet.

- **septischer Schock:** Bakterien → Komplement- und Kininsystemaktivierung
- **Endothelschädigung** durch Mediatoren, Proteasen

Beim **septischen Schock**, der meist durch gramnegative Bakterien hervorgerufen wird, führt die *Aktivierung des Kinin- und des Komplementsystems* (sowohl über den klassischen als auch über den sog. alternativen Weg) durch bakterielle Endotoxine zu einer Endothelschädigung in der Mikrozirkulation.

Die Bedeutung weiterer Mediatoren und zytotoxischer Proteasen aus neutrophilen Granulozyten, die durch chemotaktisch wirkende Komplementfaktoren in die Endstrombahn gelockt werden, ist noch nicht abschließend geklärt.

- Aktivierung des Gerinnungssystem → **Verbrauchskoagulopathie**

Die Aktivierung des Gerinnungsystems, die sekundär in unterschiedlichem Ausmaß auch bei allen anderen Schockformen erfolgt, kann zu einer *Verbrauchskoagulopathie* führen.

- **Verbrennungsschock:**
- Mikrozirkulationsstörung
- toxische Verbrennungsprodukte, Endotoxine
- **anaphylaktischer Schock:** durch Mediatoren aus Mastzellen und Granulozyten
→ Komplement- und Kininsystemaktivierung
→ direkte Wirkung auf Gefäßsystem
- Endotoxine: negativ inotrop wirksam

Beim **Verbrennungsschock** steht eine direkte Schädigung der *Mikrozirkulation* im Vordergrund, zu der später die Einschwemmung toxischer Verbrennungsprodukte sowie bakterieller Endotoxine treten kann.
Dagegen spielen beim **anaphylaktischen Schock** endogene Mediatoren, die durch die Degranulation von Reagin-beladenen (Antikörper der IgE-Klasse) Mastzellen bzw. basophilen Granulozyten freigesetzt werden und ebenfalls zu einer Aktivierung des Komplement- und des Kininsystems sowie zur direkten Einwirkung auf Gefäßwandzellen befähigt sind, die größte Rolle. Allerdings darf nicht außer Acht gelassen werden, daß viele der erwähnten Mediatorsubstanzen (z. B. der Tumor-Nekrose-Faktor) und auch bakterielle Endotoxine am Herzen negativ inotrop wirksam sind und dadurch das Herzzeitvolumen direkt vermindern können.

Pathomechanismus

1. Minderdurchblutung
↓
2. Ischämie
↓
3. Azidose: Laktat ↑
→ Hypoxie → ATP-Reserven ↓
→ Zelltod
4. Endothelschädigung: Flüssigkeitsaustritt

1.2.1 Pathomechanismus

Die Minderdurchblutung in der Kreislaufperipherie führt zu einer *lokalen Ischämie* und dadurch einer *Azidose*, die aus der Aktivierung der anaeroben Glykolyse mit Produktion von Laktat entsteht (Abb. 14–2). Es resultiert eine ischämische Hypoxie, die im Extremfall zur Erschöpfung der zellulären ATP-Reserven, zur zellulären Azidose, zum Flüssigkeitseinstrom und schließlich zum Zelltod führen kann. Gleichzeitig werden die *Endothelien geschädigt*, so daß vermehrt Flüssigkeit in das Gewebsinterstitium austritt. Dadurch werden die zirkulierende *Flüssigkeitsmenge*, der *venöse Rückstrom* zum Herzen und

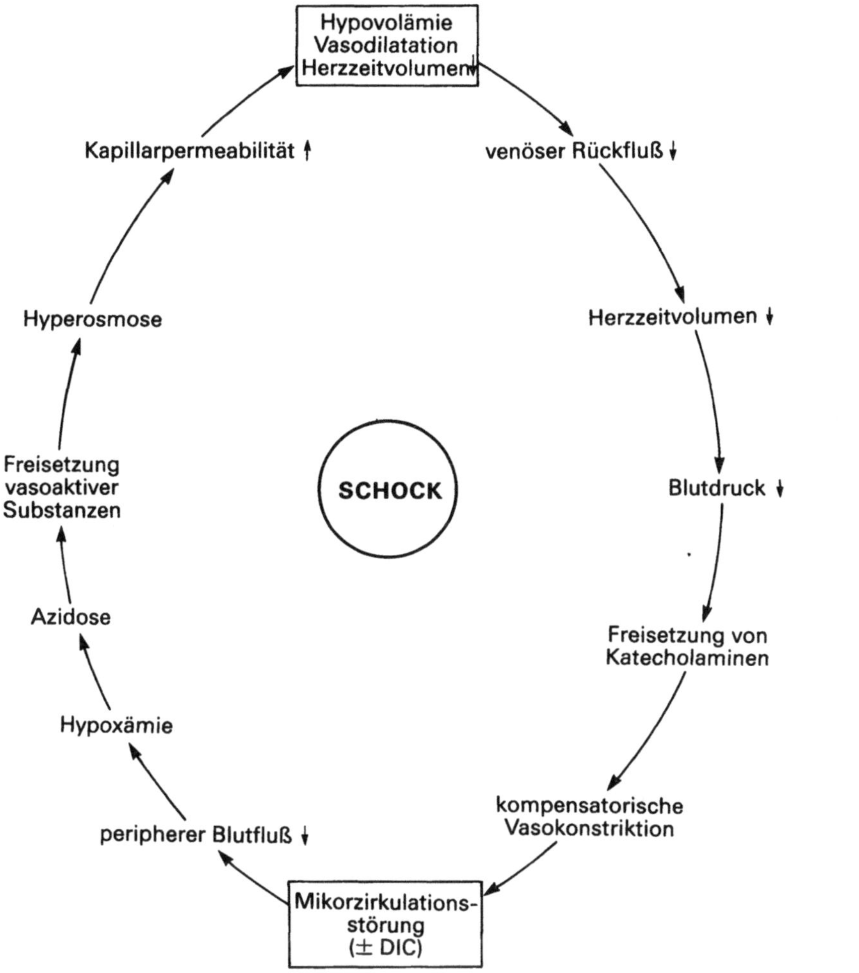

Abb. 14–2: Pathomechanismen beim Kreislaufschock. Die im Uhrzeigersinn zu lesenden Mechanismen bedingen den Kreislaufschock bzw. führen zu einer Verstärkung eines vorbestehenden Schocks. Je nach Grundkrankheit ist an verschiedenen Stellen dieses Circulus vitiosus ein „Einstieg" möglich

das *Herzzeitvolumen* weiter vermindert und die *Hypotonie* wiederum verstärkt. Durch die lokale Azidose und den Flüssigkeitsausstrom sowie eine reaktive *Vasokonstriktion*, die bei lokaler Azidose vornehmlich die Venolen betrifft, kommt es bei der dadurch bedingten passiven Hyperämie des afferenten Teils der Endstrombahn zu einer starken Verlangsamung des Blutstroms und schließlich zur *Stase der Erythrozyten*, welche die Gewebsperfusion weiter einschränkt. Gleichzeitig führt die Schädigung der Endothelien zur gesteigerten *Thrombozytenaggregation* und über eine lokale Aktivierung des Gerinnungssystems zur Ausbildung von *Mikrothromben*. Daraus entsteht eine wechselseitige Selbstverstärkung zwischen unzureichender Gewebsdurchblutung und fallendem Herzzeitvolumen, die vom Organismus nur beschränkt kompensiert werden kann: *Circulus vitiosus* (Abb. 14–2).

- **Folgen:**
- Flüssigkeitsmenge ↓
- venöser Rückstrom ↓
- Hypotonie

5. reaktive Vasokonstriktion
- **Folgen:**
- **Blutstromverlangsamung**

6. Stase der Erythrozyten
- Gewebsperfusion ↓

7. Thrombozytenaggregation → Mikrothromben

1.2.2 Kompensationsmechanismus

Kompensationsmechanismen

sympathoadrenerge Gegenregulation:

Als Kompensationsmechanismus steht vor allem die vom sympathischen Nervensystem vermittelte, aus einem Ansprechen von Barorezeptoren auf einen Blutdruckabfall resultierende erhöhte *Freisetzung von Katecholaminen* wie Adrenalin und Noradrenalin aus der Nebennierenrinde zur Verfügung.

Die Katecholaminausschüttung ruft am Herzen durch ihre **inotrope Wirkung**, durch Zunahme der Herzfrequenz (HF) sowie durch eine periphere **Vasokonstriktion** mit Verminderung der passiven Hyperämie eine Blutdrucksteigerung und Verminderung des Flüssigkeitsverlusts in das Interstitium hervor. Dadurch kann bei einem Volumenman-

- **Katecholamine** ↑
- inotrop: HF ↑
- Vasokonstriktion
- Flüssigkeitsverlust

gel ein **Verlust von etwa 10 % des Blutvolumens** ausgeglichen und die Ausbildung eines irreversiblen Schockzustandes verhindert werden.

- **RAAS-Aktivierung**
- **Autoregulation der Durchblutung:** Hirn, Herz, Nieren

Daneben kommt es zu einer Aktivierung des Renin-Angiotensin-Aldosteron-Systems (RAAS). In bestimmten Organen, wie Gehirn, Herz und Nieren, nehmen zusätzlich noch Autoregulationsphänomene Einfluß auf die Gewebsperfusion.

Schocksyndrom

1.2.3 Hyperdynamisches und hypodynamisches Schocksyndrom

- **hyperdynames S.:** kompensierter Schock
- **hypodynames S.:** dekompensierter Schock

Dieses *kompensierte Schockstadium* mit noch normalem oder sogar erhöhtem Herzzeitvolumen wird auch als **hyperdynames Schocksyndrom** bezeichnet und geht beim Versagen der Kompensationsmechanismen in das **hypodyname Schocksyndrom** über, das durch ein vermindertes Herzzeitvolumen gekennzeichnet ist und, besonders bei kardiogenen Schockzuständen, auch primär auftreten kann.

- **Gegenregulation** → reversibler Schock

- **Schockorganperfusion** ↓
- **Kreislaufzentralisation**

Die sympathikoadrenale Gegenregulation führt dabei in den mit **α-adrenergen Rezeptoren** ausgestatten Gefäßprovinzen (Haut, Fettgewebe, Skelettmuskulatur, Nieren, Leber, Magen-Darm-Trakt u. a.) zu einer *Vasokonstriktion* und zu einer eingeschränkten Perfusion dieser sog. Schockorgane. Es kommt zu einer *Kreislaufzentralisation* mit häufig noch normalem Blutdruck, durch welche die Durchblutung von Herz und Gehirn, in deren Gefäßen ß-adrenerge Rezeptoren überwiegen, sichergestellt ist. Bis zu diesem Zeitpunkt ist der Schockzustand potentiell *reversibel.*

- **irreversibler Schock**

⇨

Mit fortschreitenden **Störungen der Mikrozirkulation** – besonders bei starker Azidose mit passiver Hyperämie, Endothelschäden und lokalen Gerinnungsvorgängen als *Verbrauchskoagulopathie (DIC)* – geht der Schock in ein *irreversibles Stadium* über.

Dieses ist durch ein vollständiges Sistieren der Gewebsperfusion mit entsprechenden Nekrosen und mehr oder minder ausgedehnten Blutungen gekennzeichnet.

Schockmorphologie

1.3 Morphologie des Schocks

- **Thromben in Niere, Lunge, Leber**
- **hyaline Globuli** (Volumenmangelschock): Niere, Lunge, Leber
- **Schocklungen:** Niere, Leber
- **fetthaltige Thromben** (Traumen)
- **Plättchenthromben** (Anaphylaxie)
- **Fibrinthromben**
- **unreife Hämatopoesezellen:** Niere, Leber, Lunge
- **Schockorgane:**
  - Ödeme
  - Nekrosen

In den Blutgefäßen der Mikrozirkulation entstehen durch die lokale Aktivierung des Gerinnungssystems Thromben, deren Zusammensetzung weitgehend von der Schockform abhängig ist. Beim *Volumenmangelschock* wird die Bildung hyaliner Mikrothromben aus Thrombozyten und Fibrin beobachtet, die sich als wichtigstes Schockäquivalent am häufigsten in Nieren, Lungen und Leber nachweisen lassen. Sog. **Schockkugeln** („Globuli") aus abnormen Fibrinpolymeren finden sich bevorzugt in den Markgefäßen der Niere und in den Lebersinusoiden. Bei Traumen, besonders solchen mit Knochenbeteiligung, kommen durch die starke Katecholamin-vermittelte Lipolyse fetthaltige Thromben vor, während Plättchenthromben gehäuft bei Anaphylaxie auftreten. Bei starker Freisetzung von Gewebsthrombokinasen, z. B. aus der Plazenta (besonders bei vorzeitiger Plazentalösung), entstehen *Fibrinthromben.*
In den Blutgefäßen von Nieren, Leber und Lungen lassen sich bei schweren Schockzuständen darüber hinaus *unreife Hämatopoesezellen,* insbesondere Erythroblasten und Megakaryozyten, beobachten.
In den Schockorganen tritt als erste Reaktion auf die Ischämie der terminalen Strombahn ein intrazelluläres und ein interstitielles *Ödem* auf; später können *Partial-* oder *Totalnekrosen* hinzutreten.

1.4 Organmanifestationen

Organmanifestationen

1.4.1 Nieren

Nieren

Das morphologische Substrat des akuten Nierenversagens bei Volumenmangelschock wird als *Schockniere* bezeichnet. **Makroskopisch** finden sich vergrößerte blasse Nieren (sog. *trübe Schwellung*), die an der Mark-Rinden-Grenze infolge lokaler Hyperämie dunkel verfärbt sein können. **Mikroskopisch** liegen durch ein Ausbleiben der Rückresorption des Ultrafiltrats weite Tubuli vor *(Nephrohydrose)*. Die Tubulusepithelien sind flach, es kann das Vollbild der *akuten Tubulusnekrose* ausgebildet sein. Die Tubuli enthalten darüber hinaus häufig *Eiweißzylinder*, die durch Hämo- oder Myoglobinbeimengungen braun gefärbt sein können (Chromoproteinnephrose). Daneben findet sich ein erhebliches interstitielles *Ödem*. An der Mark-Rinden-Grenze können *lymphoplasmazelluläre Infiltrate* nachweisbar sein. In den Gefäßen, besonders an der Mark-Rinden-Grenze, sind häufig unreife *Hämatopoesezellen* nachweisbar. Hyaline Thromben in den Glomerulumkapillaren sind gelegentlich vorhanden.

- **Schockniere**
- groß, blaß, dunkle Mark-Rinden-Grenze
- **mikroskopisch:** Nephrohydrose, Tubulusnekrosen, Eiweißzylinder, Ödem, Infiltrate, Thromben, Hämatopoesezellen

Von den Veränderungen infolge *Volumenmangels*, die aufgrund der Regenerationsfähigkeit der Tubulusepithelien bei entsprechender Therapie (Hämodialyse oder -filtration) potentiell reversibel sind, muß das *akute Nierenversagen infolge Gefäßverlegung* bei **DIC** abgegrenzt werden:

- Die **absolute Ischämie**, die am häufigsten beim *septischen* bzw. *Endotoxinschock* und bei *geburtshilflichen Komplikationen* (z.B. vorzeitiger Plazentalösung) auftritt, führt zu **irreversiblen** ischämischen **Nierenrindennekrosen**.

- **reversibles, irreversibles akutes Nierenversagen**

⇐

1.4.2 Lungen

Lungen

Aufgrund der therapeutischen Möglichkeiten beim akuten Nierenversagen gewinnen schockbedingte Lungenveränderungen, die sog. **Schocklungen**, hinsichtlich der Prognose immer mehr an Bedeutung.

Frühphase: Die Lunge ist aufgrund des Überwiegens von β-adrenergen Rezeptoren in der terminalen Lungenstrombahn zwar nicht als eigentliches Schockorgan anzusehen, doch durch eingeschwemmte Toxine und Mediatoren kommt es bei protrahierten Schockzuständen zur Aktivierung des Komplementsystems sowie von Granulozyten, die eine Endothelschädigung mit Ausbildung eines interstitiellen Lungenödems *(exsudative Alveolitis)* hervorrufen. Dieses führt zu einer Beeinträchtigung der Lungencompliance sowie zu einer Diffusionsstörung mit Hypoxämie und entsprechender progredienter Dyspnoe. Nach einer Schädigung der Alveolarepithelien mit Rückgang der Surfactantbildung entstehen aus fibrinreichem Exsudat und Zelldetritus sog. *pulmonale hyaline Membranen*, die das morphologische Äquivalent des sog. diffusen Alveolarwandschadens darstellen.

Spätphase: Etwa 8–10 Tage nach dem Schockzustand, wird das interstitielle Ödem unter Faserbildung organisiert (fibrosierende Alveolitis), es kommt zur Ausbildung einer therapieresistenten, irreversiblen interstitiellen Lungenfibrose mit Beteiligung der Alveolen. Daraus resultieren schwere, tödliche Diffusions- und Perfusionsstörungen.

- **Schocklungen**

1. Frühphase

- **exudative Alveolitis:** Endothelschädigung mit interstitiellem Lungenödem
- **Folgen:**
- Lungencompliance ↓
- Diffusionsstörungen
- Hypoxämie, Dyspnoe
- Alveolozytenschädigung (Surfactant ↓)

→ **pulmonale hyaline Membranen**

2. Spätphase:

- **fibrosierende Alveolitis** → irreversible interstitielle Lungenfibrose

Morphologie der Schocklunge:

- **Frühphase**, *makroskopisch:* große schwere Lungen, gelegentlich gestaute subpleurale Lymphgefäße sichtbar; *mikroskopisch:* Endothelschäden der Kapillaren, hyaline Thromben, interstitielles Ödem, pulmonale hyaline Membranen.
- **Spätphase**, *makroskopisch:* große graue Lungen mit retikulärer Zeichnung durch verdickte Alveolarsepten; *mikroskopisch:* interstitielle Fibrose, Organisierung des intraalveolären Exsudats durch proliferierendes Bindegewebe mit reichlich Fibroblasten, kubische Transformation und Proliferation der Alveolarzellen.

Morphologie

1. Frühphase:

- große schwere Organe
- **mikroskopisch:** Endothelschaden, Thromben, interstitielles Ödem, hyaline Membranen

2. Spätphase:

- graue Organe, retikuläre Zeichnung
- **mikroskopisch:** interstitielle Fibrose, Alveolarzellenproliferate

Leber

- **Schockleber:**
- gesprenkelte Schnittfläche
- **mikroskopisch**: Blutstauung, Gruppenzellnekrosen, Schocklungen

1.4.3 Leber

Morphologisch zeigt die **Schockleber** eine unregelmäßig gesprenkelte Schnittfläche, der mikroskopisch eine ausgeprägte *läppchenzentrale Blutstauung* mit mehr oder minder ausgedehnten zentrilobulären Nekrosen entspricht. Daneben kann es zu einer kleintropfigen Leberzellverfettung sowie zu einer Aktivierung Kupffer-Sternzellen kommen, die Zelltrümmer enthalten. In den Sinusoiden können *Schockkugeln* nachweisbar sein.

Gastrointestinaltrakt

- **Ischämie** → Erosionen/Ulzera → **Blutungen**

1.4.4 Gastrointestinaltrakt

Die durch Beeinträchtigung der Mikrozirkulation entstehenden, ischämisch bedingten Schleimhauterosionen und -ulzera können im gesamten Gastrointestinaltrakt *profuse Blutungen*, u. U. auch Wandrupturen bzw. -perforationen hervorrufen.

- **Schockdarm** ⇒

> Eine *Prädilektionsstelle* der ischämischen Läsionen, die aufgrund der Restdurchblutung über Gefäßanastomosen meist von Schleimhautblutungen begleitet werden, liegt im Colon ascendens (sog. **Schockdarm**).

Über die Schleimhautläsionen können Bakterien in den Blutkreislauf eindringen und den Schock aggravieren.
Dies gilt auch für die Freisetzung von Mediatoren aus schockbedingten Pankreasläsionen, bei denen eine lokale Ischämie die Freisetzung von tryptischen Enzymen und von Lipase bedingt, durch die ausgedehnte Läsionen des Pankreasparenchyms und des umgebenden Fettgewebes **(akute Pankreatitis** bzw. **Pankreasnekrose)** entstehen können.

- **Pankreasnekrosen:** Enzyme → Fettgewebs- und Parenchymnekrosen

Gehirn

- **Purpura cerebri**
- **Infarkte**
- **Sheehan-Syndrom:** HVL-Insuffizienz
- **Dezerebrationssyndrom** durch ausgedehnte Erweichungen

1.4.5 Gehirn

Primär schockbedingte Gehirnveränderungen sind selten und beschränken sich bei schwerer Ischämie auf eine **Purpura cerebri**, kleine Erweichungen im Bereich der Windungstäler der Hirnrinde, selten auch **hämorrhagische Infarkte**. Bei schweren, durch geburtshilfliche Komplikationen bedingten Schockzuständen wird eine komplette Nekrose des Hypophysenvorderlappens angetroffen **(Sheehan-Syndrom)**, die sich in einer langsam einsetzenden pluriglandulären endokrinen Insuffizienz zu erkennen gibt. Bei protrahierten Schockzuständen kann die dabei entstehende Hypoxämie **ausgedehnte Hirnerweichungen** hervorrufen, die sich in Dezerebrationssyndromen (z. B. apallisches Syndrom) äußern oder zum Tode führen können.

Herz

- **Endocarditis verrucosa simplex:** Parietalthromben an Klappen

1.4.6 Herz

Durch die Kreislaufzentralisation sind schockbedingte disseminierte Herzmuskelnekrosen eher selten. Dagegen treten in bis zu 10 % der Fälle *hyaline Parietalthromben* an den Klappenschließungsrändern der Aorten- und Mitralklappe *(Endocarditis verrucosa simplex)* auf, die Ausdruck einer gesteigerten Thrombozytenaggregation und einer Aktivierung des plasmatischen Gerinnungssystems sind.

Hyperämie

Blutstauung in Gefäßen

- aktive, passive H.

2. Hyperämie

Definition. Hyperämie bzw. Blutstauung ist eine Blutfülle von Gefäßen, die entweder durch eine lokale Einwirkung bestimmter vasodilatatorisch wirksamer Mediatoren auf die Gefäße *(aktive Hyperämie)* oder durch eine passive Erweiterung von Blutgefäßen *(passive Hyperämie)* zustande kommt.

Aktive Hyperämie

- **bei Entzündung:**
- Mediatorenfreisetzung aus Entzündungszellen

2.1 Aktive Hyperämie

Die aktive Hyperämie ist im Rahmen *akuter Entzündungsprozesse* zu beobachten und beruht auf der Freisetzung vasoaktiver Mediatoren aus Entzündungszellen (z. B. Histamin, Arachidonsäurederivate) oder deren Aktivierung im Blutplasma (z.B. Kinine, bestimmte Komplementfaktoren). Die aktive Hyperämie ist für einige Symptome der akuten Entzündung verantwortlich. *Morphologisch* finden sich weitgestellte Kapillaren, die prall mit Erythrozyten gefüllt sind, denen Entzündungszellen beigemischt sein können.

- verantwortlich für Entzündungssymptome
- **Morphologie:** Vasodilatation

2.2 Passive Hyperämie

Passive Hyperämie

Eine passive Hyperämie beruht zumeist auf einer *venösen Stauung*, der entweder eine Herzinsuffizienz oder Obstruktionen im Bereich abführender Venen bzw. des Herzens zugrunde liegen. Eine Sonderform der passiven Hyperämie entsteht bei arteriovenösen Kurzschlußverbindungen *(Shunts)*, bei denen arterielles Blut unter Umgehung des Kapillarkreislaufs direkt in eine Vene übertritt. Daneben kann sich eine passive Hyperämie bei unzureichender Zirkulation, d.h. bei schwerer *Herzinsuffizienz*, oder postmortal als *Hypostase* mit schwerkraftbedingtem Absinken des Blutes in abhängige Körperregionen (Totenflecke) manifestieren.

- **bei venöser Stauung**
- **bei arteriovenösen Shunts**
- **bei Herzinsufizienz**
- **postmortal** als **Hypostase**

2.2.1 Akute/chronische Blutstauung der Lunge

Blutstauung der Lunge

Prototypen einer passiven Hyperämie aufgrund einer Herzinsuffizienz bzw. einer Beeinträchtigung des Blutflusses im Herzen (Mitralstenose!) sind die akute bzw. die chronische Blutstauung der Lunge.
Morphologisch äußert sich die **akute Lungenstauung** in einer Erweiterung und Blutfülle der kleinen, in den Alveolarsepten verlaufenden Gefäße. Makroskopisch ist die Lunge vergrößert, blutreich und schwer: *rote Stauungsinduration.* Zusätzlich kann bei entsprechender Transsudation von Flüssigkeit ein interstitielles bzw. intraalveoläres *Lungenödem* vorhanden sein.
Bei der **chronischen Lungenstauung** imponieren große feste Lungen mit einer braunen Schnittfläche: *braune Stauungsinduration*, denen histologisch eine bindegewebige Verdickung der Alveolarsepten (Sklerose des interstitiellen Ödems!) und eisenspeichernde Makrophagen in den Alveolen zugrunde liegen. Die *Sklerose* führt zu einer Diffusionsstörung und damit zur arteriellen Hypoxämie. Sekundär kommt es zu einer *pulmonalen Hypertonie* mit Rechtsherzhypertrophie.

- passive Hyperämie bei Herzinsuffizienz

- akute Lungenstauung
- – Blutfülle der Kapillaren
- – rote Stauungsinduration: großes blutreiches Organ
- – Lungenödem

- **chronische Lungenstauung**
- – **braune Stauungsinduration**
- – interstitielle Sklerose
- – Hämosiderophagen
- – pulmonale Hypertonie

2.2.2 Akute/chronische Blutstauung der Leber

Blutstauung der Leber

> Die **akute Blutstauung** der Leber geht i.d.R. auf eine *akute Rechtsherzinsuffizienz* zurück und äußert sich in einer Vergrößerung und Blutfülle der Leber mit einer rötlich gepunkteten Schnittfläche.

- **akute** ⇐

Diese Zeichnung entspricht *erweiterten Zentralvenen* und *Sinusoiden*, die reichlich Erythrozyten enthalten. Bei massiver Blutstauung mit assoziierter Hypoxämie kann es wie bei Schockzuständen (s.o.) zur Ausbildung von *läppchenzentralen Nekrosen* kommen.
Die **subakute** und **chronische** Blutstauung der Leber äußert sich zunächst in einer *Vergrößerung* der bräunlich verfärbten Leber und durch die Ausbildung von dunklen *Stauungsstraßen*, die erweiterten Sinusoiden zwischen den Läppchenzentren entsprechen. Die Leber weist eine netzige Schnittfläche auf *(Herbstlaubleber)*. Histologisch tritt eine läppchenzentrale hypoxämische Verfettung und Atrophie der Leberepithelien auf. Bei der chronischen Blutstauung tritt eine läppchenzentrale Bindegewebsvermehrung hinzu, die in der durch die Atrophie geschrumpften Leber zu einer Induration führt. Eine sog. *Cirrhose cardiaque*, d.h. eine starke, an eine Zirrhose erinnernde Bindegewebszunahme bei chronischer Blutstauung der Leber, ist sehr selten.

- Erweiterung der Sinusoide
- Nekrosen möglich

- **subakute/chronische:**
- – Hepatomegalie
- – Stauungsstraßen

→ **Herbstlaubleber**
- hypoxämische Verfettung
- läppchenzentrale Bindegewebsvermehrung und Atrophie

↓
Cirrhose cardiaque

2.2.3 Akute/chronische Blutstauung anderer Organe

Stauung anderer Organe

Behinderungen des venösen Abflusses führen auch in anderen Organen zu entsprechenden Veränderungen: *Nieren, Gehirn, Milz, Magen-Darm-Kanal.*
An den **Nieren** ruft eine kardiale Stauung eine Vergrößerung des Organs mit

- durch Behinderung des venösen Abflusses
- **Niere:** Vergrößerung, Hyperämie

Hyperämie der Gefäße hervor, bei längerem Bestehen kommt es zu Zellreichtum und einer Vergrößerung der Glomerula.

- **Gehirn:** Zyanose, Ödem

Am **Gehirn** manifestiert sich eine ausgeprägte venöse Abflußbehinderung in einer *Zyanose* und einem *Ödem* des Gehirns.

- **Verdauungstrakt/Milz** durch
- venöse Druckerhöhung
- Abflußbehinderung im Pfortaderkreislauf
- **Folgen:**
- **Stauungshyperämie**
- portale Stauungsmilz

Der **Verdauungstrakt** und die **Milz** können eine akute/chronische Blutstauung infolge einer venösen Druckerhöhung bzw. Abflußbehinderung sowohl im Körper- als auch im Pfortaderkreislauf entwickeln. Dabei sind die Schleimhäute des Gastrointestinaltrakts hyperämisch *(Stauungshyperämie)* und ödematös gequollen. Die Milz ist vergrößert und kann bei länger bestehendem Pfortaderhochdruck bzw. Milzvenenthrombose im Sinne einer *portalen Stauungsmilz* umgebaut sein.

Blutstauung der Extremitäten

2.2.4 Akute/chronische Blutstauung der Extremitäten

- **akute:** venöser Abfluß ↓
- livide Schwellung, Vasodilatation

Eine **akute** Blutstauung der Extremitäten ist durch eine Obstruktion des venösen Abflusses, d. h. meist durch eine Phlebothrombose, bedingt. Die Extremität ist meist geschwollen, sie kann livide verfärbt sein. Histologisch imponiert eine Weitstellung von Blutgefäßen sowie ein Ödem.

- **chronische**

⇨

> Eine **chronische Blutstauung** der Extremitäten ist meist Folge einer *chronisch venösen Insuffizienz*, etwa im Rahmen eines *postthrombotischen Syndroms* bzw. einer *primären Varikosis.*

Morphologie:
- Ödem → progressive Sklerose
- chronische Entzündung
- Stauungsdermatose
- Ulcus cruris

Morphologisch äußert sie sich in einem subkutanen Ödem mit progressiver Sklerose, einer chronischen entzündlichen Infiltration mit eisenhaltigen Makrophagen und einer Proliferation von Kapillaren mit prominenten Endothelien *(Stauungsdermatose).* Ernährungsstörungen der Haut führen zu trophischen Schäden, u. U. zur Ausbildung eines *Ulcus cruris.*

Ischämie

3. Ischämie

lokaler Sauerstoffmangelzustand

Definition. Ischämie (griech. *ischein* zurückhalten) ist ein lokaler Sauerstoffmangelzustand infolge arterieller Durchblutungsstörungen.

Absolute Ischämie

3.1 Absolute Ischämie

- **Verschluß einer Endarterie**
- **anhaltende absolute Ischämie** führt zu
- **Infarkt** (ischämische Nekrose)
- Total-, Partialnekrose

Bei einer absoluten Ischämie führt der Verschluß einer Endarterie nach Überschreiten der je nach Gewebs- bzw. Organtyp unterschiedlichen Wiederbelebungszeit **(anhaltende absolute Ischämie)** durch eine ischämische Hypoxie zum Zelltod, d. h. zur Ausbildung einer Nekrose, die als *Infarkt* bezeichnet wird. Wenn im Organ Stromazellen überleben, handelt es sich um eine *Partialnekrose*, sonst liegt eine *Totalnekrose* vor.

- **temporäre absolute Ischämie** mit
- Zellnekrosen, Defektheilung
- Narbenbildung

Wird die Durchblutungsstörung innerhalb der Wiederbelebungszeit behoben **(temporäre absolute Ischämie)**, entstehen mehr oder minder ausgedehnte Zelluntergänge, die entweder im Sinne einer Defektheilung unter Narbenbildung oder durch Zellersatz folgenlos abheilen können.

Relative Ischämie

3.2 Relative Ischämie

Mißverhältnis zwischen Sauerstoffangebot und -versorgung = Oligämie

Als relative Ischämie wird das Mißverhältnis zwischen dem Sauerstoffbedarf eines Gewebes und seiner Sauerstoffversorgung bezeichnet. Da letztere vor allem durch die Blutversorgung bedingt ist, wird auch von einer *Oligämie* gesprochen.

1. temporäre relative Ischämie
- **O_2-Schuld bei Belastung**
- **Folgen:**
- anaerobe Glykolyse ↑
- Laktat ↑

Bei der **temporären relativen Ischämie** genügt die Durchblutung und damit die Sauerstoffversorgung für die Aufrechterhaltung der Zell- bzw. Organfunktionen noch unter Ruhebedingungen. Unter Belastung müssen die Zellen bzw. Gewebe aufgrund des mangelnden Angebots eine Sauerstoffschuld eingehen, die ihrerseits die Aktivierung der – energetisch relativ ineffizienten – *anaeroben Glykolyse* mit unzureichender ATP-Bildung und Anhäufung von *Laktat*

bedingt. Es entstehen ischämische *Zellschäden*, die von einem intrazellulären Ödem bis hin zum Zelluntergang in Form von *Einzel-* oder *Gruppennekrosen* reichen können.
Bei der **chronischen relativen Ischämie** reicht dagegen die reduzierte Sauerstoffversorgung selbst für den Ruhezustand nicht mehr aus. Dabei entsteht bevorzugt eine kleintropfige hypoxische *Zellverfettung*; es kann aber auch zur *Parenchymatrophie* und zur kleinherdigen *Vernarbung* kommen. Bei schwerer und anhaltender relativer Ischämie resultiert ein Untergang größerer Zellgruppen mit nachfolgender Vernarbung, so daß *Subinfarkte* oder eine *diffuse Fibrose* entstehen.

- ischämische Zellschäden
- Ödem, Nekrosen

2. chronische relative Ischämie
- **permanente O_2-Schuld**

- **Folgen:**
- Zellverfettung, Atrophie, Fibrosen
- Subinfarkte

3.3 Mechanismen der ischämischen Zellschädigung

Mechanismen

Einer ischämischen Zellschädigung liegt immer ein **absoluter** oder **relativer ATP-Mangel** zugrunde, der durch die Beeinträchtigung des *oxidativen Energiestoffwechsels* zustande kommt.

- **ATP-Mangel**

Die Sauerstoffunterversorgung kann zwar eine gewisse Zeit durch die ineffizientere anaerobe Glykolyse kompensiert werden, der ATP-Mangel führt jedoch bald aufgrund des Versagens der Na/K-ATPase zur Membranschädigung und einem Flüssigkeitseinstrom in die Mitochondrien und in die Zelle mit dem Resultat eines *intrazelluläres Ödems*. Diese Veränderungen sind bei Wiedereinsetzen der Sauerstoffzufuhr potentiell reversibel. Bei fortschreitender Ischämie kommt es zu einem Zusammenbruch der Membranen, einem Eintritt von Kalzium und von hydrolytischen Enzymen in das Zytoplasma sowie zu einer Zerstörung des Zytoskeletts. Final entwickelt sich eine *Koagulations-* (z. B. Herzmuskel) oder *Kolliquationsnekrose* (Gehirn, Fettgewebe).

- **Folgen:**
- **Membranschädigung** mit Zellödem

oder
- **irreversibler Zusammenbruch** der Membranen mit Kalziumeinstrom
- Zerstörung des Zytoskeletts
- **Koagulationsnekrose**
- Kolliquationsnekrose

3.4 Kompensationsmechanismen, Folgeveränderungen und ihre Morphologie

Kompensationsmechanismen, Folgen

3.4.1 Koronararterien

1. Koronararterien

Durchblutungsstörungen der Koronararterien bei Atherosklerose führen bei einer durch körperliche oder seelische Belastung, Tabakrauchen, Kältereiz u. ä. provozierbaren akuten relativen Ischämie zu einer *Angina pectoris*, deren morphologisches Korrelat bei schweren Verläufen disseminierte *Einzelzellnekrosen* bzw. kleinste Herzmuskelschwielen darstellen. Daneben kann eine hypoxämische Verfettung entstehen, während bei chronischen Ischämien eine diffuse Vernarbung des Herzmuskels entsteht.

- **bei Koronararteriensklerose:**

- Angina pectoris
- Einzelzellnekrosen
- Fibrosen
- Verfettung

Eine akute absolute Ischämie führt bei Überschreiten der Wiederbelebungszeit zu einer Nekrose, dem **Myokardinfarkt**. Dessen *Ausmaß* hängt vom Kaliber der verschlossenen *Endarterie* und vom *Grad der Kollateralversorgung* ab.

- **Myokardinfarkt**

3.4.2 Mesenterialarterien

2. Mesenterialarterien

Relative Ischämien im Versorgungsgebiet der Mesenterialarterien entstehen bei gesteigertem Blutbedarf im Rahmen der *Verdauung* (besonders nach opulenten Mahlzeiten) und bei Versagen der parasympathisch vermittelten Durchblutungssteigerung aufgrund *atherosklerotischer Veränderungen*. Die resultierenden kolikartigen Schmerzen werden als *Angina abdominalis* bezeichnet.

- **relative Ischämie** durch
- Atherosklerose
- vermehrter O_2-Bedarf bei Verdauung
- **Folgen:** Angina abdominalis

Absolute Ischämien infolge *Embolien*, lokaler *Thrombosen* oder einer ausgeprägten Minderdurchblutung, etwa bei Schockzuständen, rufen *Darmwandnekrosen* hervor. Dünn- und Dickdarm verfügen über eine ausgeprägte arterielle Kollateralversorgung. Sekundär kommt es daher zu einer Blutfülle in dem betroffenen Gebiet, die zwar nicht ausreicht, um die Nekrose zu verhüten, je-

- **absolute Ischämie** durch
- Thrombosen
- Embolien
- **Folgen:** Darmwandnekrosen → **Darminfarkt**

→ **Durchwanderungsperitonitis**

doch in der Lage ist, das Bild eines hämorrhagischen **Darminfarkts** hervorzurufen. Morphologisch äußert sich dieser in einer blutig imbibierten Nekrose, der eine eitrige *Durchwanderungsperitonitis* assoziiert sein kann.

3. Becken- und Femoralarterien

3.4.3 Becken- und Femoralarterien

- **Atherosklerose** → relative Ischämie

Lumeneinengungen der großen Becken- bzw. Oberschenkelarterien sind meist *atherosklerotisch* bedingt. Sie führen bei Sauerstoffmehrbedarf der Muskulatur infolge körperlicher Aktivität, wie z. B. Laufen oder Treppensteigen, zu einer *akuten relativen Ischämie*. Die Symptome sind in erster Linie von der Lokalisation der Verschlüsse abhängig (Einteilung nach Ratschow in Becken-, Oberschenkel-, Unterschenkel- und Kombinationstyp). Da letztere sowohl *Ischämieschmerzen* als auch einen Ausfall der Kontraktionsfähigkeit der *Muskulatur* erzeugen, was sich nach Ausgleich der Sauerstoffschuld im Ruhezustand wieder bessert, wird dieses Krankheitsbild bei den häufigen Becken- und Oberschenkeltypen auch als **Claudicatio intermittens** (sog. intermittierendes Hinken) bezeichnet. Falls die Arterienverschlüsse die obere Extremität betreffen, kann eine **Dysbasia intermittens** entstehen. Eine **absolute Ischämie**, die im Bereich der Extremitäten entweder durch chronische (atherosklerotische) Veränderungen oder aber akut durch Thrombembolien bzw. durch Vaskulitiden bedingt ist, führt zu einer Nekrose, die als *Gangrän* bezeichnet wird.

- **Folgen:**
  - **Claudicatio intermittens:** Schmerzen, Muskelfunktion ↓
  - **Dysbasia intermittens:** obere Extremität
- **absolute Ischämie**
  - Gangrän

4. Hirnarterien

3.4.4 Hirnarterien

- **Atherosklerose**

⟹

> Eine ausgeprägte Atherosklerose der Zerebralarterien bzw. der A. carotis interna kann zu einer intermittierenden (relativen) zerebralen Ischämie führen, die auch als **transitorische ischämische Attacke (TIA)** bezeichnet wird.

- **absolute Ischämie:**
  - **Hirninfarkt:** Kolliquationsnekrose im Versorgungsbereich einer Endarterie
- **Mikroinfarkt/Totalinfarkt**
- **Folgen:**
  - Ausfallserscheinungen
  - Pyramidenbahnschädigung
- **chronische Mangeldurchblutung** → elektive Parenchymnekrosen, Gliafaserbildung

Diese stellt als Äquivalent einer akuten relativen Ischämie das Vorstadium einer akuten bzw. chronischen absoluten Ischämie dar, die bei 20–30 % aller TIA-Patienten innerhalb von 2 Jahren eintritt und dann als **Hirninfarkt** (Hirnerweichung bzw. Enzephalomalazie) mit der klinischen Symptomatik eines Schlaganfalls manifest wird. Morphologisch ist die TIA nicht nachweisbar, während Hirnerweichungen sich in typischen Kolliquationsnekrosen des Gehirns im Bereich des Versorgungsgebiets der betroffenen Arterie äußern. Ihre Größe ist vom Kaliber der verschlossenen Endarterie und vom Ausmaß des bei langsamem Verschluß von Hirnbasisarterien möglichen Umgehungskreislaufs abhängig und kann von *Mikro-* bis hin zu *Totalinfarkten* reichen. Besonders häufig sind die Stammganglien und die Capsula interna betroffen, was die häufige Schädigung der Pyramidenbahn bei Schlaganfallpatienten erklärt. Eine **chronische Mangeldurchblutung** ruft in der Hirnrinde einen Schwund von Ganglienzellen hervor *(elektive Parenchymnekrose)*, die durch Gliafaserbildung narbig organisiert werden *(kortikale Granularatrophie)*.

5. Nierenarterien

3.4.5 Nierenarterien

- **absolute Ischämie:** Nierenarterienverschluß → **anämischer Infarkt**
- **chronische relative Ischämie**
  - Tubulusatrophie
  - interstitielle Fibrose
  - arterielle Schrumpfniere

Eine anhaltende **absolute Ischämie** durch einen Nierenarterienverschluß ruft einen anämischen *Niereninfarkt* hervor. **Chronische relative Ischämiezustände** durch atherosklerotische Läsionen von Nierenarterienästen führen hingegen zur Vernarbung von Glomerula, Atrophie der Tubuli und Sklerose des Interstitiums *(rote Granularatrophie)*. Eine Sonderform ist die gleichmäßig geschrumpfte und mit einer glatten Oberfläche versehene zentralarterielle *Schrumpfniere*, die bei langsamem Verschluß der Nierenarterie entsteht.

Infarkt

4. Infarkt

- **ischämische Nekrose:**

Definition. Ein **anämischer Infarkt** (lat. *infarcire* hineinstopfen) ist ein aufgrund einer Mangeldurchblutung infolge von Gefäßverschlüssen (s. Ischämie) nekrotisch gewordenes („infarziertes") Gewebsareal; in der Regel handelt es

sich hier um eine *Koagulationsnekrose*, in bestimmten Geweben und Organen (Fettgewebe, Gehirn) treten dagegen *Kolliquationsnekrosen* auf.
Ein **hämorrhagischer Infarkt** entsteht bei zusätzlichem Vorliegen einer (für das Überleben des Gewebes jedoch unzureichenden) Restdurchblutung und ist düsterrot bis schwarz verfärbt.
Subinfarkte sind umschriebene Vernarbungen, die bei chronischer relativer Ischämie entstehen und sich durch einen Parenchymverlust mit nachfolgender Gewebsschrumpfung zu erkennen geben.
Morphologisch äußert sich ein anämischer Infarkt in einer weißlich-gelben *Verfärbung* des Gewebes und einer *Volumenzunahme*, die mit zunehmendem Alter der Veränderung infolge resorptiver Prozesse und der einsetzenden Vernarbung wieder zurückgeht. Das Infarktgebiet ist von einer Schicht resorptiven *Granulationsgewebes* umgeben, das den Eindruck eines roten Saumes um den helleren Infarkt erweckt. Koagulationsnekrosen heilen unter Narben-, Kolliquationsnekrosen unter Pseudozystenbildung (z.B. Erweichungszyste im Gehirn), immer im Sinne einer Defektheilung, ab. Auch der hämorrhagische Infarkt heilt unter Narbenbildung ab.

- Koagulationsnekrose
- Kolliquationsnekrose (Fettgewebe, Hirn)
- **hämorrhagischer Infarkt:** Restdurchblutung bei arterieller Doppelversorgung
- **Subinfarkt:** Gewebsuntergänge bei chronischer relativer Ischämie

- **Morphologie**
- weiß-gelbe Verfärbung
- zentrale Nekrose
- resorptives Granulationsgewebe

- **Defektheilung:**
- Koagulationsnekrose → Narbe
- Kolliquationsnekrose → Pseudozyste

4.1 Herzinfarkt

Herzinfarkt

Ein Myokardinfarkt ist ein anämischer Infarkt, der durch einen Verschluß eines Hauptstammes oder eines der Äste der 2 Koronararterien im Gefolge stenosierender atherosklerotischer Beete oder einer Koronarthrombose, selten auch einer Thrombembolie, hervorgerufen wird. **Transmurale Infarkte** beruhen auf Verschlüssen größerer Koronararterienäste, **subendokardiale Infarkte** auf Verschlüssen kleinerer Gefäße. Die Morphologie ist vom Alter des Infarkts abhängig.

- **anämischer Infarkt**
- **Ursache:** Koronararterienverschluß durch
- Stenose
- Thrombose
- Embolie
- **transmuraler Infarkt**
- Verschluß großer Gefäße
- **subendokardialer Infarkt:** kleine Gefäße betroffen

4.2 Hirninfarkt

Hirninfarkt

Eine Verlegung von Hirnarterien führt zu einer lokalen Ischämie in derem Versorgungsgebiet, die nach Überschreiten der kurzen Wiederbelebungszeit des Gehirns zu einer scharf begrenzten **Kolliquationsnekrose** (Hirnerweichung) mit nachfolgender *Pseudozystenbildung* führt. Man unterscheidet verschiedene Formen der Hirninfarkte, die je nach Ausdehnung und Lokalisation verschiedene funktionelle Ausfälle nach sich ziehen und mit bestimmten neurologischen Symptomkomplexen assoziiert sein können.

- Kolliquationsnekrose
- zystische Defektheilung

Ursache: Hirnarterienverschluß

4.3 Niereninfarkt

Niereninfarkt

Anämische Niereninfarkte entstehen als Konsequenz einer **absoluten Ischämie** häufig im Gefolge arterieller Thrombembolien, aber auch bei stenosierender Atherosklerose der Nierengefäße. Ihre Gestalt entspricht dem Versorgungsgebiet der betroffenen Nierenarterienäste und kann eine keil- (A. interlobularis) oder trapezförmige (A. arcuata) Gestalt besitzen. Totalinfarkte der Nieren kommen ebenfalls vor. Morphologisch imponiert eine typische *Koagulationsnekrose*, die unter Bildung eingezogener Narben abheilt. Subkapsulär kann ein schmaler, von Kapselgefäßen versorgter Parenchymstreifen erhalten bleiben.

- **anämischer Infarkt** durch **absolute Ischämie** bei
- Stenosen
- Embolie

- **Morphologie:**
- Koagulationsnekrose
- Totalinfarkt
- narbige Defektheilung

4.4 Milzinfarkt

Milzinfarkt

Die meist keilförmigen gelben anämischen Milzinfarkte resultieren aus arteriellen Thrombembolien, die nicht selten von Endokarditiden oder kardialen Parietalthromben ausgehen.

- **anämischer Infarkt** bei Thromboembolie

Extremitäten

- **Gangrän bei Infarzierung** durch plötzlichen Gefäßverschluß

4.5 Infarzierung von Extremitäten

Eine Infarzierung der Extremitäten durch einen allmählichen (atherosklerotischen) oder plötzlichen (Thrombembolie, Thrombose oder Vaskulitis) Verschluß einer Arterie bei ungenügender Kollateralenversorgung wird als **Gangrän** bezeichnet (s. Abschn. 3.4.3). Verschlüsse kleiner peripherer Arterien, u. a. bei Thrombembolien infolge Endokarditis, manifestieren sich häufig als umschriebene Hautläsionen und sind besonders im Nagelbett sichtbar.

Lungeninfarkt

- keilförmiger **hämorrhagischer Infarkt** bei
- – Lungenarterienverschluß
- – Linksherzinsuffizienz
- **Defektheilung:** Narbe

4.6 Lungeninfarkt

Ein Verschluß von Lungenarterien ruft bei einer Drucksteigerung in den Lungenvenen (Linksherzinsuffizienz) einen keilförmigen hämorrhagischen Lungeninfarkt hervor, der sich durch eine düsterrote Farbe und die Volumenzunahme vom Restparenchym abhebt. Histologisch entspricht ihm eine blutig imbibierte Nekrosezone mit Untergang der Parenchymstrukturen. Häufig lassen sich noch die meist verantwortlichen Thrombembolien in den Lungenarterienästen nachweisen (s. Abschn. 6.2.1) Lungeninfarkte werden narbig unter Schrumpfung organisiert.

Darminfarkt

- durch **Mesenterialarterienverschluß** bei
- – Atherosklerose
- – Thrombose
- – Entzündungen
- **hämorrhagischer Infarkt:** Nekrose und Einblutung aus arteriellen Kollateralen
- **hämorrhagische** Infarzierung: Nekrose und Rückstau aus venösen Kollateralen → Peritonitis

4.7. Darminfarkt

Ein Verschluß von Mesenterialarterien durch atherosklerotische, thrombotische, thrombembolische oder entzündliche Veränderungen führt zu einer ischämischen Darmwandnekrose *(Darminfarkt)*. Die Restdurchblutung über arterielle Kollateralen und einen venösen Rückstau führt zu Einblutungen in die Nekrose und zur Ausbildung eines *hämorrhagischen Infarkts*. Sind die Mesenterialvenen durch Thrombosen, Thrombophlebitis oder Kompression (z. B. bei Strangulationsileus) verschlossen, kommt es ebenfalls zur Darmwandnekrose mit sekundärer Einblutung über venöse Kollateralen: **hämorrhagische Infarzierung**. In beiden Fällen ist der Darm düsterrot-livide verfärbt, die Schleimhaut ist ödematös aufgequollen und kann Ulzerationen aufweisen. Durch die Reizung des Peritoneums kommt es zu einer fibrinösen Peritonitis, die sich mit Durchtritt von Darmbakterien durch die geschädigte Darmwand zu einer fibrinös-eitrigen Durchwanderungsperitonitis entwickeln kann.

Leberinfarkt

4.8 Leberinfarkt

Echte Infarkte der Leber sind sehr selten. Sie beruhen auf einem Verschluß von großen Leberarterienästen oder -hauptstammes bei gleichzeitiger unzureichender Blutversorgung über die Pfortader.

- **Zahn-Infarkt:** Verschluß intrahepatischer Arterien oder Pfortaderäste und venöse Stauung

Häufiger sind sog. **Zahn-Infarkte** (Pseudoinfarkte), denen ein Verschluß intrahepatischer Pfortader- oder Arterienäste bei gleichzeitiger venöser Stauung zugrunde liegt. Dadurch kommt es zu einer starken Blutfülle der Sinus, die dem meist keilförmigen Zahn-Infarkt seine charakteristische dunkle Farbe verleihen. Nennenswerte Nekrosen sind meist nicht nachweisbar.

Thrombose

intravitale, intravasale Gerinnung

- **Folgen:**
- – Obturation
- – Embolie

5. Thrombose

Definition. Eine Thrombose (griech. *thrombosis* Blutgerinnung) ist eine intravitale Bildung eines Blutgerinnsels in einem arteriellen oder venösen Gefäß einschließlich der Herzhöhlen. Der Thrombus kann das Blutgefäß ganz oder teilweise verlegen; er kann dort verbleiben oder mit dem Blutstrom verschleppt werden *(Thrombembolie)*.

5.1 Pathogenese

Pathogenese

Pathogenetisch sind *3 Faktoren* für die Bildung eines Thrombus verantwortlich, welche die funktionelle Endstrecke der für die Thromboseentstehung verantwortlichen ätiologischen Faktoren darstellen **(Virchow-Trias)**:

Virchow-Trias

⇦

• **Schädigungen der Gefäßwand:** *Endothelschädigungen* mit Freilegung gerinnungsaktivierenden Kollagens durch Ischämie, Schock (Endotoxine), Trauma, Entzündung (Vaskulitis), Stoffwechselstörung (Atherosklerose) oder Nekrosen lösen eine *Thrombozytenaggregation* und eine *Aktivierung des plasmatischen Gerinnungssystems* aus.

1. Gefäßwandschaden
- Endothelschaden mit Freilegung des Kollagens
- Aktivierung von Gerinnungsfaktoren
- **Thrombozytenaggregation**

• **Störungen der Hämodynamik:** Hämodynamische *Veränderungen* wie eine Verlangsamung der *Strömungsgeschwindigkeit* (z.B. durch Blutstauung), Gefäßerweiterung (Varikosis) oder Viskositätserhöhung (Bluteindickung durch Flüssigkeitsverlust oder Zunahme der Erythrozytenmasse, Paraproteinämie) rufen ebenso wie *Turbulenzen* im laminaren Blutstrom (Thrombozytenaktivierung und Endothelschädigung bei Varikosis, Aneurysmen, atherosklerotischen Beeten) Gerinnungsvorgänge aus.

2. hämodynamische Störungen
- **Gerinnung** durch:
  - Strömungsverlangsamung
  - Turbulenzen
  - Viskositätssteigerung
  - Varikosis

• **Hyperkoagulabilität:** Eine erhöhte Gerinnungsneigung des Blutes entsteht durch Aktivierung des plasmatischen Gerinnungssystems oder Inhibition der Fibrinolyse durch Mediatoren oder Pharmaka (z.B. Ovulationshemmer), durch Einschwemmung gerinnungsaktiver Stoffe (z.B. aus dem graviden Uterus), bei Thrombozytose, bei Schwangerschaft, paraneoplastisch (z.B. bei Pankreaskarzinom) sowie durch unzureichenden Abbau gerinnungsaktiver Substanzen. Je nach der formalen Pathogenese lassen sich verschiedene Thrombustypen definieren, deren Morphologie die Entstehungsweise widerspiegelt.

3. Hyperkoagulabilität
- **Gerinnungssteigerung** durch
  - Gerinnungssystemaktivierung
  - Fibrinolyseinhibition
  - gerinnungsaktive Substanzen
  - Thrombozytose
  - paraneoplastisch

5.2 Thrombusformen

Thrombusformen

5.2.1 Abscheidungsthrombus

1. Abscheidungsthromben

Ein Abscheidungsthrombus entsteht auf einer geschädigten Gefäßwand durch Thrombozytenadhäsion und -aggregation sowie Fibrinabscheidungen mit eingelagerten Erythrozyten. Durch die periodische Abscheidung von Thrombozyten entsteht eine geriffelte Oberfläche. Der geringe Gehalt an Erythrozyten bedingt eine *grau-weiße Farbe* und eine *bröckelige Konsistenz*. Im allgemeinen haftet der Thrombus der Gefäßwand nur locker an.

- bestehend aus:
  - Thrombozyten
  - Fibrin
  - wenig Erythrozyten
- geriffelte Oberfläche
- grau-weiß, bröckelig

5.2.2 Gerinnungsthrombus

2. Gerinnungsthrombus

Ein Gerinnungsthrombus stellt das morphologische Substrat einer intravasal geronnenen Blutsäule dar, wobei eine *Strömungsverlangsamung*, etwa im Bereich eines obturierenden Abscheidungsthrombus, pathogenetisch die bedeutsamste Rolle spielt. Daneben ist im Thrombus selbst eine lokale Hyperkoagulabilität von Bedeutung. Morphologisch findet sich ein weicher roter (erythrozytenreicher) Thrombus mit zunächst glatter Oberfläche.

- intravasal geronnene Blutsäule:
  - weich, rot, erythrozytenreich
  - glatte Oberfläche

Bei Entstehung hinter einem Abscheidungsthrombus besitzt er nicht selten einen *weißen „Kopf"*.

5.2.3 Gemischter, hyaliner und Tumorthrombus

3. Gemischter Thrombus

Der **gemischte Thrombus** ist eine *Kombination* aus *Abscheidungs-* und *Gerinnungsthromben*, die langstreckig mit mehreren „roten" und „weißen" Anteilen in größeren Venen, schalenförmig geschichtet auch in Aneurysmen, auftreten können.

- **Gerinnungs- u. Abscheidungsthrombus kombiniert**

Als **hyaline Thromben** werden Thrombozyten- und Fibrinaggregate in kleineren Blutgefäßen *(Mikrothromben)* bezeichnet, die beim Schock als Ausdruck einer gesteigerten Gerinnungsneigung entstehen.

4. hyaliner Thrombus
- **Mikrothromben:**
  - Thrombozyten- u. Fibrinaggregate

5. Tumorthrombus

Der **Tumorthrombus** ist eine Sonderform der Thrombose, zu der es durch Einwachsen eines von *Fibrin* und *Plättchenaggregaten* bedeckten Tumorzellzapfens in ein größeres Gefäß kommt.

6. Leichengerinnsel

- **postmortale:** Cruor mortis, Speckhautgerinnsel

5.2.4 Leichengerinnsel

Sog. Leichengerinnsel stellen *postmortale* Veränderungen dar und sind mithin *nicht* als Thrombosen anzusehen. In Form von nicht wandhaftenden, homogen roten Gefäßausgüssen als **Cruor mortis** und in Form von gelblich-glasigen **Speckhautgerinnseln** auftretend lassen sie sich leicht von intravitalen Thrombosen unterscheiden.

Thrombusfolgen

5.3 Folgeveränderungen

Der Thrombus kann *organisiert* werden, ein *postthrombotisches Syndrom* nach sich ziehen oder zu einer *Thrombembolie* führen.

Organisation

- **Rekanalisation:**

- Endothelialisierung
- Kapillareinsprossung
- Granulationsgewebe
- Abraumreaktion durch Granulozyten, Makrophagen
- Bindegewebsbildung

- **Hyalinisierung**

→ **Kautschukthromben** in Aneurysmata

→ **Phlebolithen**

- **puriforme Erweichung:** abakteriell durch Granulozyten
- **purulente Erweichung:** bakterielle Infektion

5.3.1 Thrombusorganisation

In den meisten Fällen reicht die körpereigene Fibrinolyse nicht zur Auflösung von größeren Thromben aus, sondern es kommt zur Organisation des thrombotischen Materials. Innerhalb kurzer Zeit wird die Thrombusoberfläche endothelialisiert, während die Freisetzung von Mediatoren aus dem Thrombus das Einsprossen eines kapillarreichen Granulationsgewebes mit reichlich Makrophagen und Myofibroblasten aus der Gefäßwand veranlaßt. Dies führt zu einer Abräumung des thrombotischen Materials durch Phagozytose und Proteolyse, zum Einsprossen von Kapillaren, zur Bildung von Kollagenfasern und schließlich zu einer **partiellen** oder **vollständigen Rekanalisation** des Blutgefäßes. Bei größeren Gefäßen ist dafür ein Zeitraum von 2–4 Monaten anzusetzen. Als Restzustand verbleiben meist strickleiterartig angeordnete Narbenstränge.

Bei Auswaschung von Blutbestandteilen aus größeren Thromben kann eine **sekundäre Hyalinisierung** mit Bildung sog. *Kautschukthromben* vorkommen. Diese sind häufig in Aneurysmen, etwa im Herzen oder in größeren Arterien, nachweisbar und füllen die Herzwand- oder Gefäßaussackungen weitgehend aus. In ihnen bleiben ausgedehnte hyalinisierte Bezirke zurück, die jahrelang bestehen oder aber verkalken können. Bei kleineren Thromben entstehen so *Phlebolithen* (Venensteine).

Eine andere Sonderform der Thrombusorganisation stellt die sekundäre **puriforme Erweichung** von Thromben dar, die abakteriell durch Proteasen aus Granulozyten vermittelt wird. Bei der **purulenten Erweichung** liegt dagegen eine bakterielle Infektion vor, die sich entweder primär *(septische Thrombose)* oder sekundär (in einer sog. *blanden Thrombose*) entwickelt.

Postthrombotisches Syndrom

- unvollständige Rekanalisation
- chronische Blutstauung
- Venenklappeninsuffizienz

→ **sekundäre Varikosis**, Ödem mit

- Stauungsdermatose
- Ulcus cruris

- **Pfortaderhochdruck**

5.3.2 Postthrombotisches Syndrom

Eine unvollständige Rekanalisation von tiefen Venenthrombosen, meist der unteren Extremitäten, führt durch eine chronische Blutstauung und Beeinträchtigung der Venenklappen zu einer gesteigerten Durchblutung kollateraler oberflächlicher Venen. Dabei kommt es infolge Volumenüberlastung mit nachfolgender Gefäßwandschädigung zu einer **sekundären Varikosis mit Ödemen**. Letztere wird durch die interstitielle Bindegewebsvermehrung mit progredienter Beeinträchtigung des Lymphabflusses noch verstärkt und kann über eine *Stauungsdermatose* zu einem *Ulcus cruris* führen.

Ein **Pfortaderhochdruck** mit Umgehungskreisläufen nach einer Pfortaderthrombose kann ebenfalls als ein *postthrombotisches Syndrom* aufgefaßt werden.

Thromboembolie

intravitale, intravasale Verschleppung eines Thrombus

- **arterielle Embolie**
- **venöse Embolie:** Lungenembolie
  - häufiger

5.3.3 Thrombembolie

Die Ablösung von thrombotischem Material und seine Verschleppung mit dem arteriellen oder venösen Blutstrom ist bei allen Formen der Thrombose möglich. Venöse Thrombembolien, die zumeist die Lunge betreffen *(Lungenembolie)*, sind sehr viel häufiger als die arterielle Embolisation von Thromben.

5.4 Organmanifestationen und ihre Folgen

Organmanifestationen

5.4.1 Arterielle Thrombosen

Arterielle Thrombosen

Thrombosen in Arterien gehen am häufigsten auf aufgebrochene (ulzerierte) *atherosklerotische Beete* zurück. Thrombosen bei Vaskulitiden (z.B. Thrombangiitis obliterans Winiwarter-Buerger oder Panarteriitis nodosa) sind seltener. Daneben sind Thrombosen sehr häufig in *Aneurysmen* vorhanden, wo sie bei Perforation eine Blutung verhindern können. Auch diese Thromben können embolisieren und, falls eine Endarterie betroffen ist, eine Nekrose hervorrufen.

bei
- **ulzerierter Arteriosklerose**
- Vaskulitiden (selten)
- **Aneurysmata**

Kardiale Thrombose. Die *Herzhöhlenthrombose* ist ein relativ häufiges Ereignis, das durch Endokardläsionen über Myokardinfarkten oder Klappen bzw. durch Stagnation des Blutflusses in dilatierten oder aneurysmatisch aufgeweiteten Herzabschnitten bzw. bei Klappenvitien (Mitralstenose!) begünstigt wird. In der Folge kann es zu disseminierten arteriellen Thrombembolien *(M. embolicus)* kommen.

kardiale Thrombose
bei
- Endokardläsionen (Infarkt, Endokarditiden)
- Blutflußstagnation (Vitien) → **M. embolicus**

5.4.2 Phlebothrombosen

Phlebothrombosen

5.4.2.1 Bein- und Beckenvenenthrombose

Bein- und Beckenvenen

Oberflächliche Beinvenenthrombosen entstehen vorwiegend in varikös erweiterten subkutanen Venen des Stromgebietes der Vv. saphenae und gehen meist mit einer auf Resorptionsvorgängen beruhenden lokalen Entzündung *(Thrombophlebitis)* einher. Sie haben außer der Einschränkung des subjektiven Befindens meist keine pathologische Bedeutung, da sie anders als tiefe Beinvenenthrombosen nur sehr selten zu venösen Thrombembolien führen.

- **oberflächliche**
  - meist harmlos: **Thrombophlebitis**

Tiefe Bein- oder **Beckenvenenthrombosen** entstehen im Gefolge einer *Strömungsverlangsamung* bzw. *Hyperkoagulabilität* des Blutes und können ein oder mehrere Venensegmente betreffen:
- Bevorzugt sind die *klappenlosen Wadenvenen* und die *weiten Beckenvenen* betroffen.

Es handelt sich meist um *gemischte Thromben*, die aufgrund des großen Gefäßquerschnitts relativ **leicht mobilisiert** werden können und damit Anlaß zu einer **Thrombembolie in die Pulmonalarterien** geben. Weitere Folgeveränderungen sind ein **Ödem** der betroffenen Extremität, das chronisch werden und mit einer **sekundären Varikosis** assoziiert sein kann (s. Abschn. 5.3.2).

- **tiefe**

⇦

5.4.2.2 Achselvenenthrombose

Achselvenen

Thrombosen in den Achselvenen **(Paget-Schroetter-Syndrom)** kommen bei Kompression der V. axillaris durch Halsrippe (Thoraxapertursyndrom) o. ä. vor.

- **Paget-Schroetter-Syndrom:**
  - V. axillaris-Kompression

5.4.2.3 Mesenterialvenenthrombose

Mesenterialvenen

Im Gefolge eines z.B. nach Operationen oder bei entzündlichen Prozessen (z.B. Appendizitis) auftretenden thrombotischen Mesenterialvenenverschlusses entsteht ein **hämorrhagischer Infarkt** des betroffenen Darmsegments.

- **hämorrhagischer Infarkt**

5.4.2.4 Pfortader- bzw. Milzvenenthrombose

Pfortader, Milzvene

Thrombosen im Pfortaderstromgebiet entstehen im Gefolge einer Strömungsverlangsamung, z.B. bei Leberzirrhose. Auch primäre Leberzellkarzinome und Lebermetastasen sowie entzündliche Prozesse sind mit einer erhöhten Inzidenz von Pfortaderthrombosen vergesellschaftet. Akute massive Thrombosen führen zum plötzlichen Pfortaderhochdruck, u.U. zum hämorrhagischen Darminfarkt. Langsam progrediente Thrombosen rufen eine portale Hypertonie, manchmal mit typischem Umgehungskreislauf, hervor.

- **Thrombosen** bei:
  - Leberzirrhose
  - Lebertumoren
  - Entzündungen
- **Folgen:**
  - Pfortaderhochdruck
  - hämorrhagischer Darminfarkt

Hirnsinus

5.4.2.5 Hirnsinusthrombose

- **blande, septische Thrombose**
- **hämorrhagische Infarzierung**

Die akute Hirnsinusthrombose tritt als **blande** (bei Trauma, intrakranieller Druckerhöhung) oder als **septische Thrombose** (z.B. Meningitis, fortgeleitet aus eitrigen Entzündungen im Bereich des Gesichtsschädels) auf. In der Folge kommt es zu einer *hämorrhagischen Infarzierung* des Versorgungsgebiets im Gehirn.

Sonderformen

5.4.2.6 Sonderformen

- **Thromophlebitis migrans sive saltans**

Thrombophlebitis migrans sive **saltans.** Rezidivierende Thrombosen wechselnder kleinerer Venen (paraneoplastisch und mit Thrombangiitis obliterans Winiwarter-Buerger assoziiert).

- **Mondor-Krankheit**

Mondor-Krankheit. Idiopathische Thrombophlebitis von subkutanen Venen der Brust- und Bauchwand mit Fibrose des umgebenden Gewebes.

Embolie

6. Embolie

- **Gefäßverschluß** ⇒

> **Definition.** Als Embolie (griech. *emballein* hineinwerfen) bezeichnet man die Verschleppung eines Partikels **(Embolus)** mit dem Blut, seltener auch mit der Lymphe, und die nachfolgende *vollständige* oder *teilweise* **Verlegung des betroffenen Gefäßes.**

durch:
- Thromben, Fett
- Knochenmark, Gase
- Fruchtwasser

Prinzipiell können alle in das Blut- oder Lymphgefäßsystem eintretenden oder eingebrachten Stoffe embolisieren: Blutgerinnsel, Fetttröpfchen, Knochenmarksbestandteile, atheromatöses Material, Krankheitserreger, Tumorzellen, Fruchtwasserbestandteile, Fremdkörper, gelegentlich auch Luft und andere Gase.

Pathophysiologische Einteilung

6.1 Pathophysiologische Einteilung

Je nach dem betroffenen Stromgebiet sind *arterielle* und *venöse* Embolien zu unterscheiden.

- **arterielle, venöse E.** ⇒

> • **Arterielle Embolien** sind meist Folge von *Thrombosen im Herzen* oder in *größeren Gefäßen.* Bei Verschluß einer Endarterie kommt es zu einer Nekrose, d.h. einem Infarkt des betroffenen Versorgungsgebietes.
> • **Venöse Embolien** entstehen meist im Gefolge einer *tiefen Bein-* oder *Beckenvenenthrombose* (ca. 90 %), seltener nach Thrombosen in *paraprostatischen* oder *-uterinen Venenplexus* (ca. 10 %) oder als Folge einer *Pfortaderthrombose.*

- **paradoxe E.**: Übertritt venöser Thromben ins arterielle System

• Als **paradoxe Embolien** werden Embolien bezeichnet, die zwar im venösen System entstehen, dann aber (meist durch ein offenes Foramen ovale und bei hohem Druck im rechten Vorhof) in das arterielle System übertreten und dort in die Peripherie verschleppt werden.

Embolieformen

6.2 Embolieformen

Man unterscheidet Thrombo-, Fett-, Cholesterin-, Luft-, Fruchtwasser- sowie weitere Embolien.

1. Thromboembolie

6.2.1 Thrombembolie

- **Verschleppung** von Blutgerinnseln:
  - wandhaftend
  - nicht haftend, frisch

Thrombembolien entstehen durch die Verschleppung von Blutgerinnseln, die sich in den embolisch verlegten Gefäßen entweder als frische Thromben, d.h. **nicht-wandhaftend** und ohne Organisationsphänomene, oder aber **wandhaftend** in unterschiedlichen Stadien der Organisation nachweisen lassen.

Thrombembolien stellen die häufigste Embolienform dar. Die *prädisponierenden Faktoren* gleichen im wesentlichen denen der Phlebothrombose, hinzu treten: höheres Alter, weibliches Geschlecht, Übergewicht und klimatische Einflüsse. Auslösende Faktoren sind Strömungs- und Druckerhöhungen (Aufstehen, Defäkation) sowie spontane oder iatrogen induzierte fibrinolytische Vorgänge in den Quellthrombosen.

- **häufigste Embolie**
- **prädisponierende Faktoren**
  - erhöhtes Alter
  - weibliches Geschlecht
  - Übergewicht
  - Klimakterium

Lungenembolien in Pulmonalarterienästen sind die häufigsten Thrombembolien. Sie ziehen bei Linksherzinsuffizienz aufgrund der Doppelversorgung der Lunge die Ausbildung von hämorrhagischen Lungeninfarkten nach sich, deren Ausdehnung von der Größe des verlegten Pulmonalarterienastes abhängig ist (s. Abschn. 4.6).

Lungenembolie
Thromboembolie in die Pulmonalarterien
→ hämorrhagischer Lungeninfarkt

6.2.2 Fettembolie

2. Fettembolie

Fettembolien entstehen bei Einschwemmung unzureichend emulgierter Fetttröpfchen, die sich zu größeren Aggregaten zusammenlagern und kleine Gefäße verlegen können.

- **durch interavasale Fettaggregate**

> Das Fett wird bei **Frakturen** aus dem Knochenmark vorwiegend der langen Röhrenknochen, bei **Weichteilgewebskompressionen** sowie bei ausgedehnten **Verbrennungen** freigesetzt: *traumatische Fettembolie.*

- **traumatische Fettembolie** ⇦

Die traumatische Fettfreisetzung alleine ist für eine Fettembolie nicht ausreichend, sondern es tritt ein *Fettmobilisationssyndrom* hinzu: dabei wird Fett bei schweren Schockzuständen durch die lipolytische Wirkung adrenerger Mediatoren freigesetzt.

- **Fettmobilisationssyndrom:** adrenerge Mediatoren wirken lipolytisch

Die Fetttröpfchen verstopfen in erster Linie die **kleinen Lungenkapillaren**, wo sie als leere Aussparungen in Kapillaren imponieren und mit Hilfe von Fettfärbungen entweder an Gefrierschnitten, Zupfpräparaten oder speziell eingebettetem Material nachweisbar sind. Sie führen so zum akuten *Cor pulmonale.* Sekundär können sie den Lungenkreislauf passieren, in den großen Kreislauf übertreten und im Gehirn eine **Purpura cerebri** hervorrufen. Den flohstichartigen Punkten auf der Schnittfläche entsprechen sog. Ringblutungen mit zentralen Nekrosen.

- **Prädilektionsstellen:**
  - **Lungen → Cor pulmonale**
  - **intrazerebral → Purpura cerebri** (Ringblutungen mit zentraler Nekrose)

Eine Fettembolie wird *nach* einem Intervall von *12–24 Stunden* manifest und äußert sich in **Dyspnoe** bzw. **Bewußtseinsverlust**.

Ein Argument für die Bedeutung eines Schockzustandes bei der Pathogenese der Fettembolie ist die niedrige Inzidenz von **Knochenmarksembolien** bei Verletzungsopfern. Die embolische Verschleppung von Knochenmarksbröckeln vorwiegend in die Lungengefäße wird meist nach Reanimationsversuchen mit Sternum- und Rippenfrakturen beobachtet.

Knochenmarksembolie
- Verletzungsopfer
- Z.n. Reanimation mit Sternum- und Rippenfraktur

6.2.3 Cholesterinembolie

3. Cholesterinembolie

Bei der Cholesterinembolie wird Material aus aufgebrochenen (ulzerierten) atheromatösen Beeten embolisch in die arterielle Gefäßperipherie verschleppt. Insgesamt eine *seltene Embolieform,* tritt sie aber häufiger nach gefäßchirurgischen Eingriffen besonders im Bereich der Aorta abdominalis (mit Befall vorwiegend der Nieren) auf. Gelegentlich stellt sie eine Komplikation der transluminalen Angioplastie (Ballondilatation) von Koronar- und anderen Arterien dar.

- Embolus aus atheromatösen Beeten
- nach Eingriffen an der Aorta abdominalis

6.2.4 Luftembolie

4. Luftembolie

> Eine Luftembolie entsteht durch das Eindringen von Luft (**>100 ml**) in das Venensystem und führt durch die Bildung eines schaumigen Blut-Luft-Gemisches im rechten Herzen mit Verschleppung von Luftbläschen in die Lungenkapillaren zu einem akuten *Cor pulmonale.*

- **akutes Cor pulmonale** ⇦

Wie bei der Fettembolie kann sich eine *Purpura cerebri* bilden. Eine weitere Form der Gasembolie ist das sog. Dekompressionssyndrom **(Caissonkrankheit)**.

- **Purpura cerebri**
- **Caissonkrankheit**

5. Fruchtwasserembolie

- **Fruchtwasser** → Uterusvenen

- **Folgen:**
- **DIC**
- **Schocklunge**

6.2.5 Fruchtwasserembolie

Fruchtwasserembolien entstehen durch das Eindringen von Fruchtwasserbestandteilen in eröffnete Uterusvenen unter der Geburt.
Aus dieser Einschwemmung gerinnungsaktiver Mediatoren resultiert i.d.R. eine disseminierte intravasale Gerinnung *(DIC)*. Zusätzlich lassen sich in den Gefäßen der im Sinne einer *Schocklunge* veränderten Lungen Plattenepithelien und Zelldetritus nachweisen.

Andere Embolieformen

- Krankheitserreger (septische E.)
- Fremdkörper (iatrogenes Material u.a.)

6.2.6 Andere Embolieformen

Andere Embolieformen schließen die Verschleppung von Krankheitserregern wie Bakterien **(septische Embolie)**, Pilzen, Echinokokkuszysten, Schistosomen u.a. ein. Auch iatrogen in den Körper eingebrachtes Material wie etwa Katheterspitzen oder Herzklappenprothesen sowie andere Fremdkörper, z.B. Talk oder Streckmittel bei intravenösem Drogenabusus, Silikonteilchen bei Hämodialyse, Granatsplitter oder Geschosse, können embolisieren.

Anämie

Definition: Verminderung der Erythrozyten und der Hämoglobinmenge pro Volumeneinheit Blut

7. Anämie

Definition. Eine Anämie (griech. *an–* ohne, *haima* Blut) liegt vor, wenn die Zahl der Erythrozyten und die Menge des Hämoglobins pro Volumeneinheit des peripheren Blutes unter die Norm absinken.

Einteilung

1. Erythrozytenproduktion ↓

2. Erythrozytenabbau ↑

7.1 Pathophysiologische Einteilung

Pathophysiologisch sind *2 Hauptformen* der Anämie zu unterscheiden:
- Anämien aufgrund *unzureichender Produktion* von Erythrozyten infolge Bildungs- oder Reifungsstörungen der Erythropoese.
- Anämien infolge *gesteigerten Verlusts oder Abbaus* von Erythrozyten in der Peripherie.

Diese Anämien entstehen jedoch erst dann, wenn die Kompensationsmechanismen des Organismus das Defizit nicht mehr ausgleichen können.

Morphologie

- **Blutbildungsstörungen**
  - Erythropoese ↓
- **Reifungsstörungen**
  - Erythropoetin ↑
  - → Erythropoesehyperplasie
- **Morphologie**
  - hyperplastisches Knochenmark durch erythropoetische Vorläuferzellen
  - intraossäre myeloische Metaplasie
  - extraossäre myeloische Metaplasie

7.2 Morphologische Befunde

Bei den verschiedenen Anämieformen lassen sich grundsätzlich differente morphologische Knochenmarksbefunde erheben.

Bei den **Bildungsstörungen** mit Verminderung von erythropoetischen Vorläuferzellen findet sich eine starke *Verminderung der Erythropoese*, im Extremfall der Panmyelopathie ein leeres Mark.
Bei den **Reifungsstörungen** mit nicht regelhaft ausreifender Erythropoese kommt es aufgrund der Ausschüttung von *Erythropoetin* durch die Nieren und seiner Wirkung auf die im Gegensatz zu den meisten Bildungsstörungen vorhandenen erythropoetischen Vorläuferzellen zu einer *kompensatorischen Hyperplasie der Erythropoese*. Morphologisch äußert sie sich in einer Zunahme des blutbildenden Marks mit Überwiegen erythropoetischer Vorstufen auf Kosten des Fettmarks. Das Knochenmark der Wirbelkörper ist dunkelrot, es finden sich reichlich erythropoetische Vorläuferzellen. Bei Erwachsenen ist die Blutbildung nicht nur in den platten Knochen nachweisbar, sondern besiedelt auch das im *Erwachsenenalter* normalerweise in Fettmark umgewandelte Knochenmark der langen Röhrenknochen **(intraossäre myeloische Metaplasie)**. Bei schweren Anämien kann es auch zur **extraossären myeloischen Metaplasie** mit Auftreten von Blutbildungsherden in Milz, Leber und Lymphknoten *(extramedulläre Blutbildung)* und nachfolgender Vergrößerung der betroffenen Organe kommen. Bei *Kindern* kann eine stark gesteigerte Hämatopoese, etwa im Rahmen einer Thalassämie, zu einer Aufweitung der Markräume und zur Knochenneubildung, besonders im Bereich des Schädels kommen.

Eine entsprechende kompensatorische Hyperplasie der Erythropoese entsteht auch bei Blutungs- und hämolytischen Anämien.
Der **Abbau** von fehlgebildeten oder aufgrund anderer Ursachen verstärkt hämolyseanfälligen Erythrozyten findet hauptsächlich in der *Milz* statt.
Morphologisch imponieren in der vergrößerten Milz eine Blutfülle der Pulpastränge, vermehrt phagozytierende Makrophagen und eine Siderose. Bei autoimmun-hämolytischen Anämien ist das lymphatische Gewebe aktiviert.

- **vermehrter Abbau von Erythrozyten**
  - in der **Milz**

Beispiel: Exemplarisch für einen gesteigerten Abbau von Erythrozyten infolge eines *Hypersplenismus* ist die **portale Stauung der Milz**. Daneben werden Erythrozyten jedoch auch in der *Leber* abgebaut, wo die Kupffer-Sternzellen ebenfalls Hämosiderin speichern. Werden sehr viele Erythrozyten abgebaut und reichlich cholesterinhaltige Membranbestandteile frei, kann es zur Bildung von Cholesterinsteinen in der Gallenblase kommen.

- **Hypersplenismus:** vermehrter Erythrozytenabbau bei Splenomegalie

> Bei jeder *schweren Anämie* mit einem Hämoglobingehalt von **weniger als 80 g/l** liegt eine **arterielle Hypoxämie** vor, die durch die Abnahme der Sauerstofftransportkapazität des Blutes hervorgerufen wird und nur bedingt kompensiert werden kann.

- **Hypoxämie**

⇐

Als Folge der Hypoxämie kommt es im Herzen zu einer *chronischen relativen Ischämie* mit entsprechenden Folgen (Angina pectoris), die durch die gleichzeitige Zunahme der Herzfrequenz und damit des O_2-Bedarfs infolge der erniedrigten Blutviskosität noch verstärkt wird. Eine hypoxämische Verfettung (Tigerung) des Myokards kann gelegentlich postmortal diagnostiziert werden. Daneben kann der Sauerstoffmangel im Gehirn zu Ohnmachtsanfällen bzw. transitorischen ischämischen Attacken (TIA, s. o.). führen. In der Leber stellt sich eine läppchenzentral betonte hypoxämische Verfettung ein, während in den Nieren eine Verfettung der Tubulusepithelien entstehen kann.

- **Folgen**
  - chronische relative Ischämie
  - Tachykardie
  - Myokardtigerung
  - Ohnmachten
  - TIA

Blutungen und hämorrhagische Diathesen

XV. Blutungen und hämorrhagische Diathesen

S. Blümcke, D. Harms, W. Remmele

Blutungen sind häufig ein alarmierendes Symptom!
zu **diagnostizieren** durch:
- Beobachtung
- optische Hilfsmittel
- bildgebende Verfahren
- histologische, zytologische, chemische Methoden

Blutungen lassen sich an der *Haut*, den *Schleimhäuten* und *serösen Häuten* mit bloßem Auge oder optischen Hilfsmitteln (z. B. einem Gastroskop) erkennen. In *inneren Organen*, *Geweben* und *Körperhöhlen* können sie mittels bildgebender Verfahren (z. B. Computertomographie) diagnostiziert und lokalisiert werden. *Kleinste Gewebsblutungen* bzw. *Extravasate einzelner Erythrozyten* sind dagegen nur histologisch, d. h. vom Pathologen, zu erkennen (z. B. in Biopsaten). Kleine Blutbeimengungen in Körperflüssigkeiten und Exkrementen sind mikroskopisch oder chemisch nachweisbar.

Blutungen

1. Blutungen (Hämorrhagie)

Definition

⇨

Definition. Blutung bzw. Hämorrhagie (griech. *haima* Blut, *rhegnymein* zerreißen) ist der Austritt von Erythrozyten aus der Gefäßlichtung als Folge eines Gefäßwandschadens.

Der Austritt von Blutplasma oder -serum sowie die Emigration von Leukozyten fallen *nicht* unter den Blutungsbegriff.

Nomenklatur

1.1 Nomenklatur

präzise Bezeichnung für Befunddokumentation!

In der klinischen Nomenklatur werden Blutungen nach ihrer *Ausdehnung* und ihrer *Lokalisation* bezeichnet.

Geronnenes Blut wird als **Koagulum** (Blutgerinnsel), an Oberflächen eingetrocknetes als **Schorf** bezeichnet.

Blutungsnamen nach der Ausdehnung

1.1.1 Blutungsbezeichnungen nach der Ausdehnung

- Extravasat
- Petechien
- Ekchymose
- Sugillation
- Suffusion
- Hämatom
- Purpura

Man unterscheidet nach zunehmender Größe:
- **Erythrozyten-Extravasat:** ins Gewebe ausgetretene Erythrozyten
- **Petechien:** kleinste punktförmige Blutungen, speziell in der Haut (lat. *peticula* bzw. ital. *petecchia* Fleckchen)
- **Ekchymosen:** kleine punktförmige Blutungen, speziell in der Schleimhaut (griech. *chymos* Saft)
- **Sugillationen:** kleinere flächenhafte Blutungen (lat. *sugillare* jemanden blau schlagen)
- **Suffusionen:** größere flächenhafte Blutungen ohne scharfe Begrenzung (lat. *suffundere* daruntergießen)
- **Hämatom:** Bluterguß mit tumorartiger Auftreibung des Gewebes
- **Purpura:** gehäuftes Auftreten petechialer Blutungen in Haut, Schleimhäuten oder inneren Organen.

Sonderformen:
- Ringblutung
- Kugelblutung
- Imbibition

Sonderformen sind:
- **Ring-** bzw. **Schalenblutungen:** vorwiegend im Gehirn auftretende petechiale Blutungen, bei denen zwischen Kapillarwand und Erythrozytenextravasat eine Schicht normalen oder nekrotischen Gewebes gelegen ist
- **Kugelblutungen:** Petechien, bei denen die Erythrozyten ohne eine derartige Gewebezwischenschicht eine Kapillare umgeben
- **Imbibition:** diffuse Durchtränkung des Gewebes mit Erythrozyten oder Hämoglobin (lat. *imbibere* einsaugen).

1.1.2 Blutungsbezeichnungen nach der Lokalisation

Blutungsnamen nach der Lokalisation

Die Begriffsbildung gibt zu erkennen, *wo* die Blutung auftritt oder *woraus* das Blut austritt:

- **Hämaskos (Hämoperitoneum):** Blutung in die Bauchhöhle (griech. *askos* Schlauch); **Hämatothorax:** Blutung in die Pleurahöhle; **Hämoperikard:** Blutung in den Herzbeutel
- **Haematocephalus internus:** Blutung in das Ventrikelsystem des Gehirns; **Haematocephalus externus:** Blutung in den Subarachnoidalraum
- **Hämarthros:** Blutung in ein Gelenk (griech. *arthron* Gelenk)
- **Hämophthalmus:** Blutung ins Auge (griech. *ophthalmos* Auge)
- **Hämatometra:** Blutung in die Gebärmutter (griech. *metra*); **Hämatosalpinx:** Blutung in die Tubenlichtung (griech. *salpinx* Trompete); **Hämatokolpos:** Blutung in die Vaginallichtung (griech. *kolpos* Scheide); **Menorrhagie:** verlängerte bzw. verstärkte Menstruationsblutung; **Metrorrhagie:** Gebärmutterblutung außerhalb der Menstruation
- **Epistaxis:** Blutung aus der Nase (griech. *epistazein* heftig tröpfeln)
- **Hämoptoe** oder **Hämoptyse:** Bluthusten, Blutspucken (griech. *ptyein* spucken), Expektoration von Blut aus dem Atemtrakt oder Blutbeimengungen im Sputum
- **Melaena:** Blutung in den Magen-Darm-Trakt, sog. *Teerstuhl* (griech. *melas* schwarz) bzw. *Blutstuhl*; **Hämatemesis:** Bluterbrechen (griech. *emesis* Erbrechen)
- **Hämaturie:** Blutharnen (griech. *ouron* Harn), syn.: *Erythrozyturie*.

- in **Körperhöhlen:** Hämaskos, Hämatothorax, Hämoperikard
- in **Liquorräumen:** Hämatozephalus
- in **Gelenken:** Hämarthros
- im **Auge:** Hämophthalmus
- in **weiblichen Geschlechtsorganen:** Hämatometra, -salpinx, -kolpos, Meno-, Metrorrhagie
- aus der **Nase:** Epistaxis
- aus dem **Respirationstrakt:** Hämoptoe, Hämoptyse
- aus dem **Digestionstrakt:** Melaena, Hämatemesis
- aus dem **Urogenitaltrakt:** Hämaturie

1.2 Einteilung

Einteilung

Nach dem *Mechanismus des Blutaustritts* werden 2 Hauptformen von Blutungen unterschieden (Abb. 15–1):

- **Haemorrhagia per rhexin:** Ruptur- bzw. Zerreißungsblutung (griech. *rhexis* Zerreißung) mit dem Sonderfall der **Arrosionsblutung** (lat. *arrodere* annagen).
- **Haemorrhagia per diapedesin:** Durchtrittsblutung (griech. *diapedaein* hindurchdringen).

ätiologische Unterscheidung der Blutungen:

1. durch Ruptur der Gefäßwand: **Rhexisblutung**
2. Durchtritts- bzw. **Diapedeseblutung**

Als Diapedese bezeichnet man die Migration von *Leukozyten* durch die unverletzte Gefäßwand. Die „Diapedese" von *Erythrozyten* setzt dagegen einen (meist nur elektronenmikroskopisch nachweisbaren) Wanddefekt der Kapillaren voraus, da den Erythrozyten die Fähigkeit zur Migration fehlt; es handelt sich hier vielmehr um ein passives Durchpressen der roten Blutkörperchen.

Leukozytenmigration vs. Erythrozytendiapedese

Die **Diapedeseblutung** ist der charakteristische Blutungstyp der Kapillaren. Unter den **Rhexisblutungen** sind diejenigen der großen Gefäße naturgemäß von größter praktischer Bedeutung. In praktischer Hinsicht unterscheidet man zwischen Blutungen aus *großen Gefäßen* und solchen aus *Gefäßen der terminalen Strombahn.*

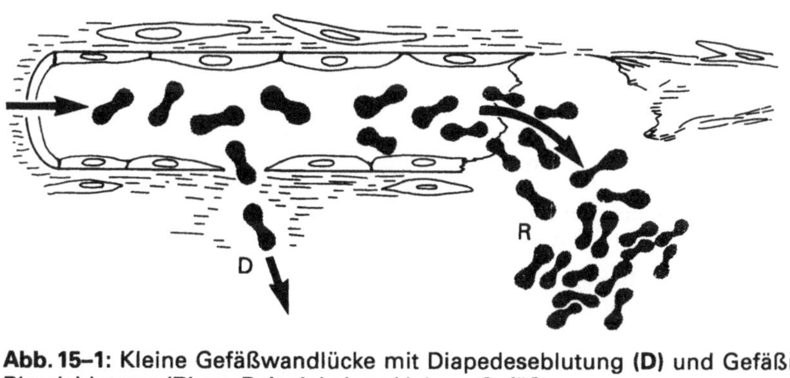

Abb. 15–1: Kleine Gefäßwandlücke mit Diapedeseblutung **(D)** und Gefäßriß mit Rhexisblutung **(R)** am Beispiel eines kleinen Gefäßes

Blutungen aus großen Gefäßen

1.2.1 Blutungen aus großen Gefäßen

- aus großen **Arterien**:
- nach scharfen oder stumpfen **Traumen**
- als nicht-traumatische sog. **indirekte Rupturblutungen** bei Hochdruck, Gefäßentzündungen, Aneurysmen

Hier sind vor allem die Blutungen aus großen **Arterien** von Bedeutung. Als deren wichtigste Ursache ist das **Trauma** zu nennen: Schnitt, Stich usw. oder stumpfe Gewalteinwirkung (Zerreißung, Quetschung).
Die nicht-traumatische sog. **indirekte Rupturblutung** tritt am häufigsten als Folge eines hypertensiven Gefäßwandschadens auf, wobei das Gefäß durch den hohen Blutdruck zerreißt. Wichtigstes Beispiel hierfür ist die *apoplektische Massenblutung*. Weitere indirekte Rupturblutungen werden durch entzündliche Gefäßwanderkrankungen verursacht, z. B. bei *Panarteriitis nodosa*, die zu tödlichen inneren Verblutungen führen kann. Außerdem neigen alle *Aneurysmen* zur Ruptur.

- durch **Gefäßwandarrosion**

Die (klinisch wichtigen) **Arrosionsblutungen** treten auf, wenn nekrotisierende Agenzien (Säure-, Laugeneinwirkung), ulzeröse Prozesse (peptische Magengeschwüre), fortschreitende nekrotisierende Entzündungen (Abszesse), lytische Enzyme (akute Pankreatitis) oder maligne Geschwülste auf die Gefäßwände übergreifen und diese zerstören. Je nach Größe des arrodierten Gefäßes kann es zu ausgedehnten, tödlichen Blutungen kommen.

- aus großen **Venen**

Blutungen aus großen **Venen** finden sich z. B. nach Traumen, Arrosionen und bei erhöhtem Innendruck. Wichtigstes *Beispiel:* **Ösophagusvarizenblutung** bei portaler Hypertension.

Blutungen aus kleinen Gefäßen

1.2.2 Blutungen aus Gefäßen der terminalen Strombahn

- nach **kapillären Verletzungen** nur geringe Blutungen (Ausnahme: im Knochengewebe, in Leber, Niere)

Traumatische Blutungen. Verletzte Kapillaren bluten i. d. R. wenig oder gar nicht, da die Kapillarwundflächen kollabieren oder miteinander verkleben. Ausnahmen sind der *Knochen*, dessen festes Gewebegerüst die Kapillaren am Kollabieren hindert, sowie *kapillarreiche parenchymatöse Organe*, wie etwa Leber und Nieren.

- durch **Ruptur** infolge hohen Innendrucks oder Zugbelastung:
- Stauungsblutungen der Lungen
- Perthes-Druckstauung
- Rumpel-Leede-Test
- Purpura orthostatica

Blutungen durch abnorme Druck- oder Zugbeanspruchung. Bei einer hohen Druck- oder Zugbelastung von Arteriolen und Venolen können diese rupturieren. In der Umgebung der Rupturstelle zeigen sich zunächst *Petechien*, die zu größeren Blutungen konfluieren können (z. B. Stauungshämaturie, alveoläre Stauungsblutungen in den Lungen). Diese Veränderungen sind am stärksten ausgeprägt bei Einengung oder Verschluß einer großen Vene. In deren Zuflußgebiet treten multiple Blutungen auf, z. B. bei der sog. *Perthes-Druckstauung* (Kompression der oberen Hohlvene), bei einer zu lange durchgeführten Blutstauung im *Rumpel-Leede-Test* oder bei einer Orthostase in der Haut der Beine.

- **Erstickungsblutungen**: besondere Form der Stauungsblutungen

Die **Suffokationsblutungen** (Suffokation = Erstickung; lat. *sub-* unter, *faux* Schlund) sind ebenfalls Stauungsblutungen. Man findet sie in den Konjunktiven, Skleren, der periorbitalen Gesichtshaut sowie subpleural und subepikardial *(Tardieu-Flecke)*.

- durch **Sog von außen**

Auch ein **Sog von außen** kann zu kapillären und venolären Blutungen führen (z. B. Schleimhautblutungen in der Paukenhöhle bei Tubenkatarrh).

- **hereditären Angiopathien**

Ursache der Blutungen: Kollagensynthesestörung

M. Osler-Rendu-Weber
Ehlers-Danlos-Syndrom
Marfan-Syndrom

Blutungen bei hereditären Angiopathien. Diesen seltenen Krankheitsbildern liegt eine quantitative oder qualitative Störung des Kollagens zugrunde, wodurch die Adhäsion der Thrombozyten an den Intimalücken beeinträchtigt wird und so eine Abdichtung der Gefäßwände nicht mehr gewährleistet ist. Hierzu gehören die **Teleangiektasia hereditaria (Osler-Rendu-Weber)**, das **Ehlers-Danlos-Syndrom** und das **Marfan-Syndrom**. Morphologisch bestehen kleine Gefäßwanderweiterungen (Teleangiektasien), aus denen es stark bluten kann. Bevorzugte Lokalisationen sind Nasen- und Mundschleimhaut, Magen-Darm-Trakt, Haut, Nierenbecken und Bronchien.

- **Gefäßspiders:** bei Leberzirrhose

Blutungen bei erworbenen Teleangiektasien, den sog. *Gefäßspiders* der Haut, sind wahrscheinlich auf einen Kollagenmangel zurückzuführen. Sie sind z. B. bei einer Leberzirrhose zu beobachten.

- durch **Hypo-, Avitaminose:** Skorbut, M. Möller-Barlow

Blutungen bei Hypo- und Avitaminosen. Vaskuläre Blutungen sind speziell bei C-Avitaminosen *(Skorbut)* des Erwachsenen und der *Möller-Barlow-Krankheit* des Kindesalters bekannt. Beim Skorbut treten Zahnfleischbluten, bei der Möller-Barlow-Krankheit u. a. „blutiger Schnupfen", Zahnfleisch- und Orbitalblutungen auf.

Purpura senilis. Schon nach geringfügigen stumpfen Traumen können bei alten Menschen vor allem in der Haut Rhexisblutungen (als Purpura oder Ekchymosen) auftreten, deren Ursache in einer senil-atrophischen Texturstörung der kleinen Gefäße liegt.

- **Purpura senilis:** Hautblutungen im Alter

Blutungen bei Vasculitis allergica. Von praktischer Bedeutung sind die Purpuraformen, die auf primär entzündlichen Erkrankungen der Gefäßperipherie beruhen. Die Gefäßwandalteration führt zu kleinen Blutungen, die sich klinisch als Purpura manifestieren. Schwere Verlaufsformen gehen mit Nekrosen einher. Die Vaskulitis kann sich nach Insektenstichen, Streptokokkeninfektion, bei Nahrungs- und Arzneimittelallergie u.a. bilden. Sie tritt meist systemisch auf, kann jedoch auch auf die Haut beschränkt bleiben.

Blutungen bei allergischen Angiitiden (praktisch wichtig)
- **Vasculitis allergica-Blutungen**

Mikroskopisch findet man in Arteriolen, Venolen und Kapillaren eine Endothelschwellung sowie fibrinöse Ablagerungen, und zwar sowohl in den Gefäßwänden als auch außerhalb der Gefäße. Das entzündliche Infiltrat kann so dicht sein, daß die betroffenen Gefäße nur noch schwer zu identifizieren sind.

mikroskopisch: Endothelschwellung, fibrinöse Ablagerungen

Zu dieser Gruppe der Angiitiden gehört auch die klinisch wichtige **Purpura Schoenlein-Henoch** (anaphylaktoide Purpura Glanzmann), die vornehmlich bei Kindern und Jugendlichen auftritt und sich im Anschluß an einen Streptokokkeninfekt entwickelt. Als Zeichen einer systemischen Läsion finden sich polyarthritische Erscheinungen und eine Herdnephritis. Folge der Vaskulitis sind symmetrisch angeordnete *petechiale* Hautblutungen mit Bevorzugung der Streckseiten der Extremitäten.

- **Purpura Schoenlein-Henoch** (klinisch wichtig!)
  - bei Kindern, Jugendlichen
  - nach Streptokokkeninfektion

sie führt zu
- polyarthritischen Beschwerden
- Herdnephritis
- Petechien

Sonderformen: Purpura abdominalis, Purpura fulminans Henoch.

Blutungen bei Infektionskrankheiten. Klinisch wichtig sind die *hämorrhagische Laryngo-Tracheo-Bronchitis* und die hämorrhagische Bronchopneumonie bei *Virusgrippe*.

- allergisch bedingte **Blutungen bei Infektionskrankheiten**

Weitere typische **Beispiele** sind: rote Hepatisation bei der *Lobärpneumonie*, Blutungen im Bereich von *Pockeneffloreszenzen* (sog. schwarze Pocken), Blutungsneigung bei *Milzbrand*, Hämaturie bei akuter proliferativer *Glomerulonephritis* und *Herdnephritis*, desweiteren *bei M. Weil, Typhus abdominalis, Pertussis, Pest, Fleckfieber, Ornithose.*

Blutungen bei toxischen Kapillarschäden können z.B. durch Schlangengift oder nach Arsen- und Leuchtgasvergiftungen auftreten.
Angioneurotische Blutungen entstehen bei Hirndrucksteigerung und kommen speziell in den Lungen vor. Die sog. *Vagusblutungen*, die bevorzugt subendokardial in der linken Kammerausflußbahn auftreten (bei der Obduktion nachweisbar), gehören ebenfalls in diese Kategorie.

- **Schädigung der Kapillarwände** durch
  - Gifte
  - Hypoxie
- **angioneurotische Blutungen:** Vagusblutung

Blutungen aus anderen Ursachen. Bei schweren Anämien und Leukosen treten häufig ausgedehnte Blutungen auf, deren Ursache u.a. in einer *hypoxischen Gefäßschädigung* zu suchen ist. Schließlich kann auch eine Luftembolie zu Blutungen und ischämischen Nekroseherden führen, wie z.B. bei der *Caisson-Krankheit* der Taucher. Hautblutungen als Folge einer Selbstverletzung werden als **Purpura factitia** bezeichnet. **Intrazerebrale Massenblutungen** s. S.344; **Blutungen aus dem Digestionstrakt** s. S.594.

2. Blutstillung (Hämostase)

Hämostase

Definition. Die Hämostase (griech. *stasis* Stockung) ist ein *kontinuierlicher physiologischer Schutzmechanismus*, der den Organismus vor der Verblutung bewahrt (Abb. 15–2). Die Blutstillung *bei Gefäßläsionen* bezeichnet man als **akzidentelle Hämostase** bzw. **spontane Blutstillung**.

schützt vor diffuser tödlicher Verblutung
nach Wandläsion kleinerer Gefäße setzt spontane Blutstillung ein:

Bei Durchtrennung einer **Arterie vom muskulären Typ** kann eine spontane Blutstillung nach dem Prinzip der *„Gefäßinvagination"* stattfinden: Unterstützt von aktiver Muskelkontraktion werden durch Retraktion der Tunica elastica interna die übrigen Wandschichten des Arterienstumpfes lumenwärts gezogen und in die Gefäßlichtung eingestülpt. An dieser Stelle bildet sich ein Thrombus, der gemeinsam mit dem Invaginat die endgültige Blutstillung herstellt.

- bei Arterien vom muskulösen Typ durch „Gefäßinvagination"

An verletzten **Arteriolen und Venolen** läuft die normale Blutstillung in *3 Phasen* ab:
1. Gefäßverengung als Folge der Kontraktion der gereizten Muskelzellen und des lokalen Blutdruckabfalls; innerhalb weniger Sekunden haften die mit dem Blut austreten-

- bei Arteriolen und Venolen 3 Phasen:
  1. Vasokonstriktion, Thrombozytenadhäsion

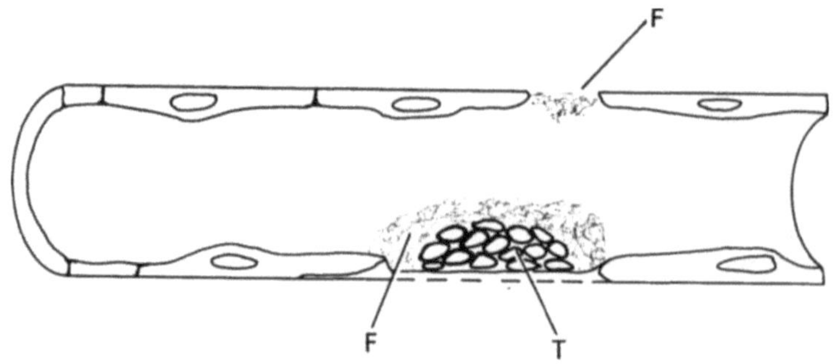

Abb. 15–2: Mechanismus der Gefäßabdichtung bei kontinuierlicher physiologischer Hämostase in einer Kapillare mit minimaler Endothellücke **(oben)** und größerer Intimalücke **(unten)**. **T** Thrombozyten, **F** Fibrin

2. Wundverschlußthrombus

3. Koagulation mit Fibrin

den Thrombozyten am „Wundkollagen". *2. Bildung des Wundverschlußthrombus*; dieser entwickelt sich von den Wundrändern aus und besteht aus weiteren Thrombozyten, die miteinander verklumpen. *3. Verfestigung des Plättchenpfropfens*, der für plasmatische Bestandteile undurchlässig wird. Zur endgültigen Stabilisierung des Wundverschlusses ist stets eine Koagulation mit Fibrinbildung erforderlich.

Thrombozyten
- Adhäsion
- Aggregation
- Fibrinthrombus
- Gerinnselretraktion

Die **Thrombozyten** haben einen wesentlichen Anteil an der Hämostase durch ihre *thromboplastischen* und *kontraktilen Substanzen.* Bei einem Endothel- oder Gefäßwanddefekt lagern sich die Thrombozyten an freiliegende subendotheliale Strukturen, wie Basalmembranen oder Kollagen, an (Adhäsion). Binnen weniger Sekunden folgt die Aggregation, die außer durch die Adhärenz der Plättchen an Kollagen auch durch zahlreiche andere Substanzen ausgelöst werden kann (z. B. Serotonin, Adrenalin). Für die Stabilisierung des Plättchenthrombus ist das unter Thrombineinwirkung aus Fibrinogen gebildete **Fibrin** verantwortlich, das sowohl an Thrombozyten als auch an anderen Zellen (z. B. Fibroblasten) haftet. Auch die Phase der *Gerinnselretraktion* wird entscheidend von den Thrombozyten bestimmt.

Störungen der Hämostase können ihre Ursache haben in:
- Gefäßwandveränderungen
- Störung der Thrombenbildung

Störungen der Hämostase. Die spontane Blutstillung kann gestört sein durch:
- mangelhafte oder fehlende Kontraktionsfähigkeit der Gefäßwände (z. B. bei Arteriosklerose, Entzündungen, Nekrosen)
- verzögerte oder ausbleibende Thrombenbildung.

Praxishinweis

⟹

Klinische Parameter sind u. a.: Verlängerung der Blutungs- und/oder Gerinnungszeit.

Hämorrhagische Diathesen

3. Hämorrhagische Diathesen

bedeutet generalisierte Blutungsneigung
Manifestation an den kleinen Gefäßen
beruht auf Störungen
- der Thrombozyten
- des plasmatischen Gerinnungssystems
- der Gefäßwände

Definition. Hämorrhagische Diathese ist eine *generalisierte Blutungsneigung*, die sich im Bereich der kleinen Gefäße, besonders der Kapillaren, manifestiert und auf einer Störung der *Thrombozytenzahl*, des *plasmatischen Gerinnungssystems* oder einer erhöhten *Durchlässigkeit der Gefäßwände* beruht. Daraus ergibt sich die Einteilung in *Thrombozyto-*, *Koagulo-* und *Angiopathien.*

Thrombozytopathien

3.1 Thrombozytopathien

3 Formen:
- Penien
- Zytosen
- Zytopathien i. e. S.

Man unterscheidet *3 Hauptformen* thrombozytärer Defekte:
- **Thrombozytopenien:** verminderte Thrombozytenzahl (< 100 000/μl)
- **Thrombozytosen:** erhöhte Thrombozytenzahl (> 350 000/μl)
- **Thrombozytopathien im engeren Sinne:** qualitative funktionelle Defekte der Thrombozyten.

3.1.1 Thrombozytopenien

Charakteristisch für Thrombozytopenien (griech. *penia* Mangel) ist das **gleichzeitige Vorkommen** von *großen und kleineren Blutungen*: Petechien, Ekchymosen, Sugillationen, Suffusionen. Besonders gefürchtet sind intrakranielle Hämorrhagien. Blutungen beginnen bei **Thrombozytenzahlen** unter **80000/µl**, Werte unter **30000/µl** gelten als kritisch.

Thrombozytopenie

⇦

3.1.1.1 Thrombozytopenien infolge verminderter Bildung

1. Thrombozytopenie durch verminderte Plättchenbildung

Die Bildungsstörung kann *genetisch* bedingt (hereditär) oder *erworben* sein.

• Die **hereditären** Formen sind selten. Die betroffenen Kinder erreichen kaum jemals das fortpflanzungsfähige Alter. Hierzu zählen das *Wiskott-Aldrich-Syndrom*, das *Fanconi-Syndrom* u. a..

Ursachen:
- erblich (selten)

• Wichtiger sind die **erworbenen** Formen, insbesondere die **Panmyelopathie** (aplastische Anämie). Deren Ursachen sind vor allem Medikamente, ionisierende Strahlen und die Verdrängungs-Myelophthise durch maligne Tumoren bei Knochenmarksinfiltration. Des weiteren kommt es bei einer Reihe von medikamentös-chemischen Noxen (Chlorothiazid, Östrogene, Äthanol, Kortikosteroide) zu einer selektiven Suppression der Megakaryozyten und dadurch zur Thrombozytopenie. Die hämorrhagische Diathese ist bei den erworbenen Thrombozytopenien nicht selten die unmittelbare Todesursache.

- **erworben** (praktisch wichtig)
Vorkommen bei:
- aplastischer Anämie
- akuter Leukämie (Hirnblutungen!)
- medikamentöser Schädigung

Beispielsweise haben 95 % der Patienten mit einer akuten Leukämie eine Thrombozytopenie; 30–50 % dieser Patienten erliegen einer Hirnblutung.

3.1.1.2 Thrombozytopenien infolge vermehrten Abbaus

2. Thrombozytopenie durch vermehrten Plättchenabbau
klinisch: erhöhter Plättchenumsatz = vermehrter Abbau

Die folgenden Krankheitsbilder sind durch einen vermehrten Abbau von Thrombozyten (erhöhter Thrombozytenumsatz) verursacht.

• **Thrombotisch-thrombozytopenische Purpura (Moschcowitz-Krankheit).** Diese insgesamt seltene Krankheit tritt häufiger bei Frauen als bei Männern (3:2) auf mit einer thrombozytopenischen Purpura sowie hämolytischer Anämie, neurologischen und renalen Symptomen sowie Fieber. Bei 50 % der Erkrankten ist der Verlauf letal.

• **Moschcowitz-Krankheit** (wichtigstes Krankheitsbild dieser Gruppe)
- Inzidenz m:w = 3:2
- Altersgipfel: 3. Dezennium
- Letalität: heute ca. 50 %

Morphologisch finden sich flohstichartige Blutungen in der Haut und den inneren Organen. **Mikroskopisch** sind disseminierte zapfenförmige Thromben in Arteriolen und kleinen Arterien, Gefäßwandveränderungen mit aneurysmatischer Erweiterung sowie Einlagerungen von hyalinen Substanzen unterhalb des Gefäßendothels zu beobachten. Die Mikrothromben verschließen meist nicht vollständig die Gefäße, bilden aber einen hohen Strömungswiderstand und führen zur mechanischen Läsion der vorbeifließenden Erythrozyten. Dadurch kommt es zur sog. *mikroangiopathischen hämolytischen Anämie.* Im Blutausstrich der Patienten sind reichlich Fragmentozyten (Schistozyten) nachweisbar. Die primäre *Ursache* der disseminierten Mikrothrombose ist unklar.

• **Hämolytisch-urämisches Syndrom (Gasser-Syndrom).** Dieses seltene Krankheitsbild kommt vornehmlich im Kindesalter (vor dem 8. Lebensjahr) vor. Klinisch besteht das Bild der *mikroangiopathischen hämolytischen Anämie* (ohne Nachweis von Antikörpern = nicht immunologisch bedingt), einer Thrombozytopenie, eines oligurischen Nierenversagens sowie eine unterschiedlich ausgeprägte neurologische Symptomatik. Die hämatologischen Befunde sind identisch mit denen der Moschcowitz-Krankheit.

• **Gasser-Syndrom**
- hämatologisch der Moschcowitz-Krankheit ähnlich, jedoch vornehmlich im Kindesalter
- akutes Nierenversagen durch Fibrinpräzipitate in Glomerula und Vasa afferentia

• **Mechanisch bedingte Thrombozytopenie.** Bei Operationen mit *extrakorporalem Kreislauf*, nach Implantation von *Herzklappen* und *Gefäßprothesen* sowie bei der *Hämodialyse* kann es zu vermehrter Adhäsion und Aggregation der Thrombozyten und zu deren mechanischer Destruktion kommen.

• **durch mechanische Plättchenläsionen**, z. B.
- Dialyse
- künstliche Herzklappe

• **Para- und postinfektiöse Thrombozytopenie.** Diese Blutung wird nicht selten 9–12 Tage nach Beginn eines Virusinfekts (infektiöse Mononukleose, Röteln, Varizellen, Grippe, Hepatitis u. a.) beobachtet, wobei die Thrombozyten direkt durch die Viren geschädigt werden.

• **nach Infektionen**:
- vor allem Virusinfektionen

• nach Blutverlust, Massentransfusion

• **Thrombozytopenie durch Blutverlust oder Massentransfusion.** Massive akute Blutungen und Massentransfusionen führen zur Thrombozytopenie.

Beispielsweise wird durch vollständigen Ersatz des Blutvolumens eines Erwachsenen (5 l) die Thrombozytenzahl auf etwa 50000/μl gesenkt.

• bei Verbrauchskoagulopathie

• **Thrombozytopenie bei Verbrauchskoagulopathie.** Thrombozyten und Gerinnungsfaktoren werden durch die Bildung von Mikrothromben in der peripheren Strombahn gewissermaßen „verbraucht".

• durch Autoimmunreaktion: M. Werlhof

• **Idiopathische thrombozytopenische Purpura (ITP, M. Werlhof).** Dieses klinisch wichtige Krankheitsbild macht etwa 6 % aller Thrombozytopenien aus und kommt bevorzugt im jüngeren und mittleren Lebensalter vor, bei Frauen 3 mal häufiger als bei Männern. Die ITP beginnt akut oder schleichend mit leichten Blutungsperioden (z. B. Nasenbluten); später können Petechien und Sugillationen an Haut, Schleimhäuten und serösen Häuten auftreten. Zu Hirnblutungen kommt es erst bei Thrombozytenzahlen <10000/μl.

Pathogenese:
- IgG-Autoantikörper gegen Plättchenoberflächen-Ag
- RHS in Milz u. Leber phagozytiert markierte Thrombozyten

Ätiologie und Pathogenese. Der M. Werlhof wird durch einen Autoantikörper hervorgerufen, der in die IgG-Gruppe gehört und an die Plättchenoberfläche gebunden wird („plättchen-assoziiertes IgG"). Die so markierten Thrombozyten werden von den Makrophagen in Milz und Leber phagozytiert und abgebaut. Wahrscheinlich nimmt die Milz auch an der Bildung der Autoantikörper teil. Diese können die Plazenta passieren und beim Kind eine konnatale Immunthrombozytopenie hervorrufen.
Das **morphologische Bild** wird durch Blutungen bestimmt. Diese können im Gehirn als Massenblutungen oder als Purpura cerebri auftreten. Im Knochenmark wird eine reaktive Vermehrung der Megakaryozyten deutlich, ebenso eine hyperplastische Erythropoese als Reaktion auf die Blutungen sowie eine Splenomegalie von 200–300 g (normal: 150 g). Auffällig ist die Hyperplasie der lymphatischen Sekundärfollikel mit floriden Keimzentren.

• **autoimmunthrombozytopenische Purpura** des Kindes

• **Akute autoimmunthrombozytopenische Purpura.** Diese Erkrankung tritt bei Kindern zwischen dem 2.–6. Lebensjahr auf und entspricht dem klinischen Bild des M. Werlhof. Die Thrombozytopenie hält meist nur 4–6 Wochen an; in über 90 % tritt Spontanremission ein.

• durch medikamentös induzierte Antikörper

• **Immunthrombozytopenie durch medikamentös induzierte Antikörper.** Zahlreiche Medikamente können auf immunologischem Wege zur Thrombozytopenie führen.

• Evans-Syndrom

• **Symptomatische Autoimmunthrombozytopenien (Evans-Syndrom).** Hierbei handelt es sich um die Kombination einer Immunthrombozytopenie mit einer autoimmunhämolytischen Anämie vom Wärmetyp bei systemischem Lupus erythematodes, Immunthyreoiditis (Hashimoto), Myasthenia gravis, Sarkoidose und M. Basedow.

3.1.2 Thrombozytosen, Thrombozythämien

Thrombozytosen
350000–1000000 Thrombozyten/μl

Thrombozythämie
>1 Mio. Thrombozyten/μl

Bei einer **Thrombozytose** liegt eine passagere reaktive Vermehrung der Thrombozyten auf über 350000/μl bis zu 1 Mio./μl vor. Sie wird nach Operationen und Infektionskrankheiten (z. B. Colitis ulcerosa, M. Crohn) beobachtet, ferner in der Regenerationsphase nach Blutungen sowie bei malignen Tumoren. Thrombozytosen müssen stets von einer **Thrombozythämie** abgegrenzt werden, bei der die periphere Thrombozytenzahl *über* 1 Mio/μl liegt.

Thrombozytopathien i. e. S.

3.1.3 Thrombozytopathien im engeren Sinne

– angeborene

Funktionelle Plättchendefekte und abnorme Thrombozytenzahlen kommen angeboren oder erworben vor. Die **hereditären** Krankheitsbilder beruhen entweder auf einem Membrandefekt der Thrombozyten (z. B. Thrombasthenie Glanzmann) oder auf einem zytoplasmatischen Plättchendefekt.

– erworbene

> Für die Praxis sind vor allem die **erworbenen** Thrombozytopathien von Bedeutung, die durch *Medikamente*, *Urämietoxine* oder *Alkohol* verursacht werden.

Thrombozytenveränderungen finden sich auch bei Dys- und Paraproteinämien, bei Präleukämien und akuten Leukämien sowie bei chronischen Lebererkrankungen.

3.2 Koagulopathien

Koagulopathien

Nach *Ätiologie* und *Pathogenese* unterscheidet man *4 Formen*:
- Bildungsstörungen der Blutgerinnungsfaktoren
- Verbrauchskoagulopathien (DIC)
- Fibrinolyseaktivierung (Hyperfibrinolyse)
- Überwiegen der Gerinnungsinhibitoren.

4 Formen:

3.2.1 Koagulopathien durch Bildungsstörungen der Gerinnungsfaktoren

1. Koagulopathien durch Bildungsstörungen

Von den **hereditären** Koagulopathien sind die *Hämophilie A* und *B* sowie das *Willebrand-Jürgens-Syndrom* von Bedeutung. Die erworbenen Formen sind selten.

Synthesestörungen von Blutgerinnungsfaktoren, Fibrinogen

3.2.1.1 Hämophilie A und B

Hämophilie A und B

Der Hämophilie (syn. *Bluterkrankheit*) liegt ein X-chromosomal-rezessiv vererbbarer Blutgerinnungsdefekt zugrunde. Ursache ist ein Gendefekt auf dem X-Chromosom, der einen Mangel an Faktor VIII (*Hämophilie A* = 85 % der Bluter) oder Faktor IX (*Hämophilie B* = 15 %) bewirkt. Nur das männliche Geschlecht ist betroffen.

- erblich
- Gendefekt auf dem X-Chromosom
- **Typ A** (85 %): **Faktor VIII**-Mangel
- **Typ B** (15 %): **Faktor IX**-Mangel

Häufigkeit. In Deutschland findet sich unter 4200 Knaben ein Bluter. Leichte Verlaufsformen sind nicht miterfaßt, daher ist die tatsächliche Zahl der Bluter noch wesentlich größer. Die mittlere Lebenserwartung der Bluter ist heute nicht mehr reduziert.

Beide Hämophilieformen sind durch eine starke Verzögerung der Thrombokinasebildung des endogenen Gerinnungssystems charakterisiert, daher die identische klinische Symptomatik beider Formen. Die stärksten Veränderungen finden sich an den Gelenken **(Arthropathia haemophilica)** mit degenerativen Knorpelveränderungen, Ankylose und starker Hämosiderose der Synovia, besonders im Kniegelenk *(Hämarthros)*. Hirnblutungen und Hämaskos nach Trauma sind häufige Todesursachen.

- verzögerte Thrombokinasebildung
- **stärkste Veränderungen an den (Knie-) Gelenken**
- Hirnblutungen und Hämaskos nach Trauma häufige Todesursache

3.2.1.2 Willebrand-Jürgens-Syndrom

Willebrand-Jürgens-Syndrom

Ursache dieses *häufigsten erblichen Blutungsübels* ist ein Mangel oder Defekt des Faktor VIII-Trägerproteins.

- **häufigstes erbliches Blutungsübel**
- Mangel oder Defekt des **Faktor VIII**-Trägerproteins

Dieses hochmolekulare Glykoprotein ist mit dem Faktor VIII:C in einem Komplex gebunden. Es reguliert die Synthese von Faktor VIII:C und ist für die Adhäsion von Thrombozyten an subepithelialen Kollagenfasern erforderlich. Es findet sich im Blutplasma und in den Thrombozyten in Form verschieden großer Multimere. Je nachdem, welche Multimere fehlen, unterscheidet man *5 Typen* dieses Syndroms. Der Typ IIC wird autosomal-rezessiv, die übrigen Typen werden autosomal-dominant vererbt.

- 5 Subtypen

Die **Symptomatik** ist durch Verletzungs- (78 %), Haut- (71 %), und Schleimhautblutungen (aus Uterus, Nasenhöhle, Zahnfleisch und Magen-Darm) gekennzeichnet. Bei Frauen treten in 70–75 % der Fälle Meno-/Metrorrhagien auf, weiterhin Gelenk- und Hirnblutungen. *Nasenbluten* ist meist das erste auffällige Zeichen dieses Syndroms. In schweren Fällen können tödliche Blutungen auftreten. Andererseits kann die Krankheit so milde verlaufen, daß sie erst bei operativen Eingriffen durch die Verlängerung der Blutungszeit entdeckt wird.

- Art der Blutungen, Schwere des Verlaufs variieren stark
- Nasenbluten meist erstes Symptom

3.2.2 Verbrauchskoagulopathien

2. DIC

Definition. Eine Verbrauchskoagulopathie (syn. *disseminated intravasal coagulation* = **DIC**) ist eine Blutgerinnungsstörung infolge eines Mißverhältnisses zwischen gesteigertem Verbrauch und Produktion von Thrombozyten und plasmatischen Gerinnungsfaktoren.

keine eigenständige Krankheit
klinisch sehr wichtig!

Pathogenese. Bei Aktivierung der Blutgerinnung entsteht eine gesteigerte Gerinnbarkeit (*Hyper*koagulabilität) mit Bildung von multiplen *Mikrothromben* in der peripheren Strombahn. Diese bestehen im allgemeinen aus Fibrin,

Pathogenese

Reaktionskaskade:
Eukoagulobilität
↓
← Aktivierung
↓
Hyperkoagulabilität
↓
DIC
rascher Verbrauch von Gerinnungsfaktoren → Bilanzstörung mit Hypokoagulabilität → hämorrhagische Diathese
Diagnostik

⇨

Thrombozyten und anderen Bluteiweißkörpern. Wenn in kurzer Zeit viele Mikrothromben entstehen, werden bei ihrer Bildung mehr Komponenten des Hämostasesystems (Thrombozyten sowie insbesondere die Gerinnungsfaktoren I, VIII, V, II) „verbraucht" als neugebildet. Diese Bilanzstörung führt zu einem Defizit an plasmatischen Gerinnungsfaktoren und Thrombozyten und damit zu einer Abnahme der Gerinnungsfähigkeit des Blutes (*Hypo*koagulabilität) mit latenter oder manifester hämorrhagischer Diathese.

> Die **Thrombozytopenie** ist der empfindlichste Indikator für die Diagnostik der Verbrauchskoagulopathie!

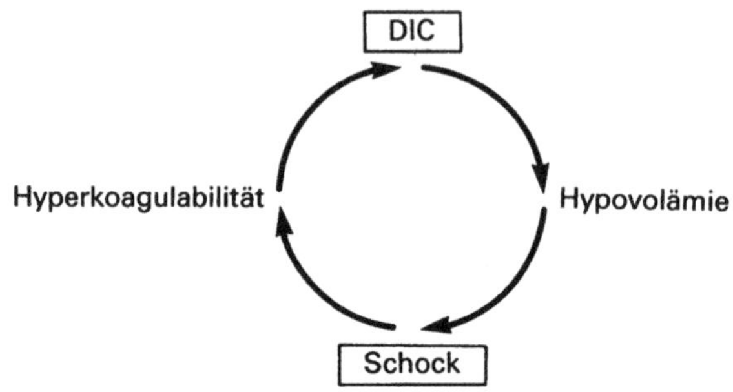

Abb. 15–3: Zusammenhänge zwischen Verbrauchskoagulopathie (DIC) und Kreislaufschock. Schockzustände und DIC können einander im Sinne eines Circulus vitiosus verstärken

DIC und Schock
beide bedingen einander und verstärken sich gegenseitig: Circulus vitiosus

DIC und Schock. Eine Verbrauchskoagulopathie kann sowohl dem Schock vorausgehen als auch Folge eines Schocks sein, je nachdem, an welcher Stelle der „Einstieg" in diesen Circulus vitiosus erfolgt (Abb. 15–3). So kommt es einerseits bei schwereren Formen der Verbrauchskoagulopathie regelmäßig zum Kreislaufschock, andererseits führen vor allem durch gramnegative Erreger (E. coli, Meningokokken) verursachte Schockzustände zu besonders schweren Verbrauchskoagulopathien mit hämorrhagischer Diathese.

bei Gravidität

Die **Gravidität** gilt als besonders disponierend, da bei dieser bereits primär eine leichte Hyperkoagulabilität besteht; zugleich ist die Fibrinolyse als Kontrollmechanismus in der Schwangerschaft nur ungenügend aktivierbar. Ein einmaliger Einbruch von *Endotoxin* (z.B. beim septischen Abort) kann den Gerinnungsmechanismus explosionsartig in Gang setzen.

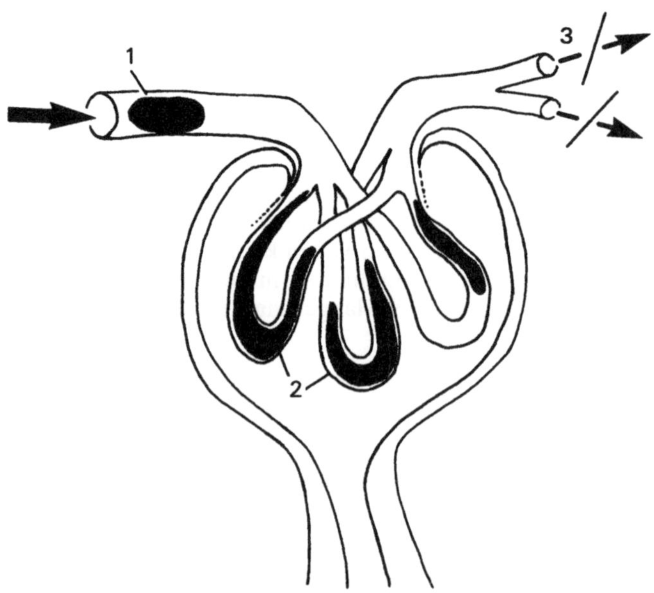

Abb. 15–4: Schema eines Glomerulums der Niere mit Mikrothromben in **1** Vas afferens, **2** Kapillarschlingen, **3** Blutstillstand im Vas efferens

Verlauf, Folgen. Verbrauchskoagulopathien verlaufen meist akut, eine Restitutio ad integrum ist möglich. In schweren Fällen entwickeln sich Defektzustände, z. B. chronische Niereninsuffizienz, Hypophyseninsuffizienz *(Sheehan-Syndrom)* nach Hypophysenvorderlappennekrosen oder Nierenrindennekrosen, welche durch Verstopfung des Vas afferens oder der Kapillarschlingen des Glomerulums mit nachfolgendem Sistieren der Blutversorgung der Rinde entstehen (Abb. 15–4). *Heute ist die DIC dank der prophylaktischen Heparintherapie deutlich seltener geworden.*

Verlauf meist akut (chronisch z. B. bei Hämangiomen) mit
- Restitutio
- HVL-Nekrose
- Nierenrindennekrose

Prophylaxe: Heparintherapie

3.2.3 Koagulopathien durch Fibrinolyseaktivierung (Hyperfibrinolyse)

3. Lyse-Koagulopathien

Man unterscheidet eine *primäre* und eine *sekundäre* Form. Die **primäre** Hyperfibrinolyse entsteht meist bei einer Fibrinolysetherapie (z. B. mit Streptokinase). Häufiger entsteht die Hyperfibrinolyse **sekundär** als Folge einer Verbrauchskoagulopathie. In diesem Falle ist sie klinisch sogar erwünscht, da sie die Auflösung der peripheren Mikrothromben bewirkt. Andererseits kann diese Hyperfibrinolyse so stark sein, daß sie zu ausgedehnten Blutungen führt und damit das klinische Bild beherrscht.

- **primäre Hyperfibrinolyse:** bei Fibrinolysetherapie
- **sekundäre Hyperfibrinolyse:** bei DIC

Bestimmte metastasierende maligne Geschwülste (z. B. das Prostatakarzinom) können erhebliche Mengen von Aktivatoren in die Blutbahn einschwemmen und so die Fibrinolyse hochgradig aktivieren. Es kommt dann zu hyperfibrinolytischen Blutungen. Diese können ärztlich beabsichtigte Blutstillungen erheblich stören und zu Nachblutungen führen.

3.2.4 Koagulopathien durch Überwiegen der Gerinnungsinhibitoren

4. Koagulopathien durch Übergewicht von Gerinnungsinhibitoren

Der wichtigste Inhibitor der Blutgerinnung ist das **Heparin**, das vor allem die Thrombinwirkung hemmt und so die Fibrinbildung aus Fibrinogen verhindert. Bei einem Überschuß von Heparin kann somit kein Fibrin entstehen. **Hyperheparinämien** treten nach *Heparininjektionen* auf.
Immunkoagulopathien sind durch das Vorkommen eines Inhibitors mit antikoagulotorischer Wirkung gekennzeichnet. Bekannt ist das Auftreten eines Faktor VIII-Antikörpers, z. B. im Zuge einer Substitutionstherapie der Hämophilie, aber auch bei Autoimmunkrankheiten und bestimmten Entzündungen (Colitis ulcerosa, M. Crohn).

- **Heparin** verhindert Fibrinbildung
- **Hyperheparinämien:** nach Heparinapplikation
- **Immunkoagulopathien:** bei Faktor VIII-Ak, Autoimmunerkrankungen

3.3 Hämorrhagische Diathese bei Angiopathien

Hämorrhagische Diathese bei Angiopathien

Neben *Thrombozyto-* und *Koagulopathien* bilden angeborene und erworbene *Angiopathien* die dritte Ursache einer hämorrhagischen Diathese; man spricht hier von *vaskulären Blutungsübeln*. Oft kann die Diagnose einer Angiopathie nur per exclusionem gestellt werden: Man findet zwar eine hämorrhagische Diathese, jedoch fehlen Störungen der Thrombozytenzahl und -funktion sowie des plasmatischen Gerinnungssystems.

vaskuläres Blutungsübel
oft **Ausschlußdiagnose:**
- keine Thrombozytopathie
- keine Koagulopathie

> **Vaskuläre Blutungsübel** sind durch zahlreiche *Petechien* charakterisiert. Demgegenüber sind die Blutungen bei **Koagulopathien** viel *massiver*. Bei **Thrombozytopathien** ist meist eine Kombination *flächenhafter* und *petechialer Blutungen* anzutreffen.

Differentialdiagnose

4. Folgen von Blutungen

Blutungsfolgen

Die Blutungsfolgen hängen von der *Menge* und der *Geschwindigkeit des Blutverlusts* ab. Man unterscheidet allgemeine reaktive und lokale Folgen. Große **akute Blutungen** führen zum Schock oder zum Tode.

abhängig von:
- Ausdehnung
- Druck
- Lokalisation

chronische Blutverluste

⟹

Bei größeren **chronischen Blutungen** (z.B. bei Magen-Darm-Tumoren oder -Ulzerationen, hämorrhagischen Diathesen) kommt es
- zur *sekundären Anämie* (s. S.946)
- reaktiv zur *Hyperplasie* des blutbildenden Markes (s. S.946)
- *Eisenmangelanämie* (s. S.945f)
- *normoblastischen Hypoplasie* des Markes.

örtliche Folgen
- Gewebekompression, -schädigung

Die **lokalen Wirkungen** größerer Blutungen sind, je nach der Menge und dem Druck des Blutaustritts, sehr verschieden. Durch den Druck wird einerseits die Hämostase begünstigt, andererseits aber auch das Gewebe komprimiert und geschädigt. Unter Druck austretendes Blut kann sich in das Gewebe „vorwühlen", dabei Organ- und Gewebestrukturen zerreißen und Nekrosen verursachen.

- Weichteilhämatome

Weichteilhämatome (z.B. Muskelhämatome) sind oft sehr schmerzhaft und beeinträchtigen die Funktion. Größere *Blutungen in seröse Körperhöhlen* wirken verdrängend oder komprimierend (z.B. Kompressionsatelektase der Lungen, Herzbeuteltamponade, subdurales Hämatom). *Hämoptoen* können zum Erstickungstod führen. *Organeinblutungen* (z.B. in Hirn, Leber, Lungen) verursachen oft klinisch erkennbare Funktionsausfälle.

Resorptionsmechanismus: Erythrozyten
- werden phagozytiert (Lymphknoten)
- zerfallen am Ort

Hämoglobin (rot) → Biliverdin (blaugrün) → Bilirubin (gelb)

Blutungen unterliegen einem Abbau- bzw. **Resorptionsprozeß**. Entweder fließen die Erythrozyten mit der Lymphe ab und werden in den regionalen Lymphknoten *phagozytiert* oder sie verbleiben am Ort und *„zerfallen"* allmählich. Dabei entstehen Membrandefekte, durch die *Hämoglobin* austritt; dieses wird zu *Biliverdin* und *Bilirubin* abgebaut, was sich z.B. leicht an der Verfärbung subkutaner Hämatome (von dunkelblau-rot über blau-grün, grün, grüngelb bis gelb) verfolgen läßt.

Elimination von Blutungen:
- Lymphdrainage
- Phagozytose
- Organisation
- Granulationsgewebebildung
- Fibrosierung
- Vernarbung
- Hämosiderinspeicherung

Organisation von Hämatomen. Jede größere Blutung löst eine örtliche Gewebsreaktion aus. Dabei treten Blutmonozyten und aktivierte Mesenchymzellen (Perizyten, Fibrozyten, Fibroblasten) auf. Die zur Makrophagie fähigen Zellen (überwiegend Monozyten) phagozytieren sowohl ganze Erythrozyten als auch Membranen, freies Hämoglobin und seine Abbauprodukte. Die Makrophagen verarbeiten das Hämoglobin zu *Hämosiderin*, wobei das Eisen oxydiert (Fe^{3+}) und an ein Glykoproteid gekoppelt wird. Histologisch bzw. histochemisch läßt sich das Hämosiderin mit der *Berliner Blau-Reaktion* leicht nachweisen und von dem (eisenfreien) gelblichen Bilirubin unterscheiden. Durch weitere Zellmigration und Kapillarsprossung in die Blutung hinein entwickelt sich in kurzer Zeit ein dichtes Granulationsgewebe. Hierbei produzieren einwandernde Fibroblasten reichlich Kollagen, wodurch das Granulationsgewebe zunehmend „fibrosiert" und schließlich zum Narbengewebe wird.

Folgen
- kleine Blutungen: Restitutio ad integrum
- große Blutungen: Vernarbung, Siderinnachweis

Kleine Blutungen ohne nennenswerte Gewebezerstörungen können folgenlos resorbiert werden (Restitutio ad integrum). **Größere** und **große Blutungen** mit Nekrosen hinterlassen i.d.R. eine *Narbe* mit histologisch noch nach Jahren nachweisbarem *Siderin.*

Klinischer Hinweis: Durch die rostbraune Färbung kann eine hämorrhagisch bedingte „Hautinduration" klinisch als Melanom oder „blue naevus" fehlgedeutet werden (daher stets histologische Untersuchung!).

- größere Blutergüsse: Fibrosen, Hyalinosen

Auch **größere Blutergüsse** in seröse Körperhöhlen können über Lymphdrainage, Makrophagie (vor allem aktivierter Mesothelzellen) oder das Granulationsgewebe eliminiert werden; sie hinterlassen meist nur siderinhaltige Fibrosen oder Hyalinosen.

XVI. Prinzipien endokriner Regulationsstörungen

G. Dhom

1. Morphologie und Physiologie

Funktionelle Morphologie

Unter dem Begriff **Endokrinie** (griech. *krinein* absondern) wird die Sekretion von chemischen Botenstoffen – Hormonen (griech. *hormaein* antreiben) – an die Blutbahn verstanden. **Parakrinie** bedeutet die Einwirkung von Hormonen auf unmittelbar benachbarte Zellen. Die endokrine Funktion ist vorzugsweise eine Aufgabe der endokrinen wie parakrinen Drüsen, eine sowohl endokrine wie parakrine Funktion üben insbesondere die disseminierten endokrinen Zellen aus, wie sie z. B. im Magen-Darm-Trakt vorkommen.

- **Endokrinie:** Hormonabgabe an die Blutbahn
- **Parakrinie:** Hormoneinwirkung auf benachbarte Zellen

Der Transport von Hormonen innerhalb des Nervensystems wird als **Neurokrinie** bezeichnet. In den Kerngebieten des Hypothalamus gebildetes Neurosekret wird über die Achsenzylinder der Neurone in die Neurohypophyse und über ein Pfortadersystem in die Adenohypophyse transportiert. Zahlreiche *Neurotransmitter* (synaptische Überträgerstoffe) sind spezialisierte Botenstoffe, von denen einige sowohl im Nervensystem als auch in endokrinen Organen (Nebennierenmark: Noradrenalin) oder in disseminierten endokrinen Zellen des Gastrointestinaltraktes (z. B. Serotonin, Somatostatin) gebildet werden.

- **Neurokrinie:** Hormontransport über Axone
  - Hypothalamus → Hypophyse
  - Neurotransmitter: z. B. Noradrenalin, Serotonin

Hier werden ausschließlich die endokrinen und die damit eng verbundenen hypothalamisch-hypophysären Regulationsstörungen besprochen.

1.1 Bildungsstätten der Hormone

Bildungsstätten

Die Hormone der endokrinen Organe können in *2 Stoffklassen* eingeteilt werden: *Peptid-* oder *Proteohormone* und *Steroidhormone*. Entsprechend den chemisch differenten Produkten sind die endokrinen Zellen unterschiedlich aufgebaut.

1.1.1 Peptidhormonbildende Zellen

Peptidhormonzellen

Speicherung von **Prohormon** in Granula

Peptidhormonbildende Zellen (Zellen der Adenohypophyse, Epithelkörperchen, Inselzellen des Pankreas) speichern ein *inaktives Prohormon* in elektronenmikroskopisch nachweisbaren *Granula*. Bei Sekretabgabe werden die Granula durch Exozytose sezerniert. Da heute spezifische Hormonantikörper zur Verfügung stehen, kann das gespeicherte Hormon immunzytochemisch dargestellt und so die Funktion jeder einzelnen endokrinen Zelle im Mikroskop nachgewiesen werden. Eine massive Sekretionssteigerung führt zur Entleerung des Zytoplasmas, evtl. mit Zell- und Kernschwellung (Abb. 16–1).

- **immunhistochemischer Nachweis** der Hormone in der Zelle
- **Degranulierung** und **Zellschwellung** bei gesteigerter Sekretion

In der Adenohypophyse kommen charakteristische Zelltypen zur Beobachtung nach Kastration, Thyreoidektomie oder Adrenalektomie. Die stimulierten Zellen verlieren dabei ihre charakteristischen färberischen Eigenschaften und erscheinen leer, *„chromophob“*, gleichwohl sind sie hochaktiv.

1.1.2 Steroidhormonbildende Zellen

Steroidhormonzellen

Die steroidhormonbildenden Zellen (Nebennierenrinde, Luteinzellen des Ovars, Leydig-Zellen des Hodens) speichern die Bausteine der Hormone in Form von Lipiden, insbesondere *Cholesterin*. Bei vermehrter Freisetzung von

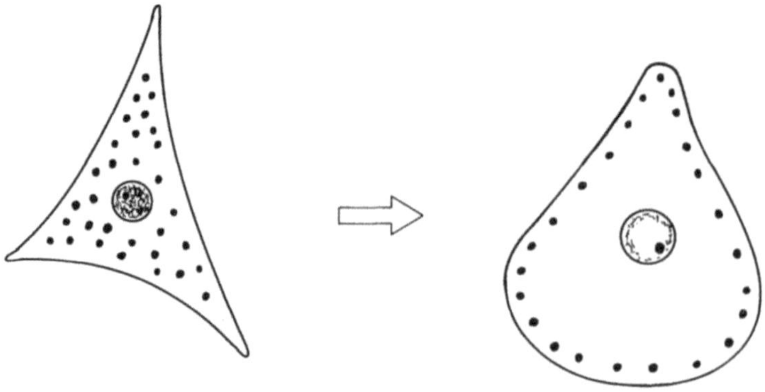

Abb. 16–1: Glandotrope Zelle der Adenohypophyse (z.B. TSH-Zelle) im Ruhezustand **(links)** und bei maximaler Stimulation **(rechts)** mit Zell- und Kernschwellung sowie Degranulierung (z.B. nach Thyreoidektomie)

- **Lipidschwund** bei vermehrter Freisetzung von Hormonen

Steroidhormonen kommt es zu einem beträchtlichen bis vollständigen Schwund der mikroskopisch faßbaren Lipidtropfen, die Zelle erscheint kompakt (Abb. 16–2). Elektronenmikroskopisch sieht man in den stimulierten Zellen ein mächtig entfaltetes glattes endoplasmatisches Retikulum und zahlreiche Mitochondrien. Die Biosynthese der Steroidhormone und ihre Abgabe an die Blutbahn kann morphologisch nicht verfolgt werden, auch gelingt bis heute nicht die zytochemische Darstellung der einzelnen Steroidhormone.

- **keine zytochemische Charakterisierung** der Steroidhormone

Die *aldosteronproduzierenden* Zellen der Nebennierenrinde verfügen jedoch über charakteristische Mitochondrien vom Krista-Typ und unterscheiden sich dadurch von den Fasciculata-Zellen, die tubulo-vesikuläre Mitochondrien haben. Enzymhistochemisch können die an der Steroidbiosynthese beteiligten Enzyme dargestellt werden.

- **Sonderfall Schilddrüse:** extrazelluläre Hormonspeicherung

Die *Hormone der Schilddrüse*, Thyroxin und Trijodthyronin, werden aus Follikelepithel in die Follikellichtung ausgeschleust und somit in beträchtlicher Menge extrazellulär gespeichert; dabei sind sie als Thyreoglobulin an einen Eiweißkörper gebunden. Nach enzymatischer Abspaltung vom Thyreoglobulin können die Schilddrüsenhormone wieder über die Follikelepithelzelle in die Blutbahn sezerniert werden.

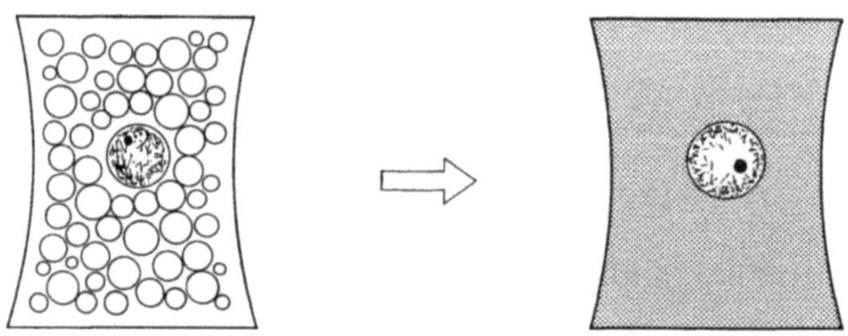

Abb. 16–2: Faszikulatazelle der NNR. Spongiozytäre lipidreiche Zelle im Ruhezustand **(links)**, kompakte lipidfreie Zelle bei maximaler Stimulation, z. B. bei Streß **(rechts)**. Beachte die Verschiebung der Kern-Plasma-Relation und den großen Nucleolus!

Hormontransport

1.2 Hormontransport im Blut

Transportproteine

⇨

Die *Serumproteine*, insbesondere *Albumin*, dienen als **unspezifische Transportproteine** für Hormone. Einige Hormone werden an **spezifische Transportproteine** gebunden:
- **TBG:** thyroxinbindendes Globulin
- **CBG** oder Transkortin: kortikosteroidbindendes Globulin
- **SHBG:** sexualhormonbindendes Globulin.

Je höher der Anteil des proteingebundenen Hormons im Plasma ist, umso verzögerter dessen Wirkung und umso länger dessen biologische Halbwertzeit.

Der proteingebundene Teil ist metabolisch inaktiv, für die Wirkung ist immer nur das ungebundene, freie Hormon verantwortlich.

• **proteingebundenes Hormon** im Blut ist **inaktiv**

Beim **Thyroxin** ist dies nur ein verschwindend kleiner Anteil von etwa 0,03 %; beim **Plasmakortisol** sind etwa 90 % an Transkortin gebunden.

1.3 Zielorgane und Regelkreise

Zielorgan, Regelkreis

Hormone wirken entweder spezifisch auf definierte *Zielorgane* ein oder steuern ubiquitär bestimmte *Stoffwechselprozesse* zahlreicher Zellsysteme. Die auf die Adenohypophyse wirkenden Hormone werden **Releasing-Hormone**, die auf periphere endokrine Drüsen wirkenden Hormone **glandotrope** und die direkt am Erfolgsorgan angreifenden Hormone **effektorische Hormone** genannt. Neben den stimulierenden sind auch funktionshemmende, **inhibierende Hormone**, bekannt (z. B. Somatostatin).

• **Hormonbezeichnung nach Wirkort**

Die **hypothalamischen Releasing-Hormone** haben ihren Angriffspunkt an den verschiedenen Zellpopulationen der *Adenohypophyse*:
• Das Kortikotropin-Releasing-Hormon *(CRH)* stimuliert die kortikotropen Zellen der Adenohypophyse,
• das adrenokortikotrope Hormon der Adenohypophyse *(ACTH)* stimuliert die Nebennierenrinde.
Die **Hormone der Nebennierenrinde** hingegen bewirken im Organismus zahlreiche Stoffwechselprozesse im Elektrolyt-, Wasser-, Kohlenhydrat- und Eiweißstoffwechsel.

Es besteht also eine hierarchische Ordnung der hormonellen Funktionen, die ihren Ausdruck in **Regelkreisen** findet. Als *Regelgröße* dient die Hormonkonzentration im Blut.

• **hierarchische Ordnung der Hormone:** Regelkreise

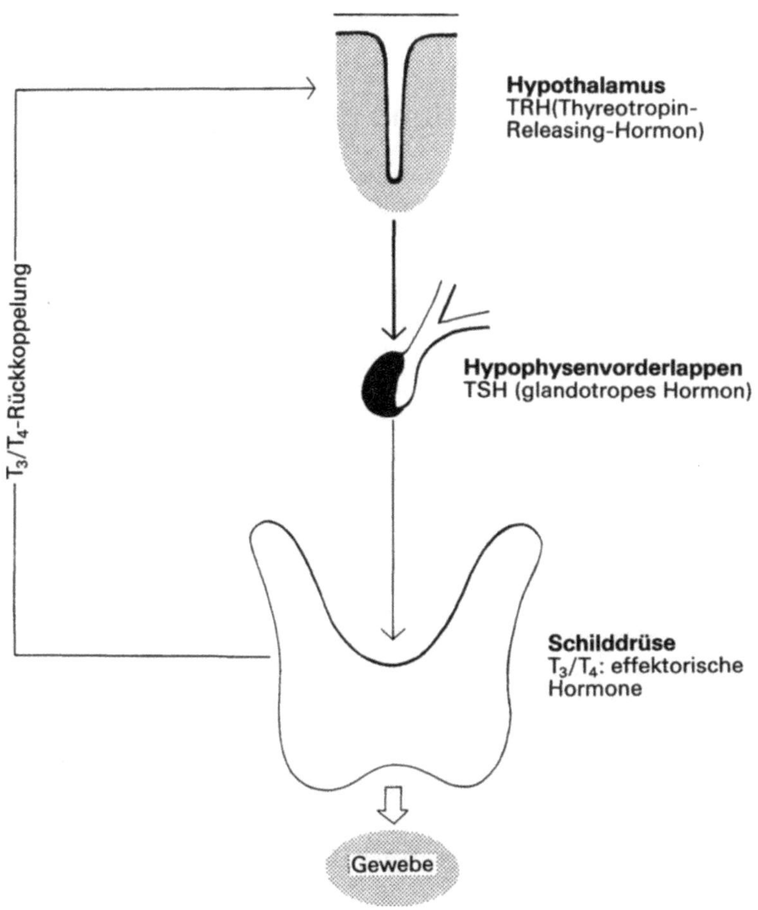

Abb. 16–3: Hormonaler Regelkreis: Hypothalamus – Adenohypophyse – Schilddrüse

- Funktion des Regelkreises – **Rückkopplung**, z. B. $T_4 \downarrow \rightarrow$ TRH $\rightarrow$ TSH $\uparrow \rightarrow T_4 \uparrow$

Prinzip der Rückkopplung. Bei Absinken des Plasmaspiegels, z. B. der Schilddrüsenhormone, kommt es zu einer vermehrten Freisetzung des Thyreotropin-Releasing-Hormons (TRH) aus dem Hypothalamus und so über eine Steigerung der Thyreotropin (TSH)-Sekretion aus der Adenohypophyse zur Stimulation des Follikelepithels der Schilddrüse. Umgekehrt wird ein funktionierender Regelkreis bei einem „Zuviel“ an Schilddrüsenhormon (Trijodthyronin T_3 und Tetrajodthyronin T_4) gebremst (Abb. 16–3). Die Funktion eines Regelkreises hängt von spezifischen Rezeptoren ab, die im Hypothalamus als Fühler und damit als Regler wirken.

- Prinzip der Rückkopplung verhindert das „Zuviel“ an Hormonsekretion
- spezifische Rezeptoren als **Regler**

- Hormonspiegel im Plasma als **Regelgrößen**

Nicht nur Hormonspiegel im Plasma können einen Regelkreis steuern: Für die Adiuretinsekretion aus der Neurohypophyse ist die osmotische Konzentration, für die Parathormonsekretion aus den Epithelkörperchen ist der Blut-Kalzium-Spiegel die entscheidende Regelgröße.

- **Hormonwirkung an Zellrezeptoren gebunden**

⇨

Die Einwirkung der Hormone auf Zellfunktionen ist an *spezifische Rezeptoren* gebunden:
- Die **Peptid-** und **Proteohormone** binden an einen membranständigen Hormonrezeptor. Dadurch wird ein zweiter Botenstoff (second messenger) gebildet, das **zyklische Adenosinmonophosphat (cAMP),** das die eigentlichen Effekte in der Zelle auslöst.
- Die **Steroidhormone** verbinden sich nach Penetration der Zellmembran mit einem *zytoplasmatischen Rezeptor* zu einem Hormon-Rezeptor-Komplex, der in den Zellkern eingeschleust wird.

- Rezeptornachweis bei Östrogenen, Progesteron, Androgenen $\rightarrow$ **Mammakarzinom**

Heute lassen sich mithilfe spezifischer Antikörper die Rezeptoren für Östrogene, Progesteron und Androgene im Zellkern immunzytochemisch nachweisen, ein Verfahren, das z. B. zum Nachweis der hormonellen Sensibilität des Mammakarzinoms praktische Bedeutung für die Therapie gewonnen hat.

Die **Schilddrüsenhormone** wirken ohne Vermittlung eines intrazellulären Rezeptors unmittelbar auf die DNS im Sinne einer Genaktivierung ein.

Hormoneinbau, Hormonausscheidung

1.4 Einbau und Ausscheidung der Hormone

- Hormoninaktivierung und -ausscheidung über die **Niere**: Bedeutung für die biologische Halbwertzeit

Die Hormone durchlaufen jeweils spezifische Stoffwechselwege. Sie werden zum überwiegenden Teil enzymatisch inaktiviert und ihre Abbauprodukte meist über die Nieren ausgeschieden. Umfang und Tempo dieser Prozesse beeinflussen die biologische Halbwertzeit der Hormone, die außerordentlich variabel ist. Nur sehr geringe Mengen können im Urin als aktive Hormone nachgewiesen werden, z. B. 0,5 % des Kortisols.

- typische Abbauprodukte im Urin: Jod, Vanillinmandelsäure, 17-Ketosteroide

Typische Abbauprodukte von Hormonen im Urin sind die *17-Ketosteroide*, das *Jod* aus den Schilddrüsenhormonen oder die *Vanillinmandelsäure* aus den Katecholaminen Adrenalin und Noradrenalin.

Von den Polypeptidhormonen sind keine spezifischen Abbauprodukte im Harn bekannt. Sie können aber, wie z. B. das **Insulin**, glomerulär filtriert und tubulär vollständig rückresorbiert werden.

Endokrine Funktionsstörungen

2. Morphologische Grundlagen endokriner Funktionsstörungen

- **pathognomonische endokrine Krankheitsbilder**: äußerer Habitus des Kranken, z. B.
  - Pseudopubertas praecox
  - AGS
  - M. Addison

Funktionsstörungen endokriner Organe manifestieren sich klinisch durch charakteristische Krankheitsbilder. Bei manchen endokrinen Störungen ist schon das äußere Erscheinungsbild des Kranken so typisch, daß zumindest eine **Verdachtsdiagnose „auf Anhieb“** möglich ist.

Beispiele: Die vorzeitige Entwicklung sekundärer Geschlechtsmerkmale **(Pseudopubertas praecox)** bei einem Jungen mit andrenogenitalem Syndrom, der **Riesenwuchs** bei einem wachstumshormonbildenden Tumor der Adenohypophyse, der bronzefarbene Teint der Haut bei einem Patienten mit chronischer Nebennierenrindeninsuffizienz **(M. Addison).**

Viele endokrine Störungen können aber erst durch **gezielte Untersuchungen** aufgedeckt werden, z. B. der Diabetes mellitus, eine Überfunktion der Epithelkörperchen (Hyperparathyreoidismus) oder ein adrenalinbildender Tumor des Nebennierenmarks. Hierfür stehen eine Fülle von Labormethoden zur Verfügung. Nahezu alle endokrin sezernierten Hormone können heute auch in geringsten Mengen quantitativ im Plasma gemessen werden *(Radioimmunoassay).* Es stehen Stimulations- und Hemmtests zur Verfügung, die einen genauen Einblick in die normale oder gestörte Funktion der verschiedenen endokrinen Zellsysteme erlauben.

- **funktionelle Diagnostik:**
  - Hormon-Plasma-Spiegel im Blut
  - Stimulations- und Hemmtests
  - **heute:** (fast) **alle Hormone sind nachweisbar (Radioimmunoassay)**

In der **Pathologie** fragen wir nach dem morphologisch faßbaren Phänomenen, die entweder Ursache oder Folge endokriner Regulationsstörungen sein können.

Es lassen sich *4 Gruppen* von *Regulationsstörungen* bilden:
- Störungen mit Überfunktion hormoneller Systeme: *zuviel!*
- Störungen mit Unterfunktion endokriner Systeme: *zuwenig!*
- Störungen in den Rezeptorsystemen: *„Endorganresistenz"*
- *Phänomene der Anpassung* hormoneller Systeme bei intakten Regelkreisen. *Beispiele:* Streß und Jodmangel-Struma.

- **Regulationsstörungen**

2.1 Überfunktion hormoneller Systeme

Überfunktion

Eine Überproduktion von Hormonen kann entstehen bei
- *hypothalamisch-hypophysärer Störung* eines Regelkreises
- *autonomen,* funktionell aktiven Geschwülsten endokriner Drüsen
- *Ausfall* oder *Funktionsminderung* einer glandotrop gesteuerten Drüse: Prinzip der Rückkopplung.

2.1.1 Hypothalamisch-hypophysäre Störung

Hypothalamisch-hypophysäre Störung
- hypothalamisch-hypophysäre Rückkopplungsstörung

Läsionen im Hypothalamus-Hypophysen-System führen meist zu einem Ausfall von Releasing-Hormonen und damit zu einer Unterfunktion der hypothalamisch kontrollierten Drüsen (s.u. Hypopituitarismus, Diabetes insipidus). Eine Überproduktion von Releasing-Hormonen aus dem Hypothalamus kann nicht unmittelbar gemessen werden, da die Releasing-Hormone über das kurze Pfortadersystem am Hypophysenstiel unmittelbar in die Adenohypophyse gelangen. Bei einigen endokrinen Störungen kann jedoch indirekt auf eine erhöhte Releasing-Hormon-Sekretion geschlossen werden. Das wichtigste Beispiel ist das *hypothalamisch-hypophysäre Cushing-Syndrom.*

2.1.1.1 Cushing-Syndrom

Cushing-Syndrom

Das *klinische Bild* des Cushing-Syndroms ist Folge einer pathologisch **gesteigerten Kortisolsekretion** aus der Nebennierenrinde. Die Patienten entwickeln einen typischen äußeren Habitus mit Stammfettsucht und „Vollmondgesicht", Osteoporose, Steroid-Diabetes und Hypertonie.

- **klinisches Bild** ist Folge des **Hyperkortisolismus:**
  - Stammfettsucht
  - Vollmondgesicht
  - Steroiddiabetes
  - Hypertonie

In etwa 3 von 4 Fällen zeigt die Nebennierenrinde eine *bilaterale Hyperplasie* als Folge eines erhöhten ACTH-Spiegels. Der zirkadiane Rhythmus der Kortisol- und ACTH-Sekretion ist aufgehoben. In der Adenohypophyse kann ein ACTH-bildendes – *kortikotropes* – Adenom gefunden werden, häufig ist es nur ein Mikroadenom ohne Vergrößerung der Sella turcica (Abb. 16–4).

- **kortikotropes Hormon im HVL**

Bis heute ist ungeklärt, ob und wie häufig solche Adenome autonom sind oder ob sie Folge einer vermehrten Stimulation durch das Kortikotropin-Releasing-Hormon (CRH) sind.

- unklar ob **autonom** oder durch
- **hypothalamische Stimulation** bedingt

Liegt kein autonomer ACTH-bildender Vorderlappentumor vor, handelt es sich um ein hypothalamisch-hypophysäres Cushing-Syndrom. Der Rückkopplungsmechanismus ist gestört: Kortisol aus der Nebennierenrinde bremst die CRH-Sekretion nicht mehr; es kommt zu einer gesteigerten ACTH- und davon abhängig zur ungebremsten Kortisolsekretion.
Der zugrunde liegende Defekt hat kein morphologisch faßbares Substrat im Hypothalamus. Nach bilateraler Adrenalektomie entwickelt sich in einem

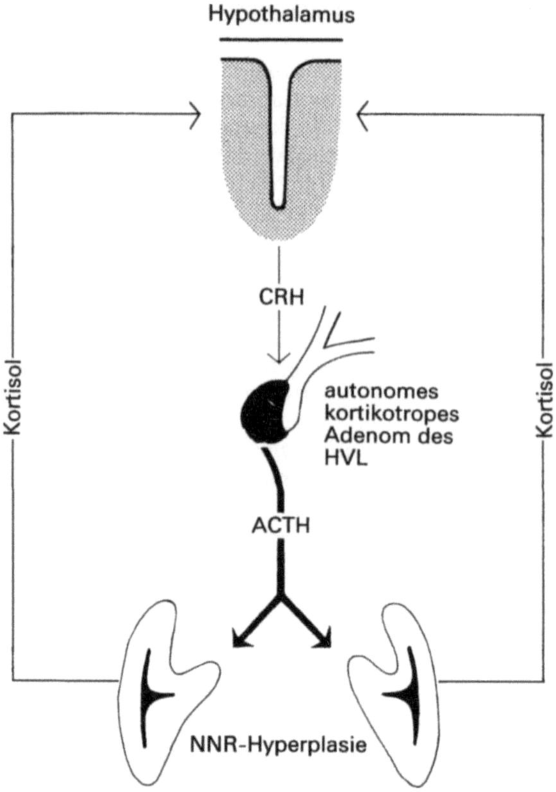

Abb. 16–4: Regelkreis beim Cushing-Syndrom aufgrund eines autonomen kortikotropen Adenoms der Adenohypophyse mit vermehrter Ausschüttung von Kortisol aus bilateral hyperplastischen Nebennieren

- **Nelson-Tumor:**
  - nach bilateraler Adrenalektomie → CRH ↑ → HVL-Tumor → **ACTH** ↑

Teil der Fälle ein – sekundäres – ACTH-produzierendes Vorderlappenadenom, ein sog. **Nelson-Tumor** mit massiv erhöhten ACTH-Werten im Plasma. Der Ausfall der Kortisolsekretion erhöht jetzt die hypothalamische CRH-Produktion noch mehr und führt so zu einem *hyperplasiogenen* CRH-abhängigen *Vorderlappentumor.* Das ACTH hat nun freilich kein Zielorgan mehr, seine Melanozyten-stimulierende Funktion führt, wie beim M. Addison, zu einer vermehrten Pigmentierung der Haut. Der Hypophysentumor macht sich durch lokale Verdrängungserscheinungen (z. B. Sehstörungen) bemerkbar.

Ektopes ACTH-Syndrom

- **Cushing-Syndrom** bei **ektopem ACTH-Syndrom**

2.1.1.2 Ektopes ACTH-Syndrom

Eine bilaterale Nebennierenrindenhyperplasie mit Cushing-Syndrom entwikkelt sich auch bei einem ektopen ACTH-Syndrom, d. h. bei einem außerhalb der Hypophyse gelegenen Tumor, der ACTH produziert.

Autonome hormonell aktive Geschwülste

- Autonomie der **Funktion** und des **Wachstums**
- **Hyperplasie endokriner Drüsen bei anhaltender Stimulation**
  - physiologisch: Schwangerschaftshyperplasie der Adenohypophyse

2.1.2 Autonome hormonell aktive Geschwülste

Bei endokrinen Drüsen müssen wir eine *Autonomie* der *Funktion* und des *Wachstums* unterscheiden. Wie oben dargelegt, ist die Funktion der endokrinen Drüsen über Regelkreise gesteuert, die eine hormonelle Überproduktion verhindern. Kommt es innerhalb eines solchen Regelkreises zu einer vermehrten Stimulation, weil ein erhöhter Bedarf besteht (z. B. in Streß-Situationen), wird zunächst die Funktion erhöht, bei anhaltender Stimulation aber setzt bald auch eine Vermehrung des Zellbestandes, eine Hyperplasie der Drüse, ein. Die Releasing-Hormone des Hypothalamus können entsprechend die von ihnen gesteuerten Zellsysteme in der Adenohypophyse zur Hyperplasie bringen. Physiologisch sieht man dies in der Schwangerschaft, hier kommt es zu einer Hyperplasie der Prolaktin-sezernierenden Zellen („Schwangerschaftszellen").

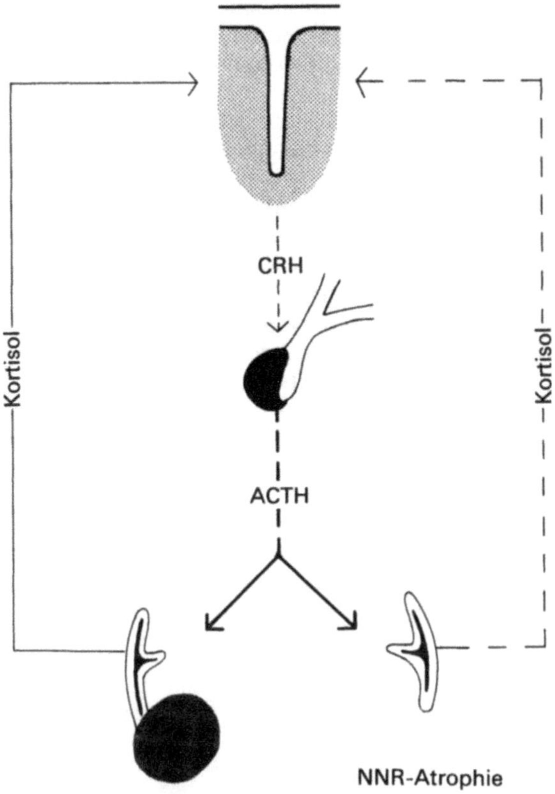

Abb. 16–5: Regelkreis beim Cushing-Syndrom aufgrund eines autonomen kortisolproduzierenden NNR-Tumors mit aufgehobener Rückkopplung und verminderter Ausschüttung von CRH und ACTH

> Die gesteigerte Sekretion glandotroper Hormone der Adenohypophyse führt zur **Hyperplasie** der von ihnen gesteuerten Zielorgane, wie dies besonders häufig an der *Nebennierenrinde* zu beobachten ist. Eine chronische Hypokalzämie führt zur Hyperplasie der *Epithelkörperchen*, eine chronische Hypoglykämie zur *Inselhyperplasie* im Pankreas.

Eine **autonome Funktion** liegt dann vor, wenn endokrine Zellsysteme ohne spezifische Stimulation – quasi aus sich heraus – Hormone sezernieren. Der Regelkreis funktioniert dann nicht mehr, die Wirkung der Rückkopplung ist aufgehoben. Trotz blockierter ACTH-Sekretion produziert die Nebennierenrindengeschwulst (Adenom oder Karzinom) Kortisol (Abb. 16–5), trotz Normo- oder sogar Hyperkalzämie produziert ein Epithelkörperchentumor Parathormon, trotz bereits lebensbedrohlicher Hypoglykämie sezerniert ein Inselzelltumor weiter Insulin.

- bei **Autonomie der Funktion** ist die **Rückkopplung über den Regelkreis aufgehoben**

2.1.2.1 Adenome und Karzinome

Adenome, Karzinome

Die Autonomie der Funktion ist in aller Regel mit einem autonomen Wachstumsprozeß, einem Tumor, verbunden. Die autonomen Geschwülste der endokrinen Drüsen sind histologisch gutartige Adenome oder Karzinome. Die Verhältnisse sind an den einzelnen endokrinen Drüsen dabei recht unterschiedlich:

- Die Geschwülste des **Hypophysenvorderlappens (HVL)** und der Epithelkörperchen sind fast immer gutartig, Karzinome sind hier eine Rarität.
- Von den **Phäochromozytomen** des Nebennierenmarks sind etwa 10 % bösartig.
- In der **Nebennierenrinde** kommen Adenome und Karzinome etwa gleich häufig vor, jedoch gibt es große Unterschiede bei den einzelnen Überfunkti-

- **autonome Geschwülste endokriner Drüsen**

- HVL, Nebenschilddrüse: meist Adenome
- NN-Rinde: Phäochromozytom (10 % bösartig)
- NNR: Adenome, Karzinome gleich häufig

onssyndromen: *aldosteronproduzierende Tumoren* sind fast immer gutartig, bei *Tumoren mit Cushing-* oder *adrenogenitalem Syndrom* spielt auch das Lebensalter eine Rolle. Im Kindesalter sind hier Karzinome häufiger als Adenome. Die Abgrenzung von Adenom und Karzinom ist histologisch nicht selten sehr schwierig.

– Pankreas

• Bei den endokrinen **Tumoren des Pankreas** ist allein der Nachweis von *Metastasen* oder die *Tumorinvasion* in die Nachbarorgane beweisend für Malignität.

– Schilddrüse

• Bei hochdifferenzierten follikulären **Schilddrüsenkarzinomen** ist der, oft mühsame, Nachweis der Gefäßinvasion einziges Kriterium der Bösartigkeit.

• **histologische Differentialdiagnose**

⟹

Bei den Tumorzellen endokriner Drüsen können also alle sonst bekannten **Merkmale der Malignität** fehlen. Die Geschwulstzellen von Adenomen und Karzinomen können morphologisch so hochdifferenziert sein, daß sie auch von den normalen Zellen ihres Muttergewebes nicht unterschieden werden können.

Wichtige Geschwülste

2.1.2.2 Geschwülste endokriner Drüsen

• **Prolaktinom:** häufigster Tumor der Adenohypophyse

Die **polypeptidbildenden Adenome** produzieren oft nur einen Hormontyp.
• Der häufigste Tumor der **Adenohypohyse** ist das *Prolaktinom*, andere Vorderlappenadenome produzieren Wachstumshormon, ACTH oder (sehr selten) TSH. Es gibt auch Mischtypen, die z. B. sowohl Prolaktin als auch Wachstumshormon produzieren.

– immunzytochemischer Hormonnachweis

Nähere Einblicke haben uns hier erst die *immunzytochemischen Methoden* mit spezifischen Antikörpern gegen die einzelnen Hormone erlaubt. Früher konnten die Adenome nur nach ihren färberischen Eigenschaften *(eosinophil, basophil, chromophob)* unterschieden werden.

• **Nebennierenrindengeschwülste** produzieren **Steroidhormone:**
– Aldosteron
– Kortisol
– Androgene

• Die **Geschwülste der Nebennierenrinde** produzieren ein unterschiedliches Spektrum von Steroidhormonen, Aldosteron, Kortisol oder Androgenen. Bei unvollständiger enzymatischer Steroidbiosynthese können auch Präkursoren dieser Rindenhormone mit jeweils verschiedener endokriner Aktivität sezerniert werden. Die ungesteuerte Überschwemmung des Organismus führt zu schwerwiegenden, ja z. T. lebensbedrohlichen Krankheitsbildern.

• autonome Geschwülste sind häufig **sehr klein:**
– HVL
– NNR
– Pankreas
– Nebenschilddrüse

Eine **Besonderheit** der hormonell aktiven autonomen Geschwülste ist, daß sie häufig nur sehr klein sind. Geschwülste der Adenohypophyse unter 10 mm Durchmesser werden als Mikroadenome bezeichnet. Die aldosteronproduzierenden Adenome der Nebennierenrinde haben meist nur einen Durchmesser von 1–2 cm, ebenso die B-Zelladenome des Pankreas oder die heute schon oft in einem frühen Stadium erkannten und operativ entfernten Epithelkörperchenadenome. Es besteht dabei keine Beziehung zwischen der Geschwulstgröße und dem Ausmaß der hormonellen Leistung.

Daher muß bei einem Verdacht auf einen autonomen Tumor klinisch oft aufwendig nach diesem gesucht werden, sei es mit modernen bildgebenden Verfahren oder aber auch erst am Operationstisch.

Hormonelle Aktivität

2.1.2.3 Hormonelle Aktivität, Differentialdiagnose

• Geschwülste endokriner Drüsen können **funktionell stumm** sein

Nicht alle Geschwülste endokriner Drüsen sind hormonell aktiv und produzieren ein typisches endokrines Krankheitsbild: sie sind hormonell stumm. Dies gilt für manche Adenome der Adenohypophyse sowie für Nebennierenrindenkarzinome. Die Dedifferenzierung der Geschwulstzellen erlaubt in diesen Fällen keine oder nur eine unvollständige Hormonsynthese.

• **Nachweis funktioneller Autonomie klinisch durch Stimulations- und Hemmtests**

• **Schilddrüse, Nebennierenrinde:** häufig Knoten bei Hyperplasie, die **nicht autonom** sind

Bei allen Geschwülsten endokriner Drüsen ist zu prüfen, ob der Wachstumsprozeß tatsächlich autonom, also unabhängig vom jeweiligen Regelkreis ist. Zum Nachweis der autonomen Funktion stehen spezifische **Hemm-** und **Stimulationstests** zur Verfügung. Die Adenome wachsen langsam in Form von Knoten. Vor allem in der Schilddrüse und in der Nebennierenrinde treten sehr häufig auch Knoten im Rahmen einer Hyperplasie auf, die sich makro- und mikroskopisch nicht von echten Adenomen unterscheiden. Zudem wissen wir, daß die Autonomie der Funktion, ebenso wie des Wachstums, oft erst schrittweise aus hyperplastischen Prozessen gewonnen wird.

• Bei *endemischem Jodmangel* entsteht eine Schilddrüsenhyperplasie, die im Laufe des Lebens zunehmend knotig umgestaltet wird. Durch szintigraphische Untersuchungen mit radioaktivem Jod wissen wir heute, daß in solchen Knotenpfröpfen einzelne Knoten schrittweise eine funktionelle Autonomie gewinnen können und dann zu einer Hyperthyreose führen.

• Bei chronischer Niereninsuffizienz kann aus einer dabei meist bestehenden (sekundären) *Epithelkörperchenhyperplasie* ein autonomes Adenom entstehen. Umgekehrt ist die Mehrzahl der Knoten der Nebennierenrinde nicht autonom und entwickelt kein entsprechendes klinisches Krankheitsbild. Es ist selbstverständlich, daß die Therapie weitgehend vom Nachweis der Autonomie einer Geschwulst bestimmt wird.

• **Autonomie kann aus Hyperplasie entstehen:**
- Schilddrüse: knotige Hyperplasie → autonomes Adenom
- Hyperplasie der Nebenschilddrüse → Adenom
- **aber:** Knoten der NNR meist hyperplastisch, keine autonomen Geschwülste

> Autonome Geschwülste müssen in aller Regel **operativ entfernt** werden.

⇐

2.1.2.4 Ektope autonome Hormonbildung

Ektope autonome Hormonbildung

Disseminierte endokrine Zellen kommen in vielen Organen und Organsystemen, wie etwa im Bronchialsystem, im Thymus, im Magen-Darm-Trakt oder im Urogenitaltrakt, als neuroendokrine Zellen vor. Sie produzieren eine Vielzahl von Polypeptidhormonen.

Die Geschwülste, die sich von diesen Zellsystemen ableiten, sind *Karzinoide* und kleinzellige *Karzinome.* Sie können Polypeptidhormone bilden, die physiologisch dort sonst nicht vorkommen. Daher wird eine solche tumorbedingte Hormonbildung als ektopes Hormonsyndrom oder auch als **hormonelles paraneoplastisches Syndrom** bezeichnet.

polypeptidhormonbildende Geschwülste in nicht-endokrinen Organen:
- Karzinoide
- kleinzellige Karzinome

→ **paraneoplastisches Syndrom**

Ein wichtiges *Beispiel* ist die **ACTH-Produktion** eines *Bronchialkarzinoids* oder eines Thymuskarzinoids usw. Die Folge der „ektopen" ACTH-Produktion ist ein *Cushing-Syndrom.*

2.1.3 Ausfall glandotrop gesteuerter Drüsen

Ausfall glandotroper Drüsen

> Das **Prinzip der Rückkopplung** innerhalb eines Regelkreises bewirkt, daß der Ausfall oder die Minderung der hormonellen Inkretion aus einer hypophysär gesteuerten Drüse zu einer *erhöhten Abgabe* des jeweiligen glandotropen Hormons führt.

• **Rückkopplungsprinzip**

⇐

Physiologisch ist dies bei der erlöschenden Ovarialfunktion der **Frau** in der Menopause zu beobachten: Die gonadotropen Hormone, insbesondere *FSH*, werden erhöht sezerniert, während die *Östrogenproduktion* des Ovars – meist sehr langsam – zurückgeht. Beim **Mann** sinkt im Alter die *Testosteronproduktion* der Leydig-Zellen des Hodens ebenfalls ab, wenn auch in weiten Grenzen schwankend. Die Gonadotropine *LH* und *FSH* steigen nach dem 70. Lebensjahr gering an.

- Gonadotropinsekretion ↑ in der Menopause
- Testosteron ↓ im Alter

Die **operative Entfernung** endokrin aktiver Organe, Thyreoid-, Adrenalektomie oder Kastration, führt zu einem erheblichen Anstieg der Sekretion der jeweiligen tropen Hormone. Die verantwortlichen Teilkollektive – TSH-, ACTH- und gonadotrope Zellen – erfahren so charakteristische Veränderungen, daß man z.B. von Thyreoidektomie- oder Kastrationszellen sprechen kann. Zugleich kommt es zu einer echten Hyperplasie, also zu einer Zellvermehrung in der Adenohypophyse, die nur das jeweilige Teilkollektiv betrifft. Eine besondere Konstellation ergibt sich in der **Schwangerschaft.**

• **Hyperplasie** der **tropen Zellkollektive der Adenohypophyse** nach Ausschaltung endokriner Drüsen

Hier ist die **Plazenta** ein wichtiges hormonelles Organ, das vor allem *Choriongonadotropin* und große Mengen *Östrogene* produziert. Die Nebennieren des Feten sind in diesen Funktionskreis eingeschaltet: *„feto-plazentare Einheit".* Die *plazentaren Östrogene* bewirken in der Adenohypophyse der Mutter eine mächtige **Hyperplasie der Prolaktinzellen.** Bei der ersten Schwangerschaft steigt das Hypophysengewicht um etwa 30 % auf durchschnittlich ca. 820 mg an. Weitere Schwangerschaften bedingen einen nochmaligen Gewichtsanstieg der Hypophyse auf etwa 950 mg. Am Ende der Schwangerschaft sind ca. 50 % der Vorderlappenzellen prolaktinproduzierende *„Schwangerschaftszellen".* Dabei handelt es sich um hypertrophe, also stark vergrößerte Prolaktinzellen, die z.T. die spezifischen Prolaktingranula soweit verloren haben, daß sie im Lichtmikro-

• Hyperplasie der **prolaktinbildenden Zellen in der Schwangerschaft** skop *„chromophob"* erscheinen. Post partum werden die Schwangerschaftszellen wieder zurückgebildet.

Unterfunktion hormoneller Systeme

2.2 Unterfunktion hormoneller Systeme

Ursachen

⟹

Unterfunktion einer endokrinen Drüse oder Totalausfall werden verursacht durch:
- angeborene Organdefekte: *Aplasie, Hypoplasie*
- angeborene Biosynthesestörungen der Hormone: genetisch bedingte *Enzymdefekte*
- angeborener oder erworbener Ausfall der hypophysären Stimulation: *Hypopituitarismus*
- operative Entfernung oder Destruktion endokrinen Drüsengewebes: *Entzündung, Nekrose, Blutung, Geschwülste*
- *Endorganresistenz.*

Angeborene Organdefekte

- **Aplasie:** Organ fehlt
- **Hypoplasie:** Drüsenminderentwicklung

1. **angeborener Hypothyreoidismus** durch Aplasie oder Hypoplasie

- bei Neugeborenen sollte stets die Schilddrüsenfunktion getestet werden!

- **Zungengrundstruma:** Deszensusstörung

2. **Fehlbildungen der Adenohypophyse**

- **Folgen:**
- Zwergwuchs: STH-Mangel

- **Kallmann-Syndrom:** Hirnmißbildung → hormoneller Defekt

- **partieller Hypopituitarismus:** Teilfunktion der Hypophyse ausgefallen
- M. Addison: ACTH ↓
- Eunuchoidismus: gonadotrope Hormone ↓ → NNR-Hypoplasie, Leydig-Zellen-Ausfall, SD-Hypoplasie

2.2.1 Kongenitale Organdefekte

Das angeborene Fehlen *(Aplasie)* oder eine Minderentwicklung *(Hypoplasie)* eines endokrinen Organs führt zu tiefgreifenden Störungen, von der auch die Gonaden betroffen sein können.

• Von besonderer Bedeutung ist die angeborene **Unterfunktion der Schilddrüse**, die einmal auf etwa 4000 Neugeborene beobachtet wird. Unter den Ursachen des angeborenen Hypothyreoidismus kommt der angebornen *Aplasie* und *Hypoplasie* die Hauptbedeutung zu. Da nur eine sofortige Substitutionsbehandlung eine normale körperliche und geistige Entwicklung des Kindes bewirken kann, soll heute bei jedem Neugeborenen die Schilddrüsenfunktion getestet werden *(Screening)*. Neben dem *völligen Fehlen* der Schilddrüsenanlage werden auch *Deszensusstörungen* während der embryonalen Entwicklung beobachtet: das Organ fehlt an gehöriger Stelle, dafür findet sich Schilddrüsengewebe im Zungengrund *(„Zungengrundstruma")*.

• Angeborene Fehlbildungen der **Adenohypophyse** führen vor allem zu einem Mangel an Wachstumshormon und damit zum *Zwergwuchs.* Auch übergeordnete Mißbildungen des Gehirns können sekundär eine Störung der Hypophysenfunktion mit Ausfall glandotroper Hormone bewirken.

Ein typisches *Beispiel* ist das **Kallmann-Syndrom**: Hier ist eine Riechhirndefekt mit einem Ausfall des Gonadotropin-Releasing-Hormons verknüpft. Den *Männern* fehlt der Geruchssinn, zugleich sind sie impotent und zeigen den Habitus des Eunuchoidismus, da die Leydig-Zellen nicht zur Testosteronsekretion stimuliert werden. Bei *Frauen* ist dieses Syndrom, das autosomal-dominant vererbt wird, nur sporadisch beobachtet worden.

Der angeborene Ausfall von Teilfunktionen der Adenohypophyse – **partieller Hypopituitarismus** – kann das Wachstumshormon betreffen **(Zwergwuchs)**, die adrenokortikotrope Funktion (angeborener **M. Addison**) oder die gonadotropen Hormone **(Eunuchoidismus)**. Ein Teil dieser Partialdefekte der Adenohypophyse ist genetisch determiniert und tritt deshalb familiär gehäuft auf. In einigen Fällen konnte in der Adenohypophyse ein Fehlen des spezifischen Zellkollektivs gefunden werden. Der Ausfall der glandotropen Vorderlappenhormone führt sekundär zur angeborenen *Hypoplasie der Nebennierenrinde* oder zu einem *Ausfall der Leydig-Zellen* des Hodens, sehr selten auch zu einer *Schilddrüsenhypoplasie.*

Sehr selten ist ein angeborenes Fehlen der *Epithelkörperchen*, das meist mit einer *Thymusaplasie* verknüpft ist **(DiGeorge-Syndrom)**.

Genetische Enzymdefekte

- besonders Biosynthesestörungen von **Schilddrüsen-** und **Steroidhormon** führen zu Funktionsdefekten

2.2.2 Genetische Enzymdefekte

Angeborene Stoffwechselanomalien des Endokriniums betreffen die **Steroid-** und die **Schilddrüsenhormone**. Verantwortlich sind genetisch bedingte Enzymdefekte. Diese können partiell oder auch mehr oder weniger komplett sein, so daß unterschiedlich schwere Funktionsstörungen resultieren. Überwiegend liegen autosomal-rezessive Defekte vor, die häufig auch bei Geschwistern beobachtet werden.

2.2.2.1 Adrenogenitales Syndrom (AGS)

AGS

Die Häufigkeit des *kongenitalen AGS* als der wichtigsten Form der Biosynthesestörungen der Nebennierenrinde ist weltweit verschieden. In Europa variieren die Angaben zwischen einem Fall auf 5000 und 10000 Neugeborene. Knaben und Mädchen sind gleich häufig betroffen, wobei die mit dem AGS oft verknüpfte Virilisierung mit intersexuellem Genitale bei den Mädchen häufiger zur Diagnose führt.

- häufigste **Biosynthesestörung der NNR-Hormone**

Die Biosynthese der Nebennierenrindenhormone kann auf verschiedenen Stufen blockiert sein.

Etwa 80 % der Fälle betreffen einen Defekt der 21-Hydroxylase, seltener sind die 11β-Hydroxylase und die 3β-Dehydrogenase betroffen.

Abhängig von der Schwere des Enzymdefekts kann die Mindersekretion von Kortisol *kompensiert* oder *dekompensiert* sein. Da der hypothalamisch-hypophysäre Regelkreis intakt ist, kommt es über eine gesteigerte ACTH-Sekretion zu einer bilateralen Nebennierenrindenhyperplasie.

- führt zur **NNR-Hyperplasie:** >17g!

- Beim **kompensierten AGS** wird dadurch der Kortisolmangel ausgeglichen, es kommt zu keiner oder nur zu einer latenten Nebennierenrindeninsuffizienz.
- Bei den **dekompensierten Formen** kann auch eine massive Rindenhyperplasie eine schwere, unbehandelt tödlich verlaufende Rindeninsuffizienz nicht verhindern. Es entwickelt sich in den ersten Lebenswochen ein sog. Salzverlustsyndrom mit Erbrechen, Durchfall und Exsikkose. Das Nebennierengewicht solcher Fälle beträgt bei den Säuglingen ein Mehrfaches der Norm, überschreitet mit ca. 17 g (2. und 3. Lebensmonat) sogar die Werte gesunder Erwachsener. Mit zunehmendem Alter steigt das Nebennierengewicht weiter an, sofern keine spezifische Therapie erfolgt. Der zugrunde liegende Enzymdefekt bewirkt, daß Zwischenprodukte der Hormonsynthese, z. B. Androstendion, in großem Umfang gebildet werden.

- **dekompensiertes AGS:** beim jungen Säugling lebensbedrohliche NNR-Insuffizienz **(Salzverlustsyndrom)**

Dies führt bei den **Mädchen** schon intrauterin zur *Virilisierung* und damit zur Ausprägung eines *intersexuellen Genitales.*

- **Mädchen:** Pseudohermaphroditismus femininus

Dieses reicht im Einzelfall von einer einfachen Klitorishypertrophie bis zur Ausbildung eines vollkommen männlichen äußeren Genitalaspekts. Uterus, Tuben und Ovarien sind jedoch regelhaft ausgebildet. Die androgenen Rindenhormone bewirken weiter ein beschleunigtes Körperwachstum, jedoch auch einen vorzeitigen Epiphysenfugenschluß. Dies wiederum bedingt einen vorzeitigen Wachstumsstillstand.

Bei den **Knaben** führt der Überschuß adrenaler Androgene zur *Pseudopubertas praecox.* Der Circulus vitiosus: mangelhafte Kortisolbildung – erhöhte ACTH-Sekretion – hohe Produktion androgen wirksamer Rindenhormone – wird durch die Gabe von Glukokortikoiden unterbrochen.

- **Knaben:** Pseudopubertas praecox

2.2.2.2 Kongenitaler Hypothyreoidismus

Hypothyreoidismus

Angeborene Stoffwechselstörungen der Schilddrüse machen etwa 15 % aller Fälle von kongenitalem Hypothyreoidismus aus. Es muß mit einem Fall auf 30000 Lebendgeburten gerechnet werden.

- 15% aller Fälle von angeborenem Hypothyreoidismus durch **Stoffwechselstörungen**

Bis heute kennt man **9 biochemische Defekte**, die sowohl die Hormonsythese, den Hormontransport (Fehlen des Thyroxin-bindenden Globulins) als auch Defekte am Wirkungsort umfassen. Die Defekte treten familiär gehäuft auf.

Wie bei den Störungen der Steroidbiosynthese gibt es *kompensierte* und *dekompensierte* Formen. Wichtigstes *klinisches Merkmal* ist der im Kindes- oder Jugendalter auftretende **Kropf** als Folge der erhöhten TSH-Sekretion der Adenohypophyse. *Histologisch* zeigt die Schilddrüse ein ausgeprägtes Bild der Überstimulierung mit wenig Kolloid, hoher Epithelproliferation und Kernpolymorphie. Je nach Ausprägung des Stoffwechseldefekts ist der Grad der Schilddrüsenunterfunktion (Hypothyreoidismus) variabel. Ein kindlicher Kropf legt immer den Verdacht auf einen metabolischen Defekt nahe.

- **Kropf im Kindesalter ist verdächtig für einen kongenitalen Stoffwechseldefekt in der Schilddrüse**

Ausschaltung der Drüsen

Organektomie

- **Totalexstirpation:**
- Schilddrüse bei Karzinom
- Pankreas bei Karzinom
- Hypoparathyreoidismus bei SD-Exstirpation

- **Totalverlust eines endokrinen Organs** → schwere charakteristische **Mangelerscheinungen**

2.2.3 Entfernung, Destruktion endokriner Drüsen

2.2.3.1 Operative Entfernung

Die operative Ausschaltung eines endokrin aktiven Organs kann aus unterschiedlichen Gründen notwendig werden. Ein *Schilddrüsenkarzinom* macht praktisch immer die Totalexstirpation des Organs erforderlich, ebenso das *Pankreaskarzinom.* Die Pankreatektomie führt zum vollständigen Verlust des Inselorgans. Die *einseitige Adrenalektomie* führt zu einer kompensatorischen Hyperplasie des kontralateralen Organs, eine Nebenniereninsuffizienz resultiert nicht.

Der Totalverlust eines endokrinen Organs führt selbstverständlich zu einer *schweren Mangelsituation.* Da bei Totalexstirpation der Schilddrüse oft auch die *Epithelkörperchen* entfernt oder zerstört werden, kommt es postoperativ nicht seltem zum Hypoparathyreoidismus.

Destruktive Prozesse

- **Funktionsausfall,** wenn >80% der Zellen zerstört sind

2.2.3.2 Destruktive Prozesse

Wenn krankhafte Prozesse das endokrin aktive Gewebe zerstören, müssen i.d.R. *mehr als 80 % der Zellen* zerstört sein, bevor es zu einem klinisch manifesten Funktionsausfall kommt. Präklinisch kann jedoch bereits eine latente Insuffizienz bestehen, die erst bei Auftreten einer Belastungssituation manifest wird.

Beispiel: Bei der kompensierten Form einer Nebennierenrindeninsuffizienz (Autoimmunadrenalitis, Tb) kann dies akuter Streß, ein Unfall, ein Infekt oder ein operativer Eingriff sein, der aus der latenten Unterfunktion eine lebensbedrohliche Krise werden läßt.

- **Autoimmunprozesse** können isoliert sein oder mehrere Organe befallen
- **„Autoimmunpolyendokrinopathie"**
- Autoimmunadrenalitis
- Autoimmunthyreoiditis

Von großer Bedeutung sind **Autoimmunprozesse**, die isoliert einzelne endokrine Organe oder systematisiert mehrere endokrine Zellsysteme befallen können (Autoimmunpolyendokrinopathie: *„pluriglanduläre Insuffizienz"*).

Beispiele: Besonders häufig werden die Nebennierenrinde **(Autoimmunadrenalitis)** und die Schilddrüse (**Autoimmunthyreoiditis**: Struma Hashimoto) befallen. Die Hyperthyreose beim **M. Basedow** ist eine Sonderform dieser Immunthyreoiditis. Die **Autoimmunsinsulitis** führt zum Typ I-Diabetes, der Befall der Epithelkörperchen zum **idiopathischen Hypoparathyreoidismus.**

- **Morphologie**: dichte Lymphozyteninfiltraion und Destruktion der endokrinen Zellen

Morphologisch ist allen Prozessen eine diffuse, in der Schilddrüse oft auch follikuläre Lymphozyteninfiltration gemeinsam, die mit einer fortschreitenden Zerstörung des Gewebes verknüpft ist. Die *Schilddrüse* ist dabei zumindest in der frühen Phase vergrößert (Struma Hashimoto), im Endstadium ist jedoch auch sie atrophiert, ja sklerotisch. Die *Nebennierenrinde* schwindet, so daß die Organkapsel bis auf Reste nur noch das Mark umhüllt, das vom Autoimmunprozeß nicht befallen ist. Das *Inselorgan im Pankreas* schrumpft, die B-Zellen sind verschwunden. Die *Epithelkörperchen* sind meist nicht mehr auffindbar. Sehr selten ist eine Autoimmunhypophysitis.

- **Autoimmunendokrinopathie**

⇨

> Die *immunologische Pathogenese* dokumentiert sich im Auftreten **spezifischer Antikörper** gegen die jeweils betroffenen endokrinen Zellen.
> **Gemeinsam sind oft befallen:**
> - Nebennierenrinde und Schilddrüse: *Schmidt-Syndrom*
> - Nebennierenrinde und Epithelkörperchen
> - Inselsystem und Nebennierenrinde.

- **Klinik:** durch jeweilige Organinsuffizienz gekennzeichnet
- **Autoimmunerkrankungen familiär gehäuft**

Die *klinischen Bilder* der Unterfunktion entsprechen dem M. Addison, dem Diabetes mellitus und der Hypothyreose sowie dem Hypoparathyreoidismus.
Die endokrinen Autoimmunerkrankungen haben eine *genetische Grundlage*, sie treten *familiär gehäuft* auf. Dabei spielt der Nachweis spezifischer Antikörper bei noch nicht manifest erkrankten Familienangehörigen eine wichtige Rolle. Frauen erkranken häufiger als Männer. Es besteht eine Assoziation mit HLA-Determinanten, insbesondere bei Typ I-Diabetes.

- **Nebennieren-Tb ist heute selten**

Immer wieder gibt es heute klinisch nicht erkannte Einzelfälle einer plötzlichen akuten *Nebenniereninsuffizienz* als Folge eines latenten M. Addison, bei denen autoptisch dann eine *Nebennierentuberkulose* aufgedeckt wird.

2.2.3.3 Nekrosen

Nekrosen

Nekrosen als Ursachen eines Drüsenausfalls spielen nur in der **Adenohypophyse** eine Rolle. Besonders häufig treten hier postpartale *Schocknekrosen* in der mütterlichen Adenohypophyse bei kompliziert verlaufenden Geburten auf: *Sheehan-Syndrom.* Es handelt sich um großflächige anämische Nekrosen, die 80–90 % des Vorderlappengewebes erfassen. In der Folge entwickelt sich ein schleichend beginnender *Panhypopituitarismus* mit Versiegen der Milchproduktion, Amenorrhoe und Hypothyreose sowie oft einem latenten Glukokortikoidmangel. Da die lebenswichtigen Hormone Aldosteron und Parathormon nicht hypophysär gesteuert sind, tritt keine akute lebensbedrohliche Situation ein. Zu einer suffizienten Regeneration des adenohypophysären Gewebes kommt es nicht. Es bleibt ein narbiger Restzustand am Boden der leer erscheinenden Sella turcica. Die Neurohypophyse ist meist erhalten.

- **Sheehan-Syndrom:** irreversible postpartale HVL-Insuffizienz → **Panhypopituitarismus**
- Aldosteron- und Parathormonsekretion bleiben erhalten

Neben der Schocksituation spielt in der Pathogenese der Postpartumnekrose wahrscheinlich auch die schwangerschaftsbedingte Hyperplasie des Organs eine Rolle.

Kleine, funktionell unbedeutende Vorderlappennekrosen sind häufiger autoptischer Zufallsbefund nach Schockzuständen.

2.2.3.4 Blutungen

Blutungen

Auch Blutungen kommen als Ursache von Destruktionen endokriner Drüsen vor.

• Geburtstraumatische Blutungen in die **Nebenniere** des *Neugeborenen* sind heute sehr selten geworden, sie können ein- und doppelseitig sein. Werden sie überlebt, bleibt eine zentrale Verkalkung im Organ zurück.

- perinatale Blutungen der NN

• Die hämorrhagische Infarzierung der Nebennieren bei *Meningokokkensepsis* **(Waterhouse-Friderichsen-Syndrom)** ist Folge einer sepsisbedingten DIC mit allgemeiner Blutungsneigung.
• Selten, aber klinisch bedeutsam sind **Nebennierenblutungen** bei einer Therapie mit *Antikoagulantien.*
Im übrigen sind Einblutungen in endokrine Organe am häufigsten in bereits *vorgebildeten Geschwülsten* zu beobachten.

- **Meningokokkensepsis** → DIC → Nebenniereninfarkt
- **Nebennierenblutungen** durch **Antikoagulantien**
- **Blutungen in präformierten Geschwülsten,** z. B.
  - Knotenkropf

Beispiel: Eine akute, manchmal traumatisch ausgelöste **Einblutung in einen Knotenkropf** kann z. B. zu einer plötzlichen Raumbeengung mit bedrohlicher Kompression der Luftröhre führen.

Schädel-Hirn-Traumen führen zu Einblutungen im **Hypothalamus-Hypophysen-Bereich**, manchmal mit Läsionen unter Abriß des Hypohysenstiels. Es tritt ein zumindest transitorischer Diabetes insipidus auf.

- **Schädel-Hirn-Traumen:** Einblutungen in Hypothalamus, Hypophyse

2.2.3.5 Geschwülste

Geschwülste

> Geschwülste in endokrinen Organen führen nicht nur zu charakteristischen Überfunktionssyndromen, sie können auch durch **Druckatrophie** oder Gewebezerstörung die physiologische **Organfunktion mindern.**

- **Druckatrophie, Organfunktion** ↓

Im Bereich der **Adenohypophyse** und ihres Stiels gehört hierzu das kindliche *Kraniopharyngeom*, das vor allem zur Wachstumshemmung, zum Zwergwuchs, führen kann. Große funktionell stumme Vorderlappenadenome führen nicht nur zu einer Kompression des Chiasma opticum und damit zu **Sehstörungen**, sie können auch zur Atrophie des hypohysären Restgewebes und damit zum *Panhypopituitarismus* führen.

- **HVL:**
  - **Zwergwuchs** (Kraniopharyngeom)
  - **Panhypopituitarismus**
  - Sehstörungen

Überraschend ist, daß selbst sehr große bilaterale **Nebennierenmetastasen**, wie sie häufig bei *Bronchialkarzinomen* vorkommen, so gut wie nie zu einer klinisch manifesten Rindeninsuffizienz führen.

Endorganresistenz

2.3 Störungen der Rezeptorsysteme: „Endorganresistenz"

• **Rezeptorfunktion ↓**

⟹

Die Wirkung der meisten Hormone ist an spezifische Rezeptoren der Zielzellen gebunden. Fällt die Rezeptorfunktion aus, dann entfällt auch die Hormonwirkung, obwohl das endokrine System selbst intakt ist. Es handelt sich um relativ *seltene hereditäre Formen der „Endorganresistenz"*. Am häufigsten ist ein **Defekt des Androgenezeptors**: „androgen insensitivity".

• **testikuläre Feminisierung:**
- Chromosomensatz männlich
- Testes entwickelt
- Phänotyp weiblich

• Bei normalem männlichem Chromosomensatz sind die Testes entwickelt, der äußere Habitus ist jedoch rein weiblich: **Pseudohermaphroditismus masculinus**. Man findet eine blind endende Vagina, Uterus und Tuben fehlen. Bei dieser *„testikulären Femininisierung"* fehlt auch die androgenabhängige sekundäre Geschlechtsbehaarung, die Mammae der immer als Mädchen aufgezogenen Individuen sind ausgebildet. Oft führt die primäre Amenorrhoe die Mädchen zum Arzt. Die Testes werden manchmal zufällig anläßlich einer Hernienoperation im Bruchsack gefunden. Die Testosteronplasmawerte sind im Normbereich.

• **nephrogener Diabetes insipidus:** Hormonresistenz der distalen Nierentubuli

• Unter den vielfältigen Formen des **Diabetes insipidus** ist die hereditäre nephrogene *vasopressinresistente* Form auf eine Hormonresistenz der distalen Nierentubuli zrückzuführen. Dies ist eine besonders schwere Form der Erkrankung, die durch Vasopressin nicht beeinflußbar ist.

• **ACTH-Unempfindlichkeit** der **NNR**

Eine gleichfalls hereditäre, aber seltene angeborene **Glukokortikoidinsuffizienz** beruht auf einer *ACTH-Unempfindlichkeit* der Fasciculata-Zellen der Nebennierenrinde („ACTH-unresponsiveness").

Anpassungsphänomene

2.4 Phänomene der Anpassung hormoneller Systeme

• **Homöostase-Aufrechterhaltung**
- Hypophyse, NNR

Bei intakten Regelkreisen reagieren die endokrinen Zellsysteme außerordentlich empfindlich auf die verschiedenen Stimuli. Sie dienen damit der Aufrechterhaltung der *Homöostase*. Besonders kenzeichnend ist das Verhalten des hypophysär-adrenalen Systems im **Streß**.

Streß

2.4.1 Streß und allgemeines Adaptationssyndrom

• **Streßfaktoren:**
- Belastungen u. a.

Die Lehre vom Streß wurde von *H. Selye* begründet. Streß sind verschiedenste *physische* und *psychische Belastungen*: Kälte, Hitze, Hunger, körperliche Überanstrengung, psychische Belastungen. Aber auch akute Vergiftungen, Infektionen oder operative Engriffe sind Streßfaktoren.

• **Adaptationssyndrom**

⟹

Der Organismus reagiert auf Streßfaktoren vor allem mit einer **Aktivierung des Hypophysen-Nebennierenrinden-Systems**, oft kommt es aber auch zu einer **Ausschüttung der Nebennierenmarkhormone** und zu **Reaktionen im autonomen Nervensystem**. Selye bezeichnete die Reaktionen des Organismus auf Streß als *allgemeines Adaptationssyndrom*.

• **akute Sreßphase:**
- ACTH ↑
- Glukokortikoide ↑

• Die **akute Phase** („Alarmreaktion") führt zu einer erhöhten *ACTH-* und *Glukokortikoidsekretion*. In den Zellen der Zona fasciculata schwinden die Lipide, insbesondere findet man autoptisch z. B. bei Sepsis, Verbrennungen oder Intoxikationen eine nahezu lipidfreie Nebennierenrinde als Zeichen höchster Stimulation. Als Folge der Glukokokortikoidausschüttung wird klinisch eine *Lympho-* und *Eosinopenie* beobachtet.

• **chronische Belastungen:** Hyperplasie der NNR

• **Lang anhaltende Belastungen**, z. B. chronische Hungerzustände, Gefängnishaft (Obduktionsbefunde bei KZ-Häftlingen nach ihrer Befreiung!), führen zu einer ausgeprägten *Nebennierenrindenhyperplasie*: **Stadium der Adaptation**.

Zu solchen chronischen Belastungen zählen auch chronische Krankheiten, z. B. die essentielle Hypertonie, chronische Nierenkrankheiten, chronischer Hirndruck usw. Die

Nebennierenrindenhyperplasie ist daher im Obduktionsgut ein ungemein **häufiger Befund**.

• Ein **Stadium der Erschöpfung** – wie es Selye aufgrund seiner tierexperimentellen Befunde annimmt – ist beim Menschen nicht zu belegen.

Bei schweren, tödlich verlaufenden Streßsituationen sind die *Plasma-Kortisol-Spiegel hoch*. Dies beruht zum einen auf der Stimulation der Nebennierenrinde, zum anderen aber sicher auch auf einer verzögerten Inaktivierung der Steroide. Auch im Alter reagiert die Nebennierenrinde in gleicher Weise auf Streßbelastungen wie bei jungen Menschen.

• **bei schweren Streßsituationen: Kortisol** ↑
- autoptisch: NNR-Atrophie (Lipidverlust)

2.4.2 Endemische Jodmangelstruma

Endemische Jodmangelstruma

Die endemische Jodmangelstruma ist als ein Phänomen der Anpassung an eine Mangelversorgung des Organismus mit Jod zu betrachten. Jod wird mit der Nahrung und dem Trinkwasser aufgenommen und zum größten Teil in der Schilddrüse zum Aufbau der Schilddrüsenhormone benötigt.

• Anpassungshyperplasie der Schilddrüse an exogenen Jodmangel:
- TSH ↑ → Struma

In **Deutschland** sind insbesondere *Bayern*, *Baden-Württemberg* und *Thüringen* Jodmangelgebiete.

Der Jodmangel führt über eine – freilich nur gering – reduzierte Schilddrüsenhormonsynthese zu einer vermehrten TSH-Ausschüttung. Dadurch kommt es zu einem vermehrten Schilddrüsenwachstum, zum Kropf. Die Ausnutzung des Jods wird verbessert, die Hormonversorung des Organismus liegt im Normbereich (euthyreote Struma). Das Jodmangel-bedingte vermehrte Wachstum der Schilddrüse setzt bereits intrauterin ein: Neugeborene in Jodmangelgebieten haben signifikant höhere Schilddrüsengewichte als in Nichtendemiegebieten. Besondere Wachstumsschübe werden in der Pubertät und in der Schwangerschaft beobachtet. In der zunächst diffusen Hyperplasie (Struma diffusa) entwickeln sich häufig Knoten, die noch der Steuerung durch TSH unterliegen (Struma nodosa). Die endemische Jodmangelstruma ist typischerweise eine kolloidreiche Struma: Die Follikel sind erweitert und prall mit Kolloid gefüllt, jedoch ist die Follikelgröße außerordentlich variabel.

- **in Endemiegebieten ist schon beim Neugeborenen das Schilddrüsengewicht erhöht**

„Endemisch" bedeutet, daß mehr als 10 % der Bevölkerung eine palpable oder sichtbare Vergrößerung der Schilddrüse haben. In Regionen mit hochgradigem Jodmangel (unter 30 µg/Tag) wird eine besondere Form der Hypothyreose beobachtet: der **endemische Kretinismus**. Dies ist ein Folgezustand eines fetalen Schilddrüsenhormonmangels mit Zwergwuchs, Kropfbildung, Schwachsinn und Schwerhörigkeit bis zur Taubheit.

• **endemischer Kretinismus**: schwere angeborene Hypothyreose in Endemiegebieten

Der **sporadische Kretinismus** ist dagegen eine angeborene oder intrauterin erworbene Hypothyreose. Er führt zu weniger ausgeprägten Störungen als die endemische Form. Wichtig für die Prognose ist die frühzeitige Diagnostik und Hormonsubstitution.

• **sporadischer Kretinismus**: angeborene oder intrauterin erworbene, teilreversible Neugeborenenhypothyreose

Stoffwechselkrankheiten

XVII. Stoffwechselkrankheiten

Kohlenhydratstoffwechselstörungen

1. Störungen des Kohlenhydratstoffwechsels

C. Radke

Kohlenhydrate:
- Grundnahrungsstoff
- Energiespender
- Blutzucker: 5 mmol/l
- Regulation durch Hormone
- **Speicherformen** durch Glykogen- und Glykoproteinsynthese

Die **Kohlenhydrate** umfassen *Monosaccharide*, deren Oligo- und Polymere sowie nahestehende Derivate wie *Di-* und *Polysaccharide.* Sie sind ein Grundnahrungsstoff und Energiespender. Der im Blut kreisende Zucker ist die **Glukose**, der Blutzuckerspiegel beträgt 5 mmol/l. Die Regulation erfolgt hormonell. Der Glukoseabbau dient der Energiegewinnung. Durch Um- und Einbau in andere Substanzen sowie Polymerisation entstehen *Speicherformen* (z.B. Glykogen-, Glykoproteinsynthese). Die Störungen im Kohlenhydratstoffwechsel betreffen *Aufbau-*, *Regulations-* und *Verwertungsstörungen* sowie fehlerhafte Glukosespeicherung.

Aufbaustörungen

1.1 Aufbaustörungen

1. **Fruktose-1,6-Biphosphatasemangel:** Blockade der Glukoneogenese

• **Fruktose-1,6-Biphosphatasemangel.** Die Erkrankung wird autosomal-rezessiv vererbt. Der Enzymmangel blockiert die Glukoneogenese; Glukose wird lediglich durch Glykogenabbau bereitgestellt. Die Patienten leiden an Hyperventilationsanfällen, Apnoe, Hypoglykämie, Ketose und Laktatazidose.

2. **hereditäre Fruktoseintoleranz:** Fruktose-1-Phosphataldolasemangel

• **Hereditäre Fruktoseintoleranz.** Es besteht ein autosomal-rezessiv vererbter Fruktose-1-Phosphataldolasemangel. Eine Fruktosezufuhr führt bei den Erkrankten zu Hypoglykämie, Erbrechen und Koma, später zur Leberzirrhose.

Regulationsstörungen

1.2 Regulationsstörungen

Diabetes mellitus

1.2.1 Diabetes mellitus

- **Insulinmangel** → Stoffwechselstörung

Definition. Der Diabetes mellitus ist eine chronische Störung des Kohlenhydrat-, aber auch des Fett- und Eiweißstoffwechsels, die auf einem *absoluten* oder *relativen Insulinmangel* beruht.

Morbidität: 1,5–3%
- Inzidenz und Prävalenz korrelieren mit dem Lebensalter

Ätiologie:
- multifaktoriell
- additiver Effekt von genetischen und exogenen Faktoren

Die **Diabetesmorbidität** liegt in Europa und Nordamerika bei ca. 1,5–3%. Der Prozentsatz unerkannter Erkrankungen wird auf 1–2% geschätzt. Die Prävalenz nimmt mit steigendem Alter, die Inzidenz nach dem 40. Lebensjahr zu.
Die **Ätiologie** des Diabetes ist multifaktoriell. Obwohl kein Zweifel an der *Vererbbarkeit* mehr besteht, ist heute noch keine Aussage zum Vererbungsmodus möglich.

Wahrscheinlich liegen additive Effekte mehrerer Gene in Kombination mit verschiedenen, meist exogenen Realisations- und Manifestationsfaktoren vor. Ein autosomal-rezessiver oder autosomal-dominanter Erbgang gelten als wiederlegt.

Der *Typ II-Diabetes* weist eine stärkere genetische Komponente auf als der Typ I.
Einteilung des Diabetes s. S. 635.

Pathogenese

1.2.1.1 Pathogenese, Rolle des Insulins

- **absoluter** oder **relativer Insulinmangel**

Pathogenese. Bei vielen Diabetikern tritt zusätzlich zum absoluten oder relativen *Insulinmangel* eine herabgesetzte Insulinempfindlichkeit *(Insulinresistenz)* der Gewebe auf. Eine entscheidende Rolle dabei spielen die Insulinrezeptoren. Diese sind beim jugendlichen Diabetes erhöht und beim Altersdiabetes, bei dem noch über eine eigene Insulinproduktion verfügt wird, vermindert. Weiterhin können *Antikörper* gegen Insulinrezeptoren produziert werden, so daß das Hormon nicht wirkt.

- **Insulinresistenz:**
  - Altersdiabetes ↓
  - jugendl. Diabetes ↑
  - durch Ak

Die wichtigsten **Zielorgane des Insulins** sind *Leber*, *Muskulatur* und *Fettgewebe*. Insulin bewirkt eine rasche Aktivierung des Transports von Glukose, nukleotidartigen Substanzen, aber auch von Ionen durch die Zellmembran. Ferner induziert es die Wirkung verschiedener Enzyme. Insulin ist das einzige *blutzuckersenkende* und das wichtigste *anabole Hormon*. *Katabole* Stoffwechselprozesse wie Glukoneogenese und Glykolyse werden gehemmt. *Anabole* Wirkungen sind die Synthese von Glykogen, Lipiden, Proteinen sowie die Steigerung der Glukoseutilisation.

- **Zielorgane:**
  - Leber
  - Muskel
  - Fettgewebe
- **Funktion:**
  - transzellulärer Substrattransport ↑
  - Enzymwirkung ↑
  - Blutzucker ↓
  - Anabolismus ↑
  - Katabolismus ↓

Die **blutzuckersenkende Wirkung** des Insulins entsteht durch:
- Steigerung des transmembranalen *Glukosetransports*
- Steigerung der *Glukoseutilisation* sowie der Glykogen- und Lipidsynthese
- Förderung der hepatischen *Glykogensynthese* durch Aktivierung von Glukokinase
- Hemmung der Glykogenolyse und *Glukoneogenese*
- Hemmung der *Proteolyse* in der Muskelzelle, dadurch geringer Anfall glukoplastischer Aminosäuren.

- **blutzuckersenkende Wirkung** durch
  - Glukosetransport ↑
  - Glukoseutilisation ↑
  - Glykogensynthese ↑
  - Glukoneogenese ↓
  - Proteolyse ↓

Antagonistische Hormone mit blutzuckersteigender Wirkung sind *Glukagon*, *Noradrenalin*, *Adrenalin*, *Kortison* und Wachstumshormon.

- **Insulinantargonisten**
  - Glukagon, Kortison
  - Adrenalin, STH

Folgen des Insulinmangels

⇦

Folgen des Insulinmangels sind:
- *mangelhafte Glukoseverwertung* mit nachfolgender Hyperglykämie
- Hemmung glukoneogenetischer Enzyme mit vermehrter *Glukoneogenese* aus Proteinen und nachfolgendem Muskelschwund
- fehlende Induktion glykolytischer Ezyme
- eine insulinbedingte *Lipolysehemmung* mit Anstieg der Fettsäuren im Serum sowie eine vermehrte *Ketonkörperbildung*.

1.2.1.2 Komplikationen

Folgeerkrankungen

Folgeerkrankungen und Komplikationen des Diabetes sind:

- **Diabetische Makroangiopathie.** Durch Hypertriglyzeridämie, Hypercholesterinämie und Hyperlipoproteinämie entsteht eine *Arteriosklerose*. Qualitativ unterscheiden sich die Gefäßveränderungen nicht wesentlich von denen Stoffwechselgesunder, sie treten jedoch bedeutend früher und stärker auf. Frauen sind genauso häufig betroffen wie Männer. Typisch sind Verkalkungen in Arterienwänden, insbesondere der Media *(Mediasklerose)*. Die periphere Arteriosklerose führt zur *Claudicatio intermittens* und in fortgeschrittenen Fällen zur *peripheren Gangrän* der unteren Extremitäten. Die Mortalität der Diabetiker beruht zu 70–80 % auf kardialen Komplikationen, insbesondere einer *Koronarsklerose*, gefolgt von zerebrovaskulären Störungen.

Makroangiopathie
- **Arteriosklerose** mit **Verkalkungen** und **Mediasklerose**
- **Folgen:**
  - Claudicatio intermittens
  - periphere Gangrän
  - Koronarsklerose mit kardialen Komplikationen

- **Diabetische Mikroangiopathie.** Beim Diabetes treten Veränderungen an kleinen Blutgefäßen (Arteriolen, Venolen, Kapillaren), teilweise mit spezifischer Lokalisation, auf. Man findet eine *Basalmembranverdickung* in Glomerulum, Muskulatur, Haut und Vasa vasorum, ebenso eine Vermehrung des Mesangiums im Glomerulum sowie Mikroaneurysmen, Gefäßverschlüsse, Shunts und Venektasie in der Retina.

Mikroangiopathie
- **Basalmembranverdickung** u. a. im Glomerulum
- **Mesangiumvermehrung** im **Glomerulum**
- **Mikroaneurysmen** in der **Retina**

Folgen

⇦

Aus diesen Veränderungen entstehen *diabetesspezifische Krankheitsbilder* wie diabetische **Retinopathie** und Katarakt (Zuckerstar), die diabetische **Nephropathie** Kimmelstiel-Wilson, die diabetische **Gangrän des Fußes** sowie die diabetische **Neuropathie**.

- **Hyperlipoproteinämie.** Sie ist beim Diabetes 3mal so häufig wie beim Gesunden. Charakteristisch ist eine Vermehrung der *Triglyzeride* mit *Hyperchylomikronämie*. Übergewicht und Überernährung begünstigen die Hyperlipoproteinämie. Gleichzeitig wirkt sie als zusätzlicher Risikofaktor für die Arteriosklerose.

Hyperlipoproteinämie
- Triglyzeridämie
- Hyperchylomikronämie

diabetische Leber
- diabetische Glykogenlochkerne
- hepatozelluläre Verfettung

• **Diabetische Leber.** Die *Glykogenspeicherung* in den Kernen der Hepatozyten führt zum morphologischen Bild der sog. diabetischen Glykogenlochkerne. Eine *Leberzellverfettung* korreliert häufig mit einer Adipositas.

Infektanfälligkeit
- pyogene und Pilzinfektionen durch Funktionsstörung der Granulozyten

• **Infektanfälligkeit.** Eine gestörte Granulozytenfunktion führt zu *pyogenen* und *Pilzinfektionen*. Bereits minimale Bagatellverletzungen führen zu schweren, nicht heilbaren Ulzera, insbesondere an den unteren Extremitäten.

diabetische Fetopathien
- adipöse Neugeborene
- Atemnotsyndrom
- Polynesie: Inselzahl ↑
- Mißbildungen

• **Diabetische Fetopathie.** Neugeborene mit adipösem Habitus und stark erhöhtem Geburtsgewicht („Riesenbabys", Gewicht >4500 g) erkranken verstärkt am Atemnotsyndrom. Man findet eine B-Zell-Hyperplasie mit vergrößerten und vermehrten Pankreasinseln *(Polynesie)* sowie gehäuft Mißbildungen.

Coma diabeticum
• **Stoffwechselentgleisung** mit Bewußtseinsstörung
- **ketoazidotisches Koma**
- **hyperosmolares Koma**

• **Coma diabeticum.** Dieses ist eine schwere akute Stoffwechselentgleisung beim Diabetes mit gleichzeitigen Bewußtseinsstörungen. Man unterscheidet das **ketoazidotische Koma** (Blutzuckerspiegel <55,5 mmol/l) mit schwerer Ketoazidose durch Ansammlung saurer Endprodukte des Fettstoffwechsels und Kußmaul-Atmung und das **hyperosmolare Koma**, das für den Altersdiabetes typisch ist (Blutzuckerwerte >55,5 mmol/l).

Hyperinsulinismus

1.2.2 Hyperinsulinismus

durch:
• **insulinproduzierende Tumoren**
- vermehrtes Ansprechen der B-Zellen auf Insulin

Zum Hyperinsulinismus kommt es durch
- *insulinproduzierende Tumoren* (B-Zell-Adenome=Insulinome, B-Zell-Karzinome) und
- eine erhöhte Ansprechbarkeit der B-Zellen auf Sekretionsreize mit der Folge einer *Hypoglykämie.*

Verwertungsstörungen

1.3 Verwertungsstörungen

• **Galaktosämie**
- Hexose-1-Phosphat-Uridyltransferasemangel
- Galaktosemangel

• **Galaktosämie.** Diese erbliche Störung der Galaktoseverwertung beruht entweder auf einem *Transferasemangel* (Hexose-1-Phosphat-Uridyltransferase) oder einem *Galaktosemangel.*

Galaktose findet sich in Leber (Fettleberhepatitis, Zirrhose), Nieren (regressive Tubulusveränderungen infolge Aminoazidurie), Gehirn (Myelinisierungsstörung), Augenlinse (Galaktosekatarakt) sowie Nebennieren und Erythrozyten.

• **essentielle Pentosurie**: Glukuronsäureabbaudefekt

• **Essentielle Pentosurie.** Durch einen enzymatischen Defekt ist der Abbau der Glukuronsäure zu Pentosen gestört; meist ohne klinische Symptomatik.

• **essentielle Fruktosurie**

• **Essentielle Fruktosurie.** Fruktose wird in der Leber nicht metabolisiert und mit dem Harn ausgeschieden. Ursache ist ein autosomal-rezessiv vererbter Defekt der Leber-Fruktokinase. Die Erkrankung ist klinisch symptomlos.

1.4 Glukosespeicherkrankheiten

Siehe Abschn. 7.

Fettstoffwechselstörungen

2. Störungen des Fettstoffwechsels

Lipoproteinstoffwechselstörungen

2.1 Störungen des Lipoproteinstoffwechsels

H.-E. Schaefer

Lipoproteinstoffwechsel

2.1.1 Lipoproteinstoffwechsel

Der Energiebedarf des Organismus kann prinzipiell durch Oxidation von *Aminosäuren*, *Zuckern* und *Lipiden* gedeckt werden.

• **Lipide:**
- Deckung des Energiebedarfs
- Transport als Lipoproteine, die osmotischen Druck nicht beeinflussen

Dabei sind **Lipide** zur Deckung des Energiebedarfs unverzichtbar, da die Kapazität des Blutes, die genannten Energieträger zu transportieren, insofern beschränkt ist, als die Konzentration niedermolekularer Substanzen (Aminosäuren, Blutzucker) wegen des damit verbundenen Anstiegs des osmotischen Drucks nicht beliebig über das physiologische Maß hinaus erhöht werden kann. Dies gilt im Prinzip auch für die Konzentration von Bluteiweißen, deren Anstieg mit einer Erhöhung des onkotischen Drucks (Hyperviskositätssyndrom im Extremfall) verbunden wäre.

Fette können als sog. *Lipoproteine* transportiert werden, die den *osmotischen* Druck gar nicht und den *onkotischen* Druck nur unwesentlich beeinflussen.

Lipoproteine sind makromolekulare Komplexe, die in ihrem Zentrum halbflüssige *Triglyzeride* und *Cholesterinester* enthalten und außen von unverestertem *Cholesterin*, polaren *Lipiden* und *Apolipoproteinen* aufgebaut werden.

- **Lipoproteine**
- komplexes Makromolekül

Apolipoproteine besitzen hydrophobe, nach innen gerichtete Domänen, während die nach außen gerichteten Anteile ebenso wie die polaren Lipide der Außenschicht hydrophile Eigenschaften haben. Zusammen mit den *polaren Lipiden* erfüllen sie folgende Funktion:

- **Apolipoproteine**
- bipolar: hydrophobe u. hydrophile Domäne

- Sie dienen als *Emulgator* bzw. *Verpackungsmaterial* für jene Fettsubstanzen, die im wässerigen Milieu des Blutplasmas an sich unlöslich sind.
- Funktion als *Liganden* für spezifische Rezeptoren an Zelloberflächen: Über solche Bindungen können Lipoproteine auf dem Wege der rezeptorvermittelten Endozytose gezielt und bedarfsabhängig von Zellen aufgenommen werden.
- *Aktivierung* jener *Lipoproteinlipase*, die den Abbau und die sog. Interkonversion besonders von Chylomikronen und VLDL (s.u.) katalysiert.

Funktion
- Emulgator
- Liganten für Rezeptoren der Zelloberfläche
- Aktivierung der Lipoproteinlipase

2.1.2 Einteilung der Lipoproteine

Lipoproteine

Lipoproteine werden nach ihrer Größe, Dichte, ihrem elektrophoretischen Wanderungsverhalten und ihrer unterschiedlichen Genese in *4 Gruppen* eingeteilt: *Chylomikronen, VLDL, LDL, HDL.*

- **4 Gruppen:**

2.1.2.1 Chylomikronen

1. Chylomikronen

Chylomikronen (Durchmesser: 75–1200 nm) entstehen bei der Fettresorption im Dünndarm. Die bei der Fettverdauung freigesetzten Fettsäuren und Oligoglyzeride werden in den resorptiven Enterozyten zu Triglyzeriden reesterifiziert und nach Kombination mit neu synthetisierten Apolipoproteinen an den basolateralen Oberflächen der Enterozyten sezerniert und in die Chylusgefäße abgegeben. Über den Ductus thoracicus treten die Chylomikronen postprandial in die Blutzirkulation ein. Wegen ihres sehr hohen Triglyzeridgehalts und ihres relativ geringen Gewichtsanteils von Apolipoproteinen sind Chylomikronen etwas leichter als Wasser. Aufgrund ihrer besonderen Größe sind Chylomikronen elektrophoretisch nicht wanderungsfähig und bleiben im Pherogramm an der Auftragungsstelle liegen. Bei ihrer Zirkulation durch die kapilläre Strombahn vereinigen sich Chylomikronen vorübergehend mit der an der Endotheloberfläche haftenden Lipoproteinlipase, die sukzessiv Triglyzeride aus dem Inneren der Chylomikronen spaltet. Die aus dieser Hydrolyse stammenden Fettsäuren und Oligoglyzeride können über Endothelien an tiefer gelegene Zellen, insbesondere Fettzellen, abgegeben werden oder sie werden vorübergehend (Fettsäuren) an Albumin gebunden und auf diesem Wege weitertransportiert. Normalerweise erfolgt der **Abbau** der Chylomikronen rasch mit einer Halbwertzeit von etwa 30 min. Aus dem Abbau der Chylomikronen durch Lipoproteinlipase resultieren kleinere *Chylomikronenreste* („Remnants"), die von den Hepatozyten aufgenommen werden, sowie weiterhin die Lipoproteinklasse HDL (s.u.).

- **Größe:** 75–1200 nm
- **Entstehung:**
- Dünndarm, von Enterozyten sezerniert
- Abgabe in Chylusgefäße
- über Ductus thoracicus → Blut

- **Eigenschaften:** elektrophoretisch nicht wanderungsfähig

- **Abbau:** intravasal durch Lipoproteinase in
- Remnants
- HDL

2.1.2.2 VLDL

2. VLDL

Außer von den Enterozyten des Dünndarms werden Lipoproteine von den Leberzellen neu gebildet. *Lipoproteine hepatozytären Ursprungs* sind mit einem Durchmesser von ca. 30–70 nm etwas kleiner als die Chylomikronen des Dünndarms. Sie enthalten neben einem gewissen Anteil von Cholesterinestern vorwiegend Triglyzeride, deren Synthese entweder aus einer Umwandlung von Kohlenhydraten oder einer direkten Reesterifizierung von Fettsäuren enteralen Ursprunges resultiert. Wegen ihres ebenfalls sehr hohen Triglyzeridanteils weisen die hepatischen Lipoproteine eine geringe Dichte auf und

- **Größe:** 30–70 nm
- **Entstehung:** Hepatozyten

- **Eigenschaften:**
  - schwerer als H_2O
  - elektrophoretisch NW als β-Bande
- **Abbau:** intravasal durch Lipoproteinase in IDL (20–30 nm)

werden daher als *very low density lipoproteins (VLDL)* bezeichnet. VLDL ist jedoch etwas schwerer als Wasser und zeigt in der Lipidelektrophorese eine Wanderung im sog. Prä-β-Bereich. Ähnlich wie Chylomikronen wird VLDL partiell intravasal durch die Lipoproteinlipase abgebaut. Es resultieren zunehmend kleiner werdende Partikel mit abnehmendem Triglyzeridgehalt. Wegen der relativen Zunahme des Apolipoproteinanteils nehmen die aus dem Abbau resultierenden Lipoproteine an Dichte zu, so daß zunächst sog. *intermediär dichte Lipoproteine (IDL)* mit einem Durchmesser von 20–30 nm entstehen.

3. LDL

- **Größe:** 18–30 nm
- **Entstehung:** intravasal durch IDL-Abbau
- **Eigenschaften:**
  - Austritt in Extravasalraum
  - Bindung über Apolipoproteine an LDL-Rezeptor
  - intralysosomal hydrolytische Spaltung in Cholesterin

2.1.2.3 LDL

Aus dem weiteren intravasalen Abbau von IDL resultieren schließlich Lipoproteine mit einem Durchmesser von 18–30 nm (*low density lipoproteins, LDL*), die elektrophoretisch im β-Bereich wandern.

Aufgrund ihrer relativ geringen Größe können LDL (z.T. auch IDL) über die Transportvesikeln der Endothelzellen aus der Blutzirkulation in das extravasale Interstitium austreten und von solchen Zellen aufgenommen werden, die einen Bedarf an Lipoproteinen aufweisen. Die Aufnahme erfolgt über den Weg der rezeptorvermittelten Endozytose. Dabei binden die Apolipoproteine B und E an der Oberfläche der LDL-Partikel an spezifische LDL-Rezeptoren. Die Rezeptormoleküle müssen gruppenförmig an der Oberfläche kleiner Grübchen (coated pits) zusammentreten, aus denen schließlich endozytotische Vesikeln (Endosomen) resultieren, die ihren Inhalt zu Lysosomen transportieren.

- **Cholesterin:**
  - Zellmembransynthese
  - Cholesterinoleatdepot
  - HDL-Transport → Leber
- **Cholesterinabbau:**
  - Cholesterinsynthese ↓
  - LDL-Rezeptorendichte ↓
  - Steroidhormonsynthese
  - Konversion zu Gallensäuren

Nach der Fusion der LDL-haltigen Endosomen mit Lysosomen werden sowohl die Lipide als auch die Apolipoproteine hydrolytisch gespalten. Das daraus hervorgehende **Cholesterin** wird entweder für die Synthese von *Zellmembranen* verwendet oder mit Ölsäure resterifiziert und zunächst in Form von *Cholesterinoleat* tropfenförmig deponiert. Überschüssiges Cholesterin kann über *HDL* (s.u.) *exportiert* werden. Ist der Cholesteringehalt solcher Zellen gedeckt, wird einerseits die im Prinzip in allen Körperzellen mögliche Cholesterineigensynthese gedrosselt, andererseits nimmt die Dichte der *LDL-Rezeptoren* an der Zelloberfläche ab. Eine Störung dieses Regelkreises führt zu pathologischen Speicherungsphänomenen von Cholesterin oder Cholesterinestern, da ein Abbau von Cholesterin in den meisten Körperzellen nicht möglich ist. Neben der quantitativ geringen Umwandlung von Cholesterin zu *Steroidhormonen*, z.B. in den Nebennierenrindenzellen, kann Cholesterin in bedeutendem Umfang nur durch eine Konversion zu *Gallensäuren* oder direkt mit der Gallensekretion über Leberzellen ausgeschieden werden.

4. HDL

- **Größe:** 5–12 nm
- **Entstehung:** Abbau von
  - Chylomikronen
  - VLDL
- **Eigenschaften:**
  - keine Apolipoproteine
  - elektrophoretisch NW als α-Bande

2.1.2.4 HDL

Der Transport von überschüssigem Cholesterin in die Leber erfolgt über Lipoproteine hoher Dichte *(high density lipoproteins, HDL)*. Diese im Durchmesser nur 5–12 nm großen Partikel entstehen beim Abbau von Chylomikronen und VLDL als Nebenprodukte. Sie unterscheiden sich von allen übrigen Lipoproteinen durch die Abwesenheit von Apolipoproteinen der Gruppe B. Wegen ihres geringen Durchmessers von 10 nm sind sie elektrophoretisch gut beweglich und wandern im Pherogramm in der sog. *α-Bande* am schnellsten. HDL wird daher auch als sog. *α-Lipoprotein* den langsamer wandernden β-Lipoproteinen gegenübergestellt. Die höhere Dichte von HDL resultiert aus dem relativ hohen Anteil von Apolipoproteinen.

- **Aufgaben** ⟹

> Über einen im einzelnen noch nicht geklärten Weg ist HDL in der Lage, Zellen von ihrem *Cholesterinüberschuß* zu befreien und dieses Cholesterin zu den Hepatozyten zu transportieren. Von dort kann eine **Ausscheidung über die Galle** bzw. ein **Umbau in Gallensäuren** erfolgen.

Hyperlipoproteinämie
- primäre
- sekundäre HPL
- erhöhte Konzentration von Lipoproteinen im Serum

2.1.3 Hyperlipoproteinämie (HPL)

Störungen des Lipoproteinstoffwechsels können *genetisch* bedingt (primäre HPL) sein oder *erworben* (sekundäre HPL) werden. Sie äußern sich in einer pathologischen Konzentrationserhöhung von Lipoproteinen im Blut.

Tab. 17-1. Unterscheidungsmerkmal der Hyperlipoproteinämien 1–5 im Kühlschranktest*

Typ	Lipoproteinanomalie	Makroskopischer Aspekt des Blutplasmas	Veränderungen der Lipidkonzentration
1	Chylomikronen persistent, VLDL, LDL und HDL normal oder vermindert	Bildung einer Rahmschicht Unterstand klar	C↑, TG↑
2a	LDL erhöht VLDL normal	klar	C↑, TG normal
2b	LDL erhöht VLDL erhöht	leicht getrübt	C↑, TG↑
3	Vermehrung eines elektrophoretisch abnormen sog. β-VLDL mit abnormer Lipidkomposition des LDL	trübe, fakultativ dünne Rahmschicht	C↑, TG↑
4	VLDL vermehrt	trübe, ohne Rahmschicht	C normal, TG↑
5	Chylomikronen persistent VLDL vermehrt	trübes Plasma mit Bildung einer Rahmschicht	C↑, TG↑

* Nüchternplasma wird im Reagenzglas etwa 18 Std. bei 4 °C gelagert.
C = Cholesterinkonzentration, TG = Konzentration der Triglyzeride, ↑ = Konzentrationserhöhung

Die für die angeborenen Störungen charakteristischen Phänotypen werden bei den sekundären HPL phänokopiert (z.B. Überernährung, erworbene Stoffwechselstörungen wie Diabetes mellitus). Nach dem makroskopischen Erscheinungsbild und der Art der beteiligten Lipoproteine im Blutplasma werden **5 Phänotypen** unterschieden (Tab. 17–1):

5 Phänotypen:
1. HPL Typ 1
- **Nüchternhyperchylomikronämie**
- **Plasma:** trüb, Rahmschichtung

• Bei der **Hyperlipoproteinämie Typ 1** kommt es zu einer massiven Vermehrung von Chylomikronen *(Hyperchylomikronämie)*, die eine milchige Trübung des Blutplasmas bewirkt. Lagert man das lipämische Serum in einem Reagenzglas über Nacht im Kühlschrank, so scheiden sich die Chylomikronen wegen ihrer geringen Dichte an der Oberfläche als mehr oder weniger breite Rahmschicht ab. Von einer HPL dieses Typs ist nur dann zu sprechen, wenn das Phänomen der Rahmschichtbildung auch im nüchternen Zustand zu beobachten ist. Eine derartige *Nüchternhyperchylomikronämie* resultiert im allgemeinen aus einem verzögerten Chylomikronenabbau, z.B. bei Lipoproteinlipasedefizienz.

- **Ursache:**
  - Lipoproteinasedefizit
  - verzögerter Chylomikronabbau

2. HPL Typ 2
- **LDL ↑**
- **Plasma:** ungetrübt
- **Nachweis:** biochemisch

• Die **Hyperlipoproteinämie Typ 2** ist durch eine *Vermehrung von LDL* gekennzeichnet. Da der Durchmesser der LDL-Partikel mit 20 nm wesentlich kleiner ist als die Wellenlänge des sichtbaren Lichts, führt eine ausschließliche Vermehrung von LDL nicht zu einer Trübung des Blutplasmas. Dieses bleibt daher bei der HPL Typ 2 *bernsteinfarben* klar, und die HPL kann nur biochemisch als solche identifiziert werden.

Natürlich würde auch eine Vermehrung von HDL nicht zur Trübung führen. Allerdings ist eine HDL-Hyperlipoproteinämie nicht von pathologischer Relevanz und eher mit einem wünschenswert guten Cholesterintransport zur Leber verbunden.

- **2 Subtypen:**
  - **Typ 2a:** LDL ↑, Plasma klar
  - **Typ 2b:** VLDL ↑, Plasma trüb

Innerhalb des Typs 2 lassen sich insofern die *Subtypen* 2a und 2b unterscheiden, als bei der klassischen Form **(Typ 2a)** nur LDL vermehrt ist und das Plasma völlig klar erscheint. Der **Typ 2b** ist durch eine gleichzeitige Vermehrung von VLDL in unterschiedlichem Umfang charakterisiert, so daß eine leichte Trübung des Plasmas resultiert.

3. HPL Typ 3
- **VLDL ↑**
- **Serum:** trüb, keine Rahmschichtung

• Der **Hyperlipoproteinämie Typ 3** liegt eine Vermehrung von VLDL zugrunde. Aufgrund ihrer Größe sind VLDL-Partikel in der Lage, Licht zu brechen, weswegen das hyperlipämische Plasma trübe erscheint. Im Kühlschranktest (vgl. Typ 1) bildet sich jedoch *keine* Rahmschicht, da die VLDL-Partikel aufgrund ihrer Dichte nicht spontan aufsteigen. Ein trübes Nüchternserum dieses Typs verrät eine gesteigerte VLDL-Synthese durch die Leber bzw. einen verzögerten VLDL-Abbau.

- **Ursache:**
  - VLDL-Produktion ↑
  - VLDL-Abbau ↓

Das bei diesem Typ vermehrt auftretende VLDL zeigt abnorme elektrophoretische Migrationseigenschaften (sog. β-VLDL), deren Ursache bei der familiären Störung dieses Typs genauer beschrieben wird.

4. HPL Typ 4
- **VLDL ↑**
- **Plasma:** Trübung ohne Rahmschichtung

- Die **Hyperlipoproteinämie Typ 4** beruht auf der ausschließlichen Vermehrung von *VLDL*, die im Gegensatz zu Typ 3 reguläre elektrophoretische Wanderungseigenschaften hat. Da die Chylomikronen nicht wesentlich vermehrt sind, zeigt der Kühlschranktest ein trübes Plasma ohne Bildung einer Rahmschicht.

5. HPL Typ 5
- **Chylomikronen ↑, VLDL ↑**

- Bei der **Hyperlipoproteinämie Typ 5** sind sowohl *Chylomikronen* als auch *VLDL* vermehrt. Im Kühlschranktest entwickelt sich nach Lagerung eine Rahmschicht aus den spezifisch leichten Chylomikronen mit Trübung des Plasmas (VLDL-Vermehrung) im Unterstand.

1. Familiäre HPL Typ 1

2.1.3.1 Familiäre Hyperlipoproteinämie Typ 1

- **Ursache:** genetischer Mangel an Lipoproteinlipase
- **Folge:** Hyperchylomikronämie
- **Klinik:**
- **Xanthome:** subepidermale Schaumzellansammlung

Hier besteht ein genetischer *Mangel* an *Lipoproteinlipase*. Die damit verbundene Störung des Chylomikronenabbaus führt zu einer *Hyperchylomikronämie*, deren Ausmaß nahrungsabhängig ist. Überschreitet sie eine kritische Grenze, treten in der Haut **eruptive Xanthome** auf, u. U. schon im Kindesalter. Dies sind mehrere Millimeter große, multipel, besonders im Lenden- und Gesäßbereich, aber auch in anderen Hautregionen, rasch auftretende Knötchen, die in akuten Stadien von einem kleinen hämorrhagischen Randsaum umgeben sein können und histologisch aus einer subepidermalen Ansammlung von Schaumzellen bestehen. Bei einer krisenhaften Ansammlung von Chylomikronen im Blut können sich in den Kapillaren kleine mikrothrombusartige Chylomikronenmassen bilden, die aus geborstenen Haargefäßen austreten und von Makrophagen phagozytiert werden, welche unter dem Bild von Schaumzellen verfetten.

- **Mikrothromben** aus Chylomikronenabbau durch Makrophagen → Oberbauchkoliken, Fieber, Pankreatitis

Dieser an der Haut äußerlich sichtbare Prozeß kann sich auch in inneren Organen entwickeln und mit abdominalem **Palpationsschmerz** oder auch **Oberbauchkoliken** mit Fieber und leichter Leukozytose verbunden sein. In schweren Fällen kann eine akute, auch tödliche **Pankreatitis** resultierten.

- **Lipaemia retinalis**

Der Augenhintergrund zeigt das Bild einer *Lipaemia retinalis*. Trägt man der Gefahr einer u. U. tödlichen akuten Pankreatitis durch eine möglichst fettarme Ernährung Rechnung, so ist die Lebenserwartung dieser Patienten normal.

familiäre Apolipoprotein-C-II-Defizienz
- **Lipoproteinaseaktivität ↓**
→ Hyperchylomikronämie

- **Familiäre Apolipoprotein-C-II-Defizienz.** Diese relativ seltene, autosomal-rezessiv vererbliche Erkrankung manifestiert sich durch eine massive, auch nüchtern persistente *Hyperchylomikronämie*, wobei entweder die **Phänotypen 1** oder **5** entwickelt sind. Im Gegensatz zur Hyperchylomikronämie Typ 1 ist die Lipoproteinlipase nicht primär defekt, zeigt aber eine verminderte Aktivität wegen des Fehlens von Apolipoprotein C-II, das einen Kofaktor für die Lipoproteinlipase darstellt.

Therapeutisch kann daher eine Transfusion von normalem Blutplasma, das Apolipoprotein C-II enthält, zu einer dramatischen Reduktion der vermehrten Chylomikronen bzw. Plasmatriglyzeride führen. Bei den homozygoten Merkmalsträgern findet sich eine der familiären Hyperlipoproteinämie Typ 1 analoge Symptomatik mit ausgeprägter Neigung zur rezidivierenden Pankreatitis. Die Einhaltung einer fettarmen Ernährung ist essentiell.

2. Hypercholesterinämie (familiäre HPL Typ 2)

2.1.3.2 Familiäre Hyperlipoproteinämie Typ 2 (Hypercholesterinämie)

- autosomal-dominant vererbt

Mit einer Prävalenz heterozygoter Merkmalsträger von 1/500 in der europäischen, amerikanischen und japanischen Bevölkerung rechnet dieses autosomal-dominante Erbleiden zu den häufigen HPL-Formen, welche sich im Sinne einer HPL Typ 2 durch eine massive *Vermehrung des cholesterinreichen LDL* äußern.

- **cholesterinreiches LDL ↑**
- **Ursache:** Defekt des LDL-Rezeptors

Die LDL-Vermehrung im Blut ist durch einen *Defekt des LDL-Rezeptors* bedingt. Dabei sind in den betroffenen Familien unterschiedliche Defektformen beobachtet worden.

So kann das Rezeptorprotein völlig funktionslos sein, es kann eine verminderte Bindungsaffinität für LDL aufweisen, oder die Bindung an LDL erfolgt normal, die *Internalisation des LDL* über endozytotische Vesikeln funktioniert nicht, da die Rezeptormoleküle die Fähigkeit verloren haben, sich in den in Bildung begriffenen endozytotischen Vesikeln zu konzentrieren.

Die Unfähigkeit, LDL über die rezeptorvermittelte Endozytose aufzunehmen, führt zu einem dramatischen **Konzentrationsanstieg** des cholesterinreichen **LDL** nicht nur im Blut, sondern proportional auch im gesamten extravasalen Interstitium. Als weitere Konsequenz besteht in den normalerweise von der LDL-Endozytose abhängigen sog. LDL-Rezeptorzellen ein relativer Cholesterinmangel, der durch eine erhöhte Eigensynthese der betroffenen Zellen gedeckt werden muß. Bezogen auf die Gesamtbilanz des Körpers resultiert hieraus ein **progressiver Cholesterinüberschuß**, der sich aus der nahrungsabhängigen Cholesterinaufnahme und der gesteigerten Eigensynthese addiert.

- **Folgen:** Unfähigkeit zur Endozytose

→ LDL ↑

→ **Cholesterinüberschuß**

Das extrazellulär stagnierende LDL unterliegt chemischen Modifikationen, wie sie z.B. durch Einwirkung von Sauerstoffradikalen auch in vitro induzierbar sind. Dieses im Rahmen einer unphysiologischen Alterung *chemisch modifizierte LDL* wird von einer besonderen Rezeptorklasse erkannt, die sich vorwiegend an der Oberfläche von Makrophagen befindet. Es handelt sich dabei um den sog. **Scavenger-Rezeptor** (Scavenger=Aasfresser), dessen Expression auf Makrophagen im Gegensatz zum LDL-Rezeptor nicht durch eine negative Rückkoppelung kontrolliert wird. Aus diesem Grunde neigen Scavenger-Rezeptor-Zellen – also insbesondere Makrophagen – bei der familiären Hypercholesterinämie zu einer massiven Aufnahme von cholesterinreichem LDL.

- **Scavenger-Rezeptor**
  - an Makrophagen Abbau von modifiziertem LDH → Verfettung, Schaumzellen

> Die **Folgen** sind massive *Verfettung* und *Schaumzellbildung*, die im Extremfall auch zum Zelluntergang führen kann. Dies erklärt die Bildung von **ausgedehnten Xanthomen**, die sich im Gegensatz zu den *eruptiven* Xanthomen des familiären Lipoproteinlipasemangels chronisch entwikkeln und eine beträchtliche Größe erreichen können.

- **Folgen**

⇐

Äußerlich sichtbar entwickeln sich solche Xanthome als subkutane, flächenhaft planare Knotenbildungen besonders über den Streckseiten der Gelenke, interdigital oder als *tuberöse Xanthome* auch in großen Sehnen. Die Ablagerungen im Gelenkbereich können zu *rheumatidiformen Schmerzattacken* (negative Rheumaserologie!) führen. Xanthomatöse Strecksehnen neigen zur Ruptur. Ablagerungen im Bereich der Hornhaut sind als ringförmige Trübung, *Arcus cornealis*, sichtbar. Analoge Vorgänge im Gefäßbereich führen zu einer frühzeitig auftretenden, in den Koronararterien auch hochgradig stenosierenden *Atherosklerose*. Der Befall der Aorta äußert sich besonders massiv in ihrem Abgang aus dem linken Herzen und kann zu einer atherosklerotischen, auch auf die Aortenklappe übergreifenden Stenose besonders bei homozygoten Merkmalsträgern führen.

- Arcus cornealis
- Koronarsklerose
- Aortenklappenstenose

Die **heterozygoten Merkmalsträger**, die über ein normales und ein verändertes LDL-Rezeptor-Allel verfügen, zeigen eine Vermehrung des gesamten Plasmacholesterins auf Werte um 400 mg/dl (normal um 175 mg/dl), während bei den **homozytogen Merkmalsträgern** ein Anstieg auf 650–1000 mg/dl beobachtet wird. Makroskopisch ist dieses Plasma entweder klar (Phänotyp 2a) oder bei gleichzeitiger Vemehrung von VLDL auch getrübt (Phänotyp 2b). Die aus der chronischen Hypercholesterinämie resultierende Atherosklerose bedingt bei den homozygoten Merkmalsträgern eine schwere Koronararteriensklerose, die meist vor dem 20. Lebensjahr zum Herzinfarkt führt. Bei den Heterozygoten entwickelt diese sich etwas langsamer; unbehandelt tritt der Infarkttod im frühen Erwachsenenalter auf.

- **Merkmalsträger:**
  - heterozygot: Plasmacholesterin 400 mg/dl
  - homozygot: Plasmacholesterin 650–1000 mg/dl

Eine kausale Behandlung wird z.Zt. durch eine sog. **LDL-Apherese** angestrebt, bei der das LDL durch eine extrakorporale Waschprozedur aus dem Plasma entfernt wird.

- Terapieversuch: LDL-Apherese

Die bei der familiären Hypercholesterinämie, abhängig vom Ausmaß der Cholesterin- bzw. LDL-Vermehrung, gesetzmäßig auftretende **Koronararteriensklerose** und **allgemeine Atherosklerose** ist *prototypisch* für die ebenfalls mit einem gesteigerten Atheroskleroserisiko belasteten Zustände einer z.B. *hyperalimentär* erworbenen chronischen *Erhöhung des LDL-Cholesterins.*

- hyperalimentäre Cholesterinerhöhung hat dieselben Folgen: **Atherosklerose**

Auch bei intakter Bildung von LDL-Rezeptoren führt eine durch überschüssige Neubildung von LDL gestörte Bilanz zu einer verlängerten Verweildauer dieses Lipoproteins im Plasma und im Interstitium mit der Konsequenz einer vermehrten Endozytose über den Scavenger-Rezeptor vorwiegend durch Makrophagen. Im Gefäßbereich führt dieser Vorgang zur *Atherombildung*.

3. Familiäre HPL Typ 3

2.1.3.3 Familiäre Hyperlipoproteinämie Typ 3

- **Ursache:** Punktmutationen auf Chromosom 19 → verminderte Bindungsfähigkeit der Remnants an Apo-E-Rezeptor

Während bei den genetisch bedingten HPL der Typen 1, 2 und 5 die erhöhte Lipoproteinkonzentration aus sog. *post*sekretorischen Störungen, nämlich Defizienzen der Lipoproteinlipase oder LDL-Rezeptordefekten resultiert, liegt dem Typ 3 eine *prä*sekretorische Störung zugrunde, nämlich Punktmutationen des auf dem langen Arm von Chromosom 19 lokalisierten Gens für das Apolipoprotein E. Bestimmte Mutationen können zu einer Minderung der Bindungsfähigkeit der aus dem Katabolismus von Chylomikronen und VLDL stammenden Restpartikel *(„remnants")* an einem speziellen, das Apolipoprotein E erkennenden Rezeptor (sog. Apo-E-Rezeptor) an der Oberfläche von Hepatozyten führen. Daraus kann eine auch von der Kalorienbilanz abhängige Akkumulation von Lipoproteinresiduen mit verzögerter Abbaukinetik im Plasma resultieren, die schließlich von Scavenger-Makrophagen aufgenommen werden. In der *Haut* entwickeln sich charakteristisch verteilte *Xanthome*. Es besteht eine Neigung zur vorzeitigen, auch koronaren *Atherosklerose*. Die beim Typ 3 vermehrten Lipoproteine wandern elektrophoretisch in der β-Bande, die jedoch abnorm verbreitert ist (broad β-band). Auf diese elektrophoretische Anomalie spielt der Begriff der *Dys-Beta-Lipoproteinämie* an.

- **Folgen:**
- Akkumulation von Lipoproteinresiduen
- verzögerte Abbaukinetik
- Xanthome
- Atherosklerose
- verbreiterte β-Bande

- **Apolipoprotein E**
- Phänotypen: E-3, E-2, E-4, E-1, E-5
- Homozygotie für E-2
- verminderte Affinität zum Apo-E-Rezeptor

Generell zeigt das **Apolipoprotein E** einen genetischen Polymorphismus. Neben dem normalen und häufigsten Phänotyp E-3 lassen sich die Typen E-2 und E-4 sowie seltene Sonderformen (E-1, E-5) mit der Methode der isoelektrischen Fokussierung unterscheiden. In gesunden Bevölkerungskollektiven verteilen sich die aus diesem Polymorphismus resultierenden E-Phänotypen etwa wie folgt: E-2/E-2: 0,9 %, E-3/E-2: 11,7 %, E-4/E-2: 2,9 %, E-3/E-3: 62,2 %, E-4/E-3: 19,9 % und E-4/E-4: 2,2 %. Der familiären Hyperlipoproteinämie Typ 3 liegt eine Homozygotie für E-2 zugrunde. Apo-E-2 unterscheidet sich vom normalem E-3 durch Mutationen (Kodon 112 oder 158), jeweils von Zystein gegen Arginin. Der hieraus resultierende Ladungsunterschied des Proteins erklärt die verminderte Affinität zum Apo-E-Rezeptor.

Von den in der normalen europäischen und amerikanischen Bevölkerung mit einer Häufigkeit von etwa 1 % auftretenden Merkmalsträgern einer E-2-Homozygotie erkranken nur etwa 10 % im mittleren Erwachsenenalter, abhängig von weiteren die Hyperlipidämie unterstützenden peristatischen Faktoren wie Hyperalimentation, Koinzidenz mit einer genetisch fixierten Neigung zu weiteren Formen der Hyperlipidämie, Diabetes mellitus (Typ 2 mit Fettsucht) oder Hypothyreose.

- **Symptome:**
- Xanthomata striata palmaria
- Xanthelasmen
- Arcus lipoides corneae
- Atherosklerose, KHK
- Nüchternserum trüb

Zu den typischen **Symptomen** rechnen sog. *Xanthomata striata palmaria* mit einer charakteristischen Gelbverfärbung der Beugefalten in der Handinnenfläche, *tuberöse Xanthome* der Sehnen oder der Haut, über den Ellenbogen, gelegentlich *Xanthelasmen* im Lidbereich, *Arcus lipoides corneae*, *koronare Herzkrankheit (KHK)* sowie peripher betonte *Atherosklerose* und zerebrovaskuläre Durchblutungsstörung. Das Nüchternserum der Patienten ist sichtbar *getrübt*.

4. Familiäre HPL Typ 4

2.1.3.4 Familiäre Hyperlipoproteinämie Typ 4

- endogene HPL polygenen Ursprungs
- Triglyzeride ↑, VLDL ↑

Diese Gruppe von HPL umfaßt einen Komplex endogener HPL polygenen Ursprungs mit wechselnd ausgeprägter familiärer und insofern genetisch bedingter Häufung.

Die *Trübung des Nüchternserums* beruht vorwiegend auf einer Vermehrung von **Triglyzeriden** bzw. von **VLDL**. Dieser durchaus häufigen Konstellation liegen wahrscheinlich unterschiedliche Einzel- oder Kombinationsdefekte zugrunde.

5. Familiäre HPL Typ 5

2.1.3.5 Familiäre Hyperlipoproteinämie Typ 5

Bei diesem biochemisch noch nicht definierten Krankheitsbild werden Symptome der klassischen familiären Lipoproteinlipasedefizienz beobachtet. Dieses wahrscheinlich *autosomal-dominant* vererbliche Leiden äußert sich in den betroffenen Familien mit unterschiedlicher Penetranz bei einer gewissen Betonung des männlichen Geschlechts schon in der Kindheit mit eruptiven *Xanthomen*, peripherer *Polyneuropathie*, *abdominellen Schmerzen* und *Pankreatitis*. Aus ungeklärter Ursache ist der Katabolismus von VLDL und Chylomikronen beeinträchtigt. Zusätzlich kann sich im weiteren Verlauf ein Diabetes mellitus Typ II mit Hyperglykämie und Hyperinsulinämie sowie einer Hyperurikämie (Gicht) entwickeln. Dieses komplexe metabolische Syndrom beinhaltet im Gegensatz zu den vorgenannten Formen genetisch bedingter Hyperchylomikronämien ein gesteigertes *Atheroskleroserisiko*.

- autosomal-dominant vererbt

- **Klinik:** Xanthome, Polyneuropathie, abdominelle Schmerzen, Pankreatitis, weiter Diab. mellitus, Gicht, Arteriosklerose
- **Ursache:** Störung des Katabolismus von VLDL u. Chylomikronen

2.1.4 Hypolipoproteinämie

Genetisch bedingte Ausfälle bestimmter Lipoproteinarten sind zwar *selten*, die Kenntnis der mit solchen Defekten verbundenen Krankheitsbilder liefert aber wichtige Einsichten in die normalen Funktionsabläufe des Lipoproteinmetabolismus.

Hypolipoproteinämie

- genetisch bedingt
- selten

2.1.4.1 Familiäre A-Beta-Lipoproteinämie

Diesem seltenen, autosomal-rezessiv vererblichen Krankheitsbild liegt ein **Synthesedefekt des Apolipoproteins B** zugrunde. Obligat Heterozygote sind asymptomatisch. In der Konsequenz sind bei den homozygoten Merkmalsträgern sowohl die Synthese von *Chylomikronen* als auch von *VLDL* und damit sekundär die Bildung von *LDL* blockiert. Im Dünndarm werden Fette zunächst normal verdaut und von den resorptiven Enterozyten absorbiert. Da die Enterozyten jedoch keine Chylomikronen bilden können, verbleiben die Lipide in den Dünndarmepithelien und führen zu deren fortschreitender Verfettung. Die zur Zottenspitze hin zunehmend Fett speichernden Epithelien werden schießlich im Rahmen der physiologischen Zellmauserung in das Darmlumen abgestoßen und von der Zottenbasis her durch zunächst nicht verfettete Epithelien ersetzt. Die Nahrungsfette werden schließlich auf diesem Umwege wieder mit dem Stuhl ausgeschieden (Steatorrhoe).
In den Leberzellen bleiben die für die VLDL-Synthese bestimmten Lipide zunächst in den Zisternen des endoplasmatischen Retikulums in ultrastrukturell feintropfiger Form liegen, um schließlich zu größeren, lichtmikroskopisch sichtbaren Fetttropfen zu konfluieren.

1. A-Beta-Lipoproteinämie

- autosomal-rezessiv vererbt

Ursache: Apolipoproteins B-Synthesedefekt

Merkmalsträger:
- heterozygot: asymptomatisch
- homozygot: Erkrankung

Pathogenese:
- Synthese von Chylomikronen, VLDL, LDL blockiert

Folgen:
- **Darm:** Retention von Lipiden in Enterozyten, Fettabgabe in Darm, **Steatorrhoe**

- **Leber:** Verfettung der Hepatozyten

Im Blut der Patienten fehlen die Beta-Lipoproteine vollständig. Hieraus resultiert eine schwere *Transportstörung* nicht nur für *Fett*, sondern auch für die *fettlöslichen Vitamine* (A, D, E, K). Dies äußert sich besonders in einem allgemeinen **Vitamin E-Mangel**, der degenerative Veränderungen im ZNS und im Myokard erklärt.

- **Blut**

⇐

Speziell treten eine Demyelinisierung der Fasciculi graciles und cuneati in den spinalen Hintersträngen sowie auch Demyelisierungen im Bereich der Pyramidenbahnen sowie Nervenzellverluste in den Vorderhörnern und den Spinalganglien auf.

Klinisch äußert sich eine *ataktische Neuropathie* auch unter dem Bild der Friedreich-Ataxie mit begleitender *Retinitis pigmentosa*, die auf den kombinierten Mangel der fettlöslichen Vitamine A und E zurückzuführen ist. Im Herzen löst der Vitamin E-Mangel eine lebensverkürzende *Kardiomyopathie* mit massiver interstitieller und perikardialer Fibrose und extremer Lipofuszinpigmentierung aus (besonderer Lipofuszintyp, sog. Vitamin E-Mangelpigment, wie es experimentell durch Vitamin E-Entzug provoziert werden kann).

Klinik:
- ataktische Neuropathie (Friedreich-Ataxie)
- Retinitis pigmentosa
- Kardiomyopathie
- Lipofuszinose (Vitamin E-Mangel-Pigment)

Eine gestörte Lipidkomposition der Erythrozytenmembran führt zu einer besonders auffälligen Deformität der roten Blutkörperchen mit hornartigen Fortsätzen unter dem Bild einer sog. *Akanthozytose*. Da sich derartige Blutkörperchen mit ihren Hörnern gegenseitig abstoßen, ist ein spontanes Blutsenkungsverhalten weitgehend aufgehoben (BSG bei 0).

- Akanthozytose

Die A-Beta-Lipoproteinämie wird eponym auch als **Bassen-Kornzweig-Syndrom** bezeichnet, da diese Autoren schon 1950, vor Aufklärung der biochemischen Grundla-

Bassen-Kornzweig-Syndrom: Synonym für A-Beta-Lipoproteinämie gen, die Koinzidenz von Akanthozytose und Retinitis pigmentosa in Verbindung mit einer zöliakieartigen Malabsorption beschrieben haben.

2. Hypo-Beta-Lipoproteinämie

- autosomal-dominant vererbt

Ursache: Apolipoproteins B-Synthesestörung

Merkmalsträger:
- **heterozygot:** LDL ↓, VLDL ↓
- **homozygot:** Defekt von LDL, VLDL, fehlende postprandiale Chylomikronämie, enterozytäre Steatose

2.1.4.2 Familiäre Hypo-Beta-Lipoproteinämie

Diese hat mit der A-Beta-Lipoproteinämie die **Störung der Apolipoprotein-B-Synthese** gemeinsam, unterscheidet sich jedoch durch ihren **autosomal-dominanten Erbgang**.

Dies bedeutet, daß auch *heterozygote Merkmalsträger* erkranken, freilich mit wesentlich geringer ausgeprägter Symptomatik (Fettunverträglichkeit). Tatsächlich wird bei den Heterozygoten nur eine geringe, z.T. auch nur wenig subnormale Konzentration der Lipoproteine LDL und VLDL beobachtet. Histologisch zeigen die Dünndarmepithelien eine auch im Nüchternzustand persistierende Verfettung.

Homozygote Merkmalsträger entwickeln schwere Symptome mit komplettem Defekt von LDL und VLDL, fehlender postprandialer Chylomikronämie, Malabsorption von Fett und fettlöslichen Vitaminen, entero- und hepatozytärer Steatose sowie neuromuskulären Manifestationen, die etwas geringer ausgeprägt sind als bei der autosomal-rezessiven A-Beta-Lipoproteinämie. Auch treten *Akanthozyten* im Blut seltener und weniger ausgeprägt in Erscheinung als bei dieser.

3. An-Alpha-Lipoproteinämie

- kein HDL im Blutplasma

Ursache: ?
schnelle Elimination von HDL → HDL-Mangel

Symptome:
- **im Kindesalter:**
  - Gelbfärbung der Tonsillen
  - Schaumzellinfiltrate
- **im Erwachsenenalter:**
  - Splenomegalie mit Anämie
  - Neuropathie mit Diplopie, Parästhesien, Dysästhesien, Schwitzen

seltene HDL-Defekte durch Punktmutationen von Apolipoprotein A-I

2.1.4.3 Familiäre An-Alpha-Lipoproteinämie (Tangier-Krankheit)

Dieses ebenfalls *seltene*, autosomal-rezessive Leiden äußert sich in einer fast vollständigen **Abwesenheit von HDL im Blutplasma** bei den erkrankten homozygoten Merkmalsträgern.

Der Name **Tangier-Krankheit** bezieht sich auf den Wohnort der zuerst beschriebenen Merkmalsträger: Tangier-Island vor der Ostküste der USA. Die Bezeichnung An-Alpha-Lipoproteinämie leitet sich von der normalen elektrophoretischen Position von HDL im Alpha-Bereich her.

Die biochemische **Ursache** des Defekts ist nicht voll aufgeklärt. Offenbar findet primär eine normale Synthese von HDL, insbesondere auch seiner Apolipoproteine der Klasse A, statt. Das neu gebildete HDL wird jedoch außerordentlich schnell aus der Zirkulation eliminiert. Als Folge davon fehlt HDL bei den homozygoten Merkmalsträgern fast vollständig, ist aber auch bei den symptomfreien Heterozygoten etwa auf die Hälfte der normalen Plasmakonzentration reduziert.

Besonders im *Kindesalter* sind die Symptome zunächst milde und nur durch Vergrößerung und Gelbfärbung der Tonsillen auffällig. Dieses Phänomen beruht auf einer massiven Durchsetzung des Tonsillengewebes und anderer lymphatischer Organe mit histiozytären Schaumzellen, die vorwiegend Cholesterinoleat speichern, da der Cholesterinexport aus Makrophagen in die Leber durch den Ausfall des HDL behindert ist.
Im *Erwachsenenalter* kann die progressive Schaumzellbildung zu einer erheblichen *Splenomegalie* z.T. auch mit mildem Hypersplenismus *(Anämie)* führen. Schaumzellen treten darüber hinaus massiv vermehrt im Knochenmark und in chronisch entzündlich veränderten Gewebsabschnitten auf. Fakultativ kann sich im Erwachsenenalter eine meist nur geringe sensorische und motorische *Neuropathie* mit Parästhesien, Dysästhesien, vermehrtem Schwitzen, gelegentlicher Diplopie und herabgesetzten tiefen Sehnenreflexen, in geringerem Umfang auch mit muskulärer Atrophie entwickeln. Diese Symptome stehen mit einer Störung der *Schwann-Zellen* in Zusammenhang, die sich morphologisch in einer auch bioptisch nachweisbaren feintropfigen Speicherung von Cholesterinoleat äußert.
Die Lebenserwartung der Betroffenen erscheint nicht wesentlich reduziert. Die bisher allerdings nur in geringer Zahl beobachteten erwachsenen Merkmalsträger haben trotz des HDL-Mangels keine signifikante Neigung zur Atherosklerose oder koronaren Herzkrankheit entwickelt.

Von dieser klassischen Form der An-Alpha-Lipoproteinämie ist eine Reihe weiterer seltener HDL-Defekte abzugrenzen, denen definierte Punktmutationen besonders von Apolipoprotein A-I zugrunde liegen. In diesen Fällen kann eine erniedrigte HDL-Konzentration mit pathologischen Lipidablagerungen z.B. in der Cornea („fish eye disease") verbunden sein.

2.2 Fettabbaustörungen

C. Radke

Fettabbaustörungen

2.2.1 Adipositas

Adipositas

Definition. *Fettsucht* (Adipositas, Obesitas) bedeutet eine Erhöhung des Körpergewichts über 20 % des Normalgewichts durch Anwachsen des Fettgewebes, wobei es zu einer *Vergrößerung der Fettzellen*, seltener zu deren *Vermehrung*, kommt. Das Normalgewicht berechnet sich nach der **Broca-Formel**: Körperlänge in cm minus 100 = Sollgewicht.

Broca-Formel

Patienten mit Adipositas unterliegen einem größeren Gesundheitsrisiko als Normalgewichtige. Mit zunehmendem Gewicht steigt das Risiko, an einer *Arteriosklerose* und ihren Folgen (chronisch-ischämische Herzkrankheit, arterielle Verschlußkrankheit, zerebrovaskuläre Komplikationen) zu erkranken. Weiterhin besteht eine Korrelation der Adipositas mit *Hyperlipoproteinämie, Diabetes mellitus, Gicht* und *Hypertonie.*

- **Gesundheitsrisiko** durch Arteriosklerose u. deren Folgen
- Korrelation mit Diabetes mellitus, Gicht, Hypertonie

Die **Ätiologie** der allgemeinen Adipositas ist multifaktoriell: Auf dem Boden einer *genetischen Disposition* führt eine *vermehrte Kalorienzufuhr* in Verbindung mit eingeschränktem Energieverbrauch (z. B. verminderte körperliche Aktivität) zu einer positiven Energiebilanz. Zusätzlich spielen teilweise unbekannte endokrinologische, zentralnervöse und metabolische Defekte eine Rolle, die über eine fehlerhafte oder mangelhafte Ausnutzung der Nahrung die Lipogenese und damit den Fettansatz begünstigen.

Ätiologie: multifaktoriell
- genetische, endokrinologische, zentralnervöse u. metabolische Faktoren

Pathogenese. Eine Adipositas mit *Hypertrophie* oder *Hyperplasie der Adipozyten* ist zurückzuführen auf:
- eine **gesteigerte Fettablagerung** durch vermehrte Nahrungszufuhr, eine gesteigerte Lipogenese und eine Aktivitätserhöhung der Lipoproteinlipase
- eine **gestörte Fettmobilisierung** durch Defekte lipolytisch wirksamer Hormone mit Beeinträchtigung der Fettgewebslipolyse
- eine **eingeschränkte Fettverwertung** bei körperlicher Inaktivität, steigendem Alter und Störung der Lipidoxidation.

Weiterhin haben bestimmte **Medikamente** (z. B. Phenazetin) und **Hormone** Einfluß auf das Fettgewebe.

Pathogenese:
Hypertrophie oder **Hyperplasie der Adipozyten** durch
- **gesteigerte Fettablagerung**
- **gestörte Fettmobilisierung**
- **eingeschränkte Fettverwertung**
- **Medikamente,** z.B Phenazetin
- **Hormone,** z. B. Kortison

Zum *Beispiel* führt Kortison zu einer Fettzellhypertrophie. Androgene bewirken dagegen eine Verminderung der Zellzahl, ohne deren Volumen zu beeinflussen.

Das **Depotfett** lagert sich bei *Männern* vorwiegend an Bauch, Rücken und Nacken ab *(Falstaff-Typ)*, bei Frauen hingegen an Oberarm, Oberschenkel, Hüften und Gesäß *(Rubens-Typ)*. Daneben existieren **lokalisierte Fettablagerungen**, wie z. B. der Madelung-Fetthals, die Steatopygie (Steißlipomatose) und die Lipomatosis dolorosa, eine Erkrankung mit multiplen schmerzhaften Lipomen.

Depotfett:
- Falstaff-Typ
- Rubens-Typ

lokalisierte Fettablagerung:
- Madelung-Fetthals
- Steißlipomatose
- Lipomatosis dolorosa

Bei etwa 1–2 % der Fettsüchtigen kann eine **endokrinologische Grunderkrankung** abgegrenzt werden (sekundäre Adipositas). Ursächlich kommen in Frage:

- **sekundäre Adipositas**

- **endokrinologische Erkrankungen:** Hyperkortizismus (M. Cushing), Hypothyreose, Hyperinsulinismus (z. B. Inselzelltumoren), Hypogonadismus, Kastration (eunuchoide Adipositas) und Pseudohyperparathyreoidismus
- **hypothalamische Erkrankungen**, die über eine Reizung der Nuclei paraventriculares im hypothalamischen Sättigungszentrum zur zerebralen Adipositas führen: Enzephalitiden, Traumen und Tumoren (paraneoplastische Adipositas)
- **kongenitale hypothalamische Adipositas** bei bestimmten Erbkrankheiten:
  - *Dystrophia adiposogenitalis* (M. Fröhlich) mit Adipositas, Kleinwuchs, Hypogonadismus
  - *Prader-Labhart-Willi-Syndrom* mit Adipositas, Muskelschlaffheit, Pubertas tarda, Prädiabetes, Imbezillität
  - *Laurence-Moon-Biedl-Bardet-Syndrom* mit Adipositas, Imbezillität, Retinitis pigmentosa, Polydaktylie.

Ätiologie:
- **endokrinologische Erkrankung**
- **hypothalamische Erkrankung** durch Reizung des Sättigungszentrums
- **kongenitale hypothalamische Adipositas**

Sonderformen:
- Pickwick-Syndrom
- Kleine-Levin-Syndrom

Sonderformen der allgemeinen Adipositas:
• Das **Pickwick-Syndrom** ist eine Unterform des Schlaf-Apnoe-Syndroms, gekennzeichnet durch erhebliches Übergewicht und eine starke Einschlafneigung während des Tages.
• Beim **Kleine-Levin-Syndrom** bestehen längere Schlafepisoden in Verbindung mit einer Polyphagie. Ursache ist möglicherweise eine dienzephale Störung.

Ketonämie

- Azeton ↑, Azetazetat ↑, β-Hydroxybuttersäure ↑

Ätiologie:
- vermehrte Lipolyse (Diabetes, Hunger)

Folgen:
- Ketonurie
- Säure-Basen-Haushalt-Störungen

2.2.2 Ketonämie

Ketonkörper sind *Azeton*, *Azetazetat* und β-Hydroxybutyrat. Durch vermehrte Lipolyse (z.B. Diabetes mellitus oder Hungerzustände) werden diese Stoffwechselabbauprodukte frei. Eine erhöhte Konzentration im Blut führt zur Ketoazidose und Störung des Säure-Basen-Haushalts. Ketone werden mit dem Harn ausgeschieden und sind dort nachweisbar.
Weitere enzymatisch bedingte Fettabbaustörungen sind in Tab. 17–2 aufgeführt.

Tab. 17-2: Erbliche enzymbedingte Fettabbaustörungen

Erkrankung	Defekt	Symptome
Lipidspeicherungsmyopathie	Carnitingehalt in Skelettmuskulatur ↓	Fettspeicherung in Muskelzellen (Lipidvakuolen)
Phytansäurelipoidose (Refsum-Syndrom)	Alpha-Oxidation der verzweigten Fettsäuren ↓ (Phytansäure-α-Hydroxylase ↓)	Polyneuropathie durch Ganglienzellnekrosen, Markscheidenzerfall, Zwiebelschalenverdickung peripherer Nn., Erregungsablaufstörungen im Myokard
Propionaträmie	Propionyl-CoA-Carboxilase ↓	metabolische Azidose Ausscheidung der Propionsäure als Natriumsalz mit Elektrolytverlust
Methylmalonaturie	Aktivität der Methylmalonat-CoA-Mutase ↓	Methylmalonatspiegel → Ketoazidose

2.3 Lipidspeicherkrankheiten

Siehe Abschn. 7.

Eiweißstoffwechselstörungen

3. Störungen des Eiweißstoffwechsels

C. Radke

Aminosäurestoffwechselstörungen

3.1 Störungen des Aminosäurestoffwechsels

Aminosäuren: Bausteine der Proteine

Metabolismus in der Leber:
1. **glykoplastische AS** → Mono-, Dicarbonsäuren → **Glukoneogenese**
2. **ketoplastische AS:** Abbau zur Energiegewinnung → Bildung von Ketonen
3. **Entgiftung des NH_3** über Harnstoffbildung

Eiweiße werden im oberen Dünndarm durch proteolytische Enzyme zu **Aminosäuren** gespalten und resorbiert. Als einfachste Bausteine der Proteine sind Aminosäuren gleichzeitig Aufbaustoffe und Abbauprodukte körpereigener Proteine. Ein Protein entsteht, wenn mehr als 100 Aminosäuren durch Peptidbrücken verbunden sind. Die Aminosäuresequenz ist genetisch festgelegt.
Der **Metabolismus** der Aminosäuren geschieht hauptsächlich in der *Leber*:
• Abbau *glykoplastischer* Aminosäuren zu Mono- und Dicarbonsäuren, aus denen dann wieder Glykose aufgebaut werden kann (Glukoneogenese)
• Energiegewinnung durch Abbau des Kohlenstoffgerüsts der *ketoplastischen* Aminosäuren; gleichzeitig entsteht Azetyl-CoA bzw. Azetessigsäure, die zur Bildung von Ketonen beiträgt
• Entgiftung des Aminostickstoffes (NH_3) über die *Harnstoffbildung*.

Eine Ausnahme bilden die verzweigtkettigen Aminosäuren Leucin, Isoleucin und Valin, die in Gehirn und Muskulatur abgebaut werden.

Tab. 17-3: Aminosäurestoffwechselstörungen

Krankheit	Enzymdefekt	Morphologie
Phenylketonurie	Phenylalaninhydroxylase	Pigmentarmut Hirnschädigung Myelinisierung d. Nn. ↓ Achsenzylinderuntergang Gliavermehrung
Albinismus	Tyrosinase	Pigmentstörung Melaninproduktion ↓
Homozystinurie Typ I	Cystathionin-Synthease	geistige Retardierung Mesenchymschaden: Marfan-Symptomatik, Okulopathien, Vaskulopathien, Osteopathien
Typ II	Transmethylierung	geistige Retardierung, Muskelschwäche
Alkaptonurie	Homogentisinsäure-Dioxygenase	Ochronose = Dunkelbraunfärbung + Degeneration von Knochen, Knorpeln, Skleren, Osteoarthrosis deformans alcaptonurica, brauner Urin
Hyperoxalurie Typ I	Alpha-Ketoglutarat-Glyoxylat-Karboxylase	Kalziumoxalatablagerung Nephrolithiasis mit PN, Fremdkörperentzündungen in Myokard u. Knochenmark
Typ II	D-Glycerat-Dehydrogenase	
Zystinose	transmembranöse Transportstörung, lysosomale Speicherkrankheit	intralysosomale hexagonale Kristalle in Niere, Kornea und Organen des RHS, progressive interstitielle Nephritis
Zystinurie	hereditäre Tubulopathien, Transportdefekt in renalen Tubulusepithelien	Nephro- u. Urolithiasis pyelonephritische Schrumpfniere
Ahornsirupkrankheit	Dekarboxilierungsstörung der verzweigtkettigen AS, Aktivitätsminderung der 2-Ketosäuredehydrogenase	metabolische Azidose, Myelinisierungsstörung, Astrozytose, Spongiose

Zum Auf- und Abbau der Aminosäuren sind spezielle Eiweiße mit katalytischen Eigenschaften **(Enzyme)** notwendig. Genetische Defekte dieser Enzyme haben entsprechende Störungen im Aminosäurestoffwechsel zur Folge. Spaltprodukte häufen sich im Blut an und rufen Schädigungen hervor.

Enzyme

Beispiel: Allein für den Abbau des beim Aminosäurestoffwechsel anfallenden zytotoxischen NH_3 zu Harnstoff sind 5 Enzyme notwendig.

Defekte dieser Enzyme bewirken eine partielle *Unterbrechung des Harnstoffzyklus* mit geistiger und somatischer Retardierung sowie neurologischen Symptomen. Häufig auftretende und klinisch gravierende Enzymdefekte und ihre *Folgekrankheiten* sind in Tab. 17–3 dargestellt.

Defekt des Harnstoffzyklus: geistig-körperliche Retardierung, neurologische Symptome

3.2 Störungen des Nukleotidstoffwechsels

Nukleotide (Desoxiribonukleotid, Ribonukleotid) sind Makromoleküle, die aus einem *Kohlenhydratanteil* (D-Ribose, D-2-Desoxiribose), einer heterozyklischen *Base* (Purin, Pyrimidin) und einem *Phosphat* bestehen. Sie sind Bausteine der DNS, spielen eine entscheidende Rolle als Koenzyme im Stoffwechsel und sind Bestandteile von Koenzym A und Vitamin B_{12}. Der Abbau der Purinkörper im Organismus erfolgt teilweise zu Harnsäure, ein anderer Teil wird zur Bildung von Nukleosidmonophosphaten wiederverwendet (Tab. 17–4).

Nukleotidstoffwechselstörungen
Nukleotide bestehen aus:
- Kohlenhydrat
- heterozyklischer Base
- Phosphat

Funktion der Nukleotide:
- DNS-Baustein
- Koenzym
- Bestandteil von Koenzym A u. Vitamin B_{12}

Stoffwechsel: Abbau zu
- Harnsäure
- Nukleosidmonophosphat

Tab. 17-4: Nukleotidstoffwechselstörungen

Erkrankung	Störung	Klinik
Gicht		
primäre Hyperurikämie	Harnsäureproduktion ↑ Harnsäureausscheidung ↓	akut: Gichtanfall (häufig Großzehengrundgelenk)
sekundäre Hyperurikämie	Glukose-6-Phosphatase-Mangel Nukleinsäureumsatz ↑ chronische Niereninsuffizienz	chronisch: Gichttophie Arthritis urica Synovitis urica Nephritis chronica urica Uratsteine
Lesch-Nyhan-Syndrom	Hypoxanthin-Guanin-Phosphoribosyltransferase ↓	(Arthritis urica) Uratsteine geistige Behinderung
Xanthinurie	Xanthin-Oxidase ↓	Xanthinsteine
Orotazidurie	Orotat-Phosphoribosytransferase ↓ Orotat-Phosphoribosy-Decarboxylase ↓	hypochrome- u. megaloblastäre Anämie Orotatsteine

Gicht

- **Harnsäure ↑**

3.2.1 Gicht (Hyperurikämie)

Gicht ist eine heterogene Krankheitsgruppe, die durch eine *hohe Harnsäurekonzentration* im Blut gekennzeichnet ist. Man unterscheidet die *primäre* und die *sekundäre Hyperurikämie.*

Ätiologie: multifaktoriell

Die **Ätiologie** ist multifaktoriell. Neben einer genetischen Komponente spielen Geschlecht (männlich > weiblich), Ernährung (Alkohol, eiweißreich), Körpergewicht (hoch > niedrig) und der sozialökonomische Status (hoch > niedrig) eine Rolle.

- **primäre Hyperurikämie:**
  - gestörte Harnsäureausscheidung
  - erhöhte Harnsäureproduktion
- **sekundäre Hyperurikämie:**
  - **M. Gierke**
  - Erkrankung mit gesteigertem Nukleinsäureumsatz
  - chronische Niereninsuffizienz

- Die multifaktoriell vererbte **primäre Hyperurikämie** entsteht *nicht* im Gefolge eines anderen Leidens. Als Ursache liegt entweder eine gestörte Harnsäureausscheidung oder eine erhöhte Harnsäureproduktion vor.
- Die **sekundäre Hyperurikämie** tritt als Komplikation anderer Stoffwechselstörungen auf:
  - beim *M. Gierke*, einem Glukose-6-Phosphatasemangel, durch Hemmung der renalen Harnsäureausscheidung
  - bei Erkrankungen mit *gesteigertem Nukleinsäureumsatz* (z. B. hämolytische Anämie, Leukosen, nekrotisch zerfallendes Gewebe bei malignen Tumoren)
  - bei *chronischer Niereninsuffizienz* mit verminderter Harnsäureausscheidung.

Pathogenese:

- Ansammlung von Urat im Gewebe, von Proteinhülle umgeben
- Phagozytose durch Granulozyten
- Heterophagolysosom
- Proteasen zerstören Proteinhülle
- Kristalloberfläche labilisiert Lysosomenmembran
- Proteasen in Zelle und Extrazellularraum
- Aktivierung von Mediatoren

→ akuter Gichtanfall

Pathogenese. Die Krankheitserscheinungen beruhen auf einer Labilisierung der Lysosomenmembran. Mononatriumuratkristalle, vorwiegend als *Mikrokristalle* im *periartikulärem Gewebe* kleiner Gelenke, sind zunächst von einer Proteinhülle umgeben. Die vom Organismus als Fremdkörper empfundene Substanz wird von neutrophilen Granulozyten phagozytiert (Abb. 17–1 a). Ist eine Fusion mit einem primären Lysosom erfolgt, zerstören die Proteasen die Proteinhülle der Kristalle. Die Kristalloberfläche gewinnt Kontakt mit der Phagolysosomenmembran. Durch H_2-Brückenbildung entsteht eine feste Verbindung. Die amöboiden Zellbewegungen führen zur Zerstörung der Lysosomenmembran durch die nackte Kristalloberfläche. Proteasen gelangen in das Zytoplasma und den Extrazellularraum. Der Gerinnungsfaktor XII, das Kallikrein-, Kinin- und Komplementsystem werden aktiviert. Es entsteht die charakteristische Weichteilentzündung des akuten Gichtanfalls mit dem morphologischen Substrat der Granulozyteninfiltration und dem Granulozytenzerfall, daher die Schmerzsymptomatik!

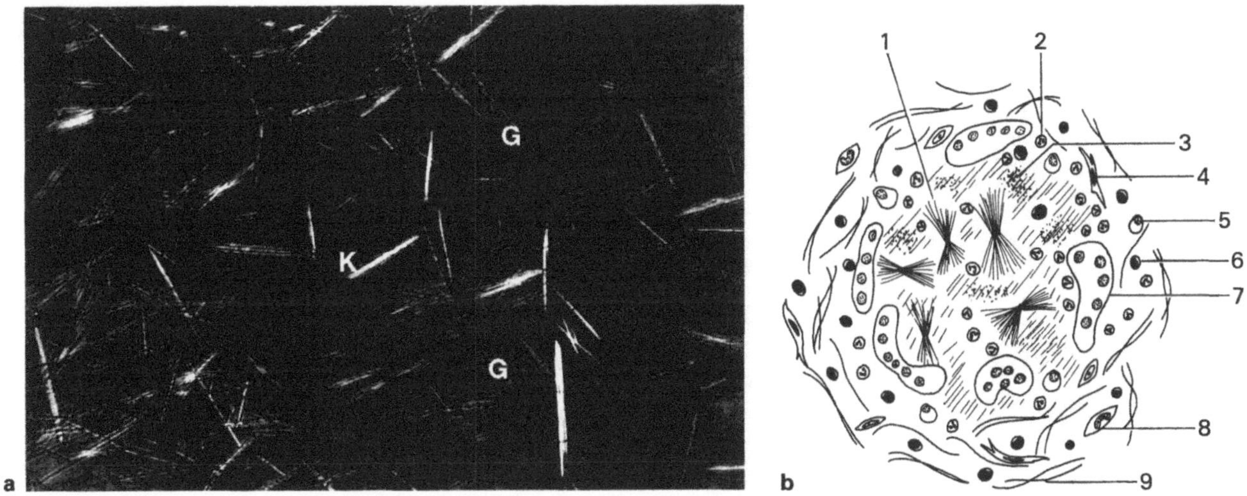

Abb. 17–1: Gichttophus. **a** Ausstrich eines Aspirats aus einem frischen Tophus bei **akutem Gichtanfall** (in polarisiertem Licht): neutrophile Granulozyten **(G)** zeigen als Ausdruck des Zelltodes einen fortgeschrittenen Kernzerfall bei frustranen Versuchen, die zahlreichen nadelförmigen Mononatriumuratkristalle **(K)** zu phagozytieren (Foto: H.-E. Schaefer). **b Chronischer Gichttophus; 1** Mononatriumuratkristall, **2** neutrophiler Granulozyt, **3** zerfallender Granulozyt, **4** Fibroblast, **5** Plasmazelle, **6** Lymphozyt, **7** Riesenzelle vom Fremdkörpertyp, **8** Histiozyt, **9** fibröse Kapsel

Morphologie

Kristallablagerungen im Gewebe führen zu:

- **Gichttophi** (knotenförmige Uratkristallablagerungen mit fremdkörperriesenzelliger Reaktion, Abb. 17–1 b) in *Ohrknorpel*, *Trachea*, *Bronchien* und *subkutan*, seltener im Myokard oder in peripheren Arterien
- **Synovitis** und **Arthritis urica**
- **Gichtniere** mit Nephritis chronica urica (destruktive interstitielle Nephritis mit fremdkörperriesenzelliger Entzündung) oder der **gichtischen Glomerulosklerose** (Hyalinose, Arteriosklerose der Glomeruli).

Kombinationskrankheiten

In Kombination mit der Gicht finden sich häufig: Diabetes mellitus, Adipositas, Hyperlipidämie, Hypertonie, Arteriosklerose mit Koronarsklerose.

3.2.2 Lesch-Nyhan-Syndrom

Lesch-Nyhan-Syndrom

- primäre Gicht des Kindesalters
- X-chromosomal-rezessiv vererbt
- **Folgen**: Oligophrenie, Selbstverstümmelung

Dies ist eine seltene **primäre** Form der **Gicht im Kindesalter**, die X-chromosomal-rezessiv vererbt wird und auf einem kompletten Defekt der *Hypoxanthin-Guanin-Phosphoribosyltransferase* beruht. Die Erkrankung ist verbunden mit geistiger Behinderung und einer bizarren Tendenz zur Selbstverstümmelung der Betroffenen sowie Uratablagerungen in der Niere. Die Gelenksymptomatik ist weniger ausgeprägt.

4. Störungen des Porphyrinstoffwechsels

C. Radke

Porphyrinstoffechselstörungen

Porphyrine sind:
- Chelatbildner
- Grundstoffe endogener Pigmente
- Voraussetzung für **Hämbildung**

Porphyrine sind Farbstoffe, die aus Porphin (4 miteinander verbundene Pyrolringe) durch Substitution mit organischen Radikalen entstehen. Sie bilden mit Metallen Chelate und sind *Grundstoffe endogener Pigmente* wie Hämoglobin, Myoglobin und Zytochrome.

Die **Porphyrinsynthese** ist der Synthese des Häm vorgeschaltet und somit eine Voraussetzung für die Hämoglobinbildung. Die Biosynthese findet im Knochenmark statt (Abb. 17–2). Der Abbau zu Gallefarbstoffen erfolgt in Leber, Milz und Knochenmark.

Porphyrien entstehen durch Enzymdefekte der Porphyrinsynthese

Porphyrien sind Stoffwechselerkrankungen, die durch angeborene *(primäre Porphyrie)* oder erworbene *(sekundäre Porphyrie)* Enzymdefekte der Porphyrinsynthese entstehen und mit einer exzessiven Bildung und Ausscheidung der Porphyrinvorstufen einhergehen. Je nach Lokalisation des Stoffwechseldefekts in den Erythrozyten oder der Leber sind *erythropoetische* und *hepatische Porphyrien* zu unterscheiden.

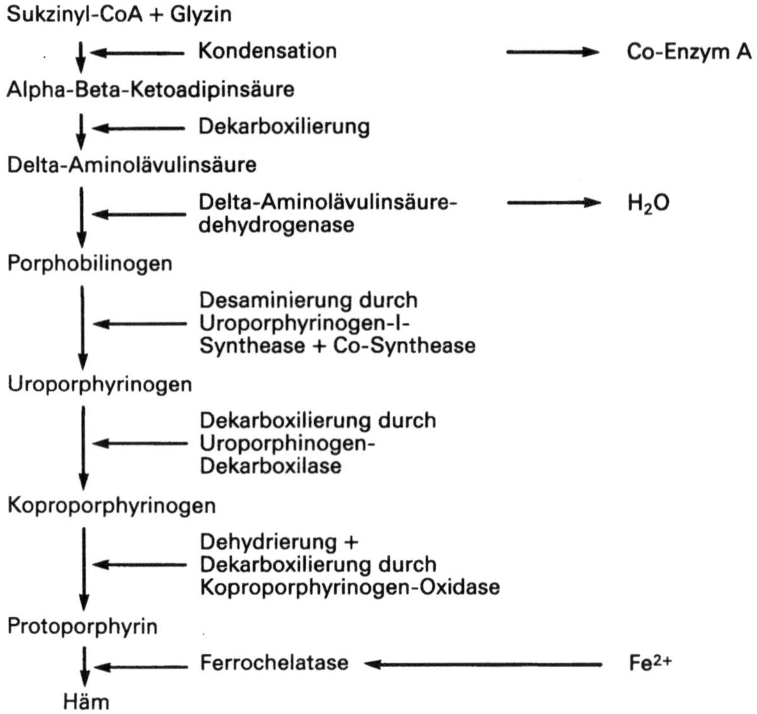

Abb. 17–2: Porphyrinsynthese als Vorstufe der Hämsynthese

- **erythropoetische Porphyrien**

- **Erythropoetische Porphyrien** sind:
  - kongenitale erythropoetische Uroporphyrie (M. Günther, autosomal-rezessiv vererbt)
  - erythropoetische Protoporphyrie (autosomal-dominant vererbt).

- **hepatische Porphyrien**

- **Hepatische Porphyrien** sind:
  - akute intermittierende Porphyrie (autosomal-dominant vererbt)
  - Porphyria variegata (autosomal-dominant vererbt)
  - hereditäre Koroporphyrie (autosomal-dominant vererbt)
  - Porphyria cutanea tarda (Erbgang unbekannt).

- **erworbene Porphyrien**
  - z. B. Bleivergiftung

- **Erworbene Porphyrien** entstehen z. B. bei *Bleivergiftungen* durch Schädigung der Porphobilinogen-Synthease und Ferrochelatase.

Diagnose: Porphyrine in **Urin**, Leber, Knochen, Zähnen (Erythrodontie) färben Gewebe braun

Nachweis: rote Fluoreszenz im UV-Licht

Die **Diagnose** erfolgt einerseits über den Nachweis von Porphobilinogen und Delta-Aminolävulinsäure im *Urin.* Weiterhin lagern sich die atypischen Metabolite in Leber, Knochen, Haut, Zähnen (Erythrodontie) und Erythrozyten ab und sind hier durch *rote Fluoreszenz im UV-Licht* nachweisbar. Sie färben die Gewebe braun. Nach Lichtexposition labilisieren sie die Lysosomenmembran und führen zu einer Zellschädigung bis hin zur Nekrose.

Folgen
- **Haut:** Blasen, Narben, Hypertrichinose
- **Knorpel** u. **Knochen:** Destruktionen (Mutilation)
- **Erythrozyten:** normochrome, normozytäre Anämie
- **Leber:** Zirrhose, Hämosiderose, Schädigung von Mitochondrien und Peroxysomen

Folgen. In der Haut finden sich *Blasen* mit anschließender *Vernarbung* und Hypertrichinose. Im Knorpel-Knochen-Gewebe kommt es zu erheblichen Gewebsdestruktionen mit Verstümmelungen von Nase, Ohrmuschel und Finger *(Mutilation).* Die Erythrozytenschädigung verursacht eine normochrome, normozytäre *Anämie.* Bei den **hepatischen Formen** entsteht einerseits eine *Leberzirrhose* und andererseits eine *Hämosiderose*, da ein Einbau des Eisens in das Protoporphyrin nicht stattfindet. Zusäzlich zur Lysosomenschädigung kommt es insbesondere in der Leber zur Schädigung der Mitochondrien mit parakristallinen intrazellulären Ablagerungen sowie einer Schädigung der Peroxysomen, die bei der Beseitigung zytotoxischer Peroxide eine Rolle spielen.

5. Störungen des Eisenstoffwechsels

C. Radke

Eisenstoffwechselstörungen

5.1 Eisenkinetik

Eisenkinetik

Eisen wird mit der Nahrung aufgenommen. Der Körper eines erwachsenen Mannes enthält ca. 50 mg/kg Körpergewicht, der einer Frau etwa 35 mg/kg. Zwei Drittel des Eisens sind an *Hämoglobin* gebunden, ca. 3 mg zirkulieren an Transferrin gebunden im Plasma. *Transferrin* ist ein für den *Eisentransport* vom Darm in das Knochenmark notwendiges Protein. Ein kleiner Anteil Eisen findet sich im Myoglobin oder in Hämenzymen. Die Eisenreserve des Körpers beträgt ca. 1/5 des Gesamteisens und liegt in Leber und Milz als *Hämosiderin* oder *Ferritin* intralysosomal gespeichert vor.

Eisen an Hämoglobin gebunden

Transport: im Blut durch Transferrin

Speicherformen: Ferritin, Hämosiderin

Nur 5–10 % der täglich mit der Nahrung aufgenommenen Eisenmenge (ca. 10–20 mg) wird resorbiert. Das aus tierischer Nahrung stammende Eisen gelangt als intaktes Hämmolekül in den Körper. Andere Eisenformen müssen zunächst zu 2-wertigem Eisen reduziert werden, um im Duodenum oder oberen Dünndarm resorbiert werden zu können. Reduzierende Substanzen sind z. B. HCL, Cystein und Ascorbinsäure. Der Resorptionsmechanismus des Eisens ist noch nicht voll geklärt.

In den Darmepithelien erfolgt die Bindung von Eisen in 3-wertiger Form an Apoferritin, im Plasma dann an Transferrin. Im Knochenmark nehmen zunächst basophile Erythroblasten, die über spezifische Rezeptoren verfügen, das Eisen auf. Der Einbau in das Hämoglobin geschieht in den Retikolozyten. Beim Abbau des Hämoglobins entstehendes Eisen wird erneut in den Stoffwechsel eingebracht, so daß der Eisenverbrauch relativ gering ist. Er beträgt beim erwachsenem **Mann** *0,5–1 mg*; bei der **Frau** *1,5 mg* bis zu *2,5 mg* in der Schwangerschaft.

Knochenmark:
- Erythroblasten: Eisenaufnahme
- Retikulozyten: Einbau in Hämoglobin

Eisenverbrauch:
Mann: 0,5–1 mg
Frau: 1,5–2,5 mg

5.2 Eisenmangel

Eisenmangel

Vermindertes Eisenangebot bewirkt einen *absoluten*, eine Eisenverwertungsstörung einen *relativen* Eisenmangel.

- **Absoluter Eisenmangel** entsteht bei starkem *akuten* oder *chronischen Blutverlust* und bei *gestörter Eisenresorption* (z. B. Malabsorptionssyndrom, Gastroferrinmangel).
- **Relativer Eisenmangel** entsteht bei
  - *Verwertungsstörungen:* Bei normalem Eisenangebot kann ein Einbau in das Hämoglobin wegen einer defekten Hämsynthese nicht erfolgen (z. B. sideroachrestische Anämie).
  - *Transportstörungen:* Bei genetisch bedingtem Fehlen von Transferrin (kongenitale Atransferrinämie); ist der Transportmechanismus defekt, kann keine Aufnahme in die Erythroblasten stattfinden.

- **absolut:**
  - Blutverlust
  - Resorptionsstörung
- **relativ:**
  - Verwertungsstörungen
  - Transportstörungen

5.3 Eisenspeicherkrankheiten

Eisenspeicherkrankheiten

5.3.1 Hämochromatose (M. Recklinghausen)

Hämochromatose

Bei dieser autosomal-dominant vererbbaren Erkrankung fehlt im Magensaft das eisenbindende Protein *Gastroferrin*. Die Inzidenz beträgt 1:500, wobei bei Frauen aufgrund der menstruationsbedingten Blutverluste ein Ausbruch der Krankheit erst nach der Menopause zu erwarten ist.

- **Defekt:** Gastroferrinmangel
- **Inzidenz:** 1:500

Pathogenese. Zunächst kommt es zu einer unkontrollierten Eisenresorption im Duodenum. Ein hoher Serumspiegel entsteht bei relativ vermindertem Transferrin und gleichzeitig verminderter Eisenbindungskapazität. Bei übersättigtem Transferrin wird Eisen über entsprechende Transferrinrezeptoren in Parenchymzellen von Leber und Milz eingeschleust. Eine Regulation dieser Eisenaufnahme bei erhöhtem Angebot über die Transferrinrezeptoren ist unvollständig: eine erhöhte Eisenspeicherung in Zellen des RHS ist die Folge.

Pathogenese:
- Eisenresorption ↑ → Serumeisenspiegel ↑ → Eisenbindungskapazität ↓
- Einschleusung in Parenchymzellen von Leber und Milz

Ionisiertes Eisen ist zytotoxisch und wird durch Heterophagie in Phagolysosomen für die Zelle zunächst unschädlich gemacht. Durch Peroxidation der Membranlipide tritt jedoch eine Lysosomenlabilisierung ein. Lysosomale Hydrolasen werden frei und es kommt zur Zellnekrose. In der Leber entsteht eine portale (postnekrotische) Zirrhose, im Pankreas eine progrediente Pankreasfibrose mit Diabetes mellitus. Letzterer wird aufgrund der gleichzeitigen Dunkelfärbung der Haut als sog. *Bronzediabetes* bezeichnet. Weiterhin findet man Eisen in Magenschleimhaut und Knochenmark (hier bioptisch nachweisbar) sowie in Myokard, Hoden und Milz.

Folgen:
- Leberzirrhose
- Bronzediabetes
- Eisen in Magen, Knochenmark, Myokard, Hoden, Milz

5.3.2 Hämosiderose

Hämosiderose

Die Hämosiderose *(sekundäre Siderose)* ist eine **erworbene Eisenspeicherkrankheit**, für deren Entstehen folgende Mechanismen verantwortlich sind: *erhöhtes Eisenangebot* (z.B. vermehrter Blutzerfall), *Eisennutzungsstörung* (Häm- und Globinsynthesestörungen), nutritive oder toxische *Leberschädigungen* (Proteinsynthesehemmung, Apoferritinmangel).
Histologisch finden sich im Gewebe goldbraune intrazelluläre Körnchen (Telysosomen), die das Hämosiderin enthalten.

erworbene Eisenspeicherkrankheit durch:
- Fe-Angebot ↑
- Eisennutzung ↓
- Leberschäden

Histologie: goldbraunes intralysosomales Hämosiderin

6. Störungen des Kupferstoffwechsels

C. Radke

Kupferstoffwechselstörungen

Kupfer ist ein wesentlicher Bestandteil der *Cuproenzyme*, z.B. der Cytochrom-C-Oxidase. Enteral resorbiertes Kupfer wird größtenteils an das Transportprotein Zöruloplasmin, ein kleiner Anteil an Albumin gebunden. Die Ausscheidung erfolgt über die Galle.

Cu = Bestandteil der Cuproenzyme
Resorption: enteral
Transport: mittels Zöruloplasmin
Ausscheidung: Galle

6.1 Kupfermangel

Kupfermangel

Alimentärer Kupfermangel tritt beim Menschen selten auf. Seine Folgen sind *Eisenstoffwechselstörungen* mit *Panzytopenie* und *Kollagenvernetzungsstörungen.*

• **Trichopoliodystrophie (Menkes-Syndrom).** Dies ist eine X-chromosomal-rezessiv vererbte intestinale *Kupferresorptionsstörung.* Durch fehlerhafte Cuproenzyme ist der Ionentransport in die Enterozyten nicht möglich und die Ionen bleiben am Darmepithel hängen. Die Erkrankten (Inzidenz 1:100000) zeigen eine charakteristische *Kraushaarigkeit* (Menkes-Stahlhaarkrankheit, engl. kinky hair syndrome), die auf einer Keratinvernetzungsstörung beruht. Weiterhin bestehen eine Differenzierungsstörung der Purkinje-Zellen mit Kleinhirnatrophie sowie Elastinvernetzungsstörungen mit Gefäßaneurysmen und Knochenbrüchigkeit.

• **Menkes-Syndrom**
Defekt: fehlerhafte Cuproenzyme, keine enterale Resorption

Folgen:
- Kraushaarigkeit
- Kleinhirnatrophie
- Gefäßaneurysmen
- Knochenbrüchigkeit

6.2 Kupferüberschuß

M. Wilson

• **Morbus Wilson (Hepatolentikuläre Degeneration).** Bei dieser autosomal-dominant vererbbaren Kupferspeicherkrankheit besteht eine *biläre* Kupferausscheidungsstörung, verbunden mit einem *Mangel an Zöruloplasmin*, so daß zusätzlich der hämatogene Kupfertransport nicht gewährleistet ist. Die Inzidenz der Erkrankung beträgt 1:100000, wobei nur homozygote Merkmalsträger erkranken.

autosomal-dominanter Erbgang

Inzidenz: 1:100000
Defekt: Cu-Ausscheidungsstörung, Zöruloplasminmangel

Pathogenese. Das für die Zelle toxische Kupfer wird in ionisierter Form in den Lysosomen der Hepatozyten konzentriert. Ab einer bestimmten Kapazitätsgrenze zerstört es durch Oxidation der Membranlipide die Lysosomenmembran. Lysosomale Enzyme gelangen in die Zelle. Zellnekrose und Zelltod mit bindegewebigem Ersatz sind die Folgen: *grobknotige Leberzirrhose.*
Kupfer wird auch in Ganglienzellen verschiedener *Hirnkerne* wie Putamen,

Pathogenese: intralysosomale Anreicherung von Cu, Zelltod durch lysosomale Enzyme

Nucleus lenticularis und caudatus sowie Substantia nigra gespeichert; es kommt zu Störungen im extrapyramidalen System sowie zur spongiformen Dystrophie. Kupferablagerungen in der *Niere* führen zur Tubulusatrophie, an der *Cornea* zu dem pathognomonischen Fleischer-Kayser-Hornhautring. Weitere Symptome des M. Wilson sind: Ikterus, hämolytische Anämie, Osteomalazie und Spontanfrakturen, Katarakt.

Folgen:
- **Leber:** Zirrhose
- **Gehirn:** Speicherung in Ganglienzellen, extrapyramidale, spongiforme Dystrophie
- **Niere:** Tubulusatrophie
- **Auge:** Fleischer-Kayser-Kornealring

7. Speicherkrankheiten

M. Vogel

Speicherkrankheiten

genetisch bedingte Enzymdefekte

Angeborene Stoffwechselstörungen entstehen durch Defekt eines bestimmten Enzyms als Folge einer Genmutation. Sie werden bei etwa 1 von 1200 Neugeborenen gefunden. Der genetisch bedingte Enzymdefekt führt in der Stoffwechselkette zu einer Anreicherung der Metaboliten *(A)* vor dem Defekt (Enzymblock) und zu einer Verminderung der Stoffwechselprodukte *(B)* hinter dem Block:

- **Enzymblock**

• *normal:*	Enzym	→	A B
• *Enzymdefekt:*	**Enzymblock**	→	A ↑ B ↓

- **Schädigung:**
  - direkt durch Metaboliten
  - durch Speicherung

Die vor dem Enzymblock aufgestauten *Metaboliten* können den Organismus prinzipiell auf *2 Wegen* schädigen:
- durch direkte *Funktionsstörungen* und *morphologische Veränderungen* in Organen und Geweben
- durch *Speicherkrankheiten:* die intermediären Stoffwechselprodukte sind wenig oder gar nicht löslich und werden daher intra- oder extrazellulär gespeichert.

Beispiele für **Enzymdefekte** mit Anhäufung intermediärer Stoffwechselprodukte sind: **Phenylketonurie**, **Galaktosämie** und **sideroachrestische Anämie**.

Beispiele für **Speicherkrankheiten** sind die Glykogenspeicherkrankheiten **(Glykogenosen)** und Lipidspeicherkrankheiten **(Lipidosen)**.

7.1 Glykogenspeicherkrankheiten (Glykogenosen)

Glykogenosen

Ursache: Genmutation → Enzymdefekt → Speicherung

Genetisch bedingte Glykogenspeicherkrankheiten entstehen durch **Genmutation**. Sie manifestieren sich in einem Defekt eines am Glykogenstoffwechsel beteiligten Enzyms in der Leber oder der Muskulatur. Dadurch kommt es zu einer Ablagerung von Glykogen in diesen Organen sowie zu einer mangelhaften Glukosemobilisierung: z. B. *Glykogenosen Typ I* und *II*.

2 Krankheitsbilder:
1. Glykogenose Typ I

• **Glykogenose Typ I (M. Gierke).** Der M. Gierke ist die häufigste Form der Glykogenose mit etwa einem Drittel aller Fälle. Inzidenz: etwa 1:300000. Erbgang: autosomal-rezessiv. Enzymdefekt: *Glukose-6-Phosphatase-Mangel.*

Pathogenese:
Glukose-6-Phosphatase-Defekt → Glykogenolyse ↓

Pathogenese. Glukose-6-Phosphatase findet sich vor allem in den Leberzellen und den Hauptstücken der Nieren. Bei einem Mangel an diesem Enzym wird der letzte Schritt der Glykogenolyse, nämlich der Abbau von Glukose-6-Phosphat zur Glukose, gehemmt.

Folgen

Folgen sind einerseits eine *Anreicherung* von *Glykogen* und *Glukose-6-Phosphat* in Leber und Nieren, andererseits eine *Hypoglykämie.* Der Glukosemangel bewirkt außerdem eine verstärkte *Lipolyse* im Fettgewebe.

Morphologie:
pflanzenzellartige Speicherzellen in Leber u. Niere

Morphologie. Hepatomegalie mit reichlich Glykogenablagerungen in den Leberzellen und den Hauptstücken der Nieren, außerdem in den Thrombozyten. Die Speicherzellen erscheinen nach üblicher Gewebeaufarbeitung im histologischen Schnitt pflanzenzellartig, d. h. sie besitzen ein wasserhelles Zyto-

Diagnose: biochemisch, histochemisch

plasma mit scharf konturierter Zellmembran. Die Diagnose wird biochemisch durch Nachweis des *Enzymdefekts* und histochemisch durch Nachweis eines *erhöhten Glykogengehalts* in der Leberbiopsie gestellt.

Klinik: Hypoglykämie, Azidose, Gicht u.a.

Klinik. Erstmanifestation in den ersten Lebensjahren. Hypoglykämie und Azidose. Sekundär Gicht und Niereninsuffizienz. Verzögerung der körperlichen Entwicklung, Minderwuchs. Infektanfälligkeit.

2. Glykogenose Typ II

• **Glykogenose Typ II (M. Pompe).** Erbgang: autosomal-rezessiv (Genort: 17q 23). Mangelndes Enzym: *lysosomale Alpha-1,4-Glukosidase* (saure Maltase).

Pathogenese:
Alpha-1,4-Glukosidase fehlt → intralysosomale Speicherung

Pathogenese. Glykogen wird in der Zelle von Lysosomen autophagozytiert und abgebaut. Fehlt die saure Alpha-1,4-Glukosidase in den Lysosomen von Leber-, Herz-, Skelettmuskelzellen, ZNS und Lymphozyten, dann kommt es zum Aufstau des Glykogens in den Lysosomen. Besonders betroffen sind die Herzmuskel- und Skelettmuskelzellen.

Morphologie:
Speicherung in Skelett, Epithel, Stern-, Gliazellen, Herzmuskulatur

Morphologie. Kardiomegalie, verbreiterte Herzmuskelfasern mit hellem vakuolisiertem Zytoplasma. Darüber hinaus Glykogenspeicherung in den Skelettmuskel-, Epithel- und Sternzellen der Leber, den Ganglienzellen des Hirnstammes und den Gliazellen.

Klinik: Hyporeflexie, Herzinsuffizienz u.a.

Klinik. Der Glykogengehalt ist bei der Geburt noch normal, steigt aber vor allem im Herzen rasch an. Folgen sind: progrediente Herzinsuffizienz, Muskelschwäche, Hyporeflexie, geistige Retardierung. *Tod* gewöhnlich noch im *1. Lebensjahr.* Daneben gibt es leichter und protrahiert verlaufende Krankheitsformen bei Kindern und auch bei Erwachsenen.

Pränataldiagnose:
- **Typ I:** Enzymaktivität an Fruchtwasserzellen
- **Typ II:** immunologische Bestimmung in Chorionzotten

Pränataldiagnostik der Glykogenosen. Die Glykogenose *Typ I* kann durch Messung der Glukose-6-Phosphatase-Aktivität in kultivierten Fruchtwasserzellen erkannt werden. Beim *Typ II* ist eine immunologische Bestimmung in Chorionzotten (ab 8. SSW) oder durch Enzymbestimmung in kultivierten und in nicht-kultivierten Fruchtwasserzellen möglich.

Sphingolipidosen

7.2 Angeborene Störungen des Lipidstoffwechsels (Sphingolipidosen)

unvollständiger Lipidabbau im Gewebe

Hier liegen genetisch bedingte Enzymdefekte im Sphingolipidabbau mit Anhäufung unvollständiger Lipidabbauprodukte im Gewebe vor. Sphingolipide sind vor allem Bestandteile des Nervensystems (Markscheiden), so daß vorwiegend das ZNS betroffen ist. Daneben kommt es auch zu Ablagerungen in

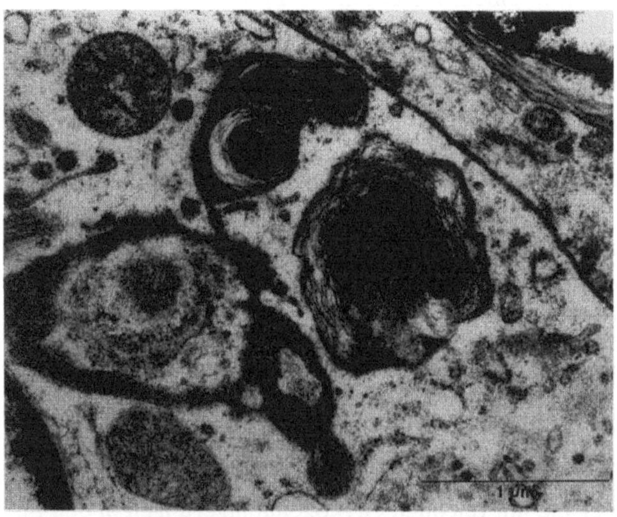

Abb. 17–3: Ausschnitt einer Speicherzelle bei Sphingolipidose: lipidhaltige intrazelluläre Speicherkörper mit lamellärer Struktur, sog. Lamellenkörper (elektronenmikroskopische Aufnahme, Glutaraldehydfixation und Nachosmierung)

Zellen des MPS, bevorzugt in Leber und Milz (Abb. 17–3). Zu unterscheiden sind: *M. Gaucher*, *M. Niemann-Pick*, *M. Krabbe*.

3 Krankheitsbilder:

- **Glukozerebrosidose (M. Gaucher).** Erbgang: autosomal-rezessiv (Genort: 1q 21). Mangelndes Enzym: lysosomale *Glukozerebrosidase* (saure Ceramid-beta-Glukosidase) in den Phagozyten.

1. M. Gaucher
Enzymmangel: lysosomale Glukozerebrosidase

Je nachdem, ob die Enzymaktivität völlig fehlt oder in unterschiedlichem Maß reduziert ist, können *3 Formen* unterschieden werden:
- Der *akut-neuropathische infantile* M. Gaucher beginnt im 1. Lebensjahr mit Beteiligung des Nervensystems und führt häufig innerhalb eines Jahres zum Tode.
- Die *subakut-neuropathische juvenile* Form tritt im Kindesalter auf und ist gekennzeichnet durch Splenomegalie, Skelettveränderungen und eine spätere Beteiligung des Nervensystems.
- Beim *chronischen adulten* M. Gaucher fehlt die Nervenbeteiligung oder sie ist nur gering ausgeprägt.

3 Formen:
- akut-neuropathische infantile Form
- subakut-neuropathische juvenile Form
- chronische adulte Form

Pathogenese. Der Abbau von Glykolipiden, vor allem aus den Erythrozyten, und von Gangliosid aus den Nervenzellen ist gestört, so daß die Zellen des MPS Glukozerebroside speichern. In den Zellen entstehen zerebrosidhaltige Vakuolen *(Gaucher-Zellen)*. Speichervakuolen können auch in Nerven- und Endothelzellen auftreten.

Pathogenese:
Abbau der Glykolipide reduziert → Speichervakuolen in Speicherzellen

Morphologie. Ausgeprägte Spleno- und geringere Hepatomegalie. Es finden sich 30 µm große Gaucher-Zellen mit seidenpapierartig zerknittertem Zytoplasma (Abb. 17–4). Ablagerungen im Knochenmark können zur Panzytopenie und pathologischen Frakturen führen. Bei der infantilen Form liegen Lipidspeicherungen in Ganglienzellen vor allem des Nucleus dentatus, im Thalamus und in der Großhirnrinde vor. Diagnostisch wichtig kann der Nachweis von Lipideinlagerungen im Plexus myentericus durch Rektalbiopsie sein.

Morphologie:
- Gaucher-Zellen
- Spleno- und Hepatomegalie
- Ablagerungen in Knochenmark, Gehirn, Plexus myentericus (Rektalbiopsie)

Klinik. Abgesehen von dem fatalen Krankheitsverlauf im 1. Lebensjahr treten Infektionen des Respirationstrakts, neurologische Ausfälle der Kopfnerven und des extrapyramidalen Systems, Osteoporose und thrombozytopenische Blutungen auf.

- **Sphingomyelin-Lipidose (M. Niemann-Pick).** Erbgang: autosomal-rezessiv (Genort: Chromosom 17). Enzymdefekt: verminderte Aktivität mehrerer lysosomaler *Sphingomyelinase-Isoenzyme*. Nach dem Ausmaß der Verminderung der Aktivität dieser Enzyme werden 5 Krankheitstypen unterschieden (s.u.).

2. M. Niemann-Pick

Pathogenese. Infolge einer Störung des Sphingomyelinabbaus oder der Cholesterolveresterung in den Mitochondrien kommt es zur Anhäufung von *Sphingomyelin* oder *Cholesterol* in Nerven, Leber, Milz, Nieren, Lungen und vor allem in den Zellen des MPS.

Pathogenese:
Anhäufung von **Sphingomyelin**, **Cholesterol**

Morphologie. Hepatosplenomegalie. Sehr reichliches Vorkommen von Schaumzellnestern in den Organen. Besonders betroffen sind die Kupffer-

Morphologie:
- Schaumzellnester
- Ablagerungen in Leber, Gehirn (Hirnatrophie)

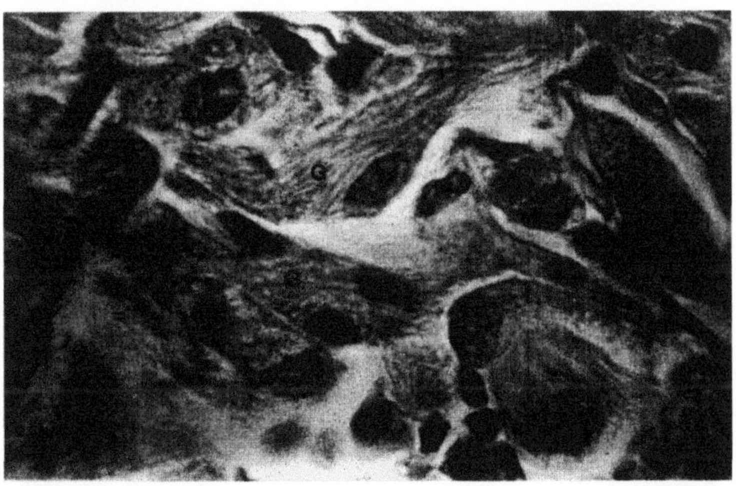

Abb. 17–4: Gaucher-Zellen (G) in der Milz mit „kreppapierartiger" Zytoplasmastruktur (HE, Vergr. 1:600)

Sternzellen der Leber. Im Gehirn findet sich eine ballonförmige Auftreibung der Ganglienzellen mit Ablagerung von sudanophilem Material. Das Gehirn ist in fortgeschrittenen Fällen atroph und derb.

Klinik:

- akut-neuropathischer Typ
- chronisch-viszeraler Typ
- chronisch-neuropathischer Typ
- Nova-scotia-Typ
- adulter neuropathischer Typ

Klinik. Die Erstmanifestation der Erkrankung sowie die neurologische und viszerale Symptomatik sind je nach Typ unterschiedlich:
• **Akut-neuropathischer Typ** mit schwerer viszeraler Symptomatik und neurologischen Ausfallserscheinungen; führt meist innerhalb der ersten 3 Lebensjahre zum *Tode.*
• **Chronisch-viszeraler Typ** ohne neurologische Symptomatik mit Beginn im frühen Kindesalter.
• **Chronisch-neuropathischer Typ** mit Erstmanifestation in den ersten Lebensjahren, Anfällen, progredienter Ataxie und sekundärem Sprachverlust.
• **Nova-scotia-Typ** mit Erstmanifestation im frühen Kindesalter und langsam progredienter neurologischer Symptomatik bis zum völligen Verfall.
• **Adulter neuropathischer Typ** mit Erstmanifestation im Erwachsenenalter; Hepatosplenomegalie (Übergangsform zur Sea-blue-Histiozytose).

3. M. Krabbe
Enzymdefekt: Galaktosidase- u. Sulfotransferasemangel

• **Globoidzellen-Leukodystrophie (M. Krabbe).** Erbgang: autosomal-rezessiv (Genort: Chromosom 17 oder 14 ?). Enzymdefekt: lysosomale *Beta-Galaktosidase-* und *Sulfotransferasemangel.*

Pathogenese:
Markscheidenzerfall, Hirnatrophie

Pathogenese. Infolge der Stoffwechselstörung des Galaktosylceramids, eines Hauptbestandteils des Myelins, kommt es zum Zerfall der Markscheiden, zur Speicherung von Zerebrosid (z.B. Zeretin, Galaktosylsphingosin) in der Oligodendroglia mit Ausbildung von Globoidzellen, diffusem Markverlust der weißen Hirnsubstanz und allgemeiner *Hirnatrophie.*

Morphologie: Globoidzellen in Hirn, Nerven

Nachweis: Nervenbiopsie

Morphologie. In der weißen Substanz von Groß-und Kleinhirn histologischer Nachweis von von *Globoidzellen.* Makroskopisch erkennt man eine symmetrische *Entmarkung* mit diffuser Sklerose in Groß-und Kleinhirn. Speicherzellen betreffen auch periphere Nerven, so daß die **Diagnose** durch eine Nervenbiopsie und den biochemischen Nachweis des Enzymdefekts gestellt werden kann.

Klinik: fortschreitende Dezerebrierung

Klinik. Die Krankheit beginnt häufig im Säuglingsalter. Rasch progredienter Verlauf mit neurologischen Ausfallserscheinungen, Krämpfen, Ataxie, Sehverlust und einer fortschreitenden Dezerebrierung. Die *Lebenserwartung* beträgt nur *wenige Jahre.*

Pränataldiagnostik

⇨

Pränataldiagnostik der Sphingolipidosen. Grundsätzlich sind die genannten Lipidstoffwechselstörungen pränatal durch Bestimmung der entsprechenden Enzymaktivitäten in kultivierten *Fruchtwasser-* und *Chorionzottenzellen* möglich. Gaucher-Zellen und Niemann-Pick-Schaumzellen können auch in der *geborenen Plazenta* nachgewiesen werden.

XVIII. Störungen der Atmung

F. Pfannkuch

Störungen der Atmung

1. Äußere und innere Atmung

Grundsätzlich ist zwischen *äußerer* und *innerer Atmung* zu unterscheiden.

• Die **äußere Atmung** (Gasaustausch) findet in der Lunge statt und besteht aus der Aufnahme von Sauerstoff (O_2) und der Abgabe von Kohlendioxid (CO_2). Die Leistungsfähigkeit des Gasaustauschs läßt sich im Blut des großen Kreislaufs bestimmen (Sauerstoffsättigung; Kohlendioxidpartialdruck).

• Die **innere Atmung** (Gewebs- oder Zellatmung) stellt die Aufnahme von O_2 in die Zelle und die Abgabe von CO_2 aus der Zelle in den Kreislauf dar. Dieser Vorgang ermöglicht den oxidativen Stoffwechsel zur Energiegewinnung (Utilisation).

Störungen äußeren der Atmung können die 3 Grundfunktionen der Lunge *Ventilation*, *Perfusion* und *Diffusion* betreffen. Bei Störung des Gasaustauschs tritt eine **Partial-** (unzureichender O_2-Druck bei normalem CO_2-Druck) oder eine **Globalinsuffizienz** (unzureichende O_2-Sättigung bei erhöhtem CO_2-Druck) auf. Je nach Ausprägung liegt eine Ruhe- oder Belastungsdyspnoe vor.

Klinisch treten folgende Zeichen auf: Hyperventilation, Zyanose und Dyspnoe. **Hyperventilation** geht mit einem *erniedrigten CO_2*-Druck einher. **Zyanose** ist ein Zustand *vermehrter venöser Ausschöpfung* des Blutes und kann sowohl auf einer Störung der Atmung als auch des Kreislaufs beruhen. **Dyspnoe** ist ein subjektives Gefühl erschwerter Atmung bei Erhöhung der Atemarbeit: Einsatz der Atem- und Atemhilfsmuskulatur.

Äußere Atmung
• in der Lunge
– O_2-Aufnahme
– CO_2-Abgabe

Innere Atmung
• Zellatmung
– O_2-Aufnahme
– CO_2-Abgabe

Störungen äußeren der Atmung betreffen:
– **Ventilation**
– **Perfusion**
– **Diffusion**
• **Partialinsuffizienz:** O_2 ↓ bei normalem CO_2-Druck
• **Globalinsuffizienz:** O_2-Sättigung ↓, CO_2-Druck ↑ → Belastungsinsuffizienz

Klinisch:
• **Hyperventilation**
• **Zyanose**
• **Dyspnoe**

2. Ventilationsstörungen

Ventilationsstörungen

2.1 Begriffe und Daten zur Ventilation

Ventilation

Das **Atemzugvolumen (AZV)** ist das Volumen, das bei normaler Atmung gewechselt wird. Am Ende einer normalen Ein- oder Ausatmung können zusätzliche Volumina exspiriert oder inspiriert werden (exspiratorisches bzw. inspira-

• **AZV**

Tab. 18-1: Lungenfunktionswerte in Ruhe (gesunder junger Mensch mit ca. 1,7 m^2 Körperoberfläche). Die Meßwerte sind abhängig von der Körperlage, dem Alter, der Größe, dem Geschlecht und der geographischen Höhe des Untersuchungsortes

Lungenvolumina (ml)	
Inspirationskapazität	3600
exspiratorisches Reservevolumen	1200
Vitalkapazität	4800
Residualvolumen	1200
funktionelle Residualkapazität	2400
Totalkapazität	6000
Residualvolumen	20% der Totalkapazität
Ventilation	
Atemvolumen (ml)	500
Atemfrequenz (pro min)	12
Atemminutenvolumen (ml/min)	6000
anatomischer Totraum (ml)	150
alveoläre Ventilation (ml/min)	4200

- ex- und inspiratorisches **Reservevolumen**
- **Anatomischer Totraum**
- **RV**
- **VK**
- **totale Lungenkapazität**

torisches **Reservevolumen**). Die Luft in den zuführenden Atemwegen bis zur Bronchiolen-/Alveolengrenze ist für den Gasaustausch nicht nutzbar **(anatomischer Totraum)**. Das **Residualvolumen (RV)** findet sich auch noch nach maximaler Exspiration in der Lunge. Das Volumen, das nach maximaler Inspiration maximal exspiriert werden kann, ist die **Vitalkapazität (VK)**. Wenn am Ende einer Inspiration die Inspirationskräfte und die Retraktionskräfte der Lunge und des Brustkorbes im Gleichgewicht stehen, ist die **totale Lungenkapazität** erreicht (Tab. 18–1).

- intrapulmonaler, **intrapleuraler Druck**
- **Compliance:** Volumendehnbarkeit

In den verschiedenen Stadien der Atmung treten wechselnde Drucke auf, wobei der **intrapulmonale Druck** (in den Lungenalveolen) und der **intrapleurale Druck** (zwischen Pleura visceralis und Pleura parietalis) von besonderer Bedeutung sind. Die Volumendehnbarkeit **(Compliance)** ist als das Verhältnis von Volumen- zu Druckänderung definiert. Diese Volumen-Druck-Kurven sind nicht linear. Die Meßwerte sind bei Ex- und Inspiration verschieden (Hystereseschleife).

- **Surfactant**

⟹

> Die elastische Retraktionskraft der Lunge beruht auf der Elastizität des Lungengewebes und der Oberflächenspannung der Alveolen, die durch die besondere Eigenschaft des Antiatelektasefaktors **(Surfactant)** beeinflußt wird. Dieser bewirkt, daß die Oberflächenspannung abnimmt, wenn die bedeckte Fläche kleiner wird.

- **Pulmonalwiderstand**

Den Atemkräften wirkt der **Pulmonalwiderstand** (Reibungswiderstand von Lungengewebe und Atemwegen) entgegen.
Unter normalen Bedingungen ist die gleichmäßige Verteilung der Inspirationsluft auf alle Lungenabschnitte gewährleistet.

2.2 Typen der schlaffen und der starren Lunge

Erkrankungen der Lunge, der Thoraxwand und des Bauchraums beeinflussen die *Mechanik* des ventilatorischen Systems und können die *Volumendehnbarkeit* im Sinne einer Erschlaffung oder Erstarrung betreffen.

1. Schlaffe Lunge
- **Emphysem:** Schwund von Lungengewebe mit Erweiterung der intrapulmonalen Lufträume
- **Thoraxweitstellung:** RV ↑ → VK ↓ → Faßthorax

Der Schwund von Lungengewebe mit Erweiterung der intrapulmonalen Lufträume wird als **Emphysem** bezeichnet. In den meisten Fällen findet sich aufgrund der verminderten Retraktionskraft der **Typ der schlaffen Lunge**. Der Thorax erfährt eine Weitstellung, das Residualvolumen und die funktionelle Residualkapazität nehmen zu, die Vitalkapazität ist vermindert. Treten regressive Veränderungen an Rippenknorpel und Rippengelenken hinzu, dann entwickelt sich der **Faßthorax**.

- **Alterslunge:**
- Parenchymrarefizierung
- Hohlraumbildung

Ein ähnliches Bild zeigt sich bei der **Alterslunge** (senile Lunge), die ebenfalls durch eine Rarefizierung der *Alveolen* und Bildung größerer *Hohlräume* gekennzeichnet ist.

Der zugrundeliegende Umbau ist vergleichbar mit anderen Geweben, die ständig stark mechanisch beansprucht werden (z. B. Aorta, Haut). Die Funktionseinbuße wird oft erst bei gesteigerter Anforderung erkennbar (starke Anstrengung; hinzutretende Entzündungen der Lunge oder Atemwege).

2. Starre Lunge
Bewegungseinschränkug von Pleura/Lunge:
- respiratorische Dehnungsfähigkeit ↓
- Inspirations- und VK ↓

Führen krankhafte Prozesse an den Pleurablättern oder am Lungengewebe zu einer Verfestigung und Bewegungseinschränkung, so handelt es sich um den **Typ der starren Lunge** mit verminderter respiratorischer Dehnungsfähigkeit und herabgesetzter Inspirations- und Vitalkapazität.

Beispiele: Ausbildung einer **Pleuraschwarte** oder die Fibrosierung des Lungengewebes **(Lungenfibrose)**. Beide Erkrankungen führen zu restriktiven Ventilationsstörungen.

Restriktive Ventilationsstörungen

2.3 Restriktive Ventilationsstörungen

- Lungendehnungsfähigkeit ↓

Diese Veränderungen sind gekennzeichnet durch die *eingeschränkte Dehnungsfähigkeit* der Lunge und die daraus folgenden funktionellen Leistungseinbußen. Auch durch Verlust an respiratorischem Parenchym, z. B. nach einer Lungenteilresektion. Die Restlunge wird nach Entfernung von Lungengewebe gedehnt, der Thoraxraum dabei teilweise verkleinert (Zwerchfellhochstand, Engerstellung des Thorax, Verlagerung des Mediastinums). Die Ventilationswerte können nach Operation nahezu normal sein, aber oft tritt nach Jahren ein *Emphysem* auf.

- Spätfolge: **Emphysem**

Thoraxdeformitäten wie *Skoliosen*, insbesondere *Kyphoskoliosen*, führen zur Ausbildung von komprimierten und überdehnten Zonen in der Lunge. Daraus folgen *Verteilungsstörungen* der Ventilation und entsprechende *Leistungseinbußen* sowie eine Empfänglichkeit für entzündliche Komplikationen.

- **Kyphoskoliosen** → Ventilationsstörungen

Ähnliche Auswirkungen finden sich, wenn Flüssigkeitsansammlungen oder Luft den Pleuraraum ausweiten **(Pleuraguß, Pneumothorax)**. Je nach Schwere der Veränderungen entwickeln sich *Entspannungsatelektasen* oder auch eine ausgedehnte *Lungenkompression*. Die Lungenkompression kann bei Vorliegen eines **Spannungs-** oder **Ventilpneumothorax** zu einer akut lebensbedrohenden Situation werden, wenn auch die kontralaterale Lunge durch Verdrängung des Mediastinums zur Gegenseite komprimiert wird (Behinderung der Atemfunktion und des Bluteinstroms in den linken Herzvorhof).

- **Pleuraguß, Pneumothorax** → Entspannungsatelektasen, Lungenkompression
- **Spannungs- oder Ventilpneumothorax** → akut lebensbedrohlich

Schließlich werden auch Störungen bei der Bildung oder bei der Wirkung des Antiatelektasefaktors *(Surfactant)* den restriktiven Störungen zugerechnet. Infolge mangelnder Neubildung oder Inaktivierung wird die Oberflächenspannung in den Alveolenwänden derart erhöht, daß eine Herabsetzung der Dehnungsfähigkeit bis hin zum Kollaps der Alveolen die Folge ist.

- **Surfactant-Mangel:** Dehnungsfähigkeit ↓ → Kollaps der Alveolen:
  - Schocklunge
  - Beatmungslunge
  - Atemnotsyndrom

Beispiele: Akuter massiver **Lungenkollaps, Schocklunge, „Beatmungslunge"**. Auch das **Atemnotsyndrom der Neu-** und **Frühgeborenen** beruht auf dem Mangel an Surfactant in der noch unreifen Lunge.

2.4 Obstruktive Ventilationsstörungen

Obstruktive Ventilationsstörungen

Den restriktiven Ventilationsstörungen, bei denen es sich um Bewegungsstörungen von Lungen oder Thorax handelt, sind die obstruktiven Ventilationsstörungen gegenüberzustellen, bei denen eine *Erhöhung des Strömungswiderstandes* in den Luftwegen vorliegt. Es handelt sich um Einengungen des Tracheobronchialsystems, deren Auswirkungen von Sitz und Art der Einengung (Stenose) abhängen.

- Strömungswiderstand in den Luftwegen ↑

• **Tracheobronchialstenosen.** Trachealstenosen, z.B. bei Schilddrüsenvergrößerung, oder Stenosen am Larynx, z.B. bei Aspiration, Schleimhautschwellungen oder Tumoren, wirken sich auf *beide Lungen* aus. Tiefer gelegene Stenosen betreffen jeweils nur die nachgeschaltenen Lungenabschnitte und führen zu einer ventilatorischen Verteilungsstörung (s.u.). Da sich die Bronchien und Bronchiolen bei Inspiration erweitern und bei Exspiration verengen (komprimiert werden), haben die meisten Stenosen einen exspiratorischen Ventileffekt und damit einen exspiratorisch erhöhten Atemwiderstand.

- **Trachealstenosen** betreffen beide Lungen.
- **tiefer gelegene Stenosen:** nachgeschaltene Lungenabschnitte → ventilatorische Verteilungsstörung

Stenosen in der Trachea und in den großen Bronchien treten i.d.R. *isoliert* auf (z.B. bei Übergriff einer Entzündung von einem benachbarten Lymphknoten, Bronchialtumor).

- meist isoliert

• **Periphere Stenosen** sind meist multipel oder generalisiert, oft diffus.

- **periphere Stenosen:** meist multipel oder generalisiert, oft diffus

Beispiele: Schleimige Bronchitis und Bronchiolitis, chronische obstruktive Bronchitis, Asthma bronchiale (Spasmus der Bronchialmuskulatur), chronische destruktive Bronchitis mit Lichtungsverschluß.

Hierher gehört auch die *Aspiration* (Einatmen von Fremdmaterial wie z.B. Erbrochenem oder Fruchtwasser).

• Die **Folgen einer zentralen Bronchialstenose** sind *Resorptionsatelektasen.* Liegt dem Geschehen ein infektiöser Prozeß, wie z.B. Tuberkulose, zugrunde bzw. gelangen bei längerem Bestehen eines solchermaßen stenosierenden Prozesses infektiöse Keime in den poststenotischen Lungenabschnitt, dann ist mit entzündlichen Komplikationen zu rechnen (Lungenentzündung, z.B. Aspirationspneumonie).

- **zentrale Bronchialstenosen** → Resorptionsatelektasen
- **Komplikation:** Pneumonie

• **Atelektasen, Dystelektasen.** Bei peripheren (multiplen) Stenosen können sich kleine *Atelektasen* oder ganze Abschnitte mit verminderter Belüftung *(Dystelektasen)* neben herdförmigen Überblähungen bilden. Narbige Stenosen führen zur Ausbildung eines *poststenotischen Emphysems* bis hin zu großen lufthaltigen Hohlräumen *(bullöses Emphysem).*

- **Atelektase, Dystelektase**

⇦

- poststenotisch kollaterale Ventilation (Pendelventilation) → RV ↑ + funktionelle Residualkapazität ↑

Die Belüftung poststenotischer Lungenabschnitte ist teilweise durch *kollaterale Ventilation* möglich. Derartig belüftete Abschnitte hinken hinter der normalen Ventilation her, so daß eine *Pendelventilation* verbrauchter Alveolarluft eintritt.

Funktionelle Folgen der Überblähung sind eine starke Erhöhung des Residualvolumens und der funktionellen Residualkapazität.

Extrapulmonale Ventilationsstörungen

2.5 Extrapulmonale Ventilationsstörungen

- **Zwerchfellhochstand:**
- inspiratorischer Atemwiderstand ↑

Eine Erhöhung des intraabdominalen Drucks bedingt einen *Zwerchfellhochstand*, wodurch das Thoraxvolumen eingeschränkt wird. Insbesondere die zwerchfellnahen (basalen) Lungenabschnitte werden komprimiert, es entstehen *Plattenatelektasen.*

→ Hypoventilation → Hypoxämie, Hyperkapnie

Funktionell ist der inspiratorische Atemwiderstand erhöht und es entwickelt sich eine alveoläre Hypoventilation mit Verminderung des Blutsauerstoffgehaltes *(Hypoxämie)* und erhöhtem CO_2-Druck *(Hyperkapnie).*

Ursache: Aszites, Peritonealreizung u. a.

Mögliche **Ursachen** für den Zwerchfellhochstand sind Aszites, Fettsucht, Schwangerschaft und reflektorische Bauchdeckenspannung als Folge einer peritonealen Reizung.

- **Zwerchfelllähmung** → paradoxe Bewegung
- einseitige **Pendlatmung**

Eine **Lähmung des Zwerchfells** führt zu paradoxen Bewegungen: bei Inspiration tritt es höher, bei Exspiration tiefer. Bei einer einseitigen Lähmung kann es zu einer *Pendelatmung* zwischen der betroffenen und der gesunden Seite kommen.

Zentrale Regulationsstörungen

2.6 Zentrale Regulationsstörungen

→ Ventilationsstörungen

Zentrale Regulationsstörungen der Atmung führen ebenfalls zu *Ventilationsstörungen.* Bei Angstzuständen und Erregung tritt eine **Hyperventilation** ein.

Funktionell liegt eine alveoläre Hyperventilation mit Absinken des CO_2-Drucks vor.

- alveoläre Hyperventilation → Hypokapnie, respiratorische Alkalose, Hyperventilationstetanie (Ca^{++} ↓)

Die pH-Verschiebung im Blut ist mit einer (respiratorischen) Alkalose verbunden. Wenn darüberhinaus Ca^{++} vermindert ist, entsteht eine neuromuskuläre Überregbarkeit **(Hyperventilationstetanie).**

- **Schädigung des Atemzentrums**

⟹

> Meist auf dem Boden von Stoffwechselerkrankungen oder anderen Prozessen mit funktioneller oder morphologischer Schädigung des Atemzentrums bilden sich Störungen, die alle zu einer alveolären **Hypoventilation** führen: z. B. periodische Atmung mit langen Intervallen, Cheyne-Stokes- und Biot-Atmung.

Perfusions-, Transportstörungen

3. Perfusions- und Transportstörungen

3.1 Begriffe und Daten zur Perfusion

- respiratorische Einheit
- Endstrombahn
- **Netzkapillaren**
- **Stromkapillaren**

Die Aufgabe des Lungenkreislaufs besteht in der Zuführung des Blutes zu der terminalen *respiratorischen Einheit,* der Alveole. Die Pulmonalarterienäste folgen dem Bronchusverlauf und treten als Aa. terminales in das Zentrum des Azinus ein. Hier beginnt die *Endstrombahn.* Die Arteriolen verzweigen sich in Präkapillaren, die in das dichte, kommunizierende Netz der Kapillaren in den Alveolarwänden übergehen. Es wird zwischen *Netzkapillaren* (stellen die Reservekapazität bei gesteigerter Perfusion dar) und *Stromkapillaren* (bewerkstelligen die Ruhezirkulation) unterschieden.

Das *Kapillarnetz* um die Alveolen nimmmt **85–95 % der Alveolenoberfläche** ein.
Der **Lungenarteriendruck** beträgt in Ruhe 20/10 mmHg. Der normale **Lungengefäßwiderstand** liegt bei 0,95–0,62 mmHg/l/min. Der **pulmonale Venendruck** entspricht dem Druck im linken Herzvorhof. Rechts-Links-Kurzschlüsse werden in geringem Umfang nachgewiesen (1–3 % des Herzminutenvolumens).

Die Lunge ist ungleichmäßig durchblutet, da es sich um ein im Schwerefeld der Erde wirkendes Niederdrucksystem handelt. Daraus folgt, daß der Gasaustausch insgesamt ungleichmäßig verteilt ist: bei aufrechter Haltung sind die Lungenspitzen weniger gut durchblutet als im Sitzen oder Liegen.

- **Lungen sind ungleichmäßig durchblutet und ventiliert**

Auf die prä- und postalveolär verlaufenden Gefäße wirkt der *transmurale Druck.* Auf die Gefäße im Bereich der Alveolen wirkt ein Druck, der dem intrapleuralen Druck entspricht. Auch der Surfactant hilft, die Lungenkapillaren offen zu halten. Im perivaskulären Interstitium herrscht der *interstitielle Flüssigkeitsdruck* (kolloidosmotischer Druck). Bei der Perfusion ist der *Lungengefäßwiderstand* zu berücksichtigen. Der wesentliche Anteil dieses Widerstandes wird im Kapillarbereich erzeugt. Das *intrapulmonale Blutvolumen* beträgt ca. 295 ml/m^2 Körperoberfläche; dieses schwankt nur in engen Grenzen. Zwischen Ventilation und Perfusion besteht zwingend ein enger Zusammenhang. So haben Störungen der Ventilation Rückwirkungen auf die Lungendurchblutung: Andererseits ist der Gasaustausch gestört, wenn die Perfusion nicht regelhaft funktioniert.

- **transmuraler Druck**
- **kolloidosmotischer Druck**
- **Lungengefäßwiderstand**
- **intrapulmonales Blutvolumen**

3.2. Hämodynamische Störungen des Gasaustauschs

Hämodynamische Gasaustauschstörungen

Kreislaufbedingte Störungen der Lungenfunktion sind bei allen längerdauernden und relevanten Zuständen von **Links-Rechts-Shunts** (Nebenschluß) im Kreislauf zu erwarten.

bei
- **Links-Rechts-Shunt**

Beispiele hierfür sind **angeborene Herzfehler**: Herzvorhof- oder Kammerseptumdefekte sowie offener (persistierender) Ductus arteriosus Botalli.

Eine weitere Ursache für solche Störungen sind Thromben in den peripheren Körpervenen, die nach Ablösung über die rechte Herzhälfte in die Lungen verschleppt werden **(Thrombembolie)**. Die **Folge** ist ein akuter oder chronischer *Volumenhochdruck* im kleinen Kreislauf (pulmonale Hypertonie) mit Blutgefäßveränderungen. Die Aufnahme von Sauerstoff ist bei körperlicher Belastung nur noch ungenügend möglich.
Die **passive Überfüllung** der Lungen besteht bei akuten oder chronischen *Störungen des Blutabflusses,* wie z.B. bei Stenose der Mitralklappe, Insuffizienz der linken Herzkammer (dekompensierte Hypertonie) oder auch einer konstriktiven Perikarditis. In solchen Fällen kommt es zum *Stau* und *Druckanstieg* in Venen, Venolen und Lungenkapillaren. Die hierdurch entstehenden Gefäßschäden können in späten Stadien auf den arteriellen Schenkel übergreifen. Die verlangsamt perfundierten Kapillarnetze werden schließlich minderdurchblutet (posthypertonische Veminderung des Zirkulationsvolumens mit Herabsetzung des Gasaustauschs). Tritt eine Stauung der Lungen schnell ein und ist sie mit Ödem verbunden, entwickelt sich das klinische Bild des **Asthma cardiale**.

- **Thromboembolie**
- **Folge:** pulmonale Hypertonie → Gefäßveränderungen
- **passive Überfüllung der Lungen** bei:
  - Mitralklappeninsuffizienz
  - Pericarditis constrictiva
- **akute Lungenstauung mit Ödem → Asthma cardiale**

3.3 Ventilatorische Perfusionsstörungen

Ventilatorische Perfusionsstörungen

Der Dehnungsgrad der Lunge wirkt sich auf die Gefäßweite und damit auf den Strömungswiderstand sowie das Perfusionsvolumen aus. Die Bedingungen sind bei mittlerer und höherer Inspiration optimal. Bei Lungenkollaps oder bei Überdehnung ist die Perfusion eingeschränkt *(mechanische Kopplung zwischen Ventilation und Perfusion)*. Die Durchblutung ist sowohl bei chronischen Atelektasen als auch beim Emphysem vermindert. Ein ähnlicher Mechanismus drosselt die Perfusion im Falle obstruktiver Ventilationsstörungen mit abnormen Intrapulmonaldrucken. Die Drosselung der Durchblutung unzureichend ventilierter Alveolarabschnitte kann auch durch reflektorische Engstellung der Gefäße erfolgen *(Euler-Liljestrand-Reflex)*.

- **mechanische Kopplung** von Ventilation, Perfusion: **Durchblutung ↓**
  - chronische Atelektasen
  - Emphysem
  - obstruktive Ventilationsstörungen
  - reflektorische Vasokonstriktion

Verteilungsstörungen

3.4 Verteilungstörungen von Ventilation und Perfusion

- lokale und generalisierte Verteilungsstörungen bei:
- relativ zu starker Durchblutung
- unzureichend perfundierten Lungenabschnitten

Das Verhältnis von alveolärer Ventilation und Kapillarperfusion ist auf optimalen Gasaustausch abgestimmt. Es können jedoch *lokal begrenzte* und *generalisierte Verteilungsstörungen* auftreten. Bei relativ *zu starker Durchblutung* infolge einer lokalisierten Ventilationsstörung ist kein genügender Gasaustausch möglich (z. B. bei Atelektasen). Im Gegenzug findet in *unzureichend perfundierten Lungenabschnitten* bei normaler Ventilation (Totraumventilation) ebenfalls ein ungenügender Gasaustausch statt.

z. B. bei
- Narben
- Silikose

Beispiele: Solche Verteilungsstörungen kommen bei vielen Lungenerkrankungen (**lokalisierte** oder **disseminierte Prozesse**) vor. **Narben** in der Lunge stellen funktionell oft größere Defekte dar als morphologisch erkennbar. Funktionell können größere Verteilungsstörungen zur alveolären Hypoventilation und deren Folgen (s.o.) führen. Es ist festzuhalten, daß bestimmte Lungenerkrankungen (z. B. **Silikose**) sowohl die Ventilation als auch die Perfusion unmöglich machen.

Diffusionsstörungen

4. Diffusionsstörungen

4.1 Begriffe und Daten zur Diffusion

Diffusion ist die passive Tendenz der Moleküle, sich vom Ort einer höheren Konzentration zum Ort mit niedrigerer Konzentration zu bewegen. Der Vorgang geht ohne Energiebedarf vor sich.

- **Gasphase**
- **Luft-Blut-Schranke**
- **Blutplasma, Erythrozyt**

Dabei sind die Diffusion in der *Gasphase*, die Diffusion durch die *Luft-Blut-Schranke* sowie die Diffusion und Reaktion *im Blutplasma und in den Erythrozyten* zu unterscheiden.

Die Mischung der frischen Inspirationsluft mit der Residualluft innerhalb der Alveole durch Diffusion erfolgt sehr schnell und kann keinen begrenzenden Faktor für den Gasaustausch darstellen. Entsprechend der Konzentrationsdifferenz findet die Diffusion von CO_2 in die Alveole hinein und von O_2 in das Blut sehr rasch statt: dem Blut steht für die Passage durch die Kapillare nur etwa 0,75 s zur Verfügung. Die Diffusion des O_2 erfolgt zunächst im Blutplasma. Hier entsteht ein Konzentrationsgefälle zum Hämoglobin in den Erythrozyten. Die Reaktion mit dem Hämoglobin verzögert den Diffusionsprozeß.

- **Diffusionskapazität**

> Die **Diffusionskapazität** wird vom *Diffusionswiderstand* begrenzt: alveolo-kapilläre Membran, Plasmaschicht und Erythrozytenmembran. Sie ist abhängig von Körpergröße und -gewicht, dem Lebensalter, dem Kapillarblutvolumen und dem Hämoglobingehalt des Blutes.

- **alveolo-kapilläre Membran:**
- Typ I-Pneumozyt
- Basalmembran
- Kapillarendothel

Die alveolo-kapilläre Membran (Stelle des engsten Kontakts zwischen Alveolarluft und Blut) wird von flachen Zytoplasmaausläufern der *Typ I-Pneumozyten*, von einer *gemeinsamen Basalmembran* und vom *Kapillarendothel* gebildet (Abb. 18–1).

Der ideale Gasaustausch findet statt, wenn ein lokal günstiges Verhältnis zwischen Ventilation und Durchblutung gegeben ist.

Diffusionsstörungen i. e. S.

4.2 Diffusionsstörungen im engeren Sinne

- Ursachen:
- Gasaustauschfläche ↓
- Diffusionswiderstand ↑

Diffusionsstörungen im engeren Sinne beruhen entweder auf einer *Verkleinerung* der alveolären *Gasaustauschfläche* oder auf einem *erhöhten Diffusionswiderstand* in der alveolo-kapillären Membran.

Kontaktflächenverlust
- **Verlust an Lungengewebe** → Kontaktflächenverlust

- **Kontaktflächenverlust.** Alle Erkrankungen, die zu einem funktionellen und morphologischen Verlust an Lungengewebe führen, haben einen Kontaktflächenverlust zur Folge.

Beispiele hierfür sind **Atelektasen**, **Pneumonie**, **Narben**, **Lungenresektion** oder diffuse Umbauvorgänge wie das **Lungenemphysem**.

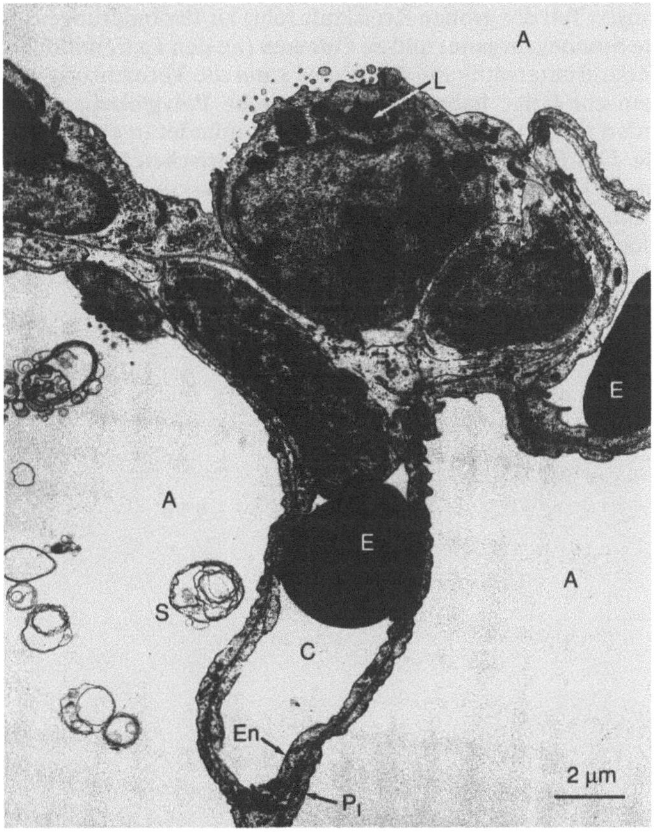

Abb. 18–1: Ultrastruktur der Alveolen **(A)** und der Alveolarwand (Vergr. 4700x). Die Gasdiffusionsstrecke wird gebildet durch Endothelzellen **(En)** der Kapillaren **(C)** und Typ I-Pneumozyten **(P_I)** des Alveolarepithels. **E** Erythrozyten, **N** Endothelzellkern, **S** denaturiertes pulmonales Surfactant, **P_{II}** Typ II-Pneumozyt mit **L** Lamellarkörpern (Aufnahme: Prof. Dr. N. Schnoy)

• Der **alveolo-kapilläre Block** in seiner reinen Form als Membranstörung **(Pneumonose)** kommt verhältnismäßig selten vor.

alveolo-kapillärer Block
alveolokapilläre Membran stark verdickt bei
- **Stauungslunge**

Ein *Beispiel* hierfür ist die Frühphase des *Lungenödems* **(akute** und **subakute Stauungslunge)**, bei der die Ödemflüssigkeit die alveolo-kapilläre Membran stark verdickt und damit die Diffusionsstrecke verlängert.

Beim manifesten **Lungenödem** sind die Alveolen mit Flüssigkeit gefüllt und nicht belüftet. Beim chronischen Ödem können Plasmaexsudate (pulmonale hyaline Membranen) die Diffusion zusätzlich behindern. Bei der **chronischen Stauungslunge** wird die Membran durch Bindegewebe verdickt.

- **Lungenödem:** Alveolen mit Flüssigkeit gefüllt, nicht belüftet
- **chronische Stauungslunge:** Membran durch Bindegewebe verdickt

Bindegewebe zwischen Alveolarwand und Kapillarnetz bewirkt auch Diffusionstörungen bei **interstitiellen Pneumonien** und **Lungenfibrosen** (z. B. Strahlenfibrosen).

• Eine **Diffusionsstörung im weiteren Sinne** liegt vor, wenn die Transportkapazität des Blutes bei **Anämie** (zu wenige Erythrozyten, zu wenig Hämoglobin) gestört ist oder wenn eine **kompetitive Verdrängung des Sauerstoffs** im Hämoglobin beispielsweise durch Kohlenmonoxid (CO) erfolgt: COHb.

weitere Diffusionsstörungen:
• **Anämie**
• **COHb**

5. Folgen chronischer Lungenerkrankungen

Chronische Lungenerkrankungen

Neben den Folgen der *respiratorischen Insuffizienz* entwickeln sich im Verlauf vieler chronischer Lungenerkrankungen *Komplikationen* aus der gestörten Perfusion:

Komplikationen:

• Es entsteht eine Hypertonie im kleinen Kreislauf **(pulmonale Hypertonie)** mit Überlastung des rechten Herzens. Die chronische Zirkulationsstörung mit

• **pulmonale Hypertonie**

- **chronische Stauungsorgane**
- **Ödeme**
- **symptomatische Polyglobulie**
- **chronisches Cor pulmonale**
- **Rechtsherzversagen**

Rückstau in den venösen Teil des großen Kreislaufs führt zu Veränderungen an Organen **(chronische Stauungsorgane)** und zu **Ödemen** (an den Extremitäten). Die chronische Sauerstoffuntersättigung des Blutes kann die Vermehrung von roten Blutkörperchen zur Folge haben **(symptomatische Polyglobulie)**. Der Zustand der dauernden Belastung des rechten Herzens mündet in ein **chronisches Cor pulmonale**. Der Endzustand der **kardiorespiratorischen Insuffizienz** ist erreicht, wenn die Dekompensation eintritt *(Rechtsherzversagen)*. Oft wird dieses durch eine hinzutretende Lungenembolie oder Lungenentzündung (Pneumonie) ausgelöst.

Spezieller Teil

XIX. Gehirn und Rückenmark

J. Gottschalk

Gehirn und Rückenmark

1. Allgemeine Prinzipien der Pathologie des ZNS

Allgemeine Prinzipien

1.1 Nervenzellen

Neurone

Morphologie und Funktion. Nervenzellen sind stationäre und, wenn einmal ausgereift, *teilungsunfähige* Zellen, die aus dem eigentlichen Zelleib *(Perikaryon)*, einem großen Zellkern mit meist *prominentem Nukleolus* sowie ihren Fortsätzen (*Dendriten* und *Axon*) bestehen. Im Gehirn und Rückenmark gibt es etwa 10–14 Mrd. Nervenzellen, die sich in Form und Funktion regional z.T. erheblich unterscheiden. Ihre Größe beträgt zwischen 80 μm (motorische Vorderhornzelle des Rückenmarks, Betz-Pyramidenzelle) und 5–6 μm (Körnerzellen im Kleinhirn). Im Perikaryon der größeren Nervenzellen findet sich die Nissl-Substanz **(Nissl-Schollen)**, wobei der Axonkegel frei bleibt. Die mit Anilinfarben gut darstellbare Nissl-Substanz besteht im wesentlichen aus Bestandteilen des endoplasmatischen Retikulums.

- **funktionelle Morphologie:**
  - teilungsunfähig
  - bestehen aus **Perikaryon, Dendriten, Axon**
  - Nissl-Schollen: lichtmikroskopisches Äquivalent des ER

Reaktionsformen. Da sich die Nervenzellen in Form und Funktion regional z.T. erheblich unterscheiden, können die folgenden Beispiele nur ein idealisiertes Bild darstellen, ohne diese lokalisatorischen Differenzen zu berücksichtigen (Abb. 19–1):

- Schwellung und Lyse des Perikaryons mit **Verlust an Nissl-Schollen** (Chromatolyse, Tigrolyse – bei hypoxischen Zuständen und Virusinfektionen); wahrscheinlich reversibler Zustand, kann aber auch Vorstufe zur endgültigen Zytolyse sein
- Schrumpfung des Zelleibs, Eosinophilie des Zytoplasmas und Kernpyknose **(akute Nervenzellnekrose)**
- durch zytoplasmatische Speicherprodukte ballonierte Zellen mit exzentrisch gelegenem Zellkern **(Speicherkrankheiten)**

- **Reaktionsformen:**
  - Schwellung
  - akute Nekrose
  - intrazytoplasmatische Speicherung u. Einschlüsse

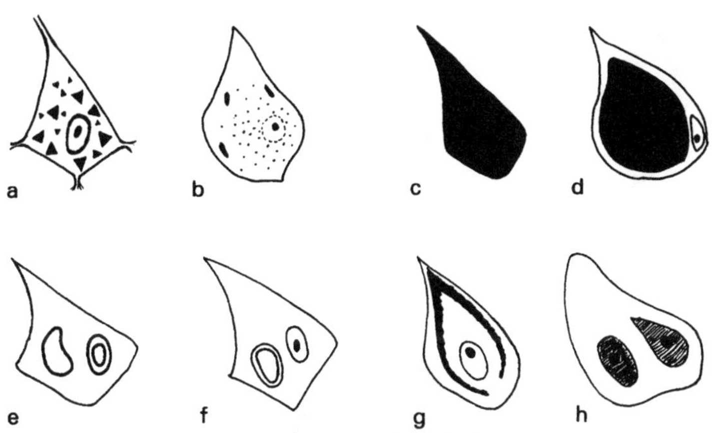

Abb. 19–1: Reaktionsformen der Nervenzellen. a Normale Ganglienzelle mit Nissl-Schollen, **b** nekrobiotische Nervenzelle mit Chromatolyse, **c** akute Nervenzellnekrose mit Eosinophilie des Zytoplasmas und Kernpyknose, **d** durch zytoplasmatische Speicherprodukte ballonierte Zelle bei metabolischen Erkrankungen, **e** intrazytoplasmatische und intranukleäre Einschlußkörperchen bei Viruserkrankungen, **f** Lewy-Körper bei M. Parkinson, **g** Alzheimer-Fibrillen, **h** doppelkernige neoplastische Ganglienzelle

- Pigmentierung
- Störungen des Zytoskeletts
- intranukleäre Einschlüsse
- Mehrkernigkeit

- mit **Pigmenten** überladene Zellen (z. B. Eisen- oder Kalkinkrustation, übermäßige Lipofuszinablagerung)
- Störungen des Zytoskeletts **(Alzheimer-Fibrillen-Bildung)**
- zytoplasmatische oder intranukleäre Einschlüsse **(Pick-, Lewy-, Hirano-, Lafora-, Marinesco-Körper)**
- zytoplasmatische oder intranukleäre Einschlüsse bei Viruserkrankungen (z. B. bei Herpes simplex oder Masern)
- bizarre **zwei- und mehrkernige Nervenzellen** (bei Tumoren wie Gangliozytomen oder Gangliogliomen).

Astroglia

1.2 Astroglia

Astrozyten
- **funktionelle Morphologie:**
- Gewebestabilität
- Mittlerfunktion
- stoffwechselaktiv
- Reparaturmechanismen
- phagozytäre Kapazität
- Isolationsfunktion
- bilden GFAP, dadurch immunhistochemischer Nachweis

Morphologie und Funktion. Astrozyten sind die häufigste Zellart des ZNS und in erster Linie verantwortlich für die *Gewebestabilität.* Sie spielen eine wichtige Rolle als Mittler zwischen Blutgefäßen und Nervenzellen, nehmen an vielen *Stoffwechselprozessen* des ZNS teil und sind durch die Bildung ihrer Gliafasern in der Lage, kleine Gewebsdefekte zu decken. Sie verfügen auch über eine begrenzte *phagozytäre Kapazität.* In den Regionen, wo Astrozytenfortsätze Nervenzellperikarya und Synapsen umhüllen, haben sie vermutlich auch eine *Isolationsfunktion* gegenüber unterschiedlichen Synapsensystemen. Die Fortsätze lassen sich nur mit Metallimprägnationsverfahren (z. B. Cajal-Goldsublimat-Technik) darstellen. Das *saure Gliafaserprotein* (*glial fibrillary acidic protein* = **GFAP**), ein Intermediärfilament von 10 nm Durchmesser, ist ein Hauptbestandteil der Gliafilamente.

Seine immunhistochemische Darstellung wurde zu einem Standardverfahren der Neuropathologie.

- **Membrana gliae limitans:** Abschluß des neuroektodermalen Gewebes gegenüber der Hirnhaut

An der äußeren Oberfläche des Gehirns verdichtet sich das dreidimensionale Gerüstwerk der Astrozyten zu einem dichten Faserfilz und zur **Membrana gliae limitans**, die den oberflächlichen Abschluß des neuroektodermalen Gewebes gegenüber der bindegewebigen Hirnhaut bildet.

- **Reaktionsformen:**
- **fibrilläre Astrozyten:** faserbildend → Narbe
- **protoplasmatische Astrozyten:** in grauer Substanz

Reaktionsformen. Die Astroglia weist schon physiologisch unterschiedliche Form- und Funktionszustände auf, die unter pathologischen Bedingungen noch stärker hervortreten (Abb. 19–2).

- **Fibrilläre Astrozyten:** Physiologisch überwiegend in der weißen Substanz vorkommende Astrozytenform mit langen dünnen Fortsätzen. Faserbildner nach Defekten (Gliafasernarbe).
- **Protoplasmatische Astrozyten:** Weisen nur kurze Fortsätze auf und kommen physiologisch hauptsächlich in der grauen Substanz vor. Sie sind als Reaktionsform im Randbereich vieler pathologischer Prozesse nachweisbar.

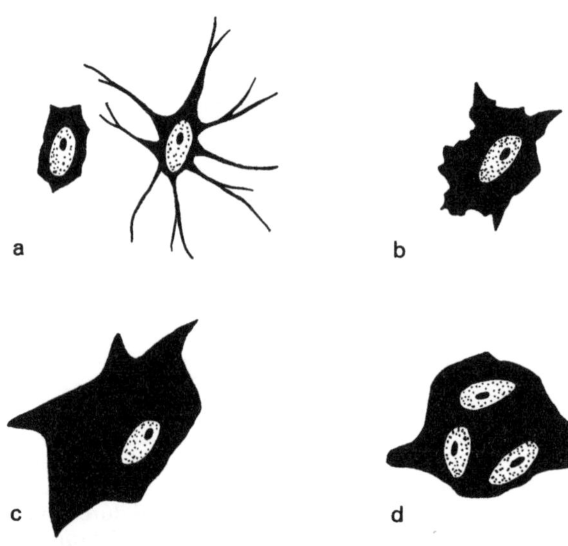

Abb. 19–2: Reaktionsformen der Astrozyten. a Fibrillärer Astrozyt (HE-Bild und nach Silberimprägnation), **b** protoplasmatischer Astrozyt, **c** gemistozytischer Astrozyt, **d** astrozytäre Tumorriesenzelle

• **Gemistozytische Astrozyten:** Sehr zytoplasmareiche und mit Gliafibrillen angefüllte Astrozytenform, die nur bei pathologischen Zuständen auftritt.
• **Mehrkernige Astrozyten:** Diese oftmals polymorphen und z. T. bizarren Astrozyten kommen bei anaplastischen Astrozytomen und einigen Viruserkrankungen (Papova- und Masernviruserkrankungen) vor.

- **gemistozytische Astrozyten:** zytoplasmareich mit Gliafibrillen
- **mehrkernige Astrozyten:** in anaplastischen Astrozytomen und bei Viruserkrankungen

Alle eben genannten Astrozytenformen können Bestandteile von Tumoren *(Astrozytomen)* sein.

• **Alzheimer-II-Zellen:** Die auch als sog. *Leberglia* bezeichneten Astrozyten treten vorwiegend bei der hepatogenen Enzephalopathie auf und zeigen einen geblähten, sehr chromatinarmen Zellkern.

- **Alzheimer-II-Zellen:** Leberglia, geblähter chromatinarmer Kern

1.3 Oligodendroglia

Oligodendroglia

Morphologie und Funktion. Oligodendrozyten sind kleiner als Astrozyten und weisen chromatinreiche rundliche Zellkerne auf. Ihre kurzen Fortsätze sind nur nach Metallimprägnationsverfahren sichtbar. Sie sind im ZNS verantwortlich für die Markscheidenbildung. Innerhalb der weißen Substanz werden von einem Oligodendrozyten mehrere Axone mit einer Myelinscheide umgeben (im Unterschied zu den *Schwann-Zellen*!). Ihre Anordnung erfolgt im Marklager meist in Reihen zwischen den Nervenfasern (interfaszikulär). Darüber hinaus kommen sie in der grauen Substanz als perineurale Satellitenzellen vor.

• **funktionelle Morphologie:**
- chromatinreicher runder Zellkern
- kurze Fortsätze
- Markscheidenbildung (Myelinscheiden)
- perineurale Satellitenzellen

Reaktionsformen. Abgesehen von neoplastischen Oligodendrozyten **(Oligodendrogliome)** zeigen diese Zellen lichtmikroskopisch nur wenige Variationen ihrer Zellform, z. B. Schwellung mit Zytoplasmahof bei Ödemen oder intranukleäre Einschlüsse bei Papovaviruserkrankungen.

• **Reaktionsformen:**
- z. B. Ödem, Zytoplasmahof, Viruseinschlüsse
- neoplastisch: Oligodendrogliom

1.4 Mikroglia

Mikroglia

Morphologie und Funktion. Die Mikroglia macht etwa 5–20 % aller Gliazellen aus. Der Zelleib und ihre feinen Fortsätze lassen sich durch *Versilberung (Methode nach Hortega)* darstellen.

• **funktionelle Morphologie:**
- durch Versilberung darstellbar

Unklar ist aber die **Histogenese** dieser Zellen. Es wird angenommen, daß die Mikroglia nicht neuroektodermalen Ursprungs ist, sondern sich von eingewanderten hämatogenen Zellen (wahrscheinlich Zellen des Monozyten-Makrophagen-Systems) ableitet. Unklar ist auch, ob die bisherige Unterscheidung in ortsständige, möglicherweise während der Embryogenese eingewanderte Zellen und bei pathologischen Zuständen aus den Blutgefäßen hinzukommende Zellen gerechtfertigt ist.

Die Mikroglia verfügt über eine relativ große phagozytäre Kapazität, weist bei Aktivierung die major histocompatibility complex (MHC) antigens (MHC class II molecules) auf und zeigt einen den Makrophagen-ähnlichen Immunphänotyp.

- phagozytäre Kapazität
- MHC-Klasse-II-Oberflächenantigene
- makrophagenähnlicher Immunphänotyp

Sie sind offensichtlich zur Antigenpräsentation fähig und dürften dem Komplex immunkompetenter Zellen angehören.

- immunkompetent

Reaktionsformen. Bei Aktivierung, etwa im Rahmen auftretender Nekrosen, entwickeln die Mikroglia ihre phagozytären Eigenschaften und können Abräumprodukte wie Lipide oder Myelinbruchstücke aufnehmen, wobei sie eine kugelförmige Gestalt annehmen (*Fettkörnchen-* oder *Gitterzellen*).

• **Reaktionsformen:**
- Fettkörnchen- oder Gitterzellen

1.5 Ependymzellen und Plexusepithelien

Ependymzellen, Plexusepithelien

Morphologie und Funktion.
• **Ependym.** Die einschichtigen, meist hochprismatischen *Ependymzellen* kleiden die Hirnventrikel tapetenartig aus. Sie geben einen radiär in die Hirnsubstanz verlaufenden Fortsatz ab *(Ependymfaser)*. Ihre dem Ventrikellumen zugekehrte Oberfläche trägt oft Flimmerhaare. Daneben enthalten sie *Blepharoblasten.* An den Seitenflächen sind die Ependymzellen durch *Zonulae adhaerentes et occludentes* miteinander verbunden, die den Liquorraum gegen die Hirnsubstanz abdichten.

• **funktionelle Morphologie:**
1. Ependym:
- hochprismatische Zelle mit Ependymfaser
- Blepharoblasten
- Zonulae adhaerentes et occludentes
- Abdichtung der Ventrikelwand

2. Plexus choroideus:
- kubische Epithelien mit Bürstensaum
- Produktion des Liquor cerebrospinalis
- **Reaktionsformen:**
- Eisenablagerung
- onkozytäre Transformation

• **Plexus choroideus.** Die den Liquor cerebrospinalis produzierenden *Plexusepithelien* weisen eine mehr kubische Form auf und tragen an der Oberfläche einen feinen Bürstensaum.

Reaktionsformen. Beide Zellarten zeigen, abgesehen von neoplastischen Varianten wie dem Ependymom oder dem Plexuspapillom, nur wenige Reaktionsformen, z.B. *Eisenablagerungen* bei der Hämochromatose oder eine *onkozytäre Transformation* der Plexusepithelien.

Lokale Reaktionsmuster des ZNS

1.6 Spezielle lokale Reaktionsmuster im ZNS

Zum besseren Verständnis pathologischer Veränderungen des ZNS ist die Kenntnis einiger spezieller Reaktionsformen dieses Organs erforderlich (Abb. 19–3).

• **Neuronophagie**: phagozytierende Gliazellen umgeben zugrundegehende Ganglienzellen

• **Neuronophagie.** Zugrunde gehende Ganglienzellen können von phagozytierenden Gliazellen umgeben sein. Dieser Vorgang findet sich besonders ausgeprägt im Rückenmark bei der Poliomyelitis anterior acuta.

• **Gliaknötchen**: granulomartige Ansammlung von Mikroglia

• **Gliaknötchen.** Granulomartige Ansammlung von Mikroglia, oft perivaskulär lokalisiert und gelegentlich mit Oligodendro- und Astroglia untermischt. Vorkommen bei zahlreichen Infektionserkrankungen wie Zytomegalie, Toxoplasmose, Fleckfieberenzephalitis.

• **Rosenthal-Fasern**: eosinophile Degenerationsprodukte

• **Rosenthal-Fasern.** Zumeist langgestreckte oder wurmförmige, in der HE-Färbung eosinophile Degenerationsprodukte dicht gelagerter Gliafilamente. Sie kommen konstant in pilozytischen Astrozytomen und beim M. Alexander (Leukodystrophieform) vor.

• **senile Drusen (Plaques)**: irreguläre filamentäre Strukturen mit Amyloidkern

- **Primitivplaques**: kaum Amyloid
- **reife Kernplaques**: Amyloidkern, umgeben von Mikroglia- und Astrozytenfortsätzen
- **„burned-out-plaques"**: nur Amyloid

• **Senile Drusen (Plaques).** Sie lassen sich besonders gut mit Metallimprägnationsverfahren darstellen. Die teils fächerförmig, teils irregulär angeordneten filamentären Strukturen stammen z.T. von degenerierten Neuronen. Im Kern dieser Plaques kann Amyloid nachgewiesen werden. Daneben können *Mikroglia* und *reaktive Astrozyten* auftreten. Sie werden unterschieden in:
- **Primitivplaques:** abnorme neuritische Bestandteile mit nur wenig oder nicht nachweisbarem Amyloid
- **Kernplaques** oder **reife Plaques:** dichter Amyloidkern, der von abnormen Neuriten, Mikroglia und Astrozytenfortsätzen umgeben ist
- sog. **ausgebrannte Formen** *(burned-out-plaques)*: bestehen fast ausschließlich aus Amyloid.

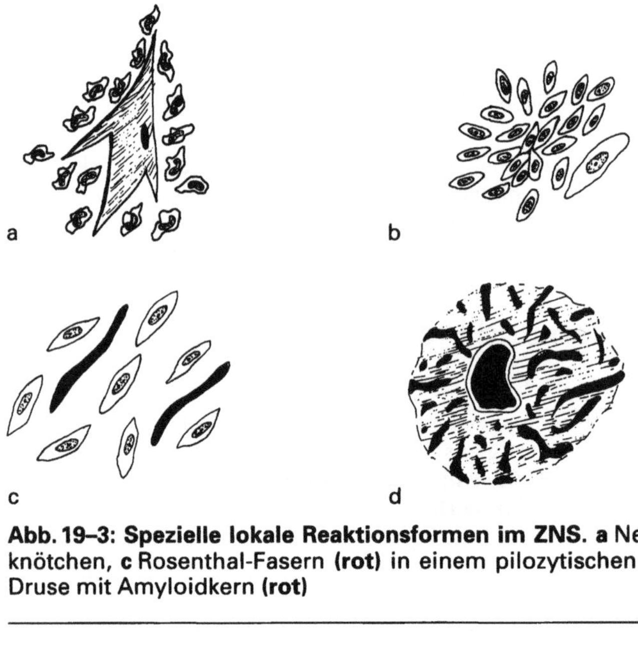

Abb. 19–3: Spezielle lokale Reaktionsformen im ZNS. a Neuronophagie, **b** Gliaknötchen, **c** Rosenthal-Fasern **(rot)** in einem pilozytischen Astrozytom, **d** senile Druse mit Amyloidkern **(rot)**

Immunhistochemisch kann in den Amyloidablagerungen ein β-Protein (A4-Protein) nachgewiesen werden. Diese Plaques kommen im Rahmen des Alterungsprozesses, beim **M. Alzheimer** und **M. Down** vor. Sie sind abzugrenzen von den *Kuru-Plaques* bei subakuten spongiformen Enzephalopathien (s. Abschn. 7.2.6).

• **Waller-Degeneration.** Die Fortsätze der Nervenzellen werden im wesentlichen vom Perikaryon aus durch den Axonfluß ernährt. Durch Unterbrechung dieses Transportweges gehen die peripheren Anteile zugrunde. Nach anfänglicher Schwellung infolge des zentripetalen Axonflusses kommt es zur Axonfragmentierung (Zerfall in kleine Bruckstücke) mit nachfolgendem Markscheidenzerfall. Durch Makrophagen werden die Myelinabbauprodukte phagozytiert. Danach schließt sich eine Proliferation von **Schwann-Zellen** an. Andererseits kommt es nach Schädigung der peripheren Nerven mit Kontinuitätsunterbrechung des Axons in der Ganglienzelle zur Chromatolyse und Zellschwellung (retrograde Zellveränderung).

• **Waller-Degeneration:**
- Axonfragmentierung mit folgendem Markscheidenzerfall
- Proliferation von Schwann-Zellen
- retrograde nekrobiotische Ganglienzellveränderung (Chromatolyse)

1.7 Hydrozephalus

Hydrozephalus

Das Ventrikelsystem, der Zentralkanal des Rückenmarks sowie das Cavum leptomeningicum der Schädelhöhle und des Wirbelkanals sind mit etwa 150 ml Liquor cerebrospinalis angefüllt. Die von den Plexus choroidei produzierte Flüssigkeit gelangt über die Apertura mediana ventriculi quarti (Magendii) in die Cisterna cerebellomedullaris und über die Aperturae laterales ventriculi quarti (Luschkae) in den Subarachnoidalraum. Die Resorption erfolgt durch die Granulationes arachnoideales in den Sinus durae matris und entlang der Scheiden der Hirn- und Rückenmarksnerven in das Lymphgefäßsystem.

Liquor cerebrospinalis:
- 150 ml
- produziert von den Pll. choroidei
- Resorption durch Granulationes arachnoideales

Ein Mißverhältnis zwischen Liquorproduktion und -resorption muß zwangsläufig zu einer verstärkten Liquoransammlung im Ventrikelsystem und damit zu dessen Erweiterung führen. Daneben können durch Substanzverluste erweiterte Ventrikelräume entstehen (z. B. bei atrophisierenden Prozessen). Je nach Pathogenese sind zu unterscheiden:

sog. **Wasserkopf:**
Ansammlung von Liquor im Ventrikelsystem durch Mißverhältnis zwischen Liquorproduktion und -resorption

• **Hydrocephalus occlusus.** *Stenosierende Prozesse* (Tumoren, Zysten, Blutungen, postentzündliche Veränderungen) innerhalb des Ventrikelsystems, im Bereich der physiologischen Engen (besonders Aquädukt und Foramina Luschkae et Magendii) sowie großflächig im Subarachnoidalraum behindern die normale Liquorzirkulation und führen, je nach Lokalisation der Stenose, zu einer *Erweiterung der vorgeschalteten Liquorräume.*

• **Formen:**
1. H. occlusus
- durch Abflußbehinderung

• **Hydrocephalus hypersecretorius.** Bei einigen Erkrankungen kann es zu einer *Überproduktion an Liquor* kommen, z. B. bei Plexuspapillomen.

2. H. hypersecretorius
- durch Überproduktion

• **Hydrocephalus aresorptivus.** Diese klinisch auch als Normaldruckhydrozephalus bezeichnete Form entsteht infolge einer *Störung des Liquorabflusses* über die Pacchioni-Granulationen. Ursache sind häufig Meningitiden und Subarachnoidalblutungen.

3. H. aresorptivus
- durch Entzündungen, Blutungen

• **Hydrocephalus e vacuo.** Hier liegt eine *Erweiterung der äußeren und inneren Liquorräume* als Ergebnis diffuser hirnatrophischer Prozesse oder Substanzverluste im Markbereich vor.

4. H. e vacuo
- durch Hirnatrophie

Durch die Erweiterung des Ventrikelsystems kommt es zunehmend zur *Atrophie des periventrikulären Hirngewebes,* zur *Abflachung der Gyri* und später zur *intrakraniellen Drucksteigerung* mit der Gefahr einer Einklemmung von Kleinhirn und kaudalem Hirnstamm in das Foramen magnum.

Bei *Säuglingen und Kleinkindern* mit noch nicht geschlossenen Schädelnähten können diese auseinanderweichen und es kann sich eine erhebliche *Schädelvergrößerung* ausbilden.

• **Folgen:**
- Ventrikelerweiterung
- Hirngewebsatrophie
- intrakranieller Druck ↑
- bei Säuglingen: Schädelvergrößerung

1.8 Blut-Hirn-Schranke (BHS)

Blut-Hirn-Schranke

Hauptkomponente der BHS sind die Gefäßendothelien. Die während der Entwicklung von den mesodermalen Hüllen in das ZNS einwachsenden Blutgefäße zeigen im Kapillarbereich einige anatomische Besonderheiten. Sie weisen

• **Hauptkomponente:** ungefensterte Gefäßendothelien mit kontinuierlicher Basalmembran ein geschlossenes, *nicht-gefenstertes Endothel* auf, das einer kontinuierlichen Basalmembran aufsitzt. Diese Endothelzellen sind untereinander durch *tight junctions* verbunden. Ihre Fähigkeit zur Pinozytose ist gering. Die Basalmembran wiederum ist vollständig von Astrozytenfortsätzen umschlossen. Haben Substanzen allerdings die Endothelbarriere überwunden, bilden die Astrozytenfortsätze kein entscheidenes Hindernis für die weitere Ausbreitung mehr.

• **Funktion**

Die BHS schützt das ZNS vor *unkontrolliertem Flüssigkeits- und Ioneneinstrom*, einem *Substratüberangebot*, *toxischen Substanzen* und *Erregern* (sehr begrenzt).

Blut-Liquor-Schranke: Abdichtungsfunktion durch Plexusepithelien

• **Blut-Liquor-Schranke.** Hier sind es die *Plexusepithelien*, die eine Abdichtungsfunktion ausüben.

Auch das Ependym der Hirnventrikel verfügt über gewisse regulative Funktionen im Rahmen des Liquor-Hirn-Austausches, wobei das Niveau der BHS aber nicht erreicht wird.

Hirnödem

1.9 Hirnödem

• **Flüssigkeitsvermehrung im Gehirn**

Definition. Ein Hirnödem ist eine *Flüssigskeitsvermehrung* im Gehirn, die zur *Volumenzunahme* und damit zu einem *erhöhten intrakraniellen Druck* führt.

Bei einer vorbestehenden Atrophie des ZNS kann das Hirngewicht noch im Normalbereich liegen (Maskierung atrophisierender Prozesse!).

• **Ursache:** Störung der Blut-Hirn-Schranke

Ursache des Hirnödems ist eine *Störung der BHS* mit vermehrtem Flüssigkeitseinstrom, wobei in der Hirnrinde eine mehr *intrazelluläre* (überwiegend Astrozyten) und im Marklager eine betont *extrazelluläre Einlagerung* erfolgen soll.

• **Formen:**
1. vasogenes Ö.
- primäre BHS-Störung
- hypoxisch-toxische Schädigung
- diffus, perifokal

Ödemformen sind:

• **Vasogenes Ödem.** Im Vordergrund steht eine primäre *Schädigung der BHS* mit Schrankenstörung für Proteine (ultrastrukturell Zunahme pinozytischer Vesikel in den Endothelzellen). Weitere Ausbreitung über den perivaskulären Raum und die Extrazellularräume auf die Hirnsubstanz.

Diese Ödemform findet sich diffus nach *hypoxischer oder toxischer Schädigung* und perifokal bei *Herdprozessen* (z. B. Tumoren).

2. zytotoxisches Ö.
- toxische Astrozytenschädigung

• **Zytotoxisches Ödem.** Durch eine *toxische Schädigung* (z. B. Zyanide, Kohlenmonoxid) der Astrozyten kommt es zur Schwellung dieser Zellen und zum Flüssigkeitseinstrom in die Intra- und Extrazellularräume.

3. interstitielles Ö.
- Liquorabflußstörung durch Ependymschädigung, Zusammenbruch der Natriumpumpe

• **Interstitielles Ödem.** Bei Liquorabflußstörungen (z. B. Hydrocephalus internus) kommt es zum *Einstrom von Liquor* über das geschädigte Ependym der Hirnventrikel bzw. dem Zentralkanal des Rückenmarks in die periventrikuläre weiße Substanz.

Der Zusammenbruch der ATP-abhängigen Natriumpumpe an der apikalen Oberfläche von Ependymzellen ist für die Entwicklung dieses Ödemtyps entscheidend.

• **Folgen:**
- Hirndurchblutung ↓
- Sauerstoffversorgung ↓
- Glukoseversorgung ↓

diffuses Ö.: abgeflachte Windungen, verstrichene Sulci

perifokales Ö.: Hirnmassenverschiebung

• **mikroskopisch:** perikapilläre Aufhellung → Ödemsklerose

Folgen. Durch die ödembedingte Steigerung des intrakraniellen Drucks wird die Hirndurchblutung herabgesetzt. Folge ist eine *Minderversorgung des ödematösen Hirngewebes* mit Sauerstoff und Glukose:

• Beim **diffusen Hirnödem** finden sich makroskopisch abgeflachte Windungen, verstrichene Sulci und morphologische Hirndruckzeichen. Die Schnittflächen sind sehr flüssigkeitsreich und meist klebrig.

• Ein ausgeprägtes **perifokales Ödem** führt zur Hirnmassenverschiebung. *Mikroskopisch* kommt es je nach Schweregrad und Dauer zu perikapillären Aufhellungssäumen, einer Schwellung der Oligodendrozyten, Ödemnekrosen, Zerfall der Markscheiden sowie im Anschluß daran zur Gliafaserbildung *(Ödemsklerose)*.

1.10 Hirndruckzeichen

Hirndruckzeichen

- **bei intrakranieller Massenzunahme**

Da der intrakranielle Raum nach Abschluß der Ossifikation ein engbegrenzter Binnenraum mit nur wenig Variationsmöglichkeiten ist, muß jedes zusätzliche Plus an Gewebe oder Flüssigkeit zu einer Steigerung des intrakraniellen Drucks führen. Viele pathologische Prozesse manifestieren sich deshalb unter dem klinischen Bild einer *Raumforderung* mit mehr oder minder ausgeprägten Hirndruckzeichen. Ursache des steigenden Hirndrucks können neben der kontinuierlichen geweblichen Zunahme (etwa bei Tumoren) auch ein Ödem, die Entwicklung eines Hydrozephalus sowie Blutungen, Zysten, Abszesse und Nekrosen sein.

Praxishinweis ⇦

Zu beachten ist, daß der Umfang des Reserveraums (im Durchschnitt etwa 5 %) bei *älteren Menschen* oder bei *atrophisierenden Erkrankungen* größer sein kann und sich somit raumfordernde Prozesse, z. B. eine Subarachnoidalblutung, erst nach einem *längerem Zeitintervall* bemerkbar machen. Die Raumforderungen manifestieren sich in *lateralen* und *axialen Hirmassenverschiebungen.*

- **laterale Hirnmassenverschiebung**
  - Verkantung des Corpus callosum
  - Einpressung des Gyrus cinguli in die Falx cerebri
  - Deformierung der Seitenventrikel

• **Laterale Hirnmassenverschiebung.** Hierbei werden größere Teile des Hirngewebes nach *kontralateral* gedrängt mit Verkantung des *Corpus callosum* und Einpressung des *Gyrus cinguli* unter die Falx zur Gegenseite. Folge ist eine Deformierung der Seitenventrikel und auch, bei entsprechender Lage des raumfordernden Prozesses, des 3. Hirnventrikels (Abb. 19–4).

- **axiale Hirnmassenverschiebung**
  - Schnürfurchen u. Prolaps des Uncus gyri parahippocamalis
  - Druckkonus über den Kleinhirntonsillen durch Einpressen ins Foramen magnum

• **Axiale Hirnmassenverschiebung.** Bei stärkerer supratentorieller Raumforderung kann das Hirngewebe nur nach *kaudal* durch den *Tentoriumschlitz* ausweichen. Dabei werden Teile des *Gyrus parahippocampalis* der Temporallappen in diesen Hiatus gepreßt und es bilden sich doppelseitige Schnürfurchen mit Prolaps des Gyrus parahippocampalis aus. Die Folge können Abklemmungen von Gefäßen mit nachfolgender hämorrhagischer Infarzierung des benachbarten Hirngewebes sein. Die Drucksteigerung kann sich weiter infratentoriell an den Kleinhirntonsillen in Form eines Druckkonus zeigen. Diese durch Einpressung in das Foramen occipitale magnum bedingten Schnürfur-

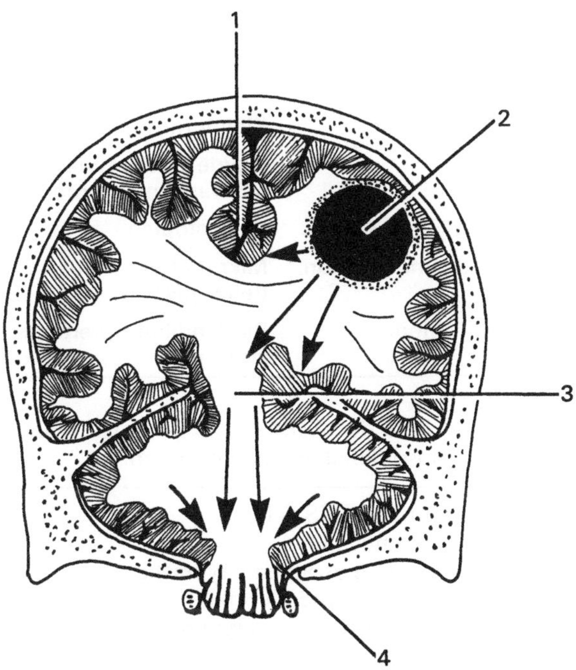

Abb. 19–4: Hirndruckzeichen. 1 Laterale Hirnmassenverschiebung unter die Falx, **2** zunehmende Raumforderung durch einen supratentoriellen Tumor, **3** axiale Hirnmassenverschiebung mit Einklemmung im Bereich des Tentoriums, **4** axiale Verschiebung der Kleinhirntonsillen ins Foramen occipitale magnum

klinisch:
- Atemdepression
- Pyramidenbahnentmarkung
- Stauungspapille

chen sind ein wichtiger Hinweis auf das Ausmaß der intrakraniellen Drucksteigerung. Da Medulla oblongata und Teile des oberen Halsmarkes in Richtung Spinalkanal verschoben werden, können sich *Atemdepressionen* ausbilden. Länger bestehende transtentorielle Herniationen führen zur *Entmarkung der Pyramidenbahn.* Die intrakranielle Drucksteigerung kann sich klinisch als *Stauungspapille* am Augenhintergrund manifestieren.

2. Fehlbildungen und Pathologie der Perinatalperiode

Fehlbildungen

2.1 Fehlbildungen

Der Begriff *Fehlbildung* muß in Bezug auf das ZNS modifiziert betrachtet werden, da manche Differenzierungsvorgänge erst *postnatal* zum Abschluß kommen. So ist der Myelinisierungsvorgang teilweise erst mit dem 5. Lebensjahr abgeschlossen und die Synapsenbildung abhängig von der funktionellen Belastung des ZNS. Dennoch kann aufgrund bestimmter Befundkombinationen ziemlich genau auf den Schädigungszeitpunkt geschlossen werden.

- **Determinationsperiode:** 19. Tag bis Ende 7. Monat

Determinationsperiode und *-punkt* sind für die einzelnen Schritte der ZNS-Entwicklung gut bekannt (Tab. 19-1). Am Feten bzw. Neugeborenen lassen sich anhand des Ausmaßes der Zellmigration (Emigration von Glio- und Neuroblasten aus dem periventrikulären Keimlager zur Bildung der Hirnrinde; Beginn etwa 7. Embryonalwoche), der Hirnrindenstruktur (primäre, sekundäre und tertiäre Furchung) und dem Grad der Myelinisierung einzelner Regionen Reifebestimmungen des ZNS durchführen.

Tab. 19-1: Wichtige Abschnitte der Hirnentwicklung sowie Angaben zur Determinationsperiode einiger Fehlbildungen (modifiziert nach Peiffer 1984)

Entwicklungsschritt	Zeitraum	Fehlbildungen
Neuralrohr	19.–26. Tag	Anenzephalus
Schluß des Neuroporus ant.	26. Tag	Enzephalozele, Kranioschisis
Schluß des Neuroporus post.	27.–28. Tag	Myelozele, Rachischisis
Beginn der Prosenzephalonbildung	29.–30. Tag	Holoprosenzephalie
Kleinhirnentwicklung	33. Tag–5. Mon.	Kleinhirndysplasien
Beginn der 3-Schichtenbildung der Großhirnrinde	47. Tag	Agyrie, Pachygyrie (43. Tag–Ende 3. Mon.)
1. Migrationswelle	43. Tag–Ende 3. Mon.	Heterotopien
2. Migrationswelle	Ende 3.–Ende 4. Mon.	Mikropolygyrien (teilw. bis 9. Mon.)
6-Schichtenrinde	Ende 7. Mon.	Rindendifferenzierungsstörungen

- **Ätiologie:**
- multifaktoriell, häufig unbekannt

Ätiologie. Für viele Fehlbildungssyndrome des ZNS ist die Ätiologie unbekannt. Bei einigen läßt sich eine Chromosomenaberration eruieren.

teratogene Faktoren

⟹

Als gesicherte **teratogene Faktoren** für das ZNS gelten:
- *intrauterine Infektionen:* Röteln, Zytomegalie
- *physikalische Einwirkungen:* ionisierende Strahlen, Hyperthermie
- *chemische Noxen:* Zytostatika, Alkohol, Antiepileptika
- *Stoffwechseldefekte der Mutter:* Diabetes mellitus, Hypothyreose.

2.1.1 Dysraphien

Dysraphien

Definition. Dysraphien sind *entwicklungsbedingte Schlußstörungen* unterschiedlichen Ausmaßes.

- **entwicklungsbedingte Schlußstörungen mit Spaltbildung**

Da bis zum Ende des 3. Embryonalmonats die Schließung des Neuralrohrs sowie die Formierung des Neurokraniums und der Wirbelbögen abgeschlossen ist, muß die ursächliche Schädigung bereits vorher eingewirkt haben.

• **Anenzephalie (Krötenkopf).** Bei dieser schweren Form der Dysraphie *fehlt das Schädeldach* bei oftmals erhaltener Supraorbitalleiste und deformiertem Felsenbein. Ist auch ein Teil der Wirbelbögen offen, spricht man von einer *Kraniorhachischisis.* Die Kinder können einige Tage überleben.

- **Anenzephalie**
- Fehlen des Schädeldaches
- **Kraniorhachischisis:** gleichzeitige Schlußstörung der Wirbelbögen

Morphologie. Großhirnhemisphären und Dienzephalon sind nicht ausgebildet, während die Brücke und deformierte Teile des Kleinhirns vorhanden sein können. Anstatt der Großhirnhemisphären findet sich eine aus dünnwandigen Gefäßen und Inseln dysplastischen Nervengewebes bestehende *Area cerebrovasculosa.* Bei der **Kraniorhachischisis** setzt sich diese als *Area medullovasculosa* fort, die seitlich in eine dünne durchscheinende Membran, der *Area epithelioserosa,* übergeht. Obgleich die Adenohypophyse meist vorhanden ist (während die Neurohypophyse fehlt), erscheinen Gonaden und Nebennieren hypoplastisch. Kombinationen mit weiteren Fehlbildungen sind möglich.

Morphologie
- Großhirn und Dienzephalon fehlen, statt dessen:
- Area cerebrovasculosa
- Area medullovasculosa
- Area epithelioserosa
- Gonaden und NN hypoplastisch

• **Enzephalozele und Myelozele.** Diese Gruppe umfaßt vorzugsweise umschriebene, sowohl kranial als auch spinal lokalisierte Spaltbildungen, deren Ursache unvollständig geschlossene Anteile des knöchernen Schädels bzw. der Wirbelbögen sind. Die Bezeichnung erfolgt jeweils nach den beteiligten Strukturen:

- **Enzephalozelen.** Sie sind überwiegend im Bereich der *Squama occipitalis* lokalisiert, können aber auch als pilzförmige *nasofrontale Dysraphien* imponieren. Neben fehlgestalteten Anteilen der grauen und weißen Substanz enthalten sie gelegentlich auch regulär strukturierte Formationen des Großhirns. Bei zu dünner oder fehlender Hautdeckung besteht die Gefahr einer *Meningoenzephalitis.*
- **Spina bifida occulta.** Bei dieser geringsten Spaltbildungsform *fehlen die Wirbelbögen,* während Rückenmark und Häute intakt sind. Über dem Defekt finden sich an der Haut abnorme Pigmentierungen und eine vermehrte Behaarung. Klinisch zeigen die Patienten i. d. R. keine neurologischen Ausfälle.
- **Meningomyelozelen.** Nicht in jedem Fall einer spinalen Dysraphie müssen sowohl das Myelon als auch die Häute einen flüssigkeitsgefüllten Raum *(Zystozele)* ausbilden, wie z. B. bei der *Myelozystozele.* Die Meningomyelozele hingegen weist sowohl ein *zystisches Rückenmark* als auch eine *Hydromeningozele* auf.

Meningozelen und gelegentlich auch die übrigen Dysraphien können von einer Tiefenverlagerung von Hautbestandteilen, etwa in Form von Dermoidzysten oder Lipomen, begleitet sein. Weiterhin können die spinalen Dysraphien mit einer unvollständigen oder vollständigen Verdoppelung des Rückenmarks *(Diastematomyelie)* einhergehen. Bei Fistelbildungen oder gar offener Verbindung zum Myelon besteht die Gefahr einer Liquorinfektion.

- **Enzephalozele, Myelozele**
- umschriebene Spaltbildungen

4 Formen:

1. Enzephalozele:
- im Bereich der Squama occipitalis oder nasofrontale Dysraphie
- Hervortreten von Meningen und Gehirn

2. Spina bifida occulta:
- fehlende Wirbelbögen
- abnorme Hautpigmentierung
- RM und Häute intakt

3. Meningozele:
- Vorwölbung der Häute kranial oder spinal

4. Meningomyelozele:
- Fehlen der Wirbelbögen
- zystisches Rückenmark (Myelozystozele) und
- Hydromeningozele
- häufig kombiniert mit Verlagerung von Hautbestandteilen, Diastematomyelie, Fistelbildung

• **Arnold-Chiari-Syndrom.** Hierbei kommt es zu einer zapfenförmigen *Verlagerung* von Anteilen des *kaudalen Hirnstamms* und des Kleinhirns durch das Foramen magnum in den oberen Abschnitt des Spinalkanals. Durch Einengung des Aquädukts kann sich ein Hydrocephalus internus entwickeln. Diese Fehlbildung ist oft mit spinalen Dysraphien kombiniert.

- **Arnold-Chiari-Syndrom**
- Verlagerung von Hirnanteilen in den Spinalkanal

• **Dandy-Walker-Syndrom.** Dieses Syndrom ist eine Kombination von *Hypo-* oder *Aplasie des Kleinhirnwurms, Hydrocephalus internus* und zystenförmig *erweiterter Cisterna cerebellomedullaris.* Eine Verschmelzung der beiden Kleinhirnhemisphären ist somit nicht erfolgt. Im Unterschied zum Arnold-Chiari-Syndrom kommt es nicht zur Verlagerung von Kleinhirnanteilen in den oberen Spinalkanal und die Symptome treten erst im 2. Lebensjahr auf.

- **Dandy-Walker-Syndrom**
- Hypo- oder Aplasie des Kleinhirnwurms
- Hydrocephalus internus
- zystenförmige Cisterna cerebellomedullaris

Syringomyelie

- **Zystenbildung des Rückenmarks mit Gliose**
  - bei Tumoren, Traumen, Kreislaufstörungen
  - keine eindeutige Fehlbildung

2.1.2 Syringomyelie

Definition. Die Syringomyelie ist eine meist mehrere Segmente betreffende *Zystenbildung des Rückenmarks*, wobei eine Kommunikation mit dem Zentralkanal vorliegen kann.
Die Wand der Höhle und deren Umgebung zeigt eine intensive Gliose. Es handelt sich um einen polyätiologischen Prozeß, der nur in einem Teil der Fälle als Fehlbildung aufzufassen ist. Bekannt ist das Auftreten der Syringomyelie bei Tumoren, Traumata und Kreislaufstörungen. Die Krankheit manifestiert sich meist im 3.–4. Lebensjahrzehnt. Klinisch stehen dissoziierte Sensibilitätsstörungen, besonders eine Schmerzunempfindlichkeit, im Vordergrund. Hinzu kommen Pyramidenbahnzeichen, neurogene Arthropathien und gelegentlich Muskelatrophien.

Aquäduktstenose

- **Ursachen:**
  - postinflammatorisch
  - Fehlbildungen
  - Tumoren
  - → **Verschlußhydrozephalus**

2.1.3 Aquäduktstenose

Hierbei handelt es sich um eine nicht klar definierte Fehlbildung. **Ursache** von Stenosen im Bereich des Aquädukts können *postentzündliche* Zustände, *Tumoren*, aber auch örtliche *Fehlbildungen* sein. Die Folge ist stets ein *Verschlußhydrozephalus.*

Gelegentlich findet sich bei Feten oder Neugeborenen ein Hydrozephalus, ohne daß morphologisch eine Ursache hierfür erkennbar wäre.

Telenzephale Entwicklungsstörungen

- **Zyklopie, Holoprosenzephalie:**
  - monoventrikuläres Großhirn mit mittelständiger Augenanlage
- **Balkenmangel:**
  - vollständiger B. (Balkenagenesie)
  - partieller B.

2.1.4 Telenzephale Entwicklungsstörungen

• **Zyklopie und Holoprosenzephalie.** Kombination von unpaarem, monoventrikulärem Großhirn mit mittelständiger Augenanlage.

Ursache soll eine unvollständige mediane Einschnürung des unpaaren Vorderhirnbläschens am Ende des 1. Embryonalmonats sein, so daß es nicht zur Ausbildung zweier Großhirnbläschen und der beiden Augenanlagen kommt.

Im Extremfall liegt ein Fehlen des Interhemisphärenspalts, der Bulbi und der Tractus olfactorii mit Ausbildung eines monoventrikulären Großhirns und Anlage nur einer A. cerebri anterior vor.

• **Balkenmangel.** Man unterscheidet einen *vollständigen* (Balkenagenesie) und einen *partiellen* Balkenmangel. Beiderseits wird der Defekt durch längsverlaufende Markfaserzüge, den *Probst-Bündeln*, begrenzt.

Diese Entwicklungsstörung kann klinisch symptomlos sein. Es finden sich auch Kombinationen mit weiteren ZNS-Fehlbildungen, z. B. Kleinhirnagenesie, Mikrozephalie und Arhinenzephalie.

Migrations-, Differenzierungsstörungen

- **keine Gyrierung**
- **Neuronheterotopie**

1. **Agyrie (Lissenzephalie)**
   - keine Gyrierung
2. **Pachygyrie (Makrogyrie)**
   - lokalisiert vergrößerte Windungen mit abgeflachten Tälern

2.1.5 Migrations- und Differenzierungsstörungen

Die Grundlagen dieser durch *Störung der Zellemigration* und *Gyrierung* charakterisierten Fehlbildungen lassen sich aus der Embryologie ableiten.

Nach Ausbildung der beiden Hirnbläschen entwickelt sich eine periventrikuläre Keimschicht (Matrix), die aus pluripotenten Zellen besteht, welche sich später zu Glia- und Ganglienzellen differenzieren. Diese Matrixzellen wandern (Emigration) in Richtung auf die späteren Regionen der grauen Substanz des Gehirns, wo sich der weitere Differenzierungsprozeß vollzieht.

Störungen dieser Migrations- und Reifungsvorgänge können zum **Ausbleiben der Gyrierung** und zur **Fehllokalisation von Ganglienzellen** (Heterotopien) führen:

• **Agyrie und Pachygyrie.** Die *Agyrie (Lissenzephalie)* ist durch vollständiges *Fehlen der Gyrierung* gekennzeichnet. Lediglich im Bereich des Sulcus cerebri lateralis findet sich eine Einsenkung der Hirnoberfläche. Sie ist kombiniert mit einer Mikrozephalie. Bei der *Pachygyrie (Makrogyrie)* sind i. d. R. nur einzelne Hirnareale betroffen. Die beteiligte Hirnoberfläche weist vergrößerte Windungen mit abgeflachten Windungstälern auf.

Für die Agyrie liegt die Determinationsperiode etwa um die 11. Embryonalwoche, für die Pachygyrie zwischen der 11. und 13. Woche. Die normale Sechsschichtung der Hirnrinde wird bei beiden Gyrierungsstörungen nicht erreicht.

• **Mikrogyrie (Mikropolygyrie).** Die Hirnwindungen sind i.d.R. angelegt, jedoch lassen die betroffenen Gebiete eine zusätzliche Untergliederung des Windungsreliefs erkennen.

3. Mikrogyrie (Mikropolygyrie)
- zusätzliche Untergliederung des Windungsreliefs

Den Mikrogyrien liegt eine Vielzahl von Schädigungsmustern zugrunde, so daß die Determinationsperiode nicht exakt angegeben werden kann. Neben ätiologisch unklaren Migrationshemmungen sind Kreislaufstörungen einschließlich der intrauterinen Hypoxie und fetale Infektionen zu berücksichtigen. Die Abgrenzung zu den narbigen *Ulegyrien* kann problematisch sein.

- **Ulegyrie**: durch Narben

• **Heterotopien.** Ebenfalls als Migrationsstörungen sind die atypisch gelagerten Ganglienzellansammlungen zu bewerten. Die girlandenförmigen oder nodulären Heterotopien liegen in der weißen Substanz, oftmals ventrikelnah. Diese Heterotopien sind nicht auf das Großhirn beschränkt, sondern kommen auch im Kleinhirn vor (z. B. als heterotope Purkinje-Zellen). Patienten mit Heterotopien und Gyrierungsstörungen haben häufig eine *Epilepsie.* Nicht selten kommen Pachygyrien, Mikrogyrien und Heterotopien gemeinsam vor.

4. Heterotopie
- durch Migrationsstörungen atypisch gelagerter Ganglienzellen

→ Epilepsie

2.1.6 Störungen der Hirnentwicklung bei Chromosomenanomalien

Hirnentwicklungsstörungen bei Chromosomenanomalien

Ein Teil der bereits aufgeführten Fehlbildungen tritt in verschiedenen Kombinationen bei chromosomalen Aberrationen (s. auch Kap. XXXIX/3.1, S. 798ff) auf, deren Kenntnis für die Diagnostik solcher Syndrome wichtig ist:

• **Patau-Syndrom** (Trisomie 13/15). Neben kardialen und urogenitalen Fehlbildungen lassen sich auch am ZNS gelegentlich Fehldifferenzierungen nachweisen. Hierzu zählen die *Mikrozephalie* mit *Holoprosenzephalie* sowie *Nervenzellheterotopien* insbesondere im Bereich des Nucleus dentatus und im subkortikalen Marklager.

• **Patau-Syndrom** (Trisomie 13/15)
- Mikrozephalie
- Holoprosenzephalie
- Heterotopie

• **Edwards-Syndrom** (Trisomie 17/18). Im ZNS können eine *Agenesie des Balkens, Mikropolygyrien, Heterotopien* und *Fehlbildungen des Hippokampus* oder des Nucleus olivaris inferior der *Medulla oblongata* vorliegen.

• **Edwards-Syndrom** (Trisomie 17/18)
- Balkenagenesie
- Mikropolygyrie
- Heterotopie
- Fehlbildung von Hippokampus, Med. obl.

• **Down-Syndrom** (Trisomie 21). Im Gegensatz zu den beiden vorangegangenen Syndromen, können Patienten mit Down-Syndrom das mittlere Lebensalter erreichen. Neben *Mikropolygyrien* und *Heterotopien* lassen sich bei Ihnen im Alter von 30-40 Jahren auch Veränderungen nachweisen, wie sie bei der Alzheimer-Krankheit auftreten (Alzheimer-Neurofibrillen-Bildung und senile Plaques).

• **Down-Syndrom** (Trisomie 21)
- Mikrogyrie
- Heterotopie
- Alzheimer-Fibrillen und senile Plaques

2.2 Neuropathologie der Perinatalperiode

Neuropathologie der Perinatalperiode

Die Erkrankungen dieser Gruppe sind definitionsgemäß keine Fehlbildungen, da die Organogenese bereits abgeschlossen ist. Berücksichtigt werden muß jedoch, daß im ZNS verschiedene Reifungsprozesse erst postnatal zum Abschluß kommen (z.B. die Myelinisierung) und somit Reaktionsformen beobachtet werden, die im ZNS des Erwachsenen nicht auftreten.

- häufig postnatale Reifungsstörung

So bilden sich physiologisch im Verlauf der Ontogenese in bestimmten Arealen Glia- und besonders Nervenzellen zurück, ohne daß dies als Ergebnis eines pathologischen Prozesses anzusehen ist (z.B. in der periventrikulären Matrix, dem Rückenmark und den Spinalganglien). Die eindeutig pathologischen Vorgänge sind oftmals polyätiologische Prozesse und gelegentlich schwer voneinander abzugrenzen.

- polyätiologische Prozesse

Dennoch werden aus didaktischen Gründen folgende **Ursachen** unterschieden: *Kreislaufstörungen, geburtstraumatische Schäden, Infektionen* und *Intoxikationen.*

Ursachen

⇐

2.2.1 Porenzephalie und Hydranenzephalie

Porenzephalie
- **trichterförmiger zystischer Großhirndefekt**

Hydranenzephalie
- **großflächige, pseudozystische Gewebseinschmelzung im Großhirn**

Die **Porenzephalie** stellt einen vom Ventrikelsystem bis zur Hirnoberfläche reichenden glattwandigen trichter- oder grubenförmigen Defekt dar, der nach außen von Arachnoidea überspannt wird (Abb. 19–5). Sie ist meist im Versorgungsgebiet der *A. cerebri media* lokalisiert.
Die **Hydranenzephalie** stellt die schwerste Form der Pseudozystenbildung im ZNS dar und ist durch eine großflächige Einschmelzung von Teilen der Großhirnhemisphären und Stammganglien entstanden. Im Extremfall besteht das Großhirn nur noch aus einer papierdünnen membranartigen Hülle, die einen ependymfreien zystischen Raum umschließt. Betroffen sind die Versorgungsgebiete der von der *A. carotis interna* abgehenden intrakraniellen Gefäßäste.

Ursachen:
Kreislaufstörungen, Traumen, Infektionen

Ätiologie und **Pathogenese.** Ursache der beiden zystischen Enzephalopathien dürften in erster Linie **Kreislaufstörungen** sein. Daneben können sie als Ergebnis **geburtstraumatischer Folgezustände** und von Infektionen auftreten.

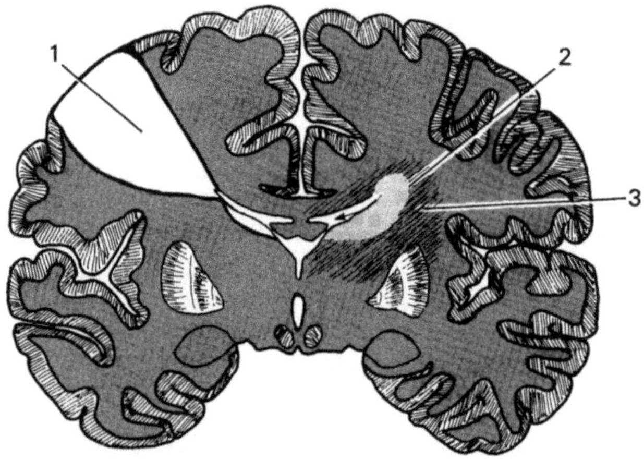

Abb. 19–5: Häufige perinatale Hirnschäden. 1 Porenzephalie, **2** Vena-terminalis-Blutung mit Ventrikeleinbruch, **3** Leukenzephalopathie

2.2.2 Ulegyrien

Ulegyrien

- **postnekrotische gliöse Rindennarben, sekundäre Hypermyelinisierung**
- **Ursache:** Kreislaufstörungen

Nach Zell- und Gewebsnekrosen können sich gliösfaserige Vernarbungen in umschriebenen Rindenbezirken ausbilden, die makroskopisch als Mikrogyrien imponieren. Porenzephalien und Ulegyrien treten gelegentlich gemeinsam auf. *Ursache* sind häufig peri- und postnatale Zirkulationsstörungen im Versorgungsgebiet der A. carotis interna, insbesondere in der Region der A. cerebri media. Sekundär tritt eine Hypermyelinisierung hinzu (*Plaques fibromyeliniques*).

2.2.3 Status marmoratus und Ammonshornsklerose

Status marmoratus, Ammonshornsklerose
- **Hypermyelinisierung nach Parenchymdefekten**

- im Sommer-Sektor des Hippokampus
→ Epilepsie

Beim **Status marmoratus** kommt es, vorzugsweise im Putamen und Nucleus caudatus, nach Parenchymdefekten zur *Hypermyelinisierung* um Astrozytenfortsätze. Die **Ammonshornsklerose** stellt gleichfalls eine Art Status marmoratus dar, die jedoch im Bereich des Sommer-Sektors des Hippokampus lokalisiert ist und Ursache von *Epilepsien* sein kann. Beide Prozesse sind Ergebnis meist unvollständiger Gewebsnekrosen auf dem Boden kreislaufbedingter Hypoxien und Asphyxien.

2.2.4 Leukenzephalopathien

Leukenzephalopathie

- **periventrikuläre Leukomalazie**
- reaktive periventrikuläre Astrozytenproliferation nach intrauteriner Asphyxie → **Little-Syndrom**

Intrauterine Asphyxien können zu **periventrikulären Leukomalazien** im Randbereich der Seitenventrikel führen. Mikroskopisch sind diese *weiß-gelblichen Herde* durch Parenchymnekrosen mit begleitender *Proliferation reaktiver Astrozyten*, geschwollenen Axonen und, bei entsprechendem Alter der Läsio-

nen, auch Mineraleinlagerungen gekennzeichnet. *Folge* dieser periventrikulären Leukomalazien können spastische Diplegien **(Little-Syndrom)** sein.
Die **telenzephale Leukenzephalopathie** stellt eine Steigerungsform der sog. fettigen Metamorphose der Glia dar (feintropfige Fetteinlagerung in Gliazellen als Folge geringer intrauteriner metabolischer Schädigung). Betroffen sind neben der periventrikulären Region auch andere Markgebiete einschließlich des Balkens (Abb. 19–5). *Mikroskopisch* finden sich hypertrophe reaktive Astrozyten.

- **telenzephale Leukenzephalopathie**
  - fettige Degeneration der Glia
  - hypertrophe reaktive Astrozyten
  - betroffen auch andere Markgebiete

Ätiologisch spielen neben der Hypoxie und Asphyxie möglicherweise auch transplazentar übertragene Endotoxine bakterieller Infektionen der Mutter eine Rolle. Zwischen der fettigen Gliametamorphose, periventrikulären Leukomalazie und der telenzephalen Leukenzephalopathie gibt es fließende Übergänge.

2.2.5 Multizystische Enzephalopathie

Multizystische Enzephalopathie

- **multiple Pseudozysten durch hypoxisch-ischämische Schädigung**

Die mit multiplen Zysten unterschiedlicher Größe einhergehende und vorwiegend bei Reifgeborenen auftretende Enzephalopathie ist nicht auf die *weiße Substanz* beschränkt, sondern betrifft auch *innere Rindenbezirke* sowie *Kerngebiete*. Ursache der Pseudozysten sind meist hypoxisch-ischämische Perinatalschädigungen, eine kurzzeitige Abklemmung der Karotiden oder Infektionen.

2.2.6 Subependymale und intraventrikuläre Blutungen

Subependymale, intraventrikuläre Blutungen

- **V. terminalis-Blutungen** bei unreifen Frühgeborenen durch hypoxämische Gefäßwandschäden
  - bei Ventrikeleinbruch letaler Ausgang

Die subependymalen Blutungen treten in typischer Weise bei unreifen und frühgeborenen Kindern im Bereich der V. terminalis oberhalb des Foramen interventriculare Monroi auf *(Vena-terminalis-Blutungen)*. Da die in dieser Region vorhandene Matrixzellschicht sehr vulnerabel ist, bildet sie kaum eine Barriere gegen das austretende Blut (Abb. 19–5). Kommt es zum Ventrikeleinbruch, bedeutet dies häufig den Tod des Kindes. Hypoxie und Azidose führen zu Gefäßwandschäden, die letztlich für diese Blutungen verantwortlich sind.

2.2.7 Tentoriumrisse und subdurale Blutungen

Tentoriumrisse

- **geburtstraumatisch**
  - supra- und infratentorielle Blutungen

Tentoriumrisse mit nachfolgenden Blutungen und subdurale Hämatome treten vorwiegend bei normal- oder übergewichtigen Reifgeborenen auf. Sie sind i. d. R. Ergebnis von mechanischen Einwirkungen während der Geburt. Die Tentoriumrisse entstehen überwiegend im Dach des Kleinhirnzeltes quer zum Faserverlauf. Werden dabei größere Venen am Sichelrand oder gar der Sinus rectus bzw. die V. cerebralis magna verletzt, können sich erhebliche Blutungen mit supra- und infratentorieller Ausbreitung entwickeln. Ursache ist eine Diagonalkompression des Schädels während der Austreibungsphase.
Subdurale Blutungen entstehen durch ein Übereinanderschieben der parietalen Schädelknochen mit nachfolgender Einblutung in das innere Durablatt.

Subdurale Blutungen

- **geburtstraumatische Einblutung in das innere Durablatt**

Als *Folge von Zangengeburten* traten früher Blutungen der harten und weichen Häute im Bereich des Spinalkanals auf. Diese können mit Wirbelkörperfrakturen, Nervenwurzelein- und abrissen sowie intraspinalen Blutungen kombiniert sein.

2.2.8 Konnatale Infektionen

Konnatale Infektionen

- **Embryo-, Fetopathien**

Zu unterscheiden sind auch hier *Embryo-* und *Fetopathien*. Der Embryo bzw. Fetus wird über die Plazenta oder aszendierend über die Eihäute infiziert. Das Ausmaß der Folgeschäden ist abhängig vom Entwicklungsstand des ZNS.

Lues connata und die *konnatale Listeriose* sind heute sehr selten geworden.

1. Rötelnembryopathie

- **Rötelnembryopathie.** Die Infektion erfolgt in der *Embryonalphase*, besonders in den ersten 8 SSW. Sie ist gekennzeichnet durch Katarakt, Mikrozephalie, Mikrophthalmie, spätere geistige Retardierung und Herzfehlbildungen. Neuropathologisch kann zusätzlich eine Agenesie des Balkens, Aquäduktstenose, Polymikrogyrie sowie ein *Dandy-Walker-Syndrom* vorliegen.

2. Zytomegalie
- Mikrozephalie, Mikrogyrie, Hydrozephalus
- Zytomegalieenzephalitis

• **Zytomegalie.** Entscheidend ist der *Zeitpunkt der Infektion.* Bei *frühfetalen* Affektionen muß mit Mikrozephalie, Mikrogyrien und einem Hydrozephalus gerechnet werden. Eine *spätfetale* Infektion führt zur *Zytomegalieenzephalitis* (s. Abschn. 7.2.5.3) mit nachfolgenden Nekrosen und Verkalkungen.

3. Toxoplasmose
- Enzephalitis mit Nekrosen u. Verkalkungen
- Chorioretinitis toxoplasmotica

• **Toxoplasmose.** Sie tritt offenbar nur als *Fetopathie* auf und geht mit ausgedehnten Nekrosen, Verkalkungen und einer Enzephalitis einher (s. Abschn. 7.2.4). Die Augen zeigen eine Chorioretinitis toxoplasmotica.

4. Listeriose
- generalisierte miliare Granulome und Nekrosen

• **Listeriose.** Generalisierte Form durch *diaplazentare* oder *perinatale* Infektion (Erkrankungsbeginn 6.–10. Lebenstag) mit *Listeria monocytogenes.* Bei intrauteriner Infektion ist die Prognose sehr schlecht. Morphologisch finden sich generalisiert miliare Granulome und Nekrosen. Im ZNS bei Neugeborenen meist Beteiligung der Leptomeninx.

5. Lues connata
- perinatale, infantile Form
- **Hutchinson-Trias**
- Leptomeningitis luica, Hydrocephalus internus, Mikrogummata, Gefäßveränderungen

• **Lues connata.** Kommt heute kaum noch vor. Es handelt sich um eine Fetopathie, d. h. die Infektion erfolgt erst nach dem 3. SSM. In etwa 40 % der Fälle kommt es zum Abort bzw. zum Tod des Feten. Zu unterscheiden ist zwischen der *perinatalen* und *infantilen* Form sowie der sich erst später entwickelnden *Hutchinson-Trias.* Neuropathologisch können eine chronische Leptomeningitis luica mit Hirnnervensymptomen und späterer Entwicklung eines Hydrocephalus internus, Mikrogummata, Panarteriitiden und Gefäßthrombosierungen mit ihren Folgen vorliegen.

Intoxikationen

2.2.9 Intoxikationen

1. Kernikterus (Bilirubinenzephalopathie)
- bei **M. haemolyticus neonatorum**
- unkonjugiertes Bilirubin durchbricht Blut-Hirn-Schranke → Nervenzellnekrosen mit grün-gelblicher Verfärbung der Kerngebiete
- Fasergliose, Hypermyelinisierung → Status dysmyelinisatus

Kernikterus (Bilirubinenzephalopathie). Bei einem *M. haemolyticus neonatorum* (s. auch S. 818f) kommt es zu einer Intoxikation des ZNS. Das durch Hämolyse entstandene ungebundene und unkonjugierte Bilirubin gelangt über die noch unreife Blut-Hirn-Schranke ins ZNS und führt zu **Nervenzellnekrosen** im *Nucleus subthalamicus, Globus pallidum, Thalamus* sowie den *Kernen des kaudalen Hirnstamms* und des *Kleinhirns.* Azidose, Hypoxie, Hypalbuminämie und Hypoglykämie begünstigen diesen Vorgang. Bereits makroskopisch findet sich eine grün-gelbliche Verfärbung dieser Kerngebiete, seltener auch des Marklagers. Neben dem Verlust an Neuronen können die ebenfalls auftretenden elektiven Gewebsnekrosen im weiteren Verlauf eine Fasergliose mit überschießender Myelisierung im Sinne eines Status dysmyelinisatus aufweisen. *Klinisch* kommt es postnatal (ab dem 2. Lebenstag) zunehmend zur Apathie, Muskelhypotonie, Opisthotonus und evtl. zum Koma des Neugeborenen.

Ätiologisch stand früher die Rh-Inkompatibilität im Vordergrund (Mutter Rh-negativ, Vater Rh-positiv, Fetus Rh-positiv). Weitere Unverträglichkeiten im AB0-System sowie verschiedene Lebererkrankungen und große geburtstraumatische Blutungen können dieses Krankheitsbild ebenfalls auslösen.

2. Alkoholembryopathie
- Gesichtsdysmorphien
- Minderwuchs
- Mikrozephalie
- psychomotorische Retardierung
- Fehlbildungen: Dysraphien, Migrationsstörungen

Alkoholembryopathie. Übermäßiger Alkoholkonsum der Mutter während der Schwangerschaft kann zu einer Alkoholembryopathie führen. Im Vordergrund des Schädigungsmusters stehen Minderwuchs, Dysmorphien des Gesichts, Mikrozephalie, psychomotorische Retardierung, Herzfehler und Genitalanomalien. Am ZNS können Dysraphien und Migrationsstörungen auftreten. Häufig handelt es sich aber um ein multifaktorielles Geschehen mit gleichzeitigem Nikotinabusus, Drogenproblematik und Fehlernährung der Mutter.

3. Stoffwechselstörungen und Intoxikationen

Stoffwechselstörungen mit ZNS-Beteiligung

3.1 Stoffwechselstörungen mit Beteiligung des ZNS

Stoffwechselstörungen mit Beteiligung des ZNS treten *selten* auf. In vielen Fällen liegt eine familiäre Belastung vor bzw. der Vererbungsmodus ist bereits aufgeklärt. Besteht klinisch der Verdacht oder ergeben sich bei der Autopsie Hinweise auf das Vorliegen einer Stoffwechselerkrankung, muß eine gezielte Materialentnahme erfolgen, da die konventionelle Histologie zur Diagnosesicherung i. d. R. nicht ausreicht.

Bei **Biopsien** darf das Material *nicht* in Formalin fixiert, sondern sollte dem bearbeitenden Institut in *unfixiertem* Zustand schnellstmöglich zugeleitet werden. Abhängig von der Fragestellung sind folgende *diagnostische Verfahren* anzuwenden:
- *biochemische* Untersuchung zur Feststellung des metabolischen Schlüsseldefekts
- Anlegen von *Zellkulturen* (z. B. Hautfibroblasten)
- *Enzym-*, *Lektin-*, *immunhistochemische* und *molekularbiologische* Untersuchungen
- *Elektronenmikroskopie.*

Praxishinweis: gezielte Diagnostik!

Gerade in Hinblick auf die Heredität der meisten Stoffwechselerkrankungen ist die *pränatale Diagnostik* wichtig. Sie erfolgt heute in der 14.–17. Schwangerschaftswoche durch eine **Amniozentese**. Die dabei mit der Amnionflüssigkeit aspirierten vitalen Zellen werden kultiviert und anschließend enzymanalytisch untersucht. Zur Chromosomenanalyse kann in der 9.–11. SSW eine **Chorionbiopsie** erfolgen.

pränatale Diagnostik durch
- **Amniozentese**, 14.–17. SSW
- **Chorionbiopsie**, 9.–11. SSW

3.1.1 Störungen des Lipid- und Kohlenhydratstoffwechsels

Lipid- u. Kohlenhydratstoffwechsel

M. Gaucher. Hier liegt ein autosomal-rezessiv vererbter Mangel an β-Glukosidase oder Glukozerebrosidase vor. Man unterscheidet 3 Verlaufsformen. Im *Erwachsenenalter* bestehen gewöhnlich keine Symptome seitens des ZNS. Bei der *infantilen* Form jedoch können extrapyramidale Symptome, psychische Störungen, eine Tetraspastizität und Augenmuskelparesen auftreten.

- **M. Gaucher**
  - β-Glukosidase oder Glukozerebrosidasemangel

Morphologie. Die Erkrankung führt auch im ZNS, und zwar in den Virchow-Robin-Räumen und den Meningen, zu Ansammlungen der *Gaucher-Zellen* (PAS-positive Histiozyten). Die Nervenzellen zeigen keine Zerebrosidspeicherung, jedoch kann es zu einer Reduzierung ihrer Zahl in der Groß- und Kleinhirnrinde sowie zur herdförmigen reaktiven Gliose kommen.

Morphologie: Gaucher-Zellen in Virchow-Robin-Räumen und Meningen

M. Niemann-Pick. Diese Sphingomyelinspeicherkrankheit tritt in mehreren Varianten auf. Die Speicherung des Sphingomyelins ist durch einen *Mangel an Sphingomyelin-Cholinhydrolase* bedingt. Bei der infantilen Form zeigen die Patienten einen zunehmenden geistigen Verfall. Später fehlen zahlreiche Reflexe und es stellen sich Erblindung und Taubheit ein.

- **M. Niemann-Pick**
  - Sphingomyelin-Cholinhydrolase-Mangel

Morphologie. Nur die *Typen A*, *C* und *D* weisen die mit Lipiden angefüllten ballonierten Ganglienzellen auf. Speicherzellen kommen aber auch in den Meningen, dem Plexusstroma sowie perivaskulär vor.

Morphologie: lipidspeichernde ballonierte Ganglienzellen

Globoidzellen-Leukodystrophie (M. Krabbe). Sie ist durch einen *Mangel an Galaktozerebrosid-β-Galaktosidase* gekennzeichnet. Die Zerebrosidanreicherung im Gehirn setzt mit der Myelinisierung ein. Die familiär gehäuft vorkommende Krankheit beginnt im Alter von 3–6 Monaten und führt meist bereits nach 1–2 Jahren zum Tode. *Klinisch* stehen am Beginn spastische Lähmungen und Störungen der psychomotorischen Entwicklung, die im Finalstadium in eine Dezerebration übergehen.

- **M. Krabbe**
  - Galaktozerebrosid-β-Galaktosidase-Mangel

Morphologie. Das verkleinerte Gehirn weist ausgedehnte Entmarkungen im Marklager des Großhirns, des Kleinhirns sowie im kaudalen Hirnstamm und Rückenmark auf. Perivaskulär finden sich die charakteristischen großen PAS-positiven Makrophagen *(Globoidzellen).*

Morphologie:
- Entmarkungsherde im Groß-, Kleinhirn und Rückenmark
- Globoidzellen

Metachromatische Leukodystrophie. Diese *Sulfatidlipidose (Mangel an Arylsulfatase A)* wird in eine spätinfantile, juvenile und adulte Verlaufsform unterschieden. Das klinische Bild ist abhängig von der Verlaufsform. Frühzeitig entwickelt sich eine zunehmende Muskelhypotonie. Später kann sich eine spastische Tetraparese mit Pyramidenbahnzeichen ausbilden. Final erfolgt eine vollständige Dezerebration der Patienten.

- **metachromatische Leukodystrophie**
  - Arylsulfatase-A-Mangel
  - spätinfantile, juvenile, adulte Verlaufsform

Morphologie. Es kommt zu einer ausgedehnten Entmarkung sowohl im ZNS als auch im peripheren Nervensystem. Mikroskopisch liegt in den sklerosierten Markgebieten eine Gliafaservermehrung vor. Daneben können Abräumzellen mit gespeichertem metachromatischen Material nachgewiesen werden. Bei Anwendung von essigsaurem Kresylviolett färbt sich das Material braun. Diese chemische Besonderheit war auch Anlaß

Morphologie:
- Entmarkungsherde in ZNS u. PNS mit Gliafaservermehrung
- metachromatische Färbung der speichernden Zellen

für die Bezeichnung der Erkrankung. Da auch die Schwann-Zellen beteiligt sind, kann durch eine Nerven- und Muskelbiopsie versucht werden, die Diagnose zu sichern.

- **Adrenoleukodystrophie**
- NNR-Insuffizienz und rascher zerebraler Abbauprozeß
- Enzymdefekt unbekannt

Adrenoleukodystrophie. Erkrankung mit rasch progredientem zerebralen Abbauprozeß, die überwiegend bei Knaben im Alter von 5–10 Jahren auftritt und von Hautpigmentierungen sowie einer Nebenniereninsuffizienz begleitet sein kann. Die Störung liegt in den Peroxisomen *(peroxisomale Erkrankung)*. Es kommt zu einer Vermehrung und Speicherung langkettiger Fettsäuren. Der eigentliche Enzymdefekt ist noch unbekannt.

Morphologie: diffuse Entmarkung u. Sudanophilie der Abräumzellen

Morphologie. Im Gehirn finden sich eine diffuse Entmarkung, Sudanophilie der Abräumzellen sowie Fasergliose. Die atrophische Nebennierenrinde zeigt ebenfalls stark ballonierte und mit sudanophilem Material angefüllte Zellen.

- **Alexander-Krankheit**
- **Megalobarenzephalie** = Schädelvergrößerung ohne Hydrozephalus
- Epilepsien, Lähmungen

Alexander-Krankheit. Das klinisch wichtigste Zeichen ist die nicht durch einen Hydrozephalus bedingte Schädelvergrößerung bei Kleinkindern *(Megalobarenzephalie)*. Die Kinder sind psychomotorisch retardiert, leiden oft an epileptischen Anfällen und zeigen bei längerem Krankheitsverlauf spastische Lähmungen. Betroffen sind überwiegend Knaben. Obgleich man in der Hirnrinde erhöhte Mengen von G_{M3}- und G_{M2}-Gangliosiden gefunden hat, ist die eigentliche Genese der Erkrankung unklar und somit die Einordnung als Speicherkrankheit umstritten.

Morphologie:
- Entmarkungsherde
- Rosenthal-Fasern

Morphologie. Neben Entmarkungen ist das massenhafte Vorkommen von Rosenthal-Fasern für die Diagnose entscheidend. Diese sind überwiegend perivaskulär und unterhalb der Pia mater lokalisiert.

- **Gangliosidosen**
- fehlende Aktivität der lysosomalen β-Hexosaminidase und ihrer Isoenzyme
→ **Tay-Sachs-Krankheit**

Gangliosidosen. Die Ganglioside werden ausschließlich in Neuronen gespeichert. Die früher auch als *amaurotische Idiotie* bezeichnete G_{M2}-Gangliosidose tritt in verschiedenen Formen auf. Entscheidend ist die herabgesetzte oder fehlende Aktivität der gesamten *lysosomalen β-Hexosaminidase* oder deren Isoenzyme. Am wichtigsten ist die Variante Typ 1, die **Tay-Sachs-Krankheit**. Bei der infantilen Form werden die Kinder bereits im 1. Lebensjahr apathisch, hypoton und bewegungsarm. Es kommt allmählich zur Erblindung, Demenz und zum körperlichen Abbau.

Morphologie: Aufblähung des Zytoplasmas der Ganglienzellen durch Gangliosidspeicherprodukte
Diagnostik: Rektum-, Muskelbiopsie

Morphologie. Histologisch zeigen besonders die Ganglienzellen der Hirnrinde eine extreme Aufblähung ihres Zytoplasmas durch abgelagerte Speicherprodukte. In der Retina kommt es zur Ausbildung des sog. *kirschroten Flecks* (Verschmälerung der Retina mit stärkerem Hervortreten der Aderhaut). Auch die Nervenzellen des peripheren autonomen Systems sind betroffen (Rektumbiopsie). Mit Ausnahme der Nervenendigungen in der Skelettmuskulatur (Muskelbiopsie) sind die übrigen Organe nicht beteiligt.

- **Zeroidlipofuszinosen**
- Speicherung einer lipofuszinhaltigen Substanz mit starker Autofluoreszenz
- infantile, spätinfantile, juvenile, adulte Form

Zeroidlipofuszinosen. Kennzeichnend ist die Speicherung eines lipofuszinähnlichen Materials mit starker *Autofluoreszenz*. Der Enzymdefekt ist unbekannt. Je nach Lebensalter der Patienten unterscheidet man zwischen einer *infantilen, spätinfantilen, juvenilen* und *adulten* Form. Die klinische Symptomatik hängt wesentlich von der Verlaufsform ab. Bei der **infantilen** Variante kommt es bereits im 8.–10. Lebensmonat zu einem rasch fortschreitenden psychomotorischen Abbau bis hin zur Dezerebration. Die **spätinfantile** Form beginnt zwischen dem 2.–4. Lebensjahr, die **juvenile** um das 6.–7. Lebensjahr. Neben einer Demenz bestehen Krampfanfälle und die Kinder erblinden. Im Unterschied zur infantilen Form lassen sich am Augenhintergrund Pigmentveränderungen nachweisen. Bei der **adulten** Form steht das Bild einer spinozerebellaren Degeneration oder einer Multisystematrophie im Vordergrund. Im Endstadium zeigen die Patienten eine Demenz.

Morphologie:
- Groß- u. Kleinhirnatrophie
- Nervenzellreduktion
- Speicherung von Lipopigment in ZNS u. a. Organen

Diagnose: Haut-, Nervenbiopsie

Morphologie. Das Gehirn weist eine deutliche Groß-und Kleinhirnatrophie mit starker Reduzierung der Nervenzellzahl in der Hirnrinde und bräunlicher Verfärbung auf. Die frühkindlichen Varianten zeigen zudem spongiös-dystrophische Veränderungen in der mittleren Rindenschicht. Aufgrund ihrer starken Autofluoreszenz lassen sich die in Nervenzellen intrazytoplasmatisch abgelagerten Lipopigmente gut darstellen. Die Purkinje-Zellen des Kleinhirns können mit ihren Dendriten eine Hirschgeweihform annehmen.
Beispiel: Eine Speicherung des Lipopigments erfolgt auch in den übrigen Organen, so daß durch Untersuchung von Blutzellen (z.B. Lymphozyten) oder in einer Haut- bzw. Nervenbiopsie der Nachweis des Pigments erbracht werden kann.

Glykogenosen. Unter den Glykogenosen kann beim Typ II **(M. Pompe)** eine Beteiligung des ZNS vorliegen. Hier besteht ein α-Glukosidasemangel (Maltase).

- **Glykogenosen**

M. Pompe (Typ II)
- α-Glukosidasemangel

Morphologie. In Nervenzellen, Astrozyten, Ependymzellen, dem Plexus chorioideus sowie Gefäßendothelien kommt es intrazytoplasmatisch zur Einlagerung von Glykogengranula. Daneben kann sich eine diffuse Gliose im Markbereich ausbilden.

Morphologie: intrazytoplasmatische Glykogengranula in Gefäßendothelien, Ganglienzellen u. a.

Mukopolysaccharidosen. Diese lysosomalen Speicherkrankheiten weisen nur in einem Teil der Fälle eine ZNS-Beteiligung auf, z. B. beim Typ I **(Pfaundler-Hurler)** und Typ II **(Hunter)**. Symptome seitens des ZNS bestehen in einer psychischen Retardierung (bis zur Demenz), gelegentlichen extrapyramidalen Störungen sowie Gehör- und Visusminderung.

- **Mukopolysaccharidosen**
- lysosomale Speicherkrankheit
- ZNS-Beteiligung bei Typ I u. II

Morphologie. Gespeicherte Glykosaminoglykane sind in ballonierten Ganglienzellen und perivaskulär bzw. meningeal lokalisierten Makrophagen nachweisbar.
Eine intravitale **Diagnostik** kann an *Rektum-* und *Nervenbiopsien* geführt werden.

Morphologie: Glykosaminoglykane in ballonierten Ganglienzellen u. Makrophagen
Diagnose: Rektum-, Nervenbiopsie

Myoklonusepilepsie. Die biochemisch noch nicht vollständig aufgeklärte Polysaccharidstoffwechselstörung wird autosomal-rezessiv vererbt, geht mit epileptischen Anfällen und Myoklonien einher und führt zur Demenz.

- **Myoklonusepilepsie**
- Polysaccharidstoffwechselstörung mit Myoklonien und epileptischen Anfällen

Morphologie. In den Ganglienzellen des Nucleus nigra, Nucleus dentatus und in der 3. Hirnrindenschicht finden sich große intrazytoplasmatische Einschlußkörper *(Lafora-Körper)*.

Morphologie: Lafora-Körper in Nucl. nigra, Nucl. dentatus und 3. Hirnrindenschicht

3.1.2 Aminosäurestoffwechselstörungen

Aminosäurestoffwechselstörungen

Phenylketonurie. Von den Aminosäurestoffwechselstörungen ist die Phenylketonurie *(Benztraubensäureschwachsinn)* am *häufigsten.*

- **Phenylketonurie**

Infolge des Fehlens der Phenylalaninhydroxilase kann die Aminosäure Phenylalanin nicht zu Tyrosin umgewandelt werden. Unbehandelt kommt es bereits frühzeitig zu einer zerebralen Schädigung mit gestörter Markscheidenbildung, spongiöser Gewebsauflockerung und Beeinträchtigung der Neurotransmittersynthese. Die Kinder fallen durch Trinkschwäche, Apathie sowie eine erhöhte Reiz- und Erregbarkeit auf.

- Phenylalaninhydroxilase fehlt
- zerebrale Schädigung
- Neurotransmittersynthese ↓

Morphologie. Bei den unbehandelten Patienten kommt es zur spongiösen Gewebsauflockerung, zur Markscheidenlichtung und zu Ganglienzellschäden.

Morphologie:
- Markscheidenlichtung
- Gewebeauflockerung
- Ganglienzellschäden

Ahornsirupkrankheit. Diese *Valin-Leukinurie* zeigt einen Enzymblock in der oxidativen Dekarboxilierung der Ketosäuren der verzweigten Aminosäuren. Dabei kommt es zur Anreicherung von Valin, Leukin und Isoleukin im Blut und zur Ausscheidung im Urin. Charakteristisch ist der an Ahornsirup erinnernde Geruch.

- **Ahornsirupkrankheit**
- Valin-Leukinurie
- Enzymblock der oxidativen Dekarboxilierung

Morphologie. Im Großhirn liegt ein durch eine Störung in der Myelogenese bedingter Status spongiosus vor. Diese Befunde finden sich auch im Kleinhirnmark.

Morphologie:
- Status spongiosus

3.1.3 Funikuläre Spinalerkrankung (funikuläre Myelose)

Funikuläre Myelose

Die zu den spongiös-dystrophischen Syndromen gehörende Erkrankung tritt bei der *perniziösen Anämie*, *Zöliakie*, *Pellagra* und beim chronischen *Alkoholismus* auf. Gemeinsames Bindeglied ist eine **Vitamin-B_{12}-Hypovitaminose** infolge einer Atrophie der Fundusdrüsen des Magens *(Verlust an Intrinsic factor)*.

- **Begleiterkrankung** bei
- perniziöser Anämie
- Zöliakie
- Pellagra
- Alkoholismus
- **Leitsymptom: Vitamin-B_{12}-Hypovitaminose**

Morphologie. Im Rückenmark, seltener auch im Großhirn, kommt es zu einem herdförmigen Markscheidenzerfall mit oftmals zentraler spongiöser Lückenfeldbildung und Axonschwellungen. Ältere Herde zeigen meist eine Fasergliose. Im Endstadium treten unscharf begrenzte und teilweise konfluierende Entmarkungsherde auf. Die gelegentlich ausgedehnten Strangdegenerationen betreffen vor allem die Hinterstränge, die spinozerebellaren Bahnen und seltener die Pyramidenvorderstränge. Dementsprechend finden sich klinisch Hinterstrangsymptome, oft in Kombination mit einer Ataxie.

Morphologie:
- Markscheidenzerfall
- spongiöse Dystrophie
- Axonschwellung
- **konfluierende Entmarkungsherde**

Mineralstoffwechselstörungen

- **M. Wilson**
- autosomal-rezessiv vererbt
- Cu-Transportprotein ↓ → Cu-Anreicherung im ZNS mit spongiös-zystischen Zerfallsherden
- hepatogene Enzephalopathie durch Leberzirrhose
- Fleischer-Kayser-Hornhautring

3.1.4 Störungen des Mineralstoffwechsels

Hepatozerebrale Degeneration (M. Wilson). Hierbei handelt es sich um ein autosomal-rezessives Erbleiden, bei dem es infolge einer mangelhaften Synthese von Transportproteinen (besonders des *Zäruloplasmins*) auch im ZNS zur Kupferanreicherung kommt. *Makroskopisch* finden sich spongiös-zystische Zerfallsherde im Striatum, Pallidum und der Hirnrinde. Daneben liegt oft eine symmetrische bräunliche Verfärbung der Stammganglien vor. Als Folge der Leberzirrhose und damit verbundenen Anstiegs der Ammoniakkonzentration kommt es zu einer hepatogenen Enzephalopathie. Klinisch zeigen die Patienten mit hepatozerebraler Degeneration einen progredienten Tremor, Dysarthrien, Dysphagien und psychische Veränderungen. Diagnostisch wichtig ist auch der *Fleischer-Kayser-Hornhautring.*

Morphologie:
- Alzheimer-I- und II-Zellen

Morphologie. Die Astrozyten weisen eine Blähung ihrer hypochromatischen Zellkerne auf, ohne daß sich ein Zytoplasmasaum nachweisen läßt (*Alzheimer II-Zellen*, sog. Lebergliа). Zusätzlich können Astrozyten mit polymorphen, vielfach exzentrisch angeordneten Zellkernen und granulärem, unscharf begrenztem Zytoplasma hinzukommen (*Alzheimer I-Zellen).* Die Veränderungen an den Astrozyten sind allerdings nicht spezifisch für den M. Wilson, sondern treten bei verschiedenen schweren chronischen Lebererkrankungen auf.

- **Hämochromatose**
- Fe-Ablagerungen in Regionen ohne Blut-Hirn-Schranke

Hämochromatose. Im Gegensatz zu den peripheren Organen findet im neuroektodermalen Gewebe keine Speicherung des Eisenpigments statt. Ablagerungen finden sich jedoch in Regionen, in denen keine Blut-Hirn-Schranke besteht (Hypophyse, Bulbi olfactorii, Plexus chorioidei und Area postrema).

Intoxikationen

z. B. durch
- Metallverbindungen
- organische Lösungsmittel
- Medikamente
- CO
- Alkohol

3.2 Intoxikationen

Eine große Zahl exogen zugeführter Noxen kann nach Passieren der Blut-Hirn-Schranke mehr oder weniger selektiv bestimmte vulnerable ZNS-Regionen beeinträchtigen und so z.T. schwere neurologische Symptome auslösen. Hierzu zählen *Alkohol, Metallverbindungen, organische Lösungsmittel* (z.B. Methylalkohol, Tetrachlorkohlenstoff), *Medikamente* oder die *Kohlenmonoxidvergiftung.*

Alkoholische Enzephalopathie

- **häufigste Intoxikation**
- **multifaktorielle Schädigung:**
- direkter Alkoholschaden
- Leberumbauprozesse
- Hypovitaminosen
- Elektrolytstörungen
- **klinische Erscheinungsformen**

⇒

3.2.1 Alkoholische Enzephalopathie

Die alkoholische Enzephalopathie ist die *häufigste* Intoxikation des ZNS. Oft sind die Veränderungen polyätiologisch bedingt, da einige der Folgezustände durch Leberschäden, Hypovitaminosen, Störungen des Elektrolythaushalts, Traumata oder weitere konsumierte Noxen hervorgerufen werden.

> Die großen *individuellen Unterschiede* in der Vulnerabilität des ZNS gegenüber Alkohol spiegeln sich in der breiten Palette **klinischer Erscheinungsformen** wider:
> - **Wernicke-Syndrom:** Augenmotilitätsstörungen, Somnolenz, zerebellare Ataxie sowie Hypotension, Erbrechen und Hypothermie
> - **Korsakow-Syndrom:** Konfabulation, Desorientiertheit und Amnesie bei chronischem Alkoholismus
> - **alkoholische Demenz:** keine wirkliche Demenz, sondern lediglich eine spürbare Einschränkung der geistigen Leistungsfähigkeit
> - **akutes Delir:** Alkoholentzugserscheinung mit Tremor, Halluzinationen bis zur Desorientiertheit
> - **Polyneuropathien, Myopathien.**

- **neurologische Schädigungsmuster:**

Neuropathologisch sind verschiedene **Schädigungsmuster** zu unterscheiden (Abb. 19–6):

1. neuronotrop: Hirnatrophie
- Ganglienzellverluste möglich

- **Groß-** und **Kleinhirnatrophie** (neuronotropes Schädigungsmuster): Computertomographisch konnten eine *kortikale Atrophie* und *Ventrikelerweiterung* dokumentiert werden. Die Veränderungen sind reversibel. Histologisch lassen sich nicht in jedem Fall eindeutige Ganglienzellverluste nachweisen. Bei der *Kleinhirnatrophie* sind i. d. R. die vorderen und oberen Anteile des Klein-

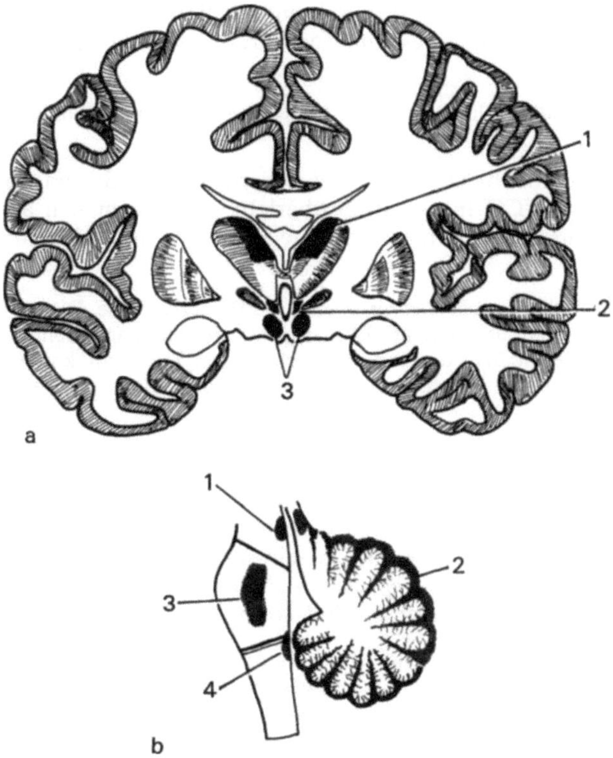

Abb. 19–6: Prädilektionsorte morphologischer Veränderungen bei der alkoholischen Enzephalopathie. **a Großhirn**; **1** Thalamus, **2** Region um den III. Hirnventrikel, **3** Corpora mamillaria. **b Kleinhirn** und **Hirnstamm** (Seitenansicht); **1** Umgebung des Aquädukts, **2** Atrophie des Kleinhirnwurms, **3** Brücke mit zentraler pontiner Myelinolyse, **4** Vaguskerngebiet der Medulla oblongata

hirnwurms betroffen. *Mikroskopisch* findet sich eine Reduzierung der Purkinje- und Körnerzellen. Auch der Nucleus dentatus kann betroffen sein. *Klinisch* besteht eine Ataxie der unteren Extremitäten.

- Beinataxie

• **Wernicke-Enzephalopathie** (gliovasotropes Schädigungsmuster): Sie ist die häufigste Form der alkoholischen Enzephalopathie.

Ursache dürfte in erster Linie ein Thiaminmangel sein, bedingt durch Schädigung der Magenschleimhaut und Malabsorption.

Mikroskopisch stehen Proliferationen von Kapillaren und kleinen Venen sowie eine Zunahme der Astroglia im Vordergrund. Hinzu kommen Erythrodiapedesen, unterschiedlich große Hämorrhagien sowie ältere Blutungsresiduen in Form von Siderophagen. *Prädilektionsorte* sind besonders die Corpora mamillaria, aber auch der Umgebungsbereich des III. Ventrikels, der Thalamus, die Region der Vierhügelplatte (besonders um den Aquädukt) und das subependymale Vaguskerngebiet der Medulla oblongata. Im Hypothalamus kann eine spongiöse Gewebsauflockerung vorliegen.

2. gliovasotrop: Wernicke-Enzephalopathie
- Thiaminmangel
- Gefäßproliferationen
- Astroglia ↑
- Erythrodiapedesen
- Siderophagen
- spongiöse Gewebsauflockerung

Prädilektionsstellen:
- III. Ventrikel
- Hypothalamus
- Aquädukt

• **Zentrale pontine Myelinolyse** (myelinotropes Schädigungsmuster): Hierbei kommt es zu einer umschriebenen Entmarkung im Zentrum der Brücke mit Axonschwellungen und mäßiger Astrogliaproliferation. *Ursächlich* liegt meist eine Störung des Elektrolythaushalts in Kombination mit Vitaminmangelzuständen vor. *Klinisch* weisen die Patienten Tetraparesen, Augenmuskellähmungen sowie Sprach- und Schluckstörungen auf.

3. myelinotrop: zentrale pontine Myelose
- umschriebene Entmarkung im Zentrum des Pons cerebri durch Elektrolythaushaltstörungen, Vitaminmangel
- Tetraparesen u. a.

3.2.2 Kohlenmonoxidvergiftung

CO-Vergiftung

Im Vergleich zum Sauerstoff weist das CO eine etwa 250fach höhere Affinität gegenüber dem Eisenkomplex des Hämoglobins auf. Sobald ca. 20 % des Hämoglobins durch CO gesättigt sind, treten Vergiftungserscheinungen mit Übel-

- bei 20%iger Sättigung des Hämoglobins Vergiftungserscheinungen

- bei 70%iger Sättigung Tod durch Ersticken (hypoxämische Hypoxidose)

keit, Kopfschmerzen sowie Schwäche in den Beinen auf. Bei 70%iger Sättigung des Hämoglobins mit CO kommt es zum Tod durch Ersticken *(hypoxämische Hypoxidose)*.

CO ist im Leuchtgas, im Auspuffgas der Autos und in Ofengasen bei unvollständiger Verbrennung enthalten.

Neurologisch können Pyramidenbahnzeichen und extrapyramidale Störungen auftreten. Wird eine schwere CO-Intoxikation überlebt, entwickeln sich als Spätfolge häufig Parkinsonismus-Bilder, amnestische Störungen und gelegentlich eine Demenz.

Morphologie:
- hellrotes Blut!
- flohstichartige Marklagerblutungen
- Nekrosen bei chronischer Exposition

Morphologie (nur ZNS). Das Blut ist meist *hellrot*, ebenso die Hirnoberfläche. Die leptomeningealen Gefäße sind gestaut und prall mit Blut angefüllt. Im Marklager können *flohstichartige Blutungen* vorliegen. Tritt der Tod erst nach einigen Tagen ein, kommt es in Rinde und Mark zu Nekrosen mit Betonung der Hippokampusregion, dem Pallidum sowie der Substantia nigra.

Organische Lösungsmittel

3.2.3 Organische Lösungsmittel

Organische Lösungsmittel sind oftmals komplex zusammengesetzte Substanzen; die neurotoxische Substanz ist gelegentlich schwierig zu eruieren. Die häufigste Vergiftung erfolgt mit dem in *Gefrierschutzmitteln* und in unsachgemäß destilliertem Alkohol vorkommenden *Methylalkohol.*

- **Methylalkohol**
- akute, chronische Intoxikation
- symmetrische Groß- und Kleinhirnnekrosen
- azidotische Schädigung der Blut-Hirn-Schranke
- **Erblindung**

Methylalkohol. Zu unterscheiden ist zwischen einer akuten und einer chronisch-schleichenden Intoxikation. Es kann zu schweren symmetrischen Groß- und Kleinhirnnekrosen kommen. Am bekanntesten ist die *Erblindung* nach massiver Methylalkoholaufnahme. Die Noxe führt zu ausgeprägten Schrankenstörungen mit Ödemnekrosen. Ursache hierfür ist die Oxidation des Methylalkohol zu Ameisensäure, die zu einer Azidose führt und die Blut-Hirn-Schranke sowie Myelinscheiden schädigt.

Metallintoxikationen

3.2.4 Intoxikation durch Metalle

Unter den Metallverbindungen gibt es eine Vielzahl neurotoxischer Substanzen. Im folgenden soll kurz auf neuropathologische Befunde eingegangen werden (zur Klinik s. „Lehrbuch Neurologie“). Zu beachten ist aber, daß bei den meisten Intoxikationen das morphologische Bild sehr variabel sein kann und pathognomonische Befundkonstellationen kaum bekannt sind.

- **Quecksilber**
- umschriebene Rindenatrophie
- Nekrosen
- Status spongiosus
- Fasergliose
- Entmarkungen

Quecksilber. *Makroskopisch* meist nur umschriebene Rindenatrophie in der Area calcarina und in stärkerem Maße im Kleinhirn. *Histologisch* können neben einem Status spongiosus laminäre Nekrosen in der Hirnrinde auftreten. Im Kleinhirn kommt es zur Atrophie der Körnerzellschicht. Nach langjähriger Exposition bildet sich meist eine *Fasergliose* aus und es kommt zu *Entmarkungen in den Hinterstrangbahnen.*

- **Blei**
- Polyneuropathie
- Kleinhirnatrophie
- Gliaproliferation
- Mikroverkalkungen im Gehirn

Blei. Neben *Polyneuropathien* können eine *Kleinhirnatrophie* sowie *petechiale Blutungen* vorliegen. Bei der akuten Form findet man eine erhebliche Störung der Blut-Hirn-Schranke mit perivaskulärem eiweißreichem Exsudat und petechialen Blutungen (fakultativ). Bei der chronischen Verlaufsform kommt es zur Proliferation der Kapillaren und Astroglia sowie zur Aktivierung der Mikroglia. Gelegentlich können Mikroverkalkungen im Kleinhirn beobachtet werden.

- **Mangan**
- Ganglienzellnekrosen
- Nervenzellausfälle der Substantia nigra

Mangan. In den Stammganglien treten *Ganglienzellnekrosen* mit begleitender Gliose auf. Die Substantia nigra kann mit Nervenzellausfällen sowie einem Schwund des Neuromelanins reagieren (klinisch dem Parkinson-Syndrom ähnlich).

- **Aluminium**
- bei Dialysepatienten
- neurologische Symptome

Aluminium. Obgleich bei Dialyse-Patienten ein progredientes Krankheitsbild mit Dysphagien, Myoklonien, Tremor, epileptischen Syndromen und Bewußtlosigkeit auftreten kann, sind die morphologischen Befunde relativ gering und unspezifisch (Spongiose des Neuropils, Ganglienzellschrumpfung, Proliferation von Astro- und Mikroglia). Die Intensität der neurologischen Befunde soll mit der Höhe des Aluminiumspiegels im Serum korrelieren.

3.2.5 Pharmaka und Suchtmittel

Pharmaka, Suchtmittel

Ein Teil der therapeutisch eingesetzten Pharmaka zeigt mehr oder weniger ausgeprägte *neurotoxische Wirkungen*. Hierzu zählen:

- *Antiepileptika* (z.B. Phenylhydantoin) und *Neuroleptika*
- *Antiprotozoenmittel* (Clioquinol, Chloroquin) und *Tuberkulostatika* (INH)
- *Zytostatika* (Methotrexat, Vincristin, Vinblastin).

- **Pharmaka mit neurotoxischer Wirkung**

⇦

Die neurotoxische Wirkung dieser Substanzen ist sehr variabel, so daß die morphologischen Befunde nicht spezifisch für das jeweilige Pharmakon sind. Auch die klinischen Symptome können von Patient zu Patient differieren. Neben der ZNS-Symptomatik finden sich gelegentlich periphere Neuropathien.

Heroin, Morphium, Haschisch und **Marihuana** führen zwar zu schweren psychischen Störungen, spezifische morphologische Veränderungen konnten am ZNS des Menschen bislang aber nicht sicher nachgewiesen werden. Die bei Verstorbenen zu beobachtenden pathologischen Veränderungen sind meist Ausdruck sekundärer Begleiterscheinungen der Sucht wie Alkoholismus, Traumata, Mangelernährung, sonstige Intoxikationen durch Verunreinigung der Drogen und von Infektionen (insbesondere Aids).

- **Suchtmittel**
  - morphologische Veränderungen meist Folge von sekundären Begleiterkrankungen

4. Alterungsprozesse und degenerative Erkrankungen

Alterungsprozesse, degenerative Erkrankungen

Physiologische Alterungsprozesse des ZNS. Im *Erwachsenenalter* gehen – bei regionalen Unterschieden im Gehirn – täglich etwa 1000 postmitotische Nervenzellen verloren. Die geringeren Hirngewichte älterer Menschen sind allerdings nur zu einem Teil Ausdruck atrophisierender Prozesse, da hier auch Probleme der Akzeleration eine Rolle spielen. Im *Greisenalter* finden sich eine Erweiterung der Hirnventrikel, Verschmälerung der Hirnrinde sowie Leptomeninxfibrose.

- **physiologische Alterung**
  - täglich Verlust von 1000 postmitotischen Ganglienzellen
  - Hirnventrikel ↑
  - Hirnrinde ↓
  - Leptomeninxfibrose

Morphologie. Mikroskopisch liegt ein erhöhter Gehalt an Lipofuszin in den Ganglienzellen vor. Daneben können Veränderungen am Zytoskelett *(Alzheimer-Fibrillen)* und *senile Drusen* besonders in der Hirnrinde und dem Hippokampus beobachtet werden. Zwischen dem Ausmaß morphologischer Veränderungen und einer Abnahme der intellektuellen Leistungsfähigkeit bestehen keine starren Korrelationen.

Morphologie:
- Lipofuszinose
- Alzheimer-Fibrillen

4.1 Alzheimer-Krankheit, Systematrophien

4.1.1 Alzheimer-Krankheit

Alzheimer-Krankheit

Da die *senile* von der *präsenilen* (Krankheitsbeginn bereits zwischen dem 50. und 60. Lebensjahr) Demenz morphologisch nicht sicher zu trennen ist, werden beide Formen unter dem Begriff der **Demenz vom Alzheimer-Typ** zusammengefaßt. Die Krankheit dauert durchschnittlich 7 Jahre. Das Hirngewicht liegt meist deutlich unter der Altersnorm, wobei die Atrophie bei der früh einsetzenden Form oft ausgeprägter ist.

- **senile- und präsenile Demenz**
  - Krankheitsdauer 7 Jahre
  - fortschreitende Hirnatrophie

Die *Ätiologie* dieses degenerativen Prozesses ist nicht geklärt; eine familiäre Häufung kommt vor.

Morphologie. Bereits äußerlich erkennbar sind klaffende Furchen mit Verschmälerung der Großhirnwindungen (besonders frontotemporal und parietookzipital akzentuiert). Das Ventrikelsystem weist eine erhebliche Erweiterung auf. Charakteristische histologische Merkmale sind die *Alzheimer-Fibrillen-Veränderungen* sowie ein massives Auftreten von *senilen Drusen*. Diese Veränderungen finden sich bevorzugt im limbischen System (mediotemporale Rinde) und der Parietookzipitalrinde. Der durchschnittliche *Verlust an Ner-*

Morphologie:
- Hirnatrophie
- Ventrikelsystem ↑
- **Alzheimer-Fibrillen**
- massiv **senile Drusen** mediotemporal und parietookzipital

- **granulovakuoläre Degeneration**
- **kongophile Angiopathie**

venzellen in der oberen Rindenschicht beträgt 36%. Ein weiteres histologisches Merkmal stellt die *granulovakuoläre Degeneration* in Ganglienzellen dar (kleine versilberbare intrazytoplasmatische Vakuolen), die ebenfalls am häufigsten in der Hippokampusformation auftritt. Als Begleiterscheinung kann eine Amyloidose der Hirngefäße *(kongophile Angiopathie)* vorliegen.

Systematrophien

- Schädigung des Neurons
- Ursache häufig ungeklärt
- nicht entzündlich, metabolisch oder vaskulär bedingt

4.1.2 Systematrophien

Im Zentrum dieser Erkrankungsgruppe steht eine **Schädigung des Neurons**. Entmarkungen und gliale Reaktionen sind weitgehend als sekundäre Phänomene im Ergebnis des Untergangs der neuronalen Perikarya, Axone und Dendriten aufzufassen. Definitionsgemäß gehören hierzu nur solche Krankheiten, die nicht entzündlich, metabolisch oder vaskulär bedingt sind. Da bei den meisten Formen die Ätiologie jedoch unbekannt ist, handelt es sich derzeit noch um eine vorläufige Zusammenfassung recht unterschiedlicher, häufig hereditärer Erkrankungen. Durch die enge Vernetzung der neuronalen Systeme sind häufig mehrere Regionen des ZNS betroffen. Auch Kombinationen verschiedener Systematrophien sind möglich. Die meisten dieser Erkrankungen verlaufen chronisch über Jahre, teilweise Jahrzehnte. Eine kausale Therapie gibt es bislang nicht.

Viele Systematrophien sind selten, z. T. nur in wenigen Fällen, beschrieben.

Pick-Krankheit

- progressive Demenz im 5. Dezennium beginnend
- Krankheitsdauer: 2–15 Jahre
- symmetrische Atrophie des Frontal- u. Temporalhirns

4.1.2.1 Pick-Krankheit

Diese ätiologisch ungeklärte Erkrankung geht mit einer progressiven Demenz einher und beginnt meist im 5. Dezennium. Der durchschnittliche Krankheitsverlauf beträgt 2–15 Jahre. Im Vordergrund steht eine gelegentlich *symmetrische Atrophie* besonders der Frontal- und Temporalhirnlappen mit weit auseinanderklaffenden Furchen bei hochgradiger Atrophie der Windungen. Der äußere Aspekt erinnert an einen eingetrockneten Walnußkern.

Morphologie:
- Neuronenverlust in den Hirnrindenschichten I-III u. den Stammganglien
- **Pick-Körper**
- **keine Alzheimer-Fibrillen und Drusen!**

Morphologie. Vorwiegend in den Schichten I-III der Hirnrinde findet sich ein ausgeprägter *Verlust an Neuronen.* Die Stammganglien können ebenfalls betroffen sein. Subkortikal besteht eine Gliazellvermehrung mit dichter Fasergliose. *Alzheimer-Fibrillen-Veränderungen* und *senile Drusen* liegen nicht vor. Die Nervenzellen können kugelige argyrophile Einschlüsse **(Pick-Körper)** aufweisen.

Chorea Huntington (Veitstanz)

- blitzartige arrythmische Zuckungen einzelner Muskelgruppen
- progrediente Demenz
- Sprachstörungen
- Krankheitsdauer: 14 Jahre

4.1.2.2 Chorea Huntington

Die Erkrankung beginnt meist zwischen dem 25. und 45. Lebensjahr und geht mit blitzartigen arrhythmisch einschießenden Zuckungen einzelner Muskeln oder größerer Muskelgruppen *(Veitstanz)* sowie progredienter Demenz und Sprachstörungen einher. Der Erbgang ist autosomal-dominant, die Krankheitsdauer beträgt im Durchschnitt 14 Jahre. Der biochemische Basisdefekt ist bislang weitgehend unbekannt. Gesichert ist ein reduzierter Cholinazetyltransferasegehalt vor allem im Nucleus caudatus, der für eine bevorzugte Degeneration der neostriatalen cholinergen Neurone spricht.

Das Gen für die Chorea Huntington wurde nahe dem Telomer des kurzen Arms des Chromosoms 4 lokalisiert.

Morphologie:
- Ganglienzellverlust, Fasergliose, Astrozyten ↑
- Vorderhörner der Seitenventrikel ↑

Morphologie. Histologisch findet sich ein Ausfall *kleiner* Ganglienzellen im Striatum *(Nucleus caudatus, Putamen)* bei gleichzeitiger Vermehrung der Astrozyten sowie einer Fasergliose. Durch die Atrophie des Nucleus caudatus kommt es makroskopisch zu einer Erweiterung der Vorderhörner der Seitenventrikel (Abb. 19–7).

abzugrenzen ist die **Chorea minor** = rheumatische Erkrankung

Differentialdiagnose. Eine choreiforme Hyperkinese findet sich auch bei der *Chorea minor* (Sydenham-Chorea). Diese Erkrankung gehört aber nicht zu den Systematrophien, sondern wird dem rheumatischen Formenkreis zugerechnet.

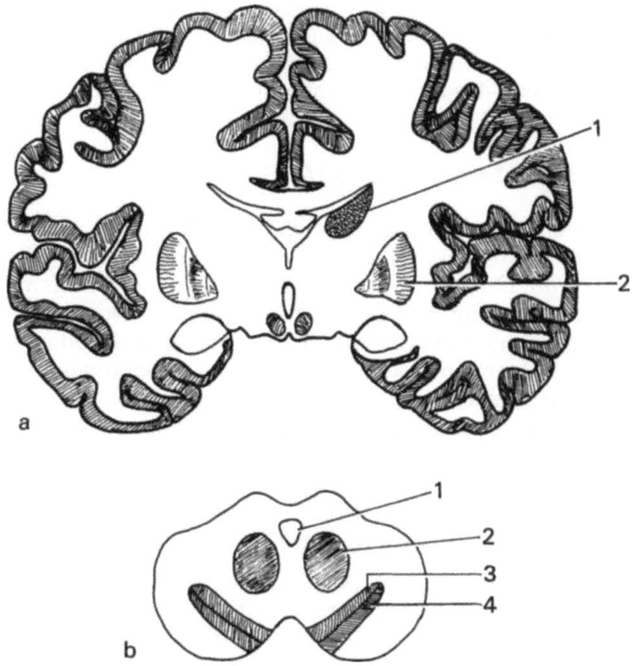

Abb. 19–7: Hauptlokalisationen der Nervenzellausfälle **(rot)** bei Chorea Huntington und Paralysis agitans. **a Chorea Huntington;** **1** Nucleus caudatus, **2** Putamen. **b Paralysis agitans;** **1** Aquädukt, **2** Nucleus ruber, **3** Substantia nigra, Pars compacta, **4** Substantia nigra, Pars reticulata

4.1.2.3 Parkinson-Syndrom (Paralysis agitans)

Parkinsonismus

Das Parkinson-Syndrom tritt überwiegend bei **Männern in der 6.–7. Lebensdekade** auf; etwa *1–2 % der Gesamtbevölkerung* ist davon betroffen. Seine klinisch eindrucksvollste Manifestation besteht in der Beeinträchtigung der *primären Bewegungsautomatismen.*

- Akinese

Aufgrund einer allgemeinen Reduktion spontaner Bewegungen (Akinese) erscheinen die Patienten wie *steife Holzpuppen mit Maskengesicht.*

- Rigor, Ruhetremor, Mikrographie, Sprachstörungen, Stimmungslabilität, Speichelfluß,
- Demenz

Klinisch: Der typische Habitus eines Parkinson-Kranken äußert sich in einer leicht vornübergebeugten Haltung. Hinzu kommen Rigor, Ruhetremor, Mikrographie, Sprachstörungen, Stimmungslabilität, erhöhter Speichelfluß und im späteren Stadium evtl. Zeichen einer Demenz.

Eine familiäre Häufung dieser Erkrankung ist bekannt, wobei sowohl dominante als auch rezessive Vererbungsmuster vorkommen.

Morphologie:
- Depigmentierung der Substantia nigra durch Reduktion der Ganglienzellen
- perivaskuläre Pigmentablagerungen
- zytoplasmatische **Lewy-Körper**

Morphologie. *Makroskopisch* findet sich am Gehirn meist nur eine Abblassung der *Substantia nigra*, selten eine fast vollständige *Depigmentierung. Histologisch* liegt eine Reduktion der Ganglienzellzahl in der Substantia nigra vor. Die Zellen weisen in unterschiedlichem Maße eine Depigmentierung auf (Abb. 19–7). Das Pigment wird von phagozytierenden Zellelementen aufgenommen, die vorwiegend perivaskulär lokalisiert sind. Ähnliche Veränderungen können auch in den übrigen pigmentierten Kerngebieten beobachtet werden. Relativ häufig sind in den betroffenen Ganglienzellen intrazytoplasmatische Einschlußkörper *(Lewy-Körper)* vorhanden.

Pathophysiologie

Da die großen Nervenzellen der Substantia nigra (speziell in der Zona compacta) *dopaminerg* sind und ihre Axone auf die Ganglienzellen des Neostriatum projizieren, kommt es bei ihrem Ausfall zu einem **Übergewicht cholinerger Impulse**.

Noch nicht vollständig geklärt ist die Ätiologie des Untergangs der Ganglienzellen und ihrer Depigmentierung. Ein kombiniertes Auftreten des Parkinson-Syndroms mit einer amyotrophischen Lateralsklerose oder der Alzheimer-Krankheit ist möglich.

Differentialdiagnose. Neben diesem idiopathischen Parkinson gibt es eine Reihe von Fällen, bei denen die Ätiologie bekannt ist. So kann sich postenzephalitisch ein Parkinsonismus mit Gliafasernarben in der Substantia nigra entwickeln, aber auch arteriosklerotisch oder durch exogene Noxen (Mangan, Kohlenmonoxid) können entsprechende Krankheitsbilder hervorgerufen werden.

4.1.2.4 Amyotrophische Lateralsklerose (ALS)

Amyotrophische Lateralsklerose

- **Erkrankung des 1. u. 2. motorischen Neurons**
- autosomal-dominanter Erbgang (in 12%)
- Männer vom 40.–65. Lebensjahr erkranken
- Atrophie der Extremitätenmuskeln
- Sprachstörungen
- Tod durch Bulbärparalyse

Die auch als *myatrophische* Lateralsklerose bezeichnete Erkrankung betrifft das 1. (Pyramidenzellen der Zentralregion) und 2. (Vorderhornzellen des Rükkenmarks) *motorische Neuron.* Etwa 12 % der Fälle treten familiär gehäuft auf mit autosomal-dominantem Erbgang. Die Erkrankung kommt zwischen dem 40. und 65. Lebensjahr überwiegend bei Männern (65 %) vor und endet, je nach Verlaufsform, nach 3–10 Jahren mit dem Tod. Subjektiv bemerken die Erkrankten zunächst meist eine *Muskelschwäche*, es folgen *Muskelatrophien* und Paresen sowie *Faszikulationen.* Später treten bulbäre Paresen mit Schluck- und Sprachstörungen hinzu. Daneben können eine Spastik und Pyramidenbahnzeichen vorliegen. Da die mediale Gruppe der ventromedialen Vorderhornzellen im Rückenmark (Nucleus Omufrowicz) erhalten bleiben, ist die Sensibilität sowie die Blasen- und Mastdarmregulation nicht beeinträchtigt.

Die *Ätiologie* dieser Erkrankung ist nicht geklärt (evtl. ein Defekt im DNS-Reparaturmechanismus). Kombinationen mit anderen Systematrophien (Chorea Huntington, Parkinsonismus) oder einer Demenz (besonders auf der Insel Guam) sind bekannt.

Morphologie:
betroffen sind die
- **großen motorischen Vorderhornzellen:** Tigrolyse, Zellschrumpfung, Lipopigmentablagerungen, Neuronophagie
- **Pyramidenseiten-** und **vorderhornstränge:** Entmarkung, Gliose → **neurogene Muskelatrophie**

Morphologie. Betroffen sind in erster Linie die *großen motorischen Vorderhornzellen* des zervikalen Rückenmarks. Hier kommt es zur Tigrolyse, Zellschrumpfung, starker Lipopigmentablagerung sowie Neuronophagie. In der Mehrzahl der Fälle liegen Entmarkungen in den Pyramidenseiten- und -vordersträngen vor, wo sich auch eine Vermehrung reaktiver Astrozyten findet. Als Folge der Vorderhorndegeneration kommt es zu einer Entmarkung der Vorderwurzeln mit Entwicklung einer neurogenen Muskelatrophie in der Peripherie. Von den Hirnnervenkernen ist der Nucleus hypoglossus am häufigsten mitbetroffen. In der vorderen Zentralregion des Großhirns kann eine Lichtung der Pyramidenzellen beobachtet werden.

4.1.2.5 Spastische Spinalparalyse

Spastische Spinalparalyse

- **familiäre spastische Paraplegie**
- Erkrankung des 1. motorischen Neurons
- progrediente Spastizität

Bei der auch als **familiäre spastische Paraplegie** bezeichneten Krankheit liegt bei zwei Drittel der Fälle ein autosomal-dominanter, seltener ein autosomal-rezessiver Erbgang vor. Wahrscheinlich handelt es sich um eine *Variante der amyotrophischen Lateralsklerose* mit Beschränkung auf das 1. motorische Neuron.

Die Erkrankung manifestiert sich meist im mittleren Lebensalter, manchmal aber bereits im Kindesalter. Es kommt zu einer sehr langsamen progredienten Spastizität der unteren Extremitäten und zu Hinterstrangsymptomen.

Morphologie:
- Nervenzellausfälle der Zentralregion
- Pyramidenbahndegeneration

Morphologie. In der vorderen Zentralregion kann es in Schicht III und V zu Nervenzellausfällen kommen. Morphologisch steht aber die Pyramidenbahndegeneration mit Entmarkungen in den verschiedenen Abschnitten im Vordergrund. Schwerpunkt dieser Entmarkungen ist der Fasciculus gracilis im Rückenmark. Die spinozerebellaren Bahnen können ebenfalls betroffen sein.

4.1.2.6 Friedreich-Krankheit

Friedreich-Krankheit

- **degenerative Atrophie der Hinterstränge**
- autosomal-rezessiver Erbgang
- Kyphoskoliose
- Kardiomyopathie
- Friedreich-Fuß

bei Mitbeteiligung des Kleinhirns → **Pierre-Marie-Krankheit**

- **sensible Ataxie**

Diese ursprünglich von Friedreich als degenerative Atrophie der Hinterstränge beschriebene Erkrankung kann sich auch auf die Medulla oblongata und das Kleinhirn erstrecken *(Pierre-Marie-Krankheit).* Der Erbgang ist überwiegend autosomal-rezessiv, wobei das männliche Geschlecht häufiger betroffen ist. Bei den Patienten finden sich neben den Veränderungen am ZNS sowie an den peripheren Nerven und Muskeln eine Kyphoskoliose, Kardiomyopathie und der typische *Friedreich-Fuß* (Pes excavatus, Hohlfuß mit sog. Hammerzehe). Die Krankheit beginnt gewöhnlich vor dem 20. Lebensjahr (erste Symptome können schon in der frühen Kindheit vorhanden sein) und verläuft progredient über 3–4 Jahrzehnte. *Klinisch* bestehen eine **sensible Ataxie**, Muskelhypotonie, Areflexie, Störung der Tiefensensibilität, eine explosive Sprache mit unregelmäßigem Rhythmus sowie eine Beeinträchtigung des Lage-, Bewegungs- und Vibrationsempfindens. Je nach Verlaufsform kommen später eine zerebellare Ataxie, Nystagmus, Pyramidenbahnzeichen und seltener eine Demenz hinzu.

Morphologie. Bereits makroskopisch ist die Atrophie der Hinterstränge im Rückenmark erkennbar. Die *Goll-Stränge* (Fasciculus gracilis) zeigen eine Verminderung der Markscheiden sowie eine Fasergliose. Daneben findet sich eine Mitbeteiligung des Tractus spinocerebellaris, der Clarke-Säule und seltener der Pyramidenseiten- und -vorderstrangbahnen.

Morphologie:
- Atrophie der Hinterstränge
- Markscheidenverlust und Fasergliose der Goll-Stränge, des Tr. spinocerebellaris, der Clarke-Säule, der Pyramidenseiten- und vorderstrangbahnen
- Purkinje-Zellen ↓, Körnerzellschicht ↓
- segmentale Entmarkung peripherer Nerven

Bei der mehr zerebellaren Form steht die Verminderung der Purkinje-Zellen sowie die Lichtung der Körnerzellschicht im Vordergrund. Kleinhirn und Medulla oblongata sind atrophisch. Die peripheren Nerven weisen eine segmentale Entmarkung auf.

4.1.2.7 Spinale Muskelatrophie

Spinale Muskelatrophie

- **hereditäre Schädigung des 2. motorischen Neurons mit Muskelatrophie**

Diese Gruppe hereditärer Erkrankungen weist ein breites Spektrum klinischer Symptome auf. Allen gemeinsam ist jedoch die *Schädigung des 2. motorischen Neurons* sowie der sich zu unterschiedlichen Zeitpunkten ausbildenden *neurogenen Muskelatrophie.*

Morphologie. Bei der infantilen progressiven spinalen Muskelatrophie *(Werdnig-Hoffmann)* kommt es zu einer Lichtung des Nervenzellbestandes in den Vorderhörnern der betroffenen Rückenmarksegmente. Bei einigen Formen kann gelegentlich auch eine Nervenzelldegeneration in den motorischen Kernen des Hirnstamms und sogar im Thalamus beobachtet werden. Die Veränderungen am ZNS sind bei der juvenilen *(Typ Kugelberg-Welander)* und adulten *(Typ Duchenne-Aran)* Form geringer ausgeprägt.

Morphologie:
- **infantiler Typ Werdnig-Hoffmann**
- **juveniler Typ Kugelberg-Welander**
- **adulter Typ Duchenne-Aran**

4.2 Neuroaxonale Dystrophien

Neuroaxonale Dystrophie

- **Auftreibung des Axons durch lokale Anreicherung von Zytoskelettbestandteilen** → eosinophile Kugeln

Das Axon reagiert bei Schädigung mit einer Auftreibung *(Axonschollen, Sphäroide)*. Ursache ist die lokale Anreicherung von Zytoskelettbestandteilen (Neurofilamente, Neurotubuli, Mikrofilamente). *Histologisch* stellen sich diese Auftreibungen meist als leicht eosinophile, homogene oder granulierte Kugeln von unterschiedlicher Größe (bis 120 µm) dar. Sie sind argyrophil (versilberbar). Man unterscheidet *3 Formen*:

3 Formen:

- **Symptomatische neuroaxonale Dystrophie.** Sowohl im normalen Alterungsprozeß des ZNS als auch bei verschiedenen toxischen (Zytostatika, Alkohol, Lösungsmittel), metabolischen (M. Niemann-Pick Typ C, Mukoviszidose) oder kreislaufbedingten Schädigungen kann diese Dystrophie als Begleitreaktion auftreten.

1. symptomatische n. D.
- alters-, toxisch, metabolisch und kreislaufbedingt

- **Generalisierte infantile neuroaxonale Dystrophie (Seitelberger).** Diese seltene Erkrankung beginnt meist im Verlauf des 1.–2. Lebensjahres mit Muskelhypotonie, spastischen Paresen, Bewegungsstörungen, Myoklonien, epileptischen Anfällen und psychomotorischer Retardierung. Der Tod erfolgt nach 3–5 Jahren. Makroskopisch findet sich eine Kleinhirnatrophie. Die Axonschollen sind besonders in der grauen Substanz zu finden, mit Akzentuierung der Stammganglien, Brückenkerne, verlängertem Mark und Kleinhirn. Auch die peripheren Nerven und das autonome Nervensystem sind betroffen.

2. generalisierte infantile n. D.
- im 1.–2. Lebensjahr
- Tod nach 3–5 Jahren
- Axonschaden in grauer Substanz

- **Lokalisierte neuroaxonale Dystrophie (Hallervorden-Spatz-Krankheit).** Die Erkrankung ist selten. Die juvenile Form beginnt zwischen dem 7. und 12. Lebensjahr und verläuft über 8–18 Jahre. Im Vordergrund stehen ein zunehmender Muskeltonus, Gang- und Sprachstörungen, eine langsam progrediente Demenz sowie gelegentlich weitere neurologische Ausfälle und Krampfanfälle. Neben den Axonschollen findet sich als charakteristisches Merkmal eine massive eisenhaltige Pigmentablagerung im Pallidum, Nucleus ruber und der Zona rubra der Substantia nigra (bereits makroskopisch erkennbar an der rostbraunen Färbung).

3. lokalisierte n. D. (Hallervorden-Spatz-Krankheit)
- Pigmentablagerungen in Pallidum, Nucl. ruber, Zona rubra, Substantia nigra

Kreislaufstörungen

5. Kreislaufstörungen

erforderlich:
50 ml Sauerstoff/min
80 mg Glukose/min

Das ZNS ist gegenüber Sauerstoff- und Glukosemangel sehr vulnerabel. Obwohl das Gehirngewicht nur 2 % des Körpergesamtgewichts beträgt, benötigt es 15 % des Herzminutenvolumens. Pro Minute sind 50 ml Sauerstoff und 80 mg Glukose erforderlich. Etwa 20 % des Ruheenergiebedarfs eines Menschen entfallen auf das Gehirn. Da im ZNS die Nervenzellen den größten Sauerstoffbedarf aufweisen, reagiert die graue Substanz gegenüber O_2-Mangel empfindlicher als die übrigen Strukturen.

Prädilektionsorte für Sauerstoffmangel

⇨

Prädilektionsorte innerhalb der grauen Substanz bei O_2-Mangel sind:
- *Ammonshorn* (besonders der Sommer-Sektor), *Pallidum*, *Corpus striatum*, *Thalamus*
- *Kleinhirn* (besonders Purkinje-Zellen)
- *Großhirnrinde* (besonders 3. Rindenschicht).

Schädigungsmuster:
- globale Ischämien
- Ganglienzellnekrosen
- Hirninfarkte, Blutungen
- Abflußbehinderungen
- Traumen

Je nach Ursache und Intensität der Kreislaufstörung unterscheidet man verschiedene **Schädigungsmuster**: *globale Ischämien*, *elektive Nervenzellnekrosen*, *Hirninfarkte*, *venöse Abflußbehinderungen*, *Blutungen* und *traumatische Schädigungen.*

Globale Ischämie

5.1 Globale Ischämie

- **irreversible Hirnschäden nach 5 min Blutunterbrechung**

Bei einer länger als 5 Minuten anhaltenden Unterbrechung der Hirndurchblutung muß mit *irreversiblen Schäden* gerechnet werden.

Ursache sind meist Herz- oder Atemstillstände (etwa beim *Schock*) mit Absinken des systolischen Drucks unter 70 mmHg. Irreversible ZNS-Schäden können sich aber auch trotz intensivmedizinischer Behandlung bei tiefkomatösen Patienten ausbilden.

- **apallisches Syndrom:** irreversibler Hirnschaden bei tief Komatösen

1. intravitaler Hirntod:
- **Herz-Kreislauf-** und Atemfunktion **intakt**
- **Nullinien-EEG**

mikroskopisch:
autolytische Veränderungen ohne vitale Reaktion

2. globale Ischämie ohne intravitale Autolyse:
- Nekrosen mit gliöser Abräumreaktion

Klinisch kann ein *apallisches Syndrom* vorliegen. Zu unterscheiden ist zwischen einem *intravitalen Hirntod* und einer *globalen Ischämie ohne intravitale Autolyse*:
- Beim **intravitalen Hirntod** kommt es zum „Absterben" des Gehirns, obwohl Herz- und Atemfunktionen noch weitgehend erhalten sein können. Klinisch äußert sich dieser Zustand in einem *Nullinien-EEG* und der angiographisch nachweisbaren *fehlenden Blutzufuhr*. Makroskopisch findet sich am formalinfixierten Gehirn eine schmutzig-graubraune Verfärbung der Hirnrinde sowie ein gelegentlicher Nachweis nekrotischer Kleinhirnanteile im Spinalkanal. Oft lassen sich Thrombosen der intrakraniellen Venen sowie Nekrosen in der Adenohypophyse erkennen. Aufgrund des starken Hirnödems liegen ausgeprägte Hirndruckzeichen vor. *Mikroskopisch* finden sich autolytische Veränderungen an den Nerven- und Gliazellen des Groß- und Kleinhirns. Eine intravitale Reaktion in Form von Abräumzellen liegt meist nicht vor.

Wird der komatöse Zustand überlebt oder bleiben Restfunktionen des ZNS bis zum Todeseintritt weitgehend erhalten, liegen vielfach regionale Schädigungsmuster vor. Hierzu zählen ausgedehnte kortikale Nekrosen, symmetrische Nekrosen in den Stammganglien oder im Mes- und Metencephalon. Je nach Dauer und Verlauf der globalen Ischämie finden sich im Groß- und Kleinhirn unterschiedlich ausgeprägte hypoxische Nervenzellausfälle sowie Mikro- und Astrogliareaktionen.

5.2 Elektive Nervenzellnekrosen, Hirninfarkt

Elektive Nervenzellnekrosen

5.2.1 Elektive Nervenzellnekrosen

durch Hypoxie, Ischämie, Hypoglykämie, Intoxikation, Traumata

Dieses auch als *elektive Parenchymnekrose* bezeichnete Schädigungsmuster betrifft ausschließlich die Nervenzellen. *Ursache* kann eine hypoxämische Hypoxie, Ischämie, Hypoglykämie, Intoxikation oder ein Trauma sein. Ausprägung und Verteilungsmuster sind abhängig von der Ätiologie. Prädilektionsorte sind die oben angeführten Regionen.

Mikroskopisch findet man Tigrolysen, Homogenisierung des Zytoplasmas mit Verlust der Basophilie und Schrumpfung der Zellen sowie Kernpyknose und Karyolyse. Die Astro- und Mikroglia zeigen reaktiv-resorptive Aktivitäten. Im späteren Stadium kann es zu einer narbigen Fasergliose mit Fehlmyelinisierung kommen. Die laminär oder pseudolaminär angeordneten Herde zeigen eine mangelnde Anfärbbarkeit mit basischen Anilinfarbstoffen *(Erbleichungsherde)*. Bei Epileptikern können als Folge des durch die Krampfanfälle bedingten vorübergehenden Sauerstoffmangels Nervenzelluntergänge im Hippokampus entstehen mit nachfolgender Ammonshornsklerose.

mikroskopisch:
Tigrolyse, Zytoplasmaveränderungen, Kernpyknose, Karyolyse
→ narbige Fasergliose, z. B. Ammonshornsklerose bei Epileptikern

5.2.2 Hirninfarkt (Enzephalomalazie)

Hirninfarkt

Definition. Bei Infarkten des Gehirns ohne begleitende Blutungen spricht man von einem *anämischen weißen Infarkt* **(Encephalomalacia alba)** und bei begleitenden Blutungen von einem *hämorrhagischen Infarkt* **(Encephalomalacia rubra)**. Im Bereich des Rückenmarks werden Infarkte als *ischämische Myelomalazie* bezeichnet.

ischämische Ganglienzellnekrose des Gehirns – 3 Formen:
- **Encephalomalacia alba**
- **Encephalomalacia rubra**
- **ischämische Myelomalazie**

5.2.2.1 Ätiologie

Ätiologie

Ursache von Hirninfarkten sind:
- hochgradig stenosierende *arteriosklerotische Gefäßveränderungen* mit nachfolgender Thrombose
- *thrombotische Gefäßverschlüsse* anderer Genese
- *embolisch bedingte Gefäßverschlüsse:* z. B. bei Mitral- oder Aortenklappenendokarditis
- plötzlicher *Abfall des Blutdrucks:* z. B. in Entspannungsphasen nach Streßsituationen
- entzündlich bedingte *stenosierende und obturierende Gefäßerkrankungen:* z. B. Panarteriitis nodosa
- *Gefäßspasmen.*

- Arteriosklerose
- Thrombose
- Embolie
- Hypotonie
- Angiitiden
- Gefäßspasmen

5.2.2.2 Gefäßerkrankungen

Gefäßerkrankungen

- **Arteriosklerose.** Am ZNS meist Teilerscheinung der allgemeinen Arteriosklerose (oft zeitlich verzögert). Wichtigster **Risikofaktor** ist die *Hypertonie*, gefolgt vom *Diabetes mellitus* und den *Hyperlipidämien.* **Prädilektionsorte** sind Gefäßkrümmungen und Astabgänge insbesondere der Zuflußarterien *(Karotissiphon, A. vertebralis)* und *Hirnbasisarterien*, aber auch die kleinen basalen extra- und intrazerebralen Arterien.

Bei der Hypertonie kann es zu einer leitersprossenartigen Anordnung arteriosklerotischer Beete *(skalariformen Sklerose)* der A. basilaris kommen.

Im Vordergrund stehen eher *Hyalinosen* und bei der malignen Hypertonie *Gefäßwandnekrosen* der kleinen *intrazerebralen Arterien.*

1. **Arteriosklerose**
- **Risikofaktoren:**
- Hypertonie
- Diabetes m.
- HPL
- **Prädilektionsorte:**
- Karotissiphon, A. vertebralis
- Hirnbasisarterien
- intrazerebrale Arterien

- **Thrombangiitis obliterans.** Die in Schüben verlaufende Gefäßerkrankung betrifft fast ausschließlich Männer im 3. und 4. Lebensjahrzehnt mit starkem Nikotinabusus. Befallen sind kleine und mittlere Arterien der Konvexität. Ob es eine eigenständige Form des ZNS gibt, ist umstritten.

2. **Thrombangiitis obliterans**
- bei Nikotinabusus

- **Panarteriitis nodosa.** Das ZNS kann im Rahmen dieser generalisierten Gefäßerkrankung mitbeteiligt sein. Betroffen sind besonders kleine und mittlere *leptomeningeale Arterien.* Da durch den häufigen Nierenbefall in etwa 80 % eine Hypertonie vorliegt, sind die Folgen am Gehirn nicht selten Ergebnis hypertensiver Vaskulopathien.

3. **Panarteriitis nodosa**
- betroffen: leptomeningeale Arterien
- hypertensive Vaskulopathie

5.2.2.3 Thrombose und Embolien

Thrombose, Embolie

Arterielle Thrombosen können bei der Arteriosklerose, entzündlichen Arterienerkrankungen, Entzündungen, die sekundär auf die Arterien übergreifen, und Traumen auftreten. **Thrombembolien** haben ihren Ausgangspunkt meist im Herzen (Mitral- und Aortenklappenendokarditis, Herzohrthromben). Bei

- **arterielle Thrombose**
- bei entzündlich arteriosklerotischen Gefäßwandschäden

- **Thromboembolie**
  - kardialer Ausgangspunkt
  - paradoxe Embolie bei offenem For. ovale
- **Prädilektionsorte**

offenem Foramen ovale und pulmonaler Hypertonie kann es auch zu einer *paradoxen Embolie* kommen.

> Die Infarkte sind am häufigsten im Versorgungsgebiet der **A. cerebri media** zu finden.

Fett-, Gas- und Fremdkörperembolien führen meist nur zu örtlich sehr umschriebenen Ausfällen, gelegentlich sind sie mit kleinen Blutungen (Purpura cerebri) kombiniert.

Verteilungsmuster, Morphologie

5.2.2.4 Verteilungsmuster und Morphologie

2 Versorgungsbereiche:
- A. carotis int.
- A. vertebralis, basiliaris

Diese Parameter sind abhängig vom betroffenen arteriellen Stromgebiet (zu Details der Gefäßversorgung des ZNS s. „Waldeyer/Mayet, Anatomie des Menschen", Bd. 2). Im wesentlichen lassen sich 2 Versorgungsbereiche unterscheiden (Tab. 19–2): dasjenige der *A. carotis interna* und das *Vertebro-Basilaris-System.*
Im Gehirn finden sich überwiegend *Kolliquationsnekrosen.*

Koagulationsnekrosen können zwar gelegentlich auch auftreten, sind bei vaskulären Prozessen aber sehr selten.

Tab. 19-2: Lokalisation des Hirninfarktes in Abhängigkeit vom Versorgungsgebiet der Arterien

Gefäßsystem	mögliche Lokalisation des Infarkts (Auswahl)
A. carotis interna	
• A. cerebri anterior	paramedianer Frontallappen, Balken, rostrales Striatum
• A. cerebri media	große Teile des Frontal-, Parietal- und Temporallappens, Putamen, Nucleus caudatus
Vertebralis-Basilaris-System	
• A. cerebri posterior*	mediobasale Anteile des Okzipital- und Temporallappens, Teile von Striatum, Thalamus und Brücke
• A. vertebralis	dorsolateraler Bezirk der Medulla oblongata (Wallenberg-Syndrom), Teile des Kleinhirns
• A. basilaris	Brücke, Kleinhirn, Thalamus, Mesenzephalon

* Die A. cerebri posterior ist nur über die dünne A. communicans posterior mit der A. carotis interna verbunden. Der überwiegende Teil ihrer Blutzufuhr kommt von den Vertebralarterien.

Kolliquationsnekrosestadien
4 Stadien:
Frühstadium:
- nach 6–8 h
- makroskopisch und lichtmikroskopisch keine Strukturveränderungen

- **Stadium I = Nekrosestadium:**
  - am 1.–2. Tag
  - Abblassung der Rinde
  - ischämische NZ-Veränderungen
  - Markscheidenzerfall

Stadium II = Kolliquationsnekrose:
- 3.–21. Tag
- Demarkierung
- Gewebseinschmelzung mit gelblicher Verfärbung
- Abräumreaktion mit Phagozytose und Ausbildung von Fettkörnchenzellen

5.2.2.5 Kolliquationsnekrosestadien

- **Frühstadium:** In den ersten 6–8 Stunden sind lediglich ultrastrukturelle Veränderungen nachweisbar, die den Verhältnissen bei der Hyp- und Anoxie entsprechen.

- **Stadium I, Nekrosestadium** (1.–2. Tag):
Makroskopie: Abblassung der Hirnrinde, verwaschene Mark-Rinden-Grenze und ödematöse Schwellung, später auch rosa-fleckig (durch dilatierte Kapillaren und evtl. beginnenden Blutaustritt).
Mikroskopie: Ischämische Nervenzellveränderungen, Gliazellnekrosen, Zerfall der Markscheiden; am Ende dieses Stadiums beginnende Granulozytenemigration.

- **Stadium II, Kolliquations- und Resorptionsstadium** (3.–21. Tag):
Makroskopie: Zunehmende Demarkierung der Nekrose mit Konsistenzverminderung durch Einschmelzung und Verflüssigung des Gewebes. Im Zentrum des Infarktes gelbliche Verfärbung sowie kleinere Hohlräume mit kalkmilchartiger breiiger Flüssigkeit (sog. Erweichungsherd).
Mikroskopie: Etwa ab dem 3. Tag Einwanderung von phagozytierenden Zellen (Zellen der Adventitia, Mikroglia, hämatogene Monozyten). Durch Aufnahme von Bestandteilen der Myelinscheiden (besonders Lipide) zeigen sie eine Vakuolisierung ihres Zytoplasmas und lassen sich mit der Sudanfärbung

darstellen (sog. Fettkörnchen- oder Gitterzellen). Über neugebildete Kapillaren erfolgt durch diese Zellen ein Abtransport des phagozytierten Materials. Im Randbereich des Infarktes und dessen Umgebung kommt es zur reaktiven Astrozytenproliferation mit Auftreten von gemistozytischen Zellformen. Ebenfalls vorwiegend im Randbereich lassen sich perivaskulär lokalisierte Lymphozyteninfiltrate finden. Darüber hinaus besteht ein Ödemmantel mit grobspongiöser Gewebsauflockerung.

- Kapillarneubildung
- reaktive Astrozytenproliferation
- perifokales Ödem

• **Stadium III, Narben- und Pseudozystenstadium** (Endstadium nach Wochen bis Monaten):
Makroskopie: Bei größeren Infarkten und Rindenbeteiligung kommt es an der Hirnoberfläche zur Einsenkung und Braunfärbung. Auf der Schnittfläche finden sich oft mehrkammerige Hohlräume, die von größeren Gefäßen und bindegewebigen Septen durchzogen werden. Die bräunliche Verfärbung der Grenzgebiete und Pseudozysten entsteht durch Hämosiderin. Bei kleinen Infarkten ist gelegentlich nur eine strichförmige und bräunlich verfärbte Region zu erkennen.
Mikroskopie: Die Fettkörnchenzellen sind verschwunden. Im Anschluß an eine Proliferation von Gefäßen, Bindegewebszellen, Astrozyten sowie einer Kollagen- und Gliafaserbildung kommt es zu einer gliös-mesenchymalen Narbengewebsbildung. Vereinzelt sind perivaskulär noch lymphozytäre Infiltrate vorhanden. Daneben kann es im Randbereich zu Nervenzellinkrustationen durch Eisen- und Kalksalze kommen.

Stadium III = Narben- und Pseudozystenstadium:
- Wochen bis Monate
- Pseudozysten mit Braunfärbung
- gliös-mesenchymale Narbe
- perivaskuläre lymphozytäre Infiltrate
- evtl. Verkalkungen

5.2.2.6 Lokalisatorische Besonderheiten

Lokalisatorische Besonderheiten

• **Infarkte der Grenzzonen.** Besonders bei plötzlichem Blutdruckabfall und vermindertem Herzminutenvolumen können sich Infarkte in den Grenzbereichen der arteriellen Gefäßversorgung ausbilden. Wegen Überschneidung der Versorgungsgebiete bei gestörter Mikrozirkulation kann es hier nach dem Prinzip von Wasserscheiden relativ schnell zu Ausfällen kommen. Solche Grenzzonen finden sich im Gyrus frontalis medius *(Arterior-Media-Grenze)*, Gyrus temporalis inferior *(Media-Posterior-Grenze)* und an der *lateralen Konvexität parietookzipital* (sog. Dreiländereck).

1. Grenzzoneninfarkte:
- bei gestörter Mikrozirkulation
- Gyrus frontalis medius
- Gyrus temporalis inferior
- parietookzipital

• **Kleine Rindeninfarkte** und **Granularatrophie der Rinde.** Bei Mikroembolien und umschriebenen Gefäßprozessen können die Infarkte relativ klein sein. Liegen mehrere solcher Herde im Bereich der Großhirnwindungen nebeneinander, kann sich makroskopisch das Bild einer Granularatrophie ausbilden. Auch hier sind die Grenzzonengebiete bevorzugt.

2. Rindeninfarkte, Granularatrophie:
- bei Mikroembolien, umschriebenen Gefäßprozessen, Grenzzonen bevorzugt

• **Status lacunaris.** Durch Hyalinose und Sklerose kleiner intrazerebraler Arterien können disseminierte Mikronekrosen entstehen, die sich in kleine Zysten umwandeln. Bevorzugt befallen sind die Rami striati der A. cerebri media und A. thalamica. Dementsprechend sind die Zysten in den Stammganglien (besonders Putamen, Nucleus caudatus und Thalamus) zu finden.

3. Status lacunaris:
- disseminierte Mikronekrosen mit kleinzystischer Defektheilung

• **Multiinfarktsyndrom.** Multiple unterschiedlich große Infarkte können zu einer erheblichen Beeinträchtigung der Hirnleistungen führen und eine *Multiinfarktdemenz* hervorrufen.

4. Multiinfarktsyndrom:
- multiple ausgedehnte Infarkte → **Multiinfarktdemenz**

• **Binswanger-Enzephalopathie.** Meist durch eine Hyalinose der Marklager- und Stammgangliengefäße bedingte fokale gefäßgebundene Entmarkungen im subkortikalen und tiefen Marklager mit frontaler und okzipitaler Betonung. Daneben liegt ein Status lacunaris der Stammganglien vor.

5. Binswanger-Enzephalopathie:
- okzipital betonte gefäßgebundene Entmarkung im Marklager und Status lacunaris

• **Spinale Infarkte.** Das Rückenmark erhält seinen arteriellen Zufluß aus der A. vertebralis und den Ästen der Aorta. Ein Verschluß der *A. spinalis anterior* führt zur Nekrose der Vorderhörner, Vorderseitenstränge und ventralen Pyramidenbahnanteile über mehrere Segmente. Eine Unterbrechung der Blutzufuhr über die *A. spinalis posterior* hat eine Nekrose der Hinterhörner und Hinterstränge zur Folge. Besonders gefährdet sich auch hier die Grenzzonen beider Zuflußgebiete im Bereich von C_8 und Th_3 sowie Th_{4-7}. Ursache sind meist Embolien, seltener Thrombosen oder lokale Kompressionen (etwa durch einen Bandscheibenprolaps).

6. spinale Infarkte:
- durch Embolie, Thrombosen, Bandscheibenprolaps (Kompression)
- Verschluß der A. spinalis anterior oder posterior

5.3 Venöse Abflußbehinderungen, Blutungen

Venöse Abflußbehinderung

- **plötzlicher Verschluß:** hämorrhagische Infarzierung
- **langsamer Verschluß:** Kollateralenbildung

2 Häufigkeitsgipfel:
1. Perinatalperiode
- innere Hirnvenen betroffen

2. Erwachsenenalter
- Venen der Hirnkonvexität

Ursachen:
Entzündungen, Traumen, hormonell endokrine Störungen

5.3.1 Venöse Abflußbehinderungen

Eine *akute Thrombose* in venösen Gefäßen führt häufig zur *hämorrhagischen Infarzierung* des entsprechenden Abflußgebiets. Dies muß aber nicht zwangsläufig geschehen. Bei einem *langsamen Verschluß*, etwa durch einen einwachsenden Tumor in den Sinus sagittalis superior, kann die Drainage über Kollateralen erfolgen.
Im Gegensatz zur arteriellen Thrombose weist die venöse Abflußbehinderung 2 altersbedingte Häufigkeitsgipfel auf: Perinatalperiode und Erwachsene vor dem 40. Lebensjahr. Ursächlich stehen entzündliche Erkrankungen im Vordergrund. Eitrige Entzündungen der Umgebung (z.B. Meningitis, Sinusitis, Begleitentzündungen bei Tumoren) erhöhen das Thromboserisiko erheblich. Daneben spielen Gerinnungsstörungen, hormonelle Kontrazeptiva und ein erhöhter Hirndruck eine Rolle.
Während bei den perinatalen Thrombosierungen meist die inneren Hirnvenen betroffen sind, überwiegen im Erwachsenenalter Venen der Hirnkonvexität (Brückenvenen und der Sinus sagittalis superior).

Spontane, nicht durch Entzündungen oder Traumen hervorgerufene venöse Thrombosen finden sich ganz überwiegend bei Frauen (endokrine Störungen, Gravidität, Kontrazeptiva).

mikroskopisch:
- perivenöse Diapedeseblutungen
- Ödem
- Nekrosen

Ein Verschluß des Sinus sagittalis superior führt zur Infarzierung im Mantelkantenbereich. *Mikroskopisch* weisen Rinde und Marklager perivenöse Diapedeseblutungen und ein erhebliches Ödem auf. Neben elektiven Nervenzellnekrosen können vollständige Kolliquationsnekrosen auftreten.

Blutungen (nicht traumatische)

5.3.2 Blutungen

In diesem Abschnitt werden nur die *nicht-traumatischen Blutungen* besprochen (traumatische Blutungen s. Abschn. 6).

SAB

- im Cavum leptomeningicum
- diffus, herdförmig

Ursachen: Aneurysmen, Gefäßanomalien, hämorrhagische Diathese

- Hirndruck ↑

5.3.2.1 Subarachnoidalblutung (SAB)

Die sich im Cavum leptomeningicum ausbreitenden Blutungen können herdförmig oder diffus verteilt sein. Ursache nicht-traumatischer SAB können eine Ruptur von Hirnbasisaneurysmen und Gefäßanomalien, hämorrhagische Diathesen sowie ein Durchbruch intrazerebraler Blutungen oder bei Ventrikelbeteiligung Übertritt des Blutes in den Subarachnoidalraum (über die Aperturae ventriculi quarti) sein. Massive SAB zeigen gelegentlich eine Dikke von mehr als 1 cm. Die Folge ist ein Ansteigen des Hirndrucks. Auch im Subarachnoidalraum des Spinalkanals kann die SAB ggf. nachgewiesen werden *(Liquoruntersuchung!)*. Bei nicht tödlich verlaufender SAB kommt es zur Resorption des Blutes mit bräunlicher Verfärbung der Leptomeninx (Hämosiderin) und Fibrose.

Intrazerebrale, -zerebellare Blutungen

- solitär
- multipel
- Diapedeseblutung
- **Ursachen:**
- Hypertonie
- Arteriolosklerose

- Hirnbasisaneurysma
- Gefäßfehlbildung
- Hirninfarkt
- Trauma, Tumor

5.3.2.2 Intrazerebrale und intrazerebellare Blutungen

Zu unterscheiden ist zwischen größeren solitären oder multiplen *Massenblutungen* und kleinen Diapedeseblutungen *(Purpura cerebri)*.

Ursachen. Die *großen solitären Hirnmassenblutungen* sind meist Folge einer *Blutdruckkrise* bei arterieller Hypertonie. Aufgrund der durch die Hypertonie bedingten Arteriolosklerose mit Hyalinose, miliaren Aneurysmen sowie Gefäßwandnekrosen können diese Gefäße bei plötzlich ansteigendem Blutdruck rupturieren.
Weitere **Ursachen** können sein:
- rupturierte *Hirnbasisaneurysmen*, vaskuläre *Fehlbildungen*
- *Hirninfarkte* mit sekundärer Einblutung, *traumatische Schäden*
- *Hirntumoren* mit Einblutungen (z. B. „apoplektiformes Glioblastom“)

Bei multiplen größeren Blutungen müssen **differentialdiagnostisch** berücksichtigt werden:
- hämorrhagische Diathesen, Antikoagulantientherapie und Hämoblastosen
- entzündliche Gefäßerkrankungen und eine kongophile Angiopathie
- hämorrhagische Tumormetastasen (besonders Chorionkarzinom)
- hämorrhagische Herde bei der eitrig-metastatischen Herdenzephalitis (besonders bei Mykosen).

- **Differentialdiagnose**

5.3.2.3 Hypertone Massenblutung

Hypertone Massenblutung

Etwa 80 % dieser Blutungen sind *supratentoriell*, bevorzugt in den *Stammganglien*, lokalisiert. Innerhalb der Stammganglien sind *Putamen* und *Claustrum* am häufigsten betroffen. Das hierfür verantwortliche Gefäß, die **A. lenticulostriata**, wird deshalb auch als *„Schlaganfallarterie"* bezeichnet. Durch eine Mitbeteiligung der **Capsula interna** (im Rahmen der Blutung oder aufgrund des perifokalen Ödems) kommt es zur *kontralateralen Halbseitenlähmung*.

- **Ruptur der A. lenticulostriata** mit Einblutung in die Stammganglien
- bei Beteiligung der Capsula interna → **kontralaterale Halbseitenlähmung**

In Brücke (12 %) und Kleinhirn (5–10 %) finden sich seltener hypertone Blutungen und nur 1–2 % sind multilokulär. Innerhalb des Marklagers können sich die Blutungen wegen des geringen Gewebswiderstandes relativ leicht ausbreiten.

- seltener Einblutung in Kleinhirn und Rückenmark

Eine ernste **Komplikation** stellt der Einbruch in das Ventrikelsystem mit Ausbildung eines *Haematocephalus internus* oder einer vollständigen *Ventrikeltamponade* dar. Seltener ist der Durchbruch der Blutung im Bereich der Hirnrinde mit nachfolgender SAB. Wird die Blutung überlebt, setzen ab dem 2. Tag resorptive und reparative Vorgänge im Randbereich der Blutung ein, die den Verhältnissen beim Hirninfarkt sehr ähnlich sind. Am Ende kommt es auch hier meist zu einer Pseudozystenbildung. Für die *Altersbestimmung* einer Blutung wichtig ist der Nachweis von Blutabbauprodukten (Siderophagen ab 3.–4. Tag, Hämatoidin nach 10–14 Tagen).

- **Komplikationen:**
- Haematocephalus internus
- Ventrikeltamponade
- SAB
- pseudozystische Defektheilung mit **Eisenpigmentablagerung** bei Überleben

5.3.2.4 Aneurysmen

Aneurysmen

Nach ihrer Form werden *sackförmige* (sakkuläre) und *spindelförmige* (fusiforme) Aneurysmen unterschieden. *Ätiologisch* können sie kongenitaler, arteriosklerotischer, entzündlicher und traumatischer Genese sein.

- sackförmig, spindelförmig
- arteriosklerotisch, entzündlich, traumatisch

Die **klinische Manifestation** erfolgt meist *vor dem 50. Lebensjahr.* Jede Subarachnoidal- oder intrazerebrale Blutung kann durch ein rupturiertes Aneurysma verursacht sein: Bis zu 90 % aller intrakraniellen Aneurysmen finden sich im Bereich des *Circulus arteriosus Willisi*, mehrheitlich an Astabgängen. Davon entfallen:
- 50 % auf die *A. cerebri anterior* und den *Ramus communicans anterior*
- 40 % auf die *A. carotis interna*, *A. cerebri media* und *A. communicans posterior*
- nur 10 % der Aneurysmen befinden sich an den Arterien des Zuflußgebietes der *Aa. vertebrales*
- bei nahezu 20 % treten **multiple Aneurysmen** auf (oft nur stecknadelkopfgroß).

- **Klinik, Prädilektionsstellen**

Die Mehrzahl der Aneurysmen ist erbs- bis kirschgroß. Gelegentlich beobachtete Riesenaneurysmen finden sich überwiegend an der A. cerebri media. Prädilektionsort der spindelförmigen Aneurysmen ist die A. basilaris.

Die *mikroskopische* Untersuchung zeigt häufig Texturstörungen im Wandaufbau mit Schwund der Media und Elastica interna. Abschnittsweise ist nur noch eine schmale fibröse Wand erkennbar. Daneben können arteriosklerotische Veränderungen vorliegen. Entzündliche Infiltrate im Sinne einer primären Arteriitis sind sehr selten zu beobachten. Durch septische Embolie hervorgerufene Entzündungen sollen in etwa 7–8 % der Fälle vorliegen. Die Aneurysmen können vollständig oder *teilthrombosiert* sein.

mikroskopisch:
- arterielle Texturstörungen
- arteriosklerotische Veränderungen
- Thromben

Die **Ruptur eines Aneurysmas** stellt eine *lebensbedrohliche Komplikation* dar. Je nach Lokalisation kommt es zur SAB, intrazerebralen Massenblutung oder

- **Aneurysmaruptur – lebensbedrohlich**

bei Thrombose mit Verschluß der Arterie zu einem Hirninfarkt. Leptomeninxfibrose und -hämosiderose in der Umgebung von Aneurysmen deuten auf vorangegangene Blutungen hin. Weitere Komplikationen können durch arterielle Spasmen entstehen, die sich nicht selten nach Spontanrupturen entwickeln.

5.3.2.5 Vaskuläre Fehlbildungen, kongophile Angiopathie, Purpura cerebri

• **Vaskuläre Fehlbildungen**
- arteriovenöse Fehlbildungen
- Hämangiome
- variköse Fehlbildungen

Komplikationen:
- Ruptur mit tödlicher Blutung
- **nekrotisierende vaskuläre Myelopathie**

• **Vaskuläre Fehlbildungen.** Im ZNS handelt es sich bei der Mehrzahl der sog. Angiome um vaskuläre Fehlbildungen, die i.d.R. aus unterschiedlich lumenweiten arteriellen und venösen Gefäßen sowie Hybridformen (z.B. arterialisierte Venen) bestehen. Sie werden als *arteriovenöse Fehlbildungen* (Malformationen, AVM) bezeichnet. Daneben gibt es echte *kapilläre Angiome* und *kavernöse Hämangiome.* Die AVM sind überwiegend supratentoriell lokalisiert, können aber auch in der hinteren Schädelgrube und im Spinalkanal auftreten. Auch ein multiples Vorkommen ist möglich. In der Umgebung der AVM können Rinden-Mark-Nekrosen und ältere Blutungsresiduen vorliegen. Die *Hauptkomplikation* besteht in einer Ruptur der Gefäßkonvolute mit gelegentlich tödlicher Blutung. Im Spinalkanal kann es zu einer *nekrotisierenden vaskulären Myelopathie* kommen (früher als angiodysgenetische Myelitis Foix-Alajouanine bezeichnet). Kavernöse Hämangiome finden sich bevorzugt im Marklager und den Stammganglien, während kapilläre Angiome ihren Prädilektionsort im Zentrum der Brücke haben (oft Zufallsbefunde).

Die variköse Fehlbildung der V. cerebri magna Galeni manifestiert sich i.d.R. bereits im Kindesalter durch zunehmende Hirndruckzeichen oder rupturbedingte Blutung.

• **Kongophile Angiopathie**
- atypisch lokalisierte Hämorrhagien
- familiär gehäuft

• **Kongophile Angiopathie.** Amyloidablagerungen in den kortikalen Gefäßen als Blutungsursache müssen in Erwägung gezogen werden, wenn es sich um atypisch lokalisierte Hämorrhagien handelt oder andere Blutungsquellen und Risikofaktoren nicht vorliegen.

In einigen Regionen (z.B. Island, Niederlande) gibt es familiär gehäufte Fälle mit starker Blutungsneigung.

• **Purpura cerebri**
- **Ringblutungen** = flohstichartige ringförmige perivaskuläre Blutungen

• **Purpura cerebri.** Flohstichartige in Rinde und Marklager lokalisierte Blutungen, die um kleine zentrale Gefäße meist ringförmig angeordnet sind. Durch Störung der Mikrozirkulation mit Gefäßwandschäden treten die Erythrozyten aus den Gefäßen aus und ordnen sich schalenförmig um das Gefäß an *(Ringblutungen).*

• **DD:** Kugelblutungen bei Hypertonie

Sie sind von den kleinen *Kugelblutungen* bei der Hypertonie gelegentlich schwer abzugrenzen, die aber im Marklager des Großhirns nicht vorkommen sollen.

• **Begleitsymptom** von:
- Infektionen
- Intoxikationen
- Schock
- hämorrhagischen Diathesen u.a.

Purpura cerebri können bei zahlreichen Erkrankungen auftreten:
• *Infektionskrankheiten* (z.B. Grippeenzephalitis, Sepsis) und *Intoxikationen* (z.B. CO-Vergiftung)
• *hämorrhagische Diathesen* im Rahmen eines Schocks, *Embolien* (Fett- und Gasembolie)
• *Urämie, Eklampsie,* thrombotische thrombozytopenische *Purpura Moschkowitz.*

Traumatische Schäden

6. Traumatische Schäden

- offen, gedeckt

Die Auswirkungen mechanischer Traumen gewinnen in der Neuropathologie zunehmend an Bedeutung. Zu unterscheiden ist zwischen *gedeckten* und *offenen* Verletzungen. Bezüglich traumatischer Blutungen der Perinatalperiode s. Abschn. 2.2.6 u. 2.2.7.

6.1 Gedeckte Verletzungen

6.1.1 Epidurale Blutung

Epidurale Blutung

Die zwischen der Tabula interna der Schädelknochen und der Dura mater lokalisierte Blutung entsteht meist durch eine Verletzung der *A. meningea media*. Häufig liegt eine *Fraktur des Os temporale* vor, oft werden anamnestisch auch nur Bagatelltraumen angegeben. Vorzugssitz der Blutung ist die Frontoparietotemporal-Region mit Kompression der angrenzenden Großhirnabschnitte. Es erfolgt eine Hirnmassenverschiebung mit Blutungen in das Mittelhirn und die Brücke. Ohne rechtzeitige chirurgische Intervention ist die Prognose infaust.

- zwischen Tabula interna u. Dura mater
- auch nach Bagatelltraumen
- frontoparietotemporal lokalisiert

Folgen:
- Hirnmassenverschiebung, Blutungen in Mittelhirn und Brücke → tödliche Komplikation

6.1.2 Subdurale Blutung

Subdurale Blutung

Nach Schädel-Hirn-Traumen, im Alter auch nach Mikrotraumen, können durch *Einriß der Brückenvenen* subdurale Blutungen entstehen. Ursache sind häufig plötzliche Rotationsbeschleunigungen. Unabhängig von Traumen kann auch eine Antikoagulantientherapie zu subduralen Blutungen führen.

- **nach Schädeltraumen durch Einriß der Brückenvenen** oder **Antikoagulantien**

Praxishinweis, Klinik

⇐

Die Hämatome entwickeln sich meist langsam über Tage, Wochen oder gar Monate, so daß klinisch meist ein **symptomfreies Intervall** vorliegt.

Dieser Umstand ist besonders bei einer Atrophie des Gehirns zu beachten, da die intrakraniellen Reserveräume hier größer sind und sich die Blutung klinisch erst später manifestieren wird.

Vorzugslokalisation ist die Region über der Konvexität frontoparietal. Auch beidseitige subdurale Blutungen kommen vor. Bei Zunahme des intrakraniellen Drucks, bedingt durch die Kompression des Großhirns mit Massenverschiebung und Hirnödem, kann es zum Stehen der Blutung kommen.

- **Vorzugslokalisation:** frontoparietal
- **Komplikationen:**
  - intrakranieller Druck ↑
  - Massenverschiebung, Ödem

• Im weiteren Verlauf entwickelt sich ein **chronisches subdurales Hämatom** mit bindegewebiger Organisation. Vom inneren Durablatt sprossen Kapillaren und Fibroblasten in das Hämatom ein. Daneben finden sich Granulozyten, Histiozyten, Lymphozyten, Plasmazellen und Siderophagen (ab 3.–4. Tag) und nach etwa 11 Tagen auch Hämatoidin. Der Kollagenfaseranteil nimmt zu, bis ein narbenartiges Gewebe erreicht ist, das wiederum hyalinisieren und verkalken kann. Nicht selten sind als Ausdruck von Rezidivblutungen nebeneinander unterschiedliche Stadien zu beobachten. Durch Verflüssigung und Resorption der Blutbestandteile kann es zur Ausbildung einer von Bindegewebe umhüllten Pseudozyste kommen *(Hygrombildung)*.

- **chronisches subdurales Hämatom:**
  → bindegewebige Organisation
  → Vernarbung, Verkalkung
  → **Hygrombildung**

• Von einem subduralen Hämatom schwer zu unterscheiden ist die **Pachymeningitis haemorrhagica interna**, zumal die Eigenständigkeit dieses Krankheitsbildes umstritten ist. Das sich spontan ausbildende und häufig doppelseitige chronische subdurale Hämatom entsteht durch Mikroblutungen im inneren Durablatt. Die Erkrankung tritt überwiegend im mittleren Lebensalter auf, vorzugsweise bei Alkoholikern mit Fehlernährung.

- **Pachymeningitis haemorrhagica interna:**
  - chronisches bilaterales subdurales Hämatom

6.1.3 Gedecktes Schädel-Hirn-Trauma (SHT)

Gedecktes SHT

Definition. Schädigung des ZNS ohne Verletzung der Dura mater *(Contusio cerebri)*. Der Schädel kann dabei *Frakturen* aufweisen oder intakt sein.
Durch breitflächige, stumpfe Gewalteinwirkung auf den Schädel (Stoß, Fall, Schlag) kommt es über den inkompressiblen Liquor cerebrospinalis zur Weiterleitung der Druck- oder Beschleunigungsenergie auf das Gehirn. Die Folgen sind abhängig von Art und Dauer des Traumas (Rotations- oder Linearbeschleunigung bei unfixiertem Kopf). In der Regel wird das Gehirn in Richtung auf die Aufprallfläche beschleunigt und dann sofort wieder in die Gegenrichtung zurückgeschleudert. Dabei ist die Kompressionswirkung auf das Hirngewebe beim Aufprall nicht so gefährlich wie die anschließende Sogwirkung beim Zurückschnellen. Hierbei kommt es zur Gewebszerreißung unter Einschluß der Gefäße. An der Aufprallstelle entsteht, besonders im Windungskuppenbereich, durch Überdruck ein **Rindenprellungsherd** *(Coup)*. Auf der

- **ZNS-Schädigung bei erhaltener Dura mater = Contusio cerebri**
- **Ursachen:** stumpfe Gewalt

- **Rindenkontusionsherde:**
  - **Coup:** Rindenprellungsherd an Aufprallstelle der Gewalt
  - **Contrecoup:** Gewebezerreißung auf der Gegenseite

Gegenseite kommt es, bedingt durch den Unterdruck, gleichfalls zur Gewebszerreißung *(Contrecoup)*. Die Contrecoup-Herde sind meist größer und zahlreicher als die Coup-Herde.

Prädilektionsstellen der Rindenprellungsherde sind die basalen Anteile des Stirn- und Schläfenlappens, bedingt durch die dort fehlenden Liquorkissen, so daß das Gehirn unmittelbar der Schädelbasis aufliegt. Kontusionsherde im Hirnstamm finden sich vorwiegend bei Rotationstraumen infolge Hyperextension des Kopfes.

mikroskopisch:
- petechiale Rhexisblutung
- keilförmige Nekrose → muldenförmiger Defekt
- Eisenpigment

Mikroskopisch findet man in den ersten Stunden petechiale Rhexisblutungen und anschließend eine meist keilförmige Nekrose mit Basis zur Hirnoberfläche. Nach erfolgter Einschmelzung des nekrotischen Gewebes bildet sich ein keil- bzw. muldenförmiger Defekt mit Anschluß an die äußeren Liquorräume aus. Dieser wird von einer verdickten Leptomeninx überdeckt. Im Spätstadium findet sich ein spaltförmiger, durch Hämosiderin bräunlich pigmentierter Substanzdefekt der Windungskuppen. Im Gegensatz zur ischämischen Nekrose ist beim Rindenprellungsherd die Molekularschicht ebenfalls zerstört.

- **zentrale Kontusionsherde:**
  - traumatische Rhexisblutung in Marklager und Stammganglien
- **traumatische Querschnittsläsion** im Rückenmark mit Hämatomyelie

Zentrale Kontusionsherde zeigen überwiegend das Bild einer traumatischen Rhexisblutung in Marklager und Stammganglien. Zerreißungen des Balkens, der Hirnschenkel sowie zwischen Putamen und Capsula externa sind möglich, jedoch relativ selten. Größere Traumen im Bereich der Wirbelsäule können zur Wirbelkörperfraktur mit Dislokation führen. Bei der **traumatischen Querschnittsläsion** sind dann Nekrosen im Myelon sowie Blutungen *(Hämatomyelie)* vorhanden.

Weitere Komplikationen können durch *traumatische Thrombosen* (A. carotis communis, A. carotis interna, A. basilaris), *Fettembolien* und *komatöse Zustände* (z.B. apallisches Syndrom) bedingt sein. Als Spätkomplikation kommt es gelegentlich zu einer posttraumatischen Epilepsie und bei Berufsboxern zu einer Demenz.

Offene SHT

6.2 Offene Schädel-Hirn-Traumen

- **ZNS-Schädigung mit Kontinuitätsunterbrechung der Dura mater**
- **Ursachen:** scharfe Gewalteinwirkung mit Gewebszerstörung und Blutungen

Definition. Schädigung des ZNS *mit Kontinuitätsunterbrechung der Dura mater*. Dabei können Gehirn oder Rückenmark mit der äußeren Umgebung in Verbindung stehen. Ursachen sind meist scharfe Gewalteinwirkungen wie Hieb-, Stich- oder Schußverletzungen, aber auch Knochensplitter bei Frakturen (Verkehrsunfall).

Das Ausmaß der Gewebsdefekte hängt von der Art der Verletzung ab. Eine Commotio cerebri liegt, im Gegensatz zum gedeckten Trauma, nur selten vor. Die Aufprallenergie erschöpft sich meist im Bereich des Knochens, so daß es nicht zu einem wesentlichen Gegenstoß kommt.

- **Folgen:** bei Überleben Hirn-Dura-Narbe

Bei massiver Gewalteinwirkung finden sich ausgedehnte Gewebszerstörungen, Markblutungen mit Ausbildung eines Haematocephalus internus sowie epidurale, subdurale und subarachnoidale Blutungen. Wird das Trauma überlebt, kommt es im Bereich der Trümmerzone zu einer reaktiv-reparativen Glia- und Mesenchymproliferationen, an deren Ende sich eine gliös-mesenchymale Defektheilung *(Hirn-Dura-Narbe)* ausbildet.

- **Komplikationen:**
  - Infektion
  - Hirnödem → Hirnprolaps
  - posttraumatische Epilepsie
  - chronisches subdurales Hämatom
  - Hydrocephalus internus occlusus
  - Liquorfisteln

Bei offenen Verletzungen des Gehirns können 2 gefährliche **Komplikationen** auftreten:
- eine *Infektion* mit Ausbildung eines subduralen Empyems, einer eitrigen Leptomeningitis, phlegmonösen Markenzephalitis sowie einem Pyocephalus internus und Spätabszeß
- ein *posttraumatisches Ödem* mit Steigerung des intrakraniellen Drucks und evtl. *Hirnprolaps* bei größerem Duradefekt.

Als **Spätkomplikation** können sich eine *posttraumatische Epilepsie*, ein *chronisches subdurales Hämatom*, ein *Hydrocephalus internus occlusus* (Folge der Ventrikelwandentzündung mit Abflußbehinderung) sowie *Liquorfisteln* (Rhinoliquorrhoe, Otoliquorrhoe) ausbilden.

7. Entzündungen

Entzündungen

Die **Einteilung** erfolgt entweder nach der Zusammensetzung des *entzündlichen Infiltrats* (z. B. in eitrige, lymphoplasmazelluläre, granulomatöse, nekrotisierende oder hämorrhagische Formen), dem bevorzugten *Verteilungsmuster* (Leptomeninx, graue oder weiße Substanz) oder dem jeweiligen *infektiösen Agens* (Bakterien, Viren, Mykosen, Protozoen oder Metazoen). Als Besonderheit treten im ZNS Erkrankungen hinzu, die sich unter dem Bild degenerativer Prozesse manifestieren (z. B. *Creutzfeldt-Jakob-Krankheit, multiple Sklerose*).

Einteilung nach:
- Exsudat
- Verteilungsmuster
- infektiösem Agens

Besonderheit: degenerative Prozesse

7.1 Infektionswege, Einteilung, Komplikationen

7.1.1 Infektionswege

Infektionswege

Erreger können nur dann eine Entzündung hervorrufen, wenn sie in der Lage sind, die beiden wesentlichen Barrieren des ZNS zu überwinden:
• den *knöchernen Schädel* und die *harten Hirnhäute* sowie
• die *Blut-Hirn-Schranke*.

• **Schutzbarrieren des ZNS:**

1. knöcherner Schädel, Hirnhäute
2. Blut-Hirn-Schranke

Pathogenetisch sind folgende **Zugangswege** möglich:
• *traumatische* oder *iatrogene Eröffnung* des Schädelraums oder Spinalkanals
• *per continuitatem et contingentatem*, z. B. von otogenen oder rhinogenen entzündlichen Prozessen, bei Osteomyelitis oder eitriger Spondylitis
• *hämatogen*, bei Bakteriämie oder Virämie, embolisch-metastatisch bei bakterieller Endokarditis
• *zentripetaler Transport* über das Axoplasma der Hirn-, Rückenmarks- und peripheren Nerven (nur bei Viren bekannt).

• **Zugangswege**

⇦

Die weitere Ausbreitung der Entzündung erfolgt im ZNS häufig über die Liquorwege.

• **Ausbreitung über Liquorweg**

7.1.2 Einteilung nach lokalisatorischen Gesichtspunkten

Einteilung nach Lokalisation

Die Bezeichnung erfolgt unabhängig von der Ätiologie der Entzündung nach den betroffenen anatomischen Strukturen.

7.1.2.1 Hirnhäute

1. Hirnhäute

Entzündungen der harten und weichen Hirnhäute sind:
• **Leptomeningitis:** Ausbreitung der Entzündung im Cavum leptomeningicum (Abb. 19–8)
• **eitrige Pachymeningitis:** meist Ergebnis des Übergreifens lokaler Entzündungen auf die Dura
• **subdurales Empyem:** Ansammlung von Eiter zwischen der Arachnoidea und der inneren Duraschicht (Abb. 19–8)
• **spinaler epiduraler Abszeß:** häufig durch eine lokale eitrige Spondylitis bedingt (Abb. 19–8).

• **Leptomeningitis**
• **eitrige Pachymeningitis**
• **subdurales Empyem**
• **spinaler, epiduraler Abszeß**

7.1.2.2 Enzephalomyelitiden

2. Enzephalomyelitiden

Entzündungen der grauen und weißen Substanz sind:
• **eitrig-metastatische Herdenzephalitis:** multiple Mikroabszesse bei hämatogener Streuung (Abb. 19–8)
• **solitärer Hirnabszeß:** meist ausgehend von fortgeleiteten oto- und rhinogenen Entzündungen, aber auch hämatogene Genese möglich (Abb. 19–8)
• **Ependymitis** und **Pyocephalus internus:** Mitbeteiligung des Ependyms und Eiteransammlung in den Ventrikelräumen (Abb. 19–8)
• **Polioenzephalomyelitis:** bevorzugter Befall der grauen Substanz
• **Leukenzephalomyelitis:** betonter Befall der weißen Substanz.
Kombinationsformen: *Meningoenzephalitis, Panenzephalitis, Meningomyeloradikulitis.*

• **eitrig-metastatische Herdenzephalitis**
• **solitärer Hirnabszeß**
• **Ependymitis, Pyocephalus internus**
• **Polioenzephalomyelitis**
• **Leukenzephalomyelitis**
3 Kombinationsformen

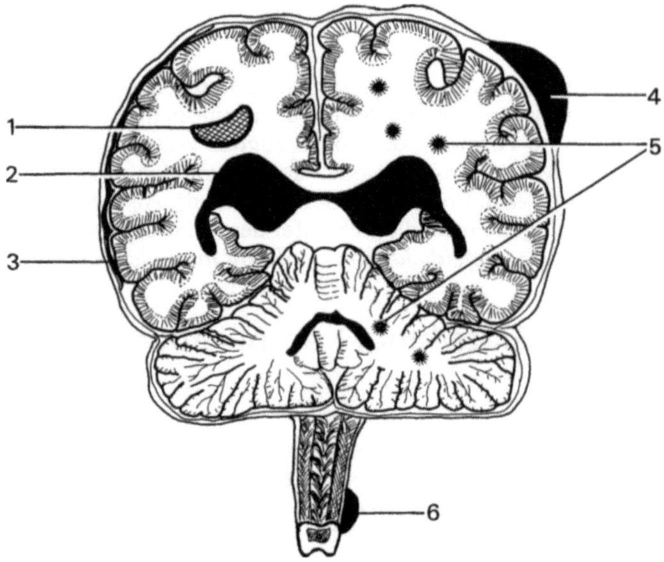

Abb. 19–8: Eitrige Entzündungsformen des ZNS. **1** Hirnabszeß, **2** Pyocephalus internus, **3** eitrige Leptomeningitis, **4** subdurales Empyem, **5** eitrig-metastatische Herdenzephalitis, **6** spinaler epiduraler Abszeß

Komplikationen

7.1.3 Komplikationen

- **Pyocephalus internus**
- Hirnventrikel mitbetroffen

Pyocephalus internus. Eine gefürchtete Komplikation bei eitrigen Entzündungen des ZNS ist die Mitbeteiligung des Ventrikelsystems. So kann sich eine eitrige Leptomeningitis über die basalen Zysternen und die Foramina Magendii et Luschkae auf das Ventrikelsystem ausdehnen und zum Pyocephalus internus führen.

- **Sinusthrombose**
- durch Thrombophlebitis

Sinusthrombose. Eine weitere wichtige Komplikation eitriger Leptomeningitiden ist die Ausbildung einer *Thrombophlebitis* der Brückenvenen mit nachfolgender Sinusthrombose.

- **Hydrozephalus**
- Spätkomplikation durch Narbenbildung
- Arachnitis adhaesiva
- Arachnitis adhaesiva cystica
- Ependymitis granularis

→ Hydrocephalus occlusus

Hydrozephalus. Auch wenn die floride Phase überwunden wird, können sich noch nach Jahren Komplikationen einstellen. Durch narbige Verwachsungen von Pia und Arachnoidea entsteht die *Arachnitis adhaesiva* (bei Bildung von Retentionszysten *Arachnitis adhaesiva cystica*). Bei ungünstiger Lokalisation dieser Verwachsungen kommt es zur Behinderung der Liquorzirkulation mit Hydrozephalus. Durch Schädigung des Ependymbelags und nachfolgender subependymaler Gliawucherung *(Ependymitis granularis)* können sich Stenosen im Bereich der Ventrikelengen (z. B. des Aquädukts) ergeben, die zu einem **Hydrocephalus occlusus** führen.

- **Spätfolgen:**
- postentzündlicher Parkinsonismus
- Paresen mit Muskelatrophie
- Epilepsie

Spätfolgen. Als Ergebnis insbesondere von viralen Infektionen können sich ein postentzündlicher *Parkinsonismus* und durch Defektheilung bleibende *Paresen* mit Atrophie der Extremitätenmuskulatur sowie eine *Epilepsie* entwickeln.

Praxishinweis: morphologische Diagnostik

⟹

Intravitale morphologische Diagnostik. Einen hohen Stellenwert in der Diagnostik der Leptomeningitis besitzt die **Liquorzytologie**. Je nach Entzündungsform und Stadium dominieren *neutrophile Granulozyten*, *Monozyten* oder *Lymphozyten*. Zellzahl und Zusammensetzung der Zellpopulationen gestatten eine relativ gute Verlaufskontrolle. Bei **viralen Meningitiden** dominieren *Lymphozyten*.

Zur Abklärung der klinisch problematischen *Differentialdiagnose therapieresistente Toxoplasmoseenzephalitis – malignes Lymphom* wird bei Aids-Patienten zunehmend die *CT-gestützte Biopsie* eingesetzt. Auch bei Viruserkrankungen (z. B. manchen Herpes-simplex-Enzephalitiden) kommt diese Methode gelegentlich zur Anwendung.

7.2 Klassifikation nach Erregern

Klassifikation nach Erregern

7.2.1 Bakterielle Infektionen

Bakterielle Infektionen

Die meisten bakteriellen Infektionen des ZNS manifestieren sich als *eitrige* Entzündungen und nur bei bestimmten Formen als *granulomatöse* Entzündungen. Im Vordergrund stehen eitrige *Leptomeningitiden* und *Meningoenzephalitiden.* Die *eitrig-metastatische Herdenzephalitis* sowie der *Hirnabszeß* sind seltener. Obwohl das histologische Bild der bakteriellen eitrigen Leptomeningitis bei den verschiedenen Erregern relativ uniform ist (im Mittelpunkt des Exsudats stehen neutrophile Granulozyten), ergeben sich im Verteilungsmuster und klinischen Verlauf bei einigen Formen für die Praxis wichtige Varianten.

- eitrige, selten granulomatöse Entzündung

- eitrige Leptomeningitis
- eitrig-metastatische Herdenzephalitis
- Hirnabszeß

Meningokokkenmeningitis. Die besonders bei Kindern hämatogen hervorgerufene Meningitis kann Teilaspekt des *Waterhouse-Friderichsen-Syndroms* mit Endotoxinschock und Shwartzman-Sanarelli-Phänomen sein. In den Windungstälern des Großhirns finden sich massenhaft Granulozyten, später auch Makrophagen.

- **Meningokokkenmeningitis**

Sonderform: Waterhouse-Friderichsen-Syndrom mit Endotoxinschock und Shwartzman-Sanarelli-Phänomen

Pneumokokkenmeningitis. Diese Meningitis kann *hämatogen* oder von einer eitrigen *Otitis media* bzw. *Sinusitis* fortgeleitet entstehen. Charakteristisch ist die gelbgrüne Eiterhaube über der Konvexität *(Haubenmeningitis).*

Histologisch liegt eine schichtartige Lagerung von Granulozyten und Fibrin vor, die mit einer hämorrhagischen Komponente und Begleitangiitis kombiniert sein kann.

- **Pneumokokkenmeningitis**
- hämatogen oder fortgeleitete Entzündung → **Haubenmeningitis**

Strepto- und Staphylokokkenmeningitis. Sie sind meist Ergebnis *fortgeleiteter Entzündungen* (nach Trauma, oto- oder rhinogenen Prozessen). Staphylokokken neigen zur *Abszeßbildung.*

- **Strepto-, Staphylokokkenmeningitis**
- fortgeleitet, häufig abszedierend

Fleckfieberenzephalitis. Die *Rickettsia prowazekii* gehört zu einer Gruppe bakterienähnlicher Mikroorganismen, deren Wirte blutsaugende Arthropoden (besonders die Kleiderlaus) sowie Säugetiere sind. Bei schlechten hygienischen Zuständen, etwa in Kriegszeiten, kann es zu Endemien kommen. Im Vordergrund der klinischen Befunde steht neben dem Hauterythem die Somnolenz. Am Beginn der Erkrankung findet sich im Gehirn ein Ödem mit petechialen Blutungen.

Das *histologisch* wichtigste Merkmal sind die *Gliaknötchen* sowie perivaskuläre lymphozytäre Infiltrate. Hierin unterscheidet sich die Rickettsieninfektion von den übrigen gewöhnlichen bakteriellen Erkrankungen.

- **Fleckfieberenzephalitis**
- Ödem mit petechialen Blutungen
- Gliaknötchen
- perivaskuläre lymphozytäre Infiltrate

7.2.2 Granulomatöse Entzündungen

Granulomatöse Entzündung

Granulomatöse Entzündungen des ZNS sind heute selten (Ausnahme: immunsupprimierte und Aids-Patienten). Bei *differentialdiagnostischen* Erwägungen müssen sie aber noch berücksichtigt werden, insbesondere bei der Abgrenzung zur *Sarkoidose.*

wichtig: Abgrenzung zur Sarkoidose!

7.2.2.1 Tuberkulose des ZNS

Tuberkulose des ZNS

In der Mehrzahl der Fälle handelt es sich um eine Mitbeteiligung im Rahmen der hämatogenen Streuung. Wesentlich seltener ist das Übergreifen auf die Liquorwege bei Spondylitis tuberculosa.

- durch hämatogene Streuung

Morphologie. Für die Tuberkulose typisch ist die *basale Meningitis* im Bereich des Chiasma opticum, der Infundibularregion sowie über der Brücke. Die gelbgrüne, teilweise auch sulzig-graue Verfärbung der Leptomeninx läßt bereits makroskopisch eine Verdachtsdiagnose zu. Entlang der Gefäße können *miliare Tuberkel* ausgebildet sein (besonders im Bereich der Fossa Sylvii).

Morphologie:
basale Meningitis mit miliaren Tuberkeln → evtl. Meningoenzephalitis

Histologisch entwickeln sich nach kurzer leukozytärer Phase die typischen verkäsenden Granulome. Durch Mitbeteiligung von Arterien (Endarteriitis) können Hirninfarkte oder durch eine Thrombophlebitis hämorrhagische Infarzierungen auftreten. Vielfach bietet sich das Bild einer *Meningoenzephalitis.*

Im **Liquor** finden sich eine Pleozytose, Eiweißvermehrung und Liquorzuckerverminderung.

Histologie:
- verkäsende Granulome
- Endarteriitis
- Infarkte
- Thrombophlebitis

Liquordiagnostik: Pleozytose, Eiweiß ↑, Liquorzucker ↓

Komplikationen:
- raumforderndes Tuberkulom
- Hydrozephalus

Unabhängig von der meningealen Entzündung kann sich ein bis walnußgroßes *Tuberkulom* mit Kapselbildung entwickeln und als Raumforderung imponieren. Aufgrund nachfolgender Vernarbungen der Leptomeninx und basalen Zisternen kommt es als Spätkomplikation gelegentlich zu einem *Hydrozephalus.*

Syphilis (Lues)

7.2.2.2 Syphilis des ZNS

- **Neuropathologie des Tertiärstadiums**

Eine ZNS-Beteiligung bei Syphilis ist heute in Mitteleuropa selten geworden. Die für die **Neurosyphilis** charakteristischen morphologischen und klinischen Erscheinungen entwickeln sich überwiegend erst im Tertiärstadium.

- **Morphologie:**
- Proliferation leptomeningealer Fibroblasten → Leptomeninxfibrose
- Heubner-Endarteriitis
- Mikroaneurysmen
- Blutungen
- Gummen

Morphologie. Durch Proliferation leptomeningealer Fibroblasten kommt es zunehmend zum Bild der besonders im Frontalhirnbereich betonten *Leptomeninxfibrose*. Recht markant sind die durch Intimaproliferation obliterierende Endarteriitis *(Heubner-Endarteriitis)* und Mikroaneurysmen, als deren Folge sich Infarkte sowie bei Ruptur der Aneurysmen Subarachnoidalblutungen entwickeln können.
Ebenfalls im Tertiärstadium und bei der Lues connata können *Gummen* auftreten. Obwohl heute sehr selten, müssen sie bei unklaren intrakraniellen Raumforderungen und entsprechender Anamnese differentialdiagnostisch bedacht werden.

- **progressive Paralyse** = Persönlichkeitsveränderung mit Demenz

Morphologie:
- Atrophie der Frontalhirnwindungen, Hydrozephalus
- perivaskuläre lymphoplasmazelluläre Infiltrate
- Paralyseeisen
- **Tabes dorsalis:** Rückenmarksveränderung

Die **progressive Paralyse** (starke Veränderung der Persönlichkeitsstruktur mit Verlust an Taktgefühl, Größenwahn und zunehmender Demenz) ist morphologisch hauptsächlich durch eine Atrophie der Frontalhirnwindungen, Leptomeninxfibrose und einem Hydrocephalus internus et externus e vacuo gekennzeichnet. *Histologisch* finden sich perivaskulär lymphoplasmazelluläre Infiltrate sowie ein eisenhaltiges Pigment (sog. Paralyseeisen). Im Rückenmark kann es ebenfalls zu typischen Befunden kommen, die als **Tabes dorsalis** bezeichnet werden. Diese sekundäre Hinterstrangbahndegeneration sowie eine Leptomeninxfibrose und weitere Veränderungen führen zu in die Beine ausstrahlenden Schmerzen, lokomotorischen Ataxien und Arthropathien der Kniegelenke.

Sarkoidose

7.2.2.3 Sarkoidose

Die Ätiologie dieser granulomatösen Erkrankung ist bislang nicht geklärt. Eine Beteiligung des ZNS im Rahmen der Sarkoidose führt klinisch zu sehr unterschiedlichen Krankheitsbildern.

- **unterschiedliche Krankheitsbilder je nach befallener Region:**
- hypothalamische endokrine Störungen
- Visusverlust (N. opticus)
- Hydrozephalus durch Narben

Bei Befall der hypothalamischen Region können **endokrine Störungen** auftreten. Zu **Visusveränderungen** kommt es bei Beteiligung des Chiasma opticum und des N. opticus (zu beachten in der Differentialdiagnose zum Optikusgliom!). An der Hirnbasis gelegene Granulome können durch ihre Vernarbungstendenz die Liquorzirkulation und -resorption behindern (Folge: **Hydrozephalus**). Auch ein Befall des Rückenmarks ist möglich.

Im Unterschied zum Tuberkel findet sich keine zentrale verkäsende Nekrose in den Granulomen.

Mykosen

7.2.3 Mykosen

- **eitrige Entzündung durch hämatogene Streuung häufig bei immunsupprimierten Patienten**

Mykosen des ZNS sind meist Ergebnis einer hämatogenen Streuung im Rahmen generalisierter Endomykosen. Transplantatempfänger und Aids-Patienten sind besonders gefährdet. In Mitteleuropa treten die *Candidose* (besonders Candida albicans), *Aspergillose* und *Kryptokokkose* am häufigsten auf.

- **Candidose**
- **Aspergillose**

- Bei **Candida albicans** und **Aspergillus** liegen i.d.R. multiple Mikroabszesse, Infarkte (durch mykotische Thromben bedingt) und eitrige Meningitiden vor, in denen sich oft massenhaft Pilzhyphen oder Sproßformen nachweisen lassen. Aspergillus kann auch granulomatöse Entzündungsformen hervorrufen.

- **Kryptokokkose** (ovale Sproßformen)

- Die seltenere **Kryptokokkose** weist runde oder ovale Sproßformen auf, die von einem schleimartigen Hof umgeben sein können. Bei ihr treten besonders an der Hirnbasis Meningoenzephalitiden auf. Über die Virchow-Robin-Räume können sich erregerhaltige Zysten im Gehirn ausbilden.

7.2.4 Protozoen und Metazoen

Protozoen, Metazoen

Unter den **Protozoen** hat in den gemäßigten Zonen das *Toxoplasma gondii*, ein intrazellulärer Parasit, die größte neuropathologische Bedeutung.

- **Toxoplasmose**

Die Aufnahme des Parasiten erfolgt meist enteral. Die Infektion kann klinisch inapperent verlaufen oder als schwere Allgemeinerkrankung. Im ZNS sind *2 Manifestationsformen* zu unterscheiden.

2 Erscheinungsformen:
- kongenital
- erworben

- **Kongenitale Toxoplasmose.** Die Infektion erfolgt diaplazentar ab dem 2. Trimenon und führt zu ausgedehnten periventrikulären *Nekrosen* mit kleinherdigen *Verkalkungen* sowie einem *Hydrocephalus internus* (e vacuo oder durch eine Aquäduktstenose). An den Augen findet sich eine *Chorioretinitis.*
- **Toxoplasmose des Erwachsenenalters.** Nach enteraler Aufnahme des Erregers erfolgt über den Blutweg eine Mitbeteiligung des ZNS. Die früher sehr seltene, schwere und letal verlaufende *Toxoplasmoseenzephalitis* tritt heute besonders bei Aids-Patienten auf. Histologisch findet man Gliaknötchen, perivaskuläre entzündliche Infiltrate sowie Nekrosen. In unterschiedlichem Maße sind Pseudozysten der Toxoplasmose vorhanden. Bei besonders schwerem Immundefektsyndrom liegen oft großflächige Nekrosen vor.

1. kongenitale Toxoplasmose
- im 2. Trimenon
- periventrikuläre Nekrosen, Verkalkungen, Hydrocephalus internus, Chorioretinitis

2. Toxoplasmose des Erwachsenenalters
- hämatogene Infektion
- Toxoplasmoseenzephalitis mit Pseudozysten

Unter den **Metazoen** sind die *Zystizerkose* (Larve des Schweinebandwurms) und *Echinokokkose* (Jugendform des Hundebandwurms) von praktischer Bedeutung. Beide bilden im ZNS erregerhaltige Zysten, die je nach Lokalisation Herdsymptome verursachen oder als Raumforderung imponieren. Anders als in Südamerika oder Asien ist ein ZNS-Befall in Europa selten.

- **Zystizerkose**
- **Echinokokkose**

7.2.5 Viren

Viren

Sowohl DNS- als auch RNS-Viren sind in der Lage, Strukturen des ZNS zu befallen. Am häufigsten ist eine Mitbeteiligung bei *Virämie.* Darüber hinaus kommt das *Riechepithel* als Eintrittspforte in Frage. Auch der retrograde Weg über das *Axoplasma* peripherer Nerven ist möglich (z.B. nach Bißverletzung). Bei den meisten Viren liegt ein **Gewebetropismus** vor, d.h. es erfolgt ein betonter Befall der grauen Substanz *(Polioenzephalomyelitis)*, des Marks *(Leukenzephalomyelitis)* bzw. beider Regionen *(Panenzephalomyelitis).*
Die Variabilität des *histologischen Bildes* ist relativ gering (zumeist lymphoplasmazelluläre Infiltrate, Gliaknötchen, seltener intranukleäre oder intrazytoplasmatische Einschlußkörperchen, Markscheidenabbau sowie nekrotisierende und hämorrhagische Komponenten). Verteilungsmuster und Intensität des entzündlichen Infiltrats hängen von der Virulenz des Erregers und der Immunitätslage des Patienten ab. Auch autoimmunologische Reaktionen spielen eine Rolle.

DNS-, RNS-Viren
Eintrittspforte:
- rhinogen
- retrograd über periphere Nn.

Gewebetropismus der Viren:
- Polioenzephalomyelitis
- Leukenzephalomyelitis
- Panenzephalomyelitis

Histologie:
- lymphoplasmozelluläre Infiltrate
- Gliaknötchen
- Einschlußkörper
- Markscheidenabbau
- Blutungen, Nekrosen

7.2.5.1 Spinale Kinderlähmung

Poliomyelitis anterior acuta

Die **Poliomyelitis anterior acuta** war bis zur Einführung der Schutzimpfung eine gefürchtete Enteroviruserkrankung, die besonders in den Industrieländern epidemieartigen Charakter annehmen konnte. Die Übertragung erfolgt gewöhnlich von Mensch zu Mensch durch Schmier- und Tröpfcheninfektion. Klinisch zeigen die Patienten asymmetrische Lähmungen der betroffenen Extremitäten mit nachfolgender Atrophie der Muskulatur.

- Enteroviren
- asymmetrische Lähmungen und Muskelatrophie

Morphologie. Das morphologische Bild wird geprägt durch den bevorzugten Befall der *motorischen Vorderhornzellen* des Rückenmarks, gelegentlich auch der motorischen *Hirnnervenkerne* des Hirnstamms und von Ganglienzellen im *Kleinhirn* und *Thalamus.* **Histologisch** findet sich am Beginn eine mehr granulozytäre, später lymphoplasmazelluläre perivaskuläre Infiltration in der grauen Substanz des Rückenmarks. Die motorischen Vorderhornzellen weisen chromatolytische Erscheinungen und weitere nekrobiotische Veränderungen auf, bevor sie dann durch Neuronophagie beseitigt werden.

Morphologie:
- Untergang motorischer Vorderhornzellen des Rückenmarks, der motorischen Hirnnervenkerne im Hirnstamm und Kleinhirn → Paresen → Muskelatrophie

7.2.5.2 Herpesinfektion

1. Herpes-simplex-Enzephalitis Typ I, II
- DNS-Virus
- ohne Therapie in 70% letal

• **Herpes-simplex-Enzephalitis.** Klinisch und epidemiologisch lassen sich 2 Formen (Typ I und II) dieser DNS-Virus-Erkrankung unterscheiden. Sie sind die *häufigsten Virusenzephalitiden.* Neben allgemeinen Symptomen wie Kopfschmerzen, Abgeschlagenheit und Fieber können psychische Störungen, ein Delir und Somnolenz bis hin zum Koma auftreten. Ohne Behandlung verläuft die Erkrankung in etwa *70% letal.* Im allgemeinen sind die Verläufe beim Typ II leichter (Ausnahme: Immundefizienzsyndrome). Gefährlich ist die bereits intrauterin oder während der Geburt erfolgte Infektion.

Morphologie:
- nekrotisierende hämorrhagische Enzephalitis
- intranukleäre Einschlußkörper (Cowdry-Körper Typ A)
- Befall von Temporal- und Frontalhirnregion

Morphologie. Histologisch liegt zumeist eine nekrotisierende Enzephalitis mit oftmals begleitender hämorrhagischer Komponente vor. Gelegentlich sind in Ganglien- und Gliazellen eosinophile intranukleäre Einschlußkörperchen zu finden (Typ A nach Cowdry). Charakteristisch ist der Befall der basomedialen Teile der Temporal- und Frontalhirnregion. Nekrosen können auch in den Stammganglien auftreten.

2. Herpes zoster
- Varicella-Zoster-Virus
- Befall peripherer Ganglien
- aufsteigende Lähmung (Landry-Paralyse)
- Enzephalitis

• **Herpes zoster.** Zur Gruppe der Herpesviren gehört auch das *Varicella-Zoster-Virus.* Beim Herpes zoster sind in erster Linie *periphere Ganglien* betroffen (besonders *Spinalganglien*). Meist durch Reaktivierung des nach früherer Varizelleninfektion erworbenen Virus kommt es im betroffenen Dermatom zu vesikulären Bildungen sowie schmerzhaften Parästhesien. Ursache der Reaktivierung des Virus ist eine verschlechterte Immunitätslage des Patienten.

Nur selten zeigen sich Symptome einer aufsteigenden Lähmung *(Landry-Paralyse)* oder *Enzephalitis.*

Morphologie:
- lymphoplasmazelluläre Infiltration
- Cowdry-Einschlußkörper

Morphologie. In den Ganglien finden sich lymphoplasmazelluläre Infiltrate und Cowdry-Einschlußkörper vom Typ A. Im Rückenmark und in der Medulla oblongata können ebenfalls lymphoplasmazelluläre Infiltrate vorliegen.

7.2.5.3 Zytomegalie

Zytomegalie
- DNS-Virus
- Verlauf abhängig vom Zeitpunkt der Infektion

Das ebenfalls zur Herpesgruppe gehörende DNS-Virus der Zytomegalie ist weit verbreitet. Die Übertragung auf das ZNS erfolgt hämatogen. Virusspezifische Antikörper sind bei 50–90% der Erwachsenen nachweisbar. Die Mehrzahl dieser Infektionen verläuft inapperent. Das klinische Bild bei den schweren Verläufen ist abhängig vom Zeitpunkt der Infektion und der Immunitätslage des Patienten.

Morphologie: 2 Manifestationsformen

Morphologie. Wie bei der Toxoplasmose werden *2 Manifestationsformen* unterschieden:

1. intrauterin
- nekrotisierende Enzephalitis mit sog. Eulenaugenzellen
- Chorioretinitis

• **Intrauterine Virusinfektion.** Im unreifen Hirngewebe kommt es zur Ausbildung von *Nekrosen* mit periventrikulären *Verkalkungen* (vorzugsweise um die Seitenventrikel), bei Beteiligung der Augen zur *Chorioretinitis.* Die charakteristischen *Eulenaugenzellen* können aus fast jeder Zellart des ZNS entstehen.

2. im Erwachsenenalter bei Immunsupprimierten
- Eulenaugenzellen
- Gliaknötchen
- lymphoplasmazelluläre Infiltrate

• **Zytomegalieenzephalitis bei Immunsupprimierten.** Besonders gefährdet sind Aids-Patienten und Transplantatempfänger. Neben den typischen Eulenaugenzellen treten Gliaknötchen und lymphoplasmazelluläre Infiltrate auf. *Prädilektionsorte* sind hier ebenfalls die periventrikulären Zonen (besonders die Umgebung des III. Hirnventrikels).

7.2.5.4 Zeckenenzephalitis

Zeckenenzephalitis
- **Arboviruserkrankung**
- **meningitisches oder meningoenzephalitisches Krankheitsbild**

Die durch Zeckenbiß übertragene Arboviruserkrankung tritt in Mitteleuropa zu bestimmten Jahreszeiten gehäuft auf (April bis September). *Klinisch* liegt meist ein meningitisches oder meningoenzephalitisches Krankheitsbild vor.

Ähnliche Viruserkrankungen finden sich auch in anderen Regionen: z.B. die russische Frühjahr-Sommer-Enzephalitis, Encephalitis japonica, St.-Louis-Enzephalitis.

Morphologie:
- perivaskuläre lymphoplasmazelluläre Infiltrate
- Blutungen
- Nekrosen

Morphologie. Meist finden sich nur perivaskuläre lymphoplasmazelluläre Infiltrate, die je nach Verlaufsform in der Leptomeninx oder der grauen Substanz des Gehirns bzw. Rückenmarks anzutreffen sind. Bei fulminanten Verläufen können kleine Blutungen und Nekrosen vorkommen.

Zecken können aber auch die Spirochäte Borrelia burgdorferi übertragen. Hierbei kommt es zur *Lyme-Borreliose* mit Meningomyeloradikulitis, Arthritis und Karditis (s. S. 113).

7.2.5.5 Tollwut (Lyssa)

Tollwut
- RNS-Virus
- Inkubationszeit: 15 Tage – 1 Jahr

3 Stadien:
- Prodromalstadium
- Exzitationsstadium
- paralytisches Stadium

Heute noch gelegentlich durch Tierbiß übertragene Viruserkrankung (RNS-Viren) mit einer Inkubationszeit von 15 Tagen bis zu 1 Jahr. Nach einem wenig charakteristischen *Prodromalstadium* kommt es zum *Exzitationsstadium* mit Schlaflosigkeit, Todesfurcht, Wut- und Krampfanfällen sowie Atemstörungen. Es schließt sich final das *paralytische Stadium* mit Lähmungen, Stupor, Koma und Tod durch Atemlähmung an (Letalität nahezu 100 %).

Morphologie:
intrazytoplasmatische **Negri-Körper** im Mittel- und Zwischenhirn

Morphologie. Vorzugsweise das *Mittel-* und *Zwischenhirn* werden geschädigt. Im Zytoplasma von Ganglienzellen finden sich die für diese Viruserkrankung typischen **Negri-Körper**.

7.2.5.6 Lymphozytäre Choriomeningitis, Coxsackie- und ECHO-Virus-Infektionen

Lymphozytäre Choriomeningitis, Coxsackie-, ECHO-Virus-Infektionen
- **bewirken aseptische Leptomeningitis**
- **meningoenzephalitische Formen** mit hämorrhagischen Nekrosen

Diese 3 Viruserkrankungen sind häufig für die **aseptische Leptomeningitis** (nur lymphozytäre Infiltrate) verantwortlich. *Ursache* der lymphozytären Choriomeningitis ist ein RNS-Virus (Gruppe der Arenaviren), das vorwiegend von kleinen Nagetieren auf den Menschen übertragen wird. Bei der *meningoenzephalitischen Form* kann es auch zu umschriebenen hämorrhagischen Nekrosen in der Hirnrinde kommen.

Coxsackie-B-Viren können bei Neugeborenen eine oft fatale Enzephalomyokarditis hervorrufen. Auch ein der Poliomyelitis vergleichbares Krankheitsbild ist gelegentlich zu beobachten.

7.2.5.7 Progressive multifokale Leukenzephalopathie (PML)

Progressive multifokale Leukenzephalopathie
- Papovaviren

Vermutlich durch JC- und SV-Viren *(Papovaviren)* ausgelöste Erkrankung, die früher zu den paraneoplastischen Syndromen (bei Lymphomen, Leukämien, Karzinomen) gerechnet wurde. Sie wird heute überwiegend bei Aids-Patienten beobachtet. Am Beginn der Erkrankung steht oft eine uncharakteristische Symptomatologie (Hemiparesen, Aphasie, Demenz). Der rasch progrediente Verlauf führt in wenigen Monaten zum Tode.

Morphologie:
- subkortikale Entmarkungen
- intranukleäre Einschlüsse
- monströse Astrozyten

Morphologie. Multiple vorwiegend subkortikale mottenfraßähnliche Entmarkungen mit nur diskreten entzündlichen Infiltraten. Die geschwollenen Oligodendrozyten zeigen intranukleäre Einschlüsse, während die Astrozyten monströse und bizarre Formen annehmen können.

7.2.5.8 Enzephalomyelitis, SSPE

Akute disseminierte (perivenöse) Enzephalomyelitis
- parainfektiöse E. (z.B bei Masern, nach Impfungen)

• **Akute disseminierte (perivenöse) Enzephalomyelitis.** Die auch als *postvakzinale* oder *parainfektiöse Enzephalitis* bezeichnete Erkrankung entwickelt sich im Anschluß an eine exanthematöse Infektionskrankheit (z.B. Masern) oder nach Vakzination gegen Viren (früher Pockenschutzimpfung).

Ätiologie und Pathogenese der postvakzinalen Enzephalitis sind noch nicht vollständig aufgeklärt (Autoimmunreaktion?).

Morphologie:
- Ödem, perivenöse lymphoplasmozelluläre Infiltrate, Entmarkungsherde

Morphologie. In dem ödematösen Gehirn finden sich, vorzugsweise in der weißen Substanz, perivenöse Infiltrate aus Lymphozyten, Plasmazellen und Mikroglia sowie ebenfalls perivenös angeordnete *Entmarkungsherde*.

SSPE
- im Kindesalter
- Ak gegen Masernvirus ↑

• **Subakute sklerosierende Panenzephalitis (SSPE).** Fast ausschließlich bei Kindern und Jugendlichen unaufhaltsam fortschreitende Erkrankung, die über das finale Bild der Dezerebration zum Tod führt.

Anamnestisch läßt sich fast immer eine *Masernvirusinfektion* eruieren und im Serum sowie Liquor finden sich erhöhte Antikörpertiter gegen das Masernvirus. Mit immunhistochemischen und gentechnischen Verfahren lassen sich Bestandteile des Masernvirus auch am histologischen Schnittpräparat nachweisen. Ein Defekt in der Synthese des kompletten Masernvirus (M-Protein) wird für die Viruspersistenz im Gehirn diskutiert.

Morphologie:
in Rinde und subkortikalem Marklager
- perivaskuläre Infiltrate
- Astrozytenproliferation, Fasergliose
- intranukleäre Einschlüsse

Morphologie. Betroffen sind die tiefen Rindenabschnitte, das subkortikale Marklager und in geringerem Maße auch die Leptomeninx. *Histologisch* finden sich perivaskuläre lymphoplasmazelluläre Infiltrate, eine diffuse Astrozytenproliferation und Fasergliose sowie intranukleäre eosinophile Einschlußkörperchen in Ganglienzellen und Oligodendroglia. Regional unterschiedlich kommt es zum Untergang von Ganglienzellen und Markscheiden.

Aids-Enzephalopathie

7.2.5.9 Aids-Enzephalopathie

Aids-Demenz-Komplex

⇨

Etwa 50 % der Aids-Patienten weisen *neurologische Dysfunktionen* auf, wobei in einigen Fällen die neurologische Symptomatik im Vordergrund steht. Gehirne von Verstorbenen Aids-Patienten zeigen in über 80 % neuropathologische Veränderungen.

Neben den opportunistischen Infektionen findet sich gelegentlich eine dem HIV zugeschriebene primäre Enzephalitis. Im Vordergrund steht klinisch ein progressiver Abbau intellektueller Leistungen bis zur Demenz *(Aids-Demenz-Komplex).*

Morphologie: 3 neuropathologische Aspekte:
1. HIV-Enzephalitis

Morphologie. Zu unterscheiden ist zwischen 3 neuropathologischen Aspekten:
• **HIV-Enzephalitis** und damit im Zusammenhang stehende Veränderungen: Hierzu gehören das Auftreten von z. T. mehrkernigen Riesenzellen (Makrophagen), perivaskuläre lymphozytäre Infiltrate und evtl. Mikrogliaknötchen. Zusätzlich kann eine Abblassung der Markscheidenfärbung sowie Demyelinisierung und im Rückenmark eine vakuoläre Myelopathie vorliegen.

2. opportunistische Infektionen

• **Opportunistische Infektionen:** Am häufigsten sind *Toxoplasmose*, *Zytomegalie* und *Mykosen*, seltener PML, Mykobakterien, Herpes-Virus-Erkrankungen und Syphilis.

3. maligne Non-Hodgkin-Lymphome
häufig EBV-assoziiert

• **Maligne Non-Hodgkin-Lymphome:** Primäre oder sekundäre B-Zell-Lymphome werden zunehmend häufiger beobachtet. Sie lassen sich nur schwer klassifizieren und scheinen oft mit dem Epstein-Barr-Virus assoziiert zu sein.

Viruserkrankungen mit ZNS-Beteiligung
- **Influenzaenzephalitis**

7.2.5.10 Weitere Viruserkrankungen mit ZNS-Beteiligung

Die **Influenzaenzephalitis** führt meist zu einer akuten disseminierten Enzephalomyelitis (perivenöse Enzephalitis) oder einer akuten hämorrhagischen Leukenzephalitis.

- **Encephalitis lethargica sive epidemica** (Economo-Krankheit)

Die **Encephalitis lethargica sive epidemica (Economo-Krankheit)** ist eine zwischen 1908 und 1926 epidemisch aufgetretene schwere Infektionserkrankung (1918 Pandemie) mit häufig tödlichem Ausgang oder zahlreichen Spätkomplikationen (z. B. Parkinsonismus). Der Erreger konnte bislang noch nicht zweifelsfrei identifiziert werden.

Subakute spongiforme Enzephalopathie
- unkonventionelle infektiöse Erreger

7.2.6 Subakute spongiforme Enzephalopathie

Sehr seltene und gegenwärtig in vielen Teilaspekten noch nicht aufgeklärte Erkrankungsgruppe, die durch sog. *unkonventionelle infektiöse Erreger* hervorgerufen wird.

- **keine entzündlichen Infiltrate, Klinik**

⇨

Den Erkrankungen (*Creutzfeldt-Jakob-* und *Gerstmann-Sträussler-Krankheit*) gemeinsam ist das vollständige **Fehlen entzündlicher Infiltrate**. Die Patienten zeigen einen raschen Abbau ihrer intellektuellen Leistungen. Neben *neurologischen Symptomen* entwickelt sich eine schwere *Demenz.*

- **Creutzfeldt-Jakob-Krankheit**

• **Creutzfeldt-Jakob-Krankheit.** Krankheitsbeginn meist im 5.–6. Lebensjahrzehnt, selten vor dem 20. Lebensjahr; Krankheitsdauer i. d. R. weniger als 1 Jahr. In etwa 15 % besteht eine familiäre Häufung. Inkubationszeiten von mehreren Jahren bis Jahrzehnten können vorkommen.

- **Kuru-Krankheit**

• Die früher durch Kannibalismus unter dem Fore-Volksstamm (Papua-Neuguinea) verbreitete, recht ähnliche **Kuru-Krankheit** kommt heute nur noch selten vor (1957 Verbot des Kannibalismus).

• Bei der **Gerstmann-Sträussler-Krankheit** besteht eine ausgesprochen familiäre Belastung mit betont zerebellar-ataktischen Symptomen; später kommt es auch hier zur Demenz.

• **Gerstmann-Sträussler-Krankheit**

Ätiologie. Das infektiöse Agens konnte bislang noch nicht überzeugend dargestellt werden. Man vermutet ein sehr kleines Virus (evtl. nur eine kurze einsträngige zirkuläre RNS) und ordnet sie aufgrund der langen Inkubationszeit (Jahre bis Jahrzehnte) den *Slow-virus-Erkrankungen* zu. Eine weitere Hypothese geht von der Vorstellung aus, es könnte sich bei dem infektiösen Agens um ein sich replizierendes Protein *(Prionenhypothese)* handeln.

Ätiologie:
- SVI
- Prionen

Morphologie. Makroskopisch findet sich eine Atrophie der Großhirnrinde und bei den beiden letztgenannten Varianten auch des Kleinhirns. *Histologisch* steht ein Status spongiosus der grauen Substanz mit begleitender Astrozytenproliferation und Untergang von Nervenzellen im Vordergrund.

Morphologie:
- Hirnatrophie
- Status spongiosus
- Kuru-Plaques

Besonders im Kleinhirn findet man bei der Kuru- und Gerstmann-Sträussler-Krankheit sog. *Kuru-Plaques*, die sich in Form und Zusammensetzung von den senilen Plaques beim M. Alzheimer unterscheiden.

Vorsicht bei Arbeiten mit Nervengewebe erkrankter Patienten (sowohl Operations- als auch Autopsiematerial) – es läßt sich durch die üblichen Maßnahmen nicht sterilisieren!

Praxishinweis

7.2.7 Multiple Sklerose (MS)

Multiple Sklerose

Die MS beginnt im frühen Erwachsenenalter. Frauen sind häufiger betroffen. Am Anfang stehen Sensibilitätsausfälle, Mißempfindungen, Augensymptome, gefolgt von Paresen der Extremitäten. *Nystagmus*, *skandierende Sprache* und *Intentionstremor* bilden die klassische **Charcot-Trias** dieser Erkrankung. Durch Blasen- und Darminnervationsstörungen sowie Bewegungsunfähigkeit können später Urogenitalinfektionen, Dekubitalulzera und Pneumonien hinzutreten. Aufgrund des unterschiedlichen Verteilungsmusters der einzelnen Herde kann die neurologische Symptomatik sehr variieren. Remissionen und Rezidive wechseln sich ab, wobei das Krankheitsbild insgesamt stetig voranschreitet. Im *Liquor* findet sich eine Pleozytose mit Lymphozyten, stimulierten Lymphozyten und Plasmazellen. Charakteristisch ist die *oligoklonale Bande* (atypische Proteine in der Gammaglobulinfraktion).

• **Charcot-Trias:**
- Nystagmus
- skandierende Sprache
- Intentionstremor

• **Liquor:**
- Pleozytose
- oligoklonale Bande

Die MS ist in den nördlichen Ländern häufiger als im Mittelmeerraum.

Morphologie. Im CT oder Kernspintomogramm sind meist multiple Herde unterschiedlicher Ausdehnung und Lokalisation erkennbar. Diese entwickeln sich durch Zerfall der Markscheiden. Im Randbereich kommt es zur Mikrogliavermehrung, die durch Phagozytose abgebaute Myelinscheiden beseitigt. Daneben sind Lymphozyten, Plasmazellen und reaktive Astrozyten vorhanden. Dieses histologische Bild ist allerdings nur bei frischen Herden nachweisbar, später liegen nur noch scharf begrenzte *Glianarben* vor. Die Achsenzylinder bleiben lange Zeit erhalten. I.d.R. findet man gleichzeitig Herde unterschiedlichen Alters. Sie liegen bevorzugt in der weißen Substanz, besonders subependymal (z.B. im sog. Steiner-Wetterwinkel zwischen Balken und Nucleus caudatus), kommen aber auch in den Stammganglien, im Zwischenhirn, Kleinhirn, Hirnstamm und Rückenmark vor. Ihre Größe schwankt zwischen einigen Milli- und Zentimetern; gelegentlich sind sie auch konfluierend angeordnet.

Morphologie:
- multiple Herde mit fortschreitendem Markscheidenzerfall
- randliche Gliavermehrung
- Glianarben

Die **Ätiologie** der MS ist noch immer ungeklärt. Diskutiert werden eine *virale Genese* (Slow-virus-Infektion), eine *Autoimmunreaktion* gegen Markscheidenproteine, deren Kombination im Sinne einer infektiös-autoallergischen Ursache und eine initiale Auslösung des Prozesses durch toxische Substanzen.

Ätiologie ungeklärt, möglicherweise Slow-virus-Infektion oder Autoimmunkrankheit

Bei der MS werden *3 Sonderformen* unterschieden:

3 Sonderformen:

• **Diffus-disseminierte Sklerose (Schilder-Krankheit).** Bevorzugt im Kindesalter auftretende und oftmals rasch progrediente Variante mit ausgedehnten Entmarkungsherden im Marklager. Die typischen MS-Herde sind selten. Die entzündlichen Infiltrate sind oft ausgeprägter als bei der klassischen MS. Aku-

1. Diffus-disseminierte Sklerose (Schilder-Krankheit)
• **rasch progredient im Kindesalter**

te Verläufe können klinisch mit Fieber einhergehen. Sehstörungen (bis zur Amaurose), epileptiforme Anfälle und zunehmende Demenz stehen im Mittelpunkt der klinischen Symptomatik.

2. **Konzentrische Sklerose (Baló-Krankheit)**
• zwiebelschalenartige Entmarkungsherde mit langsamer Progredienz

• **Konzentrische Sklerose (Baló-Krankheit).** Die große Teile des Marks einnehmenden Entmarkungsherde zeigen eine konzentrische Anordnung (Zwiebelschalenformation). Zwischen den Herden können myelinisierte Schichten erhalten bleiben. Die Krankheit ist durch allmähliche Progredienz gekennzeichnet. Klinisch finden sich fokale Ausfälle, zunehmende Paresen und eine Demenz.

3. **Neuromyelitis optica (Devic-Krankheit)**
• Nekrosen und Entmarkungen in RM und Sehnerven

• **Neuromyelitis optica (Devic-Krankheit).** Zeitlich oftmals rasch aufeinanderfolgende Entmarkungen im Rückenmark und in den Sehnerven. Im Gegensatz zur klassischen MS können im Zentrum der Herde Nekrosen auftreten. Klinisch beginnt die Erkrankung meist mit Sehstörungen (bis zur Amaurose). Es folgen sensible und motorische Rückenmarkssymptome. Die Prognose ist schlecht, wobei allerdings bis zu 50 % der Patienten mit Restsymptomen überleben können.

Tumoren

8. Tumoren

Allgemeine Aspekte

8.1 Allgemeine Aspekte der Neuroonkologie

• **Epidemiologie**
- 5–6 Neuerkrankungen auf 100 000 Einwohner
- **Kinder: zweithäufigster Tumor**

Epidemiologie. Für Mitteleuropa beträgt die geschätzte Inzidenz etwa 5–6 jährliche Neuerkrankungen pro 100 000 Erwachsene. Die primären ZNS-Tumoren im Erwachsenenalter sind eher selten, während sie im **Kindesalter nach den Leukämien an 2. Stelle** folgen.

- insgesamt keine relevanten Geschlechtsunterschiede

• **Kinder:** Tumoren der hinteren Schädelgrube
• **Erwachsene:** Glioblastome, Meningeome

Alters- und Geschlechtsunterschiede. Bei den meisten Tumoren sind die Geschlechtsunterschiede nur minimal und ohne Praxisrelevanz. Spinale Meningeome treten zu über 80 % bei Frauen auf, während Männer bei den Medulloblastomen überwiegen. Wichtiger sind die Altersunterschiede (Tab. 19-3). Der prozentuale Anteil einzelner Tumorentitäten ändert sich mit steigendem Lebensalter erheblich. Im Kindesalter treten vorwiegend Tumoren der hinteren Schädelgrube (z.B. Medulloblastome, pilozytische Astrozytome, Ependymome), Großhirnastrozytome niederen Malignitätsgrads und dysontogenetische Tumoren auf. Glioblastome und Meningeome werden jenseits des 50. Lebensjahres häufiger beobachtet.

Tab. 19-3: Vorkommen der wichtigsten Hirntumoren in Abhängigkeit vom Lebensalter

0–20 Jahre	21–50 Jahre	> 50 Jahre
pilozytisches Astrozytom	Astrozytom	Metastase
Medulloblastom	Oligodendrogliom	Glioblastom
Ependymom	Neurinom	Meningeom
Kraniopharyngeom	Meningeom	Neurinom

• **Wachstumsformen:**
- knotig
- diffus-infiltrativ

Wachstumsformen. Grundsätzlich ist zwischen einer mehr *knotigen*, gewöhnlich gut abgegrenzten Wachstumsform der vorwiegend benignen sich expansiv ausbreitenden Tumoren (z.B. Meningeome, Neurinome) und den *diffus-infiltrativ* wachsenden Geschwülsten (gliöse Tumoren) zu unterscheiden. Im CT kann aber auch eine Karzinommetastase oder ein Oligodendrogliom als relativ scharf abgegrenzter Herd imponieren. Gliöse Tumoren können enorme Größenausmaße annehmen und sich über mehrere Hirnregionen sowie bihemisphäriell ausbreiten. Einige Tumoren sind überwiegend im Ventrikelsystem lokalisiert (Ependymome, Plexuspapillome).

- intraventrikulär

- Meningeosis
- im Spinalkanal stiftförmig, plaqueartig

Bei Ausbreitung im Cavum leptomeningicum spricht man von einer *Meningeosis* (Meningeosis carcinomatosa oder leucaemica). Spinal kann es zur Ausbildung von multisegmentalen *stiftförmigen* Tumoren (Astrozytome, Neurinome) oder einer *plaqueartigen* Wuchsform (Meningeome) kommen.

8.1.1 Klinische Symptomatik, Klassifikation

8.1.1.1 Klinik

Symptomatik

• **Hirndruckzeichen.** Viele ZNS-Tumoren manifestieren sich unter dem klinischen Bild einer *Raumforderung* mit mehr oder minder ausgeprägten Hirndruckzeichen. Ursache des steigenden Hirndrucks können neben der kontinuierlichen Zunahme des Tumorvolumens auch ein perifokales Ödem, die Entwicklung eines Hydrozephalus sowie tumorbedingte Blutungen und Zysten sein.

1. **Hirndruckzeichen** durch
- Raumforderung
- Ödem
- Hydrozephalus
- Blutungen, Zysten

• **Hirnödem.** Bei Metastasen und Glioblastomen findet sich zumeist ein ausgeprägtes *perifokales Ödem*, während Astrozytome, Oligodendrogliome und Ependymome weniger dazu neigen.

2. **Hirnödem**
- perifokal bei Glioblastomen und Metastasen

Eine direkte Abhängigkeit vom Malignitätsgrad scheint jedoch nicht vorzuliegen, da sehr kleine Meningeome gelegentlich ein enormes perifokales Ödem erzeugen können. Die ursächlichen Faktoren sind im einzelnen noch unklar.

• **Hydrozephalus.** Pathogenetisch können bei neoplastischen Prozessen *4 Wege* zum Hydrozephalus führen:
- *Kompression des Ventrikelsystems* von außen durch den Tumor mit weitgehender Unterbrechung der Liquorzirkulation (besonders im Bereich des IV. Ventrikels und des Aquädukts)
- *intraventrikuläres Tumorwachstum* mit Behinderung des Liquorabflusses (Ependymome, Plexuspapillome)
- *Blockade des Cavum leptomeningicum* durch flächenhafte Tumorausbreitung (Meningeosis carcinomatosa)
- *Hypersekretion von Liquor* durch ein Plexuspapillom.

3. **Hydrozephalus bei Tumoren**
4 Entstehungsmöglichkeiten:
- **Ventrikelkompression**
- **intraventrikuläres Wachstum**
- **Blockade des Cavum leptomeningicum**
- **Hypersekretion durch Plexuspapillom**

• **Allgemeine Symptome bei Hirntumoren.** Die Steigerung des intrakraniellen Drucks – besonders in Kombination mit einem Hirnödem oder Hydrozephalus – führt bei fast allen Patienten mit Hirntumoren zu allgemeinen, mehr oder weniger deutlichen Symptomen. Hierzu zählen *Kopfschmerzen*, *Übelkeit*, *Erbrechen*, *Konzentrationsschwächen* und *Wesensveränderungen*. Abhängig von der Lokalisation treten neurologische, ophthalmologische, vestibuläre, endokrinologische und psychiatrische Krankheitsbilder hinzu.

4. **allgemeine Symptome**
- Kopfschmerzen, Übelkeit
- neurologische, ophthalmologische, vestibuläre, endokrinologische und psychiatrische Krankheitsbilder
- Anfälle

• Etwa 30 % aller und 45 % der *supratentoriellen Hirntumoren* gehen mit einem **Anfallsleiden** einher, wobei die Häufigkeit der Anfälle von singulär bis zur Ausbildung einer jahrzehntelangen Epilepsie reicht.

5. **Anfallsleiden bei 30–45 %**

8.1.1.2 Klassifikation, Dignität, Grading, Diagnostik

Klassifikation. Die ZNS-Tumoren werden nach *histogenetischen* Gesichtspunkten klassifiziert. Grundsätzlich muß zwischen Tumoren des *neuroepithelialen Gewebes*, der *Nervenscheiden*, der *Meningen* und verwandter Gewebe, *vaskulären Geschwülsten*, *dysontogenetischen Tumoren* und *primären malignen Lymphomen* unterschieden werden. Hinzu kommen als *sekundäre Tumoren* Metastasen, leukämische Infiltrate und das lokale Einwachsen regionaler extrakranieller Geschwülste. Die Häufigkeitsverteilung ist in den einzelnen ZNS-Regionen unterschiedlich (Tab. 19-4).

Klassifikation
nach Histogenese:
- **neuroepitheliale T.**
- **Nervenscheidentumoren**
- **Tumoren der Meningen**
- **Blutgefäßtumoren**
- **dysontogenetische Tumoren**
- **Lymphome**
- **sekundäre Tumoren:**
  - Metastasen
  - leukämische Infiltrate
  - extrakranielle Geschwülste
- Häufigkeitsverteilung
  - supratentoriell
  - infratentoriell
  - Spinalkanal

Dignität, Grading. Die Bestimmung dieser beiden Parameter ist bei Hirntumoren besonders problematisch, da zwischen der *biologischen* Wertigkeit einer Geschwulst (histologischem Differenzierungsgrad) und der *klinischen* Wertigkeit unterschieden werden muß.

Dignität
- **bestimmt vom klinischen Verlauf**
- **differiert u.U vom histologischen Differenzierungsgrad**

> Jeder noch so benigne und langsam wachsende Tumor wird durch **intrakranielle Drucksteigerung** lebensbedrohend. Fatale Folgen können sich auch aus der **Lokalisation** und **hormonellen Aktivität** eines an sich biologisch benignen Tumors ergeben:
> • Meningeom des N. II: *Erblindung*; Neurinom des N. VIII: *Hörverlust*, *Schwindelanfälle* mit Unfallgefahr; Hamartom des Temporallappens: *Epilepsie*
> • *hormonelle Aktivität:* Hypophysenadenom: *Akromegalie*; Germinom: *Pubertas praecox.*

- **Besonderheit bei ZNS-Tumoren**

Tab. 19-4: Prädilektionsstellen für ZNS-Tumoren (ohne Metastasen)

Region	Tumoren
1. supratentoriell	
Frontal-, Temporal-, Parietal-, Okzipitallappen	Astrozytom, Glioblastom, Meningeom, Oligodendrogliom
N. opticus	pilozytisches Astrozytom, Meningeom
Sella- und Chiasmaregion	Hypophysenadenom, Meningeom, Kraniopharyngeom, pilozytisches Astrozytom
Seitenventrikel	Ependymom, Plexuspapillom
Pinealisregion	Germinom, Teratom, Pineozytom
2. infratentoriell	
Kleinhirnbrückenwinkel	Akustikusneurinom, Meningeom
Kleinhirn	pilozytisches Astrozytom, Medulloblastom, Angioblastom
IV. Hirnventrikel	Ependymom, Plexuspapillom
Pons, Medulla oblongata	Astrozytom
3. Spinalkanal	Neurinom, Meningeom, Ependymom, Astrozytom

Grading
- **4stufig nach**
  - histologischer Diagnose
  - durchschnittlicher Überlebenszeit
  - Differenzierungsgrad

Die Tumoren werden nach einem **4stufigen Grading** eingeteilt. Entsprechend der *histologischen Diagnose*, dem *Differenzierungsgrad* und der für die jeweilige Tumorart durchschnittlichen *postoperativen Überlebenszeit* erfolgt die Zuordnung zu *Grad I-IV.* Für therapeutische Entscheidungen wichtig ist die Abgrenzung von Grad II und III: Ab *Grad III* erfolgt i. d. R. eine postoperative *Strahlen-* oder *Chemotherapie* mit engmaschiger Nachkontrolle.

Eine **extrazerebrale Metastasierung** von primären Hirntumoren ist sehr selten. Die Ausbreitung innerhalb des Liquorsystems führt gelegentlich zu *Absiedlungen im Spinalkanal.*

Intravitale morphologische Diagnostik
- **Histologie**

Intravitale morphologische Diagnostik. Auch im Zeitalter der modernen bildgebenden Verfahren ist die konventionelle Histologie die einzige Methode, die eine exakte Aussage zur Klassifikation, Dignität und zum Malignitätsgrad einer Geschwulst des ZNS gestattet.

- **CT-gestützte Biopsien**
- **Liquorzytologie**

Zunehmend werden *CT-gestützte Biopsien* bei unklaren diffusen oder lokalen Prozessen angewandt. Zu beachten ist hierbei allerdings, daß gerade gliöse Tumoren sehr heterogen strukturiert sein können und die Repräsentativität der Gewebeprobe nicht immer gewährleistet ist. Eine weitere wichtige diagnostische Methode ist die *Liquorzytologie*, die besonders bei Verdacht auf Meningeosis carcinomatosa und intraventrikulären Tumoren erfolgversprechend ist.

8.2 Neuroepitheliale Tumoren, Nervenscheidentumoren

Neuroepitheliale Tumoren

8.2.1 Neuroepitheliale Tumoren

Astrozytom

8.2.1.1 Astrozytome

- **von Astrozyten ausgehend**
  - bildet Gliafasern
  - häufiger ZNS-Tumor

Definition. Astrozytome sind Tumoren, die sich von den Astrozyten ableiten, in unterschiedlichem Maße Gliafasern bilden und eine *diffuse Wachstumsform* aufweisen. Sie zählen zu den *häufigsten ZNS-Tumoren*, kommen in jedem Lebensalter vor und treten überwiegend supratentoriell auf.

- **Morphologie:**
  - diffuses Wachstum, teilweise zystisch
  - Nekrosen, Blutungen bei steigender Malignität

Morphologie. Das makroskopische Erscheinungsbild ist abhängig von der *Lokalisation* und dem *Malignitätsgrad.* Neben vorwiegend soliden Partien können zystische Formationen und mit zunehmender Malignität Nekrosen und Blutungen hinzutreten. Im Großhirn herrscht ein diffuser Wachstumstyp vor, wobei mehrere Hirnlappen beteiligt sein können. Bei Einbeziehung des Balkens und relativ symmetrischer Ausbreitung des Tumors in beiden Hemisphären wird von einem sog. *Schmetterlingsgliom* gesprochen. Im Hypothalamus kommen mehr knotige Formen vor, während bei Befall des N. opticus dieser spindelförmig aufgetrieben erscheint. Astrozytome des Spinalkanals zeigen häufig eine multisegmentale stiftförmige Ausbreitung.

- **Schmetterlingsgliom**

Subtypen. Je nach dem Zytoplasmaanteil unterscheidet man Astrozytome histologisch in *fibrilläre*, *protoplasmatische* und *gemistozytische* Varianten. Mit Zunahme der Malignität werden die Tumoren zelldichter, die Kernpolymorphie tritt deutlicher hervor und die Zahl der Mitosen steigt. Gefäßproliferationen, Blutungen und Nekrosen treten als Ausdruck des schnellen Wachstums in Erscheinung.
Im Kleinhirn und der Hypothalamus-Optikus-Region finden sich überwiegend **pilozytische Astrozytome**. Hierbei handelt es sich um eine besondere Astrozytomform mit länglichen Tumorzellen sowie regressiven Erscheinungen in Form von *Rosenthal-Fasern*.

- **Subtypen**:
- fibrillär
- protoplasmatisch
- gemistozytisch

- pilozytisches A.: in Kleinhirn und Hypothalamus-Optikus-Region mit **Rosenthal-Fasern**

> Die oftmals zystischen Tumoren des Kleinhirns zählen zu den **häufigsten** intrakraniellen **Geschwülsten des Kindes- und Jugendalters**.

⇐

Grading. Unterschieden werden *Grad I-III*. Als Faustregel gilt: Je höher das Alter des Patient zum Zeitpunkt der Diagnosestellung, desto wahrscheinlicher ist ein hochmalignes Astrozytom bis hin zum Glioblastom.

- **Grading**: G I-III
- je älter, desto maligner

8.2.1.2 Oligodendrogliome

Oligodendrogliom

Definition. Geschwülste des ZNS, die sich von der Oligodendroglia ableiten, oftmals langsam wachsen und häufig mit einer *Anfallsanamnese* einhergehen. Sie treten vorwiegend im mittleren Lebensalter supratentoriell auf und sind seltener als die Astrozytome.

- **ausgehend von Oligodendroglia**
- langsamwachsend
- Anfallsanamnese

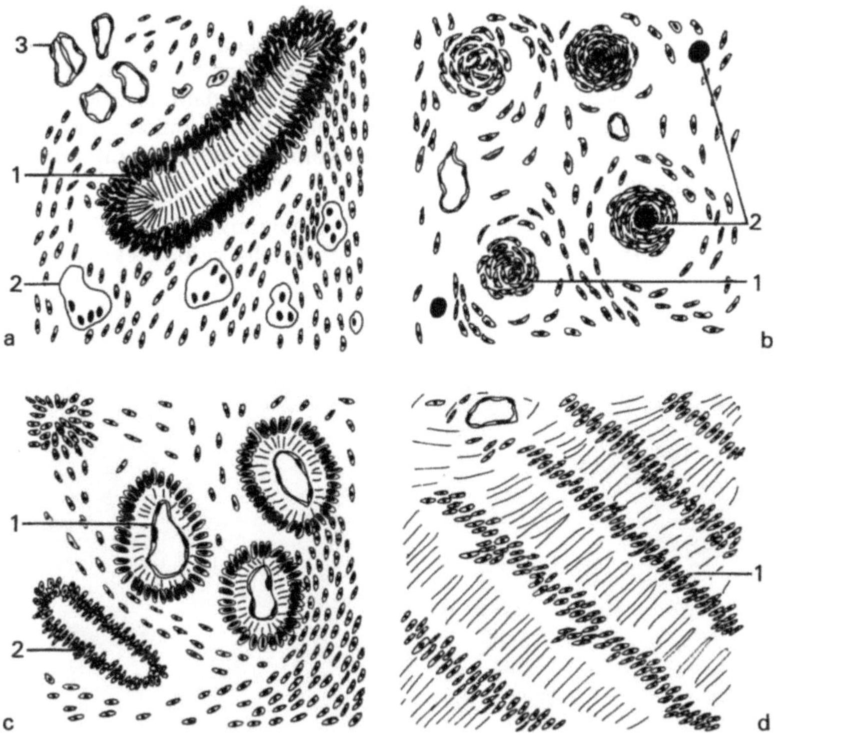

Abb. 19–9: Markante histologische Merkmale häufiger intrakranieller Tumoren. **a Glioblastom**; **1** typische girlandenförmige Nekrose mit palisadenartiger Anordnung der noch vitalen Tumorzellen des Randgebiets, **2** mehrkernige Tumorriesenzellen, **3** Gefäßproliferationen. **b Meningeom**; **1** zwiebelschalenartige Anordnung der Tumorzellen, **2** zentral in der Rosette bzw. frei liegende Psammomkörperchen. **c Ependymom**; **1** Pseudorosetten mit kernfreien Höfen um Blutgefäße, **2** Ependymschläuche. **d Neurinom**; **1** fischzugartige Anordnung der Tumorzellen

- **Morphologie:**
- – scharf begrenzt
- – Satellitenbildung
- – honigwabenartige Struktur
- – Zysten, Verkalkungen

Morphologie. Ihre Begrenzung kann relativ scharf sein, andererseits neigen sie zur Satellitose um Ganglienzellen in dem ansonsten nicht tumorös veränderten angrenzenden Hirngewebe. Charakteristisch für diesen Tumor sind histologisch *honigwabenartige Strukturen*, bei denen die Tumorzellkerne in der Mitte eines weitgehend optisch leeren Zytoplasmas lokalisiert sind. Weitere Merkmale sind häufige Zystenbildung, Verschleimungen sowie die radiologisch wichtigen *kleinherdigen Verkalkungen.*

Mischtumoren aus neoplastischen Astro- und Oligodendrozyten werden als **Oligoastrozytome** bezeichnet.

- **Grading:**
- – isomorph: G II
- – anaplastisch: G III

Grading. *Isomorphe Oligodendrogliome (Grad II)* haben gewöhnlich eine lange präoperative Anamnesezeit. *Anaplastische Oligodendrogliome (Grad III)* verhalten sich weitgehend wie maligne Astrozytome; ein Übergang zum Glioblastom ist möglich.

Ependymom

8.2.1.3 Ependymome

- **knotiges Gebilde innerhalb der Hirnventrikel**

Definition. Vorwiegend im Ventrikelsystem und Rückenmark vorkommende Tumoren des *Kindes-* und *frühen Erwachsenenalters.* Sie erscheinen zumeist als knotige Gebilde innerhalb der Hirnventrikel, können aber auch das umgebende Hirngewebe infiltrieren.

- **Morphologie:**
- – kernfreie Höfe um Blutgefäße
- – Ependymschläuche
- – Rosetten
- – Blepharoblasten
- **Grading:**
- – hochdifferenziert: G I
- – anaplastisch: G III-IV

Morphologie. Histologisch markant sind kernfreie Höfe um Blutgefäße, Ependymschläuche, rosettenförmige Strukturen sowie gelegentliches Auftreten von *Blepharoblasten* (Abb. 19–9c). Zystische Abschnitte können vorkommen.

Grading. Neben relativ *hochdifferenzierten* Ependymomen *(Grad I)* mit guter Prognose gibt es auch *anaplastische* Formen mit weitgehendem Verlust typischer Ependymstrukturen *(Grad III-IV).*

Glioblastom

8.2.1.4 Glioblastome

- **hochmaligner diffus-infiltrierender gliöser Tumor**
- – im hohen Alter: häufigster maligner ZNS-Tumor

Definition. *Hochmaligne* gliöse Tumoren mit ausgeprägter Anaplasie, starker mitotischer Aktivität und diffus-infiltrierendem Wachstum. Sie werden vor allem jenseits des 6. Lebensjahrzehnts beobachtet und sind dann die häufigsten autochthonen bösartigen Hirngeschwülste. Glioblastome können sich auch aus anderen gliösen Tumoren entwickeln und kommen meist supratentoriell in der Frontotemporalregion vor.

- **Morphologie:**
- – buntes makroskopisches Erscheinungsbild
- – Ringstrukturen (CT)

Morphologie. Ihr buntes makroskopisches Erscheinungsbild wird geprägt durch grau-weiße vitale Tumoranteile des Randbereichs, gelbe Nekrosebezir-

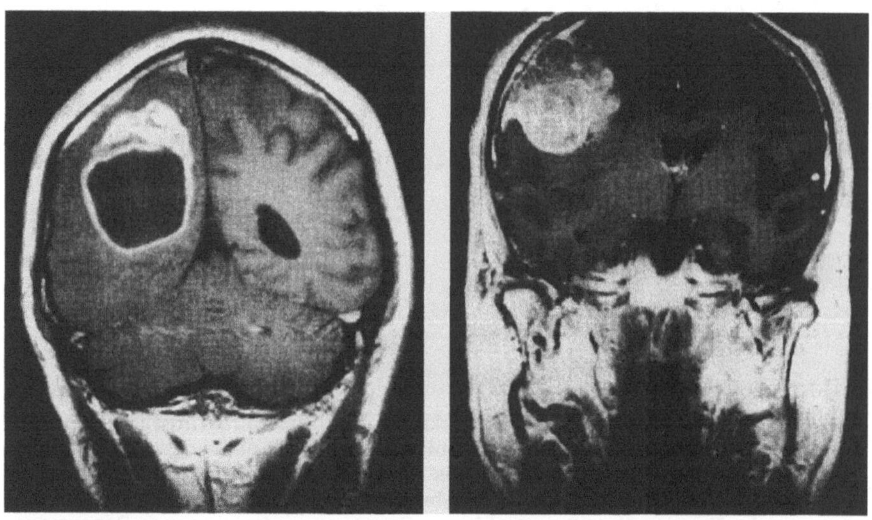

Abb. 19–10: Typisches Bild im MRT nach Konstrastmittelgabe. **a** Ringstruktur beim Glioblastom. **b** Scharfe Abgrenzung und deutliche Konstrastmittelaufnahme beim Meningeom; laterale Hirnmassenverschiebung

ke und rote Blutungsherde. Im CT treten die typischen *Ringstrukturen* auf (Abb. 19–10a). *Histologisch* gibt es kleinzellige und multiforme Varianten mit teilweise monströsen mehrkernigen Tumorriesenzellen *(Glioblastoma multiforme)*. Markant sind kleine *girlandenförmige Nekrosen* mit pseudopalisadenartiger Anordnung der am Rande erhaltenen Tumorzellen (Abb. 19–9a). Ausgedehnte nekrotische Areale sowie Proliferationen von Gefäßen und Gefäßwandzellen bis zu glomerulumförmigen Bildungen vervollständigen das Bild. Gelegentlich kommt es zu sarkomartigen Strukturen, die als **Gliosarkom** bezeichnet werden. Durch massive Einblutungen kann das Bild eines *apoplektiformen Glioblastoms* entstehen.

- **Histologie:**
  - **Glioblastoma multiforme**
  - **Gliosarkom**
  - **apoplektiformes Glioblastom**

Grading. Die *Prognose dieser Tumoren ist sehr schlecht (Grad IV)*. Bei oft kurzer Anamnesezeit zählen postoperative Verläufe von mehr als 2 Jahren zu den großen Ausnahmen.

- **Grading:** G IV
  - schlechte Prognose!

8.2.1.5 Plexuspapillome

Plexuspapillom

Vom Plexus chorioideus ausgehende und papillär strukturierte, zumeist benigne Tumoren *(Grad I)*. Die bei Kindern vorwiegend im Seitenventrikel und bei Erwachsenen im IV. Ventrikel lokalisierten Geschwülste weisen ein blumenkohlartiges Erscheinungsbild auf und imitieren histologisch weitgehend das normale Plexusgewebe. Eine maligne Entartung *(Plexuskarzinom, Grad III-IV)* ist sehr selten.

- **papillär, ausgehend vom Pl. chorioideus**
  - G I
  - **Plexuskarzinom:** selten
  - G III-IV

Der bei diesen Tumoren vielfach im Vordergrund stehende *Hydrozephalus* kann sowohl durch Okklusion als auch durch eine aktive Sekretionsleistung der Tumorzellen bedingt sein.

- **Klinik:** Hydrozephalus

8.2.1.6 Medulloblastome

Medulloblastom

> **Definition.** Hochmaligne Tumoren, die fast ausschließlich bei **Kindern in der hinteren Schädelgrube** vorkommen. Es überwiegt das männliche Geschlecht.

Die histogenetische Ableitung ist umstritten. Nekrosen und Zysten sind ungewöhnlich; eine *leptomeningeale Ausbreitung* führt zur zuckergußartigen Überdeckung der Kleinhirnoberfläche. Liquormetastasen sind relativ häufig. *Klinisch* entwickelt sich oftmals ein *Okklusionshydrozephalus.*

- leptomeningeale Ausbreitung
- Hydrozephalus

Morphologie und Grading. Die histologisch sehr zelldichte Geschwulst besteht aus relativ kleinen Zellen mit hyperchromatischen Zellkernen und hoher Mitosezahl. Daneben finden sich rhythmische Histostrukturen, Pseudorosetten sowie gelegentlich gliale oder neuronale Differenzierungen. Die Prognose ist schlecht *(Grad IV)*.

- **Morphologie:**
  - zelldicht
  - kleinzellig, Mitosen ↑
  - rhythmische Gewebestrukturen
  - Pseudorosetten
  - **Prognose:** G IV

8.2.1.7 Neuronale Tumoren, PNET

Neuronale Tumoren

- **Neuronale Tumoren** sind insgesamt seltene Tumoren, die sich von unreifen (Neuroblasten) oder reifen Zellen (Ganglienzellen) ableiten. Die malignen **Neuroblastome** kommen fast ausnahmslos bei Kindern vor, während die benignen **Gangliozytome** auch bei Erwachsenen auftreten. Eine Mischung von neoplastischen Ganglien- und Gliazellen wird als **Gangliogliom** bezeichnet. Diese meist sehr langsam wachsenden Tumoren finden sich überwiegend im Temporallappen und können Ursache einer Epilepsie sein.

- **aus Neuroblasten/Ganglienzellen**
- **Neuroblastom**
- **Gangliozytom**
- **Gangliogliom** → Epilepsie

- **Primitive neuroepitheliale Tumoren (PNET)** sind ebenfalls selten und kommen vorzugsweise bei *Kindern* vor. Sie können eine Vielzahl neuroepithelialer und auch mesenchymaler Differenzierungen aufweisen, wobei mindestens 80–90 % des Gesamttumors aus undifferenzierten neuroepithelialen Zellen bestehen soll. Sie sind meist *hochmaligne*.

PNET

- **undifferenzierter, hochmaligner neuroepithelialer Tumor bei Kindern**

Nervenscheidentumoren

8.2.2 Tumoren der Nervenscheide

Neurinom

8.2.2.1 Neurinome (Neurilemmome, Schwannome)

- **von Schwann-Zellen ausgehend**
  - meist benigne
- **Akustikusneurinom**
  - im Kleinhirnbrückenwinkel

Definition. Neurinome sind Tumoren, die sich von den *Schwann-Zellen* der Hirnnerven, den Wurzelnerven des Rückenmarks sowie peripheren Nerven ableiten und überwiegend benigne *(Grad I)* sind. Intrakraniell nehmen sie ihren Ausgang zumeist vom N. VIII *(Akustikusneurinom)*, wo sie als sog. *Kleinhirnbrückenwinkeltumoren* imponieren. Klinisch stehen ein zunehmender einseitiger Hörverlust, Tinnitus und eine Vestibularisschädigung im Vordergrund. Durch weitere Ausdehnung des Tumors kann es zur Beeinträchtigung des N. facialis mit halbseitiger Gesichtslähmung, zu Trigeminusneuralgien und zur Kompression der Medulla oblongata kommen.

Bei Neurinomen des Spinalkanals reichen die Beschwerden von Wurzelreizungen bis zur inkompletten oder kompletten Querschnittssymptomatik.

- **Morphologie:**
  - knötchenförmig, spindelig, gelappt
  - fischzugartig, palisadenförmige Zellanordnung (Typ A)
  - regressive Veränderungen und Schaumzellen (Typ B)

Morphologie. Makroskopisch besitzen die häufig knoten-, im Rückenmarksbereich spindelförmigen Tumoren eine fibröse Kapsel. *Histologisch* bestehen sie aus Zellen mit langgestreckten und oftmals in Zügen (fischzugähnlich) oder palisadenartig angeordneten Kernen (*Typ A nach Antoni*, Abb. 19–9d). Sie neigen stark zu regressiven Veränderungen mit Ausbildung von Schaumzellnestern *(Typ B nach Antoni)*.

Neurofibrom

8.2.2.2 Neurofibrome

- **im peripheren NS**
  - proliferierende Schwann-Zellen und Fibroblasten
  - diffuser Typ
  - plexiformer Typ
  - Neurofibrom der Haut

Die besonders im peripheren Nervensystem vorkommenden Neurofibrome bestehen aus proliferierten Schwann-Zellen und Fibroblasten sowie gelegentlich nachweisbaren irregulär verlaufenden Axonen. Man unterscheidet den diffusen ungekapselten Typ von plexiformen Varianten (sog. *Rankenneurom*) und Neurofibromen der Haut mit Tastkörperchenstrukturen. Sie wachsen sehr langsam und können multipel auftreten (s. Neurofibromatose, Abschn. 8.4).

Maligne Nervenscheidentumoren

8.2.2.3 Maligne Tumoren der Nervenscheide

- **malignes Schwannom**
- **Neurofibrosarkom**

Intrakranielle Neurinome entarten sehr selten und dann überwiegend im Rahmen einer Neurofibromatose. Im peripheren Nervensystem sind maligne Varianten dieser Tumoren *(malignes Schwannom, Neurofibrosarkom)* häufiger als im ZNS *(Grad III-IV)*.

Hirnhauttumoren

8.3 Tumoren der Hirnhäute

Meningeom

8.3.1 Meningeome

⇨

> **Definition. Meningeome** entwickeln sich aus *Zellen der Meningen* (besonders Arachnoidalzellen) und gehören zu den **häufigsten** intrakraniellen und intraspinalen Tumoren.

- kleine Tumoren häufig klinisch stumm
- w > m

Kleine Meningeome können lange Zeit klinisch stumm bleiben und erst bei der Autopsie oder einer CT-Untersuchung als Zufallsbefund entdeckt werden. Der Tumor kommt bei Frauen häufiger vor; im Kindesalter ist er selten.

- **Morphologie:**
  - expansives Wachstum
  - fokale Druckatrophie des Schädels mit reaktiver Knochenneubildung
- **nach der Lokalisation:**
  - Konvexitätsmeningeom
  - Olfaktoriusmeningeom
  - Falxmeningeom
  - Tentoriummeningeom
  - Clivusmeningeom
  - spinales Meningeom

Morphologie. Meningeome wachsen meist expansiv als knollige Gebilde, können aber, besonders im Spinalkanal, auch *plaqueförmig* imponieren. Mit zunehmender Vergrößerung der Geschwulst erfolgt ein verdrängendes Wachstum gegenüber dem Hirngewebe mit Erhöhung des intrakraniellen Drucks. Ein *expansives Vordringen* in den Knochen der Kalotte führt zur Destruktion der Trabekel sowie zur reaktiven Knochenneubildung. Bei weiterem Wachstum können auch die darüberliegenden Weichteile infiltriert werden oder, bei *Sella-* und *Keilbeinflügelmeningeomen*, die Siebbeinzellen. Je nach der Lokalisation spricht man von Konvexitäts-, Olfaktorius-, Falx-, Tentorium-, Clivus- und spinalen Meningeomen. Im CT sind sie überwiegend hyperdens (Abb. 19–10b).

Das **mikroskopische Bild** der Meningeome ist sehr unterschiedlich (Abb. 19–9b). Die wichtigsten Grundstrukturen der Meningeome sind die recht markanten *Zellwirbel* (Zwiebelschalenphänomen), *Psammomkörperchen* (kleine rundliche Verkalkungen) und chromatinarme Zellkerne *(Lochkerne)*. *Meningotheliomatöse* Meningeome und Mischformen sind am häufigsten. Die Bezeichnung der übrigen *Subtypen* erfolgt nach der jeweils vorherrschenden Komponente, z. B. *fibromatöses, angiomatöses* oder *psammomatöses Meningeom.*

- **Mikroskopie:**
- Zwiebelschalenphänomen
- Psammomkörperchen
- Lochkerne
- **Formen:**
- meningoendotheliomatös
- fibromatös
- angiomatös
- psammomatös

Grading. Die weitaus überwiegende Zahl der Meningeome ist benigne *(Grad I)*. Zunahme der Mitosen, stärkere Kernpolymorphie, Auftreten von Nekrosen sowie infiltratives Wachstum gegenüber dem Hirngewebe kennzeichnen ein *malignes* Meningeom *(Grad III)*. Obwohl relativ klein, können Meningeome ein erhebliches prä- oder postoperatives *Hirnödem* hervorrufen, dessen Ätiologie bislang noch weitgehend unklar ist.

- **Grading:**
- benigne: G I
- maligne: G III

- **Klinik:** Hirnödem

8.3.2 Meningeale Sarkome

Meningeale Sarkome

Meningeale Sarkome sind sehr seltene Tumoren, die sich entweder aus anderen meningealen Geschwülsten entwickeln oder primär als solche entstehen. Hierzu zählen die *Fibrosarkome* und *malignen fibrösen Histiozytome* dieser Region.

8.4 Dysontogenetische Tumoren und Phakomatosen

Dysontogenetische Tumoren, Phakomatosen

Die im ZNS primär auftretenden **Keimzelltumoren** sind überwiegend im Gebiet der *Zirbeldrüse* sowie *suprasellär* lokalisiert.

1. primärer Keimzelltumor: Germinom

• Am häufigsten sind **Germinome**, die den Seminomen des Hodens entsprechen, jedoch bereits im Kindes- und Jugendalter in Erscheinung treten. Sie sind strahlensensibel und können eine *Pubertas praecox* auslösen.

→ Pubertas praecox

• Zu den Fehlbildungstumoren gehört das in der Sellaregion vorkommende **Kraniopharyngeom**. Diese von einem epidermisähnlichen Epithel ausgekleidete zystische Geschwulst ist *stets gutartig*, leitet sich von Resten des Ductus craniopharyngealis ab und weist radiologisch häufig Verkalkungen auf. Der weitere histologische Aufbau entspricht weitgehend einem *Adamantinom* des Zahngewebes.

2. Kraniopharyngeom
- entsteht aus Resten des Dct. craniopharyngealis
- **Histologie:** wie Adamantinom

• Hiervon abzugrenzen sind die recht ähnlichen **Epidermoide** und **Dermoide**. Dermoide weisen zusätzlich zum epidermisähnlichen Zystenepithel *Talgdrüsen* und weitere *Hautanhangsgebilde* auf.

- **Epidermoid, Dermoid**

Phakomatosen sind *genetisch* bedingte *Syndrome* mit *multiplen Tumoren* und tumorähnlichen Fehlbildungen in *ZNS, peripherem Nervensystem, Haut* und *inneren Organen*. Von praktischer Bedeutung sind:

3. Phakomatosen
- genetisch bedingte Syndrome
- multiple Tumoren: ZNS, PNS, Organe

• **Neurofibromatose (Recklinghausen-Krankheit).** Vielfach dominant vererbte Phakomatose mit hoher Penetranz des betroffenen Gens und einer Prävalenz in Mitteleuropa von etwa 1:5000. Es werden 2 genetisch differente Formen unterschieden: Zum **Typ 1** gehören Neurofibrome der Haut (manchmal über 200), Café-au-lait-Flecke, axilläre oder inguinale Pigmentflecken und Irishamartome (Lisch-Knötchen). Zusätzlich können Optikusgliome, periphere endokrine Tumoren und Skelettdysplasien auftreten. Der **Typ 2** ist gekennzeichnet durch bilaterale Akustikusneurinome, multiple Neurinome und Neurofibrome der Spinalnerven sowie einer gelegentlichen Kombination mit Gliomen, glialen Mikrohamartomen und Meningeomen.

a) Neurofibromatose
- dominant vererbte Phakomatose

- **Typ I:** Neurofibrome der Haut, Café-au-lait-Flecke, Irishamartome, Optikusgliome, periphere endokrine Tumoren
- **Typ II:** bilaterale Akustikusneurinome, Neurinome, Neurofibrome der Spinalnerven, Gliome, Meningeome

Zu beachten ist, daß die einzelnen Komponenten der Neurofibromatose sich zu unterschiedlichen Zeitpunkten ausbilden oder manifestieren können!

• **Tuberöse Sklerose (Bourneville-Pringle-Krankheit).** Bei dieser autosomal-dominant vererbten Erkrankung treten in der Umgebung des Foramen Monroi subependymale Tumoren auf, die sich in die Ventrikellichtung vorwölben. Obgleich diese astrozytären Tumoren monströse Riesenzellen aufweisen können, sind sie benigne *(Grad I)*. In der Hirnrinde können in Form örtlicher Texturstörungen kleine „Tuber" vorkommen. Weitere Hamartome finden sich im Herzen *(Rhabdomyome)*, der Niere und an der Haut.

b) tuberöse Sklerose
- autosomal-dominant vererbt
- Ventrikeltumor
- Hamartom der Hirnrinde
- Hamartome in Herz, Niere, Haut

c) Hippel-Lindau-Syndrom
- Angioblastome des ZNS
- Angiomatosis retinae
- Leber-, Pankreas-, Nierenzysten
- Tumoren innerer Organe

• **Hippel-Lindau-Syndrom.** Kombination eines oder multipler Angioblastome des ZNS mit einer Angiomatosis retinae, Leber-, Pankreas- und Nierenzysten sowie Tumoren innerer Organe (z.B. Nierenkarzinom, Phäochromozytom). Es liegt ein autosomal-dominanter Erbgang vor. Die vorwiegend im Kleinhirn lokalisierten, vielfach zystischen Angioblastome kommen auch außerhalb dieses genetisch bedingten Komplexes vor **(Lindau-Tumor)**.

d) zerebrofaziale Angiomatose
- gleichzeitig Naevus flammeus der Gesichtshaut, Chorioidea und Leptomeninx cerebralis
- Prädilektionsstellen: N. V, temporo-okzipital

→ Epilepsie

• **Zerebrofaziale Angiomatose (Sturge-Weber-Krabbe-Krankheit).** Gleichzeitiger *Naevus flammeus* der Gesichtshaut (Feuermal), Chorioidea und Leptomeninx cerebralis. Schwerpunkt der Angiomatose ist an der Haut das Verzweigungsgebiet des *N. trigeminus* und in der Leptomeninx die *Temporookzipitalregion.* Hier finden sich Gefäßkonvolute mit kleinherdigen Verkalkungen und reaktiver Gliose. Die Nervenzellen der angrenzenden Hirnrinde sind rarifiziert und degenerativ verändert. Die Patienten leiden häufig an *epileptischen Anfällen.*

Maligne Non-Hodgkin-Lymphome, Leukämien

8.5 Maligne Non-Hodgkin-Lymphome und Leukämien

• **primäre maligne Lymphome**
- besonders bei Aids

Primäre maligne Lymphome des ZNS waren früher sehr selten, werden heute im Rahmen der Aids-Problematik jedoch häufiger diagnostiziert.

Da lymphatisches Gewebe im ZNS nicht vorkommt, ist die histogenetische Ableitung noch immer umstritten.

• **generalisiert** → Meningeosis lymphomatosa

Das makroskopische und radiologische Bild reicht von umschriebenen Herden bis zur diffusen Ausbreitung. Die wesentlich häufigeren Infiltrate **generalisierter maligner Lymphome** neigen sehr zur perivaskulären Anordnung und zur Proliferation im Cavum leptomeningicum *(Meningeosis lymphomatosa).* Mehrheitlich treten *B-Zellen-Lymphome* auf. Die Prognose ist abhängig vom histologischen Subtyp. Langjährige Remissionen nach Chemotherapie und Bestrahlung sind möglich.

• **Infiltrate bei myeloischer Leukämie** → Meningeosis leucaemica
- Hirndruckzeichen

Infiltrate bei **myeloischen Leukämien** finden sich besonders im Cavum leptomeningicum *(Meningeosis leucaemica).* Klinisch stehen Hirndruckzeichen und Symptome seitens der beteiligten Hirnnerven im Vordergrund. Zusätzlich kann es zu ausgedehnten Blutungen kommen. Bei peripheren Remissionen können die ZNS-Infiltrate Ausgangspunkt einer erneuten Exazerbation der Erkrankung sein.

Metastasen

8.6 Metastasen

• **Herkunft der Metastasen**

⇨

Obwohl prinzipiell *jeder* maligne Tumor in das ZNS metastasieren kann, sind ZNS-Metastasen der folgenden Primärtumoren besonders häufig:
- maligne Melanome und Chorionkarzinome in über 40 %
- Bronchial-, Mamma- und Nierenkarzinome in 5–20 %
- Karzinome von Magen-Darm-Trakt und distalem Urogenitalsystem in weniger als 5 %

Bezogen auf die Gesamthäufigkeit der einzelnen Tumorarten muß beim *Mann* am ehesten mit einem **Bronchialkarzinom**, bei der *Frau* mit einem **Mammakarzinom** als Primärtumor gerechnet werden.

• **junge Männer:**
- malignes Melanom
- Hodentumor

• **Spinalkanal:**
- Knochenmetastasen

Bei *jungen Männern* sollte immer auch an **maligne Melanome** und **Hodentumoren** gedacht werden. Im **Spinalkanal** kommen Metastasen insbesondere in den Rückenmarkshäuten vor oder sind von Knochenmetastasen ausgehend dort eingewachsen. Reine intramedulläre Metastasen treten nur sehr selten auf.

XX. Periphere Nerven und Skelettmuskulatur

J. M. Schröder

Periphere Nerven und Skelettmuskulatur

1. Untersuchungstechniken: Biopsie und ihre Indikationen

Untersuchungstechniken

Bei **158** mit einem Namen versehenen **peripheren Nerven**, die zumeist paarig angelegt sind, und **620 Muskeln**, die jeweils mit motorischen Nervenfasern versorgt sind, sowie einer bis zu den feinsten Muskelfasern, Tastkörperchen und Endaufzweigungen verteilten Auffächerung des peripheren Nervensystems ist eine umfassende morphologische Untersuchung des peripheren Nervensystems praktisch unmöglich. Die verschiedenen *motorischen, sensorischen* und *vegetativen* Komponenten weisen weitläufige topographische und funktionelle Bezüge auf.

- 158 periphere Nerven
- 620 Muskeln

Viele Erkrankungen des peripheren Nervensystems lassen sich durch eine **einfache Biopsie** aus einem *einzigen betroffenen Nerven* morphologisch zweifelsfrei diagnostizieren.

Praxishinweis

Voraussetzung für eine differenzierte morphologische Untersuchung ist eine *einwandfreie Exzisions-* und *Fixationstechnik*, da die Nerven und Muskelfasern außerordentlich artefaktanfällig sind. Laut internationaler Klassifikation sind über 600 Krankheiten oder Erkrankungsformen des peripheren Nervensystems und der Muskulatur zu differenzieren. Zur bioptischen Untersuchung dienen *3 Verfahren*:

Voraussetzung: einwandfreie Exzisions- und Fixationstechnik

• **Nervenbiopsie:** Meist wird ein etwa 3 cm langer Abschnitt des *N. suralis* (rein sensorisch) entnommen, dessen Unterbrechung zu einem vorübergehenden Ausfall der Sensibilität an der Ferse und am lateralen Fußrand führt.

In der Regel wird dieser Ausfall durch kollaterale und terminale Reinnervation innerhalb von 2–3 Monaten vollständig kompensiert. Bleibende Gefühlsstörungen treten nur sehr selten auf.

1. Nervenbiopsie
- N. suralis
- Kompensation der sensorischen Ausfälle nach 2–3 Monaten

• **Muskelbiopsie:** Diese ist noch weniger problematisch, da ausreichend Gewebe in relativ oberflächlicher, gut zugänglicher Lage zur Verfügung steht. Am besten eignet sich der *M. vastus lateralis* oder der *M. deltoideus.*

2. Muskelbiopsie
- M. vastus lateralis
- M. deltoideus

• **Kombinierte Nerv-Muskel-Biopsie:** Der *N. suralis* wird zusammen mit dem *M. peroneus brevis* entnommen. Durch eine solche kombinierte Biopsie erhält man Einblicke in das sensorische und indirekt auch in das motorische Nervensystem. In der klinischen Praxis werden jedoch Muskelbiopsien etwa 3 mal häufiger als Nervenbiopsien vorgenommen.

3. kombinierte Nerv-Muskel-Biopsie
- N. suralis
- M. peronaeus brevis

Die **Muskelbiopsie** wird durchgeführt bei:
- Patienten mit Anzeichen einer *neurogenen* (neuralen oder spinalen) *Erkrankung*, d.h. zur Differenzierung von Krankheiten der motorischen Einheit (periphere motorische Nervenzellen mit innervierten Muskelfasern) von andersartigen Erkrankungen
- Erkrankungen *ohne* primäre periphere *neuromuskuläre Funktionsstörungen* (z.B. Amyloidose, hereditäre Stoffwechselkrankheiten wie Lafora-Krankheit, Zeroidlipofuszinose)
- *entzündlichen Muskelerkrankungen* und *Vaskulitiden.*

Indikationen zur Muskelbiopsie:
- **Krankheiten der motorischen Einheit**
- **neuromuskuläre Funktionsstörungen**
- **entzündliche Muskelerkrankungen**

Die **Nervenbiopsie** ist indiziert bei:
- *systemischen Krankheiten*, die zu Neuropathien vom Multiplextyp (multiple Mononeuropathie-Syndrome) führen, so bei *Angiitiden,* aber auch bei *Amyloidosen*
- der *Riesenaxonneuropathie* und der *infantilen neuroaxonalen Dystrophie*

Indikationen zur Nervenbiopsie:
- **systemische Krankheiten**
- **Riesenzellneuropathie**

• demyelinisierende Neuropathien

• Analyse kryptogenetischer generalisierter Neuropathien

– *demyelinisierenden Neuropathien*, wobei Zupfpräparate mituntersucht werden sollten
– der Analyse generalisierter *„kryptogenetischer“ Neuropathien*, bei denen sorgfältige klinische Analysen nicht zur Aufklärung der Ursachen geführt haben. Krankheitsbilder, die sich in untypischer Weise als distale Axonopathien manifestieren (chronische demyelinisierende Neuropathien, Vaskulitis, Sarkoidose, Lymphominfiltration), werden gelegentlich erst durch die Biopsie erkannt.

Biopsie-Bedeutung

⇨

Bewertung der Biopsie:
• eindeutige **pathognomonische Veränderungen** in Muskel- und Nervenbiopsien oder
• **krankheitsgruppenspezifische** (z. B. entzündliche, neurogene, muskeldystrophische) **Veränderungen.**

- Schweregrad
- Stadium
- Akuität

Im letzteren Falle ist aber i. d. R. noch eine Aussage über den *Schweregrad* und das *Stadium* der Schädigung sowie über die *Akuität* (Progredienz) des Prozesses und über das Ausmaß der *Regeneration* oder *Restitution* möglich.

Erkrankungen des PNS

2. Erkrankungen des peripheren Nervensystems (PNS)

1. Interstitiumerkrankungen
2. Parenchymerkrankungen
• Neuronopathien
• Axonopathien
• Myelinopathien
• Mononeuropathien
• Multiplextyp der Mononeuropathien
• Polyneuropathien
  - motorisch, sensibel (sensorisch), autonom
  - zentral, peripher
  - intraneurale Zellorganellen

Zur **ätiologischen Klassifikation** siehe Tab. 20–1.
Man unterscheidet Erkrankungen des **Interstitiums** von denen des eigentlichen **Parenchyms**, d. h. der Neurone *(Neuronopathien)* bzw. ihrer Axone *(Axonopathien)* und der Schwann-Zellen bzw. der von ihnen gebildeten Markscheiden *(Myelinopathien)*. Dabei können einzelne Nerven betroffen sein *(Mononeuropathien)* oder mehrere einzelne Nerven *(Multiplextyp der Mononeuropathie)* oder viele Nerven in annähernd symmetrischer Form *(Polyneuropathien)*. Diese Einteilung ist zu ergänzen durch Angaben über die bevorzugte Beteiligung jeweils des *motorischen*, *sensiblen* (oder *sensorischen*) oder *autonomen Neuronensystems* und die *zentralen* oder *peripheren Zellabschnitte* bzw. *-fortsätze* der peripheren Neurone (Tab. 20–2) sowie der intraneuralen *Zellorganellen*.

Tab. 20-1: Ätiologische Klassifikation peripherer Neuropathien

a. hereditär
   1. HMSN I–VI
   2. HSAN I–IV
   3. Neuropathien bei definierten Stoffwechselkrankheiten, z. B. metachromatische Leukodystrophie; Amyloidose

b. kongenital, z. B. Hypomyelinisationsneuropathie

c. traumatisch, toxisch, ischämisch

d. entzündlich
   1. infektiös
   2. Guillain-Barré-Syndrom u. a. (wahrscheinlich immunologisch bedingt)
   3. Neuropathien bei Gefäßbindegewebskrankheiten (Vaskulitiden u. a.)

e. metabolisch (erworben, nicht hereditär)
   1. nutritiv (z. B. alkoholisch)
   2. endokrin (z. B. diabetisch)
   3. dyskrasisch (z. B. bei Gammopathien)
   4. renal
   5. hepatisch

f. Neuropathien bei malignen Neoplasmen

g. Neuropathien unklarer Genese („kryptogenetisch“)

h. Tumoren peripherer Nerven

Tab. 20-2: Topographische Ausfallsmuster peripherer neuronaler Systeme

a. **motorisch**
   1. **peripher:** spinale Muskelatrophien
   2. **zentral:** spastische Spinalparalyse
   3. **peripher und zentral:** amyotrophische Lateralsklerose

b. **motorisch-sensorisch-autonom**
   1. **axonal:** distal akzentuiert („dying back") mit Regenerationsmöglichkeit; häufigster Typ der peripheren Neuropathien (alle in Tab. 20-1 genannten Ursachen möglich)
   2. **neuronal:** Axon einschl. Perikaryon degeneriert; schließlich ohne Regenerationsmöglichkeit; Musterbeispiel: HMSN Typ II, alkoholische Neuropathie
   3. **demyelinisierend;** Musterbeispiel: HMSN Typ I und III, MLD, Guillain-Barré-Syndrom (zumindest teilweise alle in Tab. 20-1 genannten Ursachen möglich

c. **sensorisch-autonom**
   1. **peripherer und zentraler Fortsatz distal betroffen:** häufigster Typ, kongenital, hereditär oder erworben; Musterbeispiel: HSAN Typ I und II
   2. **peripherer Fortsatz proximal betroffen:** erworben, z. B. toxisch durch IDPN
   3. **zentraler Fortsatz distal betroffen:** z. B. toxisch durch Clioquinol („SMON")

2.1 Physikalische Schädigungen

Physikalische Schädigungen

Je nach Schweregrad einer peripheren **traumatischen Nervenläsion** kommt es zu unterschiedlichen funktionellen und morphologischen Störungen.
Die 1943 von *Seddon* vorgeschlagene Klassifikation der peripheren Nervenverletzungen umfaßte die *Neurapraxie*, die *Axonotmesis* und die *Neurotmesis.*

- **Klassifikation nach Seddon:** Neurapraxie, Axonotmesis, Neurotmesis

• **Neurapraxie** bedeutet einen *lokalisierten Leitungsblock* bei Erhaltung der distalen Nervenleitung. Dabei kommt es zu einer vollständigen Restitution der Funktion innerhalb von 6–8 Wochen, da diesem Typ der Nervenfaserschädigung lediglich eine *segmentale* oder *paranodale Demyelinisation* zugrunde liegt (Abb. 20–1). Diese ist durch einen selektiven Zerfall der Markscheiden entweder nur in der Nachbarschaft der Ranvier-Schnürringe *(paranodal)* oder in einem gesamten, etwa 0,3–1,5 mm langen, jeweils von einer einzigen Schwann-Zelle gebildeten Markscheidensegment *(Internodium)* gekennzeichnet.

1. Neurapraxie
- **lokalisierter Leitungsblock bei Erhalt der distalen Nervenleitung**

Die Demyelinisation wird durch die nach etwa 3 Wochen einsetzende Remyelinisation funktionell weitgehend ausgeglichen, wenn auch strukturell aufgrund der verkürzten neugebildeten und etwa um das Dreifache vermehrten Internodien sowie der Verschmälerung der Markscheiden keine Restitutio ad integrum erreicht wird.

- **funktionelle, keine strukturelle Restitution nach 3 Wochen**

• **Axonotmesis** (griech. *tmesis* Schneiden) bedeutet eine *selektive Unterbrechung* der Axone bei erhaltenem Bindegewebsgerüst des peripheren Nerven, z. B. nach einer Quetschung. Die Folge ist eine 2–3 Tage später einsetzende *Degeneration* (nicht einfach Nekrose) des distalen Nervenfaserabschnittes nach dem Waller-Gesetz *(Waller-Degeneration).*

2. Axonotmesis
- **Unterbrechung der Axone bei erhaltenem Nervenbindegewebe**
- **Waller-Degeneration des distalen Nerven**

Dabei werden Axone und Markscheiden durch die proliferierenden, d. h. sich um das 6–8fache vermehrenden Schwann-Zellen unter Mitwirkung von Makrophagen innerhalb und außerhalb der ursprünglichen Basalmembran der jeweiligen Nervenfaser bis in die Peripherie abgebaut. Übrig bleiben an der Stelle der degenerierten Nervenfasern die **Büngner-Bänder**, die zumindest teilweise noch nach Monaten oder Jahren von proximal aussprossende Axone wieder exakt an den ihnen adäquaten Zielort leiten können.

• **Neurotmesis** bedeutet die *vollständige Unterbrechung der Kontinuität* des peripheren Nerven, die allerdings im Unterschied zur Axonotmesis aufgrund der gestörten Schienung der regenerierenden Axone zu keinem *befriedigenden Regenerationsergebnis* führt.
Durch eine **Quetschung** werden die Axone unterbrochen, sofern jene lang und stark genug ist. Durch eine **starke Erschütterung** des Nerven (Perkussionsverletzung), z. B. durch Schlag mit einem stumpfen Gegenstand und Kompression des Nerven gegen darunterliegende knöcherne Strukturen, kommt es zu einer Kombination von segmentalen *Demyelinisationen* mit periaxonalem und intramyelinischem *Ödem* sowie *axonaler Unterbrechung.*

3. Neurotmesis
- **vollständige Durchtrennung eines Nerven**

- **Nervenquetschung**
  - Unterbrechung der Axone
- **Erschütterung**
  - segmentale Demyelinisation
  - periaxonales Ödem
  - axonale Unterbrechung

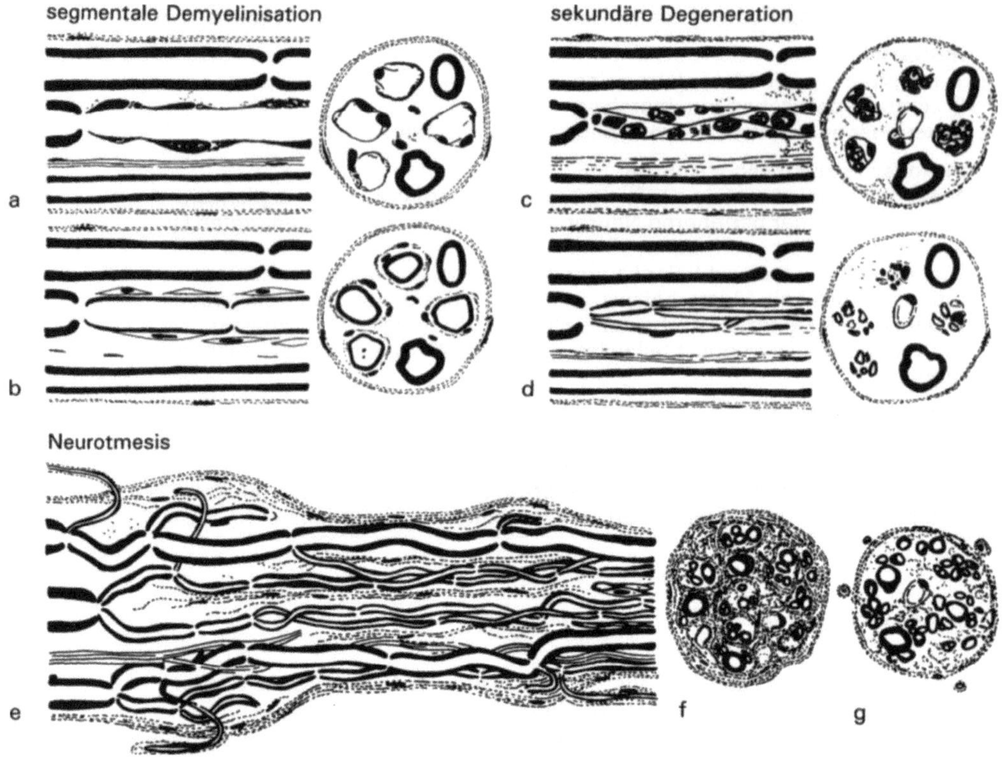

Abb. 20–1: Schema der 3 wichtigsten Schädigungsformen des peripheren Nerven mit den entsprechenden Ausheilungsbildern. **a** Längs- und Querschnittsbild von einem Nerven mit einem bzw. mehreren segmental demyelinisierten Axonen, die in ihrer Kontinuität nicht unterbrochen sind. Die Schwann-Zellen der betroffenen Internodien sind proliferiert und enthalten noch einzelne Markscheidenabbauprodukte. **b** Längs- und Querschnitte der zugehörigen Ausheilungsbilder. Die demyelinisierten Axone werden dünn remyelinisiert. Die neugebildeten Internodien sind verkürzt. Einzelne überschüssig proliferierte Schwann-Zellen liegen in einigem Abstand meist schalenförmig angeordnet neben den remyelinisierten Nervenfasern. **c** Quer- und Längsschnittbild von degenerierenden Nervenfasern, deren Kontinuität vollständig unterbrochen ist. In den proliferierenden Schwann-Zellen liegen reichlich Markscheidenabbauprodukte. **d** Die aus der unterbrochenen Nervenfaser aussprossenden multiplen Nervenfaserregenerate liegen bei erhaltenem Endoneurium bündelförmig an der Stelle der degenerierten Nervenfaser. Die regenerierten Nervenfasern sind unterschiedlich dick und bleiben z. T. unbemarkt. **e–g** Der bindegewebig organisierte Nervendefekt oder das Transplantat wird „neuromatös" reinnerviert, wobei die irregulär ausgewachsenen Bündel von dünnen Nervenfasern durch ein neu gebildetes Perineurium (gestrichelt) von dem Bindegewebe der Umgebung isoliert werden (**e** u. **f**). Einzelne Nervenzweige biegen lateralwärts ab, rekurrieren oder endigen frei im Bindegewebe. Andere erreichen den distalen Nervenfaszikel (**g**) und finden Anschluß an die Büngner-Bänder. Die Nervenfaserbündel werden hier nicht mehr von neu gebildeten Perineuralzellen, sondern vom präexistenten Perineurium des ursprünglichen Faszikels gegenüber der Umgebung abgegrenzt. Einzelne aberrante Faszikel liegen, von einem separaten Perineurium umhüllt, im Epineurium des distalen Nervenabschnittes.

- **Nervenkompression**
  - proximale Axonschwellung
  - Renaut-Körper
  - Demyelinisation
  - axonale Degeneration

Bei **chronischer Nervenkompression** und Einklemmung resultiert eine Schwellung der Axone und des Nerven proximal der Kompressionsstelle mit leichter Verdickung des Perineuriums und Ausbildung von Renaut-Körpern; dies sind ovale oder rundliche Anhäufungen endoneuraler Bindegewebselemente. Schließlich kommt es zur *Demyelinisation* und *axonalen Degeneration.*

Derartige Veränderungen sind bei Einklemmung des N. medianus am Handgelenk **(Karpaltunnelsyndrom)**, des N. ulnaris am Ellenbogen und an anderen Nerven nachweisbar.

- **Nervendurchtrennung**

Nach einer partiellen oder vollständigen **Nervendurchschneidung** im Bereich offener Wunden wachsen die Axone am proximalen Nervenende aus und führen durch multiple und sich verzweigende Axonsprosse zu einer Auftreibung, die als **traumatisches Neurom** bezeichnet wird.

- traumatisches Neurom, Amputationsneurom

Sonderfall: **Amputationsneurom** nach Amputation einer Extremität, evtl. mit Phantomschmerzen.

- **Neurom**: Schwann-Zellen, Perineuralhülle, Minifaszikel, Epineurium

Ein **Neurom** wird durch Schwann-Zellen, die perineuralen Hüllen und die zahlreichen neu entstehenden kleinen Nervenfaszikel (Minifaszikel) sowie vermehrtes epineurales Bindegewebe gebildet. Aus dem proximalen Stumpf wachsen auch Säulen von Schwann-Zellen aus, die nur teilweise mit den Büngner-Bändern im distalen Nervenabschnitt in Verbindung treten. Es resultiert eine *anisomorphe Neurotisation* mit inkompletter Reinnervation des distalen Nervenabschnittes und unbefriedigendem Heilungsergebnis (Dysästhesien, Schmerzen, Kausalgien). Die fehlgeleiteten aberrierenden Nervenfasern, die keine adäquaten motorischen, sensorischen oder vegetativen Kontakte herstellen können, atrophieren im Laufe von Monaten oder Jahren und degenerieren schließlich mit ihren Perikaryen *(retrograde Atrophie und Degeneration)*.

- anisomorphe Neurotisation mit inkompletter Reinnervation
- retrograde Atrophie und Degeneration

Durch **Überstreckung** eines Nervenstamms, des Nervenplexus und der spinalen Nervenwurzeln kann es zu irreparablen *Nervenwurzelausrissen* am Rückenmark kommen.

- **Überstreckung**
- Nervenwurzelausriß

Danach degenerieren die motorischen Axone im peripheren Nerven, während die distalen sensorischen Axone trotz Ausfalls der Sensibilität erhalten bleiben, da die Läsion zentral der Spinalganglien lokalisiert ist.

Eine leichte Überstreckung führt zu einem reversiblen *Erregungsleitungsblock*.

- Erregungsleitungsblock

Die dann auftretende Paralyse bildet sich innerhalb von Stunden zurück; die Erklärung für eine derartige Paralyse ist unklar, da der Zeitraum für eine De- und Remyelinisation zu kurz ist.

Bei stärkeren Graden der Streckung resultiert eine *Axonunterbrechung*, schließlich auch mit Zerreißung des neuralen Bindegewebes, was zu intraneuralen Blutungen führen kann. Eine intraneurale Fibrose behindert dann die Regeneration.

- Axonunterbrechung

Bei **Erfrierungen** (Exposition gegenüber Temperaturen unter 10 °C für 1 h) kommt es zur Schädigung der peripheren Nerven, die vulnerabler sind als das übrige Gewebe, wobei die markhaltigen Nervenfasern bevorzugt geschädigt werden. Möglicherweise ist eine Schädigung der Blut-Nerven-Schranke entscheidend. Das resultierende ausgeprägte endoneurale Ödem führt zu erhöhtem intraneuralen Druck, der wegen des Fehlens endoneuraler Lymphgefäße zur Schädigung der peripheren Nervenfasern führen kann.

- **Erfrierung:** <10 °C, länger als 1 h
- endoneurales Ödem
- intraneuraler Druck ↑

Eine **Strahlenspätschädigung** der peripheren Nerven ist selten. Sie tritt bevorzugt im Bereich des Plexus brachialis auf, z. B. als Folge der Bestrahlung eines Mammakarzinoms, und entwickelt sich meist 3–4 Jahre nach der Bestrahlung, in keinem Fall früher als 6 Monate danach. *Mikroskopisch* steht eine *Fibrose* im Vordergrund. Nach der Bestrahlung ist die Myelinisationsfähigkeit der Schwann-Zellen beeinträchtigt.

- **Strahlenschäden**
  - Fibrose
  - Myelinisationstätigkeit ↓

Komplikationen der Nervenfaserrestitution sind:
- Internodallängen regenerierter Nervenfasern verkürzt, Markscheiden großer markhaltiger Nervenfasern abnorm dünn
- Neurombildung, aberrierende Nervenfasern, Phantomschmerzen, Kausalgien.

Komplikationen der Nervenfaserrestitution

⇦

2.2 Nutritive und toxische Neuropathien

Nutritive, toxische Neuropathien

Die **alkoholische Neuropathie** ist wahrscheinlich die häufigste Neuropathie überhaupt; sie steht in Zusammenhang mit einem Mangel an Vitamin B_1, B_6 und Folsäure und evtl. einem alkoholtoxischen Effekt.

- **alkoholische Neuropathie**

Beim **Vitamin-B_{12}-Mangel** resultiert eine symmetrische sensorische Polyneuropathie mit oder ohne Myelopathie (*funikuläre* Spinalerkrankung oder *Myelose*). Die zentralen Fortsätze der primären sensorischen Neurone sind vulnerabler als die peripheren sensorischen Axone.

- **Neuropathie bei Vitamin-B_{12}-Mangel**
- funikuläre Myelose

Beim **Vitamin-E-Mangel** kommt es zu einer distalen *Axonopathie*, die sowohl zentral als auch peripher nachweisbar ist.

- **Neuropathie bei Vitamin-E-Mangel**

Das neurologische Syndrom, das in Verbindung mit der A-Beta-Lipoproteinämie auftritt, beruht wahrscheinlich ebenfalls darauf, da eine Behandlung mit Vitamin E zur Besserung führt.

Toxischen Substanzen, die eine periphere Neuropathie hervorrufen, sind Acrylamid, Schwefelkohlenstoff, Kohlenmonoxid, Hexakarbone, verschiedene Medikamente u. a.

- **toxische Neuropathien** durch
- Chemikalien
- Medikamente
- Bakterientoxine

Auch die *diphtherische Neuropathie* ist toxisch bedingt, wobei das Toxin des Corynebacterium diphtheriae die Proteinsynthese in den Schwann-Zellen hemmt.

Diabetische Neuropathien

2.3 Diabetische Neuropathien

- **Praxishinweis, Einteilung**

⇒

Die peripheren Nervenerkrankungen beim Diabetes mellitus – *diabetische Neuropathie* – stehen zusammen mit der alkoholischen Polyneuropathie bei weitem an erster Stelle in der Häufigkeit der peripheren Neuropathien.
• Zu unterscheiden sind eine **symmetrische** Polyneuropathie, eine bevorzugt **sensorische** oder **autonome** Form und **fokale** sowie **multifokale** Neuropathien.

- **multifokale N.**
- Nn. III, VII
- Nn. spinalis
- Amyotrophie

Zu den letzteren gehören Hirnnervenausfälle, insbesondere im Bereich des III. und VII. Hirnnerven sowie eine thorakoabdominale Neuropathie, ein fokaler Befall der Gliedergürtelnerven und das Syndrom einer proximalen motorischen Neuropathie *(diabetische Amyotrophie)*.

- **Histopathologie**
- Nervenfaserausfall
- endoneurales Ödem
- **Kapillarbasalmembran verbreitert**
- Endothelzellen ↑

Histopathologie. Je nach dem Stadium der Erkrankung findet man einen unterschiedlich fortgeschrittenen Ausfall von großen und kleinen markhaltigen und -losen Nervenfasern verbunden mit einem mehr oder weniger stark ausgeprägtem endoneuralen Ödem. Charakteristisch für die *diabetische Mikroangiopathie* sind in fortgeschrittenen Stadien erhebliche *Verbreiterungen der Basallamina endoneuraler*, aber auch *epineuraler Blutgefäße*. Die Zahl der Endothelzellen pro endoneurale Kapillare ist erhöht. *Elektronenmikroskopisch* erscheinen die Basallaminae der Kapillaren und Perineuralzellen sowohl verbreitert als auch vermehrt. Zeichen einer segmentalen De- und Remyelinisation können ebenfalls vorhanden sein. Einzelne Axone enthalten vermehrt Glykogengranula. In Abhängigkeit vom Ausmaß der Makroangiopathie sind die verschiedenen Nervenfaszikel in unterschiedlichem Ausmaß betroffen.

Ursache: multifaktoriell (ischämisch, metabolisch)

Pathogenese. Die klinische Heterogenität der diabetischen Neuropathie läßt auf eine multifaktorielle Genese schließen. Einige fokale Veränderungen wie die des III. Hirnnerven könnten ischämischer Natur sein. Die symmetrischen Polyneuropathien haben wahrscheinlich eine metabolische Grundlage.

Hereditäre Neuropathien

2.4 Hereditäre Neuropathien

- **selten**

Die hereditären Neuropathien *ohne* bekannte biochemische Grundlage und die Neuropathien *bei* bekannten hereditären Stoffwechselstörungen sind relativ selten.

- **praktisch wichtig: Amyloidneuropathien**

Praktisch wichtig sind die *Amyloidneuropathien*, bei denen hereditäre von nicht-hereditären unterschieden werden müssen, da letztere therapierbar sind.

Amyloidneuropathien

2.4.1 Amyloidneuropathien

- bei primärer Amyloidose
- Ausbreitung langsam progressiv als **symmetrische sensomotorische Polyneuropathie**

Eine Beteiligung des peripheren Nervensystems tritt sowohl bei primärer hereditärer als auch bei sekundärer Amyloidose auf. Eine Neuropathie entsteht nur bei **primären, hereditären Formen** und ist hier das **wichtigste Symptom**. Sie breitet sich langsam progressiv aus als distale *symmetrische sensomotorische Polyneuropathie* mit Beginn an den unteren Extremitäten. Häufig besteht ein *Spontanschmerz*. Sensorische Ausfälle treten *vor* den motorischen Symptomen auf und betreffen stärker die Schmerz- und Temperatursensibilität als die Modalitäten der großen Fasern. Oft besteht gleichzeitig eine autonome Neuropathie. Zu unterscheiden sind familiäre Amyloidpolyneuropathien mit abnormem *Transthyretin, Apolipoprotein A-I* oder *Gelsolin* im Plasma, wobei bereits 26 verschiedene Punktmutationen des Transthyretin-Gens bekannt sind. Entscheidend ist jeweils die irreversible Ausfällung dieser Proteine im Gewebe in Gestalt der sog. Beta-Faltblattstruktur.

2.4.2 Andere hereditäre Neuropathien

Hereditäre Neuropathien ohne Stoffwechselstörung

Diese werden klassifiziert nach dem bevorzugten Befall des motorischen, sensorischen und autonomen Systems in Verbindung mit dem Erbmodus sowie nach den spezifischen biochemischen Anomalien.

1. hereditäre sensorische und motorische Neuropathie
a) hypertrophischer Typ (HMSN I)
– Roussy-Levy-Syndrom
b) neuronaler Typ (HMSN II)
– Charcot-Marie-Tooth-Krankheit
c) autosomal-rezessiv erbliche Variante (HMSN III)
– Déjérine-Sottas-Krankheit

• **Hereditäre motorische und sensorische Neuropathien (HMSN).** Unter den HMSN werden der *hypertrophische Typ (HMSN I)* und das *Roussy-Levy-Syndrom*, das zusätzlich durch Ataxie und Tremor gekennzeichnet ist, zusammengefaßt.
Die *neuronale Form*, bei der distal bevorzugt die Axone degenerieren, wird als *HMSN II* bezeichnet. Typ I und II sind autosomal-dominant erblich und auch als peroneale Muskelatrophie oder *Charcot-Marie-Tooth-Krankheit* bekannt. Der Typ I ist z.T. mit der Duffy-Blutgruppe auf dem Chromosom 1 gekoppelt *(Typ Ia)*, während andere Fälle keine Kopplung aufweisen *(Typ Ib)*. Ähnliche Erkrankungen können jedoch auch autosomal-rezessiv oder X-chromosomal-dominant sein, manchmal verbunden mit Taubheit oder Friedreich-Ataxie.
Die *autosomal-rezessiv erbliche hypertrophische demyelinisierende Variante* wird als *HMSN III* (Déjérine-Sottas-Krankheit) bezeichnet. Fälle mit kongenitaler Hypomyelinisationsneuropathie sind wahrscheinlich nur Varianten dieser Erkrankungsform. Wichtig für die Diagnostik und Differenzierung der HMSN-Typen sind **molekulargenetische Bestimmungen der nukleären DNA** – mit Southern Blot, Polymerase Chain Reaction (PCR) u. a. – geworden. Der relativ häufige *Typ Ia der HMSN* ist durch eine ausgedehnte *DNA-Duplikation* des PMP (periphere Nerven-Myelin-Protein) 22-Gens auf dem Chromosom 17 (Bande 17p11.2) gekennzeichnet; demgegenüber ist die ebenfalls relativ häufige *hereditäre Neuropathie mit Neigung zu Drucklähmungen* („tomakulöse Neuropathie"), eine dominant erbliche Hypermyelinisationsneuropathie, auf einen *Defekt* dieses Gens und die offensichtlich heterogene *rezessiv erbliche hypertrophische Neuropathie*, Typ III der HMSN (Typ *Déjérine-Sottas*), auf eine *Punktmutation* in diesem Gen zurückzuführen. Andererseits beruht der seltene *Typ Ib* auf Punktmutationen im peripheren Myelin-Protein PMP_0-Gen in der Chromosomenbande 1q21-23, wo eine *de novo* Punktmutation bei einer anderen Variante der HMSN Typ III besteht. Von derartigen Mutationen zu unterscheiden sind sog. *dynamische Mutationen*, wie sie bei der *X-chromosomalen bulbospinalen Form der Neuronopathie (Kennedy-Krankheit)* vorkommen, die mit sensorischen Symptomen einhergeht und somit den HMSN zuzuordnen ist. Bei dieser Krankheit ist eine abnorm lange, ungleichmäßige Wiederholung eines CAG-Triplets im Androgenrezeptor-Gen in der Xq21-22-Bande nachweisbar. Je größer die Zahl der Triplets, die in geringer Zahl schon normalerweise vorkommen, desto schwerer das Krankheitsbild (ähnlich wie bei der myotonischen Dystrophie). Eine X-chromosomal gebundene Form der HMSN (CMTX) ist auf eine Mutation am langen Arm des X-Chromosoms zurückzuführen.

2. hereditäre sensorische und autonome Neuropathie (HSAN)
– hereditäre radikuläre Neuropathie **(HSAN I)**
– autosomal-rezessive sensorische Neuropathie **(HSAN II)**
– Riley-Day-Syndrom **(HSAN III)**
– kongenitale sensorische Neuropathie mit Anhidrose **(HSAN IV)**

• **Hereditäre sensorische und autonome Neuropathien (HSAN).** Neuropathien, bei denen ausschließlich das sensorische oder autonome System, nicht aber das motorische Neuronensystem betroffen ist, werden dieser Krankheitsgruppe zugerechnet, wobei wiederum eine autosomal-dominante Form *(hereditäre sensorische radikuläre Neuropathie, HSAN I)* von einer autosomal-rezessiven sensorischen Neuropathie (HSAN II) und einer X-chromosomal gebundenen rezessiven sensorischen Neuropathie zu unterscheiden sind. Davon wird das *Riley-Day-Syndrom (familiäre Dysautonomie HSAN III)* und eine kongenitale sensorische Neuropathie mit Anhidrose *(HSAN IV)* sowie eine kongenitale sensorische Neuropathie mit selektivem Verlust der kleinen markhaltigen Nervenfasern abgegrenzt. Eine hereditäre Dysautonomie mit einer motorischen Neuropathie ist ebenfalls beschrieben worden.

2.4.3 Hereditäre Neuropathien mit spezifischen biochemischen Anomalien

Hereditäre Neuropathien mit biochemischen Anomalien
– Amyloidneuropathie (s.o.)
– Neuropathie bei Porphyrie
– An-Alpha-Lipoproteinämie

Hierher gehören die bereits beschriebenen *Amyloidneuropathien* und die Neuropathien bei *Porphyrien, An-Alpha-Lipoproteinämie, A-Beta-Lipoproteinämie* u. a.

– metachromatische Leukodystrophie

Als Musterbeispiel einer lysosomalen Stoffwechselkrankheit kann die **metachromatische Leukodystrophie** (Sulfatidlipidose) gelten. Sie ist wie alle autosomalen Enzymdefekte autosomal-rezessiv erblich. Man unterscheidet eine spätinfantile von einer juvenilen und einer adulten Form sowie seltene Varianten.

– Refsum-Krankheit

Die ebenfalls demyelinisierende Neuropathie bei der **Refsum-Krankheit (Heredopathia atactica polyneuritiformis)** ist als eine der wenigen hereditären Stoffwechselleiden behandelbar, und zwar diätetisch durch Reduktion der Phytansäure in der Nahrung. Diese Säure wird im Gewebe gespeichert, vermutlich weil die zum Abbau erforderlichen Peroxisomen fehlen.

Entzündliche Neuropathien

2.5 Entzündliche Neuropathien: Neuritis, Polyneuritis, Vaskulitis

- **infektiöse Neuropathie** (Aids, Herpes zoster u. a.)
- **Polyneuritiden ohne Erregernachweis:**
  - Guillain-Barré-Syndrom (akut)
  - chronische entzündliche demyelinisierende Polyneuropathie
  - Neuropathien bei Sarkoidose, sensorischer Polyneuritis u. a.

In dieser besonders wichtigen, weil therapierbaren Gruppe sind die *infektiösen Neuropathien* (z.B bei Herpes zoster, Aids, Lepra, der Chagas-Krankheit und Lyme-Borreliose) zu unterscheiden von den wesentlich häufigeren *entzündlichen Erkrankungen ohne nachweisbare Erreger.* Zu den letztgenannten gehören die akute idiopathische entzündliche Polyneuropathie (Guillain-Barré-Syndrom), die chronische rekurrierende oder chronisch-progressive entzündliche (inflammatorische) demyelinisierende Polyneuropathie (CIDP), sowie die Neuropathien, die bei der Sarkoidose, der sensorischen Perineuritis, bei Neuropathien aufgrund von Erkrankungen des lymphoretikulären Systems, bei Dysproteinämien (einschl. der Paraproteinämien) und bei entzündlichen Erkrankungen der Gefäße der peripheren Nerven auftreten.

1. Guillain-Barré-Syndrom
- monophasisch
- motorisches System betroffen, proximal, distal, generalisiert
- autonome Störungen (z. B. Blasenatonie, Herzrhythmusstörungen)
- Liquor: Protein ↑

• **Guillain-Barré-Syndrom (GBS).** Bei dieser akuten oder subakuten monophasischen Krankheit ist klinisch vorwiegend das *motorische System* betroffen. Die Verteilung der Schwäche kann proximal, distal oder generalisiert sein. Eine Atemlähmung macht u. U. eine künstliche Beatmung erforderlich. Häufig ist eine Fazialisschwäche und eine Mitbeteiligung der bulbären Nerven zu beobachten. Sensorische Symptome sind weniger auffällig. Zusätzlich können sich autonome Störungen entwickeln, wie atonische Blasenschwäche, Herzrhythmusstörungen, Hypertension, orthostatische Hypotonie oder eine distale Anhidrose. Im Liquor fällt ein erhöhter Proteingehalt auf. Die Nervenleitgeschwindigkeit ist reduziert.

Histologie:
- mononukleäre Endoneuritis
- Demyelinisation
- Schwann-Zell-Proliferation
- Markscheidenauflösung

Histopathologisch ist die Erkrankung durch eine entzündliche Invasion des Endoneuriums mit mononukleären Zellen, durch Demyelinisation und Schwann-Zell-Proliferation gekennzeichnet. Die Axone sind in variablem Ausmaß mitbetroffen. *Elektronenmikroskopisch* ist aufgrund der Invasion der peripheren Nerven durch mononukleäre Zellen eine fokale Auflösung der Markscheiden, gelegentlich mit Aufspaltung der einzelnen Lamellen der Markscheide, zu beobachten.

Ursache:
- postinfektiös, postvakzinal, postoperativ

Die **Ursache** des GBS ist nicht gesichert, doch weisen etwa zwei Drittel der Patienten in der Anamnese eine etwa 2–3 Wochen vorher aufgetretene Infektion auf, bei der Zytomegalie- oder Epstein-Barr-Viren, Mykoplasmen oder am häufigsten Erreger, die zu einfachen Erkrankungen des Respirations- und Gastrointestinaltrakts (z. B. Campylobacter) führen, eine Rolle spielten. Die Krankheit tritt nicht nur postinfektiös, sondern auch postvakzinal, postoperativ oder nach Hyperthermiebehandlung auf, gelegentlich auch bei der Hodgkin-Krankheit. Eine Verbindung mit besonderen HLA-Antigenen ist bisher nicht gesichert.

2. chronische rekurrierende oder chronisch progressive entzündliche demyelinisierende Polyneuropathie

• **Die chronische rekurrierende oder chronisch-progressive entzündliche demyelinisierende Polyneuropathie.** Diese Fälle ähneln klinisch denen mit akuter entzündlicher Polyneuropathie, zeichnen sich aber durch einen chronisch-rekurrierenden oder chronisch-progressiven Verlauf aus. Die chronisch rekurrierenden Fälle sind gehäuft mit dem HLA-A1, -B8, -DRw3-Haplotyp gekoppelt.

Histologie:
- fokal entzündliche Infiltrate
- segmentale Demyelinisierung und Remyelinisierung

Histopathologisch können fokale entzündliche Infiltrate vorkommen; meist werden diese aber vermißt. Im Vordergrund steht eine ausgedehnte segmentale De- und Remyelinisation mit mehr oder weniger ausgeprägten hypertrophischen Veränderungen, d. h. sog. Zwiebelschalenformationen, die als unspezifische Folge einer chronischen demyelinisierenden Neuropathie auftreten. Regelmäßig sind auch Nervenfaserausfälle nachweisbar, so daß die Abgrenzung gegenüber einer hereditären Form der demyelinisierenden Neuropathie schwierig sein kann.

3. Neuropathien bei Vaskulitiden

- **Neuropathien bei Vaskulitiden.** Die peripheren Nerven sind besonders gut vaskularisiert. Dennoch kann es bei Gefäßveränderungen aufgrund einer der erwähnten zahlreichen Vaskulitiden eigenständig oder in Verbindung mit einer Grundkrankheit aus dem Formenkreis der Kollagenosen (Gefäßbindegewebskrankheiten) zu Ausfällen oder Schädigungen von Nervenfasern, selten sogar einmal zu einer Art Infarkt (mit erhaltenem Bindegewebe) kommen. Am häufigsten ist eine Neuropathie bei der *Panarteriitis nodosa* nachweisbar, seltener bei der allergischen Granulomatose (Churg-Strauss-Syndrom) und bei der rheumatoiden Arthritis, vereinzelt auch beim systemischen Lupus erythematodes, der progressiven systemischen Sklerose, dem Sjögren-Syndrom und der Wegener-Granulomatose.

bei:
- Panarteriitis nodosa
- allergischer Granulomatose
- rheumatoider Arthritis
- SLE
- progressiver systemischer Sklerose
- Sjögren-Syndrom
- Wegener-Granulomatose
- spanisches toxisches Öl-Syndrom
- Borreliose

Bemerkenswert sind entzündliche Veränderungen beim spanischen toxischen Öl-Syndrom und bei der Borreliose, bei der bisher im peripheren Nerven kein Erreger nachgewiesen werden konnte, so daß die Krankheit als eine vorwiegend immunologisch bedingte Folgeerkrankung angesehen wird.

2.6 Tumoren des peripheren Nervensystems

Tumoren des PNS

Neurome entstehen durch Regeneration des peripheren Nerven, nicht jedoch aufgrund eines autonomen Wachstums.

Neurinome (Neurilemmome, Schwannome, Abb. 20–2 a) gehen von den Schwann-Zellen oder seltener Perineuralzellen aus. Zu unterscheiden sind *fibrilläre (Antoni-Typ A)* und *retikuläre (Antoni-Typ B)* Neurinome. Im Unterschied zu den Neurofibromen sind Neurinome relativ gut vom Nervengewebe abgegrenzt. Epitheliale und melanozytische Varianten kommen gelegentlich vor.

Neurom
- regeneratives Wachstum, kein echter Tumor

Neurinom
- Schwann-Zell-Proliferate
- seltener Perineuralzellen

Eine maligne Entartung tritt sehr selten auf (**malignes Neurinom** oder **Schwannom**).

Ganglioneurome bestehen aus neoplastischen Nervenfaszikeln und reifen Ganglienzellen. Sie treten solitär oder multipel auf und sind gutartig.

Ganglioneurom
- Schwann-Zell-Proliferate und reife Ganglienzellen

Neurofibrome (Abb. 20–2 b) stammen von endoneuralen Fibroblasten, Perineuralzellen und Schwann-Zellen ab und breiten sich eher diffus im Endoneurium *(plexiforme Neurofibrome)* und, wenn keine perineurale Hülle vorhan-

Neurofibrom
- Fibroblastenproliferate
- Perineuralzellen
- Schwann-Zellen
- solitär oder
- multipel → **Neurofibromatose**

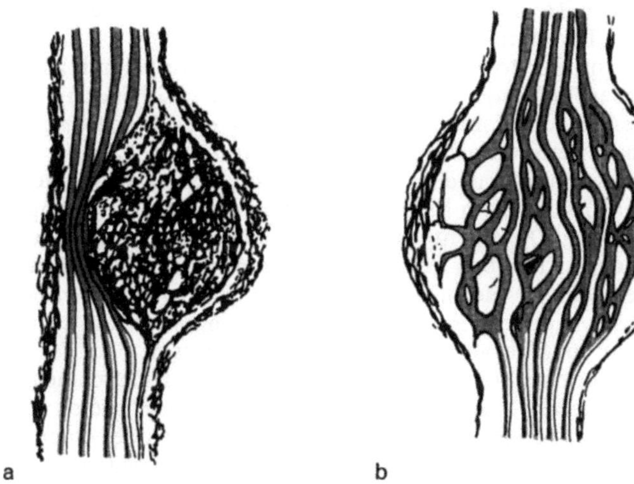

Abb. 20–2: a Schwannom. Der Tumor wächst knotig in einem peripheren Nerven; er entsteht unter dem Perineurium und komprimiert während seines Wachstums die Fasern der Nerven. **b Neurofibrom.** Der Tumor entsteht durch Proliferation vor allem der endoneuralen Fibroblasten; dabei rücken die Nervenfasern auseinander und verflechten sich mit den Tumorzellen bei weiterem Wachstum plexusartig; im Interstitum des Tumors bilden sich mukoide Substanzen. Das Perineurium ist verdickt.

den ist, auch in der Umgebung aus. Eine Polymorphie der Zellen in einem Neurofibrom kann auf eine maligne Entartung hinweisen, zumal diese Tumoren in 2–29 % maligne entarten **(Neurofibrosarkom)**. Die Neurofibrome treten solitär und bei der **Neurofibromatose (Recklinghausen-Krankheit)** multipel auf.

Selten kommen im peripheren Nerven andere Tumoren *(Myxome, Granularzelltumoren)* und *Zysten* vor.

Erkrankungen der motorischen Endplatte

3. Erkrankungen der motorischen Endplatte

Dazu gehören *Autoimmunerkrankungen* wie die Myasthenia gravis und das Lambert-Eaton-Syndrom sowie verschiedene *kongenitale myasthenische Syndrome*: Defekt der Azetylcholinresynthese oder -mobilisation, Mangel an Endplatten-Azetylcholinesterase, Syndrom des „langsamen Kanals", Mangel an Endplatten-Azetylcholin-Rezeptoren und bisher noch nicht eindeutig charakterisierte myasthenische Syndrome. Besonders hinzuweisen ist hier auf toxisch und medikamentös bedingte *Störungen der neuromuskulären Überleitung*.

Myasthenia gravis

3.1 Myasthenia gravis

- **abnorme Muskelschwäche**

Klinisch ist diese spezifische Muskelkrankheit durch eine abnorme Muskelschwäche (griech. *mys* Muskel, *astheneia* Schwäche) in willkürlich innervierten Muskeln nach wiederholter Aktivierung und längerer Anspannung gekennzeichnet. Die Muskelkraft erholt sich i.d.R. nach einer Zeit der Ruhe und Inaktivität und verminderter Muskelspannung. Manche Autoren rechnen auch die positive Reaktion auf ein Anticholinesterasemittel (z.B. Tensilon-Test) zur Definition.

- **Prävalenz:** 1:10000 – 1:50000
  - m:w=1:2

Die *Prävalenzraten* liegen zwischen 1:10000 bis 1:50000. Frauen sind doppelt so häufig betroffen wie Männer.

Häufig haben die Patienten ein HLA-B8-Antigen; doch ist die Vererbung dieses Antigens keineswegs eine notwendige Voraussetzung zur Entwicklung einer Myasthenia gravis.

Die Erkrankung tritt sporadisch auf, ist allerdings unverhältnismäßig häufig kombiniert mit anderen Erkrankungen, die mit einer Störung im Immunsystem verbunden sind. Der Thymus ist histologisch in 80 % der Fälle verändert, bei 10 % findet sich ein Thymom.

Pathogenese:
- zirkulierende Ak gegen (postsynaptischen) Azetylcholinrezeptor an der motorischen Endplatte

Pathogenetisch steht eine Zerstörung des Azetylcholinrezeptors durch zirkulierende Autoantikörper im Vordergrund. Dabei führt die IgG-Bindung dieses Antikörpers an den Rezeptor mit Anlagerung von C1 zur Aktivierung der Komplementreaktionskette; die nachfolgende Aktivierung von C3 über C2 und C4 („Aktivierungseinheit") und anschließend von C5 bis C9 („Membranzerstörungseinheit") setzt dann die lytische Zerstörung der postsynaptischen Membranen in Gang. Die eigentliche Krankheitsursache ist ungeklärt.

Histologie:
- lymphozytäre Infiltrate
- verkleinerte motorische Endplatten
- regenerierende Axone
- Denervationsatrophien der Muskelfasern

Histopathologisch finden sich neben herdförmigen lymphozytären Infiltraten (Lymphorrhagien) verkleinerte motorische Endplatten. *Elektronenmikroskopisch* erscheint die postsynaptische Region abnorm einfach; sekundäre synaptische Spalten sind nur spärlich vorhanden, flach, abnorm weit oder fehlen ganz. Regenerierende Axone kommen gelegentlich vor. Der Durchmesser und die Zahl der synaptischen Vesikel pro Areal liegen im Normbereich. Die Muskelfasern zeigen außer vereinzelten Denervationsatrophien oder einer selektiven Typ-2-Faser-Atrophie keine kennzeichnenden Veränderungen.

Lambert-Eaton-Myasthenie-Syndrom

3.2 Lambert-Eaton-Myasthenie-Syndrom (LEMS)

- **Koinzidenz mit kleinzelligem Bronchialkarzinom**

Dieses seltene pseudomyasthenisch-myopathische Syndrom tritt vor allem im Zusammenhang mit einem *kleinzelligen Bronchialkarzinom* auf. Die klinischen Kardinalsymptome bestehen in einer Schwäche und vorzeitigen Ermüdbarkeit der proximalen Extremitätenmuskulatur. Die Erkrankung unterscheidet sich von der Myasthenia gravis nicht nur klinisch und elektromyographisch, sondern auch feinstrukturell. *Elektronenmikroskopisch* findet sich eine *Hypertrophie* anstelle einer Atrophie des postsynaptischen Faltenapparates mit einer starken Verlängerung der postsynaptischen Membran im Bereich der motorischen Endplatte. Zirkulierende Antikörper sind gegen die axonale Komponente der motorischen Endplatte gerichtet.

Klinik: Schwäche, vorzeitige Ermüdbarkeit

- Hypertrophie des postsynaptischen Faltenapparates und Verlängerung der postsynaptischen Membran

3.3 Symptomatische Myasthenien

Symptomatische Myasthenien

Sie können in Verbindung mit verschiedenen Autoimmunerkrankungen auftreten, so beim systemischen Lupus erythematodes, bei der Polymyositis und der Dermatomyositis, aber auch durch einen vermutlich immunpharmakologischen Block des Azetylcholinrezeptors, z. B. nach Penicillamingabe.

- in Verbindung mit Autoimmunerkrankungen

3.4 Endplattengifte

Endplattengifte

Verschiedene, z. T. extrem toxische Substanzen verursachen Störungen oder Schädigungen der *neuromuskulären Überleitung*. Dazu gehören:

- das *Exotoxin des Clostridium botulinum* und andere Gifte wie
- *Insektengifte* sowie insbesondere *Spinnen-* und *Schlangengifte*
- prä- und postsynaptisch wirksame *membranstabilisierende* oder *depolarisierende Agenzien*, von denen einige bei der Narkose verwendet werden (z. B. Derivate der aus Curare gewonnenen Alkaloide), und eine sehr große Zahl an *Pestiziden* (Insektizide, Fungizide u. a.) aus der großen Serie der Chlor- und Phosphorkohlenwasserstoffverbindungen, zu denen auch die *Kampfgase* gehören.

neuromuskuläre Überleitung ↓
- Exotoxin des Clostridium botulinum
- Tiergifte
- Narkosemittel
- Pestizide
- Kampfgase

4. Erkrankungen der Skelettmuskulatur

Erkrankungen der Skelettmuskulatur

Unter den Erkrankungen der Skelettmuskulatur (Tab. 20–3) stehen die *neurogenen Muskelatrophien* an erster Stelle, gefolgt von den *entzündlichen Erkrankungen* (Myositiden und Vaskulitiden), und erst an letzter Stelle steht die allerdings große Zahl der verschiedenartigen *primären Erkrankungen der willkürlich innervierten Muskelfasern.*

⇦

Die allgemeinen Reaktionen der Skelettmuskulatur sind in Tab. 20–4 zusammengefaßt.

Tab. 20-3: Klassifikation der Skelettmuskelerkrankungen

A. Neurogene Muskelatrophie
- **I.** Spinale Muskelatrophien und andere Erkrankungen der Motoneurone
  - **a.** hereditär
    1. autosomal-rezessiv
    2. autosomal-dominant
    3. X-chromosomal-rezessiv
  - **b.** kongenital und entwicklungsbedingt
  - **c.** physikalisch bedingte, toxische, endokrine, entzündliche, immunologische Erkrankungen
  - **d.** Erkrankungen unklare Genese (z. B. amyotropische Lateralsklerose)
  - **e.** Erkrankungen der Motoneurone mit gesteigerter Aktivität
- **II.** Erkrankungen der motorischen Nervenwurzeln
- **III.** Erkrankungen der peripheren Nerven

B. Nicht-neurogene Erkrankungen der Skelettmuskulatur
- **I.** Hereditäre Myopathien (s. Tab. 20-5)
- **II.** Traumatische, ischämische, endokrine, nutritive Myopathien
- **III.** Entzündliche Myopathien
  - **a.** infektiös
  - **b.** idiopathisch
    1. Polymyositis
    2. Dermatomyositis
    3. Einschlußkörpermyositis
  - **c.** Myositis bei Gefäßbindegewebskrankheiten (Vaskulitiden u. a.)
  - **d.** Sonderformen der Myositis
    1. granulomatöse Myositis (z. B. bei Sarkoidose)
    2. fokale Myositis
    3. Myositis orbitalis
    4. Polymyalgia rheumatica
    5. eosinophile Myositis und Fasziitis
    6. Myositis ossificans und proliferans u. a.
- **IV.** Myopathien bei malignen Neoplasmen
- **V.** Tumoren

Tab. 20-4: Allgemeine Reaktionen der Skelettmuskulatur (die besonders wichtigen sind fett hervorgehoben)

a. Kaliberänderungen
  1. **Atrophie,** DD: Hypoplasie
  2. **Hypertrophie,** DD: Pseudohypertrophie

b. charakteristische Strukturveränderungen
  1. Ringbinden und sarkoplasmatische Massen
  2. Central Core- und Target-Fasern
  3. Nemalinkörper und Z-Band-Strömen
  4. **Kernvermehrung,** zentrale Kernreihen
  5. mitochondriale Veränderungen
  6. Glykogenspeicherung
  7. Proliferation des sarkoplasmatischen Retikulums
  8. Schwellungen des T-Systems, DD: Mitochondrienschwellungen (Artefakt u. a.)
  9. Sarkolemminvaginationen
  10. Aufsplitterungen

c. Formen der **Muskelfasernekrose**
  1. hyaline Degeneration
  2. fokale Degeneration (segmentale Nekrose), Lipophanerose
  3. **Myophagie**

d. **Muskelfaserregeneration:** Satellitenzellproliferation; Differenzierung zu Myoblasten, Myozyten, Myotuben, Muskelfasern

e. **entzündliche Erkrankungen** des Muskels
  1. Autoimmunprozesse
  2. Infektionen

f. **Fibrose; Fettvakatwucherung**

g. Tumoren

h. Muskeldefekte

i. Veränderungen der motorischen Endplatte

j. Veränderungen der Muskelspindeln

4.1 Neurogene Muskelveränderungen und -erkrankungen

Neurogene Muskelveränderungen und -erkrankungen

erblich, nicht-erblich

betroffen:
- peripheres und zentrales Neuron
- zentrales motorisches Neuron
- extrapyramidal-motorisches System

Heredodegenerative **Erkrankungen des peripheren motorischen Neurons** mit progressiver spinaler oder neuraler Muskelatrophie sind zu unterscheiden von nicht-hereditären traumatischen, toxischen, ischämischen, entzündlichen, endokrinen u. a. Schädigungen. Auch Schädigungen des **peripheren** und **zentralen Neurons** oder nur des **zentralen motorischen Neurons** sowie des **extrapyramidal-motorischen Systems**, d. h. der übergeordneten Zentren der Tonusregulation, bewirken Veränderungen im Muskel. Außerdem bleiben Störungen der **sensorischen Afferenz**, d. h. der peripheren und zentralen reflektorischen Kontrollmechanismen, nicht ohne Auswirkungen.
Umgekehrt führen **Muskelfasernekrosen** und andere Veränderungen an den Muskelfasern selbst zu Rückwirkungen auf das Nervensystem, insbesondere auf die Nervenendigungen und die sog. terminale und ultraterminale Innervation. Schließlich kommt es bei Regenerations- und Reinnervationsvorgängen zu komplexen funktionellen und strukturellen Wechselwirkungen zwischen Nervensystem und Muskel, die noch nicht in allen Details aufgeklärt sind.

4.1.1 Spinale und bulbäre Muskelatrophien

Spinale und bulbäre Muskelatrophien

Einteilung nach
- Genetik
- Topographie
- Progredienz
- Erkrankungsalter

Die verschiedenen Einteilungen der neuronalen Systemerkrankungen mit Muskelatrophien richten sich nach *genetischen* Gesichtspunkten, nach der *Topographie*, nach der *klinischen Progredienz* oder nach dem *Erkrankungsalter*. Unter den spinalen Muskelatrophien (Abb. 20–3a) sind vor allem die *infantile progressive spinale Muskelatrophie* und die später auftretende, milder verlaufende *juvenile spinale Muskelatrophie* zu unterscheiden.

- **infantile progressive spinale Muskelatrophie (Typ Werdnig-Hoffmann)**
- frühe und spätinfantile Form
- autosomal-rezessiv vererbt

mikroskopisch:
- faszikuläre Muskelatrophie

• **Infantile progressive spinale Muskelatrophie (Typ Werdnig-Hoffmann).** Bei dieser Form der spinalen Muskelatrophie ist eine *frühe* von einer *spätinfantilen* (intermediären) Manifestationsform zu unterscheiden. Der Erbgang ist i. d. R. autosomal-rezessiv; über einzelne Familien mit autosomal-dominantem Erbgang ist jedoch ebenfalls berichtet worden.
Mikroskopisch ist die Krankheit in fortgeschrittenen Stadien durch die Atrophie von Gruppen und sogar ganzer Muskelfaserbündel *(faszikuläre Atrophie)* gekennzeichnet, die umso ausgeprägter ist, je weiter die Krankheit fortgeschritten ist. Bei den langsamer verlaufenden Varianten findet man gut erhaltene und hypertrophische Muskelfasern neben atrophischen.

- **juvenile progressive spinale Muskelatrophie (Typ Kugelberg-Welander)**

Histologie:
- endomysiales Bindegewebe ↑

• **Juvenile progressive spinale Muskelatrophie (Typ Kugelberg-Welander).** Hierbei finden sich oft nur *kleine Gruppen atrophischer Muskelfasern*; außerdem kommt es bei den chronisch verlaufenden Formen zu einer zunehmen-

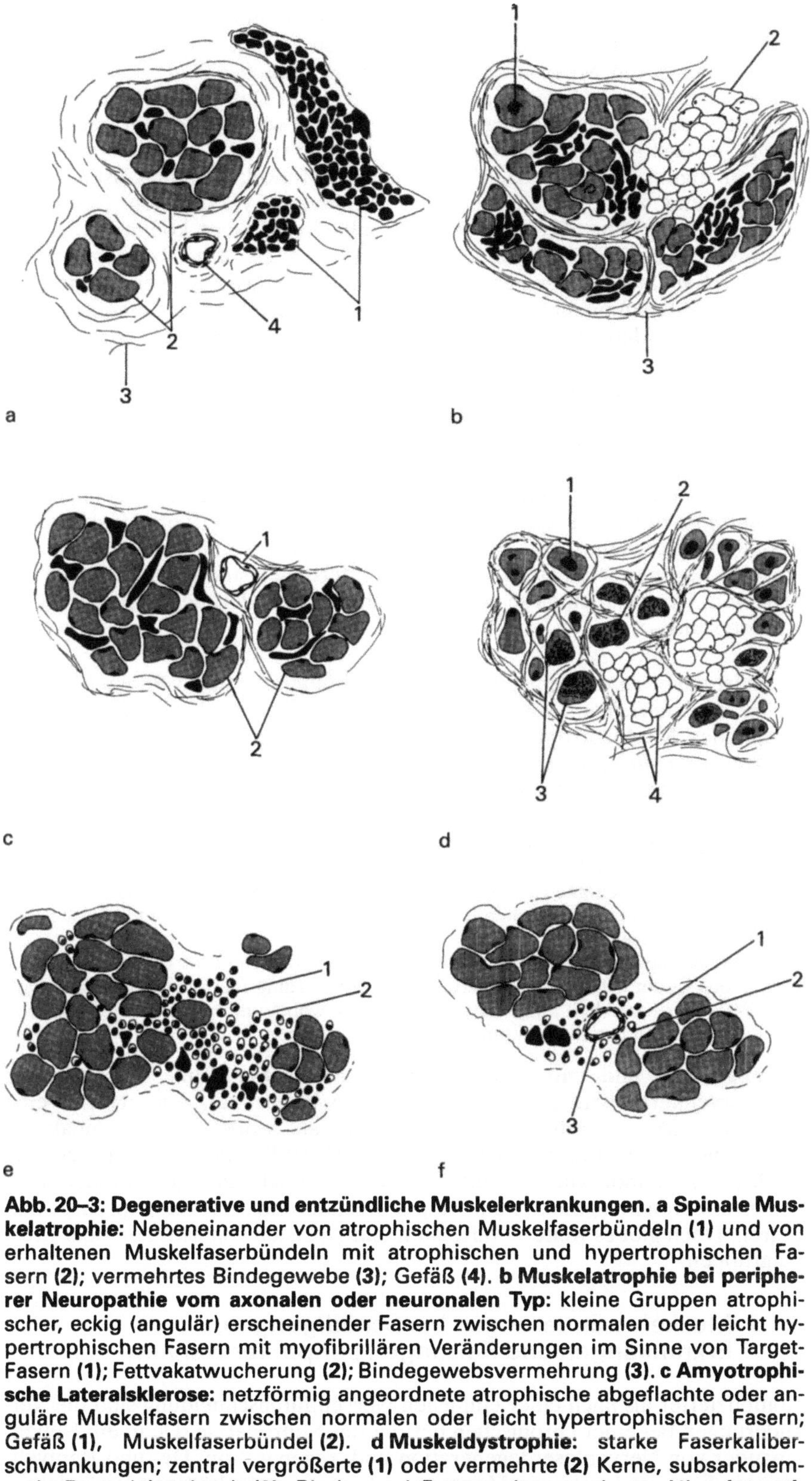

Abb. 20–3: Degenerative und entzündliche Muskelerkrankungen. a Spinale Muskelatrophie: Nebeneinander von atrophischen Muskelfaserbündeln (1) und von erhaltenen Muskelfaserbündeln mit atrophischen und hypertrophischen Fasern (2); vermehrtes Bindegewebe (3); Gefäß (4). **b Muskelatrophie bei peripherer Neuropathie vom axonalen oder neuronalen Typ:** kleine Gruppen atrophischer, eckig (angulär) erscheinender Fasern zwischen normalen oder leicht hypertrophischen Fasern mit myofibrillären Veränderungen im Sinne von Target-Fasern (1); Fettvakatwucherung (2); Bindegewebsvermehrung (3). **c Amyotrophische Lateralsklerose:** netzförmig angeordnete atrophische abgeflachte oder anguläre Muskelfasern zwischen normalen oder leicht hypertrophischen Fasern; Gefäß (1), Muskelfaserbündel (2). **d Muskeldystrophie:** starke Faserkaliberschwankungen; zentral vergrößerte (1) oder vermehrte (2) Kerne, subsarkolemmale Destruktionsherde (3), Binde- und Fettgewebsvermehrung (4). **e Interstitielle Myositis bei der Dermatomyositis:** mononukleäres, aus Lymphozyten (1) und Plasmazellen (2) bestehendes Zellinfiltrat; Atrophie und Schädigung einzelner Fasern. **f Interstitielle Myositis bei systemischer Polyarthritis:** spärliches perivaskuläres Rundzellinfiltrat und Schädigung einzelner Fasern; Lymphozyt (1), Plasmazelle (2), Gefäß (3)

den *Vermehrung des endomysialen Bindegewebes*, zu einer Unschärfe des faszikulären Atrophiemusters und zu strukturellen Veränderungen auch in den nicht-atrophischen Muskelfasern *(pseudomyopathisches Bild)*. Darüber hinaus kommen ausgeprägte *Faserhypertrophien* vor. Das durchschnittliche Faserkaliber der atrophischen Fasern liegt bei 5–10 µm, das der normal großen Fasern, je nach Alter, zwischen 20 µm im 1. Lebensjahr bis zu 50–60 µm im Erwachsenenalter, wobei je nach untersuchtem Muskel, Trainingszustand, Geschlecht und Alter unterschiedliche Mittelwerte vorkommen (etwa 30–80 µm). Pyknotische Kernhaufen in atrophischen Fasern kommen mehr in chronisch verlaufenden Fällen vor, gelegentlich auch *Target-Fasern*. Letztere sind durch mehr oder weniger zentral in der Muskelfaser gelegene zopfförmige Myofibrillenanomalien gekennzeichnet, an deren Rand sich eine Zone mit vermehrter oxidativer Aktivität durch Anhäufung von Mitochondrien nachweisen läßt.

- Kernpyknosen
- Target-Fasern

Enzymhistochemisch erkennt man eine *Atrophie* sowohl von Typ-1-Fasern (langsame Zuckungsfasern) als auch von Typ-2-Fasern (rasche Zuckungsfasern). Die hypertrophischen Fasern sind häufig 3–4 mal so dick als es normalerweise nach dem Alter der Patienten zu erwarten wäre *(kompensatorische Hypertrophie)*. Bei den chronischen Verlaufsformen findet sich oft eine *Fasertypengruppierung*, d.h. eine gruppenförmige Anordnung von Muskelfasern desselben histochemischen Typs. Fasern mit zentral verlagerten Kernen und einzelne degenerierte Fasern sowie Aufsplitterungen sind gelegentlich zu beobachten. Doch stehen diese „myopathischen" Veränderungen keineswegs im Vordergrund.

- Typ-1- und Typ-2-Faser-Atrophie
- kompensatorische Faserhypertrophie
- Fasertypengruppierung
- zentral verlagerte Kerne

Praxishinweis

Es ist davor zu warnen, aus dem histopathologischen Bild *Rückschlüsse auf den klinischen Schweregrad* der Erkrankung und die *Prognose* der spinalen Muskelatrophien zu ziehen, da sich die Bilder von Areal zu Areal *erheblich unterscheiden* können und auch klinisch innerhalb einer Familie recht unterschiedliche Verlaufsformen beobachtet werden.

Differentialdiagnostisch ist vor allem die *Gliedergürtelform der Muskeldystrophie* abzugrenzen. In den Fällen, bei denen die Unterscheidung schwierig ist, handelt es sich um chronische, relativ benigne Erkrankungen des Erwachsenen, bei denen die Unterscheidung i.d.R. nur von akademischem Interesse ist. Außerdem sind Spätstadien der Poliomyelitis abzugrenzen.

Pathogenese: ungeklärt

Die **Pathogenese** dieser Systematrophien der motorischen Neurone ist bisher nicht geklärt. Doch ist der Genort der Mutationen für die Werdnig-Hoffmann- und die Kugelberg-Welander-Krankheit aufgeklärt (5q11.2-13.3), wobei unterschiedliche Verläufe in ein- und derselben Familie vorkommen.

- **kongenitale und entwicklungsbedingte Anomalien**
- Moebius-Krankheit
- Fröhlich-Syndrom

• **Kongenitale und entwicklungsbedingte Anomalien.** Eine Agenesie der Hirnnervenkerne wird als **Moebius-Syndrom** bezeichnet. Auch gibt es eine Aplasie des M. pectoralis oder des M. abdominalis, wobei die Abdominalmuskelaplasie auch als **Fröhlich-Syndrom** oder „Dörrpflaumenbauch" bezeichnet wird. Die sog. anorektale Inkontinenz ist vermutlich auf Innervationsstörungen im äußeren M. sphinkter ani, M. puborectalis und M. levator ani zurückzuführen. Doch gibt es weitere Varietäten und Aplasien von Muskeln oder Muskelgruppen.

Muskelveränderungen bei Schädigungen, Erkrankungen und Reizungen peripherer Nn.

4.1.2 Muskelveränderungen bei Schädigungen, Erkrankungen und Reizungen peripherer Nerven

Komplizierter als nach einer einfachen Nervendurchschneidung sind die Veränderungen bei einer chronischen peripheren Neuropathie. Denn ein Nebeneinander von Nervenfaserdegeneration und -regeneration, De- und Remyelinisation kann im Laufe von Monaten und Jahren zu vielfältigen Veränderungen führen, die alle Komponenten des Muskels mehr oder weniger stark verändern (Abb. 20–3b).

Nervenverletzungen

- Atrophie der Muskelfasern
- Muskelgewicht ↓

• **Nervenverletzungen.** Die wichtigste Veränderung im Muskel nach einer einseitigen Kontinuitätsunterbrechung des zugehörigen Nerven besteht in einer **Atrophie der Muskelfasern**, die zu einer erheblichen Reduktion des Gewichts im denervierten Muskel führt.

Während des 1. Monats verringert sich das durchschnittliche Faserkaliber um ein Drittel, während des 2. und 3. Monats um etwa 60 % und nach 8 Monaten um 70 %, wenn man die Faserkaliber mit denen normaler Muskeln vergleicht. Der Gewichtsverlust im denervierten Muskel beträgt bei der Ratte schon nach 3 Monaten 70–80 %. Doch gibt es Speziesdifferenzen und Unterschiede in Abhängigkeit von der Lokalisation des untersuchten Muskels.

Parallel zur Reduktion der Faserkaliber findet sich eine Verringerung des Durchmessers der einzelnen Myofibrillen und auch der Mitochondrien. Das sarkoplasmatische Retikulum erscheint anfangs relativ vermehrt. Die Verringerung der Myofibrillengröße resultiert aus einer Abspaltung einzelner Filamente an der Peripherie der Myofibrillen. Diese Filamente zerfallen dann in den intermyofibrillären Räumen, wobei im **ersten Stadium** der Atrophie ein *degenerativer autolytischer Prozeß* in den Fasern zu beobachten ist. Im (längeren) **zweiten Stadium** setzt die *einfache Atrophie* ein. Ein bestimmtes Faserkaliber von 3–15 μm wird allerdings nicht unterschritten; unterhalb dieser Grenze kommt es offenbar zur Faserruptur, was aber nur extrem selten zu beobachten ist. Sonstige degenerative Faserveränderungen bestehen in einer Vakuolenbildung, selten in einer vollständigen Degeneration mit Phagozytose. Die Satellitenzellen vermehren sich als Reaktion auf eine Denervation.

- Myofibrillendurchmesser ↓
- Mitochondrien verkleinert
- sarkoplasmatisches Retikulum ↑

1. Stadium der Atrophie: degenerativer autolytischer Prozeß

2. Stadium der Atrophie: einfache Atrophie

• **Reinnervation denervierter Muskeln.** Eine Reinnervation ist noch nach langen Zeiträumen möglich, doch scheint die bindegewebige Einscheidung der Muskelfasern nach etwa 2 Jahren so weit fortgeschritten zu sein, daß dann mit einer sinnvollen Reinnervation, etwa nach einer Nerventransplantation, nicht mehr zu rechnen ist.

Bei **orthotoper**, d. h. topographisch regulärer **Reinnervation** ist im reinnervierten Muskel i. d. R. eine Fasertypengruppierung nachweisbar, sofern eine komplette Nervendurchtrennung vorausgegangen ist. Nach einer Nervenquetschung ist eine solche Gruppenbildung bestenfalls in angedeuteter Form nachweisbar.

Nach einer **Kreuzinnervation**, d. h. wenn ein denervierter langsamer Muskel mit dem abgetrennten Nerven eines raschen Muskels reinnerviert wird und umgekehrt, *ändert sich der Muskelfasertyp* in histochemischer, biochemischer und physiologischer Hinsicht im Sinne des reinnervierenden Neurons, d. h. es kommt zu einer Umwandlung der histochemischen Fasereigenschaften.

Eine **Fremdinnervation** eines Muskels mit intakter Innervation führt zu keiner funktionellen muskulären Verbindung, auch wenn die Nervenfasern in den Muskel einwachsen.

Häufig ist eine **kollaterale Reinnervation**, wenn aussprossende Axone von erhaltenen Nervenfasern benachbarte denervierte Muskelfasern reinnervieren. Es resultiert dann eine *Fasertypengruppierung*, d. h. eine Anhäufung nebeneinander liegender Fasern desselben enzymhistochemischen Typs.

Reinnervation denervierter Muskeln

• **orthotope Reinnervation:**
- topographisch regulär
- Fasertypengruppierung

• **Kreuzinnervation:**
- Innervation eines denervierten langsamen Muskels mit Nerven eines raschen Muskels (bzw. umgekehrt)
- Änderung des Muskelfasertyps

• **kollaterale Reinnervation:**
- Axone erhaltener Nervenfasern innervieren benachbarte denervierte Muskelfasern
- Fasertypengruppierung

Die Fasertypengruppierung ist häufig der erste *diagnostische Hinweis auf einen Denervationsprozeß*, wenn noch keine Muskelfaseratrophien zu beobachten sind. Die Atrophie kann dann noch als *kompensiert* gelten.

• **Neuropathien vom axonalen oder neuronalen Typ.** In Abhängigkeit vom Ausmaß und der Akuität des Prozesses kommt es zu ähnlichen Veränderungen wie bei den rein motorischen spinalen Muskelatrophien.

Bei *Neuropathien vom demyelinisierenden Typ*, namentlich bei der *hypertrophischen Neuropathie* (Déjérine-Sottas), besteht zumindest in den frühen Stadien eine auffällige Diskrepanz zwischen dem progredienten Demyelinisationsprozeß im peripheren Nerven und den relativ geringfügigen Veränderungen im Muskel: Hier finden sich nur vereinzelt kleine Gruppen atrophischer Fasern, gelegentlich einmal eine Target-Faser (Abb. 20–3b). Die Faserdurchmesser sind aber insgesamt auffällig schmächtig. Später können die Axone bei wiederholter De- und Remyelinisation schließlich in zunehmender Zahl degenerieren, so daß es wie bei primär axonalen oder neuronalen Neuropathien zu einer progressiven Denervationsatrophie der Muskelfasern mit kollateraler Reinnervation und dadurch bedingter Fasertypengruppierung als Vorstufe einer Atrophie größerer Gruppen und Felder von Muskelfasern *(gruppenförmige und faszikuläre Atrophie)* kommt.

Neuropathien vom axonalen oder neuronalen Typ

- Neuropathie vom demyelinisierenden Typ (z. B. Déjérine-Sottas)
- progressive Denervationsatrophie der Muskelfasern mit kollateraler Reinnervation
- faszikuläre Atrophie

Elektrostimulation
- **kurzfristige indirekte Reizung**: Glykogen- und Phosphorylasegehalt $\downarrow$
- **langdauernde Stimulation**: Umwandlung eines raschen M. in einen langsamen
- **direkte Reizung denervierter Mm.**: Fasertypenumwandlung

• **Elektrostimulation.** Durch kurzfristige elektrische Reizung einzelner motorischer Nervenfasern *(indirekte Reizung)* läßt sich eine Reduktion des Glykogen- und Phosphorylasegehalts der Muskelfasern induzieren, die u.a. zur Bestimmung der Zahl von Muskelfasern in einzelnen motorischen Einheiten verwendet worden ist. Durch *langdauernde Stimulation* des intakten Nerven mit einer Reizfrequenz, die derjenigen in einem langsamen Muskel entspricht (10 Hz = 10 Impulse/s), läßt sich ein rascher Muskel weitgehend in einen langsamen umwandeln.
Durch eine *direkte Reizung* eines denervierten Muskels kann man bei entsprechender Reizfrequenz ebenfalls bis zu einem gewissen Grad eine Umwandlung von Fasertypen induzieren; die Atrophie ist aber nicht aufzuhalten.

Training
- **Ausdauertraining**: Mitochondrien $\uparrow$, SDH-Aktivität $\uparrow$, Kapillaren
- **Krafttraining**: selektive Typ-2-Faser-Hypertrophie

• **Training.** Beim sportlichen Training sind die Auswirkungen einer kurzfristigen raschen Belastung (z.B. bei Sprintern) von denen einer Dauerbelastung (z.B. bei Langläufern) und beim Kraftsporttraining (z.B. von Gewichtheber) zu unterscheiden. Beim **Ausdauertraining** vergrößern sich die Mitochondrien; die Succinatdehydrogenase (SDH)-Aktivität sowie die Volumendichte der intrazellulären Triglyzeridtropfen und auch die Kapillarisierung der Muskeln nimmt zu. Demgegenüber kommt es beim **Kraftsporttraining** zu einer selektiven Typ-2-Faser-Hypertrophie mit Verminderung der SDH-Aktivität.

idiopathische Masseterhypertrophie

Die **idiopathische Masseterhypertrophie** ist wahrscheinlich auf eine derartige Aktivitätshypertrophie zurückzuführen, nicht aber die *Hypertrophia musculorum vera*, deren Vorkommen allerdings umstritten ist.

Inaktivitätsatrophie
- **geringe Mobilitätseinschränkung** → Typ-2-Faser-Atrophie
- **Immobilisation** → Typ-1- und Typ-2-Faser-Atrophie
- **schmerzhafte Kniegelenkserkrankung** → Typ-1-Faser-Atrophie

• **Inaktivitätsatrophie.** In Abhängigkeit von der Art der Inaktivität sind die verschiedenen Muskelfasertypen in unterschiedlicher Weise betroffen. Bei **mäßiger Beeinträchtigung** der Gehfähigkeit kommt es zu einer *Atrophie der raschen Zuckungsfasern* (Typ-2-Fasern). Bei **hochgradiger Bewegungseinschränkung** (Immobilisation) findet sich sowohl eine *Atrophie der raschen wie auch der langsamen Zuckungsfasern.* Bei schmerzhaften Kniegelenkserkrankungen kommt es demgegenüber zu einer *isolierten Atrophie der langsamen Zuckungsfasern* (Typ-1-Fasern). Diesen verschiedenen Atrophieformen liegt vermutlich eine Störung der Quantität und Qualität in der Aktivierung der zugehörigen motorischen Einheiten zugrunde.

Muskelveränderungen bei Erkrankungen des motorischen Neurons

4.1.3 Muskelveränderungen bei Erkrankungen des motorischen Neurons

1. Amyotrophische Lateralsklerose

4.1.3.1 Amyotrophische Lateralsklerose

• **erstes und zweites Neuron betroffen** ⇒

> Bei dieser *häufigsten Erkrankung* des pyramidal-motorischen Systems ist sowohl das *zentrale* (erste) als auch das *periphere* (zweite) *motorische Neuron* erkrankt, d.h. sowohl die motorischen Zellen im Cortex cerebri als auch im Hirnstamm und Rückenmark.

Die Erkrankung tritt i.d.R. *sporadisch* auf und beginnt meist zwischen dem 50. und 70. Lebensjahr; doch können andere Lebensaltersstufen ebenfalls betroffen sein.

Klinik:
- Spastizität, Hyperreflexie
- Faszikulationen, Atrophie, Schwäche

Das **klinische Bild** wird von der *Spastizität* und *Hyperreflexie* geprägt, sofern vorwiegend die *zentralen* motorischen Neurone betroffen sind. Die Erkrankung der *peripheren* Neurone führt zur Atrophie und Schwäche der betroffenen Muskeln, die klinisch vielfach ausgeprägte Faszikulationen aufweisen.

mikroskopisch:
- Typ-1- und Typ-2-Faser-Atrophie mit abgeflachtem Querschnitt
- netzförmige Anordnung zwischen erhaltenen Fasern

Mikroskopisch (Abb. 20–3c) bestehen, auch wenn klinisch noch keine Schwäche nachweisbar ist, nahezu regelmäßig in allen untersuchten Muskeln pathologische Veränderungen. Dazu gehört vor allem eine *Atrophie von* Typ-1- und *Typ-2-Fasern*, die auf dem Querschnitt abgeflacht sind und manchmal in charakteristischer, wenn auch unspezifischer Weise netzförmig zwischen den normalgroßen erhaltenen Fasern angeordnet sein können.

Je nach dem untersuchten Stadium und der Erkrankungsdauer sind die Veränderungen im Muskel jedoch kaum von denen bei rein spinalen oder neuralen Prozessen zu unterscheiden.

Die **Ursache** der amyotrophischen Lateralsklerose ist, wenn man einmal von den nosologisch wahrscheinlich abgrenzbaren erblichen Fällen und den zahlreichen Fällen mit Beteiligung anderer Systeme absieht, nicht geklärt.
Die **Prognose** ist ungünstig. Innerhalb von Monaten bis zu 2 oder 3 Jahren nach Beginn der Symptome führt die akute Form der Krankheit bei voller geistiger Klarheit der Patienten zum Tode.

Ursache:
- erblich
- endogene und exogene Faktoren, Immunmechanismen u. a.

Prognose:
- ungünstig
- Tod nach Monaten bis Jahren

Die **Inzidenz** und **Mortalität** beträgt weltweit, von bestimmten Regionen im Westpazifik abgesehen, 0,8–1,5 auf 100000 Personen.

Nur bei einem Viertel der Fälle ist eine relativ benigne Variante zu beobachten, wobei dann die Diagnose in Frage gestellt werden sollte.

4.1.3.2 Erkrankungen des zentralen motorischen Neurons

2. Erkrankungen des zentralen motorischen Neurons

Das zentrale motorische Neuron kann mehr oder weniger selektiv geschädigt sein, z. B. nach Schlaganfällen, Traumen, Systematrophien, kortikalen Prozessen u. a.

⇦

> Das Vorkommen eines **Muskelschwundes** in den betroffenen Extremitäten *hemiplegischer Patienten* ist seit langem bekannt.

Mikroskopisch läßt sich dabei anfangs eine überwiegende Typ-2-Faser-Atrophie nachweisen.

mikroskopisch:
- Typ-2-Faser-Atrophie
- Target-Fasern
- transsynaptische, transneurale Degeneration

Da auch *Target-Fasern* (Abb. 20–3b) vorkommen können, die als sicheres Denervationszeichen gelten, ist zu vermuten, daß später eine *transsynaptische* (transneuronale) *Degeneration* der distalen (peripheren) Motoneurone eintritt, nachdem die kortikospinalen Fasern degeneriert sind.

4.1.3.3 Störungen der zentralen Tonusregulation

3. Störungen der zentralen Tonusregulation

Hierzu gehört vor allem die **Parkinson-Krankheit**. Außerdem sind hier verschiedene Tremorformen zu nennen sowie die Folgen der Dezerebellierung oder Deafferentierung sowie heredodegenerative und andere Erkrankungen der spinozerebellären Systeme, insbesondere auch Myoklonien und Myokymien. Bei der **Myoklonie vom Lafora-Typ** können im Muskel membrangebundene Polyglukosankörper als diagnostischer Hinweis gelten, die von nichtmembrangebundenen Polyglukosankörpern bei der Polyglukosankörper-Myopathie abzugrenzen sind.

- Parkinson-Krankheit
- verschiedene Tremorformen
- Dezerebellierung
- Deafferentierung
- spinozerebelläre Erkrankungen
- Myoklonien (z. B. Myoklonie vom Lafora-Typ)

4.2 Genetisch determinierte Myopathien

Genetisch bedingte Myopathien

Genetisch determiniert sind nicht nur die *Muskeldystrophien*, sondern auch ein Großteil der *kongenitalen Myopathien*, die myotonischen Erkrankungen, familiäre periodische Paralysen (besser: periodische Adynamien), Störungen des Kohlenhydrat- und Lipidstoffwechsels sowie ein Teil der Fälle mit maligner Hyperthermie, einige Myoglobinurien und die Myositis ossificans generalisata. Auch ein Teil der Fehlbildungen gehört in diese Gruppe.

Während die meisten hereditären Myopathien durch das Genom in den Kernen vererbt werden, lassen sich einige mitochondriale Myopathien auf Veränderungen des mitochondrialen Genoms zurückführen; letztere weisen einen maternalen Erbgang auf.

4.2.1 Muskeldystrophien

Muskeldystrophien

Die Muskeldystrophien (Abb. 20–3d) sind eine inhomogene Gruppe genetisch determinierter Erkrankungen mit progressivem Skelettmuskelschwund, bei denen entsprechende Veränderungen am zentralen oder peripheren Nervensystem fehlen.

- genetisch determiniert
- progressiver Skelettmuskelschwund ohne entsprechende Veränderungen an ZNS und PNS

Häufig finden sich myofibrilläre Defekte (Abb. 20–4). Die Muskeldystrophien unterscheiden sich hinsichtlich *Erbgang*, *Krankheitsbeginn*, *Topik* und *Verlauf* voneinander (Tab. 20–5).

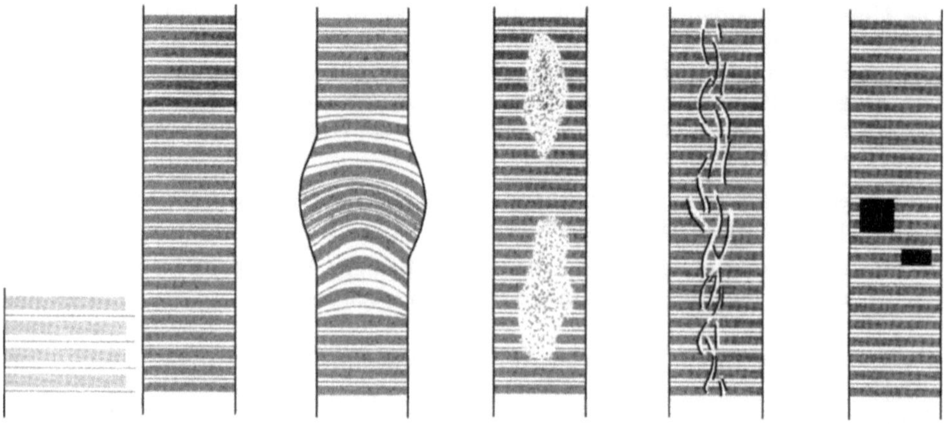

Abb. 20–4: Myofibrilläre Defekte. Links schematische Darstellung einer Myofibrille mit in Banden parallel angeordneten Aktin- und Myosinfilamenten sowie Z-Streifen. **a** Kontraktionsknoten mit übermäßig kontrahierten und gestreckten Faseranteilen. **b** „Core"-Faser mit fokaler Auflösung der Myofibrille. **c** Target-Faser mit zentraler Auflösung der Querstreifung und Ausbildung längsorientierter wellenförmiger Bänder. **d** Z-Bandströmen mit fokal unscharfer Struktur einzelner aufeinanderfolgender Sarkomere

1. Typ Duchenne

⟹

4.2.1.1 Muskeldystrophie vom Typ Duchenne

Die von Duchenne erstmals beschriebene Muskeldystrophie ist nach der *zystischen Fibrose* mit 1 Fall auf 4000 männliche Lebendgeborene die **häufigste Erbkrankheit mit progredientem malignen Verlauf** im Kindesalter; sie ist auch die **schwerste Form einer erblichen Muskelkrankheit**.

- X-chromosomal-rezessiv

Der Erbgang ist X-chromosomal-rezessiv, d. h. die Übertragung erfolgt durch heterozygote Frauen (Konduktorinnen) auf durchschnittlich 50 % ihrer Söhne. Die Patienten erreichen das fortpflanzungsfähige Alter nicht.

Pathogenese:
- Fehlen des Dystrophins → immunhistochemischer Nachweis möglich

Pathogenetisch steht das *Fehlen des Dystrophins*, eines Zytoskelett- und Membranproteins, als wichtigstes biochemisches und histochemisch wie auch immunbiochemisch (durch den Western-Blot) nachweisbares Kennzeichen im Zentrum der Diskussion.

Die Hypothese eines primären Plasmamembrandefekts wird bereits seit längerer Zeit diskutiert. Durch einen Membrandefekt kann es zu einem abnormen Calciumeinstrom in die Muskelfasern und zu herdförmigen Destruktionsherden an der Oberfläche der Muskelfasern mit nachfolgender Nekrose kommen.

mikroskopisch:
- Faserkalibervarianz
- de- und regenerierende Veränderungen
- abgerundete opake Fasern
- Nekrosen
- Delta-Läsionen
- Bindegewebe ↑
- Fettvakatwucherung

Mikroskopisch (Abb. 20–3d) bestehen die Veränderungen in einer *Variabilität der Faserkaliber* mit fokalen Arealen de- oder regenerierender Fasern. In späteren Stadien nehmen die Faserkalibervariationen zu, während das Ausmaß der De- und Regeneration abnimmt. Es kommen in charakteristischer Weise *abgerundete, opake Fasern* vor, die durch Superkontraktion der Myofibrillen in akut nekrotischen Fasern auftreten; in anderen Schnittebenen erkennt man anstelle dieser Fasern nur noch leere Sarkolemmschläuche. Sog. Delta-Läsionen, d. h. keilförmig unter dem defekten Sarkolemm gelegene myofibrilläre Destruktionsherde, sind nur selten zu finden, dann aber recht charakteristisch. Außerdem finden sich zentrale und mäßig vermehrte Kerne, aufgesplitterte Fasern sowie vermehrtes endo- und perimysiales Binde- und Fettgewebe. Mit weiterem Fortschreiten der Erkrankung erscheint die regenerative Aktivität weniger ausgeprägt und es kommt zu einem zunehmenden Verlust an Muskelfasern. In den **Endstadien** der Erkrankung ist das Muskelgewebe weitgehend durch Fettgewebe mit übrig bleibenden Inseln erhaltener Muskelfasern ersetzt *(Fettvakatwucherung)*.

Histochemie:
- Prädominanz der Typ-1-Fasern
- Differenzierungsverlust der verschiedenen Fasertypen

Histochemisch fällt anfangs eine Prädominanz der Typ-1-Fasern auf sowie der relative Verlust einer Differenzierung der verschiedenen Fasertypen nach der

myofibrillären ATPase-Reaktion bei pH 9,4. Bemerkenswert ist auch eine Zunahme der Satellitenzellen sowie eine Vergrößerung der Muskelfaserkerne. Die mittlere Kapillargröße zwischen den Muskelfasern ist ebenfalls erhöht, ihre Basalmembranen erscheinen vermehrt und verbreitert.
Unter den übrigen Organen ist das **Herz** bei 50–80 % aller Fälle mit progressiver Muskeldystrophie mitbeteiligt, wobei Fälle mit Duchenne-Muskeldystrophie am häufigsten betroffen sind. Intelligenzstörungen sind wiederholt beschrieben worden, doch haben Untersuchungen am Gehirn keine konstante Anomalie ergeben.

Organbeteiligung: **Herz**

Klinisch lassen sich Atrophien vor allem im Bereich des Beckengürtels, des Rumpfes, später auch des Schultergürtels und schließlich generalisiert feststellen. Die **Serum-Kreatin-Phosphokinase(CK)-Aktivität** ist so hoch wie bei kaum einer anderen neuromuskulären Krankheit. Auch kommt häufig eine ausgeprägte **Kreatinurie** vor. Mit Invalidität (Rollstuhlabhängigkeit) ist im Alter zwischen 9 und 11 Jahren zu rechnen; die **mittlere Lebenserwartung** liegt auch bei optimaler Betreuung bei etwa **20 Jahren**.

- CK ↑
- Kreatinurie

4.2.1.2 Muskeldystrophie vom Typ Becker

2. Typ Becker

Diese Krankheit wird wie die Duchenne-Muskeldystrophie durch einen X-chromosomalen geschlechtsgebundenen Mechanismus übertragen. Auch hinsichtlich des klinischen Bildes und der Verteilung der Muskelschwäche verhält sie sich ähnlich wie der Typ Duchenne, doch ist die Erkrankung weniger stark ausgeprägt und der Verlauf langsamer. Das Dystrophin ist entweder abnorm oder nur partiell defekt, so daß immunhistochemisch zumindest ein erheblicher Teil der Muskelfasern Dystrophin an der Oberfläche exprimiert.
Die Muskeldystrophien vom Typ Duchenne und Becker werden auch als *Dystrophinopathien* zusammengefaßt, zumal es *intermediäre* Formen gibt.

- X-chromosomal-rezessiv
- Verlauf milder und langsamer als beim Typ Duchenne
- Dystrophin abnorm oder defekt
- Dystrophinopathien
- intermediäre Formen

Weitere, seltene Muskeldystrophien s. spezielle Lehrbücher.

4.2.1.3 Arthrogryposis multiplex congenita

3. Arthrogryposis multiplex congenita

Dieses durch Gelenkversteifungen charakterisierte Syndrom ist in der Mehrzahl der Fälle auf eine *Erkrankung der Vorderhornzellen des Rückenmarks* zurückzuführen oder beruht, wenn auch seltener, auf einer primären Myopathie, einer Radikulopathie oder einer Entwicklungsstörung des Gehirns bzw. des Rückenmarks.

- Syndromenkomplex meist durch Erkrankungen der Vorderhornzellen des Rückenmarks

Dabei ist sowohl eine *dominante* als auch eine *rezessive Vererbung* beobachtet worden; die Mehrzahl der Fälle tritt *sporadisch* auf.

- dominant und rezessiv vererbt

Typische Kennzeichen sind symmetrische Kontrakturen, wobei die distalen Gelenke stärker betroffen sind als die proximalen. Am häufigsten findet sich ein Klumpfuß in Equinovarusstellung oder eine Flexionsdeformität der Handgelenke. Kyphoskoliose, Brustkorbdeformitäten, abnorme Kopfhaltung und Adduktionsstellung der Gliedmaßen kommen hinzu.

Kennzeichnen:
- symmetrische Kontrakturen
- Klumpfuß in Equinovarusstellung
- Flexionsdeformität der Handgelenke

4.2.2 Kongenitale Myopathien

Kongenitale Myopathien

Klinisch sind diese Myopathien (Tab. 20–5) wenig progressiv, doch gibt es Ausnahmen mit eindeutiger und manchmal relativ rascher Progression der Schwäche. Vielfach ist eine hereditäre Belastung nachweisbar, die i. d. R. einem autosomal-dominanten Muster folgt; doch kommen häufig sporadische Fälle vor, gelegentlich auch autosomal-rezessive und X-chromosomale.

Klinik:
- wenig progressiv
- hereditäre Belastung
- Muskelschwäche

• **Mitochondriale Myopathien** (Tab. 20–5) sind eine heterogene Gruppe von Erkrankungen, die sich licht- und elektronenmikroskopisch durch strukturell abnorme, vergrößerte, vielfach vermehrte und irregulär angeordnete Mitochondrien mit zumeist parakristallinen Einschlüssen auszeichnet. Etwa 40 % der Patienten mit einer mitochondrialen Myopathie haben größere Deletionen in einem variablen Anteil der mitochondrialen DNS im Muskel. Letztere sind offensichtlich ausnahmslos durch eine progressive Ophthalmoplegia externa gekennzeichnet, nur ein kleiner Teil der Patienten hat ein *Kearns-Sayre-Syndrom* (Multisystemkrankheit mit den Leitsymptomen Retinopathia pigmentosa, Ophthalmoplegia externa und atrioventrikulärem Überleitungsblock).

mitochondriale Myopathien

- vergrößerte, abnorme, vermehrte irregulär angeordnete Mitochondrien

kombiniert mit:
- **Ophthalmoplegia externa**
- **Kearns-Sayre-Syndrom:**
- Retinopathia pigmentosa
- Ophthalmoplegia externa
- AV-Block

Tab. 20-5: Hereditäre Myopathien

A. Muskeldystrophien
1. X-chromosomal
   a. Typ Duchenne (stark ausgeprägt)
   b. Typ Becker (mild)
   c. andere: 10 Formen und Varianten
2. fazioskapulohumeral (Landouzy-Déjérine): 4 Formen
3. skapuloperoneal: 3 Formen
4. Gliedergürteldystrophie: 3 Formen
5. distal: 5 Formen
6. okuläre Myopathien
   a. progressive externe Ophthalmoplegie (i. d. R. mitochondriale Myopathien)
   b. Myopathie
   c. 14 weitere Formen und Varianten

B. Kongenitale Myopathien
1. kongenitale Muskeldystrophien
2. Muskeldystrophie Typ Fukuyama (mit zerebralen Symptomen)
3. Myopathien mit charakteristischen histochemischen Besonderheiten: 7 Formen
4. Myopathien mit charakteristischen feinstrukturellen Besonderheiten: mehr als 20 Formen
5. Myopathie mit minimalen Veränderungen

C. Myotonische Erkrankungen
1. myotonische Dystrophie (Curschmann-Steinert)
2. Myotonia congenita, autosomal-dominant (Thomsen)
3. Myotonia congenita, autosomal-rezessiv (Becker)
4. chondrodystrophische Myotonie
5. Paramyotonia congenita (Eulenburg) u. a.

D. Periodische Paralysen (episodische Adynamien)
1. hypokaliämische periodische Paralyse
2. hyperkaliämische periodische Paralyse (Adynamia episodica hereditaria)
3. normokaliämische periodische Paralyse u. a.

E. Glykogenosen
1. Typ II (Pompe): Amylo-1,4-Glukosidase (= Saure-Maltase)-Mangel
2. Typ III (Cori-Forbes): Amylo-1,6-Glukosidase (= Debrancher)-Mangel
3. Typ IV (Anderson): Brancher-Enzym-Mangel (mit Polyglukosankörperspeicherung)
4. Typ V (MacArdle): Phosphorylasemangel (3 Varianten)
5. Typ VII (Tarui): Phosphofruktokinasemangel (3 Formen)
6. seltene Formen (etwa 5)

F. Lipidspeichermyopathien: 6 Varianten

G. Mitochondriale Myopathien
1. Muskelcarnitinmangel
   a. primär: muskulär oder systemisch
   b. sekundär: ca. 20 Formen
2. Defekte der Substratutilisation: 6 Formen
3. Defekte der Atmungskette: 5 Formen
4. Defekte der Energieerhaltung und -übertragung: 5 Formen

H. Maligne Hyperthermie

I. Andere

- **Enzephalomyopathie:**
- MELAS-Syndrom
- MERRF-Syndrom

Mitochondriale Myopathien können mit zentralnervösen Symptomen verbunden sein (mitochondriale Enzephalomyopathien). Dazu gehören ein Krankheitsbild, das durch eine mitochondriale Myopathie und Enzephalopathie mit Laktatazidose und „stroke like leasons" **(MELAS-Syndrom)**, und ein Syndrom, das durch Myoklonusepilepsie mit „ragged red fibers" **(MERRF-Syndrom)** charakterisiert ist.
Biochemisch sind die mitochondrialen Myopathien durch verschiedene Enzymdefekte in den Komplexen I-IV der Atmungskette charakterisiert, am häufigsten durch einen Zytochrom-c-Oxidasemangel, der enzymhistochemisch und immunhistochemisch zumindest in einem Teil der Muskelfasern nachweisbar ist. Dabei gibt es benigne und maligne Verlaufsformen.
Genetisch sind beim *Kearns-Sayre-Syndrom* einzelne große Deletionen des mitochondrialen Genoms (mtDNA) identifiziert worden, die sporadisch auftreten, bei *MELAS* und *MERRF* sind es Punktmutationen der mtDNA, die *ausschließlich maternal vererbt* werden (da Mitochondrien nur im Zytoplasma der Eizelle, nicht aber im Spermienkopf enthalten sind und so an die nachfolgende Generation weitergegeben werden können). Doch gibt es multiple Deletionen der mtDNA, die nukleär bedingt sind.

Myotonische Erkrankungen

4.2.3 Myotonische Erkrankungen

Die myotonischen Erkrankungen bestehen aus einer Gruppe von heterogenen, zumeist erblichen Krankheiten, denen das Symptom *Myotonie* gemeinsam ist (Tab. 20–5).

1. Myotonische Dystrophie
- **Myotonie, Muskelschwund**
- **Cataracta myotonica**
- **Hodenatrophie**
- **Kardiomyopathie**
- **Demenz**

• **Myotonische Dystrophie (Curschmann-Steinert-Krankheit).** Dies ist eine *Multisystemerkrankung*, die außer durch Myotonie und progressiven Muskelschwund durch eine Cataracta myotonica, Stirnglatze, Hodenatrophie und verschiedene endokrine Störungen, Kardiomyopathie mit Überleitungsstörungen und eine verminderte Intelligenz oder Demenz gekennzeichnet ist.

Das Leiden ist autosomal-dominant erblich, das defekte Gen ist auf dem Chromosom 19 (19q13) lokalisiert. Die Häufigkeit wird auf 1:8000 geschätzt. *Genetisch* handelt es sich ähnlich wie beim bereits erwähnten Kennedy-Syndrom um eine *dynamische Mutation* mit einer 50–80 (–2000)fachen Wiederholung eines Trinukleotids (CTG) am 3'-Ende einer nichtkodierenden Region eines Transkripts, das die Myotonin-Proteinkinase kodiert. Normalerweise kommen höchstens 5–30 Trinukleotide vor; je höher die Zahl der Wiederholungen dieses Trinukleotids, desto schwerer ist die Krankheit ausgeprägt. Darauf ist auch die sog. *genetische Antizipation* zurückzuführen, d. h. die jeweils stärkere Ausprägung der Krankheit in der nachfolgenden Generation.

Die Erkrankung beginnt oft zwischen dem 20. und 40. Lebensjahr, in mehr als der Hälfte der Fälle aber bereits im Kindesalter, nicht selten sogar im 1. Lebensjahr oder bald nach der Geburt. Im letzteren Falle wird die Krankheit bemerkenswerterweise *maternal* vererbt. Es kommt zu Atrophien der distalen Muskelgruppen an der Hand, am Unterarm und am Unterschenkel. Der Befall der Gesichtsmuskulatur (Ptose, Fazialisschwäche, gelegentlich äußere Ophthalmoplegie), besonders des M. temporalis, führt zum Bild der **Facies myopathica**, des sog. „Jammergesichtes".

- **Klinik:**
- distale Muskelatrophie
- **Facies myopathica** („Jammergesicht")

Die CK-(Kreatinkinase-)Werte können bei Erwachsenen erhöht sein, i. d. R. sind sie bei kongenitalen Fällen normal. Die Herzmuskulatur ist häufig mitbetroffen. Im EKG sind dann Überleitungs- und Rhythmusstörungen nachweisbar.

Die meisten Patienten sterben etwa im 45.–50. Lebensjahr.
Mikroskopisch finden sich ausgeprägte *Kaliberdifferenzen* mit besonders auffälliger und starker Vermehrung der Sarkolemmkerne, die vielfach in langen Reihen hintereinander angeordnet sein können, außerdem *Ringbinden, sarkoplasmatische Massen* an der Peripherie der Fasern mit fehlorientierten und zerstörten Myofibrillen und eine sehr geringe Anzahl *nekrotischer* bzw. *degenerierender Fasern.* Das Binde- und Fettgewebe ist in Abhängigkeit vom Stadium der Erkrankung vermehrt. Bei subklinischen und kongenitalen Fällen läßt sich anfangs manchmal ausschließlich eine selektive Atrophie der Typ-1-Fasern nachweisen, die zentrale Kerne aufweisen können.

mikroskopisch:
- Kaliberdifferenzen
- Ringbinden
- sarkoplasmatische Massen
- Myofibrillendestruktion
- wenige Nekrosen

• **Andere Formen der Myotonie.** Die regelmäßig autosomal-dominant erbliche **Myotonia congenita** (Thomsen), die **rezessive generalisierte Myotonie** (Typ Becker) und die **chondrodystrophische Myotonie** sind von der **Paramyotonia congenita**, einem seltenen, autosomal-dominanten Leiden, abzugrenzen, außerdem von den familiären periodischen Paralysen (episodischen Adynamien), die teilweise auch mit einer Myotonie (Adynamia episodica myotonica) und Paramyotonie (Paralysis periodica paramyotonica) verbunden sein können.

andere Formen der Myotonie

4.2.4 Familiäre periodische Paralysen

Familiäre periodische Paralysen

Die periodischen Paralysen **(episodische Adynamien)** sind seltene nicht-neurogene Erkrankungen der Skelettmuskulatur, bei denen die Patienten unter episodenhaft auftretender Schwäche der Extremitätenmuskulatur und in geringem Maße auch der übrigen Muskeln leiden (Tab. 20–5). Die Patienten erholen sich von derartigen Anfällen anfangs vollständig; doch kann sich langsam eine bleibende Muskelschwäche entwickeln.

- **episodische Muskelschwächen** → bleibende Schwäche

Wegen der therapeutischen Konsequenzen sind die autosomal-dominant erbliche *hypo-* und die *hyperkaliämische periodische Paralyse* streng voneinander zu unterscheiden. Außerdem sind *normokaliämische* Formen und nicht-*familiäre sporadische periodische Paralysen* abzugrenzen, ebenso die bei der Thyreotoxikose auftretende periodische Paralyse.
Histopathologisch ist die hypokaliämische Form durch Vakuolen vor allem des T-Systems in vielen Muskelfasern gekennzeichnet, während die anderen Formen der episodischen Adynamie weniger charakteristische Veränderungen aufweisen.

- **DD:**
  - hypo-, hyperkaliämische periodische Paralyse
  - normokaliämische P.
  - sporadische periodische P.

4.2.5 Glykogenosen des Muskels

Glykogenosen des Muskels

Mindestens 4 klar definierte Glykogenspeicherkrankheiten befallen die *Skelettmuskulatur*, nämlich die Typen II, III, V, VII, und möglicherweise auch IV (Tab. 20–5).

Mitbeteiligung des Muskels bei Glykogenspeicherkrankheiten:
- **Glykogenosen II, III, V, VII**

Da es im Skelettmuskel keine Glukose-6-Phosphatase (Hexokinase) gibt, kann es beim Typ I, der **Gierke-Krankheit**, nicht zur Glykogenspeicherung im Muskel kommen. Gleiches gilt für den Leberphosphorylasemangel (Typ VI).

- **Typ II (M. Pompe)**

Beim infantilen *Saure-Maltase-Mangel* (Typ II, **Pompe-Krankheit**) finden sich die ausgeprägtesten Glykogenablagerungen im Muskel, weniger bei der spätinfantilen, juvenilen und adulten Verlaufsform.

- **MacArdle-Krankheit** = Muskelphosphorylasemangel
- **Phosphofruktokinasemangel**
- Glykogenablagerungen

Beim *Muskelphosphorylasemangel* **(MacArdle-Krankheit)** und *Phosphofruktokinasemangel* gehören belastungsabhängige, durch den Ischämie-Test auslösbare Schmerzen und elektromyographisch stumme Kontrakturen zum Krankheitsbild. Beide Krankheiten sind *histopathologisch* vor allem durch subsarkolemmale, letztere auch durch inter- und intramyofibrilläre Glykogenablagerungen gekennzeichnet.

Störungen des Lipidstoffwechsels

4.2.6 Störungen des Lipidstoffwechsels

- **Muskelcarnitinmangel**

Unter den bekannten metabolischen Störungen des Fettsäuremetabolismus ist der **Muskelcarnitinmangel** mit einer Schwäche und einer erheblichen Triglyzeridakkumulation in den Muskelfasern verbunden (Tab. 20–5).

- **Carnitinpalmitoyltransferasemangel**
- Schmerzen
- Myoglobinurie

Der **Carnitinpalmitoyltransferasemangel** ist klinisch durch Schmerzen und Anfälle von Myoglobinurie charakterisiert, die durch Fasten oder Muskelarbeit ausgelöst werden, wobei aber nur ein geringer oder gar kein Lipidüberschuß in den Muskelfasern besteht.

Zahlreiche Myopathien sind mit einem **sekundären Carnitinmangel** verbunden. Doch gibt es auch Lipidspeichermyopathien, bei denen kein Carnitinmangel nachgewiesen werden konnte.

mikroskopisch:

- vakuoläre Myopathie (mit Neutralfett gefüllte Hohlräume)

Mikroskopisch finden sich bei den typischen Lipidspeicherkrankheiten in nahezu allen histochemischen Typ-1- und Typ-2A-Fasern zahlreiche 1–4 μm große, mit *Neutralfett gefüllte Räume*, die optisch leer erscheinen, so daß der Eindruck einer „vakuolären Myopathie“ entsteht, wenn die Fasern im HE-Präparat nach der Entwässerung in der aufsteigenden Alkoholreihe untersucht werden. Durch Lipidfärbungen im Kryostatschnitt ist jedoch der Neutralfettcharakter der Ablagerungen zu bestimmen.

Sonderform der Lipidspeicherung: Eine Lipidspeicherung im Muskel findet sich auch bei der **Multisystem-Triglyzeridspeicherkrankheit**, die mit einer Ichthyosis und Steatorrhoe verbunden sein kann.

intramuskuläres Zeroidpigment bei:
- A-Beta-Lipoproteinämie
- Zeroidlipofuszinose

Eine **abnorme Vermehrung von Zeroidpigment** tritt bei der *A-Beta-Lipoproteinämie* und vor allem bei der *Zeroidlipofuszinose* auf.

Letztere läßt sich durch eine Saure-Phosphatase-Reaktion, spezifisch allerdings erst durch eine elektronenmikroskopische Untersuchung der Muskelbiopsie und den Nachweis der sog. kurvilinearen Zytosomen diagnostizieren.

Maligne Hyperthermie

4.2.7 Maligne Hyperthermie

= postoperativer Hitzschlag
- durch Narkotika ausgelöste Hyperthermie mit Myoglobinurie
- Erbkrankheit

Die maligne Hyperthermie ist eine familiäre, zumeist dominant erbliche Erkrankung, bei der evtl. tödlich verlaufende Hyperthermieanfälle mit Myoglobinurie durch Narkotika, insbesondere *Halothane* und Suxamethonium *(Succinylcholin)*, ausgelöst werden *(„postoperativer Hitzschlag“)*.

- **Häufigkeit:** > 1:15000

Die **Häufigkeit** von Anästhesiezwischenfällen aufgrund einer malignen Hyperthermie beträgt bei Kindern etwa 1:15000 und bei Erwachsenen 1:50000. Die **Mortalität** beträgt unmittelbar nach einer Episode 63–73 %.

mikroskopisch:

- Muskelfasernekrosen nach Anfall

Mikroskopisch haben sich bei den meisten Fällen bisher keine spezifischen strukturellen Veränderungen nachweisen lassen; doch gibt es einige Patienten mit „central core“-Erkrankung, bei denen es zur malignen Hyperthermie nach einer Narkose gekommen ist. Während im Intervall nur geringe unspezifische oder nur minimale myopathische Veränderungen bei leicht erhöhtem CK-Wert bestehen, finden sich nach einem Anfall *disseminierte Muskelfasernekrosen* und, je nach dem Untersuchungszeitpunkt, regenerierende Fasern sowie degenerative Veränderungen.

Pathogenetisch wird ähnlich wie beim malignen neuroleptischen Syndrom eine Störung der Calciumhomöostase durch einen Defekt in der Membran des sarkoplasmatischen Retikulums diskutiert.

Die Krankheit ist heterogen. Der Genort ist im Falle der Central-core-Krankheit dem Ryanodin-Rezeptor-Gen (19q13.1), in anderen Fällen aber anderen Genen zugeordnet (17q11.2-q24 u.a.). Die Diagnose muß durch einen *in vitro-Kontraktionstest* gesichert werden.

4.3 Myoglobinurien

Myoglobinurie

Myoglobin im Urin weist auf eine schwere Muskelschädigung hin, deren morphologisches Substrat aus segmentalen oder ausgedehnteren *Einzelfasernekrosen (Rhabdomyolyse)* besteht.

- Folge schwerer Muskelschädigungen mit Rhabdomyolyse

Das *Myoglobin* (MG 17000) wird als relativ kleines Molekül durch die Niere ausgeschieden; doch können übergroße Mengen an Myoglobin zu einer tubulären Insuffizienz und damit zum Tode führen.

Zu unterscheiden sind zahlreiche metabolische, toxische, traumatische, ischämische und infektiöse **Ursachen**; wenn die Ursache nicht gefunden wird, spricht man von einer *idiopathischen Rhabdomyolyse* oder *paroxysmalen Myoglobinurie.*

- **idiopathische Rhabdomyolyse**
- **paroxysmale Myoglobinurie**

4.4 Myopathien bei endokrinen Erkrankungen

Myopathien bei endokrinen Erkrankungen

Die Muskelbeteiligung ist bei endokrinen Erkrankungen häufig nur eine Nebenlokalisation der Erkrankung; in anderen Fällen stehen die Muskelsymptome im Vordergrund und können zur Diagnose der zugrunde liegenden Krankheit führen, z. B. einer Thyreotoxikose. Voraussetzung für die Diagnose ist, daß eine Behandlung der hormonellen Grundkrankheit zu einer vollständigen Wiederherstellung der Muskelfunktion führt.

Am häufigsten ist eine **Kortikosteroidmyopathie**, die u. a. nach einer Therapie mit Kortikoiden auftreten kann. Mikroskopisch ist sie anfangs charakterisiert durch eine selektive Typ-2-Faser-Atrophie. Der Glykogengehalt der Muskelfasern ist erhöht und die Myofibrillen sind verändert.

- **Kortikosteroidmyopathie** (Typ-2-Faser-Atrophie)

Die Applikation von **Testosteron** und **Anabolika** (z. B. beim Doping) führt zu einem raschen *Anstieg der Gesamtmengen an kontraktilem Protein* mit deutlicher Vermehrung der Ribosomen; demgegenüber verursacht eine **Kastration** im Experiment vor allem eine Verminderung der paranukleären Ribosomen.

- **Testosteron, Anabolika, Kastration**

Die **diabetische Amyotrophie** ist überwiegend Folge der diabetischen Polyneuropathie; doch gibt es Hinweise auf eine unmittelbar diabetisch bedingte Myopathie. Hierher gehören auch auffällige Verbreiterungen der Basalmembranen um die Muskelkapillaren als Ausdruck einer diabetischen Mikroangiopathie.

- **diabetische Amyotrophie**
  - Basalmembranverbreiterung in Muskelkapillaren

4.5 Nutritive Myopathien

Nutritive Myopathien

Die praktisch wichtigste und häufigste *ernährungsbedingte Myopathie* ist, nach der Hungeratrophie, zweifellos die **akute** oder **chronische alkoholische Myopathie** oder Muskelatrophie. Auch die chronische alkoholische Myopathie ist i. d. R. von neurogenen Muskelfaseratrophien aufgrund der häufigen alkoholischen Polyneuropathie überlagert.

4.6 Paraneoplastische Myopathien

Paraneoplastische Myopathien

Bestimmte neuromuskuläre Syndrome sind auf nicht-metastatische Karzinomwirkungen unbekannter Art zurückzuführen. Dazu gehören das *pseudomyasthenisch-myopathische Syndrom (Lambert-Eaton-Syndrom)* und eine *Dermatomyositis* oder *Polymyositis.* Eine denervationsbedingte Atrophie ist dabei auf eine *paraneoplastische Polyneuropathie* zurückzuführen. Fälle mit *akuter nekrotisierender Myopathie* sind ebenfalls beschrieben worden. Doch ist häufig eine echte *humorale* Fernwirkung schwer abgrenzbar von den myo- und neurotoxischen Wirkungen der Zytostatika und anderer Medikamente.

- durch **nicht-metastatische Karzinomwirkung**
- pseudomyasthenisch-myopathisches Syndrom **(Lambert-Eaton-Syndrom)**
- **Dermatomyositis, Polymyositis**
- Denervationsatrophie
- akute nekrotisierende Myopathie

Toxische, traumatische, ischämische Myopathien

4.7 Toxische, traumatische und ischämische Myopathien

- **Muskelkater:** ausgelöst durch Muskelfasernekrosen
- **Muskelquetschung:** reversibel, wenn endomysiales Bindegewebe bestehen bleibt
- **Muskelriß:** Heilungschancen ungünstig
- **Muskelischämie**
  - Claudicatio intermittens
  - Muskelinfarkt
  - anämische Kontraktur (Volkmann)
  - Muskellogensyndrom

Der **„Muskelkater"** wird zweifellos durch kleinere oder größere *Muskelfasernekrosen* ausgelöst, die durch Proliferation der Satellitenzellen und Restitutionsvorgänge ähnlich denen während der Myogenese vollständig kompensiert werden. Auch bei einer **Muskelquetschung** sind die Muskelfaserschädigungen so lange weitestgehend reversibel, wie das endomysiale Bindegewebe einschließlich der Basalmembranen intakt bleibt. Ungünstiger sind die Heilungschancen nach einem **Muskelriß**.
Eine **Muskelischämie** kann klinisch zu einer *Claudicatio intermittens* und schließlich zu einem *anämischen Muskelinfarkt* führen. Die ischämische **Volkmann-Muskelkontraktur** wird auf eine Unterbrechung der arteriellen Blutversorgung durch enge Bandagen oder Schienen, Druckerhöhung in den Muskellogen *(Muskellogen- oder Kompartmentsyndrom)* durch traumatische Blutungen oder venöse Stauungen u.a. in der Unterarmmuskulatur (Volkmann-Kontraktur) zurückgeführt, besonders häufig und oft verkannt im Bereich des *M. tibialis anterior.*

Entzündliche Myopathien

4.8 Entzündliche Myopathien

- **infektiös**
- **nicht-infektiös**
- **granulomatöse Entzündungen**
- **proliferative Myositis**

Unter den entzündlichen Erkrankungen der Skelettmuskulatur sind die **infektiösen** von den wesentlich häufigeren, offenkundig **nicht-infektiösen** (idiopathischen) Prozessen zu unterscheiden. Außerdem sind seltene *granulomatöse Entzündungen* und andere, mit entzündlichen Begleitphänomenen einhergehende Erkrankungen ungeklärter Ätiologie *(proliferative Myositis)* abzugrenzen.

Infektiöse Myositiden

4.8.1 Infektiöse Myositiden

- **Influenza-Myositis**
- **bakterielle Myositiden**

Unter den *Virusmyositiden* ist vor allem die **Influenza-Virus-Myositis** zu nennen, die zu einer schweren nekrotisierenden Myopathie ohne entzündliche Veränderungen führen kann. **Bakterielle Myositiden** sind demgegenüber selten, wenn man vom Übergreifen abszedierender Prozesse oder septikämischer Streuherde absieht.

- direkte Bakterienwirkung
- Toxinwirkung

Sonderformen bei *Tuberkulose, Lepra, Syphilis, Aids* und *M. Whipple* sind abzugrenzen. Besonders gefährlich sind *Gasbrand, Tetanus* und *Botulismus.* Das Toxin des Clostridium tetani wirkt wahrscheinlich vorwiegend auf die Vorderhörner des Rückenmarks, das Toxin des Clostridium botulinum auf die neuromuskuläre Endplatte.

- **parasitäre Myositis**

> Unter den Myositiden durch **Parasiten** ist die gefährliche **Trichinose** hervorzuheben. Die *Diagnose* erfolgt durch histologischen Nachweis der eingedrungenen, evtl. eingekapselten *Trichinella-spiralis-Larven* im Skelettmuskel.

Zusätzlich zu den üblichen histopathologischen Schnitten dienen Quetschpräparate vom Muskel zur Diagnose.

Idiopathische, interstitielle Myositiden

4.8.2 Idiopathische und interstitielle Myositiden

Zu dieser häufigen Gruppe von Erkrankungen gehören die *Polymyositis* und die *Dermatomyositis* sowie die *interstitiellen Myositiden,* die bei verschiedenen Kollagenosen als muskuläre Begleitkrankheit auftreten.

Davon abzugrenzen sind die **Einschlußkörpermyositis** und verschiedene seltene Erkrankungen, die als **fokale Myositis,** Myositis orbitalis, eosinophile Myositis und Polymyalgia rheumatica bezeichnet werden.

Praxishinweis

Eine interstitielle Myositis ist nicht von einer Vaskulitis (Angiitis) zu unterscheiden, die verschiedene Organe oder Organsysteme befallen kann.

• Die **Polymyositis** ist durch eine entzündliche Erkrankung mehrerer Muskeln gekennzeichnet. *Klinisch* bestehen Myalgien, erhöhte CK-Werte und zunehmende Schwäche.
Mikroskopisch finden sich *mononukleäre Zellinfiltrate*, die von den Gefäßen ausgehend zwischen den Muskelfasern in das Endomysium eindringen und einzelne Muskelfasern infiltrieren. Die infiltrierten Muskelfasern können noch gut erhalten sein, manche befinden sich aber bereits in fortgeschrittenen Stadien der *Nekrose*. Andererseits kommen auch nekrotische Fasern vor, die unabhängig vom entzündlichen Prozeß durch Makrophagen, die vermutlich aus dem Blut dorthin gelangen, phagozytiert werden *(Myophagien)*. Mit zunehmender Erkrankungsdauer vermehrt sich das interstitielle Bindegewebe. Die Muskelfasern zeigen erhebliche *Kaliberdifferenzen* und vielfältige *Strukturveränderungen*, die zu einer Fehldiagnose führen können, wenn in den untersuchten Schnittebenen entzündliche Infiltrate fehlen. Die Ätiologie ist nicht geklärt (vermutlich Autoimmunprozeß).

1. Polymyositis
- mehrere Muskelgruppen betroffen
- Myalgien, CK ↑

mikroskopisch:
- mononukleäre Zellinfiltrate
- Muskelfasernekrosen
- Myophagien
- Bindegewebe ↑

• Auch bei der **Dermatomyositis**, die einen Häufigkeitsgipfel im Kindesalter und einen weiteren im Erwachsenenalter aufweist, sind die entzündlichen Infiltrate im Muskel manchmal weniger ausgeprägt und eher auf das Gefäßbindegewebe des Muskels begrenzt (Abb. 20–3e). Charakteristisch sind *aktive Destruktionen des Kapillarnetzes* mit elektronenmikroskopisch nachweisbaren *„undulierenden Tubuli"* im Ergastoplasma der Endothelzellen.

Im Kindesalter fällt ein perifaszikuläres Muster der Muskelfaseratrophien auf, das für die Dermatomyositis zwar charakteristisch, aber nicht spezifisch ist; denn es kommt auch bei der Polymyositis vor.

Die Art und die herdförmige Verteilung der Muskelfaserschäden spricht für die Annahme, daß es sich um progressive Ischämiedefekte handelt. Die charakteristischen Hautveränderungen bestehen im periorbitalen Bereich ebenfalls aus kleinen Hautnekrosen; die entzündlichen Veränderungen sind vermutlich sekundär und weniger eindrucksvoll.

Bei älteren Patienten soll in Zusammenhang mit malignen Tumorerkrankungen relativ häufig eine Dermatomyositis auftreten.

2. Dermatomyositis
- aktive Destruktion des Kapillarnetzes mit undulierenden Tubuli
- perifaszikuläres Muster der Atrophie
- periorbitale Hautveränderungen

• **Einschlußkörpermyositis.** Entzündliche Infiltrate mit abnormen *intranukleären* und vor allem auch *intrasarkoplasmatischen tubulofilamentösen Einschlüssen* mit einem Durchmesser von ca. 18 nm sind für diese ebenfalls eigenständige Form der Myositis charakteristisch. In infiltrierten Muskelfasern ist Ubiquitin und Beta-Amyloid-Protein darstellbar. Das Kapillarbett ist im Unterschied zur Dermatomyositis eher vermehrt und „undulierende Tubuli" sind nicht nachweisbar. Die Erkrankung ist die häufigste Myopathie im Alter über 55 Jahren und verläuft langsam progredient; sie spricht auf eine Behandlung mit Kortikoiden u. a. nicht an und korreliert nicht mit malignen Neoplasmen. Hauptsymptom ist eine Schwäche ohne Schmerzen. Eine Dysphagie ist nur bei einzelnen Fällen beobachtet worden.

Hautveränderungen oder andere Zeichen einer Gefäßbindegewebserkrankung oder immunologische Veränderungen kommen nicht vor.

3. Einschlußkörpermyositis
- tubulofilamentäre Einschlüsse
- Kapillarbett vermehrt

• **Leitsymptom:** Schwäche ohne Schmerzen
- langsam progredient
- therapieresistent

• **Polymyalgia rheumatica.** Dieses nosologisch unklare Krankheitsbild wird heute als entzündliche, gut auf Kortikoide ansprechende, gutartige, verschiedene Organe befallende Erkrankung des Präseniums und Seniums angesehen, die häufig mit einer klinisch inapparenten oder manifesten **Riesenzellarteriitis** (Arteriitis temporalis, entzündliches Aortenbogen-Syndrom) einhergeht. *Muskelbioptisch* sind jedoch i. d. R. keine entzündlichen Veränderungen im Muskel nachweisbar, da nur die größeren Blutgefäße von der Entzündung betroffen sind; doch kommen ausgeprägte perikapilläre Basalmembranverbreiterungen sowie eine selektive Typ-2- (manchmal 2B-) Faser-Atrophie vor (Abb. 20–3f).

4. Polymyalgia rheumatica
- Erkrankung des Seniums und Präseniums
- im Zusammenhang mit **Riesenzellarteriitis**
- Entzündung der Blutgefäße → selektive Typ-2-Faser-Atrophie

• **Granulomatöse Myositiden.** Grundsätzlich können alle granulomatösen Entzündungen auf den Muskel übergreifen. Der **M. Boeck** (Sarkoidose) befällt manchmal ausschließlich den Muskel. Die Erkrankung ist charakterisiert durch *Granulome vom Sarkoidose-Typ*. Die Sarkoidose des Muskels ist relativ häufig und kann klinisch inapparent sein.

5. granulomatöse Myositiden
- Sarkoidose

6. proliferative Myositis
- tumorartiger proliferierender Prozeß mit Riesenzellen (ganglioide Zellen)
- DD: Sarkom

• **Proliferative Myositis.** Ähnlich der Fasciitis nodularis findet sich auch im Muskelgewebe ein tumorartiger Prozeß, der durch fibroblastenähnliche Zellelemente und charakteristische große einkernige oder doppel- sowie mehrkernige Riesenzellen gekennzeichnet ist, mit breitem, deutlich basophilen Zytoplasma und einem Kern, der einen meist prominenten Nukleolus aufweist (ganglioide Zellen). Der Prozeß ist gutartig und kommt von selbst zum Stillstand. Wichtig ist vor allem die Abgrenzung gegenüber einem mehr oder weniger differenzierten *Sarkom*, das radikal operiert werden müßte.

Pathogenetisch sollen Traumen eine Rolle spielen.

Amyloidosen

4.9 Amyloidosen

Die Skelettmuskulatur (und das periphere Nervensystem) wird nur von der seltenen primären und lediglich ausnahmsweise einmal von der häufigeren sekundären Amyloidose betroffen.

Tumoren

- Rhabdomyome
- Rhabdomyosarkome
- Granularzelltumoren
- alveoläre Weichteilsarkome
- Hämangiome
- Desmoide
- Metastasen selten

4.10 Tumoren der Skelettmuskulatur

Zu differenzieren sind Rhabdomyome, Rhabdomyosarkome, Granularzelltumoren, das alveoläre Weichteilsarkom und Tumoren des interstitiellen Gewebes, darunter Hämangiome und Desmoide.
Die **Rhabdomyosarkome** zählen, wenn man auch die nicht in der Skelettmuskulatur entstehenden hinzurechnet, zu den häufigsten bösartigen Tumoren des mesenchymalen Gewebes im Alter unter 20 Jahren.
Metastasen sind in der Skelettmuskulatur eigentümlicherweise nur sehr selten zu finden.

XXI. Das Auge und seine Schutzorgane

H. Bleckmann, S. Blümcke

Das Auge und seine Schutzorgane

1. Orbita

Orbita

Die Orbita (lat. *orbis* Kreis) wird von 7 Knochen des Gesichtsschädels trichterförmig umfaßt und nach vorne hin vom Septum orbitale und den Lidern begrenzt. Sie enthält u. a. den Bulbus oculi und seine Hilfsorgane sowie den orbitalen Fettkörper. Die Verbindung zum Cerebrum verläuft über das Foramen opticum (N. opticus, A. ophthalmica, sympathische Fasern) sowie die Fissura orbitalis superior (Hirnnerven III, IV, VI, V/1, Blutgefäße, sympathische Fasern) und inferior (V/2, Blutgefäße, vegetative Fasern).

1.1 Entwicklungsstörungen, Entzündungen

Entwicklungsstörungen. Eine Verkleinerung der Orbita *(Anophthalmus, Kryptophthalmus, Mikrophthalmus)* führt zu einer Asymmetrie des Gesichts *(Hemiatrophia faciei)*. Weitere Formveränderungen der Orbita bestehen bei: kraniofazialen Dysplasien (z. B. *Syndrom des 1. Kiemenbogens*), M. Apert *(Akrozephalosyndaktylie)*, M. Crouzon *(Dysostosis craniofacialis)* mit temporaler Senkung der Querachsen, M. Greig *(Hypertelorismus)* mit Verbreiterung der Orbitaabstände.

Entwicklungsstörungen
- Anophthalmus, Kryptophthalmus, Mikrophthalmus → Hemiatrophia faciei
- bei kraniofazialer Dysplasie u. a.

Entzündungen. Als lokalisierte Entzündungsformen der Orbita können die *Myositis ocularis*, eine von Augenbewegungsstörungen begleitete Entzündung der Augenmuskeln mit vermutlich immunologisch bedingter Genese, und die *Dakryoadenitis*, eine Tränendrüsenentzündung, auftreten. Chronische Dakryoadenitiden stellen sich als *Sjögren-* oder als *Mikulicz-Syndrom* dar. Ferner ist der Befall der Tränendrüse bei Sarkoidose häufig.

Entzündungen
- **Myositis ocularis**
- **Dakryoadenitis**
- bei Sjögren- und Mikulicz-Syndrom
- bei Sarkoidose

1.2 Exophthalmus

Exophthalmus

Das Hervortreten des Augapfels (griech. *ophthalmos* Auge), auch *Protrusio bulbi* genannt, ist das klinisch auffälligste Symptom verschiedener Orbitopathien, bei denen infolge Volumenzunahme des retrobulbären Gewebes der Augapfel nach vorne gedrückt wird.

klinisch auffällig: Hervortreten des Augapfels

• **Vaskuläre Ursachen.** Bei einem arteriovenösen Aneurysma kommt es zum *pulsierenden*, bei einer Störung des venösen Abflusses durch Orbitavarizen zu einem *intermittierenden Exophthalmus.*

Ursachen:
1. vaskulär
- pulsierender Exophthalmus
- intermittierender Exophthalmus

• **Entzündliche Ursachen.** Unspezifische eitrige Entzündungen mit ödematöser Gewebsschwellung sind meist durch Infektionen mit *Staphylococcus aureus* oder *Streptokokken* bedingt. Sie entstehen durch fortgeleitete Entzündungen (Lider, Nasennebenhöhlen) oder durch Fremdkörper. Die Verlaufsform ist abszedierend oder phlegmonös **(Orbitalphlegmone)**.

2. entzündlich
- fortgeleitet, bedingt durch Staphylokokken, Streptokokken
- Orbitalabszeß, Orbitalphlegmone

> Bei Ausdehnung der Entzündung nach hinten und Übergreifen auf den **Sinus cavernosus** kann es zu akut lebensbedrohenden *meningealen Komplikationen* kommen.

- Bedeutung des **Sinus cavernosus!**

⇐

• **Endokrine Ursachen.** Bei ca. 80 % der Fälle mit M. Basedow (Graves disease) kommt es zur *endokrinen Orbitopathie mit Exophthalmus.* Als Ursache wird ein Autoimmunmechanismus angenommen, der zur Ablagerung von Thyreoglobulin-Antithyreoglobulin-Komplexen in den äußeren Augenmuskeln führt. Thyreoglobulin ist Bestandteil dieser Muskeln. Diese Komplexe provo-

3. endokrin
- M. Basedow → Exophthalmus

vermuteter **Autoimmunmechanismus:**

Komplexablagerungen
↓
Infiltrate, Ödem, Kollagen, Fibrose (hypophysärer Faktor?)
↓
Zunahme des Fettgewebes
- **maligner Exophthalmus:** fibröse Form mit Lymphozyten, Plasmazellen u. Mastzellen (schwerste Form)

zieren zunächst eine lokale (entzündungsähnliche) Reaktion im Orbitalgewebe mit perivaskulärer Rundzelleninfiltration und Einlagerung von hydrophilen Proteoglykanen und konsekutiver Ödembildung. Die dabei zu beobachtende Volumenzunahme des retrobulbären Fettgewebes wird wahrscheinlich durch einen zusätzlichen, hypophysären Faktor verursacht. In schweren Fällen kommt es infolge begleitender Kollagenbildung mit fibröser Bindegewebsvermehrung in der Orbita zur Extremform, dem **malignen Exophthalmus**.

Tumoren

1.3 Tumoren

von allen Gewebearten der Orbita ausgehend!

- **Gefäßtumoren** am häufigsten
- **Lymphome** am zweithäufigsten

Prinzipiell können in allen in der Orbita vorkommenden Gewebearten benigne und maligne Tumoren auftreten, die oft erst durch den Exophthalmus auffällig werden.

- Am häufigsten kommen **Gefäßtumoren** (kapilläre und kavernöse Hämangiome, Lymphangiome, Angiosarkome) vor, gefolgt von **Lymphomen**, meist als lokale Manifestation bei einer Lymphomerkrankung und nicht als Primärtumor.

- Ferner treten auf: Leiomyome, Fibrome, Histiozytome, Lipome, Rhabdomyosarkome, Leiomyosarkome, Fibrosarkome, Liposarkome, Chondrosarkome, Osteosarkome und maligne Melanome.

- **neurale Tumoren:** vom Optikus ausgehend

- **Neurale Tumoren**, wie Neurofibrome (typisch beim M. Recklinghausen) und Schwannome, gehen vom Optikus aus. Selten treten Meningeome auf (primär oder als fortgeleitete Keilbeinmeningeome).

Pseudotumor orbitae = klinischer Begriff

Diagnose histologisch sichern

In der Klinik ist noch der Begriff *Pseudotumor orbitae* (Jakobiec und Jones) gebräuchlich. Darunter versteht man einen chronischen, pathogenetisch unklaren Entzündungsprozeß mit Infiltration von Lymphozyten, Plasmazellen, Retikulumzellen, Epitheloidzellen, Makrophagen und Riesenzellen in Verbindung mit einer fibrovaskulären Reaktion. Die Ursache einer tumorartigen Raumforderung in der Orbita läßt sich nur durch eine Biopsie abklären! Die **Diagnose** Pseudotumor oder Tumor, benigne oder maligne einschließlich der Klassifikation muß histologisch abgeklärt werden.

Augenlider, Tränenapparat

2. Augenlider und Tränenapparat

Die Augenlider *(Palpebrae)* und die Tränendrüse mit der Tränenflüssigkeit dienen dem mechanischen Schutz des vorderen Augensegments, der Verteilung des präkornealen Tränenfilms sowie dessen Abfluß durch die Tränenkanälchen in den Saccus lacrimalis.

- **Entwicklungsstörungen:**
- Lidkolobom, Ptosis congenita, Amblyopie, Epikanthus, Blepharophimose, Epiphora
- Mongolenfalte → Trisomie 21

Entwicklungsstörungen der Lider treten als *Lidkolobome* auf, die zu Benetzungsstörungen führen können. Veränderungen oder Fehlen des Musculus levator palpebrae (Ptosis congenita) können zur *Amblyopie* führen. Der *Epikanthus* (Mongolenfalte), eine bogenförmige Hautleiste im inneren Lidwinkel, findet sich gehäuft bei bestimmten Ethnien und beim Down-Syndrom. Die *Blepharophimose* stellt eine Verkleinerung der Lidspalte dar. Ein Verschluß des Ductus lacrimalis im Bereich der Hasner-Klappe bzw. -Falte ist eine seltene Fehlentwicklung. Eine Aplasie der Tränendrüse führt selten zu klinischen Beschwerden, da die verbliebenen akzessorischen Tränendrüsen den Verlust kompensieren.

- **Entzündungen**
- **Hordeolum externum:** Infektion der Moll-Drüsen
- **Hordeolum internum:** Infektion der Meibom-Drüsen
- **Blepharitis:** Lidrandentzündung

- **Tumoren**
- **Basaliom** und **Talgdrüsenkarzinom:** häufigste maligne Tumoren an den Lidern

Entzündungen. Das **Hordeolum externum** (Gerstenkorn) tritt infolge einer Infektion als Entzündung der an den Lidrändern gelegenen Zeis- oder *Moll-Drüsen* auf. Eitrige Entzündungen der *Meibom-Drüsen* stellen sich als **Hordeolum internum** dar, dessen chronische Form zu einer granulomatösen Entzündung mit Riesenzellen führen kann. Eine chronische Lidrandentzündung (z. B. **Blepharitis squamosa**) ist auf eine allergische Reaktion zurückzuführen.
Die **Tumoren** der Lider betreffen vorwiegend die äußere Haut und entsprechen daher grundsätzlich den Geschwülsten der übrigen Haut. Von den malignen Tumoren kommen **Basaliome** und **Talgdrüsenkarzinome** (ausgehend von den Meibom-Drüsen) am häufigsten vor.

bioptisch-histologische Untersuchung stets erforderlich!

Granulomatöse Entzündungen sind klinisch oft nicht eindeutig von Tumoren zu unterscheiden; sie sollten daher histologisch abgeklärt werden!

3. Conjunctiva

Conjunctiva

Die Conjunctiva (lat. *coniunctivus* verbindend) bedeckt als eine schleimbildende epitheliale Membran mit Becherzellen und akzessorischen Tränendrüsen die Vorderfläche des Bulbus mit Ausnahme der Hornhaut. Sie bildet eine Umschlagsfalte (Fornix) und bedeckt die Rückfläche der Augenlider. In ihr befinden sich (besonders beim Jugendlichen) Lymphoblasten, auch als Follikel angeordnet, weiterhin stark verzweigte Blutgefäße, Lymphgefäße und lymphatische Elemente.

Durchblutung der Conjunctiva = klinisch wichtiges Diagnostikum!

Entwicklungsstörungen sind:
- **Choristome** als „versprengte Epidermisinseln" mit verhornendem Plattenepithel, Talgdrüsen, Haarfollikeln etc.
- **Dysplasia oculo-auricularis sive oculo-auriculo-vertebralis** (Goldenhar-Syndrom) mit Bildung einer Epidermoidzyste.
- **Pinguecula** (Lidspaltenfleck): degenerative Veränderung mit Verdickung des Limbus (elastoide Kollagendegeneration).
- **Pterygium:** eine Duplikatur der Conjunctiva, die vom inneren Lidwinkel auf die Cornea wächst und dabei die Bowman-Membran zerstört.
- **Bitot-Flecke** als Folge eines Vitamin-A-Mangels können zur Keratomalazie und zur Erblindung führen.

Die Conjunctiva eignet sich sehr gut zur diagnostischen Biopsie, um bestimmte gespeicherte Substanzen nachweisen zu können, z.B. bei hereditären Speicherkrankheiten und Medikamentspeicherung.

Entwicklungsstörungen
- **angeboren:**
  - **Choristom**
  - **okulo-aurikulo-vertebrales Syndrom**
- **erworben:**
  - **Pinguecula**
  - **Pterygium**
  - **Bitot-Flecke**

Bindehautbiopsie: wichtig für Diagnostik bei System- u. Speicherkrankheiten

3.1 Konjunktivitis

Konjunktivitis

Die Konjunktivitis hat meist **exogene Ursachen**: Bakterien, Viren, Pilze, Parasiten, Allergene, physikalisch-chemische Noxen, Fremdkörper (Staub, Kontaktlinsen). Sie hat einen akuten oder chronischen Verlauf.

- i.d.R. exogene Ursachen
- akuter und chronischer Verlauf

Für die **akute Konjunktivitis** sind das subjektive juckend-stechende Gefühl, die entzündliche Rötung *(Hyperämie)* und die ödematöse Schwellung *(Chemosis)* der Bindehaut typisch. Diese kann serös-eitrige und hämorrhagische Absonderungen aufweisen. Auch können Pseudomembranen (Fibrinabscheidungen) und Nekrosen mit Ulzerationen auftreten. Weiter kann es zur Aktivierung des lymphatischen Apparates in der Schleimhaut kommen, sichtbar an Follikelbildungen (Vergrößerungen vorbestehender Lymphozytenansammlungen bzw. -knötchen). Daneben lassen sich papilläre Hypertrophien beobachten, vornehmlich in der Tarsus-, aber auch in der Fornixregion; damit sind kleine umschriebene Exsudatansammlungen, die das Epithel von seiner fixierenden Unterlage abheben, gemeint.

- **akute Konjunktivitis**

Symptome:
- Hyperämie, Schwellung

Entzündungsformen:
- exsudativ: serös, eitrig, hämorrhagisch, fibrinös
- nekrotisierend
- hyperplastisch: lymphozytäre Follikelbildung, papilläre Verdickung

Besondere Bedeutung unter den akuten Verlaufsformen haben:
- **Conjunctivitis phlyktaenulosa**: eine allergische Reaktion bei verschiedenen Allergenen (insbes. Tuberkelproteinen)
- **Conjunctivitis fibrinosa** bei Adenovirusinfektion
- **pseudomembranös-nekrotisierende Konjunktivitis** bei Gonokokkeninfektion (typisch bei Neugeborenen).

häufigste Formen:
- **Conjunctivitis phlyktaenulosa**
- **Conjunctivitis fibrinosa**
- **pseudomembranös-nekrotisierende Konjunktivitis**

Zum Bild der **chronischen Konjunktivitis** gehören: anhaltende Gefäßerweiterung (persistierende Hyperämie), öfter mit Gefäßproliferation und Erythrozytenaustritten verbunden, perivaskuläre Rundzelleninfiltration (Lymphozyten, Plasmazellen, Histiozyten) sowie follikuläre und papilläre Hypertrophien.

- **chronische Konjunktivitis**

Symptome:
- chronische Entzündungszellinfiltration
- follikuläre und papilläre Hypertrophie

> - Unter den chronischen Konjunktivitiden hat das **Trachom** (griech. *trachys* rauh) mit weltweit ca. 500 Mio. Erkrankten die größte Bedeutung. Es stellt die *häufigste Erblindungsursache* dar (ca. 20 Mio. Menschen). Erreger ist *Chlamydia trachomatis* (Serotypen A-C).

- **Trachom**

⇦

Die Erreger dringen in die konjunktivalen Epithelzellen ein, vermehren sich in diesen bis zur Zellruptur und infizieren damit die Nachbarzellen. Die intrazellulären Chlamydien stellen sich nach Anfärbung als Granula im Epithel dar; dieses Phänomen hat zur Bezeichnung *Einschluß(körperchen)-Konjunktivitis* geführt.

Morphologie: intraepitheliale Einschlußkörperchen

Trachom-Stadien:
- **Frühform**
- **manifestes Bild** mit Pannusbildung
- **Vernarbung**
- **Abheilung:** Restzustand mit funktionellen Folgen bis zur Xerosis

Klinisch wird das Trachom in *4 Stadien* eingeteilt:
1. Frühform: Follikelbildung, Papillenhypertrophie, beginnende Keratitis.
2. manifestes Krankheitsbild: starke follikuläre und papilläre Hypertrophie (die Conjunctiva sieht wie gekörnt aus), häufig beginnende Nekrosen und Ulzerationen der Follikel („Platzen der Follikel"), dazu Keratitis und beginnende Pannusbildung.
3. Vernarbungsstadium: Hornhauterosionen, Narbenverziehung der Lider (Einrollen, Wimpernschleifen auf der Cornea).
4. Abheilung: Schrumpfung der Conjunctiva mit Umwandlung der Schleimhaut in ein „trockenes" Epithel (ähnlich der Epidermis), Bildung eines keratinisierenden Epithels an der Hornhautoberfläche mit dem Endzustand einer Xerosis parenchymatosa conjunctivae et corneae (griech. *xeros* trocken).

- andere Formen der **Einschluß-Konjunktivitis:**

Erreger: Chlamydien-Serotypen D-K
Übertragung:
- bei Neugeborenen perinatal
- bei Erwachsenen durch Schmierinfektion **(Schwimmbad-Konjunktivitis)**

weitere chronische Konjunktivitiden:
- **Riesenpapillen-Konjunktivitis**
- **Conjunctivitis vernalis**
- **Conjunctivitis nodosa**
- **okuläres Pemphigoid**
- **Fuchs-Steven-Johnson-Syndrom**

Daneben kommen auch andere Entzündungsformen vor, die mit Einschlüssen in der Conjunctiva einhergehen und daher unter dem Begriff **Einschluß-(körperchen)-Konjunktivitis** zusammengefaßt werden. Verursacht werden sie von den *Chlamydiae trachomates* der Serotypen D-K, die sich üblicherweise im Genitaltrakt befinden. Im Unterschied zum Trachom verlaufen sie meist *akut* und die Follikel kommen nicht zum Platzen. Beim Neugeborenen erfolgt die Infektion während der Geburt im Geburtskanal, beim Erwachsenen durch Schmierinfektion oder z.B. in verunreinigten Schwimmbädern (sog. *Schwimmbad-Konjunktivitis*).
Besondere Formen der chronischen Bindehautentzündung sind die **Riesenpapillen-Konjunktivitis** bei Kontaktlinsenträgern an der Conjunctiva tarsi mit eosinophilen Zellen und Mastzellen sowie die allergisch bedingte **Conjunctivitis vernalis** (Frühjahrs-Konjunktivitis).
Die **Conjunctivitis nodosa** wird durch Raupenhaare ausgelöst, die eine granulierende Fremdkörperreaktion verursachen. Das **okuläre Pemphigoid** ist im Unterschied zum Pemphigus vulgaris der Haut (mit intraepithelialer Blasenbildung) durch die subepitheliale Lokalisation gekennzeichnet; histologisch lassen sich in der Basalmembran gelegene IgG-Komponenten sowie Komplement nachweisen. Das **Erythema exsudativum multiforme** (Fuchs-Steven-Johnson-Syndrom) wird nach systemischer Einnahme von Medikamenten beobachtet; es entstehen Epithelnekrosen mit pseudomembranösen Veränderungen und eine Vernarbung der Bindehaut.

selten:
- C. sicca
- C. lignosa

Die **Conjunctivitis sicca** tritt gehäuft im höheren Lebensalter auf (nach Versiegen des Tränenflusses); die **Conjunctivitis lignosa** (Stoffwechselstörung) ist eine seltene Form.

Tumoren

3.2 Tumoren

benigne und maligne Formen
- **Zysten**
- **Papillom**
- **melanozytärer Nävus**

histologische Typen:
- junktionaler Typ
- Kombinationstyp
- subepithelialer Typ
- **blauer Nävus**
- **Melanocytosis oculi** (präblastomatöse Melanose)

- **malignes Melanom**
  - entsteht i.d.R. de novo
  - lymphogen metastasierend
- **Leukoplakie** → Carcinoma in situ
- **Stachelzellkarzinom** (selten)

In der Conjunctiva kommen sowohl benigne als auch maligne Tumoren vor. **Einfache Zysten** mit sezernierender Konjunktivalepithelauskleidung bilden sich z.B. als Abfaltungszysten. Das **Papillom** erscheint als gestielte Geschwulst oder als flache Prominenz und ist reich kapillarisiert; das überkleidende Epithel entspricht demjenigen der Conjunctiva (Plattenepithel mit Schleimzellen).
Der **melanozytäre Nävus** besteht aus kongenitalen Melanozyten der Conjunctiva tarsi und bulbi; häufiger Sitz ist der Limbus. Der Tumor weist eine unterschiedliche Pigmentierung auf. Typisch für die Gutartigkeit dieser Tumoren sind zystische Strukturen (Epitheleinfaltungen zwischen Nävuszellgruppen). Histologisch unterscheidet man *Nävi* vom *junktionalen*, *compound* und *subepithelialen Typ*. Eine maligne Entartung ist möglich. Als **blauer Nävus** werden umschriebene subepitheliale Knötchen bezeichnet, die aus pigmentierten Nävuszellen bestehen. Die kongenitale **Melanocytosis oculi** weist meist unilateral eine braune Pigmentierung der Bindehaut auf, die über der Sklera verschiebbar ist. Sie wird auch als **präblastomatöse Melanose** (Dubreuilh) bezeichnet und kann als Übergangsform einer malignen Entartung verstanden werden.
Das **maligne Melanom** tritt vorwiegend de novo auf, selten entsteht es aus einem Nävus oder einer erworbenen Melanose; die Metastasierung erfolgt lymphogen. Ähnlich wie an anderen Schleimhäuten entstehen auch hier **Leukoplakien** mit unterschiedlichen Dysplasien bis zum Carcinoma in situ. Das seltene **Stachelzellkarzinom** breitet sich gewöhnlich im Limbusbereich aus und kann auf die Hornhaut übergreifen. Die **malignen Lymphome** der Bindehaut

treten meist als lokalisierte Form einer systemischen Erkrankung auf; sie sind von der gutartigen follikulären Hyperplasie zu unterscheiden (Biopsie und Histologie!).

- **malignes Lymphom:** meist Teil einer allgemeinen Lymphomkrankheit

4. Cornea

Cornea

Der transparente vordere Abschnitt des Auges, die Cornea (lat. *cornea cutis* Hornhaut) setzt sich von außen nach innen zusammen aus: 1. einem 5schichtigen *Epithel* mit seiner Basalmembran, 2. der zellfreien *Bowman-Membran*, 3. dem *Stroma*, 4. der dazugehörigen Basalmembran *(Descemet-Membran)* und 5. dem *Endothel.* Das Hornhautstroma ist durch einen schichtweisen Aufbau gekennzeichnet, deren Kollagen-Typ-I-Fibrillen ein regelmäßiges Gitter bilden. Die typische Zusammensetzung verschiedener Glykosaminoglykane in der Hornhaut mit ihrem hydrodynamischen Volumen sowie dem passiv einwandernden Wasser und der ATP-abhängigen Pumpfunktion der Endothelzellen ist bestimmend für die Transparenz der Cornea. Während die Bowman-Membran im Laufe des Lebens eine konstante Dicke aufweist, ist die Descemet-Membran durch eine postnatale Dickenzunahme gekennzeichnet. Die Cornea ist gefäßfrei; Vaskularisationen weisen auf pathologische Prozesse hin.

Histologie: Epithel mit Basalmembran, Bowman-Membran, Stroma, Descemet-Membran, Endothel

Besonderheit der Cornea: trotz dichter Kollagenstruktur vollkommene Transparenz!

Entwicklungsstörungen. Die **Megalocornea** (horizontaler Durchmesser über 13 mm) und die **Mikrocornea** (Durchmesser unter 10 mm) sind *angeboren.* Außerdem kommen angeborene umschriebene Trübungen der Hornhaut **(Leukome)** vor.
Zu den *hereditären* Hornhauterkrankungen zählt der **Keratokonus**, der sich i.d.R. im adoleszenten Alter entwickelt. Er kommt ein- oder zweiseitig vor. Ein autosomal-dominanter Erbgang ist beschrieben. Der Keratokonus tritt gehäuft z.B. beim Down-Syndrom auf. Die subzentrale Vorwölbung und Verdünnung der Hornhaut mit späterer Vernarbung wird auf die vermehrte Aktivität saurer lysosomaler Enzyme zurückgeführt. Der **Keratoglobus** stellt eine kugelförmige Hornhautektasie dar, deren Ätiologie ungeklärt ist.

Entwicklungsstörungen
- **angeborene** Fehlbildungen:
  - **Megalocornea** (>13 mm)
  - **Mikrocornea** (<10 mm)
  - Hornhauttrübungen
- **erbliche**, im Erwachsenenalter sich entwickelnde Fehlbildungen:
  - **Keratokonus:** subzentrale Vorwölbung und Verdünnung mit Vernarbung
  - **Keratoglobus:** kugelförmige Hornhautektasie

4.1 Dystrophien, Degeneration

Hornhautdystrophien sind nicht entzündlich bedingte Veränderungen der Hornhauttransparenz. Sie werden autosomal-dominant vererbt und treten bilateral auf. Je nach dem Ort der Schädigung sind bekannt:
- **Mikrozystische Epitheldystrophie** (Cogan).
- **Dystrophie der Bowman-Membran** (Reis-Bücklers, Graysond-Wilbrandt).
- **Stromale Hornhautdystrophien**; diese lassen sich klinisch im Spaltlampenbild an typischen Veränderungen im Hornhautstroma weiter unterteilen.
- Die **Dystrophien des Endothels** sind überwiegend der *Fuchs-Hornhautdystrophie* zuzuordnen. Sie treten vorwiegend bei Frauen im mittleren Lebensalter auf und zwar stets beidseitig. Es kommt dabei zu einer Verdickung der Descemet-Membran (Hassal-Henle-Warzen). Die Degeneration der Hornhautendothelien bewirkt eine Verminderung der Pumpfunktion des Endothels mit zunehmender Hydratation der Hornhaut bis zur dekompensierten Hornhautdystrophie mit blasiger Abhebung des Epithels (Keratitis bullosa).
- Die hintere **polymorphe Hornhautdystrophie** (Schlichting) ist als fehlerhafte Anlage aus der Neuralleiste zu erklären.
- Bei verschiedenen **hereditären Speicherkrankheiten** (z.B. Mukopolysaccharidosen, Lipidosen etc.) kommt es zur Einlagerung von Speichermaterial in die Keratozyten und damit zur Hornhauttrübung.

Dystrophien
Hornhautdystrophie: nicht-entzündlich bedingter Transparenzverlust
6 Dystrophiearten (nach der Lokalisation ihrer Ursache):
1. mikrozystische Epitheldystrophie
2. Dystrophie der Bowman-Membran
3. stromale Hornhautdystrophie
4. Endotheldystrophie
5. polymorphe Hornhautdystrophie
6. Speicherkrankheiten

Unter **degenerativen Veränderungen** sind jene Erkrankungen zusammengefaßt, die mit einer Einlagerung anorganischer und organischer Stoffe einhergehen.
- Bei der systemischen **Hyperkalzämie** kann es zu Kalziumeinlagerungen kommen, und zwar subepithelial sowie in der Bowman-Membran.
- Bei der **Hyperlipidprotämie**, aber auch im Alter, entsteht nicht selten ein limbusnaher weißlicher Ring durch Lipidablagerung im Hornhautstroma: *Arcus senilis.*
- **Pigmentablagerungen** im Stroma und in der Descemet-Membran treten auf bei der Hämosiderose (Eisenpigment), Argyrose (Silberablagerung) und Chal-

Degeneration
Einlagerungen von anorganischen und organischen Substanzen:
- **Kalzium**
- **Lipide** → Arcus senilis
- **metallische Pigmentablagerungen** (Fe, Ag, Cu)

kose (Kupferablagerung, Fleischer-Kayser-Hornhautring beim M. Wilson) der Cornea sowie bei der Ablagerung von Medikamenten als Cornea verticillata (z. B. Amiodaron).

Keratitis

4.2 Keratitis

An der Cornea werden die entzündlichen Reaktionen in *nicht-ulzerierende* und *ulzerierende* Formen eingeteilt.

- **nicht-ulzerierende Keratitis**
- Vaskularisation und Zellmigration gehen vom Limbus aus!

• Bei der **nicht-ulzerierenden Keratitis** (griech. *keras* Horn, Hornhaut) können auftreten: Ödeme des Epithels und des Stromas (mit Transparenzeinschränkung), Verdickungen der Descemet-Membran. Die vaskuläre und die zelluläre Reaktion erfolgen stets vom Limbus aus (oberflächliche oder tiefe Gefäßeinsprossung und Zellmigration in den interfibrillären Spalträumen des Stromas).

- **ulzerierende Keratitis**
- mit Substanzdefekt

schwerste Form: perforierendes Ulkus!
wichtig: Herpesinfektion → primär tiefe Keratitis
Sonderform: Ulcus rodens

• Die **ulzerierende Keratitis** geht mit einer umschriebenen Nekrose, die zu einem Gewebsdefekt führt, einher. Je nach Schwere penetriert dieser Prozeß nur die Bowman-Membran *(oberflächliches Ulkus)* oder schon das Stroma *(tiefes Ulkus)*. Im Extremfall erreicht er die Descemet-Membran und es kommt dann zum *perforierenden Ulkus*. In der Ulkusumgebung sammeln sich vor allem migrierende Granulozyten und Histiozyten. Bei einer Herpesinfektion (Virus) bilden sich Epitheloid- und Riesenzellen. Als Besonderheit gilt das *Ulcus rodens* (Mooren), das sich vom Limbus zum Zentrum der Cornea progressiv nekrotisierend ausbreitet (immunologisch?). Marginale (randständige) Ulzera können sowohl im Alter als auch bei rheumatischen Erkrankungen auftreten. Nach Abheilung entsteht eine weißliche Narbe (Leukom).

nach Keratokonjunktividen Bildung eines Pannus (Bindegewebsproliferation) möglich

Nach Hornhautentzündungen kann sich – ebenso wie nach Bindehautentzündungen, z. B. beim okulären Pemphigoid oder Trachom – ein Pannus entwickeln. Ein **Pannus corneae** ist eine vaskularisierte Bindegewebsproliferation, die lamellenartig zwischen Epithel und Bowman-Membran liegt.

Transplantat

4.3 Transplantat

Verfahren der **Keratoplastik:**

- **Rotationskeratoplastik**
- **kontralaterale autologe Keratoplastik**
- **homologe Korneatransplantation**

Bei der **Korneatransplantation** bzw. -implantation (Keratoplastik) kommen folgende Übertragungsverfahren zur Anwendung:

• **Rotationskeratoplastik:** Entnahme der Cornea, Achsendrehung und Reimplantation
• **kontralaterale autologe Keratoplastik:** Übertragung von einem Auge auf das andere
• **homologe Korneatransplantation:** Implantation der Cornea eines Verstorbenen.

Bei *autologen* Keratoplastiken sind Abstoßungsreaktionen ausgeschlossen. Nur bei der *homologen* Korneatransplantation – dem Regelfall – kann es zu einer immunologischen Abstoßungsreaktion kommen, die sich in einer Transplantattrübung und randständiger Vaskularisation äußert und in schweren Fällen eine immunsuppressive Therapie erfordert. Die Abstoßungsgefahr steigt mit der Größe des Transplantats (besonders >7,5 mm Durchmesser).

geringe immunologische Abstoßungsreaktion ⇨

> Die relativ *hohe Gewebstoleranz* der transplantierten Cornea erklärt sich vor allem aus der **Gefäßlosigkeit des Korneastromas**. Das *Korneatransplantat* nimmt daher, ebenso wie das *Knorpeltransplantat*, in der Transplantatpathologie eine Sonderstellung ein.

Linse

5. Linse

Histologie: Kapsel, Epithel, Fasern

Das Linsenbläschen (lat. *lens* Linse) entsteht als Einstülpung des Ektoderms mit appositionellem Wachstum und Bildung eines zentralen „alten" Kerns und einer „jüngeren" Rinde. Die unter dem Kapseläquator als germinative Zone gebildeten Linsenfasern wachsen während des gesamten Lebens in Richtung des hinteren Linsenpols und führen zu einer stetigen Volumenzunahme der Linse. Die Linsenkapsel als Basalmembran der Linsenepithelien verdickt im Laufe des Lebens. Die Linsenepithelien finden sich unter der vorderen Kapsel bis zum Äquator.

Degenerative Veränderungen der Linsenfasern lassen sich histologisch ausschließlich in der Rinde als *Morgagni-Kugeln* (Zerfall der Fasern und Kalkablagerungen) erkennen.

- **degenerative Veränderungen**
  - Morgagni-Kugeln

Die wichtigste Erkrankung der Linse ist die **Katarakt** (griech. *katarrhaktes* herabstürzend), der sog. *graue Star.*

- **Cataracta**

⇐

Angeborene Katarakte zeigen in den betroffenen Gebieten irreguläre Faserquerschnitte, Schichtverwerfungen und Färbeanomalien. Ein vorderer und hinterer Polstar (*Cataracta polaris anterior* et *posterior*) zeigt eine Proliferation von Epithelzellen, z. T. mit pseudometaplastischer Umwandlung.

- **Cataracta anterior et posterior** (angeboren)

Bei defekter Linsenkapsel proliferieren bei der **Cataracta traumatica** oder nach extrakapsulärer Kataraktextraktion die Epithelzellen ohne Bildung von Linsenfasern, jedoch mit Basalmembranmaterial. Extralentäre Ablagerungen von Basalmembranmaterial werden als *Pseudoexfoliation* bezeichnet und entstammen vermutlich dem Pigmentepithel der Iris.

- **Cataracta traumatica**

Die **Kataraktogenese** bei intraokulären Erkrankungen ist mit einer Proliferation äquatorialer Epithelzellen mit nekrotisierender Zerfallszone von Linsenfasern verbunden. Eine Traumatisierung geht mit der Öffnung der Linsenkapsel einher und führt zu einer Quellung des Linsengewebes. Bei Austritt von Linsenmaterial in die Vorderkammer kann es (als immunpathologisch induzierte zellige Reaktion) zu einer *phakogenen Uveitis* kommen. Der Einfluß energiereicher Strahlung auf die Kataraktogenese wird durch das gehäufte Auftreten von Kernkatarakten bei Sonnenbestrahlung wahrscheinlich gemacht. Die **Röntgenkatarakt** ist durch eine subkapsuläre Flüssigkeitsansammlung und Proliferation als Wedl-Blasenzellen am hinteren Pol charakterisiert. Bei einer Kontusionsrosette finden sich proliferiertes Epithel im Pupillarbereich sowie degenerative Veränderungen der angrenzenden Rinde und des hinteren Pols.

Kataraktogenese
- Proliferation äquatorialer Epithelzellen
- Zerfall von Linsenfasern
- reaktive phakogene Uveitis
- **radiogene Katarakte**

Die **Alterskatarakt** weist histologisch gegenüber einem senilen Linsenkern kaum Unterschiede auf.

- **Cataracta senilis**

Die **Linsentrübungen** bei Allgemeinerkrankungen lassen sich in primäre Stoffwechselstörungen, Gefäßerkrankungen, ektodermale Erkrankungen, Mangelernährung und medikamentös induzierte Katarakte einteilen.

- **Linsentrübung**

6. Sklera

Sklera

• **Entwicklungsstörungen** der Sklera (griech. *skleros* hart, trocken) erscheinen als: **Staphylome** sind verdünnte Skleraanteile, gewöhnlich am hinteren Augenpol. Die **Blaue Sklera** tritt bei der Erbkrankheit *Osteogenesis imperfecta* auf. Infolge einer Kollagenbildungsstörung ist die Sklera zu dünn und das Pigment der Chorioidea scheint bläulich hindurch. Ein *graues* Aussehen der Sklera am Ansatz der geraden Muskeln kann auf eine *Ochronose* hinweisen; dabei handelt es sich um das abgelagerte Pigment Alkapton.

- **Entwicklungsstörungen**
  - **Staphylome**
  - **blaue Sklera** → Osteogenesis imperfecta
  - **graue Sklera** → Ochronose

• **Entzündungen** der vorderen, klinisch leicht einsehbaren Sklera werden als **Episkleritis**, diejenigen der Bulbusrückfläche als **Scleritis posterior** bezeichnet. Letztere ist schwer erkennbar und wird oft mit einem Tumor verwechselt. Eine Skleritis kann *akut* oder *chronisch-rezidivierend* verlaufen. Sie kann *diffus* oder *nodulär* auftreten, wobei sich hinter den Noduli lympho-plasmazelluläre Anhäufungen oder Granulome verbergen. Fibrinoide und nekrotisierende Reaktionen kommen ebenfalls vor. Die schwerste Form ist die bilaterale *Scleromalacia perforans* (rheumatische Ursache). Granulomatöse Skleritis tritt bei Tb, Lepra und Sarkoidose auf.

- **Entzündungen**
  - **Episkleritis** (klinisch einsehbar)
  - **Scleritis posterior** (klinisch **nicht** einsehbar)

Entzündungsformen:
- diffus, „nodulär"
- granulierend
- nekrotisierend

Uvea

- Iris
- Ziliarkörper
- Chorioidea
- Trabeculum uveo-sclerale

7. Uvea

Zur Uvea (lat. *uva* Traube) werden die Regenbogenhaut *(Iris)*, der Strahlenkörper *(Ziliarkörper)* und die Aderhaut *(Chorioidea)* gerechnet. Zu ihren Funktionen gehören die Kammerwasserproduktion und deren Abfluß einschließlich der Ernährung des Glaskörpers. Auch das *Trabeculum uveo-sclerale* wird der Uvea zugerechnet. Der Begriff der *Blut-Kammerwasser-Schranke* bezieht sich auf die Irisgefäße des nicht-pigmentierten Ziliarkörperepithels. Die *Blut-Retina-Schranke* ist im Endothel der Netzhautgefäße und der Verhoeff-Membran des retinalen Pigmentepithels zu sehen. Das Gewebe zwischen Choriokapillaris und Pigmentepithel besteht aus der Basalmembran des Pigmentepithels, Kollagen und Elastin sowie der Basalmembran der Aderhaut und bildet insgesamt die Bruch-Membran.

Entwicklungsstörungen

7.1 Entwicklungsstörungen

Fehlbildungen der gesamten Uvea:
- **okuläre Melanose**
- **Albinismus**
- **fokale Mißbildungen**
- **angeborenes Iriskolobom**

Die *gesamte Uvea* betreffende Fehlbildungen sind:

- Veränderungen der uvealen Melanozyten: Bei einer Vermehrung dieser Zellen entsteht die kongenitale **okuläre Melanose** mit dunkelbrauner Iris.
- Störungen der Melaninsynthese führen zum **Albinismus** in der okulären oder der generalisierten Form.
- Fokale Mißbildungen im Bereich der Iris werden als kongenitale **Aniridie** (im Gegensatz zur traumatischen) beobachtet.
- Angeborene **Iriskolobome** treten als Folge eines unvollständigen Verschlusses der Augenbecherspalte auf; sie können mit Lid-, Linsen- oder Aderhautkolobomen verbunden sein. Eine Kombination mit dem Wilms-Tumor (Miller-Syndrom) weist auf eine mögliche Konkomitanz in benachbarten Chromosomenabschnitten hin.

degenerative Veränderungen:
- **progressive essentielle Irisatrophie**
- **symmetrische senile Iridoschisis**

Isolierte *degenerative Veränderungen* an *Iris* und *Ziliarkörper*:

- Die **progressive essentielle Irisatrophie** führt zu Lochbildungen in der Regenbogenhaut und kann mit einem Sekundärglaukom verbunden sein. Dabei werden Irisstroma und Muskulatur durch Bindegewebe ersetzt.
- Die symmetrische **senile Iridoschisis** ist durch Spaltung des Irisstromas in ein vorderes und hinteres Blatt gekennzeichnet, wobei das vordere Blatt zur Verlegung des Kammerwinkels führen kann.

dystrophische bzw. **atrophische Veränderungen:**
1. **angioide Netzhautstreifen**
2. **Atrophie der Choriokapillaris**
3. **areoläre Chorioidalsklerose**
4. **Atrophia gyrata, progressive chorioretinale Dystrophie, helikodale peripapilläre Dystrophie**

- **Aderhautdystrophie** bei Diabetes mellitus

Die **Dystrophien** bzw. Atrophien der Chorioidea lassen sich *ophthalmoskopisch* wie folgt differenzieren:

- Bei den **angioiden Netzhautstreifen** findet sich histologisch ein Bruch der Lamina elastica der Bruch-Membran mit unregelmäßiger Ordnung des Pigmentepithels. Häufig kommen diese Veränderungen beim Grönblad-Strandberg-Syndrom vor, vergleichbare Formen auch beim Ehlers-Danlos-Syndrom, M. Paget und bei Lebererkrankungen.
- Die **Atrophie der Choriokapillaris** ist i. d. R. mit Auflösung des retinalen Pigmentepithels verbunden.
- Zu den am hinteren Augenpol lokalisierten Chorioidalatrophien wird die **areoläre Chorioidalsklerose** gerechnet.
- Bei der **Atrophia gyrata**, der **progressiven chorioretinalen Dystrophie** und der **helikodalen peripapillären Dystrophie** sind alle Chorioideaschichten in den abiotrophen Prozeß einbezogen.

Aderhautdystrophien als Stoffwechselstörungen sind beim *Diabetes mellitus* bekannt. Dabei zeigt sich histologisch eine Vakuolisierung des Pigmentepithels an der Iris, aber auch im Netzhautbereich mit Kapillarneubildungen. Es kommt zu einer Verdickung der Basalmembran mit Mikroaneurysmen und Kapillarschlingen, mit hyperplastischer Irispigmentation, hyperplastischem uvealem Trabekelwerk und Veränderungen der Zonulafasern am Ansatz der Linsenkapsel.

Kreislaufstörungen

7.2 Kreislaufstörungen

- **Chorioidalsklerose**
  - Sonderform der Arteriosklerose

Die **Chorioidalsklerose** als Sonderform der *Arteriosklerose* führt zu einer diffusen Aufhellung des retinalen Pigmentepithels. Histologisch fällt die extreme Verdünnung der Choriokapillarisschicht auf. Die großen Gefäße weisen

i. d. R. eine intakte Elastica interna auf, dagegen ist ihre Muskelschicht atrophisch; teilweise bestehen die Gefäße lediglich aus Endothelrohren oder sind obliteriert.

- Gefäßwandatrophie („Endothelrohre")

Bei der **Rubeosis iridis** kommt es zur Ausbildung neuer Kapillaren an der Iris, wie sie häufig bei Zentralvenenverschluß, Uveitis und Glaukomen sowie beim Diabetes mellitus und Retinoblastom beobachtet werden. Die Kapillarendothelproliferation kann auch den Kammerwinkel überspannen, so daß ein *Sekundärglaukom* resultiert.

- **Rubeosis iridis**
- sekundäre Neubildung von Kapillaren und Sekundärglaukom

Die **systemische Hypertonie** führt auch an der Chorioidea zu Hyalinosen und fibrinoiden Nekrosen der Arterien- und Arteriolenwände mit Endothelnekrosen und Verschluß der Choriokapillaris. Die **maligne Hypertonie** läßt sich im Spätstadium an kleinen *pigmentierten Flecken* mit schmalem umgebendem hellem Saum erkennen. Die Aderhautveränderungen *(Siegrist-Zeichen)* betreffen perlschnurartige Pigmentierungen an den Chorioidalgefäßen.

- **Praxishinweis: systemische Hypertonie**

⇐

Chorioidale Infarkte werden durch den Verschluß einer hinteren Ziliararterie hervorgerufen und führen zu segmentalen ischämischen Nekrosen des retinalen Pigmentepithels und der äußeren Netzhautschicht.

Als **Effusionssyndrom** wird die Verdickung der Aderhaut mit oder ohne subchorioidaler Exsudation bezeichnet.

- **chorioidale Infarkte**
- Verschluß der hinteren Ziliararterie → ischämische Nekrosen der äußeren Netzhautschicht
- **Effusionssyndrom**
- Aderhautverdickung

7.3 Tumoren

Tumoren

Die **Einteilung** der uvealen Tumoren erfolgt nach ihrem Ursprungsgewebe.

• Als Tumoren mit (fraglichem) **neuroepithelialen Ursprung** kommen vor: das *Leiomyom* der Iris und des nicht-pigmentierten Ziliarepithels, das *Adenom* bzw. *Adenokarzinom* des pigmentierten und nicht-pigmentierten Ziliarepithels sowie das benigne *Epitheliom* des Ziliarkörpers.

• Die von der **Neuralleiste abstammenden Geschwülste** sind das *Neurolemmom*, das *Neurofibrom*, der melanozytäre *Nävus* und das *maligne Melanom* der Aderhaut als häufigster intraokulärer Tumor (s.u.).

• Als **mesenchymale Tumoren** kommen das *Hämangiom* der Iris und der Aderhaut, das *Osteom* der Aderhaut und das *Xanthogranulom* vor. Außerdem sind *Lymphome* und Infiltrate der myeloischen *Leukämie* sowie *Metastasen* anderer Tumoren am Augenhintergrund zu beobachten. Den häufigsten Primärtumor stellt das *Mammakarzinom* dar.

Histogenese:
- **neuroepithelial**
- aus der **Neuralleiste**
- **mesenchymal**
- **lymphatisch**
- **Metastasen**, bes. beim Mammakarzinom

Der **melanozytäre Nävus** tritt am häufigsten als intraokuläre Hyperplasie auf. Histologisch zeigt die Hyperplasie plumpe Nävuszellen mit geringer Mitoserate. Der melanozytäre Nävus der Papille wird als **Melanozytom** bezeichnet. Es handelt sich um kongenitale Melanozyten, die im Laufe des Lebens proliferieren können.

- **melanozytärer Nävus**
- **Melanozytom**

Das **uveale Melanom** kann als Tumor der Iris (10 %), des Ziliarkörpers (5 %) und der Aderhaut (85 %) angetroffen werden. Dieses ist der *häufigste intraokuläre Tumor*; er betrifft vorwiegend die weiße Rasse und kommt auch doppelseitig vor.

- **uveales Melanom**

⇐

Eine multizentrische Genese des Melanoms ist extrem selten. Das maligne Melanom der Aderhaut wächst zunächst flächig unter der Bruch-Membran und bewirkt eine Kompression der Choriokapillaren. Die Zunahme des Tumorvolumens führt zu einem Defekt der Bruch-Membran und es kommt zur Ausbildung der typischen pilzartigen Konfiguration des Tumors. Durch die Schädigung der Netzhaut entsteht eine sekundäre Retinoschisis. Melanozytenstimulierende Hormone haben während der Gravidität einen aktivierenden Einfluß auf das Tumorwachstum. Die Prognose wird durch die Wachstumsrate der Zellen, das Lebensalter des Patienten (je jünger, desto maligner) und insbesondere durch die Zelltypisierung beeinflußt. Zu unterscheiden sind: *Spindelzelltyp A* (mit schmalen, dichten Kernen) mit der besten Überlebensrate, *Spindelzelltyp B* (mit größeren, aufgelockerten Kernen und prominentem Nukleolus) mit einer 55 %igen Überlebensrate nach

Wachstumsart:
- unter der Bruch-Membran
- Choriokapillaren ↓ → pilzförmige Konfiguration
- sekundäre Retinoschisis

histologische Einteilung:
- Spindelzelltyp A
- Spindelzelltyp B
- epitheloidzelliger Typ

Prognose nach Lebensalter und Zelltyp

malignes Melanom der Iris: gute Prognose

15 Jahren und der *epitheloidzellige Tumortyp* mit deutlich höherer Absterberate.
Das **maligne Melanom der Iris** hat dank seiner frühen Erkennbarkeit und des Zelltyps (A) eine sehr gute Prognose.

Retina

8. Retina

Degenerative Veränderungen

8.1 Degenerative Veränderungen

- **Retinopathia praematurorum**
- Sauerstoffschaden im Inkubator → Schädigung retinaler Blutgefäße (wichtig für Perinatalmedizin)

Restzustand:
- atypische Gefäßverläufe
- Retinanarben

• Die **Retinopathia praematurorum** wird bei Frühgeborenen (Geburtsgewicht <1000 g) postnatal durch den hohen Sauerstoffpartialdruck im Inkubator ausgelöst. Zunächst kommt es zu einer Vasokonstriktion, dann zur Thrombosierung und schließlich zur Verödung der Gefäße (besonders der Arteriolen und Präkapillaren). Als deren Folge ist eine für das Krankheitsbild typische Proliferation retinaler Blutgefäße und des fibrovaskulären Gewebes im Glaskörper zu beobachten. Die Retinopathie kann sich spontan zurückbilden oder aber zu bleibenden Veränderungen führen, z. B. zur totalen Ablösung der betroffenen Netzhautareale mit ektopischer Verlagerung der Macula.

- **senile Degeneration**
- „Glitzerpunkte": gliöse Proliferate mit Neuronenverlust

• Bei der **senilen Degeneration** der Retina sind sog. „Glitzerpunkte" in der peripheren Netzhaut erkennbar, die durch herdförmigen Neuronenverlust und gliöse Proliferation entstehen.

- **Pflastersteindegeneration**
- Myopien → fokale Narben

• Die **„Pflastersteindegeneration"** zeigt fokale Narben der Netz- und Aderhaut, die besonders bei Myopien zu beobachten sind.

- **Retinopathia pigmentosa**

• Die **Retinopathia pigmentosa** ist eine wahrscheinlich genetisch fixierte retinale Dystrophie mit Pigmentanhäufungen in der peripheren Retina.

Gefäßerkrankungen

8.2 Gefäßerkrankungen

angeboren:

Angeborene retinale Gefäßerkrankungen sind oft von einer Exsudation lipidhaltiger Materialien in den umliegenden Gebieten gekennzeichnet. Zu diesem Formenkreis gehören:

- **Retinitis exsudativa externa:** intraretinale Cholesterinablagerungen

• Die **Retinitis exsudativa externa** (Coats), bei der intraretinal Cholesterin abgelagert wird. Histologisch bestehen Gefäßveränderungen aus Teleangiektasien, Mikroaneurysmen und Shunts; durch eine inkomplette Endothelstruktur kommt es zur Exsudation in die umliegende Netzhaut, die letztlich zur Degeneration des dort befindlichen Sinnesepithels führt.

- **Mikroaneurysmenretinopathie:** runde Aneurysmata

• Die **Miliaraneurysmenretinopathie** (Leber) ähnelt dieser Erkrankung, jedoch werden vorwiegend runde Aneurysmata (lat. *milium* Hirsekorn) beobachtet.

- **Angiomatosis retinae**

• Die **Angiomatosis retinae** (Hippel-Lindau-Syndrom) tritt im 2.–3. Lebensjahrzehnt in Verbindung mit zerebralen kapillären Hämangiomen auf. Am Augenhintergrund imponiert die dicke, oft geschlängelte Arterie, die zu dem Tumor führt.

- **Zentralarterienverschluß** → ischämische Retinopathie

→ Rubeosis iridis
→ Retinopathia proliferans

• Der **Verschluß der Zentralarterie** durch atherosklerotische Plaques und Thrombosen führt zur *ischämischen Retinopathie.* Es kommt zu einer ödematösen Quellung der inneren Netzhautschichten und schließlich zur Infarzierung der Netzhaut mit Nekrosen der nervenfaserinneren Körner- und Ganglienzellschicht. Als Spätkomplikationen treten dabei die *Rubeosis iridis* sowie eine *Retinopathia proliferans* auf.

- **Horton-Riesenzellarteriitis:** Erblindungsgefahr

• Bei der **Horton-Riesenzellarteriitis** kann die Entzündung auf die A. ophthalmica übergreifen und zur Ischämie des gesamten Versorgungsgebiets mit nachfolgender Erblindung führen (sofortige Kortisonbehandlung!).

Sonderform vaskulärer Okklusion = **M. Eales:** Periphlebitis retinae: betrifft Männer <40 J., Erstsymptom: Glaskörperblutungen

• Eine besondere Form der vaskulären Okklusion ohne entzündliches Grundleiden ist die **Eales-Krankheit**, die vorwiegend bei Männern bis zum 40. Lebensjahr auftritt. Auch bei dieser retinalen hypoxischen Veränderung kommt es zur Ausbildung von Neovaskularisationen mit präretinalen Blutungen.

- **Retinopathia proliferans:** intra- bzw. epiretinale Gefäßneubildungen im Bereich der vitreoretinalen

• Die **Retinopathia proliferans** beschreibt ein ophthalmoskopisches Phänomen, das bei verschiedenen Erkrankungen angetroffen wird. Diese können Allgemeinerkrankungen sein wie Diabetes mellitus, Hypertonie, Hämoglobinopathien, M. Behçet, Polyzythämie oder okuläre Erkrankungen wie Zentralvenenverschluß, M. Eales, Retinopathia praematurorum. Es lassen sich intra- bzw. epiretinale Gefäßneubildungen beobachten, die sich im Bereich der vitreoretinalen Adhärenz ausbilden. Dagegen stehen die intravitrealen Neovaskularisationen, die besonders im Bereich der Papille ihren Ausgang nehmen.

Adhärenz; Auftreten bei verschiedenen Allgemeinerkrankungen

8.3 Makulopathien

Makulopathien

Die Macula (Netzhautmitte mit der Stelle des schärfsten Sehens) ist bei vielen hereditären, isolierten und systemischen Erkrankungen betroffen. Zu den isoliert auftretenden Makulopathien gehören die **X-chromosomale Retinoschisis**, das **Stargardt-Syndrom** in Verbindung mit Fundus flavimaculatus, wobei eine Zapfendystrophie zu erkennen ist. Die **vitelliforme Makuladystrophie** weist im akuten Stadium eine eidotterartig gefüllte Zyste im Bereich der Netzhautmitte auf, wobei es sich möglicherweise um eine Lipofuszinansammlung zwischen Neurorezeptoren und Pigmentepithel handelt. Die autosomal-dominant auftretenden Drusen **(Doyne-Chorioidose)** sind vorwiegend auf den hinteren Pol bezogen und weisen histologisch nicht vollständig abgebautes Material retinalen Pigmentepithels auf.

- **isolierte Makulopathien:**
  - **X-chromosomale Retinoschisis**
  - **vitelliforme Makuladystrophie:** Durchlässigkeit der Bruch-Membran
  - **Doyne-Chorioidose:** Drusenbildung am hinteren Pol

Die **lysosomalen Speicherkrankheiten** der Sphingolipidosen und der Zeroidlipofuszinosen sind gekennzeichnet durch Blässe der peripheren Netzhaut und einen kirschroten Fleck in der Netzhautmitte.

- **lysosomale Speicherkrankheiten:**
  - Sphingolipidosen
  - Zeroidlipofuszinosen

Die **altersbedingte Makulopathie** mit Auftreten von Drusen in einer trockenen bzw. exsudativen Form betrifft die Choriokapillaris, die Bruch-Membran und das Pigmentepithel.

- **altersbedingte Makulopathie:** Drusen in trockener bzw. exsudativer Form

Bei den **Netzhautablösungen** (Ablatio retinae) kommt es zur *Trennung der sensorischer Netzhaut vom Pigmentepithel.* Diese kann **primär** durch eine *Rißbildung* in der Netzhaut oder **sekundär** nach *Entzündungen*, durchbohrenden *Verletzungen* der Augen oder bei *Retinopathia proliferans* als Traktionsamotio entstehen.

- **Amotio** bzw. **Ablatio retinae** ⇐

Als Voraussetzung für das Entstehen einer primären Amotio wird eine Abhebung des Glaskörpers von der Netzhaut, die Zugwirkung an verbliebenen Anheftungsstellen sowie die Aufhebung einer Adhäsionswirkung zwischen Pigmentepithel und sensorischer Netzhaut angesehen.

Histologisch findet sich bei bereits länger bestehender Ablösung in der abgehobenen Netzhaut eine Degeneration der Rezeptoren. Es kommt dann zur mikrozystoiden Degeneration der Netzhaut. Auch können Müller-Stützzellen und Astrozyten des Pigmentepithels proliferieren und zur Ausbildung gefäßloser Membranen führen. Subretinal wird bei andauernder Netzhautablösung die Proliferation des retinalen Pigmentepithels stimuliert, teilweise in Form einer fibrösen Pseudoplasie.

Folgen:
- Degeneration der Rezeptoren
- mikrozystoide Degeneration der Netzhaut
- u.U. Ausbildung gefäßloser Membranen
- fibröse Pseudoplasie = Proliferation des retinalen Pigmentepithels

8.4 Tumoren

Tumoren

Der häufigste maligne intraokuläre Tumor des Kindesalters ist das Retinoblastom, das in den frühen Kindesjahren, selten im Jugendlichenalter, auftritt. In 30 % der Fälle sind beide Augen betroffen.

Praxishinweis: Retinoblastom ⇐

Genetische Mutationen sind die häufigste Ursache, jedoch sind auch *somatische Mutationen* bekannt. Gehäuftes Auftreten bei Strahlenexposition ist beschrieben worden. *Histologisch* weist das Retinoblastom eine typische *Rosettenform* bzw. blumenstraußartige Anordnung rezeptorenähnlicher Zellen auf, sofern es sich um die differenzierte Form des Retinoblastoms handelt (Abb. 21–1). Undifferenzierte Formen zeigen diesen Rosettenaufbau i. d. R. nicht, dafür jedoch zentrale *Nekrosen*. Bei zu später Erkennung führt das Retinoblastom zum Tode durch *Gehirnmetastasen*, jedoch sind auch Spontanremissionen beobachtet worden.

Ursachen: sowohl **genetische** als auch **somatische Mutationen**

- Metastasierung: Gehirn

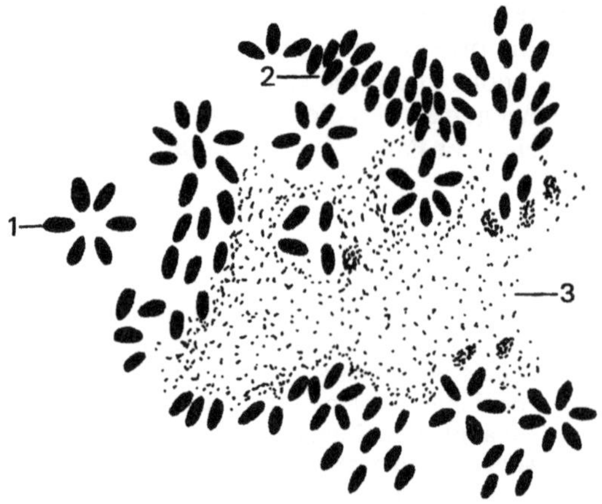

Abb. 21–1: Typische Zellkernanordnung beim Retinoblastom. **1** Pseudorosettenbildung, **2** girlandenförmige Zellanordnungen, **3** Nekrosen

XXII. Ohr

V. Jahnke, S. Blümcke

Ohr

Das Ohr wird in *3 Abschnitte* unterteilt:
- **äußeres Ohr** (Ohrmuschel und äußerer Gehörgang)
- **Mittelohr** (Trommelfell, Gehörknöchelchen, pneumatische Hohlräume, Tuba auditiva Eustachii)
- **Innenohr** (Labyrinth) im Felsenbein.

3 Ohrabschnitte:
- äußeres Ohr
- Mittelohr
- Innenohr

1. Äußeres Ohr

Äußeres Ohr

1.1 Fehlbildungen

Fehlbildungen

Das weite Spektrum der Fehlbildungen des äußeren Ohres reicht von geringgradigen Deformitäten der Ohrknorpel bis zur **Anotie** (Fehlen der Ohrmuschel) mit **Gehörgangsatresie.** Ein- oder beidseitige Fehlbildungen des äußeren Ohres treten isoliert oder als Komponente verschiedener Syndrome auf, sie sind erblich oder durch pränatale Schädigungen bedingt. Die häufigen angeborenen **präaurikulären Zysten** und **Fisteln** sind von Plattenepithel ausgekleidet; sie werden insbesondere bei Vorliegen einer Infektion exzidiert und histologisch untersucht. Die ebenfalls häufigen und meist präaurikulär gelegenen **Aurikularanhänge** sind Hautbürzel mit Knorpel und sonst wie normales Ohrmuschelgewebe aufgebaut. **Abstehende Ohrmuscheln** werden durch eine ungenügend ausgebildete Anthelixfalte oder ein zu ausgeprägtes Cavum conchae verursacht, oft mit gleichzeitig abstehendem Ohrläppchen.

- isoliert oder als Teil von Syndromen
- **pränatale Ursachen**: genetisch, erworben (exogen):
- **Anotie**
- **Gehörgangsatresie**
- **Ohrfisteln, -zysten**
- **Aurikularanhänge**
- **abstehende Ohrmuscheln**

1.2 Traumen

Traumen

Die exponierte Lage der Ohrmuschel und die dünne Haut mit wenig Unterhautgewebe begünstigen *traumatische Veränderungen*: Erfrieren, Verbrennungen, vor allem aber mechanische Traumen.
- Am häufigsten ist das spontan oder posttraumatisch auftretende subkutane **Othämatom.** Nach wiederholten Traumen entsteht das *„Blumenkohlohr"* bei Boxern und Ringern, eine Deformität der Ohrmuschel mit organisierten Othämatomen, Perichondriumschädigung und Knorpelproliferation.
- **Keloide** entwickeln sich nach Traumen oder Operationswunden, bevorzugt am Ohrläppchen nach Durchstechung.

- am häufigsten mechanisch
- **Othämatom** → „Blumenkohlohr"
- **Keloide**

1.3 Entzündungen

Entzündungen

Entzündungen der Haut des äußeren Ohres erfordern bei gleichzeitiger Erkrankung anderer Hautregionen die Zusammenarbeit mit der Dermatologie.

Isoliert am äußeren Ohr treten Kontakt- und bakterielle **Ekzeme** auf, ferner das **Erysipel** der Ohrmuschel; charakteristisch sind die Bläscheneruptionen am äußeren Ohr beim **Herpes zoster oticus** mit Schädigung der Hirnnerven VII und/oder VIII.
Zur meist durch *Staphylococcus aureus* und *Pseudomonas aeruginosa* verursachten **Perichondritis** und **Chondritis** kann es posttraumatisch, nach Ohroperation oder Röntgenbestrahlung kommen sowie als Komplikation eines Othämatoms oder einer Otitis externa.

- **Ekzeme**
- **Erysipel**
- **Herpes zoster oticus**
- **Perichondritis** und **Chondritits:** meist nach Trauma

- **rezidivierende Polychondritis**

Frühzeitig an der Ohrmuschel manifestiert sich die nicht-eitrige **rezidivierende Polychondritis** unbekannter Ursache.

- **Chondrodermatitis nodularis chronica helicis:** tumorähnliche Veränderung an der Ohrmuschel

Bei der **Chondrodermatitis nodularis chronica helicis** handelt es sich um ein spezifisches klinisches und pathologisches Bild: Bevorzugt bei Männern im höheren Lebensalter, tritt typischerweise am oberen freien Rand des Helixknorpels ein kleines derbes Knötchen auf. *Histologisch* sieht man eine Hypertrophie der Epidermis, eine Degeneration des Kollagens in der Dermis und eine Perichondritis. Die Exzision erfolgt oft unter dem klinischen Verdacht eines Tumors.

- **Otitis externa**

⟹

Die auf den Gehörgang begrenzte, häufige **Otitis externa** ist entweder *allergisch* oder *bakteriell* bedingt: Staphylococcus aureus, Pseudomonas aeruginosa, Proteus vulgaris. Die Infektion führt zu Epithelschädigung und starker entzündlicher subepithelialer Reaktion. Die bakterielle Otitis externa tritt entweder *diffus* oder *zirkumskript* als Furunkel im knorpeligen Gehörgang auf.

- **Otomykose**
- **nekrotisierende Otitis externa**
  - durch P. aeruginosa bei älteren Diabetikern
  - fortschreitend und lebensgefährlich durch Knochenbeteiligung

Eine *Otitis externa* kann jedoch auch durch Candida albicans oder Aspergillus niger hervorgerufen werden **(Otomykose)**.
Eine Sonderform ist die „maligne“ **nekrotisierende Otitis externa**, fast immer verursacht durch Pseudomonas aeruginosa bei älteren Diabetikern. Diese progrediente granulierende Otitis externa mit Knochenbeteiligung kann per continuitatem zu einer lebensgefährlichen *Osteomyelitis* der Schädelbasis führen. Die Ulzeration oder Granulation erfordert eine histologische Untersuchung, auch zum Tumorausschluß.

Tumoren

1.4 Tumoren

Die Tumoren in der Haut des äußeren Ohres entsprechen denen anderer Hautregionen.

- **Basaliome** und **Plattenepithelkarzinome** der Ohrmuschel, selten im Gehörgang

Wichtigste Tumoren der Ohrmuschel sind die meist am oberen Rand der Helix lokalisierten **Basaliome** und **Plattenepithelkarzinome**. Sie betreffen bevorzugt Männer im höheren Lebensalter. Im Gehörgang treten sie wesentlich seltener auf.

- **Atherome**
  - zystische Hautgeschwülste

Die vorwiegend retroaurikulär oder am Ohrläppchen und in dessen Umgebung lokalisierten **Atherome** sind häufige intra- oder subkutane zystische Hautgeschwülste. *Histologisch* sieht man Follikelretentionszysten mit atrophischer Epithelwand, welche Keratin, Talg und Haare enthalten.

- **Gehörgangsexostosen (Osteome):** gestörte Knochenumbildung

Für den Gehörgang spezifische Neubildungen sind gutartige **Gehörgangsexostosen** (syn. Hyperostosen, Osteome). Diese langsam wachsenden lamellären Knochenneubildungen treten bevorzugt bei Schwimmern infolge wiederholter Kältereize auf. Sie werden histologisch *nicht* untersucht.

- **Zeruminom:** gutartig

Ein sehr seltener, gutartiger Gehörgangstumor ist das **Zeruminom**. Dieses Adenom entsteht in den Zeruminaldrüsen, also modifizierten Schweißdrüsen, und wächst exophytisch unter intakter Epidermis. Mikroskopisch ähnelt der Tumor den apokrinen Schweißdrüsenadenomen. Histologisch gilt es, andere Tumoren auszuschließen, insbesondere ein adenoid-zystisches Karzinom.

- **Ohrpolyp:** meist Folge einer chronischen Otitis media

Ein **Ohrpolyp** im äußeren Gehörgang hat seinen Ursprung gewöhnlich in der Mittelohrschleimhaut als Folge einer chronischen Otitis media. Er besteht im wesentlichen aus Granulationsgewebe, das meist von metaplastischem Plattenepithel umhüllt ist und Ulzerationen aufweist. Um einen malignen Tumor auszuschließen, ist eine histologische Untersuchung obligat.

Mittelohr

2. Mittelohr

Fehlbildungen

2.1 Fehlbildungen

- oft gleichzeitig Fehlbildungen des äußeren Ohres

Fehlbildungen des Mittelohrs, insbesondere der Gehörknöchelchen, sind Teil zahlreicher genetischer Syndrome und entsprechend der embryologischen Entwicklung oft mit Anomalien des äußeren Ohres vergesellschaftet, aber selten mit Dysplasien des Innenohrs.

Eine auf die knöcherne Labyrinthkapsel beschränkte Dysplasie ist die mit unterschiedlicher Expression autosomal-dominant vererbte **Otosklerose**. Die Häufigkeit einer meist asymptomatischen *histologischen* Otosklerose im Autopsiematerial beträgt bei der weißen Bevölkerung etwa 10%; eine *klinische* Manifestation (Schalleitungsschwerhörigkeit durch Fixation der Steigbügelfußplatte, selten zusätzlich Innenohrschwerhörigkeit) wird nur bei 10% der Gruppe mit histologischer Otosklerose gesehen; häufigste Lokalisation ist die Region vor der Fußplatte.

- **Otosklerose**

Epidemiologie:
- hereditär
- histologisch bei 10%
- klinisch bei 1% der weißen Bevölkerung

Phasen des progredienten *herdförmigen Knochenumbaus* bei der Otosklerose sind:
- *Resorption* mit Knochenersatz durch fibrovaskuläres Gewebe und *Neubildung* von unreifem basophilem Knochen
- *Ersatz* des unreifen Gewebes durch gefäßarmen kompakteren Knochen und *Mineralisierung* des dysplastischen Knochens mit minimaler Zellularität und Vaskularisierung.

Häufig finden sich unterschiedlich aktive Otoskleroseherde nebeneinander.

Histopathologie:
- herdförmiger Knochenumbau an Stapesfußplatte
- aktive und inaktive Phase

Die endgültige klinische Diagnose Otosklerose wird bei der hörverbessernden Operation gestellt, eine histologische Bestätigung ist i. d. R. entbehrlich. *Differentialdiagnostisch* kommen bei der Otosklerose neben Fehlbildungen der Gehörknöchelchen generalisierte Knochenkrankheiten in Frage: Ostitis deformans Paget, Osteogenesis imperfecta, Osteopetrosis Albers-Schoenberg.

DD:
- Ostitis deformans Paget
- Osteogenesis imperfecta
- Osteopetrosis Albers-Schoenberg

2.2 Traumen

Traumen

Betroffen sind das Trommelfell (direkte oder indirekte Ruptur), die Gehörknöchelchen, oder als *laterobasale Frakturen* das Felsenbein; diese sind häufiger Längs- als Querfrakturen und oft kombiniert.

wichtig sind **laterobasale Frakturen!**

2.3 Entzündungen

Entzündungen

Entzündungen des Mittelohres und der pneumatischen Zellen des Felsenbeins werden klinisch *klassifiziert* in *Tubenfunktionsstörungen* und *Mittelohrentzündungen* (Otitis media).

klinische **Klassifikation:**

2.3.1 Funktionsstörungen der Tuba Eustachii

1. Funktionsstörungen der Ohrtrompete

Funktionsstörungen der Tuba auditiva sind der **akute** bzw. **chronische Tubenkatarrh:** letzterer als *Serotympanon* oder *Mukotympanon*. Als Residuum dieser gewöhnlich abakteriellen Entzündungen kann es, wie nach einer Otitis media, zur **Tympanosklerose** (Paukensklerose) kommen, mit Narben und Kalkeinlagerungen in Trommelfell und Mittelohrschleimhaut. *Histologisch* sieht man eine Sklerose oder Hyalinisierung des submukösen Bindegewebes, gelegentlich sogar Verknöcherungen.

- **Tubenkatarrh:**
- Serotympanon
- Mukotympanon

Folge: Tympanosklerose mit Narben in Trommelfell und Mittelohrschleimhaut

2.3.2 Otitis media

2. Otitis media

- Die **akute eitrige** Mittelohrentzündung ist bakteriell verursacht und entsteht meist über der Tube nach vorangegangenem Virusinfekt oder selten hämatogen im Zusammenhang mit schweren Infektionskrankheiten (z. B. *Scharlachotitis*).

- **akut**
- bakteriell
- Scharlachotitis

- Die **chronische Otitis media** kommt als chronische Schleimhaut- oder Knocheneiterung vor. Beim häufigen, im Kindes- und Erwachsenenalter auftretenden **Cholesteatom** („Perlgeschwulst") handelt es sich um eine chronische Mittelohrentzündung mit Knochenbeteiligung, der ein Wachstum von verhornendem Plattenepithel im Mittelohr zugrunde liegt.

- **chronisch:**
- Schleimhauteiterung
- Knocheneiterung

Cholesteatom

Pathogenetisch kommt es meist durch Tubeninsuffizienz und rezidivierende Infektionen zur Retraktionstaschenbildung der Pars flaccida des Trommelfells **(epitympanales Cholesteatom)**. Ein Mittelohrcholesteatom kann auch infolge direkten Einwachsens von Plattenepithel durch einen randständigen oder, seltener, zentralen Trommelfelldefekt entstehen.

Pathogenese:
- Retraktionstaschenbildung bei Tubeninsuffizienz → **epitympanales Cholesteatom**
- Einwachsen von Plattenepithel durch einen Trommelfelldefekt

Von diesen **erworbenen Cholesteatomen** („Pseudocholesteatom") zu unterscheiden ist eine Versprengung epidermaler Keime während der Embryonalentwicklung als Ursa-

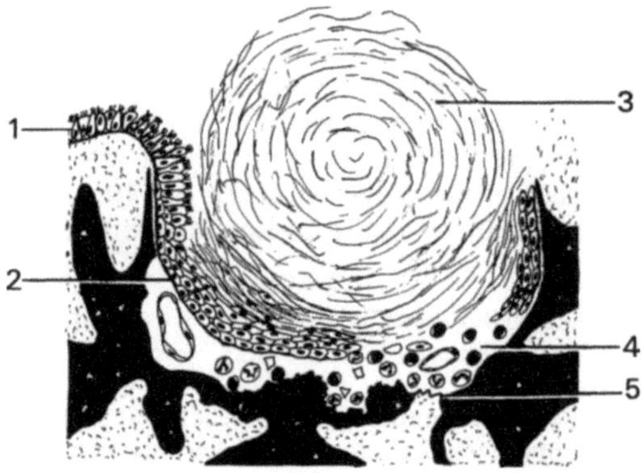

Abb. 22–1: Cholesteatom. **1** Flimmerepithel, **2** Matrix aus metaplastischem verhornendem Plattenepithel, **3** konzentrisch geschichtete Hornlamellen, **4** Perimatrix und entzündliches Granulationsgewebe, **5** arrodierter Knochen

– **kongenitales Cholesteatom**

che der sehr seltenen **kongenitalen Cholesteatome** des Felsenbeins. Diese auch als *Epidermoid* bezeichneten kongenitalen Cholesteatome entwickeln sich hinter einem intakten Trommelfell und kommen meist im Kindesalter, aber auch bei Erwachsenen vor.

Histologie:
- Matrix
- Perimatrix
- Wachstum mit Knochenarrosion, durch bakterielle Entzündung beschleunigt

Histologisch (Abb. 22–1) sieht man gewöhnlich einen Cholesteatomsack **(Matrix)** aus mehrschichtigem Plattenepithel, der Hornlamellen in das Zentrum abschilfert. Die Matrix ist von einer Hülle gefäßreichen Bindegewebes umgeben **(Perimatrix)**, in der sich neben Lymphozyten und Makrophagen auch proteolytische Enzyme nachweisen lassen. So kann das Cholesteatom kontinuierlich wachsen und durch den Druck zur Knochenarrosion führen, welche durch die bakterielle Entzündung mit Granulationen und Schleimhautpolypen noch beschleunigt wird. Eine entzündliche Auflockerung des subepithelialen Bindegewebes ermöglicht zusätzlich das Einwandern von Plattenepithelzapfen in den Knochen (papilläres Wachstum) mit Ausbreitung der Infektion in die Umgebung.

Folgen:
- Knochendestruktion
- Schalleitungsschwerhörigkeit
- fortgeleitete Entzündung

Typische *klinische Zeichen* des Cholesteatoms sind fötide Sekretion aus Mittelohr und Mastoid sowie frühzeitige Zerstörung der Gehörknöchelchenkette mit Schalleitungsschwerhörigkeit; später besteht die Gefahr entzündlicher endokranieller Komplikationen. Die präoperativ meist problemlose, bei der sanierenden und hörverbessernden Operation eindeutige Diagnose Cholesteatom erfordert i. d. R. keine histologische Bestätigung.

DD: Mittelohrtuberkulose (Histologie!)

Von *differentialdiagnostischem* Interesse bei einem chronisch sezernierenden Ohr ist die sehr seltene **Mittelohrtuberkulose**, welche eine histologische Untersuchung erfordert.

Tumoren

2.4 Tumoren

- selten
- **Plattenepithelkarzinom**

Tumoren des Mittelohres sind insgesamt selten. Unter den *bösartigen* Tumoren sind die **Plattenepithelkarzinome** relativ am häufigsten. Vereinzelt treten auch Adenokarzinome, adenoidzystische Karzinome und Sarkome auf.

- **Glomustumoren**
Ursprung in
- Glomus tympanicum
- Glomus jugulare
histologisch meist gutartig

Die häufigsten Mittelohrtumoren sind überwiegend gutartige, **nicht-chromaffine Paragangliome** des Parasympathikus (Chemodektome), welche als **Glomustumoren** vom Glomus tympanicum und Glomus jugulare ausgehen. *Histologisch* entsprechen sie den Glomus-caroticum-Tumoren. Die das Trommelfell vorwölbenden Tumoren werden wegen ihres Gefäßreichtums und der Blutungsgefahr nicht präoperativ biopsiert. Klinisch neigen sie zu Rezidiven und im Verlauf von Jahren zur Destruktion der Schädelbasis mit Hirnnervenausfällen.

3. Innenohr

Innenohr

Anomalien des Innenohrs kommen vor als Teilerscheinungen **genetischer** Syndrome oder als Ergebnis **pränatal** erworbener Krankheiten; häufig ist der embryologisch zuerst entwickelte Vestibularapparat nicht betroffen.
Die genetisch bedingte (hereditäre) und die nicht genetische (erworbene) **Innenohrschwerhörigkeit** können sich nicht nur *pränatal* manifestieren, sondern auch verzögert *postnatal* entwickeln: Beispiele sind das *Alport-Syndrom* als genetische und die *kongenitale Lues* als nicht-genetische Ursache.

1. pränatal erworbene Erkrankungen:
- **Anomalien**

Ursache: genetisch (hereditär)

- **Innenohrschwerhörigkeit**
- genetisch
- nicht-genetisch
- verzögerte postnatale Manifestation

Die häufigsten **postnatal erworbenen Innenohrerkrankungen** sind:
• Das **akustische Trauma**, selten als Knalltrauma, meist als chronisches Lärmtrauma (Lärmschwerhörigkeit) mit primärer Degeneration von Hörsinneszellen.
• Die **Schwerhörigkeit im Alter** (Presbyakusis) als degenerative Veränderung infolge kumulativer Wirkung von genetischen Einflüssen, Lärm, ototoxischen Substanzen, Durchblutungsstörungen und physiologischer Zellalterung. Typische *histopathologische Korrelate* sind Degeneration und Verlust von neuralen Elementen und Hörsinneszellen, biochemische Defekte im Innenohr und Degeneration von Stützzellen in der Cochlea.
• **Toxische Schäden** durch Infektionskrankheiten oder Medikamente; typische Beispiele sind die Hörsinneszellschäden infolge ototoxischer *Aminoglykosid-Antibiotika.*

2. postnatal erworbene Erkrankungen:
- **akustisches Trauma**, am häufigsten Lärmschwerhörigkeit
- **Schwerhörigkeit** im Alter = degenerative Erkrankung
- **toxische Schäden**
- Aminoglykosid-Antibiotika

Störungen der Innenohrfunktion unbekannter Ätiologie sind:
• Der **Hörsturz** oder *idiopathischer akuter Hörverlust* soll nach klinischer Ansicht durch eine Durchblutungsstörung oder eine Virusinfektion verursacht sein. Histologische Untersuchungen an Autopsiematerial haben eine schwere Atrophie des Corti-Organs mit Verlust von Hörsinneszellen sowie eine Atrophie der Membrana tectoria und der Stria vascularis gezeigt, ähnlich den Befunden bei nachgewiesener Viruslabyrinthitis (Mumps, Röteln).

Bekanntlich gibt es auch eine Beeinträchtigung der Kapillardurchblutung durch Viren.

• Als Ursache des **M. Menière** wird klinisch eine Durchblutungsstörung mit herabgesetzter Endolymphresorption im Saccus endolymphaticus postuliert.

Daraus resultiert vermutlich ein endolymphatischer Hydrops mit Reißen des Endolymphschlauches und Vermischung der Innenohrflüssigkeiten. Die wenigen **histologischen Untersuchungen** haben einen endolymphatischen Hydrops mit Rupturen der gedehnten Membranen im Labyrinth gezeigt, bei gleichzeitiger subepithelialer Fibrose im Saccus endolymphaticus.

3. Störungen der Innenohrfunktion unbekannter Ätiologie:
- **Hörsturz**
  - plötzliche Innenohrschwerhörigkeit, Taubheit

Histologie:
- Haarsinneszellen ↓
- Atrophie der Membrana tectoria, Stria vascularis

- **M. Menière**
  - Durchblutungsstörung mit endolymphatischem Hydrops

Histologie:
- endolymphatischer Hydrops
- Membranruptur im Labyrinth

Das **Akustikusneurinom** wird klinisch mit zunehmender Häufigkeit diagnostiziert. Der retrocochleär im inneren Gehöhrgang oder Kleinhirnbrückenwinkel lokalisierte gutartige Tumor geht meist vom N. vestibularis aus und ist aus Zellen der Schwann-Scheide mit reichlich Bindesgewebselementen zusammengesetzt (Schwannom).

4. Akustikusneurinom
- gutartiger, von der Nervenscheide ausgehender Tumor (Schwannom)

Haut

XXIII. Haut

Th. Löning, K. Meißner

Aufbau der Haut

1. Aufbau der Haut

Kutis: Epidermis, Dermis
Subkutis: Fettgewebe
Zellen:
- Epidermis
- Dermis

Die Haut besteht aus *3 Schichten*: **Epidermis** und **Dermis** bilden die **Kutis**, das Fettgewebe die **Subkutis**. Diese liegt verschieblich den Faszien auf. Die Haut enthält folgende **Zellen**:

- **Epidermis:** Keratinozyten, Melanozyten, Langerhans-Zellen, Merkel-Zellen, T-Lymphozyten
- **Dermis:** Fibrozyten, Endothelzellen, glatte Muskelzellen, Nervenzellen, Schwann-Zellen, T-Lymphozyten, Makrophagen, Mastzellen.

1.1 Epidermis und Hautanhangsgebilde

Epidermis
- **Keratinozyten** (>90%)

Die **Epidermis** ist ein mehrschichtiges verhornendes Plattenepithel, deren Hauptzellpopulation (>90%) die **Keratinozyten** stellen.

Sie enthält Nervenfasern, aber keine Gefäße. Die Versorgung erfolgt durch Diffusion aus der gefäßreichen papillären Dermis. Dermis und Epidermis sind dreidimensional durch epidermale Reteleisten und dermale Papillen miteinander verzahnt.

4 Schichten:

Histologisch sind *4 epidermale Schichten* (von innen nach außen) zu unterscheiden (Abb. 23–1):

1. Stratum basale: Basalzellen

- Die kubischen Zellen des **Stratum basale (Basalzellschicht)** sitzen der Basalmembran auf. Aus dieser proliferativ aktiven Schicht rekrutieren sich die Keratinozyten. Die Epidermis erneuert sich innerhalb von 4 Wochen, der Zellzyklus benötigt etwa 200 Stunden.

2. Stratum spinosum: Stachelzellen

- Von den postmitotischen Zellen verbleibt die eine im Stratum basale, die andere tritt in das suprabasale Kompartiment, d.h. in das **Stratum spinosum (Stachelzellschicht**, 2–5 Zellagen) ein. Mit zunehmender Differenzierung werden die Zellen größer und polygonal und beginnen sich horizontal umzuorientieren.

Lichtoptisch imponieren die Zellen dieser Schicht als **Stachelzellen**, da die Desmosomen als interzelluläre Haftplatten durch fixationsbedingte Schrumpfungsprozesse der Zellen sichtbar werden. In den oberen Lagen der Stachelzellschicht werden zudem *Profilaggrin*, *Involukrin* und *Lipide* (Lagerung in Form von Odland-Körperchen) synthetisiert.

3. Stratum granulosum: Körnerzellen

- Im **Stratum granulosum (Körnerzellschicht**, 1–3 Zellagen) platten sich die Zellen ab. Hier bilden sich basophile Keratohyalingranula und später Horn unter Freisetzung von Filaggrin und Vernetzung der Keratinfilamente.

Dabei werden Aminosäuren (Wasserretention!) und Urokaninsäure (UV-Protektion!) frei. Außerdem lagert sich Involukrin an der Zellmembraninnenseite an, was zur chemischen und mechanischen Widerstandsfähigkeit der Zellen beiträgt.

4. Stratum corneum: Hornzellen

- Die Odland-Körperchen werden am Übergang vom Stratum granulosum zum **Stratum corneum (Hornschicht**, 10–20 Zellagen) in den Interzellularspalt ausgestoßen und dichten diesen zementartig wasserdicht ab. Gleichzeitig werden die Zellkerne enzymatisch degradiert. Die verhornten Zellen bestehen gänzlich aus Keratin, sind stark abgeplattet und außerordentlich kohärent.

Die Hornschicht ist sehr widerstandsfähig gegen physikalische (mechanische, thermische, aktinische) und viele chemische (Säuren, weniger Laugen) Schäden.

- **Melanozyten**
- melaninproduzierende dendritische Zellen

Die aus der Neuralleiste eingewanderten (8.–10. SSW) **Melanozyten** sind melaninproduzierende dendritische Zellen.

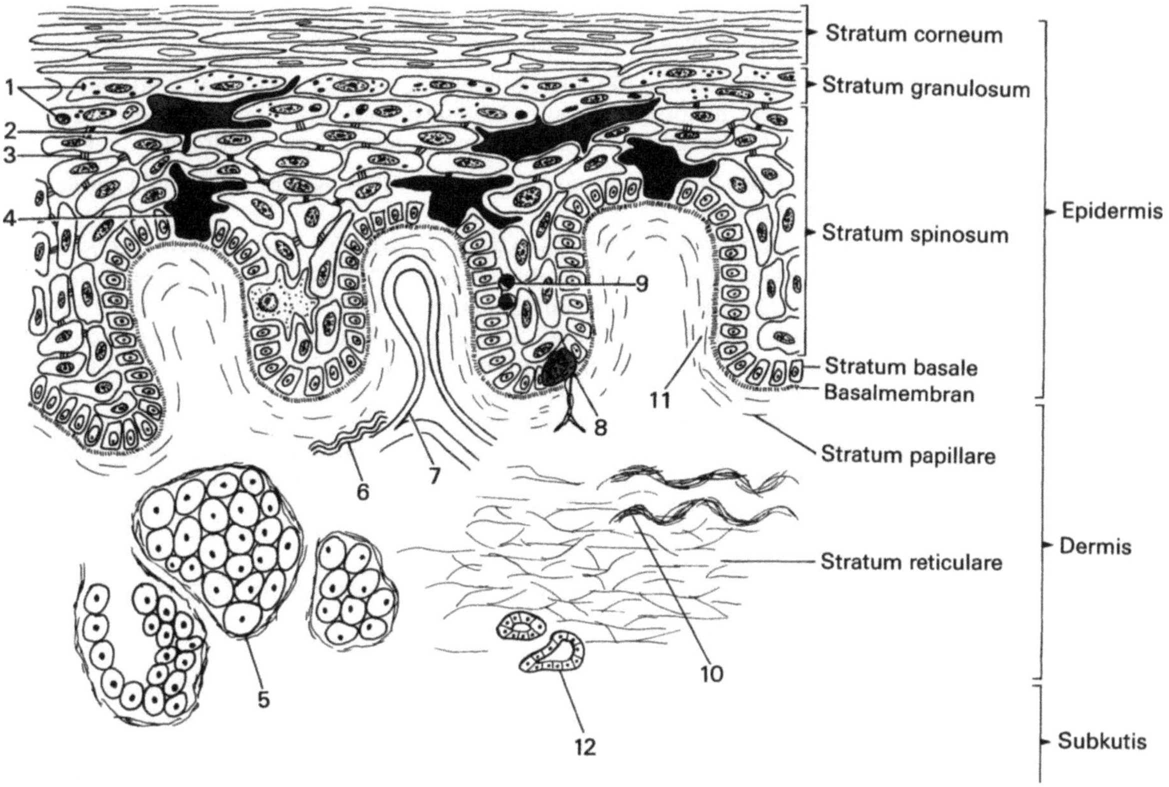

Abb. 23–1: Epidermisstruktur. **1** Keratohyalingranula, **2** Langerhans-Zelle, **3** Desmosomen, **4** Melanozyt, **5** Talgdrüsenkomplex, **6** Hautnerv, **7** Kapillarschlinge, **8** Merkel-Zelle, **9** intraepitheliale Lymphozyten, **10** kollagene Fasern, **11** elastische Fasern, **12** Schweißdrüse (Haarfollikel wegen Betonung der epithelialen Schichtung nicht dargestellt)

Sie sitzen in einer Dichte von etwa 1000–2000 pro mm^2 Hautoberfläche innerhalb der Basalzellschicht unmittelbar der Basalmembran auf. Das Pigment wirkt als *Energiefilter* (Umwandlung von UV- in Wärmestrahlung).

- UV-Protektion

Die **Langerhans-Zellen** treten ab der 14. SSW suprabasal in der Epidermis auf. Sie sind dendritische Zellen myeloischen Ursprungs (Abkömmlinge des mononukleären *Makrophagen-Phagozyten-Systems*) und relativ gleichmäßig in der Epidermis verteilt (ca. 700 Zellen pro mm^2 Hautoberfläche).

- **Langerhans-Zellen**
- Teil des afferenten Immunsystems
- Abkömmlinge des Monozyten-Makrophagen-Systems

Ultrastrukturell sind sie durch tennisschlägerartige zytoplasmatische Organellen (Birbeck- oder Langerhans-Granula, rezeptorspezifische Endozytose) charakterisiert, *immunhistologisch* durch das S-100- und das CD1-Antigen.
Als **HLA-Klasse-II-Antigen-tragende Leukozyten** stellen die Langerhans-Zellen den äußersten Posten des afferenten Immunsystems in der Haut dar und spielen eine entscheidende Rolle bei der Induktion von Immunreaktionen, insbesondere des Typs IV.

In der unteren Epidermis liegen wenige **T-Lymphozyten**, vorwiegend vom Suppressortyp.

- **T-Lymphozyten**

Merkel-Zellen stellen 20–300 Zellen pro mm^2 Hautoberfläche mit auffälliger Konzentration im Bereich der Akren und entstammen wahrscheinlich der Neuralleiste. Sie liegen einzeln oder aggregiert in der Basalzellschicht, sind mit Neuriten synapsenartig verbunden und haben Perzeptionsaufgaben (Mechanorezeptoren).

- **Merkel-Zellen**
- mit Neuriten synapsenartig verbunden

Sie sind lichtmikroskopisch nicht, *ultrastrukturell* durch neurosekretorische Granula erkennbar (immunhistochemisches Kennzeichen: neuronspezifische Enolase!).

Hautanhangsgebilde. Ab der 12. Schwangerschaftswoche sprossen Epidermiszapfen in die Dermis ein. Ihre Spitzen (Haarmatrix) umhüllen schließlich glokkenartig die mesenchymale Haarpapille an ihrer Basis; beides zusammen wird Haarbulbus genannt. Der Epidermiszapfen differenziert zum **Haarfollikel**.

Hautanhangsgebilde

- **Haarfollikel**

In ihm sind ab der 20. SSW **Lanugohaare** enthalten, die nach der Geburt durch **Vellushaare** ersetzt werden. Unter hormonellem Einfluß bildet sich während der Pubertät das dickere, stärker pigmentierte und oft markhaltige **Terminalhaar** (Haupt, Wimpern und Brauen, Axillen, Genitalregion u. a.).

– **Talgdrüsen** (holokrin)

Die **Talgdrüsen** sind Teil des Follikelsystems. Das Sekret der *holokrinen Drüsen* besteht hauptsächlich aus Cholesterin und Triglyzeriden, die Produktion unterliegt hormoneller Kontrolle, insbesondere durch Androgene.

Zu den besonders talgdrüsenreichen Arealen zählen Kopfhaut, Gesicht, kranialer und medialer Thorax.

– **apokrine Schweißdrüsen**

Die **apokrinen Schweißdrüsen** liegen im tiefen Korium in bestimmten Regionen: Axilla, Perimamillarregion, äußerer Gehörgang, Anogenitalregion, Lider. Die Endstücke bestehen aus inneren sekretorischen und äußeren myoepithelialen Zellen. Der Ausführungsgang mündet oberhalb desjenigen der Talgdrüsen in den Follikel. Die Schweißdrüsen entwickeln sich erst in der Pubertät vollständig; sie sind adrenerg versorgt.

– **ekkrine Schweißdrüsen** (Thermoregulation)

Die **ekkrinen Schweißdrüsen** münden mit ihren Ausführungsgängen frei in der Epidermis (Akrosyringium). Ihre Endstücke bestehen aus hellen und dunklen sekretorischen und aus äußeren Myoepithelzellen. Sie sezernieren einen hypotonen Schweiß und dienen der Thermoregulation.

1.2 Dermoepidermale Junktionszone, Dermis, Subkutis

Basalmembranzone

– **Basalzellen** mit Halbdesmosomen

– **Lamina lucida** mit dem Bullösen-Pemphigoid-Antigen

Basale Keratinozyten, Bindegewebszellen, deren spezifische Produkte und andere Matrixsubstanzen bilden die dermoepidermale Junktionszone oder **Basalmembranzone** (Abb. 23–1). Die *Basalzellen* bilden zur Haftung Halbdesmosomen aus; unter ihrer Plasmamembran liegt ein elektronenheller Zwischenraum, die *Lamina lucida* (u. a. Kollagen Typ IV, Fibronektin), mit dem Bullösen-Pemphigoid-Antigen zuoberst, das mit den Halbdesmosomen assoziiert ist. Die zur Dermis folgende *Lamina densa* besteht aus Kollagen Typ IV, Ankerfibrillen u. a.

Die **Funktion der Basalmembran** liegt, außer in der Kontinuitätserhaltung, in der Kontrolle des physiologischen Austauschs von Zellen und Molekülen; ferner spielt sie bei der Wundheilung und bei malignen Erkrankungen eine Rolle.

Kontinuitätstrennungen können in den verschiedenen Ebenen dieser Zone erfolgen, wobei die entstehenden Blasen subepidermal liegen und morphologisch in *junktionale* und *dermolytische Blasen* unterteilt werden können.

Dermis
Bindegewebe mit Nerven und Gefäßen

– **Stratum papillare**
– **Stratum reticulare**

– **elastische Fasern**
– **kollagene Fasern**
– **Retikulinfasern**

Die **Dermis** ist das zwischen Epidermis und subkutanem Fettgewebe gelegene Bindegewebe mit Nerven und Gefäßen. Dieses besteht aus vernetzten Kollagenfaserbündeln mit Parallelausrichtung zur Hautoberfläche. In der schmalen oberen Dermis sind die Kollagenfasern lockerer angeordnet *(Stratum papillare)* als in der unteren Dermis mit gröberer Kollagenfasertextur *(Stratum reticulare)*. In letzterer herrscht Kollagen Typ I vor, im Stratum papillare und um die Hautanhangsgebilde (Hautadnexe) herum findet sich zusätzlich Typ III. Die *elastischen Fasern* sind mit *kollagenen Fasern* verbunden. In der Dermis sind sie als gewellt verlaufende Bänder, subepidermal als feines Netz angeordnet. Die *Retikulinfasern* (anfärbbar durch Silbersalze: sog. argyrophile Fasern) finden sich in den Basalmembranen und umspinnen die Hautanhangsgebilde.

– Fibrozyten, Fibroblasten, T-Lymphozyten, Mastzellen, Makrophagen

Wahrscheinlich handelt es sich um feinfibrilläres Kollagen Typ III. Dieses Fasersystem gewährleistet eine hohe Reißfestigkeit und Elastizität. In diesem bindegewebigen Gerüst liegen ortsständige Zellen (Fibrozyten, Fibroblasten) sowie, insbesondere im Stratum papillare und perivaskulär, T-Lymphozyten, Mastzellen und Makrophagen.

Subkutis
– **Fettgewebe**, Nerven, Gefäße

Die **Subkutis** besteht aus läppchenartig aufgebautem *Fettgewebe*. Die Läppchen werden durch feine Bindegewebssepten (Fasern, Fibroblasten, Nerven, Gefäße) voneinander getrennt.

Die Subkutis sitzt den Faszien auf und dient der thermischen Isolierung, der Energiespeicherung und der Mechanik (Verschiebeschicht, Polster).

• **Gefäße**
oberflächlicher und tiefer Gefäßplexus

• **Hautgefäße.** Es existiert ein *oberflächlicher Gefäßplexus* zwischen Stratum reticulare und Stratum papillare und ein *tiefer* zwischen letzterem und der Subkutis. Aus dem subpapillären Plexus verlaufen Kapillarschlingen in die Papillenspitzen. Zahlreiche arteriovenöse Anastomosen existieren (Blutdruck-, Temperaturregulation).

• Die **Hautnerven** sind ausschließlich sensibler und vegetativer Natur. Es existieren Nervenfasergeflechte um Hautanhangsgebilde, freie Nervenendigungen für Temperaturregulation und Schmerzrezeption (Juckreiz!) sowie verschiedene Sinnesrezeptoren (Tastsinn: *Vater-Pacini-Körperchen*, *Merkel-Tastscheiben*).

• **Nerven**
sensibel, vegetativ

2. Klinisch-makroskopische und histopathologische Grundbegriffe

Klinisch-makroskopische Grundbegriffe.
Effloreszenzen (lat. *efflorescere* blühen) sind makroskopisch sichtbare pathologische Veränderungen der Haut; sie werden in *primäre* und *sekundäre* unterteilt. Sie sind wichtig für das Verständnis der Pathohistologie.

Klinisch-makroskopische Grundbegriffe
• **Effloreszenzen**

Primäre Hauteffloreszenzen sind:
- **Macula** (Fleck): umschriebene Farbveränderung, nicht tastbar
- **Papula**/Papel (Knötchen): kleine, solide Erhabenheit (<0,5 cm)
- **Urtika** (Quaddel): flüchtige, beetartige Erhabenheit (rot oder weiß)
- **Nodus** (Knoten): umschriebene Substanzvermehrung (>0,5 cm)
- **Vesicula** (Bläschen): kleines, flüssigkeitsgefülltes Bläschen (<0,5 cm)
- **Vesica** (Blase): größere, flüssigkeitsgefüllte Blase (>0,5 cm)
- **Pustula**/Pustel (Eiterbläschen): gelbliches, mit Eiter gefülltes oberflächliches Bläschen.

– **primäre E.**

Sekundäre Hauteffloreszenzen sind:
- **Squama** (Schuppe): in Ablösung befindliche Hornschichtlamellen
- **Crusta** (Kruste): mit Serum, Eiter, Blut getränkte/getrocknete Auflagerungen
- **Erosion** (Abschürfung): Substanzdefekt, bis zur papillären Dermis reichend
- **Ulkus** (Geschwür): tiefer Substanzdefekt
- **Cicatrix** (Narbe): minderwertiger Gewebeersatz
- **Atrophie**: Gewebeschwund ohne vorherigen Substanzdefekt.

– **sekundäre E.**

Histopathologische Grundbegriffe.
Akantholyse: Kohärenzverlust der Keratinozyten im Stratum spinosum durch Zerstörung der Desmosomen (Pemphigus vulgaris) oder sekundär bei ballonierender Degeneration.
Akanthose: Verdickung der Epidermis durch Verbreiterung des Stratum spinosum.
Ballonierende Degeneration: Schwellung der Keratinozyten durch ein intrazelluläres Ödem, häufig mit nachfolgender Akantholyse.
Blase/Bläschen: Ausbildung von Hohlräumen in der Epidermis oder in der papillären Dermis unter Einströmen von Exsudat.

Histopathologische Grundbegriffe
• **Akantholyse**
• **Akanthose**
• **ballonierende Degeneration**
• **Blase, Bläschen**

Sonderformen: **Intraepidermale Blase:** Blase in der Epidermis, meist im Stratum spinosum (Pemphigus vulgaris). **Subkorneale Blase:** Intraepidermale Blase unmittelbar unter dem Stratum corneum (Pemphigus foliaceus). **Subepidermale Blase:** Blasenbildung im Bereich der Basalmembranzone unterhalb der Epidermis (bullöses Pemphigoid). **Junktionale Blase:** Blasenbildung in der Lamina lucida oder der L. densa der Basalmembranzone (bullöses Pemphigoid). **Dermolytische Blase:** Blasenbildung unterhalb der L. densa (Dermatitis herpetiformis Duhring). **Spongiotische Blase:** s. u. unter *Spongiose*.

– intraepidermal
– subkorneal
– subepidermal
– junktional
– dermolytisch
– spongiotisch

Dyskeratose: Vorzeitige, abnorme Verhornung von Einzelzellen.
Exozytose: Eindringen von Entzündungszellen in die Epidermis.
Hydropische Degeneration: Zerstörung der Basalzellschicht durch ein interzelluläres Ödem.
Hypergranulose: Verbreiterung des Stratum granulosum.
Hyperkeratose: Verbreiterung des Stratum corneum bei normaler Verhornung (keine Kernreste in den Hornzellen).
Koilozytose: Virusinduzierte perinukleäre Auflösung des Zytoplasmas, insbesondere des Zytoskeletts.
Mikroabszesse: (Sterile) Ansammlung von Entzündungszellen in der Epidermis (neutrophile Granulozyten: Munro-Mikroabszesse im Stratum corneum

• **Dyskeratose**
• **Exozytose**
• **hydropische Degeneration**
• **Hypergranulose**
• **Hyperkeratose**
• **Koilozytose**
• **Mikroabszesse**

bei Psoriasis vulgaris; T-Lymphozyten und Langerhans-Zellen im Stratum spinosum bei Mycosis fungoides) oder in den dermalen Papillenspitzen (eosinophile Granulozyten bei Dermatitis herpetiformis).

- **Papillomatose**

Papillomatose: Verlängerung der dermalen Papillen, dabei sind auch immer die epidermalen Reteleisten verlängert (Psoriasis vulgaris).

- **Parakeratose, Hyperparakeratose**

Parakeratose: Abnorme (inkomplette) Verhornung mit Persistenz der Zellkerne im Stratum corneum; bei gleichzeitiger Verdickung des Stratum corneum: *Hyperparakeratose* (Psoriasis vulgaris).

- **Pigmentinkontinenz**

Pigmentinkontinenz: Melaninspeicherung in der oberen Dermis in Makrophagen (häufig bei chronisch-entzündlichen Erkrankungen).

- **Pustel**

Pustel: Massive Ansammlung neutrophiler Granulozyten in der Epidermis; steril oder unsteril.

- **Spongiose**

Spongiose: Schwammartige Auflockerung der Epidermis durch ein interzelluläres Ödem (akutes allergisches Kontaktekzem); kann bis zur Bildung spongiotischer Bläschen/Blasen führen.

histopathologische Muster entzündlicher Hautkrankheiten

⇨

Die histologische Untersuchung der Haut ist ein zentrales diagnostisches Mittel bei Hauterkrankungen, insbesondere bei entzündlichen. **9 histopathologischen Strukturveränderungen** steht ein eingeengtes Spektrum *klinischer Differentialdiagnosen* gegenüber:
1. **intraepidermale vesikuläre und pustulöse Dermatitis:** z. B. akutes allergisches Kontaktekzem, Pemphigus vulgaris
2. **subepidermale vesikuläre Dermatitis:** z. B. Porphyria cutanea tarda, Dermatitis herpetiformis
3. **oberflächliche perivaskuläre Dermatitis:** z. B. chronisches Kontaktekzem
4. **oberflächliche und tiefe perivaskuläre Dermatitis:** z. B. polymorphe Lichtdermatose
5. **noduläre und diffuse Dermatitis:** z. B. Lymphocytoma cutis benigna
6. **Vaskulitis:** z. B. Vasculitis allergica
7. **Follikulitis und Perifollikulitis:** z. B. Acne vulgaris
8. **fibrosierende Dermatitis:** z. B. Sklerodermie
9. **Pannikulitis:** z. B. Erythema nodosum.

Genodermatosen

3. Genodermatosen

3.1 Ichthyosen und Palmoplantarkeratosen

Ichthyosen
- genetisch bedingt
- vermehrte diffuse Hornproduktion

Ichthyosen (griech. *ichthys* Fisch) sind eine heterogene, genetisch fixierte Gruppe von **Verhornungsstörungen**, die durch vermehrte diffuse Hornproduktion (klinisch: trockene Haut, vermehrte Schuppenbildung) charakterisiert sind. Sie werden nach genetischen, biochemischen, histologischen und ultrastrukturellen Kriterien unterschieden. **Retentionshyperkeratosen** sind gekennzeichnet durch eine erhöhte Transitzeit, **Proliferationshyperkeratosen** durch eine erhöhte Proliferation der Keratinozyten.

- **symptomatische ichthyosiforme Erkrankungen**

Als **symptomatische ichthyosiforme Erkrankungen** sind bekannt: *paraneoplastische* (maligne Lymphome, Karzinome), *infektionsassoziierte* (Syphilis, Tuberkulose), *Vitaminmangel-induzierte* (Pellagra, Vitamin-A-Mangel), *medikamentös* verursachte (Nikotinsäure), *hormoninduzierte* (Hypothyreoidismus) Ichthyosen.

Palmoplantarkeratosen
- umschriebene inselförmige, flächige und streifenförmige Hyperkeratosen

Palmoplantarkeratosen. Dieser Begriff umfaßt eine heterogene, genetisch fixierte Gruppe umschriebener, flächiger oder inselförmiger bis striärer **Hyperkeratosen** an Handtellern und Fußsohlen.

Histologie und Ultrastruktur sind wenig charakteristisch (Orthohyperkeratose) bis auf einen seltenen Subtyp (Typ Voerner).

3.2 Hereditäre Follikularkeratosen

Hereditäre Follikularkeratosen

• **Dyskeratosis follicularis (M. Darier).** Unregelmäßig autosomal-dominante Vererbung mit variabler Expressivität.

Klinik. Diese seltene, meist nur langsam progrediente Verhornungsstörung ist durch isolierte oder gruppierte keratotische Papeln am behaarten Kopf, in den seborrhoischen Arealen (vordere und hintere Schweißrinne) und in der Genitoanalregion gekennzeichnet.

Histologie. Mikroskopisch findet sich eine fokale suprabasale Spaltbildung durch Akantholyse und massive Dyskeratosen: im Str. granulosum als „corps ronds" (dyskeratotische Zellen mit basophilem Kern und perinukleären Aufhellungszonen), im Str. corneum als „grains" (kleine geschrumpfte, dyskeratotische Zellen).

• **Dyskeratosis follicularis (M. Darier)**
- langsam progrediente Verhornungsstörung mit keratotischen Papeln am behaarten Kopf

Histologie:
- suprabasale Spaltbildung
- Akantholyse
- Dyskeratosen (corps ronds, grains)

4. Pigmentstörungen: Hyper- und Hypomelanosen

Krankheiten des Pigmentsystems

Krankheiten des Pigmentsystems der Haut werden klinisch eingeteilt in:
• *Hypo-* (z.B. Albinismus) und *Hyperpigmentierungen* (z.B. Chloasma)
• *lokalisierte* (z.B. Chloasma), *disseminierte* (z.B. Vitiligo) und *generalisierte* (z.B. Albinismus) Pigmentierungsstörungen
• *angeborene* (Albinismus) und *erworbene* (M. Addison) Pigmentierungsstörungen.

Einteilung der Pigmentstörungen

Hypermelanosen

• **Chloasma.** Wahrscheinlich hormoninduzierte Störung in der Schwangerschaft, während der Einnahme oraler Kontrazeptiva oder bei hormonproduzierenden Ovarialtumoren. UV-Exposition spielt eine verstärkende Rolle.

Klinik. Fleckige Hyperpigmentierungen insbesondere im Gesicht. Postpartal oder nach Absetzen der Kontrazeptiva meist spontane Rückbildung.

Histologie. Vermehrte Pigmentierung der Basalzellen.

Hypermelanosen
• **Chloasma**
- fleckige Hyperpigmentierung im Gesicht
- oft hormoninduziert (Schwangerschaft, Kontrazeptiva)
- UV-Exposition wirkt verstärkend

• **Incontinentia pigmenti.** Familiär gehäuft, der Vererbungsmodus ist unklar. Assoziiert mit Retardatio mentalis und verschiedenen Mißbildungen des Nerven- und Knochensystems.

Klinik. Fast ausschließlich bei Mädchen auftretende Erkrankung, besonders am Rumpf und den proximalen Extremitäten lokalisiert. Beginn bereits bei der Geburt oder innerhalb der ersten Lebenswoche. Persistenz über Jahre, langsame spontane Abheilungen.

Histologie. Beginn mit einem akuten Bläschenstadium, später akanthotische Verdickungen der Epidermis, zuletzt zusätzlich abschnittsweise Vermehrung dermaler Melanophagen. Bläschen fehlen in diesem Spätstadium.

• **Incontinentia pigmenti**
- genetische Disposition
- bei Mädchen auftretend
- Abheilung nach Jahren
- akanthotische Verdickung der Epidermis mit Melanophagenvermehrung nach vorangegangenem Bläschenstadium

Hypomelanosen

• **Vitiligo.** Die familiär gehäufte, gutartige, jedoch entstellende Erkrankung beginnt im jugendlichen Alter. Es tritt ein fleckartiger Pigmentverlust (später konfluierende Herde) mit häufigem Mitbefall der Haare (Poliosis) ein. Der Verlauf ist nicht voraussagbar, völlige Repigmentierung erfolgt nur in seltenen Fällen.

Histologie. Zerstörung epidermaler Melanozyten (Autoimmunerkrankung?), mit der Dopa-Reaktion nachweisbar, histologisch jedoch kaum entzündliche Veränderungen. Zumeist sind die Pigmentzellen der Augen und der Leptomeningen nicht betroffen.

Hypomelanosen
• **Vitiligo**
- fleckförmiger Pigmentverlust der Haut u. Haare (Poliosis)
- Zerstörung epidermaler Melanozyten ohne entzündliche Veränderungen

Infektionskrankheiten

1. Viruskrankheiten

- **Herpes simplex**
- Herpes-simplex-Virus
- Erstinfektion
- Herpes-Rezidive

Histologie:
- ballonierende Degeneration, akantholytische Bläschen
- eosinophile Kerneinschlüsse
- Riesenzellen
- evtl. Vaskulitis

- **Zoster**
- Varicella-Zoster-Virus
- bei **Erstinfektion:** Varizellen
- bei **Zweitinfektion:** Zoster
- bei **Immunsupprimierten:** hämorrhagisch-nekrotisierende Entzündung

2. Bakterielle Erkrankungen

- **Impetigo contagiosa**
- durch Staphylococcus aureus

Histologie:
- subkorneale Blasenbildung

- **staphylogene toxische epidermale Nekrolyse**
- durch Exotoxine von Staphylococcus aureus

Histologie:
- großflächige subkorneale Blasenbildung der Haut → Schnellschnitt!
- **Lues**

Lues I (Primärkomplex):
- indolenter Primäraffekt und regionäre LK-Schwellungen

5. Infektionskrankheiten der Haut

5.1 Virale Hauterkrankungen

• **Herpes simplex.** Eine Erstinfektion mit dem *Herpes-simplex-Virus* führt nur bei etwa 1 % der Patienten zur klinischen Manifestation (*Herpessepsis* des Neugeborenen, primärer Herpes simplex, Gingivostomatitis herpetica). Die Latenz der Viren in Ganglienzellen und deren Aktivierung (UV-Licht, Fieber, selektive Verminderung der zellulären Immunantwort) resultiert in Rezidiven.

Klinik. Umschriebene erythematöse Areale mit gruppiert stehenden, häufig genabelten Bläschen. Auch *generalisierte* Formen kommen vor, z. B. bei Immunsupprimierten oder bei atopischer Dermatitis (Eccema herpeticatum).

Histologie. Die befallenen epidermalen Zellkerne werden hyperchromatisch, zeigen eosinophile Kerneinschlüsse, über ein intrazelluläres Ödem entsteht die charakteristische ballonierende Degeneration der Zellen, darüber hinaus, durch Verlust der Interzellularbrücken, die Ausbildung akantholytischer Bläschen in der Epidermis. Typisch sind außerdem mehrkernige Riesenzellen (evtl. mit eosinophilen Kerneinschlüssen). In der Dermis entwickelt sich eine mehr oder weniger ausgeprägte entzündliche Reaktion, gelegentlich mit Vaskulitis und Erythrozytenextravasaten. Direkter Virusnachweis ist elektronenoptisch, immunfluoreszenzoptisch oder kulturell möglich.

• **Zoster.** Das neuroepidermotrope *Varicella-Zoster-Virus* der Herpesfamilie verursacht bei Nicht-Immunisierten (Erstinfektion) **Varizellen** (Windpokken), bei Immunisierten (Zweitinfektion) einen **Zoster**; daher sind i. d. R. Varizellen eine Erkrankung des Kindes-, der Zoster eine des Erwachsenenalters.

Die segmentale Begrenzung des Zosters ist auf die Restimmunität aus der Erstinfektion zurückzuführen. Bei Immunsupprimierten kann sich ein generalisierter oder auch ein hämorrhagisch-nekrotisierender Zoster entwickeln.

Histologie. Die histopathologischen Veränderungen entsprechen denen bei Herpes simplex.

5.2 Bakterielle Hauterkrankungen

• **Impetigo contagiosa** (Staphylokokkenimpetigo). Durch *Staphylococcus aureus* der Phagengruppe II (Exotoxin verursacht Akantholyse) vorwiegend im Kindesalter auftretende, im Gesicht und an den Händen lokalisierte Infektionskrankheit.

Histologisch kennzeichnend ist die subkorneale Blasenbildung durch Akantholyse der Zellen im und unter dem Stratum granulosum. Die Immunfluoreszenzuntersuchung am Gewebsschnitt (direkte Imunfluoreszenz) ist negativ.

• **Staphylogene toxische epidermale Nekrolyse.** Ausgelöst durch ein Exotoxin von *Staphylococcus aureus*, meist vom Phagentyp 71. Die Staphylokokken befinden sich meist in einem extrakutanen Fokus (z. B. Nasen-Rachen-Raum).

Klinik. Es handelt sich um eine schwere, lebensbedrohliche Erkrankung insbesondere bei Säuglingen und Kleinkindern, aber auch bei immunsupprimierten Erwachsenen. Aus einem erythematösen Initialstadium entwickeln sich großflächige schlaffe Blasen unter Beteiligung der gesamten Haut (Schleimhäute sind nicht befallen).

Histologisch liegt eine subkorneale akantholytische Blasenbildung im Bereich des Stratum granulosum vor *(Schnellschnitt!)*.

• **Syphilis (Lues).** Der Erreger *Treponema pallidum* dringt sofort nach Kontakt durch Haut oder Schleimhäute (Minimalläsionen) in die Dermis ein, multipliziert sich hier und disseminiert lympho- und hämatogen. Nach 3 Wochen bildet sich der *indolente Primäraffekt* (Schanker, Ulcus durum) mit schmerzloser regionaler Lymphknotenschwellung **(Primärkomplex, Lues I)** und Positivität spezifischer, etwas später auch unspezifischer serologischer Reaktionen;

die Abheilung des Primärkomplexes erfolgt spontan. Das **Sekundärstadium (Lues II)** entwickelt sich nach 6–12 Wochen bei generalisierter Aussaat der Treponemen mit makulösen oder papulösen Exanthemen (Syphilide), intertriginös papulösen Condylomata lata, oralen Papeln, spezifischer Angina und derben Lymphknotenschwellungen. Nach klinischen Spontanremissionen bilden sich Rezidivexantheme; nach Jahren erfolgt der Eintritt in die *Latenzphase* mit positiver Serologie und unauffälligem klinischen Befund. 70 % der unbehandelten Patienten verbleiben in diesem Stadium, 15 % entwickeln nach 3–5 Jahren oder Jahrzehnten eine infektionsallergische Reaktion der Haut (Gummen, Syphilome; **Tertiärstadium, Lues III**) mit narbiger Abheilung nach Therapie, 5–10 % eine Neurosyphilis, 7–15 % eine kardiovaskuläre Syphilis **(Metalues, Lues IV)**. Insgesamt sind die Veränderungen sehr vielfältig und individuell abhängig von der Erregervirulenz, vom Sensibilisierungsstatus und von der Abwehrlage.

Lues II (Sekundärstadium):
- makulöses oder papulöses Exanthem
- Condylomata lata
- orale Papeln
- spezifische Angina

Lues III (Tertiärstadium):
- infektionsallergische Reaktion: Gummen, Syphilome

Lues IV (Metalues):
- Organbefall, kardiovaskuläre oder Neurosyphilis

Trotz ihrer Seltenheit ist die Syphilis in den Stadien I-III, besonders aber im II., **differentialdiagnostisch sehr wichtig**, da sie klinisch **zahlreiche Krankheiten „nachahmen"** kann.

Praxishinweis

Histologie. Die Hauptkriterien der Syphilis sind: *Plasmazellen*, *Vaskulitis*, *granulomatöse Entzündung*. Epidermale Veränderungen können in allen Stadien auftreten, sind aber nicht kennzeichnend. In allen Stadien sind die Erreger in einem Teil der Fälle nachweisbar (Versilberung). Im Stadium I sind geringe bis ausgeprägte Rundzellinfiltrate, manchmal epitheloidzellige Granulome und Endothelzellproliferationen, auch Gefäßwandinfiltration in der oberen und mittleren Dermis zu sehen. Im Stadium II ist die Infiltratdichte ebenfalls sehr variabel (klinisch Maculae, Papeln, Plaques), die epitheloidzelligen Granulome enthalten häufiger Riesenzellen, die Gefäßveränderungen sind meist ausgeprägter. Im Stadium III dominieren epitheloidzellige Granulome mit einzelnen Riesenzellen und kleine (Syphilome) oder ausgedehnte (Gummen) Verkäsungszonen in der Dermis (Syphilome) oder zusätzlich in der Subkutis (Gummen), begleitet von plasmazellreichen Rundzellinfiltraten, außerdem Fibrose und Vernarbung. Bei den Gefäßveränderungen treten zusätzlich Verschlüsse und Nekrosen auf.

Histologie:
- granulomatöse Entzündung mit epitheloidzelligen Granulomen, Plasmazellen, Vaskulitis

• **Borrelia-burgdorferi-Infektion** (Lyme-Borreliose, Erythema-migrans-Krankheit). Die durch **Zeckenbiß** (Ixodis rizinus) übertragene, in Stadien ablaufende Infektion mit *Borrelia burgdorferi* mit den Hauptmanifestationsorganen Haut, ZNS, Herz und Gelenke tritt vor allem in der warmen Jahreszeit auf. Der Wirtskreislauf ist noch nicht genau bekannt (u. a. Wild, Hunde, Vögel).

• **Borrelia-burgdoferi-Infektion**
- übertragen durch Zeckenbiß

Der Durchseuchungsgrad der deutschen Bevölkerung beträgt etwa 10–15 %. Der in den USA geprägte Krankheitsbegriff **Lyme disease** betrifft eine besonders schwere, in Europa nur selten zu beobachtende Verlaufsform.

Das *Erythema chronicum migrans* **(Stadium I)** entwickelt sich als Primäraffektion Tage bis Wochen nach dem Zeckenbiß um die Bißstelle als zunächst scheibenförmiges Erythem mit peripherer Ausbreitung und zentraler Rückbildung. Die Erkrankung kann auch multipel oder disseminiert (hämatogen) auftreten.

Histologisch zeigt sich ein Ödem der papillären Dermis und ein ausgeprägtes mononukleäres Infiltrat um Blutgefäße und Hautanhangsgebilde, im Bereich des Zeckenbisses zusätzlich eine Spongiose der Epidermis.

Stadium I: Erythema chronicum migrans
- mononukleäres Infiltrat
- Ödem
- Spongiose

• **Lymphadenosis cutis benigna (Stadium II)** s. Pseudolymphom vom B-Zell-Typ, Abschn. 14.2.4.

Stadium II: Lymphadenosis cutis benigna

• Die **Akrodermatitis chronica atrophicans (Herxheimer-Krankheit)** ist das chronische **Stadium III** der Borreliose, das Jahre bis Jahrzehnte nach der Infektion eintritt. Makroskopisch finden sich streifige bis flächige Hautveränderungen, die über eine zunächst ödematöse Phase zu livid-roten bis bläulichen atrophischen Veränderungen führen.

Stadium III: Akrodermatitis chronica Herxheimer

Histologie. Initial zeigt die *entzündlich-ödematöse Phase* ein interstitielles Ödem der Dermis mit einem zunächst perivaskulären, dann bandförmigen Infiltrat aus vorwiegend Lymphozyten, auch Makrophagen und Plasmazellen in der oberen retikulären Dermis. Später sieht man zusätzlich locker disseminier-

Histologie:
- nach entzündlich-ödematöser Phase
- perivaskulär akzentuiertes bandförmiges lymphozytäres Infiltrat

- Atrophie der Epidermis, Dermis, Haare und Talgdrüsen

te Entzündungszellen in der gesamten Dermis und im subkutanen Fettgewebe. Zunehmend atrophiert die Epidermis, die Dermis und die Subkutis. Die Atrophie der Haare und der Talgdrüsen beginnt frühzeitig, die Schweißdrüsen bleiben noch längere Zeit unverändert bestehen.

3. Mykobakterielle Hauterkrankungen

5.3 Mykobakterielle Hauterkrankungen

Hauttuberkulose

5.3.1 Tuberkulose der Haut

exogener, endogener Infektionsmodus

Die sehr selten gewordene Hauttuberkulose kann unterteilt werden nach einem **exogenen** (tuberkulöser Primärkomplex, Tuberculosis cutis verrucosa) und einem **endogenen Infektionsmodus** (restliche Formen). Außerdem kann man zwischen Formen mit *guter* (Tuberculosis cutis verrucosa, Lupus vulgaris), *schlechter* (Tuberculosis cutis ulcerosa et mucosae, Miliartuberkulose der Haut) und *unbestimmter Abwehrlage* (tuberkulöser Primärkomplex) differenzieren. Weitaus am häufigsten sind Infektionen durch den *Typus humanus* des *Mycobacterium tuberculosis.*

exogen:
- **primäre kutane Inokulationstuberkulose**
- tuberkulöser Primärkomplex der Haut

• **Primäre kutane Inokulationstuberkulose.** Der **tuberkulöse Primärkomplex** bildet sich nach *Erstkontakt* mit dem M. tuberculosis. Am Infektionsort zeigt sich klinisch erst eine Knötchenbildung, dann eine Nekrose und Ulzeration. Die regionalen Lymphknoten schwellen 6–8 Wochen nach Inokulation an, verhärten und schmelzen ein.

Histologie:
- spezifische tuberkulöse Granulome

Histologie. Mikroskopisch sind zahllose Mykobakterien (Ziehl-Neelsen- oder Fite-Faraco-Färbung) nachweisbar bei ausgeprägter unspezifischer Entzündung; nach Entwicklung der zellvermittelten Immunität treten spezifische tuberkuloide Granulome auf.

- **Tuberculosis cutis verrucosa**
- exogene Reinfektion bei guter Abwehrlage

• **Tuberculosis cutis verrucosa.** Diese Hauttuberkulose wird hervorgerufen durch eine *exogene Reinfektion* bei guter Abwehrlage. Sie ist klinisch durch Papeln, Knoten oder eine flächenhafte Infiltration von rot-brauner Farbe mit verruköser Oberfläche gekennzeichnet.

Histologie:
- verruköse Epidermisverdickung
- chronische Entzündung mit spärlichen Granulomen

Histologisch zeigt sich eine unregelmäßige verruköse Epidermisverdickung und eine chronische Entzündungsreaktion aus Leukozyten und Lymphozyten mit eher spärlichen tuberkuloiden Granulomen, i. d. R. ohne Verkäsung. Mykobakterien sind nur schwer nachweisbar.

endogen:
- **Lupus vulgaris**
- Organtuberkulose der Haut
- knötchenförmige, plattenartige Infiltrate, häufig im Gesicht

• **Lupus vulgaris.** Dies ist die *häufigste Form der Hauttuberkulose* nach oder gleichzeitig mit anderen Organtuberkulosen. Die Entstehung erfolgt meist lymphogen, selten per continuitatem oder hämatogen. Die knötchenförmigen oder plattenartigen Infiltrate sind sehr langsam progredient (Gesicht!). Später kommt es zu Atrophien, Ulzerationen und Defektheilungen (Mutilationen).

Histologie:
- tuberkuloide Granulome mit/ohne Verkäsung

Histologisch imponieren klassische tuberkuloide Granulome mit oder ohne Verkäsung, bei Ulzeration mit unspezifischer Entzündung.

- **Tuberculosis cutis colliquativa (Skrofuloderm)**
- Organtuberkulose in den Tropen
- weiche Infiltrate mit Abszedierungen und Fisteln

• **Tuberculosis cutis colliquativa (Skrofuloderm).** Diese in den Tropen und Subtropen häufigste Form der Hauttuberkulose entsteht durch endogene Ausbreitung bei mäßiger Abwehrlage. Klinisch entwickeln sich erst derbe, später weiche Infiltrate (Hals, Axillen, Inguinalregion), die einschmelzen, perforieren und Fisteln und Ulzera ausbilden.

Histologie:
- wie beim Lupus vulgaris

Histologisch gleichen die Veränderungen denen des Lupus vulgaris, jedoch mit massiver Verkäsung und meist reichlichem Erregernachweis.

Tuberkulide: exanthematische oder ulzerierende Hautläsionen während einer Tuberkulose

Tuberkulide. Darunter werden exanthematische (Lichen scrofulosorum, papulonekrotisches Tuberkulid, Tuberculosis miliaris disseminata faciei) oder umschriebene ulzerierende (Erythema induratum Bazin) Hautläsionen verstanden, die im Verlaufe der hyperergischen Phase einer tuberkulösen Erkrankung abakteriell (infektallergisch?) entstehen können.

Lepra

5.3.2 Lepra

Die Lepra kommt fast weltweit vor. In Afrika, Indien und China ist die Durchseuchung am höchsten; auch im südlichen Europa existieren einzelne Endemiegebiete. Erreger ist das säurefeste Stäbchen *Mycobacterium leprae*. Die Übertragung erfolgt durch keimhaltige Wund- und Narbensekrete. Die Inkubationszeit beträgt 2–5 Jahre.

Klinik. Symptomatik und Verlauf der Lepra sind sehr unterschiedlich und werden vorwiegend von der Immunitätslage bestimmt. Im **Prodromalstadium** werden langsam einsetzende Par- und Hypästhesien in umschriebenen Hautarealen angegeben. Die ersten sichtbaren Läsionen sind unscharf begrenzte, hypopigmentierte Flecken *(indeterminierte Lepra)*. Entweder erfolgt spontane Ausheilung oder Übergang in die keimarme *tuberkuloide* (häufiger) oder in die agressivere keimreiche *lepromatöse Lepra* (seltener); eine Mischform ist die *dimorphe („borderline") Lepra*. Komplikationen sind Verstümmelungen (Mutilationen) sowie, durch den Befall der peripheren Nerven, Anästhesien, Paresen, Muskelatrophien, Gelenkveränderungen.

- **Prodromalstadium:**
  - unscharf begrenzte hypopigmentierte Flecken, Hyp- und Parästhesien

Die **tuberkuloide Lepra** ist gekennzeichnet durch einen flach erhabenen, polyzyklischen, hypopigmentierten, hypästhetischen Herd mit langsamem peripheren Wachstum, sehr unterschiedlicher Größe und häufig zentraler Abheilung. Der **histologische** Schnitt zeigt tuberkuloide Granulome mit wenigen Lymphozyten und Langhans-Riesenzellen in der papillären Dermis, lymphozytäre Infiltrate um die Hautnerven und sehr spärlichen Mykobakterien (Ziehl-Neelsen-Färbung).

- **tuberkuloide Lepra:**
  - keimarm, tuberkuloide Granulome der Dermis

Die **lepromatöse Lepra** entsteht bei anerger Reaktionslage und beginnt mit makulösen Herden, die sich später in Knoten umwandeln (Leprome) und ulzerieren können. Exazerbationen *(Lepra-Reaktionen)* werden häufig durch eine systemische Symptomatik begleitet. **Histologisch** kennzeichnend sind ausgeprägte histiozytäre Infiltrate mit Schaumzellen (Virchow-Zellen); Mykobakterien sind massenhaft nachweisbar.

- **lepromatöse Lepra:**
  - keimreich bei anerger Reaktionslage, Leprome, systemische Symptomatik

5.4 Mykosen der Haut

4. Hautmykosen

> Kutane Pilzinfektionen entwickeln sich auf vorgeschädigter Haut oder bei schlechter Abwehrlage. Die klinische Symptomatik ist sehr variabel und abhängig von der Lokalisation. Zu unterscheiden sind **Systemmykosen** (am häufigsten systemische Candida-Mykose) sowie **Haut- und Schleimhautmykosen**.

Die Hautmykosen werden unterteilt in **Candida-** (Erreger: Sproßpilze), **Dermato-** (Erreger: Dermatophyten) und **Schimmelpilz-Mykosen**.

Histologie. Pilze lassen sich durch die PAS- oder die Grocott-Färbung darstellen. Sie erscheinen als Hyphen (Myzelien) oder Sporen. Hyphen sind fadenähnlich und segmentiert oder unsegmentiert; Sporen sind rundlich oder oval. Das histologische Bild einer Hautmykose entspricht dem einer akuten oder chronischen Dermatitis, abgesehen von den in Europa seltenen granulomatösen Formen (Kryptokokkose, Histoplasmose u. a.).

Einteilung:
- **Candida-Mykosen** (Sproßpilze)
- **Dermatomykosen** (Dermatophyten)
- **Schimmelpilz-Mykosen**

Erregernachweis:
- PAS-, Grocott-Färbung
- als Hyphen oder Sporen

6. Allergische Hauterkrankungen

Allergische Hauterkrankungen

6.1 Reaktion vom Soforttyp (Typ I)

1. Reaktion vom Soforttyp (Typ I)

Urtikaria und **Quincke-Ödem**, die gemeinsam auftreten können, sind ätiologisch und pathogenetisch sehr heterogene Krankheitsbilder. Die Freisetzung von Mediatoren (Histamin, Prostaglandine D_2 und E_2, Leukotriene C_4, D_4, E_4) aus Mastzellen und basophilen Granulozyten durch Degranulation löst das Symptomenspektrum aus: *Erythem* (Vasodilatation), *Ödem* (Steigerung der Gefäßpermeabilität), *Juckreiz*; an anderen Organen: *Bronchospasmus* und *Koliken* (Kontraktion der glatten Muskulatur) oder *Rhinitis* (Hypersekretion der Schleimhäute).

- **Urtikaria, Quincke-Ödem**

Symptomenspektrum:
- Erythem
- Ödem
- Juckreiz
- evtl. Bronchospasmus, Koliken
- Rhinitis

Die *immunologisch bedingten Formen* der Urtikaria und des Quincke-Ödems sind **IgE-vermittelt** und bilden das **dermatologische Korrelat allergischer Sofortreaktionen**. Von

abgrenzen: nicht-immunologische, pseudoallergische Formen diesen sind die *nicht* durch immunologische Mechanismen vermittelten, sog. *pseudoallergischen* Formen zu unterscheiden.

Klinik. Die *Urtikaria* ist gekennzeichnet durch flüchtige porzellanweiße bis erythematöse Quaddeln mit Tendenz zu peripherer Ausbreitung, die zu größeren Läsionen konfluieren können, das *Quincke-Ödem* durch blasse bis erythematöse Schwellungen vor allem des Gesichts und der Mund- oder Rachenschleimhaut.

Histologie:
- Urtikaria: Ödem im Stratum reticulare, Vasodilatation
- Quincke-Ödem: Ödem in der Subkutis und unteren Dermis

Histologie. Hauptmerkmal der *Urtikaria* ist ein massives Ödem in der oberen Dermis (Stratum reticulare) bei Weitstellung der Blutgefäße; hinzu kommt ein perivaskuläres Infiltrat aus Lymphozyten, Histiozyten, Mastzellen und gelegentlich eosinophilen Granulozyten. Beim *Quincke-Ödem* ist das Ödem in der Subkutis, aber auch in der unteren Dermis lokalisiert.

2. Reaktion vom Immunkomplextyp (Typ III)
- **Arthus-Reaktion, Serumkrankheit**

6.2 Reaktion vom Immunkomplextyp (Typ III)

- Die **Arthus-Reaktion** und die **Serumkrankheit** sind zwei klassische Modelle der experimentellen Immunologie. Antigene und spezifische Antikörper (IgG, IgM, IgA) bilden zirkulierende oder gewebsfixierte Immunkomplexe. Über Komplementaktivierung, Chemotaxis (C3a, C5a) von neutrophilen Granulozyten, Phagozytose von Immunkomplexen und Freisetzung lysosomaler Enzyme wird das betroffene Gewebe (z. B. Gefäße) geschädigt.

klinisch:
- **Vasculitis allergica (Purpura Schoenlein-Henoch)**
- flach erhabene Petechie
- papulo-nekrotisierender Typ
- polymorph-nodulärer Typ
- urtikarieller Typ

- **Vasculitis allergica (Purpura Schoenlein-Henoch).** Diese Erkrankung ist das *klinische Korrelat zur Arthus-Reaktion.* Grundeffloreszenz ist die flach erhabene Petechie (hämorrhagischer Typ), aus der heraus sich ein *papulo-nekrotischer*, ein *polymorph-nodulärer* oder ein *urtikarieller Typ* entwickeln kann. Ein episodischer oder ein chronisch-rezivierender Verlauf ist möglich. Eine systemische Beteiligung (ZNS, Niere, Respirationstrakt) ist häufig, oft aber symptomlos.

Histologie:
- neutrophiles Infiltrat um postkapilläre Venolen der oberen Dermis
- Nekrosen der Gefäße
- Diapedesen
- Ig- und Komplementablagerungen an den Gefäßwänden

Histologie. Charakteristisch sind ein neutrophiles Infiltrat vor allem um die postkapillären Venolen der oberen Dermis mit Zerfall der neutrophilen Granulozyten (Leukozytoklasie), die fibrinoide Nekrose der Gefäßwände und Erythrozytenaustritte (Erythrozytendiapedese). *Fluoreszenzoptisch* lassen sich Komplement- und Ig-Ablagerungen an den Gefäßwänden nachweisen.

3. Reaktion vom Spättyp (Typ IV)

Tuberkulinreaktion, Transplantatabstoßung

6.3 Reaktion vom Spättyp (Typ IV)

Klinische Beispiele für diese Reaktion vom zellulären Typ sind die **Tuberkulinreaktion** (s. S. 160), die **Transplantatabstoßung** (s. S. 145 f), das **allergische Kontaktekzem** und möglicherweise die **Arzneimittelexantheme**.

Das **Ekzem** ist nicht eindeutig definiert (jedes Lehrbuch bietet andere Varianten) und wird häufig durch „Dermatitis" ersetzt. Allgemein definiert ist das Ekzem eine akute oder chronische entzündliche Reaktion auf (meist) exogene Noxen, bei der epidermale Veränderungen dominieren. Das Ekzem umfaßt also weit mehr Erkrankungen als das allergische Kontaktekzem. Auf dieses als *für die Ekzemgruppe prototypische Krankheit* wird im folgenden ausführlicher eingegangen.

- **allergisches Kontaktekzem**
- **Allergene:** niedermolekulare Stoffe, Haptene
- Gewebsschädigung u. a. durch zytotoxische T-Lymphozyten, Makrophagenaktivierung
- Sensibilisierung frühestens nach 5–7 Tagen, häufig später

- **Allergisches Kontaktekzem.** Die sensibilisierenden Kontaktsubstanzen sind i. d. R. niedermolekular (Haptene, MG ca. 500–1000). Diese Haptene bzw. Hapten-Protein-Komplexe werden durch spezialisierte Makrophagen (dendritische M., z. B. Langerhans-Zellen) verändert und zur immunogenen Erkennung den T-Lymphozyten in der Haut (periphere Sensibilisierung) oder in den regionalen Lymphknoten (zentrale Sensibilisierung) präsentiert. Es kommt zur klonalen Proliferation antigenspezifischer T-Zellen, schließlich zur Ausbildung zytotoxischer T-Lymphozyten und zur Aktivierung von Makrophagen mit dem Ziel der Allergeneliminierung. Bei diesem Prozeß spielen außerdem basophile Leukozyten (Mediatoren), B-Lymphozyten (Suppression) und Zytokine (z. B. Interleukin I und II) eine Rolle. Bei starken Sensibilisatoren benötigt die Sensibilisierung mindestens 5–7 Tage, bei schwachen viele Jahre. Die Sensibilisierung hängt von zahlreichen Faktoren ab: genetischer Disposition, Sensibilisierungspotenz des Allergens, Dauer und Intensität des Kontakts, Barrierefunktion der Haut u. a.

Klinik. Nach Ausbildung eines **Erythems** treten im akuten Stadium bei stärkerer Reaktion kleinste *Bläschen* auf, die sich zu größeren Blasen entwickeln können. Das Platzen der Bläschen führt zum Nässen der Herde (Exsudation), deren Trocknung zur Krustenbildung. Wirkt die Noxe nur kurzfristig ein, kommt es nach einigen Tagen zur *Abheilung* (Ablösung der Krusten, Schuppung). Bei längerer oder kurzfristig rezidivierender Noxenexposition kommt es zur *Chronifizierung* mit geringerer Exsudation, wechselnder stärkerer Schuppung, Verdickung der Epidermis und Vergröberung des Hautreliefs *(Lichenifikation).*

Klinik: Erythem, Bläschen, exsudative Reaktion → Abheilung (Schuppung, Krusten)

Histologie. Im **akuten Stadium** tritt zunächst eine *Vasodilatation* und ein geringes, später dichteres *perivaskuläres Infiltrat* lymphozytärer Zellen in der oberen Dermis auf. Ein intraepidermales interzelluläres Ödem führt zur *Spongiose* und, bei stärkerer Ausprägung, zur Ausbildung spongiotischer Bläschen, evtl. über Konfluenz zur Blasenbildung. Außerdem findet sich eine sehr unterschiedlich ausgeprägte *Exozytose* mononukleärer Zellen in die Epidermis. Im **chronischen Stadium** tritt die spongiotische Reaktion in den Hintergrund, das Bild wird beherrscht von *Akanthose* und *Hyper(para)keratose* neben dem jetzt stärkeren, fleckförmigen perivaskulären Infiltrat aus Lymphozyten und Makrophagen.

Histologie:
- **akut:** Vasodilatation, perivaskuläres lymphozytäres Infiltrat, Ödem, Spongiose, Bläschen Exozytose
- **chronisch:** Akanthose, Hyper(para)keratose, entzündliches perivaskuläres Infiltrat

Dieses grundsätzliche, uniforme Reaktionsmuster ist mit Variationen bei allen Ekzemerkrankungen trotz sehr heterogener Ätiologie zu beobachten. Als wichtige Ekzemkrankheiten seien noch das **nummuläre Ekzem**, die **seborrhoische**, **atopische** und **dyshidrotische Dermatitis** sowie das **Stauungsekzem** genannt.

- **Arzneimittelexantheme.** Es sind *immunologisch* vermittelte und *nicht-immunologische* Arzneireaktionen an der Haut zu unterscheiden. Zur ersten Gruppe zählen die allergischen Reaktionen der Typen I, III und IV. Zur zweiten Gruppe sind vor allem die nicht-immunologischen Aktivierungen von Effektormechanismen zu rechnen, z. B. die Interferenz von Medikamenten mit der Prostaglandinsynthese (viele Analgetika: Urtikaria), die direkt ausgelöste Mastzelldegranulation (Opiate: Urtikaria) und die direkte Aktivierung des alternativen Weges des Komplementsystems (Röntgenkontrastmittel: meist Urtikaria).

- **Arzneimittelexantheme**
- **immunologisch:** Immunreaktionen Typ I, III, IV
- **nicht-immunologisch:** z. B. durch direkt ausgelöste Mastzelldegranulation oder alternative Komplementaktivierung

Zahlreiche klassische *Dermatosen* werden von nicht-immunologischen Intoleranzreaktionen auf Medikamente *imitiert*, wobei die Pathomechanismen allerdings noch weitgehend unklar sind.

Praxishinweis ⇐

Beispiele sind die **morbilli-**, **scarlatini-** und **rubeoliformen Arzneiexantheme**; aber auch die **Psoriasis vulgaris**, der **Lupus erythematodes** u. a. m. können imitiert werden.

7. Lichtdermatosen

Photodermatosen

Photodermatosen beruhen auf einer *abnormen Reaktion gegen Sonnenlicht.* Sie können in *3 Subtypen* unterteilt werden:
- **qualitativ** abnorme Reaktionen (Photodermatosen im engeren Sinn)
- **quantitativ** abnorme Reaktionen durch eine erniedrigte Erythemschwelle: z. B. bei Phenylketonurie, Vitiligo, Albinismus
- Sonnenlicht als **pathogenetischer Kofaktor** bei verschiedenen Hauterkrankungen: Genodermatosen, Stoffwechselkrankheiten, Autoimmunkrankheiten u. a.

1. qualitativ abnorme Lichtreaktion
2. quantitativ abnorme Lichtreaktion
3. Sonnenlicht als Kofaktor

Die Photodermatosen im engeren Sinne werden weiter unterteilt in *idiopathische* ohne bisher bekannte und in solche *mit bekannten chemischen Photosensibilisatoren.*

7.1 Idiopathische Lichtdermatosen

Idiopathische Photodermatosen

- **Polymorphe Lichtdermatose.** Dies ist eine *erworbene Intoleranzreaktion* unbekannter Genese auf Sonnenlicht (UV-A, UV-B, seltener sichtbares Licht) mit deutlicher Zunahme der Häufigkeit in den letzten Jahren. Sie beginnt typischerweise in Kindheit oder Jugend und persistiert meist lebenslang.

- **polymorphe Lichtdermatose**
- UV-A, UV-B-Intoleranzreaktion

- **Exanthem** der sonnenexponierten Haut

Klinik. Die Dermatose beginnt meist im Frühjahr nach Sonnenexposition. Nach kurzer Latenzzeit von 1–2 Tagen folgt eine **exanthematische Aussaat** der Läsionen in den sonnenexponierten Arealen mit Dominanz eines einzigen Läsionstyps, der von Individuum zu Individuum unterschiedlich sein kann: Erythem, Quaddeln, Papeln. Es kann zu einer Toleranzentwicklung während des Sommers kommen oder aber (häufig) zur langsam progredienten Verschlechterung über Jahre hinweg.

Histologie:
Spongiose, Exozytose, lymphozytäre Zellen, entzündliche Infiltrate bis in die tiefe Dermis, Ödem

Histologisch finden sich eine *Spongiose* und eine *Exozytose lymphozytärer Zellen* in die Epidermis, ein Ödem der Dermis und fleckförmige, insbesondere auch perivaskuläre lymphozytäre Infiltrate in der gesamten Dermis.

- **Hydroa vacciniformia**

• Die **Hydroa vacciniformia** ist wahrscheinlich eine blasenförmige Sonderform mit Nekrosen der Epidermis und der obersten Dermis mit Bildung atrophischer Narben.

- **Lichturtikaria**
- urtikarielle Reaktion mit Reflexerythem

• Die **Lichturtikaria** ist eine sehr seltene lichtausgelöste urtikarielle Reaktion mit Reflexerythem um die Quaddeln; Beginn nach wenigen Minuten Lichtexposition. Histologisch sieht man Gefäßdilatation, Ödem der Dermis und ein geringes rundzelliges dermales Infiltrat.

Photodermatosen durch Photosensibilatoren

7.2 Lichtdermatosen durch Photosensibilisatoren

endogen oder **exogen** zugeführt

- **phototoxisch**
- **photoallergisch**

Von den zahlreichen bekannten photosensibilisierenden Substanzen sind die meisten kleinmolekulare, polyzyklische Verbindungen mit Doppelbindungen, die durch UV-A aktiviert werden können und *exogener* (z.B. Arzneimittel oder deren Metaboliten) oder *endogener* (z.B. Porphyrine) Natur sein können. Man unterscheidet **phototoxische** (Reaktion dosisabhängig, auf das exponierte Areal begrenzt) und **photoallergische** (Immunreaktion gegen UV-aktivierte Allergene; nur beschränkt dosisabhängig, zunächst auf das exponierte Areal begrenzt) Dermatosen.

- **lokale phototoxische Dermatose**

• Die **lokalen phototoxischen Dermatosen** (durch Kontakt mit Pflanzen, Pollen, Duftölen, Sulfonamiden u.a.) treten als Handekzeme, Gesichtsekzeme oder Gräserdermatitis auf.

- **generalisierte phototoxische Dermatose**

• Die **generalisierten phototoxischen Dermatosen** (durch Einnahme von Arzneimitteln, z.B. Sulfonamiden, oralen Antidiabetika, Diuretika, Phenothiazinen, oder von künstlichen Süßstoffen) äußern sich als großflächige akute oder subakute Ekzeme.

- **photoallergische Kontaktdermatitis (aktinisches Retikuloid)**

• Die **photoallergische Kontaktdermatitis** (durch Sulfonamide, häufig durch halogenierte Salizylanilide in Form von Antiseptika) kann zu einer persistierenden Reaktion führen **(aktinisches Retikuloid).**

Kollagenosen

8. Kollagenosen: LE, Sklerodermie

Traditioneller Begriff, der eine Gruppe von (systemischen) Autoimmunkrankheiten zusammenfaßt, bei denen früher eine primäre Erkrankung des kollagenen Bindegewebes vermutet wurde. Wegen vielfältiger Überlappungen und Ähnlichkeiten und letztlich nicht aufgeklärter Pathogenese wird noch an dieser Bezeichnung festgehalten.

- **Lupus erythematodes (LE)**

1. chronisch-diskoider LE

• **Lupus erythematodes (LE).** Es lassen sich *3 Haupttypen* unterscheiden:

1. Chronisch-diskoider LE, auf die Haut beschränkt, meist auf die lichtexponierten Areale (UV-B). Scheibenförmige, teilweise hyperkeratotische Erytheme wachsen peripher und hinterlassen zentral atrophische Narben. Bei 5 % Übergang in einen systemischen LE.

2. subakut-kutaner LE

2. Subakut-kutaner LE mit disseminierten, erythematösen, feinschuppenden Herden bei geringer Atrophietendenz. Ausgeprägte UV-Sensitivität. 50 % der Fälle gehen in einen systemischen LE über.

3. systemischer LE

3. Systemischer LE mit uncharakteristischem, makulösem bis urtikariellem Exanthem neben einem Schmetterlingserythem des Gesichts und anderen kutanen Symptomen bei 70–80 % der Patienten.

Histologie des chronisch-diskoiden LE:
- Atrophie der Epidermis
- follikuläre Orthohyperkeratose
- hydropische Degeneration der Basalzellen

Histologie. Am ausgeprägtesten sind die Hautveränderungen beim **chronisch-diskoiden LE**. Charakteristisch sind *Atrophie der Epidermis*, follikulär betonte *Orthohyperkeratose*, hydropische *Degeneration der Basalzellen*, perivasal und perifollikulär betonte Lymphozyteninfiltrate und die durch die PAS-Färbung darstellbare Verbreiterung der Basalmembran. Beim **subakut-kuta-**

nen LE fehlt die Hyperkeratose der Follikel. Beim **systemischen LE** tritt die Hyperkeratose in den Hinter-, das subepidermale Ödem in den Vordergrund.

- granuläre Ablagerungen von IgG, IgM, C3 (Ablagerung von Immunkomplexen)

Praxishinweis

In 75 % des chronisch-diskoiden, in 50 % des subakut-kutanen und in 95 % des systemischen LE sind in der **Immunfluoreszenzhistologie** von befallener Haut in granulärer Anordnung *IgG, IgM* und *C3* (Ablagerung von Immunkomplexen) entlang der Basalmembranzone nachweisbar (sog. *Lupusband*).

In unveränderter Haut sind diese Veränderungen bei 25 % mit subakut-kutanem und bei 40 % (nicht-UV-exponierte Areale; prognostisch ungünstiges Zeichen: *Nierenbeteiligung*!) bzw. 60–80 % (sonnenexponierte Areale) mit systemischem LE nachweisbar.

- **Sklerodermie**
  - **zirkumskripte** u. **systemische** (chronisch progressive) Form
  - **Sklerosierung des kollagenen Bindegewebes**
  - **Beteiligung der inneren Organe** bei der systemischen Form →
  - **Raynaud-Phänomen** als Initialsymptom

• **Sklerodermie.** Zu unterscheiden sind die **zirkumskripte** und die **systemische** Form. Beiden gemeinsam ist die *Sklerosierung des kollagenen Bindegewebes* (eine Regulationsstörung der Kollagen-Typ-1-Synthese wird diskutiert). Ein Übergang der umschriebenen in die systemische Form kommt nicht vor. Letztere ist eine *chronisch-progressive Systemerkrankung* mit Initialsymptomen an den Gefäßen (Raynaud-Phänomen: Spasmen der Fingerarterien) und an der Haut und späterem Übergang auf innere Organe (Verdauungstrakt, Lunge, Herz, Nieren).

Histologie:
- erythematöses bzw. ödematöses Stadium
- induriertes bzw. sklerosiertes Stadium

Histologie. Beide Sklerodermieformen weisen weitgehend die gleichen histologischen Befunde auf. Die ersten Veränderungen sind uncharakteristisch und zeigen ein perivaskuläres lymphozytäres Infiltrat in der gesamten Dermis und häufig in den Septen der Subkutis neben einer ödematösen Verquellung der kollagenen Fasern (*erythematöses* bzw. *ödematöses Stadium*). Anschließend verschwinden die Lymphozyten und Fibroblasten. Die Kollagenfasern verbreitern sich und homogenisieren, sie ersetzen zunehmend die Subkutis. Die Talgdrüsen verschwinden, die Schweißdrüsen erscheinen „eingemauert" in der Dermis (*induriertes* bzw. *sklerosiertes Stadium*). Bei der systemischen Form sind die Gefäße rarefiziert, ihre Lumina eingeengt, die Wände verdickt und hyalinisiert. Die elastischen Fasern bleiben erhalten.

9. Erworbene bullöse Dermatosen

Erworbene bullöse Dermatosen

Ätiologisch völlig verschiedene Hauterkrankungen können mit Blasenbildungen (lat. *bulla* Blase) an der Haut einhergehen. Hier werden nur die *nicht-hereditären* Dermatosen besprochen, deren Hauptmerkmal die Blasenbildung ist.

histologische Kriterien der Beurteilung

Die beiden wichtigsten **histologischen Kriterien** sind:
- *Ort der Spaltbildung*: sub- oder intraepidermal; wenn letzteres, in welcher epidermalen Schicht?
- *immunfluoreszenzoptisch sichtbare Ablagerungsmuster*: Immunglobuline, Komplement.

9.1 Pemphigus-Gruppe

Pemphigus-Gruppe

zirkulierende Autoantikörper (IgG) gegen membranassoziierte Antigene

Pathogenese. Zirkulierende Autoantikörper vom IgG-Typ richten sich gegen membranassoziierte Antigene (hochmolekulare Glykoproteine) und lösen komplementunabhängig die Zell-Zell-Haftstellen; postuliert wird dabei die Induktion proteolytischer Enzyme.

Primäreffloreszenz:
- schlaffe, klare Blasen auf gesunder Haut

Klinik. Die Primärläsionen sind schlaffe Blasen mit klarem Inhalt auf gesunder Haut, die leicht reißen, Erosionen freilegen, verkrusten und ohne Narben abheilen. Die Läsionen können konfluieren und die gesamte Haut und die hautnahen Schleimhäute befallen.

Histologie:
- suprabasale bzw. subkorneale Akantholyse
- Tzanck-Zellen

Histologie. Charakteristisch sind *suprabasale* bzw. *subkorneale Akantholyse* und konsekutive Spalt- oder Blasenbildung mit Insudation seröser Flüssigkeit. Die sog. *Tzanck-* oder *Pemphigus-Zellen* sind rundlich, haben ein eosinophiles Zytoplasma und eine perinukleäre Aufhellungszone. Das subepidermale Infiltrat ist unterschiedlich intensiv und uncharakteristisch.

– IgG und C3 in Interzellularspalten

In der **direkten Immunfluoreszenz** an einer Hautbiopsie sind in den Interzellularspalten der suprabasalen Epidermis *IgG* und *C3* nachzuweisen, in der **indirekten** Immunfluoreszenz zirkulierende, gegen epidermale Interzellularsubstanz gerichtete Antikörper.

Pemphigoid-Gruppe

9.2 Pemphigoid-Gruppe

Autoimmunerkrankungen mit subepidermalen Blasen

Gemeinsames Kennzeichen dieser Autoimmunerkrankungen ist die *Blasenbildung in der Basalmembranzone.* Die gesamte Epidermis bildet somit das Blasendach: *subepidermale Blase.*

Anders als bei den Pemphiguserkrankungen bestehen hinsichtlich Pathogenese, Klinik und Histologie allerdings erhebliche Unterschiede zwischen den Vertretern dieser Gruppe.

- **Bullöses Pemphigoid**
- **Autoantikörper gegen Ag der dermoepidermalen Junktionszone**

• **Bullöses Pemphigoid.** Die zirkulierenden Autoantikörper richten sich gegen ein Antigen der dermoepidermalen Junktionszone (Basalmembranzone). Deren Reaktion geht mit einer Aktivierung der Komplementkaskade und Leukozytenchemotaxis einher.

Primärefloreszenz:
- pralle Blasen mit serösem Inhalt auf geröteter Haut

Klinik. Typisch ist das pleomorphe Bild von einzelnen bis disseminierten Erythemen, prallen Blasen unterschiedlicher Größe mit serösem Inhalt, Erosionen und Verkrustungen. Mundschleimhautläsionen treten nur bei einer Minderheit der Patienten auf. Die Läsionen verheilen narbenlos.

Histologie:
- subepidermale Spalt- und Blasenbildung
- lineare IgG und C3-Ablagerungen an der Basalmembran

Histologie. Charakteristisch ist die *subepidermale Spalt-* und *Blasenbildung.* Der Blasenboden wird durch die Lamina densa der Basalmembran (darstellbar durch die PAS-Färbung) gebildet.

In der **direkten Immunfluoreszenz** finden sich lineare Ablagerungen von *IgG* und *C3* entlang der Basalmembran. Die zirkulierenden Autoantikörper vom IgG-Typ sind in der **indirekten** Immunfluoreszenz nicht immer nachzuweisen.

- **Vernarbendes Schleimhautpemphigoid**
- **Autoantikörper gegen ein Ag der Lamina lucida**

• **Vernarbendes Schleimhautpemphigoid.** Die Autoantikörper sind nicht identisch mit denen des bullösen Pemphigoids und richten sich gegen ein Antigen der unteren Lamina lucida. Die kleinen Blasen der hautnahen Schleimhäute (am häufigsten befallen: die Konjunktiven) reißen sehr leicht ein und vernarben. Nur bei 25 % der Patienten wird die Haut befallen.

- **Herpes gestationis**
- hormoninuzierte Produktion von IgG-Ak gegen Basalmembran

• **Herpes gestationis.** Wahrscheinlich durch einen hormonellen Faktor (Gestagen?) induzierte Produktion von IgG-Autoantikörpern gegen ein noch nicht definiertes Antigen der Basalmembranzone während oder kurz nach der *Schwangerschaft.*

- **Lineare IgA-Dermatose**
- lineare IgA und C3-Ablagerungen

• **Lineare IgA-Dermatose.** Bisher sind keine zirkulierenden Autoantikörper nachgewiesen worden, nur lineare IgA- und C3-Ablagerungen an der Basalmembranzone in der *direkten Immunfluoreszenz.*

Dermatitis herpetiformis (M. Duhring)
- Ak gegen Gliadin
- urtikarielle Plaques
- Erythem, Bläschen

9.3 Dermatitis herpetiformis Duhring

Pathogenese. Bei genetischer Prädisposition (80 % der Patienten positiv für HLA-B8 und HLA-DRW3) werden Antikörper gegen Gliadin, einem Protein des Glutens (Weizenbestandteil), produziert.

Klinik. Auf Erythemen oder urtikariellen Plaques bilden sich oft gruppierte Bläschen oder Blasen, welche schnell zerkratzt werden *(brennender Juckreiz!)* und verkrusten.

Histologie:
- dermolytische Blase
- mikroabszeßähnliche Ansammlungen von Granulozyten in Papillenspitzen
- granuläre IgA und C3-Ablagerungen in Papillenspitzen (Retikulinfasern)

Histologie. Die Kontinuitätstrennung erfolgt zwischen Dermis und Epidermis unterhalb der Lamina densa *(dermolytische Blase).* Typisch sind mikroabszeßähnliche Ansammlungen von neutrophilen und eosinophilen Granulozyten in den dermalen Papillenspitzen.

In der **direkten Immunfluoreszenz** sind *granuläre IgA-* und *Komplementablagerungen* in den Papillenspitzen (Retikulinfasern!) zu sehen. In der **indirekten** Immunfluoreszenz sind verschiedene Autoantikörper gegen Retikulin, Endomyosin u. a. bei manchen Patienten nachweisbar; ihre Bedeutung für die Pathogenese ist unklar.

9.4 Erythema multiforme

Erythema exsudativum multiforme

Pathogenese. Die häufigsten auslösenden Faktoren bei dieser polyätiologischen Intoleranzreaktion sind *Infektionskrankheiten* (insbesondere virale, aber auch bakterielle) und *Medikamente* mit Immunkomplexreaktionen an den *Gefäßwänden* der oberen *Dermis* und Wandschädigung.

Intoleranzreaktion der Haut
- bei Infektionskrankheiten
- auf Medikamente

Klinik. Die typische Läsion ist ein aus zwei konzentrischen Ringen aufgebautes münzgroßes Erythem, in deren Zentrum eine Papel liegt. Die Entwicklung zur Blase ist möglich. Die hautnahen Schleimhäute können mit und ohne Hautbefall beteiligt sein *(Major-Form)*.

Histologie. Mikroskopisch imponiert ein Ödem der papillären Dermis mit einem entzündlichen perivaskulären Infiltrat aus Lymphozyten und Histiozyten und einer folgenden epidermalen Schädigung unterschiedlichen Ausmaßes. Die Blasen können intra- oder subepidermal liegen.

Histologie:
- Ödem der papillären Dermis
- entzündliches perivaskuläres Infiltrat
- intra- und subepidermale Blasen

9.5 Toxische epidermale Nekrolyse (Lyell-Syndrom)

Lyell-Syndrom

Pathogenese. Es existiert eine *idiopathische* und eine *arzneimittelinduzierte* Form (Intoleranzreaktion); letztere ist häufig mit Virusinfektionen assoziiert. Die Pathogenese ist unklar.

- idiopathisch oder arzneimittelinduziert

Klinik. Makulösen, schnell konfluierenden Erythemen folgen schlaffe, großflächige Blasenbildungen mit Ablösung der Epidermis.

- schlaffe, konfluierende Blasen

Histologie. Subepidermale Spaltbildung, Nekrose der gesamten Epidermis, fehlendes entzündliches Infiltrat in der Dermis.

Histologie:
- subepidermale Spalten, epidermale Nekrose, fehlendes entzündliches Infiltrat

10. Nicht-infektiöse granulomatöse Hauterkrankungen

Nicht-infektiöse granulomatöse Hauterkrankungen

- **Sarkoidose (M. Boeck).** Die typischen sarkoiden Granulome können, durch einen intakten Bindegewebsstreifen von der Epidermis getrennt, in allen Schichten der Dermis oder in der Subkutis liegen. Ulzeration ist möglich, aber selten.

- **Sarkoidose (M. Boeck)**
- Granulome vom Sarkoidose-Typ in Dermis oder Subkutis

- **Granuloma anulare.** Unbekannte Ätiologie. Vor allem an den distalen Extremitäten entwickeln sich aus Papeln ringartige Läsionen mit erhabenem Rand und eingesunkenem Zentrum mit Tendenz zur Spontanremission.

- **Granuloma anulare**
- ringartige Läsionen an distalen Extremitäten

- **Necrobiosis lipoidica.** Unbekannte Ätiologie. Bei Diabetikern häufiger als bei Nichtdiabetikern. Aus makulösen oder papulösen Herden an Füßen und Unterschenkeln entwickeln sich plattenartige, indurierte Herde mit Atrophie und evtl. späterer Ulzeration der Epidermis.

- **Necrobiosis lipoidica**
- an Füßen und Unterschenkeln
- plattenartige Indurationen
- Atrophie und Ulzeration der Epidermis

11. Entzündliche Gefäßerkrankungen

Entzündliche Gefäßerkrankungen

- **Periarteriitis nodosa cutanea.** Pathogenese unbekannt. Indurierte subkutane Knoten und Stränge, später evtl. mit Hämorrhagien und Ulzerationen an Unterschenkeln und Füßen ohne systemische Symptomatik. *Histologie* wie bei der systemischen Form (s. Panarteriitis nodosa S. 548 f).

- **kutane Panarteriitis nodosa**
- indurierte subkutane Knoten u. Stränge

- **Livedo racemosa.** Verschiedene ursächliche Noxen (Nikotin, hormonelle Kontrazeptiva) werden diskutiert, eine familiäre Häufung ist bekannt. An Beinen, Gesäß und Oberarmen imponieren asymmetrische, bizarre, blitzfigurenartige, livide Gefäßzeichnungen. Neben der idiopathischen Form ist die Erkrankung mit chronischer Polyarthritis, anderen rheumatischen Erkrankungen sowie Thrombangiitis obliterans assoziiert. *Histologisch* auffällig sind entzündliche Veränderungen kleiner und mittlerer dermaler Gefäße.

- **Livedo racemosa**
- asymmetrische blitzfigurenartige livide Gefäßzeichnungen
- entzündliche Veränderungen kleiner und mittlerer Gefäße

Erythematosquamöse und papulöse Hauterkrankungen

12. Erythematosquamöse und papulöse Hauterkrankungen

- **Psoriasis vulgaris**
- stark erhöhte mitotische Aktivität
- gestörte Differenzierung der Keratinozyten
- runder, schuppender, scharf begrenzter ziegelroter Herd

• **Psoriasis vulgaris.** Dies ist eine polygene und multifaktorielle Erbkrankheit mit Schwellenwerteffekt, bei der erworbene und exogene Faktoren eine erhebliche Rolle bei der Manifestation spielen (erbliche Dispositionskrankheit). Die mitotische Aktivität der Basalzellschicht ist um das 10fache erhöht, die Differenzierung der Keratinozyten gestört.

Klinik. Die klassische Läsion ist ein meist rundlicher, scharf begrenzter ziegelroter Herd mit grober, silbriger Schuppung. Schuppenlose oder pustulöse (steril!) Herde kommen vor.

Histologie:
- (Hyper-) Parakeratose
- fehlendes Stratum granulosum
- Akanthose
- keulenförmige Papillomatose
- leukozytäre Durchsetzung des Stratum corneum (Munro-Mikroabszeß)

Histologie. *(Hyper-) Parakeratose,* verschmälertes oder *fehlendes Stratum granulosum, Akanthose, keulenförmige Papillomatose, leukozytäre Durchsetzung des Stratum corneum* (Munro-Mikroabszeß) und ein entzündliches Infiltrat aus Lymphozyten und Histiozyten in der papillären Dermis sind für die Psoriasis vulgaris kennzeichnend. Typisch für die pustulöse Psoriasis ist eine spongiforme Pustel (Kogoj-Pustel) in der oberen Epidermis.

- **Lichen ruber planus**
- lokale Autoimmunreaktion?
- flache rötliche, an der Mundschleimhaut weiße Papeln (Wickham-Streifen)

• **Lichen ruber planus.** Diskutiert wird eine lokale, möglicherweise virusbedingte Autoimmunreaktion. Auffällig ist die klinische, histologische und immunhistologische Ähnlichkeit mit der chronischen *Graft-versus-Host-Reaktion.*

Klinik. Gerötete, an der Mundschleimhaut weißliche polygonale flache Papeln kennzeichnen die Erkrankung. In den Läsionen ist häufig eine netzartige weißliche Zeichnung als Zeichen der Hypergranulose *(Wickham-Streifen)* sichtbar.

Histologie:
- bandartiges, lymphozytäres Infiltrat
- Basalzelldegeneration
- Hypergranulose

Histologie. Ein bandartiges, lymphozytäres Infiltrat liegt dicht subepidermal und wölbt die Epidermis nach oben. Die Basalzellschicht ist hydropisch degeneriert, das Stratum granulosum verbreitert *(Hypergranulose).*

Krankheiten der Talgdrüsen

13. Krankheiten der Talgdrüsen

- **Acne vulgaris**
- Talgdrüsenhyperplasie
- Lipidsynthese ↑
- Proliferations- und Retentionshyperkeratose im Follikelinfundibulum

• **Acne vulgaris.** Diese erbliche Dispositionskrankheit beginnt mit Talgdrüsenhyperplasie und vermehrter Lipidsynthese unter erhöhten Androgen- bzw. Progesteronspiegeln in der Pubertät. Hinzu kommt eine Proliferations- und Retentionshyperkeratose im mittleren Follikelinfundibulum. Die Neutralfette werden von Lipasen des *Propionibacterium acnes* im Infundibulum zu komedogenen und stark inflammatorischen freien Fettsäuren gespalten. Die Effloreszenzen (Papeln/Pusteln/Knoten) sind an die Follikel gebunden.

Histologie:
- follikuläre Hyperkeratose
- perifollikuläres Infiltrat

Histologie. Verstärkte Keratinisierung im Follikelinfundibulum ist typisch für die Komedoakne (lat. *comedere* essen). Die Aknepapel hat zusätzlich ein perifollikuläres lymphozytäres Infiltrat. Die nach der Follikelruptur entstehenden Pusteln und entzündlichen Knoten zeigen ein vorwiegend aus Neutrophilen bestehendes Infiltrat.

- **Rosacea**
- persistierende Erytheme
- Teleangiektasien
- Papeln und Papulopusteln
- evtl. Talgdrüsenhyperplasie
- perifollikuläres entzündliches Infiltrat

• **Rosacea.** Pathogenese ungeklärt. Zunächst transitorische Erytheme persistieren, Teleangiektasien, Papeln und Papulopusteln entwickeln sich später. Bei Männern kann eine sehr ausgeprägte Talgdrüsenhyperplasie (Rhinophym) hinzutreten. *Histologisch* ist ferner auffällig ein perifollikuläres entzündliches Infiltrat mononukleärer Zellen.

Tumoren

14. Tumoren

- **Haut: häufigste Prädilektionsstelle für Tumoren!**
- gutartig, bösartig

Die Haut ist der *häufigste Entstehungsort von Tumoren.* Dabei handelt es sich entsprechend der Architektur der Haut um gutartige und bösartige Tumoren der **Epidermis**, der **Hautanhangsgebilde** sowie des **Bindegewebes** mit seinen Gefäßen und Nervenfasern. Das klinische und pathoanatomische Spektrum dieser Tumoren ist groß und drückt sich in einer komplexen Klassifikation aus, in welcher *dysontogenetische Tumoren* (Hamartome, Nävi) und echte *autonom wachsende gutartige Tumoren* nicht immer scharf voneinander getrennt werden.

ausgehend von:
- **Epidermis**
- Hautanhangsgebilden
- Bindegewebe

Nävus ist ein Tumor, der sich aus einer *fehlerhaften Programmierung unterschiedlicher Substrukturen der Haut* entwickelt: *epidermaler Nävus, Haarfollikel-, Talgdrüsen-, Schweißdrüsennävus.*
• Im klinischen und pathologischen Alltag stehen aber die **Nävuszellnävi** (s. Abschn. 14.2.5) im Mittelpunkt.

• **Nävus**

Demnach erfolgt die Unterteilung in *Nävuszellnävi/Pigmentnävi* einerseits und *Nävi im weiteren Sinne* andererseits. Gemeinsam ist diesen dysontogenetischen Läsionen:
• Der **Entwicklungsgang:** Gewöhnlich sind die Nävi bei der Geburt nicht oder kaum sichtbar und erhalten erst nach der Pubertät ihre Ausprägung.
• Die **Lokalisation:** Viele Nävi sind entlang der Blaschko-Linien lokalisiert. Diese Linien entstehen durch die klonale Expansion der Keratinozyten und durch das Längenwachstum des Embryos.
• Das **biologische Verhalten:** Nävi sind immer gutartig.

gemeinsame Merkmale:
1. **Entwicklungsgang**: häufig nach Pubertät
2. **Lokalisation**: im Bereich der Blaschko-Linien
3. **biologisches Verhalten**: gutartig

14.1 Benigne Tumoren der Epidermis

Benigne Tumoren der Epidermis

14.1.1 Seborrhoische Warze

Seborrhoische Warze

Pathogenese unbekannt.

Klinik. Auftreten in der 2. Lebenshälfte bei fast allen Individuen in unterschiedlicher Zahl und Ausprägung ohne Geschlechtspräferenz. Initial plane, später häufig exophytische und verruköse bräunliche Läsion von sehr unterschiedlicher Größe. Bevorzugte Lokalisation: Oberkörper, Gesicht, Handrücken, Vorderarm.

- in 2. Lebenshälfte an Oberkörper, Gesicht, Handrücken, Vorderarm

Histologie. Die typische Variante besteht aus *Zellen des basalen und suprabasalen Differenzierungsgrades.* Die basale Zellschicht ist häufig besonders stark pigmentiert, dabei handelt es sich vornehmlich um stark pigmentbeladene Keratinozyten. An der Oberfläche besteht oft eine mächtige *Orthohyperkeratose.* Eingeschlossen sind auch *Hornzysten.*

Histologie:
- Zellen basalen und suprabasalen Differenzierungsgrades
- Orthohyperkeratose
- Hornzysten

14.1.2 Viruswarzen

Viruswarzen

• **Molluscum contagiosum.** Auslösendes Ereignis ist die Inokulation (wahrscheinlich zumeist Schmierinfektion) eines großen quaderförmigen DNS-Virus der Pockengruppe.

• **Molluscum contagiosum**
- DNS-Virus (Schmierinfektion)

Klinik. Betroffen sind hauptsächlich Kinder. Typische solitär oder gruppiert aufschießende Papeln mit zentraler Delle mit hautfarbenem Kolorit **(Dellwarze)**. Besondere Lokalisationen: Gesicht, Augenlider, Hals, Axillen, Stamm- und Genitalregionen. Generalisation bei Immunsuppression. Spontane Abheilungen möglich. Übertragung beim Erwachsenen auch durch Geschlechtsverkehr.

- Dellwarze

Histologie. Typisches histologisches Bild mit epidermaler „Zyste" innerhalb des Stratum spinosum. Angrenzende Epithelzellen mit zytopathischen Reaktionen (basophile oder eosinophile Einschlußkörperchen, sog. Molluskumkörperchen, im Zytoplasma).

Histologie:
- zytopathische Reaktion mit basophilen und eosinophilen Einschlußkörpern: Molluskumkörperchen

• **Papillome.** Übertragung wahrscheinlich durch Schmierinfektion bzw. im Bereich der anogenitalen Schleimhäute durch Geschlechtsverkehr. Erreger sind kleine geometrische nackte DNS-Viren *(Humanpapillomaviren = HPV).* Bemerkenswert ist das weltweite Vorkommen bestimmter HPV-Typen in Präkanzerosen und Karzinomen insbesondere der anogenitalen Schleimhäute.

• **Papillome**
- HPV-Infektion

Klinik. Das makroskopische Bild der *Warzen, Kondylome* und *Papillome* ist außerordentlich bunt und umfaßt plane, endo- und exophytische, solitäre und multiple Formen. Beziehungen zur Immunitätslage der betroffenen Individuen werden diskutiert.

- **klinisch**: endo- oder exophytisch oder plan; solitär oder multipel

Einteilung in:
- **Verruca vulgaris**
- **Verruca plantaris, V. palmaris**
- **Condyloma acuminatum**
- **fokale epitheliale Hyperplasie**
- **Mundschleimhautwarze, -papillom**
- **atypisches Kondylom**
- **bowenoide Papulose**
- **Epidermodysplasia verruciformis**

Klinische Einteilung:
- *Verruca vulgaris*; besondere Lokalisationen: *V. plantaris, V. palmaris*
- *Condyloma acuminatum:* typische anogenitale Papillome; beim *Riesenkondylom* (Buschke-Löwenstein) handelt es sich in vielen Fällen bereits um ein hochdifferenziertes Plattenepithelkarzinom (verruköses Karzinom)
- *fokale epitheliale Hyperplasie (M. Heck)* und *papillomatöse Veränderungen der Mundschleimhaut.*

Sonderformen mit Übergängen zum *Carcinoma in situ:*
- *atypisches Kondylom:* besonders am Muttermund
- *bowenoide Papulose:* am äußeren Genital (Vulva, Penis).

Mit Ausnahme der generalisierten Verrukose *(Epidermodysplasia verruciformis)* verhalten sich die Hautwarzen stets *gutartig*. Anogenitale Läsionen neigen hingegen in Abhängigkeit vom Virustyp (hohes Risiko: u. a. Papillomavirus-Typen 16 und 18) sowie vom Dysplasiegrad zu Rezidiven und zum Progreß (in situ-Karzinom/invasives Karzinom).

Histologie:
- Akanthose
- Hyperkeratose
- Koilozytose

Histologie. Entsprechend der Makroskopie ist das histologische Spektrum der Viruswarzen außerordentlich bunt. Dabei liegen unterschiedliche Grade der *Akanthose*, *Hyperkeratose*, besonders aber der zytologischen Charakteristika der Warzenvirusinfektion *(Koilozytose)* vor. Generell weisen Läsionen im verhornten Plattenepithel der Haut aktivere Virusinfektionen (mehr Koilozytosen) auf als solche im Bereich der einsehbaren Schleimhäute (Mundhöhle, anogenital) mit einem überwiegend nicht verhornten Plattenepithel.

Zysten, Adnextumoren

14.1.3 Zysten und Adnextumoren

- **epidermale Zyste (Infundibularzyste)**

- **Epidermale Zyste (Infundibularzyste).** Mehrere Zentimeter große, häufig solitäre Läsionen mit talgigem Inhalt, besonders im Bereich der seborrhoischen Areale. Neigung zu Rupturen. Gemeinsam mit den Trichilemmalzysten häufig als Atherom bezeichnet.

Histologie:
- ausgekleidet mit verhornendem Plattenepithel inkl. Stratum granulosum

Histologie. Auskleidung des Plattenepithels mit vollständiger Verhornung inklusive Stratum granulosum (epidermaler Typ), in der Lichtung geschichtete Hornlamellen, im Stroma häufig chronische entzündliche, z. T. granulomatöse Reaktion.

- **Trichilemmalzyste (Infrainfundibularzyste)**

- **Trichilemmalzyste (Infrainfundibularzyste).** Familiär gehäufte multiple Läsionen (vermutlich ausgehend von der äußeren Haarwurzelscheide), zumeist im Bereich der Kopfhaut lokalisiert.

- trichilemmaler Verhornungstyp ohne Stratum granulosum

Histologie. Sogenannter trichilemmaler Verhornungstyp mit zur Lichtung hin abrupter Verhornung ohne Ausbildung eines Stratum granulosum.

- **Adnextumoren**
- großes Spektrum
- ausgehend von Talgdrüsen, Schweißdrüsen, Haarscheiden

- **Adnextumoren.** Großes Spektrum von Erscheinungsformen, abhängig von Ursprungsort und Differenzierungsgrad (Abb. 23–2). Karzinome der Talgdrüsen, Schweißdrüsen und Haarscheiden sind extrem selten.

Präkanzerosen der Epidermis

14.2 Präkanzerosen der Epidermis

- **aktinische Keratose**

⟹

> - Die **aktinische Keratose** ist die wichtigste und *häufigste Präkanzerose der Haut*, besonders nach dem 50. Lebensjahr und bei beruflich bedingter Sonnenexposition vorkommt.

Klinik. Betroffen sind sonnenexponierte Körperregionen mit den Prädilektionsstellen: Nasenrücken, Unterlippe (Cheilitis actinica), Stirn, Glatze und Handrücken. Überwiegend beim männlichen Geschlecht. Besonders gefährdet sind hellhäutige, blonde und rothaarige Menschen; fast nie in der schwarzen Bevölkerung vorkommend (Ausnahme: Albinos). Es liegen rötliche oder weißliche Areale mit Schuppung vor, die später in exophytische Herde *(Cornu cutaneum)* übergehen können.

Histologie:
- basalzellige Proliferation
- Zellatypien und Dyskeratosen
- Hyperkeratose, solare Elastose

Histologie. Basalzellige Proliferationen mit Kern- und Zellatypien und Dyskeratosen sowie wechselnder Hyperortho- und Hyperparakeratose, solare Elastose des Stratum papillare.

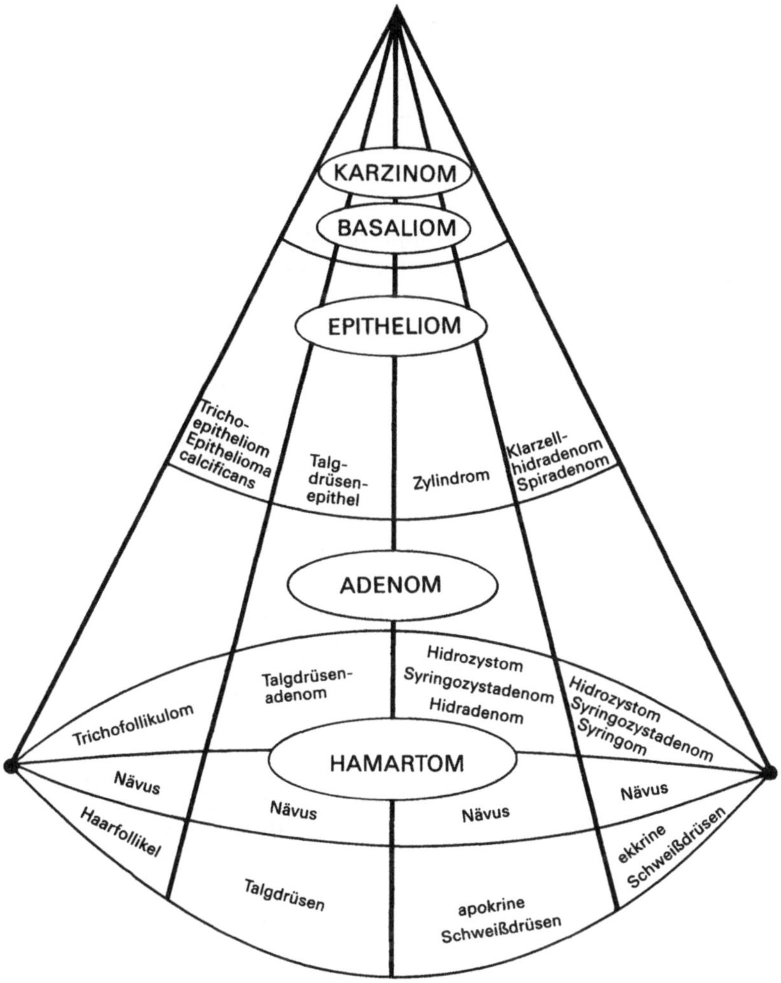

Abb. 23–2: Ordnung der Adnextumoren nach Differenzierungsrichtung (horizontal) und Differenzierungsgrad bzw. Dignität (vertikal)

• **Morbus Bowen.** In vorgeschrittenem Lebensalter häufiger bei Männern als bei Frauen auftretend. Ein Teil der bowenoiden Hautläsionen (anogenitale bowenoide Papulose) enthält spezielle Papillomavirustypen (HPV 16).

• **M. Bowen**
- virusassoziiert

Klinik. Ekzemähnliche Erkrankung: solitäre gerötete, schuppende, hartnäckig persistierende Areale besonders im Gesicht, an Rumpf und Händen.

- ekzemähnlich

Histologie. *Carcinoma in situ der Haut* mit typischer Aufhebung der Schichtung sowie starken *Einzelzellatypien* und *Dyskeratosen.* Koilozytosen an der Epitheloberfläche weisen auf eine Papillomavirusinfektion hin.

Histologie:
- Carcinoma in situ der Haut

• **Erythroplasie Queyrat.** Klinische Bezeichnung für den M. Bowen an Penis und Vulva (Übergangsepithel), histologisch identisch mit dem M. Bowen.

• **Erythroplasie Queyrat**

14.3 Maligne Tumoren der Epidermis

Maligne Tumoren der Epidermis

Über **90 %** der malignen Neubildungen der Haut sind **epidermalen Ursprungs.** Dabei sind **in der Haut Basaliome 10mal häufiger** als Plattenepithelkarzinome, im Bereich der einsehbaren **Schleimhäute** (Mundhöhle, anogenital) treten fast ausschließlich **Plattenepithelkarzinome** auf.

• **Plattenepithelkarzinom (Spinaliom).** Bevorzugt befallen sind sonnenexponierte Areale (Gesicht, Handrücken). Teils hyperkeratotische solitäre Plaques oder Knoten, später mit Ulzerationen; langsam voranschreitendes Wachstum über Jahre.

• **Plattenepithelkarzinom (Spinaliom)**
- an sonnenexponierten Arealen

Häufigkeitsgipfel im 6.–7. Lebensjahrzehnt, bei beiden Geschlechtern etwa gleich häufig. Besonders hohe Inzidenz bei hellhäutigen Individuen.

- kaum Metastasierung
- Schleimhautspinaliom: schlechte Prognose

Da Hautkarzinome zumeist langsam wachsen oder frühzeitig erkannt und behandelt werden, kommt es selten zu lymphogenen oder hämatogenen **Metastasierungen** (80 % Heilung nach 5 Jahren). Eine schlechte **Prognose** besteht allerdings bei Plattenepithelkarzinomen der einsehbaren Schleimhäute (anogenital, Mundhöhle).

Histologie:
- infiltrierende solide epidermale Tumorkomplexe mit unterschiedlich starker Verhornung

Grading:
hoch- und niedrig differenziert
- **verruköses Karzinom**
- langsames exophytisches Wachstum

Lokalisation:
- Mundhöhle
- anogenitale Schleimhaut
- Haut
- selten: Larynx, Konjunktiva, Ösophagus

abzugrenzen ist das
- **Keratoakanthom**
- benigne mit charakteristischer Architektur

Histologie. Solide epidermale Tumorkomplexe mit unterschiedlicher Tendenz zur Bildung von sog. *Hornperlen* und *Einzelzellverhornung*, die das präexistente, kutane und subkutane Gewebe zerstören. Für ein prognoserelevantes **Grading** erfolgt eine grobe Unterscheidung nach *hoch* und *niedrig differenzierten* verhornenden bzw. nicht-verhornenden Plattenepithelkarzinomen.
Sonderform: **Verruköses Karzinom** mit besonders langsamem, zumeist exophytischem Wachstum und außerordentlich seltener Metastasierung. Nachgewiesen wurden Papillomaviren in den *oral* und *genital* lokalisierten Formen:
- verruköses Karzinom der *Mundhöhle* (floride orale Papillomatose)
- verruköses Karzinom der *anogenitalen Schleimhäute*
- verruköses Karzinom der *Haut* (Epithelioma cuniculatum)
- *ungewöhnliche Lokalisationen* verruköser Karzinome: Larynx, Konjunktiva, Ösophagus u. a.

• **Keratoakanthom.** Schnell wachsender, besonders im Gesicht auftretender benigner Tumor mit zentralem kraterähnlichem Hornpfropf, der vermutlich vom infundibulären Anteil des Haarfollikels ausgeht. Stets spontane Abheilung. Histologisch täuscht der Tumor ein hoch differenziertes Plattenepithelkarzinom vor; daher ist eine histologische Unterscheidung an kleinen Stanzbiopsien nicht möglich.

• **Basaliom**

• **Basaliom.** Inzidenz entsprechend der Intensität der Sonneneinstrahlung (bei weitem wichtigste Ursache) in Nord- und Mitteleuropa 20–50 pro 100000 Einwohner, in Australien 250 pro 100000 der weißen Einwohner. *Häufigster maligner Tumor der Haut.* Ferner können Basaliome auf Narben, im Zusammenhang mit chronischen Entzündungen (Lupus vulgaris, Röntgendermatitis) sowie chronisch ulzerösen und fistelnden Prozessen (z. B. Ulcus cruris) entstehen.

Lokalisation:
- 90 % kraniofazial

Das Muttergewebe der Basaliome stellen vermutlich Haaranlagen dar. 90 % der Basaliome sind kraniofazial (Nase, Orbita, Präaurikularregion) lokalisiert. Basaliome sind äußerst vielgestaltig, es werden klinisch knotige, pigmentierte, plane, atrophische (Rumpfhaut-, sklerodermiforme) und exulzerierte Basaliome unterschieden. Basaliome zeigen ein destruierendes infiltrierendes Wachstum, metastasieren jedoch i. d. R. nicht.

Histologie:
- solide, pseudoadenoide, sklerosierende, fibroepitheliomatöse Varianten
- atypische basaloide Zellen
- äußere Palisadenstellung der Zellen

Histologie. Solide pseudoadenoide, keratotische, sklerosierende, fibroepitheliomatöse (sog. Pinkus-Tumor) Varianten. Generell zeigen die Basaliome eine *äußere palisadenartige* (basalzellige!) Zellschicht und regellos angeordnete atypische basaloide Zellen im Zentrum.

Tumoren der Dermis und der Subkutis

14.4 Tumoren der Dermis und der Subkutis

Diese Gewebskompartimente enthalten kollagenes Fasergewebe, Fettgewebe sowie glatte Muskulatur, Gefäße und Nerven. Grundsätzlich kommen *Lipome, Leiomyome, Schwannome/Neurofibrome* und ihre malignen Gegenstükke in der Haut bzw. im subkutanem Fettgewebe vor. Bei gehäuftem Auftreten stellen sie nicht selten die *Erstmanifestation* der Erkrankung dar (Tab. 23–1).

- **Dermatofibrom (Histiozytom)**
- häufigster mesenchymaler Hauttumor

• **Dermatofibrom (Histiozytom).** *Häufigster mesenchymaler Hauttumor.* Auftreten in jedem Alter ohne Geschlechtspräferenz. Vermutlich kein echter Tumor, sondern überschießende Narbenbildung um (Mikro-) Verletzungen, z. B. um Insektenstiche. Derbe, meist bräunliche Knoten von bis zu 1 cm Durchmesser.

Histologie:
- zellreiches Histiozytom
- zellarmes Dermatofibrom

Histologie. Übergänge zwischen dem *zellreichen Histiozytom* mit speichernden Makrophagen, z. T. Schaumzellen und mehrkernigen Riesenzellen, und dem kollagenfaserreichen und derben *zellarmen Dermatofibrom.*

Tab. 23-1: Tumoren und tumorartige Läsionen der Dermis und der Subkutis

Diff.-Richtung/ Diff.-Grad	Bindegewebe	Fettgewebe	Muskulatur	Gefäße	Nervensystem
Hamartom	Nävus	Nävus	–	Nävus	–
reaktive Hyperplasie	hypertrophe Narbe, Keloid	–	–	Granulationspolyp	traumat. (Amputations-) Neurom
gutartige Tumoren	Fibrom, Histiozytom	Lipom, Hibernom	Leiomyom	Angiom, Glomus-Tu.	Neurilemmon (Schwannom) Neurofibrom
Pseudosarkome	Fibromatose	Spindelzellipom, pleomorphes Lipom	proliferierende Myositis	Pseudo-Kaposi, angiolymphoide Hyperplasie mit Eosinophilie, papilläre endotheliale Hyperplasie	–
Sarkome „low risk"	Dermatofibrosarcoma protuberans	atyp. Lipom	–	idiopath. Kaposi-Sarkom, Hämangioperizytom	–
Sarkome „high risk"	Fibrosarkom malignes fibröses Histiozytom	Liposarkom	Leiomyosarkom	Aids-assoziiertes Kaposi-Sarkom, Angiosarkom	malignes Schwannom

• **Dermatofibrosarcoma protuberans.** Seltener, langsam und destruktiv wachsender, erhebliche Größe annehmender Tumor in der Dermis mit Neigung zu lokalen Rezidiven.

• **Dermatofibrosarcoma protuberans**
- langsames, destruktives Wachstum mit erheblicher Größenzunahme

• **Angiome.** Häufig werden hierunter dysontogenetische Veränderungen *(Gefäßnävi)* sowie echte autonom wachsende Tumoren subsumiert.

• **Angiome** (Gefäßnävi)

• **Teleangiektatisches Hamartom** (Naevus flammaeus, Feuermal). Angeborene Läsion, zumeist ohne Rückbildungstendenz mit Ausnahme des „Storchenbisses". Häufig Halbseitenläsion, z.B. im Gesicht, entsprechend den Versorgungsgebieten und der Äste des Trigeminus mit scharfer Abgrenzung der diffusen Rötungen.

• **teleangiektatisches Hamartom** (Naevus flammaeus, Feuermal)

Histologie. Diffuse Teleangiektasien: Erweiterung dermaler Kapillaren. Keine Gefäßproliferation.

Histologie:
- Erweiterung dermaler Kapillaren

• **Kapilläres Angiom.** Solitäre oder multiple erhabene und scharf begrenzte, ausdrückbare Knoten mit raschem Wachstum, zumeist innerhalb des ersten Lebensjahres, dann fibröse Verödung, manchmal auch Umwandlung in ein kavernöses Angiom. In ca. 90% spontane Rückbildung innerhalb von 2–3 Jahren. Unterscheidung nach *dermalen* und *subkutanen Manifestationen.* Subkutane Hämangiome zeigen allerdings eine geringere Tendenz zur Spontanheilung und treten zudem häufig auch in Verbindung mit Fehlbildungssyndromen auf.

• **kapilläres Angiom**
- häufig multipel, erhaben, scharf begrenzt, ausdrückbar, überwiegend Spontanremissionen

Histologie. Zirkumskripter benigner Tumor aus dermalen Kapillaren mit proliferativer Aktivität der Intimazellen.

Histologie:
- Kapillaren mit proliferierenden Intimazellen

Sonderformen:
• **Granuloma pyogenicum.** Eruptives kapilläres Angiom mit leukozytärer Entzündung.
• **Kavernöses Angiom.** Tumor aus tiefen, dilatierten dermalen Kapillaren, oft Endzustand eines kapillären Angioms.
• **Glomustumor.** Gutartiger Tumor der *Glomuszellen*, d.h. der myoepithelialen Zellen arteriovenöser Anastomosen. Lokalisation im Bereich der Akren.

• **Granuloma pyogenicum**
• **kavernöses Hämangiom**
• **Glomustumor**

• **Lymphangiom.** Viel seltener als Hämangiome, häufig mit diesen assoziiert (Lymphhämangiome). Ebenso wie für die Hämangiome werden kapilläre und kavernöse, lokalisierte und ausgedehnte, dermale und tiefe Formen unterschieden.

• **Lymphangiom**
- kapillär oder kavernös
- lokalisiert oder ausgedehnt
- oberflächlich dermal oder tief

• **Angiosarkom.** Sehr seltener Tumor ohne Geschlechtspräferenz; häufig Mischformen aus Hämangio- und Lymphosarkomen. Blau-rote, unscharf begrenzte Hautinfiltrate, zunehmend auch Knoten mit Ulzerationen, lokalisiert besonders am Kopf und weiblicher Brust. Hämatogene Metastasierung zumeist in die Lunge.

• **Angiosarkom**

Histologie. Unregelmäßig verzweigte und anastomosierende Gefäßräume mit pseudopapillär *proliferierenden* und *atypischen Endothelien* sowie umliegenden atypischen spindeligen Tumorzellen.

Histologie:
- proliferierende atypische Endothelien, atypische Spindelzellen

• **Kaposi-Sarkom**

1. klassisches idiopathisches K.
- langsames Wachstum
- häufig im Bereich unterer Extremitäten

2. disseminiertes Aids-assoziiertes K.
- bei ca 30% der Erkrankten
  - initial multiple Läsionen an der gesamten Haut

Histologie:
- Proliferation endothelialer und undifferenzierter Spindelzellen

• **Kaposi-Sarkom.** Zu unterscheiden sind das klassische *idiopathische Kaposi-Sarkom* und das disseminiertes *Kaposi-Sarkom bei Aids.*
- **Klassisches idiopathisches Kaposi-Sarkom.** Sehr seltene Erkrankung, vor allem in Südosteuropa und Mittelmeerraum (2–5 Erkrankungen auf 10 Mio. Menschen). Besonders im Alter und bei männlichen Individuen beobachteter Tumor. Er tritt zunächst lokalisiert auf, bleibt lange stationär, um dann möglicherweise nach 5–10 Jahren einen disseminierten Verlauf zu nehmen. Lokalisation initial häufig im Bereich der unteren Extremitäten.
- **Disseminiertes Kaposi-Sarkom bei Aids.** Ca. 30 % der Aids-Kranken weisen ein Kaposi-Sarkom auf. Dieses kann auch ohne andere Symptome der HIV-Infektion auftreten und auch durchaus als erste klinische Manifestation der HIV-Infektion beobachtet werden. Das Aids-assoziierte Kaposi-Sarkom zeigt bereits initial multiple Läsionen im Bereich der gesamten Haut, der Mundschleimhaut und der genitalen Schleimhäute, danach rasche Generalisation mit Befall auch der inneren Organe.

Histologie. Beim idiopathischen und beim Aids-assoziierten Kaposi-Sarkom analoges histologisches Baumuster aus Spalträumen mit Proliferationen endothelialer Zellen und umgebenden frischen und älteren Blutungen sowie Proliferation undifferenzierter Stromazellen (Spindelzellen).

Tumoren des hämatopoetischen Gewebes

14.5 Tumoren des hämatopoetischen Gewebes

Die Haut kann sekundär bei verschiedenen Leukämien und Lymphomen involviert sein. Hier werden nur die *primären T-* und *B-Zell-Lymphome* der Haut und verwandte bzw. differentialdiagnostisch relevante Krankheitsbilder abgehandelt.

• **T-Zell-Lymphom**
• **Mycosis fungoides**

• **T-Zell-Lymphome der Haut.** Die Ätiologie ist unbekannt. Über einzelne Fälle mit HTLV-I-Infektion wurde berichtet. Als **Mycosis fungoides** wird die kleinzellige Variante der kutanen T-Zell-Lymphome bezeichnet.

Weltweit verbreitet. Präferenz des höheren Lebensalters und männlichen Geschlechts (m:w=2:1). Inzidenz in der Deutschland: 1–2 Erkrankungsfälle pro Jahr und 1 Mio. Einwohner.

Initialläsion:
uncharakteristisch, ekzematös
später: Plaques, ulzerierte Knoten

Klinik. *Initialläsion:* Häufig zunächst uncharakteristische, unterschiedlich scharf begrenzte, ekzematöse, juckende Herde, besonders im Bereich des Rumpfes und der proximalen Extremitäten. Persistenz über Jahre (mittlere Überlebenszeit nach Diagnosestellung ca. 5 Jahre), manchmal partielle Regressionen, Aufschießen von Läsionen an anderen Stellen. Anfangs eventuell leichte Besserung im Sommer. Endgültige Diagnosestellung häufig erst nach jahrelangem Verlauf. Später buntes Nebeneinander von Ekzemherden, Plaques und ulzerierten Knoten.

Histologie:
- Lutzner-Zelle

Histologie. Pathognomonisch für die Mycosis fungoides ist die Einwanderung von atypischen lymphoiden Zellen in die Epidermis, dabei Auftreten besonderer Zellformen mit stark hyperchromatischen und gekerbten Zellkernen *(Lutzner-Zellen)*, die zusammen mit dendritischen Zellen kleine Komplexe innerhalb von intraepidermalen Hohlräumen bilden können (Pautrier-Mikroabszesse). Dichtes, typischerweise bandförmiges Infiltrat in der oberen Dermis.

• **B-Zell-Lymphom**
- hoch differenziert, niedrig maligne
- solitäre oder multiple Knoten
- exanthematische Formen

• **B-Zell-Lymphome der Haut.** In der Haut handelt es sich überwiegend um hoch differenzierte, niedrig maligne B-Zell-Lymphome, vor allem Immunozytome und zentrozytisch-zentroblastische Lymphome. Klinisch sind unterschiedlich große solitäre oder multiple Knoten oder exanthematische Formen zu beobachten.

Histologie:
- fehlender Epidermotropismus
- follikelähnliche Strukturen

Histologie. Pathoanatomisch unterscheiden sich die Infiltrate von der Mycosis fungoides durch den fehlenden Epidermotropismus (keine atypische lymphoidzellige Infiltration der Epidermis). Ferner ist das zytologische Bild wesentlich monotoner, häufig Bildung von follikelähnlichen Strukturen.

• **Pseudolymphom**
- lymphomähnliche Extremvariante der Entzündung

• **Pseudolymphome.** Lymphomähnliche Extremvariante der dermalen Entzündung, z.B. in Verbindung mit Insektenstichen und Arzneimittelreaktionen.

• **Pseudolymphom vom B-Zell-Typ.** Histologisch lymphoidzellige, meist knotige Infiltrate, z. T. mit Ausbildung von Keimzentren; häufige Assoziation mit Borrelia-burgdorferi-Infektionen **(Lymphadenosis cutis benigna)**.

- **B-Zell-Typ: Lymphadenosis cutis benigna**

• **Pseudolymphom vom T-Zell-Typ.** Subtypen: *lymphozytisches Infiltrat Jessner-Kanof, aktinisches Retikuloid.* Gemeinsames pathoanatomisches Kennzeichen ist das unspezifische lymphoidzellige Infiltrat mit Dominanz von T-Lymphozyten.

- **T-Zell-Typ:** lymphozytisches Infiltrat Jessner-Kanof, aktinisches Retikuloid

• **Histiozytosen.** Ätiologisch heterogene Gruppe von lokalisierten (besonders in der Haut), aber auch systemischen Erkrankungen mit sehr unterschiedlichem biologischen Verhalten, deren gemeinsamer Nenner in den tumorartigen Infiltraten von Zellen des MPS-Systems besteht.

• **Histiozytosen**

• **Juveniles Xanthogranulom.** Unbekannte Ätiologie. Bei Säuglingen und Kleinkindern nicht seltene asymptomatische Erkrankung mit Papeln und Knoten, besonders am Kopf und an den proximalen Extremitäten. Die Läsionen heilen spontan ab. *Histologisch:* Kutane Infiltrate aus Histiozyten, Schaumzellen sowie Riesenzellen, z. T. vom Touton-Typ.

• **juveniles Xanthogranulom**
- Histiozyten, Schaumzellen, Riesenzellen

• **Langerhans-Zell-Histiozytose (Histiocytosis X).** Sammelbezeichnung für ätiologisch unbekannte, inzwischen als reaktiv erkannte, lokale oder disseminierte Erkrankungen der Haut, des Knochens und innerer Organe. Darunter werden die **Schüller-Christian-Hand-Krankheit**, das **Abt-Letterer-Siwe-Syndrom** und das **eosinophile Granulom des Knochens** mit und ohne Systemsymptomatik subsumiert.

• **Langerhans-Zell-Histiozytose (Histiocytosis X)**
- **Schüller-Christian-Hand-Krankheit**
- **Abt-Letterer-Siwe-Syndrom**
- **eosinophiles Granulom**

Klinik. Zumeist schuppende Papeln/Pusteln von gelb-roter Farbe, besonders an Kopfhaut, Schultern und Rücken; im späteren Verlauf gelegentlich auch größere verruköse Läsionen, besonders anogenital und perigenital. Im Kleinkindesalter häufig (speziell beim Abt-Letterer-Siwe-Syndrom) rasch und tödlich verlaufende Erkrankung mit Fieber, Panzytopenie und Hepatosplenomegalie sowie generalisierter Lymphadenopathie und Lungeninfiltration. Mit zunehmendem Alter prolongierte Verläufe und zunehmend lokalisierte Erkrankungen.

- im Kindesalter häufig tödlich

Histologie. Das gemeinsame Substrat der Langerhans-Zell-Histiozytose ist die *Histiocytosis-X-Zelle*, die morphologische und immunologische Verwandtschaft zur Langerhans-Zelle der Haut aufweist. Histologisch zeigen die Histiocytosis-X-Zellen eine Beziehung zur Epidermis, es kommt zur Akkumulation dieser Zellen in kleinen epidermalen Hohlräumen. In unterschiedlichen Konzentrationen sind auch typische phagozytierende *Monozyten/Makrophagen*, Schaumzellen, Riesenzellen sowie *eosinophile Granulozyten* beigemischt.

Histologie:
- Histiocytosis-X-Zellen
- Monozyten, Makrophagen
- eosinophile Granulozyten

14.6 Melanozytäre Tumoren

Melanozytäre Tumoren

• **Nävuszellnävi.** Die Bezeichnung drückt bereits aus, daß es sich um Nävi mit Vermehrung von *Nävuszellen* handelt. Diese gehören zur Familie der neuroektodermalen Zellen, unterscheiden sich jedoch von ihren ortsständigen normalen Gegenstücken, den Melanozyten, nach ihrer Gestalt, Funktion und ihrem biologischen Schicksal.

• Im Gegensatz zu den dendritischen Melanozyten besitzen Nävuszellen *kuboidale* oder *polyzyklische Zelleiber.*

• Nävuszellen besitzen *nicht* oder nur z. T. die *Fähigkeit zur Synthese von Melanin.* Besonders mit dem Alter des Nävuszellnävus nimmt die Zahl nicht-pigmentierter Zellen zu.

• Erst im Laufe der ersten Lebensjahre werden Nävuszellnävi sichtbar; sie sind in dieser Phase in den *basalen epidermalen Zellschichten* lokalisiert **(Junktionsnävus).** Mit der Pubertät ist die Entwicklung der Nävuszellnävi hinsichtlich Zahl und Größe zumeist abgeschlossen; in diesem Alter liegen die Nävuszellaggregate zunächst noch gehäuft in Epidermis und Dermis (sog. „Abtropfen“, Ausbildung von **Compound-Nävi**). Bei Erwachsenen dominieren die Nävuszellnester in der Dermis **(intradermaler Nävus)** mit zugleich zunehmender Depigmentierung und häufig regressiven Veränderungen. Offensichtlich können Nävuszellnävi im Verlauf eines solchen Resorptionsprozesses zu fibrösen Läsionen umgebaut werden.

• **Nävuszellnävus**
Nävuszellen ↑:

1. kuboidale oder polyzyklische Zelleiber
2. variable Melaninsynthese
3. erst im Laufe des Lebens sichtbar

- in basalen epidermalen Zellschichten → **Junktionsnävus**
- Pubertät: **Compound-Nävus**
- Erwachsene: **intradermaler Nävus**

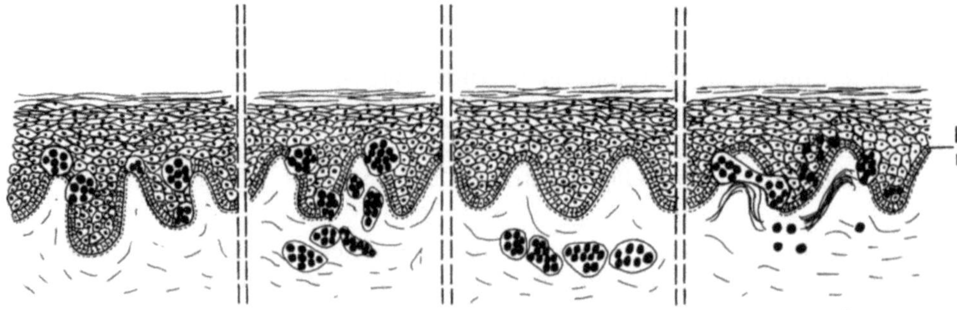

Abb. 23–3: Nävuszellnävi

Nävuszellnävi stellen die größte Gruppe unter den nävogenen Fehlbildungen der Haut dar; dabei besteht eine ausgesprochen individuelle Variabilität. Zu diesem großen biologischen Spektrum gehören auch kongenitale Nävuszellnävi, ferner familiäre autosomal-dominant oder auch sporadisch auftretende dysplastische Nävi, bei denen ein erhöhtes Entartungsrisiko besteht.

Klinik. Makroskopisch vielgestaltige, punktförmige bis großflächige, solitäre und multiple, unterschiedlich dicht pigmentierte Läsionen.

mikroskopische Einteilung:
- **Junktions-, Compound-, dermaler Nävus**
- **dysplastischer Nävus**
- **Nävus Spitz**
- **Halonävus**

Histologie. Unterscheidung von *Junktionsnävus*, *Compound-Nävus* und *intradermalem Nävus* (Abb. 23–3).

Sonderformen:
- *Dysplastischer Nävus:* leichte Zellpolymorphie, vereinzelt Mitosen, Brückenbildung zwischen Nestern
- *Nävus Spitz:* spindelzelliger Nävus
- *Halonävus (Nävus Sutton):* in Resorption stehender Nävus mit ausgeprägtem lymphozytären Infiltrat.

- **Blauer Nävus**
  - gutartiger Melanozytentumor in der Dermis

• **Blauer Nävus.** Gutartiger Melanozytentumor in der Dermis aus dendritischen, stark pigmentierten Pigmentzellen, die sich von den kuboidalen Nävuszellen mit ihrer reduzierten Pigmentproduktion unterscheiden. Abgabe des Pigments an die ebenfalls reichlich vorhandenen Makrophagen (Melanophagen). Sehr selten Übergang in ein malignes Melanom.

Klinik. Bis zu 1 cm große Knoten von grau-blauer Farbe, besonders an Gesicht, Nacken und distalen Extremitäten.

Histologie:
- Melanozyten und reichlich Melanophagen

Histologie. Bindegewebsreiche Läsionen aus stark pigmentierten dendritischen Melanozyten und Melanophagen.

- **maligne Melanome**

⇨

• **Maligne Melanome** sind die **bösartigsten Tumoren der Haut**. Ätiologisch bedeutsamster Faktor ist wahrscheinlich das *Sonnenlicht (UV-Licht)*; zusätzlich familiäre, rassische u. a. Faktoren. In 10 % der Fälle zeigt sich eine familiäre Häufung.

Klinik. Höchste Inzidenz in Regionen mit starker Sonneneinstrahlung (z. B. Australien, Texas). In Mitteleuropa durchschnittlich 8 Melanome pro 100000 Einwohner im Jahr. Seltenes Auftreten in der schwarzen Bevölkerung. Geschlechtsverteilung: m:w = 2:3. Maligne Melanome sind häufig nur schwer von Nävuszellnävi nach Größe, Form und Farbe zu unterscheiden. Nur die **Lentigo maligna** und die **Lentigo-maligna-Melanome** dominieren im Bereich der besonders sonnenexponierten Hautareale (Gesicht, Handrücken, Unterarme). Dagegen sind die anderen, häufigeren Varianten des malignen Melanoms bevorzugt im Bereich des Rumpfes und der Extremitäten lokalisiert.

Die Frage der Beziehung von malignen Melanomen und Nävuszellnävi ist umstritten. Residuale Nävuszellnävi werden aber bei bis zu 60 % der malignen Melanome beobachtet. 15–20 % der Melanome entstehen auf dem Boden eines präinvasiven Melanoms, bei 20 % liegt eine klinisch gesunde Haut vor. Offensichtlich verbleiben die neoplastischen Pigmentzellen über lange Zeit im

Bereich der dermoepidermalen Junktionszone. Erst nach individuell unterschiedlich langer Latenz (mit einer passageren Wachstumsphase innerhalb der Epidermis, sog. horizontalem Wachstum) infiltrieren die Tumorzellen die Dermis, brechen in Gefäße ein und führen dann erst, meist allerdings sehr schnell, zu regionalen *Satelliten-*, *Lymphknoten-* oder *Organmetastasen*.

horizontale und vertikale Wachstumsphase →
- Satellitenmetastasen
- Lymphknotenmetastasen
- Organmetastasen

> Die **vollständige chirurgische Entfernung des Primärtumors** stellt das wichtigste therapeutische Gebot dar.

Praxishinweis

⇦

Stadieneinteilung des Melanoms:
Stadium I: Primärtumor *ohne* nachweisbare regionale *Lymphknotenbeteiligung*
Stadium II: Primärtumor mit Nachweis von *regionalen* oder *in-transit-Metastasen* (in-transit = Mikrometastasen zwischen Primärtumor und regionaler Lymphknotenstation)
Stadium III: Primärtumor mit *lymphogenen* oder *hämatogenen Fernmetastasen*.
Die **5-Jahres-Überlebensrate** beträgt unabhängig vom histologischen Melanomtyp im Stadium I ca. 70 % und im Stadium II ca. 20 %.

Stadien:
I: keine Metastasen
II: regionale Hautmetastasen
III: Fernmetastasen

Überlebensraten:
I: 70%
II: 20%
III: infaust

> **Faustregel:** Klinisch faßbare regionäre Metastasen in Lymphknoten bedeuten ein Todesurteil!

Staging. Histologisch wird am entfernten Tumor nicht nur die Diagnose gesichert, sondern werden, insbesondere für Melanome im Stadium I, mit der Bestimmung der *Eindringtiefe* (nach Clark) und der *Tumordicke* (nach Breslow) auch wichtige *Prognosefaktoren* ermittelt (Abb. 23–4).
• **Eindringtiefe nach Clark:** Stratifikation der Invasion nach Gewebearchitektur:
Level I: präinvasiv, Melanomzellen ausschließlich in der Epidermis
Level II: Durchbruch der Tumorzellen in den Papillarkörper
Level III: papilläre Dermis von Tumorzellen ausgefüllt
Level IV: Invasion der Tumorzellen in die retikuläre Dermis
Level V: Erreichen der Subkutis.

Prognose: Abnahme der 5-Jahres-Überlebensraten von 100 % (Level I) auf 20 % (Level V).

Staging:
- Eindringtiefe
- Tumordicke
- Prognose

1. Klassifikation nach **Clark:**
Level I: präinvasiv
Level II: im Papillarkörper
Level III: papilläre Dermis ausgefüllt
Level IV: Dermisinvasion
Level V: Subkutisinvasion

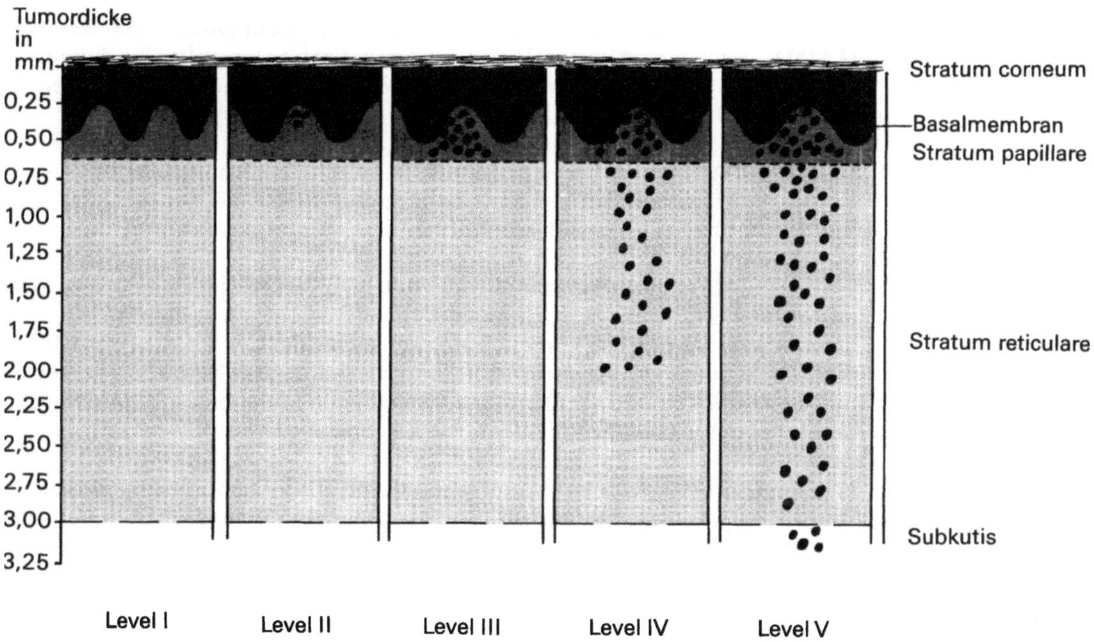

Abb. 23–4: Histopathologisches Staging nach **Clark** (Level I-V) und **Breslow** (mm)

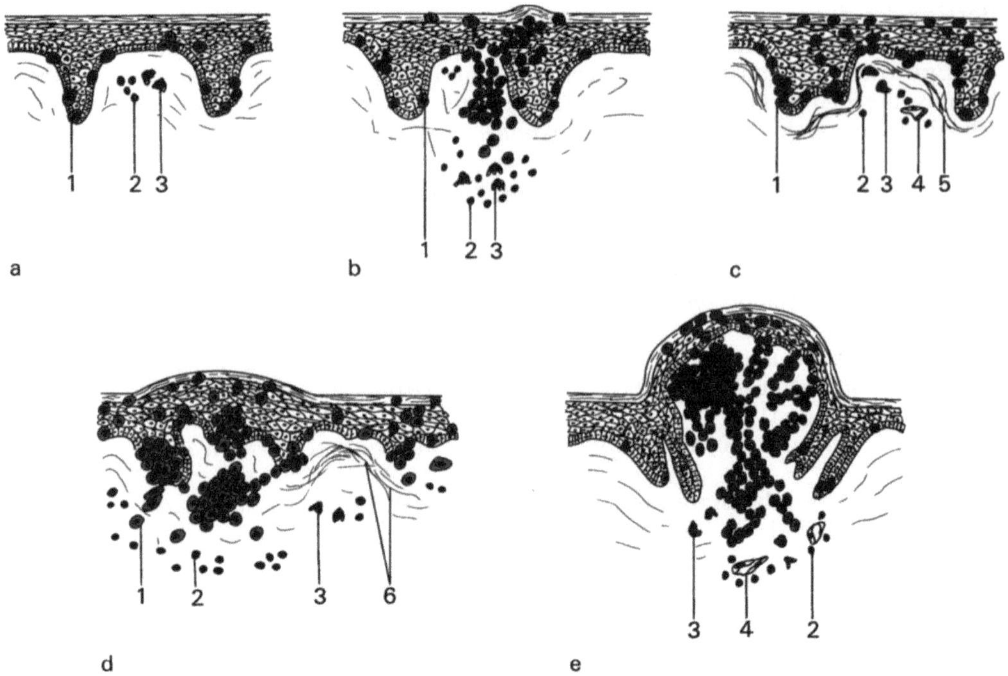

Abb. 23–5: Wachstumsformen maligner melanozytärer Tumoren. **a** Lentigo maligna, **b** Lentigo-maligna-Melanom, **c** oberflächlich spreitendes malignes Melanom in situ, **d** oberflächlich spreitendes malignes Melanom, **e** noduläres Melanom. **1** Melanomzelle, **2** Lymphozyt, **3** Melanophage, **4** Gefäß, **5** eosinophile Fibroplasie, **6** Regressionszone mit Bindegewebe

2. maximale **Tumordicke** nach **Breslow:** Abstand zwischen oberster Tumorzelle bis zur Invasionsfront

• **Tumordicke nach Breslow:** Gemessen wird die maximale Tumordicke von der obersten Tumorzelle in der Epidermis bis zur Invasionsfront (in mm). Diese Messung ist von den regionären Kaliberschwankungen der Haut unabhängig.

Prognose: Melanome mit maximalen Tumordicken unter 0,75 mm (5-Jahres-Überlebensrate 80 %) haben eine günstige Prognose; Tumoren mit einer Dicke von mehr als 1,5 mm sind prognostisch ungünstig (Überlebensrate <30 %).

Klassifikation
- **Lentigo maligna (LM):** atypische Pigmentzellen in der Basalzellschicht
- **Lentigo-maligna-Melanom (LMM):** atypische Pigmentzellen auch in der Dermis

Klassifikation, Wachstumsformen (Abb. 23–5):

• **Lentigo maligna** (LM, präinvasives Melanom), **Lentigo-maligna-Melanom (LMM).** Typisches Altersmelanom, zumeist flache unregelmäßig begrenzte und unterschiedlich pigmentierte Läsion. Nach jahre- bis jahrzehntelanger Latenz Progreß der LM in ein LMM.

Histologie. Atrophische Epidermis und aktinische Degeneration der Dermis. Atypische Pigmentzellen zunächst basal in der Epidermis bei der LM, beim LMM zudem auch innerhalb der Dermis.

- **oberflächlich spreitendes MM (SSM):**
  - unterschiedlich pigmentiert
  - transepidermale Infiltration großer Tumorzellen mit vakuolisiertem Zytoplasma
  - am häufigsten (60–70 %)

• **Oberflächlich spreitendes malignes Melanom** (SSM = superficial spreading melanoma): Präinvasives Stadium unter dem Bild eines sog. *pagetoiden Melanoma in situ.* Vermutlich kürzere Latenzen als bei der LM bis zur Entwicklung eines invasiven SSM. Prognose schlechter als bei der LMM, jedoch besser als bei den nodulären und akrolentiginösen malignen Melanomen. *Klinisch:* polyzyklische, unterschiedlich pigmentierte Läsionen.

Histologie. Transepidermale Infiltration durch große Tumorzellen mit vakuolärem Zytoplasma mit z. T. staubförmigem Pigment, Tumorzellen in der Dermis, wenn infiltrierend.

- **noduläres Melanom (NM):** dermoepithelialer Knoten mit soliden epitheloid- oder kleinzelligen, evtl. auch spindeligen Wachstumsformen

• **Noduläres Melanom (NM).** Scheckige dunkelbraun-schwarze Knoten mit starker Blutungsneigung. *Aggressivste Wuchsform* des Melanoms mit vermutlich sehr raschem und dominierendem vertikalem Wachstum.

Histologie. Dermoepidermaler Knoten mit soliden, epitheloid- oder kleinzelligen, eventuell auch spindelzelligen Wuchsformen mit sehr unterschiedlicher Pigmentierung.

- **Akrolentiginöses Melanom (ALM).** Lokalisation im Bereich der Akren sowie der einsehbaren Schleimhäute (Mund-, Genital-, Analschleimhäute). Die schlechteste Prognose haben die anorektalen Melanome.

- **akrolentiginöses Melanom (ALM):** Lokalisation an den Akren

Die größte Gruppe bildet das SSM (60–70 %), NM tritt in etwa 15 %, LMM in etwa 5 % auf, so daß etwa 10–20 % für Sonderformen inkl. dem ALM und für unklassifizierbare Fälle verbleiben.

Hautmetastasen extrakutaner Tumoren. Etwa 5 % der malignen Tumoren innerer Organe gehen mit Hautmetastasen einher; dabei dominieren die *Brustdrüsen-*, *Bronchial-* und *Nierenzellkarzinome.*

- **Hautmetastasen**

⇐

Atemtrakt

XXIV. Atemtrakt

K. Morgenroth

Nase, NNH

1. Nase und Nasennebenhöhlen

Funktion:
- Klimatisierung der Atemluft

Nasen- und Nasennebenhöhlen **(NNH)** bilden mit dem Rachen, dem Kehlkopf und dem Tracheobronchialsystem die funktionelle Einheit des luftleitenden Systems des Respirationstrakts. Dessen Schleimhaut zeigt einen einheitlichen Aufbau, der in den einzelnen Abschnitten je nach funktionellem Bedürfnis variiert. Nasen- und Nasennebenhöhlen klimatisieren die Atemluft, wodurch deren Temperatur und Wassergehalt den Bedürfnissen im Bronchial- und Alveolarsystem angepaßt werden.

- **Abwehr**

⇨

Da durch die regelmäßige Ventilation ständig *partikuläre* und *gasförmige Noxen* auf die Schleimhaut einwirken, sind *ortsständige Schutzmechanismen* notwendig, bei denen lokale, humorale und zellgebundene **Immunmechanismen**, die **Sekretbildung** und der **Sekrettransport** auf der Schleimhaut zusammenwirken.

Entzündungen

1.1 Entzündungen

1.1.1 Rhinitis

Akute Rhinitis

1.1.1.1 Akute Rhinitis

Die akute Rhinitis und Rhinosinusitis gehören zu den *häufigsten Erkrankungen überhaupt.*

Entstehung, Ablauf und Ausmaß der Entzündung werden beeinflußt durch: die Konstitution der Patienten, Umwelteinflüsse, physikalische und chemische Noxen, die Neigung zu Allergien sowie durch die Aggressivität der einzelnen Noxe.

1. virale Infektion (Rhinoviren)

Auslöser einer akute Entzündung der Nasen- und Nasennebenhöhlenschleimhaut kann eine **Virusinfektion** sein.

Am häufigsten sind *Rhinoviren*, von denen etwa 100 Subtypen bekannt sind, seltener Adeno-, Influenza-, Parainfluenza-, Entero- und Coronaviren.

- direkte Schädigung der Epithelzellen
- **Histologie:** seröse Entzündung mit
- Epithelnekrosen
- Hyperämie
- Sekretionssteigerung

Die Viren befallen direkt das Epithel und führen zu einer *Schädigung der Epithelzellen* mit Ausbildung breiter *Nekrosen.* Nach 2–5 Tagen wird das Epithel nach ausgeprägter Zellschwellung und intraepithelialem Ödem in die Lichtungen abgestoßen, begleitet von einer ausgeprägten *Hyperämie*, einer *serösen Exsudation* in die subepitheliale Bindegewebszone mit Schleimhautschwellung und einer massiv gesteigerten *Sekretion* der seromukösen Drüsen.

2. bakterielle Superinfektion → eitrige Entzündung
- **Folgen:**
- Ausbreitung der Entzündung → Sinusitis
- Empyeme

Nach dem Verlust des Oberflächenepithels beginnt häufig etwa vom 3. Tag an eine **bakterielle Superinfektion** mit *Pneumokokken*, *Streptokokken* und *Staphylokokken*, wodurch eine eitrige Exsudation ausgelöst wird. Die **Ausbreitung** der Infektion und der eitrigen Entzündung in die NNH *(Sinusitis)* kann zu ausgedehnten Eiterergüssen im Hohlraumsystem **(Empyeme)** und schmerzhaften Zuständen mit Schwellung der Gesichtshaut sowie zu schweren allgemeinen Krankheitserscheinungen führen.

- meist Restitutio ad integrum

Bei **Abheilung** regeneriert das Epithel i. d. R. im Verlauf von 1 Woche. Aus den bei der Nekrose erhaltenen Basalzellen differenzieren sich Becher- und Zilienzellen in der ursprünglichen Verteilung mit Restitutio ad integrum.

1.1.1.2 Allergische Rhinitis

Allergische Rhinitis

Eine allergische Rhinitis kann durch *Inhalation von Allergenen* wie Pollen, Tierepithelien, Hausstaub, Milben und Schimmelpilzen, aber auch durch Nahrungsmittelallergene ausgelöst werden. Zur Manifestation tragen unspezifische Reize und psychische Faktoren bei.

- **durch Allergene:**
- Pollen
- Tierepithelien
- Hausstaub u. a.

Der hohe Gehalt an *Mastzellen* in der subepithelialen Bindegewebszone von Nasen- und NNH-Schleimhaut sowie der *Gefäßreichtum* bilden wahrscheinlich einen wesentlichen Faktor für die Form und die Ausdehnung der Reaktionsbereitschaft der Schleimhaut.

- **begünstigt durch:**
- Mastzellen
- Durchblutung

Morphologie. Bei der **allergischen Reaktion** in der Nasenschleimhaut ist kein typisches morphologisches Substrat zu ermitteln. Es entsteht eine serös-katarrhalische Entzündung mit einer ausgeprägten Schleimhautschwellung. Am Oberflächenepithel treten Erweiterungen der Interzellularräume und eine Lösung der Zellverbindungen auf, die eine gravierende Änderung der Diffusionsverhältnisse am Epithel dokumentieren. Die Aktivierung von Becher- und mukösen Epithelzellen wird wahrscheinlich direkt durch die Mastzellmediatoren ausgelöst und ist Ausdruck der massiven *Dyskrinie* und *Hyperkrinie*. Es besteht eine in den meisten Fällen nur geringe lymphoplasmazelluläre entzündliche Infiltration. Bei einzelnen Fällen ist ein hoher Anteil an *eosinophilen Granulozyten* in den entzündlichen Infiltraten nachweisbar. Die Veränderungen können sich vollständig zurückbilden.

- **Histologie:**
- serös-katarrhalische Entzündung
- Ödem
- Zellverbindungen ↓
- Hyper-, Dyskrinie
- Lymphozyten, Plasmazellen
- **eosinophile Granulozyten**

1.1.1.3 Chronische Rhinitis

Chronische Rhinitis

Klinische Beobachtungen haben gezeigt, daß *konstitutionelle Faktoren* bei der Auseinandersetzung zwischen exogenen Noxen und den ortsständigen immunologischen Reaktionen den Verlauf der entzündlichen Reaktion in der Nasen- und NNH-Schleimhaut bestimmen.

Allergische Reaktionen sowie chemische und physikalische Noxen in der Wechselbeziehung zu den ortsständigen immunologischen Reaktionen sind für die chronischen und rezidivierenden Entzündungen von Nasen- und NNH-Schleimhaut verantwortlich.

Ursachen:
- **exogene Noxen**
- **lokale Immunmechanismen**

Mikroorganismen spielen dabei wahrscheinlich keine wesentliche Rolle.

Morphologie. Die Infiltration mit *Lymphozyten* und *Plasmazellen* ist für die histologischen Veränderungen kennzeichnend. Dabei können mehr oder minder ausgeprägte Zeichen für die *Dyskrinie* und *Hyperkrinie* bestimmt werden. Im Zuge des protrahierten entzündlichen Prozesses vollzieht sich ein **Umbau der Schleimhaut**, der sich in einer *Hypertrophie* oder *Atrophie* dokumentiert:
- Im Oberflächenepithel nehmen hochaktive *Becherzellen* zu und *Plattenepithelmetaplasien* werden sichtbar.
- An den seromukösen Schleimdrüsen sind aktivere und vermehrte *muköse Epithelzellen* nachzuweisen.
- Das *Sekret* ist visköser und wird in den *Ausführungsgängen*, die sich zystisch erweitern, und schließlich in den Azini retiniert. In einzelnen Fällen ist eine erhebliche Reduktion der Azini in den seromukösen Schleimdrüsen zu beobachten.
- Der Umbau der epithelialen Strukturen wird von einer zunehmenden *Fibrosierung* der subepithelialen Bindegewebszone mit einer Verbreiterung der Basallamelle des Oberflächenepithels begleitet. Besonders perivaskulär und periglandulär ordnen sich grobe *Kollagenfasern* an.

Histologie:
- **Lymphozyten**
- **Plasmazellen**
- **Dys-, Hyperkrinie**
- **Schleimhautumbau:**
- Hypertrophie
- Atrophie

a) Epithelveränderungen:
- Becherzellen ↑
- Plattenepithelmetaplasie

b) Drüsenveränderungen
- muköse Epithelien

c) Gangzysten durch Schleimretention

d) Fibrosierung
- kollagene Fasern

1.1.1.4 Polyposis

Polyposis

Praxishinweis

> Die **polypöse Hyperplasie** der Schleimhaut kann ein besonderes Kennzeichen der *chronischen Rhinosinusitis* darstellen.

Die Veränderungen treten in einzelnen Fällen bereits im *Kindesalter* auf und kommen vor allem bei der *allergischen Rhinitis* vor. Zunächst bilden sich umschriebene *Schleimhauthyperplasien* mit einzelnen oder multiplen **Polypen**, welche die Lichtung der Nasen- und Nasennebenhöhlen weitgehend verschlie-

- **Schleimhautpolypen** = umschriebene Schleimhauthyperplasien mit

- respiratorischem Epithel oder Plattenepithelmetaplasie
- ödematösem Stroma
- entzündlichen Infiltraten (Neutrophile, Eosinophile)

ßen können. Die meist gestielten, kolbigen Gebilde sind auf der **Oberfläche** mit *respiratorischem Epithel* bedeckt und können breite *Plattenepithelmetaplasien* aufweisen. Das stark *ödematöse Stroma* enthält Infiltrate aus *Lymphozyten* und *Plasmazellen* sowie eine wechselnde Zahl von *neutrophilen* oder *eosinophilen Granulozyten.* Nur an der Basis ist eine dichtere, faserreichere Bindegewebszone ausgebildet.

Granulomatöse Entzündungen

1.1.1.5 Granulomatöse Entzündungen

Granulomatöse Entzündungen der Nasen- und NNH-Schleimhaut kommen meist im Rahmen generalisierter granulomatöser Erkrankungen vor: *Tb, Sarkoidose, Wegener-Granulomatose.*

1. Tb
- durch hämatogene Streuung
- selten

Die **Tuberkulose** der Nasenschleimhaut ist selten und entwickelt sich als Folge einer hämatogenen Streuung. Die typischen verkäsenden Granulome bilden sich dabei vor allem in den *Nasenmuscheln* und im *Septum.* Die entzündliche Reaktion kann die Oberfläche erreichen und zur ausgedehnten Ulzeration führen und sich über den Nasenvorhof in die Haut der äußeren Nasenanteile ausbreiten.

2. Sarkoidose
- Vernarbungstendenz
- selten

Auch bei der **Sarkoidose** kann – ebenfalls selten – eine Mitbeteiligung der Nasenschleimhaut auftreten. Die Granulome bilden sich in unterschiedlicher Dichte in der subepithelialen Bindegewebszone. Die besonders ausgeprägte Vernarbungstendenz dieser Granulome kann zu narbigen Schrumpfungen der Schleimhaut und zu Stenosen führen.

3. Wegener-Granulomatose
- Ätiologie ungeklärt

a) Initialstadium:
- chronische hämorrhagische Entzündung
- Ausbreitung → NNH, Orbita, Rachen
- Larynx-, Bronchialstenosen

b) Spätstadium:
- **Lungen:** Rundherde, Atelektasen, Infiltrationen (Generalisation)
- **Nieren:** Glomerulonephritis

Die **Wegener-Granulomatose** ist eine progressive granulomatöse Entzündung mit bisher ungeklärter Ätiologie.
- Das **Initialstadium** ist durch eine *chronische hämorrhagische Rhinitis* und Sinusitis, Otitis und Mastoiditis gekennzeichnet. Die granulomatöse Entzündung zeigt häufig eine *intrakanalikuläre Ausbreitung* mit Befall der NNH und der Orbita mit ulzerierenden Läsionen in Rachen und Mundhöhle. Es können subglottische Larynx- und Bronchialstenosen entstehen.
- Im **Spätstadium** kann eine Mitbeteiligung von Lungen und Nieren eintreten. In der **Lunge** wird eine *Generalisation* mit einzelnen oder multiplen *Rundherden* und Pseudokavernen, lokalen oder diffusen Infiltrationen mit Atelektasen und alveolären Hämorrhagien beobachtet. In der **Niere** entsteht eine fokale, segmental nekrotisierende *Glomerulonephritis* oder eine rasch-progressive Glomerulonephritis mit einer periglomerulären Granulomatose.

- **Diagnostik:**
- Biopsie

Die **klinische Symptomatik** der Erkrankung ist uncharakteristisch. Die **Diagnose** muß daher i. d. R. durch die histologische Untersuchung von *Biopsiematerial* gesichert werden. Das Material kann aus der Nasenschleimhaut entnommen werden. In den fortgeschrittenen Stadien kann eine offene Lungenbiopsie notwendig werden.

- **Histologie:**
- Granulome mit Riesenzellen
- perivaskuläre Infiltration

Morphologie. Es entwickeln sich *Granulome* aus Epitheloidzellen, die zur Nekrose neigen und Riesenzellen vom Fremdkörper- oder Langhans-Typ sowie Lymphozyten, Plasmazellen und eosinophile Granulozyten enthalten. An den kleineren Arterien und Venen treten sektorförmige Nekrosen mit ausgeprägter entzündlicher Infiltration der Gefäßwand und einer Intimaproliferation auf.

Tumoren

1.2 Tumoren

Mesenchymale Tumoren

1.2.1 Mesenchymale Tumoren

1. benigne:
- selten: Fibrome, Polypen

Mesenchymale Tumoren der Nasen- und NNH-Schleimhaut sind selten und zeigen ähnliche Differenzierungsformen wie in der Mundhöhle. Primär in der Mundhöhlenregion entstandene Geschwülste können vor allem in die NNH einwachsen. **Fibrome** kommen selten vor und müssen gegen **Polypen** mit fibrösem Stroma abgegrenzt werden.

- **Hämangiome**
- verursachen Blutungen
- DD: Granulom

Hämangiome entwickeln sich vor allem in der Region des Septums und können zu heftigen *Blutungen* führen. Sie sind differentialdiagnostisch von teleangiektatischen Granulomen als besondere Form der Granulationsgewebsbildung zu unterscheiden.

- **Chondrome**
- in NNH → Orbita → Schädelhöhle
- **Osteome**
- in NNH

Chondrome entstehen wahrscheinlich aus Resten des knorpeligen Primordialkraniums. Sie wachsen meist in die NNH ein und können sich in die Orbita und die Schädelhöhle ausbreiten. **Osteome** kommen seltener vor als die ossifizierenden Fibrome. Auch sie können sich bis in die NNH ausbreiten und die Lichtung weitgehend verschließen. **Myxome** und Myxofibrome sind meist schwer gegen Polypen mit myxomatösem Stroma abzugrenzen. Sie zeigen häufig ein expansives Wachstum mit Einbruch in die Orbita.

- **Myxome**
- expansiv → Orbita

Juveniles Nasen-Rachen-Fibrom. Dieses nimmt unter den mesenchymalen Neoplasien eine besondere Stellung ein. Es tritt überwiegend zwischen dem 10. und 25. Lebensjahr beim männlichen Geschlecht auf. Der Tumor geht vom Periost des Knochens des Nasen-Rachen-Raums aus und wächst in die Nasengänge, NNH, Orbita und Schädelhöhle ein und kann zu Deformierungen des Gesichts führen.

- **juveniles Nasen-Rachen-Fibrom**

⇦

Mit Abschluß des Schädelwachstums hört das Tumorwachstum auf. Die Geschwülste können sich mit regressiven Veränderungen zurückbilden. **Histologisch** besteht der Tumor aus der Wucherung eines wechselnd zellreichen, myxomatösen, faserreichen Gewebes, zahlreichen sinusartigen und dickwandigen Arterien.

Morphologie: zell- und faserreich

Bösartige mesenchymale Geschwülste **(Sarkome)** in der Nasenregion sind noch seltener als gutartige und können eine Differenzierung zu *Fibromyxosarkomen* aufweisen.

Die differentialdiagnostische Einordnung der *Osteo-* und *Chondrosarkome* ist ohne Kenntnis der Topographie vor allem an kleinen Biopsien schwierig.

2. maligne:
- **Sarkome**
- selten
- Osteo-, Chondrosarkom

Maligne Lymphome kommen mit primärer Manifestation in der Nasen- und Nasennebenhöhlenregion vor. Ihre differentialdiagnostische Abgrenzung gegen undifferenzierte Karzinome erfolgt an Biopsien mittels immunhistochemischer Techniken.

- **maligne Lymphome**
- DD: undifferenzierte Karzinome

1.2.2 Epitheliale Tumoren

Epitheliale Tumoren

Epitheliale Tumoren gehen vom Oberflächenepithel und von den seromukösen Schleimdrüsen aus. Beim gutartigen **Papillom** ist eine papilläre Wucherung von *Platten-* oder *Übergangsepithel* ausgebildet. Gelegentlich sind invertierte Wachstumsformen zu beobachten, die in einzelnen Fällen nur schwer gegen hochdifferenzierte Plattenepithelkarzinome abgegrenzt werden können.

1. benigne:
- **Papillom**
- Plattenepithelwucherung

Von den Schleimdrüsen ausgehende **Adenome** sind selten. Sie können ähnliche Differenzierungsformen zeigen wie in den Speicheldrüsen der Mundhöhlenregion.

- **Adenom**
- selten

Karzinome sind ebenfalls selten. Sie treten bei Männern und Frauen gleich häufig auf und entwickeln sich bevorzugt in den Kieferhöhlen, mit abnehmender Häufigkeit in den Siebbeinzellen, im Nasenseptum und im Vestibulum. Nach dem *histologischen Aufbau* sind sie Plattenepithelkarzinome; die hochdifferenzierten zeigen vereinzelt eine verruköse Wachstumsform. **Adenokarzinome** können ein papilläres Wachstum zeigen. **Adenoidzystische Karzinome** haben in den Speicheldrüsen einen typischen kribriformen Aufbau. Der Tumor wächst weit infiltrierend, besonders entlang den Gefäß-und Nervenscheiden.

2. maligne:
- **Nasenkarzinom**
- selten
- bevorzugt in Kieferhöhlen
- **Adenokarzinom**
- selten

1.3 Gewerbliche Schäden

Gewerbliche Schäden

Adenokarzinome werden unter besonderer beruflicher Exposition gehäuft beobachtet. Sie treten vor allem bei *Tischlern* auf, die mit dem Beschleifen von Harthölzern beschäftigt sind. Bei einem Nachweis der Exposition werden diese Geschwülste als **Berufskrankheit** anerkannt.

Praxishinweis

⇦

Die Inhalation von organischen und anorganischen Stäuben kann zur mechanischen oder chemischen Irritation der Schleimhaut mit **chronischer Entzündung** führen. Dabei können heftige allergische Reaktionen mit starker Behinderung der Ventilation auftreten. Säure- und laugehaltige Dämpfe führen zu ausgedehnten Epithelschäden, die mit breiten *Epithelmetaplasien* einhergehen und dauerhaft die Reinigungsfunktion schädigen.

- **chronische Entzündung durch inhalative Toxine**
- Reinigungsfunktion ↓

Larynx

2. Kehlkopf

Entzündungen

2.1 Entzündungen

- durch Noxen in der Atemluft

Die Kehlkopfschleimhaut unterliegt einer ständigen und intensiven Alteration durch infektiöse und chemische Noxen, die mit der Atemluft inhaliert werden. Dies führt häufig zu flüchtigen entzündlichen Reaktionen der Kehlkopfschleimhaut.

1. Akute Laryngitis

2.1.1 Akute Laryngitis

- **Ursachen:**
- Viren
- Toxine
- allergische Reaktion
- **Histologie:**
- Ödem → Lumeneinengung

Akute serös-katarrhalische Entzündungen können durch Virusinfektionen, chemisch-toxische Alteration oder lokalisierte allergische Reaktionen bei Überempfindlichkeit gegen Medikamente (z.B. Antibiotika) oder Nahrungsbestandteile ausgelöst werden. Sie gehen häufig mit einem *Schleimhautödem* einher, das zur Einengung der Kehlkopflichtung und zur Ventilationsstörung führt.

- **Pseudokrupp**

⇨

Besonders bei Kindern können Schwellungen der subglottischen Schleimhaut zu einer Stenose führen: **Pseudokrupp**.

- Ursache: Virusinfektion

Die Vermutung, daß die Reaktionen durch chemisch irritative Faktoren ausgelöst werden, konnte durch epidemiologische Studien nicht eindeutig gesichert werden. Als auslösende Ursache werden jetzt *Virusinfektionen* diskutiert.

- **Diphtherie**
- fibrinös
- pseudomembranös
- Ulzerationen → Lumen

Die **Rachendiphtherie (Krupp)** ist durch eine fibrinöse, pseudomembranöse Entzündung gekennzeichnet, bei der tiefergreifende Verschorfungen und Schleimhautulzerationen entstehen. Die Entzündung kann in die Trachea und die Bronchien deszendieren und zu einer ausgeprägten Lichtungseinengung führen.

- **Intubation**
- Schleimhaut- und Knorpeldefekte
- Strikturen möglich

Intubation. Traumatisch bedingte ulzeröse Entzündungen der Kehlkopfschleimhaut entwickeln sich fast regelmäßig bei der Intubation. Die Schleimhautdefekte könne bis auf das Knorpelgerüst ausgedehnt sein. In den meisten Fällen ist eine Vernarbung mit Reparation des Epithels möglich. In einzelnen Fällen bleiben irreversible narbige Strukturen bestehen.

Chronische Laryngitis

2.1.2 Chronische Laryngitis

- **hyperplastische Entzündung**
- Schleimhautödem
- Infiltration
- Dysplasie
- **Prädilektionsstellen:**
- Hinterwand, Stimmlippen
- **Dysplasien**

Die chronische **hyperplastische Entzündung** des Kehlkopfes mit Ausbildung eines Schleimhautödems und tiefreichenden lymphozytären und plasmazellulären Infiltraten entwickelt sich am häufigsten an der *Hinterwand* und an den *Stimmlippen.* Das Plattenepithel ist meist verdickt und weist Verhornungen auf. Im hyperplastischen Epithel können *Dysplasien* auftreten.

Bei ausgeprägter Epithelhyperplasie ist die Abgrenzung zwischen einem hochdifferenzierten verrukösen Karzinom und der reaktiv hyperplastischen Epithelproliferation bisweilen schwierig.

- **Sängerknötchen**

Umschriebene **fibroepitheliale Hyperplasien** werden als *Sängerknötchen* oder *Stimmbandpolypen* bezeichnet. Die meist stecknadelkopfgroßen, knötchenförmigen Veränderungen treten symmetrisch zwischen dem vorderen und mittleren Drittel der Stimmbänder auf. Im Zentrum der knötchenförmigen Gebilde ist stark ödematös aufgelockertes *Bindegewebe* angeordnet, in dem *Fibrinabscheidungen* vorkommen können. Das auf der Oberfläche angeordnete *Plattenepithel* ist bei erhaltener Schichtung meist verbreitert und zeigt oft eine parakeratotische Verhornung.

- Bindegewebsödem
- Fibrinabscheidungen
- Plattenepithel oft verhornt

Tb

2.1.3 Tuberkulose

- **Infektionswege:**
- kanalikulär bei Lungen-Tb

Die Tuberkulose der Kehlkopfschleimhaut wird durch eine kanalikuläre Ausbreitung der Infektion mit Mykobakterien bei der kavernösen Lungentuberkulose ausgelöst. Bei den in den letzten Jahren häufig zu beobachtenden ungewöhnlichen Verlaufsformen der Tb kann die Kehlkopftuberkulose eine frühe Manifestation der extrapulmonalen Infektion darstellen und sich in Form einer *ulzerösen Laryngitis* dokumentieren. Sie kann an Biopsiematerial durch typische granulomatöse Veränderungen nachgewiesen werden.

- **ulzeröse Laryngitis**
- Granulomnachweis

2.2 Tumoren

Tumoren

Die bindegewebigen Geschwülste des Kehlkopfes sind selten und zeigen eine ähnliche Differenzierung wie in anderen Organsystemen.

Bei den **gutartigen** Formen sind Myxome, Lipome, Hämangiome, Chondrome und Rhabdomyome zu unterscheiden.

Sarkome sind äußerst selten und treten als Fibro-, Rhabdomyo-, Angio- und Chondrosarkome auf.

- **benigne:**
- Myxom, Lipom
- Hämangiom, Chondrom
- **maligne:**
- Sarkome

2.2.1 Kehlkopfpapillom, Präkanzerosen

Papillom. Diese **gutartige epitheliale Geschwulst** der Kehlkopfschleimhaut ist relativ häufig. Sie kann solitär oder multipel als **Papillomatose** auftreten. Als Ursache wird eine durch Virusinfektion induzierte Neoplasie angenommen. Die Rezidivneigung ist hoch. Die Tumoren bestehen aus einer papillären Wucherung von Plattenepithel mit erhaltener Schichtung und mehr oder minder ausgeprägter parakeratotischer Verhornung. Zwischen den Epithelfalten liegt eine aufgezweigte, relativ gleichmäßig vaskularisierte Bindegewebszone. Die Papillomatose kann sich in die Trachea und die Bronchien ausbreiten und pulmonale Komplikationen bis hin zur respiratorischen Insuffizienz auslösen.

Papillom
- solitär, multipel: **Papillomatose**
- rezidivierend
- Plattenepithelwucherung
- Lumeneinengung von Trachea, Bronchien

Präkanzerosen. Vor allem in der Schleimhaut der Stimmbänder können **präkanzeröse Leukoplakien** auftreten. Diese bilden, wie in der Mundschleimhaut, Verhornungsanomalien mit *Dysplasien* unterschiedlichen Schweregrades; sie können verruköse Formen zeigen. In 10–30 % entwickelt sich daraus ein **Karzinom**.

Präkanzerosen
- **Leukoplakien** → **Dysplasien** → Karzinosen in 10–30 %

2.2.2 Kehlkopfkarzinom

Karzinom

Das Kehlkopfkarzinom entwickelt sich am häufigsten im vorderen Abschnitt der Stimmbänder. Männer sind weitaus häufiger betroffen als Frauen (10:1).

Als *ätiologische Faktoren* werden Tabakrauchbestandteile angesehen. Alkoholabusus, chronische Staub- und Rauchbelastung sowie die Einwirkung von Chrom-, Nickel-, Silber- und Säuredämpfen werden als begünstigende Faktoren diskutiert.

- im vorderen Abschnitt der Stimmbänder
- Männer > Frauen
- wesentliche Ursache: **Tabakrauch**

95 % der Kehlkopfkarzinome sind *Plattenepithelkarzinome.* Neben polypösen und verrukösen Wachstumsformen kommen auch solche vor, die sich primär diffus infiltrierend ausbreiten. In seltenen Fällen finden sich *hochdifferenzierte*, überwiegend verruköse Tumorformen mit relativ guter Prognose. Daneben gibt es weitgehend *entdifferenzierte*, spindelzellige Formen, die auch mit immunhistochemischen Untersuchungstechniken nicht von Sarkomen abgegrenzt werden können.

- **histologisch:** Plattenepithelkarzinom (95 %)
- **hochdifferenzierte** Form: gute Prognose
- **entdifferenzierte** Form: DD Sarkom

Andere Differenzierungsformen, wie Adenokarzinome und spindelzellige adenoidzystische Karzinome, sog. Basalzellkarzinome, sind selten.

- andere Differenzierungsformen: selten

Metastasen. Lymphknotenmetastasen entwickeln sich meist prälaryngeal und zervikal. Fernmetastasen sind selten.

- **Metastasen:** prälaryngeal, zervikal

3. Lunge

Lunge

Die Lunge bildet mit 80 m^2 in der Exspirations- und 120 m^2 in der Inspirationsphase der Atmung die größte Oberfläche des Organismus. Sie unterliegt einer ständigen Alteration durch Umwelteinflüsse. Für die Aufrechterhaltung ihrer Struktur und Funktion stehen effektive ortsständige Abwehrreaktionen zur Verfügung, die einer differenzierten nervalen und autonomen Regulation unterliegen und die eine funktionelle Anpassung an die äußeren Einflüsse gewährleisten.

Fehlbildungen
- **Agenesien**
- **akzessorische Bronchien**
- **Nebenlunge**
- **Bronchialzyste**

Fehlbildungen. Komplette und einseitige *Agenesien* der Lunge sind selten. Bei einseitiger Agenesie kann der freie Thoraxraum durch das Herz, das Mediastinum und die vergrößerte kontralaterale Lunge ausgefüllt sein. Die Patienten können ein normales Alter erreichen. *Akzessorische Bronchien* können von einer tiefer im Vorderdarm ausgehenden Anlage gebildet werden und zur Entwicklung einer intrathorakalen oder intraabdominellen *Nebenlunge* führen. Paratracheal oder in das Mediastinum verlagerte Abspaltungen des Trachealepithels führen zu *Bronchialzysten* mit Epithelauskleidung.

Entzündungen des Bronchialsystems

3.1 Entzündungen des Bronchialsystems

- **Abwehrmechanismen in der Bronchialschleimhaut:**
- humorale, zelluläre Immunmechanismen
- Schleimhautsekretion
- Sekrettransport
- **Einteilung**
- Bronchitis
- Bronchiolitis
- akute, chronische Bronchitis

Entzündungen des Bronchialsystems gehören zu den häufigsten Erkrankungen überhaupt.
Das Zusammenwirken von *humoralen* und *zellgebundenen Immunmechanismen* mit der *Schleimhautsekretion* und dem *Sekrettransport* auf der Schleimhautoberfläche gewährleistet effektive ortsständige Schutz- und Abwehrmechanismen gegen die auf die Schleimhaut einwirkenden chemischen und infektiösen Noxen. Alle Störungen dieses Systems begünstigen Entzündungen.

Einteilung. Nach der Topographie und der Ausbreitung unterscheidet man die *Bronchitis* und die *Bronchiolitis*. Nach klinischen, morphologischen und prognostischen Gesichtspunkten unterteilt man ferner die Bronchitis in *akute* und *chronische Bronchitis*.

Akute Bronchitis

3.1.1 Akute Bronchitis

- **Ursachen:** **Viren, Bakterien,** toxische Gase, Stäube
- **häufig: bakterielle Superinfektionen**
- **Klinik:**
- Atemwegsobstruktion
- Sekretbildung ↑
- Tonusveränderungen der Muskulatur
- **Pathogenese:**
- **Hypersekretion** in den Becherzellen
- Sekretansammlung und Muskelkontraktion → **Lichtungsstenose** → Ventilationsbehinderung
- **Histologie:**
- Hyperämie
- Ödem
- entzündliches Infiltrat
- Nekrosen
- **Prognose:** Abheilung → Restitutio ad integrum

Akute Entzündungen der Bronchialschleimhaut werden ausgelöst durch *Viren*, *Bakterien* sowie durch *toxische Gase* und eine hohe *Staubkonzentration* in der Atemluft. Virale Infektionen werden häufig bakteriell superinfiziert.

Die **klinische Symptomatik** der Entzündung wird durch eine *Atemwegsobstruktion* bestimmt, deren Schwere von der Änderung der Schleimhautsekretion und der Tonusveränderung der Bronchialmuskulatur abhängt. Diese Reaktion wird durch lokal gebildete Entzündungsmediatoren und über nervale Reflexmechanismen verursacht.

Pathogenese. Die Änderung der bronchialen Sekretion zeigt sich in einer **Hypersekretion** in den Becherzellen des Oberflächenepithels und in den mukösen Epithelzellen der subepithelialen peribronchialen Drüsen. Der produzierte, hochvisköse Schleim kann im Gangsystem der Drüsen und auf der Schleimhautoberfläche nur unzureichend transportiert werden. Die Sekretansammlung bewirkt eine **Lichtungseinengung** und damit eine Behinderung der Ventilation. Zusammengeballte Sekretmassen können nur über einen *Hustenstoß* nach außen abtransportiert werden. Die Kontraktion der glatten Muskulatur, ausgelöst durch Entzündungsmediatoren, bildet einen weiteren Faktor für die Einengung des Röhrensystems.

Morphologie (Abb. 24–3). Die Entzündung geht mit einer *Hyperämie*, einem *Schleimhautödem* sowie einer Infiltration der Bronchialwand mit *Granulozyten* und *Lymphozyten* einher. Es können ausgedehnte *Nekrosen* des Bronchialepithels entstehen. Eine ausgeprägte bronchiale Obstruktion führt zur respiratorischen Insuffizienz. In den meisten Fällen kommt es zur Restitutio ad integrum.

Asthma bronchiale

3.1.2 Asthma bronchiale

- **besondere Form der rezidivierenden akuten Bronchiolitis**
- anfallsweise bronchiale Obstruktion mit Atemnot
- **Status asthmaticus:** lebensbedrohend

Histologie:
- **nur im Anfall:**
- Ödem
- Hyper-, Dyskrinie

Definition. Das Asthma bronchiale ist eine *besondere Form einer rezidivierenden akuten Bronchitis oder Bronchiolitis* mit einer spezifischen klinischen Symptomatik. Diese besteht in einer *anfallsweise auftretenden bronchiolären Obstruktion mit hochgradiger Atemnot* bis zu lang anhaltenden und irreversiblen Anfällen schwerster Luftnot bis hin zum lebensbedrohenden *Status asthmaticus*.
Die **morphologischen Veränderungen** (Abb. 24–1) sind nur im akuten Anfall durch ein *Schleimhautödem*, eine ausgeprägten *Dys-* und *Hyperkrinie* (Erschwerung der Exspiration durch zähe Schleimpfröpfe), eine *Kontraktion der*

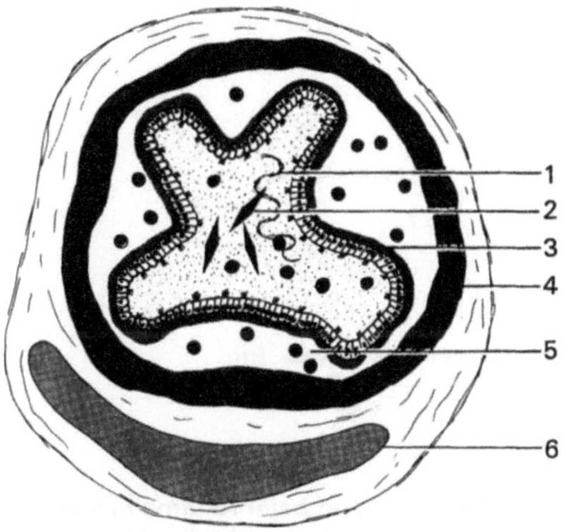

Abb. 24–1: Bronchusveränderungen beim Asthma bronchiale. **1** Schleimmassen mit Curschmann-Spirale, **2** Charcot-Leyden-Kristalle, **3** verdickte Basalmembran, **4** muskuläre Wandhypertrophie, **5** Entzündungszellinfiltrat (eosinophile Granulozyten und Lymphozyten), **6** Knorpelspange

Bronchialmuskulatur und in den meisten Fällen außerdem durch eine Infiltration der Schleimhaut mit *eosinophilen Granulozyten* und *Mastzellen* (außerdem: Lymphozyten, Monozyten, neutrophile Granulozyten) gekennzeichnet. In den massiv schleimgefüllten Bronchiallumina findet man Curschmann-Spiralen und Charcot-Leyden-Kristalle. Die *Curschmann-Spiralen* sind der optische Ausdruck der Verdrehung von Schleimfäden unterschiedlicher Viskosität. *Charcot-Leyden-Kristalle* entstehen als Kondensationsprodukte aus den freigewordenen Granula der eosinophilen Granulozyten.

- Bronchialmuskelkontraktur
- Eosinophile ↑

Bei über längere Zeit rezidivierend auftretenden Verläufen sind eine *Verbreiterung der Basalmembran* und eine *Hypertrophie der Bronchialmuskulatur* zu beobachten. Weiterhin kommt es zu einer Vermehrung der Becherzellen (Becherzellmetaplasie). Das Verhältnis der Flimmer- zu Becherzellen beträgt dann 1:4, während es normalerweise umgekehrt 4:1 ist.

• **Folgen:**
- Basalmembranverbreiterung
- Muskelhypertrophie

Pathogenese. Die Erkrankung entwickelt sich bei Patienten mit einem hyperreagiblen Bronchialsystem. Sie kann bereits im frühen Kindesalter beginnen, kommt aber in allen Altersstufen vor. Sie wird durch allergische *IgE-vermittelte Reaktionen vom Soforttyp* ausgelöst und ist häufig mit einer atopischen Abwehrlage kombiniert.

Ursachen:
- **Hyperreagibilität des Bronchialsystems**
- **IgE-vermittelte Reaktion vom Soforttyp**

Welche Veränderungen der Hyperreagibilität des Bronchialsystems zugrunde liegen, ist noch nicht endgültig geklärt. Auf der Basis einer genetischen Disposition entwickelt sich eine immunologische Dysregulation auf der Ebene der kontrollierenden T-Lymphozyten. Trigger-Faktoren wie Umweltbelastungen (NO_2, CO_2, Ozon etc.) und Allergenexposition (z.B. Hausstaubmilbe) bestimmen den individuellen Krankheitsverlauf. Diskutiert wird außerdem die Hypothese, daß schon in der frühen Kindheit auftretende rezidivierende virale Infektionen Veränderungen des Bronchialepithels mit Zellödem und Nekrosen hervorrufen, die mit einer Änderung der Epithelpermeabilität einhergehen. Dabei werden wahrscheinlich intraepitheliale Nervenendigungen freigelegt, die für exogene Faktoren zugänglich werden. Durch die erhöhte Perfusionsfähigkeit können nun aerogen aufgenommene Allergene leicht die freigelegten Nervenendigungen und die subepitheliale Bindegewebszone erreichen und somit die allergische Reaktion über nervale Einflüsse und über die Interaktion mit Mastzellen direkt auslösen.

Beim **allergischen Asthma bronchiale** wird nach dem *ersten Allergenkontakt* IgE gebildet, das an der Zellmembran der Mastzellen und anderer Effektorzellen (eosinophile Granulozyten und Makrophagen) fixiert wird. Bei *erneutem Allergenkontakt* und der Diffusion der Allergene durch das Epithel in die subepitheliale Bindegewebszone reagieren diese mit den IgE-Molekülen, die an der Zellmembran der Mastzellen fixiert sind und induzieren eine Freisetzung der in diesen Zellen gespeicherten Entzündungsmediatoren, vor allem von *Histamin*. Andere Mediatoren, wie *Leukotriene* und *Prostaglandine*, werden ad hoc neu gebildet (Abb. 24–2).

allergisches Asthma bronchiale
• **Erstkontakt:**
- Sensibilisierung mit Bildung von IgE
- Fixierung an Mastzellen
• **Zweitkontakt:**
- Reaktion mit IgE
- Degranulation der Mastzellen
- Mediatoren ↑

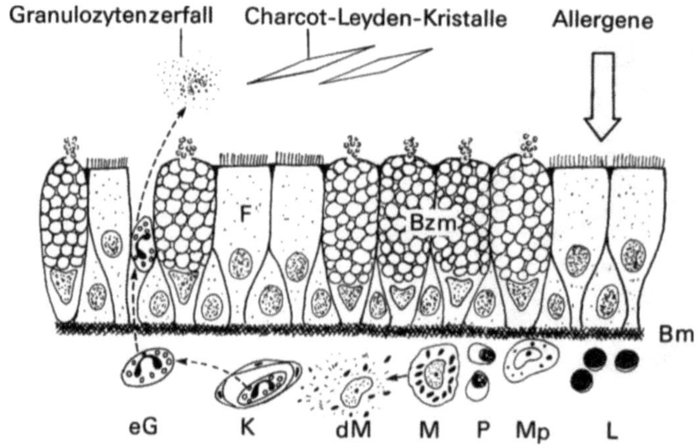

Abb. 24–2: Zelluläre Reaktionen nach Allergenkontakt beim Asthma bronchiale (Überempfindlichkeitsreaktion Typ I): Allergenresorption und subepitheliale zelluläre Reaktion mit Auswanderung von eosinophilen Granulozyten in das Bronchuslumen; dort Zerfall der eosinophilen Granulozyten und sekundäre Kondensation zu Charcot-Leyden-Kristallen. Folge nach rezidivierendem Krankheitsverlauf: Becherzellmetaplasie **(Bzm)** mit Hypersekretion und Verdickung der Basalmembran **(Bm)**. **F** Flimmerepithelzelle, **L** B- und T-Lymphozyten, **Mp** Makrophage, **P** Plasmazellen, **M** Mastzelle, **dM** degranulierte Mastzelle, **K** Kapillare, **eG** eosinophiler Granulozyt

Folgen. In schweren Fällen kann die Obstruktion durch Induktion einer chronischen Bronchitis mit nachfolgendem Emphysem zur respiratorischen Insuffizienz führen.

Chronische Bronchitis

3.1.3 Chronische Bronchitis

- **Leitsymptom:**

- bronchiale Obstruktion
- Atemwiderstand ↑

Etwa 5 % der Gesamtbevölkerung leidet an einer chronischen Bronchitis. *Klinisches Leitsymptom* ist eine über längere Zeit bestehende und häufig sich protrahiert verschlechternde *bronchiale Obstruktion* mit einer *Erhöhung des Atemwiderstandes.* Die Erkrankung beginnt bereits im Kindesalter und zeigt in den fortgeschrittenen Altersstufen einen progredienten Verlauf.
Eine von der **WHO** vorgeschlagene Definition (1959) bildet die Grundlage für die klinische Eingrenzung der Erkrankung:

- **WHO-Definition** ⟹

> Eine chronische Bronchitis liegt vor, wenn eine vermehrte Schleimsekretion **an den meisten Tagen**, mindestens aber **während 3 Monaten in jedem von 2 aufeinander folgenden Jahren** vorhanden ist.

- **Ursachen:**
- protrahierte Entzündungen
- Mißverhältnis zwischen protektiven und aggressiven Faktoren

Pathogenese. Die chronische Bronchitis wird durch *rezidivierende Infekte*, *toxische Substanzen* (z.B. Tabakrauch, Lösungsmittel, SO_2, NO_2) oder eine hohe *Staubkonzentrationen* in der Atemluft ausgelöst. Das Mißverhältnis zwischen *aggressiven* Faktoren, die ständig mit der Atemluft aufgenommen werden, und den ortsständigen *protektiven* Faktoren, die fortlaufend bereitgestellt werden müssen, bildet das entscheidende kausalpathogenetische Prinzip. Dabei entsteht ein Regelkreis, der den chronischen und protrahierten Verlauf der Entzündung prägt.

Diagnostik:
- bronchoskopisch
- histomorphologisch

Histomorphologische Diagnostik und Verlaufskontrolle sind durch *Bronchoskopie* mit gleichzeitiger Biopsie möglich.

3 Erkrankungsformen:
1. **chronische dyskrine (katarrhalische) Bronchitis**
   - Entzündung
   - Dys- und Hyperkrinie → Sekretstau

Nach morphologischen und klinischen Gesichtspunkten sind *3 Formen* der chronischen Bronchitis zu unterscheiden (Abb. 24–3):

- **Chronische dyskrine (katarrhalische) Bronchitis.** Neben einer *Infiltration* der Bronchialschleimhaut mit *Lymphozyten* und *Plasmazellen* ist die *Sekretbildung* verändert. Die Hyper- und Dyskrinie wird am Oberflächenepithel und an einer Strukturänderung der peribronchialen Drüsen sichtbar. Im Oberflächenepithel ist eine große Zahl von hochaktiven Becherzellen ausgebildet, die sich alle im selben Stadium der Sekretbildung befinden. An den peribron-

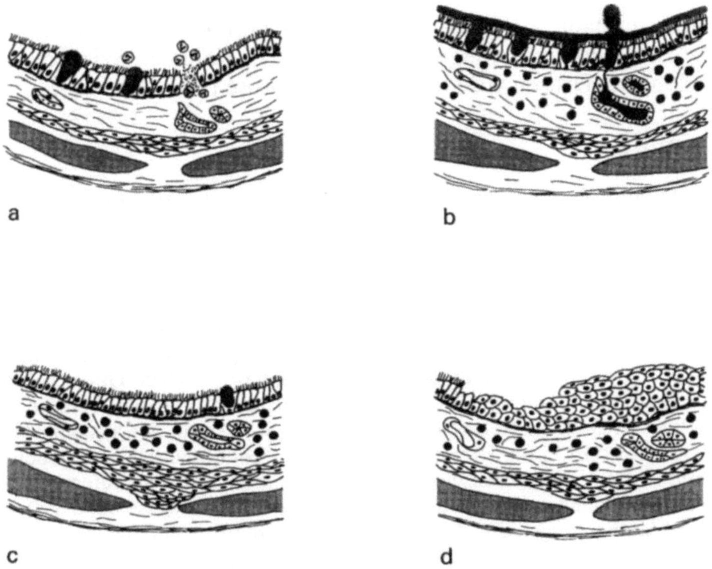

Abb. 24–3: Akute und chronische Bronchitis. **a Akute Bronchitis** mit vermehrter Schleimproduktion, Nekrosen und leukozytärem Exsudat. **b Chronische dyskrine Bronchitis** mit Hyper- und Dyskrinie, vermehrten Becherzellen und Entzündungszellinfiltrat. **c Chronische fibrosierende Bronchitis** mit Verbreiterung der Basalmembran, Fibrose, Becherzellverlust und muskulärer Hypertrophie. **d Chronische fibrosierende Bronchitis mit Schleimhautumbau** mit Plattenepithelmetaplasie und Einschränkung der Funktion peribronchialer Drüsen

chialen Drüsen entwickelt sich eine massive Aktivierung der mukösen Epithelzellen. Das hochvisköse Sekret kann nicht aus den Azini und dem Gangsystem abtransportiert werden. Die retinierten Schleimmassen führen zu einer *Ausweitung der Drüsenausführungsgänge* und der Azinuslichtungen. In den Bronchiallichtungen sammeln sich zähe *Sekretmassen*. Durch die erhöhte Sekretviskosität ist ein Transport auf der Schleimhautoberfläche nicht möglich.

- Gangdilatation
  Transportstörungen

• **Chronische fibrosierende Bronchitis.** Die fortgeschrittenen Stadien der Entzündung sind durch eine *Fibrose der Bronchialwand* gekennzeichnet, die alle bindegewebigen Anteile der Bronchialwand umfaßt. Die Fibrose beginnt mit einer bandartigen Verbreiterung der Basalmembran des Oberflächenepithels mit Bildung einer aus ungeordneten Fasern bestehenden Zone. Eine Vergröberung der darunter angeordneten Kollagenfasern tritt auf. Um die Kapillaren entwickelt sich eine *ringförmige Fibrose* aus geschichteten Faserzonen. Auch die peribronchialen Drüsen werden in eine ähnliche Faserzone eingeschlossen. An der glatten Muskulatur sind degenerative Veränderungen mit einer zwischen den Muskelzellen ausgebildeten Fibrosierung und einer *Atrophie der Muskelzellen* nachweisbar.

2. chronische fibrosierende Bronchitis
- Fibrose der Bronchialwand
- Verbreiterung der Basalmembran
- ringförmige perivaskuläre Fibrose
- muskuläre Atrophie

• **Chronische fibrosierende Bronchitis mit Schleimhautumbau.** Neben der Fibrose entwickelt sich bei dieser Form der Bronchitis ein Umbau der Schleimhaut, der in den zentralen Bronchusabschnitten beginnt und sich in die Peripherie fortentwickelt. Dieser Umbau führt über weite Strecken des Bronchialsystems zum *Versiegen der Sekretproduktion* und zu einer gravierenden Einschränkung des Sekrettransports durch *Reduktion des Ziliarapparates.* Der Umbau beginnt wahrscheinlich als Folge einer kontinuierlichen Epithelalteration mit einer Reduktion der Zilien in unterschiedlich breiten Flächen. Nach einer Bildung blasiger Auftreibungen an den Zilienmembranen können diese abbrechen und es entstehen unterschiedlich große *zilienfreie Flächen.* Die Bronchialepithelzellen werden plumper und runden sich ab. Die in den oberflächlichen Epithelabschnitten ausgebildeten tight junctions lösen sich. Im Zytoplasma der Epithelzellen treten typische morphologische Kriterien von *Plattenepithelzellen* mit Differenzierung von Tonofilamenten auf. Eine *Hyperplasie der Basalzellschicht* kennzeichnet einen erhöhten Zellumsatz. Das Ergebnis der Umbauvorgänge ist die vollständige *Plattenepithelmetaplasie.* Der

3. chronische fibrosierende Bronchitis mit Schleimhautumbau
peripher fortschreitender Schleimhautumbau mit:
- Reduktion des Zilienapparates → zilienfreie Areale
- Plattenepithelmetaplasie
- Basalzellhyperplasie

- Atrophie und Sekreteinschränkung der Schleimhaut und peribronchialen Drüsen

Schleimhautumbau umfaßt auch eine Atrophie der peribronchialen Drüsen mit einer zusätzlichen Einschränkung der Sekretion. Die Zahl der Azini sowie die Größe und Zahl der Drüsen wird im Zuge der Fibrose reduziert.

Bronchiolitis

- **Entzündung der kleinen und kleinsten Bronchien** durch:
- deszendierende Infektionen
- toxische Gase
- Aspiration

3.1.4 Bronchiolitis

Definition. Die Bronchiolitis ist eine isolierte Entzündung in den *Endaufzweigungen des Bronchialsystems*, die durch deszendierende Infektionen, toxische Gase (z.B. Giftgaseinwirkung) oder durch eine tiefe Aspiration von Magensaft ausgelöst wird. Der Übergang in eine Pneumonien ist möglich.

In den Bronchioli findet die Sekretbildung nur im Oberflächenepithel statt. Wegen des Fehlens eines stützenden Knorpelgerüsts ist eine ständige Anpassung der Lichtungsweite während der Inspirationsphase und der Exspirationsphase möglich. Dabei spielt die Form der Sekretion, die Zusammensetzung des Sekrets der Clara-Zellen und der Anteil von Surfactant im Bronchialsekret eine Rolle. Der Surfactant, der aus den Alveolen stammt, wird von dort in die Bronchioluslichtungen kontinuierlich abgegeben. Wahrscheinlich bilden die in diesen Abschnitten des Bronchialsystems ablaufende Sekretion, der Sekrettransportmechanismus und die besonderen Verhältnisse bei der Stabilisierung der Bronchiallichtungen die Voraussetzungen für die Entzündung.

- **Klinik:**
- akuter Beginn
- Dyspnoe, Zyanose
- Fieber
- **Ursachen:**
- viral bei Kindern
- bakteriell bei Erwachsenen

1. eitrige katarrhalische Bronchiolitis
- Granulozyten im Sekret

Bronchiolitiden sind *akut beginnende Erkrankungen* mit Dyspnoe, Fieber und Zyanose. Obwohl es sich um eine deszendierende Infektion handelt, sind bei Kleinkindern und älteren Erwachsenen diese peripheren Abschnitte von der Entzündung besonders betroffen. Im **Kindesalter** sind meist *virale*, im **Erwachsenenalter** häufiger *bakterielle Infektionen* für die Bronchiolitis verantwortlich.

- Bei der **eitrigen katarrhalischen Bronchiolitis** besteht eine granulozytäre Infiltration der Bronchioluswand mit einer ausgeprägten Aktivierung der Sekretion. Die Lichtungen sind meist von einem viskösen, schlierig angeordneten, von Granulozyten durchsetzten Sekret ausgefüllt.

2. Riesenzellbronchiolitis
- viral: bei Masern, Zytomegalie

- Die **Riesenzellbronchiolitis** wird durch Virusinfektionen ausgelöst. Bei *Masern* entwickeln sich aus einer Verschmelzung von Flimmerepithelzellen Riesenzellen. Große Epithelzellen mit großen dunklen Kerneinschlüssen treten bei der *Zytomegalie* auf. Bei anderen viral ausgelösten Entzündungen kommen Plattenepithelmetaplasien mit einer ausgeprägten proliferativen Aktivität des Epithels vor.

3. Bronchiolitis obliterans
- primäre Epithelnekrosen
- pfropfartiges Granulationsgewebe
- zunehmende Vernarbung
- Epithelproliferation

- Die **Bronchiolitis obliterans** entsteht durch primäre Epithelnekrosen der Bronchiolusschleimhaut. Aus den durch die Nekrose freigelegten Bindegewebszonen proliferiert pfropfartig *Granulationsgewebe* und verschließt die Bronchioluslichtung. In fortgeschrittenen Stadien tritt eine zunehmende Vernarbung mit respiratorischer Insuffizienz ein. Diese Form der Bronchiolitis wird nach Aspirationen, nach Infektionen (insbesondere Masern und Pertussis) und nach Giftgaseinwirkung beobachtet.

4. Bronchiolitis obliterans mit interstitieller Pneumonie

- Die **Bronchiolitis obliterans mit interstitieller (organisierender) Pneumonie (BOOP)** ist eine besondere Form entzündlicher Lungenerkrankungen, die wegen des guten Ansprechens auf *Kortikosteroide* eine günstige Prognose hat.

- akuter Erkrankungsbeginn

Die Erkrankung beginnt akut mit Fieber, Husten und Dyspnoe. Im Röntgenbild sind unregelmäßig verteilte fleckige Zeichnungen zu beobachten. Die differentialdiagnostische Abgrenzung ist i.d.R. nur durch die histologische Untersuchung an Biopsiematerial möglich.

- **Histologie:**
- pfropfartige Bildung von Granulationsgewebe
- interstitielle Pneumonie

Die **histomorphologischen Veränderungen** sind durch eine Kombination der Bronchiolitis obliterans mit *pfropfartigem Granulationsgewebe* in die Bronchiallichtung und einer in der Umgebung der betroffenen Bronchioli entwickelten *interstitiellen Pneumonie* gekennzeichnet. Im peribronchiolären Bindegewebe sowie in den angrenzenden Alveolarsepten besteht eine lymphoplasmazelluläre Infiltration ohne Zeichen einer interstitiellen Fibrose. In den Alveolen treten vermehrt Alveolarmakrophagen auf. Die Alveolen werden überwiegend von Pneumozyten II ausgekleidet (kubische Transformation des Alveolarepithels).

Die **Ätiologie** ist noch unbekannt. Eine kombinierte virale und bakterielle Infektion wird als Ursache diskutiert, jedoch ist bislang der Erregernachweis noch nicht gelungen. Das gute Ansprechen der Entzündung auf die Steroidtherapie spricht eher gegen eine infektiöse Genese.

3.1.5 Bronchiektasen

Definition. Die irreversible Erweiterung der mittleren und kleineren Bronchien wird als **Bronchiektasie** (griech. *ektasis* Ausdehnung) bezeichnet. Sie wird von einer Entzündung der Bronchialwände und häufig auch der umgebenden Alveolarstruktur begleitet. Die Erkrankung kann sich auf größere Lungenareale ausdehnen oder auf umschriebene Lungensegmente begrenzt bleiben. Die entzündlichen Begleitreaktion bestimmt den Verlauf der Erkrankung. *Komplikationen* sind fortgeleitete Entzündungen, z. B. metastatische Hirnabszesse, oder ein Cor pulmonale.

Die **Ätiologie** der Veränderung ist in vielen Fällen nicht exakt festzulegen. Eine *infektiöse Ursache* wird bei etwa 60–90 % der Fälle angenommen. Dabei spielen wahrscheinlich typische Kinderkrankheiten wie Masern, Scharlach oder Keuchhusten sowie andere, vorwiegend virale Infektionen des Bronchialsystems eine Rolle. Umschriebene Formen der Bronchiektasen werden nach Pneumonie, Tuberkulose und nach Fremdkörperaspiration beobachtet.

Die Erkrankung kann vor dem 3. Lebensjahr beginnen.
Man unterscheidet *zylindrische*, *sackförmige* (Abb. 24–4), *variköse* und *atelektatische Bronchiektasen* sowie die *Bronchiolektasen*.

- **Zylindrische Bronchiektasen** (Abb. 24–4a) kommen am häufigsten vor und können schon im jugendlichen Alter auftreten. Sie entstehen zu etwa 80 % *dorsobasal in den Lungenunterlappen*, seltener in der Lingula oder im rechten Mittellappen. Im Bereich der 6.–10. Teilungsgeneration des Bronchialsystems besteht eine hochgradige Erweiterung der Bronchien bei verminderter Zahl der Aufzweigungen. In der Bronchialschleimhaut sind dichte Infiltrate aus *Lymphozyten* und *Plasmazellen* ausgebildet. Bei *akuten Exazerbationen* der Entzündung sind dichte *granulozytäre Infiltrate* in allen Schleimhautschichten nachzuweisen. In den Lichtungen sammelt sich von **Eiter** durchsetztes Sekret. Ausgeprägte Vernarbungen mit Verziehungen der Schleimhaut und Atrophie der peribronchialen Drüsen können auftreten. Im Oberflächenepithel sind Becherzellen vermehrt und unterschiedlich breite Plattenepithelmetaplasien ausgebildet. In den Lichtungen besteht ein ausgeprägter Sekretstau. Im Sekret können Verkalkungen und sekundäre Besiedelungen mit Pilzen auftreten. Proximal von Stenosen wird bei etwa der Hälfte der Fälle eine *destruierende, vernarbende und obliterierende Bronchitis* beobachtet.
- **Sackförmige Bronchiektasen** (Abb. 24–4b u. 5) sind in allen Altersstufen anzutreffen, häufiger jedoch im *Erwachsenenalter* und vor allem bei älteren Patienten. Sie kommen in allen Lungenabschnitten vor, sind häufiger auf umschriebene Bronchusstenosen zu beziehen und entwickeln sich in den mittleren Bronchien; sie enden bei verschlossenen Seitenzweigen in Gruppen weiter Hohlräume, in deren Wänden ein Verlust *der spezialisierten Epitheldifferenzierung* und eine ausgeprägte Vernarbung ausgebildet sind. Die Reste der peripheren Bronchien werden in eine faserreiche Bindegewebszone mit Knorpelanteilen und Epithelzysten umgewandelt. Die umgebende Alveolarstruktur ist atelektatisch und zeigt eine narbige Induration.
- **Variköse Bronchiektasen** bilden sich aus einer Kombination von sackförmigen und zylindrischen Erweiterungen der Bronchiallichtungen. Die variköse Deformierung wird durch eine *örtliche, ringförmige Kontraktion der Bronchialwand* und dazwischen angeordneten Erweiterungen hervorgerufen. Hinter

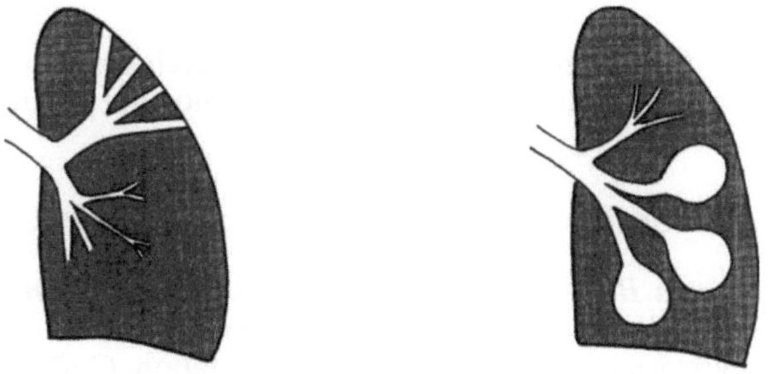

a b

Abb. 24–4: Bronchiektasen. a Zylindrische, **b** sackförmige Bronchiektasen

Bronchiektasen

- **Erweiterung von mittleren und kleineren Bronchien**
- kombiniert mit Entzündung

- **Komplikationen:**
- fortgeleitete Entzündung
- Cor pulmonale

- **Ätiologie:**
- infektiös
- Fremdkörperaspiration

5 Formen:

1. zylindrische Bronchiektasen
- dorsobasal in Lungenunterlappen

- **Histologie:**
- Entzündungszellinfiltrate mit Eiteransammlung
- Narben
- Drüsenatrophie
- Becherzellen ↑
- Plattenepithelmetaplasie

Folge: destruierende, vernarbende, obliterierende Bronchitis

2. sackförmige Bronchiektasen
- in allen Lungenabschnitten
- weite Hohlräume
- Verlust der Epitheldifferenzierung
- periphere Narben mit Bronchusuntergang
- Atelektase des umgebenden Lungengewebes

3. variköse Bronchiektasen durch:
- örtliche ringförmige Kontraktion der Bronchialwand

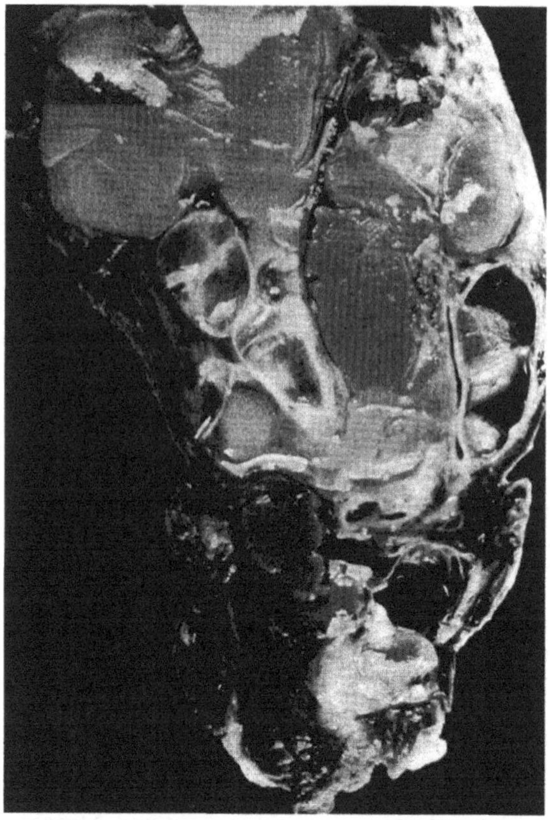

Abb. 24–5: Sackförmige Bronchiektasen. Exzessive Ausweitung der Bronchien in einem operativ entfernten Lungenunterlappen; Ausfüllung der Lichtung mit zähem Sekret

- hilusnahe Lichtungseinengung

meist *hilusnahen narbigen Lichtungseinengungen*, z.B. nach Fremdkörperaspiration oder Geschwülsten, entstehen *bronchostenotische Ektasen.* Die Ektasie wird zunächst durch einen ausgeprägten Sekretstau ausgelöst und ist noch reversibel. Eine zunehmende Wanddestruktion durch die begleitende Entzündung führt erst danach zu einer irreversiblen Lichtungsausweitung.

4. atelektatische Bronchiektasen durch:
- Narbenzug

5. Bronchioloektasen
- sekundär nach primären Erkrankungen des Alveolarsystems

- **Atelektatische Bronchiektasen** entstehen durch Narbenzug, z.B. von Pleuraschwarten oder bei chronisch vernarbenden Pneumonien.
- **Bronchiolektasen** können nach *primären Erkrankungen des Alveolarsystems* auftreten, z.B. nach einer rezidivierenden Bronchopneumonie, interstitiellen Lungenfibrose oder Sarkoidose, bei denen die Entzündung vom Alveolarsystem aus sekundär auf die Bronchiolenwand übergreift.

Erkrankungen des Alveolarsystems

3.2 Erkrankungen des Alveolarsystems

Kreislaufstörungen

3.2.1 Kreislaufstörungen

- **Doppelversorgung der Lunge durch Aa. bronchiales et pulmonales**

Ausprägung und Morphologie der Kreislaufstörungen werden durch die *doppelte vaskuläre Versorgung* der Lunge durch Bronchial- und Pulmonalarterien bestimmt.

Ischämie

3.2.1.1 Ischämie und Hyperämie

bei:
- Anämie
- Kapillarenreduktion
- Blut- und Luftverteilungsstörungen

Die **Ischämie** entsteht bei *akutem Blutverlust*, bei *Bluterkrankungen mit Anämie*, bei *Reduktion der Netzkapillaren* in den Alveolarwänden sowie bei lokalen *Blut- und Luftverteilungsstörungen*, z.B. durch Hypoventilation, Gefäßkompression oder Pulmonalarterienstenose. Sie ist durch eine blaß-graue Eigenfarbe des Lungengewebes gekennzeichnet.

Die **Hyperämie** entsteht *aktiv* durch einen vermehrten Blutzufluß oder *passiv* durch einen gestörten Abfluß des Blutes aus der Lunge. Die Blutmenge im kleinen Kreislauf kann erhöht sein bei Herzfehlern und Links-Rechts-Shunts. Bei Drosselung des Blutzustroms in den Pulmonalarterien (bei Pulmonalarterienstenose) kann über eine Verbindung zwischen Aorta und Lunge, und zwar über die Bronchialarterien, der Zustrom von Aortenblut in die Lunge wesentlich erhöht werden:

• **Aktive Hyperämien** sind bei vielen Entzündungen der Lunge zu beobachten und kommen als Folge von zerebral ausgelösten Kreislaufregulationsstörungen vor.

• **Hypostatische Hyperämien** entwickeln sich bei einer Linksherzinsuffizienz in den wenig belüfteten dorsobasalen Lungenabschnitten.

Hyperämie

• **passiv:** z. B. bei Herzfehlern

• **aktiv:** z. B. bei Entzündungen der Lunge

• **hypostatisch:** z. B. bei Linksherzinsuffizienz

3.2.1.2 Lungenstauung

Der behinderte Abfluß des Lungenblutes in den linken Vorhof des Herzens über die Lungenvenen führt zu einer passiven Hyperämie, die sich in einer *akuten* oder einer *chronischen Blutstauung* dokumentiert.

• **Akute Blutstauungen** entstehen bei allen Formen der *Linksherzinsuffizienz*. *Morphologie.* Durch die Zunahme der Blutmenge ist das Volumen der Lunge vergrößert, das Gewicht erhöht und die Konsistenz des Lungengewebes verfestigt. Von der düsterroten Schnittfläche fließt Blut ab. Der Luftgehalt der Lunge ist reduziert. Die Bronchialschleimhaut ist durch die Hyperämie gerötet und geschwollen.

• **Chronische Blutstauungen** entwickeln sich in einem Zeitraum von Monaten oder Jahren bei einer *zunehmenden Linksherzinsuffizienz*, insbesondere bei *Mitralklappenfehlern.*

Morphologie. Induration des Lungengewebes, Lungenhämosiderose und *Pulmonalarteriensklerose* (Pulmo cardialis). Die Verfestigung des Lungengewebes beruht auf einer Zunahme von kollagenem Fasergewebe in den Alveolarwänden und Lungensepten. Die gestauten Alveolarkapillaren sind bis auf das 5fache erweitert und haben eine deutlich verbreiterte Basalmembran, so daß die Transitstrecke zwischen Alveolarepithel und Kapillarlichtung bis auf das 10fache verbreitert sein kann. In die Alveolarlichtungen und das Interstitium ausgetretene Erythrozyten werden von Alveolarmakrophagen durch Phagozytose aufgenommen und abgebaut. Die mit Hämosiderin beladenen Makrophagen (sog. *Herzfehlerzellen*) gelangen in das Bronchialsekret und sind als rotbraune Verfärbung im Sputum erkennbar. Die Stauungsfibrose führt zu einer Reduktion der Vitalkapazität.

Lungenstauung

• **akute oder chronische Lungenstauung durch passive Hyperämie**

• **akute Blutstauung** bei:
- Linksherzinsuffizienz
- **Morphologie:** Lungenvolumen ↑, Luftgehalt ↓, hyperämische, ödematöse Bronchialschleimhaut

• **chronische Blutstauung** bei:
- protrahierter Linksherzinsuffizienz
- Mitralklappenfehlern
- **Morphologie:** Stauungsinduration, Pulmonalarteriensklerose, Hämosiderose mit Herzfehlerzellen

> In den fortgeschrittenen Stadien entwickelt sich eine **Sklerosierung der Arteriolenwände**: *Verdickung der Gefäßintima* mit Faserbildung, *Aufsplitterung der Lamina elastica interna* und eine *Mediahypertrophie*, die zu einer **Lichtungseinengung** führt.

- **Spätstadium** ⇦

Diese Gefäßveränderungen sind die Ursache für eine Widerstandserhöhung im kleinen Kreislauf und eine Rechtsherzbelastung.

Entsprechende Gefäßwandveränderungen werden auch im Stamm und in den großen Ästen der *A. pulmonalis* in einer Ektasie der Gefäße mit Ausbildung typischer arteriosklerotischer Plaques sichtbar.

3.2.1.3 Lungenödem

Bei der Entwicklung eines Lungenödems wirken *Änderungen des hypostatischen Drucks*, der *Kapillarpermeabilität* und *Störungen des Lymphabflusses* zusammen. Für die Regulation der Flüssigkeitsverteilung an den Alveolarwänden und in der Alveolarlichtung, vor allem auf der Oberfläche des Alveolarepithels, kommt dem **Surfactant** eine besondere Bedeutung zu.

• Das **kardiale Lungenödem** entsteht infolge einer Änderung der Hämodynamik. Durch den *behinderten Blutabfluß* aus der Lunge steigt der *Kapillardruck* stark an. Der gleichzeitige *Sauerstoffmangel* trägt durch eine hypoxische Veränderung am Kapillarendothel zu einer *Erhöhung der Permeabilität* bei, so

Lungenödem

durch:
- hypostatischer Druck ↑
- Kapillarpermeabilität ↑
- Lymphabfluß ↓
- Surfactant-Aggregation

1. kardiales Lungenödem
- pulmonalarterieller Druck ↑
- O_2-Mangel

- hypoxischer Kapillarendothelschaden
  → Permeabilität ↑

2. toxisches Lungenödem
- toxischer Kapillarendothelschaden

daß die flüssigen Bestandteile des Blutes zunächst in das Interstitium und dann in die Alveolarlichtung übertreten können.

• Das **toxische Lungenödem** entsteht durch *Inhalation* von toxischen Gasen, z.B. Phosgen und Nitrosegasen, oder durch *hämatogen* in die Lunge gelangte toxisch wirkende Substanzen, z.B. Medikamente, harnpflichtige Substanzen bei der Urämie, wodurch ein *Kapillarschaden* auslöst wird.

3. neurogen ausgelöstes Lungenödem durch:
- Änderung der Vasomotorik bei nervalen Regulationsstörungen

• **Neurogen** ausgelöste Änderungen der Vasomotorik mit einer Kapillarstase bei reflektorischer Venenkontraktion können die Ursache für ein Lungenödem bilden, das z.B. bei zentralnervösen Regulationsstörungen bei Hirntraumen und -tumoren auftreten kann.

Pathogenese:
- Permeabilität ↑
- Interzellularkontakte ↓
- Surfactant-Aggregation

Pathogenese. Die **Änderung der Kapillarwandpermeabilität** ermöglicht zunächst einen Übertritt flüssiger Bestandteile in das Interstitium. Dabei entwikkelt sich eine *Vakuolisierung des Kapillarendothels* und *Schwellung des Alveolarepithels.* Die *Interzellularkontakte* zwischen den Epithelzellen öffnen sich, so daß die Ödemflüssigkeit aus dem Interstitium in die Alveolarlichtung austreten kann. Der auf der Oberfläche des Alveolarepithels gespreitete *Surfactant* wird dabei vom Epithel abgelöst und aggregiert in die Alveolarlichtungen.

Lungenblutungen

3.2.1.4 Lungenblutungen

bei:
- Traumen
- Bronchiektasen
- Entzündungen
- Tumoren
- Gefäßarrosionen

Aspirationsgefahr!

Blutungen in das Bronchial- und Alveolarsystem der Lunge kommen vor bei *Traumen* (Quetsch- und Stichverletzungen, Lungenkontusion), bei Gefäßarrosionen, Bronchiektasen, kavernöser Lungentuberkulose, Lungenabszessen und Lungentumoren. Eine zusätzliche Aspiration des Blutes kann dabei zum Erstickungstod führen.

• **idiopathische Lungenhämosiderose**
- Blutungen in das Alveolarsystem

• Die **idiopathische Lungenhämosiderose** ist eine Folge von Blutungen in das Alveolarsystem. Die Erkrankung kann schon im Kindesalter beginnen und führt zu einer *braunen Induration des Lungengewebes* mit pulmonaler Hypertonie und *Cor pulmonale.*

• **Goodpasture-Syndrom** immunologisch bedingt:
- Lungenblutungen
- subakute Glomerulonephritis

• Das **Goodpasture-Syndrom**, eine Autoimmunkrankheit mit Nachweis von Antibasalmembranantikörpern, geht mit einer subakuten *Glomerulonephritis* einher und führt zu ausgedehnten Lungenblutungen. Die Immunreaktion verursacht eine schwere Kapillarwandschädigung, die einen massiven Übertritt von Erythrozyten in die Alveolarlichtungen ermöglicht. Alveolarmakrophagen nehmen die Erythrozyten auf und bauen sie ab. Die Organisation der Blutungen führt zu einer braunen Induration der Lunge wie bei der idiopathischen Lungenhämosiderose. Je nach Ausdehnung kann die Blutung zur akuten respiratorischen Insuffizienz führen.

Lungenembolie

3.2.1.5 Lungenembolie

• A. pulmonalis-Verschluß durch Embolus

Definition. Eine Lungenembolie ist ein Verschluß der A. pulmonalis durch verschlepptes embolisches Material aus dem venösen Schenkel des Gefäßsystems.

3 Hauptformen:

Einteilung. Man unterscheidet *Thromb-*, *Fett-*, *Luft-* und andere *Embolien.*

1. Thrombembolie

⟹

> • Die **Thrombembolie** (Abb. 24–6) ist die *häufigste* Form des Gefäßverschlusses. Die Thromben stammen meist aus den **Waden-**, **Oberschenkel-** und **Beckenvenen**, seltener aus den Jugularvenen oder der V. cava superior.

Die *Folgen* sind abhängig von der Größe des einzelnen Embolus und von der Grundkrankheit.

Die **klinische Symptomatik** hängt vom Okklusionsgrad ab und ist häufig wenig charakteristisch, so daß nur etwa 30% der Fälle diagnostiziert werden.

a) fulminante Lungenembolie
- akute Rechtsherzbelastung → Hypoxämie: Herz, Gehirn
- Auswirkung abhängig von Anastomosen zwischen Aa. bronchiales et pulmonales

Ein **Verschluß des Stammes der A. pulmonalis** *(fulminante Lungenembolie)* führt zu einem massiven Rückstau des Blutes in die rechte Herzkammer mit Dilatation des Ventrikels und einer Hypoxämie, die sich besonders auf die *Herzmuskulatur* und das *Gehirn* auswirkt. Diese Auswirkungen sind von der *Wirksamkeit der Anastomosen zwischen Bronchial- und Pulmonalarterien* abhängig. Einschränkungen der Lungenfunktion, Behinderung des venösen Ab-

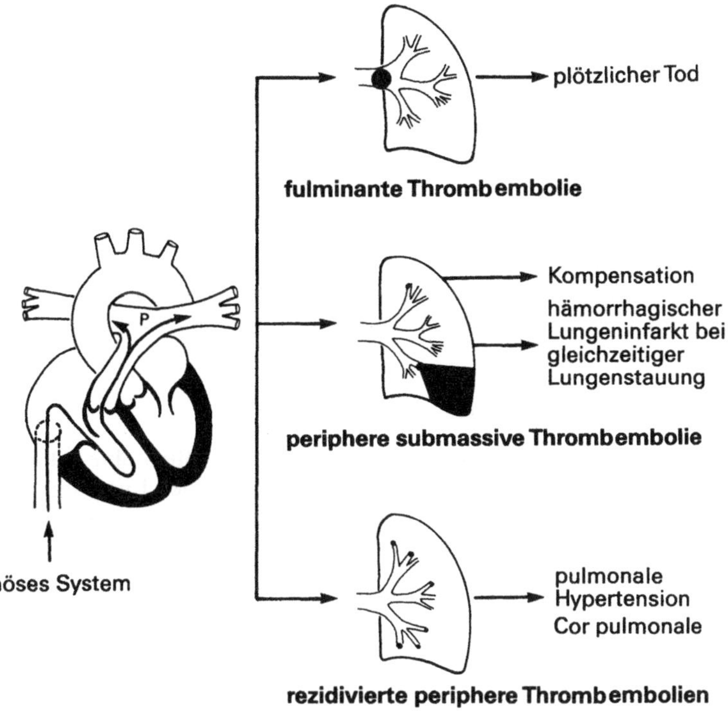

Abb. 24-6: Folgen der Lungenthrombembolie

flusses sowie eine vorbestehende Linksherzinsuffizienz können den Verlauf wesentlich mitbestimmen.

Groß- und **mittelkalibrige Embolien** können durch präkapilläre Anastomosen zwischen Bronchial- und Pulmonalarterien kompensiert werden.

Embolien kleinerer Gefäße verlegen diese Anastomosen und führen zu umschriebenen Ischämien. Es entwickelt sich ein *hämorrhagischer Infarkt* mit sekundärer Einblutung in den ischämischen Bezirk. Makroskopisch findet man ein keilförmiges dunkelrotes Infarktareal.

b) mittelgradige Lungenembolie
- kompensierbar

c) klinisch inapparente Lungenembolie
- hämorrhagischer Infarkt

Folgen. Das embolische Material in den Pulmonalarterien kann durch Einsprossung von Granulationsgewebe organisiert werden und zur Rekanalisation der Gefäßlichtung führen, so daß gelegentlich auch zentral ausgebildete Gefäßverschlüsse überlebt werden können. Die Embolien sind dann durch Bildung *strickleiterartiger Narben* in den Gefäßlichtungen nachweisbar. Bei rezidivierenden Embolien, in der Peripherie beginnend und nach zentral fortschreitend, entsteht eine **pulmonale Hypertonie** und ein **Cor pulmonale**.

Folgen:
- Organisation des Embolus → strickleiterartige Narben
- pulmonale Hypertonie
- Cor pulmonale

• **Fettembolie.** In das Gefäßsystem übergetretenes Fett, z. B. bei Knochenfrakturen oder Quetschungen des Fettgewebes, wird in das Kapillarsystem der Lunge verschleppt und führt zu einer akuten **Rechtsherzbelastung**. Ein Teil des Fettes kann in andere Organe verschleppt werden: In der *Niere* werden die Kapillaren der Glomeruli verlegt; im *Gehirn* treten perivaskuläre Blutungen und Ganglienzellnekrosen.

2. Fettembolie
- bei Frakturen

Folgen:
- akute Rechtsherzbelastung → Verschleppung in die Gefäßperipherie: Niere, Hirn

• **Luftembolie.** Bei Eröffnung der großen Halsvenen, bei kriminellen Aborten und bei falscher Infusionstechnik kann Luft in die Venen und die Lungenkapillaren gelangen. Embolisierende Luftbläschen verlegen die Alveolarkapillaren und führen durch Ausbildung eines schaumigen Luft-Blut-Gemisches zu einer Überdehnung der rechten Herzkammer und damit zu einer Hypoxydose mit erhöhter Gefäßwandpermeabilität in der Lungenstrombahn.

3. Luftembolie
- bei Eröffnung großer Venen

• **Folgen:**
- Rechtsherzdilatation
- Hypoxydose

Der Nachweis einer Luftembolie kann bei der Sektion durch **Eröffnung des rechten Ventrikels unter Wasser** erfolgen, wobei aus den Herzhöhlen Luft mit Blasenbildungen entweicht.

• **Praxishinweis**

4. Fruchtwasserembolie

• **Fruchtwasserembolien** treten in seltenen Fällen während oder nach der Entbindung auf, wobei Bestandteile des Fruchtwassers durch die Uterusvenen in das Venensystem des großen Kreislaufs gelangen und in die Lungenstrombahn verschleppt werden.

5. Parasitenembolie

• **Parasitenembolien** können durch Echinokokken oder Askariden verursacht werden, die in das Gefäßsystem eingedrungen und in die Lungenstrombahn transportiert worden sind.

6. Geschwulstembolie

• **Geschwulstembolien** sind bei einem massiven Tumoreinbruch in das Venensystem des Kreislaufs zu beobachten.

7. Fremdkörperembolie

• **Fremdkörperembolien** in den Lungenkapillaren entstehen durch Fremdkörper wie Talkumteilchen und Stärkepartikel, die als Füllmittel bei intravenös applizierten Drogen verwendet werden. In der Umgebung der Partikelablagerungen entwickelt sich eine Fremdkörperreaktion mit einer nodulären Vernarbung des Lungengewebes und je nach Ausdehnung nachfolgender Rechtsherzbelastung oder respiratorischen Insuffizienz.

Pulmonale Hypertonie

3.2.2 Pulmonale Hypertonie

1. sekundäre pulmonale Hypertonie durch Gefäßveränderungen mit erhöhtem Blutvolumen oder vermindertem Blutabfluß

Die Hypertonie im Lungenkreislauf ist in den meisten Fällen eine **sekundäre pulmonale Hypertonie**. *Ursachen* sind: Veränderungen des Lungengewebes, Gefäßveränderungen mit erhöhtem Blutvolumen oder Störungen des Blutabstroms aus der Lunge.

a) restriktive Perfusionsstörung
- bei Lungenfibrose, Lungenemphysem

• **Restriktive Perfusionsstörungen**, z. B. bei *Lungenfibrosen* und beim *Lungenemphysem*, werden durch eine Reduktion des Lungengefäßbetts verursacht.

b) obstruktive Perfusionsstörung
- bei Lungenembolie, entzündlichen Gefäßerkrankungen

• **Obstruktive Perfusionsstörungen** werden durch *Lungenembolien*, entzündliche *Gefäßerkrankungen* der Lunge oder durch *vernarbende Prozesse*, die von der Umgebung am Hilus auf die Wände der A. pulmonalis übergreifen, ausgelöst.

c) hypervolämische Perfusionsstörung
- bei Herzfehlern mit Rechts-Links-Shunt

• **Hypervolämische Perfusionsstörungen** sind eine Folge von Herzfehlern mit Rechts-Links-Shunt. Außerdem treten sie bei Aneurysmen und bei Entzündungen der Lunge oder der Pleura auf.

d) kongestive Perfusionsstörung
- bei chronischer Linksherzinsuffizienz (Herzinfarkt) → chronische Lungenstauung → pulmonale Hypertension

• **Kongestive Perfusionsstörungen** entstehen bei einer chronischen *Linksherzinsuffizienz* z. B. bei Mitralstenosen und bei Erkrankungen, die mit einer Obstruktion der Lungenvenen einhergehen. Diese postkapilläre venöse pulmonale Hypertonie ist die *häufigste Form*. Sie entwickelt sich bei einer chronischen Linksherzinsuffizienz nach Herzinfarkt, nach einer Myokarditis, bei dekompensierter Hypertonie und seltener bei Aortenvitien. Durch den Rückstau des Blutes in den linken Vorhof erhöht sich der intrapulmonale Druck.

Ob bei einer alveolären Hypoxie reflektorisch ausgelöste Perfusionsstörungen auftreten können, ist bisher nicht eindeutig geklärt. Diese regulatorischen Störungen entziehen sich einer morphologischen Bewertung.

2. primäre pulmonale Hypertonie
- selten

Die seltenen **primären pulmonalen Hypertonien** werden in den meisten Fällen als idiopathische Formen aufgefaßt. Als ätiologische Faktoren werden Medikamente wie Kontrazeptiva und Appetitzügler diskutiert.

Belüftungsstörungen

3.2.3 Belüftungsstörungen

Atelektase

3.2.3.1 Atelektase

- **fehlender Luftgehalt in der Lunge**

3 pathogenetische Prinzipien:
- **Entspannungsatelektase**
- **Kompressionsatelektase**
- **Alveolarkollaps**

Definition. Atelektasen sind Zustände eines verminderten oder fehlenden Luftgehalts in der Lunge. Die **Pathogenese** ist unterschiedlich:

• Verschlüsse des Bronchialsystems führen zu einer verminderten Belüftung der nachgeschalteten Alveolarbereiche: **Entspannungsatelektase**.

• Raumfordernde Prozesse im Lungengewebe verursachen eine Kompression der angrenzenden Alveolarstruktur: **Kompressionsatelektase**.

• Störungen des Surfactant-Systems gehen mit einer Erhöhung der Oberflächenspannung in den Alveolen zwischen Luft und Gewebe einher und führen zu einem **Alveolarkollaps**.

Zu den Atelektasen gehören das *IRDS* und *ARDS*.

1. IRDS
- perinatal bei Frühgeborenen

• **Atemnotsyndrom des Neugeborenen (IRDS = infancy respiratory distress syndrome)**. Es entwickelt sich vor allem in der Perinatalperiode von Frühgeborenen und ist für diese die häufigste Todesursache.

- **klinisch:**
  Dyspnoe, Atemfrequenz ↑

Klinisch ist die Erkrankung durch eine schwere *Dyspnoe* mit stark *erhöhter Atemfrequenz* (bis zu 100 Atemzüge/min) gekennzeichnet. Inspiratorische Einziehungen des Thorax und stöhnende oder knurrende Exspiration gegen die eng gestellte Glottis sind zu beobachten. Durch ungenügende Arterialisierung des Blutes in der mangelhaft ventilierten Lunge entwickelt sich eine Zyanose.

Pathogenetisch ist ein **Defekt des Surfactant-Systems** als Folge einer ungenügenden fetalen Lungenreifung für die Atelektase verantwortlich. Durch den verminderten Gehalt an Phosphorlipiden werden die oberflächenaktiven Eigenschaften des Surfactant eingeschränkt und dadurch die Entfaltung der Lungenalveolen nach der Geburt behindert.
Histologisch zeigt sich eine unterschiedliche Entfaltung der Alveolarräume. Es finden sich Abschnitte, in denen die Alveolen keine Lichtungen aufweisen. Die Bronchiolen und die Alveolargänge sind ausgeweitet. Bei spontaner Atmung oder einer assistierten Beatmung entwickeln sich nach einigen Atemzügen *Epithelnekrosen* und -ablösungen in den überdehnten Bronchiolen. Bei längerem Verlauf entstehen in den Alveolargängen und den Bronchiolen *hyaline Membranen*, die aus Zelldetritus der Epithelnekrosen, Fibrin und aggregiertem lamellär angeordnetem Surfactant-Material besteht. Nach längerer Beatmung entsteht eine *Bronchiolitis* mit fortschreitender peribronchiolärer Fibrose, die sich in den Alveolarbereich ausbreitet. In den peripheren Abschnitten des Bronchialsystems bilden sich *Plattenepithelmetaplasien* aus.

• **Pathogenese:**
- **Defekt des Surfactant-Systems** mit Einschränkung der oberflächenaktiven Eigenschaften → Behinderung der Entfaltung der Lungenalveolen

• **Histologie:**
- unterschiedlich starke Atelektase
- Bronchiolen und Alveolargänge weit
- Epithelnekrosen
- **pulmonale hyaline Membranen**
- später Bronchiolitis
- fortschreitende peribronchioläre Fibrose
- Plattenepithelmetaplasien

• **Atemnotsyndrom des Erwachsenen (ARDS = adult respiratory distress syndrome).** Als Komplikation bei Patienten im Schockzustand unterschiedlicher Genese (z.B. Polytrauma, Sepsis, akute Pankreatitis) kann ein Lungenversagen mit dem Symptomenkomplex von Dyspnoe, Tachypnoe, Hypoxämie, reduzierter Compliance und einer bilateralen diffusen Verschattung im Röntgenbild entstehen.

2. ARDS

- **„Schocklunge"** mit Dyspnoe, Tachypnoe, Hypoxämie, reduzierter Compliance

Pathogenese. Wie beim IRDS liegt auch hier eine *Störung des Surfactant-Systems* vor, die zu einer mehr oder minder ausgebreiteten Atelektase führt. **Histologisch** werden die Veränderungen durch eine Aggregation von Granulozyten im Kapillarbett der Alveolen faßbar, die durch die Mediatorenausschüttung im Rahmen der Grundkrankheit ausgelöst wird. Die von den aktivierten Granulozyten freigesetzten Sauerstoffradikale und Enzyme führen zu einer Permeabilitätsänderung der Kapillarwände mit *interstitiellem Ödem*. Durch die Verbreiterung der Diffusionsstrecke zwischen dem Alveolarepithel und der Kapillarlichtung wird die Gasdiffusion eingeschränkt. Die interstitielle Flüssigkeit wird nach der Öffnung der Zellverbindungen am Alveolarepithel in die Lichtungen freigesetzt, löst dabei den auf der Alveolaroberfläche gespreiteten Surfactant vom Alveolarepithel ab und wandelt ihn in eine schaumartige Struktur um. Dadurch wird die Oberflächenaktivität des Surfactant herabgesetzt und es entsteht ein *Alveolarkollaps*. Der Ablauf der Veränderungen wird durch Zirkulationsstörungen mit *fibrinoiden Thrombosen* in den Alveolarkapillaren kompliziert. Die Störung der Surfactant-Synthese in den Pneumozyten beruht auf einer direkten Schädigung der Epithelzellen. Epithelnekrosen in der **Frühphase** der Reaktion sowie die Schädigung der *Pneumozyten* durch eine in vielen Fällen notwendige Erhöhung des Sauerstoffpartialdrucks in der Atemluft bei einer assistierten Beatmung führen zur Einschränkung der Surfactant-Bildung. In den *kollabierten Alveolen* sind abgeschilferte Alveolarepithelzellen, einzelne Erythrozyten und Fibrinabscheidungen nachweisbar. Es entstehen unterschiedlich breite *hyaline Membranen* in den atelektatischen Alveolarräumen.
In der **Spätphase** ab dem 4.–5. Tag entwickelt sich durch Freisetzung von Proteasen, Elastin und Fibronektin aus Granulozyten und aktivierten Makrophagen eine ortsständige Aktivierung von Fibroblasten, die zu einem zunehmenden Umbau der Alveolarstruktur führt. Durch eine ausgeprägte Fibroblastenproliferation entsteht zunächst eine *interstitielle Fibrose* mit anschließender Bildung breiter *Narbenfelder* und einem umgebenden *wabenförmigen Umbau* der noch verbliebenen Alveolarstruktur.

• **Pathogenese:**
- **Störung des Surfactant-Systems**

• **Histologie:**
- Mediatorenaktivierung im Rahmen der Grundkrankheit
→ Granulozytenaggregation
→ Permeabilität ↑
→ interstitielles Ödem
→ Diffusionsstrecke ↑
→ interstitielle Flüssigkeit wird in Lichtung freigegeben
→ Surfactant wird abgelöst
→ Oberflächenenaktivität ↓

• **Frühphase:**
- **Alveolarkollaps**
- fibrinoide Thromben
- Epithelnekrosen
- Schädigung der Pneumozyten

• **Spätphase:**
- kollabierte Alveolen
- Alveolarepithelzellen und Erythrozyten intraalveolär
- **hyaline Membranen**
- Fibroblastenaktivierung
- irreversible interstitielle Fibrose
- wabenförmiger Umbau

3.2.3.2 Emphysem

Emphysem

Definition. Ein Emphysem ist eine irreversible Erweiterung der Lufträume jenseits der *Bronchioli terminales* mit einer Zerstörung der Wände. Es kann *primär* oder als Teilkomponente einer *chronischen obstruktiven Lungener-*

• **irreversible Erweiterung der Lufträume jenseits der Bronchioli terminales** *krankung (COLD)* auftreten. Eine Sonderform ist das Emphysem in der Umgebung von Narbenfeldern der Lunge: *Narbenemphysem.*

1. Teilkomplex beim COLD

3.2.3.2.1 Emphysem als Teilkomponente beim COLD

- **chronische Bronchitis**
→ Erweiterung der Alveolarräume
→ **Elastizitätsverlust**
→ Proteasenimbalance

Die **chronische Bronchitis** führt zu erweiterten Alveolarräumen, verschlechterten elastischen Eigenschaften und zu einem Abbau der Alveolarwände. Neben dem *Elastizitätsverlust* ist die *Proteasenimbalance an den Alveolarwänden* die entscheidende Voraussetzung für den Umbau des Alveolarsystems.

Durch eine verminderte Bereitstellung von Proteaseninhibitoren können die von aktivierten Granulozyten und Alveolarmakrophagen gebildeten aggressiven Proteasen die sehr feinen Alveolarwände angreifen. Die Aktivierung von Makrophagen mit einer erhöhten Bildung von Proteasen erfolgt vor allem durch den Tabakrauch.

- **Histologie:**
- Defekte der Alveolarwände
- Aggregation von Alveolarmakrophagen
- strangförmige Reste der Alveolarwände
- sackförmig erweiterte Alveolen

An den zunächst nur gering erweiterten Alveolen werden in den Alveolarwänden kleine Defekte sichtbar, an deren Rändern eine Aggregation von Alveolarmakrophagen besteht. Durch zunehmenden Gewebsabbau mittels der aggressiven Proteasen erweitern sich diese Defekte, bis schließlich nur noch strangförmige Reste der Wände stehen bleiben. Durch die Erweiterung der intraazinären Räume verstreichen die Alveolarwände und gehen in der Wand der ausgeweiteten Alveolargänge auf. Dadurch entsteht ein ungegliedertes, *sackförmiges Gebilde mit vermehrtem Luftgehalt.*

topographische Einteilung:
1. zentroazinäres Emphysem

Einteilung nach der Topographie:

- Beim **zentroazinären Emphysem** (Abb. 24–7, links) ist die Erweiterung der Alveolarräume bevorzugt in den zentralen Abschnitten der Läppchen ausgebildet. Die überdehnten Wände der Bronchioli respiratorii atrophieren. Dabei bleibt die Alveolarstruktur in der Azinusperipherie erhalten. Endzustand ist eine leere, den gesamten Azinus ausfüllende Emphysemblase.

2. zentrolobuläres Emphysem

- Beim **zentrolobulären Emphysem** umgeben die ausgeweiteten Alveolarräume den Bronchiolus lobularis wie ein Kranz. Der Bronchiolus bleibt als Achse des Läppchens bestehen. Die Struktur der Alveolarwände ist nur in der Läppchenperipherie erhalten.

3. panazinäres Emphysem

- Das **panazinäre Emphysem** (Abb. 24–7, rechts) ist durch einen Umbau der Alveolarstruktur gekennzeichnet, der im gesamten Azinus gleichmäßig ausgebreitet ist. Als Endzustand bleiben stummelförmige gefäßhaltige Reste der Alveolarsepten im Azinus bestehen.

makroskopische Einteilung:
- **vesikulär**
- **kleinblasig**
- **großblasig**

Einteilung nach der Makroskopie:
- **vesikuläres Emphysem** mit Bläschen von 1–5 mm Durchmesser
- **kleinblasiges Emphysem** mit Bläschen von 2–20 mm Durchmesser
- **großblasiges Emphysem** mit Blasen von 20 mm bis 10 cm Durchmesser.

2. Primäres Lungenemphysem

3.2.3.2.2 Primäres Lungenemphysem

- **Fehlen oder Mangelfunktion des α-1-Protease-Inhibitors**

Das Lungenemphysem als eigenständige Erkrankung entsteht auf der Grundlage der Verminderung oder des Fehlens des *α-1-Protease-Inhibitors* im Plasma oder einer verminderten Funktion des Inhibitors gegen die Neutrophilen-

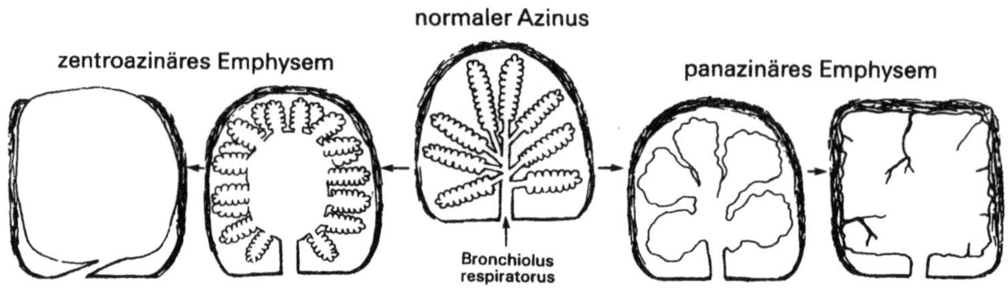

Abb. 24–7: Emphysementwicklung. Links: zentroazinäres Emphysem: Endzustand ist die leere Emphysemblase, die den gesamten Azinus ausfüllt. **Rechts: panazinäres Emphysem**: stummelförmige Reste der Alveolarsepten bleiben im Azinus bestehen

elastase. Die Manifestation erfolgt meist im 4. Lebensjahrzehnt. Der Anteil der Patienten mit einem schweren **α-1-Protease-Inhibitor-Mangel** beträgt etwa 1–2 %.

- Manifestation im 4. Lebensjahrzehnt

Diese autosomal-rezessiv vererbbare Synthesestörung des Inhibitors in der Leber ist durch eine Verminderung der Substanz im Blutplasma *klinisch faßbar.*

- laborchemisch diagnostizierbar

Pathogenese. Die in der Lunge frei werdenden Proteasen, wie elastin- und kollagenspaltende Enzyme, die bei Infektionen aus neutrophilen Granulozyten und Makrophagen freigesetzt werden, können durch die im Blut im Überschuß vorhandenen Antielastase neutralisiert werden.

• **Pathogenese**

Dabei besteht eine so hohe Konzentration der Antielastasen, daß bei einer hohen Elastasefreisetzung, z.B. bei Infektionen oder der Inhalation von Zigarettenrauch, eine Neutralisation der Proteasen gewährleistet ist.

Bei Patienten mit α-1-Protease-Inhibitor-Mangel, bei denen die Aktivität auf über 25 % vermindert ist, kann diese Neutralisation der Proteasen nicht erfolgen. Die Enzyme führen zum Abbau der Alveolarstruktur. Die Erweiterung der Alveolarräume kann die Lichtungen der Bronchiolen komprimieren und so sekundär eine bronchiale Obstruktion auslösen, die wiederum den Umbau der Alveolarstruktur fördert.

- Neutralisation von intrapulmonal entstandenen Proteasen kann nicht erfolgen
→ Abbau der Alveolarstruktur
→ Emphysem
→ sekundär Kompression der Bronchiolen
→ Progression des Leidens

Die Progredienz des Emphysems kann durch eine *Substitutionstherapie* aufgehalten werden.

3.2.3.2.3 Narbenemphysem

3. Narbenemphysem

Vernarbungen des Lungengewebes werden von einem emphysematischen Umbau der Alveolarstruktur in der Narbenumgebung begleitet.

• **emphysematischer Umbau im Bereich von Vernarbungen**

Ätiopathogenese. Residuen von Pneumonien, Tuberkulose und Sarkoidose, aber auch vernarbende Prozesse bei den Pneumokoniosen bilden die Basis für die Emphysementwicklung. Die Erweiterung der Alveolarräume ist zwischen den aufgezweigten Narbenzügen oder um noduläre Narbenherde angeordnet. Die Schrumpfung des Narbengewebes, ein damit verbundener Verlust der elastischen Eigenschaften der Alveolarwände und eine erhöhte Makrophagenreaktion im Bereich der Vernarbung muß als Ursache für den Abbau der Alveolarwände angesehen werden. Die Makrophagenaktivität ist i.d.R. durch eine vermehrte Phagozytose von Fremdmaterial und Surfactant ausgelöst, so daß wahrscheinlich eine erhöhte Konzentration von Enzymen entsteht, die von den Makrophagen freigesetzt werden. Der Abtransport der Makrophagen über die bronchialen Reinigungsmechanismen ist außerdem durch die Vernarbung erheblich reduziert, so daß die Zellen längere Zeit am Reaktionsort verweilen können. Als **Komplikation** kann ein *Pneumothorax* auftreten.

• **Ursachen:**
Pneumonien
- Tb
- Sarkoidose
- Pneumokoniosen
- Abbau des Alveolargewebes durch Elastizitätsverlust und gesteigerte Makrophagenaktivität

Komplikation: Pneumothorax

Beispiele: Das in den Lungenspitzen häufig ausgebildete Emphysem **nach Ablauf einer tuberkulösen Spitzenstreuung** und das perinoduläre Emphysem bei der **Anthrakosilikose** der Bergleute.

3.2.3.2.4 Emphysemfolgen

Emphysemfolgen

Die Umbauvorgänge der Alveolarstruktur führen zu einer Veränderung der Blutperfusion und Erhöhung des intrapulmonalen Strömungswiderstandes. Folge ist eine vermehrte Arbeitsleistung des rechten Ventrikels mit rechtsventrikulärer Hypertrophie bis zur Entwicklung eines *Cor pulmonale.*

- Veränderung der Blutperfusion
- pulmonaler Strömungswiderstand ↑

Beim Lungenemphysem, aber auch beim Asthma bronchiale und bei der chronischen Bronchitis, wird die Atemmuskulatur stärker beansprucht und hypertrophiert infolgedessen konsekutiv. Dies trifft insbesondere für die Zwerchfellmuskulatur zu. Morphologische Hinweiszeichen auf eine obstruktive Ventilationsstörung sind tiefgreifende, längstgestellte Furchen der Leber (*Zwerchfell-* oder *Zahn-Furchen*) als Folge der hypertrophen Zwerchfellmuskulatur.

- Hypertrophie der Atemmuskulatur

Pneumonie

- **Entzündung im Alveolarsystem**

Einteilung:

1. **alveolär**
2. **interstitiell**

- **akut, exsudativ, chronisch-proliferativ**

3.2.4 Pneumonie

Definition. Entzündungen des Alveolarsystems der Lunge werden unter pathologisch-anatomischen Gesichtspunkten unabhängig von der Ätiologie unter dem Begriff *Pneumonie* (griech. *pneumon* Lunge) zusammengefaßt.
Die **histomorphologische Einteilung** erfolgt nach *Zusammensetzung* und *Ausbreitung* des entzündlichen Infiltrats:

- **alveoläre Pneumonien** mit Exsudation überwiegend in die Alveolarlichtung
- **interstitielle Pneumonien** mit vorwiegender Exsudation in das Interstitium.

Bei beiden Formen sind **akute**, **exsudative** und **chronische** Verlaufsformen zu unterscheiden, bei denen **proliferative** Prozesse das morphologische Substrat bestimmen.

Die Chemotherapie – vor allem bei den klassischen bakteriellen Pneumonien – hat es notwendig gemacht, eine **ätiologisch begründete Differenzierung** der Pneumonien vorzunehmen. Es hat sich gezeigt, daß, neben den allgemeinen Abwehrmechanismen, die im Bronchial- und Alveolarsystem bereitgestellten ortsständigen Schutz- und Abwehrmechanismen die Form und die Ausbreitung der Entzündung bestimmen. Zellgebundene und humorale Immunreaktionen wirken mit Sekretbildung und Sekrettransport zusammen.

Schutzmechanismen des Alveolarepithels

1. **Surfactant** - 3 Aufgaben:

- **Reduktion der Oberflächenspannung**
→ kein Kollaps
- **Schutzschicht** → antimikrobiell
- Begünstigung der **Phagozytose** durch Umhüllung der Fremdpartikel

2. **Alveolarmakrophagen** - 2 Aufgaben:

- **Phagozytose**
- **Transport phagozytierten Materials**
- spezielle Prägung der Alveolarmakrophagen durch Aufnahme von Surfactant

- **Makrophagenwanderung**

- Interaktion mit Lymphozyten und anderen Makrophagen

- **humorale Immunmechanismen**

⟹

3.2.4.1 Schutzmechanismen des Alveolarepithels

Die kubischen Alveolarepithelzellen *(Pneumozyten II)* bilden und sezernieren den **Surfactant**, der über die merokrine Sekretion auf die Epitheloberfläche abgegeben wird und sich hier in Form einer gleichmäßig ausgebildeten Schicht spreitet. Diese bewirkt eine *Reduktion der Oberflächenspannung* auf dem Alveolarepithel an der Grenze zwischen Luft und Gewebe und verhindert dadurch den Kollaps der Alveolen in der Exspirationsphase. Die *Schutzschicht* verhindert außerdem den direkten Kontakt mit Mikroorganismen aus der Atemluft und damit deren pathogene Wirkung. In die Alveolarlichtung gelangte anorganische Partikel werden vom Surfactant eingehüllt und damit deren Phagozytose durch Makrophagen begünstigt. Der intrazelluläre Abbau von Bakterien wird ebenfalls durch den Surfactant gesteigert.
Vor allem durch die Einführung der bronchoalveolären Lavage konnte die Bedeutung der **Alveolarmakrophagen** als Teilkomponente des Abwehrsystems im Alveolarraum der Lunge herausgestellt werden. Die Fähigkeit zur *Makrophagozytose* und zum intrazellulären Abbau von organischem Material sowie der intrazelluläre *Transport* von phagozytierten Partikeln, die nicht abgebaut werden können, prägen die Abwehrpotenz der Alveolarmakrophagen. Sie stammen von Blutmonozyten ab, die zunächst aus dem Gefäßstrom in das Interstitium einwandern.

Wahrscheinlich erfolgt die funktionelle und morphologische Prägung der Makrophagen in den Alveolen durch die Aufnahme von Surfactant.

Weg der Makrophagen. Die Alveolarmakrophagen treten über die Interzellularspalten des Alveolarepithels in die Lichtung ein. Sie schieben dabei einen schmalen Zytoplasmaausläufer vor, dem dann der Rest des Zellkörpers folgt. Auf der Zelloberfläche ist nach Eintritt der Zellen in die Alveolarlichtungen ein System von relativ groben Microplicae ausgebildet. Nach der Phagozytose von Surfactant und der damit verbundenen funktionellen Prägung entsteht auf der Zelloberfläche eine gleichmäßig verteilte Struktur von Mikrovilli. Dabei können relativ lange Ausläufer entstehen, mit denen die Zellen mit gleichartigen Strukturen auf der Oberfläche von Lymphozyten und anderen Makrophagen in Verbindung treten. Wahrscheinlich können über diese Zellkontakte Informationen zwischen den Zellen ausgetauscht werden.

> Die **Surfactant-Sekretion** und die **Makrophagenreaktion** bilden, neben den humoralen Immunmechanismen, das **ortsständige Abwehrsystem**, das die Wirkung infektiöser Agenzien, die ständig mit der Atemluft aufgenommen werden, neutralisiert. Alle exogenen und endogenen Faktoren, die diese Reaktion behindern, begünstigen Entzündungen des Alveolarsystems.

3.2.4.2 Alveoläre Pneumonien

Alveoläre Pneumonien

Alveoläre Pneumonien sind *bakteriell* verursacht. Bakterientoxine werden für eine ortsständige Kreislaufstörung mit anschließender massiver *Exsudation in die Alveolarlichtung* verantwortlich gemacht. Die Bakterien gelangen meist mit der *Atemluft* in die Alveolen, können jedoch die Lunge auch *hämatogen* erreichen.

- **Ursachen:**
- bakterielle, meist aerogene Infektionen
- seltener hämatogen

Möglicherweise gewinnen dabei die Bakterien durch eine eingeschränkte Makrophagenaktivität und eine vollständige Bedeckung des Alveolarepithels Kontakte zu den Zellmembranen der einzelnen Epithelzellen und können so ihre pathogene Wirkung entfalten.

Pathogenese. Nach der **initialen peristatischen Hyperämie** in den Alveolarkapillaren erfolgt der Übertritt von Serum in die Alveolarlichtung. In dieser Phase sind an der Alveolarwand ausgedehnte Ausfällungen des Surfactant-Materials zu beobachten. Bei der **serösen Exsudation** wird ein Teil des auf der Alveolarwand gespreiteten Surfactant abgelöst und in Form von Granula mit einer lamellär geschichteten Struktur frei in der Lichtung sichtbar. Die Aggregation des Surfactant in der Lichtung wird außerdem durch eine vermehrte Surfactant-Synthese verstärkt, da durch die Behinderung der Alveolardehnung das in den Pneumozyten gebildete Surfactant-Material nicht ordnungsgemäß auf dem Alveolarepithel gespreitet werden kann. Dieser Surfactant aktiviert die Emigration von Makrophagen in die Alveolarlichtung.
Es schließt sich ein ausgeprägter Einstrom von Fibrinogen in die Alveolarlichtung an, das als **fädiges Fibrin** ausgefällt wird und ein unterschiedlich dichtes, gerüstartiges Maschenwerk in der Alveolarlichtung bildet, das die Lichtungen weitgehend ausfüllt. In dieser Phase sind ausgeprägte Nekrosen des Alveolarepithels zu beobachten. Die zerfallenden Alveolarepithelzellen lösen sich von der Basallamelle der Alveolarwand ab und werden in das Exsudat freigesetzt.
Mit einer massiven **Granulozytenemigration** erreicht die Reaktion den Höhepunkt. Die Granulozyten und Makrophagen eliminieren und inaktivieren die Bakterien durch Phagozytose und intrazellulären enzymatischen Abbau. Durch von den Granulozyten freigesetzte lytische Enzyme **(lytische Phase)** und unter Wirkung der Makrophagen wird das fibrinhaltige Exsudat zunehmend verflüssigt und kann dann abtransportiert werden.

formalpathogenetischer Ablauf:
- **initiale peristatische Hyperämie**
- Surfactant-Ausfällung
- **seröse Exsudation**
- Aggregation von Surfactant intraalveolär
- Makrophagenemigration nach intraalveolär
- **fibrinöses Exsudat**
- Fibrineinstrom in Alveolen
- Nekrosen des Alveolarepithels
- **eitrige Exsudation**
- Granulozytenemigration
- Makrophagen → Bakterienphagozytose
- **lytische Phase durch Makrophagen**
- enzymatischer Abbau des fibrinhaltigen Exsudats → Abtransport

Störungen der Exsudatrückbildung. Bei einer eingeschränkten Funktion des Granulozyten-Makrophagen-Systems kann die Lösung des intraalveolären Exsudats und damit die Heilung ausbleiben. Die exsudative Entzündung geht dann in eine **chronische proliferative Reaktion** über, bei der das intraalveoläre Exsudat durch Einsprossung von *Granulationsgewebe* aus der Alveolarwand organisiert wird. Die Lichtungen werden dabei durch die Bildung eines pfropfartigen *Narbengewebes* vollständig verschlossen. Dieses Gewebe ist nicht abbaubar.
Ausbreitung und Verlauf der Entzündung werden wesentlich durch die Aktivität der allgemeinen Infektabwehrmechanismen, vor allem der Granulozyten und Makrophagen, bestimmt.
Zu den alveolären Pneumonien gehören die *Lobär-*, *Herd-* und *Aspirationspneumonie* sowie der *Lungenabszeß* bzw. die *-gangrän.*

Störungen der Exsudatrückbildung
- chronische proliferative Reaktion mit
- Granulationsgewebsbildung → Narbengewebe

Lobärpneumonie

Lobärpneumonien treten vor allem bei einer eingeschränkten allgemeinen Infektabwehr, wie z. B. beim chronischen Alkoholabusus, auf. Die Erreger sind *Pneumokokken.* Bei der lobären Ausbreitung der Pneumonie werden große Lungenabschnitte, häufig ganze Lungenlappen, gleichzeitig befallen.
Nach dem morphologischen Substrat sind **4 Stadien** der Lobärpneumonie zu unterscheiden (Abb. 24–8):

- **Anschoppung:** Die infektiös-toxische Alteration an den Alveolarkapillaren bewirkt eine peristatische Hyperämie, der eine *Plasmaexsudation* mit einer *Erythro-* und *Leukodiapedese* in den Alveolen folgt. Im alveolären Exsudat kommen Makrophagen mit phagozytierten Erythrozyten, Leukozyten und Bakterien vor. Ausgefälltes *Fibrin* bildet in den Alveolen ein feinmaschiges Netzwerk.

Lobärpneumonie
- bei eingeschränkter Abwehrlage
- **Erreger:** Pneumokokken

4 Stadien:

1. Anschoppung
- Plasmaexsudation
- Erythrozyten- und Leukodiapedese
- Fibrin

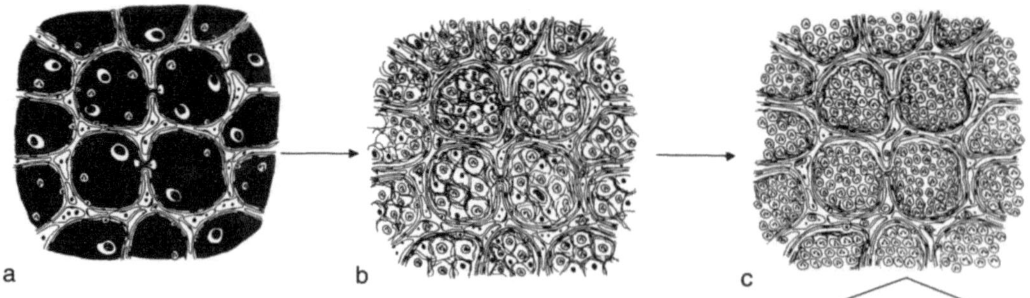

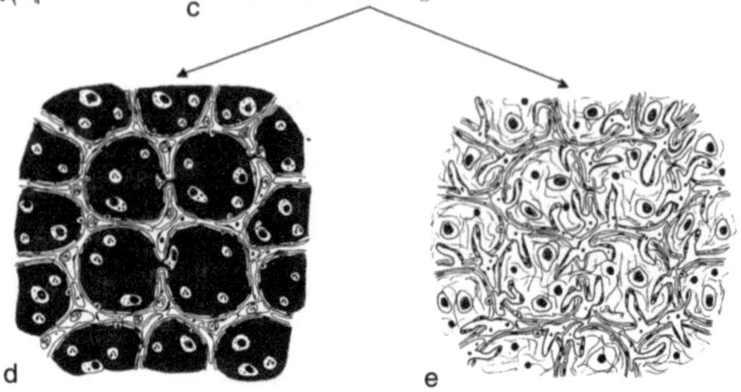

Abb. 24–8: Stadien der Lobärpneumonie. a Anschoppung: Plasmaexsudation, Erythro- und Leukodiapedese, wenig Fibrin. **b Rote Hepatisation:** reichlich fibrinöses Exsudat, Erythrozyten, Granulozyten, Alveolarepithelzellen. **c Graue und grau-gelbe Hepatisation:** eitriges Exsudat, Fibrin, Abbau der Erythrozyten. **d Lösung:** Abbau des Exsudats durch Granulozyten, intraalveolär Zelltrümmer und Makrophagen. **e Karnifikation als Komplikation:** Organisation des entzündlichen Exsudats durch Granulationsgewebe und Bindegewebsneubildung

2. rote Hepatisation (nach 2–3 Tagen)
- reichlich fibrinöses, intraalveoläres Exsudat
- brüchige, leberartige Konsistenz
- **Erythrozyten**, Granulozyten, Alveolarepithelzellen intraalveolär

3. graue (grau-gelbe) Hepatisation
- Abbau der Erythrozyten
- reichlich granulozytäres Exsudat
- Volumenzunahme
- Kompressionsatelektasen

• **Rote Hepatisation:** Nach 2–3 Tagen nimmt die Fibrinausscheidung in den Alveolen drastisch zu. In diesen bildet sich eine aus einem dichten Fibrinnetz bestehende feste Masse, die eine feste, brüchige und leberartige Konsistenz des befallenen Lungenlappens bewirkt. Durch das geronnene Exsudat hat die Schnittfläche ein körniges Aussehen. Das Exsudat enthält zerfallende *Erythrozyten*, *Granulozyten*, einzelne *Alveolarepithelzellen* und einzelne *Makrophagen*. Die Alveolarkapillaren zeigen eine ausgeprägte *Hyperämie*.

• **Graue (und grau-gelbe) Hepatisation** (Abb. 24–9): Die Erythrozyten im Ex-

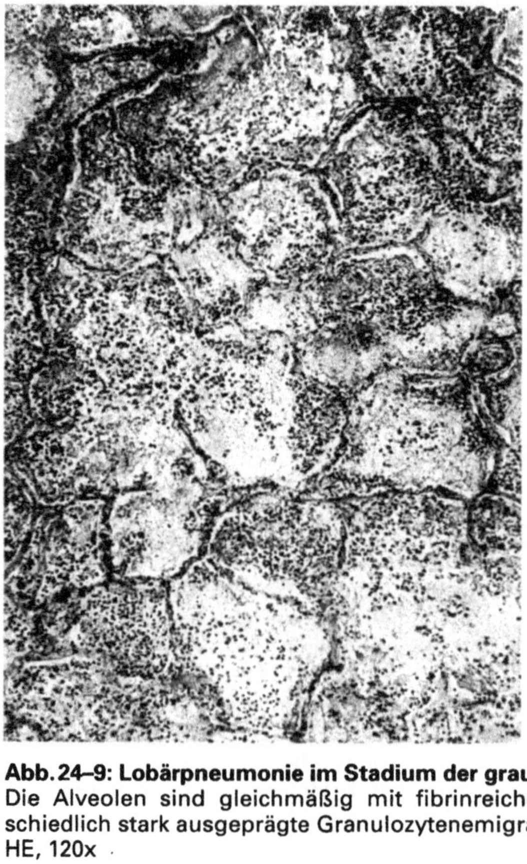

Abb. 24–9: Lobärpneumonie im Stadium der grauen (grau-gelben) Hepatisation. Die Alveolen sind gleichmäßig mit fibrinreichem Exsudat ausgefüllt; unterschiedlich stark ausgeprägte Granulozytenemigration in die Alveolarlichtungen. HE, 120x

sudat werden weitgehend abgebaut. Zunehmend treten Granulozyten in dasselbe über. Die Alveolarepithelzellen und Granulozyten verfetten, so daß der zunächst grau-rote Farbton der Schnittfläche in einen gelblichen Ton übergeht. Das Exsudat führt zu einer erheblichen Volumenzunahme der befallenen Abschnitte mit einer Kompression der noch belüfteten Lungenanteile.

- **Stadium der Lösung** (nach 5–6 Tagen): Die eingewanderten Granulozyten sind aufgrund ihrer enzymatischen Ausstattung in der Lage, das Fibrin des alveolären Exsudats aufzulösen. Das verflüssigte Exsudat wird als trüber Auswurf über das Bronchialsystem abgegeben und über das Lymphgefäßsystem resorbiert.

4. **Stadium der Lösung** (nach 5–6 Tagen)
- enzymatischer Exsudatabbau (Lysis) und Expektoration desselben

Komplikationen. Als Begleiterscheinung tritt stets eine *serofibrinöse* und *fibrinöse Pleuritis* auf. Die Fibrinabscheidungen auf der Pleura werden mit Abklingen der Pneumonie resorbiert oder führen nach Organisation zu Verwachsungen und *Verschwartungen der Pleurablätter.* Bei einem Übertritt von Bakterien aus dem Lungengewebe in den Pleuraraum kann ein parapneumonisches *Empyem* entstehen. In einigen Fällen bleibt die Lösung des alveolären Exsudats aus. Es wird dann von der Alveolarwand her durch Einsprossung eines lockeren, gefäßhaltigen Bindegewebes organisiert. Dieses Granulationsgewebe wandelt sich zunehmend in kollagenreiches Narbengewebe um und führt somit zu einer irreversiblen Verfestigung des Lungenparenchyms, zur *Karnifikation* (Abb. 24–10). Gelegentlich entstehen in den mittleren Arterien der pneumonischen Areale durch Übergreifen der Entzündung auch Gefäßwandthrombosen und größere Nekrosen des Lungenparenchyms. Die hämatogene Bakterienaussaat kann zu einer *Pneumokokkenmeningitis* oder einer *ulzerösthrombotischen Endokarditis* führen; seltener ist eine metastatische Arthritis oder eine Osteomyelitis zu beobachten.

Komplikationen:

- **Pleuraschwarten**
- **Empyem**
- **Karnifikation**
- **hämatogene Streuung**
  - Pneumokokkenmeningitis
  - Endokarditis
  - Arthritis, Osteomyelitis

Herdpneumonie

Herdpneumonien sind die *häufigsten bakteriellen Pneumonien.*

Herdpneumonie

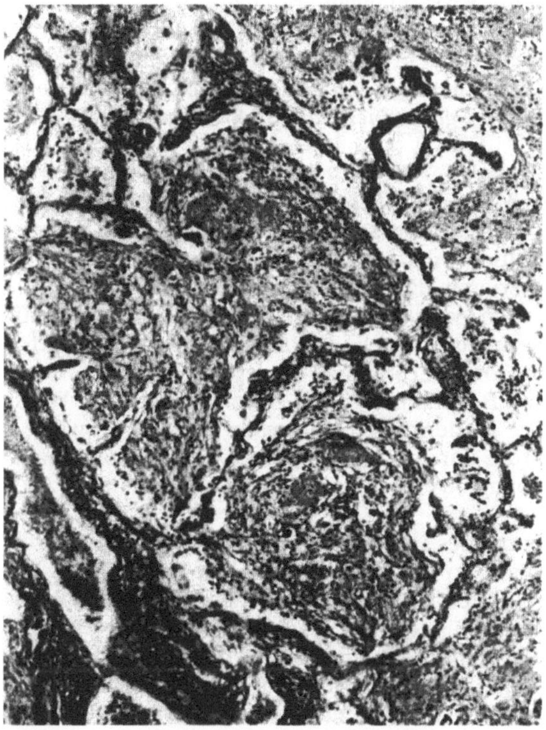

Abb. 24–10: Organisation des intraalveolären Exsudats bei einer Lobärpneumonie durch Granulationsgewebe (Karnifikation). Die Alveolarsepten sind erhalten; in den Alveolarlichtungen pfropfartig angeordnetes Granulationsgewebe mit Bildung einer schmalen, spaltförmigen Restlichtung. Gieson, 120x

- häufig sekundär, mit breitem Erregerspektrum
- variables morphologisches Bild: unterschiedliche Stadien nebeneinander

- **Morphologie:**
- unregelmäßig verteilte Infiltrate
- granulozytenreiches Exsudat im Zentrum mit reichlich Makrophagen
- Neigung der Herde zur Konfluenz, Nekrose und Abszedierung
- gleichzeitig eitrige Bronchitis
- Begleitreaktion: serofibrinöse Pleuritis

Sie entwickeln sich sekundär auf der Basis anderer Grunderkrankungen, welche die Ausbreitung und Form der Entzündung wesentlich beeinflussen. Deswegen und wegen des größeren Erregerspektrum als bei den Lobärpneumonien zeigen Herdpneumonien eine *große Variationsbreite* im morphologischen Bild sowie in der Zusammensetzung des alveolären Exsudats. Die histomorphologischen Veränderungen bei der Entzündung in den einzelnen Herden werden durch die *zeitlich gestaffelte Entwicklung* bestimmt.
Morphologisch ist die Herdpneumonie durch Bildung kleinerer, unregelmäßig verteilter Infiltratherde gekennzeichnet, die bis zur Größe eines Lobulus anwachsen können. Der multifokale Charakter bleibt auch bei einer Konfluenz der Herde erhalten. Im Zentrum der einzelnen Herde findet sich ein granulozytenreiches Exsudat mit reichlich Alveolarmakrophagen; zur Peripherie hin nimmt der Granulozytengehalt ab. In den Alveolen ist dann ein fibrinöses und in den äußeren Anteilen ein seröses Exsudat ausgebildet. Die zugeordneten Bronchien können mit einem eitriges Exsudat ausgefüllt sein.
Nach Anschluß der Herde an die Pleura bildet sich als typische **Begleitreaktion** eine *serofibrinöse Pleuritis* aus. In Abhängigkeit von der Art der Erreger kann das alveoläre Exsudat einen hohen Fibringehalt aufweisen. Im Zentrum der Herde kann eine Neigung zur *Nekrose* und *Abszedierung* bestehen.

Aspirationspneumonie

- **Ursache:**
  Aspiration von Mageninhalt mit saurem pH-Wert, festen Bestandteilen und Bakterien
- **Prädilektionsstellen:**
- hintere Lungensegmente
- **Charakteristika:**
- herdförmige Ausbreitung
- Nachweis von Fremdmaterial
- peptische Nekrosen
- Bakterien
- gangräneszierende Entzündung

Aspirationspneumonie

Die Aspiration von *Mageninhalt* erzeugt eine schwere Pneumonie, die mit einer Bronchialreizung und Bronchokonstriktion einhergeht. Für die Entzündung sind ein *saurer pH-Wert*, feste Bestandteile des *Mageninhalts* und *Bakterien* aus der Mundhöhle entscheidend. Wiederholte Episoden von Aspirationspneumonien kommen besonders bei Hiatushernien, Ösophagusstrikturen und -divertikeln sowie bei laryngealen Affektionen vor und betreffen vor allem die *posterioren Segmente der rechten Lunge*. Dabei sind häufig Abszeßbildungen zu beobachten.
Da der *Mageninhalt* über das Bronchialsystem in das Lungenparenchym gelangt, entsteht bei der Aspiration eine herdförmige Ausbreitung der Entzündung. In den diesen Herden zugeordneten Bronchien und Bronchioli liegt häufig aus Speisebestandteilen bestehendes *Fremdmaterial*. Die Entzündung greift nach einer peptischen Nekrose der Bronchialwand rasch auf die benachbarten Alveolen über. Nach einer initialen Aufquellung der Alveolarwände bilden sich Nekrosen, die von Bakterien aus dem Magen- und Mundinhalt besiedelt werden. Die Bakterien zeigen dabei häufig rasenartige Komplexe. Die Beteiligung von Fäulnisbakterien kann eine *gangräneszierende Entzündung* auslösen.

Lungenabszeß

- **Folge nekrotisierende Pneumonien oder Infarkte**
- eitrige Gewebseinschmelzung
- im fortgeschrittenen Stadium Abgrenzung durch Granulationsgewebe
- **Komplikationen:**
- Abszeßkaverne
- Pleuraempyem
- Pneumothorax

Lungenabszeß und Lungengangrän

Lungenabszesse entwickeln sich aus nekrotisierenden Pneumonien, z.B. bei einer Lobärpneumonie, nach Fremdkörperaspiration, aus infizierten Infarkten und bei Bronchiektasen. Multiple Abszesse bilden sich bei einer hämatogenen Einschwemmung von Bakterien in das Lungengewebe.
Die **Abszeßhöhle** enthält rahmigen, geruchslosen Eiter und Reste von nekrotischem Lungengewebe mit elastischen Fasern und Granulozyten. In der Nekrose sind zahlreiche Bakterien angeordnet (Staphylo-, Strepto-, Pneumokokken, Influenzabakterien, E. coli u. a.). Bei einem *frischen Abszeß* besteht die Wand aus brüchigem Lungengewebe. In den *fortgeschrittenen Stadien* entwickelt sich eine Abgrenzung der Nekrose durch Granulationsgewebe mit zunehmender Vernarbung. In der Umgebung des Abszesses entsteht eine schmale Atelektasezone.
Komplikation. Die Einschmelzung des Lungengewebes kann Anschluß an einen größeren Bronchus gewinnen, so daß der Abszeßinhalt durch Abhusten entleert werden kann. In der belüfteten *Abszeßkaverne* sind Reste des Exsudats im Röntgenbild durch einen Flüssigkeitsspiegel nachweisbar. Nach Anschluß des Abszesses an die Pleurahöhle kann sich die Infektion ausbreiten und zum *Pleuraempyem* führen. Gleichzeitig kann durch die Einschmelzung eine Verbindung zwischen dem Bronchialsystem und der Pleurahöhle entstehen und sich so ein *Pneumothorax* entwickeln.

Lungengangrän

Bei Besiedlung des Lungengewebes mit anaeroben Fäulnisbakterien kommt es zur **Lungengangrän**. *Ursache* kann eine Aspiration aus nekrotisierenden und gangräneszierenden Prozessen in der Mundhöhle bei Patienten mit herabgesetzter Resistenz, z. B. bei immunsuppressiver Therapie, sein. Die abszedierende Entzündung ist durch eine schmierige, grau-grünliche bis schwärzliche, stinkende Nekrose gekennzeichnet.

• **abszedierende Entzündung durch anaerobe Fäulnisbakterien**

3.2.4.3 Interstitielle Pneumonien

Interstitielle Pneumonie

Definition. Bei interstitiellen Pneumonien erfolgt die entzündliche Exsudation überwiegend in das *Interstitium.* Nach dem klinischen Verlauf und der Zusammensetzung des Exsudats werden *akute* und *chronische* Formen unterschieden. **Ursache** interstitieller Pneumonien kann eine Vielzahl belebter und unbelebter Noxen sein. Außer bei *viralen Infektionen* entwickeln sie sich z. B. auf der Basis von *immunologischen Reaktionen* oder durch Einwirkung *toxischer Gase* und *ionisierender Strahlen.*

• **Entzündung des Alveolarsystems mit Exsudation ins Interstitium**
- akut, chronisch

• **Ursachen:**
- Viren
- immunologische Reaktion
- toxische Gase
- Strahlen

Der **formalpathogenetische Ablauf** folgt einem Grundschema, das im Einzelfall nur in der Intensität und Ausdehnung modifiziert wird:

formale Pathogenese:

• Die **initiale Reaktionsphase** wird durch eine *erhöhte Kapillarpermeabilität* und ein daraus entstehendes interstitielles Ödem bestimmt. Es entsteht eine *Verbreiterung der Alveolarsepten,* begleitet von einer Auflockerung der Kollagenfaserstruktur und einer *Aufspleißung der Basallamellen* zwischen Kapillar- und Alveolarepithel. Durch die interstitielle Flüssigkeitsansammlung wird die Dehnbarkeit der Alveolarwand bei der Atembewegung eingeschränkt. Da die Ausschleusung und Spreitung des Surfactant in den Alveolen von der Oberflächenspannung und damit von der Dehnung der Alveole in der Inspirationsphase abhängig ist, entwickelt sich eine ausgeprägte Veränderung des Surfactant-Systems. Die Spreitung des Surfactant über dem Alveolarepithel wird eingeschränkt. Das Material sammelt sich in den Alveolarlichtungen in unterschiedlich großen Aggregaten an. Als Reaktion auf die *Ausfällung des Surfactant* entsteht eine vermehrte Emigration von Makrophagen in die Alveolarlichtungen. Die Alveolarmakrophagen phagozytieren das Surfactant-Material und schließen es in Form von Phagosomen mit lamellär geschichteter Membranstruktur in das Zytoplasma ein. Die Anregung zur vermehrten Bildung des Surfactant in den Pneumozyten II und die verminderte Ausschleusung des Materials führen zu einer Zellvergrößerung bei gleichzeitiger Zellvermehrung. Ergebnis ist eine **kubische Transformation des Alveolarepithels.**

1. **initiale Reaktionsphase**
- Kapillarpermeabilität ↑
- Alveolarsepten verbreitert
- Aufspleißung der Basallamellen
- intraalveoläre Ausfällung des Surfactant
- Interaktionen von Surfactant und Alveolarmakrophagen mit vermehrter Bildung von Surfactant
- kubische Transformation des Alveolarepithels

• Die **zelluläre interstitielle Reaktion** als Ausdruck der Organisation des initialen Exsudats besteht überwiegend aus *Lymphozyten* und *Plasmazellen.* In vielen Fällen mit interstitieller Pneumonie ist eine zunehmende interstitielle Faservermehrung und damit ein Übergang in eine *interstitielle Lungenfibrose* zu beobachten.

2. **zelluläre interstitielle Reaktion**
- Lymphozyten, Plasmazellen
- später interstitielle Fibrose

Zu den interstitiellen Pneumonien gehören die *akute* i. Pneumonie (Pneumocystis-carinii-Pneumonie, Alveolitis) und die *chronische* Form.

Akute interstitielle Pneumonie

Die akuten interstitiellen Pneumonien werden überwiegend durch *Virusinfektionen* ausgelöst.

1. **Akute interstitielle Pneumonie**
- viral bedingt

Die histomorphologischen Veränderungen sind uneinheitlich und erlauben nur selten eine Bestimmung des auslösenden Agens.

Die meisten Virusinfektionen erzeugen eine interstitielle, häufig vom peribronchialen Bindegewebe ausgehende und auf das Alveolarsystem übergreifende *Infiltration mit Lymphozyten, Plasmazellen und Makrophagen.* Bei fulminant verlaufenden Formen, wie z.B. der Grippe- oder Varizellenpneumonie, kann sich durch einen schweren Kapillarschaden ein ausgedehntes *fibrinöses hämorrhagisches intraalveoläres Exsudat* ausbilden.

• **Viruspneumonie**
- interstitielle lymphoplasmazelluläre Infiltration, Makrophagen
- fibrinöses und hämorrhagisches intraalveoläres Exsudat

Durch den direkten Befall des Alveolarsystems mit Viren können große, bizarr geformte *Riesenzellen* entstehen. Sie prägen neben einer interstitiellen, überwiegend *lymphozytären Infiltration* das morphologische Bild besonders der *Masern-* und *Hecht-Riesenzellpneumonie.*

- Riesenzellen

Viruspneumonien hinterlassen im allgemeinen keinen Dauerschaden am Lungenparenchym. Infektionen mit *Adenoviren* ziehen gelegentlich bei Kindern, seltener bei Erwachsenen, eine obliterierende Bronchiolitis nach sich und bewirken so schwere anatomische und funktionelle Schäden.

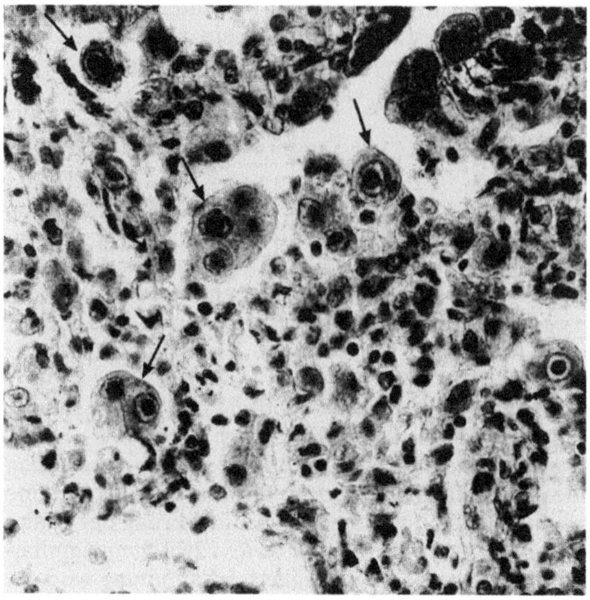

Abb. 24–11: Akute interstitielle Pneumonie bei Zytomegalie. Interstitielle Infiltration mit Lymphozyten und Plasmazellen; enge Alveolarlichtungen; Riesenzellen mit typischen eulenaugenartigen Zellkernen **(Pfeile)**. HE, 240x

- **Zytomegalie-Virus-Infektion**
- interstitielle lymphoplasmazelluläre und mononukleäre Zellen
- Riesenzellen (sog. Eulenaugenzellen)

Bei der Lungenbeteiligung im Rahmen der **Zytomegalie-Virus-Infektion** entwickelt sich eine interstitielle Infiltration mit Lymphozyten, Plasmazellen und mononukleären Zellen. Typische Riesenzellen werden aus den Epithelzellen der Bronchien, der Alveolen und der peribronchialen Drüsen gebildet. Ihre Zellkerne zeigen, hervorgerufen durch einen feingranulären Kerneinschluß, eine *eulenaugenartige* Struktur (Abb. 24–11).

a) Pneumocystis-carinii-Pneumonie
- **häufig bei Immunsuppression**
- konfluierende, interstitielle Infiltration mit Lymphozyten, Plasmazellen
- Septenverbreiterung
- intraalveoläre Makrophagen
- Erregerkolonien intraalveolär (Grocott-Färbung)

Pneumocystis-carinii-Pneumonie
Diese Pneumonie tritt vor allem bei Säuglingen sowie bei immunsupprimierten Patienten auf und wird häufig bei Patienten mit Aids beobachtet.
Es besteht eine *konfluierende interstitielle Infiltration* mit Lymphozyten und Plasmazellen, die zu einer gleichmäßigen Septenverbreiterung führt. Die Erreger bilden in den Alveolen, den Alveolargängen und den Bronchioli schaumige Kolonien. Daneben findet sich eine unregelmäßig verteilte intraalveoläre Makrophagenreaktion. Im Interstitium kann frühzeitig eine Fibroblastenaktivierung mit protrahierter Vernarbung auftreten.

Diagnose durch Biopsie oder Lavage

Die **Diagnose** kann durch den Nachweis von Pneumocystis carinii in der Lavage oder der transbronchialen Biopsie gesichert werden.

b) Alveolitis
- **durch direkten Antigenkontakt ausgelöste interstitielle Entzündung**
- Übergang in Lungenfibrose

Exogen-allergische Pneumonie (Alveolitis)
Definition. Die exogen-allergische Pneumonie ist eine durch *direkten Antigenkontakt* ausgelöste interstitielle Entzündung des Alveolarsystems der Lunge. Sie kann in eine interstitielle *Lungenfibrose* übergehen. Es besteht eine zelluläre Reaktion, die auf die immunologischen Mechanismen zu beziehen ist. Eine große Zahl von Allergenen löst eine gleichartige Reaktion aus (Tab. 24–1).

1. Initialphase
- perivaskuläre granulozytäre Infiltrate
- interstitielle Infiltration
- interstitielles Ödem

• In der **Initialphase der Reaktion**, etwa 4 Stunden nach dem Allergenkontakt, sind *perivaskuläre granulozytäre Infiltrate* zu beobachten. Es entwickelt sich eine zunehmende *interstitielle Infiltration* mit Lymphozyten, Plasmazellen und Makrophagen. Die Alveolarsepten werden durch die Zellansammlungen und ein *interstitielles Ödem* zunehmend verbreitert.

2. sekundäre intraalveoläre Reaktion
- eiweißreiches Exsudat
- kleine Blutungen

• Etwa 30 Stunden nach Allergeninhalation verschwinden die Granulozyten, so daß die verbleibenden Infiltrate nur noch aus Lymphozyten, Plasmazellen und Makrophagen bestehen. Es entsteht so eine **sekundäre intraalveoläre Reaktion** mit kleinen Blutungen, einem eiweißreichen Exsudat und einem Über-

Tab. 24-1: Beispiele exogen-allergischer Pneumonien

Berufstätigkeit	**Krankheitsbild**	**Allergenquelle**
Vogelhändler, Tierarzt, Zoowärter u. a.	Vogelhalterlunge	Vogelstaub
Müller, Bäcker	Müller-, Bäckerlunge Kornkäferlunge	schimmliges Mehl, Korn Kornkäfer
Fischverarbeiter, Tierfütterer	Fischmehllunge	Fischmehl
Tierpfleger, Laborant	Ratten-Alveolitis Pankreatinpulver-Alveolitis	Ratten- und Mäuseurin Tierorganextrakt
Pilzzüchter	Pilzzüchterlunge	Pilzsporen, Bakterien und Schimmelpilze im Pilzkompost
Holzfäller, Sägewerkarbeiter, Papierfabrikarbeiter, Schreiner	Holzarbeiterlunge	Holzfasern, Bakterien und Schimmelpilze
Chemiearbeiter, Spritzlackierer	Isocyanat-Alveolitis	Isocyanat-Verbindungen
Landwirte, Gärtner	Farmerlunge	Schimmliges Heu, Stroh und Gemüse
	Tomatenzüchterlunge	Tomaten- und Begonienblätter

tritt von Lymphozyten und einer großen Anzahl von Makrophagen in die Alveolarlichtungen.

- Im **fortgeschrittenen Stadium** werden die in die Alveolarlichtung gelangten allergenen Substanzen von den Makrophagen phagozytiert. Diese beginnen, sich rosettenartig um einzelne Lymphozyten zu gruppieren. Diese Kontaktaufnahme zwischen den Zellen und ihre Zusammenlagerung in unterschiedlich großen Gruppen sind Grundlage von *Granulomen.*

3. fortgeschrittenes Stadium
- Makrophagen: Phagozytose und Interaktion mit Lymphozyten
- Granulombildung

- Das **Spätstadium** ist durch eine *protrahiert verlaufende Fibrose* gekennzeichnet. Bereits 36 Stunden nach Allergenaufnahme ist eine Zunahme an Kollagenfasern im Interstitium zu beobachten, die in der folgenden Zeit weiter zunimmt. Meist ist eine Mitreaktion der Bronchioli festzustellen. Im Epithel entwickeln sich kleine, sektorförmig angeordnete *Nekrosen* und im peribronchiolären Bindegewebe ein aus Lymphozyten und Plasmazellen zusammengesetztes entzündliches Infiltrat.

4. Spätstadium
- protrahiert verlaufende Fibrose
- Nekrosen
- peribronchioläres lymphoplasmazelluläres Infiltrat

- Die zunehmende Septenverbreiterung führt zu einer *Verbreiterung der Transitstrecke* für den *Gasaustausch.* Das morphologische Bild des **Endstadiums** ist durch die *interstitielle Fibrose* und ihre Folgen mit einem weitgehenden Umbau der Alveolarstruktur geprägt. Dabei entstehen breite konfluierende *Narbenfelder,* in denen nur noch Reste der ursprünglichen Alveolarstruktur und der Bronchioli erhalten sind. Daneben findet ein irregulärer, *wabiger Umbau der Alveolarstruktur* mit einer unregelmäßigen Erweiterung der Alveolarräume statt. Die im Zuge der Vernarbung auftretende Reduktion des Kapillarbettes und der wabige Umbau der Alveolarstruktur bewirken eine zunehmende Widerstandserhöhung im kleinen Kreislauf mit einer Rechtsherzbelastung mit chronischem *Cor pulmonale.*

5. Endstadium
- Narbenfelder
- interstitielle Fibrose
- wabiger Umbau der Alveolarstruktur
- Cor pulmonale

Der direkte Allergenkontakt durch die Inhalation auf der großen Oberfläche des Alveolarsystems und die besondere Reaktionsfähigkeit dieser geweblichen Struktur sowie die Kombination von Typ III und Typ IV der immunologischen Reaktionen prägen die *formale Pathogenese* der exogenen allergischen Pneumonie. Die Reaktionsfähigkeit der Makrophagen und die davon ausgehende vielfältige Interaktion der verschiedenen Zellsysteme sind für den Ablauf der Entzündung verantwortlich.

- Reaktivität der Makrophagen
- Kombination von Typ III und Typ IV der immunologischen Reaktionen

Chronische interstitielle Pneumonie

Definition. Die chronischen interstitiellen Pneumonien weisen einen schleichenden, progredienten Verlauf auf, bei dem eine *floride Phase* mit interstitiellen zellulären entzündlichen Infiltraten und eine *fibrosierende Phase* mit protrahierter Vernarbung und zunehmendem Umbau der Alveolarstruktur zu unterscheiden sind.

2. Chronische interstitielle Pneumonie
- **schleichender, progredienter Verlauf mit florider initialer Phase und protrahierter Vernarbung**

- **Ätiologie:** unbekannt

Die **Ätiologie** ist meist unbekannt. Die klinische Diagnose, bei der die progrediente restriktive Ventilationsstörung im Vordergrund steht, kann häufig erst in fortgeschrittenen Stadien der Erkrankung gestellt werden. Im Röntgenbild ist in den meisten Fällen eine irreguläre feinfleckige Verschattung zu ermitteln.

- **DD:**
- allergische Pneumonie
- Sarkoidose
- Pneumokoniosen

Häufig kann die Diagnose nur durch die histologische Untersuchung von transbronchial oder durch offene Thorakotomie gewonnenes Biopsiematerial gesichert werden. Die *differentialdiagnostische Abgrenzung* zur exogenen allergischen Pneumonie, zur Sarkoidose und zu den Pneumokoniosen ist erforderlich.

- **Histologie:**
- Verbreiterung der Alveolarsepten
- interstitielles Ödem
- Basallamellen verbreitert und aufgelockert
- serofibrinöse Flüssigkeitsaustritte
- wenige Granulozyten

Die **histologischen Veränderungen** sind relativ gleichförmig, wenn sich auch in Ausprägung, Ausbreitung und Verteilung erhebliche Unterschiede zeigen können. Zu Beginn der Reaktion steht eine *Verbreiterung der Alveolarsepten* und ein *interstitielles Ödem* auf dem Boden einer Permeabilitätserhöhung der Kapillarwände im Vordergrund. Die Basallamellen der Alveolarwand verbreitern sich und lockern auf. *Serofibrinöse Flüssigkeitsaustritte* in die Alveolen und kleine Blutungen können entstehen, in den Alveolarsepten treten einzelne *Granulozyten* auf.

Formalpathogenese

Pathogenese. Durch die *interstitielle Flüssigkeitsansammlung* wird die Dehnbarkeit der Alveolarwand bei den Atembewegungen behindert. Die Diffusionsstrecke zwischen Alveolarepithel und Kapillarendothel ist verbreitert, so daß schon in der **Frühphase** der Gasaustausch behindert wird. Eine ausgeprägte Veränderung des Surfactant-Systems der Lunge läßt sich feststellen.

- **Frühphase:**
- Diffusionsstrecke ↑
- Gasaustausch ↓
- Surfactant-Veränderung
- kubische Alveolarepitheltransformation

Die Anregung zu einer vermehrten Bildung des Surfactant in den Pneumozyten II bewirkt eine *kubische Transformation des Alveolarepithels.*

- **fortgeschrittenes Stadium:**
- zelluläre interstitielle Reaktion
- Aktivierung und Proliferation der Fibroblasten → Kollagenbildung ↑

Die *zelluläre interstitielle Reaktion* steht in den **fortgeschrittenen Stadien** der floriden Phase aus Lymphozyten, Plasmazellen und Makrophagen im Vordergrund. Mit dem interstitiellen Infiltrat wird eine Aktivierung und Proliferation von Fibroblasten und damit eine Neubildung von Kollagenfasern angeregt. Dabei besteht eine enge räumliche Beziehung zwischen Makrophagenreaktion und Fibrose. Von den Makrophagen werden Enzyme, vor allem Proteasen, freigesetzt, die für die Fibroblastenaktivierung und die Fibrose verantwortlich gemacht werden müssen.

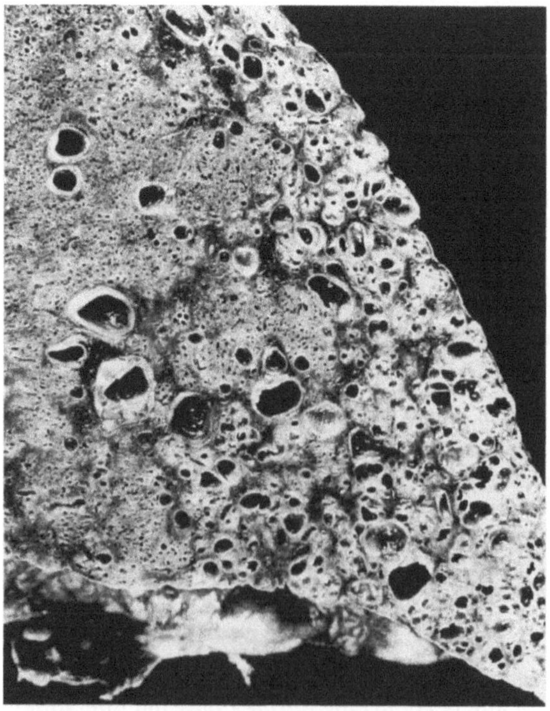

Abb. 24–12: Endstadium einer interstitiellen Lungenfibrose mit besonders subpleural entwickeltem wabigem Umbau der Alveolarstruktur; deutliche Einziehungen der Pleuraoberfläche

Die Zunahme des *interstitiellen Infiltrats* und die *progrediente Fibrose* tragen zu einer zunehmenden Verbreiterung der Alveolarsepten bei. Die Alveolarkapillaren werden von der Alveolarmembran abgedrängt, so daß sich die Transitstrecke für den Gasaustausch zunehmend verbreitert.

Folgen:
- zunehmende Verbreiterung der Alveolarsepten → **Narbenstadium**

Das **morphologische Bild der Fibrose** und die **klinische Symptomatik** werden von der Ausdehnung der interstitiellen Fibrose bestimmt und stellen ein *irreversibles*, in vielen Fällen *protrahiert verlaufendes* **Narbenstadium** der primären interstitiellen exsudativen Reaktion dar (Abb. 24–12).

3.2.4.4 Lungentuberkulose

Lungentuberkulose

Häufigkeit und Form der Lungentuberkulose haben sich infolge hygienischer Maßnahmen und einer wirksamen Chemotherapie in den letzten Jahrzehnten grundlegend gewandelt. Während die Erkrankung früher wie eine Volksseuche mit hoher Mortalitätsrate auftrat, ist sie in den industrialisierten Ländern heute überwiegend bei Patienten mit geschwächter Immunabwehr zu beobachten. Bei Tumorpatienten, vor allem bei Chemotherapie, bei hochdosierter Kortisontherapie und bei Patienten mit Aids stellt sie häufig eine entscheidende Komplikation dar.

- begünstigend: allgemeine Abwehrschwäche wie Tumorleiden oder HIV-Infektion

Die Lungentuberkulose entsteht entweder durch **Erstinfektion** oder **Reaktivierung** einer bereits abgeheilten Infektion.

- **Erstinfektion versus Reaktivierung**

Erreger ist das *Mycobacterium tuberculosis*, meist Typus humanus, selten Typus bovis oder avium oder atypische Mykobakterien wie M. kansasii.

Erreger: Mycobacterium tuberculosis, meist varietas hominis

Die Form der Entzündung beruht auf den Eigenschaften der Bakterien sowie auf einer besonders ausgeprägten Reaktionsbereitschaft gegenüber den Mykobakterien.

Man unterscheidet die *Primäraffekt-Tb*, die *progrediente Primär-Tb*, *hämatogene Generalisation* und die *chronische Streu-Tb* sowie *Tb-Komplikationen* (Abb. 24–13a).

3.2.4.4.1 Primäraffekttuberkulose

1. Primäraffekt-Tb

Die primäre Infektion erfolgt vorwiegend in der Lunge. Der Zeitpunkt der Erstinfektion hat sich heute infolge der Tuberkuloseprophylaxe weitgehend vom Kindesalter in das jugendliche Erwachsenenalter verschoben.

Der in der Lunge ausgebildete **tuberkulöse Primärkomplex** besteht aus dem *subpleuralen Lungenherd* und der zugeordneten Reaktion im *Lymphknoten*, zwischen denen in kleinen Ketten angeordnete Herde entlang der Lymphgefäße ausgebildet sein können.

tuberkulöser Primärkomplex

In dem nur einige Azini umfassenden Primärherd besteht eine typische *zentrale käsige Nekrose* mit Epitheloidzellzone, die durch Langhans-Riesenzellen und einen Lymphozytenwall gekennzeichnet ist. Der Herd wird außen durch eine faserreiche Bindegewebszone abgegrenzt. Die zentrale Nekrose verkalkt und verknöchert. Die Vernarbung führt zu einer Schrumpfung des Herdes und einer Reduktion auf einen Durchmesser von wenigen Millimetern. An der Pleura können strangförmige Verwachsungen verkommen. Die Beteiligung der regionalen Lymphknoten ist für diese Form der Reaktion kennzeichnend.

- **Morphologie:**
- tuberkulöse Granulome mit **zentraler käsiger Nekrose, Epitheloidzellzone** mit Langhans-Riesenzellen und Lymphozytenwall
- peripher faserreiche **Bindegewebszone**
- Abheilung unter Vernarbung, Verkalkung (evtl. Verknöcherung)

Die Mykobakterien gelangen noch vor der Entwicklung der typischen Granulationsgewebsbildung und der narbigen Abriegelung des Primärherdes über die Lymphbahnen in die Lymphknoten und erzeugen hier eine Granulombildung wie im Lungengewebe.

In den meisten Fällen bleibt die Infektion auf den Primärkomplex beschränkt **(unkomplizierter Primärkomplex)**.

unkomplizierter Primärkomplex

Wegen des häufigen Ausbleibens der Primärinfektion und der damit verbundenen spezifischen Aktivierung des Immunsystems gegen eine erneute Infektion mit dem M. tuberculosis wurde die **BCG-Impfung** eingeführt. Dabei wird der abgeschwächte Ba-

- **BCG-Impfung:** Auslösung des Primärkomplexes durch abgeschwächte Bacille Calmette-Guérin

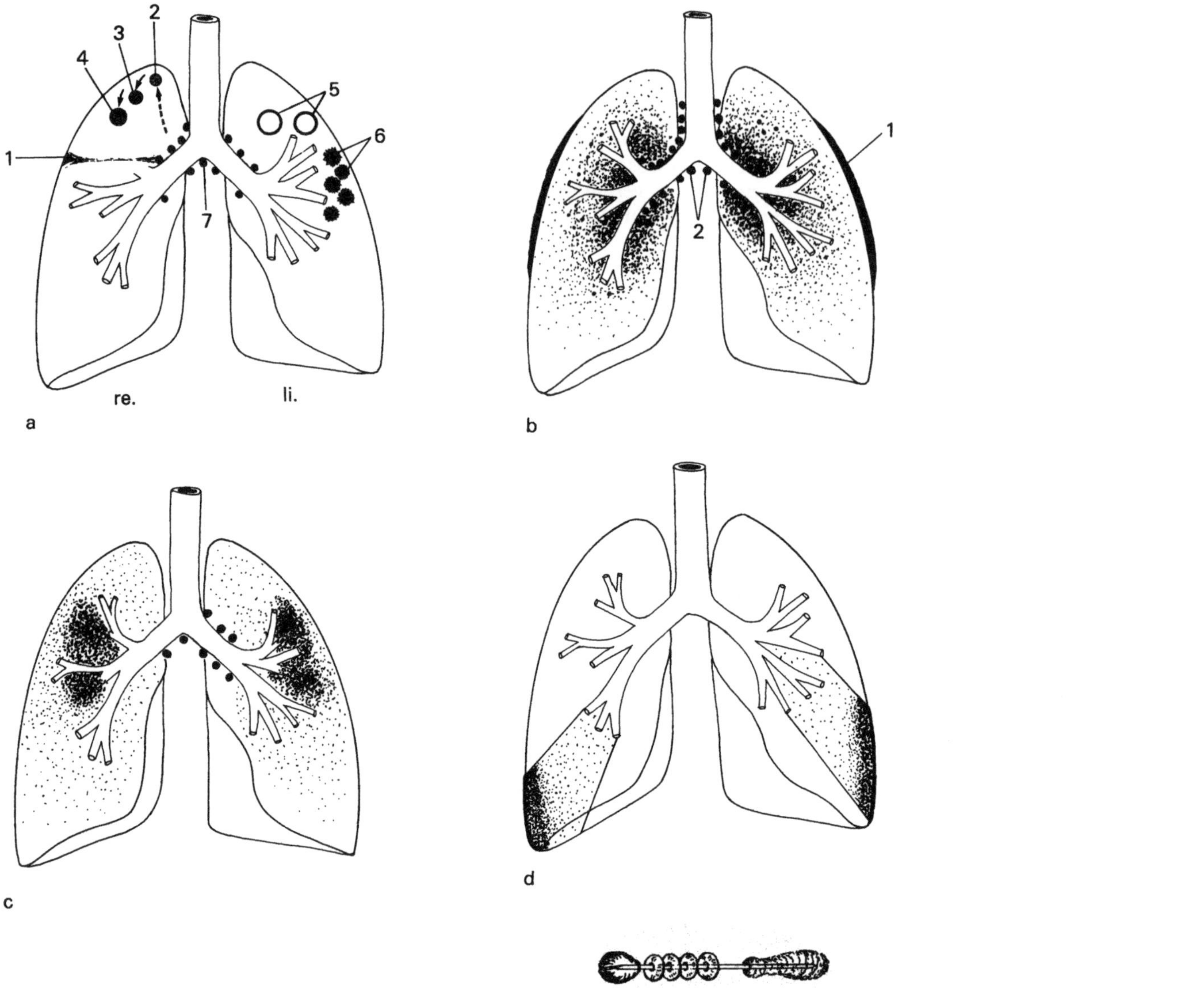

Abb. 24–13: Lungenveränderungen (Infiltrate, Fibrosen) bei verschiedenen Lungenerkrankungen. **a** Möglichkeiten der Ausbreitung der **Tuberkulose. Primärperiode: 1** Primärkomplex, **2** Simon-Spitzenherd; **Postprimärperiode: 3** Aschoff-Puhl-Herd (entsteht endogen), **4** infraklavikuläres Frühinfiltrat (entsteht in 73% endogen, in 7% exogen); **Organphthise** mit Kavernenbildung **(5)** und Streuherden **(6)**; **7** Lymphknotenbefall (nach Hartung 1983). **b Sarkoidose.** Feinfleckige Strukturvermehrung mit Prädilektion in Mittelfeldern, perihilär dichter als peripher; in fortgeschrittenen Stadien mit Übergreifen auf die Pleura und beginnender Schwartenbildung **(1)**; Lymphknotenbefall **(2)**. **c Silikose.** Bevorzugung der mittleren Lungenabschnitte: unterer Teil des Lungenoberlappens (Segment 2) und obere Abschnitte des Lungenunterlappens und hier wiederum bevorzugt die dorsalen Bereiche (Segment 6). **d Asbestose.** Bevorzugte Ausbreitung im Lungenunter- und -mittellappen mit Pleurabeteiligung; **darunter: Asbestkörper**, bestehend aus Proteinhülle und Asbestnadel (grau schattiert ein umgebender Makrophage)

zillus Calmette-Guérin (Typ M. bovis) in die Haut appliziert, wodurch sich die gleiche Reaktionsbereitschaft wie bei einer aerogenen oder enteralen Erstinfektion entwickelt.

2. Progrediente Primär-Tb

3.2.4.4.2 Progrediente Primärtuberkulose

- **hämatogene Streuung**

- pulmonale Streuung: **Simon-Herde**
- extrapulmonale Organmanifestation

Bei der **kompliziert** verlaufenden Primärinfektion erfolgt in Abhängigkeit von der immunologischen Abwehrlage bereits in der Primärinfektionsphase eine *hämatogene Streuung* der Bakterien in die Lunge oder andere Organe. Die Ausbreitung geht dabei vom Lungen- oder vom Lymphknotenherd aus. Hämatogen in der Primärperiode entstandene beidseitige Lungenspitzenherde werden als **Simon-Herde** bezeichnet. Sie können Ausgangspunkt einer *postprimären* Lungentuberkulose sein.

Die **Progression** des Lungenherdes bewirkt eine **Primärherdphthise**. Bei einer nicht ausreichenden Abgrenzung der primär von der Infektion befallenen Lungenabschnitte breitet sich das pneumonische Exsudat in einem Lungensegment oder sogar in einem ganzen Lungenlappen aus. Durch Einschmelzung oder Sequestration kann sich eine **Primärherd-** bzw. **Frühkaverne** entwickeln. Durch Verschleppung der Bakterien über das Bronchialsystem erfolgt eine meist einseitig ausgebildete **kanalikuläre Ausbreitung**.

- **Primärherdphthise**
- Tb-Progression
- Primärherdkaverne (Frühkaverne)
- bronchogene Streuung
→ kanalikuläre Ausbreitung

Eine **primäre Lymphknotentuberkulose** entsteht bei Ausbreitung der Primärinfektion des Lymphknotenherdes am Hilus. Durch Gewebseinschmelzungen bilden sich verkäsende Lymphknotenkonglomerate mit übergreifender Infektion auf die Umgebung. Komplikationen sind eine Pleurabeteiligung mit **exsudativer Pleuritis** (spezifischer Pleuritis), Einbrüche der Lymphknoten in die Venen mit nachfolgender *hämatogener Aussaat* sowie Einbrüche in die Bronchiallichtung mit *bronchogener Streuung*. Eine progressive Lymphknotentuberkulose geht mit Vernarbungen einher und bewirkt hilusnahe Narbenstenosen, durch die sich in seltenen Fällen Atelektasen der Lingula und des Mittellappens ausbilden.

- **primäre Lymphknotentuberkulose**
- Hilus pulmonis
- bronchogene und
- hämatogene Streuung

Komplikationen:
- exsudative Pleuritis
- Narben
- Verwachsungen
- Atelektasen

3.2.4.4.3 Hämatogene Generalisation

3. Hämatogene Generalisation

> Eine hämatogene Aussaat der Tuberkulose ist häufig. Sie kann von allen *primären, progredienten, postprimären, pulmonalen* und *extrapulmonalen Herden* ausgehen. Ausdehnung und Verlauf reichen von **einzelnen metastasierenden Organherden** bis zur **Generalisation**: *Sepsis*, akute *Miliartuberkulose*.

Die Form der Streuung wird wesentlich durch die immunologische Abwehrlage bestimmt.

- Bei der **akuten generalisierten Miliartuberkulose** bilden sich bis zu *hirsekorngroße* (lat. *milium* Hirsekorn) *Herde*, die vor allem in Lungen, Milz und Nieren, Meningen, Lymphknoten, Knochenmark sowie in Schleimhäuten und serösen Häuten auftreten. In der *Lunge* entsteht in symmetrischer Anordnung und in gleichmäßiger Verteilung eine große Anzahl von Herden, die nach dem Röntgenbefund nur schwer gegen eine *Lymphangiosis carcinomatosa* abgegrenzt werden können.

- **akute generalisierte Miliartuberkulose**
- miliare tuberkulöse Granulome in nahezu allen Organen
- symmetrische Herde der Lungen → DD: Lymphangiosis carcinomatosa

- Die **perakute Generalisation** der Tuberkulosepsis geht mit einer uncharakteristischen klinischen Symptomatik wie bei anderen septischen Allgemeininfektionen einher. Die in *fast allen Organen* auftretenden Herde sind durch konfluierende käsige Nekrosen gekennzeichnet, die viele Bakterien enthalten, aber nur eine geringe epitheloidzellige Randreaktion aufweisen. Diese Ausbreitungsform kommt vor allem bei schweren angeborenen oder erworbenen Immundefekten vor.

- **perakute Form der Tuberkulosepsis**
- septische Allgemeininfektion mit konfluierenden käsigen tuberkulösen Nekrosen
- geringe proliferative Reaktion

3.2.4.4.4 Chronische Streutuberkulose

4. Chronische Streu-Tb

Chronische Streuherde bei der Tuberkulose entwickeln sich durch bronchogene oder hämatogene Aussaat bei einer *Progression* der Primärinfektion, durch *Reaktivierung* bereits abgeheilter tuberkulöser Herde oder durch eine *Reinfektion* und dokumentieren sich in unterschiedlicher Form.

durch
- **Progression**
- **Reaktivierung**
- **Reinfektion**

Bei **bronchogener Streuung** aus einer Primärherdkaverne kann sich die Infektion rasch als Primärherdphthise ausbreiten und innerhalb weniger Monate zum Tode führen. Bei Einbrüchen von Lymphknotenherden am Hilus im Stadium der Primärinfektion oder bei einer Arrosion von Bronchien bei einer *apikalen Reinfektion* können sich die Bakterien in der Bronchialschleimhaut ansiedeln und eine knotige **ulzeröse Bronchialtuberkulose** auslösen.

- **bronchogene Streuung**
- Ausbreitung in Form einer Primärherdphthise
- ulzeröse Bronchialtuberkulose

Das im Röntgenbild nachweisbare **infraklavikuläre Frühinfiltrat** (Assmann-Herd) kann aerogen bei einer Reinfektion oder durch Reaktivierung eines Simon-Spitzenherdes entstehen und zu 2–3 cm großen Herden in den Lungenobergeschossen führen. Der **Aschoff-Puhl-Herd** entsteht im Oberlappen durch einen Reinfekt, durch Streuung aus einem Simon-Herd oder durch ein infraklavikuläres Frühinfiltrat.

- **infraklavikuläres Frühinfiltrat**
- durch Reaktivierung oder Reinfektion
- 2–3 cm großer tuberkulöser Herd

- **kavernöse Lungentuberkulose**
- größere tuberkulöse Einschmelzungen mit zentraler Nekrose und Höhlenbildung
- bei Anschluß an das Bronchialsystem → **offene Lungentuberkulose**
- Blutungen durch Gefäßarrosion

Die **kavernöse Lungentuberkulose** ist durch größere Einschmelzungen gekennzeichnet, die Anschluß an das Bronchialsystem gewinnen. Die nekrotischen Massen werden über die Bronchien entleert, so daß größere Höhlen entstehen. Da mit der Nekrose auch die Bakterien abgehustet werden, erfolgt auf diesem Wege die *aerogene Verbreitung* der Infektion **(offene Tuberkulose)**. Die Einschmelzungen sind auch Ursache für Gefäßarrosionen mit ausgeprägten Blutungen. Die aus den Kavernen freigesetzten Bakterien werden verschluckt und sind dann im Magensaft nachweisbar.
Nach dem Stadium der Tuberkulose, in dem die Kavernen entstehen, sind *Früh-* und *chronische Kavernen* zu unterscheiden.

Frühkavernen aus:
- Primärherd
- Simon-Spitzenherden
- infraklavikulären Frühinfiltraten

• **Frühkavernen** gehen aus dem Primärherd, den Simon-Spitzenherden und den infraklavikulären Frühinfiltraten hervor; die Einschmelzungen werden in den fortgeschrittenen Stadien narbig abgeriegelt.

chronische Kaverne
- Hohlräume von Plattenepithel ausgekleidet mit bindegewebiger Begrenzung

• Reste der tuberkulösen Nekrosen verkalken, die Hohlräume können durch Plattenepithel ausgekleidet werden: **chronische (gereinigte) Kaverne**. Die Gefäße werden bei der Vernarbung durch eine reaktive Intimafibrose verschlossen.

azinös-nodöse Lungentuberkulose

• Die von den Kavernen ausgehenden Vernarbungen führen zu breiten konfluierenden Fibrosezonen: **azinös-nodöse Form** der Lungentuberkulose. Sie ist als Ausdruck der Abheilung bei günstiger Immunitätslage aufzufassen.

Tuberkulom

Die Tuberkulose kann unter Bildung eines röntgenologisch sichtbaren Rundherdes **(Tuberkulom)** abheilen. Dies ist ein mehrere Zentimeter im Durchmesser großer tuberkulöser Herd, der außen durch eine kollagenfaserreiche Bindegewebszone abgegrenzt wird. Diese umschließt die *zentrale verkalkte Nekrose*.

- bakterienhaltig

In der Nekrose sind virulente Erreger enthalten, so daß die Infektion bei einer gravierenden Änderung der Immunitätslage aktiviert werden kann.

5. Tb-Komplikationen

3.2.4.4.5 Komplikationen der Tuberkulose

- Narbenemphysem
- Bronchusdestruktion
- Bronchiektasen
- Atelektasen
- Narbenkarzinom
- obstruktive und restriktive Ventilationsstörungen
- **Superinfektion:** Aspergillom
- Gefäßarrosionen: Blutsturz
- tuberkulöse Pleuritis
- bronchopleurale Fistel
- Amyloidose

Komplikationen der Lungentuberkulose werden wesentlich durch die *Lokalisation* der Entzündung, das *Entwicklungsstadium* der Erkrankung und vor allem die *Immunitätslage* des Organismus bestimmt. In der Umgebung der durch die Tuberkulose ausgelösten Vernarbungen entwickelt sich ein Umbau der Alveolarstruktur mit **Narbenemphysem**. Außerdem können narbige Destruktionen der großen Bronchien mit **Bronchiektasen** und **Atelektasen** des nachgeschalteten Alveolarsystems entstehen. In den Wänden der chronischen Kavernen können sich **Narbenkarzinome** entwickeln, die sich wahrscheinlich von Epitheldysplasien der Kavernenwandauskleidung ableiten lassen. Die Vernarbungen mit sekundärer Destruktion der Bronchien und der Alveolarstruktur können eine obstruktive oder restriktive **Ventilationsstörung** mit Rechtsherzbelastung und Cor pulmonale hervorrufen. Die Nekrosen der Kavernen werden nicht selten mit Aspergilluskeimen besiedelt, so daß ein **Aspergillom** entsteht.
Das Übergreifen der tuberkulösen Entzündungen, vor allem in der Umgebung der Kavernen, ist in vielen Fällen die Ursache für Gefäßarrosionen mit **Blutsturz**. Die Entzündung breitet sich häufig bis in die Pleura aus und löst hier eine verkäsende Begleitreaktion aus, die manchmal mit der Bildung einer **bronchopleuralen Fistel** einhergeht. Chronisch-protrahiert verlaufende Lungentuberkulosen können die Ursache für eine **Amyloidose** bilden.

Sarkoidose

3.2.4.5 Sarkoidose der Lunge

- **Lungenbeteiligung bei epitheloidzelliger Granulomatose**

Definition. Bei der mehr oder minder generalisiert auftretenden *epitheloidzelligen Granulomatose* ist bei etwa 90 % der Fälle eine Manifestation der Granulombildung in der Lunge zu beobachten. Diese Manifestation bestimmt häufig die klinische Symptomatik und die Komplikationen.

- **Diagnose:** Bronchialbiopsie

Kleinherdige Verschattungen bilden neben einer Hilusverbreiterung infolge der Manifestation der Erkrankung in den Hiluslymphknoten das **klinische Leitsymptom**. Der Nachweis einer Granulombildung zur Diagnosesicherung kann an Biopsiematerial oder an transbronchial gewonnenem Material erfolgen.

Die **Ätiologie** der Erkrankung ist unbekannt. Eine polyätiologische Entstehung wird diskutiert. Die schwache oder fehlende Tuberkulinreaktion ist als Ausdruck einer besonderen immunologischen Konstellation zu werten. Der Kveim-Test ist bei 80 % der akuten und etwa bei 38 % der chronischen Fälle positiv.

• **Ätiologie:** unbekannt

Die **pulmonale Manifestation** der Sarkoidose tritt i.d.R. beidseitig auf (Abb.24–13b). Die Granulome bilden unregelmäßig im Lungenparenchym verteilte Gruppen, die in den Mittelgeschossen etwas dichter liegen und als grau-weiße Herde erscheinen. Das Charakteristikum der Granulome liegt in der fortschreitenden *narbigen Umwandlung*, die unter Rückbildung der zellulären Elemente zur vollständigen hyalinen Transformation führt. Die Vernarbung beginnt unter Bildung grober Kollagenfasern in der Granulomperipherie und entwickelt sich fortschreitend in das Innere. Es entstehen schließlich weitgehend *zellfreie Knötchen* aus konzentrisch geschichteten Kollagenfasern. Durch Konfluenz mit Nachbargranulomen entstehen große Narbenfelder. In der Umgebung der Granulome besteht häufig eine Sklerose der Arteriolen. Dabei ist in den Alveolarräumen eine erhöhte Makrophagenaktivität festzustellen. In den Alveolen treten z.T. vermehrt Lymphozyten auf. Diese freien Zellen in den Alveolarräumen können mit der bronchoalveolären Lavage gewonnen werden. Bestimmungen der Zellverteilungen werden zur Bewertung der Sarkoidoseaktivität und des Therapieerfolges verwendet.

• **Morphologie** der Lungenveränderungen:
- im Mittelgeschoß grau-weiße Herde
- fortschreitende Vernarbung → hyaline Umwandlung

• **Folgen** der granulomatösen Veränderungen:
- zellfreie hyaline, konzentrisch geschichtete Knoten
- Narbenfelder
- erhöhte Makrophagenaktivität

In der *Umgebung der vernarbenden Granulome* vollzieht sich ein emphysematischer Umbau der Alveolarstruktur. Eine Einschränkung der Lungenfunktion entsteht erst in den Spätstadien der Erkrankung. Die Fibrose führt schließlich zur Lungenstarre mit restriktiver Ventilationsstörung, zur respiratorischen Insuffizienz und zum *Cor pulmonale.*

• **Veränderungen der Umgebung der Granulome:**
- Narbenemphysem
- Fibrose
- restriktive Ventilationsstörung → Cor pulmonale

3.2.5 Pneumokoniosen

Pneumokoniosen

Definition. Durch Staubinhalation ausgelöste Veränderungen in der Lunge werden unter dem Begriff *Pneumokoniosen* (griech. *konis* Staub) zusammengefaßt. Da sie häufig auf einer beruflichen Staubexposition beruhen, gelten die meisten Pneumokoniosen als **Berufskrankheiten**.

• **durch Staubinhalation ausgelöste Lungenveränderungen**
- meist als **Berufskrankheit** anerkannt

Für die **Anerkennung als Berufskrankheit** und die versicherungsrechtliche Entschädigung muß der Zusammenhang zwischen beruflicher Exposition und Erkrankung durch Untersuchungen am Arbeitsplatz sowie eine exakte Zuordnung der Lungenveränderungen aufgrund funktionsanalytischer, röntgenologischer und histologischer Befunde bestätigt werden.
Trotz der außerordentlich vielfältigen Zusammensetzung der inkorporierten Stäube ist im allgemeinen die gewebliche Reaktion in der Lunge *unspezifisch.* Es ist daher nur selten möglich, aus der *Form der histomorphologischen Veränderungen* im Lungengewebe auf die *Art der Exposition* zu schließen. Die Diagnostik wird außerdem durch die *lange Latenzzeit* (15–20 Jahre) zwischen Staubaufnahme und röntgenologisch sichtbaren Erscheinungen sowie klinisch faßbaren Funktionseinschränkungen der Lunge erschwert.

• **Diagnose** erschwert durch:
- unspezifische gewebliche Reaktion
- lange Latenzzeit (15–20 J.)

Intensität und Form der **Staubeinwirkung** in der Lunge sind abhängig von der *Größe, Form* und *chemischen Zusammensetzung* der Staubpartikel. Teilchen über 5 μm Durchmesser werden über die bronchialen Reinigungsmechanismen eliminiert. *Kleinere Partikel erreichen den Alveolarbereich der Lunge* und lösen dort an unterschiedlichen Lokalisationen eine gewebliche Reaktion aus. Die Interaktion zwischen Makrophagen und Fibroblasten ist für die Form und die Ausbreitung der proliferativen Entzündung verantwortlich (Abb. 24–14).

• **Staubeinwirkung** abhängig von:
- Teilchengröße (<5 μm → Alveolarbereich)
- Teilchenform
- chemischer Zusammensetzung

• **Pathogenese:**
Interaktion zwischen Makrophagen und Fibroblasten

Die in die Alveolarlichtung gelangten Staubteilchen werden in *Surfactant eingehüllt*, von *Alveolarmakrophagen phagozytiert* und mit dem **alveolobronchialen Reinigungsmechanismus** nach außen abtransportiert.
• Bei *hoher Staubkonzentration* in der Atemluft können jedoch nicht alle Staubpartikel eliminiert werden. Die verbleibenden Teilchen schädigen das Alveolarepithel und dringen so direkt in das Interstitium ein, wo sie von Makrophagen aufgenommen werden. Bei größeren Staubmengen kann in den Alveolen infolge einer Störung der Surfactant-Wirkung ein Alveolarkollaps eintreten; die Staubteilchen werden dabei ebenfalls von Makrophagen phagozytiert. Im gesamten betroffenen Bereich vollzieht sich ein *narbiger Umbau der Alveolarstruktur.*

• **Elimination** der Staubteilchen aus dem Alveolarraum durch:
- Surfactant
- Phagozytose
- alveolobronchiale Reinigungsmechanismen

• **Störung dieses Mechanismus** durch:
- Störung des Surfactant → Alveolarkollaps
- Eindringen der Stäube in das Interstitium → narbiger Umbau der Alveolarstruktur

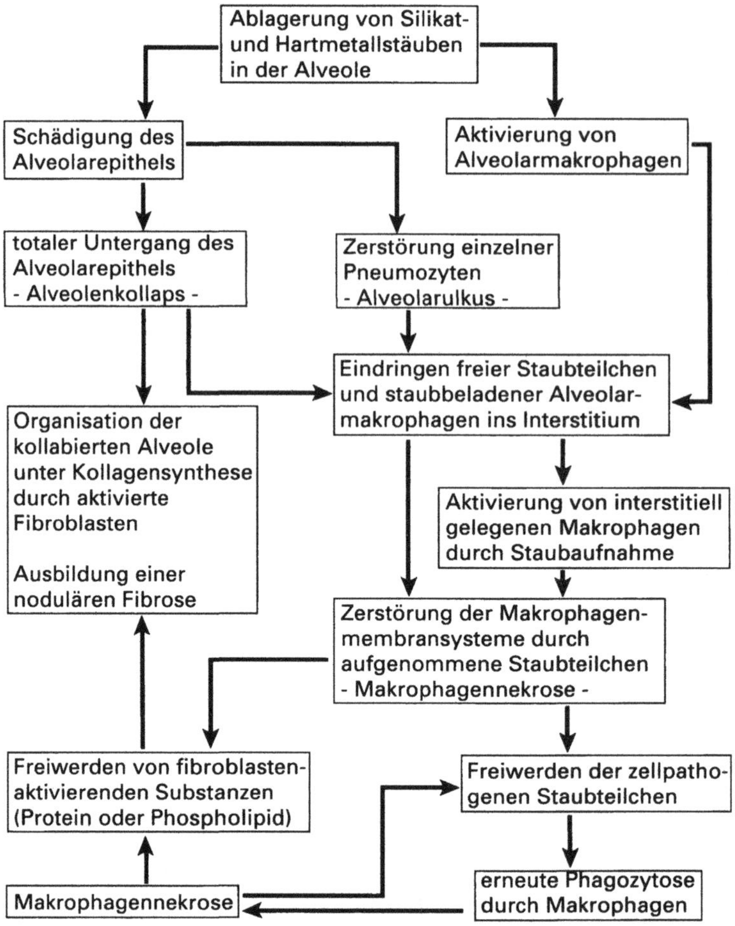

Abb. 24–14: Entwicklung der Pneumokoniosen

- durch Phagozytose Freisetzung von Makrophagen und Proteasen → Fibroblastenaktivierung

Die bei der Phagozytose und bei Nekrosen von Makrophagen freigesetzten Enzyme, vor allem Proteasen, werden für die im Bereich der Staubeinlagerungen zu beobachtende Fibroblastenaktivierung verantwortlich gemacht.

Die an den Makrophagen wirksame Toxizität des Staubes ist wahrscheinlich für die Ausdehnung und die Progredienz der vernarbenden Entzündung von entscheidender Bedeutung. Diese verläuft ab einem bestimmten Stadium als ein progredienter, von erneuter Staubaufnahme unabhängiger Prozeß.

Silikose

3.2.5.1 Silikose

Anthrakosilikose

Die Silikose ist die einzige Form der Pneumokoniosen, die mit *charakteristischen histologischen Veränderungen* einhergeht. Sie wird verursacht durch die Inhalation von **Quarzstaub** und betrifft *Steinmetze*, *Glas-* und *Porzellanschleifer*, selten *Zahntechniker*. Die häufigste Form findet sich bei *Bergleuten* als **Anthrakosilikose**, ausgelöst durch eine Mischung von Kohle- und Quarzstaub.

- Expositionszeit >10 Jahre: Lungenfunktionseinschränkung
- **morphologische Veränderungen:**
- knötchenförmige Narbenfelder
- zentrale hyaline Bindegewebszone
- Kollagenfasern
- Makrophagen

→ Narbenemphysem

Nach einer Expositionszeit von mindestens *10 Jahren* ist mit Lungenveränderungen zu rechnen, die zu einer Einschränkung der Lungenfunktion führen. Im Alveolarbereich bilden sich knötchenförmige Narbenherde, die im Zentrum eine konzentrisch angeordnete hyaline Bindegewebszone aufweisen. Nach außen schließt sich eine Zone aus Kollagenfasern an, in der in dichter Anordnung mit Staub beladene Makrophagen liegen. Von den Knötchen ausgehend ziehen faserreiche Narbenzonen in das umgebende Lungengewebe. Zwischen den Narben entsteht ein mehr oder minder ausgeprägter emphysematischer Umbau der Alveolarstruktur (Abb. 24–15).

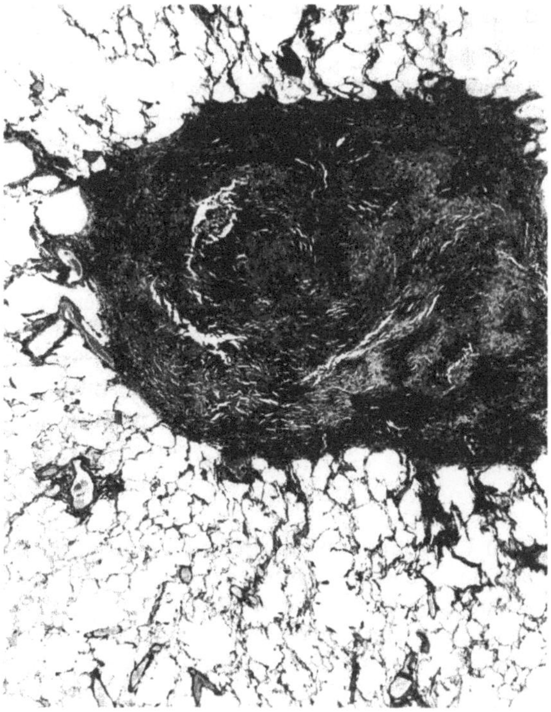

Abb. 24–15: Anthrakosilikose. Silikotisches Knötchen aus geschichtetem hyalinen Bindegewebe mit schmalen Narbenzügen in der Peripherie und perifokalem Emphysem. Gieson, 40x

Einzelne Herde konfluieren zu größeren Komplexen, die große Teile der Lungenlappen einnehmen können (Abb. 24–13c). Da die Veränderungen *peribronchial* und *peribronchiolär* häufig besonders stark ausgeprägt sind, entwickelt sich in vielen Fällen eine begleitende *bronchiale Obstruktion.* Der Umbau der Alveolarstruktur mit Beteiligung des Bronchialsystems führt in den fortgeschrittenen Stadien zu einer Einschränkung der *respiratorischen Funktion* und einer Widerstandserhöhung im kleinen Kreislauf mit Rechtsherzbelastung und *chronischem Cor pulmonale.*

• **Folgen:**

- bronchiale Obstruktion
- respiratorische Funktion
- Cor pulmonale

Ein Teil des Staubes wird über die Lymphknoten abtransportiert. Die Staubteilchen gelangen in die intrapulmonalen Lymphknoten am Lungenhilus und erzeugen hier die gleiche Reaktion wie im Lungengewebe selbst.

3.2.5.2 Asbestose

Asbestose

Asbest ist ein natürlich vorkommendes, faseriges Mineral, das wegen seiner besonderen wärmeisolierenden Eigenschaften und Spinnbarkeit in der Bau- und Elektroindustrie Anwendung findet.

Bei der Asbestbearbeitung entstehen kleine, *alveolargängige* Fragmente der Fasern, die in die Alveolen und das Interstitium der Lungen gelangen (Abb. 24–13d). Bei Exposition mit Chrysotilasbest und Inkorporation größerer Fasern mit einer Länge *über 10* µm bilden sich **Asbestkörper**. Diese bestehen aus dem *Asbestfragment* (Asbestnadel) mit einer *eisenhaltigen Proteinhülle* (daher Berliner-Blau-Färbung positiv!), die auf der Oberfläche eine mehr oder minder ausgeprägte Septierung aufweist. *Kleinere* Staubteilchen werden in *Phagolysosomen* der Makrophagen eingeschlossen und zeigen auch hier eine Umlagerung mit eisenhaltigem Material. Die Fasern werden im Interstitium in eine faserreiche Narbe eingeschlossen. Wie bei der Silikose kann auch bei der Asbestaufnahme eine Progredienz der vernarbenden Entzündung mit zunehmendem Umbau der Alveolarstruktur eintreten.

Form der Asbestablagerungen im Lungengewebe:

- **Asbestkörper:** Asbestfragment mit Proteinhülle
- **intralysosomal eingeschlossenes Material** in Narben (eisenpositiv)

Ein *lymphogener Transport* der Staubeinlagerungen ist möglich. In den intrapulmonalen und den Hiluslymphknoten werden dabei ähnliche Ablagerungsformen wie im Lungengewebe beobachtet. Möglicherweise erfolgt auf dem

- **Beteiligung der Lymphknoten**

Lymphweg auch eine Verschleppung der Staubteilchen in das Blutgefäßsystem und in andere Organe.

begünstigt:
- Pleuramesotheliom
- Bronchialkarzinom

Epidemiologische Untersuchungen haben ergeben, daß zwischen der Asbestose und dem **Pleuramesotheliom** eine enge Beziehung besteht. Nach Asbestexposition besteht ein 4–8 mal höheres Risiko zur Entwicklung eines **Bronchialkarzinoms**. Bei Rauchern mit einer Asbestexposition ist dieses Risiko etwa 80–120 mal höher als bei Nichtexponierten.

Hartmetallunge

- selten

Folgen: diffuse und noduläre Fibrosen

3.2.5.3 Hartmetallunge

Durch Hartmetall ausgelöste Lungenveränderungen sind selten. Sie können durch Staubexposition bei der Herstellung von Metallegierungen oder durch Staubbelastung beim Schleifen und Polieren von Metallstücken auftreten. Die Metallablagerungen lösen im Lungengewebe teils *diffuse*, teils *noduläre Fibrosen* aus, die im fortgeschrittenen Stadium eine Einschränkung der Lungenfunktion bewirken.

Tumoren

- **Bronchialkarzinom** ist bei Männern der häufigste Tumor
- viele Tumoren **metastasieren in die Lunge**

• **Klinik:** bronchiale Obstruktion mit poststenotischer Atelektase oder Pneumonie

• **Diagnostik** der Lungengeschwülste: zytologisch und histologisch

• **Einteilung** nach:
- Histogenese
- Dignität

3.3 Tumoren

Die von den Bronchien und vom Lungengewebe ausgehenden Geschwülste sind häufig und können von allen unterschiedlich differenzierten geweblichen Anteilen der Lunge ausgehen. Das *Bronchialkarzinom*, das im vorigen Jahrhundert zu den Raritäten gehörte, hat sich in den letzten Jahrzehnten unter dem Wandel der Lebensgewohnheiten in den industrialisierten Ländern zum *häufigsten Tumor bei Männern* entwickelt. Die Lunge ist sehr oft *Manifestationsort für Metastasen* einer Vielzahl von Geschwülsten und in vielen Fällen an systematisierten Tumorleiden beteiligt.
Die **klinische Symptomatik** ist vom Sitz des Tumors abhängig und sehr variabel. Vor allem bei zentral ausgebildeten Tumoren entsteht eine *bronchiale Obstruktion* mit einer *poststenotischen Atelektase* oder einer *poststenotischen Pneumonie.*

Die **Diagnostik** erfolgt mittels **zytologischer** Untersuchung von bronchoalveolärer Lavage-Flüssigkeit oder von Abstrichmaterial aus dem Bronchialsystem. Gewebsmaterial zur **histologischen** Untersuchungen erhält man durch eine Bronchusbiopsie, transbronchiale Lungenbiopsie oder Mediastinoskopie bzw. Thorakoskopie mit Pleurabiopsie.

Die **Einteilung** der Tumoren erfolgt wie in den anderen Organen nach der *Histogenese* und dem *biologischen Wachstumsverhalten.*

Gutartige mesenchymale Tumoren

• **Leiomyome, Fibroleiomyome**
- endobronchial
- peripher

Folgen:
- bronchiale Obstruktion
- disseminiertes Auftreten möglich

• **Chondrome, Chondrohamartome**
- ausgehend von der Bronchialwand

3.3.1 Gutartige mesenchymale Tumoren

Die mesenchymalen Geschwülste der Lunge zeigen grundsätzlich den gleichen Aufbau wie in anderen Organsystemen. Hier werden diejenigen Tumoren dargestellt, die in der Lunge eine besondere klinische Symptomatik und ein charakteristisches Wachstumsverhalten aufweisen.
Leiomyome oder **Fibroleiomyome** kommen als endobronchiale Tumoren in den größeren Bronchien oder in der Peripherie des Lungengewebes vor. Sie gehen von der glatten Muskulatur der Bronchialwand aus, wachsen in die Bronchiallichtung und erzeugen dadurch eine *bronchiale Obstruktion.* In der Peripherie auftretende disseminierte Tumoren dieser Differenzierung kommen vor allem bei Frauen mittleren Alters vor, bei denen in der Vorgeschichte eine Enukleation von Myomen oder die Exstirpation eines Uterus mit Myomen angegeben wird.

Man nimmt hier eine metastatische Tumoraussaat an, ohne daß der Primärtumor im Uterus Hinweise auf ein bösartiges Verhalten geboten hat. Auch an den in der Lunge entwickelten Tumoren ergeben sich im histologischen Bild keine Zeichen für sarkomatöses Verhalten.

Die Tumoren wachsen langsam und zeigen nach operativer Entfernung ein gutartiges Verhalten.
Chondrome und **Hamartochondrome** entwickeln sich aus der Bronchialwand. Die Chondrome entstehen meist in den großen Bronchien und wachsen in die Lichtungen ein. Sie bestehen aus zellreichem hyalinen Knorpel, in dem Verkalkungen und Verknöcherungen vorkommen können. Die Hamartochon-

drome sind knotige Tumoren mit einem Durchmesser von bis zu 20 cm. Sie enthalten hauptsächlich hyalines Knorpelgewebe, in dem unterschiedlich weite, von kubischem Epithel oder von Flimmerepithel ausgekleidete Spalträume ausgebildet sind. Diese kann man als Reste der eingeschlossenen Alveolarstruktur ansehen. Anteile von Fettgewebe und glatter Muskulatur können vorkommen. Der Tumor zeigt ein langsames Wachstum und weist die Bildung einer Pseudokapsel sowie die Kompression der angrenzenden Alveolarstruktur auf. Er zeigt klinisch ein gutartiges Verhalten.

Histologie:
Chondrome: zellreicher hyaliner Knorpel mit Verkalkungen und Verknöcherungen
Hamartochondrome: zusätzlich von Flimmerepithel ausgekleidete Spalträume
- Fettgewebe, glatte Muskulatur
- Pseudokapsel

Die **Lymphangioleiomyomatose** ist selten und zeigt Charakteristika einer Hamartie. Sie tritt ausschließlich bei Frauen auf, überwiegend im geschlechtsreifen Alter. Dyspnoe, chylöse Ergüsse, gelegentlich Spontanpneumothorax, Hämoptysen und zunehmende Rechtsherzinsuffizienz bestimmen den klinischen Verlauf. Die Erkrankung ist durch knotige Wucherungen aus glatter Muskulatur in den Septen, der Pleura, den Alveolen, den Bronchialwänden und den Venen gekennzeichnet. Die Lymphgefäße sind durch die obstruierende Wucherung der Muskulatur erweitert. In den Lymphknoten kommen Muskelwucherungen vor, die erweiterte Lymphräume umgeben.

- **Lymphangioleiomyomatose**
  - Hamartie
  - knotige Wucherungen aus glatter Muskulatur intraalveolär und in Septen der Pleura sowie in Lymphgefäßen

3.3.2 Gutartige epitheliale Tumoren

Gutartige epitheliale Tumoren

Gutartige epitheliale Tumoren der Lunge sind selten: *Papillome*, *Adenome*.

Papillome, die vom Oberflächenepithel ausgehen, kommen solitär oder multipel vor. Sie leiten sich vom Plattenepithel, kubischen, zylindrischen Epithel oder Flimmerepithel ab.

- **Papillome**

Adenome gehen von den seromukösen peribronchialen Drüsen aus und weisen dieselben Differenzierungsformen wie Speicheldrüsentumoren auf. Demnach sind *pleomorphe* und *monomorphe* Adenome sowie *Mukoepidermoidtumoren* zu unterscheiden.

- **Adenome** (pleomorph, monomorph)

3.3.3 Bösartige mesenchymale Tumoren

Bösartige mesenchymale Tumoren

Primäre Sarkome der Lunge sind selten (etwa 1 Fall auf 500 Karzinome). Alle Bindegewebsanteile können Ausgangsgewebe für die Tumorentwicklung bilden.

- selten

Neurofibrosarkome entwickeln sich am ehesten im Rahmen der Neurofibromatose (Recklinghausen).
Leio- und **Fibroleiomyosarkome** gehen von der Muskulatur der Bronchialwände aus. Im histologischen Aufbau zeigen sie eine große Variabilität der zytologischen Differenzierung. Bei den hochdifferenzierten Formen mit unsicherer Dignität muß bei Frauen ein primäres Uterusmyom mit möglicher maligner Transformation und Metastasierung differentialdiagnostisch ausgeschlossen werden.
Bösartige primäre Geschwülste des Gefäßsystems in der Lunge sind sehr selten und treten in Form von **Hämangioperizytomen** in Erscheinung. Primäre **Angiosarkome** können von den großen Gefäßstämmen der A. pulmonalis ausgehen.

Formen:
- **Neurofibrosarkom**
- **Leio-, Fibroleiomyosarkom**
- **Hämangioperizytom, Angiosarkom**

3.3.4 Bösartige epitheliale Tumoren: Bronchialkarzinom

Bronchialkarzinom

Keine andere Tumorerkrankung hat in den letzten 50 Jahren an Häufigkeit so stark zugenommen wie das *Bronchialkarzinom*. Dieser Trend hält in fast allen Ländern weiterhin an. Die Zahl der Todesfälle durch dieses Karzinom ist innerhalb von 30 Jahren um das 4fache gestiegen. Die Erkrankungs- und Sterberate nimmt mit steigendem Alter zu und erreicht im 6.–8. Lebensjahrzehnt den Höhepunkt.

- häufig
- Zunahme in den letzten Jahren um das 4fache

Weltweit ist das Bronchialkarzinom bei Männern 5 mal häufiger als bei Frauen. Bei **Frauen** hat die Sterberate so stark zugenommen wie bei keiner anderen Krebsform; der Anstieg ist hier deutlich steiler als bei Männern und hat in den USA inzwischen die gleiche Häufigkeitsrate wie bei diesen erreicht.

m:w=5:1

3.3.4.1 Ätiologie

Ätiologie

• Das inhalative **Zigarettenrauchen** ist der *bedeutendste Risikofaktor*. Nur etwa 10 % der Lungenkarzinome sind *nicht* eindeutig auf den Tabakkonsum zurückzuführen. In den über dem Bronchialepithel angeordneten Flüssigkeitsschichten werden die kanzerogenen polyzyklischen Kohlenwasserstoffe des

- **Zigarettenrauchen**
  - polyzyklische Kohlenwasserstoffe

Tabakrauchs und die darin enthaltenen Aldehyde gelöst. Sie werden von den Sekrettransportmechanismen nicht befördert und können dadurch längere Zeit auf die Bestandteile des Oberflächenepithels einwirken.

- **berufliche Exposition**
- Inhalation von aromatischen Kohlenwasserstoffen, Chrom, Nickel u. a.
- Asbest → **Berufskrankheit**: Nachweis im histologischen Schnitt

• **Berufliche Risiken** spielen gegenüber dem Zigarettenrauchen nur eine untergeordnete Rolle. Bei berufsbedingter **Inhalation** von aromatischen Kohlenwasserstoffverbindungen, Chrom- und Nickelverbindungen, Lost, Arsen und Asbest sowie bei Einwirkung von **ionisierten Strahlen** (z.B. von Radon in Uranminen: *Joachimsthaler* und *Schneeberger Lungenkrebs*) ist ein erhöhtes Lungenkarzinomrisiko festzustellen. Bei **rauchenden Asbestarbeitern** ist es 5–8 mal höher als bei asbestexponierten Nichtrauchern. Bei der histomorphologischen Differenzierung kommt dem **Asbestnachweis** am histologischen Schnitt oder nach Auflösung des Lungengewebes eine entscheidende Bedeutung zu.

Bei bekannter *beruflicher Asbeststaubexposition* und einer durch Asbestablagerungen im Lungengewebe ausgelösten *Lungenfibrose* wird ein Bronchialkarzinom als **Berufserkrankung** anerkannt. Bei der *versicherungsrechtlichen Bewertung* im Einzelfall können sich aber komplizierte Zusammenhangsfragen ergeben, wenn das *Risikoverhältnis* von beruflicher Exposition und Tabakrauchen abgeschätzt werden muß.

Tumorvorstadien

3.3.4.2 Tumorvorstadien

- **Basalzellhyperplasie**
- **Plattenepithelmetaplasie**
- **Epitheldysplasie**
- **präinvasives Karzinom** (Carcinoma in situ)

Bestimmte Veränderungen des Bronchialepithels sind als Tumorvorstadien zu werten. Ausdruck einer erhöhten proliferativen Aktivität des Epithels ist die **Basalzellhyperplasie**. Dabei kommt es zu einem weitgehenden Verlust der hochdifferenzierten epithelialen Oberflächenstruktur mit **Plattenepithelmetaplasien**. Im weiteren Verlauf entsteht eine **Epitheldysplasie** mit ausgeprägter Zell- und Kernpleomorphie und erhöhter Mitosezahl. Die Veränderungen können so ausgeprägt sein, daß sie als **präinvasives Karzinom** (Carcinoma in situ) anzusehen sind.

Wachstumsformen

3.3.4.3 Wachstumsformen

- häufig Ober- und Mittellappen

Prädilektionsstellen:
- **zentral** (>50%)
- **peripher** (20–30%)

Bronchialkarzinome befallen bevorzugt die *Ober-* und den *rechten Mittellappen* sowie die *rechte Lunge* etwas häufiger als die linke. Die Tumoren entwickeln sich überwiegend **zentral**, wobei die Teilungsstellen der Segment- und Subsegmentbronchien seltener als die Lappen- oder Hauptbronchien betroffen sind. Im Tumor entstehen früh *Ulzerationen*, die mit Blutungen und Hämoptysen einhergehen. Etwa 20–30 % der Karzinome entstehen in der **Peripherie**, meist in Form eines röntgenologisch faßbaren Rundherdes. Bei dieser Wachstumsform ist in den meisten Fällen eine direkte Beziehung des Tumors zu einem Bronchus nicht mehr bestimmbar.

- **diffus**

In seltenen Fällen, vor allem beim Adenokarzinom und beim bronchoalveolären Karzinom, ist eine **diffuse** intraalveolär-pneumonische Tumorausbreitung zu ermitteln.

Histologische Klassifikation

3.3.4.4 Histologische Klassifikation

Nach einem Vorschlag der WHO (1981) werden *4 Hauptformen* des Lungenkarzinoms mit mehreren *Differenzierungstypen* unterschieden (Abb. 24–16):

histologische Differenzierungsformen ⟹

• **Plattenepithelkarzinom** (40 %): hoch (6 %), mäßig (18 %), niedrig (16 %) differenzierter Typ
• **kleinzelliges Bronchialkarzinom** (20 %): lymphozytoider (Oat-cell-Karzinom, 3 %), intermediärer (14 %) Typ, Kombinationsform (3 %)
• **Adenokarzinom** (20 %): hoch (6 %), mäßig (5 %), niedrig (6 %) differenzierter Typ, bronchoalveolärer Typ (3 %)
• **großzelliges Bronchialkarzinom** (20 %): undifferenzierter (19 %), adenosquamöser (1 %) Typ.
• Eine **Kombination der Hauptformen** ist bei etwa 50–60 % der Fälle zu beobachten; am häufigsten ist die **Kombination Plattenepithel- und Adenokarzinom**, bei der Plattenepithel neben adenoiden Strukturen oder kleinzelligen Komponenten mit adenoid-tubulären Strukturen vorkommt.

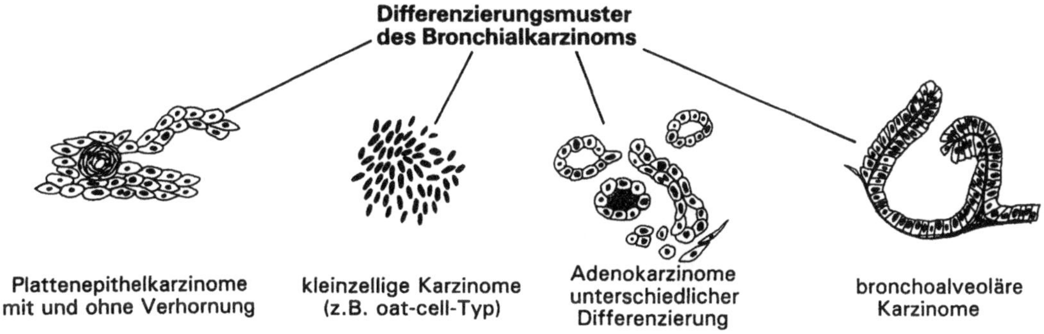

Abb. 24-16: Häufige Differenzierungsformen des Bronchialkarzinoms

Die Problematik dieser Klassifikation liegt in der Heterogenität des histologischen Aufbaus der einzelnen Tumoren.
Bei der histologischen Differenzierung kann die elektronenmikroskopische Untersuchung und die immunhistochemische Darstellung von Tumormarkern hilfreich sein.

- histologische Heterogenität

Die Ursache für die Heterogenität des Karzinoms wird in der Histogenese gesehen: Man nimmt an, daß indifferente pluripotente Basalzellen die Basis für die Tumorentwicklung bilden. Aus diesen Zellen können sekretbildende Zellen oder Plattenepithelzellen entstehen.

- indifferente Basalzellen sind Basis für Tumorentstehung

• **Plattenepithelkarzinom.** Die plattenepitheliale Differenzierung der Karzinome ist durch Interzellularbrücken zwischen den Epithelzellen gekennzeichnet. *Verhornungen* können auftreten. Geringe Mengen von *PAS-positivem Material* in den Epithelzellen schließen die Diagnose nicht aus. Beim **hohen** Differenzierungsgrad ist die Epithelschichtung überwiegend erhalten, die Interzellularbrücken sind deutlich erkennbar; eine Verhornung mit Hornperlen ist ausgebildet. Der **mittlere** Differenzierungsgrad ist durch eine ausgeprägte Zell- und Kernpolymorphie charakterisiert, wobei die Verhornungstendenz nur gering ausgebildet ist. Beim **niedrigen** Differenzierungsgrad sind die Typisierungszeichen nur undeutlich erkennbar, Verhornungen kommen nicht vor; es besteht eine ausgeprägte, gleichmäßig verteilte Zell- und Kernpolymorphie.

• **Plattenepithelkarzinom**
- Interzellularbrücken
- Verhornungen (Hornperlen)
- PAS-positiv möglich
- Epithelschichtung

mit **abnehmendem Differenzierungsgrad:**
- Zell- und Kernpolymorphie ↑
- Verhornungstendenz ↓

• **Kleinzelliges Bronchialkarzinom.** Dieses besteht aus *soliden Epithelsträngen* relativ *gleichmäßig großer Zellen.* Beim **lymphozytoiden Typ** sind die Zellen etwas größer als Lymphozyten. Die Zellkerne sind rund oder oval. Die Zellen haben nur einen schmalen, kaum erkennbaren Zytoplasmaanteil. Stroma ist gering ausgebildet. In Tumorarealen treten reichlich z. T. konfluierende Nekrosen auf. Beim **intermediären Typ** ist die Kernstruktur in den Tumorzellen ähnlich, die Zellen haben jedoch einen breiten Zytoplasmaanteil. **Kombinationsformen** zwischen diesen beiden Subtypen kommen häufig vor.

Die Tumoren entstehen wahrscheinlich aus den hellen, neurosekretorisch aktiven Zellen des Bronchialepithels, die dem APUD-System zugerechnet werden.

• **kleinzelliges Bronchialkarzinom**
- solide Epithelstränge
- Zellen vom lymphozytoiden Typ
- kein Stroma
- Nekrosen

intermediärer Typ:
- breiterer Zytoplasmaanteil
- Ursprung in neurosekretorisch aktiven Zellen

• **Adenokarzinom.** In diesem kommen *tubuläre, azinäre* und *papilläre Strukturen* vor, in denen eine mehr oder minder ausgeprägte *Schleimbildung* (in Abb. 24-16 rot) nachweisbar ist. Die Graduierung wird nach den üblichen Differenzierungskriterien vorgenommen. Beim **bronchoalveolären Typ** wachsen zylindrische Epithelzellen auf der Wand präexistenter Alveolargebiete. Sie können dabei papilläre Strukturen bilden. Bei dieser Differenzierungsform treten schleimbildende und nicht-schleimbildende Tumoren auf. In letzteren ähneln die Tumorzellen den Clara-Zellen des Bronchiolusepithels.

• **Adenokarzinom**
- tubulär, azinär, papillär
- Schleimbildung

bronchoalveoläres Karzinom: zylindrische Tumorzellen wachsen an präexistenten Strukturen

3.3.4.5 Tumorausbreitung und Metastasierung

Tumorausbreitung, Metastasierung
Ausbreitung:
• **direkt:** Mediastinum, Ösophagus, Herzbeutel
• **lymphogen**

Eine **direkte Ausbreitung** der Geschwülste in das Mediastinum, den Ösophagus und den Herzbeutel ist häufig.

Praxishinweis

Bei der Erstdiagnose liegen bei etwa 50 % der Bronchialkarzinome bereits **Lymphknotenmetastasen** vor.

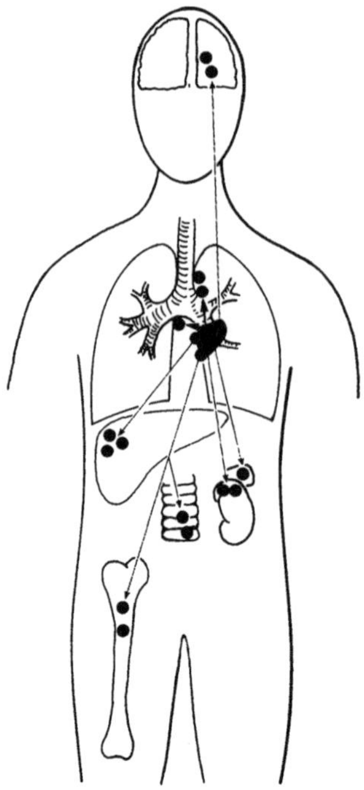

Abb. 24–17:
Metastasierung des Bronchialkarzinoms.
Primärtumor **(dunkelrot),**
lymphogene Metastasierung **(schwarze Pfeile),**
hämatogene Metastasierung **(rote Pfeile)**

- hilusnah
- paratracheal

Die Tumorausbreitung erfolgt in die *hilusnahen* und die *paratrachealen Lymphknoten,* wobei auch die kollateralen Lymphabflußgebiete betroffen sein können. Eine sekundäre karzinomatöse Infiltration in die Bronchial- und Trachealwand ist möglich.

• **hämatogene Fernmetastasen**

⟹

Fernmetastasen treten häufig bereits auf, bevor der Primärtumor überhaupt klinisch in Erscheinung tritt. Im Obduktionsgut werden bei etwa 60% der Fälle Fernmetastasen festgestellt. **Häufigkeitsfolge:** *Leber* > *Nieren* und *Nebennieren* > *Knochenmark* > *Gehirn* (Abb. 24–17).

Prognose: schlecht

Die **Prognose** des Bronchialkarzinoms ist insgesamt schlecht. Sie wird im wesentlichen durch die metastatische Tumorausbreitung bestimmt.

XXV. Pleura und Peritoneum

N. Schnoy

Pleura und Peritoneum

Da sich Pleura und Peritoneum in ihrer feingeweblichen Struktur sehr ähneln, werden die Krankheitsbilder beider Organe zusammen abgehandelt.

1. Pleura

Pleura

Die Erkrankungen der Pleura (Abb. 25–1) sind – abgesehen von den sehr seltenen primären Tumoren (Mesotheliomen) – meist eine Folge von Krankheitsprozessen der Nachbarorgane, insbesondere der Lunge.

1.1 Pleuritis

Pleuritis

Es sind *3 Formen* zu unterscheiden: die *fibrinöse* und die *serofibrinöse Pleuritis* sowie das *Pleuraempyem.*

3 Formen:

1.1.1 Fibrinöse Pleuritis

1. Fibrinöse Pleuritis

Die spiegelnd glatte Pleura ist bei der fibrinösen Pleuritis mit einem blaß-grauen Fibrinexsudat überzogen. Dieses kann vereinzelte Granulozyten und desquamierte Pleuradeckzellen enthalten. Beide Pleurablätter sind betroffen. Durch die Atembewegung werden die Fibrinauflagerungen zottig, die Pleura wird rauh und stumpf. Zwischen beiden Pleurablättern können fibrinöse Adhäsionen entstehen.

- **Fibrinexsudat** mit
- Granulozyten und
- Pleuradeckzellen

Ätiologie. Meist *sekundär* bei Lungenerkrankungen (Broncho-, Lobärpneumonie, Tb, Tumor, Infarkt) oder bei Entzündungen anderer Nachbarorgane: Perikarditis, Mediastinitis, subdiaphragmatischer Abszeß, Ostitis der Rippen, penetrierende Prozesse des Magens wie z. B. Ulzera oder Tumoren. Die *primäre* Pleuritis ist selten und tritt bei Tb oder rheumatischem Fieber auf.

Ätiologie
- **sekundär** bei:
- Lungenerkrankungen
- Entzündungen von Nachbarorganen
- **primär** bei:
- Tb
- rheumatischem Fieber

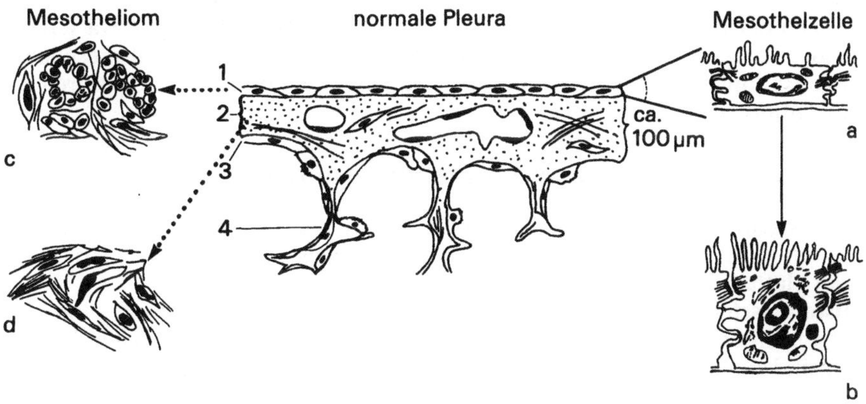

Abb. 25–1: Aufbau der viszeralen Pleura aus Epithel und endopleuraler Gefäßbindegewebsschicht; **1** Pleuradeckepithel, **2** Endopleura, **3** Alveolarepithel, **4** Alveole. **a** Normale Pleuradeckzelle nach elektronenmikroskopischen Befunden mit Mikrovilli an der Oberfläche. **b** Pleomorphe Reizform der Mesothelzelle mit Kernvergrößerung sowie Vermehrung der Mikrovilli und Zellorganellen. **c** Malignes Mesotheliom, epithelialer Typ. **d** Malignes Mesotheliom, fibröser Typ

Folgen
- Selbstheilung
- Adhäsion, Schwiele
- Obliteration

Folgen. Meist erfolgt eine Selbstheilung mit Resorption des Exsudats. Durch Granulationsgewebe, welches die fibrinösen Adhäsionen aufschließt, können aber auch bindegewebige Schwielen und Verwachsungen resultieren bis hin zur sog. **Pleuraschwarte.**

2. Serofibrinöse Pleuritis

1.1.2 Serofibrinöse Pleuritis

- Kompression (Herz, Zwerchfell)

Erscheinungsbild und Folgen dieser Pleuraentzündung sind abhängig von der Flüssigkeitsmenge im Pleuraraum. Über den apikalen Anteilen sind die Pleurablätter durch Fibrinbeläge adhärent. Das Lungengewebe wird von basal nach apikal zunehmend durch die intrapleurale Flüssigkeit komprimiert (Kompressionsdystelektase oder -atelektase), das Zwerchfell wird nach kaudal verdrängt (Zwerchfelltiefstand). Das Herz kann zur Gegenseite verdrängt werden.

- **Exsudat**

⇨

- **Transsudat**

Das **Exsudat** im Pleuraraum (spezifisches Gewicht >1,015) enthält über 4% Eiweiß und kleine Gerinnsel.

Transsudat: spez. Gewicht <1,015, Eiweißgehalt <3%, meist serös.

Ätiologie
- oft spezifisch

Ätiologie. Prinzipiell gleichartig wie bei der fibrinösen Pleuritis, aber meist bei einer (spezifischen) *tuberkulösen Infektion* (*Diagnostik:* Punktion, Tb-Kultur, Meerschweinchenversuch). Seltener bei Pneumo- und Streptokokkeninfekt, gelegentlich rheumatisch.

Folgen
- Kollaps, Lungenfibrose

Folgen. Wird das Exsudat nicht resorbiert oder durch Drainage entfernt, entsteht ein irreversibler *Kollaps* von Lungenparenchym mit *Lungenfibrose.*

3. Empyem

1.1.3 Pleuraempyem

„eitriger Erguß"
- Kompression
- lokale Ausbreitung

Beim Pleuraempyem (griech. *empyema* Eiterherd) ist die gesamte Pleurahöhle mit Eiter gefüllt. Adhäsionen der Pleura können den Eiter lokalisieren und so einen Abszeß entstehen lassen. Seit Einführung der Antibiotikatherapie ist die Erkrankung selten geworden.

Ätiologie
- von benachbarten Geweben ausgehend
- äußere Verletzung
- tuberkulöse Prozesse (selten)

Ätiologie. Zumeist Ausbreitung einer Infektion von benachbarten Geweben bei Pneumonie, bakterieller Perikarditis oder subphrenischem Abszeß. Keimbesiedlungen durch eine penetrierende Verletzung von außen (z.B. Stichwunde) ist eine weitere Möglichkeit. Tuberkulöse Prozesse rupturieren selten in die Pleura *(tuberkulöses Empyem)* und sind dann meist Mischinfekte.

Primäre Pleuratumoren

1.2 Primäre Pleuratumoren

- selten

Die *Mesotheliome* sind die wichtigsten, jedoch selten vorkommenden Neubildungen der Pleura. Das Verhältnis zu Bronchialtumoren beträgt etwa 1:1000. Beide Komponenten der Pleura – Epithel (Deckzellschicht) und mesenchymale Endopleura – können in unterschiedlicher Quantität in den Tumoren repräsentiert sein.

Benignes Pleuramesotheliom

1.2.1 Gutartiges lokalisiertes Pleuramesotheliom

- von viszeraler Pleura ausgehend

Dieses geht meist von der viszeralen Pleura aus. Die der Lunge breitbasig oder gestielt aufsitzende umschriebene Neubildung weist eine gelbliche faszikuläre oder glatte Schnittfläche auf.

- **Histologie**
- Fibroblasten
- Mesothelzellen
- **Folgen**
- Kompression
- **Ätiologie:** kein Zusammenhang mit Asbest
- **DD:**
- malignes Mesotheliom
- Metastasen
- Pleuritis

Histologisch besteht der Tumor aus Fibroblasten und einer wechselvollen Mesothelzellkomponente. Letztere kann drüsenähnliche Formationen bilden. Oft sind zumindest Anteile des Tumors hyalin umgewandelt.

Folgen. Der Tumor kann sehr groß werden und als Folge davon Herz oder Lunge komprimieren. Eine vollständige chirurgische Entfernung ist kurativ. Im Gegensatz zur malignen Variante besteht kein Zusammenhang mit einer Asbestexposition. *Differentialdiagnose:* bösartiges Pleuramesotheliom, Tumormetastasen in der Pleura, chronische Pleuritis (hyaline Plaques).

1.2.2 Diffuses malignes Pleuramesotheliom

Malignes Pleuramesotheliom

Dieser Tumor breitet sich von der parietalen oder viszeralen Pleura ausgehend – häufig zuerst an der Pleura diaphragmatica lokalisiert – über die Lungenoberfläche aus, wobei die Oberlappen oft lange Zeit tumorfrei bleiben. Schließlich wird die Lunge vom Tumor ummantelt und komprimiert. Später kommt es zu einer Infiltration des Lungengewebes und es können über Lymph- und Blutgefäßeinbrüche *Metastasen* innerhalb der Lunge sowie in den regionären Lymphknoten entstehen. Fernmetastasen, z.B. in der Leber, sind selten. Etwa ein Drittel der an einem Pleuramesotheliom Verstorbenen sind zum Zeitpunkt des Todes metastasenfrei.

von parietaler oder viszeraler Pleura ausgehend

- **Kompression der Lunge**
- **Infiltration des Lungengewebes**
- **Metastasen in Lungen und Lymphknoten**
- selten: Fernmetastasen

Klinisch bestehen Dyspnoe, Husten, Schmerzen im Thorax sowie ein hämorrhagischer Pleuraerguß.

Ätiologie

> **Ätiologie.** In nahezu allen Fällen *maligner (!)* Mesotheliome läßt sich anamnestisch eine **Asbeststaubexposition** belegen. Die Exposition braucht – bei entsprechender Quantität – nicht sehr lange angedauert zu haben (nur *wenige Monate*) und kann dem Auftreten des Tumors um *viele Jahre* vorausgegangen sein.

Mikroskopisch besteht der Tumor aus 2 Komponenten, *Bindegewebe* und *Pleuradeckepithelien*, deren quantitatives Verhältnis von Fall zu Fall oder örtlich innerhalb desselben Tumors erheblich variieren kann. Somit ist im Einzelfall die Eingruppierung (insbesondere aus einer einzelnen Biopsie) in eine der folgenden Typen häufig nicht zweifelsfrei möglich:

Mikroskopie
- Bindegewebe
- Mesothel

Tumortypen:

- **Fibröses malignes Mesotheliom** (Abb. 25–1d). Der Tumor besteht überwiegend aus spindeligen, mitosereichen Zellen mit Kernatypien.

1. fibrös

- **Epitheliales malignes Mesotheliom** (Abb. 25–1c). Hier überwiegen die epithelialen Anteile (tubulär, kleinzystisch, papillär). Insbesondere diese Form muß bei der Diagnose histologisch von einem metastasierenden Adenokarzinom abgegrenzt werden!

2. epithelial

- **Biphasisches malignes Mesotheliom.** Die fibrösen und die epithelialen Komponenten sind in annähernd gleicher Verteilung vorhanden.

3. biphasisch

Differentialdiagnose. Abgrenzung gegenüber:
- *benignem epithelialen Pleuramesotheliom:* Dieses kommt extrem selten vor; hohe Zellzahl, Mitoserate, Atypien sowie unscharfe Begrenzung sprechen für Malignität
- *Lungen- (Bronchial-) Karzinom:* Eine positive Reaktion auf karzino-embryonales Antigen (CEA) im Tumorgewebe spricht gegen ein Mesotheliom.
- *Metastasen:* Wie die normalen Mesotheldeckzellen exprimieren auch die Zellen der meisten Mesotheliome sowohl Zytokeratin (ein für epitheliale Zellen typischer Marker) als auch Vimentin (ein für mesenchymale Zellen typischer Marker): eine solche Koexpression spricht für ein malignes Mesotheliom. Dagegen ist ein positiver Nachweis großer Mengen von PAS- und muzinpositiven Stoffen im Tumor ebenso wie eine positive CEA-Reaktion ein Hinweis auf eine Karzinommetastase.

DD:
- gegen andere Tumoren bzw. Metastasen
- oft schwierig – nur immunhistochemisch möglich

Die **Prognose** ist schlecht; zum Zeitpunkt der ersten Symptome liegt die Überlebenserwartung bei etwa 15 Monaten.

Prognose: schlecht

2. Peritoneum

Peritoneum

Wesentlich für die physiologischen Vorgänge der Absorption und des Flüssigkeitsaustauschs sind die enorme Oberflächenausdehnung des Peritoneums und die sehr reichliche Versorgung durch Blut- und Lymphgefäße. Dies ist auch von großer Bedeutung für die pathologischen Veränderungen in diesem Bereich.

- große Oberfläche
- viele Blut- und Lymphgefäße

Peritonitis

2.1 Peritonitis

Bakterielle Peritonitis

2.1.1 Bakterielle Peritonitis

- **akute Peritonitis**
- lokalisiert oder generalisiert
- meist: „Durchwanderungsperitonitis"
- klinisch: akutes Abdomen
- fibrinöses und eitriges Exsudat → fibröse Adhäsionen zwischen Darm und Bauchwand

Die **akute (unspezifische) Peritonitis** tritt lokalisiert oder generalisiert als Folge einer bakteriellen Durchwanderung aus den viszeralen Abdominalorganen auf, insbesondere bei akuter Appendizitis, perforierenden Magenulzera, Colitis ulcerosa, chronischer Divertikulitis, Durchblutungsstörungen des mesenterialen Bereichs (Mesenterialvenenthrombose), Volvulus, Strangulationsileus, hämorrhagischer Darmwandnekrose, Cholezystitis, Salpingitis, Pankreatitis. *Klinisch* imponiert häufig das Bild des *akuten Abdomens* mit schweren abdominellen Schmerzen und Abwehrspannung.
Das *makroskopische* Bild entspricht dem bakterieller Entzündungen an anderen Lokalisationen, wie am Beispiel der Pleura dargestellt. Ein fibrinöses bzw. eitriges Exsudat bedeckt die Darmschlingen und führt zu festen fibrinösen, später auch bindegewebigen, fibrösen Adhäsionen zwischen den Darmschlingen oder den übrigen abdominellen Organen und der Bauchwand, verbunden mit der Gefahr eines Volvulus oder einer intestinalen Obstruktion.

- **generalisierte Peritonitis**
- bakterielle Toxine → paralytischer Ileus, Toxämie
- massive Exsudation → Blutvolumen ↓ → hypovolämischer Schock

Die **generalisierte Peritonitis** basiert auf der Menge bakterieller Toxine, welche einerseits über die peritoneale Oberfläche lokal einwirken und dadurch zu einem *paralytischen Ileus* mit hohem Flüssigkeits- und Elektrolytverlust und generell zu einer schweren *resorptiven Toxämie* führen. Andererseits vermindert sich durch massive Exsudation das zirkulierende Blutvolumen, was zu einem konsekutiven *hypovolämischen Schock* führen kann.

- **lokalisierte Peritonitis** → Abszesse
- perityphlitisch
- parakolisch
- subphrenisch

Lokalisierte Peritonitis. Bei protrahiertem Verlauf kommt es zu frühzeitigen Umgebungsreaktionen, welche durch Adhäsionen und Verwachsungen der Peritonealblätter Nischen und Taschen bilden, die später zu einer Akuisierung der Entzündung mit umschriebenen Eiteransammlungen führen: perityphlitischer (Appendizitis), parakolischer (Divertikulitis) oder subphrenischer Abszeß.

- **chronische Peritonitis**
- lokalisiert oder generalisiert
- **Tuberculosis peritonii**

Die **chronische Peritonitis** geht meist aus nicht ausgeheilten akuten Entzündungen hervor und kann sowohl *lokalisiert* als auch *generalisiert* auftreten. Hierzu gehört insbesondere die in den Entwicklungsländern häufigere *Tuberculosis peritonii.*

Diese geht mit einer serösen Exsudation, disseminierten kleinen Tuberkeln unter der peritonealen Oberfläche, mehr oder minder ausgedehnten Verkäsungen und fibrösen Reaktionen sowie Verwachsungen einher und nimmt ihren Ausgang von mesenterialen Lymphknoten oder einer Genitaltuberkulose, insbesondere einer tuberkulösen Salpingitis.

Chemische Peritonitis

2.1.2 Chemische Peritonitis

Ursachen:
- Austritt von Galle
- Eintritt von salzsaurem Mageninhalt
- Fremdmaterial: Talkum
- bei akuter Pankreatitis

Der Austritt von Galle in das Peritoneum infolge einer Perforation der Gallenblase (selten auch nach Nadelbiopsien der Leber) kann zu einer *galligen Peritonitis* führen. Weiterhin stellen der Eintritt von salzsaurem Mageninhalt bei perforierten Magenulzera, Blutungen und das Einbringen von Fremdmaterial (z.B. Talkum) in den Peritonealraum Ursachen für entzündliche Reaktionen dar. Im Rahmen einer akuten Pankreatitis mit Freisetzung lipo- und proteolytischer Enzyme sind schwere Entzündungen des Peritoneums – einhergehend mit Schocksituationen – möglich.

Aszites

2.2 Aszites

- **Ansammlung von Flüssigkeit in der Bauchhöhle,** z. B. bei
- Herzinsuffizienz
- Niereninsuffizienz
- Portalvenenverschluß
- Leberzirrhose
- Peritonealkarzinose
- Meigs-Syndrom

Eine Vermehrung seröser Flüssigkeit im Peritonealraum tritt infolge eines *kardialen* oder *renalen Versagens* im Rahmen generalisierter Ödeme oder nach Kompression bzw. Verschluß der Portalvene und bei Leberzirrhose auf. Weiterhin wird Aszites bei einer Peritonealkarzinose und beim *Meigs-Syndrom* infolge eines Ovarialfibroms beobachtet.

2.3 Tumoren

Tumoren

Primäre Peritonealtumoren sind selten. Unter den **Mesotheliomen** sind *gutartige papillär-zystische Formen* am häufigsten, jedoch trotz ihrer Benignität klinisch problematisch, da sie zum Zeitpunkt der Diagnose meist schon weit ausgebreitet und nicht mehr vollständig sanierbar sind (Rezidivgefahr!). *Maligne* Mesotheliome sind extrem selten; vermutlich besteht eine Korrelation zu einer Asbestexposition.

primäre: selten
- **Mesotheliom**
  - benigne
  - maligne

Die ebenfalls sehr seltenen **Lymphangiome** können generalisiert auftreten.

- **Lymphangiom**

Sekundäre Karzinome treten häufig als metastatische Ausbreitung im Rahmen von primären Magen-, Ovarial- oder Dickdarmkarzinomen auf.

sekundäre

3. Retroperitoneum

Retroperitoneum

Im folgenden werden ausschließlich Prozesse im Retroperitoneum erwähnt, die nicht Erkrankungen der hier eingeschlossenen Organe selbst sind.

Primäre retroperitoneale Fibrose (M. Ormond). Dieses ätiologisch ungeklärte Krankheitsbild (Defekt der enzymatischen Fibrinolyse?) ist selten und tritt mit einem Altersgipfel zwischen dem 40. und 60. Lebensjahr meist bei Männern auf. Die Fibrose entsteht bevorzugt zwischen Nierenhilus und Promontorium unter Bildung einer derben, mehrere Zentimeter dicken bindegewebigen Platte. Der Prozeß führt zur Ummauerung von Gefäßen (klinisch: Claudicatio intermittens), Nerven (klinisch: Rücken- und Flankenschmerzen) sowie der Ureteren (klinisch: Anurie, Oligurie, Hypertonie) und kann auf Zwerchfell, Mediastinum sowie Harnblasenanteile, Mesenterialwurzel und Leberhilus übergreifen.

- **M. Ormond**

Ätiologie: ungeklärt
- Altersgipfel: 40.–60. Lj.
- Prädilektionsstelle: zwischen Nierenhilus und Promontorium

Folgen:
- Claudicatio intermittens
- Rückenschmerzen
- Anurie, Oligurie, Hypertonie

Mikroskopisch finden sich im *Frühstadium* im Fett- und Bindegewebe chronische entzündliche Infiltrate (Lymphozyten, Plasmazellen, Histiozyten), Nekrosen mit histiozytären Proliferaten (Lipophagen, Epitheloidzellen, Riesenzellen), vermehrte Lymphfollikel, Stauung und Obliteration der Lymphgefäße sowie gelegentlich angiitische Prozesse. Das *intermediäre Stadium* ist durch ein buntes zellreiches Granulationsgewebe charakterisiert. Im *Endstadium* dominiert kollagenes Bindegewebe mit ausgeprägter Hyalinose, oft mit Verkalkungen und Verknöcherungen. Verschiedene Stadien können örtlich wechselnd nebeneinander bestehen.

Histologie:
- **Frühstadium:** entzündliche Infiltrate, Nekrosen, Lymphfollikel
- **Intermediärstadium:** zellreiches Granulationsgewebe
- **Endstadium:** kollagenes Bindegewebe, Hyalinose

Therapie: chirurgische Intervention und Kortikoidanwendung.

Sekundäre retroperitoneale Fibrosen. Diese werden nach längerer Methysergid-Medikation (fraglich auch nach Ergotamin, Hydralazin u. a.) beobachtet. Sie können lokal in der Umgebung benachbarter Entzündungsprozesse entstehen (Pankreatitis, M. Crohn, Colitis ulcerosa, Appendizitis etc.), traumatisch induziert werden (organisierte Hämatome), in der Umgebung von Aneurysmen und implantierten Gefäßprothesen auftreten oder eine Bestrahlungsfolge sein.

sekundäre retroperitoneale Fibrosen
- selten

Tumoren. Primäre, nicht organgebundene Tumoren des Retroperitoneums sind selten. In der Reihenfolge ihrer Häufigkeit handelt es sich um Leiomyome und Leiomyosarkome, fibröse maligne Histiozytome, Lipome und Liposarkome, Angiome, Neurinome sowie Neuroblastome.

Tumoren
- selten

XXVI. Thymus

V. Loy

Gewicht:
- max. 25 g in der Pubertät
- danach Involution

Der Thymus liegt im vorderen oberen Mediastinum. Er ist aus zwei partiell miteinander verwachsenen Lappen aufgebaut. Bis zur Pubertät erreicht das Organ sein größtes Gewicht (im Durchschnitt etwa 25 g). Danach kommt es rasch zur **Involution**; beim jungen Erwachsenen wiegt es nur noch etwa 5 g und im hohen Alter weit unter 1 g. Entwicklungsgeschichtlich leitet sich der Thymus von der 3. Schlundtasche ab, ist also überwiegend entodermaler Herkunft.

lymphoepitheliales Organ, bestehend aus:

- lymphozytenreicher Rinde (Kortex)
- lymphozytenärmerem Mark (Medulla)

Zellelemente:
- **Epithelzellen** (Hassall-Körperchen)
- **Lymphozyten**
- **Makrophagen**, follikuläre und interdigitierende **Retikulumzellen**
- **B-Lymphozyten**
- **endokrin aktive und myogene Zellen**
- **Rolle des Thymus**

Der reife Thymus ist ein **lymphoepitheliales Organ**. Er wird von einer bindegewebigen Kapsel begrenzt. Von dieser gehen gefäßführende Septen aus, welche die Läppchengliederung des Organs bedingen. Die Läppchen bestehen aus einer lymphozytenreichen Rinde **(Kortex)** und dem lymphozytenärmeren Mark **(Medulla)**.
Die **Epithelzellen** des Thymus bilden ein dreidimensionales, schwammartiges Netz mit einer riesigen Kontaktfläche für die andere wesentliche Zellpopulation des Organs, die **T-Lymphozyten**. Im Mark aggregieren die Epithelièn zu kleinen Kugeln, den *Hassall-Körperchen*, in denen sie zu verhornenden Plattenepithelien ausreifen. Neben dem Epithel und den T-Lymphozyten enthält der Thymus *Makrophagen*, follikuläre und interdigitierende *Retikulumzellen* sowie im Mark auch *B-Lymphozyten*. Zusätzlich findet man endokrin aktive Zellen und Zellen myogener Herkunft.

> Der Thymus ist von entscheidender Bedeutung für die **prä-** und **postnatale Entwicklung** (Proliferation und Differenzierung) **der T-Lymphozyten** und ihrer Vorstufen.

Thymusentwicklung:
Diversifikation
I. Ordnung: Trennung von B- und T-Lymphozyten
II. Ordnung: Entstehung unreifer T-Lymphozyten
III. Ordnung: Differenzierung in T-Helfer-, T-Suppressorzellen, zytotoxische Zellen

Nach der Trennung der aus gemeinsamen Stammzellen hervorgegangen B- und T-Lymphozyten *(Diversifikation I. Ordnung)* besiedeln die T-Zellen als **Prothymozyten** über den Blutweg noch während der Embryonalperiode den Thymus. Dort entwickeln sich aus den Vorläuferzellen (noch unreife) **Thymozyten**, die den überwiegenden Teil der Rindenlymphozyten bilden *(Diversifikation II. Ordnung)*. In einem weiteren Reifungsschritt *(Diversifikation III. Ordnung)* entwickeln sich aus diesen einerseits **T-Helferzellen** und andererseits **T-Suppressorzellen** sowie **zytotoxische T-Zellen**. Diese Gruppen entsprechen weitgehend den T-Lymphozyten des peripheren Blutes und besiedeln das Mark des Thymus. Die verschiedenen Lymphozytenpopulationen exprimieren in den einzelnen Reifungsstadien unterschiedliche Antigenmuster und können dadurch immunhistologisch gut identifiziert werden.

1. Fehlbildungen, Entwicklungsstörungen

Fehlbildungen
- heterotop gelegen
- **akzessorische Thymi**

Fehlbildungen. Entsprechend der Entwicklungsgeschichte kann der Thymus an verschiedenen Stellen lokalisiert sein, besonders jedoch im lateralen Halsdreieck. **Akzessorische Thymi** spielen dann eine Rolle, wenn der Thymus aus therapeutischen Gründen (z. B. Myasthenia gravis) entfernt werden muß.

- **Thymuszysten**
  - echte Fehlbildung
  - zystische Degeneration

Thymuszysten sind selten; man findet sie als eigentliche Fehlbildungen, aber auch erworben als zystische Degeneration des Thymus.

Entwicklungsstörungen
- bei **generalisierten Immundefekten**
  - retikuläre Dysgenesie
  - Schweizer Form der Agammaglobulinämie

Entwicklungsstörungen des Thymus treten im Rahmen **generalisierter Immundefekte** auf (retikuläre Dysgenesie, Schweizer Form der Agammaglobulinämie). Die Thymusentwicklung bleibt auf einer embryonalen Stufe stehen, es bildet sich lediglich die epitheliale Komponente als retikuläres Epithelnetz aus.

Die gestörte Thymusentwicklung bei diesen Syndromen ist wahrscheinlich die *Folge eines tieferliegenden Defekts in der Hämo- und Lymphopoese* auf dem Niveau der Stammzellen und nicht die eigentliche Ursache des Immundefekts.

Daneben gibt es Entwicklungsstörungen, die primär den Thymus betreffen. Beim **DiGeorge-Syndrom** sind die Organe des 3. und 4. Kiemenbogens hypo- oder aplastisch. Dementsprechend kommt es zu unterschiedlich starken Ausfällen der T-Zell-Immunität. Bei der **Ataxia teleangiectatica** liegt eine autosomal-rezessive Entwicklungsstörung verschiedener Organsysteme, auch des Thymus, vor. Auch hier kommt es, korrespondierend zu einem Defekt des T-Zell-Systems, zu einer immunologischen Störung.

- **DiGeorge-Syndrom:** Hypoplasie der Organe des 3. und 4. Kiemenbogens
- **Ataxia teleangiectatica:** autosomal-rezessive Entwicklungsstörung

2. Atrophie und Hyperplasie

Atrophie
Thymusinvolution

Die **Atrophie** des Thymus mit Reduktion des lymphoepithelialen Gewebes bezeichnet man auch als *Thymusinvolution*. Man unterscheidet *2 Formen:*

- **physiologische Thymusinvolution**
- in Pubertät beginnend

• **Physiologische Thymusinvolution.** Mit dem Beginn der Pubertät kommt es zur kontinuierlichen Reduktion des Thymusgewebes und Ersatz desselben durch Fettgewebe *(Fettvakatwucherung)*.

- **Streßinvolution**
- bei Neugeborenen

• **Streßinvolution.** Sie tritt bei Neugeborenen auf. Man findet Lymphozytennekrosen, vor allem im Rindenbereich; Kortikosteroide sind pathogenetisch bedeutsam.

Hyperplasie
- **lymphofollikuläre Hyperplasie**
- bei Myasthenia gravis → Thymektomie

Eine echte **Hyperplasie** des Thymus gibt es nur in Form der *lymphofollikulären Hyperplasie* des Thymusmarks. Von einigen Autoren wird sie unzutreffend auch als „Thymitis" bezeichnet. Man findet sie etwa bei 80 % der Patienten mit einer *Myasthenia gravis*, bei denen kein Thymustumor vorliegt. Der pathogenetische Mechanismus ist bis heute noch umstritten; die Bedeutung des Thymus wird aber dadurch klar, daß über zwei Drittel der Patienten mit dieser Erkrankung von einer Thymektomie profitieren.

Der Thymusvergrößerung wurde lange Zeit eine große Rolle im Zusammenhang mit dem plötzlichen Tod von Kindern oder Jugendlichen beigemessen *(„Status thymolymphaticus")*. Diese früher angestellten Überlegungen sind aber nach heutigen Vorstellungen falsch.

3. Tumoren

Tumoren

Die **Einteilung** der sehr seltenen Thymustumoren ist bis heute umstritten. Entsprechend dem geweblichen Aufbau des Thymus unterscheidet man zwischen *epithelialen Thymustumoren*, *Thymuskarzinoiden*, *mesenchymalen Tumoren*, ausgehend vom ortsständigen Mesenchym, *malignen Lymphomen* und *tumorartigen Läsionen* (z. B. Thymuszysten, s. o.).

1. epitheliale Tumoren (Thymome)
- häufig assoziiert mit **Myasthenia gravis**

• **Epitheliale Thymustumoren (Thymome).** Betroffen sind vorwiegend das mittlere und höhere Lebensalter, selten Kinder. Bei etwa einem Drittel der Thymome findet man klinisch auch eine *Myasthenia gravis*.

Die morphologische Unterscheidung zwischen benignen (etwa 2/3) und malignen (1/3) Thymomen ist außerordentlich schwierig. Der zum Teil sehr hohe Gehalt an Lymphozyten, besonders T-Lymphozyten, in den Thymomen hat in der Vergangenheit zu begrifflichen und diagnostischen Schwierigkeiten insofern geführt, als früher vermutlich ein Teil der tatsächlich epithelialen Tumoren fälschlicherweise dem lymphatischen System zugeordnet wurde.

2. Thymuskarzinoide
- „typische" Histologie
- aggressives Wachstumsverhalten
- Metastasen

• **Thymuskarzinoide.** Diese Tumoren sind selten. Sie können eine beträchtliche Größe erreichen. Histologisch findet man plexiform-solide, trabekuläre, alveoläre, auch kribrös-rosettenförmige Strukturen. Ihr Wachstumsverhalten ist aggressiv. Es kommt zur Infiltration der angrenzenden Thoraxorgane. Die Häufigkeit lymphogener und extrathorakaler Metastasen liegt bei 20–40 %.

3. mesenchymale Tumoren
- **Thymolipome**
- **Teratome**

• **Mesenchymale Tumoren.** Dies sind u. a. *Thymolipome*, die eine beträchtliche Größe erreichen können, sowie *Teratome*, die vermutlich aus den pluripotenten Mesenchymzellen des Thymus hervorgehen.

4. maligne Lymphome
– bei Kindern

• **Maligne Lymphome.** Primär maligne Lymphome im Mediastinum spielen vor allem in der Pädiatrie eine Rolle (T-lymphoblastische Lymphome, Lymphogranulomatose).

XXVII. Herz

Herz

1. Angeborene Fehlbildungen

S. Blümcke

Fehlbildungen

Epidemiologie. Angeborene Herzvitien treten mit einer Inzidenz von etwa 8 auf 1000 Neugeborene relativ häufig auf. Diagnostik und Therapie erfolgen vorwiegend in der Kinderklinik oder Spezialabteilungen (Kinderkardiologie, Kinderkardiochirurgie). Die postmortale morphologische Diagnostik gehört in die *Paidopathologie*.

- **Inzidenz:** 8:1000 Neugeborene

Definition. Angeborene Herzfehlbildungen, *Vitiae cordis connatae* (lat. *vitium* Fehler), sind sichtbare bzw. makroskopisch darstellbare Strukturfehler des Herzens und der herznahen Gefäße mit klinisch relevanter aktueller oder potentieller Funktionsstörung.

- **Strukturfehler des Herzens**

Ätiologie. Nicht alle Herzfehlbildungen sind ätiologisch eindeutig erklärbar. Als sichere Ursachen gelten jedoch folgende genetische Faktoren und intrauterine Noxen:

- *Chromosomenanomalien:* z. B. Trisomie 21, höheres Alter der Mutter
- *Virusinfektionen* während der Schwangerschaft: z. B. Röteln in den ersten 3 Schwangerschaftsmonaten
- *medikamentöse Schädigungen* in der 5.–8. Schwangerschaftswoche: z. B. Antikoagulantien
- *Sauerstoffmangel* im Gewebe.

- **Ursachen:**
  - Chromosomenanomalien
  - Virusinfektionen in Embryonalperiode
  - medikamentöse Schädigungen
  - Sauerstoffmangel

Pathogenese. Angeborene Herzfehler sind Folge gestörter Entwicklungs- bzw. Differenzierungsvorgänge der frühen Kardiogenese (vor der 3.–6. Entwicklungswoche). Wenn in dieser Zeitspanne z. B. Septierungen oder Rotationsvorgänge ausbleiben oder sich nur unvollständig vollziehen, zugleich aber die Organentwicklung weiter fortschreitet, bleiben bestimmte Strukturfehler als Herzvitien zurück. Aufgrund der äußerst komplizierten, noch nicht in allen Phasen erforschten Organentwicklung ist auch die Vielzahl bekannter Herzfehlbildungen verständlich. Von diesen werden hier nur die häufigsten, klinisch wichtigsten dargestellt.

- **Pathogenese:** Entwicklungs- bzw. Differenzierungsstörungen vor der 3.–6. Entwicklungswoche

Einteilung. Die Rangfolge der Herzvitien nach ihrer *Häufigkeit* ergibt:

- Ventrikelseptumdefekte (VSD): 20–25 %
- Fallot-Tetralogien und -Pentalogien: 10–15 %
- Aortenisthmusstenosen: 5–8 %
- Transposition der großen Gefäße: 4–8 %
- hypoplastische Linksherzen u. Aortenatresien: selten
- Defekte im AV-Bereich: selten
- offener Ductus Botalli: 12–17 %.

- **Einteilung nach der Häufigkeit:**
  1. VSD (> 20 %)
  2. Fallot-Tetra-, Pentalogie (> 10 %)
  3. Aortenisthmusstenose (> 5 %)

Der Kliniker bevorzugt eine Einteilung nach *funktionellen* Gesichtspunkten:

- Vitien mit Links-Rechts-Shunt (ohne Zyanose): 50 %
- Vitien mit Rechts-Links-Shunt (mit Zyanose): 15–20 %
- Vitien ohne Shunt: 30 %
- sonstige Herzvitien: ca. 1 %.

- **Einteilung nach der Funktion:**
  1. Vitien ohne Zyanose (50 %)
  2. Vitien mit Zyanose (> 15 %)
  3. Vitien ohne Shunt (30 %)

Vitien mit Links-Rechts-Shunt

1.1 Vitien mit Links-Rechts-Shunt (ohne Zyanose)

Offener Ductus Botalli

1.1.1 Ductus arteriosus apertus

- **Gefäßkurzschluß** zwischen
- A. pulmonalis sin. und
- Aortenbogen

Definition. Der offene Ductus Botalli ist eine aus der Fetalperiode fortbestehende offene Gefäßverbindung zwischen dem Pulmonalisdach oder der linken A. pulmonalis und dem Aortenbogen von etwa 1–2 cm Länge und 1 cm Durchmesser (Abb. 27–1).

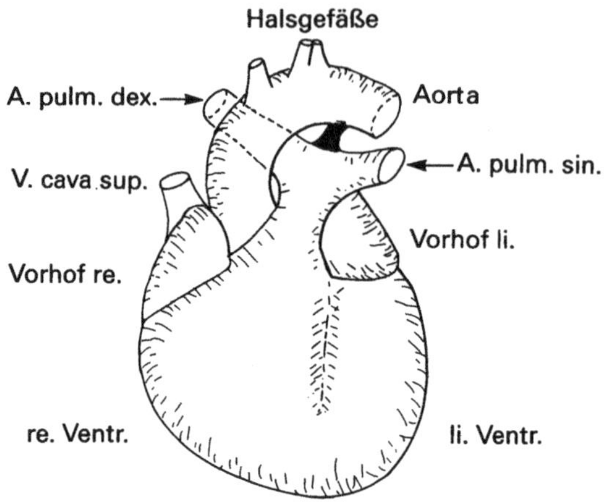

Abb. 27–1: Ductus arteriosus Botalli **(rot)** zwischen Aorta und A. pulmonalis sinistra

- **Epidemiologie**
  12–17% der angeborenen Vitien

Vorkommen. Etwa 12–17% sämtlicher angeborenen Herzvitien. Verhältnis männlich zu weiblich wie 1:2, familiäre Häufung bei Zwillingen. Vermehrtes Auftreten unter hypoxischen Bedingungen (in Höhen über 4500 m 30mal häufiger als unter Normalbedingungen).

- **Orthogenese**
  normal: Verschluß des Ductus nach der Geburt

Orthogenese. Normalerweise schließt sich der Ductus 15–20 Stunden nach der Geburt und obliteriert in den folgenden 2–3 Monaten vollständig (ein Ligamentum bleibt als Residuum). Dieser Vorgang wird möglicherweise durch die veränderten postnatalen Druck- und Strömungsverhältnisse induziert. Während des Schrumpfungsvorgangs läßt sich eine Gefäßwandnekrose des Ductus nachweisen.

Physiologie
Strömungsverhältnisse:
- pränatal
- während u. nach der Geburt
- Druckabfall im Ductusbereich

Physiologie. Pränatal bildet der Ductus eine offene Verbindung zwischen der Pulmonalis und der Aorta. Während der Fetalzeit fließt dadurch ca. 2/3 des Blutes vom rechten Herzen unter Umgehung der Lungen direkt in die Körperschlagader. Erst wenn sich bei der Geburt die Lungenalveolen entfalten, wird eine vollständige Perfusion der Lungenkapillaren möglich. Der Widerstand sinkt und der Blutstrom fließt in die Lungen. Das Lungenblut fließt vermehrt in den linken Vorhof zurück. Der Druck im linken Vorhof nimmt zu, wodurch sich das Foramen ovale schließt. Als wesentliche Ursache gilt der starke Druckabfall im Ductusbereich. Gleichzeitig steigt der Blutdruck in der Aorta durch Sistieren der Nabelschnurdurchblutung und den damit verbundenen Wegfall des plazentaren Blutvolumens. Es entsteht vorübergehend ein Links-Rechts-Shunt. Erst jetzt schließt sich der Ductus allmählich, beginnend mit einer Wandkontraktion und Intimanekrose.

Pathophysiologie
- **kleines Restlumen = ohne Folgen**
- **offener Ductus** (>1 cm)

↓
Links-Rechts-Shunt
↓
Linksherzhypertrophie
↓
Rechtsherzhypertrophie
↓
globale Herzinsuffizienz (letal)
- Lebenserwartung: <25 Jahre

Pathophysiologie. Da ein *kleines* Restlumen des persistierenden Ductus kompensierbar ist, wird häufig der Fehler nicht bemerkt. Bei einem *größeren* Lumen des offenen Ductus (Durchmesser >1 cm) entsteht ein geräuschvoller *Links-Rechts-Shunt* mit schweren Folgeerscheinungen. Wenn bis zu 25% des aortalen Blutes in die Lungen fließen, kommt es zur Volumenbelastung des linken Ventrikels (Hypertrophie) und zur Hypertension in der Lungenstrombahn mit konsekutiver Pulmonalgefäßschädigung. Die Folge ist eine *Rechtsherzhypertrophie*, übergehend in eine *Rechtsherzinsuffizienz* und schließlich eine *globale Herzinsuffizienz* mit tödlichem Ausgang. Die einzige Therapie besteht in einem frühzeitigen (bereits im Säuglingsalter) operativen Verschluß des Ductus. Ohne Operation beträgt die mittlere Lebenserwartung bei einem großen Ductus nur 25 Jahre.

1.1.2 Atriumseptumdefekte (ASD)

Atriumseptumdefekte

Definition. ASD (syn. *Vorhofseptumdefekte*) sind Defekte in der Trennwand zwischen beiden Vorhöfen.

- **Trennwanddefekt der Vorhöfe**

Embryologie. Wesentliche Entwicklungsschritte in der Embryonalperiode: Die frühe Herzanlage hat noch einen gemeinsamen Vorhof. Dieser wird in der 5. Schwangerschaftswoche durch ein Septum primum geteilt, das von oben hinten nach unten wächst, jedoch die AV-Klappenebene nicht voll erreicht. So bleibt zunächst ein *Ostium primum*, das dann durch die Endokardkissenbildung in der AV-Ebene verschlossen wird. Danach bildet sich im oberen Teil dieses Septums wieder eine Öffnung: das *Ostium secundum*. In der 6. Woche schiebt sich das sichelförmige Septum secundum rechts dicht neben dem Septum primum so weit nach oben, bis es das Ostium secundum überlappt, wobei ein Spalt zwischen beiden Septen und damit ein gedecktes *offenes Foramen ovale* entsteht. Durch dieses fließt bis zur Geburt sauerstoffhaltiges Blut vom rechten in den linken Vorhof *(Rechts-Links-Shunt)*. Mit der Entfaltung der Lungen bei der Geburt sinkt der Druck rechts. Dadurch wird das Septum primum fest gegen das Septum secundum gepreßt (das Ventil schließt sich), so daß beide Septen miteinander verkleben bzw. verwachsen. Das gedeckt offene Foramen ovale ist damit vollständig geschlossen.

- **Embryologie**
  Septum primum (5. SSW) → Ostium primum → Ostium secundum → Septum secundum (6. SSW) → Rechts-Links-Shunt

postnatal: Septum primum gegen Septum secundum gedrückt

Pathophysiologie. Der ASD ist durch einen *Links-Rechts-Shunt* charakterisiert. Das Shuntvolumen hängt von der Größe des Defekts ab. Ein Defekt mit einem Durchmesser über 2 cm wird als *großer ASD* bezeichnet. Je größer das Shuntvolumen, desto schlechter die Prognose (mittlere Lebenserwartung <40 Jahre). Durch die dauernde Blutdruckerhöhung im rechten Herzen kommt es bald zur pulmonalen Hypertension mit irrevesiblen arteriellen Gefäßschäden in den Lungen. Nimmt der Strömungswiderstand in den Lungen weiter zu, kann eine Shuntumkehr mit allgemeiner Zyanose auftreten *(Eisenmenger-Reaktion)*.
Die **Kombination** von ASD mit anderen Vitien kommt vor, z. B. mit einer oft sekundär durch eine Endokarditis bedingten Mitralstenose *(Lutembacher-Syndrom)*. **Haupttodesursache** sind Rechtsherzversagen sowie interkurrente Infekte des Herzens und der Lungen, gelegentlich Lungenembolien.

Pathophysiologie

- **großer ASD = Defekt** > 2 cm
- Prognose abhängig vom Shuntvolumen
- pulmonale Hypertension
- Shuntumkehr = **Eisenmenger-Reaktion**

Kombination mit anderen Vitien:
- **Lutembacher-Syndrom:** ASD + Mitralstenose
- **Todesursachen:**
  - Rechtsherzversagen
  - Infekte

1.1.2.1 Häufige Formen

Häufige Formen

- **Offenes Foramen ovale.** Wenn die Verklebung beider Septen nach der Geburt nicht eintritt, verbleibt zeitlebens ein offenes Foramen ovale (dieses findet sich bei etwa 20 % der Sektionsfälle). Wegen des höheren Drucks im linken Vorhof bleibt das Foramen ovale normalerweise funktionell geschlossen, hat also keine klinische Bedeutung. Kommt es aber zur Druckumkehr in den Vorhöfen, z. B. bei embolischem Verschluß der Lungenarterien (Lungenembolie), dann öffnet sich das Ventil und Blutgerinnsel können paradoxerweise vom rechten in den linken Vorhof und damit in die Körperperipherie (z. B. in die Hirnarterien) verschleppt werden.

1. **offenes Foramen ovale:** Ausbleiben der Verklebung beider Septen

- bei **Druckumkehr** in den Vorhöfen **paradoxe Embolie** möglich

- **Klassischer ASD.** Dieser *Septum-secundum-Defekt (ASD II)* ist der häufigste ASD. Anatomisch finden sich ein oder mehrere Löcher in der Fossa ovalis; im Extremfall erreicht der Defekt das gesamte Ausmaß der Fossa ovalis. Der ASD II entsteht dadurch, daß sich das Ostium secundum fehlerhaft bildet (zu groß ist oder an falscher Stelle liegt) und daher vom Septum secundum nicht oder nur unvollständig gedeckt werden kann (daher auch die Bezeichnung *Ostium-secundum-Defekt*).

2. **klassischer ASD = ASD II**
   - häufigster ASD

- **Pathogenese:** Fehlbildung des Ostium secundum → unvollständig Abdeckung durch Septum secundum

- **Tiefer (tiefsitzender) ASD.** Schließt sich das Ostium primum nicht, d. h. erreicht die Endokardkissenbildung in der AV-Ebene nicht den unteren Rand des Septum primum, dann bleibt ein tiefer ASD zurück; daher auch die Bezeichnung *Septum-primum-Defekt (ASD I)*. Der Defekt liegt also unmittelbar über der atrioventrikulären Klappenebene.

3. **tiefer ASD = ASD I**
- **Pathogenese:** fehlende Schließung des Ostium primum

Da hierbei auch die Endokardkissenproliferation gestört ist, wird verständlich, daß beim ASD I oft die Trikuspidal- und die Mitralklappe fehlgebildet sind.

1.1.2.2 Seltene Formen

Seltene Formen

Ist der Endokardkissendefekt noch stärker ausgebildet, kommt es zum **persistierenden Atrioventrikulärkanal**, d. h. zur Kombination eines *tiefsitzenden*

4. persistierender AV-Kanal: Kombination eines tiefen ASD mit hohem Kammerseptumdefekt
- inkomplett
- komplett

• **Folgen:**
- pulmonale Hypertension
- Pneumonien
- Endokarditiden

• **Prognose:** schlecht

5. hoher ASD (selten): Kombination mit Lungenvenenfehlmündung

6. kompletter ASD (selten): Cor triloculare biventriculare

ASD mit einem *hochsitzenden Kammerseptumdefekt.* Je nach Schwere des Defekts kann der AV-Kanal *inkomplett* oder *komplett* ausgebildet sein. Der komplette AV-Kanal wird von der Mitral- und Trikuspidalklappe gemeinsam umgeben. Als *Folgeerscheinung* entwickelt sich meist eine schwere hypertone Vaskulopathie in den Lungen; weiterhin treten Pneumonien und eine infektiöse Endokarditis gehäuft auf. Die *Prognose* ist schlecht; beim kompletten AV-Kanal sterben die Kinder meist vor dem 10. Lebensjahr.

• **Hoher ASD (Sinus-venosus-Defekt).** Dieser seltene Defekt im oberen Teil des Septums ist mit einer Fehlmündung der Lungenvenen (oft in das Hohlvenensystem) kombiniert.

• **Kompletter ASD.** Bei diesem sehr seltenen Vitium fehlt das Vorhofseptum vollständig. Es findet sich ein *Cor triloculare biventriculare,* d.h. ein funktionell gemeinsamer Vorhof und 2 Kammern.

Ventrikelseptumdefekte

1.1.3 Ventrikelseptumdefekte (VSD)

• **Kammerseptumdefekte**
- häufigste Herzvitien (> 20%)

Definition. VSD sind Defekte im Ventrikelseptum mit direkter Verbindung zwischen dem rechten und linken Ventrikel.
Mit ca. 20–25% sind VSD die *häufigsten Herzvitien.* Bei großen Defekten (> 2 cm Durchmesser) lag früher die Lebenserwartung unter einem Jahr; heute lassen sie sich operativ korrigieren.

• **Embryologie**
- bis zur 8. SSW Bildung der Pars membranacea
- Störungen mit Defektbildungen

Embryologie. Die Entwicklung des Kammerseptums erfolgt zuerst von der Herzspitze aus durch Bildung des muskulären Septums, dann von der AV-Ebene aus durch Proliferation der Endokardkissenanteile, die später den membranösen Septumanteil bilden (Pars membranacea). Normalerweise treffen sich beide Anteile und verwachsen. Dieser Prozeß ist mit der 8. Schwangerschaftswoche abgeschlossen. Störungen dieser Septumbildung führen zu Defekten entweder im muskulären Septum, im membranösen Septum (durch mangelnde Vereinigung des muskulären und des Endokardkissenanteils) oder unmittelbar im Bereich des Klappenrings von Aorta und Pulmonalis.

Enteilung:

1. Septumagenesie
- schwerste Form

2. muskulärer Septumdefekt
- oft mehrere „Löcher"

3. membranöser Septumdefekt
- am häufigsten

4. suprakristaler Septumdefekt

Morphologische Enteilung:
• Bei der schwersten Form des VSD liegt eine **Septumagenesie** vor, so daß funktionell ein gemeinsamer Ventrikel vorliegt. Die Vorhöfe sind allerdings noch septal getrennt.
• Beim **muskulären Septumdefekt** bestehen oft multiple Septumlöcher. Ein nur kleiner Defekt verursacht zwar ein deutliches Geräusch, ist aber funktionell ohne wesentliche Bedeutung.
• Der **membranöse Septumdefekt** (häufigster VSD) liegt unmittelbar unter dem Anulus fibrosus der Aortenklappe, also an der Stelle, wo sich beim normalen Herzen die Pars membranacea des VSD leicht darstellen läßt.
• Der **suprakristale Septumdefekt** (selten) liegt zwischen dem aortalen und pulmonalen Klappenring, also extrem weit kranial.

Pathophysiologie
• **immer Links-Rechts-Shunt**
• **kleiner Defekt** (< 5 mm) → Linksherzbelastung
• **großer Defekt** (> 20 mm) → hypertensive Pulmonalarteriosklerose → Rechtsherzhypertrophie
- bei Shuntumkehr: Eisenmenger-Syndrom

Pathophysiologie. Jeder Defekt des Ventrikelsystems führt zu einem Links-Rechts-Shunt und konsekutiver Belastung der Ventrikel und Vorhöfe.
• Bei *kleinem Shuntvolumen* (Defekt < 5 mm Durchmesser) kommt es nur zur Linksherzbelastung und leichter Hypertrophie sowie Dilatation des linken Ventrikels.
• Bei *großen Defekten* (> 20 mm Durchmesser) bildet sich eine hypertensive Pulmonalarteriosklerose und eine schwere Rechtsherzhypertrophie aus. Auch hier kann sich eine *Shuntumkehr* einstellen und ein Eisenmenger-Syndrom entwickeln.

Vitien mit Rechts-Links-Shunt

1.2 Vitien mit Rechts-Links-Shunt (mit Zyanose)

1.2.1 Fallot-Tetralogie, -Pentalogie, -Trilogie

Fallot-Tetralogie

1.2.1.1 Fallot-Tetralogie (FT)

Definition. Die Fallot-Tetralogie *(Fallot IV)* ist eine komplexe Entwicklungsstörung, die durch *4 pathologisch-anatomische Veränderungen* gekennzeichnet ist (Abb. 27–2):

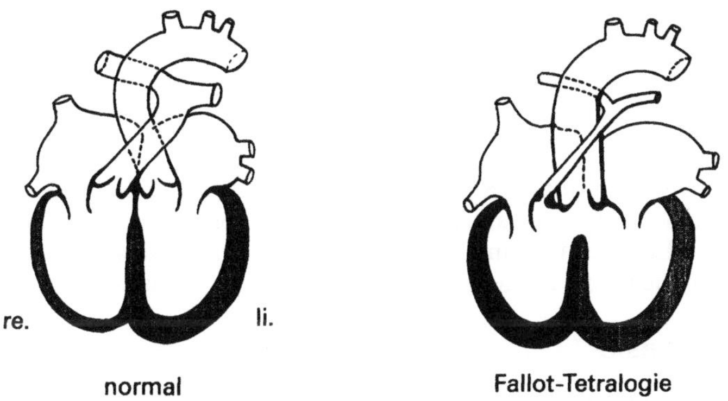

Abb. 27–2: Fallot-Tetralogie: hoher Ventrikelseptumdefekt, Pulmonalstenose, reitende Aorta, Rechtsherzhypertrophie

Kombination von:
1. hohem Ventrikelseptumdefekt

• **Hoher Ventrikelseptumdefekt:** Dieser Defekt im Bereich des Septum membranaceum entspricht in seiner Entstehung dem membranösen VSD.

2. Pulmonalstenose

• **Pulmonalstenose:** Die pulmonale Ausflußbahn ist eingeengt, wobei in etwa 70 % der Fälle ein breiter fibromuskulärer Wulst im Bereich des Infundibulums des rechten Herzens besteht. Bei ca. 30 % liegt eine Stenose der Pulmonalklappe oder der Pulmonalarterie oberhalb der Klappe vor. Die Pulmonalstenose resultiert aus einer Bildungsstörung des pulmonalen Konus.

3. reitender Aorta

• **Reitende Aorta:** Infolge einer Rechtsverlagerung des Aortenostiums befindet sich das Ostium über dem VSD, es „reitet" gewissermaßen auf dem Septumdefekt. Die FT ist häufig mit anderen Fehlbildungen vergesellschaftet, z. B. einem rechtsseitig verlaufenden Aortenbogen. Das Phämonen „reitende Aorta" ist zumeist Folge einer fehlerhaften intrauterinen Hämodynamik und damit auch Folge der Pulmonalstenose und des VSD: Das Blut strömt vermehrt durch den VSD in die Aorta, die sich durch Dilatation des Ostiums an den stärkeren Druck anpaßt. Das zu große Aortenostium reicht im Bereich des VSD zwangsläufig über die Ventrikelseptumebene hinaus.

Bei einer kleinen Zahl der Fälle ist allerdings eine Fehlentwicklung des Truncus arteriosus oder des Konus anzunehmen, die zu einer echten Verlagerung des Aortenostiums nach rechts (Transposition des Aortenostiums) geführt hat. Der Grad der Verlagerung muß im Einzelfall ermittelt werden. Im Extremfall ist das Aortenostium soweit nach rechts verlagert, daß funktionell bereits eine doppelte Ausflußbahn des rechten Ventrikels vorliegt.

4. Rechtsherzhypertrophie

• **Rechtsherzhypertrophie:** Die bereits fetal vorhandene Hypertrophie des rechten Herzens wird durch die Pulmonalstenose und den Druck im rechten Ventrikel noch weiter verstärkt.

• **Häufigkeit**

⇦

> Die Fallot-Tetralogie ist mit ca. 60 % die *häufigste Fehlbildung unter den Vitien mit Rechts-Links-Shunt* (ca. 5% sämtlicher angeborenen Vitien überhaupt).

Pathophysiologie

• **Hämodynamik:**
venöses Blut → Aorta

- Zyanose
- Trommelschlägelfinger
- gehäufte Infektionen
- letale Rechtsherzinsuffizienz

Pathophysiologie. Durch die Pulmonalstenose kann das sauerstoffarme Blut, das über die Hohlvenen zum rechten Herzen fließt, nur teilweise in die Lungen gepumpt werden. Der andere Teil dieses venösen Blutes gelangt in die Aorta (über den VSD oder direkt in den rechts verlagerten Teil des Aortenostiums) und vermischt sich mit dem sauerstoffreichen Blut aus der linken Kammer. Daher werden Kinder mit diesem Vitium häufig gleich nach der Geburt zyanotisch, sie gedeihen schlecht, entwickeln Trommelschlägelfinger und eine Erythrozytose. Schließlich kommt es zu gehäuften Infektionen und durch die dauernde Mehrbelastung zur letalen Rechtsherzinsuffizienz. Die Lebenserwartung liegt unter 25 Jahren.

1.2.1.2 Fallot-Pentalogie

Fallot-Pentalogie

Fallot-Tetralogie + ASD

Liegt bei einer Fallot-Tetralogie zusätzlich ein **Vorhofseptumdefekt** oder ein **offenes Foramen ovale** vor, wird diese Kombination als Fallot-Pentalogie *(Fallot V)* bezeichnet.

Fallot-Trilogie

- **Pulmonalstenose** +
- **ASD** +
- **Rechtsherzhypertrophie**

Pathophysiologie
Hämodynamik:
- Rechts-Links-Shunt
- Mischblutzyanose

1.2.1.3 Fallot-Trilogie

Definition. Bei der Fallot-Trilogie sind *3 Veränderungen* kombiniert: *Pulmonalstenose*, *Vorhofseptumdefekt* oder *offenes Foramen ovale* und *Rechtsherzhypertrophie.*

Pathophysiologie. Die Pulmonalstenose verursacht einen Druckanstieg im rechten Ventrikel und konsekutiv auch im rechten Vorhof. Über den ASD stellt sich ein Rechts-Links-Shunt und damit eine *Mischblutzyanose* ein. Die muskuläre Hypertrophie ist die Folge der Mehrbelastung des rechten Herzens.

Trikuspidalatresie

- **keine Valva tricuspidalis** + **ASD** (+ Gefäßtransposition)

1.2.2 Trikuspidalatresie

Definition. Als Trikuspidalatresie (griech. *atretos* ohne Öffnung) bezeichnet man das Fehlen der Trikuspidalis in Verbindung mit einem ASD, seltener auch mit einer Transposition der großen Gefäße.

- **Embryologie**
- Endokardkissen vereinigt

Pathologische Anatomie. Durch vollständige Vereinigung der Endokardkissen in der Fetalzeit ist die Bildung der Trikuspidalklappe nicht erfolgt. Am Boden des rechten Vorhofs läßt sich nur eine kleine trichterförmige Vertiefung nachweisen.

Pathophysiologie
- **Hämodynamik:**
  → ASD → li. VH → li. HK → Aorta
- rechter Ventrikel funktionslos

Pathophysiologie. Da in den rechten Ventrikel kein Blut gelangen kann, fließt das gesamte venöse Blut über den ASD in den linken Vorhof, von hier in die linke Kammer und in die Aorta. Der spaltförmige rechte Ventrikel bleibt funktionslos. Die Lungenarterien erhalten Blut über den Ductus Botalli. Bei geschlossenem Ductus werden die Lungen über die Bronchialarterien durchblutet.

Transposition der großen Gefäße

- **Pulmonalostium li., Aortenostium re.**

1.2.3 Transposition der großen Gefäße

Definition. Infolge des Ausbleibens der embryonalen Rotation der großen Gefäßstämme befindet sich das Pulmonalostium auf der *linken* und das Aortenostium auf der *rechten* Seite. Nach der Lage der Ventrikel (orthotop oder ebenfalls vertauscht) unterscheidet man die **unkorrigierte** und die **korrigierte Transposition** (Abb. 27–3).

2 Varianten:

Beide Varianten zusammen machen weniger als 5 % aller Herzvitien aus (männliche zu weiblichen Kindern 4:1). Die Pathogenese ist noch unklar.

- **unkorrigierte Transposition:**
- re. Ventrikel → Aorta
- li. Ventrikel → Pulmonalis
- **korrigierte Transposition:**
  - auch Ventrikel vertauscht

Pathologische Anatomie. Bei der *unkorrigierten* Transposition ist die Abgangsposition der großen Arterien gegenseitig vertauscht: die Aorta entspringt aus dem *rechten* Ventrikel (wo normalerweise die Pulmonalis abgeht) und die Pulmonalis aus dem *linken* Ventrikel. Bei der *korrigierten* Transposition haben nicht nur die Arterien, sondern auch die Kammern ihre Lage vertauscht: die Aorta entspringt rechts aus einem ebenfalls rechts gelegenen lin-

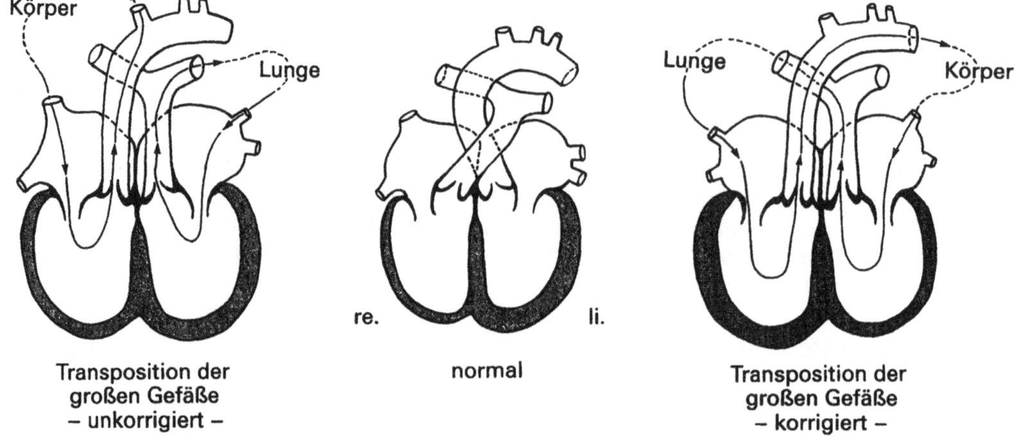

Abb. 27–3: Korrigierte und unkorrigierte Transposition der großen Gefäße

ken Ventrikel und die Pulmonalis links aus dem nach links verlagerten rechten Ventrikel.

Pathophysiologie. Bei der *korrigierten* Transposition funktioniert der Kreislauf normal. Kinder mit diesem Vitium können sich normal entwickeln. Bei *unkorrigierter* Transposition dagegen existieren 2 in sich geschlossene Kreisläufe nebeneinander. Ohne eine funktionelle Verbindung (d.h. ohne Shunt) dazwischen wäre das Kind nicht lebensfähig. Fast immer besteht eine Vergesellschaftung mit anderen Fehlbildungen, zumeist mit einem VSD (> 90 %) oder ASD bzw. offenen Ductus Botalli. Ist der VSD-Shunt zu klein, muß (möglichst sofort nach der Geburt) mittels Ballonkatheter eine Erweiterung oder eine Vorhofseptotomie *(Rashkind-Manöver)* vorgenommen werden. Häufig sterben die Kinder jedoch an den Hypoxiefolgen (zerebrale und kardiale Hypoxie) bei zusätzlichen Infektionen.

Pathophysiologie
Hämodynamik:
- **korrigiert** = Kreislauf normal
- **unkorrigiert** = 2 geschlossene Kreisläufe nebeneinander → zusätzliche Fehlbildungen:
  - VSD
  - ASD
  - offener Ductus Botalli
  - Rashkind-Manöver

- **Ventrikel mit doppeltem Auslaß.** Als „double outlet right ventricle" oder „double outlet left ventricle" vorkommend. Jeweils beide großen Arterien (Aorta und Pulmonalis) entspringen aus einem Ventrikel; zugleich besteht ein VSD.
- **Ventrikel mit doppeltem Einlaß** („double inlet ventricle"). Beide Vorhöfe münden in eine gemeinsame Kammer; die zweite Kammer ist nur rudimentär angelegt.

- **double outlet ventricle**
- **double inlet ventricle**

1.2.4 Truncus arteriosus communis persistens (TACP)

TACP

Definition. Anstelle von Aorta und Pulmonalis entspringt nur *ein* großes gemeinsames Gefäß, der Truncus arteriosus communis, mit einem Ostium (Abb. 27–4).

- **Aorta + Pulmonalis bilden ein Gefäß**

Pathologische Anatomie. Der gemeinsame Truncus reicht von der Klappenebene bis zum Abgang der rechten und linken Pulmonalarterie. Er hat ein großes Ostium in der AV-Ebene mit zumeist 4 Klappentaschen und 2 Koronararterienabgängen. Das Ostium des Truncus liegt direkt über dem hohen VSD (sofern vorhanden).

- **großes Ostium in der AV-Ebene über VSD**

Pathogenese. In der normalen Organogenese bilden sich die beiden großen Arterien aus einem primitiven Truncus arteriosus durch Septierung. Bleibt diese aus, kommt es zum TACP. Meist findet sich bei dieser Fehlbildung auch ein hoher VSD, auf dem der Truncus „reitet".

- **Pathogenese:** Ausbleiben der Septierung des primitiven Truncus arteriosus + hoher VSD

Pathophysiologie. Das aus beiden Ventrikeln stammende Mischblut fließt direkt über den VSD in den Truncus, dann zum einen Teil in die Lungenarterien und zum anderen Teil in den Aortenbogen, der aus dem Truncus hervorgeht. Es zirkuliert stets *Mischblut.* Da die Lungenarterien zu stark belastet werden, kommt es sehr bald zu den Folgen einer pulmonalen Hypertension mit zunehmender Zyanose. Die Prognose ist schlecht; die Lebenserwartung liegt unter 1 Jahr.

Pathophysiologie

- **Hämodynamik:** Mischblut → VSD → Truncus → Lungenarterien → Aortenbogen
- **Folge:** pulmonale Hypertension
- **Prognose:** schlecht

Vom TACP ist der **Pseudotruncus arteriosus** zu unterscheiden, der als *Pseudotruncus aortalis (PTA)* und als *Pseudotruncus pulmonalis (PTP)* vorkommt. In beiden Fällen hat eine asymmetrische septale Trennung des primitiven Truncus

Pseudotruncus arteriosus
1. aortalis (PTA)
2. pulmonalis (PTP)

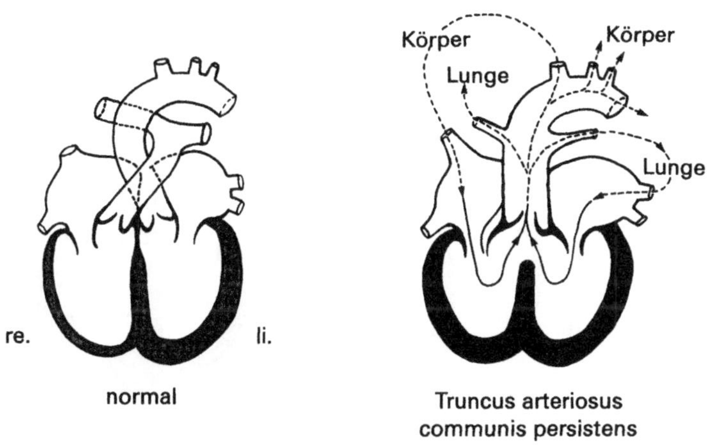

Abb. 27–4: Truncus arteriosus communis persistens (TACP)

- **Kombination mit hohem VSD obligat**

stattgefunden, so daß bei einem PTA nur die Aorta ausgebildet, die Pulmonalis dagegen atretisch geblieben ist. Beim PTP verhält es sich umgekehrt. Die Kombination mit einem hohen VSD ist obligat.

Fehlmündung der Lungenvenen

1.2.5 Fehlmündung der Lungenvenen

selten

ohne zusätzlichen ASD: Kinder nicht lebensfähig

Bei diesen seltenen Fehlbildungen münden Lungenvenen (die normalerweise während der Lungenentwicklung am linken Vorhof Anschluß finden) als einzelne Vene, paarweise oder manchmal auch alle zusammen entweder in den *rechten Vorhof*, in die *obere Hohlvene* oder in den *Sinus coronarius* ein. Ohne zusätzlichen ASD sind diese Kinder nicht lebensfähig.

Vitien ohne Shunt

1.3 Vitien ohne Shunt

Pulmonalstenose, Aortenstenose

1.3.1 Pulmonalstenose (PS), Aortenstenose (AS)

- **Einengung der Ausflußbahnen ohne ASD:**
  - valvuläre Stenose
  - supravalvuläre Stenose
  - subvalvuläre Stenose
- **valvuläre Stenose**
  - am häufigsten

Definition. Bei diesen konnatalen Stenosen der großen Arterien ohne ASD ist die pulmonale bzw. aortale Ausflußbahn eingeengt (Abb. 27–5). Die Stenose kann *in* (valvuläre Stenose), *oberhalb* (supravalvuläre Stenose) oder *unterhalb* (subvalvuläre Stenose) der Klappenebene liegen.

Pathologische Anatomie. Die **valvuläre Stenose** ist der am häufigsten vorkommende Stenosetyp. Die Klappentaschen sind stark deformiert, dysplastisch oder stimmen zahlenmäßig nicht. Der Grad der Stenose (das gilt für alle Formen dieser Vitiengruppe) variiert erheblich.

- **supravalvuläre Stenose**
  - selten

Bei der (seltenen) **supravalvulären Stenose** finden sich Einschnürungen des Gefäßrohres oder auch membranöse Gebilde im Aortenlumen.

- **subvalvuläre Stenose**
  - Ringleistenstenose oder Stenose durch muskulären Wulst

Bei der **subvalvulären Stenose** liegt die einengende Fehlbildung unterhalb der jeweiligen Gefäßklappe. Die Art dieser Stenose ist links und rechts verschieden. Bei der subvalvulären *Aorten*stenose ist entweder eine fibröse „Ringleiste“ *(Ringleistenstenose)* oder ein muskulärer Wulst nachweisbar. Die subvalvuläre *Pulmonal*stenose kann auch als *infundibuläre Stenose* mit muskulärem Wulst oder perforierter Membran auftreten (Pulmonalstenose mit ASD und Hypertrophie rechts = Fallot-Trilogie).

Pathophysiologie
- **Aortenstenose**
  - Linkshypertrophie
  - pulmonale Hypertension
  - Myokardischämie
- **Pulmonalstenose**
  - Rechtsherzhypertrophie
  - Zyanose
  - letales Rechtsherzversagen

Pathophysiologie. Bei der *AS* kommt es zur Druckerhöhung im linken Ventrikel. Linksventrikuläre Hypertrophie und Dilatation mit Rückstau in den linken Vorhof und in die Lungen (pulmonale Hypertension) sind die Folge. Liegt die Stenose unterhalb der Koronarostien, kommt es frühzeitig zu einer ischämischen Myokarderkrankung. Oft sterben die Kinder schon frühzeitig an einer globalen Herzinsuffizienz.
Die *PS* ist charakterisiert durch eine Minderdurchblutung der Lungen und einen Druckanstieg in der rechten Kammer mit nachfolgender Rechtsherzhypertrophie, Dekompensation und Zyanose mit letalem Rechtsherzversagen. Die mittlere Lebenserwartung liegt unter 20 Jahren.

Die **Pathogenese** dieser Vitien ist noch nicht völlig geklärt.

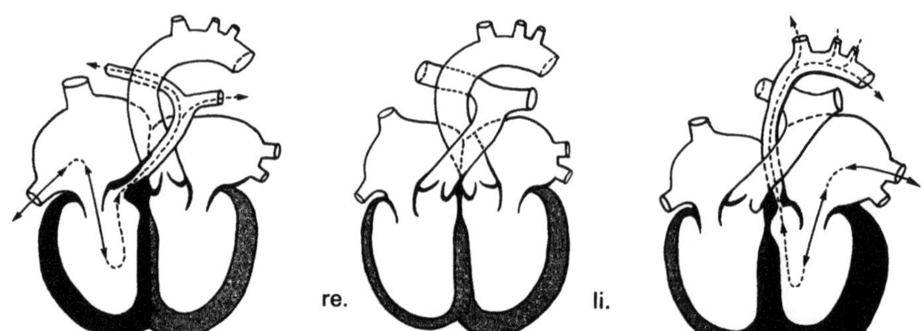

isolierte Pulmonalstenose — normal — isolierte Aortenstenose

Abb. 27–5: Isolierte Pulmonalstenose und Aortenstenose

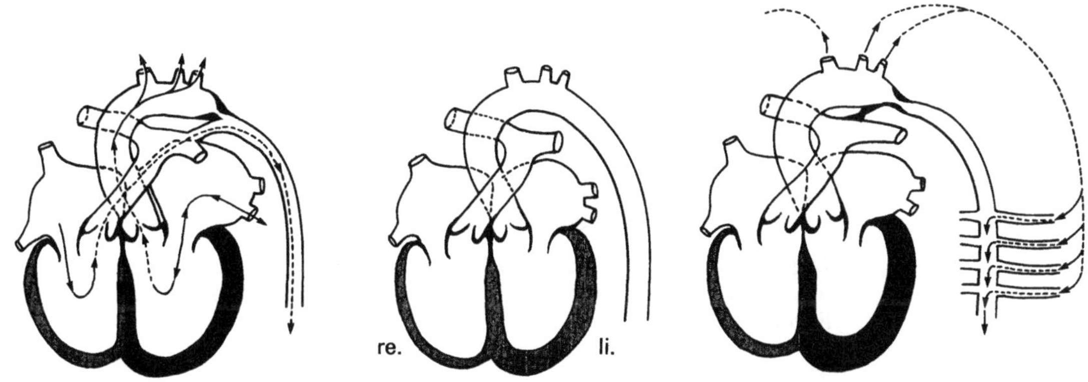

Aortenisthmusstenose: präduktal – juveniler Typ –   normal   Aortenisthmusstenose: postduktal – adulter Typ –

Abb. 27–6: Aortenisthmusstenose

1.3.2 Aortenisthmusstenose

Aortenisthmusstenose

Die Aortenisthmusstenose gehört anatomisch zu den Gefäßfehlbildungen, wird jedoch wegen ihrer Symptomatologie klinisch den Herzvitien zugeordnet.

Definition. Die Aortenisthmusstenose stellt eine umschriebene Verengung des Aortenbogens im Bereich der Ductus-Botalli-Mündung dar. Man spricht vom *juvenilen Typ*, wenn die Enge vor dem (meist offenen) Ductus, also *präduktal*, liegt, und vom *adulten Typ* (Erwachsenentyp) bei einer *postduktalen* Verengung, wobei der Ductus dann meist geschlossen ist (Abb. 27–6).

- **Gefäßfehlbildung: Aortenbogenverengung**

2 Typen:
- juveniler Typ: präduktal
- adulter Typ: postduktal

Pathophysiologie. Beim *juvenilen Typ* kommt es zur Stauung und Druckerhöhung im linken Herzen mit Rückstau über den linken Vorhof in die Lungen. Das sauerstoffarme Blut aus dem rechten Herzen fließt nur zum Teil in die Lungen, zum anderen Teil über den offenen Ductus Botalli in die Aorta descendens. Hierbei liegt eine Zyanose der unteren Körperhälfte vor. Die meisten der chirurgisch unbehandelten Kinder sterben noch im Kindesalter.
Beim *adulten Typ* steht der Aortenbogen bis zur Stenose unter hohem Druck, während in der poststenotischen A. thoracalis der Druck gering ist. Dadurch bilden sich zahlreiche Kollateralen, die sich als dünnwandige, relativ weitlumige und häufig leicht geschlängelte Gefäßverbindungen zwischen den Arterien der oberen Körperhälfte (z. B. Aa. mammariae) und den segmentalen Interkostalarterien sowie den Aa. gastricae gut nachweisen lassen. Über die Kollateralen erfolgt eine verbesserte Durchblutung der unteren Körperpartie. Da diese Kollateralen unter pulsierendem Druck stehen, verursachen sie an den Unterrändern der Rippen *Druckusuren* (Druckatrophie des Knochengewebes). Wegen der starken Druckbelastung bildet sich im Aortenbogen und in den vor der Stenose abgehenden Arterien frühzeitig eine starke *Arteriosklerose*; auch eine Koronarsklerose ist häufig. Ohne operative Beseitigung der Stenose sterben die Patienten häufig an Gefäßrupturen, vor allem an intrakraniellen Blutungen. Die mittlere Lebenserwartung beträgt etwa 35 Jahre.

Pathophysiologie
Hämodynamik
- **juveniler Typ:**
  - Linkshypertrophie
  - Zyanose der unteren Körperhälfte
  - Prognose: schlecht
- **adulter Typ:**
  - Kollateralenbildung zwischen Aa. mammariae u. Interkostalarterien
  - Druckusuren an den Rippen
  - umschriebene Arteriosklerose

Pathogenese. Ob die Stenose in einem Zusammenhang mit dem Ductusverschluß steht oder Folge der überschießenden Obliteration weiterer Kiemenbogenarterien ist, konnte noch nicht eindeutig geklärt werden.

Pathogenese: unklar

1.4 Sonstige Herzvitien

Sonstige Herzvitien

Hypoplastisches Linksherzsyndrom. Kombination von *hypoplastischem linken Ventrikel* mit *Aortenatresie* und Stenose oder Atresie der *Mitralis* (<6 % der konnatalen Vitien). Hierbei ist die linke Kammer extrem klein; der linke Ventrikel erscheint wie ein kleines auf den rechten Ventrikel „aufgesetztes" Gebilde. In ca. 50 % der Fälle findet sich zusätzlich eine endokardiale Fibroelastose. Die Blutzirkulation erfolgt über das offene Foramen ovale und über den Ductus Botalli.

- **hypoplastisches Linksherzsyndrom**
  - extrem kleiner linker Ventrikel
  - Aortenatresie
  - Mitralisatresie, -stenose
  - Fibroelastose

- **Ebstein-Anomalie**
- Verlagerung des Trikuspidalklappensegels

Ebstein-Anomalie. Verlagerung des Trikuspidalklappensegels mit starker Vergrößerung des rechten Vorhofs bei Insuffizienz oder Stenose der Valva tricuspidalis, Reduktion der Lungendurchblutung.

- **konnatale Mitralstenose**
- Fehlbildung der Klappensegel

Konnatale Mitralstenose. Fehlbildung der Klappensegel; schwer von erworbenen Mitralstenoseformen zu unterscheiden (ca. 4% der konnatalen Vitien).

- **konnatale Mitralatresie**
- fehlende AV-Öffnung

Konnatale Mitralatresie. Fehlende AV-Öffnung, dadurch hypoplastischer linker Ventrikel (ca. 2% der konnatalen Vitien).

- **Dextrokardie**
- **Ektopia cordis**

Lagenanomalien des Herzens. *Dextrokardie:* Rechtslage des Herzens bei Situs inversus (< 1 %); *Ektopia cordis:* Bei Brustwanddefekt frei an der Oberfläche liegendes Herz.

Myokard

2. Myokard

S. Blümcke

Struktur
- Glanzstreifen
- Querstreifung
- Myozyten: einkernig
- **Myokardverband:**
- 30% Myozyten → 75% des Volumens
- 70% Fibrozyten
- **Verhältnis Muskelfasern zu Kapillaren: 1:1**
- **Sarkoplasma-Feinstruktur:**
- T- und L-Tubuli
- Mitochondrien
- Sarkolemm
- Reizleitungssystem

Myokardstruktur. Die Herzmuskulatur (Arbeitsmuskulatur) zeigt einen geflechtartigen Aufbau: die einzelnen Herzmuskelzellen *(Myozyten)* stoßen im Bereich der *Glanzstreifen* aneinander. Ebenso wie die Skelettmuskulatur weist sie eine Querstreifung auf. Die Myozyten sind jedoch i. d. R. einkernig und die Zellkerne liegen mittelständig. Im Aufbau des Herzmuskelzellverbandes *(Myokard)* befinden sich etwa 30 % Myozyten, die allerdings 75 % des zellulären Volumens repräsentieren. Die restlichen 70 % sind Fibrozyten. Das Myokard ist sehr kapillarhaltig (Verhältnis von Muskelfasern zu angeschnittenen Kapillaren im histologischen Schnitt = 1:1).
Das *Sarkoplasma* jeder Zelle enthält ca. 300 kontraktile Myofibrillen, die sich aus Aktin- und Myosinfilamenten zusammensetzen. Das sarkoplasmatische Retikulum (intrazelluläres Transportsystem) besteht aus T-Tubuli (transversales System) und L-Tubuli (longitudinales System). Es dient der Kopplung von Erregung und Kontraktion. Die Myozyten sind reich an Mitochondrien (Träger der oxidativen Enzyme). Das *Sarkolemm* (Zytoplasmamembran + Basalmembran) ist mit dem bindegewebigen Interstitium direkt verbunden. Das *Reizleitungssystem* wird von spezialisierten (sarkoplasmareichen, myofibrillenarmen) Muskelfasern gebildet.

Biochemie
- **Proteinsynthese**
- Verhältnis DNS zu RNS
- Bedeutung der Messenger-RNS

Biochemie. Wachstums- und Reparationsvorgänge an Herzmuskelzellen müssen in Richtung des Überwiegens der Synthese über den Abbau der Proteine geregelt werden. Dabei ist das Verhältnis von DNS- und RNS-Gehalt und Messenger-RNS von besonderer Bedeutung. In nicht mehr teilungsfähigen Myozyten beträgt die Halbwertzeit der kontraktilen Proteine, der Strukturproteine und der Zytochrome 5–12 Tage.

Herzfunktion
- Bedeutung von Schlagvolumen und Blutdruck für Anpassung an jeweiligen Bedarf

Funktion. Das Herz hat die Aufgabe, durch rhythmische Pumparbeit die Blutzirkulation im Kreislaufsystem aufrecht zu erhalten und dabei Schlagvolumen und Blutdruck in regulatorischem Zusammenhang mit der Kreislaufperipherie dem jeweiligen Bedarf anzupassen. Jede Veränderung der Leistungsanforderung verlangt eine Anpassung an die neue Kondition. Dadurch kommt es zu adaptiven Veränderungen, die je nach ihrem Schweregrad zu Funktionsstörungen, zur manifesten Herzkrankheit oder schließlich zum Herzversagen führen.

Adaptive und regressive Herzveränderungen

Herzhypertrophie

2.1 Adaptive und regressive Herzveränderungen

2.1.1 Herzhypertrophie

- **Myokardmasse ↑**
- Herzarbeit = Druck × Volumen

Definition. Herzhypertrophie ist die *Massenzunahme des Myokards* als Folge einer vermehrten Muskelarbeit. Die Mehrarbeit bei jeder Herzaktion (Arbeit = Kraft × Weg, d. h. Druck × Volumen) kann durch Druckerhöhung oder Volumenvermehrung sowie durch Erhöhung des peripheren Widerstands bedingt sein. Die Ursache kann innerhalb oder außerhalb des Herzens liegen.

- trainingsbedingte Herzhypertrophie = nicht pathogen
- Sportlerherz bis zu 480 g schwer, Rückbildung zur Norm möglich

Beispiel: Die am einfachsten zu verstehende – und nicht als krankhaft zu bewertende – Hypertrophieform ist die trainingsbedingte **Herzhypertrophie des Leistungssportlers**. Als Folge der physiologischen Anpassung an die Mehrbelastung des Herzens ist der linke Ventrikel bei gleichmäßiger Zunahme aller Muskelfasern an Länge und Volumen in allen seinen Proportionen harmonisch vergrößert (ähnlich der Skelettmuskelvergrößerung bei körperlichem Training). Das *Sportlerherz*, das bis zu *480 g* schwer werden kann, bildet sich nach dem Wegfall der Trainingsbelastung wieder zur Normgröße zurück.

Der Grad der jeweiligen Herzhypertrophie ist am **Herzgewicht** ablesbar. Eine Hypertrophie liegt bereits vor, wenn das Herz 50 g schwerer als das Normgewicht ist. Dieses richtet sich bei Erwachsenen nach Größe und Geschlecht, bei Kindern nach dem Alter (s. Tab. 3-1, S. 20).

- **Herzgewicht = praktisches Maß der Hypertrophie**

Bei einer Gewichtszunahme infolge Myokardhypertrophie auf über **500 g** spricht man vom **kritischen Herzgewicht**, ab 600 g vom **Cor bovinum** (Ochsenherz) und ab 1000 g von einer **exzessiven Herzhypertrophie**.

Nach eigenen Beobachtungen können **Herzgewichte** von **1250 g** erreicht werden.

Die einfache Hypertrophie kann sich schon nach wenigen Tagen entwickeln und bei Beseitigung der Ursache ebenso schnell wieder zurückbilden. Klinisch besteht noch keine Leistungsminderung und das Herz ist noch suffizient. Daher spricht man hier von einer *kompensierten Hypertrophie.*

- **kompensierte Hypertrophie**
- reversibel

Morphologie. Je nach der Ursache bildet sich die Hypertrophie am links- oder rechtsventrikulären Myokard aus, kann aber auch das gesamte Herz betreffen. Makroskopisch erkennt man die Hypertrophie an folgenden Kriterien: Verdikkung der Herzkammerwand (Ventrikel links > 15 mm, Ventrikel rechts > 4 mm, Vorhofwand > 2 mm). Das Myokard ist leicht dunkel gefärbt und fühlt sich fest an. Die Trabekel und Papillarmuskeln sind verdickt (prominentes Trabekelrelief).
- Bei der *Linksherzhypertrophie* überragt die linke Kammerspitze den rechten Ventrikel und ist deutlich nach links verschoben
- bei der *Rechtsherzhypertrophie* kann der rechte Ventrikel spitzenbildend werden.

Das *Ventrikelseptum* besteht fast ausschließlich aus linksventrikulärer Muskulatur; daher erscheint es bei einer Linksherzhypertrophie stärker verbreitert als bei einer reinen Rechtsherzhypertrophie. Die Hypertrophie der *Vorhöfe* wird an den versteiften Herzohren und verdickten Mm. pectinati erkennbar. Bei der reinen, d. h. kompensierten Hypertrophie findet sich das Bild der *konzentrischen Hypertrophie* (Abb. 27-7): Die Kammern sind allseitig konzentrisch konfiguriert und weisen ein eng gestelltes Lumen auf. An der jeweiligen Lumengröße kann man eine *Druckhypertrophie* (mit etwas engerem Lumen) von einer *Volumenhypertrophie* (mit etwas weiterem Lumen) unterscheiden.

morphologische Kriterien:

- **Kammerwand links:** > 15 mm
- **Kammerwand rechts:** > 4 mm
- **Vorhofwand:** > 2 mm

- **Linksherzhypertrophie**
- li. Kammerspitze überragt re. Ventrikel
- **Rechtsherzhypertrophie**
- re. Ventrikel spitzenbildend
- **Ventrikelseptumverbreiterung**
- bei Linkshypertrophie
- **Vorhöfe**
- Herzohren versteift
- Mm. pectinati verdickt
- **konzentrische Hypertrophie**
- enges Lumen
- Myokard verdickt
- **Druckhypertrophie**
- engeres Lumen
- **Volumenhypertrophie**
- weites Lumen

Mikroskopisch ist eine Myokardhypertrophie an einer Verdickung (im histologischen Bild stellt sich die Faser verbreitert dar), Verlängerung und verstärkten Verzweigung der Muskelfasern *(Myokardmyozyten)* zu diagnostizieren. Man findet eine Vergrößerung und bizarre Verformung der *Kerne* (z. T. hirschgeweihartig), oft Doppelkerne und Zunahme des DNS-Gehalts: diploide, tetraploide und sogar oktoploide Kerne sind nachweisbar. Weiterhin ist eine Ver-

Histologie
- **Muskelfasern verlängert, verzweigt**
- Zellkerne verformt, vergrößert

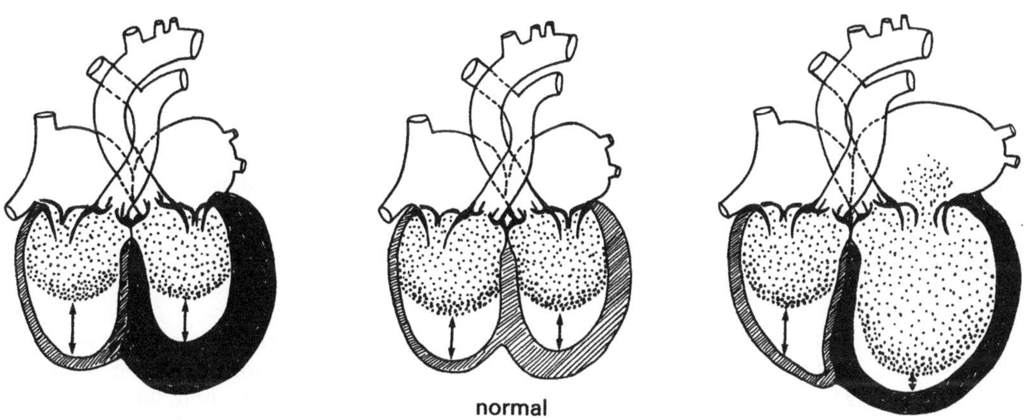

konzentrische Hypertrophie li. — Normalbild zum Vergleich Diastole (schwarz) Systole (rot) Residualblut (rot gepunktet) — exzentrische Hypertrophie li.

Abb. 27–7: Konzentrische und exzentrische Linksherzhypertrophie

- Kapillarnetz ↑

größerung des *Kapillarnetzes* durch Längenwachstum der Kapillaren bei gleichzeitiger Längenzunahme der Muskelfasern zu beobachten.

- **Hyperplasie = numerische Hypertrophie**
- Myozytenzahl ↑, wenn Herzgewicht > 500 g
- bei exzessiver Hypertrophie Verdoppelung der Myokardzellen

• *Unterhalb des kritischen Herzgewichts* bleibt das Myokard zellkonstant, darüber kommt es zu einer zusätzlichen Hyperplasie *(numerische Hypertrophie)* mit Vermehrung von Muskelzellen durch Längsteilung.

Zählungen an histologischen Schnitten haben ergeben, daß bei einer **exzessiven Hypertrophie** (>1000 g) die *Myokardmuskelzellen* von normal 2 auf 4 Milliarden verdoppelt sind; zugleich ist eine Vermehrung der *Bindegewebszellen* und des Kollagens nachweisbar.

- **Blutversorgung** ↓
- bei Herzgewicht > 500 g: Verschiebung des Verhältnisses Kapillaren/Muskelfasern zuungunsten der Kapillaren
- Diffusionsstrecke ↑
- Fibrose bei:
  Hypertonie
  ↓
  Myokardhypertrophie
  ↓
  interstitielle Fibrose
  ↑
  hypertensive Vaskulopathie

• Bei *Überschreiten des kritischen Herzgewichts* wird die *Blutversorgung* der Myokardzellen zunehmend problematischer. Das Verhältnis von Muskelzellen (Muskelfasern) zu Kapillaren bleibt auch bei der reinen Hypertrophie konstant 1:1. Mit zunehmender Hyperplasie (über 500 g) verändert sich dieses Verhältnis zuungunsten der Kapillaren mit der Folge einer verminderten Blutversorgung des Myokards. Hinzu kommt die Verlängerung der *Diffusionsstrecke* durch Verbreiterung der Interzellularräume und Vergrößerung des Zelldurchmessers der stark verdickten Muskelfasern. Außerdem findet sich bei der hypertoniebedingten Herzhypertrophie – im Gegensatz zum Sportlerherzen – eine interstitielle *Fibrose*, d.h. ein erhöhter Kollagengehalt des Myokards (meßbar an der Hydroxiprolinkonzentration). Die Kollagenzunahme bei der Herzhypertrophie ist Ausdruck der gleichzeitig bestehenden hypertensiven *Vaskulopathie*, die zu Durchblutungsstörungen führt.

Elektronenmikroskopie:
- **Vermehrung der Zellorganellen**
- **Proteinsynthese** ↑
  → Verlängerung der Sarkomeren

Ultrastrukturell findet zunächst eine Vermehrung der *Mitochondrien* statt; damit Zunahme der Atmungsfermente, vermehrte Bildung von ATP und Bereitstellung der nötigen Energie. Es folgt eine gesteigerte *Proteinsynthese* mit Zunahme der Aktomyosinfäden und Verlängerung der Sarkomeren. Die Vermehrung des Golgi-Apparats und des sarkoplasmatischen Retikulums sowie der übrigen Organellen folgt nach. So ist die hypertrophische Muskelzelle zu einer gesteigerten Kraftentfaltung fähig.

Pathogenese:

- **Hypertrophiebereitschaft:**
  Disproportion von DNS, RNS, mRNS
  Stimulation von RNS- u. Proteinsynthese

Pathogenese. Für den Herzmuskel ist ein bestimmter DNS- und RNS-Gehalt sowie auch eine bestimmte Aktivität der vorhandenen Messenger-RNS spezifisch. Eine Verschiebung dieser Verteilungen kann zu einer verstärkten *Hypertrophiebereitschaft* führen. Besonders der Stimulation der RNS- und Proteinsynthese kommt hierbei eine entscheidende Bedeutung zu; auch spielen Veränderungen im Isoenzymmuster der Zellen (z.B. der Myosinisoenzyme) eine wesentliche Rolle.

- mRNS-Gehalt ↑

Die quantitativen Veränderungen im myokardialen Messenger-RNS-Gehalt bei Herzmuskelhypertrophie wurden sowohl tierexperimentell als auch beim Menschen gemessen und zeigten unter schweren Hypertrophiebedingungen eine bis zu 80%ige Steigerung gegenüber der Norm.

- NNR-Steroide steuern Hypertrophie

Auch *steroidogene Faktoren* der Nebennierenrinde steuern die Herzhypertrophie, die offenbar mit einer Genaktivierung der Myozyten initiiert wird.

Herzdilatation

2.1.2 Herzdilatation, Herzinsuffizienz

1. **Herzhöhlen erweitert**
2. **klinisch = Herzinsuffizienz** bzw. **Herzdekompensation**

Definition. Der morphologische Begriff Herzdilatation bedeutet *Erweiterung der Herzhöhlen.* Er ist prinzipiell gleichbedeutend mit den klinischen Bezeichnungen *Herzinsuffizienz* und *Herzdekompensation.*

Akute Dilatation

2.1.2.1 Akute Herzdilatation

- **tonogene Dilatation** (Rückbildung möglich) durch:
- Volumenvermehrung
- Druckerhöhung
- **akute Dilatation** (irreversibel, bei stärkerer Belastung) → **Rechtsherzversagen** (z.B. bei großer Lungenembolie)

Auf eine plötzlich ansteigende venöse Volumenvermehrung oder arterielle Druckerhöhung reagiert das Herz mit einer Anpassungsdilatation *(tonogene Dilatation)*, um die kurzfristige Mehrbelastung auszugleichen; danach kann es sich wieder auf seine Normgröße zurückbilden. Bei einer pathologischen, d.h. unphysiologisch hohen Belastung ist diese Regulation nicht ausreichend und es kommt zur *akuten Dilatation.* Dieser Zustand kann bereits nach Sekunden eintreten und unter Umständen innerhalb von Minuten zum *tödlichen Rechtsherzversagen* führen (z.B. bei einer großen Lungenembolie).

Pathogenese:
endsystolisches Volumen ↑ (> 70 ml)
↓
Kammererweiterung
↓
Kammerradius ↑
↓
akute Dilatation

Pathogenese. Reicht die Kraft der Muskelfasern nicht aus, das venöse Blutangebot zu bewältigen, verbleibt ein zu großes *endsystolisches Volumen* (> 70 ml), das normalerweise ein Drittel des enddiastolischen Volumens beträgt. Wenn auch das neu hinzukommende venöse Blut nicht mehr voll ausgeworfen wird, kommt es zwangsläufig zur *Kammererweiterung.* Mit jedem Schlag wird der *Kammerradius* (die Kammer als Kugel gedacht) größer und die Kammerwand weitet sich aus, d. h. sie dilatiert.

Morphologie
- **Verlängerung der Sarkomere**
- **Abnahme der Muskelfaserschichten**
- **Abreißen des Nexus** → Muskelfaserlücken mit Gefügeverschiebung
- **ATP-Mangel der Myozyten** → Mangelinsuffizienz

Morphologie. Bei akuter Dilatation werden die Muskelfasern durch die Wanddehnung dünner und länger (die Sarkomere verlängern sich). Dabei nimmt die Zahl der Muskelfaserschichten in der Kammerwand ab. Die Faserquerverbindungen reißen im Bereich der Nexus ab. Dadurch verändert sich das normalerweise netzförmige Fasergefüge, die Faserschichten erscheinen wie aufgesplittert. In die entstehenden Faserlücken können sich umgebende Fasern schieben (Gefügeverschiebung nach *Hort*): Die Herzmuskulatur ist „aus den Fugen" geraten! Biochemisch kommt es zum ATP-Mangel in den Myozyten, da der akute Mehrbedarf an ATP nicht schnell genug ersetzt werden kann (Mangelinsuffizienz).

warum die akute Dilatation zum tödlichen Herzversagen führt, ist ungeklärt

Unklar bleibt der pathophysiologische Mechanismus, der von der akuten Dilatation zum **tödlichen Herzversagen** führt. Die Dehnung der Muskelfasern allein kann das Versagen nicht erklären, da die gedehnten (verlängerten) Zellen noch nicht im „absteigenden Schenkel" des Längen-Spannungs-Diagramm nach *Starling* arbeiten. Eine Überdehnung der Muskelfasern als mögliche Ursache scheidet aus, da einerseits der Herzbeutel als äußere Fessel wirkt und andererseits das Kollagen des Interstitiums und des Endokards einer Überdehnung entgegensteht.

2.1.2.2 Chronische Herzdilatation

Chronische Dilatation

Pathogenese

Pathogenese. Bei langsam zunehmender und länger anhaltender Herzbelastung (z.B. bei Hypertonie) bildet sich *zuerst* eine **Hypertrophie** des linken Ventrikels aus. Nach völliger Ausschöpfung der durch die Hypertrophie gewonnenen Kraftreserven kommt es zur **chronischen Dilatation**, die auch als *Gefügedilatation* oder *strukturelle Dilatation* bezeichnet wird (klinisch spricht man vom „ausgebrannten" Herzen).

- **relative koronare Mangelversorgung** durch:
- – linksventrikulärer Druck ↑
- – Myokardhypertrophie

Funktionell liegt eine schwere Leistungsminderung vor. Ein tödliches Herzversagen kann jederzeit eintreten, insbesondere wegen der mangelnden Anpassung der Koronararterien an die vorausgehende Myokardhypertrophie und der dadurch ausbleibenden notwendigen Mehrdurchblutung. Es kommt im Gegenteil durch Druckerhöhung im linken Ventrikel meist sogar zu einer Verschlechterung der Koronardurchblutung.

– bei chronischer Dilatation: Herzbeutel kein Hindernis

Der **Herzbeutel** wirkt bei der chronischen Dilatation *nicht* als Hindernis. Da dieser Prozeß über eine längere Zeit geht und damit eine Dilatation des kollagenen Gewebes im Herzbeutel wie auch im Interstitium der Muskulatur möglich ist, kann sich der Herzbeutel dem größer werdenden Herzen anpassen.

Morphologie:
- **exzentrische Hypertrophie**

Morphologie. Da der chronischen Dilatation i.d.R. eine Myokardhypertrophie vorausgeht, benutzt man in der Pathologie den Begriff **exzentrische Hypertrophie** (Abb. 27–7):

– Ventrikelspitze abgerundet = **„romanischer Rundbogen"** (normal: „gotischer Bogen")
– Myokard **verschmälert**

- Das makroskopische Bild zeigt *abgerundete* Ventrikelspitzen („romanischer Rundbogen") – eine normale Kammerspitze läuft dagegen nach Art eines „gotischen Bogens" *spitzwinklig* zu.
- Das Myokard ist *verschmälert.* Besteht zugleich eine stärker ausgeprägte Hypertrophie, ist die Verschmälerung der Kammerwand oft nicht deutlich. In diesem Fall muß bei der Bewertung der Kammerwandstärke das gesamte Herzgewicht berücksichtigt werden. Die Myokardverschmälerung läßt sich durch *Auszählen der Muskelfaserschichten* quantifizieren.

– Reduktion der **Faserschichten** in der Kammerwand von 500 auf 300

Das Myokard eines normalen linken Ventrikels besteht aus ca. **500 Faserschichten.** Bei stärkerer Dilatation kommt es zur Ausweitung und zu stärkeren Lückenbildungen in den einzelnen feinmaschig aufgebauten Schichten. In diese Lücken schieben sich Fasern aus anderen Schichten hinein, so daß die Zahl der Faserschichten entsprechend abnimmt. Im Extremfall reduziert sich die Zahl der Faserschichten der Kammerwand auf **300.**

- **Kammerdurchmesser** verlängert

• Der *quere Kammerdurchmesser* ist verlängert; die Kammer erscheint eher kugelförmig oder im Extremfall sogar quer- statt längsoval.

- **Trabekel** und **Papillarmuskeln** abgeflacht

• Die *Trabekel* und *Papillarmuskeln* sind abgeflacht; bei starker Dilatation erscheinen die Trabekel wie plattgedrückt. Diese Kriterien gelten grundsätzlich für beide Herzkammern.

- **Vorhöfe** und **Herzohren** dilatieren ebenfalls

• Die Dilatation der Vorhöfe wird vor allem an der *Vorhoferweiterung* deutlich: Die Herzohren sind erweitert und erscheinen wie „aufgerichtet". Die Muskelstärke nimmt ab. Im Vergleich zur akuten Dilatation nimmt die chronische Dilatation stärkere Ausmaße an.

- **Herzbeutel** paßt sich an

• Der *Herzbeutel* kann sich anpassen.

Pathophysiologie:
- **Reduktion des Wirkungsgrades aus 3 Ursachen:**
1. **Kontraktionskraft nicht mehr auf die Kammer gerichtet**
2. **feinstrukturelle Veränderungen**
3. **Leistungsoptimum wird nicht mehr erreicht**
- Laplace-Gesetz kann nicht wirken

Pathophysiologie. Der Wirkungsgrad einer chronisch dilatierten Herzkammer ist deutlich verringert:
• die verlängerten Muskelfasern sind in den Faserschichten nicht zirkulär angeordnet (wie normalerweise), wodurch ihre *Kontraktionskraft* nicht genau auf die Mitte ausgerichtet und insofern nicht voll wirksam ist
• die Muskelzellen zeigen *feinstrukturelle Mängel* (zu breite Z-Bänder, „Fibrillenunordnung")
• der Muskel arbeitet nicht mehr im *Leistungsoptimum.*

Unter physiologischen Bedingungen gilt das **Laplace-Gesetz**: die Wandspannung des kontrahierenden Ventrikels verhält sich proportional zum Quotienten aus Kammerdruck und Kammerradius.

Bei der Dilatation muß die Ventrikelwand eine höhere Spannung aufbringen, da sich der Kammerradius vergrößert hat. Die Wandspannung, d.h. Muskelkraft, reicht aber nicht aus, sonst wäre es ja nicht zur Dilatation gekommen. So verstärken sich Ursache und Wirkung gegenseitig (positive Rückkopplung).

mikroskopisches Bild:
- **Myolysen**
- **Fibrosen**
- **Schwielen**
- Verlust von kontraktilen Zellen → Wandschwäche

Mikroskopisch erkennt man in einem chronisch dilatierten Ventrikel regelmäßig *Fibrosen* oder sogar kleine *Schwielen*, als Folge von Muskelfaseruntergängen und sekundärer Bindegewebsbildung. Da dieses Ersatzgewebe keine kontraktive Fähigkeit besitzt und immer mehr Muskelzellen untergehen *(Myolysen)*, verliert das Myokard mit der Zeit immer mehr an kontraktilen Zellen, d.h. es wird schwächer!

Elektronenmikroskopie:
- Glanzstreifen dehiszent → Erregungsübertragung ↓
- Schädigung des sarkoplasmatischen Retikulums → Ca^{++} ↓ → ATP ↓ → **Utilisationsinsuffizienz**

Ultrastrukturell läßt sich darüberhinaus feststellen, daß die Glanzstreifen dehiszent werden, was die Erregungsübertragung blockiert. Schließlich kommt es in den dilatierten, geschädigten Muskelzellen zur verzögerten Freisetzung von Kalziumionen durch Schädigung des sarkoplasmatischen Retikulums und dadurch zur Reduktion der kalziumionenabhängigen ATPase an den kontraktilen Elementen, den Aktomyosinfäden. Unter Belastung reicht die ATP-Bildung nicht mehr aus: es handelt sich daher um eine *Utilisationsinsuffizienz.* Das Herz kann unter Ruhebedingungen zwar noch arbeiten, dekompensiert aber unter Belastung.

Herzinsuffizienz

2.1.2.3 Herzinsuffizienz

- **keine bedarfsgerechte Pumpleistung**

Definition. Als Insuffizienz bezeichnet man die Unfähigkeit des Herzens bzw. seiner Kammern, das in ausreichender Menge ankommende venöse Blut entsprechend den Erfordernisssen der Peripherie weiter zu pumpen.

Pathophysiologie
- **Normalwerte**

Pathophysiologie. Das Herzminutenvolumen (HMV) beträgt in Körperruhe etwa 5 l, wobei man von einem Schlagvolumen (SV) von 70 ml und einer Frequenz von 70 Schlägen pro Minute ausgeht. Dabei füllt sich die Kammer am Ende der Diastole auf 140 ml und wirft 70 ml bei jeder Systole aus, so daß nach jedem Schlag 70 ml Restblutmenge zurückbleiben (endsystolisches Volumen).

- **bei Insuffizienz:** zu hohe endsystolische u. -diastolische Volumina → **Kammerdilatation** mit:

relativer AV-Klappeninsuffizienz durch:

Beim *insuffizienten Herzen* bleibt vor Beginn der Diastole ein zu hohes endsystolisches Volumen in der Kammer zurück, da in der Systole nicht mehr genügend Blut ausgeworfen wird, d.h. die systolische Förderleistung ist reduziert. Nimmt z.B. der arterielle Widerstand weiter zu oder die Muskelkraft der Kammerwand weiter ab, dann wird die Pumpleistung immer schlechter. Endsystolische und -diastolische Volumina werden immer größer: die Kammer ist dilatiert! Als Folge der Kammerdilatation kommt es zur *relativen AV-Klappeninsuffizienz*:

• durch Dehnung des Klappenrings (der Klappenumfang wird am sezierten Herzen gemessen und so die Ostiumerweiterung nachgewiesen; Normalwerte s. Tab. 3–1, S. 20)
• durch Veränderung der Papillarmuskeln während der Myokarddilatation.
Die AV-Klappe ist nicht mehr voll schließfähig, weil sich das Klappenostium vergrößert hat und zugleich die Klappensegel sich nicht mehr am Schließungsrand berühren; daher kann bei der Systole Blut in den Vorhof zurückströmen. Der Stau des Venenblutes im *Vorhof* führt ebenfalls zur Dilatation. Der Vorhof weitet sich aus, die Herzohren werden miteinbezogen; Ventrikel und Vorhof sind nun dilatiert. Dieses pathogenetische Prinzip gilt grundsätzlich für das linke wie das rechte Herz gleichermaßen. Klinisch spricht man von einer *Links-* oder einer *Rechtsherzinsuffizienz* oder einer *globalen Herzinsuffizienz*, wenn beide Herzen betroffen sind. Auch im Sektionssaal wird der primär klinische Begriff Insuffizienz oft benutzt, wenn sich neben den Zeichen der Herzdilatation auch noch an anderen Organen Folgeveränderungen einer Herzschwäche ablesen lassen.

1. Dehnung des Klappenrings

2. Veränderung der Papillarmuskeln
- AV-Klappe nicht mehr schließfähig
- Ausweitung des Vorhofs
- Prinzip gilt rechts und links
- klinisch: Links- bzw. Rechtsherzinsuffizienz oder globale Herzinsuffizienz

Zeichen der Linksherzinsuffizienz. Die *Dilatation* von linker Kammer und linkem Vorhof sowie die relative *Mitralinsuffizienz* führen zum Rückstau in die Lungenvenen und damit zur Lungenstauung. Es kommt zur *Druckerhöhung in den Lungenkapillaren* von normal 6–9 mm/Hg auf >20 mm/Hg. Die Gefäße erweitern sich und werden durchlässiger, wodurch *Transsudat* austritt. Es entsteht erst ein interstitielles, dann ein intraalveoläres *Lungenödem*. Durch den erhöhten Kapillardruck erhöht sich zwangsläufig auch der Druck in den Arteriolen und Arterien der Lungen. Das führt zur Widerstandserhöhung im rechten Ventrikel, der bei weiter zunehmender Lungenstauung ebenfalls insuffizient wird. So kommt es zur konsekutiven *Rechtsherzinsuffizienz* mit allen ihren Folgen. Man spricht in diesem Falle von einer **globalen Herzinsuffizienz**, wobei das akute Rechtsherzversagen dann meist zum Tode führt.

Linksherzinsuffizienz
durch:
• **Kammer-, Vorhofdilatation**
• **relative Mitralinsuffizienz**
• **Folgen:**
- Lungenkapillardruck ↑
- Transsudat
- Lungenödem
- pulmonale Hypertension

konsekutive Rechtsherzinsuffizienz → globale Herzinsuffizienz

Zeichen der isolierten Rechtsherzinsuffizienz. Durch Widerstandserhöhung in den Lungenarterien, z. B. als Folge einer akuten oder protrahiert verlaufenden Lungenarterienembolie, kommt es zur *Dilatation* der muskelschwachen *rechten Kammer*; sie wird insuffizient. Nun läuft prinzipiell derselbe pathophysiologische Mechanismus ab wie bei der Linksherzinsuffizienz: die rechte Kammer weitet sich aus. Hinzu kommt eine relative *Trikuspidalinsuffizienz*. Eine rasch zunehmende Blutstauung über die Hohlvenen ist die unmittelbare Folge.

Rechtsherzinsuffizienz
• **akut oder protrahiert**
• **pulmonale Hypertension u. Dilatation mit relativer Trikuspidalinsuffizienz**
• **Folgen:**
- Blutrückstau
- Stauungsorgane

Praxishinweis

Bei der **Sektion** finden sich die typischen Bilder: Stauungsleber, Stauungsmilz, Stauungsnieren, Stauungsdarm, Hirnödem, aber auch Ergüsse (Aszites, Hydrothorax) und periphere Ödeme (subkutane Ödeme bis zur Anasarka).

2.1.3 Hypertensive Herzerkrankung (Hochdruckherz)

Hochdruckherz

Praxishinweis

Die Hochdruckkrankheit stellt die häufigste **Ursache für eine Hypertrophie und Dilatation** des linken Herzens dar.

Die Hochdruckkrankheit ist definiert als ständige Blutdruckerhöhung mit Werten *über 160/95 mm/Hg*. Bei etwa 50 % der Hochdruckkranken besteht bereits eine objektivierbare Herzveränderung. Betrachtet man die Krankheitsstatistik mit etwa 9 Mio. Hypertonikern in Deutschland, so wird der Stellenwert dieser Herzkrankheit deutlich.

• **Epidemiologie:** bei jedem 2. Hochdruckkranken sind Herzveränderungen nachweisbar

Die *Linksherzhypertrophie* entsteht als Kompensationsmechanismus. Ihr Ausmaß korreliert *nicht* mit der Höhe des Blutdrucks und nur lose mit der Dauer der Erkrankung. Vielmehr stellt ihre Ausprägung eine individuelle Reizantwort auf die Druckbelastung dar.

• **Kompensationsmechanismus →** Linksherzhypertrophie
- individuelle Reizantwort

Ein Sportlerherz reagiert mit großem Muskelzuwachs auf wenig Training, während ein untrainiertes Herz trotz starken Trainings keinen Muskelzuwachs erfährt!
Statistische Untersuchungen haben ergeben, daß bei 83 % der Hypertoniepatienten lediglich eine Ventrikelhypertrophie links besteht und bei 74 % zusätzlich eine Vorhofhypertrophie links. Kammerwandstärken bis zu 2,5 cm und Gewichtszunahme des (isoliert gewonnenen) linken Ventrikelmyokards bis auf das 4fache des Normgewichts werden beobachtet.

- Epidemiologie der Hypertrophie

- kompensatorische Hypertrophie solange ausreichende Kraftreserve vorhanden
- bei Myokardschwäche → **Dilatation → exzentrische Hypertrophie**
- Koronarsklerose wirkt beschleunigend
- keine Rückschlüsse auf Ätiologie der Hypertonie möglich

Die kompensatorische Hypertrophie besteht solange, wie die Kammerkraftreserve ausreicht, um das notwendige Minutenvolumen zu fördern. Ist das nicht mehr der Fall, kommt es zur Dilatation, d.h. aus der *konzentrischen* wird eine **exzentrische Hypertrophie** (Abb. 27–7). Dieser Prozeß kann durch eine Koronarsklerose mit zunehmender Koronarstenosierung und Koronarinsuffizienz beschleunigt werden.
Aus der Herzveränderung allein kann nicht auf die Art der Hypertonie geschlossen werden. Die Ätiologie, d.h. essentielle, renale, endokrine oder neurogene Hypertonie, muß sich aus dem Gesamtbild ergeben.

Praxishinweis

Rund 50 % der Hypertoniker sterben an Herzversagen.

2.1.4 Pulmonale Herzerkrankungen (Cor pulmonale)

Cor pulmonale

- **Rechtsherzhypertrophie infolge pulmonaler Hypertension**
- Cor pulmonale chronicum
- **Voraussetzung:** pulmonale Hypertension hat intrapulmonale Ursachen

Definition. Eine anhaltende *pulmonale arterielle Hypertension* führt zur Hypertrophie des rechten Ventrikels, zum Cor pulmonale. Da dies eine *chronische* Herzveränderung ist, müßte sie konsequenterweise als *Cor pulmonale chronicum* bezeichnet werden. Die Diagnose der pulmonalen Hypertension trifft nur zu, wenn die Druckerhöhung durch *intrapulmonale* Erkrankungen verursacht wurde.

andere Ursachen der Rechtsherzbelastung → **kein** Cor pulmonale

Eine Widerstandserhöhung, die durch Stauung infolge einer Linksherzinsuffizienz entsteht, kann zwar zur Rechtsherzbelastung führen, gilt aber definitionsgemäß nicht als pulmonale Hypertension; daher ist der Terminus „Cor pulmonale" hier nicht anzuwenden! Ebenfalls gehören Herzfehler nicht in diese Kategorie, obwohl manche Fehlbildungen eine isolierte Rechtsherzhypertrophie bewirken können.

- **Cor-pulmonale-Patienten = 5–7 % aller Herzpatienten**

Der Anteil der Cor-pulmonale-Patienten unter allen Herzpatienten beträgt etwa 5–7 %.

- **akute Form:** Kammerdruck rechts > 40 mm/Hg = **akute Rechtsherzdilatation** (kein Cor pulmonale!)

Früher wurden eine **chronische Form** (Hypertrophie) und eine **akute Form** (akute Dilatation *ohne* Hypertrophie, z.B. beim Erstickungstod oder bei einer fulminanten Lungenembolie) des Cor pulmonale unterschieden.

Für die *akute Form* wird heute die Bezeichnung **akute Rechtsherzdilatation** verwendet. Diese tritt bei einer akuten pulmonalen Drucksteigerung auf (z.B. bei Lungenembolie), wenn der mittlere Druck auf mehr als 40 mm/Hg in der rechten Kammer steigt; das relativ schmale und schwache Kammermyokard ist dieser plötzlichen Mehrbelastung nicht gewachsen und dilatiert infolgedessen. Dieses Ereignis tritt wegen der großen Reserven in der Lungenperfusion erst dann ein, wenn 80 % des gesamten Querschnitts der Lungenstrombahn (durch Emboli) verschlossen sind.

- **mehr als 80 % Lungenstrombahn verschlossen → akute Kammerdilatation**

2.1.4.1 Ätiologie

Ätiologie

- **Lungendurchblutung ↓**
- **Lungenventilation ↓**

Viele Erkrankungen können zur pulmonalen Hypertension und damit zum Cor pulmonale führen. Sie lassen sich auf 2 pathogenetische Grundprinzipien zurückführen: *Störung der Lungendurchblutung* und *-ventilation.*

1. Störung der Lungendurchblutung → Cor pulmonale vasculare

2 Ursachen:
a) okklusive Perfusionsstörungen
- Lungenembolie
- Appetitzügler

Störung der Lungendurchblutung. Liegt die Störung in der Lungenstrombahn, spricht man auch von einem **Cor pulmonale vasculare**. Hier sind *okklusive* und *restriktive* Störungen zu unterscheiden:
- Den **okklusiven Perfusionsstörungen** liegt eine Verlegung der Strombahn zugrunde. Häufigstes Beispiel ist die *Lungenembolie.* Verengungen der kleinen Arterien gehören ebenso hierzu (z.B. durch *Appetitzügler*). Der Gesamtquerschnitt der Lungenstrombahn ist reduziert, wodurch der Widerstand steigt. Die rechte Kammer muß einen entsprechend hohen Druck aufbringen, um die nötige Zirkulation aufrecht zu erhalten.

b) restriktive Perfusionsstörungen
- Pneumektomie
- Lobektomie

- Bei den **restriktiven Perfusionsstörungen** sind die Gefäße der Lungenstrombahn zahlenmäßig reduziert, d.h. die Gefäßlichtungen sind zwar normal weit, die Zahl der Gefäße reicht aber nicht aus. Diese Störung liegt vor, wenn z.B. bei einer *Lungen-* oder *Lappenresektion* große Gebiete der Strombahn völlig ausgeschaltet wurden.

Störung der Lungenventilation. Bei mehr als 75 % der Fälle von Cor pulmonale bilden Störungen der Lungenventilation (Emphysem, Asthma bronchiale, chronische Bronchitis) die Ursache; man spricht dann vom **Cor pulmonale parenchymale**.

2. Störung der Lungenventilation → Cor pulmonale parenchymale

Nur eine optimal belüftete Lunge garantiert auch eine optimale Blutperfusion und normale arterielle Druckverhältnisse. Kommt es zur Abnahme des O_2-Partialdrucks in den Alveolen, wird der *Euler-Liljestrand-Reflex* ausgelöst, der zur Engstellung der Arteriolen und damit zur Widerstandserhöhung im Arteria-pulmonalis-System führt. In über 60 % der Fälle ist dieser Mechanismus die Ursache der Hypertension und damit des Cor pulmonale (z. B. bei obstruktiven Ventilationsstörungen der Lungen).

- **pO_2 ↓ → pulmonale Hypertension**
- z. B. bei obstruktiven Lungenerkrankungen

2.1.4.2 Pathologische Anatomie, Prognose

Das **morphologische Bild** des Cor pulmonale ist gekennzeichnet durch:
- konzentrische muskuläre *Hypertrophie* des rechten Ventrikels
- Gesamtgewicht des reinen Cor pulmonale unter 500 g.

Morphologie
- **Ventrikelhypertrophie rechts**
- **Muskelmasse** ↑ des re. Ventrikels

Gewichtsbestimmungen an besonders präparierten rechten Ventrikeln ergeben beim Cor pulmonale eine Muskelzunahme bis auf das 6fache der Norm (Normalgewicht der rechten Kammer: 70 g, Werte über 80 g gelten als Zeichen der Hypertrophie).

- Hypertrophie und Dilatation des rechten Vorhofs
- relative *Trikuspidal-*, oft auch *Pulmonalklappeninsuffizienz* bei dilatiertem Truncus pulmonalis
- *Linksdrehung* der Herzachse (der rechte Ventrikel verlagert sich mehr nach vorn)
- Verlängerung der rechten Ventrikelausflußbahn und Spitzenbildung des rechten Ventrikels
- *Linksventrikulation:* durch die Kammerwand- und Trabekelverdickung rechts wird der rechte Ventrikel dem linken ähnlich
- *Myolysen* und disseminierte Fibrosen im Myokard (als Folge der zunehmenden Hypoxie gedeutet).

- **Vorhofhypertrophie** rechts
- **relative Trikuspidalinsuffizienz**
- **Linksdrehung der Herzachse**
- rechter Ventrikel = **spitzendrehend**
- **„Linksventrikulation"**
- **Myolysen**

Echte **Myokardinfarkte** der rechten Kammer sind jedoch selten, weil die Blutversorgung im rechten Myokard günstiger als im linken ist (der Muskeltonus ist geringer, die Koronarversorgung ist in der rechten Kammer anatomisch besser).

- **Infarkte sind rechts selten**

Zum Gesamtbild des Cor pulmonale gehören folgende **sekundären Veränderungen an der Pulmonalarterie** und ihren Ästen:
- Ektasie *(Pulmonalektasie)* und *Hypertrophie* der muskulären Media in kleineren Pulmonalarterienästen
- Arteriosklerose *(Pulmonalsklerose)*. Unter normalen Druckverhältnissen kommt es in der A. pulmonalis *nie* zur Arteriosklerose!

Pulmonalarteriensystem:
- **Ektasie**
- **Mediahypertrophie**
- **Pulmonalsklerose**

Beispiel: Am Modell der Pulmonalarterien wird die Beziehung Hypertension – Arteriosklerose besonders deutlich.

Prognose. Ein Cor-pulmonale-Patient befindet sich *ständig in höchster Lebensgefahr!* Jederzeit kann das am Rande der Leistungsfähigkeit arbeitende rechte Herz durch nur geringe Mehrbelastung innerhalb von Sekunden versagen (akutes Rechtsherzversagen):
- beim *Cor pulmonale vasculare* beträgt die mittlere Überlebenszeit weniger als 3 Jahre
- mit einem *Cor pulmonale parenchymale* überleben 20 % die 5-Jahres-Grenze (von der ersten klinischen Dekompensation an gerechnet).

Prognose
- Grenzbereich der Leistungsfähigkeit
- **mittlere Überlebenszeit:** < 3 Jahre

2.1.5 Atrophie, Lipomatosis cordis

2.1.5.1 Myokardatrophie

Myokardatrophie

Definition. Eine Myokardatrophie liegt vor, wenn das Myokard an Masse abnimmt, d. h. das Herzgewicht deutlich (>10 %) unter seinem Normgewicht liegt.

- **Myokardmassenabnahme** > 10 %

- **Morphologie**
- Reduktion der Muskelmasse
- Braunfärbung
- Fettgewebe = Gallertatrophie

Pathologische Anatomie. Das Herz ist insgesamt verkleinert. Das Myokard ist verschmälert (besonders deutlich im Bereich der Kammern), seine Farbe dunkelbraun bis fast schokoladenbraun, das subepikardiale Fettgewebe gallertartig umgewandelt (sog. Gallertatrophie), die Koronargefäße behalten ihre normale Länge, nehmen wegen der verkleinerten Herzoberfläche nun einen geschlängelten Verlauf an, die Papillarmuskeln sind verschmälert und an der Spitze fibrosiert.

- **Histologie**
  Kernverkleinerung, Lipofuszingranula → **braune Atrophie**

Das **mikroskopische Bild** zeigt kleine basophile Kerne und reichlich Lipofuszingranula an den „Kernpolen". Ultrastrukturell findet sich insgesamt eine Reduktion der Zytoplasmastrukturen, vor allem aber eine Reduktion der Myofibrillen. Wegen der Ansammlung von Lipofuszin in den Myokardzellen und der dadurch bedingten Braunfärbung des Myokards bezeichnet man diesen Muskelschwund auch als *braune Atrophie*.

- **Pathogenese**
  Vorkommen z. B. bei
- Kachexie
- Marasmus
- Inanition
- Reduktion der Reservekapazität

Pathogenese. Im Sektionsgut finden sich, vor allem durch die große Zahl der im Zustand der Kachexie verstorbenen Tumorpatienten, braun-atrophische Herzen sehr häufig. Nicht nur bei malignen Tumoren, sondern auch bei jeder anderen Form von Kachexie bzw. Marasmus kommt es zur braunen Atrophie des Herzens, z. B. bei Inanition (Hungerzustand). Die braune Atrophie ist auch im Greisenalter zu beobachten und fügt sich so in die allgemeine Altersatrophie der Organe und Gewebe ein (s. Abschn. 9.1). Ein atrophisches Herz hat nur noch eine geringe Reservekapazität und ist daher nicht belastbar.

Lipomatosis cordis

2.1.5.2 Lipomatosis cordis

- **Myokardatrophie mit interstitiellem Fettgewebe**
- **Vorkommen**
- häufig bei Frauen
- bei allgemeiner Adipositas
- bei Atrophie der Muskelfasern
- ähnlich wie Pankreas, Speicheldrüsen, Knochenmark, Lymphknoten

Definition. Die Lipomatosis cordis ist eine besondere Form der Myokardatrophie mit einer interstitiellen Fettgewebsbildung.
Diese Veränderung findet sich bei weniger als 10 % der Obduktionen, am häufigsten bei Frauen ab dem mittleren Lebensalter. Oft ist sie bei allgemeiner Adipositas nachzuweisen. Sie tritt auch im Gefolge einer Myokardatrophie auf, bei der sich im interstitiellen mesenchymalen Gewebe reifes Fettgewebe bildet, welches das schwindende (atrophische) funktionelle Muskelgewebe ersetzt. Dieser Vorgang ist vergleichbar mit der lipomatösen Atrophie anderer Organe (z. B. Pankreas, Speicheldrüsen), des Knochenmarks und der Lymphknoten. Interstitielles Fettgewebe findet sich aber auch in Schwielen und Fibrosen des Myokards.

- besonders deutlich in der **rechten Kammer**

Achtung: kann **Ursache** für **akutes Rechtsherzversagen** sein

Die Lipomatose bildet sich besonders in der *rechten Kammerwand* aus. Das Fettgewebe steht in direkter Kontinuität zum subepikardialen Fettgewebe und erscheint bei ausgeprägter Lipomatosis cordis sogar unter dem Endokard. Die Muskelfasern sind hierbei stark atrophisch, die Kammerwand hält keiner besonderen Belastung stand. Schon bei geringer Leistungserhöhung kann es zum akuten Rechtsherzversagen kommen.

Weitere Myokardveränderungen

2.1.6 Herzmuskelfaserverfettung und weitere Myokardveränderungen

Herzmuskelfaserverfettung
- **feintropfige Verfettung** der Herzmuskelzellen bei
- Anämie
- Hypoxie
- Intoxikationen
- elektronenmikroskopisch: Fetttröpfchen in Höhe der Z-Streifen
- makroskopisch: Gelbfärbung des Myokards

Der **Herzmuskelfaserverfettung** kommt eine große diagnostische Bedeutung zu. Feintropfige Fettkügelchen, die mit Sudanfarbstoffen im histologischen Schnitt nachweisbar sind, treten in Herzmuskelzellen vor allem bei *Sauerstoffmangel* (Anämie mit Hypoxie), aber auch bei Intoxikationen und Infektionen auf. Sie entstehen durch mangelhaften Abbau (Fehlen von Energie, Enzymblockade) des von der Zelle bereits resorbierten Neutralfettes.
Bei *beginnender Verfettung* sind elektronenmikroskopisch die ersten Fetttröpfchen in Höhe der Z-Streifen zu beobachten (hier wird normalerweise das hydrolisierte Neutralfett in die transversalen Tubuli aufgenommen und resynthetisiert). Bei *ausgeprägter Verfettung* findet sich makroskopisch eine *Gelbfärbung* des Myokards.

- **Sonderform: „Tigerfellzeichnung"**
- durch das Endokard hindurch gut erkennbar an: **Papillar-** und **Trabekelmuskulatur**

Eine Sonderform der Myokardverfettung ist die **„Tigerfellzeichnung"**. Es handelt sich hier um ein regelmäßiges Muster mit gelben (verfetteten) schmalen Streifen, die quer zur Muskelfaserrichtung verlaufen und mit normal roten (nicht verfetteten) Streifen abwechseln. Die gelben Streifen entsprechen denjenigen Faserarealen, die von den postkapillaren Gefäßen versorgt werden und bei reduziertem Blut-Sauerstoff-Gehalt nicht mehr genügend O_2 erhalten, während die präkapillare und die kapillare Gefäßstrecke noch ausreichend Sauerstoff abgeben kann. Dieses tigerfellartige Verfettungsmuster ist gut an der **Papillar-** und **Trabekelmuskulatur** erkennbar.

• Trübe Schwellung, hydropische und vakuoläre Degeneration sind Veränderungen bei Energiemangel (z. B. bei Hypoxie), die zum Versagen der „Natriumpumpe" und damit zum Wassereinstrom in das Zytoplasma führen. Bei der **trüben Schwellung** sind die Muskelfasern gequollen; sie erscheinen als Folge der Mitochondrienschwellung fein granuliert. Die **hydropische Degeneration** der Muskelzellen bedeutet Wassereinstrom in das Zytoplasma, wobei die Myofibrillen auseinanderweichen. Bei der **vakuolären Degeneration** treten größere Vakuolen (vor allem in Kernnähe) auf, wodurch die Myofilamente ebenfalls auseinandergedrängt werden.

bei Mangelzustand:
- Versagen der „Natriumpumpe"

• **trübe Schwellung = Mitochondrienschwellung**
• **hydropische Schwellung**
- intrazellulärer Wassereinstrom
• **vakuoläre Degeneration**

• Eine **basophile Degeneration** einzelner Herzmuskelfasern ist häufig zu beobachten. Ohne erkennbare Ursache kommt es zur basophilen Schollenbildung im Zytoplasma, die möglicherweise als Produkt beim Glykogenstoffwechsel auftritt und im histologischen Schnitt bei PAS-Färbung stark rot angefärbt wird.

• **basophile Degeneration**

• **Myokardkalzinose.** Verkalkungen können im Myokard in dystrophischen und nekrotischen Zellen bzw. Arealen (wie auch in anderen Organen und Geweben) oder als metastische Ablagerungen (z. B. beim Hyperparathyreodismus) auftreten.

• **Myokardkalzinose**

2.2 Kardiomyopathien

Kardiomyopathien

Wörtlich übersetzt bedeutet dieser Begriff *„Erkrankungen der Herzmuskulatur"* und müßte daher eigentlich sämtliche am Myokard vorkommenden krankhaften Veränderungen umfassen. Ursprünglich wurden jedoch damit nur die ätiologisch unklaren Herzmuskelerkrankungen bezeichnet. Später erschien eine Begriffserweiterung zweckmäßig.

Definition. Heute subsumiert man unter diesen Begriff sämtliche Erkrankungen des Herzmuskels, die nicht koronarbedingt, nicht durch mechanische Überlastung, Vitien oder Hypertonie verursacht sind und die sich in einer Myokardhypertrophie oder -insuffizienz äußern. Zu unterscheiden sind *primäre* und *sekundäre Kardiomyopathien.*

• **Myokardhypertrophie** oder **-insuffizienz**
- nicht koronarbedingt
- nicht durch Überlastung, Vitien, Hypertonie verursacht

2.2.1 Primäre Kardiomyopathien

Primäre Kardiomyopathien

Im Gegensatz zu den sekundären sind die primären Myokarderkrankungen selten.

insgesamt selten

2.2.1.1 Primäre hypertrophische Kardiomyopathie

1. Primäre hypertrophische Kardiomyopathie

Man unterscheidet eine *obstruktive* und eine *nicht-obstruktive* Variante.
• Die **obstruktive** Form ist charakterisiert durch eine umschriebene schwere *Hypertrophie des Myokards.* Sie betrifft vor allem das *Ventrikelseptum* im Bereich der Ausflußbahn des linken Ventrikels. Makroskopisch findet sich eine auffällige Muskelvorwölbung bzw. extreme Wandverdickung an dieser Stelle, so daß der Ventrikel deutlich asymmetrisch erscheint. Diese Form wird daher auch als *asymmetrische Septumhypertrophie (ASH)* bezeichnet. Sie tritt in allen Lebensaltern auf. In 10 % der Fälle wird sie bereits im 1. Lebensjahr diagnostiziert. Oft ist sie jedoch nicht scharf von einer angeborenen subvalvulären Aortenstenose abgrenzbar.

a) obstruktive Form
• **Myokardhypertrophie**

• auch: **asymmetrische Septumhypertrophie** (ASH) genannt
- ähnliches Bild bei der subvalvulären Aortenstenose

Mikroskopisch finden sich die Zeichen einer massiven Muskelfaserhypertrophie sowie eine komplette Faserunordnung mit einer regellosen Durchflechtung und Wirbelbildungen. Zugleich lassen sich interstitielle Fibrosen und auffällige Wandverdickungen der Blutgefäße nachweisen. **Elektronenmikroskopisch** ist eine Texturstörung der Myofibrillen und eine Mitochondrienvermehrung sowie eine besonders perinukleär ausgeprägte Glykogenvermehrung nachweisbar.
Die **Ätiologie** ist unbekannt.

• **Mikroskopie**
- Wirbelbildung der Muskelfasern

• **Elektronenmikroskopie**
- Texturstörung der Myofibrillen

• **Ätiologie:** unbekannt

- autosomal-rezessiver Erbgang

Man diskutiert u.a. die Möglichkeit einer Differenzierungsstörung von der „Herzgallerte“ (embryonales Mesenchym) zum Myozyten oder Stoffwechselstörungen. Ein autosomal-rezessiver Erbgang ist inzwischen wahrscheinlich.

- **Funktionsstörung:**
- Stenose der linken Ausflußbahn +
- Mitralinsuffizienz

Der Myokardwulst bedingt eine Stenose der linken Ausflußbahn. Zugleich besteht oft eine deutliche Funktionsstörung des septalen Papillarmuskels und eine Einschränkung der Segelmotilität der Mitralklappe, so daß zu der subvalvulären Aortenstenose eine Mitralinsuffizienz hinzutritt.

b) nicht-obstruktive Form: diffuse Muskelhypertrophie links, keine Stenose der Ausflußbahn

- Bei der funktionell **nicht-obstruktiven** Form tritt die Muskelhypertrophie nicht asymmetrisch, sondern diffus im linken Ventrikel auf. Die Ausflußbahn ist daher nicht eingeengt.

2. Primäre dilatative Kardiomyopathie

2.2.1.2 Primäre dilatative Kardiomyopathie

- **globale Herzdilatation**

2 Varianten:
- **kongestive Form:** frühe Druckerhöhung
- **nicht-kongestive Form:** späte Druckerhöhung

Diese Erkrankung ist definiert als ätiologisch unklare, allmählich zunehmende Herzdilatation (idiopathische Kardiomegalie) mit sehr großem endsystolischem Volumen, Herzrhythmusstörungen, relativer Mitralklappeninsuffizienz sowie zunehmender Links- und Rechtsherzinsuffizienz. Man unterscheidet eine **kongestive** Form, die schon frühzeitig mit einer steilen enddiastolischen Druckerhöhung einhergeht, und eine **nicht-kongestive** Form, die trotz erheblicher Volumenzunahme lange Zeit ohne Druckerhöhung im kleinen Kreislauf besteht.

Morphologie
- **Dilatation + exzentrische Hypertrophie: Herzgewicht > 500 g**
- auch: **dilatative Kardiomyopathie** genannt

Morphologisch findet sich eine enorme Dilatation bei deutlicher Hypertrophie (Herzgewicht meist > 500 g) der gesamten Kammermuskulatur. Es besteht also eine exzessive *exzentrische Herzhypertrophie.* Dieses Bild wird daher auch als **dilatative Kardiomyopathie** bezeichnet.

Histologie
- hyper- u. atrophische Fasern
- Fibrose

Histologisch lassen sich hypertrophische und atrophische Muskelfasern nebeneinander beobachten. Zugleich findet sich eine disseminierte Myokardfibrose sowie eine ausgedehnte Endokardfibrose.

Ätiologie: unklar

Die **Ätiologie** ist unklar.

Möglicherweise kommen mehrere Faktoren ursächlich in Frage, z.B. Erbfaktoren, Immunfaktoren (wegen des Auftretens dieser Kardiomyopathie z.B. bei Aids-kranken Kindern); vereinzelt sind auch autoaggressive antimyofibrilläre und antisarkolemmale Antikörper nachgewiesen worden. Die **Prognose** ist schlecht.

Prognose: schlecht

3. Primäre obliterative Kardiomyopathien
2 Formen:
- **tropische Endomyokardfibrose**
- **Endocarditis fibroplastica Löffler**

2.2.1.3 Primäre obliterative Kardiomyopathien

Zu diesen Kardiomyopathien zählen vor allem die in Äquatorial-Afrika vorkommende **tropische Endomyokardfibrose** und die **Endocarditis fibroplastica Löffler** (s. Abschn. 5.2.2.3), die mit einer Vermehrung der eosinophilen Granulozyten im Blut und Gewebe einhergeht. Diese Herzerkrankungen zeichnen sich durch eine Endokardfibrose und -thrombose, durch Muskelwandverhärtungen und Lumeneinengungen beider Ventrikel aus. Infolge der dadurch bedingten verminderten Ventrikelfüllung kommt es zur Reduktion des Herzminutenvolumens und schließlich zur rasch zunehmenden Herzinsuffizienz.

- Endokardfibrose, -thrombose
- Reduktion des Herzminutenvolumens

Die **Ursache** ist auch hierbei letztlich ungeklärt; Antigen-Antikörper-Reaktionen, bestimmte Infektionen sowie Intoxikationen u.a. werden vermutet.

Prognose: schlecht

Die **Prognose** ist schlecht.

- **kongenitale histiozytoide Kardiomyopathie**
- im Kindesalter

- Die **kongenitale histiozytoide Kardiomyopathie** ist eine im Kindesalter vorkommende Erkrankung, bei der im Myokard und in den Klappen Schaumzellen auftreten. Die Kinder sterben an Arrhythmien.

Sekundäre Kardiomyopathien

2.2.2 Sekundäre Kardiomyopathien

- **Kardiomegalie und Insuffizienz durch extrakardiale Ursachen**

Definition. Hierunter werden alle Herzmuskelerkrankungen zusammengefaßt, die im Gefolge verschiedenartiger Allgemeinerkrankungen oder exogener Schädigungen zu einer *Kardiomegalie mit Herzinsuffizienz* führen.

Vorkommen:
- bei verschiedenen Primärerkrankungen: Schilddrüse, Nebennieren u.a.

Vorkommen. Sekundäre Kardiomyopathien treten auf bei: Hyper- und Hypothyreose, Nebenniereninsuffizienz, Phäochromozytom, Akromegalie, Glykogenose und anderen Speicherkrankheiten, aber auch bei primärer Hämochro-

matose, Transfusionssiderose, Oxalose und Mukoviszidose; des weiteren bei allgemeiner Mangelernährung sowie Hyper- und Hypokaliämie. Sie wird auch beobachtet bei Kollagenosen, Leukämien, erblichen neuromuskulären Erkrankungen, postpartal sowie bei generalisierten Amyloidosen vom Typ AA und AL (ausschließlich im Herzmuskel lokalisiertes Amyloid findet sich beim Typ ASc, s. S. 54).
Von besonderer klinischer Bedeutung sind die *toxischen* und die *medikamentös bedingten* Kardiomyopathien.

wichtig: toxische und medikamentös bedingte Kardiomyopathien

2.2.2.1 Alkoholische Kardiomyopathie

Alkoholische Kardiomyopathie

Chronischer Alkoholismus kann zu schweren Herzmuskelveränderungen im Sinne einer *Kardiomyopathie vom kongestiven Typ* führen. Am häufigsten erkranken daran Männer vom 20.–50. Lebensjahr.

- **kongestiver Typ**

> Bei bestimmter Disposition reicht eine jahrelange tägliche Einnahme von **1,5–2 g Äthylalkohol pro kg Körpergewicht** aus, um eine schwere, oft tödlich verlaufende Kardiomyopathie zu erzeugen.

- **Dosis**

⇐

Bereits 1884 wurde diese Herzveränderung bei Biertrinkern als *„Münchener Bierherz"* beschrieben.

– „Münchener Bierherz"

Als Symptome zeigen sich Herzinsuffizienz, Herzrhythmusstörungen und Embolien.
Bei der **Pathogenese** sind bestimmte disponierende Faktoren bzw. Risikofaktoren zu berücksichtigen: genetische Faktoren (Männer häufiger als Frauen, Schwarze und Indianer häufiger als Weiße), endokrine Störungen (Hypoglykämie), Mangelernährung (Vitamin-B_1-Mangel), zusätzliche Einnahme von Medikamenten.

Pathogenese:
– verschiedene Faktoren

Die **Prognose** ist bei Alkoholikern, die bei bereits bestehender Kardiomyopathie weiter trinken, schlecht: 50 % sterben innerhalb von 10 Jahren. Bei absoluter Alkoholabstinenz dagegen kann sich die Kardiomyopathie relativ rasch wieder zurückbilden.

Prognose:
– reversibel bei Abstinenz

2.2.2.2 Medikamentös bedingte Kardiomyopathien

Medikamantös bedingte Kardiomyopathien

Von vielen Medikamenten ist bekannt, daß sie bei hoher Dosierung zu schweren kongestiven Kardiomyopathien führen.

Toxisch wirken besonders *Zytostatika* aus der Antibiotikareihe (z. B. Adriamycin, Daunorubicin), aber auch Cyclophosphamide, erhöhte Gaben von *Katecholaminen* und *Antidepressiva* wie Phenothiazin und Lithium.

Praxishinweis

⇐

2.3 Myokarditis

Myokarditis

Definition. Die Entzündung der Herzmuskulatur ist charakterisiert durch herdförmige bzw. herdförmig betonte zelluläre entzündliche Reaktionen mit Schädigung der Herzmuskelzellen und des Reizleitungssystems.

- **Herzmuskelentzündung**

Das **klinische Bild** ist geprägt von retrosternalen Schmerzen, Rhythmusstörungen (vor allem Sinustachykardie), Herzvergrößerung sowie allgemeinen Symptomen wie Fieber und Leukozytose. Bei der **Sektion** findet sich eine hochgradige *Herzdilatation* mit Abrundung der Herzspitze und häufig eine *fleckige Verfärbung* des Myokards. Neben folgenloser Ausheilung ist eine Defektheilung mit Fibrose, Narben bzw. Schwielen im Myokard möglich. Je nach Schwere der Erkrankung kann sich eine Herzinsuffizienz oder sogar ein Herzversagen entwickeln. Im Sektionsgut ist in < 5 % der Fälle eine Myokarditis nachweisbar.

- **Klinik**
  – Angina pectoris
  – Arrhythmien
  – Herzvergrößerung
- **Sektionsbefunde**
  – Herzdilatation
  – fleckige Myokardverfärbung
  – später: Fibrosen, Schwielen

Nach der *Ätiologie* ergibt sich folgende **Einteilung**:
- *infektiöse Myokarditis*; diese wird weiter unterschieden in unspezifische Formen (verursacht durch Viren, Bakterien, Rickettsien, Pilze, Parasiten) und spezifische Formen (bei Tuberkulose, Syphilis, Typhus)

Einteilung nach der Ätiologie:
1. infektiös

2. infektiös-toxisch bzw. **infektiös-allergisch**
3. nicht-infektiös

• *infektiös-toxische* und *infektiös-allergische Myokarditis*
• *nicht-infektiöse Myokarditis* (bei Sarkoidose, Fiedler-Myokarditis, allergisch-hyperergische Myokarditis, bei rheumatischem Fieber und bei Kollagenosen).

Virusmyokarditis

2.3.1 Virusmyokarditis

• **Epidemiologie**

Unter allen in Europa auftretenden Myokarditiden stellt die **Virusmyokarditis** die **klinisch bedeutsamste und häufigste Form** dar. Meist ist nicht nur das Myokard *(isolierte Myokarditis)*, sondern auch das Perikard (*Perimyokarditis* mit klinisch feststellbarem Perikardreiben) betroffen.

• **Lokalisation**
– Vorhöfe, Septum, Spitze
– Reizleitungssystem
• **Erreger**: am häufigsten **Coxsackie-Virus** der Gruppe B

Bevorzugte Lokalisationen sind die rückwärtigen Partien der Vorhöfe, das Kammerseptum, die Herzspitze und das Reizleitungssystem.

Erreger. Viele Virusarten (Coxsackie-, ECHO-, Influenza-, Poliomyelitis-, Mumps-, Röteln-, Masern-, Mononukleose-, Psittakose-Viren) sind kardiotrop, d.h. können eine Myokarditis verursachen.

Häufigster Erreger ist das **Coxsackie-Virus** der Gruppe B (bei ca. 45 %). Im Rahmen einer allgemeinen Coxsackie-Virus-Infektion kommt es in etwa 5 % der Fälle als besondere Komplikation auch zur Infektion des Herzens und damit zur **Coxsackie-Myokarditis.**

• **Mikroskopie**
– hypereosinophile Zelldegeneration
– Entzündungszellen
– Nekrosen
– Rundzellinfiltrate
– Myokardfibrose, Hypertrophie
– Verkalkungen (manchmal)

Das **histologische Bild** variiert mit der Dauer der Erkrankung. In einem frühen Erkrankungsstadium erkennt man mikroskopisch im HE-Präparat einzelne zugrundegehende Herzmuskelzellen, und zwar an ihrer starken Rotfärbung *(Hypereosinophilie)*. Zugleich findet sich eine vaskuläre Exsudation mit zahlreichen *Entzündungszellen*: Lymphozyten, Monozyten, wenige Plasmazellen, praktisch keine Granulozyten. Im weiteren Krankheitsverlauf treten nekrotische Myokardiozyten auf, die schließlich völlig zerfallen und von dichten *Rundzellinfiltraten* sowie Makrophagen umgeben werden. Später sind diese Infiltrate nicht mehr nachweisbar. Es folgt meist eine interstitielle *Myokardfibrose* und eine Hypertrophie der erhaltenen Herzmuskelfasern, so daß das Bild dem einer kongestiven Kardiomyopathie ähnelt. Gelegentlich kommt es zu intrazellulären Verkalkungen. *Elektronenmikroskopisch* lassen sich Viruspartikel in den Myokardiozyten nachweisen.
Morphologische Besonderheiten finden sich bei der **pränatalen Virusmyokarditis**:

Praxishinweis:
pränatale Virusmyokarditis

Eine **Rötelninfektion** der Mutter kann im ersten Drittel der Schwangerschaft zu schweren reaktionslosen *Herzmuskelnekrosen* beim Embryo führen. Eine **Coxsackie-Infektion** während des letzten Drittels der Schwangerschaft kann beim Feten eine *Myokarditis* mit *Peri-* und *Endokarditis* sowie einer *Endokardfibroelastose* verursachen.

• **Verlauf bei Kindern:** dramatisch
• **Prognose bei Erwachsenen**: Restitutio ad integrum
• **Pathogenese**

1. zelltoxische Wirkung des Virus +
2. immunologische Reaktion

Verlauf. Bei Kindern findet sich i. d. R. ein dramatischer Krankheitsverlauf mit hoher Letalität; bei Erwachsenen dagegen ist die Prognose gut (meist Restitutio ad integrum).
Pathogenese. Die Herzmuskelzelle wird durch zwei verschiedenartige Mechanismen geschädigt bzw. zerstört:
• einerseits wirkt das kardiotrope Virus *zelltoxisch*
• andererseits läuft gleichzeitig eine *immunologische Reaktion* ab, die ebenfalls zu Herzmuskelfasernekrosen führt.

• **antigenes Mimikry**

Dieser **Immunmechanismus** basiert auf der gelegentlich vorkommenden Ähnlichkeit von viralen Struktur- oder Nichtstrukturkomponenten und zellulären, d.h. wirtseigenen Komponenten *(antigenes Mimikry)*. Bedingt durch ihre Sequenzhomologie reagieren die entsprechenden antigenen Determinanten zum Teil über Kreuz. Die gegen das zytotoxische Virus gerichtete humorale und zelluläre Immunantwort beendet üblicherweise die Virusinfektion. Andererseits reagiert das einmal aktivierte Immunsystem weiter mit den „normalen", aber kreuzreagierenden Wirtsstrukturen und führt so, auch nach der Limitierung der Virusinfektion, über antikörper- und zellvermittelte Immunität zur Muskelzellzerstörung.

2.3.2 Bakterielle Myokarditis, Pilzmyokarditis

Bakterielle Myokarditis

Erreger sind mit abnehmender Häufigkeit *Staphylokokken* (insbesondere Staphylococcus aureus), *Pneumokokken*, *Meningokokken* und *Streptokokken.* Die Keime gelangen vor allem über die *Blutbahn* (z.B. bei einer Septikopyämie) in das Myokard; sie können jedoch auch über das Perikard in die Muskulatur fortgeleitet werden *(per continutatem).*
Typischerweise entwickeln sich stecknadelkopfgroße *Abszesse* mit zentraler Erregeransammlung, Herzmuskelfasernekrose und zirkulärer dichter leukozytärer Infiltration sowie schmalem hämorrhagischem Randsaum. Diese Abszesse können konfluieren. Schwere Verläufe führen zur Herzinsuffizienz und zum Herzversagen. Die **Prognose** ist schlecht.

- **Erreger:**
  - Staphylokokken, vor allem **Staphylococcus aureus**
  - Pneumo-, Meningokokken
  - Streptokokken
- **abszedierende Entzündung** → Nekrosen

Prognose: schlecht

Zum **Mechanismus der bakteriellen Schädigung:** Einschwemmung bzw. Einwanderung der Bakterien in die Muskulatur, Induktion der Entzündungsreaktion durch Oberflächenbestandteile der Erreger: Komplementaktivierung mit Freisetzung der chemotaktisch aktiven Komponente C5a, Anlocken der neutrophilen Granulozyten, Bakteriophagie, Freisetzung von gewebetoxischen Sauerstoffradikalen aus zerfallenen Leukozyten, toxische Schädigung der Myokardzellen mit Zellnekrose.

- **Pathomechanismus**
  - Komplementaktivierung
  - Freisetzung von Komplement C5a
  - Anlocken von Granulozyten
  - toxische Schädigung

Rickettsien haben vor allem beim **Fleckfieber** eine Bedeutung als Erreger einer Myokarditis. Sie gelangen in die Gefäßendothelzellen und erzeugen eine lokale Vaskulitis mit direkter zellulärer Reaktion. Es kommt zu Gefäßverschlüssen mit Miniinfarkten und lokalen Ischämien im Myokard.

- **Rickettsien,** bei **Fleckfieber** → **Vaskulitis** → **Miniinfarkte**

Pilzmyokarditis. Ähnlich wie bei der bakteriellen Myokarditis können auch Pilze in die Herzmuskulatur gelangen, und zwar zumeist bei einer Pilzsepsis, z.B. einer *Candida-Infektion.* Es bilden sich auch hier kleine Abszesse mit hämorrhagischem Randsaum aus.

Pilzmyokarditis
Pilzsepsis: häufig bei Candida-Infektion

2.3.3 Parasitenmyokarditis

Parasitenmyokarditis

Erreger sind sowohl *Protozoen* als auch *Würmer.* Zu den **Protozoen**, die im Rahmen einer Allgemeininfektion auch das Myokard befallen können, gehören:
- *Trypanosoma cruzi* (Erreger der Chagas-Krankheit) und andere in Afrika vorkommende *Trypanosomenarten*
- *Plasmodien:* Erreger der Malaria
- *Toxoplasma gondii:* Erreger der Toxoplasmose.

Erreger:
- **Würmer**
- **Protozoen:**
  - Trypanosomen
  - Plasmodien
  - Toxoplasmen

2.3.3.1 Toxoplasmosemyokarditis, Chagas-Krankheit

Toxoplasmosemyokarditis

Bei Erwachsenen tritt die **Toxoplasmosemyokarditis** äußerst selten auf, mit unter normalen Umständen mildem Verlauf.

Bei Patienten mit *Abwehrschwäche* bzw. einem *Immundefekt* stellt sie dagegen eine häufige Komplikation dar und führt in ca. 50% der Fälle zum Tode. Bei fehlender Immunabwehr können Toxoplasmen in die Myokardzellen gelangen, dort Pseudozysten bilden und sich so vom Zytoplasma (und den lytischen Fermenten) abkapseln und vermehren. Schließlich platzt die Zystenmembran und die Toxoplasmen gelangen in die Umgebung und in andere Zellen, während die Muskelzelle abstirbt. *Histologisch* finden sich infizierte Myokardzellen mit Pseudozysten, Zellnekrosen und interstitielle Rundzellinfiltrate, vor allem Leukozyten und Makrophagen.

- **häufig bei Immundefizienz**
  - Pseudozysten in Muskelzellen → Zellnekrosen
- **Histologie**
  - infizierte Myokardzellen

Fetale Myokarditis. Bei einer im 2. oder 3. Trimenon der Schwangerschaft diaplazentar übertragenen generalisierten Toxoplasmose kann es zur Mitbeteiligung des Myokards in Form einer fetalen Myokarditis mit interstitiellen Rundzellinfiltraten und disseminierten kleinherdigen Myokardnekrosen kommen.

- **in der Schwangerschaft: fetale Myokarditis**
  - Rundzellinfiltrate
  - Nekrosen

Dabei entscheiden offenbar die funktionelle partielle *Immuninkompetenz* des Feten sowie *Zeitpunkt* und *Art* der mütterlichen Infektion (Erstinfektion oder chronisch-latente Infektion) über Ausmaß und Intensität der fetalen Erkrankung.

Chagas-Krankheit
Vorkommen

Die **Chagas-Krankheit** (Erreger: *Trypanosoma cruzi*) zählt in Mittel- und Südamerika zu den *schwersten Seuchen* überhaupt:
- über 7 *Mio. Erkrankungen* vor allem in Venezuela und Brasilien
- die Durchseuchung erfaßt 50 % der Landbevölkerung.

Vor allem das **Herz** ist bei dieser Krankheit betroffen.

1. akutes Stadium
- **Erreger durchbohren Blutgefäße** → Pseudozysten → Zelldegeneration

Man unterscheidet ein *akutes* und ein *chronisches* Stadium:
- Im **akuten Stadium** sterben etwa 10 % der Erkrankten an einer Myokarditis oder Meningitis. *Pathogenese:* Die Trypanosomen (griech. *trypanon* Bohrer) durchbohren die Blutgefäße, gelangen in die Muskelzellen und vermehren sich dort in Pseudozysten; diese platzen und zerstören die Muskelzellen. *Histologisch* findet man ein dichtes lymphozytär-plasmazelluläres Infiltrat sowie nekrotische und infizierte degenerierende (mit intrazytoplasmatischen Parasitenzysten) sowie hypertrophische Myokardzellen.

2. chronisches Stadium
- **Herzhypertrophie** (>500 g)
- **Mikroskopie**
  - Muskelnekrosen
  - Fibrosen
  - Schwielen
  - **Schwund an vegetativen Ganglienzellen** durch: **immunologische Kreuzreaktion**
  - Trypanosomen-Ag ↔ Muskel- u. Ganglienzellen

- Im **chronischen Stadium** kommt es zu einer Herzhypertrophie (>500 g) und Herzdilatation, zu Parietalthrombenbildung und Myokardaneurysmen sowie zur Störung des Reizleitungssystems. *Mikroskopisch* finden sich frische und ältere Nekrosen, besonders aber Fibrosen und Schwielen, dazwischen hypertrophische Muskelfasern bei nur geringer entzündlich-zellulärer Infiltration. Auffällig ist jedoch der Schwund an vegetativen Ganglienzellen im Herzen (wie auch in anderen Organen, z. B. im Magen-Darm-Trakt).

Die im chronischen Stadium noch weiterhin auftretenden **Muskel-** und **Ganglienzelluntergänge** werden durch eine *immunologische Kreuzreaktion* erklärt. Diese richtet sich 1. gegen Trypanosomen-Antigene und 2. gegen Bestandteile von Muskel- und Ganglienzellen des vegetativen Nervensystems. Damit wird der für die Chagas-Krankheit so typische Ganglienzellschwund als Folge einer autoagressiven Zellzerstörung gedeutet.

Wurminfektionen

2.3.3.2 Wurminfektionen

selten

Die durch Wurminfektionen verursachten Myokarditisfälle sind in unserer Region sehr selten.

- **Trichinose** → tödlich verlaufend

- Bei der **Trichinose** führt ein Befall der Herzmuskulatur zu einer schweren, meist tödlichen Myokardentzündung.

- **Echinokokkose**
- **Onchozerkose**

- Auch bei der **Echinokokkose** (E. granulosus) und bei der **Onchozerkose** ist eine Herzbeteiligung beschrieben.

Spezifische Myokarditis

2.3.4 Spezifische infektiöse Myokarditis

bei: Tb, Lues, Typhus

Bei einer ausgedehnten *Tuberkulose* ebenso wie bei der *Syphilis* und beim *Typhus* kann es zur Ausbildung spezifischer Granulome im Myokard kommen.

2.3.5 Infektiös-toxische und infektiös-allergische Myokarditis

Infektiös-toxische Myokarditis

2.3.5.1 Infektiös-toxische Myokarditis

- **Ursache: Bakterientoxine**

Diese Form der Herzmuskelentzündung wird nur durch **Bakterientoxine** verursacht, wobei sich die das Exotoxin produzierenden Bakterien selbst außerhalb des Herzens befinden. Als typischer Vertreter hierfür gilt das *Corynebacterium diphtheriae*, der Erreger der Diphterie. Das von diesem gebildete Exotoxin ist hochgradig herzmuskeltoxisch.

- **Diphterietyp:** Exotoxin
  - Fernwirkung

70 % der an Diphtherie Erkrankten (meist Kinder) sterben an einer toxischen Myokarditis – also als Folge der **Bakterientoxin-Fernwirkung**!

- **Histologie:**
  - „wachsartige" Degeneration
  - Nekrosephase
  - Abraum von Nekrosematerial → fibröser Ersatz

Das **histologische Bild** zeigt zunächst im Myokard, vor allem in der rechten Herzkammer, zahlreiche Faseruntergänge: mikroskopisch sind Verfettungen, Vakuolenbildungen und eine *wachsartige Degeneration* zu erkennen. Das Reizleitungssystem ist miteinbezogen. Die zelluläre entzündliche Reaktion folgt der initialen *Nekrosephase*: beginnend mit einer exsudativen Gefäßreaktion, auf die dann die zelluläre Infiltration (Lymphozyten, Plasmazellen, Monozyten) folgt. Schließlich kommt es zur Organisation mit Abraum der Muskelnekrosen und Bildung eines fibrösen Ersatzgewebes in kleinfleckig disseminierter Anordnung.

Durch die disseminiert auftretenden Nekrosen wird das Zellsynzytium, also das myokardiale Fasergefüge, zerstört und damit das Kontraktionsvermögen der Kammermuskulatur stark beeinträchtigt. Eine rasch einsetzende, besonders rechtsseitig ausgeprägte *Kammerdilatation* ist die Folge und i. d. R. auch die Todesursache.

- dauernd disseminierte Nekrosen

Folge: Kammerdilatation → Kammerinsuffizienz

Da die degenerativen Veränderungen der Myokardzellen – also des Muskelparenchyms – ganz im Vordergrund stehen, nennt man diese Form der Entzündung auch **parenchymatöse Entzündung**.

Gleichartige entzündliche Myokardveränderungen treten auch beim *Scharlach*, beim *Gasbrand* und bei der *bakteriellen Ruhr* auf.

ähnliches Bild auch bei: **Scharlach, Gasbrand, Ruhr**

2.3.5.2 Infektiös-allergische Myokarditis

Infektiös-allergische Myokarditis

Bei Infektionen mit septischen Verläufen und Septikopyämien, bei schwerer chronischer Tuberkulose, Brucellose und anderen chronisch verlaufenden Infektionskrankheiten kommt es zur entzündlichen Mitreaktion des Myokards, vor allem in der *rechten Kammer*. Diese ist durch rundzellige interstitielle und perivaskuläre Infiltrate gekennzeichnet oder zeigt sich in Form granulomatöser Reaktionen, die später herdförmig fibrosieren.

Diese „*Begleitmyokarditis*" wird als **Überempfindlichkeitsreaktion Typ IV** gedeutet, die durch länger dauernden Kontakt mit Erregerantigenen außerhalb des Herzens initiiert wird und sich als überschießende und nachhinkende Reaktion im Herzen weiter fortsetzt, wobei sich die Reaktion vor allem am Gefäßbindegewebe zeigt und dann auf die Herzmuskulatur übergreift.

Auftreten bei:
- **Tb**
- **Brucellose**
- **chron. Infektionen**
- **entzündliche Mitreaktion des Myokards** (vor allem der rechten Kammer)
- **Pathogenese**
- Überempfindlichkeitsreaktion Typ IV

2.3.6 Nicht-infektiöse Myokarditis

Nicht-infektiöse Myokarditis

Im Sektionsgut lassen sich im Bereich der linken Kammerwand und des Septums ganz selten epitheloidzellige Granulome ohne einen erkennbaren ursächlichen Infekt nachweisen. Andererseits sind bei einer bestehenden **Sarkoidose** in 20 % der Obduktionen im Herzen epitheloidzellige Granulome mit histiozytären Riesenzellen nachweisbar, gelegentlich auch im Reizleitungssystem. Gleichartige Granulome treten auch bei der Riesenzellarteriitis und bei der Wegener-Klinger-Granulomatose auf.

epitheloidzellige Granulome:
1. **ohne erkennbare Ursache**
2. bei **Sarkoidose**

• Bei der seltenen **Fiedler-Myokarditis** (syn. *idiopathische Riesenzellmyokarditis*) kommt es zur Herzmuskelhypertrophie (bis 500 g), fleckigen Muskelfasernekrosen, Einblutungen und rundzelligen Infiltraten mit mehrkernigen Riesenzellen, die im Gegensatz zur o. g. Sarkoidose aus Muskelzellen entstehen (myogene Riesenzellen). Meist erkranken daran Männer vom 20.–50. Lebensjahr. Die **Ursache** ist unbekannt, die **Prognose** schlecht. Ein oft fieberhafter, meist rasch progredienter Verlauf und plötzliches Herzversagen bestimmen das klinische Bild.

1. **Fiedler-Myokarditis = idiopathische Riesenzellmyokarditis**
- Hypertrophie bis 500 g
- Prognose: schlecht

• **Allergisch-hyperergische Myokarditis.** Diese auch als *eosinophile Myokarditis* bezeichnete, besonders *subendokardial* in der *linken Kammerwand* auftretende Entzündungsform stellt eine Überempfindlichkeitsreaktion dar, die durch bestimmte Medikamente (z. B. Antibiotika, Antiphlogistika, Antidepressiva, Antiepileptika) ausgelöst wird, aber auch im Rahmen eines Asthma bronchiale oder einer Nahrungsmittelallergie auftreten kann.

2. **allergisch-hyperergische Myokarditis = eosinophile Myokarditis**
- **Überempfindlichkeitsreaktion** bei
- Medikamenteneinnahme
- Asthma bronchiale
- Nahrungsmittelallergien

Allergische Phänomene an der Haut (z. B. Urtikaria) sowie Eosinophilie des Blutes weisen zugleich auf eine *allergische Allgemeinreaktion* des Körpers hin.

Das *histologische Bild* ist besonders gekennzeichnet durch eine exsudative zelluläre Vaskulitis im myokardialen Stroma mit Prävalenz der eosinophilen Granulozyten sowie Herzmuskelfaseruntergängen und nachfolgenden Fibrosen. In schweren Fällen ist das Endo- und Perikard in den Entzündungsprozeß miteinbezogen *(Pankarditis)*, so daß Endokardschwielen und adhäsive Perikardfibrosen zurückbleiben können. Das Bild ähnelt dem der *Endocarditis fibroplastica Löffler*.

- **Histologie**
- Infiltrate mit eosinophilen Granulozyten
- u.U. **Pankarditis**
- ähnliches Bild bei Löffler-Endokarditis

• Beim **rheumatischen Fieber** treten in 50 % der Fälle entzündliche Veränderungen am Herzen auf mit Manifestation am Myo-, Peri- und Endokard, an den Klappen und Sehnenfäden.

3. **Myokarditis bei rheumatischem Fieber**
- **häufig Herzmanifestation**

Lasègue: „Das rheumatische Fieber leckt an den Gelenken, aber beißt das Herz".

- **selten: isolierte Myokarditis**
- **häufig: Endomyokarditis oder Pankarditis**
- **typisch: Aschoff-Geipel-Knötchen**
- **formale Pathogenese:**
- fibrinoide Nekrose
- blühendes Granulom mit Aschoff-Zellen

Eine isolierte Myokarditis ist hierbei sehr selten, meist kommt es zur *Endomyokarditis* oder sogar zur *Pankarditis.* Charakteristisch ist die Bildung von *Aschoff-Geipel-Knötchen*, vor allem im Bereich der linken Kammerwand zwischen Mitralklappenansatz und Aortenklappe unter Einbeziehung des Reizleitungssystems. Zur *Pathogenese* der granulomatösen Entzündung beim rheumatischen Fieber (s. auch S. 188): fibrinoide Nekrose des Kollagens – perivaskuläres Infiltrat mit Aschoff-Zellen = blühendes Granulom – spindelförmige Fibrose = entzündlicher Restzustand.

4. Myokarditis bei Kollagenosen
- wie beim rheumatischen Fieber bei:
- **rheumatoider Arthritis**
- **M. Bechterew**
- **Sklerodermie**
- **LE**

• Auch bei den **Kollagenosen** treten fokale entzündliche Veränderungen im Myokard auf, die denen beim *rheumatischen Fieber* sehr *ähnlich* sind, sich jedoch meist hinsichtlich der weniger charakteristischen Rundzellinfiltrate unterscheiden. Zu einer Myokarditis kommt es bei der rheumatoiden Arthritis in etwa 50 % der Fälle, bei der Spondylarthritis ankylopoetica (M. Bechterew) in 5 % der Fälle, bei der Panarteriitis nodosa in 70 % der Fälle, bei der Sklerodermie in 50 % der Fälle, bei der Dermatomyositis (sehr selten) und beim Lupus erythematodes disseminatus in 50–80 % der Fälle.

Koronararterien

3. Koronararterien

J. Kunz

3 Versorgungstypen:
1. **Rechtsversorgungstyp** (85 %)
2. **Linksversorgungstyp** (8 %)
3. **Intermediärtyp** (7 %)

Die Anlage der Koronararterien, ihrer Verzweigungen und Versorgungsgebiete ist sehr variabel. Man unterscheidet:
• **Rechtsversorgungstyp** mit Abgang des R. interventricularis posterior aus der rechten Kranzarterie (85 %)
• **Linksversorgungstyp** mit Abgang des R. interventricularis posterior aus der distalen A. circumflexa (8 %)
• **intermediärer Typ** (7 %).

Anomalien, Fehlbildungen

3.1 Anomalien, Fehlbildungen

Anomalien der Koronararterien gewinnen zunehmend an klinischer Bedeutung, insbesondere für die Koronardiagnostik und -chirurgie.

1. Ursprungsanomalien
- **nebeneinander liegende Ostien**
- **hoher trichterförmiger Abgang**
- **gemeinsames Ostium**

• **Ursprungsanomalien.** Etwa 30 % der Herzen besitzen rechts 2 nebeneinander liegende Ostien; das größere gehört zum Stamm der A. coronaria dextra, das kleinere zur A. coni pulmonalis. Nicht selten ist der hohe trichterförmige Abgang der rechten Kranzarterie. Links findet sich manchmal ein getrenntes Ostium für den R. interventricularis anterior und den R. circumflexus. Beide Koronararterien können einem Ostium entspringen und sich unmittelbar distal ohne Ausbildung eines Stammabschnittes verzweigen.

- **singuläre Kranzarterien**

Selten sind singuläre Kranzarterien, manchmal kombiniert mit schweren Herzmißbildungen.

2. Verzweigungsanomalien
- **RIVA aus der re. Koronararterie**
- **atypische RIVA-Aufteilung**
- **schräger Verlauf der re. Koronararterie**

• **Verzweigungsanomalien.** Der R. interventricularis anterior (RIVA) kann aus Ästen der rechten Kranzader abzweigen, wobei die linke Kranzader nur einen R. circumflexus und manchmal noch einen R. diagonalis besitzt. Desweiteren kommt eine Aufteilung des R. interventricularis anterior etwa in der Mitte der Koronarfurche in zwei gleich starke Äste vor; auch eine büschelförmige Aufteilung ist bekannt, die einen Deszendensverschluß vortäuschen kann. Die rechte Kranzader zeigt gelegentlich einen schrägen Verlauf über die Hinterwand des rechten Ventrikels.

3. Fehlbildungen
- **Bland-White-Garland-Syndrom**

• **Fehlbildungen.** Bei Fehlabgang der *linken Koronararterie* aus der Pulmonalarterie *(Bland-White-Garland-Syndrom)* wird das Blut der rechten Koronararterie entsprechend dem Druckgefälle über Anastomosen teilweise zur Pulmonalarterie hin umgeleitet, d. h. von dieser „gestohlen".

- **koronares Steal-Syndrom** → Infarkt

Durch dieses mit einer Inzidenz von 1:300 000 Neugeborene auftretende koronare *Steal-Syndrom* kann es bei Kindern oder Jugendlichen zur Ausbildung eines Vorderwandinfarkts kommen.

Auch die *rechte Kranzader* oder beide Koronararterien können aus der A. pulmonalis entspringen. In manchen Fällen ist eine operative Korrektur möglich.

3.2 Stenosierende Koronarveränderungen

Stenosierende Koronarveränderungen

3.2.1 Koronararteriensklerose

Koronarsklerose

Definition. Die Koronararteriensklerose (erstmals 1743 von G.B. Morgagni beschrieben) ist eine Wandverhärtung der Herzschlagadern mit oder ohne Lumeneinengung.

- **Wandverhärtung der Koronarien mit/ohne Lumeneinengung**

> Die Koronarsklerose stellt bei Erwachsenen die weitaus häufigste **Ursache** des **Herzinfarkts** und anderer **kardiologischer Beschwerden** dar.

⇐

Lokalisation. Stammgebiet und proximaler Anteil des R. interventricularis anterior der linken Kranzarterie sind bevorzugt betroffen; am zweithäufigsten ist der Stamm der rechten, am dritthäufigsten der R. circumflexus der linken Kranzarterie befallen (Abb. 27–8).

Prädilektionsorte:
1. proximaler RIVA
2. Stamm der rechten Koronarie
3. Stamm der linken Koronarie

Die Koronarsklerose bei *chronischer Hypertonie* manifestiert sich auch in den peripheren Abschnitten der Kranzadern.

4. bei Hypertonie: periphere Kranzadern

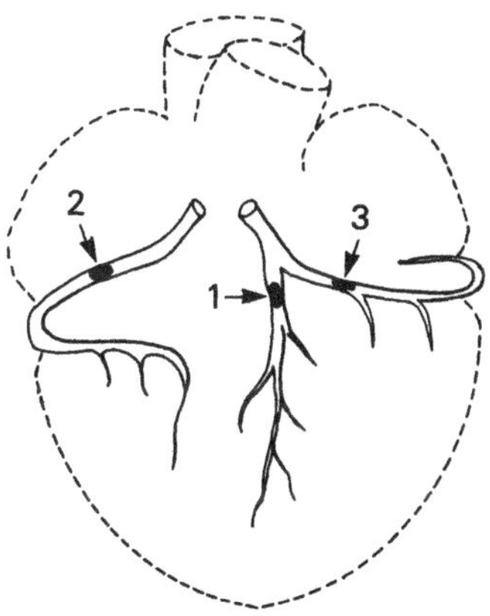

Abb. 27–8:
Prädilektionsstellen der Koronararteriensklerose und -thrombose in den Herzkranzarterien. **1** R. interventricularis anterior (RIVA), **2** A. coronaria dextra, **3** R. circumflexus der A. coronaria sinistra. Häufigkeitsverteilung: 1 > 2 > 3

Morphologie. Im Anfangsstadium, das bereits bei Jugendlichen angetroffen werden kann, finden sich kleinste beetförmige grau-weiße bis grau-gelbe Intimaverdickungen. *Prädilektionsorte* sind die Wandbezirke gegenüber den Astabgängen sowie die Innenseite von gekrümmten Abschnitten (als Hinweis auf die Rolle strömungsmechanischer Faktoren). Schubweise oder allmählich kommt es zum Befall größerer Wandabschnitte. So können sich herdförmige nodöse oder diffuse röhrenförmige Formen der Koronararteriensklerose entwickeln.
Die **Lichtungseinengung** der Koronararterien erfolgt in den meisten Fällen *exzentrisch*, so daß ein in der Größe noch variables sichelförmiges Restlumen besteht. Die *konzentrische* Stenose bedeutet dagegen fast immer eine Lichtungseinengung, die medikamentös nur wenig oder gar nicht beeinflußt werden kann.

Morphologie
- **Anfangsstadium:**
- kleinste beetförmige Intimaverdikkungen
- **Prädilektionsorte:**
- gegenüber Astabgängen
- Innenseite von gekrümmten Abschnitten (strömungsmechanische Faktoren!)
- **exzentrische Stenose** mit sektorförmigem noch erhaltenem Wandsegment: Restlumen dadurch noch variabel
- **konzentrische Stenose:** fixiertes Restlumen

Beispiel: Bei Patienten mit diffuser röhrenförmiger Koronarsklerose führt die Einschränkung der Koronarreserve (fehlende Dehnbarkeit) besonders bei Belastungen zur Ischämie, ohne daß eine Stenose des Lumens vorliegt.

Nicht selten kann man an einem Gefäßquerschnitt aus dem Schichtenaufbau der Polster die in Schüben erfolgende Progression der Krankheit direkt ablesen. Neben älteren Läsionen (Fibrose, Hyalinose, Cholesterin- und Kalkablagerungen) finden sich darüber frischere Veränderungen (Intimazellproliferate, Schaumzellen, Ödembildungen, manchmal auch Thrombozytenablagerungen).
Die Koronararteriensklerose läuft der Sklerose des übrigen arteriellen Sy-

- „schubweise" erfolgende Ausbildung der Koronarsklerose
- übereinandergelagerte unterschiedlich alte Beete

- **Diskrepanz: Koronarsklerose läuft allgemeiner Arteriosklerose voraus**

stems voraus; so ist die Koronarsklerose bei jüngeren Patienten oft schon fortgeschritten, während Aorta und Extremitätenarterien nur geringgradig befallen sind. Die senile Gefäßektasie kann die hämodynamische Wirksamkeit koronarsklerotischer Stenosen teilweise kompensieren.

- **intramyocardial small vessel disease**
- fibromuskuläre Dysplasie

Befällt die Arteriosklerose intramurale Äste, kann es dort zu einer hochgradigen Stenose kommen *(intramyocardial small vessel disease)*; dabei sind die extramuralen Äste oft nur geringgradig oder gar nicht befallen. An den Koronararterien ist auch eine *fibromuskuläre Dysplasie* bekannt; diese kann eine Arteriosklerose begünstigen.

Mikroskopie
- **Frühveränderungen:**
- Intimazellproliferate
- Lipidablagerungen
- fettfreie Ödeme
- verstärkte Anfärbbarkeit mit Alzianblau und PAS

Mikroskopisch sind in der Initialphase der Koronararteriensklerose herdförmige Intimazellproliferate, fettfreie Ödeme, Lipidablagerungen und Strukturschäden der elastischen Membranen in variabler Kombination nachweisbar. Diese Befunde sind *nicht* identisch mit den Primärveränderungen der Koronarsklerose. Die Initialläsionen bestehen in einer gestörten Endothelregeneration und in metabolischen Störungen der Proteoglykane der Gefäßwand, die mit Permeabilitätsstörungen verbunden sind. *Histologisch* sind die erhöhte Anfärbbarkeit mit Alzianblau (positiv für sulfatierte Glykosaminoglykane) und PAS (positiv für neutrale Glykoproteine) ein Hinweis darauf. Im weiteren Verlauf sind herdförmig extrazellulär abgelagerte Lipide sowie Schaumzellen nachweisbar. Die Schaumzellen sind Lipophagen mit einem plurivakuolären Zytoplasma; sie stellen Umwandlungsformen hämatogener Monozyten oder transformierte Mediamuskelzellen dar, die in einem gewissen Umfang zum Lipidabbau in der Arterienintima beitragen.

- **fortgeschrittene Veränderungen:**
- Sklerose (Kollagenisierung)
- fibrös-hyaline Deckplatte
- Beetnekrose
  ↓
- Deckplattenruptur
  ↓
- sekundäre Koronarthrombose

Treten Mesenchymzellproliferate und Kollagenisierung (Sklerose) hinzu, wird diese Funktion der Lipophagen stark behindert. Dies ist besonders dann der Fall, wenn sich im Bereich lipidreicher Zonen eine fibrös-hyaline Deckplatte ausbildet. Bei Quellung des Beetes (akutes Intimaödem), einer Beetnekrose oder intramuralen Blutung kann es zur Deckplattenruptur kommen. Selten entstehen so Cholesterinkristallembolien, deren Auswirkungen meist gering sind. Bedeutsamer ist die Tatsache, daß die Deckplattenrisse in vielen Fällen die Bildung der Koronarthrombose einleiten. Es gibt jedoch auch atheromatöse Aufbrüche ohne thrombotische Komplikationen.

3.2.2 Koronararterienthrombose und andere Stenoseursachen

3.2.2.1 Koronarthrombose

Koronarthrombose

- **zuerst: Parietalthrombus** (geschichtet)
- **dann: fibrinreicher Gerinnungsthrombus** → Koronarverschluß
- begünstigend: erhöhte Plasmakonzentration an löslichen Fibrinkomplexen
- im arteriosklerotischen Beet: gestörte Bildung antikoagulierender Substanzen, eingeschränkte Fibrinolyse
- **bei Überleben der Koronarthrombose:**
- bindegewebige Organisation des Thrombus
- verstärktes Beetwachstum (Atheromprogression)
- Plättchenwachstumsfaktor (PDGF) stimuliert Myofibroblasten

Thromben entstehen fast immer im Bereich arteriosklerotischer Veränderungen. Sie sind i. d. R. nicht größer als 5–10 mm. Zuerst bildet sich ein schichtweise wachsender *Parietalthrombus*; auf diesem entwickelt sich dann ein obturierender fibrinreicher *Gerinnungsthrombus* (Appositionsthrombus, Abb. 27-9). Die Entstehung obturierender Thromben wird bei Koronarkranken durch die erhöhte Plasmakonzentration an löslichen Fibrinkomplexen begünstigt und durch die Unfähigkeit der arteriosklerotisch veränderten Gefäßwand, antikoagulierend wirkende Stoffe zu bilden (Mangel an Heparinsulfat), sowie außerdem durch eine eingeschränkte Fibrinolyse.
Wird die *Koronarthrombose* überlebt, kann der Blutpfropf durch bindegewe-

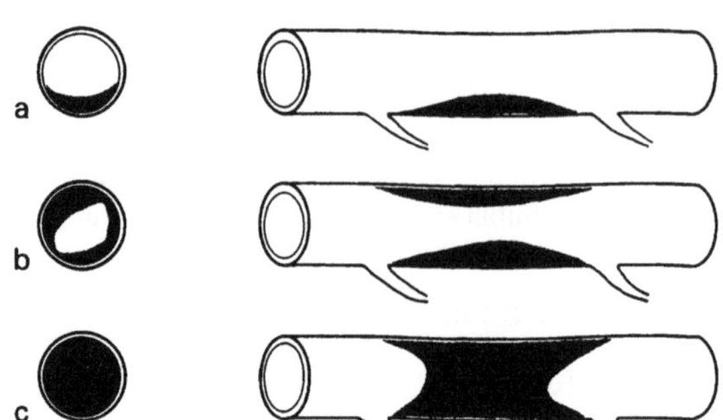

Abb. 27-9: Thrombusbildung. **a** Beginnende Thrombozytenablagerung, **b** geschichteter Parietalthrombus, **c** obturierende Thrombose

bige Organisation in das Beet inkorporiert werden und so zur Atheromprogression beitragen. Der von Blutplättchen freigesetzte *Wachstumsfaktor (PDGF)* stimuliert dabei die intimalen Myofibroblasten zur Proliferation sowie zur verstärkten Bildung von Typ-I-Kollagen und anderen Matrixbestandteilen (Sklerose).

Praxishinweis

Die fibrinolytische Therapie ist nur in der Frühphase der Koronarthrombose aussichtsreich, wenn noch keine bindegewebige Thrombusorganisation vorliegt.

3.2.2.2 Andere Ursachen der Koronarstenose

Andere Ursachen

selten:

Nicht-arteriosklerotische Einengungen sind im Vergleich zur Koronarsklerose und -thrombose von verschwindend geringer Bedeutung für die Entstehung von Koronararterienstenosen:

1. Koronariitis
2. Aortitis
3. Aneurysma dissecans aortae
4. Spasmen bedingt durch: oxydierte Lipoproteine
– verminderte EDRF-Freisetzung

Es handelt sich hier vor allem um die **Koronariitis**, z. B. bei Rheumatoidarthritis oder bei generalisierten Gefäßentzündungen. Weitere seltene Ursachen sind die entzündlich bedingten Einengungen der Koronarostien bei der **Aortitis**, das **Aneurysma dissecans aortae** und das **arteriosklerotische Aneurysma der Koronararterien**.
• Ob auch **Spasmen der Koronararterien** zur Myokardischämie führen können, gilt als umstritten. Bekannt ist die erhöhte Kontraktionsneigung atheromatöser Gefäße. Wahrscheinlich wird diese durch oxidierte Lipoproteine der LDL-Fraktion oder durch Endothelschäden bedingt; letztere könnten durch eine verminderte Bildung von EDRF (endothelium derived relaxing factor), der normalerweise zur Regulierung des Arterientonus beiträgt, die erhöhte Reaktivität der glatten Muskulatur mitverursachen.

3.2.3 Funktionelle Bedeutung

Funktionelle Bedeutung

• **Stenose** → Reduktion des Blutdurchflusses

• **Hagen-Poiseuille-Gesetz**

Bei leichter und mittelgradiger Stenose ist der relative koronare Durchfluß nur wenig reduziert, während er bei einer *hochgradigen* Stenose stark abnimmt, *Hagen-Poiseuille-Gesetz*:

$$V = \frac{\pi \times r^4}{81} (p1 - p2) \times t$$

Praxishinweis

Nur etwa 20 % der Patienten mit nachgewiesener Koronararteriensklerose weisen ein Koronarleiden auf, bei etwa 80 % verläuft diese symptomlos bzw. symptomarm.
• Zwischen der Schwere der Koronarveränderungen und der Ausdehnung ischämischer Myokardschäden besteht zwar eine *grobe Korrelation*, es gibt jedoch zahlreiche *Ausnahmen*.

Selbst bei Fällen mit koronarer **Dreigefäßkrankheit** sind mitunter nur geringe Myokardveränderungen anzutreffen, während bereits bei **leichten** oder **mittelschweren Koronarsklerosen** manchmal Infarkte oder großflächige Narbenherde nachweisbar sind.

Umgehungskreislauf
• **Geschwindigkeit der Stenoseentwicklung entscheidend**

Umgehungskreislauf. Ein für diese Beziehungen wesentlicher Faktor ist die **Geschwindigkeit** der Koronarveränderungen:
• Bei der *Koronarsklerose* besteht meist ein zeitliches Intervall zwischen ihrem Beginn und dem Einsetzen des Koronarleidens;
• bei der *Koronariitis* ist das Intervall verkürzt und bei der *Koronarthrombose* fallen Gefäßveränderungen und klinische Erscheinungen zeitlich meist zusammen.

• **Sklerose und Hyalinose** = monatelanger Zeitraum

• **akutes Intimaödem, Wandhämatom, Deckplattenriß = plötzlich**

Ähnlich liegen die Verhältnisse, wenn man die qualitativ differenten koronarsklerotischen Beete isoliert betrachtet: *Sklerose* und *Hyalinose* benötigen zu ihrer vollen Ausbildung i. d. R. einen monatelangen Zeitraum; viel schneller entsteht im Rahmen eines floriden arteriosklerotischen Schubes das lipidreiche Beet, während das *akute Intimaödem*, das *Wandhämatom* oder die Folgen eines *Deckplattenrisses* den plötzlichen Koronarverschluß bedingen können. Bei der Progredienz des Koronarleidens ist also der Zeitraum, in dem der kritische Querschnitt des Koronarsystems unterschritten wird, von ausschlaggebender Bedeutung; z. B. für die Ausbildung von *Kollateralen*, d. h. die Entstehung eines Umgehungskreislaufs.

andere Faktoren für die Ausbildung von Kollateralen:

Neben der Geschwindigkeit der Stenoseentwicklung sind **weitere Faktoren** für

- **körperliche Aktivität**
- **genetische Einflüsse**
- **Lebensalter**

die Ausbildung von Kollateralen maßgeblich: *Konditionstraining* bzw. *Sport*, *genetische Einflüsse*, *Lebensalter*. Im höheren Alter werden wegen der reduzierten Kapazität für proliferative Reaktionen weniger Kollateralen gebildet.

Ischämietoleranz

3.2.4 Ischämietoleranz

- **Toleranz:**
  - bei Sportlern ↑
  - bei Krankheiten (z. B. Intoxikationen) ↓

Die Wechselbeziehungen zwischen Koronararterien und Myokard werden auch durch eine unterschiedliche myokardiale Ischämietoleranz beeinflußt. Diese ist bei Sportlern vermutlich infolge struktureller und metabolischer Adaptation *erhöht*. Intoxikationen, akute Infekte oder hormonale Überfunktionszustände (z. B. Hyperthyreose, gesteigerte Katecholaminabgabe) setzen demgegenüber die Ischämietoleranz des Myokards herab.

Strukturell dürften hier u. a. die Packungsdichte der Myofibrillen, die Menge und Enzymausstattung der Mitochondrien sowie der Vaskularisierungsgrad bedeutsam sein; daneben spielen die Fähigkeit zur oxidativen Phosphorylierung und Konzentrationsänderungen energiereicher Phosphate sowie andere metabolische Vorgänge eine wichtige Rolle.

- **bei Herzhypertrophie**: unzureichende metabolische und strukturelle Adaptation der Muskulatur → **erhöhtes Infarktrisiko**

In fortgeschrittenen Stadien der Herzhypertrophie, besonders bei der durch Hypertonie induzierten Form, ist ebenfalls eine unzureichende metabolische und strukturelle Adaptation der Muskulatur anzunehmen; hinzu kommen eine interstitielle Fibrose, periphere Koronararteriensklerose und die Zunahme der myokardialen Komponente des Koronarwiderstandes. Diese Befunde erklären, daß bei der Herzhypertrophie (insbesondere bei Überschreiten des kritischen Herzgewichts) ein *erhöhtes Infarktrisiko* besteht.

Koronare Herzkrankheit

4. Koronare Herzkrankheit (KHK)

J. Kunz

Syn.: **ischämische Herzerkrankung**

Definition. Der klinische Begriff *koronare Herzkrankheit* (syn. *ischämische Herzerkrankung*) umfaßt sämtliche Herzerkrankungen, die aus einer **koronar bedingten Blutmangelversorgung** resultieren: *Angina pectoris*, disseminierte *Herzmuskelnekrosen* sowie den *Myokardinfarkt* einschließlich seiner Folgezustände, *chronische Linksherzinsuffizienz*, *Herzrhythmusstörungen* und den *Sekundenherztod*.

Primär myokardial, hämatogen oder funktionell bedingte Störungen der Sauerstoffversorgung des Herzens gehören nicht zur koronaren Herzkrankheit.

Pathogenese:
- **Koronarinsuffizienz** → Ischämie des Myokards

Der entscheidende *pathogenetische* Faktor dieser Krankheitsbilder ist eine *Ischämie* des Muskelgewebes als Folge einer **Koronarinsuffizienz**. Diese bedeutet ein Mißverhältnis zwischen dem Sauerstoffbedarf des Myokards einerseits und der koronaren Blutversorgung andererseits, verursacht durch eine Verengung der Kranzarterien.

Beim Gesunden ist die Anpassung der koronaren Durchblutung an den jeweiligen Sauerstoff- bzw. Energiebedarf der Muskelzellen (bei Belastung größer als in Ruhe) stets gewährleistet.

- **relative Koronarinsuffizienz**
  - O_2-Versorgung ↓ bei Belastung
- **absolute Koronarinsuffizienz**
  - O_2-Versorgung ↓ in Ruhe

Reicht die notwendige arterielle Blutzufuhr pro Zeiteinheit zwar noch im Ruhezustand aus, jedoch nicht mehr bei körperlicher Belastung, handelt es sich um eine **relative Koronarinsuffizienz**. Ist auch im Ruhezustand die Blutversorgung ungenügend, liegt eine **absolute Koronarinsuffizienz** vor.

4.1 Angina pectoris, ischämische Herzrhythmusstörungen

Angina pectoris

4.1.1 Angina pectoris

Syn.: **Stenokardie**

Definition. Die Angina pectoris (lat. *angina* Enge, *pectus* Brust; syn. *Stenokardie*) ist charakterisiert durch ischämiebedingte, subjektiv als „einengend“ empfundene Anfälle von Thoraxschmerzen, die oft in den linken Arm ausstrahlen. Sie tritt meist bei körperlicher Belastung, jedoch auch spontan im Ruhezustand und ohne erkennbare Ursache auf. Häufig ist sie das erste Symptom der KHK.

- **ischämiebedingte Thoraxschmerzanfälle**
  - besonders bei Belastung

Einteilung. Klinisch werden die seit Monaten bestehende *stabile* Angina pectoris und die neuaufgetretene *instabile* Angina pectoris unterschieden. Eine 3. Form ist die *Angina pectoris varians (Prinzmetal-Angina)*, der ein angiographisch nachweisbarer Spasmus einer Koronararterie zugrunde liegt und die bei Koronararteriensklerose, selten auch bei Patienten mit unauffälligen Kranzgefäßen, vorkommen kann.

Einteilung
1. stabile A. p.
- konstant über Monate
- meist bei Belastung

2. instabile A. p.
- inkonstant
- zunehmend gefährlicher

3. Prinzmetal-Angina
- Koronarspasmus

Pathogenese. Dauert die Myokardischämie länger als 20 min, werden einzelne oder kleine Gruppen von Myozyten im myokardialen Versorgungsgebiet der stenosierten Koronararterien nekrotisch. Überwiegend sind diese disseminierten Myokardnekrosen im Innenschichtbereich des linksventrikulären Myokards lokalisiert. Später können sie in kleinstherdige Myokardnarben übergehen. Bei relativer Koronarinsuffizienz kommt es häufig auch zu einer primär proliferativen Reaktion des myokardialen Mesenchyms, die oft in eine diffuse interstitielle Myokardfibrose übergeht.

Pathogenese
- **Ischämie** >20 min → Fasergruppennekrosen, disseminiert im Innenschichtbereich → **Myokardnarben**
- **relative Koronarinsuffizienz → diffuse interstitielle Fibrose**

4.1.2 Ischämische Herzrhythmusstörungen

Ischämische Herzrhythmusstörungen

Herzrhythmusstörungen werden *klinisch* unterteilt in *Erregungsbildungs-* und *Erregungsleitungsstörungen* sowie *Kardioneuropathien*, von denen im Rahmen der ischämisch bedingten Störungen nur die beiden erstgenannten von Bedeutung sind.

Kardioneuropathien haben i. d. R. eine andere Ätiologie.

- **Erregungsbildungsstörungen** entstehen bei Schädigung (Zelluntergänge, sekundäre Fibrosierung) des Sinusknotens infolge einer Minderdurchblutung der *Sinusknotenarterie*, die sich meist aus der *rechten Kranzarterie* abzweigt. Außerdem treten sie extranodal durch Myolysen mit sekundärer Vernarbung im umgebenden Vorhofmyokard auf, wodurch die Erregungsausbreitung an den geschädigten Muskelarealen gehemmt wird. Zugleich kommt es außerhalb dieser geschädigten Areale (also in der erhaltenen Muskulatur) zu neuen, arrhythmischen Erregungsbildungen *(extranodale Erregungsbildung)*. Diese Veränderungen können funktionell zur Sinustachykardie, Sinusbradykardie, Extrasystolie und zum sinu-atrialen Block führen.

1. Erregungsbildungsstörungen
- **ischämische Schädigung des Sinusknotens**
  - extranodale Myolysen
- **extranodale Erregungsbildung** → Arrhythmien

- **Erregungsleitungsstörungen**. Bei Minderdurchblutung im Bereich des AV-Knotens (insbesondere der Überleitungsstelle von speziellen Muskelzügen des Sinussystems auf den AV-Knoten), der von der *rechten Kranzarterie* versorgt wird, sowie des His-Bündels mit seinen Tawara-Schenkeln, welcher zum Versorgungsgebiet sowohl der rechten Kranzarterie als auch des R. interventricularis anterior gehört, kommt es zu Zellschädigungen, zellulären Ausfällen und fibrinösem Ersatz. Herzrhythmusstörungen, partieller und totaler AV-Block sind die Folge.

2. Erregungsleitungsstörungen
- **ischämische Schädigung des AV-Knotens, der Überleitungsstelle und des His-Bündels** → Herzrhythmusstörungen, AV-Block

4.2 Sekundenherztod, Linksherzinsuffizienz

4.2.1 Sekundenherztod

Sekundenherztod

Definition. Als Sekundenherztod (auch: *plötzlicher Herztod*) wird ein plötzlich einsetzendes Herzversagen bezeichnet, das innerhalb von Sekunden – besser gesagt: Minuten – zum Tode führt. Der Patient bricht, oft ohne erkennbare bzw. anamnestisch bekannte Prodrome, wie „vom Schlag getroffen" zusammen („Herzschlag"). Eine wesentliche körperliche Belastung muß nicht vorausgegangen sein; der Tod tritt sogar in völliger Ruhe, z. B. im Schlaf, ein. Psychische Erregungszustände als Ursache werden diskutiert.

Syn.: **plötzlicher Herztod**
- **Herzversagen innerhalb von Minuten**
  - „Herzschlag"

Unter den Begriff *plötzlicher Herztod* werden nach abweichender Definition manchmal auch jene Fälle subsumiert, in denen der Tod innerhalb von 24 Stunden nach Auftreten der ersten Symptome eintritt.

Ursache und Pathogenese sind in vielen Fällen nicht eindeutig aufzuklären.

Pathogenese

kardiale Ischämie ohne Herzinfarkt!

Wesentlich ist die kardiale Ischämie *ohne nachweisbaren Herzinfarkt*!

Ursache:
- **Koronarsklerose**
- 1/3 der Fälle = **Koronarthrombose**

- **Koronarspasmus**
  - koronare Ursache nicht immer morphologisch faßbar!

Zu den sicheren Ursachen zählt die *Koronarsklerose*, die – obwohl sie langsam entsteht – oft plötzlich, ohne ein erkennbares Ereignis, zum Herzversagen führt. In einem Drittel der Fälle findet sich eine frische verschließende *Koronarthrombose* als plausible Ursache des plötzlichen Herztodes. In manchen Fällen ist auch bei genauester histologischer Untersuchung des Herzens außer einer schlaffen Dilatation der Kammern keine wesentliche Koronarveränderung, die als Erklärung infrage käme, nachzuweisen. Man nimmt hier einen *Koronarspasmus* als Ursache an.
Sehr selten kann auch ein Verschluß (Thrombose) der das Reizleitungssystem versorgenden Arterien vorliegen.

Linksherzinsuffizienz

- **15% der koronaren Herzkrankheit:**
- pulmonale Stauungszeichen
- stenosierende Koronarsklerose
- Dilatation der linken Kammer
- disseminierte Schwielen

Mikroskopie
- Atrophie und Hypertrophie der Muskelfasern

↓

Mitralinsuffizienz, Lungenstauung, Rechtsherzinsuffizienz

↓

globale Herzinsuffizienz

4.2.2 Linksherzinsuffizienz

In 15% der Fälle stehen bei der koronaren Herzkrankheit Symptome einer Linksherzinsuffizienz mit pulmonalen Stauungszeichen (Dyspnoe!) im Vordergrund. Manchmal sind sie auch das erste Symptom. Typischerweise finden sich bei der Obduktion eine stenosierende Koronarsklerose, eine Dilatation der linken Kammer, eine feinfleckige Myokardvernarbung oder disseminierte Schwielen bzw. Residuen alter Infarkte mit oder ohne Herzwandaneurysma. *Mikroskopisch* sind außer den fibrösen Herden auch frische Myolysen sowie atrophische und hypertrophische Muskelfasern erkennbar. Meist ist auch die Papillarmuskulatur in den (ischämischen) fibrosierenden Prozeß mit allmählichem Schwund der Muskelfasern einbezogen, so daß eine relative Mitralinsuffizienz hinzukommt. Lungenstauung und konsekutive Rechtsherzinsuffizienz sind die Folge; eine globale Herzinsuffizienz besiegelt dann meist das Schicksal.

Herzinfarkt

- **Koagulationsnekrose des Myokards bei absoluter Koronarinsuffizienz**

4.3 Herzinfarkt

Definition. Der Herz- bzw. *Myokardinfarkt* ist eine ischämische Koagulationsnekrose eines größeren Myokardbezirks als Folge einer *absoluten Koronarinsuffizienz*. Seine mittlere Größe beträgt 3 cm.

Häufigkeit
- **Todesursache in 25%**
- m: Gipfel um 55 J.
- w: Gipfel um 65 J.
- **DD:**
- relative Koronarinsuffizienz
- Lungenembolie
- Aortenaneurysma

Risikofaktoren

Häufigkeit. Am Herzinfarkt und an seinen Spätfolgen stirbt in den Industrienationen jeder Vierte. Bei Männern liegt der Häufigkeitsgipfel in der 6., bei Frauen in der 7. Lebensdekade. Die Diagnose Herzinfarkt wird in der Klinik häufig – vielleicht zu häufig – gestellt. Manchmal werden dabei Fälle von *Koronarinsuffizienz* ohne Myokardnekrose, eine foudroyante *Lungenembolie* oder ein *Aneurysma dissecans aortae* als Infarkt fehlgedeutet.

Risikofaktoren. *Hypertonie*, *Hypercholesterinämie*, *Zigarettenrauchen* und *Diabetes mellitus* – die wichtigsten Ursachen der Arteriosklerose – sind auch die bedeutendsten Risikofaktoren für einen Herzinfarkt.

- **im mittleren Lebensalter:** Risiko bei Männern 6x größer als bei Frauen
- **im höheren Lebensalter:** Risiko bei Frauen größer (Östrogenschutz entfällt)

Bei Männern im mittleren Lebensalter besteht ein etwa 6fach höheres Risiko, an einem Herzinfarkt zu erkranken, als bei Frauen. Im höheren Lebensalter liegt diese Geschlechtsabhängigkeit in der Infarktinzidenz nicht mehr vor, da bei Frauen der Östrogenschutz dann fortfällt und Frauen sogar häufiger einen Herzinfarkt erleiden.

4.3.1 Einteilung, Lokalisation, Größe, Altersbestimmung

Einteilung

1. **Innenschichtinfarkt:** inneres Drittel des Myokards und Endokards („Mosaikinfarkt")
2. **transmuraler Infarkt:** alle 3 Wandschichten (klassische Form):

4.3.1.1 Infarkteinteilung

- Beim **Innenschichtinfarkt** sind multiple, etwa 1 cm große Nekroseherde im inneren Drittel des linksventrikulären Myokards lokalisiert und unregelmäßig über die Zirkumferenz der Kammerwand verteilt *(„Mosaikinfarkt")*.
- Der **transmurale Infarkt**, die klassische Erscheinungsform des Herzinfarkts, ist ein mehrere Zentimeter großer, fast immer im linken Ventrikel gelegener

nekrotischer Herzwandbereich, der *alle 3 Wandschichten* betrifft. Er liegt meist *ventroapikal, dorsobasal* oder im Bereich der *linken Kante.*

• Als **Reinfarkt** bezeichnet man die Einbeziehung der hyperämischen Randzone des Erstinfarkts und angrenzender Myokardanteile in den nekrotischen Bezirk. Er ist nicht identisch mit dem **Zweitinfarkt**, der sich in einem anderen Myokardbereich manifestiert.

- Endokard
- Myokard
- Epikard

3. **Reinfarkt**: Einbeziehung der hyperämischen Randzone des Erstinfarkts
4. **Zweitinfarkt**: in einem anderen Myokardbereich

4.3.1.2 Infarktlokalisation

Lokalisation

• 50 % aller Infarkte sind **Vorderwandinfarkte** (Abb. 27–10), verursacht durch Verschlüsse der *linken Kranzarterie* oder ihrer *Äste*: bei Verschluß des *proximalen RIVA*: großer ventroapikaler Vorderwandinfarkt; bei Verschluß des *mittleren RIVA* oder seiner großen Äste: mittelgroßer supraapikaler oder anteroseptaler Vorderwandinfarkt; bei Verschluß des *distalen RIVA*: kleiner Vorderwandinfarkt in derselben Lokalisation.

• 20 % sind **Seitenwandinfarkte** (apikolateral oder basolateral) nach Verschluß des R. circumflexus der *linken Koronararterie.*

• 30 % sind **Hinterwandinfarkte** (posteroapikal, posteroseptal oder posterobasal) nach Verschluß der *rechten Koronararterie.*

Abweichungen hiervon treten bei extremen Versorgungstypen der Koronarien auf, da die Infarkte stets im zugehörigen Versorgungsgebiet liegen.

1. **Vorderwandinfarkte: 50 %**
   - **proximaler RIVA:** ventroapikal
   - **mittlerer RIVA:** supraapikal, anteroseptal
   - **distaler RIVA:** kleiner Infarkt
2. **Seitenwandinfarkte: 20 %**
   - **R. circ.:** apiko-, basolateral
3. **Hinterwandinfarkte: 30 %**
   - **A. coron. dext.:** posteroapikal, -septal, -basal
4. **Abweichungen bei extremem Versorgungstyp**

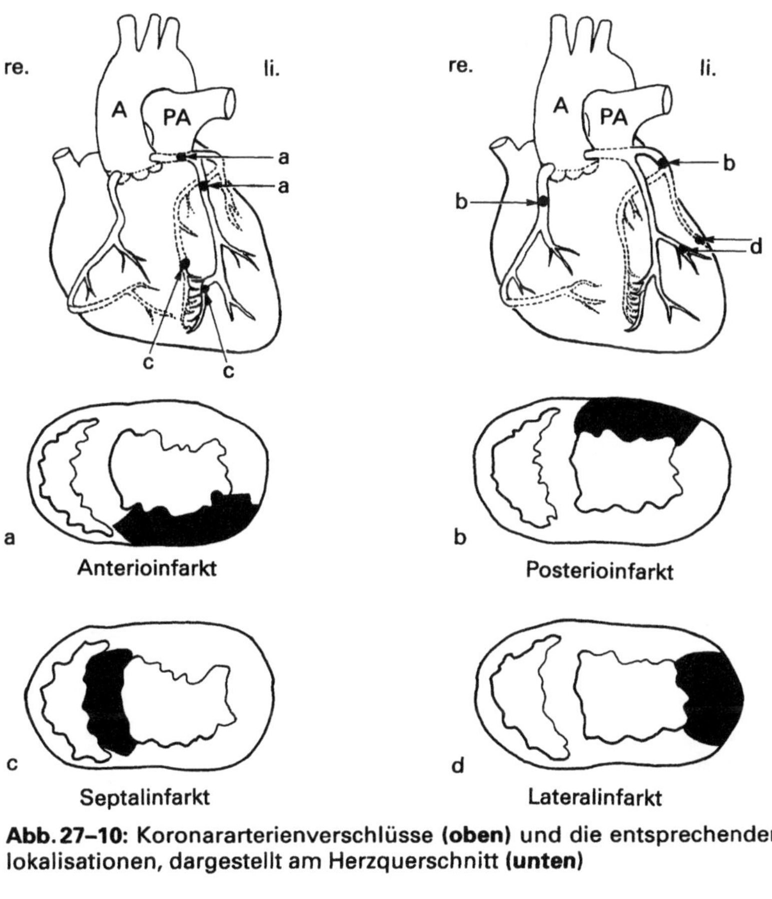

Abb. 27–10: Koronararterienverschlüsse **(oben)** und die entsprechenden Infarktlokalisationen, dargestellt am Herzquerschnitt **(unten)**

4.3.1.3 Infarktgröße

Infarktgröße

Die Größe, d. h. die Ausdehnung eines Infarkts wird u. a. mitbestimmt durch den Schweregrad der Koronarinsuffizienz, die Entwicklung eines Appositionsthrombus, den Funktionszustand des Myokards, das Ausmaß der Kollateralversorgung der Koronarien sowie durch den Sauerstoffpartialdruck im Gewebe.

Altersbestimmung

- **anfangs:** Infarkt eher tast- als sichtbar!
- **nach 24 Stunden:** lehmgelbe Verfärbung = feintropfige Muskelfaserverfettung
- – mikroskopisch nachweisbare Frühveränderungen

4.3.1.4 Infarktalter

• Etwa **5 Stunden** nach dem Infarktereignis erscheint das Infarktgebiet abgeblaßt (Abb. 27–11), leicht erhaben und hat eine weichere Konsistenz als die umgebende Muskulatur. Der frische Infarkt ist eher *tast-* als sichtbar!
• Nach etwa **24 Stunden** wird der Infarkt durch die sich entwickelnde lehmgelbe Verfärbung (histologisch = feintropfige Muskelfaserverfettung) des nekrotischen Myokardbezirks makroskopisch sichtbar. Die wichtigsten *mikroskopisch* nachweisbaren *Frühveränderungen* des Infarktes sind: verstärkte Eosinophilie der Muskelfasern sowie Kernschwund und Verlust der Querstreifung, Faserüberdehnung und -verfettung, Leukozyteninfiltration, Kapillarproliferation, interstitielles Ödem und Hämorrhagien im Infarktrandgebiet. *Elektro-*

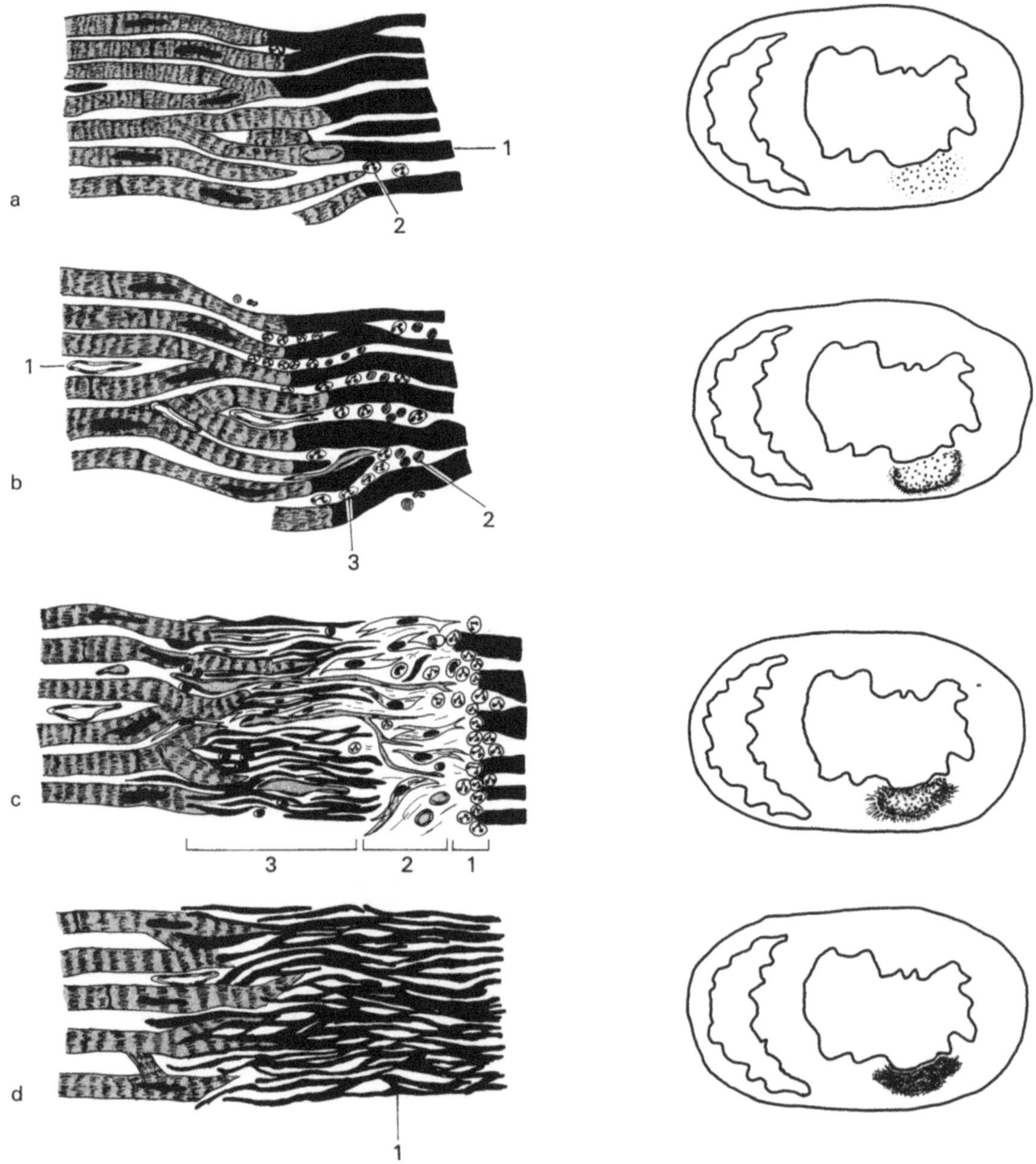

Abb. 27–11: Histologische Altersbestimmung eines Myokardinfarkts. **a 6 h alt: 1** homogene Eosinophilie der Herzmuskelzellen mit Kernverlust, **2** einzelne Granulozyten; **b 48 h alt: 1** dilatierte Kapillaren, **2** hämorrhagischer Randsaum mit Erythrozyten, **3** granulozytäre Demarkation; **c 2–3 Wochen alt: 1** Resorptionszone, **2** Granulationsgewebe mit beginnender Bindegewebsneubildung, **3** ausgereiftes Narbengewebe; **d Residuen des abgelaufenen Infarkts: 1** Herzmuskelschwiele, bestehend aus kollagenen Fasern

nenmikroskopisch ist schon nach einigen Stunden ein Myofibrillenzerfall nachweisbar. Die einsetzende Koagulationsnekrose und proteolytische Resorption werden maßgeblich durch Leukozytenenzyme bewirkt.

- elektronenmikroskopisch nachweisbar: Myofibrillenzerfall

• Vom **3. Tag** an lassen sich die ersten in den Infarkt *einsprossenden Kapillaren* nachweisen.

• **nach 3 Tagen:** Kapillarsprossung

• Nach etwa **1 Woche** entwickelt sich um das gelbe Infarktzentrum ein *roter Randsaum*, der aus kapillar- und fibroblastenreichem Granulationsgewebe besteht (perinekrotische Zone). Von der Infarktumgebung aus dringen sprossende Kapillaren zusammen mit Makrophagen, Fibroblasten und anderen Zellen aus dem Blut (Granulozyten, Rundzellen) in den Infarktbezirk ein, um das nekrotische Gewebe abzubauen und später durch Bindegewebe zu ersetzen *(Organisation des Infarkts)*. In Abhängigkeit von der Infarktgröße ist dieser Befund nach etwa 2–4 Wochen besonders ausgeprägt.

• **nach 1 Woche:**
- Granulationsgewebe
- roter Randsaum
- beginnende Organisation

• **nach 2–4 Wochen:** volle Ausprägung

• Ab dem **8.–10. Tag** vernetzen sich die von den Fibroblasten synthetisierten Faservorstufen extrazellulär zu *kollagenen Fibrillen*.

• **nach 8–10 Tagen:** Beginn der Kollagenisierung

• Nach **2 Monaten** ist das Infarktgebiet von einem *grau-rötlichen Narbengewebe* durchsetzt, das sich schließlich im Verlauf der nächsten Monate in eine grau-weiße Schwiele umbildet. Die Narbenbildung ist bei größeren Infarkten erst nach etwa **4–5 Monaten** abgeschlossen und bleibt zeitlebens bestehen.

• **nach 2 Monaten:** grau-rötliches Narbengewebe
• **nach 4–5 Monaten:** Narben- bzw. Schwielenbildung abgeschlossen

4.3.2 Ätiologie, Pathogenese

4.3.2.1 Ätiologie

Ätiologie

In den meisten Fällen liegt dem Infarkt eine hochgradig *stenosierende Koronararteriensklerose* zugrunde. Beim transmuralen Infarkt findet sich häufig eine *obturierende Koronarthrombose* als Ursache, die sich fast immer auf dem Boden eines Atherombeetes entwickelt.

1. stenosierende Koronarsklerose

2. obturierende Koronarthrombose → i. d. R. transmuraler Infarkt

Fast nie entsteht ein Herzinfarkt ohne vorausgehende strukturelle Veränderungen an den Koronararterien. Sehr selten kann auch eine *Embolie* in einer Koronararterie oder ein *primärer Gefäßspasmus* die Infarktursache sein.

3. Koronarembolie
4. Koronarspasmus

In der Praxis stellt sich jedoch die Ursachenanalyse im Einzelfall komplizierter dar als oben beschrieben, weil nicht nur die Koronarverhältnisse und damit die Quantität der Blutzufuhr zu berücksichtigen sind, sondern auch eine Reihe anderer Faktoren, die den Sauerstoffgehalt des Blutes sowie den Sauerstoffbedarf des Myokards bestimmen. So werden auch jene Fälle verständlich, in denen bereits geringe Stenosen – ohne ausgeprägte Obturation – Infarkte (nicht nur Innenschichtinfarkte, sondern sogar transmurale Infarkte) nach sich gezogen haben, z. B. wenn ein akuter Blutverlust (Ulkusblutung, Ösophagusvarizenblutung), ein akuter grippaler Infekt oder ein mit Hypotonie verbundener akuter Kreislaufschock hinzugekommen ist.
Andererseits gelangen aber auch Fälle zur Untersuchung, bei denen schwerste stenosierende Koronarveränderungen mit disseminierten Schwielen oder feinfleckigen Fibrosen im Myokard vorliegen, ohne daß sich größere Infarkte gebildet haben. Als Erklärung hierfür gilt: sehr langsames Fortschreiten der sklerosierenden Koronarveränderungen und dadurch Ausbildung von Kollateralen, normales sauerstoffreiches Blut, keine ungewöhnliche Stoffwechselbelastung der Herzmuskulatur.

aber:
Komplexität der Ursachen
• Entstehung eines Myokardinfarkts bei **relativer Koronarinsuffizienz und zusätzlichem Ereignis:**
1. stenosierende Koronarsklerose + akuter Blutverlust
2. stenosierende Koronarsklerose + akuter grippaler Infekt
3. stenosierende Koronarsklerose + Schockzustand mit Hypotonie
• **Mißverhältnis zwischen Koronar- und Myokardbefund:**
- schwere Koronarstenosen und Myokardveränderungen ohne Infarkt

4.3.2.2 Pathogenese

Pathogenese

Bei Absinken des koronaren *Blutdurchflusses unter 25 %* der Norm kommt es im minderdurchbluteten Myokardabschnitt zur Umstellung des Energiestoffwechsels von der aeroben zur *anaeroben Glykolyse*. Hinzu treten ein absoluter Substratmangel und die Aufhebung des Spüleffekts. Die daraus resultierende Anhäufung von Stoffwechselend- und -zwischenprodukten (z. B. Laktat, CO_2) führt zur Blockade der glykolytischen ATP-Bildung und zur Schädigung der Zellmembranen; sie sind mit einer Gewebsazidose verbunden. Elektrolytstörungen (Verminderung von K, Mg_2 und Po_4, Zunahme von Na, Cl, Ca) sowie Enzymaktivitätsänderungen schließen sich an. Die Überschwemmung der Myokardzellen mit Kalziumionen führt zur Relaxation der Myofibrillen, zur Aktivierung der Membranphospholipase und schließlich zur kompletten Blok-

• **koronarer Blutdurchfluß** < 25 % → reaktive Stoffwechselveränderungen:
- Umstellung auf anaerobe Glykolyse
- Substratmangel
- Fehlen des Spüleffekts
- Zellmembranschädigung
- Gewebsazidose
- Kalziumioneneinstrom
- Aktivierung von Phospholipase

kade der Kontraktilität im ischämisch geschädigten Myokardabschnitt. Dieser Vorgang ist häufig mit einem serologisch nachweisbaren Enzymanstieg (Kreatininphosphokinase, Laktatdehydrogenase) verbunden. *Elektronenmikroskopisch* zeigt sich die gestörte Membranfunktion der Herzmuskelzellen in der vakuolären Transformation von Mitochondrien und sarkoplasmatischem Retikulum; makroskopisch entsteht so das Bild der *trüben Schwellung.* Ein weiterer Effekt der durch Kalziumionen aktivierten Phospholipase ist die Bildung von Entzündungsmediatoren wie Prostaglandinen und Leukotrienen, welche die Leukozyteneinwanderung in das Infarktgebiet induzieren. Schädigung der Membranfunktion und Elektrolytänderungen führen auch zur charakteristischen ST-Hebung im EKG.

- trübe Schwellung
- Bildung von Prostaglandinen und Leukotrienen
- Leukozytenimmigration
- ST-Hebung im EKG
- Enzymanstieg: CPK, LDH

Myokardinfarkte und die anderen Manifestationsformen der koronaren Herzkrankheit (Angina pectoris, stumme Myokardischämie, plötzlicher Herztod) zeigen im Auftreten eine ausgeprägte zirkadiane Rhythmik mit einem *Inzidenzgipfel in den Morgenstunden.* Ursachen hierfür sind u. a. die morgens gesteigerte Reagibilität der Thrombozyten sowie die Katecholamin- und cAMP-Spiegel, die ebenfalls eine deutliche morgendliche Spitze aufweisen; auch die Hemmung der Fibrinolyse hat in den Morgenstunden ihr Maximum.

chronobiologische Aspekte der KHK:

- **morgendlicher Inzidenzgipfel:**
- Katecholamine ↑
- cAMP ↑
- Fibrinolyse ↓
- Thrombozytenreagibilität ↑

4.3.3 Folgen, Komplikationen, Therapie

4.3.3.1 Folgen und Komplikationen

Folgen und Komplikationen

1. **Endokardthrombose** → arterielle Embolie
- Hirninfarkt
- Milzinfarkt
- Niereninfarkt
2. **fibrinöse Perikarditis**
3. **Herzruptur** (5–10%) → **Herzbeuteltamponade**
4. **Infarktvergrößerung durch Mikrozirkulationsstörungen**
5. **Myokardnarbe** (meist mit Kontraktionsanomalie):
- Hypokinese
- Akinese
- Dyskinese
- chronisches Herzwandaneurysma
6. **Myokardschwielen** → kompensatorische Hypertrophie des linken Ventrikels
- relative Mitralinsuffizienz
7. **nach Bypass-Operation:**
- Kollateralen ↓

• Wird das Endokard in den Infarkt einbezogen, bildet sich häufig eine parietale **Endokardthrombose**, von der sich Thrombenmaterial ablösen und eine arterielle **Embolie** verursachen kann: z. B. Hirn-, Milz-, Niereninfarkte. Diese Komplikation wird bei Antikoagulanzientherapie seltener beobachtet.

• Eine **fibrinöse Perikarditis** über dem Infarktbezirk (Pericarditis epistenocardica) bildet sich bei etwa 30 % der Infarkte aus.

• Bei etwa 5–10 % der tödlichen Infarkte tritt in den ersten Tagen nach Infarktbeginn eine **Kammerwandruptur** (Herzruptur) mit tödlicher *Herzbeuteltamponade* auf.

• In der perinekrotischen Zone auftretende *Mikrozirkulationsstörungen* (z. B. Fibrinthromben nach Schockzuständen, Kapillarkompression) können zu einer **Infarktvergrößerung** führen. Deren Verhinderung und die thrombolytische Behandlung des verschließenden Koronarthrombus sind wichtige therapeutische Gesichtspunkte in der Initialphase des akuten Herzinfarkts.

• Die Bildung einer großen **Myokardnarbe** ist meist mit einer Kontraktionsanomalie (regionale Wandbewegungsstörung) des linken Ventrikels verbunden. Bekannt sind *Hypokinese* (Bewegungseinschränkung), *Akinese* (fehlende Beweglichkeit) und *Dyskinese* (paradoxe Kontraktionen, d. h. Ausbuchtung der Ventrikelwand während der Systole). Die mechanische Belastung der Myokardnarbe führt zur Verdünnung der Herzwand an dieser Stelle und zur Ausstülpung derselben *(chronisches Herzwandaneurysma).* Folgen sind die Abnahme der Ejektionsfraktion und Zunahme der Restblutmenge.

• Bei *Myokardschwielen* und *chronischem Herzwandaneurysma* entwickelt sich regelmäßig eine kompensatorische **Hypertrophie** der Restmuskulatur des linken Ventrikels. Es kann zur Ausbildung einer relativen *Mitralinsuffizienz* kommen. Selten entsteht eine akute Mitralinsuffizienz bei akutem Abriß eines Papillarmuskels, z. B. bei Hinterwandinfarkten. Die chirurgische Exzision der Aneurysmanarbe kann die drohende Herzinsuffizienz verhindern.

• Nach **Bypass-Operationen** kann es zur Rückbildung von Kollateralen kommen. Der verminderte Blutdurchfluß im überbrückten Stenoseabschnitt führt zu einer herabgesetzten Wandperfusion, zu floriden arteriosklerotischen Veränderungen und häufig zu einer obturierenden Thrombose.

Ein proximaler Koronarverschluß beweist, daß die Bypass-Operation ihr Ziel der Infarktprävention erreicht hat. Es kommt nicht zum Myokardinfarkt und der linke Ventrikel wird in seiner Funktion nicht beeinträchtigt.

4.3.3.2 Therapie

Therapie

- **PTCA:** intravasale Gefäßausdehnung

Neue aussichtsreiche Therapieverfahren sind die **perkutane transluminale koronare Angioplastie** (*PTCA;* Dehnung der Stenosebezirke durch Ballonkatheter) und die gerichtete **koronare Atherektomie** (Plaque-Exzision, besonders bei ballonresistenten Stenosen). Gute Erfolgs- und niedrige Komplikationsraten stehen bei diesen Verfahren einer örtlichen Rezidivrate von 20–30 % gegenüber. Die Rezidive können durch Redilatation erfolgreich behandelt werden. Entscheidend für den langfristigen Verlauf nach einer Koronarangioplastik ist jedoch die Progression der KHK.

- **Plaque-Exzision**

5. Endokard

S. Blümcke

Endokard

Morphologie und Funktion. Das Herz wird innen – als Fortsetzung der Blutgefäßintima – vollständig von einer serösen Haut ausgekleidet, dem Endokard. Dieses besteht aus einem schmalen **Endothel**, das auf einer *Kollagen-* und *Elastinfaserschicht* haftet. Darunter befindet sich eine grob strukturierte **Lamina elastica**, anschließend eine **Lamina muscularis** mit glatten Muskelbündeln; den Übergang zum Myokard bildet die **Lamina fibroelastica externa**.

Als *parietales Endokard* (lat. *paries* Wand) wird die Herzwandauskleidung sowohl der Kammer als auch der Vorhöfe, als *valvuläres Endokard* die endotheliale Überkleidung der Herzklappen bezeichnet. Hier hat der vollkommen gefäßlose bindegewebige Anteil mehr Stabilität, und zwar durch die kollagenreiche Zona fibrosa, die in das Herzskelett übergeht und die Fixation der mechanisch stark beanspruchten Klappen gewährleistet. Auch die Sehnenfäden der Mitralis und Trikuspidalis sind von Endothel überkleidet *(chordales Endothel)*. Die Schließungsränder der Klappen (Abb. 27–12) sind aufgrund der großen Bewegungsstrecken der stärksten mechanischen Beanspruchung ausgesetzt. An ihnen findet eine gesteigerte Zellregeneration statt und treten auch am häufigsten entzündliche Veränderungen auf.

Funktionelle Anatomie

- **Endokard:**
  - Endothel
  - Kollagen- und Elastinfaserschicht
  - L. elastica
  - L. muscularis
  - L. fibrosa
- **parietales Endokard:** Wandauskleidung von Kammer und Vorhöfen
- **valvuläres Endokard:** endotheliale Überkleidung der fibrösen Herzklappen
- **chordales Endothel:** Überkleidung der Sehnenfäden
- **Schließungsränder der Klappen:**
  - Linien der stärksten mechanischen Beanspruchung
  - Orte gesteigerter Zellregeneration und häufiger Entzündungen

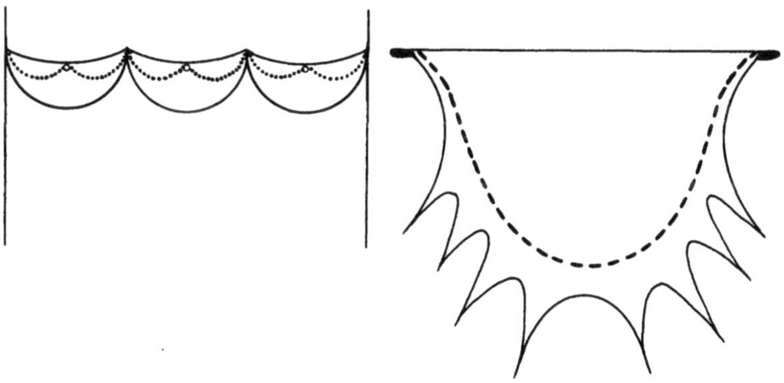

Abb. 27–12: Schematische Darstellung der Taschenklappen der Aortenklappe **(links)** und eines Klappensegels der Mitralklappe **(rechts)**

5.1 Anomalien, nicht-entzündliche Veränderungen

5.1.1 Anomalien

Anomalien

- **Falsche Sehnenfäden** sind derbe Bindegewebsstränge, vermischt mit Herzmuskelfasern, teilweise auch mit Elementen des Reizleitungssystems. Man findet sie als *intraventrikuläre* (in der Ventrikelhöhle ausgespannt) oder als *parietale* Sehnenfäden (vom Papillarmuskel zur Kammerwand ziehend).

1. **„falsche Sehnenfäden"**

- **intraventrikuläre Sehnenfäden**
- **parietale Sehnenfäden**

- **Anatomische Varietät.** Im Bereich der Aorten-, Mitral- und Pulmonalklappe treten anatomische Varianten (am häufigsten an der Aortenklappe) auf, die von den angeborenen und erworbenen Herzklappenfehlbildungen zu unterscheiden sind. An der Aortenklappe finden sich z. B. unterschiedlich große *Taschen mit asymmetrischem Klappenschluß* oder nur 2 (manchmal auch 4) ausgebildete Taschen. Diese Patienten sind klinisch meist bis zum mittleren Lebensalter unauffällig; wegen der stärkeren Klappenbelastung kommt es bei ihnen jedoch früher zur Verkalkung.

2. **anatomische Varianten** (zu unterscheiden von echten Mißbildungen):

- unterschiedliche Größe der Taschen
- Ausbildung von nur 2 (manchmal 4) Taschen

→ stärkere Klappenbelastung → frühere Verkalkung

Nicht-entzündliche Endokardveränderungen
- **Endokardeinblutungen**
  - beim Hirntod
  - bei Infektionskrankheiten
  - bei Digitalisintoxikationen

5.1.2 Nicht-entzündliche Endokardveränderungen

Endokardeinblutungen in Form von Petechien oder Sugillationen sind häufig am sezierten Herzen im Bereich der Ausflußbahn der linken Kammer zu beobachten. Sie treten auf bei Hirnschäden (Hirntod), Infektionskrankheiten und Digitalisintoxikationen.

Sie sind „Striemen von der Peitsche des Herzens". Ob sie als Todesursache (z. B. bei Blutungen im Reizleitungssystem) in Frage kommen oder nur als agonale Erscheinungen zu werten sind, bleibt oft unklar.

- **Klappenhämatome**
  - z. B. Folge von O_2-Mangel

Klappenhämatome, d. h. submesotheliale Einblutungen von Stecknadelkopfgröße, sind oft bei Feten und Neugeborenen zu finden (in ca. 50 % der Fälle) und werden i. d. R. als Folge eines Sauerstoffmangels gedeutet (Hypoxie, Anoxie).

- **Speicherkrankheiten**
  - Einlagerungen von Speichersubstanzen im Endokard
- **angeborene Fibroelastose**
  - meist im linken Herzen mit Einbeziehung der Aortenklappe
- **Mikroskopie:**
  - Kollagen ↑
  - Elastika ↑
- **Folge:** Herzinsuffizienz
- **Prognose:** schlecht

Bei bestimmten Speicherkrankheiten finden sich im Endokard **Einlagerungen der Speichersubstanzen**, z. B. bei der Mukopolysaccharidose Typ 1 und 2 sowie bei der Hyperlipoproteinämie Typ 2.
Die **angeborene Fibroelastose** des Endokards stellt sich am sezierten Herzen als eine diffuse porzellanartige Verdickung des parietalen Endokards der Herzhöhlen – meist des linken Herzens – dar, wobei die Aortenklappe häufig einbezogen ist. Das mikroskopische Bild wird durch eine stärkere Zunahme des Kollagens und der Elastika bestimmt. Die Herzsymptomatik (z. B. Dyspnoe, Tachypnoe, Tachykardie) tritt gewöhnlich erst etwa 1/2 Jahr nach der Geburt auf. Meist kommt es in wenigen Monaten zur zunehmenden Herzinsuffizienz. Die Prognose ist schlecht; nur wenige Kinder überleben das 6. Lebensjahr. Die Abgrenzung gegen eine kongestive Kardiomyopathie ist oft schwierig. Kombinationen mit angeborenen Vitien kommen vor.

- **Ursache:** unspezifische Mesenchymreaktion (z. B. bei Virusinfekten)

Als **Ursache** wird u. a. eine unspezifische Mesenchymreaktion als Antwort auf Virusinfekte (z. B. Coxsackie-, Mumpsinfektion der Mutter) angenommen.

5.1.2.1 Endokardfibrose, Endomyokardfibrose

Reaktive Endokardfibrose
bei:
- **vermehrter Druckbelastung**
  - Extremfall: Ausbildung falscher Taschen (Zahn-Insuffizienzzeichen)
- **Organisation von Parietalthromben**

Die **reaktive Endokardfibrose** hat unterschiedliche *Ursachen*:
- höhere *Druckbelastung* des Endokards bei veränderten Strömungsbedingungen des Blutes, z. B. Wirbelbildungen, Preßstrahl beim Ventrikelseptumdefekt, Druckanstieg in den Vorhöfen oder in den Kammern. Im Extremfall können sich „falsche Taschen" bilden; hierher gehört auch das Zahn-Insuffizienzzeichen.
- *Organisation* und sekundäre Fibrosierung von *Parietalthromben*, z. B. nach Entzündungen.

Endomyokardfibrose
bei:
- **Infektionen:**
  - Epstein-Barr-Virus
  - Malaria

Bei der **Endomyokardfibrose** greift die Fibrose (Rundzellinfiltrate) vom Interstitium des Myokards, besonders des linken Ventrikels, auf das Endokard über. Die Fibrose tritt bei bestimmten Infektionen (Epstein-Barr-Virus, Malaria) auf. Eine Autoimmunreaktion wird diskutiert.

Endokardfibrose beim Karzinoidsyndrom
- **bei ca. 50 % fibröse Plaques im rechten Herzen**
- **Folge:**
  - Trikuspidalinsuffizienz → Rechtsherzinsuffizienz
  - Pulmonalstenose
- **Ursache:** Serotonin- und Bradykinin-Wirkung

Endokardfibrosen beim Karzinoidsyndrom. Beim malignen metastasierenden Karzinoid finden sich bei ca. 50 % der Patienten charakteristische fibröse Plaques auf dem parietalen Endokard von Vorhof und Kammer rechts an den Klappen des rechten Herzens sowie auf der Intima der Hohlvenen. Die Klappenveränderungen führen zur *Trikuspidalinsuffizienz* infolge einer Schrumpfung der Segel und zur *Stenose der Pulmonalis* infolge einer Verdickung und Verhärtung der Taschen, woraus eine *Rechtsherzinsuffizienz* resultiert. Für die Plaquebildung werden die von den Karzinoidzellen produzierten Stoffe Serotonin (5-HT) und Bradykinin verantwortlich gemacht.

- **Pathogenese**
  - Organisation von Fibrinauflagerungen auf dem Endokard

Zur **Pathogenese** der fibrösen Plaques wird angenommen, daß sie durch bindegewebige *Organisation von Fibrinauflagerungen* auf dem parietalen und valvulären *Endokard* entstehen. Dafür sprechen folgende Beobachtungen:
- in den fibrösen Plaques läßt sich *Fibrin* nachweisen
- *Serotonin* und *Bradykinin* fördern die Fibroblastenproliferation
- bei jedem Flush kommt es zur Erweiterung der Herzhöhlen rechts mit Endokarddehnung, die Endothelläsionen mit Fibrinauflagerungen zur Folge haben kann.

5.1.2.2 Klappenverkalkung, Mitralklappenprolapssyndrom

Klappensklerose und -verkalkung
- in höherem Alter
- degenerativ als Folge mechanischer Beanspruchung

Klappensklerosen und **-verkalkungen** treten erst im höheren Lebensalter (> 60 Jahre) auf und nehmen mit steigendem Alter weiter zu (daher die Bezeichnung: *senile Klappensklerose* und *-verkalkung*). Diese als Degeneration gewerteten Veränderungen treten an Stellen mit besonderer mechanischer Beanspruchung auf (Aorten- und Mitralklappe). Die Sklerose findet sich vor allem im Bereich der Schließungsränder und der Noduli Arantii.

formale Pathogenese

- **Aorta:** kalzifizierte senile Stenose
- **Mitralis:** Anulus-fibrosus-Verkalkung

Pathogenese. Die Verkalkungen der *Aortenklappe* beginnen in der Aortenwand an der Klappenansatzlinie und greifen auf die Taschen über, wobei sich prominente Kalkmassen im Bereich des Klappensinus ausbilden können. Eine ausgeprägte Verkalkung (meist erst in der 8. Lebensdekade) führt zur Klappenstarre und damit zur *kalzifizierten senilen Aortenstenose*. Bei der *Mitralklappe* finden sich die Verkalkungen vor allem im Klappenansatzring (Anulus-fibrosus-Verkalkung). Diese tritt schon bei 10 % der 50jährigen auf und schreitet mit zunehmendem Alter fort (bei Frauen häufiger als bei Männern). Es handelt sich hier um eine dystrophische Form der Verkalkung, bei der Normokalzämie besteht.

Extreme Klappenringverkalkungen (bis zu 2 cm Stärke) finden sich i.d.R. erst nach dem 70. Lebensjahr. Diese können das Klappenostium zirkulär einengen und so zur Mitralstenose führen.

Barlow-Syndrom
- **Ausweitung der Mitralsegel**

Das **Mitralklappenprolapssyndrom** (syn. *Barlow-Syndrom*, *Linhart-Taylor-Syndrom*) entsteht durch Ausweitung der Segel (besonders des hinteren Segels) sowohl im Längs- als auch im Querdurchmesser, wodurch sich die Segel bei der Systole fallschirmartig in den Vorhof vorwölben. Dabei läßt sich auskultatorisch ein systolisches „klick"-artiges Geräusch feststellen (daher auch die klinische Bezeichnung *Klick-Murmur-Syndrom*), und zwar in Europa und den USA bei ca. 5% aller über 50jährigen.

- **Ursache:** myxoide Klappendegeneration

Als **Ursache** wird eine myxoide Klappendegeneration, möglicherweise mit erblicher Komponente, vermutet. Bei seltenen hereditären Bindegewebsschwächen (z.B. Marfan-Syndrom, Ehlers-Danlos-Syndrom), aber auch beim Hyperthyreoidismus werden morphologisch gleichartige Segelveränderungen beobachtet.

- **Folge:** Mitralsegelprolaps → Mitralinsuffizienz

Der Segelprolaps kann zur Mitralinsuffizienz mit allen ihren Folgeerscheinungen führen.

5.2 Endokarditis

Endokarditis

- **Entzündung der Herzinnenhaut**

Einteilung:
- **infektiöse E. = bakteriell**
- akut oder subakut
- **nicht-infektiöse E. = abakteriell**

Definition. Die Endokarditis ist eine entzündliche Erkrankung der Herzinnenhaut. Ihre Einteilung erfolgt nach der Ätiologie in eine *infektiöse* (bakterielle) Form mit akutem oder subakutem Verlauf und in eine *nicht-infektiöse* (abakterielle) Form.

5.2.1 Infektiöse (bakterielle) Endokarditis

Infektiöse Endokarditis

5.2.1.1 Akute (bakterielle) Endokarditis

Akute Endokarditis

> Diese mikrobiell verursachte Entzündung tritt **immer an den Klappen** (Abb. 27–13), vorzugsweise an den mechanisch stärker beanspruchten **Aortenklappen**, und nur äußerst selten am Wandendokard auf. Sie wird bei 2,5 % der Obduktionen diagnostiziert.

Erreger:
- **Streptokokken:** 50 %
- **Staphylokokken:** 30 %
- **Enterokokken:** 20 %
- **bei Sepsis:**
- Staphylococcus aureus (80 %)

Als **Erreger** lassen sich in 50 % der Fälle hämolysierende und nicht-hämolysierende Streptokokken, in 30 % Staphylokokken und in 20 % Enterokokken sowie andere Keime nachweisen. Bei der akuten Form (Dauer unter 6 Wochen) mit septischem Bild sind in 80 % der Fälle Staphylococcus aureus und in 20 % Pneumokokken, Streptokokken, Gonokokken, aber auch Klebsiellen, Pseudomonas u. a. sowie Pilze nachweisbar.

Ätiologie. Als auslösende Ursachen kommen alle *operativen Eingriffe* infrage.

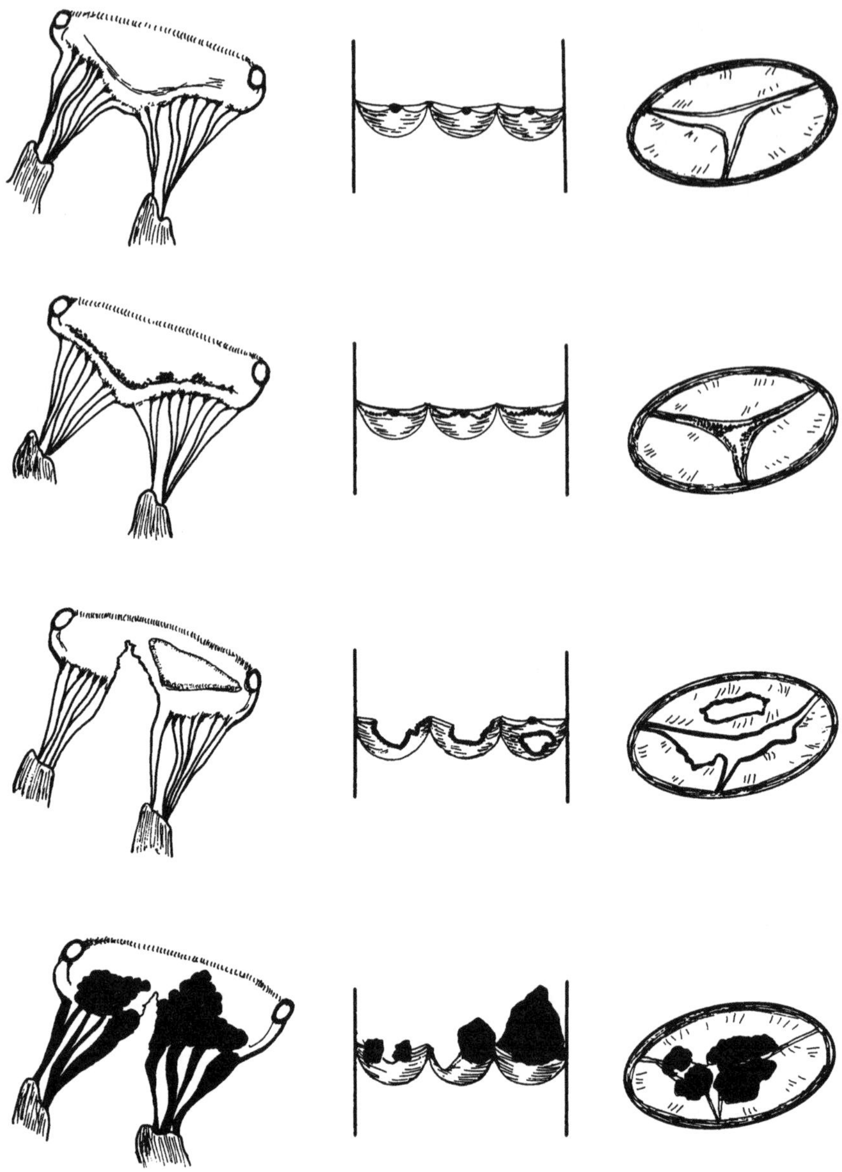

a b c d

Abb. 27–13: Formen der Endokarditis. a Normale Herzklappen; **links:** Mitralklappensegel, **Mitte:** Taschenklappen der aufgeschnittenen Aorta, **rechts:** kraniale Aufsicht auf die geschlossene Aortenklappe. **b** Endocarditis verrucosa. **c** Endocarditis ulcerosa. **d** Endocarditis ulceropolyposa

Ursachen:
- **operative Eingriffe:**
  - Streptokokken
  - E. coli
  - Enterokokken
- **Dialyse** und **Drogenabusus:** Staphylokokken → Pulmonalklappe

Beispiel: Der Keimbefall richtet sich nach der Operationslokalisation: **Streptokokkenendokarditiden** nach zahnärztlichen Eingriffen, **Koliendokarditis** nach Nieren- und Blaseneingriffen, **Enterokokkensepsis** nach abdominalen Eingriffen.

Die zunehmende Zahl von *Dialysen* sowie auch der intravenöse *Drogenabusus* führen zu häufigeren *Rechtsherzendokarditiden*, vorwiegend an der *Pulmonalklappe* mit Besiedlung durch Staphylokokken.

morphologisches Bild:
- **Endocarditis ulcerosa:** geschwürartige Defekte an den Klappen
- **Manifestation an:**
  - Mitralklappe (40%)
  - Aortenklappe (35%)
  - beiden Klappen (15%)
- **Vorkommen** vor allem bei:
  - Drogenabhängigen
  - Patienten mit Rechtsherzkathetern und Herzschrittmachern

Pathologisch-anatomisch findet sich i. d. R. das Bild der **Endocarditis ulcerosa** (Abb. 27–13c), das durch geschwürartige Defekte als Folge einer eitrigen einschmelzenden Entzündung charakterisiert ist. In 40 % der nicht operierten Fälle ist nur die Mitralklappe, in 35 % nur die Aortenklappe und in 15 % sind beide Klappen befallen. Klinisch tritt jedoch gerade bei den operationsbedürftigen Fällen der Aortenklappenbefall häufiger in Erscheinung.

Bei *Drogenabhängigen* und bei Patienten mit *Rechtsherzkathetern* oder *Schrittmacherelektroden* ist in etwa 50 % der Fälle auch ein Befall der **Trikuspidalklappe** zu beobachten.

Verlauf. Der Entzündungsprozeß beginnt mit kleinen grau-roten *granulären Läsionen* an den Schließungsrändern, die sich rasch zu *ulzerösen Defekten* mit bis zu 1–2 cm Durchmesser entwickeln können (die Klappen erscheinen wie „angefressen"). Klappenperforationen kommen heute wegen der guten Operationsmöglichkeiten kaum noch im Sektionsgut vor. Auf den Rändern der ulzerösen Defekte können sich sekundär *pfropfartige Thromben* bzw. größere Thrombusmassen bilden, welche die Klappendefekte überlagern. Manchmal entwickeln sich auch große polypoide, die Klappenöffnung einengende oder verlegende Gebilde. Die Kombination von ulzeröser Entzündung mit sekundärer Thrombenbildung wird als **Endocarditis ulceropolyposa** (Abb. 27–13d) bezeichnet. Bei extremer Ulzeration bleiben nur noch zipfelartige Reste bzw. Fetzen der Taschen und Segel übrig, so daß funktionell eine *Klappeninsuffizienz* resultiert. Der nekrotisierende Prozeß kann auch auf das Vorhofendokard oder die Sehnenfäden übergreifen und zum Sehnenfädenabriß führen.

formale Pathogenese:
- **granuläre Läsionen** an Schließungsrändern → ulzeröse Defekte
- **sekundäre Thrombenbildung** auf den Rändern

↓

polypoide Gebilde

↓

Endocarditis ulceropolyposa:
- Ulzera + Thromben → Klappeninsuffizienz

Mikroskopie. Die thrombotischen Auflagerungen (Vegetationen) bestehen aus Fibrin, Thrombozyten sowie wenigen Erythrozyten und enthalten zahlreiche Erregerkolonien (z. B. Bakterienhaufen) besonders nahe oder direkt auf der Oberfläche. Das betroffene Klappengewebe ist von Granulozyten durchsetzt, d. h. es handelt sich um eine eitrige Entzündung, die zur Gewebsnekrose und zur Abstoßung des nekrotischen Materials und so zum Klappendefekt führt.

histologisches Bild der Vegetationen:
- Fibrin
- Thrombozyten
- Erythrozyten (wenig)
- Bakterienhaufen

Entzündung → Klappennekrose → Abstoßung → Klappendefekt

Folgen. Lösen sich kleine Teile von diesen erregerhaltigen Klappenauflagerungen ab und gelangen in den Blutstrom, kommt es zur *bakteriellen Embolie* und *Septikopyämie.* Bakterienhaltige Emboli gelangen am häufigsten in das Gehirn, die Nieren, die Milz sowie in die Extremitätenarterien und verursachen dort Nekrosen und Abszesse. Oft werden infizierte Partikel auch über die Koronararterien ins Myokard verschleppt, so daß sich stecknadelkopfgroße *Myokardabszesse* mit hämorrhagischem Randsaum entwickeln. Unbehandelt (vor der Antibiotika-Ära!) führt die Endocarditis ulcerosa meist innerhalb weniger Wochen zum Tode; heute sind derartige akut verlaufende Fälle jedoch selten.

Folgen:
- **Ablösung bakterienhaltiger Thromben** (Vegetationen) → **Embolie, Septikopyämie**
- Hirn
- Nieren, Milz
- Extremitäten
- Myokardabszesse

untherapiert → Tod

Prädisponierende Faktoren. Die infektiöse Endokarditis entwickelt sich überwiegend (zu etwa 70 %) auf *vorgeschädigten Klappen* bzw. einem lädierten Endokard (z. B. bei angeborenen Herzfehlern), auf dem Boden einer vorhergegangenen *rheumatischen Endokarditis,* beim *Mitralklappenprolapssyndrom* oder nach *Herzoperationen.* Auch allgemeine Körperschäden, wie chronischer Alkoholismus, Drogensucht, medikamentöse Immunsuppression, Immunschwäche oder Kachexie, gelten als begünstigend.

prädisponierend sind:
- **Klappenvorschädigungen**
- **rheumatische Endokarditis**
- **Mitralklappenprolapssyndrom**
- **Herzoperationen**

Pathogenese. Zunächst treten kleine *Thrombozyten-* und *Fibrinauflagerungen* an bestimmten vorgeschädigten Stellen des Klappen- oder Wandendokards auf; Mikroläsionen des Endothels, z. B. an den Klappenschließungsrändern, reichen dafür bereits aus. Wenn dann bestimmte Erreger in das Blut gelangen und somit eine *Bakteriämie* oder sogar *Septikämie* entsteht, kommt es zur Keimbesiedlung dieser (primär sterilen) Auflagerungen und dadurch zur Entzündung mit nachfolgender Nekrose und Klappendestruktion. Eine allgemeine Reduktion der Resistenz der Patienten begünstigt diesen Entzündungsprozeß und bestimmt zugleich die Schwere des Krankheitsverlaufs.

formale Pathogenese:
Läsionen des Endothels → thrombotische Auflagerungen → wenn Erreger im Blut, dann Keimbesiedlung → Nekrose
- herabgesetzte Resistenz = begünstigend

Als **Focus** und **Eintrittspforte** kommen vor allem die *Mundhöhle* (Zahn-, Tonsillenbereich), weiterhin die *Haut* sowie der *Urogenital-, Verdauungs-* und *Respirationstrakt* in Betracht.

Praxishinweis ⇦

5.2.1.2 Subakute (bakterielle) Endokarditis

Subakute Endokarditis

Als Sonderform der bakteriellen Endokarditis gilt die subakut bzw. schleichend (Dauer über 6 Wochen, meist mehrere Monate) verlaufende **Endocarditis lenta** (lat. *lentus* langsam), die auch *Sepsis lenta* genannt wird. In mehr als der Hälfte der Fälle ist *Streptococcus viridans* im Blut und in den Klappenauflagerungen nachweisbar. Neben anderen Streptokokkenstämmen kommen auch *Enterokokken* und andere Bakterien in Betracht. Eine Infektions-

Endocarditis lenta = Sonderform
- schleichender Verlauf über Monate
- **Erreger**: Streptococcus viridans
- meist ohne erkennbare Infektionsquelle
- oft nur banale Infekte vorausgehend

- Voraussetzung für Vegetationen: Klappenvorschädigung

- **bevorzugter Besiedlungsort:**
- **Mitralklappe**
- weniger Aortenklappe
- Auftreten meist im höheren Lebensalter

morphologisch: ulzeröse und thrombotische Veränderungen → **Endocarditis ulceropolyposa**

- **Besonderheit: geringere Virulenz** der Erreger als bei der akuten Form
- Bakterien mehr im Innern der Vegetationen als an der Thrombenoberfläche
- Erregeraussaat ins Blut → **Sepsis lenta**

histologisches Bild:
zell- und kapillarreiches entzündliches Infiltrat mit Granulozyten und Histiozyten

- **Endzustand:** Verschwielung, Verkalkung

Komplikationen:
1. **Klappeninsuffizienz**
   - selten: Stenosen
2. **arterielle Embolien**
3. **mykotische Aneurysmen**
4. **Schwellung und Pulpaerweichung der Milz**
5. **Immunkomplexvaskulitis:**
   - Löhlein-Herdnephritis
   - Haut: Osler-Knötchen

quelle, d.h. Eintrittspforte der Bakterien, ist selten erkennbar; oft gehen der Sepsis lenta nur banale Infekte, manchmal Bagatelltraumen in der Mundhöhle, voraus. Eine manifeste *Klappenvorschädigung*, z.B. Klappenfehlbildungen oder Klappenschwielen infolge einer früher abgelaufenen rheumatischen Endokarditis, gilt als Voraussetzung für die Bildung der Klappenvegetationen. Die Erreger siedeln sich bevorzugt auf der *Mitralklappe*, seltener auf der *Aortenklappe* an; ein Befall beider Klappen ist möglich. Die Endocarditis lenta tritt daher häufig (in über 50%) erst im höheren Lebensalter (>40 Jahre) auf. *Morphologisch* dominieren meist die thrombotischen (polypoiden) Klappenauflagerungen über den nekrotisierend-ulzerösen Veränderungen, was in der zutreffenden pathologisch-anatomischen Bezeichnung **Endocarditis ulceropolyposa** bzw. **thromboulcerosa** zum Ausdruck kommt.
Im Gegensatz zur akuten E. ulcerosa sind bei der E. lenta die Bakterien offenbar weniger virulent. Sie liegen auch nicht an der Thrombenoberfläche sondern mehr im Innern der Vegetationen, so daß bei oberflächlicher Ablösung des Materials meist blande Emboli verschleppt werden. Ohne antibiotische Behandlung gelangen fortwährend Erreger (Bakterien) ins Blut und verursachen so die *Sepsis lenta*.

Mikroskopie. Im Bereich der Thrombenhaftstellen bildet sich im Klappengewebe ein zell- und kapillarreiches entzündliches Infiltrat mit Vorherrschen von Granulozyten und Histiozyten. Bei einer Heilung des Entzündungsprozesses werden die Vegetationen vom Granulationsgewebe aus fibrosiert. Es resultieren Klappenschwielen, die später auch verkalken können.

Folgen. Zu den **Komplikationen** bzw. Fernschäden der E. lenta gehören:
- *Klappeninsuffizienz* durch ulzeröse Klappendefekte, seltener Stenosen durch Verschwielung und Verkalkung
- *arterielle Embolien* mit meist blanden Infarkten in Nieren, Herz, Gehirn, Milz und Lungen
- *mykotische Aneurysmen* in den embolisch verschlossenen Gefäßen
- *Schwellung* und *Pulpaerweichung der Milz*
- *Immunkomplexvaskulitis* durch Bakterientoxine vor allem in den Nieren (als Löhlein-Herdnephritis oder diffuse Glomerulonephritis) sowie umschriebene Vaskulitis der Haut mit Ausbreitung von Osler-Knötchen.

Endocarditis verrucosa

morphologisches Bild:
thrombotische Auflagerungen auf den Schließungsrändern

2 ätiologische Formen:
- **rheumatisch**
- **nicht-rheumatisch**

5.2.2 Nicht-infektiöse (abakterielle) Endocarditis verrucosa

Bei der Endocarditis verrucosa (Abb. 27–12b) bilden sich auf den Schließungsrändern der Herzklappen sterile wärzchenförmige thrombotische Auflagerungen, die vornehmlich aus Thrombozyten und Fibrin bestehen. Ätiologisch sind *2 Formen* zu unterscheiden: die *E. verrucosa rheumatica* und die nichtrheumatisch bedingte *E. verrucosa simplex*.

Endocarditis rheumatica

- **bei rheumatischem Fieber**

⇨

5.2.2.1 Endocarditis verrucosa rheumatica

> Zum Vollbild des **rheumatischen Fiebers** gehört auch die Entzündung der Herzklappen, wobei immer die *Mitralklappe*, sehr häufig *Mitral- und Aortenklappe gemeinsam* und etwas seltener die *Aortenklappe allein* befallen sind.

Die mechanische Belastung der jeweiligen Klappe ist für deren Befall entscheidend: die Klappen des rechten Herzens sind nur selten betroffen.

Pathogenese
- **Erstmanifestation** häufig im Kindesalter
- **Frühveränderungen:** seröse Durchtränkung des Klappengewebes
- **kein Bakteriennachweis!**

Pathogenese. Der Entzündungsprozeß tritt häufig schon im Kindesalter auf und verläuft i.d.R. in Schüben mit längeren (Monate bis Jahre) entzündungsfreien Intervallen. Die früheste pathologisch-anatomisch erkennbare Veränderung besteht in einer serösen Durchtränkung des Klappengewebes mit Aktivierung der Fibroblasten und Vermehrung von Makrophagen. *Bakterien sind nie nachweisbar.*
Die entzündliche Reaktion wird durch eingelagerte Immunkomplexe ausgelöst, die zunächst eine seröse Aufquellung, dann eine fibrinoide Insudation und schließlich eine umschriebene, von Makrophagen umsäumte fibrinoide

Nekrose des kollagenen Gewebes bewirken. Aschoff-Geipel-Knötchen sind im allgemeinen nicht nachweisbar.

- **Auslöser:**
- eingelagerte Immunkomplexe
- seröse Aufquellung
- fibrinoide Insudation
- Zellinfiltration
- umschriebene Nekrose

Verlauf. Nach dem morphologischen Bild läßt sich der Verlauf in *3 Stadien* einteilen:

Verlauf in 3 Stadien:

• **Endocarditis serosa, asymptomatisches Stadium:** Parallel zur serofibrinösen Gewebsaufquellung kommt es im *1. Stadium* zur Endothelläsion an den mechanisch am stärksten beanspruchten und daher besonders vulnerablen Stellen, nämlich den Schließungsrändern der Klappen.

1. serofibrinöse Gewebsaufquellung = **Endocarditis serosa**
- asymptomatisch

• **Endocarditis-verrucosa-Vollbild:** Auf den Endothelläsionen bilden sich im *2. Stadium* Thrombozytenauflagerungen, die zu grauen Wärzchen von bis zu 2 mm Durchmesser anwachsen und genau auf der Linie des Schließungsrandes der jeweils betroffenen Klappe liegen. Erst einige Wochen nach Beginn der serösen Entzündung sind diese Abscheidungsthromben so weit entwickelt, daß sich das Vollbild darstellt. Die Thromben bzw. Vegetationen haften sehr fest auf den Klappen und kommen daher als Emboliequelle nicht in Frage.

2. Endothelläsionen mit Bildung von Vegetationen = **Endocarditis verrucosa**
- keine Emboliequelle!

• **Verschwielung:** An den Auflageflächen der Vegetationen bildet sich im Klappengewebe ein Granulationsgewebe, von dem Makrophagen und Fibroblasten in die Thromben einwandern, um sie entweder abzubauen oder bindegewebig zu organisieren. Im *3. Stadium* treten Verschwielungen auf, narbige Verdickung und Deformierung der Klappen oder Klappenschrumpfung und Verwachsung der Klappenkommissuren. Die Oberfläche der Vegetationen wird von Endothel überkleidet (endothelialisiert).

3. Granulationsgewebe, Organisation → **Verschwielung**
- Vegetationen endothelialisiert

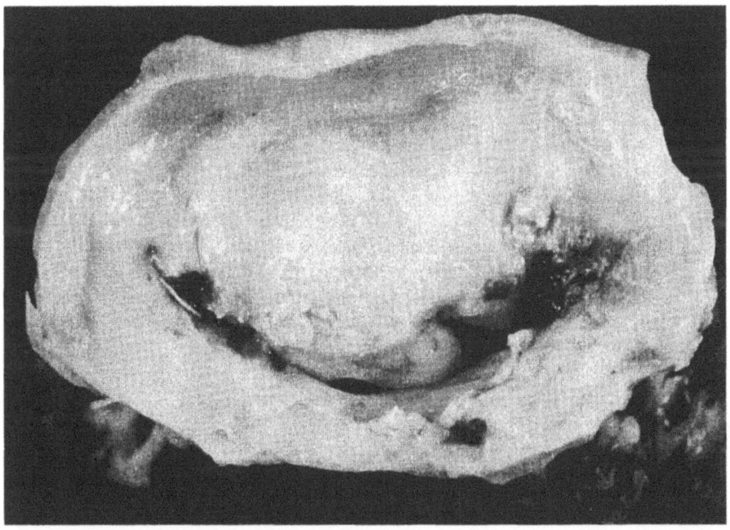

Abb. 27–14: Hochgradige Mitralstenose mit fischmaulartiger Restöffnung als Folge einer rezidivierten Mitralklappenendokarditis (Klappenaufsicht vom linken Vorhof aus gesehen)

Rezidive. Untherapiert treten häufig Schübe mit erneuten Vegetationsbildungen auf den bereits verschwielten Klappen auf, die wiederum zu neuen Schwielen und noch stärkeren Klappendeformitäten führen. Die Sehnenfäden sind meist mit einbezogen. Schließlich kommt es zur *Verkalkung* des verschwielten Klappengewebes. An Stelle der Segel oder Taschen entstehen harte bizarre, im Extremfall „korallenstockartige" Gebilde, die hochgradige Vitien zur Folge haben (Abb. 27–14).

rezidivierender Verlauf:
- **neue Schübe** → Klappendeformation ↑
- **Endzustand: extreme Verkalkung** → Klappenvitium

Der chronische bzw. chronisch-rezidivierende Verlauf der rheumatischen Endokarditis führt stets zum Klappenvitium. **90 % der erworbenen Klappenvitien** sind **rheumatischer Genese**.

Endocarditis simplex

- **häufiger als die E. rheumatica**
- morphologische Abgrenzung zur E. rheumatica und zur infektiösen Endokarditis schwierig

Auftreten bei:
- paraneoplastischem Syndrom
- marantischen Patienten: **E. marantica**

bei sekundärer Erregerbesiedlung: **ulzerös-polypöse Endokarditis**

5.2.2.2 Endocarditis verrucosa simplex

Heute tritt die E. verrucosa simplex wesentlich häufiger auf als die rheumatische Endokarditis. Makroskopisch sind die kleinen verrukösen Klappenvegetationen der E. simplex von denen der E. verrucosa rheumatica schwer zu unterscheiden. Oft sind sie jedoch größer und von polypoider Gestalt. Man spricht dann von der **E. verrucosa-polyposa** bzw. nur **E. polyposa**. In diesem Fall sind die Veränderungen denen der infektiösen Endokarditis sehr ähnlich, so daß eine Unterscheidung nur mikroskopisch möglich ist. Die größeren polypoiden Vegetationen können auch abreißen und embolisch verschleppt werden.

Vorkommen. Die E. verrucosa simplex begleitet ein *paraneoplastisches Syndrom*, vor allem bei Karzinom- und Leukämiepatienten, bei Immundefekten, bei einer bestehenden Hyperkoagulabilität sowie beim Schock mit einer Verbrauchskoagulopathie.

Desweiteren ist sie bei ausgezehrten Patienten (Marasmus) zu beobachten, weshalb auch der Terminus **E. marantica** gebraucht wird. Meist wird das Schwielenstadium nicht erreicht, da die Patienten vorher an ihrem Hauptleiden versterben.

Bei einer *sekundären Erregerbesiedlung* der Vegetationen (z.B. bei Bakteriämie oder Sepsis) kann sich aus der E. simplex auch eine *ulzeröse* oder *ulzerös-polypöse Endokarditis* entwickeln.

Weitere Endokarditisformen

1. **Endokarditis Libman-Sacks**
- **beim LE visceralis**
- Abweichen der Morphologie von anderen Endokarditisformen
- thrombotische Auflagerungen können zur Emboliequelle werden

2. **Endocarditis fibroplastica Löffler** (selten)
- Eosinophilie (!) im Blut und Gewebe
- Abgrenzung zur Kardiomyopathie oft schwierig!

5.2.2.3 Weitere nicht-infektiöse Endokarditisformen

- Eine Besonderheit stellt die **Endokarditis Libman-Sacks** dar, die sich beim Lupus erythematodes (insbesondere beim *Lupus erythematodes visceralis*) findet. Ihr morphologisches Bild ist charakterisiert durch unregelmäßige thrombotische Klappenauflagerungen, die nicht nur an den Prädilektionsstellen, den Schließungsrändern, sondern auch an der „Außen- und Innenfläche“ der Klappen, am Klappengrund und an den Sehnenfäden auftreten. Häufig sind mehrere Klappen zugleich befallen (z.B. Mitralis und Trikuspidalis), manchmal jedoch nur die Trikuspidalklappe. Die thrombotisch meist polypoiden Auflagerungen können sich leicht ablösen und zur Emboliequelle werden. Zum Gesamtbild gehören außerdem seröse Höhlenergüsse (Perikard-, Pleuraergüsse und Aszites).
- Die sehr seltene **Endocarditis fibroplastica Löffler** läßt sich wegen ihrer Besonderheiten schwer einordnen. Sie spielt sich nicht an den Klappen, sondern nur am Wandendokard vor allem des linken Ventrikels ab, wobei zugleich auch im Myokard und im Perikard entzündliche Reaktionen auftreten. Das zelluläre Infiltrat besteht fast ausschließlich aus eosinophilen Granulozyten. Hierzu gehört die auffällige *Bluteosinophilie*. Die Entzündung führt vor allem zur Endokardfibrose und sekundär auch zur Bildung parietaler Endokardthromben.

Erworbene Herzklappenfehler

- **Klappenveränderungen** → gestörte Hämodynamik
- **absolute** vs. **relative Vitien**
- **angeborene** vs. **erworbene Klappenfehler**
- **funktionelle Einteilung:**
- Stenose
- Insuffizienz
- kombiniertes Vitium

1. **absolute Stenose**
- **morphologisch:**
- Verwachsungen, Verschwielungen
- Verkalkungen
- **funktionell:**
- Blutausstrom ↓
- „Knopflochstenose"

2. **absolute Insuffizienz**

5.3 Erworbene Herzklappenfehler

Definition. *Valvuläre* Vitien sind Klappenveränderungen, die zu Störungen der Hämodynamik führen. Man unterscheidet:
- **absolute Vitien**, bei denen die Klappen selbst verunstaltet sind, und
- **relative Vitien**, bei denen der Klappenring erweitert ist (z.B. bei Herzdilatation).

Ferner sind von den *erworbenen* (meist mit entzündlicher Ursache) die *angeborenen Klappenfehler* abzugrenzen.

Funktionell sind 3 Gruppen von Herzklappenfehlern zu unterscheiden:
- *Stenose:* Einengung des Klappenostiums
- *Insuffizienz:* Schließunfähigkeit der Klappe
- *kombiniertes Vitium:* Stenose und Insuffizienz.

Zur **absoluten Klappenstenose** kommt es durch Verwachsungen (z.B. der Kommissuren), Verschwielungen und Verkalkungen der Taschen bzw. der Segel. *Funktionell:* Bei der Aortenklappe ist der Blutausstrom in der Systole, bei der Mitralklappe in der Diastole erschwert. Eine hochgradige Ostiumeinengung nennt man *Knopflochstenose* (Abb.27-14).
Die **absolute Klappeninsuffizienz** entsteht durch Verschwielung und Schrumpfung oder Ulzeration bzw. Perforation der Taschen oder der Segel. Bei der Mi-

Tab. 27-1: Häufigkeit erworbener Herzklappenfehler (nach Bender 1980), aufgeschlüsselt nach isolierten und kombinierten Vitien sowie Mehrklappenvitien

Aortenstenose	Aorteninsuffizienz	Mitralstenose	Mitralinsuffizienz	Häufigkeit
	+	+	+	22%
	+	+		12%
	+			11%
+	+			10%
		+		8%
			+	8%
+	+	+		7%
+	+	+	+	7%
		+	+	4%
+				2%
	+		+	2%
Kombinationen mit Trikuspidalfehlern				7%

tralklappe führen außerdem die Verschwielung und Verkürzung der Sehnenfäden (selten: Sehnenfäden- oder Papillarmuskelabriß) zur Insuffizienz. *Funktionell:* Infolge der Schließunfähigkeit der Klappen strömt das Blut bei einer Insuffizienz der Aorten- oder Pulmonalklappe während der Diastole in den jeweiligen Ventrikel, bei einer Insuffizienz der Mitral- oder Trikuspidalklappe während der Systole in den jeweiligen Vorhof zurück.

- **morphologisch:**
- Verschwielung, Schrumpfung
- Ulzeration der Taschen, Segel
- **funktionell:**
- Rückstrom des Blutes in Ventrikel bzw. Vorhof

Viele Klappenvitien treten als **Kombination** von Stenose und Insuffizienz auf, und zwar sowohl an derselben Klappe *(kombiniertes Vitium)* als auch an mehreren Klappen zugleich *(Mehrklappen-* bzw. *multivalvuläres Vitium).* Am häufigsten findet sich die Kombination von Aorteninsuffizienz und Mitralstenose (Tab. 27–1).

3. meist **kombinierte Vitien:** Stenose und Insuffizienz
- an derselben Klappe
- an mehreren Klappen → **Mehrklappenvitien**

5.3.1 Aortenfehler

Aortenfehler

- **Folgen der Aortenstenose.** Bedingt durch den Strömungswiderstand des eingeengten Aortenostiums steigt der Druck in der linken Kammer an; damit nimmt die Druckarbeit zu. Das führt erst zur Hypertrophie der linken Kammerwand, dann zur Insuffizienz und Dilatation der linken Kammer und dadurch zur relativen Mitralinsuffizienz mit Rückstau in die Lungen. Hierdurch kommt es zur Überlastung und Dilatation des rechten Ventrikels und zur relativen Trikuspidalinsuffizienz mit Rückstau in den rechten Vorhof und in die Hohlvenen. Schließlich folgt eine Links- und Rechtsherzinsuffizienz mit Blutstauung in den Lungen und Bauchorganen (besonders in der Leber).

Aortenstenose
- **Druckanstieg → Hypertrophie → Dilatation** der li. Kammer
- **relative Mitralinsuffizienz → Dilatation** des re. Ventrikels mit **relativer Trikuspidalinsuffizienz**
- **Links-** und **Rechtsherzinsuffizienz**
- **Blutstauung in Organen**

- **Folgen der Aorteninsuffizienz.** Während der Diastole strömt das Blut durch die defekte Klappe in den linken Ventrikel zurück (Pendelblut), der deshalb eine erhöhte Volumenleistung erbringen muß. Es kommt zur Dilatation und Wandhypertrophie der linken Kammer und darauf zur relativen Mitralinsuffizienz mit Lungenstauung. Danach folgt die Überlastung des rechten Ventrikels mit Kammerdilatation, relativer Trikuspidalinsuffizienz und Rückstau in den rechten Vorhof, die Hohlvenen und Bauchorgane und damit zum Vollbild der Links- und Rechtsherzinsuffizienz.

Aorteninsuffizienz
- **Volumenanstieg → Dilatation, Hypertrophie** der li. Kammer
- **relative Mitralinsuffizienz → Dilatation** der re. Kammer mit **relativer Trikuspidalinsuffizienz**
- **Links-** und **Rechtsherzinsuffizienz**

5.3.2 Mitralfehler

Mitralfehler

- **Folgen der Mitralstenose** (Abb. 27–14). Das Blut des linken Vorhofs kann wegen der Klappenenge nicht vollständig in den linken Ventrikel fließen. Das führt zum Druckanstieg im linken Vorhof mit der Folge einer Wandhypertrophie und Vorhofdilatation. Das Blut wird in die Lungenvenen zurückgestaut. Damit kommt es zur Stauungslunge und zum Druckanstieg in den Lungenarterien. Um diesen zu überwinden, muß der rechte Ventrikel mehr Kraft aufbringen; es entwickelt sich eine Hypertrophie der rechten Kammerwand und eine Dilatation der rechten Kammer. Schließlich kommt es zur relativen Trikuspidalinsuffizienz mit den entsprechenden Stauungszeichen. Wegen der Unterbelastung des linken Ventrikels bleibt die linke Kammer relativ klein (kleiner als der rechte Ventrikel).

Mitralstenose
- **Volumen-, Druckanstieg** im li. Vorhof → **Vorhofhypertrophie, -dilatation**
- **Stauungslunge**, Druckanstieg in den Lungenarterien → **Hypertrophie, Dilatation** der re. Kammer mit **relativer Trikuspidalinsuffizienz**

- li. Ventrikel < re. Ventrikel

Die oft gleichzeitig mit einer Mitralstenose beobachtete **linksventrikuläre Dilatation** kann nicht hämodynamisch erklärt, sondern muß auf eine globale Endomyokarditis zurückgeführt werden.

Mitralinsuffizienz
- **Volumenbelastung → Dilatation, Hypertrophie** des li. Vorhofs mit Blutrückstau in die Lungen → **Hypertrophie, Dilatation** der li. Kammer
- **Rechtsherzbelastung** → Rechtsherzinsuffizienz

- **Folgen der Mitralinsuffizienz.** Infolge der Schließunfähigkeit der Klappen kommt es zum Rückfluß des Blutes in den linken Vorhof, dadurch zur Dilatation und Wandhypertrophie des linken Vorhofs und zum Blutrückstau in die Lungen; zugleich wegen der erhöhten Volumenarbeit des linken Ventrikels zur Wandhypertrophie und Dilatation der linken Kammer. Über die Lungenstauung kommt es zur Rechtsherzbelastung und schließlich zur Rechtsherzinsuffizienz mit ihren Folgeerscheinungen.

5.3.3 Trikuspidal- und Pulmonalfehler

Trikuspidalstenose
Trikuspidalinsuffizienz
- selten

Die **Trikuspidalstenose** ist äußerst selten. Die **Trikuspidalinsuffizienz** tritt im allgemeinen bei einer Klappenringerweiterung als Folge der Kammerdilatation rechts auf und führt zum Blutrückstau in die Hohlvenen, vor allem in die Oberbauchorgane.
Pulmonalstenose s. Abschn. 1.3.1; **Pulmonalinsuffizienz** s. Abschn. 5.1.2.1.

Epi- und Perikard

6. Epi- und Perikard

S. Blümcke

Morphologie, Funktion
- **Perikard**
- **Epikard**
- Mesothel
- Tunica fibrosa
- **Herzbeutel enthält ca. 20 ml Flüssigkeit**

Morphologie und Funktion. Das Herz wird allseitig vom Herzbeutel umhüllt, der aus dem inneren *(Epikard)* und dem äußeren Blatt *(Perikard)* gebildet wird. Beide Blätter bestehen aus demselben Gewebe und gehen im Bereich der Umschlagsfalten kontinuierlich ineinander über (weshalb im allgemeinen nur vom Perikard gesprochen wird). Das Perikard wird von sezernierendem *Mesothel* ausgekleidet (Inhalt der Herzbeutelhöhle: ca. 20 ml klare Flüssigkeit); dadurch ist eine Gleitfunktion zur Vermeidung von Reibungen während der Herzaktionen gewährleistet. Eine weitere Funktion des Herzbeutels liegt in der Abkapselung des Herzens gegen die Umgebung als Schutz vor äußeren Einflüssen. Dem Mesothel ist eine Bindegewebsschicht *(Tunica fibrosa)* unterlegt, die vor allem aus straffem Kollagen (3 sich überkreuzenden Faserschichten) besteht und damit eine Fesselwirkung gegen eine akute Herzüberdehnung ausübt.

6.1 Fehlbildungen, subepikardiales Fettgewebe

Fehlbildungen
insgesamt sehr selten
1. Agenesie
2. partielle Defekte
3. Zysten
- angeborene
- erworbene (Pseudozysten)
4. Divertikel

Fehlbildungen des Perikards, die insgesamt äußerst selten auftreten, sind:

- **Agenesie.** Völliges Fehlen des Herzbeutels; das Herz liegt gemeinsam mit der linken Lunge in der linken Pleurahöhle.
- **Partielle Defekte** finden sich überwiegend im Bereich der linken Perikardhälfte. Sie sind zumeist mit anderen Fehlbildungen vergesellschaftet.
- **Zysten** treten überwiegend einkammerig auf und liegen häufig im Sinus phrenicocostalis oder im Bereich des Epikards. Von den *angeborenen* Zysten sind die *Pseudozysten* zu unterscheiden, die Folge eines abgelaufenen Entzündungsprozesses und damit *erworben* sind.
- **Divertikel** sind Ausstülpungen des Perikards nach außen. Sie kommunizieren im Gegensatz zu den Zysten mit dem Perikardlumen.

Veränderungen des subepikardialen Fettgewebes
bei allgemeinen Stoffwechselveränderungen
- **Kachexie, Marasmus:**
- gallertartige Degeneration
- **Adipositas** → Lipomatosis cordis → Herzinsuffizienz

Zu **Veränderungen des subepikardialen Fettgewebes** kommt es als Folge von allgemeinen Stoffwechselveränderungen bzw. Erkrankungen des Organismus. Bei der *Kachexie* bzw. beim *Marasmus* finden sich eine hochgradige Reduktion des Fettgewebes sowie eine Wassereinlagerung, so daß man von einer „gallertartigen Degeneration" des subepikardialen Fettgewebes spricht.
Bei allgemeiner *Adipositas* findet sich eine starke Vermehrung des subepikardialen Fettgewebes vor allem im Bereich des rechten Ventrikels, wobei sich das Fettgewebe im Interstitium des Myokards (in Extremfällen bis zum Endokard) fortsetzt. Die Muskelfasern werden auseinandergedrängt oder sogar atrophisch. Das Vollbild dieser **Lipomatosis cordis** kann Ursache einer Herzinsuffizienz sein.

6.2 Ergüsse, Blutungen, Perikarditis

6.2.1 Ergüsse und Blutungen

Ergüsse, Blutungen

Ein **Hydroperikard** liegt vor, wenn die im Herzbeutel befindliche Flüssigkeitsmenge 150 ml übersteigt. Pathogenetisch sind *2 Prinzipien* zu unterscheiden:

1. Hydroperikard: >150 ml Flüssigkeit im Herzbeutel

a) bei **Rechtsherzinsuffizienz**

• Die *Rechtsherzinsuffizienz* geht mit einem Transsudat im Herzbeutel einher: Durch den erhöhten Venendruck der perikardeigenen Blutgefäße wird Blutplasma in die Herzbeutelhöhle ausgepreßt; zugleich finden sich auch an anderen Stellen Ergüsse (Pleuraergüsse, Aszites) oder Stauungsödeme (Beinödeme).

b) bei **Hypalbuminämie**

• Bei *Hypalbuminämie* kommt es zur Verminderung des kolloidosmotischen Drucks, so daß eiweißarmes Blutplasma aus den Perikardgefäßen in die Perikardhöhle austritt

Beispiele: Leberzirrhose, nephrotisches Syndrom, Hungerzustand.

• **Herzbeuteltamponade**

⇦

> Geschieht die Flüssigkeitszunahme im Herzbeutel so rasch, daß das Perikard sich nicht mehr ausdehnen kann, kommt es zur **Herzbeuteltamponade**: Mehr als 300 ml Perikardflüssigkeit komprimieren Venen und Vorhöfe und stellen einen medizinischen Notfall dar!

Das Transsudat wird ohne Residuum resorbiert, wenn die Ursache des Hydroperikards beseitigt wird.

2. Hämatoperikard

Als **Hämatoperikard** wird eine Blutansammlung in der Perikardhöhle (entweder als reines Blut oder stärkere Blutbeimengung in einem Erguß) bezeichnet. Als *Ursachen* kommen vor:

• **Ursachen:**
- Herzwandruptur (z. B. beim Myokardinfarkt)
- Gefäßruptur
- malignes Tumorwachstum
- hämorrhagische Perikarditis

• *Herzwandruptur* als akute tödliche Komplikation eines Myokardinfarkts; man findet dann eine Herzbeuteltamponade mit bis zu 500 ml teilweise koagulierten Blutes im Herzbeutel
• *Gefäßruptur*, z. B. beim Aortenaneurysma dissecans, und *malignes Tumorwachstum* mit Wandzerstörungen der subepikardialen Gefäße
• *hämorrhagische Perikarditis* (die Blutbeimengungen sind i. d. R. nicht koaguliert).

3. Diapedeseblutungen bei
- Erstickungen
- akuter Ischämie
- hämorrhagischer Diathese

• Bei Erstickungen, akuten Ischämien oder einer hämorrhagischen Diathese treten fleckförmige **Diapedeseblutungen** (Petechien) auf, und zwar meist nur im Epikard. Da es hierbei nicht zu größeren Gefäßrupturen (Rhexisblutungen) kommt, bleibt das ausgetretene Blut in der bindegewebigen Schicht des Epikards, also unter dem Mesothel, erhalten und ist auch noch lange Zeit nach dem Tode gut sichtbar.

4. Chyloperikard (selten): Ruptur des Ductus thoracicus

Das **Chyloperikard** ist äußerst selten zu beobachten. Ursächlich kommt eine Ruptur des Ductus thoracicus mit direkter Kommunikation mit dem Herzbeutel in Frage, z. B. bei einem Trauma oder Tumor.

6.2.2 Perikarditis

Perikarditis

• **Herzbeutelentzündung**

Definition. Perikarditis bezeichnet sämtliche am Herzbeutel ablaufenden entzündlichen Veränderungen.

Die Perikarditis entsteht meist sekundär im Gefolge extrakardialer Erkrankungen, kann jedoch auch myokardiale Ursachen haben oder als primäre, nur auf den Herzbeutel beschränkte Entzündung auftreten. In der Klinik beträgt die Häufigkeit weniger als 1 %, im Sektionsgut etwa 5 %.

- klinisch: weniger als 1 % aller Patienten

Verlauf: akuter Beginn, kann chronisch werden

formale Einteilung nach dem Exsudat

Jede Perikarditis beginnt **akut**. Bei Fortbestehen über mehrere Monate wird sie als **chronisch** bezeichnet. Makroskopisch ist sie an Veränderungen der Epi- und Perikardinnenflächen sowie an der **Art des Exsudats** zu diagnostizieren. Nach letzterer richtet sich auch die Einteilung.

6.2.2.1 Seröse und fibrinöse Perikarditis

1. Seröse Perikarditis

Die **seröse Perikarditis** zeichnet sich durch ein überwiegend *klares Exsudat* aus. Sind einzelne Fibrinfäden beigemischt (was i. d. R. der Fall ist), spricht man von einer **serofibrinösen Perikarditis**. Sie wird beobachtet bei rheumatischem Fieber, Virusinfektionen und Kollagenosen.

2. Fibrinöse Perikarditis
- **Pericarditis epistenocardica**
- bei Myokardinfarkt

Die **fibrinöse Perikarditis** tritt bei einer Urämie, beim rheumatischen Fieber sowie im Gefolge eines Myokardinfarkts *(Pericarditis epistenocardica)* auf. Sie beginnt mit einer Trübung der zarten, glatten und spiegelnden Herzbeutelinnenflächen. Mit zunehmender Fibrinexsudation bilden sich leicht abziehbare (häutchenartige) Auflagerungen. Bei beginnender zellulärer Proliferation (nach dem 4. Tag) sind diese nur noch schwer und später, infolge der fortschreitenden bindegewebigen Organisation, gar nicht mehr ablösbar. Durch das Aneinanderreiben von Epi- und Perikard während der Herzaktionen (klinisch: auskultatorisches Reibegeräusch) bekommen diese Auflagerungen eine rauhe geribbelte bzw. zottenförmige Oberfläche **(Cor villosum)**. Frische Fibrinauflagerungen können noch resorbiert werden; ältere werden bindegewebig organisiert. Das *mikroskopische Bild* zeigt zu Beginn nur spärliche granulozytäre und lymphozytäre Infiltrate, sodann mit beginnender Organisation zellreiches Granulationsgewebe mit Kapillarsprossung und Fibroblastenproliferation sowie Fibrinresorption durch Makrophagen und schließlich eine Verschwielung mit Fibrozytenreichtum und Kollagenbildung.

- **Morphologie**
- **Cor villosum:** Zottenherz
- Residualzustand: bindegewebige Organisation
- **mikroskopisch:**
- zelluläre Infiltration
- Organisation
- Verschwielung durch Kollagenbildung

6.2.2.2 Eitrige und hämorrhagische Perikarditis

3. Pericarditis purulenta
- **Ursache:** Infektion
- Bakterien, Pilze, Parasiten
- **Morphologie**
- gelbes Exsudat
- Organisation, Kapillarisierung

Die **eitrige Perikarditis** *(P. purulenta)* hat stets eine *infektiöse* Ursache. Erreger sind pyogene Bakterien, aber auch Pilze und Parasiten, die entweder hämatogen oder per continuitatem aus der Umgebung (z. B. Lungen, Mediastinum) in das Perikard gelangen. Man findet ein gelbliches bzw. grünlich-gelbes rahmiges Exsudat, das häufig auch fibrinöse oder hämorrhagische Beimengungen enthält. Wird diese akute Phase überstanden, kommt es entweder zur Resorption oder zur Organisation des Exsudats mit Kapillarisierung und Bindegewebsbildung.

- **bei Organisation** → konstriktive Perikarditis → Concretio pericardii, extrem: **Panzerherz**

Bei fortschreitender bindegewebiger Organisation verkleben bzw. verwachsen die Herzbeutelblätter miteinander: es resultiert die **konstriktive Perikarditis**. Wird die Herzbeutelhöhle dabei vollständig obliteriert, liegt eine *Concretio pericardii* vor. Hierbei kann sich eine Schwielenplatte von bis zu 10 mm Dicke ausbilden, welche die Herzaktion beträchtlich einschränkt. Im Extremfall kommt es zu Verkalkungen des Schwielengewebes mit Ausbildung einer das Herz fesselnden Kalkschale *(Panzerherz)*.

4. Hämorrhagische Perikarditis
- **bei Blutgefäßläsionen**
- auch: **fibrinös-hämorrhagisch:**
- bei malignen Tumoren
- bei Urämie

Bei der **hämorrhagischen Perikarditis** treten *Läsionen der perikardialen Blutgefäße* auf. Das Exsudat weist einen auffällig hohen Anteil an Erythrozyten auf. Findet sich außerdem auch Fibrin, spricht man von einer **fibrinös-hämorrhagischen Perikarditis**.

Beispiel: Hämorrhagische Formen treten vor allem bei einer **Karzinose** des **Perikards** und bei einer **Urämie** auf.

6.2.2.3 Primäre, urämische, tuberkulöse Perikarditis

Perikarditisformen mit *ätiologischer Sonderstellung* sind:

5. Primäre Perikarditis
- **idiopathische P.**
- m > w
- **Ursachen:**
- Virusinfekte
- Allergien
- toxische Reaktionen
- **Prognose:** gut

Die **primäre Perikarditis**, auch *idiopathische* P. genannt, d. h. ohne erkennbare Vorkrankheit isoliert das Perikard betreffende Entzündung, macht etwa ein Drittel aller Perikarditiden aus und tritt gehäuft bei jungen Männern auf. Als Ursachen werden Virusinfekte (Grippe!), allergisch-hyperergische und toxische Reaktionen angenommen. Sie kommt als seröse oder serofibrinöse Form, gelegentlich auch mit einer hämorrhagischen Komponente, vor. Das *mikroskopische Bild* zeigt Lymphozyten, Plasmazellen, Makrophagen und Kapillarsprossen. Das Exsudat wird i. d. R. resorbiert. Eine *chronische konstriktive Perikarditis* ist sehr selten. Die *Prognose* ist im allgemeinen gut, obwohl auch Todesfälle vorkommen.

6. Urämische Perikarditis
- **bei Urämie**
- **fibrinös-hämorrhagisch**

⇨

Die **urämische Perikarditis** stellt die typische Form der fibrinösen oder fibrinös-hämorrhagischen Perikarditis dar.

> Sie wird bei etwa 10 % der Urämiepatienten beobachtet.
> - Wenn der Reststickstoff 120 mg/100 ml übersteigt, schädigen die harnpflichtigen Substanzen die *epi-* und *perikardialen Kapillaren* und führen eine *Fibrinausschwitzung* herbei.

Der **Verlauf** läßt sich in *3 Stadien* einteilen:
- akute *Exsudation* (1.–4. Tag)
- *Organisation* des Exsudats (ab 5. Tag)
- *Verschwielung* (nach Wochen oder Monaten) bis hin zur Concretio pericardii.

3 Stadien:
1. akute Exsudation
2. Exsudatorganisation
3. Verschwielung mit Concretio pericardii

Die **tuberkulöse Perikarditis** (heute deutlich weniger als 10 % aller Fälle) entsteht infolge des Übergreifens einer Tuberkulose von Nachbarorganen (Lungen, mediastinalen Lymphknoten), und zwar auf *hämatogenem* oder *lymphogenem* Wege.
Der **Verlauf** wird eingeteilt in:
- *trockenes Stadium* mit Ausbildung einer rein fibrinösen Perikarditis
- *feuchtes Stadium* mit serofibrinösem Erguß, wobei in Epi- und Perikard mikroskopisch Tuberkel nachweisbar sind
- *konstriktives Stadium* mit Resorption des Exsudats, ausgeprägter Schwielenbildung (bis zu mehreren cm Dicke) und Verkalkungen.

7. Spezifische Perikarditis
- **vor allem bei Tb**
- **Verlauf:**

1. trockenes Stadium
2. feuchtes Stadium
3. konstriktives Stadium

7. Tumoren des Herzens

S. Blümcke

Herztumoren

Man unterscheidet *primäre Herztumoren* und *Metastasen* im Herzen.

7.1 Primäre Tumoren

Primäre Tumoren

Primär im Herzen auftretende Tumoren sind insgesamt sehr selten.

- Im *Perikard* werden als benigne Tumoren *Leiomyome* und *neurale Tumoren* beobachtet. Als maligner Tumor kommt hier das **Mesotheliom** am häufigsten vor, das morphologisch dem Pleuromesotheliom entspricht.
- Tumoren, die das *gesamte Herz* (Epi-, Myo- und Endokard) betreffen, sind: *Hämangiome*, *Lymphangiome*, *Lipome*, *Fibrome*, *Hamartome* und *Teratome* (alle benigne) sowie die (malignen) **Angiosarkome** und **Rhabdomyosarkome**.
- Zu den eigentlichen *endokardialen Tumoren* zählen das *Rhabdomyom* als besonders im Kindesalter auftretender gutartiger Tumor sowie das *Papillom*, das vorzugsweise an der Aortenklappe auftritt.

- **primäre Herztumoren = selten**

1. im Perikard besonders: Mesotheliom
2. das gesamte Herz betreffende Tumoren
3. endokardiale Tumoren

> Der insgesamt am häufigsten auftretende Herztumor ist das **Myxom**, das in allen 4 Höhlen vorkommt, am häufigsten jedoch im linken Vorhof, weshalb es auch als *Vorhofmyxom* bezeichnet wird.

- **Vorhofmyxom**

Das Vorhofmyxom ist ein meist gestielter, dem Endokard anhaftender rötlichglasiger Tumor, der mikroskopisch aus einem lockeren Verband polygonaler bis spindelförmiger Zellen und einer proteoglykanreichen Zwischensubstanz besteht. Der Tumor kann sich so weit vergrößern, daß er die *Vorhoflichtung tamponiert*; manchmal ist er Ausgangsort für arterielle *Embolien*. Frauen sind häufiger betroffen als Männer; auch bei Neugeborenen ist er beobachtet worden.

- gestielter Tumor
- kann Vorhof tamponieren, Embolien verursachen

Heute ist das Vorhofmyxom leicht mit der Echokardiographie zu diagnostizieren.

7.2 Metastasen im Herzen

Metastasen

Tumormetastasen können sich im Myo-, Epi- oder Perikard, ganz selten auch im Endokard ansiedeln.
- Am häufigsten treten im Herzen Metastasen **maligner Melanome** auf (ca. $^2/_3$ aller „Herzmetastasen").
- Wegen ihrer *engen topographischen Beziehung zum Herzen* folgen: Mamma-, Bronchial-, Ösophaguskarzinome, Thymome, maligne Lymphome.

Bei metastatischer Tumorinfiltration des Epi- oder Perikards kommt es am häufigsten zu, meist vorhofgesteuerten, Rhythmusstörungen, oft zu oberer oder unterer Einflußstauung durch Kavaummauerung und -infiltration sowie

1. von malignen Melanomen: ca. 70 %

2. von Nachbarschaftsorganen:
- Mammakarzinomen
- Bronchial-, Ösophaguskarzinomen u. a.

auch zur sekundären hämorrhagischen oder fibrinös-hämorrhagischen Perikarditis (sog. *Tumorperikarditis*).

Iatrogene Herzveränderungen

8. Herzveränderungen nach ärztlichen Eingriffen

S. Blümcke

Art des Eingriffs:
- **aortokoronarer Bypass**
- **Herzklappenersatz: Klappenprothesen** aus
  - Kunststoff
  - Metall
  - biologische Klappen: „Bioprothesen"
- **Schrittmacherimplantation**
- **Herzkatheterisierung**
- **extrathorakale Herzmassage**
- **Herztransplantation**
- **Ballondilatation**

Bei *kardiologischen Eingriffen* und *Herzoperationen* kann es zu folgenden **Komplikationen** bzw. **Folgeschäden** kommen:

• **Aortokoronarer Bypass:** Thrombosierung der Veneninterponate, Verschluß der koronaren Anastomosen, technisch bedingte Läsionen an den Anastomosen (z.B. durch Nahtmaterial), Progression der koronaren Arteriosklerose im Anastomosebereich mit Stenosierung der Anastomose.

• **Klappenprothesen:** Thrombosen an den Prothesenrändern und entlang der Stichkanäle, zugleich Quelle für Embolien und Nährboden für infektiöse Endokarditis (Besiedlung mit Staphylokokken, Streptokokken, auch Candida-Pilzen); Nahtdehiszenzen; Hämolyse infolge mechanischer Läsion der Erythrozyten (deutliche Verkürzung ihrer Lebensdauer) mit nachfolgender hämolytischer Anämie; fehlerhafte Klappenmechanik (z.T. materialbedingt); bei *biologischen Prothesen*: Schrumpfungsphänomene mit Fibrose und Verkalkung der Bioklappen sowie Endokarditis.

• **Herzschrittmacher:** Fehlerhafte Lage der Elektroden oder des Kabels; Thrombosen an den Elektroden oder am Kabel mit Entstehung von Embolien; Penetration und Perforation des Myokards, z.T. auch der Herzklappen.

• **Herzkatheter:** Zahl der Komplikationen beim Rechtsherzkatheter höher als beim Linksherzkatheter (Mortalität nach diagnostischer Herzkatheterisierung ca. 0,5 %); Koronarperforationen, Embolien durch mechanische Ablösung von Thrombenmaterial oder Klappenkalk, Koronarverschlüsse durch nachfolgende Thrombosierung; Fehlpunktionen bei transseptaler Punktion in Aorta, Pulmonalarterie oder Perikardhöhle; bei Einliegen eines zentralen Venenkatheters kann es zu Infektionen an der Katheterspitze mit nachfolgender Sepsis kommen.

• **Extrathorakale Herzmassage:** Myokardkontusionen, Rippenfrakturen mit Pneumothorax, Leber- und Milzrupturen, Venenabrisse, Fett- und Knochenmarksembolien.

• **Transplantation:** Hyperakute, akute oder chronische Abstoßung; ischämische Myokardnekrosen, Lymphostase, Störungen des Reizleitungssystems, Infektionen vor allem außerhalb des Herzens (in Lunge, Hirnhaut und anderen Organen); sklerosierende Veränderungen an den Herzkranzarterien.

• **PTCA:** Intimadissketion am dilatierten Gefäß mit nachfolgend Koronarverschluß, Koronarembolien, Perforationen.

Abstoßungsreaktionen

1. hyperakut:
- **Shwartzman-Sanarelli-Phänomen**

2. akut:
- **Infiltrate**
- **Gefäßwandnekrosen**

3. chronisch:
- Veränderungen an kleinen Herzkranzarterien
- vernarbende Endokarditis

Histologie des transplantierten Herzens bei Abstoßungsreaktionen:

• Bei **hyperakuter** Abstoßung (während oder kurze Zeit nach der Transplantation, ausgelöst durch zirkulierende Isoimmunantikörper): Mikrothromben in den kleinen Gefäßen und besonders in Arteriolen im Sinne eines *Shwartzman-Sanarelli-Phänomens.*

• Bei **akuter** Abstoßung (nach ca. 1 Woche): perivaskuläres, z.T. fibrinhaltiges Ödem, perivaskuläre und interstitielle Infiltration (Lymphozyten, Plasmazellen, Makrophagen), Muskelzelldegeneration, Gefäßwandnekrosen mit Endothelproliferation, Mikrothromben der kleinen Gefäße.

• Bei **chronischer** Abstoßung (nach Wochen/Monaten): an den mittelgroßen und kleinen Herzkranzarterien Nekrose, Hyalinose, Intimaproliferation mit Lumenstenose, Rundzellinfiltration; weiterhin eine vernarbende Endokarditis mit Übergang zur Endokardfibrose.

9. „Altersherz", Herztod, postmortales Herz

S. Blümcke

9.1 Alterndes Herz

Alterndes Herz

Im Laufe des Lebens kommt es zur Summation verschiedenartiger pathologischer Veränderungen, deren Ursachen teils intra-, teils extrakardial liegen. Zu den Ursachen dieser *Polypathie des Herzens im Alter* gehören:

- *Wachstumsvorgänge*, *Leistungsanpassung*, koronare *Mangeldurchblutung*, Folgeschäden kardialer und extrakardialer Erkrankungen
- exogene *Noxen*, *Stoffwechselveränderungen*, *Gewebedegeneration*.

Bis zum 30. Lebensjahr nimmt das Herzgewicht infolge des ansteigenden Schlagvolumens und der Widerstandserhöhung im großen Kreislauf stetig zu *(Volumenwachstum)*. Danach ergibt sich bis zum 80. Lebensjahr statistisch ein weiterer Gewichtsanstieg nur noch proportional zum Blutdruck *(Druckwachstum)*.

- **Ursachen der Polypathie des Herzens im Alter:**
  - Durchblutung ↓
  - kardiale, extrakardiale Erkrankungen u. a.
- **zunehmendes Herzgewicht** bei steigendem Lebensalter:
  - Volumenwachstum
  - Druckwachstum

Interessanterweise kommen vor allem zwischen dem 30. und 40. Lebensjahr auch vermehrt untergewichtige, d. h. atrophische Herzen vor.

Mit steigendem Lebensalter kommt es zu einer kontinuierlichen Zunahme der stenosierenden *Koronarsklerose*. Zugleich besteht eine Vermehrung chemisch oder entzündlich bedingter *Myokardfibrosen* und Schwielen mit deutlicher Leistungsminderung des Herzens.

- **Koronarsklerose**
- **Myokardfibrosen**

Die **braune Atrophie** des Greisenalters wird nur dann deutlich, wenn sie nicht von anderen Veränderungen überlagert ist, z. B. von einer gleichzeitigen Hypertonie. Bekannt ist auch eine Zunahme der *Myokardamyloidose* und der *Lipofuszinose* im höheren Lebensalter.

- **braune Atrophie** des Greisenalters
  - Amyloidose
  - Lipofuszinose

Zu den typischen **degenerativen Veränderungen** des höheren Lebensalters gehören:

- *Klappenringverkalkung der Mitralklappe:* es entwickelt sich ein Kalkring im Bereich des Ostiums, der bis zu 1 cm dick sein und das Ostium zirkulär verengen kann
- *Atherosklerose der Mitralsegel und Aortenklappentaschen*
- *bindegewebiger Ersatz des Reizleitungssystems.*

- **degenerative Veränderungen vor allem an den Klappen:**
  - Mitralisverkalkung
  - Mitralsegel-, Aortenklappenatherosklerose
  - Reizleitungssystem ↓

Wegen der komplexen Ätiologie dieser verschiedenen Herzveränderungen sollte man heute nicht mehr von einem typischen Altersherzen *(Cor senile)* sprechen.

9.2 Absterben des Herzens (Herztod)

Herztod

Der Herztod bedeutet den *Verlust der Potentialdifferenz* an der Myozytenzellmembran.

- **Verlust der Potentialdifferenz**

Die Potentialdifferenz ist für den lebenslangen rhythmischen Ein- und Austritt der Elektrolyte verantwortlich und stellt aufgrund der unterschiedlichen Ladungen der Ionen einen permanent sich selbst unterhaltenden Prozeß dar.

Von besonderer klinischer Bedeutung ist das **akute tödliche Herzversagen** (plötzlicher Herztod oder *Sekundenherztod* = vulgo „Herzschlag", s. Abschn. 4.2.1).

- **akuter Herztod = Herzschlag**

⇦

Der akute Herztod entspricht entweder einem plötzlich einsetzenden *Kammerflimmern* **(hyperdynamer Herzstillstand)** oder einer akuten *Asystolie* **(hypodynamer Herzstillstand)**:

- Das **Kammerflimmern** führt innerhalb von Minuten zu einem steilen Abbau der transmembranären Potentialdifferenz, die schließlich zur elektromechanischen Entkoppelung führt. In dieser Phase ist das Herz noch *vollständig reanimierbar.*
- Demgegenüber liegt der **Asystolie** meist ein akuter Zusammenbruch der Potentialdifferenz zugrunde, weshalb eine *Reanimation meist nicht möglich* ist.

- **Ursachen:**
- akuter O_2-Mangel
- physikalische, chemische Einwirkungen
- neurale Reize

Der *Verlust der Potentialdifferenz* kann verursacht werden durch:
- akuten *Sauerstoffmangel* und den daraus resultierenden Energieverlust an der Zelle
- *physikalische* Einwirkungen (z. B. Strom) und *chemische* Agenzien (Vergiftungen)
- *neurale Reize*: z. B. Vagusreiz, psychische Erregung.

Postmortale Herzveränderungen

9.3 Postmortale Herzveränderungen

- **O_2-Versorgung ↓ → ATP-Verlust**
- **Totenstarre:**
- nach 1 h im li. Ventrikel
- Auflösung nach 12–24 h
- **Autolyse** nach 12 h
- **Segmentation:**
  - Glanzstreifen ↓
- **Zellfragmentation**

Ist der Herzstillstand eingetreten und die Blutzirkulation zum Erliegen gekommen, findet keine Sauerstoffversorgung des Myokards mehr statt. Die Energiereserven erschöpfen sich rasch. Bereits nach 1 Stunde setzt die Totenstarre in der Herzmuskulatur ein, beginnend im linken Ventrikel. Sie löst sich wieder nach etwa 12–24 Stunden. Der größte Teil des zytoplasmatischen Glykogens schwindet innerhalb der ersten Stunden nach dem Herzstillstand. Die Mitochondrien zeigen deutliche Schwellungen *(Anoxiefolge)*. Nach 12 Stunden beginnt die Auflösung der Muskelfaserfilamente, dann folgt die Segmentation: die Glanzstreifen reißen auf, eine Fragmentation der Muskelzellen (Zellzerstückelung) folgt nach. Der Absterbevorgang mit den einzelnen Autolyseveränderungen ist streng von der Nekrose zu unterscheiden.

Von großer Bedeutung für die Transplantationsmedizin ist die Kenntnis der **Wiederbelebungszeit (WBZ)** des Myokards.

XXVIII. Gefäße

J. Kunz

Gefäße

Morphologie. *Arterien* besitzen einen 3schichtigen Wandaufbau (Tunica intima, Media, Adventitia). Die Schichtung der *Venen* ist weniger deutlich ausgebildet. *Venenklappen* sind endothelüberkleidete Bindegewebsfalten der Intima. Arterien besitzen keine Klappen! Arterien vom elastischen Typ enthalten *Vasa vasorum*, Arterien vom muskulären Typ (Abb. 28–1a) und Venen *adventitielle Gefäße*. Die **extrazelluläre Matrix** bildet eine für die Permeabilität maßgebliche Quartärstruktur, an der Proteoglykane, Fibronektin und Mikrofibrillen beteiligt sind. Die Regulation der Permeabilität erfolgt hauptsächlich durch den sog. Molekularsiebeffekt, durch sterischen Ausschluß und durch elektrostatische Wechselwirkungen. Die **kapilläre Basalmembran** wird teils von Endothelzellen, teils von Perizyten produziert und besteht hauptsächlich aus Typ-IV-Kollagen, Laminin und Heparansulfat (kollagenaseproduzierende Tumorzellen oder solche mit Laminin-Rezeptoren können daher leichter metastasieren!).

Morphologie
- **Arterien** haben 3 Schichten: Intima, Media, Adventitia
- **Venen:** Schichtung weniger deutlich
- Venenklappen
- **extrazelluläre Matrix** besteht aus:
- Proteoglykanen: Permeabilitätsregulatoren
- **kapilläre Basalmembran**

Kollateralen sind arterielle Gefäße, die sich im Gefolge einer Stenose präexistenter Gefäße entwickeln. Es entsteht also ein Umgehungs- bzw. *Kollateralkreislauf* (z. B. bei der Aortenisthmusstenose, s. Abb. 27–6). Demgegenüber sind **Anastomosen** physiologisch vorhandene Kurzschlüsse zwischen Gefäßen: zwischen zwei Arterien (z. B. Koronararterien), zwischen zwei Venen oder zwischen einer Arterie und einer Vene (arteriovenöse Anastomose). Der Begriff wird aber auch auf operativ hergestellte Verbindungen angewendet. Unter einem **Shunt** versteht man einen angeborenen, erworbenen oder operativ angelegten Kurzschluß zwischen Blutgefäßen bei einem bestehenden Druckgefälle (z. B. arteriovenöser Shunt).

- **Kollateralen:** Entwicklung nach Stenose präexistenter Gefäße
- **Anastomosen:** physiologische Kurzschlüsse zwischen Gefäßen
- **Shunt:** Kurzschluß zwischen Gefäßen mit Druckgefälle

Physiologie. Die **Endothelzellen** großer Gefäße bilden gerinnungsaktive Substanzen und chalonartige Stoffe, welche die Proliferation von *Myozyten* der Media verhindern. Endothelzellen produzieren *EDRF* (endothelium derived relaxing factor), eine vasodilatatorisch wirkende Substanz. Endothelzellen der Kapillaren sind stärker am Stoffaustausch beteiligt, besitzen interzelluläre Poren und zeigen eine höhere Regenerationsrate als das Endothel größerer Gefäße. **Myozyten** der Media haben kontraktile Filamente (Aktin und Myosin = *k-Phänotyp*); sie können sich bei Fortfall endothelialer Hemmsignale in die metabolische Form *(m-Phänotyp)* umwandeln; m-Myozyten proliferieren und bilden verstärkt Glykosaminoglykane und Kollagen.

Physiologie
- **Gefäßwandzellen:**

1. Endothelzellen →
- **EDRF** → Vasodilatation
- **mit (Kapillaren) und ohne Poren (große Gefäße)**

2. Mediamyozyten

1. Arterien

Arterien

1.1 Arteriosklerose

Arteriosklerose

Definition. Die Arteriosklerose (griech. *skleros* hart) ist eine mit einer Verhärtung der Arterienwand einhergehende, hauptsächlich in der Intima lokalisierte Erkrankung. Sie führt meist zu einer Wandstarre mit Lichtungseinengung und selten zu einer Gefäßerweiterung.

Intimaerkrankung mit Gefäßverengung

selten: Gefäßerweiterung

Die Bezeichnung **Atherosklerose** wird ebenfalls verwendet, insbesondere wenn „atheromartige" Fettablagerungen vorliegen.
Nach der **WHO-Definition** von 1958 ist die Arteriosklerose eine variable Kombination von Veränderungen der Intima der Arterien, bestehend aus einer fokalen Anhäufung von Lipiden, komplexen Kohlenhydraten, Blut- und Blutbestandteilen, fibrösem Gewebe und Kalziumablagerungen, kombiniert mit Mediaveränderungen.

- auch als **Atherosklerose** bezeichnet
- **WHO-Definition**

> **Häufigkeit.** Die Arteriosklerose ist die *häufigste und wichtigste Arterienerkrankung*. Ihre Folgen gehören zu den *häufigsten Todesursachen*.

- **häufigste Todesursache**

⇦

Ätiologie. In den meisten Fällen entsteht die Arteriosklerose durch eine kombinierte Einwirkung exo- und endogener Faktoren, die als *Risikofaktoren* bezeichnet werden.

Ätiologie
- multifaktoriell

- **exogene Faktoren:**
- Hypertonie
- Hypercholesterinämie
- Zigarettenrauchen
- psychische Belastung (Streß)
- infektiös-toxische Faktoren

• **Exogene Faktoren.** Mit Sicherheit wirken *Hypertonie*, *Hypercholesterinämie* und *Zigarettenrauchen* arteriosklerosebegünstigend. Auch körperliche *Inaktivität* und psychonervale Belastungen *(Streß, psychische Spannungen)* sowie *infektiös-toxische Faktoren* sind wahrscheinlich arteriosklerosefördernd. Bei schlecht eingestellten *Diabetikern* entwickelt sich schneller eine Arteriosklerose als bei Stoffwechselgesunden.

- **endogene Faktoren:**
- genetische Faktoren
- Konstitution
- Hämodynamik

• **Endogene Faktoren.** Hier spielen hauptsächlich *genetische Faktoren*, die *Konstitution* (z.B. erkranken Pykniker häufiger als Leptosome) sowie *strömungsmechanische Einflüsse* eine Rolle.

Risikofaktoren

1.1.1 Risikofaktoren

Risikofaktoren sind: *Hypertonie*, *HPL*, *Hypercholesterinämie*, *Zigarettenrauchen*, *hormonelle*, *genetische*, *strömungsmechanische Faktoren.*

1. Hypertonie

1.1.1.1 Hypertonie

- Beispiel: Aortenisthmusstenose

Die arteriosklerosefördernde Rolle des Bluthochdruckes ist in markanter Weise bei Patienten mit einer Aortenisthmusstenose zu sehen: vor der Stenose, wo sehr hohe Blutdruckwerte vorliegen, weist die Aorta schwere arteriosklerotische Veränderungen auf, während sie dahinter nahezu unverändert ist.

- **pulmonale Hypertonie** → arteriosklerotische Veränderungen an Lungenarterien
- **Hypertonie im großen Kreislauf** → distale Organarterienabschnitte am stärksten betroffen:
- Koronararterien
- Hirnbasisarterien

• Lungenarterien weisen bei **pulmonaler Hypertonie** (z.B. bei Mitralstenosen) regelmäßig arteriosklerotische Veränderungen auf, die sonst nur selten vorkommen.

• Bei einer **Hypertonie im großen Kreislauf** sind die *distalen Organarterienabschnitte* am stärksten betroffen: So findet sich die hypertonieinduzierte Koronararteriensklerose zusätzlich zu deren eigentlichen Prädilektionsstellen (s. S.513) besonders an den peripheren epikardialen Koronarästen. Schwere arteriosklerotische Veränderungen liegen bei Hypertonie auch an den *Hirnbasisarterien* und den *kleinen Nierenarterien* vor.

Folgen:
a) Sklerosierung

⇒

Folgen. Im Vordergrund der hypertoniebedingten Gefäßläsionen steht die diffuse *hyalin-fibröse Intimaverbreiterung*, d.h. die **Sklerosierung**, die mit *Wandstarre* und *Mediaatrophie* einhergehen und z.B. an den Herzkranzgefäßen zur Einschränkung der Koronarreserve führen kann.

Bei der **Genese** dieser Veränderungen wirken erhöhte *Wandspannung*, *Permeabilitätssteigerung* des Endothels und *verminderte Durchlässigkeit* der Gefäßwand für makromolekulare Substanzen zusammen.

b) Elastose, elastisch-muskuläre Hyperplasie

c) Arteriolenhyalinose

Neben der wichtigsten Hypertoniefolge, dem verstärkten Arteriosklerosebefall, können in Abhängigkeit von der Höhe und Dauer des Bluthochdrucks, von der Geschwindigkeit des Druckanstiegs sowie vom Gefäßtyp weitere Veränderungen als Hypertoniefolgen beobachtet werden: *Elastose* und elastisch-muskuläre *Hyperplasie* mittelgroßer Arterien, *Hyalinose* von *Arteriolen.*

d) intramurale Nekrosen

Bei schnellem Druckanstieg auf hohe Werte (z.B. bei einem katecholaminproduzierenden Phäochromozytom) können *intramurale Nekrosen* in den Organarterien auftreten.

Ätiologie
- **hämodynamische Faktoren**
- **genetische Faktoren:**
- Mangel an DNS-Reparaturenzymen

Ätiologie. Für den verstärkten Arteriosklerosebefall können bei Hypertonikern neben der *hämodynamischen Wirkung* auch begleitende *genetische Faktoren* bedeutsam sein:

So sollen Lymphozyten von Hypertonikern einen Mangel an DNS-Reparaturenzymen aufweisen und eine geringere Resistenz gegenüber DNS-schädigenden Einflüssen besitzen. Sofern dies auch für die Gefäßwandzellen (bes. Endothelzellen) zutrifft, wäre deren proliferative Aktivität herabgesetzt, wodurch atherogene Läsionen schlechter ausgeglichen werden könnten.

2. Hyperlipoproteinämie

1.1.1.2 Hyperlipoproteinämie (HPL)

atherogen wirken:
- **LDL**
- **VLDL**

Sie ist durch den gesteigerten Einstrom von Lipoproteinen in die Intima ein besonders wichtiger arteriosklerosefördernder Faktor (Abb. 28–1b). Während die cholesterinreichen **LDL** (low density lipoproteins) und die triglyzeridreichen **VLDL** (very low density lipoproteins) einen arteriosklerosesteigernden

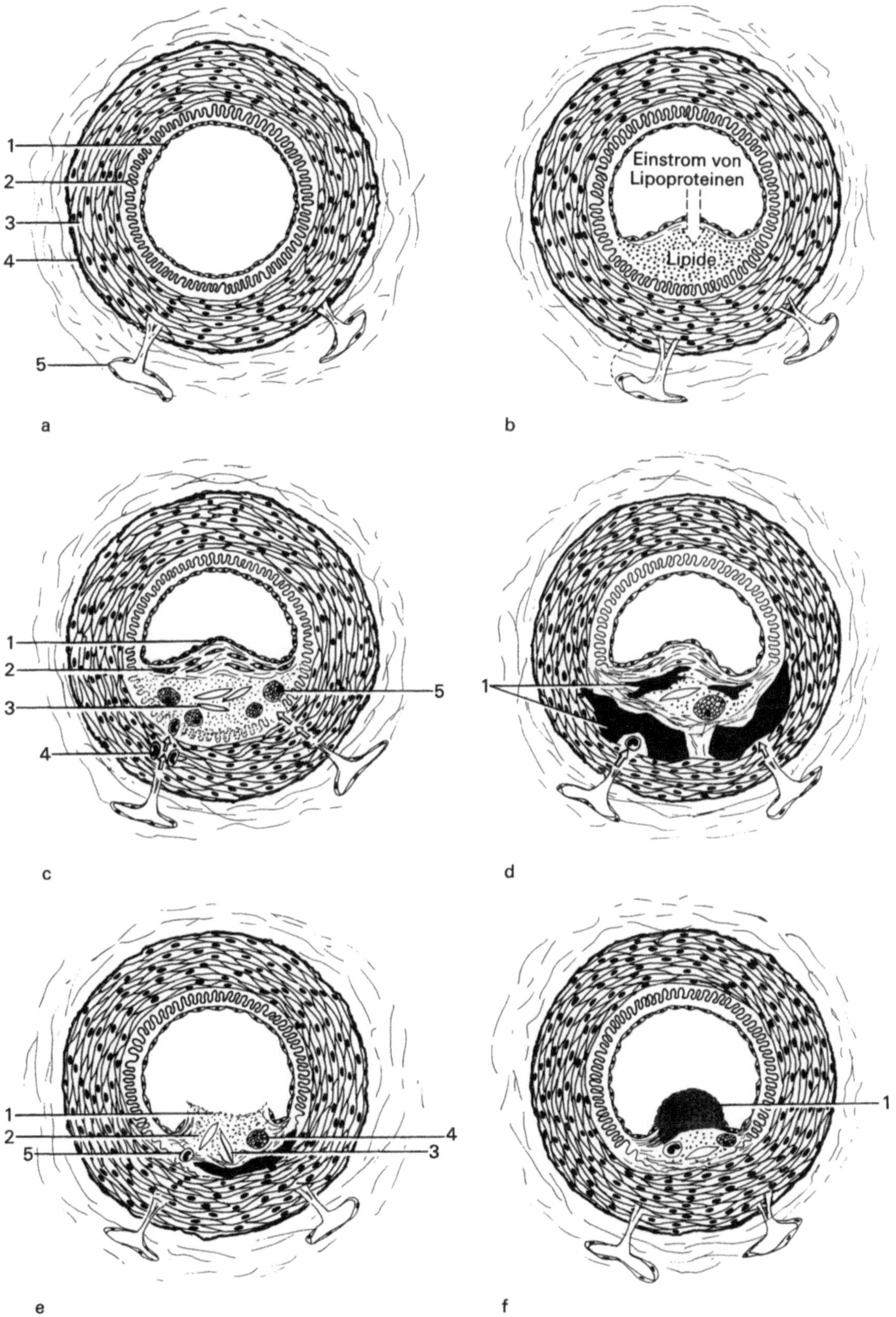

Abb. 28–1: Pathogenese der Arteriosklerose. a Normale Arterie vom muskulären Typ; **1** Endothel, **2** Membrana elastica interna, **3** Tunica media (glatte Muskulatur), **4** Membrana elastica externa, **5** Adventitia mit Vasa vasorum. **b** Lipidbeet in der Arterienintima; verstärkte Neusynthese und verminderter Lipidabbau; verminderte Schaumzellemigration aus der Intima. **c** Stenosierendes Atherom; **1** Endothel, **2** fibröse Deckplatte, **3** Beetzentrum mit extrazellulären Lipiden und Cholesterinkristallen, **4** Monozyten, **5** Schaumzellen. **d** Verkalktes Atherom; **1** unterschiedlich große Kalkeinlagerungen. **e** Ulzeriertes Atherom; **1** Ulkus mit Endotheldestruktion, **2** Lipide, **3** Cholesterinkristalle, **4** Schaumzelle, **5** Monozyt. **f** Atherom mit Parietalthrombose; **1** frischer Abscheidungsthrombus über dem Ulkus

antiatherogen wirkt:
- **HDL**

Effekt besitzen, wirken die **HDL** (high density lipoproteins) antiatherogen (wahrscheinlich durch Abtransport von Cholesterin aus der Gefäßintima nach Bindung an HDL: reserve cholesterol transport).

Pathogenese

⟹

Pathogenese. LDL-Rezeptoren (Zellmembranproteine zur Feinregulation des Cholesterinstoffwechsels in zahlreichen Geweben) *verhindern die Überladung der Gefäßwandzellen* (glatte Muskelzellen, Myofibroblasten, Fibroblasten) *mit Cholesterin.*

- **Aufnahme von Lipiden in Makrophagen und Schaumzellen**

Demgegenüber besitzen hämatogene Makrophagen keine LDL-Rezeptoren und können deshalb große Mengen an Plasmaproteinen aufnehmen. Zu

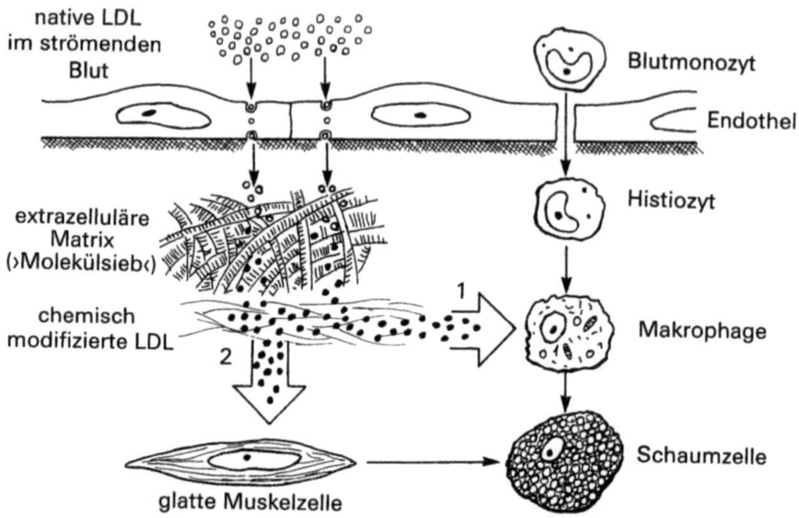

Abb. 28–2: Entstehung von Schaumzellen des arteriosklerotischen Beetes: Aufnahme von chemisch modifizierten Lipiden durch **1** hämatogene Makrophagen oder **2** glatte Muskelzellen. Interaktionen zwischen Lipoproteinen niedriger Dichte (LDL) und den Proteoglykanen der extrazellulären Matrix

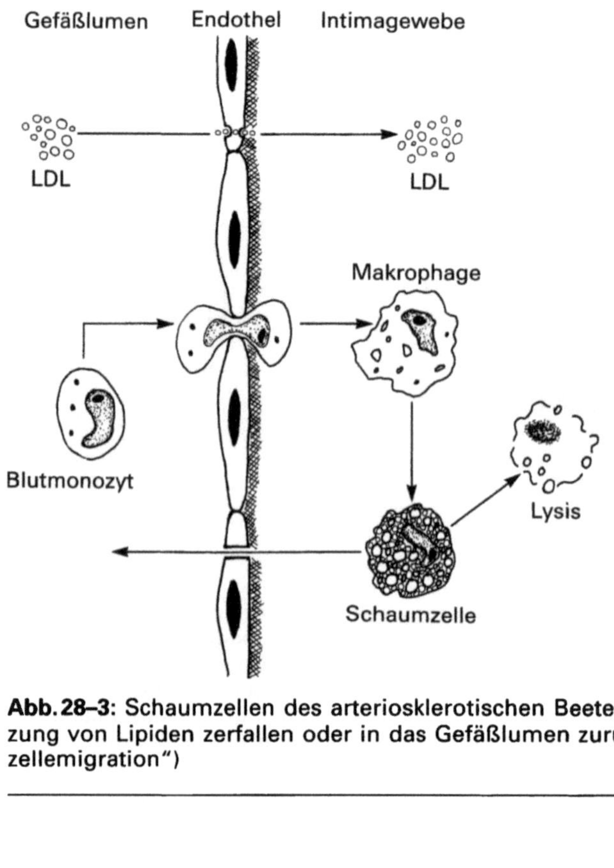

Abb. 28–3: Schaumzellen des arteriosklerotischen Beetes können unter Freisetzung von Lipiden zerfallen oder in das Gefäßlumen zurückwandern („Schaumzellemigration")

Schaumzellen umgewandelte Makrophagen (Abb. 28–2) und (noch) nicht verfettete monozytoide Zellen sind in Atheromherden zahlreich anzutreffen (Abb. 28–1c). Nach dem Zerfall der Schaumzellen werden die Lipide *lysosomal abgebaut* oder *im Extrazellularraum abgelagert.*

- **Zerfall und lysosomaler Abbau**
- **extrazelluläre Ablagerung**

Sie sind hier als Fetttröpfchen mit **Sudanfarbstoffen** anfärbbar oder als doppeltbrechende **Cholesterinkristalle** nachzuweisen.

Neuere Untersuchungen zeigen, daß auch die *Rückwanderung* von hämatogenen lipidphagozytierenden Makrophagen aus arteriosklerotischen Beeten in das Blut (Schaumzellemigration, Abb. 28–3) eine bedeutende Rolle spielt.

Für die extrazelluläre Akkumulation von Lipiden sind wahrscheinlich metabolisch modifizierte (oxidierte) Lipoproteine maßgeblich. Lipide, die reich an mehrfach ungesättigten Fettsäuren sind (z. B. pflanzliche Fette), wirken weniger stark atherogen als tierische Fette, die hauptsächlich gesättigte Fettsäuren enthalten.

1.1.1.3 Hypercholesterinämie

3. Hypercholesterinämie

Eine verstärkte intrazelluläre Cholesterinsynthese trägt besonders bei Patienten mit **familiärer** (primärer) **Hypercholesterinämie** zur verstärkten Arteriosklerose bei.
Bei diesen Patienten, denen infolge eines Gendefekts die spezifischen LDL-Cholesterin-Rezeptoren an den Zelloberflächen fehlen, können bereits im frühen Erwachsenenalter schwere atheromatöse Veränderungen auftreten. Häufig werden auch **Xanthome** (tumorförmige Ansammlungen von lipidspeichernden Histiozyten) subperiostal unter der Kniescheibe oder im Bereich des Olekranons beobachtet.

- **familiäre Hypercholesterinämie:**
- keine LDL-Cholesterin-Rezeptoren → schwere atheromatöse Veränderungen

Histologisch ähnlich gebaute gelbliche Herde an den Augenlidern, **Xanthelasmen**, gehen in den meisten Fällen *nicht* mit einer Hyperlipoproteinämie einher.

Viel häufiger als Fälle mit familiärer Hyper- oder Dyslipoproteinämie sind Patienten mit **sekundärer Hyperlipidämie**: etwa 3–5 % der erwachsenen Bevölkerung. Eine *sekundäre HPL* kann durch hohen Kohlenhydrat- oder *Fettkonsum*, *Alkoholabusus* und bestimmte *Medikamente* (Diuretika, Kontrazeptiva) ausgelöst werden (möglicherweise unter Mitwirkung eines latenten genetischen Faktors); sie kommt auch häufig bei Patienten mit Adipositas, Diabetes mellitus sowie Leber- und Nierenkrankheiten vor.

- **sekundäre Hyperlipoproteinämien** durch:
- Fettkonsum
- Alkoholabusus
- Medikamente
- Adipositas
- Diabetes
- Leber-, Nierenkrankheiten

1.1.1.4 Zigarettenrauchen und hormonelle Faktoren

4. Zigarettenrauchen
hauptsächlich betroffen:
- **Koronar-** und
- **Beinarterien**

Der arteriosklerosefördernde Effekt des **Tabakrauchens** wurde in verschiedenen Untersuchungen nachgewiesen; der dominante Faktor ist das Zigarettenrauchen (noch vor der Hypercholesterinämie). *Koronar-* und *Beinarterien* sind hauptsächlich betroffen. Wahrscheinlich wirkt Nikotin zusammen mit anderen Rauchbestandteilen, wie z. B. Kohlenmonoxid.
Der Zigarettenrauch übt unterschiedliche **pathogene Wirkungen** auf die Gefäßwand aus:

pathogener Mechanismus:

- Freisetzung von *Adrenalin* und *Noradrenalin*: das Rauchen von 2 Zigaretten hintereinander führt zu einem Anstieg des *Blutdrucks* um 10 % und der *Pulsfrequenz* um 31 % sowie zum Absinken der Hauttemperatur
- Beeinträchtigung des *Cholesterinstoffwechsels* und der Proliferationsaktivität der Gefäßwandzellen
- *ischämische Gewebsschädigung* infolge des CO-Gehalts.

- Katecholamine ↑ → RR ↑
- Proliferationsaktivität der Gefäßwandzellen ↑
- toxische CO-Wirkung

Zigarettenrauchende Frauen, die außerdem Antikonzeptiva einnehmen, haben ein erhöhtes Arterioskleroserisiko.

Hormonelle Faktoren. Ganz im Vordergrund steht die Arteriosklerose beim **Diabetes mellitus** (s. Abschn. 1.6).

5. Hormonelle Faktoren
beim **Diabetes mellitus**

Der verstärkten Arteriosklerose bei **Hypothyreose** (z. B. nach einer Thyreoiditis, bei Struma) liegt wahrscheinlich eine Zunahme der *Proteoglykane* der Gefäßwand (bedingt durch Abbauverlangsamung) zugrunde.
Auf die Bedeutung der Keimdrüsenhormone weist die schnellere Entwicklung einer Arteriosklerose nach **Ovarektomie** sowie in der **Postmenopause** hin (wahrscheinliche Ursache: Östrogendefizit).

bei **Hypothyreose:**
- Proteoglykane ↑

in **Postmenopause:**
- Östrogendefizit

1.1.1.5 Genetische, strömungsmechanische und weitere Faktoren

6. Genetische Faktoren

- **Zysteinsynthetasemangel**
- **HPL Typ II, IV**

Genetische Faktoren sind noch ungenügend erforscht.

Für Erbfaktoren spricht, daß Personen desselben Lebensalters, die gleichartigen Umwelteinflüssen ausgesetzt sind und gleiche Lebensgewohnheiten haben, in unterschiedlicher Intensität an Arteriosklerose erkranken. Enzymopathien, z. B. *Zysteinsynthetasemangel*, sowie *HPL Typ II* und *IV*, stellen wahrscheinlich nur Extremfälle einer genetisch fixierten Arteriosklerosegefährdung dar.

7. Strömungsmechanische Faktoren
- **arteriosklerotische Herde** bevorzugt an:
  - Astabgängen
  - Gefäßgabelungen
- **Gesetz von Bernoulli** (vereinfacht): mit zunehmender Strömungsgeschwindigkeit sinkt der statische Druck, bei abnehmender Strömungsgeschwindigkeit nimmt er zu

Strömungsmechanische Faktoren. Veränderungen der Blutströmung im Bereich von *Astabgängen* und *Gefäßgabelungen* sowie an der *konvexen Gefäßinnenwand* bogenförmig verlaufender Arterien sind nach dem *Gesetz von Bernoulli* mit einer herdförmig verstärkten Druckbelastung verbunden. Arteriosklerotische Herde treten daher bevorzugt an diesen hämodynamisch stärker belasteten Gefäßabschnitten auf (Abb. 28–4a). Hier finden sich bereits physiologischerweise eine erhöhte Erneuerungsrate des Gefäßendothels, veränderte Permeabilitätsbedingungen und mitunter sogar histologisch nachweisbare Polster. Bei fortgeschrittener Arteriosklerose mit herdförmiger oder diffuser Lichtungseinengung kann sich der Prozeß durch die so veränderte Strömungsmechanik des Blutes (Wirbelbildung, Druck- und Sogwirkungen, Scherkräfte) selbst unterhalten; die Krankheit schreitet dann auch nach Ausschaltung der Risikofaktoren weiter fort.

Dieselbe hämodynamische Wirkung mit nachfolgender Atherombildung ist zu beobachten als Folge der **Preßstrahlwirkung** auf die Intima, z. B. bei einer Aortenisthmusstenose (Abb. 28–4b).

8. Weitere Faktoren
- **Altersveränderungen** = arteriosklerosebegünstigend (aber: Arteriosklerose = keine Alterskrankheit!)
- **Adipositas:** insbesondere bei gleichzeitiger Hypertonie

Weitere Faktoren. Die Arteriosklerose wird zwar durch **Altersveränderungen** der Arterienwand begünstigt, dennoch kann sie nicht als altersbedingte Veränderung angesehen werden: Alte Menschen weisen mitunter zarte, arteriosklerosefreie Arterien auf! Andererseits tritt die Erkrankung nicht selten auch bei Jugendlichen und jungen Erwachsenen auf. Auch bei **Adipositas** ist ge-

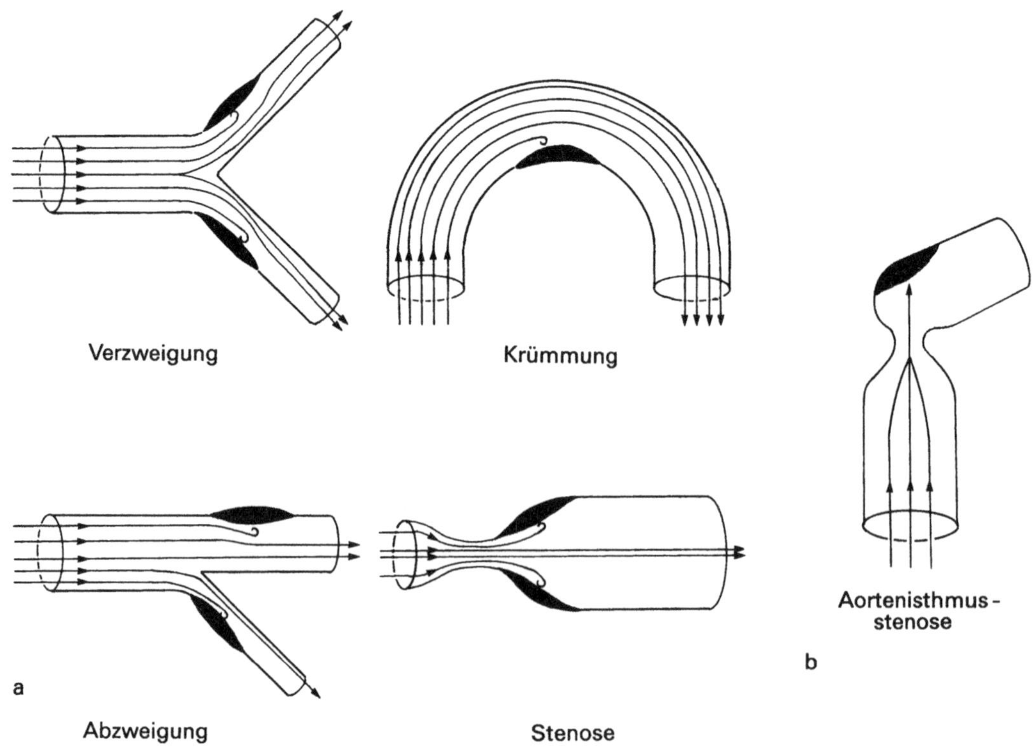

Abb. 28–4: Atherogenese in der Arterienwand. Entstehung von Atheromen **(rot)**: **a** im Bereich von Wirbeln bei verschiedenen Strömungsmustern; **b** poststenotisch durch Preßstrahlwirkung auf die Intima

häuft mit Arteriosklerose zu rechnen, insbesondere wenn gleichzeitig Hypertonie und körperliche Inaktivität vorliegen.

Ob eine Adipositas allein wirksam ist, ist noch nicht endgültig geklärt.

1.1.2 Frühveränderungen, Atherombildung, Spätveränderungen

1.1.2.1 Frühveränderungen

Frühveränderungen

herdförmiger Beginn in der Intima:

Die Arteriosklerose beginnt herdförmig in der Intima. Bei den Frühveränderungen stehen folgende Prozesse im Vordergrund:

1. Endothelzellumsatz ↑ → Endothelzelldefekte

• Hochgradige Steigerung des **Endothelzellumsatzes** durch chronische atherogene Noxen (Hypertonie, HPL) mit nachfolgender Erschöpfung der proliferativen Kapazität und Ausbildung *persistierender Endothelzelldefekte.*

2. Proteoglykane ↑ → Flüssigkeitseinstrom ↑ → Intimaödem

→ Interaktion mit Fibrin, Lipoproteinen

• Zunahme und Qualitätsänderung von **Proteoglykanen** der Gefäßwand (Anstieg von Chondroitinsulfat und Dermatansulfat, Verlust von Heparansulfat) mit dem Ergebnis *vermehrter Flüssigkeitsbindung*, wodurch der morphologische Befund eines *Intimaödems* entsteht. Eine weitere Folge der Proteoglykanzunahme sind die Interaktionen mit *Fibrin* und Fibrinabbauprodukten sowie mit hämatogenen, in der Gefäßwand metabolisch modifizierten *Lipoproteinen*; dadurch werden diese Stoffe in der Intima verstärkt retiniert, wobei die innere elastische Grenzmembran eine gewisse Barriere darstellt.

3. Anhäufung lipidhaltiger Makrophagen in der Intima → Schaumzellen

• Anhäufung **lipidhaltiger Makrophagen** in der Intima; diese stammen hauptsächlich von hämatogenen Monozyten ab und wandeln sich bei weiterer Lipidspeicherung in *Schaumzellen* um.

Auch aktivierte myointimale Zellen und transformierte Mediamyozyten können nach elektronenmikroskopischen Befunden Lipide speichern und sich in Schaumzellen umwandeln.

• **Schaumzellemigration**: Zurückwandern der Makrophagen in die Blutbahn

Bei ihrem Zerfall werden Cholesterinkristalle freigesetzt und im Beetzentrum abgelagert, die manchmal von Fremdkörperriesenzellen umgeben sind. Ein Teil der lipidspeichernden Makrophagen wandert in die Blutbahn zurück (Abb. 28–3, Schaumzellemigration; „Straßenkehrerfunktion" der Makrophagen). Auch eine primäre extrazelluläre Lipidablagerung kommt vor.

4. Thrombozytenaggregate auf der Oberfläche des Endothels → Stimulierung der Intimamyozyten → Intimazellproliferation

• Bildung von **Thrombozytenaggregaten**, die auf der Oberfläche des Endothels haften und hier den Plättchenwachstumsfaktor und andere Wirkstoffe (Prostaglandine) freisetzen; diese leiten durch Permeabilitätsstörungen des Gefäßendothels und *Stimulierung der Intimazellproliferation* die Arteriosklerose ein.

5. myointimale Zellproliferation

• In manchen Fällen (z. B. bei Koronararterien) stehen *proliferative Reaktionen* **myointimaler Zellen** ganz im Vordergrund, zu denen hämatogene lipidhaltige Makrophagen hinzutreten.

• **Frühveränderungen** sind voll **rückbildungsfähig!**

Proliferationsschübe:
• **Myofibroblasten**
• **hyalin-fibröse Plaques**
• **Lipidplaques**

Diese Frühveränderungen sind voll rückbildungsfähig. Häufig heilen sie ohne Residuen bzw. unter Ausbildung einer Intimanarbe aus. Bei Andauern der atherogenen Noxe kommt es, gesteuert durch thrombozytäre und makrophagozytäre Mediatoren, zu weiteren Proliferationsschüben. **Monoklonale Myofibroblasten**, d. h. Proliferate einer einheitlichen Zellrasse, machen den wesentlichen Bestandteil des frühen arteriosklerotischen Beetes aus. Treten *Kollagenfibrillogenese* und *Plasmainsudation* hinzu, handelt es sich um eine **hyalin-fibröse Plaque**, bei höherem Lipidgehalt des Beetes um eine **Lipidplaque**.

Es ist ein bisher noch ungeklärtes Rätsel der Arterioskleroseforschung, warum im selben Blutgefäß ein arteriosklerotisches Beet starke Lipidanhäufungen im Zentrum aufweist, während ein benachbartes Beet vollkommen fettfrei ist.

1.1.2.2 Atherombildung und Spätveränderungen

Atherom
arteriosklerotische Beete + Lipide + Kollagen
- lipidhaltige Nekrose, Cholesterin
- vitale Schaumzellen
- proliferierte Myofibroblasten

Atherome sind große arteriosklerotische Beete mit massiver Lipideinlagerung und Begrenzung ihrer Oberfläche durch eine Schicht aus kollagenen Fasern.

Aufbau. Im Zentrum befindet sich eine *lipidhaltige Nekrose*, in der auch Cholesterinkristalle vorkommen; es schließen sich vitale *Schaumzellen* und weiter peripher proliferierte *Myofibroblasten* an.

1. Atheromatose: konfluierende Atherome

Konfluierende Atherome bilden das Substrat der **Atheromatose**, die besonders in der Bauchaorta bei Patienten mit Hypercholesterinämie vorkommt.

Ursachen der **Lipidakkumulation:**

- **Schaumzellemigration** ↓
- **Endozytose** ↓
- **intrazelluläres Cholesterin** ↑
- **Lipidabbau** ↓

Ursache. Zur starken **Lipidakkumulation** in der Intima bei *familiärer HPL* tragen mehrere Faktoren bei:
• Die *Abräumung der Lipide* durch monozytäre Makrophagen wird durch die fibröse Deckplatte des Beetes behindert: Störung der Schaumzellemigration.
• Bei LDL-Rezeptor-Mangel an der Zelloberfläche ist die rezeptorgesteuerte Endozytose in die Gefäßwandmonozyten gestört (Abb. 28–2); dadurch entfällt der Hemmeffekt einer hohen extrazellulären Cholesterinkonzentration auf die intrazelluläre Cholesterinsynthese; es kommt zur *ungehemmten intrazellulären Cholesterinneubildung.*
• In Atheromen ist außerdem der lipidabbauende Effekt von HDL gestört.

Aus noch nicht klar ersichtlichen Gründen können starke Lipidablagerungen auch bei Normocholesterinämie auftreten.

2. Mediaatrophie: langsame Atheromzunahme → Mediamuskelzellen ↓

Bei allmählicher Größenzunahme des Atheroms kommt es zur **Mediaatrophie**.

Das Fehlen von Mediamuskelzellen erklärt in diesen Fällen die Unwirksamkeit einer vasodilatatorischen medikamentösen Therapie.

3. Deckplattenruptur: bei schneller Atheromzunahme

- **Cholesterinkristallembolie**
  - meist folgenlos
- **Thromben** → Gefäßverschluß
  - Koronararterien
  - Hirnbasisarterien

Die schnelle Größenzunahme des Atheroms, z. B. durch eine Quellungsnekrose, die bei einer akuten Insuffizienz des Intimastoffwechsels auftreten kann, bedingt die Druckatrophie der fibrösen Deckplatte und schließlich deren **Ruptur.** Solche geschwürigen Aufbrüche arteriosklerotischer Beete (Abb. 28–1e) sind besonders folgenschwer. Die *Cholesterinkristallembolie,* z. B. in Nieren und Skelettmuskulatur, löst meist keine schwerwiegende Störung aus. Wichtiger ist, daß arteriosklerotische Geschwüre die Entstehung von *Parietalthromben* begünstigen (Abb. 28–1f). Die Gefahr des akuten *Gefäßverschlusses* ist dann besonders bei englumigen Gefäßen gegeben, wie den Koronararterien und den Hirnbasisarterien. Thromben können auch durch bindegewebige Organisation zum weiteren Beetwachstum beitragen. In diesem Sinne wirken auch aus Thrombozyten freigesetzte Polypeptide, die myointimale Zellen zur Proliferation und Migration stimulieren. Hervorzuheben ist, daß Atheromaufbrüche nicht selten auch ohne sekundäre Thrombose vorkommen.

Spätveränderungen
4. Kalkablagerungen

5. sekundäre Thrombose

Im **fortgeschrittenen Arteriosklerosestadium** finden sich häufig **Kalkablagerungen**, besonders im Bereich von Beetnekrosen (Abb. 28–1d). Auch elastische Membranen, Kollagenfasern und Glykosaminoglykane können als Nukleator für Kalziumsalzablagerungen fungieren. Die Arterienkalzinose tritt häufig auch bei Normokalzämie auf. In manchen Fällen kommt es zur **sekundären Thrombose** eines arteriosklerotischen Beetes, ohne daß eine atheromatöse Ulzeration vorliegt.

Die Insuffizienz der das Beet bedeckenden Endothelzellen zur Bildung antikoagulatorischer Substanzen (Heparansulfat) und zur Bildung eines Inhibitors des Plasminogenaktivators könnte eine Erklärung hierfür sein.

Rückbildung:
bei fortgeschrittenen arteriosklerotischen Veränderungen nur partiell möglich

Eine **Rückbildung** auch fortgeschrittener arteriosklerotischer Veränderungen ist wahrscheinlich möglich. Während Frühveränderungen und reine Lipidbeete vollständig resorbiert werden können, ist bei fibrösen Plaques und größeren Kalkherden nur eine partielle Regression möglich. Schwere stenosierende Läsionen bleiben davon unbeeinflußt, weil die bei diesen Fällen gestörte Strömungsmechanik des Blutes zur Selbstunterhaltung des arteriosklerotischen Prozesses führt.

Manchmal wird eine Rückbildung arteriosklerotischer Stenosen durch eine Reduktion thrombotischer Auflagerungen nur vorgetäuscht.

besondere Verlaufsform: Mönckeberg-Sklerose

- konzentrische grobschollige **Mediasklerose**

Eine **besondere Verlaufsform** der Arteriosklerose ist die **Mönckeberg-Sklerose** (von manchen Autoren wird diese Form der Mediakalzinose jedoch nicht zur Arteriosklerose gerechnet). In der Media lokalisierte grobschollige Kalkablagerungen können zu Kalkspangen konfluieren und in spongiösen Knochen übergehen; dadurch erhalten die befallenen Arterien (meist die Aa. femorales) ein gänsegurgelähnliches Aussehen. Manche Fälle sind durch eine stenosierende Intimafibrose kompliziert.

- bei **Diabetikern**

Chronische Diabetiker sollen häufiger an einer Mediakalzinose erkranken; diese ist nicht immer leicht von einer kalzifizierenden Arteriosklerose zu unterscheiden.

1.1.3 Verlaufstypen und Folgen

1.1.3.1 Verlaufstypen („Gangarten")

Verlaufstypen

- **Zentraler Typ der Arteriosklerose.** Befallen wird vor allem die *Hinterwand der Bauchaorta*, u. U. kombiniert mit arteriosklerotischen Stenosen der Seitenarterienabgänge. Der Prozeß kann auch auf die großen von der Aorta abgehenden Arterien übergreifen. Bei langsamem Fortschreiten kommt es erst spät zum Befall der peripheren Arterien.

1. zentraler Typ
- Bauchaorta
- Seitenarterienabgänge

- **Peripherer Typ der Arteriosklerose.** Es liegt eine primäre Arteriosklerose der Organarterien (Koronararterien, Hirnbasisarterien) und der Extremitätenarterien vor. Diese Verlaufsform schreitet schnell zentripetal fort.

Beispiel: Patienten mit Diabetes mellitus sind von dieser Verlaufsform häufiger befallen **(diabetische Makroangiopathie).**

2. peripherer Typ
- **periphere Organarterien:**
- Koronararterien
- Hirnbasisarterien
- diabetische Makroangiopathie

- **Multifokaler juveniler Typ der Arteriosklerose.** Ursache können primäre und sekundäre Störungen im Lipoproteinstoffwechsel sein. Die frühzeitig auftretende und rasch fortschreitende Arteriosklerose bedingt in diesen Fällen bereits im 4. Lebensjahrzehnt schwere Durchblutungsstörungen.

3. multifokaler juveniler Typ
- frühzeitig bei Lipoproteinstoffwechselstörungen

Prädilektionsstellen: *Bauchaorta*, häufig auch die *großen Becken-* und *Beinarterien* (Aa. femorales, Aa. popliteae), die *Karotisgabel* sowie die *Koronar-* und *Hirnbasisarterien.*

Prädilektionsstellen

Weitgehend ungeklärt ist noch, warum beim selben Patienten häufig eine große Variabilität in der Intensität des Arteriosklerosebefalls verschiedener Gefäßprovinzen vorkommt.

Beispiel: A. lienalis häufig hochgradig verändert bei nur geringen Läsionen der A. hepatica.

- große Variabilität im Arteriosklerosebefall beim selben Patienten

1.1.3.2 Folgen

Folgen

Die Folgen der Arteriosklerose werden von der *Lokalisation*, der *Geschwindigkeit* des Entstehens und dem Schweregrad bestimmt. Sowohl *Gefäßverengung* als auch *Lichtungserweiterung* werden beobachtet:
- Eine diffuse **Lichtungserweiterung** kann mit *Wandstarre* verbunden sein und z. B. an den Koronararterien zur Einschränkung der Koronarreserve führen. Bei Längenzunahme der Arterien entstehen *geschlängelte Gefäße*; starke lokale Erweiterungen führen zu *Aneurysmen.*
- Die **Lichtungseinengung** kleiner oder mittelgroßer Organarterien kann schwere *Durchblutungsstörungen* auslösen: Herz-, Hirninfarkt, Extremitätengangrän. In besonderem Maße ist diese Gefahr beim sekundären thrombotischen Verschluß gegeben. Infarkte sind aber auch bei einer arteriosklerotischen Stenose ohne Gefäßverschluß möglich.

Bei Arteriosklerose der oberen **Extremitäten** (selten) kann es zur *raschen Ermüdbarkeit* der Armmuskulatur kommen. Gut bekannt sind den Klinikern die als *Claudicatio intermittens* bezeichneten Durchblutungsstörungen der unteren Extremitäten bei schwerer Beinarteriensklerose. Bei langsamer Entwicklung mit Ausbildung von Kollateralen können selbst schwere Arteriosklerosen klinisch stumm verlaufen.

- **abhängig von:**
- Lokalisation
- Geschwindigkeit des Entstehens
- Schweregrad
- **Lumenerweiterung (z. T. mit Wandstarre):**
- geschlängelte Gefäße
- Aneurysmen
- **Lumenverengung** → Durchblutungsstörungen:
- Herzinfarkt
- Hirninfarkt
- Extremitätengangrän
- **schwere Beinarteriensklerose** → Claudicatio intermittens

Abdomen. Als *Angina abdominalis* bezeichnet man Durchblutungsstörungen der viszeralen Arterien; sie können zu einer *ischämischen Kolitis* führen. Auslösend wirken manchmal zentrale arteriosklerotische Ostiumstenosen der großen Baucharterien. Auf arteriosklerotischen Beeten aufgelagerte Thromben können sich ablösen und abhängig von der betroffenen Gefäßlokalisation zu thrombembolischen Gefäßverschlüssen führen.

- **Angina abdominalis:** viszerale Arterien → ischämische Kolitis

Arteriolosklerose

1.2 Arteriolosklerose

Die Arteriolosklerose unterscheidet sich grundlegend von der Arteriosklerose großer elastischer oder muskulärer Arterien:

⟹

An den Arteriolen ist eine **hyaline Umwandlung der gesamten Wand** mit **Lichtungseinengung** feststellen. Man findet die Arteriolosklerose besonders bei *chronischer Hypertonie* in den **Nieren** und im **Gehirn**. Vom Blutdruck unabhängig ist die Arteriolosklerose der **Milz**.

Pathogenese:
- Plasmaproteineinlagerungen
- Lipideinlagerungen
- Basalmembranproteine ↑

Pathogenetisch werden für die Arteriolosklerose Plasmaproteininsudation, Lipideinlagerungen und verstärkte Bildung von Basalmembranproteinen durch die Gefäßwandzellen verantwortlich gemacht.

Arteriitis

- **Entzündung** der
  - Arterienwand oder
  - Adventitia

Vaskulitis, Angiitis: auch Venen und Lymphgefäße betroffen

1.3 Arteriitis

Definition. Arteriitis ist eine Entzündung der Arterienwand selbst oder in der Adventitia, die lokalisiert oder systemisch auftritt. Bleibt die Entzündung nicht auf die Arterien beschränkt, sondern erfaßt auch Venen und Lymphgefäße, spricht man von *Vaskulitis* bzw. *Angiitis.*

Primäre Arteriitis

- eigenständige Gefäßerkrankung mit generalisiertem Verlauf
- **selten**

1.3.1 Primäre Arteriitis

Die seltene primäre Arteriitis ist eine eigenständige (seltene) Gefäßerkrankung, die meist *generalisiert* verläuft und meist eine Immunpathogenese aufweist, wobei eine vorausgehende Erkrankung (Vorkrankheit) nicht erkennbar ist.

Sekundäre Arteriitis

- **lokalisiert**
  - Folge einer bakteriellen Entzündung von der Gefäßumgebung her
- **häufig**

1.3.2 Sekundäre Arteriitis

Die fast immer *lokalisierte*, häufig vorkommende sekundäre Arteriitis entsteht durch Übergreifen einer bakteriellen Entzündung von der Gefäßumgebung, über die Vasa vasorum oder seltener durch Infektion der Gefäßwand vom Lumen her.

Beispiel: Das Übergreifen von außen her kommt z. B. beim **Paratonsillarabszeß**, bei **Leptomeningitis** und **Osteomyelitis** vor.

- **Vorkommen** bei:
  - Magenulzera
  - sklerosierender Cholezystitis

Sekundäre proliferative Arteriitiden finden sich häufig am Grund von chronischen *Magenulzera* und bei sklerosierender *Cholezystitis.*

Die physiologische Gefäßobliteration (z. B. des Ductus arteriosus Botalli, der Nabelgefäße oder des Ductus venosus Arantii) erfolgt durch einen der proliferativen Arteriitis ähnlichen Prozeß.
Selten treten sekundäre Arteriitiden **generalisiert** auf, so bei *Typhus, Fleckfieber, Diphtherie* und *Scharlach.*

- **generalisiert:**
  - Typhus, Fleckfieber
  - Diphtherie, Scharlach
- **weitere Arteriitiden:**
  - Strahlenvaskulopathie
  - ultraschallbedingte und traumatische Arterienwandschäden

Zu den sekundären Arteriitiden können auch die Arterienveränderungen durch ionisierende Strahlen *(Strahlenvaskulopathie)* sowie die *ultraschallbedingten* und die *traumatischen* Arterienwandschäden gerechnet werden.

Spezifische Arteriitis

Folge spezifischer Infektionskrankheiten (z. B. Tb, Lues)

1.3.3 Spezifische Arteriitis und besondere Formen

Spezifische Arteriitiden treten im Gefolge spezifischer Infektionskrankheiten, wie z. B. Tb oder Lues, auf. Mykotische Aneurysmen s. Abschn. 1.5.3.3.

Besondere Arteriitisformen
Panarteriitis nodosa

- **Lokalisation:**
  - Herz, Hirn
  - Leber, Gallenblase
  - Pankreas, Nieren
  - Muskulatur, Haut
- **Ätiologie:**
  - Streptokokkeninfektionen
  - Arzneimittelunverträglichkeit
  - Virusinfektionen

1.3.3.1 Panarteriitis nodosa

Befallen sind mittelgroße und kleine Arterien von Nieren, Herz, Leber, Gallenblase, Pankreas, Gehirn, Muskulatur und Haut. Es kommt dabei zur Ausbildung von tastbaren perlschnurartigen Gefäßverdickungen. Bevorzugt erkranken Männer im mittleren Lebensalter.

Ätiologie. Manchmal gehen *Streptokokkeninfektionen* oder *Arzneimittelunverträglichkeit* dem Erkrankungsbeginn voraus; auch das *HBs-Antigen* kann diese Erkrankung hervorrufen. Weiterhin werden *Virusinfektionen* als ätiologische Faktoren diskutiert.

Im Kindesalter soll eine Beziehung zum Kawasaki-Syndrom (mukokutanes Lymphknotensyndrom) bestehen. In vielen Fällen ist die Ursache der Erkrankung ungeklärt.

Pathogenese. Permeabilitätsstörungen, Leukotaxis und die Freisetzung lysosomaler Proteasen aus Granulozyten spielen eine besondere Rolle; diese Vorgänge werden durch Immunkomplexe und aktivierte Bestandteile des Komplementsystems in Gang gesetzt. In den Wänden der befallenen Gefäße können fluoreszenzoptisch Immunkomplexe, IgG und Komplement nachgewiesen werden.

- **Pathogenese:**
  Immunkomplexe und Komplementaktivierung
  ↓
- Permeabilität ↑
- Leukotaxis
- Freisetzung lysosomaler Enzyme

Mikroskopisch finden sich anfangs granulozytär demarkierte fibrinoide *Gefäßwandnekrosen*, häufig kombiniert mit lumenverschließenden Abscheidungsthromben. Die sektorförmigen Gefäßwandnekrosen führen zur Ausbildung kleiner *Aneurysmen*, in ihrer Umgebung entwickelt sich Granulationsgewebe; diese Veränderungen sind bereits makroskopisch als Knötchen sichtbar (daher die Bezeichnung „nodosa").

- **Mikroskopie:**
- Gefäßwandnekrosen
- Thromben
- Aneurysmen
- Granulationsgewebe

Klinisch besteht ein variables Bild: Am häufigsten sind *Arthralgien*, *Neuralgien* und *Myalgien*, nicht selten liegt eine unklare sepsisartige Allgemeinerkrankung vor. Es kann zur Ausbildung von Urämie, Myokardinfarkt, Herzinsuffizienz und gastrointestinalen Blutungen kommen. Später bildet sich die Entzündung zurück, das Granulationsgewebe vernarbt und führt zur Rekanalisation des durch den Thrombus obturierten Gefäßes. Die verschiedenen Stadien der Erkrankung kommen häufig nebeneinander vor.

- **Klinik:**
- septische Allgemeinerkrankung
- Arthralgien
- Neuralgien
- Myalgien

1.3.3.2 Thrombangiitis obliterans, Endangiitis obliterans

Die **Thrombangiitis obliterans**, auch *Winiwarter-Buerger-Krankheit* genannt, ist eine rezidivierende Entzündung mittelgroßer Unterschenkel- und (seltener) Unterarmarterien mit sekundärer Thrombose. In 20 % der Fälle wird eine begleitende *Phlebitis migrans* beobachtet, die der Arterienerkrankung längere Zeit vorausgehen kann. Meist erkranken Männer im Alter von 20–40 Jahren; die Patienten klagen über Ruheschmerzen; oft entwickelt sich eine distale Gangrän.

Thrombangiitis obliterans
= Winiwarter-Buerger-Krankheit
- **rezidivierende Entzündung von Extremitätenarterien mit Thrombose**
- Phlebitis migrans
- Ruheschmerz

Ätiologie. Die Erkrankung tritt vor allem bei starken *Zigarettenrauchern* auf; deshalb wird eine hyperergische Reaktion auf Tabakrauch als wichtigster Pathomechanismus angenommen.

- **Ätiologie**: ungeklärt
- Zigarettenrauchen

Weitere Hypothesen betonen häufige Erkältungen, Durchnässungen und Erfrierungen als Ursachen. Manche Autoren schreiben dem Arsen, z. B. bei chronischer Applikation im Trinkwasser, eine auslösende Rolle zu. Bei der formalen Pathogenese könnten auch Anti-Elastin-Antikörper, deren Titer bei der Thrombangiitis obliterans erhöht ist, bedeutungsvoll sein. Letztlich ist die Ätiologie noch weitgehend ungeklärt.

Verlauf. Die Erkrankung beginnt im Intimabereich kleiner Arterien (Endothelschwellung, Granulozyteninfiltrat) und schreitet von peripher nach zentral vor. Charakteristisch ist der schubweise Krankheitsverlauf. Es kommt zur zirkulär-stenosierenden Intimazellproliferation, zum thrombotischen Verschluß und zum Einsprossen eines kapillarreichen Granulationsgewebes von der Adventitia her. Die Läsionen sind herdförmig-segmentär lokalisiert, oft bilden sich Kollateralen aus; angiographisch kann dann das typische „Korkenzieherphänomen" festgestellt werden. Im Spätstadium finden sich polsterförmige Intimanarben. Im Unterschied zu der sonst nicht leicht zu unterscheidenden Arteriosklerose sind keine Kalzinose und keine Lipidablagerungen vorhanden. In vielen Fällen heilt die Erkrankung nach jahrzehntelangem Verlauf spontan aus.

- **Verlauf:**
- schubweise mit zirkulär stenosierenden Intimaproliferationen
- Thromben und Organisationsprozesse
- Kollateralen
- Intimanarben
- keine Kalzinose, Lipidablagerungen

Endangiitis obliterans. Liegen keine thrombotischen Prozesse vor, spricht man von einer Endangiitis obliterans. Diese tritt selten generalisiert, manchmal sogar im Kindesalter auf. Über das Vorkommen einer lokalisierten obliterierenden Endarteriitis in Fingerarterien wurde nach chronischen Erschütterungstraumen berichtet. Die *„adaptive Intimafibrose"* entsteht als Folge verminderter Durchströmung in Gefäßen von Mamma und Uterus, auch distal von Arterienstenosen und in Schrumpfnieren; dies weist auf die Rolle strömungsmechanischer Faktoren bei der Genese stenosierender Intimaveränderungen hin.

Endangiitis obliterans
- **ohne Thrombose**
- generalisiert (selten)
- lokal
- adaptive Intimafibrose

Eine isolierte Endarteriitis obliterans der Pulmonalarterien wurde nach mehrmonatiger Einnahme des Appetitzüglers Menocil (2-Amino-5-phenyloxazolinfumarat) beobachtet.

Riesenzellenarteriitiden

1. Arteriitis temporalis Horton
- **Prädilektionsort:** Temporalarterie
- betroffen: meist ältere Menschen
- **Histologie:**
- intramurales Granulationsgewebe mit Riesenzellen
- Fragmentierung elastischer Membranen

2. Takayasu-Arteriitis
- selten
- **Prädilektionsorte:** Aortenbogen und davon abgehende große Gefäße
- Stenosierung der Gefäßabgänge → periphere Minderdurchblutung

1.3.3.3 Arteriitis mit Riesenzellen

• **Horton-Riesenzellarteriitis** (Abb. 28–5). Diese ätiologisch unklare Arteriitis befällt hauptsächlich die *Temporalarterie* (daher auch: *Arteriitis temporalis*), daneben aber auch die *Zerebralarterien*, *Karotiden*, *Extremitäten-* und *Abdominalarterien*. Die Erkrankung betrifft hauptsächlich ältere Menschen. Klinisch zeigen sich Kopf- und Gesichtsschmerzen sowie häufig Sehstörungen; die BSG ist erhöht. Eine stenosierende Intimazellproliferation und obturierende Thrombosen können bei Befall der A. ophthalmica zur Erblindung führen (Therapie: Kortisonbehandlung). Das **histologische Substrat** ist charakteristisch: es entwickelt sich ein intramurales Granulationsgewebe mit Lymphozyten, Plasmazellen, Histiozyten und mehrkernigen Riesenzellen vom Fremdkörpertyp; letztere werden zum Teil durch Fragmente elastischer Membranen induziert. Bei der bioptisch-histologischen Diagnostik ist die segmentförmige Manifestation der Erkrankung zu beachten (Stufenschnitte!).

• **Takayasu-Arteriitis.** Diese sehr seltene Arteriitisform ist histologisch der Horton-Riesenzellarteriitis sehr ähnlich. Der Aortenbogen und die großen davon abgehenden Gefäße sind vorrangig betroffen, selten manifestiert sie sich im Bereich der Aorta abdominalis. Infolge von Stenosierung der Gefäßabgänge werden periphere Minderdurchblutungen beobachtet (daher auch der Name *pulseless disease*). Charakteristisch sind intramurale Granulome mit Riesenzellen und eine fortschreitende Adventitiasklerose. Pathogenetisch könnte eine Infektallergie, insbesondere gegen Streptokokkenantigene, eine Rolle spielen. Die Erkrankung kommt vor allem im ostasiatischen Raum vor und betrifft meist junge Frauen. Auch diese Krankheit reagiert auf Kortisontherapie.

Hyperergische Vaskulitis
- selten
- **Auftreten** nach Medikamenten- und Serumgaben, postinfektiös
- **Prädilektionsorte:** Venolen von Haut und Schleimhäuten

1.3.3.4 Hyperergische Vaskulitis (Überempfindlichkeitsvaskulitis)

Diese Form der Arteriitis tritt in seltenen Fällen nach Gabe von Medikamenten (Sulfonamide, Antibiotika) und Seren auf, gelegentlich auch postinfektiös. Betroffen sind vor allem die Venolen von Haut und Schleimhäuten, in deren Wänden fibrinoide Nekrosen und zerfallende Leukozyten angetroffen werden *(leukozytoklastische Vaskulitis)*. Im Unterschied zur Panarteriitis nodosa zeigt sich in allen befallenen Gefäßen das gleiche Entwicklungsstadium der Erkrankung, was auf eine immunologische Reaktion hindeutet.

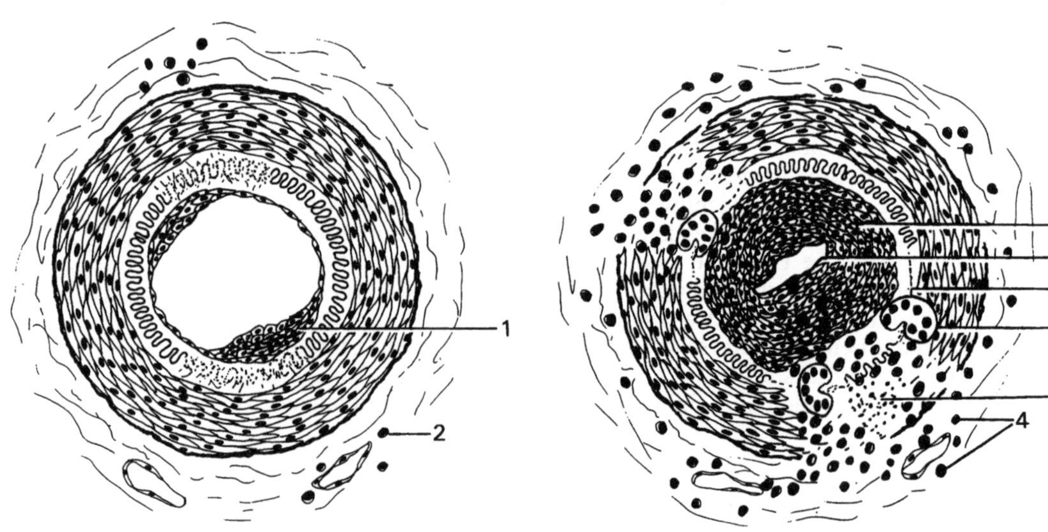

Abb. 28–5: Horton-Riesenzellarteriitis. a Frühstadium: 1 kleinherdige Intimaproliferation mit Elastikadestruktion und Degeneration der glatten Muskelzellen sowie **2** Lymphozyten. **b Florides Stadium: 1** charakteristische histiozytogene oder myogene Riesenzellen, **2** Elastikafragmente, **3** Gefäßwandnekrosen, **4** lymphohistiozytäre Panarteriitis, **5** Intimaproliferation, **6** Restlumen

1.3.3.5 Weitere Arteriitisformen

Weitere Arteriitisformen

Hierzu gehören als chronische allergische Vaskulitiden die generalisierte **granulomatöse Panarteriitis** (in seltenen Fällen nach Eigenblutinjektionen auftretend) und die mit Bluteosinophilie einhergehende **Churg-Strauss-Arteriitis**. Letztere ist eine granulomatöse Arteriitis der Lunge von Allergikern mit Bronchialasthma.

- **granulomatöse Panarteriitis** (generalisiert)
- **Churg-Strauss-Arteriitis:** allergisch bedingt, mit Eosinophilie

Ähnliche Gefäßveränderungen wie bei der Panarteriitis und der hyperergischen Vaskulitis finden sich beim Lupus erythematodes **(Lupusarteriitis)**, bei **Dermatomyositis**, beim **rheumatischen Fieber**, bei **Rheumatoidarthritis** und bei der **Wegener-Klinger-Granulomatose**. Auch diese Arteriitisformen sind als Immunkomplex-Vaskulitiden aufzufassen.

- **bei Systemerkrankungen**

1.4 Funktionelle Arterienstenosen

Funktionelle Arterienstenosen

- Beim **M. Raynaud** (auch: *primäres Raynaud-Syndrom*) handelt es sich um eine rein funktionelle vasospastische Erkrankung auf der Basis einer Angioneuropathie. Die Erkrankung äußert sich in anfallsweise auftretenden ischämischen Durchblutungsstörungen der Akren, insbesondere der Finger. Als ursächlich werden degenerative Ganglienzellveränderungen angenommen.
- Das **sekundäre Raynaud-Syndrom** (auch: *Raynaud-Phänomen*) tritt im Gefolge anderer Erkrankungen (z. B. stenosierender Arterienerkrankungen, Intoxikationen, Traumen) auf.

- **M. Raynaud** (primäres Raynaud-Syndrom): funktionelle vasospastische Erkrankung mit anfallsweise auftretenden Durchblutungsstörungen
- **sekundäres Raynaud-Syndrom** (Raynaud-Phänomen)

1.5 Aneurysmen

Aneurysmen

Definition. Aneurysmen (griech. *aneurynein* erweitern) sind *umschriebene* Ausweitungen der arteriellen Gefäßwand, die sich infolge einer angeborenen oder erworbenen Wandschwäche entwickeln. Demgegenüber ist die **Ektasie** eine *diffuse* Ausweitung eines Gefäßes (z. B. senile Arterienektasie). Aneurysmata werden nach *deskriptiven*, *pathogenetischen* und *ätiologischen* Gesichtspunkten eingeteilt.

- **umschriebene Ausweitung der Arterienwand**
- **Gefäßektasie:** diffuse Gefäßerweiterung

1.5.1 Deskriptive Einteilung

Klassifikation:

1. deskriptive Einteilung

Bei der primären Befundbeschreibung verwendet man in der Klinik wie in der Pathologie zunächst eine rein deskriptive Einteilung nach der *Morphologie* der Aneurysmen. Man unterscheidet z. B. *spindelförmige*, *sackförmige*, *kahnförmige* oder *zylindrische* Formen (Abb. 28–6).

- **spindelförmig**
- **sackförmig**
- **kahnförmig**
- **zylindrisch**

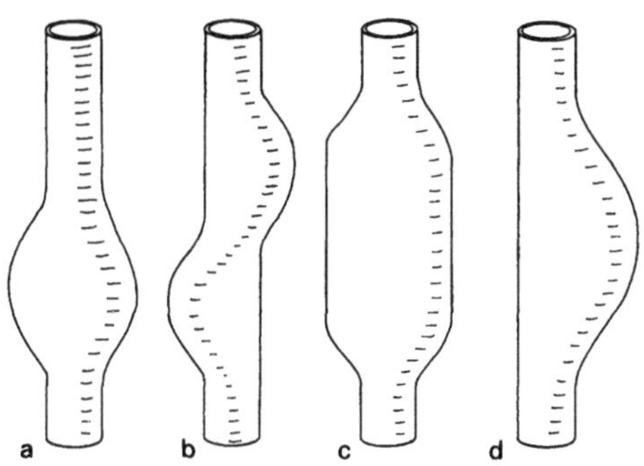

Abb. 28–6: Deskriptive Einteilung der Aneurysmen. **a** Spindelförmiges, **b** geschlängeltes, **c** sackförmiges, **d** kahnförmiges Aneurysma

1.5.2 Formalpathogenetische Einteilung

2. nach der Formalpathogenese

Bei geklärter Pathogenese des jeweiligen Aneurysmas unterscheidet man pathologisch-anatomisch wie auch klinisch nach der *Art der Entstehung* folgende Aneurysmatypen (Abb. 28–7):

- **Aneurysma verum** (echtes Aneurysma). Es liegt eine lokale Ausbuchtung der Arterienwand mit Beteiligung aller 3 Wandschichten vor. Die Gefäßwand selbst ist noch intakt.

a) Aneurysma verum

- lokale Ausbuchtung aller 3 Wandschichten bei intakter Gefäßwand

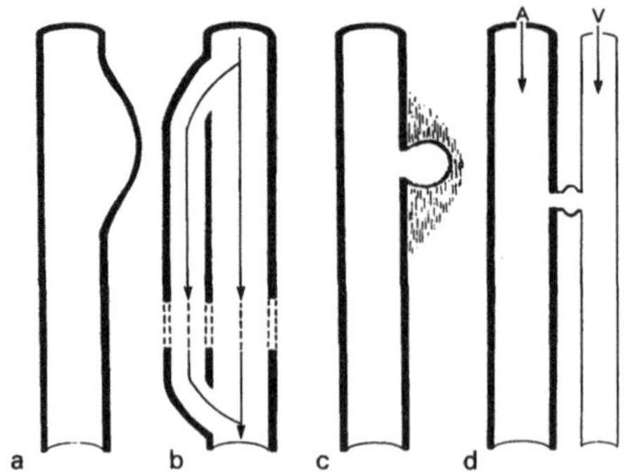

Abb. 28-7: Formalpathogenetische Einteilung der Aneurysmen. a Aneurysma verum, **b** Aneurysma dissecans, **c** Aneurysma spurium, **d** arteriovenöses Aneurysma

b) Aneurysma dissecans
- intramurales Pseudogefäßlumen infolge Intimaeinrisses und Kanalisierung in der Media
- selten: Wiedereinmünden in das Gefäßlumen
- häufiger: tödliche Blutung nach außen
→ Hämatoperikard
→ Hämatothorax
→ Hämatom
→ Hämaskos

• **Aneurysma dissecans** (dissezierendes Aneurysma). Die *Pathogenese* dieser selten auftretenden Form kann man sich folgendermaßen vorstellen: Durch eine Texturstörung kommt es – strömungsmechanisch bedingt meist im Bereich der Aorta ascendens – zur Ausbildung eines Intimarisses, von dem aus sich das Blut in die Gefäßwand hineinwühlt und diese meist zwischen mittlerem und äußerem Mediadrittel aufreißt. Auf diese Weise entwickelt sich ein intramurales Pseudogefäßlumen, das sich in der Längsrichtung des Gefäßes ausbreitet und bis zu den Beckenarterien reichen kann. Selten bricht das Blut an einer stromabwärts gelegenen Stelle wieder in das eigentliche Gefäßlumen ein, häufiger ist das Ergebnis der nach distal fortschreitenden Wanddissektion die *tödliche Blutung nach außen.* In diesen Fällen wird ein Hämatoperikard, ein Hämatothorax, ein retroperitoneales Hämatom oder ein Hämaskos beobachtet.

Ätiologie:
- Endstadium verschiedener Gefäßerkrankungen (insbesondere Arteriosklerose, hämodynamische Störungen)

Die **Ätiologie** der dissezierenden Aneurysmen ist unterschiedlich. Es handelt sich hier um das Endstadium verschiedener Gefäßerkrankungen. Neben der Arteriosklerose sind hämodynamische Störungen, insbesondere rezidivierende Schockzustände, in Betracht zu ziehen.

• **idiopathische Medianekrose Erdheim-Gsell**

Über Alterationen der Vasa vasorum sollen sich auf diese Weise multiple intramurale ischämische Herde ausbilden, die histologisch als sog. **idiopathische Medianekrose** in Erscheinung treten können. Diese seit langem als *Erdheim-Gsell-Medianekrose* bezeichnete Gefäßwandalteration ist umstritten, zumal Nekrosen der Mediamyozyten häufig nicht beobachtet werden und zystische Medialäsionen mit Anhäufung von Glykosaminoglykanen von manchen Autoren als altersbedingte Veränderungen angesehen werden.

• **kardiovaskuläre Fehlbildungen**

– **Marfan-Syndrom**

Bestimmte Formen der dissezierenden Aneurysmen sind auf *kongenitale kardiovaskuläre Fehlbildungen* oder auf *metabolisch* und *endokrin bedingte Texturstörungen* zurückzuführen. So kommen dissezierende Aneurysmen beim **Marfan-Syndrom** und anderen genetisch bedingten Bindegewebserkrankungen vor. Meist ist bei diesen Erkrankungen eine Störung in der Synthese von Skleroproteinen (Kollagen, Elastin) vorhanden.

Kupfermangelzustände (Kupfer als Kofaktor kollagenvernetzender Enzyme) und Abbaustörungen von Proteoglykanen (bei bestimmten Formen von Mukopolysaccharidosen) sind weitere pathogenetisch wirksame Mechanismen.

• **endokrine Texturstörungen:**
- Hypothyreose
- Gravidität
- Hyperkortizismus

Histologisch fällt bei einem Teil dieser Fälle ein Verlust der lamellären Gliederung der Aortenmedia auf. Endokrin bedingte Strukturstörungen der Gefäßwände werden bei Hypothyreose, in der Gravidität und bei Hyperkortizismus beobachtet. Bei diesen Zuständen ist die hormonsensitive Synthese der Glykosaminoglykane der Gefäßwand beeinträchtigt.

• **3 Typen des dissezierenden Aneurysmas**

Nach der *Ausdehnung* der dissezierenden Aneurysmen werden folgende Typen unterschieden:
- **Typ 1:** Ausdehnung über die Aorta ascendens hinaus
- **Typ 2:** Beschränkung auf die Aorta ascendens
- **Typ 3:** Beginn in der Aorta descendens und Ausdehnung bis zum Diaphragma **(Typ 3a)** oder darüber hinaus **(Typ 3b)**.

c) Aneurysma spurium
- abgekapseltes Hämatom infolge Verletzung der Gefäßaußenwand

• **Aneurysma spurium** (falsches Aneurysma). Dieses ist ein abgekapseltes Hämatom, das nach einer Verletzung der Außenwand der Arterie sackartig aufsitzt; man kann es auch als ein endothelialisiertes Hämatom bezeichnen. Unechte Aneurysmen werden nach Stichverletzungen an den Extremitätenarterien und nach traumatischen Arterieneinrissen beobachtet.

- z. B. nach traumatischen Arterieneinrissen

• **Arrosionsaneurysma.** Entzündlich-destruktive Prozesse können von außen auf die Gefäßwand übergreifen und dabei die äußeren Schichten teilweise zerstören. An einer derart vorgeschädigten Wandstelle kommt es durch den Blutdruck zu einer Wandausbuchtung und damit zum Aneurysma. Dies ist z. B. bei der kavernösen Lungentuberkulose der Fall.

d) Arrosionsaneurysma
- Übergreifen entzündlich-destruktiver Prozesse von außen auf die Gefäßwand

• **Arteriovenöses Aneurysma.** Als arteriovenöse Aneurysmen (auch: *arteriovenöse Fisteln*) werden abnorme Verbindungen zwischen einer Arterie und einer Vene bezeichnet. Diese Gefäßverbindungen, die funktionell einen Shunt darstellen, können z. B. kongenital als Dysplasie im Gehirn entstehen. Man beobachtet sie auch nach Ruptur eines arteriellen Aneurysmas mit Einbruch in die benachbarte Vene, bei entzündlichen Nekrosen benachbarter Gefäße sowie posttraumatisch.

e) arteriovenöses Aneurysma
- abnorme Verbindung zwischen einer Arterie und einer Vene
- funktionell = Shunt

1.5.3 Ätiologische Einteilung

3. nach der Ätiologie

Nach der *Entstehungsursache* werden *arteriosklerotische*, *kongenitale* und *entzündliche* Aneurysmen unterschieden.

- arteriosklerotisch
- kongenital
- entzündlich

1.5.3.1 Arteriosklerotische Aneurysmen

a) Arteriosklerotische Aneurysmen

> Arteriosklerotische Aneurysmen sind von großer Bedeutung; sie kommen bei Männern häufiger als bei Frauen vor. *Prädilektionsorte* sind: **präiliakaler Abschnitt der Bauchaorta**, aber auch **viszerale** (z. B. A. lienalis), **Koronar-**, **Hirnbasis-** und **Extremitätenarterien**.

• **Prädilektionsorte**

⇐

An der **Genese** des arteriosklerotischen Aneurysma verum sind Mediaatrophie, Myozytenschwund und die herabgesetzte proliferative Aktivität der erhaltenen Mediamyozyten beteiligt. Der Kontraktilitätsverlust führt besonders bei erhöhtem intravasalen Druck zur Gefäßausweitung und in Abhängigkeit vom Radius zur Erhöhung der Wandspannung. Daher rupturieren große Aneurysmen (Durchmesser >10 cm) eher als kleinere (<5 cm).

• **Pathogenese:** Kontraktilitätsverlust → Gefäßausweitung, erhöhte Wandspannung
- bei größeren Aneurysmen: Rupturgefahr

Histologie. In der Aneurysmawand sind hyalinisiertes fibröses Bindegewebe, Reste elastischer Membranen, frische Blutungen und Siderinpigment als Folge intramuraler Dehnungsrupturen nachweisbar. Innen finden sich häufig geschichtete Thromben, von denen Embolien ausgehen können. Große Aneurysmen können zur Druckatrophie benachbarter Organe und des Knochens führen; so wurden früher Aortenaneurysmen nach Usur des Sternums als ein die Haut vorwölbender pulsierender „Tumor" beobachtet.

• **Histologie:** Bindegewebe, Siderin, Reste elastischer Membranen, Thromben

• **Folgen:** Druckatrophie und Dekubitalulzera benachbarter Organe

1.5.3.2 Kongenitale Aneurysmen

b) Kongenitale Aneurysmen

Sie entstehen an den Hirnbasisarterien im Bereich des *Circulus arteriosus*, an *Milz-* und *Nierenarterien* sowie an *Pulmonalarterien*. Diesen Aneurysmen liegen eine fibromuskuläre Mediadysplasie, Defekte an Mediamyozyten und elastischen Membranen oder ein Mangel an den für die Gefäßwandstabilität wichtigen Kollagen-Typ-I-Fasern zugrunde. Auch multiple geschlängelte (serpentinöse) Aneurysmen können auf der Grundlage einer kongenitalen Texturstörung entstehen.

• **Lokalisation:**
- Circulus arteriosus Willisii
- Milz-, Nierenarterien
- Pulmonalarterien

• **Histologie:**
- fibromuskuläre Mediahyperplasie
- kongenitale Texturstörungen

Angeborene **Hirnbasisarterienaneurysmen** bilden sich am häufigsten im Bereich des Abgangs der Rami communicantes aus; die häufige Syntropie mit Zystennieren und Leberzysten spricht für ihre kongenitale Genese. Ein Teil der Hirnbasisarterienaneurysmen entwickelt sich jedoch auf arteriosklerotischer Grundlage.

• **angeborene Hirnbasisarterienaneurysmen**

> Die gefährlichste *Komplikation* der Hirnbasisaneurysmen ist die **Rupturblutung**, die besonders bei Hypertonikern auftritt und häufig unter dem klinischen Bild der *meningealen Apoplexie* zum Tode führt.

• **Komplikation**

⇐

c) Entzündliche Aneurysmen

1.5.3.3 Entzündliche Aneurysmen

Zu diesen insgesamt seltener auftretenden Formen gehören:

- **mykotische Aneurysmen**
  - verursacht durch Bakterien oder pilzhaltige Emboli in den Vasa vasorum großer Gefäße oder im Lumen kleinerer Arterien

• **Mykotische Aneurysmen.** Diese bilden sich aus, wenn Bakterien oder pilzhaltige Emboli entfernt vom Ursprungsort (z. B. Endokarditis) in den Vasa vasorum großer Gefäße oder im Lumen kleinerer Arterien stecken bleiben und die Gefäßwand zerstören. Auch ein infizierter Katheter kann zu einer lokalen Gefäßwandalteration und so zu einem mykotischen Aneurysma führen.

- **syphilitisches Aortenaneurysma**
  - **Lokalisation:** Aorta ascendens

• **Syphilitisches Aortenaneurysma.** Dieses heute selten auftretende Aneurysma ist in der Aorta ascendens bzw. im Aortenbogen lokalisiert.

Miliare Gummen und lymphoplasmazelluläre Infiltrate im Bereich der Vasa vasorum bedingen eine herdförmige Zerstörung der elastischen Membranen und eine meist schwere sekundäre Arteriosklerose. Die Schrumpfung der Gefäßwandnarben führt an diesen Aorten zur Ausbildung feiner Längsfalten und zu einem baumrindenartigen Aussehen.

häufig verbunden mit:
- Aortenklappeninsuffizienz und
- Stenosierung der Koronararterienostien

Dieses Aneurysma ist häufig mit einer *Aortenklappeninsuffizienz* und einer *Stenosierung der Koronararterienostien* verbunden; daher können dabei pektanginöse Beschwerden auftreten. Von thrombosierten Aortenaneurysmen gehen nicht selten Embolien aus.

Durch Druck auf den N. laryngeus recurrens entwickelt sich manchmal chronische Heiserkeit. Die syphilitische Arterienwandschädigung (durch Treponemen) kann von einer reaktiven Intimafibrose begleitet sein. Dies ist z. B. an den Zerebralarterien bei der **Heubner Endarteriitis syphilitica** zu beobachten.

- **inflammatorisches Bauchaortenaneurysma**

• **Inflammatorisches Bauchaortenaneurysma.** Es ist eine sehr seltene, bei Männern vorkommende Erkrankung mit einer der Takayasu-Arteriitis (s. Abschn. 1.3.3.3) ähnlichen Histologie.

- **Aneurysma bei Panarteriitis nodosa**

• **Aneurysma bei Panarteriitis nodosa.** Die immunpathologisch ausgelösten sektorförmigen Wandnekrosen bei der Panarteriitis nodosa führen häufig zu entzündlich bedingten Aneurysmen.

Praxishinweis

Bei der Diagnosestellung wird jedes Aneurysma nach den genannten **3 Einteilungsprinzipien** (die sich gegenseitig nicht ausschließen, sondern ergänzen) unter den entsprechenden **morphologischen, formalpathogenetischen** und **ätiologischen** Gesichtspunkten klassifiziert. Beispiel: *spindelförmiges arteriosklerotisches Aneurysma verum.*

Diabetische Angiopathie

1.6 Diabetische Angiopathie

- **diabetische Makroangiopathie**

• **Diabetische Makroangiopathie.** Dies ist eine Arteriosklerose, die ausgedehnter, stärker und frühzeitiger als bei Nicht-Diabetikern auftritt, aber im allgemeinen qualitativ nicht verschieden ist.

Lokalisation, Folgen

Betroffen sind hauptsächlich die *Arterien vom muskulären Typ*, insbesondere die **Koronar-, Extremitäten-** und **Hirnbasisarterien.** Deshalb finden sich vor allem im Spätstadium des Diabetes mellitus Bilder der *chronisch-ischämischen Herzkrankheit*, der *arteriellen Verschlußkrankheit* und der *zerebrovaskulären Insuffizienz* signifikant häufiger als bei Stoffwechselgesunden.

Ursachen:
- Hyperlipoproteinämie durch verstärkte Lipolyse

Eine Mediakalzinose z. B. der A. femoralis tritt ebenfalls häufiger als bei letzteren auf. *Ursachen* des verstärkten Arteriosklerosebefalls von chronischen Zuckerkranken sind die u. a. auf verstärkter Lipolyse beruhende Hyperlipoproteinämie, metabolische Störungen der Proteoglykane der Gefäßwand (Permeabilitätsänderung!) sowie die Mikroangiopathie der Vasa vasorum und der adventitiellen Gefäße.

- **diabetische Mikroangiopathie**
  → Stenosierung mikroskopischer Gefäße

• **Diabetische Mikroangiopathie.** Es handelt sich um eine *Stenosierung der kleinen* (mit bloßem Auge nicht mehr erkennbaren) *Gefäße* als Spätfolge des Diabetes mellitus.
Charakteristisch ist die *Verbreiterung der kapillären Basalmembran*; die Er-

krankung tritt generalisiert auf und ist mit Hilfe der PAS-Reaktion gut erkennbar. Der Veränderung liegt eine Vermehrung von Basalmembranproteinen (Kollagen Typ IV, Glykoproteine) zu Grunde, möglicherweise eine Folge des durch die Hyperglykämie ausgelösten Aktivitätsanstiegs von Glykosyltransferasen in den Kapillarwandzellen. Es kann zur Ausbildung von Kapillaraneurysmen *(Mikroaneurysmen)* mit Blutungen kommen. Die diabetische Mikroangiopathie tritt klinisch besonders als *Retinopathia diabetica* und als *diabetische Glomerulosklerose* in Erscheinung. Man kann die Mikroangiopathie bioptisch aus einer Gewebsprobe von der Oberschenkelmuskulatur oder vom Ohrläppchen diagnostizieren. Die Veränderung ist nicht absolut spezifisch für den Diabetes mellitus (Vorkommen u. a. bei Nephrosklerose und immunreaktiven Erkrankungen, z. B. bei Asthma bronchiale).

Morphologie:
- PAS-positive Verbreiterung der Basalmembran

Ursachen:
- Basalmembranproteine ↑

klinische Erscheinungsbilder:
- Mikroaneurysmen
- Retinopathia diabetica
- diabetische Glomerulosklerose

1.7 Strahlenvaskulopathie, fibromuskuläre Dysplasie

Die Folgen ionisierender Strahlen auf das Gefäßsystem sind hauptsächlich von der *Strahlendosis* und vom *Gefäßtyp*, weniger von der Strahlenart abhängig. Zu den **strahleninduzierten Gefäßveränderungen** gehören: Abnahme der Zelldichte, Elastinschwund, Kollagenzunahme und metabolische Störungen der Proteoglykane. Auch eine Pleomorphie der Endothelzellkerne, vakuoläre Degeneration von Mediamuskelzellen und Intimazellproliferation bilden sich aus, besonders wenn die Untersuchungen mehrere Monate nach einem Strahleninsult vorgenommen werden. Ionisierende Strahlen wirken *arterioskleroseförderndes*. Strahleninduzierte Gefäßveränderungen werden für die – in Tierexperimenten bewiesene – radiogene Lebensverkürzung mitverantwortlich gemacht.

Strahlenvaskulopathie

strahleninduzierte Gefäßveränderungen:
- Zelldichte ↓
- Elastinschwund
- Kollagen ↑
- degenerative Zellveränderungen
- ionisierende Strahlen = arteriosklerosefördernd

Die **fibromuskuläre Dysplasie** ist eine sehr seltene, ätiologisch unklare Angiodysplasie. Sie ist durch Myohyperplasie, Defekte an elastischen Membranen und eine nicht-entzündliche Fibrose charakterisiert. Sie stellt in seltenen Fällen durch multiple Stenosen von Nierenarterien eine *Hypertonieursache* dar. Auch Extremitätenarterien, Karotiden, Zerebral- sowie Mesenterialarterien können betroffen sein. Eine intramyokardiale Mikroangiopathie, bedingt durch eine dysplastische myointimale Zellproliferation, ist ebenfalls bekannt. Andere angiodysplastische Veränderungen kommen gelegentlich im Gehirn (sog. **arteriovenöses Aneurysma**) und in der **Kolonmukosa** (seltene Ursache von Darmblutungen) vor.

Fibromuskuläre Dysplasie
- seltene Angiodysplasie

Lokalisation: Extremitäten und Organarterien (z. B. Kolonmukosa)

1.8 Zystische Adventitiadegeneration, Gefäßamyloidose

Die **mukoidzystische Adventitiadegeneration** der A. poplitea tritt bei Männern im mittleren Lebensalter auf, manchmal beidseitig, familiär gehäuft, auch als Folge chronischer Mikrotraumen; sie ist eine seltene Ursache von Durchblutungsstörungen.

Zystische Adventitiadegeneration
- A. poplitea von Männern betroffen

Im Rahmen einer generalisierten Amyloidose kommt es zu **Amyloideinlagerungen in der Media** der mittelkalibrigen und kleinen Arterien, in den Kapillarwänden, perikapillär sowie in der Adventitia großer Arterien.

Amyloidose der Gefäße
- Vorkommen im Rahmen einer generalisierten Amyloidose

2. Venen

Venen

2.1 Phlebosklerose

Definition. Die Phlebosklerose (griech. *phlebos* Vene) ist eine fibröse Verdickung der *Venenwand*, bedingt durch eine verstärkte Synthese von Typ-I-Kollagen, z. B. infolge einer unphysiologischen Druckerhöhung. Bei fibröser Verdickung der *Intima* spricht man von **Endophlebosklerose**.

Beispiel: In manchen Fällen geht der Phlebosklerose eine diffuse *Phlebektasie* voraus, z. B. in den Beinvenen bei langandauernder Blutstauung. Ein weiteres Beispiel ist die Phlebosklerose der Pfortader bei portaler Hypertension im Gefolge einer Leberzirrhose.

Phlebosklerose
- **Venenwandverdickung durch**
  - Druckerhöhung
  - Typ-I-Kollagen-Synthese ↑
- **Endophlebosklerose:** Intimaverdikkung
- **Pathogenese:**
  - chronische Blutstauung mit Phlebektasie
  - häufiges Auftreten im Bereich arteriovenöser Shunts

- regelmäßiges Auftreten bei interarteriellen-venösen Transplantaten

Eine Phlebosklerose bildet sich häufig im Bereich von *arteriovenösen Shunts* aus. Sie entsteht regelmäßig bei *interarteriellen-venösen Transplantaten* aufgrund der veränderten Strömungs- und Druckbedingungen.

Varizen

2.2 Varizen

- **Krampfadern**

Definition. Varizen (lat. *varix* Krampfader) sind knotig ausgeweitete, geschlängelt verlaufende Venen.

- **Vorkommen:**
- im Alter
- nach venöser Abflußbehinderung
- **Lokalisation:**
- Unterschenkelvenen
- sog. Hämorrhoiden

Varizen sind im fortgeschrittenen Lebensalter sehr häufig, jedoch selten mit einer chronisch-venösen Insuffizienz verbunden. Sie finden sich häufiger bei Patienten mit stehenden Berufen und nach Beeinträchtigung des venösen Abflusses, z. B. nach mehreren Schwangerschaften. Varizen treten besonders an den Unterschenkeln im Bereich der *V. saphena magna* auf, häufig auch als sog. *Hämorrhoiden*, die eine Hyperplasie des Corpus cavernosum recti darstellen.

- **Praxishinweis: Ösophagusvarizen**

Von großer Bedeutung sind die **Ösophagusvarizen** (submuköse Venektasien im unteren Ösophagusdrittel) bei *Leberzirrhose* mit *portaler Hypertension*; dabei kann sich das *Caput medusae*, ein Kollateralkreislauf, in den periumbilikalen Hautvenen ausbilden.

- **Pathogenese:**
- Venendruck ↑
- kongenitale Wandschwäche

Für die **Pathogenese** von Varizen in den Beinvenen sind vor allem ein Anstieg des Venendrucks infolge Blutstauung und eine angeborene Wandschwäche (genetische Disposition) verantwortlich. Eine familiäre Disposition zur Entstehung von Varizen kann angenommen werden; dafür sprechen das elektronenmikroskopisch nachweisbare atypische Querschnittsprofil kollagener Fibrillen der Venenwand sowie Befunde, die eine pathologische Kollagenvernetzung in der varikös erweiterten Venenwand wahrscheinlich machen.

- **Histologie:**
- Myohyperplasie
- Endophlebosklerose
- aneurysmatische Aussackung
- Kalzinose

Histologisch finden sich in der Initialphase lediglich eine asymmetrische Myohyperplasie und eine leichte Endophlebosklerose; später kommt es zum Ersatz der Muskulatur durch kollagenes Bindegewebe, zum Abbau der extrazellulären Matrix durch lysosomale Proteasen und zur aneurysmatischen Aussakkung; benachbarte Bereiche zeigen eine kompensatorische Myohyperplasie oder eine hyalin-fibröse Umwandlung der Venenwand mit herdförmiger Kalzinose.

Phlebitis

2.3 Phlebitis

Pathogenese:
Entzündungsbeginn:
1. von außen = Periphlebitis

Eine Phlebitis (Venenentzündung) kann sich entwickeln:
- *von außen* her durch Übergreifen eines entzündlichen Prozesses der Umgebung auf die Venenwand **(Periphlebitis)**

Beispiele: Phlebitis des Mesenteriolums und Pylephlebitis bei Appendizitis, Phlebitis der V. jugularis beim paratonsillären Abszeß, Phlebitis der V. umbilicalis bei Nabelinfektion des Neugeborenen

2. von innen = Endophlebitis

- *von innen* her durch *Entzündungsbeginn* vom Lumen aus **(Endophlebitis)**

Beispiele: Septikopyämie, hämatogen infizierter Thrombus, kontaminierter Venenkatheter.

- fast immer mit Thrombenbildung → **Thrombophlebitis**

In den meisten Fällen bildet sich bei Entzündung der Venenwand ein infizierter Thrombus aus, so daß fast immer eine **Thrombophlebitis** vorliegt (Gefahr: *Embolie* mit der Folge eines *septischen Infarkts*!).

Das Bild der Thrombophlebitis wird klinisch häufig vorgetäuscht, wenn bei einer Thrombose oberflächlicher Venen die mit Hyperämie einhergehende bindegewebige Thrombusorganisation einsetzt.

Formen:
1. Phlebitis migrans
- rekurrierende idiopathische Thrombophlebitis

Besondere Formen der Phlebitis sind:
- **Phlebitis migrans.** Dies ist eine rekurrierende idiopathische Thrombophlebitis, die meist Männer im mittleren Lebensalter betrifft. Charakteristisch ist der wechselnde Befall verschiedener Körperregionen.

Eine Phlebitis migrans wird manchmal in Verbindung mit einem **Pankreaskarzinom** und im Initialstadium der **Thrombangiitis obliterans** festgestellt.

• **Endophlebitis obliterans (Mondor-Krankheit).** Bei dieser Erkrankung liegt eine umschriebene schmerzhafte obliterierende Phlebitis der V. thoracoepigastrica vor, die zu strangförmigen Weichteilverdickungen führt.

2. Mondor-Krankheit
Obliteration der V. thoracoepigastrica (von Frauen)

Die Ursache dieser seltenen Erkrankung, die vorwiegend bei Frauen im mittleren Lebensalter auftritt, ist unbekannt. Nach der Ausheilung bleibt ein obliterierter fibröser Strang zurück.

• **Endophlebitis hepatica obliterans.** Dies ist eine obliterierende Endophlebitis mittlerer und großer Lebervenen mit schweren Zirkulationsstörungen der Leber und portaler Hypertonie.

3. Endophlebitis hepatica obliterans
Lebervenenobliteration

2.4 Phlebothrombose

Phlebothrombose

Die Phlebothrombose (s. auch S. 251 f) betrifft vor allem die Venen der *unteren Extremitäten*, erst in zweiter Linie die *Beckenvenen*.

• **Prädilektionsorte:**
- Venen der unteren Extremitäten
- Beckenvenen

> Während die Thrombose der *V. saphena* mit *Entzündungszeichen* einhergeht, kommt es besonders bei den *tiefen Beinvenenthrombosen* zum appositionellen Wachstum mit der Gefahr einer **Lungenembolie**.

• **Komplikation**

Die Phlebothrombose zeigt viele *örtliche Besonderheiten*: Die Thrombose der *Hirnvenen* (z.B. durch Meningitis, Hirntumoren) führt zu zerebralen Durchblutungsstörungen; die Thrombose der V. cava superior (z.B. durch einen Subklaviakatheter) bedingt eine obere Einflußstauung mit Ödem und Zyanose des Gesichts; die Thrombose der V. renalis führt bei Kindern zur hämorrhagischen Infarzierung der Niere, bei Erwachsenen zum nephrotischen Syndrom.

örtliche Besonderheiten:
- Hirnvenen → Durchblutung ↓
- V. cava sp. → Einflußstauung
- V. renalis → nephrotisches Syndrom

3. Lymphangiopathien

Lymphangiopathien

Das Lymphgefäßsystem besitzt ein hohes regeneratorisches Potential. Durch zahlreiche netzige Kollateralen bleiben lokale Verschlüsse meist ohne Folgen. **Lymphangiektasien** der Lungen, des Darms und der Haut können *kongenital* oder *erworben* (Beatmungsfolge beim Atemnotsyndrom) sein. Zystische Formen führen manchmal zu starken Verdrängungserscheinungen. Die **akute Lymphangiitis** entsteht häufig bei entzündlichen Prozessen der Umgebung, die **chronisch-obliterierende Lymphangiitis** nicht selten beim postthrombotischen Syndrom. Makroskopisch sind die **lymphangiitische Fibrose** (subpleurale Netzzeichnung) und die **Lymphangiosis carcinomatosa** (Tumorausbreitung innerhalb von Lymphgefäßen) häufig nicht einfach zu unterscheiden. Das **Lymphödem** betrifft meist die Beine, vorwiegend einseitig.

• **Lymphangiektasie:** kongenital, erworben
• **Lymphangiitis:** akut, chronisch, obliterierend
• **DD:**
- **lymphangiitische Fibrose**
- **Lymphangiosis carcinomatosa**

• **Lymphödem** → Beine

Viele Ursachen sind bekannt (familiär, kongenital, bakteriell, parasitär, Kompression, Gravidität, radiogen).

4. Gefäßtumoren

Gefäßtumoren

Gutartige und bösartige Gefäßtumoren s. S. 871 f u. 880.

XXIX. Verdauungstrakt 1: Mundhöhle

K. Morgenroth

Fehlbildungen

- **Dysrhaphie**
- durch fehlerhafte Vereinigung der Gesichtsfortsätze
- einseitig, doppelseitig: Lippen, Gaumen

- **Dystopie:** Gewebseinsprengung in die Mundhöhle

1. Fehlbildungen

Störungen der embryonalen Entwicklung bei der Vereinigung der Gesichtsfortsätze führen zu den häufig auftretenden **Spaltbildungen (Dysrhaphien)**. Sie können einseitig wie doppelseitig die Lippen sowie den harten und weichen Gaumen betreffen. Die Spaltbildungen können *Teilkomponenten von Fehlbildungssyndromen* darstellen (z.B. Pierre-Robin-Syndrom, Grob-Syndrom). Als **Ursachen** werden genetisch bedingte Störungen, aber auch exogene Einflüsse wie Hypoxie und iatrogene Faktoren angenommen.
Weiterhin finden sich **Gewebseinsprengungen (Dystopien)** in die Mundhöhle.

Entzündungen

Akute Entzündung

durch
- Infektion
- mechanische Irritation
- thermische, chemische Noxen

Histologie
- Ödem, Hyperämie, granulozytäre Infiltrate

- **Ausdruck schwerer Allgemeininfektionen!**
z.B.
- Immunsuppression
- Aids: Ulzera, Nekrosen, Granulozyten

häufige **Ursache: Candida albicans**

- **Aktinomykose:** bakterielle Mischinfektion unter Beteiligung von Actinomyces
- zentraler Abszeß mit Erregern: Aktinomyzesdrusen
- peripher Granulationsgewebe

2. Entzündungen der Mundschleimhaut

2.1 Akute Entzündungen

Wegen der exponierten Lage des Organsystems gegenüber Umwelteinflüssen sind flüchtige Entzündungen der Mundschleimhaut relativ häufig. Auslösende **Ursachen** sind *Infektionen* (Bakterien, Viren Pilze), *mechanische Irritationen* (Traumen, Fremdkörper), *thermische Einflüsse* und *chemische Noxen* (Verätzungen, Tabakrauch).
In der subepithelialen Bindegewebszone entwickelt sich neben einer *Hyperämie* und einem *Ödem* eine *granulozytäre Infiltration*, die auch das Plattenepithel durchsetzt. Es entsteht ein *intraepitheliales Ödem* und in vielen Fällen eine *Ablösung der oberflächlichen Epithelschichten*. Durch belebte Agenzien ausgelöste Entzündungen bilden nur selten eigenständige Erkrankungen der Mundschleimhaut. Sie sind meist Ausdruck einer schweren Allgemeinerkrankung mit Reduktion der immunologischen Abwehr und stellen häufig das erste klinische Symptom dar, z.B. bei einer *HIV-Infektion*. Dabei entstehen bevorzugt in der Gingiva Schleimhautulzera mit dichter granulozytärer Infiltration, die sich in das umgebende Bindegewebe ausbreitet. Die Ulkusnekrose kann dicht mit Mikroorganismen besiedelt sein. **Ursache** ist häufig eine Pilzbesiedlung mit *Candida albicans* oder eine bakterielle Entzündung.
Eine besonders im Bereich des Mundbodens ausgebreitete entzündliche Reaktion kann durch menschenpathogene Spezies der Gattung **Actinomyces** ausgelöst werden. Diese im allgemeinen unter anaeroben Bedingungen wachsenden Mikroorganismen sind häufig Bestandteile der Mundflora. Nur zusammen mit Begleitbakterien, die durch enzymatische Gewebsauflösung den Boden für die Infektion bereiten, entsteht die aktinomykotische Mischinfektion. Es handelt sich dabei um eine abszedierende entzündliche Reaktion mit Abgrenzung der Einschmelzung durch Granulationsgewebe. In der zentralen Eiteransammlung bilden die Mikroorganismen dichte Knäuel mit einem Durchmesser von 1–2 mm, die als *Aktinomyzesdrusen* bezeichnet werden.

Chronische Entzündung

durch
- mechanische Alteration: Zahnprothese
- medikamentös

2.2 Chronische Entzündungen

Chronische Entzündungen der Mundschleimhaut bilden sich meist durch mechanische Alteration der Schleimhaut (Prothesendruck) und gehen mit einer ausgeprägten *Fibrose* und *reaktiven Epithelproliferationen* einher. Eine hyperplastische und fibrosierende Entzündung der Gingiva kann durch eine Langzeitmedikation mit antikonvulsiven Substanzen ausgelöst werden.

2.2.1 Granulomatöse Entzündungen

Granulomatöse Entzündung

Chronisch-granulomatöse Entzündungen in der Mundhöhle treten auf bei Tuberkulose, Sarkoidose und M. Crohn.

• Die **Tuberkulose** kann in der Mundschleimhaut im Rahmen der Primärinfektion als Primäraffektion oder im Rahmen einer Sekundärinfektion bei offener Lungentuberkulose auftreten. Es entwickelt sich ein *Schleimhautulkus* mit randlich typischen *epitheloidzelligen*, meist produktiven *Granulomen.*

• **Tb**
- Schleimhautulkus
- Epitheloidzellgranulom

• In etwa 3 % der Fälle mit **Sarkoidose** kann eine Mitbeteiligung der Mundschleimhaut beobachtet werden. Die differentialdiagnostische Abgrenzung zur Tb ist nur durch den Nachweis der Tuberkelbakterien in der Ziehl-Neelsen-Färbung möglich.

• **Sarkoidose**
- Nachweis: Ziehl-Neelsen-Färbung

• Bei etwa 10 % der Fälle mit einem **M. Crohn** des Darms sind Veränderungen der Mundschleimhaut mit einer *pflastersteinähnlichen Oberflächenstruktur* zu beobachten. *Histologisch* besteht eine dichte *lymphozytäre Infiltration mit Lymphfollikeln* in der subepithelialen Bindegewebszone und in den kleinen Speicheldrüsen. Epitheloidzellgranulome sind nur in einem Teil der Fälle nachzuweisen.

• **M. Crohn**
- lymphozytäre Infiltration
- Lymphfollikel

3. Leukoplakien und Präkanzerosen

Leukoplakie

Als **Leukoplakie** bezeichnet man nicht wegwischbare weiße Flecken der Mundschleimhaut, die keiner anderen Grundkrankheit (z. B. Lichen ruber, Leukokeratosis nicotina palati) zugeordnet werden können.

nicht wegwischbare weiße Schleimhautflecken

Nach dem **histologischen Bild** handelt es sich um eine *Verhornungsanomalie* mit leicht erhabener Epithelerweiterung *(plane Leukoplakie)*, in warzig-papillomatöser Form *(verruköse Leukoplakie)* oder als knötchenförmig erhabene Form mit Erosionen *(erosive gefleckte Leukoplakie)*. In den meisten Fällen besteht eine *Epithelverbreiterung* mit einer *Parakeratose*, *Keratose* oder *Hyperkeratose.*

Histologie
- plane Leukoplakie
- verruköse L.

Präkanzerosen

> *Leukoplakien* sind **Präkanzerosen.** Die Bewertung der malignen Potenz erfolgt durch den **Dysplasiegrad**: Bei der *gering-* bis *mittelgradigen* Dysplasie ist mit einer Entartungsrate von 3–4 %, bei der *hochgradigen* mit einer Entartungsrate von ca. 40 % zu rechnen (Abb. 29–1).

Leukoplakien bei HIV-Infektion häufig

Bei *Aids-Patienten* treten, vor allem am Zungenrand, gehäuft scharf begrenzte, gefelderte Leukoplakien auf, in denen Koliozyten auftreten können. Als Ursa-

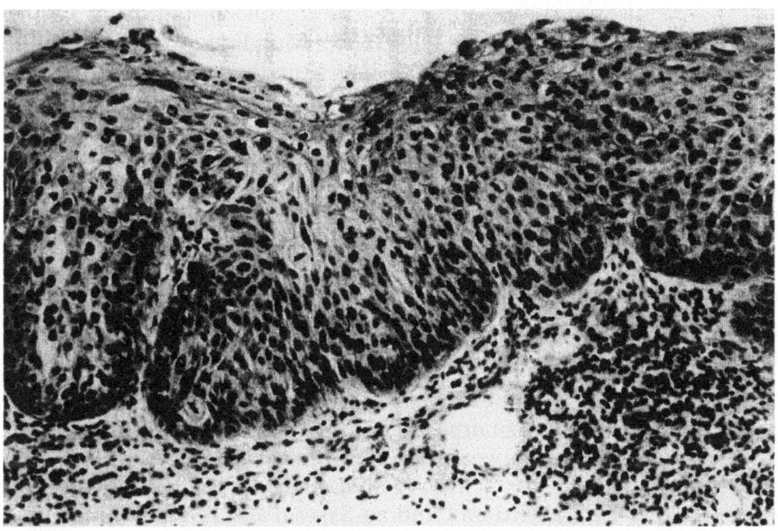

Abb. 29–1: Leukoplakie der Mundschleimhaut (Dysplasie Grad II). Verbreiterung des Epithels mit unregelmäßiger parakeratotischer Verhornung; Bildung plumper Epithelpapillen; Aufhebung der Epithelschichtung mit Verbreiterung der Basalzellschicht; Erhöhung der Mitoserate im Epithel; Dyskariosen. HE, 180x

che wird eine Infektion mit Candida albicans oder eine Aktivierung von Virusinfektionen diskutiert.

Diese Leukoplakieformen wurden bisher noch nicht systematisch erfaßt. Da vermehrt orale Karzinome bei Fällen mit Aids beschrieben wurden, sind auch diese Leukoplakien als Präkanzerosen aufzufassen.

Geschwülste

4. Geschwülste

Gutartige Tumoren

4.1 Gutartige Tumoren

1. mesenchymal:
- **Hämangiom**
- **Lymphangiom**

2. epithelial:
- **Papillome:** Zunge, weicher Gaumen, Tonsillen

Gutartige **bindegewebige Geschwülste** der Mundschleimhaut weisen eine Differenzierung wie in anderen Organen auf. Geschwülste des Gefäßsystems wie *Hämangiome* und *Lymphangiome* sind dabei relativ häufig.
Gutartige **epitheliale Geschwülste** leiten sich überwiegend vom Mundhöhlenepithel ab. Die gutartigen **Papillome** entwickeln sich solitär oder multipel besonders an der Zunge, dem weichen Gaumen und in den Tonsillen. Sie bestehen aus einer in unterschiedlich breiten Falten angeordneten *Epithelwucherung* mit *erhaltener Epithelschichtung* und *parakeratotischer Verhornung*. Zwischen den Epithelfalten liegt lockeres vaskularisiertes Bindegewebe mit gelegentlich lymphozytärer Infiltration.

Bösartige Tumoren

4.2 Bösartige Tumoren

1. mesenchymal:
- **Lymphome:** am häufigsten

Unter den bösartigen **bindegewebigen Tumoren** stellen die **malignen Lymphome** die bedeutendste Gruppe. Sie bilden gelegentlich in der Mundhöhlenregion, bevorzugt an Tonsillen und Gingiva, die erste extranoduläre Manifestation.

2. epithelial:

⇨

> Von den bösartigen **epithelialen Geschwülsten** der Mundhöhle ist das **Plattenepithelkarzinom** mit etwa 90 % am häufigsten.

- 7. Lebensjahrzehnt
- Männer > Frauen

Die *Altersverteilung* zeigt einen Häufigkeitsgipfel im 7. Dezennium, wobei in den letzten Jahren die Geschwülste zunehmend häufiger auch in jüngeren Altersstufen beobachtet werden. Das Plattenepithelkarzinom der Mundhöhle ist bei Männern 3mal häufiger als bei Frauen.

Ätiologisch werden vor allem exogene Faktoren wie *Nikotin-* und *Alkoholabusus* sowie mangelhafte Mundhygiene diskutiert.

- **besonders untere Mundhöhle betroffen**
- **Wachstumsformen:**
  - diffus infiltrierend
  - exophytisch
  - ulzerös

• **Prädilektionsstellen.** Die unteren Regionen der Mundhöhle, wie Unterlippe (20–25 %), Unterkiefer-Gingiva (15–20 %) und Mundboden (15 %), sind bevorzugt befallen. Das Mundhöhlenkarzinom kann *diffus infiltrierend*, *exophytisch* oder *ulzerös* wachsen. Der größte Teil der Plattenepithelkarzinome ist histologisch durch ein dissoziiert infiltratives Wachstum sowie aufgrund der zytologischen Struktur gut abzugrenzen.

- **Grading**

• Das **Grading** wird wesentlich durch die *Zellkohäsion*, die *Zellpolymorphie* und die *Mitoserate* bestimmt.

- **Prognose:** mit dem Alter schlechter werdend

• **Prognose.** Umfangreiche klinische Beobachtungen haben gezeigt, daß für die Prognose der Tumorerkrankung weniger die Tumordifferenzierung als vielmehr das Alter des Patienten bestimmend ist. Die Prognose ist um so günstiger, je jünger die Patienten sind.

- **histologische Differenzierung** (G1-G4)
  - undifferenziert: spindelzelliger Typ
  - hoch differenziert: verruköses Karzinom, Ca. cuniculatum

• **Histologie.** Plattenepithelkarzinome der Mundhöhle zeigen ein breites Differenzierungsspektrum. Die am wenigsten differenzierte Form ist die seltene *spindelzellige Variante*, die nur schwer gegen maligne bindegewebige Geschwülste abgrenzbar ist; sie wird im Grading-System als *G4-Karzinom* eingeordnet. Die am weitesten ausgereiften Formen bilden das *verruköse Karzinom* und das in der Mundhöhle seltene *Carcinoma cuniculatum*: hoch ausdifferenzierte Karzinome mit niedriger Mitoserate sowie verruköser und sinusartiger Wachstumsform.

• Die **Metastasierung** der Mundhöhlenkarzinome erfolgt primär in die *regionären Lymphknoten* des Mundbodens und der Halsregion. In etwa 25 % der Fälle sind bei der ersten Diagnose bereits Metastasen entwickelt.

• **Metastasierung:** in regionäre Lymphknoten

Die **übrigen malignen Geschwülste** der Mundhöhlenregion bilden eine heterogene Gruppe. Neben *malignen Melanomen* treten Geschwülste auf, die von den kleinen Speicheldrüsen ausgehen (z.B. *adenoidzystisches Karzinom, Azinuszelltumor, Mukoepidermoidtumor*). *Metastasen* anderer Primärtumoren (Mamma-, Bronchial-, Nierenzellkarzinome) sind selten.

• **übrige Geschwülste**
- heterogen
- selten

5. Erkrankungen der Zähne

Zahnerkrankungen

5.1 Fehlbildungen

Fehlbildungen

Entwicklungsbedingte Variationen von Zahl, Form und Farbe der Zähne können durch erbliche Faktoren, durch Infektionen in der Schwangerschaft wie Rubeolen und Zytomegalie, durch Lues, durch ionisierende Strahlen und durch Medikamente ausgelöst werden.
Fehlende Zahnanlagen, **Hypodontie** oder **Oligodontie**, können z.B. bei Symptomkomplexen, wie der *ektodermalen Dysplasie*, auftreten. Überzählige Zähne finden sich vor allem im bleibendem Gebiß **(Hyperdontie)**.

• **Entwicklungsstörungen**
- Hypodontie
- Oligodontie
- Hyperdontie

Als **Ursache** überzähliger Zähne wird sowohl die Bildung von dritten Zahnkeimen als auch ihre Entstehung durch Teilung einzelner Zahnkeime diskutiert.

Eine Funktionsstörung von *Ameloblasten* und *Dentinoblasten* führt zu **Mineralisationsstörungen.**
• **Störungen der Schmelzbildung** können bei *Vitamin-A- und -D-Mangel, endokrinen Störungen* und bei *hohem Fluoridgehalt* des Trinkwassers auftreten. Die oberen Schneidezähne sind besonders häufig betroffen und weisen unterschiedlich ausgedehnte Schmelzdefekte auf. Diese können frühzeitig zur kariösen Zerstörung der Zähne beitragen.
• **Störungen der Dentinbildung** können auf einer dominant nicht geschlechtsgebunden ausgelösten *Fehlleistung des mesenchymalen Anteils* der Zahnanlage beruhen. Die Zähne zeichnen sich durch eine besondere *bräunliche* und *grau-blaue Opaleszenz* aus. Wegen der mangelnden Verbindung zwischen Schmelz und Dentin tritt eine frühe und rasch fortschreitende Abrasion der Zähne auf.

• **Mineralisationsstörungen**

des Schmelzes:
bei
- Vitamin-A- und -D-Mangel
- endokrin
- Fluor ↑

des Dentins:
- frühe Zahnabrasion

5.2 Karies

Karies

Die Zahnkaries, die zur weitgehenden Zerstörung der Zähne führt, ist die häufigste Erkrankung der Mundhöhlenregion.

> Die **Kariesentstehung** ist multifaktoriell und von folgenden Faktoren abhängig:
> - Eine dem Mundmilieu exponierte **Zahnoberfläche** muß vorliegen.
> - An der Zahnoberfläche muß ein **mikroorganismenhaltiger Belag** (Zahnplaque) ausgebildet sein.
> - Aus dem mikrobiellen Abbau der im Belag enthaltenen Kohlenhydrate entstehen **saure Zwischen-** und **Endprodukte**, die für die Auflösung der anorganischen und organischen Zahnmatrix verantwortlich sind.
> - Die Säure muß **wiederholt** bzw. längere Zeit auf die Zahnoberfläche **einwirken** können.

Voraussetzung für Entstehung

Pathogenese. Die Säuren bedingen eine Gefügeauflockerung des Schmelzes, die mit einer Aufrauhung der Oberfläche und Entstehung eines Mikrokraters einhergeht **(initiale Schmelzkaries)**. Die Bakterien aus den Plaques dringen in die Hohlräume ein und bewirken durch ihre Stoffwechselprodukte eine Auflösung der Kristallidstruktur. Nach vollständiger Zerstörung des Schmelzes können die Mikroorganismen in die Dentinkanälchen **(Dentinkaries)** eindringen

Pathogenese
- Gefügeauflockerung des Schmelzes: **initiale Schmelzkaries**
- **Dentinkaries:** vollständige Zerstörung

und sich hier rasch ausbreiten, so daß unter einem kleinen Schmelzdefekt ein breites Cavum entsteht.

Einteilung
- Schmelz, Dentin-, Zementkaries
- Approximal-, Fissurenkaries

Die **Einteilung** der Karies erfolgt nach *Topographie* und *Ausdehnung* der Läsion: *Schmelz-*, *Dentin-* und *Zementkaries* sowie *Fissuren-* und *Aproximalkaries.*

Zahnpulpaerkrankungen

5.3 Erkrankungen der Zahnpulpa

Pulpitis
Ursachen:
- bakterielle Infektion
- thermische, chemische Reize

Formen:
1. **geschlossene** = akute P.
- seröse
- eitrige
- nekrotisierende
- gangräneszierende Entzündung

2. **offene** = chronische P.
- granulierende E.
- Pulpapolyp

Eine Pulpaentzündung **(Pulpitis)** entsteht durch Infektion bei Karies, thermische und chemische Noxen, Parodontopathien, Okklusionstraumen sowie hämatogene und aus der Nachbarschaft fortgeleitete Infektionen. Die histologischen Veränderungen entsprechen den Gesetzmäßigkeiten der allgemeinen Entzündung. Es ist eine *geschlossene* und eine *offene* Pulpitis zu unterscheiden.
• Bei der **geschlossenen (akuten) Pulpitis** sind *seröse*, *eitrige* und *nekrotisierende Entzündungen* zu beobachten. Unter chemisch-toxischen, thermischen und traumatischen Einwirkungen können ausgedehnte, die gesamte Pulpa umfassende Nekrosen entstehen, aus denen sich bei einer Besiedelung mit Fäulnisbakterien eine **Gangrän** entwickeln kann.
• Durch die fortschreitende kariöse Zerstörung der Zahnhartsubstanz kann die Pulpahöhle eröffnet werden und eine **offene Pulpitis** mit Abszedierung entstehen (Abb. 29–2b). In fortgeschrittenen Stadien wird *Granulationsgewebe* gebildet, das gelegentlich als sog. **Pulpapolyp** das Niveau der Zahnkrone überragt und auf der Oberfläche eine Plattenepithelbedeckung aufweist.

Parodontitis

6. Parodontitis

• **Voraussetzung:** bakterienhaltiger Zahnbelag = Plaque

Nach der Karies bilden die Gingivitis und die Entzündungen des Zahnhalteapparates die zweithäufigsten Erkrankungen im Kiefer-Gesichts-Bereich. Auslösende *Ursache* und entscheidende *Voraussetzung* für deren Entwicklung ist die **Zahnplaque** mit ihrer mikrobiellen Besiedelung.

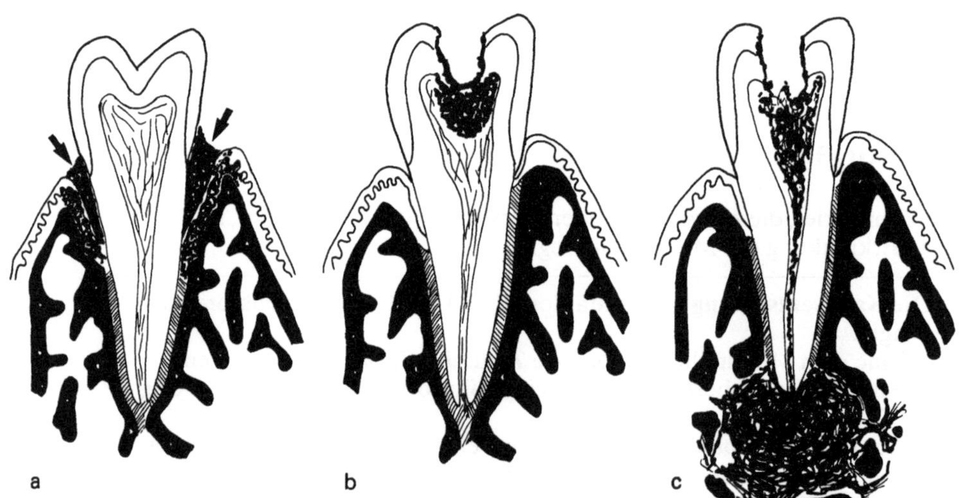

Abb. 29–2: Erkrankungen der Pulpa und des Parodontiums. **a Marginale Parodontitis:** Bestandteile der Zahnplaque **(Pfeile)** erzeugen eine Entzündung der Gingiva mit Abbau der Kollagenfasern des Desmodonts, des Alveolarknochens und Bildung eines tiefen Sulcus; der zunehmende Knochenabbau führt zur Zahnlockerung. **b Tiefe Karies der Zahnkrone und abszedierende Pulpitis:** Nach Eintritt von Mikroorganismen über die Dentinkanälchen aus dem kariösen Defekt in die Pulpahöhle Bildung einer Gewebseinschmelzung mit eitriger Exsudation. **c Apikale Parodontitis:** Mikroorganismen gelangen über die Pulpahöhle in die apikalen Anteile des Parodonts und lösen eine abszedierende Entzündung aus, die durch Granulationsgewebe abgegrenzt wird

Alveolarknochen, Wurzelzement, Desmodont und Gingiva sind dabei als funktionelle Einheit des Zahnhalteapparates zu betrachten.

Pathogenese. Der Zahnbelag bildet sich zunächst auf der Zahnoberfläche und dehnt sich dann in den Sulcus gingivae und in die Zahnfleischtasche aus. Die *Plaque* besteht aus vitalen und abgestorbenen Mikroorganismen, die in einer Polysaccharid-Protein-Matrix eingebettet liegen. Durch sekundäre Verkalkung derselben entsteht **Zahnstein**.
Die Entzündung beginnt an der Gingiva. Sie wird durch die von den Plaquemikroorganismen gebildeten *Endotoxine* und *Exoenzyme* ausgelöst, die durch das innere Saumepithel im Bereich des Sulcus in die subepitheliale Bindegewebszone diffundieren und hier eine *exsudative entzündliche Reaktion* auslösen. Durch die Plaquebildung und die entzündliche Reaktion löst sich das Saumepithel im Sulcus von der Zahnoberfläche und ermöglicht eine in die Tiefe fortschreitende Plaquebildung mit zunehmender Zahnsteinbildung. Die entstehenden Rauhigkeiten bieten eine gute Retentionsfläche für die Ansiedlung weiterer Mikroorganismen, so daß sich die Reaktion bis in den Bereich des Desmondonts ausdehnen kann. Die im Zuge der exsudativen Reaktion erfolgende *Emigration von Granulozyten und Makrophagen* und die Freisetzung lytischer Enzyme verursacht einen *Abbau der Kollagenfaserstruktur* zunächst in der subepithelialen Zone der Gingiva, später auch im Bereich des Desmodonts. Durch die Entzündungsmediatoren wird die osteoklastische Aktivität im Bereich des Alveolarknochens gesteigert, so daß in den fortgeschrittenen Stadien durch den weitgehenden Abbau des Desmodonts und des Alveolarknochens eine *Zahnlockerung* erfolgt (Abb. 29–2a).

- **Plaque:** besteht aus Mikroorganismen u. Polysaccharid-Protein-Matrix

• **Ausbreitung:**
Gingiva → subepitheliales Bindegewebe
- exsudative Entzündung
- Verlust des Saumepithels
- fortschreitende Plaquebildung

- Kollagen-, Knochenabbau

6.1 Apikale Parodontitis

Apikale Parodontitis

Pyogene Keime aus der Pulpahöhle gelangen in das periapikale Bindegewebe der Zahnwurzel und erzeugen hier eine entzündliche Reaktion. Nach dem Verlauf sind zu unterscheiden:
• Die **primäre akute Parodontitis** mit direktem Übergreifen der eitrigen Entzündung aus dem Pulpakanal auf das periapikale Gewebe.
• Die längere Zeit symptomlos verlaufende **chronische Pulpitis** mit *Abszeßbildung* und einer Abgrenzung durch *Granulationsgewebe.* Die akute Exazerbation der Reaktion ist jederzeit möglich.
Die Virulenz der Bakterien (Staphylokokken, Streptokokken, Kolibakterien u. a.) und die ortsständige Reaktionsbereitschaft bestimmen die **Ausbreitung** der Entzündung. Sie ist zunächst auf das *Desmodont* beschränkt und breitet sich im *Knochenmark* des Kieferknochens aus (Abb. 29–2c). Die mit einer Einschmelzung einhergehende abszedierende Entzündung kann das *Periost* erreichen, in die *Weichteile* der Wangen- und Lippenregion einbrechen und zu einer ausgeprägten ödematösen Durchtränkung des Bindegewebes führen.

Eine Ausbreitung der eitrigen Entzündung entlang der Spalträume und Logen der Kopf- und Halsregion bis in die Schädelhöhle und das Mediastinum ist möglich.

• **akut:** eitrig

• **chronisch:** granulierend, abszedierend

Ausbreitung:
- Desmodont
- periapikale Ostitis
- Periost
- Weichgewebe

- fortgeleitete Entzündung in Kopf- und Halsregion

6.2 Epuliden

Epuliden

Epuliden sind tumorartige *bindegewebige Hyperplasien der Gingiva*, die als Folge von Entzündungen und mechanischen Alterationen entstehenden und eine unterschiedliche histologische Differenzierung aufweisen:
• Die **Riesenzellepulis** ist die häufigste Form. Es handelt sich dabei um eine umschriebene, *gefäßreiche Proliferation* von *Fibroblasten*, in der den Gefäßen anliegende, vielkernige Riesenzellen ausgebildet sind. Die epitheliale Bedekkung kann auf der Oberfläche erhalten sein oder Erosionen aufweisen. Eine Arrosion des Kieferknochens ist häufig.
• Die **Epulis granulomatosa** ist eine umschriebene *Granulationsgewebsbildung* mit z. T. dichten *Plasmazellansammlungen* bei erhaltenem Plattenepithel auf der Oberfläche des knötchenförmigen Gebildes.
• Die **Epulis fibromatosa** besteht aus einem Geflecht grober Kollagenfasern. Knötchenförmige Granulationsgewebsbildungen in der Gingiva können auf

- posttraumatische, postinflammatorische **Gingivahyperplasie**

Formen:
• **Riesenzellepulis**
- Gefäßproliferate
- Fibroblasten
- Riesenzellen

• **Epulis granulomatosa**
- Granulationsgewebe

• **Epulis fibromatosa**
- Kollagenfasern

einen Einfluß von Sexualhormonen, vor allem des Follikelhormons, zurückgehen, in der Schwangerschaft entstehen und sich nach deren Beendigung wieder zurückbilden.

Kieferzysten

7. Kieferzysten

mit Epithel ausgekleidete Hohlräume

Zysten – von Epithel ausgekleidete Hohlräume – im Kiefer- und Gesichtsbereich sind an die Zahnentwicklung gebunden. Man unterscheidet *odontogene* und *nicht-odontogene* Zysten.

1. nicht-odontogene Zysten
- entwicklungsbedingt

2. odontogene Zysten
- dysontogenetische
- postinflammatorische

• **Nicht-odontogene Zysten** entwickeln sich aus *persistierenden Epithelresten* nach der Vereinigung der Gesichtsfortsätze.
• **Odontogene Zysten** sind häufiger und entwickeln sich aus *Resten der Zahnleiste.* Man unterscheidet *entzündungsbedingte* und *dysontogenetische* Zysten, die Ähnlichkeiten im Aufbau und Wachstumsverhalten aufweisen.

• **radikuläre Zysten**

⟹

> Die häufigste odontogene Zyste ist die **radikuläre Zyste** (ca. 80 % aller Zystenformen).

Voraussetzung:
pulpatoter Zahn mit apikaler Parodontitis

Sie entwickelt sich im apikalen Parodontium an pulpatoten Zähnen. Die durch die Pulpa in das Desmodont der apikalen Zahnwurzel fortgeleiteten Infektionen führen zu einer abszedierenden Entzündung. Im Zuge der apikalen granulierenden Reaktion werden Wachstumsfaktoren freigesetzt, die in dieser Region persistierende Epithelreste zur Proliferation anregen. Im Zentrum der proliferierenden Epithelkomplexe entstehen Nekrosen. Der Gewebszerfall führt zu einem osmotischen Gefälle zwischen dem Zentrum und dem umgebenden Bindegewebe mit einem Flüssigkeitseinstrom, wobei die Basalmembran und das Epithel als semipermeable Membran wirken und die weitere Vergrößerung des Hohlraums bestimmen.

Aufbau:
- Plattenepithel
- Granulationsgewebe
- Fremdkörperriesenzellen
- Zelldetritus

Die *Zystenwand* besteht im Innern aus *Plattenepithel* mit vereinzelten Differenzierungen von respiratorischen Epithelanteilen. Es schließt sich eine unterschiedlich breite Zone aus Granulationsgewebe mit Fremdkörperriesenzellen an. Der Zysteninhalt besteht aus Zelldetritus, zerfallenden Erythrozyten und Resten aus dem Erythrozytenzerfall.

• **dysontogenetische Zysten**

Die **dysontogenetischen Zysten** sind als *primäre Entwicklungsstörung der Zahnleiste* zu betrachten und treten an noch nicht durchgebrochenen Zähnen in unterschiedlicher Lage auf. Auch sie können eine beträchtliche Größe erreichen und dadurch gelegentlich zu Spontanfrakturen des Kieferknochens führen. Der histologische Zystenwandaufbau ist dem der entzündungsbedingten Zyste sehr ähnlich.

• **Primordial-, Keratozysten**
- Zystenepithel mit Orthokeratose oder Parakeratose

Die **Primordial-** und **Keratozysten** nehmen wegen ihrer häufigen Rezidivneigung eine besondere Stellung ein. Das Zystenepithel ist durch eine mehr oder minder ausgeprägte *parakeratotische* oder *orthokeratotische Verhornung* gekennzeichnet. Im Zystenlumen sind dementsprechend abgeschilferte verhornte Epithelkomplexe nachzuweisen. Bei dieser Zystenform wird eine Beziehung zum Ameloblastom (s. Abschn. 8) diskutiert.

Odontogene Geschwülste

8. Odontogene Geschwülste

- aus Resten der Zahnleiste
- bindegewebige u. epitheliale Anteile
- gutartig, bösartig

Die seltenen odontogenen Geschwülste entwickeln sich überwiegend aus Bestandteilen der Zahnleisten. Da Reste der Zahnleiste auch nach Abschluß der Zahnentwicklung persistieren können, treten diese Geschwülste überwiegend im Erwachsenenalter auf. Die Mischung von *proliferierenden bindegewebigen* und von *epithelialen Anteilen* der Zahnanlage kommen bei der Tumorentwicklung in variablen Verhältnissen vor, so daß sich eine breite Spannweite der Tumordifferenzierung bei ähnlichem Bauprinzip ergibt. Es können *gutartige* und *bösartige* Tumorformen unterschieden werden.

1. überwiegend epithelial:
• **Ameloblastom**

• Das **Ameloblastom** ist ein überwiegend **epithelial differenzierter** Tumor mit *lokal invasiver Ausbreitung* aus proliferierendem odontogenem Epithel und einem fibrösem Stroma. Er entwickelt sich häufig in der Molarenregion und im aufsteigenden Ast des Unterkiefers.

- lokal invasiv
- im Unterkiefer

Histologisch besteht der Tumor aus aufgezweigten Epithelkomplexen mit einer deutlich differenzierten basalen Zellschicht aus *zylindrischen Epithelzellen* mit im Innern der Epithelstränge retikulärer Anordnung. Dieser Aufbau entspricht dem der Schmelzpulpa der Zahnanlage. Es kommen Hohlraumbildungen, Differenzierungen zu Plattenepithel mit Verhornungen und granuläre Transformationen der Epithelzellen vor.

Struktur:
- Epithelstränge, basaloid und retikulär
- plattenepitheliale Differenzierung

Wegen der *lokal invasiven Tumorausbreitung* muß bei der operativen Therapie die Exzision im Gesunden gesichert sein! Die *Rezidivneigung* wird mit ca. 30 % angegeben. In seltenen Fällen ist eine *bösartige Transformation* mit Bildung von Lymphknoten- und Fernmetastasen beobachtet worden.

- Rezidivneigung

• Bei den überwiegend **bindegewebig differenzierten** odontogenen Geschwülsten **(ameloblastisches Fibrom, odontogenes Fibrom, Myxom)** sind im proliferierenden Bindegewebe nur geringe Anteile des odontogenen Epithels erhalten. Die Entwicklung der Tumoren kann mit mehr oder minder ausgeprägter Bildung von Zahnhartsubstanz ablaufen, wobei unterschiedliche Reifungsgrade bis zur Entwicklung zahnähnlicher Bildungen auftreten können.

2. überwiegend bindegewebig:
- proliferierendes Bindegewebe
- wenig odontogenes Epithel
- Zahnhartsubstanzbildung

• Die **bösartigen odontogenen Geschwülste** sind eine Rarität. Nach der Histogenese sind **odontogene Karzinome** (malignes Ameloblastom, primäres intraossäres Karzinom) und **odontogene Sarkome** (ameloblastisches Odontosarkom) zu unterscheiden.

3. maligne odontogene Tumoren (selten)

9. Erkrankungen der Speicheldrüsen

Speicheldrüsenerkrankungen

Die **kleinen Speicheldrüsen** der Mundhöhle sind in der Lippen-, Wangen- und Gaumenschleimhaut angeordnet. Die **großen Speicheldrüsen** (Gll. parotis, submandibularis und sublingualis) münden über längere Ausführungsgänge in die Mundhöhle. Es handelt sich bei allen um tubulo-azinäre Drüsen mit grundsätzlich gleichartigem Aufbau.

Der in den Drüsenazini gebildete *Primärspeichel* wird im Gangsystem durch Zugabe von Wasser, Elektrolyten und Schleimstoffen modifiziert. Eine besondere Bedeutung bei der Abwehr von oralen Infektionen hat das *sekretorische Immunsystem*. Plasmazellen in der Umgebung des Gangsystems bilden **IgA**, das bei der Passage durch die Streifenstückepithelien an eine sekretorische Komponente gebunden und über das Gangsystem mit dem Speichel ausgeschieden wird. Die pro Tag gebildete *Speichelmenge* beträgt etwa 1–1,5 l.

- Abwehr oraler Infektionen durch **sekretorisches IgA** aus lokalen Plasmazellen
- Speichelproduktion: 1–1,5 l/d

9.1 Fehlbildungen

Fehlbildungen

Unter den Fehlbildungen der Speicheldrüsen sind die **Agenesien**, **Aplasien** und **Hypoplasien** seltene Formen. Sie können ein- oder beidseitig auftreten. Eine Verlagerung von Speicheldrüsengewebe **(Dystopie)** kann in den M. masseter erfolgen. **Akzessorische Speicheldrüsen** kommen im Mittelohr, in der Mastoidregion, im Bereich des Ductus thyroglossalis sowie in der Hypophyse vor. Speicheldrüsengewebe ohne Gangsystem wird in der Tonsillenbucht und im Kieferknochen beobachtet.

- **Agenesie**
- **Aplasie**
- **Hypoplasie**
- **Dystopie**

Im System der Ausführungsgänge können **dysontogenetische Zysten** entstehen. Mit Schleim gefüllte Hohlräume des Gangsystems finden sich vor allem am Mundboden, in den Gängen der Gll. sublingualis und submandibularis.

- **Zysten**

9.2 Sialadenosen

Sialadenosen

Sialadenosen sind nicht entzündliche, parenchymatöse Erkrankungen der Speicheldrüsen, die auf *Stoffwechsel-* und *Sekretionsstörungen* des Drüsenparenchyms beruhen. Sie bilden keine eigenständige Erkrankungsgruppe der Speicheldrüsen, sondern entwickeln sich im Rahmen verschiedener Grundkrankheiten.

„Begleitkrankheit" mit **Sekretionsstörung**

1. endogene S.: z. B. bei Diabetes

2. dystrophische S.: z. B. bei Alkoholkrankheit

3. neurogene S.: z. B. bei Kardiospasmus

• **Endogene Sialadenosen** treten in Verbindung mit *endokrinen Störungen*, wie Diabetes mellitus, gestörter Keimdrüsenfunktion, Erkrankungen der Hypophyse und der Schilddrüse auf.
• **Dystrophischen Sialadenosen** entwickeln sich bei Hungerdystrophie, Lebererkrankungen und Alkoholabusus.
• **Neurogene Sialadenosen** treten in Verbindung mit Kardiospasmus und Darmkoliken sowie anderen vegetativen Störungen auf.

Entsprechende Veränderungen können auch *medikamentös* durch die Langzeitapplikation von **Isoproterenol** bei der Behandlung des Asthma bronchiale auftreten.

Ursachen:
- Neuropathie mit Veränderungen an postganglionären Neuriten
- Sekretbildung ↓

Morphologie:
- Drüsenvergrößerung
- Azinusepithelien vergrößert mit granulärer Struktur

Als wesentliche **Ursache** für die Sekretionsstörung konnte eine *primäre Neuropathie* ermittelt werden, bei der Veränderungen an den postganglionären Neuriten auftreten, die zu einer Änderung der Sekretbildung in den Azinusepithelzellen und zu einer Störung der Sekretausschleusung führen.
Die klinisch charakteristische *Vergrößerung der Drüsen* dokumentiert sich histologisch in einer *Vergrößerung der Azinusepithelzellen* mit einer Kompression des Gangsystems. Das Zytoplasma der Azinusepithelzellen kann dabei eine gleichmäßig granuläre Struktur oder eine wabige Veränderung mit Bildung großer Vakuolen zeigen.

Sialithiasis

9.3 Sialithiasis

Speichelsteine

Sialithiasis bedeutet **Konkrementbildung im Gangsystem.** Die Gl. submandibularis ist von dieser Erkrankung am häufigsten betroffen, gefolgt von Gl. parotis und Gl. sublingualis. Die *klinische Symptomatik* wird von einer vor und während der Mahlzeiten auftretenden schmerzhaften Schwellung bestimmt. Eine Sialithiasis kann Ursache einer Sialadenitis sein.

bestehen aus:
- Kalzium
- Phosphat
- Karbonat

Folgen:
- chronische fibrosierende Entzündung
- Parenchymatrophie

Die stecknadel- bis mehrere Zentimeter im Durchmesser großen, die Gänge verlegenden **Speichelsteine** bestehen aus Kalzium, Phosphat und Karbonat, das um eine organische Matrix ausgefallen ist. Der *rezidivierende Speichelstau* führt zur chronisch fibrosierenden, vom Gangsystem in die Azinusstruktur der Läppchen sich ausbreitenden *Entzündung* mit einer fortschreitenden *Atrophie des Drüsenparenchyms.*

Speicheldrüsenentzündungen

9.4 Entzündungen der Speicheldrüsen

bakteriell, viral

Entzündungen der Speicheldrüsen können durch *bakterielle* und *virale Infektionen* ausgelöst werden. Die Sialadenitis entwickelt sich am häufigsten in der Gl. parotis, hier meist doppelseitig.

Akute Sialadenitis

9.4.1 Akute Sialadenitis

• **Parotitis epidemica**
- durch Paramyxoviren

Histologie:
- Zytoplasmavakuolen, Nekrosen, Epitheldesquamationen, Lymphozyten, Makrophagen

Die **Parotitis epidemica (Mumps)** ist eine durch *Viren* ausgelöste i. d. R. beidseits auftretende, mit einer Schwellung einhergehende *Entzündung der Glandula parotis*, die bevorzugt bei Kindern und jungen Erwachsenen auftritt. Das Mumps-Virus gehört zur Gruppe der Paramyxoviren und wird durch Tröpfcheninfektion übertragen. **Histologisch** treten an den Azinusepithelzellen *regressive Veränderungen* mit Vakuolisierung des Zytoplasmas und *Nekrosen* auf. Am Gangepithel besteht eine vermehrte *Desquamation.* Im Interstitium entwickelt sich eine Infiltration mit *Lymphozyten*, *Plasmazellen* und *Makrophagen.*

• **eitrige Sialadenitis**
- aszendierende Infektion bei Speichelfluß ↓

Histologie:
- eitrige aszendierende Entzündung

Die **eitrige Sialadenitis**, insbesondere in der Gl. parotis, entsteht durch aszendierende *bakterielle Infektionen* (Streptokokken der Gruppe A, Staphylococcus aureus u. a.). Sie tritt vor allem bei komatösen Zuständen und bei Darmerkrankungen mit Exsikkose auf, die mit einer Verminderung oder einem Versiegen des Speichelflusses einhergehen. **Histologisch** sieht man in den erweiterten Ausführungsgängen *Schleimansammlungen*, die von *Granulozyten* durchsetzt sind und die *Bakterien* enthalten. Die Läppchenstruktur wird von unterschiedlich dichten granulozytären Infiltraten durchsetzt. *Abszeßbildungen* mit größeren Einschmelzungen können vorkommen.

9.4.2 Chronische Sialadenitis

Eine chronische, zunehmend fibrosierende und atrophisierende Entzündung, bei der in vielen Fällen keine Ursache ermittelt werden kann, entwickelt sich am häufigsten in der Glandula parotis. Die Reduktion der Sekretbildung kann eine bakterielle Infektion begünstigen, so daß akute Exazerbationen des chronisch protrahierten Entzündungsprozesses auftreten können.

Chronische Sialadenitis

- fibrosierende, atrophisierende Entzündung
- akute Exazerbation durch Sekretstau

9.4.3 Granulomatöse Sialadenitis

Granulomatöse Entzündungen der Speicheldrüsen sind selten. Epitheloidzellige Granulome können im Speicheldrüsengewebe als Ausdruck einer Mitbeteiligung bei der **Sarkoidose** beobachtet werden. Eine **Tuberkulose** der Speicheldrüsen tritt äußerst selten auf und entwickelt sich meist ausgehend von intraglandulären Lymphknoten.

Eine *Sonderform* der Speicheldrüsenentzündung bildet die **myoepitheliale Sialadenitis** im Rahmen des **Sjögren-Syndroms**. Diese Erkrankung gehört in die Gruppe der rheumatischen Entzündungen und tritt bevorzugt bei *Frauen im Klimakterium* auf. Die **klinische Symptomatik** ist gekennzeichnet durch Versiegen des Speichelflusses mit *Xerostomie*, eine *Keratoconjunctivitis sicca* und eine *chronische Polyarthritis*. Als Ursache wird ein Autoimmunmechanismus angenommen. In den tumorartig vergrößerten Speicheldrüsen besteht eine dichte lymphozytäre Infiltration mit ausgeprägter Atrophie des Azinussystems und einer herdförmig ausgebildeten, inselartigen Proliferation von Myoepithelzellen.

Granulomatöse Sialadenitis

- Tb
- Sarkoidose
- **Sonderform:** myoepitheliale Sialadenitis beim **Sjögren-Syndrom**

Trias: Xerostomie, Keratoconjunctivitis sicca, chronische Polyarthritis

Morphologie:
- vergrößerte Speicheldrüsen
- lymphozytäre Infiltration
- Drüsenatrophie
- Proliferation der Myoepithelien

9.5 Speicheldrüsentumoren

Die Geschwülste der Speicheldrüsen gehen überwiegend von den großen Drüsen aus, am häufigsten von der Gl. parotis, gefolgt von der Gl. submandibularis und den kleinen Drüsen der Lippen, des Mundbodens und der Wangen. Die Gl. sublingualis ist selten betroffen. Die Geschwülste treten in allen Altersstufen auf. Die Differenzierung der Tumoren ist auf die Histogenese zu beziehen und zeigt eine breite Variabilität.

Tumoren

- Gl. parotis häufig betroffen
- Gl. sublingualis selten betroffen

9.5.1 Pleomorphes Adenom

> Die pleomorphen Adenome sind die *häufigsten* Speicheldrüsengeschwülste. Sie kommen hauptsächlich in der **Gl. parotis** vor.

Der Tumor wächst als ein mehr oder weniger gut abgegrenzter Knoten. Er zeigt eine Vielgestaltigkeit des histologischen Aufbaus bei einem einheitlichen Bauprinzip, das durch die Differenzierung des Epithels und die Beschaffenheit des Stromas bestimmt wird. Der *Stromaanteil* kann 20–80 % betragen. Die *epithelialen Anteile* sind durchmischt mit verschleimten *myxoiden* und *chondroiden* Anteilen. Das Epithel kommt in drüsigen Strukturen, aber auch in Streifen aus Myoepithelzellen und in plattenepithelialer Differenzierung vor. Der wesentliche Stromaanteil wird als das Ergebnis einer zunehmenden Verschleimung und einer Ausscheidung hyalinen Materials von Myoepithelzellen angesehen.
Bei nicht ausreichender Exzision können *Tumorrezidive* auftreten. Dabei muß berücksichtigt werden, daß der Tumor häufig *multifokal* entsteht. Bei etwa 3 % der Fälle wird eine *maligne Transformation* mit Kapseldurchbruch und infiltrativer Ausbreitung mit Lymphknotenmetastasen (selten) beobachtet.

Pleomorphes Adenom

Gl. parotis

- **Morphologie:** abgrenzbare Knoten
- vielgestaltig mit **epithelialer Komponente** und
- **Stromaanteil**

- **Wachstum:**
- Rezidivneigung
- multifokal
- Metastasierung selten

9.5.2 Monomorphes Adenom

Die monomorphen Adenome der Speicheldrüsen sind **gutartige** Geschwülste mit gleichmäßiger Epitheldifferenzierung aus drüsigen Strukturen mit geringem Bindegewebsanteil. Dabei kann man *solide*, *tubuläre*, *azinäre* und *papillär-zystische* Adenome unterscheiden. Das Epithel leitet sich vom Gangsystem der Drüsen ab.

Monomorphes Adenom

- **Morphologie:**
- gutartig
- solid, tubulär, azinär u. papillär-zystisch

Zystadenolymphom

- gutartig

• **Morphologie:**
- drüsig, zystisch-papillär
- zweireihiges hellzelliges eosinophiles Epithel
- lymphatisches Gewebe

- Rezidiv: 10%

9.5.3 Zystadenolymphom

Das **gutartige** Zystadenolymphom entwickelt sich überwiegend in der **Gl. parotis**. Männer sind 5–6 mal häufiger betroffen als Frauen. Die meisten Patienten sind über 40 Jahre alt.
Histologisch besteht der Tumor aus drüsigen und zystischen Strukturen mit Bildung papillärer Formationen. Das Epithel zeigt überwiegend eine zweireihige Anordnung. Die Epithelzellen sind durch ein helles eosinophiles Zytoplasma gekennzeichnet. An das Epithel grenzt lymphatisches Gewebe in organoider Anordnung.

Es wird angenommen, daß der Tumor aus in die intraglandulären Lymphknoten versprengten Gangepithelien entsteht.

Bei den Tumoren wird eine *Rezidivneigung* von 10 % angegeben. Das lymphatische Gewebe kann an systematisierten Erkrankungen teilnehmen. Eine maligne Umwandlung ist extrem selten.

Oxyphiles Adenom

• **Morphologie:**
- tubulär
- polygonale eosinophile granulierte Epithelzellen
- selten: Entartung

9.5.4 Oxyphiles Adenom

Die oxyphilen Adenome entwickeln sich bevorzugt im 6.–7. Lebensjahrzehnt, häufiger bei Frauen als bei Männern. Der durch eine Kapsel durchgehend abgegrenzte Tumor wächst in tubulären Strukturen, die von größeren polygonalen, eosinophilen Epithelzellen mit granulärem Zytoplasma gebildet werden. Die Wucherung leitet sich von den Streifenstücken des Gangsystems ab und kann in seltenen Fällen maligne entarten.

Mukoepidermoidtumor

- Gl. parotis: 90%
- Gl. submandibularis: 10%

• **Morphologie:**
- drüsig, zystische Strukturen
- hoch, niedrig differenziert
- aus Gangepithel

• **Wachstum:**
- fakultativ maligne
- Rezidivneigung
- Metastasierung

9.5.5 Mukoepidermoidtumor

Der Mukoepidermoidtumor entsteht überwiegend in den großen Speicheldrüsen (90 % Gl. parotis, 10 % Gl. submandibularis). Vorwiegend Frauen zwischen dem 4. und 5. Lebensjahrzehnt sind betroffen.
Histologisch findet sich eine Epithelwucherung, die durch eine Differenzierung zu Plattenepithel gekennzeichnet ist. Sie ist durchmischt mit drüsigen und zystischen Strukturen aus sekretbildenden Zellen. Es können zystische Hohlräume entwickelt sein, die von Becherzellen und von epidermoiden Epithelanteilen ausgekleidet werden. Nach der zytologischen Struktur und der Mitoserate sind hoch und niedrig differenzierte Formen abzugrenzen. Der Tumor leitet sich vom metaplastischen Epithel des Gangsystems ab.
Mukoepidermoidtumoren gelten als **fakultativ bösartig**. Die maligne Potenz dokumentiert sich in einer *hohen Rezidivneigung* sowie in Lymphknoten-, Lungen- und Lebermetastasen. Die Tumordifferenzierung ist mit der malignen Potenz der Tumoren korrelierbar.

Azinuszelltumor

selten

• **Morphologie:**
- azinärer Aufbau
- Gangstrukturen
- granuliertes PAS-positives Zytoplasma

• **Wachstum:**
- häufig invasiv
- Metastasen in 50%

9.5.6 Azinuszelltumor

Azinuszelltumoren sind selten. Sie treten bei Frauen doppelt so häufig auf wie bei Männern. Der Altersgipfel liegt im 5.–6. Lebensjahrzehnt. Sie entwickeln sich überwiegend in der **Gl. parotis** (90 %).
Histologisch zeigt der Tumor einen azinären Aufbau mit Bildung von gangartigen Strukturen. Die Tumorzellen haben ein basophiles, granuläres, PAS-positives Zytoplasma. Der Tumor ist von einer Kapsel umgeben. Invasives Wachstum und ein Einbruch des Tumors in Gefäße sind zu beobachten. Bei etwa 50 % der Fälle sind Metastasen in den regionären Lymphknoten, in der Lunge und im Skelettsystem zu ermitteln.

Adenoidzystisches Karzinom

häufig in
- Gaumenspeicheldrüse: 40%
- Gl. parotis: 15%

9.5.7 Adenoidzystisches Karzinom

Das adenoidzystische Karzinom (etwa 23 % der Speicheldrüsenkarzinome) entwickelt sich am häufigsten in den kleinen palatinalen Speicheldrüsen (25–45 %). In der Häufigkeit folgen die Gl. parotis (15 %), Gl. submandibularis und weitere kleine Mundschleimhautdrüsen. Der Tumor zeigt einen Altersgipfel zwischen dem 45. und 50. Lebensjahr. Beide Geschlechter sind gleich häufig betroffen.

Der **histologische Aufbau** des epithelialen Tumors ist durch eine alveoläre, kribriforme drüsige Struktur gekennzeichnet. In den drüsigen Lichtungen sind Schleimkomplexe angeordnet. Die einzelnen Epithelstränge werden von bandartigen hyalinen Zonen umgeben, in denen Myoepithelzellen angeordnet sind.

- **Morphologie:**
- alveolär, kribriform, drüsig
- hyaline Zonen
- Myoepithelproliferation

Der Tumor breitet sich *lokal infiltrierend* aus und zeigt dabei eine besondere Affinität zum perineuralen Bindegewebe. Bei der metastatischen Ausbreitung besteht eine geringe Neigung zur lymphogenen und eine höhere zur hämatogenen Aussaat. Dabei treten *Metastasen* besonders häufig in der Lunge, seltener im Skelettsystem, in der Haut und im Gehirn auf.

- **Wachstum:**
- lokal infiltrierend
- perineural
- lymphogene u. hämatogene Metastasen

9.5.8 Speicheldrüsenkarzinome

Speicheldrüsenkarzinome

Die übrigen Karzinome der Speicheldrüse können sich sowohl in den großen als auch in den kleinen Drüsen entwickeln. Sie kommen bei beiden Geschlechtern gleich häufig zwischen dem 2. und 7. Lebensjahrzehnt vor.

Die **histologische Differenzierung** zeigt eine breite Spannweite. **Adenokarzinome** sind mit unterschiedlichen Differenzierungsgraden am häufigsten.

histologisch:
- **Adenokarzinome**

Selten sind **Plattenepithelkarzinome** und **undifferenzierte Karzinome** zu beobachten, bei denen die differentialdiagnostische Abgrenzung zwischen ortsständigem Primärtumor und metastatischer Tumorausbreitung vor allem in den großen Speicheldrüsen schwierig ist.

- selten: Plattenepithelkarzinome, undifferenzierte Karzinome

Die Karzinome **metastasieren** bevorzugt *lymphogen*, *hämatogen* fast ausschließlich in die Lunge. Für die **Prognose** spielen Tumorgröße und Lokalisation eine Rolle. Die Karzinome der kleinen Speicheldrüsen werden prognostisch günstiger beurteilt. Die Differenzierung hat nach klinischen Beobachtungen keine Auswirkung auf die Prognose.

Metastasierung:
- **lymphogen**
- hämatogen: Lunge

10. Pharynx und Tonsillen

Pharynx, Tonsillen

Der **Rachenring**, bestehend aus den Gaumen-, Rachen-, Zungen- und Tubenmandeln, bildet am Eingang des Magen-Darm-Trakts eine immunologisch reagible Zone, die der lokalen Abwehr dient. Lymphatisches Gewebe liegt dem Plattenepithel unmittelbar an, so daß eine *lymphoepitheliale Organeinheit* entsteht, in der **IgG**, **IgA**, **IgD** und **IgE** gebildet werden können. Die Tonsillengröße nimmt in den ersten Lebensjahren zu und bildet sich im Erwachsenenalter deutlich zurück.

Rachenring: Gaumen-, Rachen-, Zungen-, Tubenmandel

- lymphoepitheliale Einheit

10.1 Fehlbildungen

Fehlbildungen

Ein erhöhter Druck im Hypopharynx kann einen Prolaps der Schleimhaut und der Submucosa durch die Muskulatur hervorrufen und zur Bildung eines **Pseudodivertikels (Zenker-Divertikel)** führen, das mehrere Zentimeter im Durchmesser groß werden kann. Seine Wand besteht aus Schleimhaut mit chronischer, vernarbender Entzündung und Bindegewebe der Submucosa. Anteile der Muskulatur sind in der Wand nur spärlich enthalten.

- **Zenker-Divertikel:** Schleimhautprolaps

Während der komplizierten embryonalen Entwicklung der Pharynxregion können **Fisteln** und **Zysten** entstehen. Die **lateralen äußeren Halsfisteln** sind am häufigsten und münden am vorderen Rand des M. sternocleidomastoideus.

- **Zysten**
- **Fisteln:** laterale äußere Halsfistel häufig

Selten bilden sich innere Pharynxfisteln und komplette Halsfisteln in Höhe des Recessus supratonsillaris oder des Recessus piriformis.

Die lateralen Halszysten entstehen aus Resten der Vesicula cervicalis und liegen im lateralen Halsdreieck. Die Zysten und Fisteln sind überwiegend mit Plattenepithel, selten mit Flimmerepithel ausgekleidet und enthalten darunter in organoider Anordnung lymphatisches Gewebe.

- Plattenepithelauskleidung
- Reste der V. cervicalis
- laterales Halsdreieck

Tonsillitis

- **Erreger:**
- Viren
- Bakterien
- selten: Pilze
- **Infektion:**
- aerogen
- hämatogen

1. akute eitrige Tonsillitis
- Hyperämie, Ödem, Granulozyten, Nekrosen, evtl. Pseudomembranen

2. Tonsillitis bei infektiöser Mononukleose
- ulzeröse Entzündung
- mononukleäres zelliges Infiltrat
- DD: Lymphom

3. Plaut-Vincent-Angina
- einseitige ulzeröse pseudomembranöse Entzündung

10.2 Tonsillitis

Mandelentzündungen sind häufig und kommen vor allem im *Kindesalter* vor. **Erreger** können sein: *Viren* (Entero-, Rhino-, Paramyxo-, Herpesviren, Variola-major-Virus, Epstein-Barr-Virus), *Bakterien* (hämolysierende und vergrünende Streptokokken, Pneumokokken, Micrococcus katarrhalis, Corynebacterium diphteriae, Gonokokken, Spirochäten, Tuberkelbakterien), *Pilze* (selten). Die **Infektion** erfolgt im allgemeinen *aerogen* und nur selten *hämatogen* im Rahmen von Allgemeininfektionen.

- Bei der **akuten eitrigen Tonsillitis** finden sich histologisch ein *Ödem* und eine *Hyperämie* des Tonsillengewebes. Es entwickelt sich eine verstärkte Epitheldesquamation in die Kryptenlichtungen und eine Emigration von Granulozyten. Im Bereich unterschiedlich tiefreichender Epithelnekrosen können Fibrinabscheidungen mit leicht ablösbaren Pseudomembranen auftreten.
- Bei der **infektiösen Mononukleose** (Monozytenangina, Pfeiffer-Drüsenfieber), hervorgerufen durch das Epstein-Barr-Virus, entsteht eine **ulzeröse Tonsillitis** mit ausgeprägter Proliferation mononukleärer Zellen. Die Grundstruktur des lymphatischen Gewebes kann dabei tumorartig verändert sein, so daß irrtümlich ein Lymphom diagnostiziert werden kann.
- Die **Tonsillitis Plaut-Vincent** ist eine *pseudomembranöse*, *ulzeröse*, meist *einseitig* ausgebildete Entzündung. Sie entwickelt sich überwiegend bei Erwachsenen und führt nur zu einer geringen Beeinträchtigung des Allgemeinbefindens. Die Entzündung kann in seltenen Fällen auf die Gingiva, die Zunge und die Lippen übergreifen.

Komplikationen

- **Abszeß**
- Phlegmone
- **fortgeleitete Entzündung**
- **metastatische Abszesse:**
- Endokard
- Nieren
- Lungen
- Hirnhaut
- **Folgeerkrankungen**

⇒

10.2.1 Komplikationen der eitrigen Tonsillitis

Die eitrige Entzündung der Tonsillen kann sich als *phlegmonöse* oder *abszedierende* Form diffus im Tonsillengewebe ausbreiten und auf das peritonsilläre Gewebe übergreifen *(Peritonsillarphlegmone, -abszeß)*. Nach Durchbruch der äußeren Begrenzung kann sich die Entzündung in die Para- und Retropharyngealregion ausbreiten. Von hier aus ist ein *Übergreifen auf die Schädelhöhle* oder *deszendierend* auf das Mediastinum, Perikard oder die Pleura möglich. Eine **Ausbreitung** der bakteriellen Infektion kann über die Thrombophlebitis kleiner peritonsillärer Venen oder lymphogen erfolgen. Bakterien werden mit dem Blutstrom in das Endokard, die Nieren, die Lungen und die Leptomeninx verschleppt und verursachen hier *metastatische Entzündungsherde*.

Nach vor allem rezidivierend auftretenden Infektionen der Tonsillen mit *hämolysierenden Streptokokken* der Gruppe A können nach einem Intervall von 2–3 Wochen typische *Zweiterkrankungen* auftreten: **akutes rheumatisches Fieber, Glomerulonephritis**.

Tumoren

- **gutartig**
- **bösartig**

1. epithelial
- **Tonsillenkarzinom**

⇒

- **lymphoepitheliales Karzinom**
- strahlensensibel

10.3 Tumoren

Gutartige Tumoren der Tonsillenregion sind selten und zeigen die gleiche histologische Differenzierung wie in anderen Organregionen.

Die **bösartigen epithelialen Tonsillentumoren** bilden etwa 10 % der bösartigen Geschwülste des Mundhöhlenbereichs. Dabei sind die **Plattenepithelkarzinome** mit 80 % am häufigsten vertreten. Sie kommen vor als:
- hochdifferenzierte Formen meist mit nur geringer Verhornungstendenz
- *Transistorialzellkarzinome*
- niedrig differenzierte *anaplastische Karzinome*.

Eine besondere Differenzierungsform der Karzinome stellt das **lymphoepitheliale Karzinom** dar. Es besteht aus Strängen und Nestern synzytial angeordneter Plattenepithelzellen, die von Lymphozyten durchsetzt sind. Zwischen dem Epithel liegen spärliche Stromaanteile, die in dichter Anordnung Lymphozyten enthalten. Lymphoepitheliale Karzinome sind strahlensensibel.

Wachstum, Metastasierung. Die Tonsillenkarzinome wachsen *diffus* in die Nachbarregionen ein. *Lymphknotenmetastasen* sind in 50–80 % bereits bei der Erstuntersuchung ausgebildet. Fernmetastasen sind selten.

Ausbreitung:
- per continuitatem
- lymphogen

Nicht-epitheliale Tumoren der Tonsillen sind zu 90 % **maligne Non-Hodgkin-Lymphome**.

2. nicht-epithelial

⇐

Mikroskopisch findet sich, wie bei der primären Manifestation der Lymphome in den Lymphknoten, eine Zerstörung der ursprünglichen Struktur des lymphatischen Gewebes durch Tumorgewebe. Die Formen der Tumordifferenzierung entsprechen denen der Tumoren in den Lymphknoten.

Verdauungstrakt 2:
Oberer Magen-Darm-Trakt

XXX. Verdauungstrakt 2: Oberer Magen-Darm-Trakt

W. Remmele

Ösophagus

3 Abschnitte:
- Pars cervicalis
- P. thoracica
- P. abdominalis

3 physiologische Engen:
- Ösophagusmund
- Aortenenge
- Zwerchfellenge

2 Sphinkteren:
- oberer pharyngiko-ösophagealer S.
- unterer gastroösophagealer S.

1. Ösophagus

Der Ösophagus ist etwa 22–25 cm lang, die **Kardia** liegt etwa 40 cm von der Zahnreihe entfernt in Höhe des 11. Brustwirbeldornfortsatzes. Man unterscheidet eine *Pars cervicalis, thoracica* et *abdominalis* des Ösophagus. In ihrem Verlauf zeigt die Speiseröhre *3 physiologische Engen*: Die obere Enge *(Ösophagusmund)* ist durch den Ringknorpel des Kehlkopfes bedingt, die mittlere Enge *(Aortenenge)* – etwa 23 cm distal der Zahnreihe – durch die Lage des Ösophagus zwischen dem Aortenbogen und dem Abgang des linken Stammbronchus und die untere Enge beruht auf dem Durchtritt des Ösophagus durch das Zwerchfell *(Hiatus oesophageus)*. Oben und unten wird der Ösophagus durch *2 Sphinkteren* verschlossen: Der *obere (pharyngiko-ösophageale) Sphinkter* verhindert den Übertritt von Luft in den Ösophagus und den Reflux von Speisebrei aus dem Ösophagus in den Pharynx; der *untere (gastroösophageale) Sphinkter* verhindert den gastroösophagealen Reflux von Speisebrei.

1.1 Fehlbildungen, Lichtungsveränderungen, Kreislaufstörungen

Fehlbildungen

1.1.1 Fehlbildungen

Ösophagusatresie

3 Formen:
1. reine Atresie
- selten

2. Atresie mit **unterer Ösophagotrachealfistel**

3. Atresie mit
- **oberer** oder
- **oberer** + **unterer Ösophagotrachealfistel**

Ätiopathogenese
- Entwicklungsstörung der lateralen Epithelleisten
- kombiniert mit anderen Fehlbildungen →

1.1.1.1 Ösophagusatresie mit und ohne Ösophagotrachealfistel

Die **Häufigkeit** wird unterschiedlich angegeben (1:800 bis 1:10000 Lebendgeborene); nach manchen Angaben überwiegt geringfügig das männliche Geschlecht. Die **reine Ösophagusatresie** ist extrem selten (Abb. 30–1); sie kann verschiedene Abschnitte des Ösophagus betreffen und unterschiedlich lang sein.

Häufiger ist die **Atresie mit Ösophagotrachealfistel**: das proximale Ösophagusende endet als blinde Tasche, während das untere Ende proximal mit der Trachea (seltener mit einem Hauptbronchus) kommuniziert *(Ösophagusatresie mit unterer Ösophagotrachealfistel)*.

Die *Ösophagusatresie mit oberer* bzw. *mit unterer* **und** *oberer Ösophagotrachealfistel* und die Ösophagotrachealfistel *ohne* Atresie sind weit seltener.

Ätiologie und **Pathogenese** dieser Fehlbildungen sind nicht definitiv geklärt. Die Ösophagotrachealfistel wird auf eine Entwicklungsstörung der *lateralen Epithelleisten* zurückgeführt, die während der normalen Ontogenese die ursprünglich gemeinsame Anlage von Trachea und Ösophagus voneinander tren-

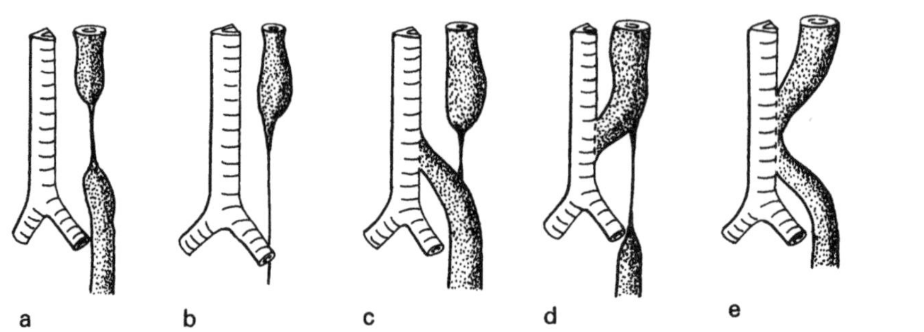

Abb. 30–1: Formen der Ösophagusatresie: a und **b** ohne Ösophagotrachealfistel, **c** mit unterer, **d** mit oberer, **e** mit unterer und oberer Ösophagotrachealfistel

nen. Die Fehlbildungen können mit solchen anderer Organe kombiniert sein. Hierzu gehört auch das **VATER-Syndrom** (**v**ertebrale Defekte, **A**nalatresie, **t**racheo**e**sophageale Fehlbildung, **r**enale Dysplasie).

• **VATER-Syndrom**

Ferner begünstigt eine Ösophagusatresie offenbar auch das Zustandekommen eines **Hydramnion**, da sie den normalen Fruchtwasserkreislauf unterbricht: Das Fruchtwasser kann nicht vom Feten verschluckt und somit nicht über den Magen-Darm-Trakt rückresorbiert und dem mütterlichen Kreislauf über die Plazenta zugeführt werden.

• **Hydramnion bei Ösophagusatresie**

1.1.1.2 Heterotope Magenschleimhautinseln

Heterotope Magenschleimhaut

Soweit sie im *proximalen* Ösophagus vorkommen, können Magenschleimhautinseln vom Fundustyp als *echte Fehlbildungen* gelten.

• **proximal** = echte Fehlbildung

> Magenschleimhautinseln **im distalen Ösophagus** sind als **metaplastische Veränderungen** im Rahmen einer Refluxkrankheit zu bewerten.

• **distal** = Metaplasie

⇐

Inseln mit zilientragendem Zylinderepithel sind als Reste der frühembryonalen Zylinderepithelauskleidung des Ösophagus anzusehen und stellen somit eine *Hemmungsmißbildung* dar.

1.1.1.3 Arteria lusoria

Arteria lusoria

Definition. Darunter versteht man den Abgang der A. subclavia dextra meist als letztes Gefäß aus dem linksläufigen Aortenbogen mit Verlauf zur rechten Körperseite, zumeist hinter dem Ösophagus, seltener vor dem Ösophagus oder der Trachea (Abb. 30–2).
Die A. lusoria ist der **persistierende Rest der rechtsseitigen Aorta descendens.** Sie kann den Ösophagus von außen komprimieren und somit eine *„äußere Stenose"* des Ösophagus bewirken.

• Abgang der **rechten** A. subclavia **links,** Verlauf nach rechts meist **retroösophageal**

• **Komplikation: äußere Ösophagusstenose**

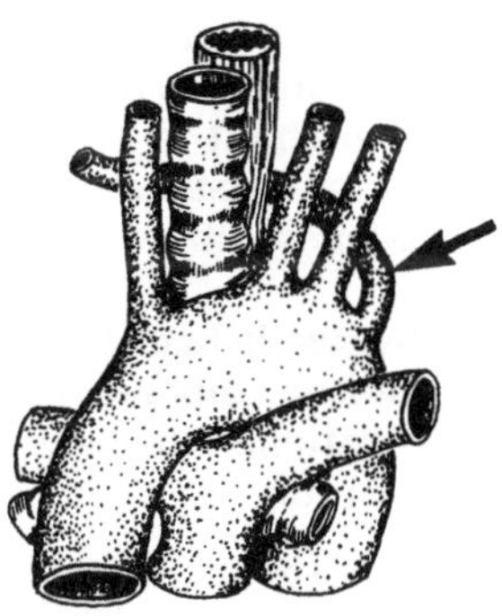

Abb. 30–2:
Arteria lusoria. Abgang der A. subclavia dextra als letztes Gefäß aus dem absteigenden Aortenbogen

1.1.2 Erworbene Lichtungsänderungen

Erworbene Lichtungsänderungen

1.1.2.1 Divertikel

Divertikel

Aufgrund ihrer Pathogenese sind *Pulsions-*, *Traktions-* und *kombinierte Pulsions-Traktions-Divertikel* zu unterscheiden, also Divertikel, die durch *Druck von innen* (Pulsion) oder *Zug von außen* (Traktion) entstehen.
Heute bevorzugt man eine Einteilung der Divertikel *nach ihrem Sitz* und unterscheidet in kraniokaudaler Richtung folgende Formen (Abb. 30–3):

• **pathogenetische Einteilung:**
– Pulsionsdivertikel
– Traktionsdivertikel
– kombinierte Pulsions-Traktions-Divertikel
• **topographische Einteilung:**
1. **Hypopharynx-Divertikel (Zenker-Divertikel)**
– ausgehend vom Hypopharynx

• **Hypopharynxdivertikel (Zenker-Divertikel).** Streng genommen gehören diese Divertikel nicht in das Ösophaguskapitel, da sie vom Hypopharynx ausgehen. Sie erstrecken sich jedoch nach distal entlang dem Ösophagus und werden aus praktischen Gründen meist dem Ösophagus zugeordnet. Das Zenker-Divertikel ist ein **typisches Pulsionsdivertikel**, bei dessen Entstehung 2 Mechanismen zusammenwirken: eine **konnatale Wandschwäche** der hinteren Hypopharynxwand ober- oder unterhalb des Killian-Schleudermuskels (Pars fundiformis des M. constrictor pharyngis inferior) einerseits und ein **erhöhter Innendruck**, der zur Ausstülpung der Hypopharynxwand führt, andererseits. Zenker-Divertikel können bis kindskopfgroß werden und auf den

– Pulsionsdivertikel
• **Pathogenese:**
a) lokale Wandschwäche der hinteren Hypopharynxwand
b) erhöhter Innendruck

- **Komplikationen:**
  - Nervenkompression (N. recurrens, Sympathikus)
  - Ulzera, Gangrän
  - ediastinitis
  - Aspirationspneumonie

N. recurrens (Folge: *Heiserkeit*) oder den Sympathikus *(Horner-Syndrom)* drücken. Der in ihnen enthaltene Speisebrei kann sich zersetzen, zu **Geschwüren**, zur **Gangrän** und zur eitrigen oder gangräneszierenden **Mediastinitis** führen. Ferner kann der Divertikelinhalt regurgitiert und aspiriert werden **(Aspirationspneumonie)**. Zenker-Divertikel kommen bei 0,1 % aller Sektionen vor, u. a. bei Männern jenseits des 60. Lebensjahrs; bei Kindern sind sie sehr selten.

2. Divertikel des mittleren Ösophagus
- in Höhe der Bifurcatio tracheae
- Traktionsdivertikel
- nach oben verlaufend
- ca. 1 cm langer Trichter

• **Divertikel des mittleren Ösophagus.** Sie sind etwa 3 mal häufiger als Zenker-Divertikel und betreffen ebenfalls vorwiegend das höhere Lebensalter. Man findet sie am häufigsten in Höhe der Bifurcatio tracheae, meist im Bereich der Ösophagusvorderwand oder -seitenwand. Sie sind **typische Traktionsdivertikel**, verursacht durch **Narbenzug** (z. B. Anthrakosilikose oder Tuberkulose benachbarter Lymphknoten). Während das Zenker-Divertikel nach unten zeigt, verläuft das Traktionsdivertikel gewöhnlich nach oben und bildet einen kurzen Trichter von selten mehr als 1 cm Länge. Komplikationen sind daher selten.

3. Epiphrenische Divertikel

• **Epiphrenische Divertikel.** Sie sind 3 mal seltener als die Divertikel des mittleren Ösophagus und stellen vermutlich **kombinierte Pulsions-Traktions-Divertikel** dar. Auch sie finden sich bevorzugt bei Männern im höheren Lebensalter.

4. Subphrenische und intramurale Divertikel
- selten

• **Subphrenische Divertikel** sind extrem selten. Gleiches gilt für **intramurale Divertikel** der Ösophaguswand.

Achalasie

1.1.2.2 Achalasie des Ösophagus

früher: **Kardiospasmus**
- **Ursache:**
  - sekundärer Ganglienzellverlust im proximalen Ösophagus

Ösophagus:
- proximal stark erweitert
- distal stenosiert

Definition. Die früher als **Kardiospasmus** bezeichnete Krankheit beruht auf einem u. U. vollständigen sekundären *Schwund der Ganglienzellen im proximalen Ösophagus.* Dieser Abschnitt ist mehr oder weniger **dilatiert**. Die *Ätiologie* ist unbekannt (Virusinfekt, Autoimmunerkrankung). Zusätzlich finden sich degenerative Veränderungen an den vorgeschalteten nicht-adrenergen, nicht-cholinergen Neuronen. Im **distalen Ösophagus** ist die neuronale Ausstattung hingegen ganz oder weitgehend unauffällig, dieser Abschnitt ist **stenosiert**. Die Ringmuskulatur im oberen dilatierten Abschnitt ist im Sinne einer Arbeitshypertrophie verdickt, da sie den Widerstand der Stenose überwinden muß.

- **Komplikationen:**
  - Entzündung
  - Aspirationspneumonie
  - Karzinom

Die Stagnation und Zersetzung des Speisebreis führt zu **entzündlichen Wandveränderungen**. Weitere Komplikationen sind die **Aspirationspneumonie** und die Entstehung eines **Ösophaguskarzinoms** (zumeist eines Plattenepithelkarzinoms), wobei das Karzinomrisiko früher wohl überschätzt wurde.

Inzidenz: 2–5/100 000
Prävalenz: 80/100 000

Mit einer **Inzidenz** von etwa 2–5/100 000 und einer **Prävalenz** von etwa 80/100 000 ist die Achalasie nicht allzu selten. Anscheinend gibt es regionale Häufigkeitsunterschiede. Das mittlere und höhere Lebensalter ist bevorzugt, bei Kindern ist die Achalasie sehr selten (2 % aller Fälle). Beide Geschlechter erkranken gleich häufig.

- **DD:** Megaösophagus

Differentialdiagnostisch muß die Achalasie vom *Megaösophagus* abgegrenzt werden.

Dieser ist eine seltene, auf primärem Fehlen der Ganglienzellen des Plexus myentericus beruhende Fehlbildung.

Kreislaufstörungen

1.1.3 Kreislaufstörungen

Ösophagusvarizen

1.1.3.1 Ösophagusvarizen

Praxishinweis ⟹

> Ösophagusvarizen sind ein *häufiger Sektionsbefund* (1–8 %) und **die gefährlichste Blutungsquelle** im oberen Verdauungstrakt.

Für Deutschland ist etwa mit *5000 tödlichen Blutungen* pro Jahr zu rechnen.

Ursachen und **Formen:**

1. Ösophagusvarizen infolge portaler Hypertension
- wichtigste Ursache: **Leberzirrhose**

Ätiologie. Weitaus häufigste Ursache ist die **portale Hypertension**: präsinusoidal (z. B. Pfortaderthrombose), sinusoidal (z. B. Fettleber) und postsinusoidal (z. B. die meisten Leberzirrhosen, Budd-Chiari-Syndrom, Rechtsherzversagen). Die *Leberzirrhose* verursacht die meisten Blutungen.

Daneben gibt es **Varizen ohne portale Hypertension**, z.B. bei Tumorobstruktion der V. cava superior. Während die Varizen bei portaler Hypertension Folgen des Umgehungskreislaufs sind, beruhen diejenigen ohne portale Hypertension auf einer lokalen Abflußbehinderung (**„Downhill-Varizen"**).

2. Ösophagusvarizen ohne portale Hypertension
- **„Downhill-Varizen"**

Die *subepithelialen Venen* des distalen Ösophagusabschnittes sind besonders rupturgefährdet. Sie sind für über 80 % der Varizenblutungen verantwortlich. Varizenblutungen werden durch einen plötzlichen Druckanstieg im Pfortaderkreislauf (z.B. bei Aszites) begünstigt.

• Jeder 2.–3. Patient erliegt bereits der *ersten Varizenblutung*. Bei Leberfunktionsstörungen erreicht die Letalität nahezu 100 %.

- erhöhte **Rupturgefahr**:
  - distaler Ösophagus
  - subepithelial
  - Pfortaderdruck ↑
- **hohe Letalität**, bei Leberfunktionsstörungen = 100%

1.1.3.2 Mallory-Weiss-Syndrom, Boerhaave-Syndrom

Mallory-Weiss-Syndrom

Definition. Bei einem akuten intraabdominellen Druckanstieg, am häufigsten bei unkoordiniertem Erbrechen, können sich im unteren Ösophagus und in der Kardiaregion des Magens längsgerichtete Schleimhautrisse entwickeln und zu u.U. massiven Blutungen führen: **Mallory-Weiss-Syndrom**. Die Blutung wird begünstigt u.a. durch reichhaltige Mahlzeiten mit Alkoholgenuß, durch einen Spasmus des unteren Ösophagussphinkters und durch das Heben schwerer Lasten. Auch eine schockbedingte Verbrauchskoagulopathie soll auf dem Wege über eine Durchblutungsstörung die Entstehung des Syndroms begünstigen. Rezidive sind selten.

akuter intraabdomineller Druckanstieg → **längsgerichtete Schleimhautrisse** → **akute gastrointestinale Blutung**

begünstigende Faktoren:
- reichhaltige Mahlzeiten
- Alkohol
- Schock

Dieselben Faktoren können zur spontanen Ösophagusruptur führen: **Boerhaave-Syndrom**. Im Gegensatz zum Mallory-Weiss-Syndrom hat dieses eine schlechte Prognose mit einer Letalität zwischen 20 und 60 %.

Boerhaave-Syndrom
„Steigerungsform" des Mallory-Weiss-Syndroms
→ spontane Ösophagusruptur

1.2 Ösophagitis und benigne Epithelhyperplasien

1.2.1 Ösophagitis

Ösophagitis

Unter den zahlreichen Formen der Ösophagitis sind die *erregerbedingten* und die *chemisch-physikalisch verursachten* Formen am wichtigsten.

erregerbedingte und chemisch-physikalisch verursachte Formen

1.2.1.1 Erregerbedingte Ösophagitis

1. Erregerbedingte Ösophagitis

• Die **Candidiasis** (syn. *Candidose, Candida-Mykose*) ist die *häufigste infektiöse Erkrankung des Ösophagus.* In Bürstenabstrichen läßt sie sich in bis zu 7 % eines unausgewählten endoskopisch untersuchten Patientenguts nachweisen. Besonders häufig ist sie bei Kranken mit malignen Tumoren, Diabetes mellitus, Immundefekten (z.B. Aids) und immunsuppressiver Therapie. Die Erreger können im HE-Präparat, besser jedoch mit der PAS- oder Grocott-Färbung nachgewiesen werden. Sie liegen als dichtes Myzel an der Epitheloberfläche, können aber auch in tiefere Gewebsschichten eindringen. *Endoskopisch* sieht man **Pseudomembranen**, die aus Pilzkolonien und bei Schleimhautdefekten auch aus Fibrin bestehen. Die Umgebung ist meist nur gering entzündlich verändert.
Komplikationen bei schwerer Candidiasis: Blutungen, Perforationen, Aspirationspneumonien, Ausbreitung auf den tieferen Magen-Darm-Trakt.

- **Candida-Ösophagitis**
häufigste infektiös verursachte Form
  - **begünstigende Faktoren:** Diabetes mellitus, Immundefekte u.a.
  - **Nachweis:** PAS-, Grocott-Färbung, HE, endoskopisch
  - **Morphologie:** Pseudomembranen aus Pilzkolonien+Fibrin

• Die **Herpes-simplex-Ösophagitis** ist insgesamt *selten*, jedoch die häufigste und bisweilen einzige Manifestation eines *viszeralen* Herpes simplex. *Endoskopisch* sieht man anfangs Bläschen, später Erosionen, Ulzera und Leukoplakien. Mikroskopisch sind intranukleäre Einschlußkörper, synzytiale Riesenzellen und homogene „Milchglaskerne" charakteristisch.

- **Herpes-simplex-Ösophagitis**
Morphologie:
  - Bläschen, Erosionen, Ulzera, Leukoplakien
  - synzytiale Riesenzellen, Milchglaskerne

1.2.1.2 Chemisch-physikalisch verursachte Ösophagitis

2. Chemisch-physikalisch verursachte Ösophagitis

• Die **Refluxösophagitis** ist die *häufigste* und daher *wichtigste* Form der Ösophagitis. Man findet sie bei 2–10 % aller Individuen, **bei Gleithernie in 25–90 %**. Nicht selten bleibt sie asymptomatisch.

- **Refluxösophagitis**

⇐

Ursachen:
- Reflux von saurem Magensaft (funktionell oder anatomisch bedingt)

Ursache ist eine funktionell oder anatomisch bedingte **Insuffizienz des unteren (gastroösophagealen) Sphinkters**. Bei der **Dysfunktion (Chalasie)** schließt sich der Sphinkter zwischen den einzelnen Schluckakten nicht und saurer Mageninhalt wird regurgitiert.

Eine anatomisch bedingte Wandstarre besteht bei der **viszeralen Sklerodermie** oder nach operativen Eingriffen an der Kardia.

- Reflux von alkalischem Duodenalsaft

Der saure Magensaft irritiert die Schleimhaut und führt zu entzündlichen Veränderungen. Nicht nur **saurer Magensaft**, auch **alkalischer Duodenalsaft** kann bei Reflux in den Ösophagus analoge Veränderungen erzeugen.

3 morphologische Stadien:
I. Hyperplasie der Basalschicht, bei 25% leukozytäre Infiltration

Morphologisch unterscheidet man *3 Stadien*:
- Im **Stadium I** ist die Basalschicht des Plattenepithels hyperplastisch, die Bindegewebspapillen dazwischen sind verlängert und hyperämisch.

Die Bedeutung dieser Veränderungen ist allerdings nicht unumstritten, vielleicht stellen sie physiologische Normvarianten dar („physiologischer Reflux").

Dagegen gilt eine begleitende Infiltration der Schleimhaut durch neutrophile Granulozyten als sicherer Hinweis auf eine akute Entzündung. Man findet sie aber nur bei etwa 25 % der Patienten.

II. Erosionen, manchmal mit Pseudomembranen
III. Ulzera (Ulkusgrund = unspezifisches Granulationsgewebe)

- Im **Stadium II** treten Schleimhauterosionen hinzu, die von Pseudomembranen bedeckt sein können.
- Im **Stadium III** schließlich entwickeln sich tieferreichende Nekrosen und Geschwüre, deren Grund aus unspezifischem Granulationsgewebe besteht.

Komplikationen:
- Aspiration, Narben
- Ulkusperforation
- Eisenmangelanämie

Mögliche **Komplikationen** einer Refluxösophagitis sind die *Aspiration* (häufige Operationsindikation), *Narbenstrikturen* (etwa 10 % der Fälle), *Ulkusperforationen* (selten), *schwere Blutungen* (selten) und eine *chronische Eisenmangelanämie* bei okkulten Blutverlusten.

- **Barrett-Ösophagus**

Ursache: Reflux
- Ausbreitung des Zylinderepithels auf den distalen Ösophagus

- Der **Barrett-Ösophagus** (syn. *Barrett-Syndrom*, *Endobrachyösophagus*) gilt als refluxbedingte Ösophagitis und ist bei etwa 10 % der Refluxpatienten zu beobachten. Der distale Ösophagus ist auf variabler Länge mit Zylinderepithel ausgekleidet; dieses Areal erscheint lachsfarben und ist gegenüber dem Plattenepithel scharf abgegrenzt. Die Grenze verläuft nicht immer zirkulär, sie kann flammenförmig erscheinen und Plattenepithelinseln enthalten.

Praxishinweis

Die **Diagnose** sollte sich auf solche Fälle beschränken, in denen sich das Zylinderepithel nicht jenseits der 35 cm-Grenze (gemessen von der Zahnreihe an) findet.

mikroskopisch 3 Formen:
1. intestinaler (spezialisierter) Typ

Mikroskopisch unterscheidet man *3 Typen* der Zylinderepithelauskleidung:
- Der *intestinale (spezialisierte) Typ* entspricht der inkompletten Metaplasie der Magenschleimhaut mit Krypten, die von Becherzellen, schleimbildenden Zylinderepithelien ohne Bürstensaum und eingestreuten endokrinen Zellen ausgekleidet werden. Paneth-Zellen sind selten.

2. kardialer (junktionaler) Typ

- Der *kardiale (junktionale) Typ* entspricht der Kardiaschleimhaut mit schleimbildenden Zylinderepithelien ohne Becher-, Paneth-, Haupt- oder Belegzellen.

3. Fundustyp (selten)

- Am seltensten ist der *Fundustyp*, der atrophischer Fundusschleimhaut des Magens entspricht und u. a. bei Kindern vorkommt.

wichtige Spätkomplikation: Karzinom (meist Adenokarzinom)

- bei intestinalem Typ jährlich endoskopisch-bioptische Kontrolle!

Patienten mit Barrett-Ösophagus haben ein **erhöhtes Karzinomrisiko**. Hierbei handelt es sich gewöhnlich um ein Adenokarzinom (Achalasie: Plattenepithelkarzinom), dem dysplastische, im Bürstenausstrich nachweisbare Zylinderepithelveränderungen vorausgehen können. Das Karzinom kann multifokal entstehen. Das **Entartungsrisiko** wurde früher mit bis zu 10 % angesetzt; diese Zahl liegt vermutlich zu hoch. In jedem Fall sollten diese Patienten mindestens *1 mal jährlich endoskopisch-bioptisch kontrolliert werden*, vor allem dann, wenn bei ihnen der besonders karzinomgefährdete *intestinale Typ* nachgewiesen wurde.

1.2.2 Benigne Epithelhyperplasien

Benigne Epithelhyperplasien

• Die **glykogenreiche Akanthose** findet sich in bis zu 15 % aller Biopsien. Dabei enthält die Schleimhaut multiple *weißliche Plaques*, seltener größere längsgerichtete Herde. Bei Aufträufeln von Lugol-Lösung färben sie sich intensiv dunkelbraun oder violett an. Wenn die Biopsiepartikel in 96 %igem Alkohol anstatt in wäßrigem Formalin fixiert werden, so daß das Glykogen nicht aus den Zellen herausgelöst wird, erkennt man im Mikroskop *glykogenreiche helle Zellen*. Ihr Zytoplasma färbt sich mit der PAS-Reaktion intensiv rot an. Die glykogenreiche Akanthose ist völlig harmlos, ihre Ursache ist unbekannt.

• **Glykogenreiche Akanthose**
- harmloser Befund
- weißliche Plaques

mikroskopisch: glykogenreiche, PAS-positive Epithelzellen

• Die seltene **Acanthosis nigricans** manifestiert sich in Form papillärer, stark verhornter Epithelhyperplasien. Sie kann – muß dies aber keinesfalls – auf einen anderwärts gelegenen malignen Tumor hindeuten, am häufigsten (90 %) auf ein *gastrointestinales Karzinom*. Die Acanthosis nigricans selbst ist *gutartig*.

• **Acanthosis nigricans**
- seltener Befund
- papilläre, verhornende Epithelhyperplasie
- Hinweis auf ein gastrointestinales Karzinom

1.3 Tumoren

Tumoren

Im Ösophagus kommen neben benignen und malignen mesenchymalen und epithelialen Tumoren selten auch Karzinosarkome und primäre maligne Melanome vor, ferner Metastasen anderer Primärtumoren. Gelegentlich bricht ein Bronchialkarzinom in die Ösophaguswand und -lichtung ein.

- benigne, maligne
- epithelial, mesenchymal u. a.

1.3.1 Mesenchymale Tumoren

Mesenchymale Tumoren

• Der häufigste **gutartige** mesenchymale Tumor des Ösophagus ist das **Leiomyom**. Es wird hauptsächlich bei jüngeren Erwachsenen beobachtet, bevorzugt das mittlere und untere Ösophagusdrittel und kann eine beträchtliche Größe erreichen (selten allerdings über 5 cm Durchmesser).

• **benigne:**
- **Leiomyom:** häufigster benigner mesenchymaler Tumor

Weitere benigne mesenchymale Tumoren sind das **Lipom**, Gefäßtumoren **(Hämangiom, Lymphangiom, Glomustumor)**, das **Fibrom**, **Chondrom** und der neurogene **Granularzelltumor** (Abrikossoff-Tumor, früher fälschlich auch als Granularzellen-Myoblastom, also als myogener Tumor, bezeichnet).

- **Lipom, Gefäßtumoren, Fibrom, Chondrom** u. a.

• **Bösartige** mesenchymale Tumoren sind im Ösophagus selten.

• **maligne:**

So stellt das **Leiomyosarkom** nur 0,5 % aller malignen Ösophagustumoren. Noch viel seltener sind das **Rhabdomyosarkom**, das **Hämangioendotheliom** und **maligne Lymphome**.

- **Leiomyosarkom:** häufigster maligner mesenchymaler Tumor

1.3.2 Epitheliale Tumoren

Epitheliale Tumoren

Gelegentlich begegnet man einem benignen **Papillom**, das als gelappter Polyp mit granulärer oder verruköser Oberfläche imponiert. Eine maligne Entartung ist nicht bekannt. Dagegen ist das **Ösophaguskarzinom** der wichtigste Ösophagustumor überhaupt.

• **benigne:**
- **Papillom:** verruköser, gelappter Tumor

• **maligne:**
- **Ösophaguskarzinom**

1.3.2.1 Ösophaguskarzinom

Ösophaguskarzinom

> Mit einem Anteil von etwa 98 % ist das Ösophaguskarzinom der weitaus **häufigste Ösophagustumor**. In Deutschland sterben jährlich etwa 2000 Menschen an diesem Tumor, *Männer* sind etwa 2–3 mal häufiger betroffen als *Frauen*. Bei uns liegt der *Altersgipfel* im 6.–7. (Männer) bzw. im 6. Lebensjahrzehnt (Frauen).

• **häufigster Ösophagustumor**

⇦

In Regionen mit besonders hohem Karzinomrisiko liegt der Altersgipfel niedriger.

Weltweit gibt es extreme **Häufigkeitsunterschiede**, manchmal innerhalb desselben Landes. So ist die Prävalenz in einigen Teilen Chinas annähernd 100 mal so hoch wie in anderen Landesteilen, in Südafrika variiert sie um den Faktor 20. In Europa sind manche Teile der Normandie und der Bretagne besonders stark betroffen. China allein weist ca. 60 % aller Fälle weltweit auf.

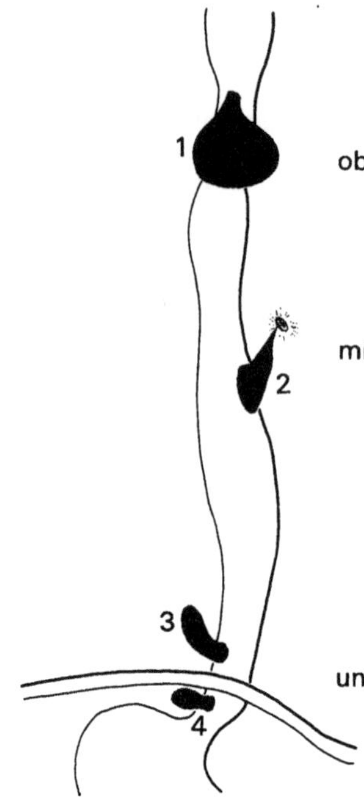

Abb. 30–3: Formen und Lokalisation der Ösophagusdivertikel (Blick auf den Ösophagus von hinten). **1** Zenker-Divertikel (Hypopharynxdivertikel): Pulsionsdivertikel, hintere Ösophaguswand, 20%; **2** Traktionsdivertikel: vordere oder seitliche Ösophaguswand (an der Spitze ein vernarbter Lymphknoten), 60%; **3** epiphrenische Divertikel und **4** subphrenische Divertikel: zusammen 20%

- **Ursachen:**
- – Tabak, Alkohol, Suchtgifte

Unter den **Ursachen** rangieren nach heutigem Wissen *Tabak-* und *Alkoholkonsum* an erster Stelle. Auch *Suchtgifte* (Opium, Morphin) scheinen das Karzinomrisiko zu erhöhen.

Zu den **regionalen Ursachen** zählen Betelnußkauen (Indien), Stärkemehl in selbstgebrautem Bier (Südafrika) und Sukhteh (Reste aus Opiumpfeifen) im Nordost-Iran. Nitrosamine aus pilzverunreinigten Nahrungsmitteln scheinen ebenfalls eine Rolle zu spielen.

- – Narbenstrikturen
- – Achalasie
- – Plummer-Vinson-Syndrom
- – Wärme-, Strahlenschäden

Weitere Ursachen sind *Narbenstrikturen* nach Verätzungen (1/3 aller Fälle bei Langzeitbeobachtung), die *Achalasie*, das *Plummer-Vinson-Syndrom* sowie *thermische* und *Strahlenschäden.* Das Adenokarzinom im Barrett-Ösophagus ist ein Sonderfall.

- **bevorzugter Sitz:** physiologische Engen, bes. **Postkrikoid-Tumoren**

Lokalisation. Das Ösophaguskarzinom bevorzugt die *3 physiologischen Engen.* Läßt man die Tumoren des tiefen Hypopharynx („Postkrikoid-Karzinome") außer Betracht, so ist die mittlere Enge am häufigsten betroffen (s. Abb. 30–3).

- **makroskopische Hauptformen:**
- – polypös (am häufigsten)
- – diffus-infiltrierend
- – ulzerös

Makroskopisch unterscheidet man unter den fortgeschrittenen Karzinomen (Abb. 30–4) **polypöse** (60%), **diffus-infiltrierende** (15%) und **ulzeröse** Formen (25%).

Als **variköser Typ** werden Karzinome beschrieben, die endoskopisch und röntgenologisch an Ösophagusvarizen erinnern. **Papilläre (verruköse) Karzinome** sind selten; sie zeigen ein langsames Wachstum und treten u. a. bei Achalasie, in Divertikeln und bei Narbenstrikturen auf.

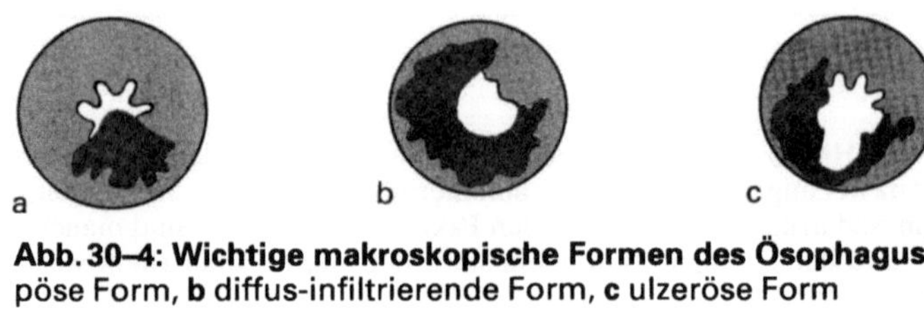

Abb. 30–4: Wichtige makroskopische Formen des Ösophaguskarzinoms: a polypöse Form, **b** diffus-infiltrierende Form, **c** ulzeröse Form

Mikroskopisch dominieren *Plattenepithelkarzinome* (über 95 %), gefolgt von *Adenokarzinomen* und seltenen Varianten wie dem *adenoid-zystischen Karzinom*, dem *Mukoepidermoidkarzinom*, dem *Adenoakanthom* oder dem *kleinzelligen Karzinom*. In endoskopischen Biopsiepräparaten muß vor allem das letztere stets an die Möglichkeit eines in den Ösophagus eingebrochenen Bronchialkarzinoms denken lassen.

- **mikroskopische Typen:**
- **Plattenepithelkarzinom** weitaus am häufigsten

- **DD:** Infiltration des Ösophagus durch ein Bronchialkarzinom

Metastasierung. Der Tumor metastasiert meist *lymphogen*, und zwar je nach Sitz in die Lymphknoten zwischen der supraklavikulären und paragastrischen Lokalisation. *Fernmetastasen* finden sich bei proximalen Ösophaguskarzinomen u. a. in den Lungen, bei distalen Karzinomen in der Leber.

- **Ausbreitung:**
- lymphogen
- hämatogen

Die wichtigsten **Komplikationen** sind die *Obstruktion der Speiseröhre* mit Behinderung der Nahrungsaufnahme, *Blutungen*, *Nekrosen* mit Ulzeration und Fistelbildung sowie *Aspirationspneumonien*.

- **Komplikationen:**
- Obstruktion, Blutungen, Nekrosen, Ulzerationen

Die **Prognose** ist insgesamt schlecht, nur knapp 5 % aller Ösophaguskarzinompatienten erreichen die 5-Jahres-Grenze. Bei frühzeitiger Diagnose und Operation liegt die 5-Jahres-Überlebensrate weit höher. Sie hängt im übrigen vom Sitz des Primärtumors, vom Wachstumstyp, vom Fehlen oder Vorkommen von Metastasen und von der Art der Therapie ab. Ferner wird sie davon bestimmt, ob Begleitkarzinome vorliegen, etwa in der Mundhöhle, im Rachen, im Magen oder Darm.

- **Prognose:** schlecht

2. Magen

Magen

Makroskopie. Kraniokaudal besteht der Magen aus folgenden Abschnitten: der nur etwa 1 cm breiten *Kardia*, der *Fundus-Korpus-Region*, dem *Antrum*, dem *präpylorischen Antrum* und schließlich dem *Pylorus*. Man unterscheidet die kleine (bei Betrachtung von vorn: rechts liegende) und die große (links liegende) Kurvatur.

Abschnitte: Kardia, Fundus, Korpus, Antrum, präpylorisches Antrum, Pylorus
- große und kleine Kurvatur

Mikroskopie. Lupenmikroskopisch ist die Schleimhaut gleichmäßig fein gehöckert *(Areae gastricae)*. Dort münden die Magengrübchen *(Foveolae)* als Fortsetzung der Drüsenhälse und zur Tiefe hin daran anschließenden spezifischen **Magendrüsen** mit *3 Typen*: Die schleimbildenden *mukoiden Pylorus-* und *Antrumdrüsen* mit im Vergleich zur Korpusmukosa langen Foveolen, die *Korpusdrüsen* (Hauptdrüsen, oxyntische Drüsen) mit Nebenzellen, Hauptzellen (Pepsinogenbildung) und Belegzellen (HCl-Bildung) sowie die *mukoiden Kardiadrüsen* mit kürzeren Foveolen als im Pylorusbereich.

Aufbau der Schleimhaut: Areae gastricae, Foveolen, Drüsenkörper

3 Drüsentypen:
1. mukoide Pylorus- und Antrumdrüsen
2. Korpusdrüsen mit Haupt-, Beleg- und Nebenzellen
3. mukoide Kardiadrüsen

Die Antrum- und in geringerer Menge die Korpusmukosa enthalten **endokrine Zellen**. Gastrinproduzierende **G-Zellen** kommen u. a. im Antrum vor, ebenso somatostatinbildende **D-Zellen**. Enterochromaffine **EC-** und **ECL-Zellen** (enterochromaffine like cells), die Decarboxylasen enthalten, liegen u. a. in der Korpusschleimhaut.

- endokrine Zellen

Täglich werden etwa **3 l Magensaft** produziert. Er enthält Schleim als Schutzschicht gegenüber der Magensäure, Salzsäure, Pepsin, Kationen, Anionen, Magenlipase und den für eine physiologische Vitamin-B_{12}-Resorption notwendigen **intrinsic factor**, ein Glykoprotein mit einem Molekulargewicht um 45 000, das Zyanokobalamin bindet. Der Komplex wird im unteren Dünndarm resorbiert. Die **Magen-HCl** aktiviert Pepsinogen zu Pepsin, wandelt das Nahrungseisen in eine resorbierbare Form um und desinfiziert den Nahrungsbrei.

- **Magensaft:** Schleim, Pepsin, Kationen, Anionen, Lipase
- **intrinsic factor:** zur Vitamin B_{12}-Resorption
- HCl

2.1 Fehlbildungen, Kreislauf-, Stoffwechselstörungen

2.1.1 Fehlbildungen

Fehlbildungen

Man unterscheidet folgende Fehlbildungen:
- **Formanomalien**, z. B. die seltene *Mikrogastrie* oder *Divertikel*
- **Lageanomalien**, z. B. den *Thoraxmagen* oder die *Rechtslage* des Magens bei Situs inversus totalis oder partialis
- **numerische Anomalien**, z. B. die *Agastrie* oder *Magenduplikaturen*
- **sonstige Anomalien**, darunter *muskuläre* oder *membranöse Stenosen der*

- **Formanomalien**
- **Lageanomalien**
- **numerische Anomalien**
- **Stenosen**

- **Dystopien**
- **Gastroschisis**

Magenlichtung, *Gewebsdystopien* (z. B. Pankreasgewebe oder sog. Adenoleiomyome) und die *Gastroschisis* (Bauchwanddefekte mit nach außen verlagertem Magen).

Praxishinweis

⇨

Am wichtigsten sind die *muskulären Stenosen* vom Typ der **konnatalen hypertrophischen Pylorusstenose**:

- knorpelartige konzentrische Verdickung des Pylorus

Etwa 1–6 % aller Neugeborenen zeigen eine knorpelähnliche konzentrische Verdickung der Pylorusmuskulatur, bei der u. a. die Ringmuskulatur bis auf das 4fache der Norm verdickt ist. Die angrenzende Muskulatur des Bulbus duodeni ist unauffällig.

Ursache:
Entwicklungsstörung der Ganglienzellen im Plexus myentericus

Ursache. Man nimmt heute an, daß der muskulären Pylorusstenose eine Entwicklungsstörung der Ganglienzellen des Plexus myentericus (Hypoplasie, Vorkommen unreifer Zellen) zugrunde liegt. *Genetische Faktoren* scheinen die Entstehung der Pylorusstenose zu begünstigen, da sie familiär gehäuft bei Zwillingen und Drillingen beobachtet wurde.

Kreislaufstörungen

2.1.2 Kreislaufstörungen

- **Stauungshyperämie**
- **Blutungen**
- intramurale Blutungen

Hierher gehören die **Stauungshyperämie** der Magenschleimhaut sowie **Blutungen** in die Magenwand und Magenlichtung. *Intramurale Blutungen* sind am häufigsten als Schleimhautblutungen bei schwerer venöser Stauung, hämorrhagischer Diathese, infektiös-toxischen Schleimhautschäden (z. B. auch bei chronischem Alkoholabusus) sowie exogenen Vergiftungen zu beobachten.

- **„Leopardenmagen“**: flächenhafte Blutungen

Bei flächenhafter Ausdehnung ist die gesamte Magenschleimhaut bunt gefleckt **(„Leopardenmagen“)**.

- intraluminale Blutungen

Intraluminale Blutungen s. Abschn. 3.2.2.

Stoffwechselstörungen

2.1.3 Stoffwechselstörungen

- **Amyloidose, Kalzinose, Hyalinose** (selten)

Die **Amyloidose** und die **Kalzinose** des Magens werden heute nur noch selten beobachtet, da in beiden Fällen die Grundkrankheiten (bei der Amyloidose chronische Infektionen, bei der Kalzinose der Hyperparathyreoidismus) gewöhnlich früher erkannt und behandelt werden.

Extrem selten ist auch die **Hyalinose** der inneren und mittleren Wandschichten als Folge einer vorausgegangenen Strahlen- oder zytostatischen Therapie.

- **Lipidinseln → Xanthelasmata**

Dagegen sind bei der Gastroskopie häufig sog. **Lipidinseln** (Xanthelasmen, „Xanthome“) der Magenschleimhaut zu beobachten, die als flache oder leicht erhabene gelbe Herde imponieren.

mikroskopisch: Schaumzellen

Mikroskopisch sieht man Ansammlungen von Schaumzellen, die nach elektronenmikroskopischen Untersuchungen aus Histiozyten und glatten Muskelzellen hervorgehen. Mit der PAS-Färbung (negativ im Gegensatz zu Siegelringzellen, die positiv reagieren) lassen sie sich im Zweifelsfall leicht von Karzinomzellen abgrenzen.

Lipidinseln entstehen wahrscheinlich als Folge *lokaler Schleimhautschäden* (Gastritis, Gallereflux mit Cholesterinresorption). Ein Zusammenhang zu generalisierten Stoffwechselerkrankungen ist nicht bekannt.

Gastritis

2.2 Gastritis

- **unspezifische, auf die Mukosa beschränkte Entzündung**

Definition. Die Gastritis ist eine *unspezifische* Entzündung, die sich auf die *Schleimhaut* beschränkt. Alle übrigen Formen sind, gemessen an der hohen Zahl dieser Gastritiden, selten bis extrem selten.

Unspezifische Gastritis

2.2.1 Unspezifische Gastritis

- akut (selten), chronisch
- klinische und histologische Diagnose stimmen häufig nicht überein!

Zwischen der (in hohem Maße unzuverlässigen) *klinischen* und der *histologischen Diagnose* einer unspezifischen Gastritis klafft eine beträchtliche Lücke. Dies gilt zumindest für die *chronischen* und die *chronischen aktiven* Formen, die zahlenmäßig bei weitem überwiegen.

Rein **akute Gastritiden** mit einem nur aus Granulozyten bestehenden entzündlichen Infiltrat sind extrem selten.

Histologisch findet man bei 30–60 % der symptomfreien Individuen chronische entzündliche Schleimhautveränderungen, dagegen bei bis zu 50 % der Patienten mit einer Gastritissymptomatik eine unauffällige Schleimhaut.

Praxishinweis

Eine Gastritis kann somit nur anhand einer **Magenschleimhautbiopsie**, und zwar sowohl der Antrum- als auch der Korpusmukosa, **histologisch diagnostiziert** werden.

Es ist vorgeschlagen worden, jedoch nicht allgemein akzeptiert, die entsprechende klinische Symptomatik als **nicht-ulzeröse Dyspepsie** zu bezeichnen und dabei den Terminus „Gastritis" (bzw. „Duodenitis") zu vermeiden.

- klinische Gastritissymptomatik → **„nicht-ulzeröse Dyspepsie"**

Mit steigendem Lebensalter nimmt nicht nur der relative Anteil der chronischen Gastritiden zu, sondern auch die Schleimhautatrophie. Nach dem 70. Lebensjahr besitzt nur noch etwa jeder 7. Mensch eine unauffällige Magenschleimhaut.

- Zunahme von Gastritis und Schleimhautatrophie mit dem Lebensalter

2.2.1.1 Klassifikation

Klassifikation der chronischen (unspezifischen) Gastritis

Die heute übliche Einteilung der chronischen (unspezifischen) Gastritis unterscheidet folgende Formen (Abb. 30–5):

- **Typ A-Gastritis:** Hervorgerufen durch *Autoantikörper* gegen die Belegzellen (in einem Teil der Fälle auch gegen den intrinsic factor) und daher im Korpus lokalisiert.
- **Typ B-Gastritis:** Nach heutiger Ansicht Folge einer Infektion mit *Helicobacter pylori*, also durch Bakterien verursacht, und primär im Antrum manifestiert. Selten können auch andere Bakterien (z. B. Gastrospirillum hominis) die Ursache sein.
- Kombinierte **Typ A/Typ B-Gastritis:** Autoimmungastritis bei gleichzeitig bestehender bakterieller B-Gastritis.
- **Typ C-Gastritis:** Verursacht durch eine chemisch-toxische Schleimhautschädigung (Gallereflux, Medikamente) und im Antrum oder im Anastomosenbereich nach aboraler Magenresektion anzutreffen.

1. Typ A-Gastritis
- Autoimmungastritis der Korpus-/Fundus-Region

2. Typ B-Gastritis
- bakteriell, Helicobacter pylori

3. kombinierte Typ A/Typ B-Gastritis

4. Typ C-Gastritis
- chemisch-toxisch verursachte Gastritis im Antrum- und Anastomosenbereich

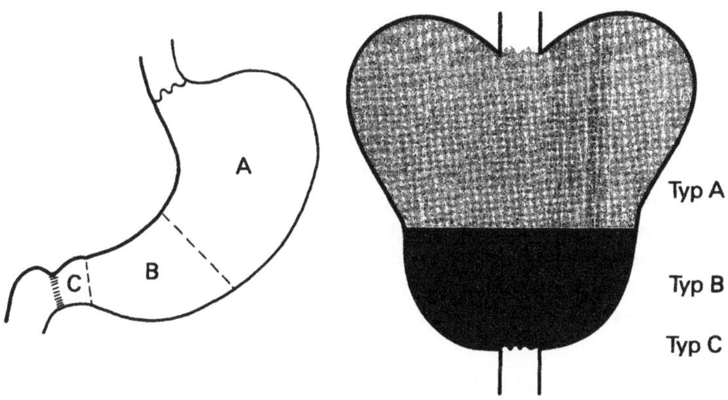

Abb. 30–5: Lokalisation der wichtigsten Formen der chronischen Gastritis

2.2.1.2 Ätiopathogenese

Ätiopathogenese

Über die Ätiologie und Pathogenese dieser 4 Gastritisformen weiß man heute Folgendes:

- Die **Typ A-Gastritis** ist weit seltener als die Typ B-Gastritis. Bis zu 90 % der Patienten besitzen zirkulierende *Autoantikörper* gegen die Belegzellen (Antigen ist die beta-Untereinheit der Protonenpumpe), bis zu 60 % blockierende oder bindende *Antikörper gegen den intrinsic factor.* Daraus resultiert klinisch eine starke Verminderung der Säuresekretion und bei einem Teil der Fälle eine durch Vitamin B_{12}-Mangel bedingte **megaloblastäre perniziöse Anämie.** Die ECL-Zellen der Korpusschleimhaut und die G-Zellen der Antrummuko-

- **Typ A-Gastritis**
- Autoantikörper gegen Belegzellen und intrinsic factor

Folgen:
- megaloblastäre (perniziöse) Anämie
- Karzinoide

sa sind vermehrt, der Gastrinspiegel ist erhöht. Im ausgebrannten Stadium der Typ A-Gastritis findet man basale neuroendokrine Zellkomplexe, die zur Bildung von Karzinoidtumoren führen können.

– begleitende Autoimmunkrankheiten

Nicht selten wird die Typ A-Gastritis von *anderen Autoimmunkrankheiten* begleitet: Hyperthyreose, Hashimoto-Thyreoiditis, M. Addison, Hypoparathyreoidismus u. a.

Es gibt Hinweise darauf, daß genetische Faktoren bei der Entstehung der Gastritis eine Rolle spielen.

• **Typ B-Gastritis**

• Die **Typ B-Gastritis** ist diejenige Gastritisform, bei der sich unser Wissen in den letzten Jahren grundlegend gewandelt und erheblich erweitert hat.

– **Erreger: Helicobacter pylori** (früher: Campylobacter pylori)
seit 100 Jahren bekannt, aber erst 1982 wiederentdeckt und danach eingehend bearbeitet
mikroskopischer Nachweis: HE-Präparat, Methylenblau-Färbung

1982 beschrieben die Australier Warren und Marshall, daß sich aus Magenschleimhaut von Patienten mit chronischer aktiver Antrumgastritis ein Erreger züchten ließ. Sie nannten ihn „Campylobacter pylori", inzwischen wurde er in **„Helicobacter pylori"** umgetauft. Der Erreger war im Grunde schon seit 1893 bekannt, wurde jedoch nicht weiter bearbeitet und war in seiner ursächlichen Bedeutung für die B-Gastritis nicht erkannt. Seine Form im histologischen Schnitt ist S- oder nierenförmig eingebuchtet. Der Keim läßt sich schon im HE-Präparat, besser aber mit Spezialfärbungen, nachweisen. Für die Routineuntersuchung genügt die Löffler-Methylenblau-Färbung, für wissenschaftliche Zwecke wird die Versilberung nach Warthin-Starry vorgezogen. Gegen das saure Milieu des Mageninhalts schützt sich der Keim dadurch, daß er **innerhalb und unterhalb der Schleimschicht** lebt und daß er mittels seiner hohen **Urease-Aktivität** (1000 mal höher als in B. proteus) aus Harnstoff Ammoniak bilden kann. Er kann ferner mittels hämolysierender Enzyme Hämoglobin in Hämin umwandeln und auf chemotaktischem Wege Leukozyten anlocken. In einem Selbstversuch rief Marshall nach Aufnahme einer Bakteriensuspension bei sich selbst eine akute Gastritis hervor.
Inzwischen ist durch eine Vielzahl von Untersuchungen belegt, daß zwischen dem Grad der Keimbesiedlung und dem Grad sowie der Aktivität der Antrumgastritis eine statistisch hochsignifikante Korrelation besteht und daß dies auch für die Korpusmukosa gilt.

Diese Befunde sprechen dafür, daß H. pylori nicht nur mit der B-Gastritis assoziiert ist, sondern den größten Teil der B-Gastritiden induziert. Die Bedeutung des Keims für die Entstehung des „peptischen" Magen- und Duodenalulkus sowie der „peptischen" Bulbitis wird in den entsprechenden Abschnitten dieses Kapitels dargestellt.

• **Typ C-Gastritis**
– Reflux von Duodenalsaft
– Medikamente (Aspirin)

• Die **Typ C-Gastritis** umfaßt alle „Non-A-Non-B"-Gastritiden, wobei chemische Noxen wie der Gallereflux oder bestimmte Medikamente (z. B. NSAR/ASS) die wichtigsten Ursachen darstellen.

Mikroskopische Einteilung

2.2.1.3 Mikroskopische Einteilung

Mikroskopisch unterscheidet man – neben der extrem seltenen rein *akuten* Gastritis – eine *chronische* und eine *chronische aktive* Gastritis.

1. chronische Gastritis

• Die **chronische Gastritis** (Abb. 30–6) zeigt lediglich eine *lymphoplasmazelluläre* Infiltration – manchmal mit einigen beigemischten eosinophilen Granulozyten, aber *ohne* neutrophile Granulozyten.

2. chronische aktive Gastritis

• Die **chronische aktive Gastritis** weist zusätzlich *neutrophile* Zellinfiltrate auf.

• **Schweregrade:**
minimal, gering-, mittel-, hochgradig
– bei der chronischen aktiven Gastritis: 3 Aktivitätsgrade

Nach dem **Schweregrad** unterscheidet man bei beiden Formen eine *minimale*, *gering-*, *mittel-* und *hochgradige* Gastritis sowie bei der chronischen aktiven Gastritis je nach dem Gehalt des entzündlichen Infiltrats an neutrophilen Granulozyten die *Aktivitätsgrade 1–3*.

• **Oberflächengastritis:** chronische Gastritis nur der **interfoveolären** Lamina propria

Wenn die Gastritis nur die interfoveoläre Lamina propria beteiligt und den tiefer gelegenen interglandulären Bereich ausspart, kann man auch von einer **Oberflächengastritis** sprechen. Die Gastritis kann auch im Antrum in eine fokale Atrophie übergehen, wenn die Entzündung auf die Tiefe übergreift und der mukoide Drüsenkörper – mehr oder weniger fleckförmig – schwindet.

• **chronische atrophische Gastritis**

Der Begriff der **chronischen atrophischen Gastritis** sollte aber auf die Autoimmungastritis der Korpusschleimhaut beschränkt bleiben, da diese einen völlig andersartigen diffusen Prozeß darstellt.

• **Erosionen:**
– Leistenspitzenerosionen

Erosionen können bei der akuten und der chronischen aktiven Gastritis hinzutreten, wobei man je nach Tiefenausdehnung oberflächliche **flache Leistenspit-**

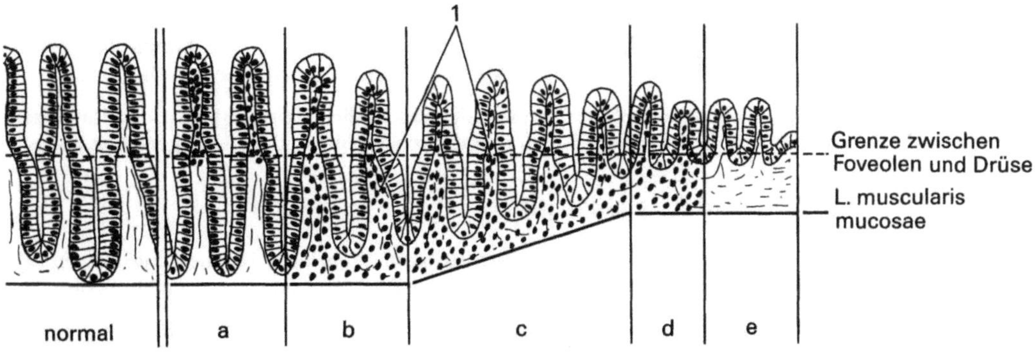

Abb. 30–6: Histologie der chronischen Gastritis. a Chronische Oberflächengastritis: Entzündung auf die interfoveoläre L. propria begrenzt, Foveolen unauffällig, manchmal hyperplastisch. **b Chronische Gastritis mit partieller Atrophie:** Übergreifen der Entzündung auf die interglanduläre L. propria, Drüsenkörper z.T. atrophisch, Foveolen unterschiedlich lang, manchmal hyperplastisch. **c Chronische Gastritis mit fortgeschrittener Atrophie:** Drüsenkörper zunehmend atrophisch, Foveolenlänge unterschiedlich, eher verkürzt. **d Chronische atrophische Gastritis:** Drüsenkörper völlig geschwunden, Foveolen unterschiedlich lang, meist verkürzt, grenzen im Extremfall bei völlig fehlendem Drüsenkörper an die L. muscularis mucosae. **e Restzustand nach chronischer atrophischer Gastritis:** Magenschleimhautatrophie ohne entzündliche Restveränderungen. **c-e** Unterschiedlich starke Verschmälerung der gesamten Schleimhautdicke. **1** Entzündliches Infiltrat

zenerosionen, tieferreichende, jedoch die L. m. mucosae nicht beteiligende, **inkomplette** und bis zur L. m. mucosae reichende **komplette** Erosionen unterscheidet (Abb. 30–7). Wesentlicher ist die Einteilung nach dem Stadium (akute und chronische Erosionen) und nach der Ätiopathogenese (bakteriell bedingte, ischämische und medikamentös-toxische Erosionen). Wird die L. m. mucosae durchbrochen, liegt definitionsgemäß bereits ein *Ulkus* vor.

- inkomplette Erosionen
- komplette Erosionen

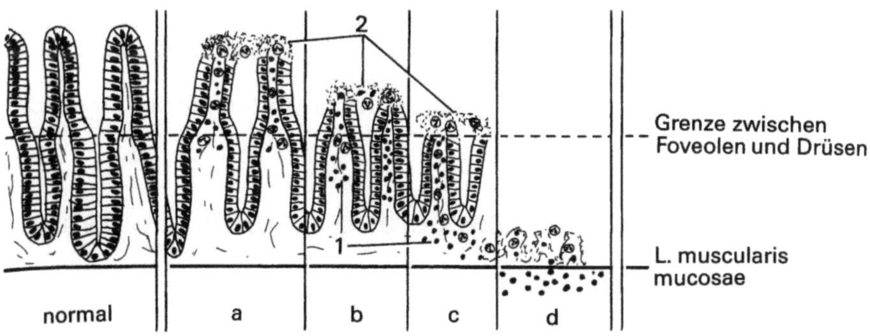

Abb. 30–7: Histologie der Magenschleimhauterosionen. a Leistenspitzenerosion, **b** und **c** inkomplette Erosion, **d** komplette Erosion. **1** Entzündliches Infiltrat, **2** entzündliches Exsudat (Fibrin und Granulozyten)

2.2.1.4 Sonderformen

Sonderformen

Sonderformen der **akuten** Gastritis sind die *mykotische Gastritis* (meist als Candidiasis bei Magenulzera und Magenkarzinomen), die *Herpes-simplex-Gastritis* und die *Zytomegalie* der Magenschleimhaut.

- **akute:**
- mykotische Gastritis
- Herpes-simplex-Gastritis
- Zytomegalie
- eitrige Gastritis

Eine *eitrige Gastritis* in Form einer Magenwandphlegmone oder eines Abszesses ist selten. Sie entsteht dadurch, daß Eitererreger direkt über Schleimhautdefekte, hämatogen (bei Septikopyämie, z. B. im Rahmen einer Endokarditis) oder per continuitatem aus der Umgebung in die Magenwand gelangen.

Die *emphysematöse Gastritis* wird durch gasbildende Bakterien hervorgerufen, die ebenfalls Schleimhautdefekte als Eintrittspforte benutzen.

- emphysematöse Gastritis

Die *Milzbrandgastritis* bei Anthrax-Septikopyämie ist extrem selten.

- Milzbrandgastritis

- **chronische:**
- lymphozytäre Gastritis
- entzündliche fibroide Polypen
- Plasmazellgranulom
- Malakoplakie
- eosinophile u. kollagene Gastritis

Eine Variante der **chronischen** Gastritis ist die **lymphozytäre Gastritis**, bei der gehäuft intraepitheliale Lymphozyten auftreten (für die Diagnose fordert man eine Beteiligung von mindestens 10 % der Oberflächenepithelien).

Ungewöhnliche, seltene Varianten sind der **entzündliche fibroide Polyp**, das **Plasmazellgranulom** und die **Malakoplakie**, ferner die **eosinophile** und die **kollagene Gastritis**.

Spezifische Gastritis

2.2.2 Spezifische Gastritis

- spezifische (granulomatöse) Gastritis: selten

Die spezifische (granulomatöse) Gastritis ist in allen ihren Erscheinungsformen sehr selten. Eine *Gastritis luica* oder *tuberculosa* wird heute praktisch nicht mehr beobachtet.

Auch der *M. Crohn*, die *Sarkoidose* und die sog. *isolierte idiopathische granulomatöse Gastritis* sind seltene Erkrankungen. Neuerdings wird auch eine *Crohn-Gastritis ohne Granulome* beschrieben.

Intestinale Metaplasie

2.3 Intestinale Metaplasie

- **darmähnliche Schleimhaut im Magen**
- Zunahme im Alter

Definition. Wie der Name sagt, treten hierbei in der Magenschleimhaut Inseln aus darmähnlicher Mukosa auf. Der Befund ist häufig und nimmt mit dem Lebensalter an Häufigkeit und Ausdehnung zu.

- Folge einer chronischen aktiven Entzündung

Er gilt heute am ehesten als Folge einer chronischen aktiven Entzündung; die Rolle von H. pylori ist dabei noch ungeklärt.

- in Ulkusnähe und Antrum

Die intestinale Metaplasie findet sich besonders häufig in der Umgebung von Magenulzera im Antrum, von Magenkarzinomen (oft mit Ausdehnung auf das Korpus) und bei chronischer atrophischer Typ A-Gastritis im Korpusbereich.

- **mikroskopische Einteilung:**
1. **komplette** i. M. (dünndarmidentisch)
2. **inkomplette** i. M.
3. **enterokolische** i. M.

Nach dem mikroskopischen Bild man unterscheidet *3 Typen*:
- eine **komplette** *(mit Dünndarmschleimhaut identische)* **intestinale Metaplasie**
- eine **inkomplette intestinale Metaplasie** mit *Becherzellen* zwischen den Zylinderepithelien der Magenoberfläche
- eine **inkomplette intestinale Metaplasie** vom **kolischen** oder **enterokolischen Typ** *(enterokolische Metaplasie)* mit *kolonähnlichen Krypten*, die von Sulfomuzin-produzierenden Becherzellen ausgekleidet werden.

Die intestinale Metaplasie kann stationär bleiben, fortschreiten oder sich zurückbilden.

2.4 Ulcus ventriculi, Exulceratio simplex Dieulafoy

Ulcus ventriculi

2.4.1 Ulcus ventriculi

- **Epidemiologie**
- 3–9 x weniger häufig als das Duodenalulkus

Häufigkeit. Das Magenulkus ist *häufig*. Man nimmt für Großbritannien an, daß etwa jeder 20. Mann über 35 Jahren irgendwann an einem Magenulkus erkrankt. Für den Großraum Kopenhagen wurde eine jährliche Inzidenz bei über 15jährigen von 0,044 % ermittelt. In einer finnischen Studie wurde eine Prävalenz von 0,28 % festgestellt. *Männer* erkranken häufiger als *Frauen*. Nach dem 40. Lebensjahr nimmt die Häufigkeit deutlich zu. Magenulzera können schon bei *Neugeborenen* und *Säuglingen* vorkommen, vor dem 7. Lj. handelt es sich gewöhnlich um Streßulzera oder medikamentös induzierte Ulzera. Es gibt erhebliche *geographische Unterschiede* der Häufigkeit und der Relation Magen-/Duodenalulkus: So ist in den meisten westeuropäischen Ländern das **Duodenalulkus 3–9 mal häufiger als das Magenulkus**, während in Japan, Süd-Norwegen und im Hochland von Peru das Magenulkus überwiegt. Diese Beobachtungen sprechen für die Bedeutung von *Umweltfaktoren*.

- akut, chronisch
1. **akutes Ulkus**
- **Durchbrechen der L. m. mucosae**
- **Sonderformen:**
- **Streßulkus**

Das Ulcus ventriculi tritt als *akute* und als *chronische* Form auf.
- Das **akute Ulkus** findet sich oft *multipel* und ist im Grunde nur die nächste Stufe einer Erosion, indem die Lamina muscularis mucosae durchbrochen wird. Zwei wichtige *Sonderformen* sind:
- **Streßulkus** bei seelisch-körperlichen Streßsituationen, z. B. während des Zweiten Weltkrieges unter der den Luftangriffen ausgesetzten Zivilbevölkerung, und

• **Schockulkus**, bei dem ein akuter Blutdruckabfall mit Minderdurchblutung der Schleimhaut eine wichtige Rolle spielt.
Akute Ulzera sind meist rund oder oval, liegen im Schleimhautniveau und zeigen mikroskopisch eine Quellungsnekrose des Ulkusgrundes. Eine stärkere Leukozyteninfiltration weist bereits auf den Übergang in ein *subakutes Stadium* hin.
• Ein **chronisches Ulkus** liegt dann vor, wenn nach angemessener Zeit unter adäquater Therapie keine Ausheilung stattgefunden hat und der Ulkusgrund reichlich Granulations- und Narbengewebe enthält (Extremfall: *kallöses Ulkus*).

- **Schockulkus**

Makroskopie: rund, oval

2. chronisches Ulkus
- keine Heilungstendenz
- Granulations- und Narbengewebe im Ulkusgrund, z. B. **kallöses Ulkus:**

Lokalisation. Chronische Ulzera liegen meist am *Übergang der Antrum- in die Korpusschleimhaut* und in der *präpylorischen* Antrumschleimhaut, obgleich im Antrum die defensiven Faktoren (Schleimbildung) gegenüber den aggressiven (Säureproduktion in der Korpusmukosa) überwiegen. Dies weist auf die kausale Bedeutung der *Helicobacter-pylori-Gastritis* hin: Sie ist im Antrum stärker ausgeprägt als im Korpus, vermindert die antrale Schleimbildung und führt im Antrum zu kleinen Erosionen. Auch chronische Magenulzera können *multipel* auftreten.

• **Prädilektionsorte**
- Übergang Antrum – Korpus
- präpylorisch: Helicobacter-pylori-Gastritis ↑
- ggf. multipel
- **Form:** kreisrund, treppenförmig

Morphologie. Die chronischen Ulzera sind oft kreisrund und im Längsschnitt trichter- oder treppenförmig gebaut. Oft hängen die Schleimhautränder lippenförmig über den Ulkusgrund hinüber. Dieser zeigt eine grau-gelbe Nekrose. Von innen nach außen weist der Ulkusgrund *4 Schichten* auf (Abb. 30–8): die **Exsudatschicht** (Fibrin mit Blutzellen und nekrotischen Epithelien), die **fibrinoide Nekrosezone** (Quellungsnekrose), die **Granulationsgewebs-** und die **Narbenzone**. Die Muskulatur ist vom Bindegewebe unterbrochen und meist seitlich in den Ulkusgrund hochgezogen. Am Ulkusgrund sieht man oft Arterien, die durch eine Intimaproliferation weitgehend oder ganz verschlossen sind. Durch diese adaptive Intimafibrose beugt der Organismus einer Ulkusblutung vor.

• **Mikroskopie:** 4 Schichten des Ulkusgrundes:
- Exsudatschicht
- fibrinoide Nekrosezone
- Granulationsgewebe
- Narbengewebe
- Arterienveränderungen im Ulkusgrund

Die Frage nach der **Ätiologie** und **Pathogenese** des Magenulkus hat Generationen von Klinikern und Pathologen bewegt und ist bis heute nicht abschließend beantwortet:

Ätiologie, Pathogenese

• Eine *Hyperazidität* kann schon deswegen nicht von wesentlicher Bedeutung sein, weil der Magensaft bei Magenulzera gewöhnlich normazide oder hypazide ist.
• Vermutlich spielt die *chronische Gastritis*, vielleicht in Verbindung mit einem *Reflux von Galle und Duodenalsaft*, die entscheidende Rolle; aber auch hiergegen gibt es begründete Argumente.

• **Hyperazidität** spielt **keine** entscheidende Rolle!
• **wichtig:** chronische Gastritis → duodenogastraler Reflux

• *Medikamente* (Aspirin, Paracetamol, Steroide, nicht-steroideale Entzündungshemmer, Antirheumatika) können chronische Magenulzera erzeugen.

• **Medikamente**

• Die Bedeutung von *Rauchen*, *Coffein* und *Alkohol* ist umstritten.
• Vielleicht ist ein *Mangel an Prostaglandin* von Bedeutung.

• **Genußgifte**

Neuerdings wird eine *Schleimhautischämie* als wichtiger begünstigender Faktor diskutiert. Die Bedeutung von *H. pylori* ist ungeklärt: Zwar läßt sich der Keim in bis zu 100 % der Magenschleimhautbiopsien von Magenulkuskran-

• **Schleimhautischämie**
• **Helicobacter pylori**

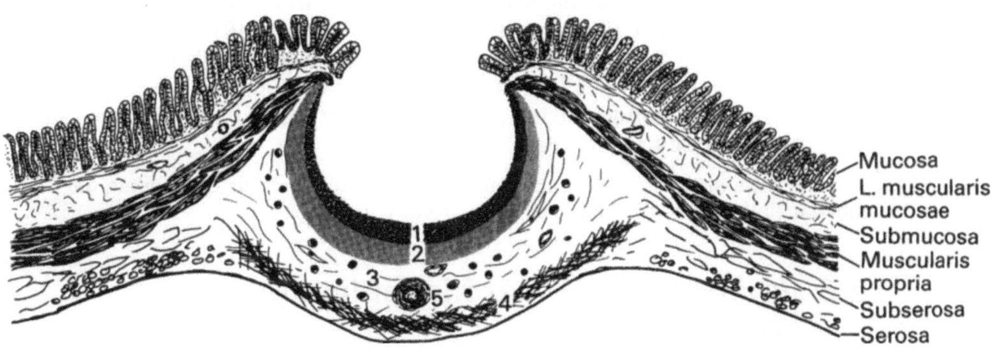

Abb. 30–8: Histologischer Aufbau eines chronischen peptischen Magenulkus. Schichten des Ulkusgrundes: **1** Exsudatschicht, **2** fibrinoide Nekrosezone, **3** Granulationsgewebe, **4** Narbengewebe. **5** Teilweise obliterierte Arterie im Ulkusgrund

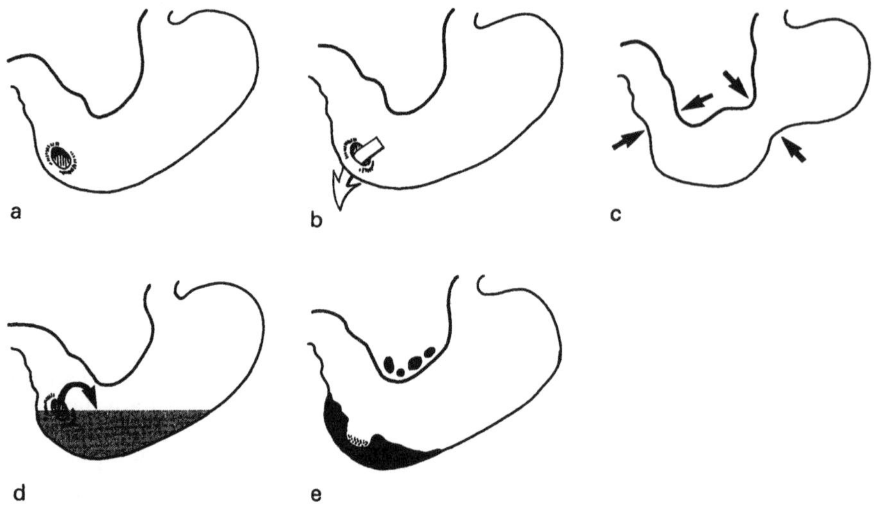

Abb. 30–9: **Komplikationen des peptischen Magenulkus. a** Unkompliziertes Ulkus, **b** Perforation, **c** Narbenstenose, **d** Blutung, **e** Ulkuskarzinom mit Lymphknotenmetastasen

ken nachweisen, auch beschleunigen Wismutsalze die Ulkusheilung und senken die Rezidivrate, ferner spricht der bevorzugte Sitz des Ulkus für die Bedeutung der H.-pylori-Gastritis; jedoch ist damit die kausale Bedeutung von H. pylori noch nicht sicher bewiesen.

- **Folge:** Ulkusnarbe

- **Komplikationen:**
  - benigne Pylorusstenose
  - Sanduhrstenose
  - Blutungen
  - Penetration
  - Perforation
  - maligne Entartung (selten)

Folgen (Abb. 30–9). Nach Abheilung eines Magenulkus bleibt meist nur eine strahlig eingezogene Narbe zurück. Bei überschießender Granulationsgewebs- und Narbenbildung bzw. bei Sitz am Magenausgang kann sich eine **benigne Pylorusstenose**, bei Sitz in der Magenmitte eine (seltene) **Sanduhrstenose** entwickeln. Weitere Komplikationen sind **Blutungen** (von Sickerblutungen bis lebensbedrohenden massiven arteriellen Blutungen), die freie oder gedeckte **Ulkusperforation** und die **Penetration in Nachbarorgane** (u. a. Pankreas und Lig. gastrohepaticum).

⇨

> Bei 1–2 % der chronischen Magenulzera kann sich ein **Karzinom** entwikkeln. Ein solches Ulkuskarzinom darf nur diskutiert werden, wenn sich im Operationspräparat einwandfreie Ulkusreste nachweisen lassen.

Ulkusreste können aber auch Ausdruck des sog. „malignen Zyklus" sein, da Karzinomulzera wie benigne Ulzera vorübergehend abheilen und dann rezidivieren können.

Exulceratio simplex Dieulafoy

- kardianahes Ulkus mit arrodierter Arterie am Grund
- selten, aber wichtige Ursache schwerer Blutungen

2.4.2 Exulceratio simplex Dieulafoy

Das Dieulafoy-Ulkus ist eine seltene *Sonderform des akuten Magenulkus*, die stets im *kardianahen Fundusbereich* liegt und *solitär* auftritt. Die Besonderheit liegt darin, daß der Ulkusgrund eine **arrodierte großkalibrige Arterie** enthält, die als konnatale Fehlbildung interpretiert wird. Die Folge der Arrosion ist eine **schwere Blutung**, die bei Ausbleiben einer raschen chirurgischen Intervention eine hohe Letalität hat.

Die **Therapie** erfordert nicht eine Magenresektion, sondern nur die Ligatur, die Thermokoagulation oder allenfalls eine kleine Keilexzision.

Veränderungen der Magenlichtung

- **akute postoperative Magendilatation**
- **Invagination**
- **Intussuszeption**

2.5 Veränderungen der Magenlichtung, Fremdkörper

Hierzu zählen die *akute postoperative Magendilatation*, die *Invagination* (Verlagerung von Magenteilen in den Ösophagus oder das Duodenum), die *Intussuszeption* (Verlagerung von Ösophagus- oder, bei operiertem Magen, Jejunumteilen in den Magen) und der *Volvulus* (Drehung des Magens um die Organ- oder Mesenterialachse). Die Magenlichtung kann ferner durch ein diffus wachsendes *Karzinom* (alte, heute obsolete Bezeichnung: *Linitis plastica*) oder eine *viszerale Sklerodermie* eingeengt werden.

- **Volvulus**
- **Karzinom**
- **Sklerodermie**

• **Fremdkörper im Magen.** Verschluckte Fremdkörper, z. B. Teile eines Eßbestecks oder Schrauben, passieren zu 80–90 % den Magen-Darm-Trakt auf natürlichem Wege, der Rest muß endoskopisch oder chirurgisch entfernt werden. Selten enthält der Magen **Bezoare**, die aus Haaren (Trichobezoare), Pflanzenteilen (Phytobezoare), Pilzen (Mykobezoare), Karbonat, Arzneimitteln, Schellack usw. bestehen können. Sehr selten ist das **Rapunzel-Syndrom**, bei dem sich zopfartige Haarbüschel vom Magen bis in den Dünn- und Dickdarm hinein erstrecken. Trichobezoare kommen durch Abbeißen und Verschlucken von Kopfhaaren zustande, stellen das Gros der Bezoare und finden sich naturgemäß fast stets bei Frauen.

Fremdkörper
- **Bezoare**
- **Rapunzel-Syndrom**

2.6 Epitheliale Hyperplasien, Polypen und Mukosazysten

2.6.1 Epitheliale Hyperplasien

Epitheliale Hyperplasie

• **Morbus Ménétrier** (Riesenfaltengastropathie). Die vor allem bei älteren Menschen auftretende Krankheit zeigt eine u. U. so starke Vergrößerung des Schleimhautreliefs, daß das Bild an Hirnwindungen erinnert. Die Korpus- und Fundusregion sind bevorzugt. *Mikroskopisch* besteht eine **foveoläre Hyperplasie** (Schleimhautdicke über 1 mm, davon mindestens 2/3 Foveolenanteil). Die *Ätiologie* ist unbekannt, man denkt u. a. an eine immunologische Störung und neuerdings an H. pylori. Die Riesenfalten können persistieren oder sich zurückbilden, u. U. bis zu einer Atrophie. Klinisch findet sich eine Eiweißverlustgastropathie. Das **Karzinomrisiko** ist erhöht.

1. M. Ménétrier
- **Mikroskopie:** foveoläre Hyperplasie der Magenschleimhaut
- Karzinomrisiko ↑

• **Zollinger-Ellison-Syndrom.** Klinisch ist dieses auf ein *Gastrinom* zurückgehende Syndrom gekennzeichnet durch:
- eine fulminante peptische *Geschwürbildung* (meist im Duodenum oder Jejunum, seltener im Magen)
- gastrale *Hypersekretion* und *Hypergastrinämie*.

Morphologisch sieht man im Korpus-Fundus-Bereich eine **glanduläre Hyperplasie** mit Vermehrung und Vergrößerung der Belegzellen, starker Verkürzung der Foveolen und multiplen Geschwüren.

2. Zollinger-Ellison-Syndrom
- **Ursache:** Gastrinom
- **Morphologie:** glanduläre Hyperplasie der Magenschleimhaut
- **Folgen:** multiple peptische Ulzera

2.6.2 Epitheliale Polypen und Mukosazysten

Polypen, Mukosazysten

Definition. *Polypen* sind alle Erhebungen über das Schleimhautniveau, ohne Rücksicht auf den zugrunde liegenden Prozeß (Entzündung, Hyperplasie/Neoplasie, benigne/maligne).

Polyp = Erhebung über Schleimhautniveau

Praxishinweis ⇐

> Daher muß **jeder** Polyp abgetragen, zumindest einer Zangenbiopsie unterzogen und seine Natur **histologisch abgeklärt** werden.

• **Hyperplastischer Polyp.** Diese Polypenform umfaßt *2 Untertypen*: die *fokale foveoläre Hyperplasie* und den *hyperplasiogenen Polypen* (Abb. 30–10a,b). Die meist im Antrum lokalisierte **fokale foveoläre Hyperplasie** findet sich oft als Restzustand von Erosionen oder in der Umgebung von Ulzera bzw. in Anastomosen nach Magenresektionen. Sie ist offenbar Ausdruck einer Hyperregeneration nach Schleimhautschäden. Dementsprechend ist sie ungemein *häufig*. Sie kann sich zurückbilden oder nach Polypektomie rezidivieren. Der **hyperplasiogene Polyp** geht aus der fokalen foveolären Hyperplasie hervor und zeigt zusätzlich eine *Stroma-* und *Drüsenhyperplasie*. Auch bei ihm ist eine maligne Entartung extrem selten. Diese Polypenform gilt jedoch als *Indikatorveränderung*, die auf ein an anderer Stelle des Magens gelegenes Karzinom hinweisen kann.

Polypenformen:
1. hyperplastischer Polyp
2 Unterformen:
- **fokale foveoläre Hyperplasie:** Ausdruck einer Hyperregeneration
- **hyperplasiogener Polyp:** foveoläre Hyperplasie+Stroma- und Drüsenhyperplasie
- Indikatorveränderung

• **Cronkhite-Canada-Syndrom.** Dieses seltene Syndrom, dessen Genese unklar ist, umfaßt eine gastrointestinale Polypose, eine Hyperpigmentation der Haut, Schleimhäute und Netzhaut sowie eine Alopezie und Onychodystrophie. Im Magen können *multiple*

2. Cronkhite-Canada-Syndrom
- seltene Magenpolypose

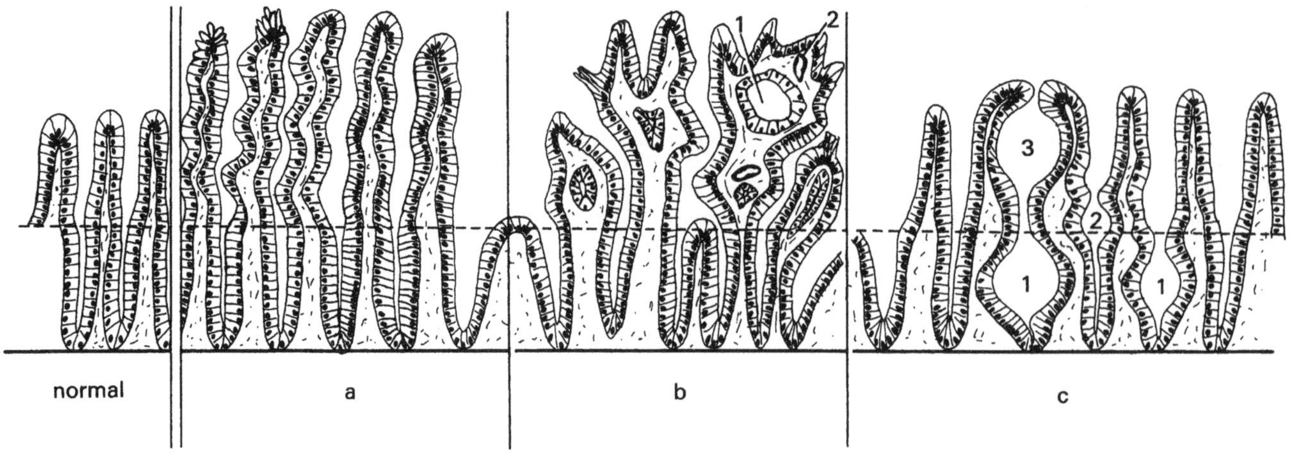

Abb. 30–10: Histologie nicht-neoplastischer epithelialer Magenschleimhautpolypen und Mukosazysten. **a Fokale foveoläre Hyperplasie** mit verlängerten und geschlängelten Foveolen. **b Hyperplasiogener Polyp** mit foveolärer, glandulärer, vaskulärer und Stromahyperplasie; **1** Zyste, **2** Gefäß. **c Mukosazysten** unterschiedlicher Größe mit Sitz **1** im Drüsenkörper, **2** im Drüsenhals und manchmal auch **3** in den Foveolen

- Polypen ähneln juvenilen Retentionspolypen der Kolonschleimhaut

Polypen auftreten, die am ehesten an kolorektale juvenile Retentionspolypen erinnern (s. S. 612). Wegen der *exsudativen Gastroenteropathie* mit Eiweiß- und Elektrolytverlusten ist die *Prognose schlecht.* Sie wird ferner durch das erhöhte Risiko gastrointestinaler Karzinome getrübt.

3. neoplastische Polypen
- **Adenome:** tubulär, tubulovillös, villös
- **„Borderline-Veränderungen":** Neoplasien mit unklarer Dignität
- **polypöse Frühkarzinome**
- **Karzinoide**

• **Neoplastische Polypen. Adenome**, selten über 2 cm Durchmesser, kommen als *tubuläre, tubulovillöse* und *villöse Adenome* im Magen vor. Eine *Sonderform* sind relativ kleine, zentral eingedellte Adenome, die einen erhöhten Atypiegrad aufweisen und wegen des gesteigerten Karzinomrisikos bisher auch als **„Borderline-Veränderungen"** bezeichnet werden. Um eine maligne Entartung sicher ausschließen zu können, muß das Adenom in toto histologisch untersucht und daher mit der Schlinge abgetragen oder ggf. chirurgisch entfernt werden. Zu den neoplastischen Polypen zählen auch das **Adenom der Pylorusdrüsen, Frühkarzinome** des Typs I, IIa, IIa + IIc, ferner der **Karzinoidtumor.**

4. Mukosazysten („Drüsenkörperzysten")
- harmlose, häufige Form von **Korpusschleimhautpolypen** (selten auch: Antrum, u. a. in Resektionsmägen)

• **Mukosazysten** („Drüsenkörperzysten", Abb. 30–10c). Bei dieser sehr häufigen Polypenform sind aus ungeklärten Gründen einzelne oder zahlreiche Drüsen, Drüsenhälse und Foveolen mehr oder weniger stark erweitert, wodurch die Schleimhautoberfläche vorgebuckelt wird.

Die ursprüngliche Bezeichnung „Drüsenkörperzysten" sollte besser durch „Mukosazysten" ersetzt werden, da sich die Zysten nicht nur im Drüsenkörper finden. Im Antrum sind Mukosazysten selten.

5. Hamartome, Gewebsheterotopien

6. hereditäre juvenile Polypose → Entartung

• **Hamartome** und **Gewebsheterotopien.** Auch diese Läsionen (z. B. heterotopes Pankreasgewebe und heterotope Brunner-Drüsen, Hamartome vom Typ des Peutz-Jeghers- und des juvenilen Polypen), können als Magenpolypen imponieren. Wichtig ist das Krankheitsbild der **hereditären juvenilen Polypose,** da sich in den Polypen Dysplasien und Karzinome bilden können.

Magentumoren

- maligne Formen überwiegen

2.7 Magentumoren

Ähnlich wie im Ösophagus überwiegen auch im Magen die *bösartigen* Formen, allerdings mit einer Relation von 4–8:1 weniger stark als dort.

Mesenchymale Tumoren

- **benigne:**
- **Leiomyom:** häufigster benigner mesenchymaler Tumor
- Varianten: **zellreiches Leiomyom, Leiomyoblastom**
- **Neurinom, Neurofibrom**

2.7.1 Mesenchymale Tumoren

Wie im Ösophagus gilt auch im Magen das **Leiomyom** als der häufigste *benigne* mesenchymale Tumor. Er bevorzugt die proximalen Abschnitte, geht meist von der M. propria aus und kann faustgroß werden. *Sonderformen* sind das **zellreiche Leiomyom** (meist benigne) und das **epitheloide Leiomyoblastom** (in etwa 10 % maligne mit Nachweis von Metastasen). An zweiter Stelle nach dem Leiomyom rangieren die **neurogenen Tumoren** (Neurinom, Neurofibrom).

– sonstige Tumoren

Lipome, Angiome, Fibrome, Myxome, Osteochondrome und Osteome sind ausnahmslos selten.

• **maligne:**
– **malignes Lymphom**

> Unter den *malignen* mesenchymalen Tumoren ist das **Non-Hodgkin-Lymphom** am häufigsten; die *hochmalignen* Formen überwiegen.

Makroskopisch imponieren die Lymphome als polypöse, diffus-infiltrierende oder ulzeröse Schleimhautprozesse. Die malignen Lymphome des Magens stellen etwa 1–6% aller malignen Non-Hodgkin-Lymphome und gehen vom mukosaassoziierten lymphatischen Gewebe (engl. *MALT*) aus.

Sie bestehen oft aus zentrozytenartigen Zellen, die immunphänotypisch mit den Marginalzellen der Milzfollikel identisch sind.

– **Sarkome**

Daneben gibt es **Leiomyosarkome**, ebenfalls im proximalen Magenabschnitt gehäuft, **neurogene Sarkome**, **Angiosarkome** und Sarkome aus der Gruppe der **malignen fibrösen Histiozytome**, der **Fibro-** und **Myxosarkome**.

2.7.2 Epitheliale Tumoren

Epitheliale Tumoren

• **Adenome**
• **Magenkarzinom**
• **Magenfrühkarzinom**

Hierher gehören zunächst die *Adenome*, die bereits unter den Polypen abgehandelt wurden (s. Abschn. 2.6.2), das *Magen-* sowie das *Magenfrühkarzinom*.

2.7.2.1 Magenkarzinom

Magenkarzinom

– häufiger Tumor, jedoch rückläufig

Häufigkeit. Weltweit erkranken jährlich etwa 650000 Menschen neu an einem Magenkarzinom. In den letzten Jahrzehnten ist ein *erheblicher Rückgang der Erkrankungen* zu verzeichnen.

So starben nach der amtlichen Todesursachenstatistik in der Bundesrepublik 1965 rund 26000 und 1988 nur noch rund 15000 Menschen an einem bösartigen Magentumor; dies entspricht einem Rückgang um etwa 45%.

– Männer > Frauen
– Zunahme nach dem 40. Lj.

Männer erkranken häufiger als Frauen. Vor dem 40. Lebensjahr ist das Magenkarzinom selten, danach nimmt es an Häufigkeit sprunghaft zu.

– große geographische Häufigkeitsunterschiede

Es gibt beträchtliche **geographische Häufigkeitsunterschiede** mit *hohen* Karzinomzahlen in Japan und Chile, *mittleren* Raten in Westeuropa, USA und Australien (Bundesrepublik: 8,68/100000 jährliche Mortalität) und *niedrigen* Raten in großen Teilen Afrikas und auf den Philippinen. Bei Einwanderern aus Ländern mit höheren Karzinomzahlen in Länder mit niedrigen Zahlen gleicht sich die Karzinomhäufigkeit schon bei der nächsten, im Land geborenen Generation an die niedrigen Zahlen des Einwanderungslandes an.

• **Ätiopathogenese**
– Einfluß von **Umweltfaktoren**:
– bestimmte industrielle Produktionsbereiche
– sozioökonomischer Status
– Ernährungsgewohnheiten
– genetische Faktoren

Ätiologie, Pathogenese. Die epidemiologischen Beobachtungen sprechen für die große Bedeutung von *Umweltfaktoren* bei der Entstehung des Magenkarzinoms. In die gleiche Richtung weisen erhöhte Karzinomzahlen bei Arbeitern in *bestimmten Produktionsbereichen* (z. B. Bergarbeiter, Arbeiter in der Koks-, Gas- und Textilindustrie), bei Personen mit *niedrigem sozioökonomischen Status* und mit bestimmten *Ernährungsgewohnheiten* (reichlicher Genuß von Kartoffeln und Reis, Räucher- und Grillfisch, Grillfleisch). *Auch genetische Faktoren* scheinen von Bedeutung zu sein (familiäre Häufung, erhöhtes Risiko bei Trägern der Blutgruppe A).

• **Präkanzerosen**
– chronische Gastritis
– operierter Magen
– Adenome des Magens
– M. Ménétrier

Wir kennen eine Reihe von **Präkanzerosen**, die in besonderem Maße zur Entstehung eines Magenkarzinoms neigen:
• **chronische atrophische Typ A-Gastritis** und **chronische Typ B-Gastritis**
• **operierter Magen** (etwa verdoppeltes Karzinomrisiko)
• **Adenome** des Magens sowie bestimmte Polyposen (hyperplasiogene und hereditäre juvenile Polypose) und der **M. Ménétrier**.

Die kausale Bedeutung der **intestinalen Metaplasie** ist noch fraglich.

• **Lokalisation**
– Pylorus/Antrum häufig
– Korpus/Kardia seltener

Prädilektionsorte. Das Magenkarzinom findet sich in absteigender Reihenfolge am häufigsten in der **Pylorus-/Antrum-Region** und am seltensten im **Kardiabereich**.

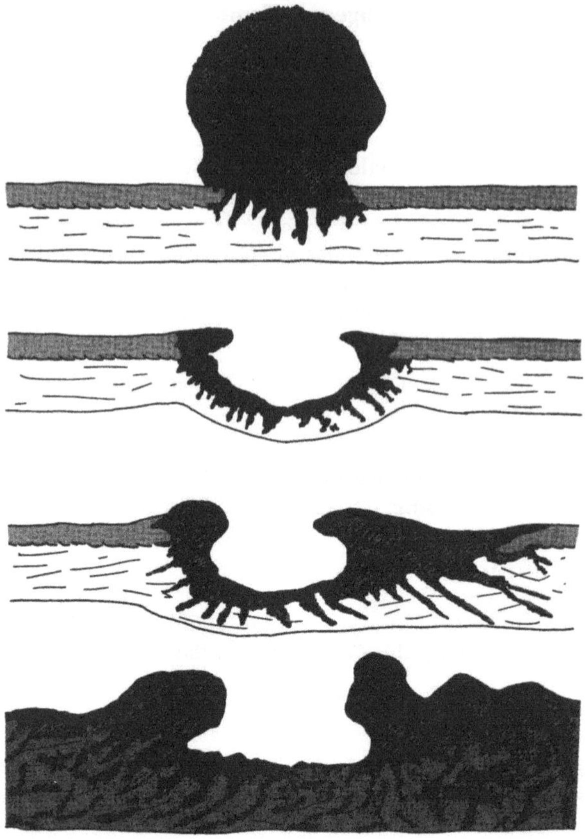

Abb. 30–11: Makroskopische Typen des Magenkarzinoms. Typ I: polypöses Karzinom, **Typ II:** schüsselförmig ulzeriertes Karzinom, **Typ III:** unscharf begrenztes ulzeriertes Karzinom, **Typ IV:** diffus infiltrierendes Karzinom

Klassifikation
- **makroskopisch: 4 Formen** nach Borrmann

⇨

Klassifikation. *Makroskopisch* werden nach Borrmann (1926) *4 Typen* des Magenkarzinoms unterschieden (Abb. 30–11):
- **polypöses** Karzinom **(Typ I)**
- **schüsselförmig ulzeriertes** Karzinom **(Typ II)**
- **unscharf begrenztes ulzeriertes** Karzinom **(Typ III)**
- **diffus infiltrierendes** Karzinom **(Typ IV).**

- schüsselförmig ulzerierter Typ am häufigsten
- **mikroskopisch:** Adenokarzinome am häufigsten

Der Typ I ist am seltensten, die Typen II bzw. IV sind am häufigsten. **Mikroskopisch** unterscheidet die WHO-Nomenklatur *Adenokarzinome* (mit den Unterformen: papillär, tubulär, muzinös und Siegelringzellkarzinom), *adenosquamöse Karzinome* mit drüsigen und plattenepithelialen Anteilen, reine *Plattenepithelkarzinome*, *undifferenzierte* und *nicht-klassifizierbare* Karzinome.

- **Einteilung nach Laurén**
1. **intestinaler Typ:** höher differenziert, bessere Prognose
2. **diffuser Typ:** niedriger differenziert, schlechtere Prognose
- etwa 10 % nicht nach Laurén klassifizierbar!

Unter *prognostischen* Gesichtspunkten werden die Tumoren nach **Laurén** (1965) in solche vom *intestinalen* und vom *diffusen* Typ unterteilt. Der **intestinale Typ** umfaßt die Adenokarzinome mit großen Zellen und geringer Schleimbildung, der etwa 2–3 mal seltenere **diffuse Typ** die überwiegend kleinzelligen undifferenzierten Karzinome und Siegelringzellkarzinome. Etwa 10 % der Magenkarzinome lassen sich *nicht* nach Laurén klassifizieren. Das diffuse Karzinom hat die schlechtere Prognose und erfordert radikalere chirurgische Maßnahmen als der intestinale Typ.

- **Einteilung nach Ming**
1. **expansiver Typ:** bessere Prognose
2. **infiltrativer Typ:** schlechtere Prognose

Von **Ming** (1977) stammt eine weitere Einteilung in Tumoren vom **expansiven Typ** mit kompakten, gut begrenzten Tumormassen und Tumoren vom **infiltrativen Typ** mit unscharf begrenzten, oft dissoziierten Zellnestern.

Die Tumoren vom expansiven Typ entsprechen überwiegend dem intestinalen und diejenigen vom infiltrativen Typ überwiegend dem diffusen Tumortyp nach Laurén *(Faustregel)*.

Praxishinweis

⇦

Metastasierung. Das Magenkarzinom metastasiert bevorzugt in die *regionären Lymphknoten*. Links können die Tumorzellen über den D. thoracicus die linksseitigen supraklavikulären Lymphknoten erreichen. Diese Metastase wird als *Virchow-Drüse* bezeichnet. Häufig finden sich *peritoneale Metastasen* auf der Serosaoberfläche des parietalen und viszeralen Peritoneums. *Fernmetastasen* betreffen u. a. die Leber, die Lungen, die Pleura und das Skelettsystem. Als *Krukenberg-Tumoren* bezeichnet man Ovarialmetastasen, hauptsächlich von Siegelringzellkarzinomen.

- **Ausbreitung**
- Lymphknoten (Virchow-Drüsen)
- Peritoneum
- Fernmetastasen in Leber, Lungen u. a.
- Krukenberg-Tumor: Ovarialmetastase eines Magenkarzinoms

Die häufigsten **Komplikationen** sind *Blutungen*, die *Tumorstenose*, die *Penetration* und (selten) die *Perforation* eines Karzinoms durch die Magenwand nach außen. Bei Lymphangiosis carcinomatosa oder einer Verbrauchskoagulopathie kann eine mikroangiopathische *hämolytische Anämie* hervorgerufen werden.

- **Komplikationen**
- Blutungen, Stenose, Penetration
- Metastasierung
- hämolytische Anämie

Selten kann sich ein paraneoplastisches Syndrom entwickeln (mit Bildung von Parathormon und anderen Hormonen).

- paraneoplastische Syndrome

Prognose. Die **5-Jahres-Überlebensrate** der Patienten mit operiertem Magenkarzinom liegt bei 5–12 %, diejenige der kurativ resezierten Fälle z. T. über 40 %. Sie hängt u. a. vom Tumorstadium ab (ohne Lymphknotenmetastasen 45 %, mit Metastasen 8 %).

- **Prognose**
5-Jahres-Überlebensrate: 5–12 %

Die **Stadieneinteilung** des Magenkarzinoms erfolgt nach dem *TNM-System* der UICC.

- **Stadien nach TNM**

2.7.2.2 Magenfrühkarzinom

Magenfrühkarzinom

Definition. Als Magenfrühkarzinom bezeichnet man ein **invasives Magenkarzinom**, das jedoch auf die **Mukosa** bzw. **Mukosa und Submukosa** beschränkt ist **(early cancer)**. Die Flächenausdehnung spielt für die Diagnose *keine* Rolle.

invasives Karzinom, also **keine Präneoplasie** im Sinne eines Carcinoma in situ!

Wegen der in Biopsiepräparaten fehlenden tiefen Gewebsschichten kann ein Frühkarzinom **nur am Resektionspräparat diagnostiziert werden** (*Ausnahme:* Polypektomiepräparat der Typen I und IIA).

Praxishinweis:
- **Diagnose**

⇦

Der Anteil von Magenfrühkarzinomen an operierten Magenkarzinomen nimmt mit der steigenden Zahl gastroskopischer Untersuchungen ständig zu, er ist also *Ausdruck der verbesserten Diagnostik*. In Westeuropa liegt er um 20 %, in Japan schon bei 40–60 %.

Häufigkeitszunahme: Ausdruck verbesserter gastroskopischer Diagnostik

Makroskopisch unterscheidet man nach der international anerkannten Klassifikation der Japanischen Gesellschaft für Gastroenterologie von 1962 die in Abb. 30–12 dargestellten Typen. Der Typ IIc (allein oder zusammen mit Typ III) ist am häufigsten, bei sehr kleinen Frühkarzinomen dominiert der Typ IIb.

- **makroskopische Einteilung** (japanische Klassifikation von 1962):
- **Typ I**
- **Typ II: A, B, C**
- **Typ III**

Ausbreitung. Da das Magenfrühkarzinom bereits ein invasives Karzinom ist und nicht etwa eine Präneoplasie nach Art eines Carcinoma in situ des Zervixepithels, können auch Metastasen vorkommen:
- *Lymphknotenmetastasen* finden sich beim Mukosatyp in bis zu 10 %, beim Submukosatyp in bis zu 30 %.
- *Fernmetastasen* werden überwiegend beim Submukosatyp beobachtet.

- **Metastasierung:**
- Mukosatyp: bis ca. 10 %
- Submukosatyp: bis ca. 30 %

Prognose. Magenfrühkarzinome können ausnahmsweise über mehrere Jahre *persistieren*. Auch eine *Spontanheilung* durch peptische Abdauung kleiner Karzinome vom Mukosatyp wird diskutiert. Die *operative Heilungsquote* hängt vom Fehlen oder Vorkommen von Metastasen ab und erreicht im ersten Fall nahezu 100 %.

- **Prognose:**
- ausnahmsweise **jahrelange Persistenz**
- **op. Heilungsquote bei Metastasenfreiheit: 100 %**

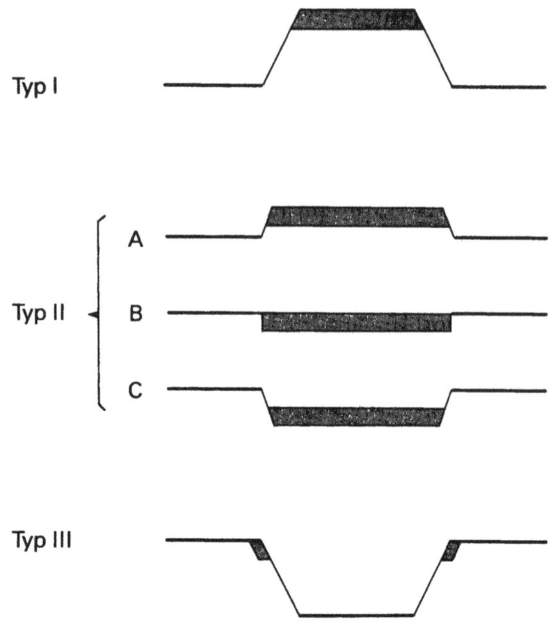

Abb. 30–12: Japanische Klassifikation des Magenfrühkarzinoms. Typ I: vorgewölbte Form; **Typ II:** oberflächliche Form mit den Subtypen **IIa:** oberflächliche erhabene Form, **IIb:** oberflächliche flache Form, **IIc:** oberflächliche, leicht vertiefte Form; **Typ III:** exkavierte Form

Karzinom im operierten Magen

2.7.2.3 Karzinom im operierten Magen

2 Typen:
1. Magenstumpfkarzinom
2. Anastomosenkarzinom

Kofaktoren:
- B-Gastritis
- Refluxgastritis

Definition. Dieser Begriff wird nur verwendet, wenn der Magen *nicht wegen eines Karzinoms* voroperiert wurde und wenn *mindestens 5 Jahre* seit der Operation verstrichen sind.
Man unterscheidet *2 Typen*: **Magenstumpfkarzinome** (im Restmagen) stellen etwa 90 %, **Anastomosenkarzinome** (nach ausschließlicher Gastroenterostomie) etwa 10 % der Fälle. Patienten mit Voroperation wegen eines Ulcus ventriculi sind stärker gefährdet als solche nach Operation wegen eines Ulcus duodeni. Das Karzinomrisiko soll etwa verdoppelt sein. Als *Ursache* bzw. *Kofaktor* werden die schon präoperativ vorhandene B-Gastritis bzw. der Reflux von Galle und Duodenalsaft angeschuldigt. Die *Prognose* ist schlecht.

Duodenum

3. Duodenum

4 Abschnitte:
- Pars superior
- P. descendens mit Papilla Vateri
- P. horizontalis
- P. ascendens

Funktion: Eindickung des Chymus, Hormonbildung

Das etwa 20–30 cm lange Duodenum liegt zwischen Pylorus und Flexura duodeno-jejunalis. Man unterteilt es in *4 Abschnitte:* die Pars superior, die Pars descendens mit Papilla duodeni maior (Papilla Vateri), die Pars horizontalis und die Pars ascendens.
Im Duodenum wird der Chymus (tägl. etwa 2 l) auf etwa 750 ml eingedickt. Die Duodenalschleimhaut bildet eine Reihe von Hormonen, die u. a. die Pankreas- und Magensekretion sowie die Kontraktion von glatter Muskulatur (z. B. der Gallenblase und des unteren Ösophagussphinkters) beeinflussen.

Anomalien

3.1 Anomalien

- **arterio-mesenterialer Darmverschluß**

• **Arterio-mesenterialer Darmverschluß.** Bei zu spitzem Winkel zwischen der Aorta (hinten) und der A. mesenteria sup. (vorn) wird der Übergang vom 3. zum 4. Abschnitt des Duodenum komprimiert, da er wegen seiner retroperitonealen Lage nicht ausweichen kann. Die Mehrzahl der Fälle hat keine weitere erkennbare Ursache, die übrigen Fälle werden u. a. durch lange Bettlägerigkeit, Lage im Gipsbett oder erheblichen Gewichtsverlust provoziert. Das weibliche Geschlecht ist am häufigsten betroffen, meist schon im frühen Kindesalter. *Klinisch* klagen die Patienten über postprandiale Flatulenz und Völlegefühl, Schmerzen und Erbrechen können hinzutreten. Die Therapie erfolgt i. d. R. konservativ.

• **Pulsionspseudodivertikel** entstehen durch eine Ausstülpung der Mukosa und Submukosa durch Muskellücken nach außen und liegen *meist im 2. Abschnitt juxtapapillär.* Man nimmt eine intraluminale Drucksteigerung als Ursache an. Atrophische Wandveränderungen im höheren Lebensalter begünstigen ihre Entstehung. Komplikationen sind selten. **Traktionsdivertikel** sind viel seltener. Divertikel/Pseudodivertikel können sich auch in **Ulkusnarben** entwickeln und liegen daher meist im Bulbus duodeni.

• **Pulsionspseudodivertikel**
- Lage meist juxtapapillär

• **Traktionsdivertikel**
• **Ulkusdivertikel**

3.2 Duodenitis, Ulcus duodeni

3.2.1 Duodenitis

Duodenitis

• **Helicobacter-pylori-Bulbitis.** Die früher als *peptische Bulbitis* bezeichnete Entzündung ist nach heutiger Ansicht durch H. pylori verursacht. Dies ist auf den ersten Blick verwirrend, da H. pylori normalerweise nicht im Duodenum vorkommt. Der Weg führt über eine durch Magensäure induzierte *inkomplette gastrale Metaplasie* mit schleimbildendem Oberflächenepithel, das sekundär von H. pylori besiedelt wird. So kommt es zur Duodenitis mit Mikroerosionen.

• **Helicobacter-pylori-Bulbitis** = wichtigste Form

• **Giardiasis** (syn. *Lambliasis*, s. auch S. 128). Erreger ist *Giardia lamblia*, ein Protozoon aus der Gruppe der Flagellaten. Der Mensch wird direkt oder indirekt fäkal-oral infiziert. *Histologisch* lassen sich die Trophozoiten häufig in Stufenbiopsien aus der Pars descendens duodeni nachweisen.

• **Giardiasis (Lambliasis)**
- histologischer Nachweis der Trophozoiten

• **Duodenitis Crohn.** In etwa 2–3 % der Crohn-Erkrankungen ist das Duodenum mitbeteiligt. Charakteristisch sind neben dem diskontinuierlichen Entzündungsmuster rattenbißähnliche Defekte der Kerckring-Falten im endoskopischen Bild. Granulome findet man nur selten. Das vom Ileum und Kolon her gewohnte Pflastersteinbild zählt zu den Ausnahmen. Die **isolierte** Duodenitis Crohn ist selten.

• **Duodenitis Crohn**
1. **Teilmanifestation** eines intestinalen M. Crohn
2. **isolierte Form**

• **Sonstige Formen** der Duodenitis. Hierzu zählen **infektiöse Formen** (z. B. bei Salmonellen-, Shigellen- und Virusinfektionen), die **ischämische Duodenitis** (etwa bei Herzinsuffizienz, Schockzuständen oder Stenose der Abdominalarterien) und die **aktinische Duodenitis** (als Strahlenfolge mit einem akuten und chronischen Stadium).

• sonstige Formen:
- **infektiöse Duodenitis**
- **ischämische Duodenitis**
- **aktinische Duodenitis**

3.2.2 Ulcus duodeni

Ulcus duodeni

Prädilektionsorte. Das Duodenalulkus liegt meist im *Bulbus duodeni*, d. h. bis etwa 5 cm distal des Pylorus, wobei die ersten 2 cm am häufigsten betroffen sind.

Postbulbäre Ulzera sind weit seltener (etwa 10 %). Ulzera jenseits der Vater-Papille kommen fast nur beim Zollinger-Ellison-Syndrom vor.

• **Lokalisation:**
- meist Bulbus
- seltener postbulbär
- sehr selten distal der Vater-Papille

Die **Häufigkeit** *multipler* Ulzera wird mit 10–45 % angegeben und ist damit weit höher als beim Magenulkus. Nicht selten liegen zwei Ulzera an der Bulbusvorder- und -hinterwand einander gegenüber *(„kissing ulcers“).* Duodenalulzera sind 3–9 mal häufiger als Magenulzera, Männer überwiegen im Verhältnis 2–4 : 1 (Magenulkus: 1–2 : 1).

• **Multiplizität:** 10–45 %
- „kissing ulcers“

Die **Ursache** des Duodenalulkus dürfte fast stets eine **H.-pylori-Bulbitis** sein, die auf dem Weg über die Mikroerosionen der Magen-HCl den Zutritt zu den tieferen Wandschichten ebnet. Vermutlich spielt dabei auch eine **Hyperazidität** mit, hervorgerufen durch eine **erhöhte Belegzellmasse im Magen**, die ihrerseits auf einen gesteigerten Vagotonus zurückgeht. Ferner diskutiert man eine **gestörte Neutralisation der Magen-HCl** (durch verminderte Pankreassekretion) und **genetische Faktoren** (familiäre Häufung, gehäuftes Vorkommen bei Trägern der Blutgruppe 0).

• **Ätiopathogenese**
- H.-pylori-Bulbitis
- Hyperazidität
- sonstige Faktoren (genetische usw.)

Vieles spricht dafür, daß **präpylorische Magenulzera**, die sich bei starker Vernarbung auch morphologisch oft nur schwer oder gar nicht von Duodenalulzera abgrenzen lassen, ätiopathogenetisch den Duodenalulzera und nicht den höher gelegenen Magenulzera gleichzustellen sind.

- **biologische Gemeinsamkeiten von Duodenalulkus und präpylorischen Magenulzera**

Zu den häufigen **Komplikationen** des Duodenalulkus zählen *Blutungen* und *Pylorus-/Duodenalstenosen.* Das Ulkus kann ferner in Nachbarorgane (am häufigsten in das Pankreas, seltener in die Gallenwege, Leber, Kolon, Bauch-

• **Komplikationen**
- Blutungen
- Magenausgangsstenosen

- Penetration
- Perforation
- keine maligne Entartung (Ggs.: Magengeschwür)

wand oder andere Organe) *penetrieren* oder (selten) frei *perforieren*. Im Gegensatz zum Magen ist im Duodenum eine maligne Entartung peptischer Ulzera nicht gesichert.

3.3 Tumoren, Blutungen

Duodenaltumoren

3.3.1 Tumoren und tumorähnliche Veränderungen

- **Adenome:** stets an Adenomatosis coli/Gardner-Syndrom denken!

Duodenaltumoren sind insgesamt *selten*. Relativ am häufigsten sieht man **Adenome**, meist im 1. und 2. Duodenalabschnitt. Sie können sehr groß werden (bis annähernd 10 cm Durchmesser) und maligne entarten. Wichtig ist, daß sie auch *multipel* auftreten können, dies manchmal bei einer familiären *Adenomatosis coli.*

- **Karzinoid**

Zu den relativ häufigeren Tumoren des Duodenum zählen noch die **Karzinoide**.

- Adenokarzinom
- Paragangliom

Das **Adenokarzinom** ist extrem selten. Sehr selten, aber charakteristisch für das Duodenum sind auch **nicht-chromaffine** bzw. **gangliozytische Paragangliome**, die vom vegetativen Nervensystem abgeleitet werden. Andere mesenchymale Tumoren (z.B. Hämangiom, Lipom, neurogene und myogene Tumoren) sind ebenfalls selten.

- **tumorähnliche Veränderungen**
- Hyperplasie der Brunner-Drüsen
- heterotope Magenschleimhautinseln (auch als Ausgangspunkt von Polypen)

Relativ häufig begegnet man im Duodenum **tumorähnlichen Veränderungen**. Am häufigsten sind die **Hyperplasie der Brunner-Drüsen**, die als knotenförmige Schleimhauterhebung imponiert, und **heterotope Magenschleimhautinseln**, auf deren Boden auch hyperplastische Polypen und Mukosazysten entstehen können.

Blutungen

3.3.2 Obere gastrointestinale Blutungen

Obere gastrointestinale Blutungen sind häufig.

- **Ursachen**

⟹

> Unter den **Ursachen** führen **Erosionen des Magens** und des **Duodenums**, gefolgt von **Magen-** und **Duodenalulzera** sowie **Ösophagusvarizen**. Häufig sind auch Mehrfachläsionen. Zu den selteneren Ursachen zählen **Magentumoren**, die **Ösophagitis**, das **Mallory-Weiss-Syndrom** und **Hiatushernien** des Zwerchfells.

Seltene Ursachen sind der *M. Osler*, die *Purpura Schoenlein-Henoch*, die *Angiodysplasie* und *akute Leukosen.*

- **Verlauf, Prognose, Letalität**

Verlauf und **Prognose** der Blutungen hängen u.a. von der Grundkrankheit, vom Lebensalter, von Sitz, Schweregrad und Akuität der Blutung ab, ferner von der Geschwindigkeit der zur Blutstillung erforderlichen ärztlichen Maßnahmen. Läßt man diese Kofaktoren außer Betracht, so liegt die *Gesamtletalität um 10 %.*

XXXI. Verdauungstrakt 3: Unterer Magen-Darm-Trakt

H. F. Otto

Verdauungstrakt 3: Unterer Magen-Darm-Trakt

1. Dünndarm

Dünndarm

Der Dünndarm ist unter funktionellen Aspekten ein komplexes Organ: Er steht im Dienste der *Digestion* und *Resorption* (Nahrungsaufnahme), er ist ein permanent exponiertes *immunologisches Kontaktorgan* (gut bzw. mucosa associated lymphoid tissue = GALT bzw. MALT) und insofern von entscheidender Bedeutung für die Entwicklung und Aufrechterhaltung der immunologischen Homöostase. Schließlich ist der Dünndarm ein *endokrines Organ.*

Funktionen:
- Digestion
- Resorption
- immunologisches Kontaktorgan
- endokrines Organ

1.1 Fehlbildungen, Hamartien

1.1.1 Kongenitale Fehlbildungen

Fehlbildungen

Ursachen

Fehlbildungen gehen auf *3 Hauptursachen* zurück:
1. genetische Faktoren (chromosomale Mutationen)
2. Umgebungsfaktoren (z. B. Hypoxie, Infektionen)
3. die **Kombination** von genetischen und Umgebungsfaktoren.

1.1.1.1 Dünndarmatresien, -stenosen

Atresien, Stenosen

Atresie: Kontinuitätsunterbrechung

Eine **Atresie** (griech. *atretos* ohne Öffnung) ist eine vollständige anatomische Unterbrechung in der Kontinuität des Darmlumens. Am häufigsten ist das Ileum mit 45 % betroffen. Multiple Dünndarmatresien sind in 16–25 % zu finden.

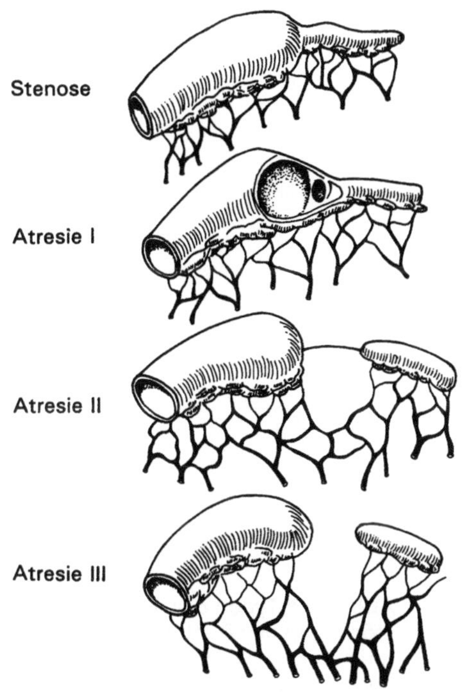

Abb. 31–1: Angeborene Atresieformen des Darms (nach Otto 1976, modifiziert nach Louw 1959)

3 Atresietypen:
Typ I: membranöse A.
Typ II: 2 Blindsäcke mit Bindegewebsstrang
Typ III: 2 getrennte Blindsäcke

Pathologisch-anatomisch unterscheidet man *3 Atresietypen* (Abb. 31–1):

- **Typ I:** Das Darmlumen ist durch eine membranöse Scheidewand unterbrochen *(membranöse Atresie)*.
- **Typ II:** Blindsackartig verschlossene Darmenden, die durch einen Bindegewebsstrang verbunden sind.
- **Typ III:** Vollständige Kontinuitätsunterbrechung in Form von 2 blindsackartigen Darmenden ohne strangförmige Brücke.

Stenose: Verengung des Darmlumens

Eine **Stenose** (griech. *stenos* eng) ist eine Einengung des Darmlumens durch eine schlauch- oder klappenförmige (membranöse) Obstruktion. Am häufisten ist das Duodenum mit 55% betroffen.

Ursachen:
- M. Hirschsprung
- Rotations-, Fixationsanomalien
- Mekoniumileus, Pancreas annulare u. a.

Als **Ursachen** von Atresien und Stenosen kommen in betracht:

- *darmwandbedingte Verschlüsse* und *neuromuskuläre Defekte*: Zuelzer-Wilson-Syndrom, M. Hirschsprung
- *Rotations-* und *Fixationsanomalien* sowie *Verlegung des Lumens*: Mekoniumileus, Mekoniumpfropf = Mekonium-Obstruktions-Syndrom
- *Einengung des Lumens von außen*: Mekoniumperitonitis, Pancreas annulare, Darmduplikaturen.

Divertikel

1.1.1.2 Dünndarmdivertikel

Meckel-Divertikel
- Rückbildungsstörung des Ductus omphaloentericu

Das **Meckel-Divertikel** ist eine Rückbildungsstörung des Ductus omphaloentericus (Abb. 31–2). Seine Häufigkeit wird in pädiatrischen Autopsieserien mit etwa 1,5 %, in chirurgischen Appendektomieserien mit 3,2 % bzw. 4,5 % angegeben. Fast regelmäßig (6/7 der Fälle) wird ein Meckel-Divertikel bei der *Trisomie 18* gefunden.
Das Meckel-Divertikel liegt beim Neugeborenen 30–50 cm, beim Erwachsenen 60–90 cm proximal der Bauhin-Klappe und wird von Ileumschleimhaut ausgekleidet.

Praxishinweis

⇨

Bei einem relativ hohen Prozentsatz findet man dystopes bzw. heterotopes Gewebe, vor allem *Magenschleimhaut* und *Pankreasgewebe*. In der funktionstüchtigen Magenschleimhaut mit Haupt- und Belegzellen können **peptische Ulzera** entstehen und zu *Blutungen* und *Perforationen* führen.

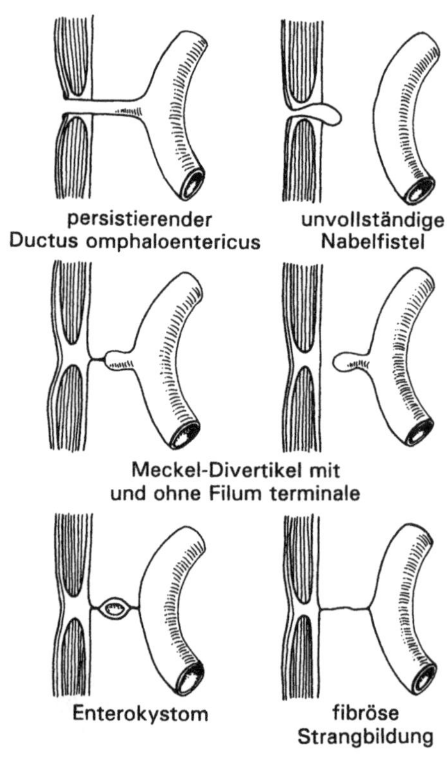

Abb. 31–2: Typen der Rückbildungsstörungen des Ductus omphaloentericus (nach Otto 1976, modifiziert nach Jansen 1974)

Selten sind Invaginationen oder Torquierungen mit hämorrhagischer Infarzierung. Gelegentlich können sich **enteroendokrine Tumoren** (Karzinoide) entwickeln.

- Karzinoide

1.1.2 Hamartien, Hamartome

Hamartien, Hamartome

1.1.2.1 Peutz-Jeghers-Syndrom

Peutz-Jeghers-Syndrom

Definition. Dieses Syndrom ist gekennzeichnet durch eine Kombination von *mukokutanen* (Melanin-) *Pigmentierungen* („Fleckenmelanose") mit einer *gastrointestinalen Polypose* und familiärer Heredität (pleiotropes Gen mit dominantem Erbgang?).

- **Melaninpigmentierung** + **gastrointestinale Polypose**

Die **Pigmentflecken** sind unterschiedlich groß und von brauner bis blau-brauner Farbe. Sie liegen im Niveau der Haut und der Schleimhäute. *Obligat* ist ihre Lokalisation im *Lippenrot* und in der *Wangenschleimhaut.* Perioral ist zumeist auch die Haut pigmentiert.

- blau-braun
- in Hautniveau
- Lage: **perioral, Wangenschleimhaut**

In dieser typischen Lokalisation werden die Pigmentflecken schon bei der Geburt beobachtet.

Die syndromimmanente Polypose betrifft den gesamten Digestionstrakt (Ösophagus bis Rektum). *Histologisch* findet man bei den Peutz-Jeghers-Polypen eine „feinfädige" oder auch astartige Verzweigung glatter Muskelfasern (Muscularis mucosae), die durch ein strukturell und funktionell regelrecht differenziertes Epithel begrenzt werden. Es handelt sich also um eine (hamartomatöse) Fehlbildung im Bereich der M. mucosae.

- **Peutz-Jeghers-Polyp:**
- regelrecht differenziertes Epithel
- verzweigte Muskelfasern

Der **Krankheitswert** (Blutungen, Blutungsanämien, Intussuszeptionen, kolikartige Abdominalschmerzen) des Peutz-Jeghers-Syndroms wird allein durch Sitz und Wachstum der Polypen bestimmt. Eine maligne Entartung mit Metastasierung tritt offenbar außerordentlich selten auf.

1.1.2.2 Juvenile Polypen

Juvenile Polypose

Siehe Abschn. 2.1.3, S. 612.

1.1.2.3 Generalisierte Neurofibromatose (M. Recklinghausen)

Neurofibromatose

Der M. Recklinghausen gehört zur neurokutanen Gruppe der *Phakomatosen.* Die Beteiligung des Gastrointestinaltrakts ist vergleichsweise selten. Eine *maligne Entartung* der intestinal (und mesenterial) lokalisierten neurofibromatösen Tumoren wird auf 10–15 % geschätzt.

- neurokutane Dysplasie
- Entartung: 10–15 %

1.1.2.4 Cronkhite-Canada-Syndrom

Cronkhite-Canada-Syndrom

Dieses 1955 erstmals beschriebene Syndrom ist charakterisiert durch eine generalisierte **gastrointestinale Polypose, Hautpigmentierungen, Alopezien, dystrophe Nagelveränderungen** (Onychotrophien), **Hypo-** und **Dysproteinämien** sowie schwere **Elektrolytveränderungen** (massive wäßrige Diarrhoe). Das Syndrom manifestiert sich i. d. R. jenseits des 40. Lebensjahres. Die *Prognose* wird wesentlich durch den intestinalen Eiweiß- und Elektrolytverlust bestimmt.

- **Magen-Darm-Polypose**
- **Pigmentierungen**
- **Eiweiß- und Elektrolytverluste**

1.1.3 Mechanisch bedingte Dünndarmerkrankungen

1.1.3.1 Invagination

Mechanisch bedingte Dünndarmerkrankungen
Invagination

Definition. Invagination (lat. *vagina* Scheide) ist die Einstülpung einer proximalen Darmschlinge (im Sinne der Peristaltik) in ein unmittelbar distal gelegenes Darmsegment. Als Folge resultiert ein 3-zylindrisches, teleskopartig ineinandergeschobenes Darmrohr, dessen äußerer Zylinder (in das die Einstülpung erfolgte) als Scheide *(Invaginans)* bezeichnet wird. Die beiden innen gelegenen Zylinder stellen das *Invaginat* dar.

- **Einstülpung** eines **Invaginats** in das **Invaginans**

Die Einstülpung einer Darmschlinge erfolgt i. d. R. gleichlaufend mit der Peristaltik, also **isoperistaltisch**. Damit liegt die Spitze des Invaginats analwärts.

- **isoperistaltische** Invaginationen

- vollständig
- partiell

Von diesen *vollständigen* (zentralen) Invaginationen sind *partielle* (laterale) Invaginationen, meist durch seitlichen Zug von Tumoren verursacht, zu trennen.

- **retrograde, antiperistaltische** Invaginationen

Retrograde, antiperistaltische Invaginationen sind selten. Sie kommen vornehmlich in der Phase der Agonie vor.

- besonders betroffen: **Säuglinge** im 4.–10. Monat

Die Mehrzahl der Invaginationen betrifft mit etwa 85 % das späte **Säuglingsalter** mit einem Maximum im 4.–10. Lebensmonat.

Einteilung nach der **Lokalisation**

⇨

Nach der **Lokalisation** der Invagination werden folgende Formen unterschieden:
- *Invaginatio enterica:* Einstülpungen von Dünndarm- in Dünndarmsegmente
- *Invaginatio ileo-colica:* Einstülpungen von Dünndarm- in Dickdarmsegmente
- *Invaginatio colica:* Einstülpungen von Dickdarm- in Dickdarmsegmente

In seltenen Fällen können *mehrere Invaginationen* gleichzeitig beobachtet werden.

Folgen

- **Venenkompression** am Invaginat
→ venöse Stauung → hämorrhagische Infarzierung
→ Nekrose
→ Peritonitis
- **an der Scheide:** Ulzerationen, Perforationen → Peritonitis

Die **Folgen** der durch die Invagination hervorgerufenen Darmveränderungen sind in erster Linie vom Verhalten des Gekröses abhängig. Je weiter das Invaginat verschoben wird, desto stärker wird der am Gekröse ausgeübte Zug, der vor allem eine *Kompression der Mesenterialvenen* bedingt. Diese ruft ihrerseits eine venöse Stauung und schließlich eine hämorrhagische Infarzierung hervor; eine zumeist stürmisch verlaufende *Nekrose* des Invaginats ist die Regel; schließlich entwickelt sich eine *Peritonitis.*

Im Gegensatz zu Veränderungen des Invaginats sind solche der Scheide von geringerer Bedeutung. Selten entwickeln sich bei längerem Bestehen der Invagination Ulzerationen, die infolge von Perforationen zu einer Peritonitis führen können.

- **Verlauf**
- **Schock** mit **Todesfolge**

Verlauf. Die durch die Invagination bedingte Lichtungseinengung des Darmrohrs kann unter den Zeichen der *inneren Einklemmung* und des *Schocks* akut zum Tode führen. Sie kann jedoch auch, abhängig vom Ausmaß der Passagestörung, *chronisch* verlaufen, wobei es zur Dilatation und Wandhypertrophie oberhalb der durch die Invagination bedingten Stenose kommt.

- **Prognose** abhängig von
- Darmveränderungen und
- Dauer: nach 12 Stunden schlecht

Die **Prognose** der Invagination ist abhängig vom Grad der *Veränderungen* am Darm und von der *Dauer* der Invagination: Bei Operationen innerhalb der ersten 12 Stunden liegt die Letalität noch unter 10 %, bei späterer Operation dann über 60 %.

- **Ursachen**
- Spasmen
- Fremdkörper
- Tumoren

Die **Ursachen** sind: unkoordinierte bzw. gesteigerte peristaltische Kontraktionen oder lokale Spasmen *(paralytische* bzw. *spastische Invaginationstheorie)* infolge fehlerhafter Ernährung, einer Entzündung (besonders bei Infektionen mit Adenoviren) oder Überdosierung von Abführmitteln. Größere Bedeutung besitzen offenbar *Fremdkörper*, wie Obstkerne, Bezoare, Darmparasiten (Bolusobstruktion), *Tumoren*, in seltenen Fällen auch *hyperplastische Lymphfollikel* (Peyer-Plaques) im terminalen Ileum.

Volvulus

1.1.3.2 Volvulus

- **Drehung des Darms um Mesenterialachse**

Definition. Drehungen des Darms um seine Mesenterialachse werden als Volvulus (lat. *volvere* drehen) bezeichnet. Ganze Darmabschnitte oder kleinere Segmente können erfaßt sein.

- **kongenital:** Mißverhältnis zwischen Gekröselänge und -stiel

Voraussetzung für die Entwicklung eines Volvulus ist die Beweglichkeit des betreffenden Darmabschnitts, seine leichte Dehnbarkeit und Verschiebbarkeit, ein Mißverhältnis zwischen Gekröselänge und -stiel sowie eine besondere Länge des Darms. Das für die Darmverdrehung wichtigste Moment liegt in einer ungewöhnlich *kurzen Verbindungslinie zwischen den Fußpunkten zweier Darmschlingen.* Diese Vorbedingungen sind häufig bereits **kongenital** determiniert.

- **erworben:**
- Entzündungen
- Tumoren

Den entwicklungsbedingten Gekröseanomalien stehen **erworbene**, meist durch *Entzündungen* (z. B. Peritonitis bzw. peritonitische Narben), aber auch durch *Tumoren* (Peritonealkarzinose, Mesenterialtumoren) hervorgerufene Verkürzungen des Gekröses gegenüber.

Folgen. Die Veränderungen an den gedrehten Darmschlingen sind abhängig vom Grad der *Drehung*, von der Stärke des am Gekröse wirkenden *Zuges* und vom *Umfang* des betroffenen Darmabschnitts:

- Bei geringen Drehungen *(inkompletter Volvulus)* resultieren Darmwandödeme, Hyperämien und flächenhafte Blutungen.
- Bei stärkerer Rotation *(kompletter Volvulus)* entwickelt sich eine hämorrhagische Infarzierung.

Folgen

- **kompletter und inkompletter Volvulus**
  - Ödeme, Hyperämie, Blutungen → hämorrhagische Infarzierung

1.2 Ileus

Ileus

Definition. Ileus (griech. *eilein* zusammendrängen) ist eine Störung der peristaltischen Beförderung des Darminhalts bis hin zum völligen Sistieren der Darmtätigkeit *(Darmverschluß)*.

- mechanische Behinderung der Darmpassage → Überdehnung → **Ileuskrankheit**

Die **Ursachen** sind: Adhäsionen, Briden, Hernien, Inkarzerationen, Invaginationen, Volvulus, Tumoren, Gallensteine (Abb. 31-3). Allen Ileusformen gemeinsam ist eine Behinderung der Darmpassage, die zu einer Erweiterung des Darmlumens und Dehnung der Darmwand führt. Betroffen sind Dünn- und Dickdarm mit sehr unterschiedlicher klinischer Symptomatik. Im allgemeinen unterscheidet man den *mechanischen* und den *funktionellen* Ileus.

Ursachen
- Adhäsionen
- Tumoren
- Gallensteine u. a.

Das **klassische Ileussyndrom** mit aufgetriebenem Abdomen, sistierender Peristaltik, Miserere, Exsikkose, Kreislaufkollaps und Ateminsuffizienz stellt bereits den Endzustand der Ileuskrankheit dar.

2 Ileusformen:

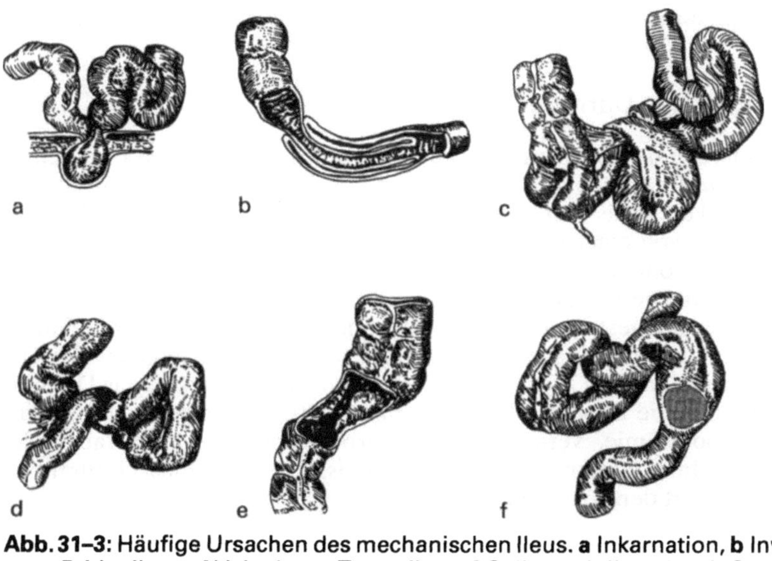

Abb. 31-3: Häufige Ursachen des mechanischen Ileus. **a** Inkarnation, **b** Invagination, **c** Bridenileus, **d** Volvulus, **e** Tumorileus, **f** Gallensteinileus (nach Otto 1976)

1.2.1 Mechanischer Ileus

1. Mechanischer Ileus

Definition. Von der Darmlichtung oder von außen herrührende mechanische Darmverlegung: *Okklusionsileus* (s.u.).

- **mechanische Verlegung des Darmlumens**

- **Obturationsileus:** Behinderung der Darmpassage durch einen die Darmlichtung ausfüllenden *Fremdkörper (Gallenstein, Koprolith, Bezoar)* oder einen in die Darmlichtung sich vorwölbenden *Tumor.*

Hierzu gehört auch der **Mekoniumileus** des Neugeborenen, der bei der *Mukoviszidose* durch atypisch-visköse Schleimmassen entsteht. Es entwickeln sich Darmwandschäden oder Perforationen mit der Folge einer *Mekoniumperitonitis.*
Neben der rein mechanischen Verlegung des Darmlumens durch Fremdkörper spielt beim Obturationsileus auch eine *spastische Komponente* (s.u.) eine nicht unerhebliche Rolle.

- **Obturationsileus:** durch
  - **Fremdkörper**
  - **Tumoren**
  - **Mekoniumileus** beim Neugeborenen

- **Obstruktionsileus:** Lichtungseinengung des Darms durch Entzündungen oder Tumoren *innerhalb der Darmwand.*

- **Obstruktionsileus:** durch

- Entzündung oder
- Tumoren in der Darmwand

beide Formen = **Okklusionsileus**

Da im Einzelfall zwischen Obturation und Obstruktion kaum oder nur willkürlich unterschieden werden kann, werden beide Ileusformen häufig auch unter dem Begriff des **Okklusionsileus** zusammengefaßt.

- **Kompressionsileus:** durch
  - Raumforderung

• Der **Kompressionsileus** wird durch raumfordernde Prozesse in der Bauchhöhle hervorgerufen. Von der Kompression sind vor allem die fixierten Darmabschnitte, die der Raumforderung nicht ausweichen können, betroffen.

- **Gallensteinileus:**
  - Komplikation der Cholelithiasis

• Der **Gallensteinileus** ist eine zwar seltene, aber akut bedrohliche *Komplikation der Cholelithiasis.* Unter allen mechanischen Ileusformen wird er durchschnittlich bei 2 % gefunden. Frauen sind besonders betroffen. Der Übertritt der Gallensteine in den Darm erfolgt über eine *bilio-intestinale Fistel*, klinisch oft stumm. Nur in 20–30 % der Fälle wird ein kolikartiger Abdominalschmerz registriert.

2. Funktioneller Ileus

1.2.2 Funktioneller Ileus

Bei den funktionellen oder dynamischen Ileusformen sind eine *paralytische* und eine *spastische* Form zu unterscheiden.

- **paralytischer Ileus:**
  - Hemmung der motorischen Darmaktivität
  - infektiös, toxisch
  - nervös, reflektorisch: **p.o. Ileus**

• Der **paralytische Ileus** ist durch eine *Hemmung der motorischen Darmaktivität* charakterisiert. Die Motilitätsstörung bis zum komplett ausgebildeten paralytischen Ileus verläuft im allgemeinen über 24–48 Stunden. Der paralytische Ileus kann *infektiös-toxisch* (diffuse eitrige Peritonitis) oder *nervös-reflektorisch* (Nieren- oder Gallensteinkoliken) ausgelöst sein. Auf eine reflektorische Lähmung der Darmwandmuskulatur wird auch der **postoperative Ileus** zurückgeführt.

- **spastischer Ileus**

• Der rein **spastische Ileus** ist sehr selten; er kommt als spastische Komponente z. B. beim *Fremdkörperileus* (s.o.) vor.

Ileusfolgen

1.2.3 Folgen des Darmverschlusses

- **lokal**
  - reflektorische Paralyse
  - hyperperistaltische Gegenregulation
  - Darmdilatation
  - ischämische Kapillarschädigung
- **allgemein**
  - Hypovolämie
  - Oligurie
  - Intoxikation

Die Behinderung der Darmpassage kann initial mit einem *Schock* und einer *reflektorischen Darmlähmung* einhergehen. Im paralysierten Darm stauen sich vor dem Hindernis Darminhalt und Sekrete. Das Stadium der Paralyse wird schließlich von einer hyperperistaltischen Gegenregulation (Vagotonus) abgelöst. Unter hohem Druck wird das Darmlumen weiter dilatiert, die Darmwand überdehnt. Die Dehnung wird intensiviert durch Gase, die aus fermentativen Prozessen des gestauten Darminhalts stammen. Mit steigender Dehnung der Darmwand entwickelt sich eine ischämische Kapillarschädigung. Der Organismus verliert enorme Mengen an Wasser und Elektrolyten in das Darmlumen und in die freie Bauchhöhle *(Volumenmangel).* Die Folgen sind Bluteindickung, Hypovolämie, verminderte Urinproduktion (renale metabolische Azidose) und Intoxikation durch Eiweißfäulnisprodukte. Ohne chirurgische Intervention führt der Ileus zum Tode.

Vaskulär bedingte Darmerkrankungen

1.3 Vaskulär bedingte Darmerkrankungen

Arterielle Okklusion

1.3.1 Arterielle Okklusionen

Ursache

⟹

akut, chronisch durch:
- Arteriosklerose, Thrombose, Embolie
- Thrombangiitis, LE u. a.

> Etwa die Hälfte aller ischämischen Darmläsionen beruht auf einer **arteriellen Verschlußkrankheit** infolge

• arteriosklerotischer (stenosierender) Plaquesbildungen oder ortsständiger Thrombosen
• Thrombembolien bzw. entzündlich bedingter Gefäßverschlüsse: Thrombangiitis obliterans Winiwarter-Buerger, Lupus erythematodes, Periarteriitis nodosa, anaphylaktoide Purpura Schoenlein-Henoch.

Man unterscheidet zwischen *akuten Gefäßverschlüssen* und *chronischen Durchblutungsstörungen* .

1.3.1.1 Akute Gefäßverschlüsse

Häufigste Ursache akuter Störungen der intestinalen bzw. mesenterialen Blutzirkulation sind **Erkrankungen des Herzens**: ulzero-polypöse Endokarditiden, parietale Thromben im linken Herzen nach Herzinfarkten, häufig mit hämodynamisch ungünstigen Herzwandaneurysmen. Die polypösen Effloreszenzen (Endokarditiden) und parietalen Thromben werden mit dem Blutstrom abgeschwemmt und führen in der Peripherie (Mesenterialgefäße) zu einer thrombembolischen Gefäßokklusion mit hämorrhagischer Darminfarzierung.
Schleimhautalterationen (gestörte Resorption, Aufnahme toxischer Substanzen oder pathogener Keime) und eine transmural entwickelte Darmwandnekrose führen entweder zu einer diffusen *Durchwanderungsperitonitis* oder zu *Perforationen*, denen eine diffuse und nicht selten foudroyant verlaufende *Peritonitis* folgt.

Akute Gefäßverschlüsse

durch:
- **Herzerkrankungen**: z.B. ulzero-polypöse Endokarditis
- thrombembolischer Gefäßverschluß → hämorrhagischer Infarkt → Peritonitis

1.3.1.2 Chronische Durchblutungsstörungen

Chronische Durchblutungsstörungen sind Folge von chronisch-stenosierenden Gefäßerkrankungen: Bei etwa **90%** handelt es sich um **degenerativ-arteriosklerotische Gefäßveränderungen**.

Unterschreitet die Kapazität der arteriellen Versorgung 30%, z.B. wenn postprandial der Blutbedarf des Intestinaltrakts u.U. drastisch ansteigt, dann entwickelt sich die **Dyspragia intermittens angiosclerotica intestinalis** (syn. *Angina abdominalis*, Claudicatio intermittens, Ortner-Syndrom) mit krampfartigen Schmerzen im Ober- und Mittelbauch, die *15–30 min nach Nahrungsaufnahme* einsetzen.
Im Gefolge einer chronisch-progredienten Durchblutungsinsuffizienz können sich (ischämische) *Strikturen* oder *Stenosen* und *Ulzera* entwickeln. In diesen Darmabschnitten findet man nahezu regelmäßig Hämosiderinpigment-speichernde *Makrophagen*. Die chronische Durchblutungsstörung kann jederzeit durch eine *Thrombembolie* akut (dramatisch) kompliziert werden.

Chronische Durchblutungsstörungen

Ursache

⇐

- **klinische Manifestation, wenn Durchblutung < 30%**
- **Folgen: Dyspragia intermittens angiosclerotica intestinalis** mit nahrungsabhängigen Schmerzen

- Ulzera, Stenosen
- Hämosiderophagen
- Thrombembolie

1.3.2 Durchblutungsstörungen ohne arteriellen Verschluß

Bei etwa 30–40% aller ischämischen Darmläsionen, einschließlich kompletter hämorrhagischer Infarkte, *fehlen Gefäßokklusionen* jedweder Art: **nicht-okklusive intestinale Ischämien**.

Die wichtigsten **Ursachen** der nicht-okklusiven Darmischämie sind **kardialer** Natur: Herzinfarkt, Herzrhythmusstörungen, Herzvitien, kardiogener Schock. Bei längerer (kardiogener) Schockdauer führt die Mangeldurchblutung zur hämorrhagischen Darmwandnekrose. Weitere Ursachen sind erhöhte **Hämokonzentrationen** (z.B. nach Verbrennungen oder nach einer Überdosierung von Diuretika) und medikamentös bedingte Gefäßkonstriktionen im Splanchnikusgebiet (Digitalis, Oktapressin, Ergotamin u.a.).
Pathologisch-anatomisch findet man variable Bilder, nicht selten allerdings komplette *hämorrhagische Darminfarkte*.

Nicht-okklusive intestinale Ischämie

- **ischämische Darmläsion ohne Gefäßstenose**

⇐

- **Ursachen**
- **kardiogen**
- erhöhte Hämokonzentration

- **Morphologie**
- hämorrhagische Infarkte

1.3.3 Kreislaufstörungen: venöse Hyperämie

Die venöse oder auch **passive Hyperämie** wird beobachtet bei *Leberzirrhosen* oder bei *chronischer Insuffizienz des rechten Herzens*. Der makroskopische Befund ist charakterisiert durch eine blau-rote Verfärbung der Schleimhaut (Zyanose), durch vermehrte Gefäßzeichnungen der Serosa, durch ein Ödem der Darmwand als Folge der hypoxisch bedingten Permeabilitätsstörung.
Eine vollständige Behinderung des venösen Abflusses findet man bei thrombotischen Verschlüssen der Mesenterialvenen **(Mesenterialvenenthrombose)**.

Venöse Hyperämie

bei:
- **Pfortaderhochdruck**
- **Rechtsherzinsuffizienz**

- **Mesenterialvenenthrombose**

Malabsorptionssyndrome

1.4 Malabsorptionssyndrome

Definition. Entsprechend der Digestion und Absorption werden *Maldigestions-* und *Malabsorptionssyndrome* unterschieden. Beide werden unter dem Oberbegriff **Malassimilation** zusammengefaßt.

- **Malassimilation**
- **Maldigestion:** Nahrungsaufspaltung ↓: **pankreatogen, hepato-biliär, gastrogen**

Die **Maldigestion** ist definiert als *Störung der intraluminalen Aufspaltung* der Nahrungsstoffe. Sie kann *pankreatogen*, *hepato-biliär* oder *gastrogen* bedingt sein:

- **pankreatogene Maldigestion:** chronische Pankreatitis, totale oder subtotale Pankreatektomie, Pankreaskarzinom (diffus oder Kopfregion), Pankreasfistel, Pankreolithiasis, Mukoviszidose, Kwashiorkor
- **hepato-biliäre Maldigestion:** Obstruktionsikterus, biliäre Leberzirrhose, schwere Leberparenchymschäden, Gallensäuremangel: kongenital, Ileumresektion (z.B. M. Crohn), Gallenblase-Kolon-Fistel, Cholestyramintherapie
- **gastrogene Maldigestion:** totale oder subtotale Gastrektomie, Ösophagogastrektomie, Vagotomie und Drainageoperation, chronisch-atrophische Gastritis.

- **Malabsorption:** Resorption ↓: Diarrhoe, Steatorrhoe, Adynamie, Kachexie

Malabsorptionssyndrome beruhen auf Störungen des eigentlichen Membrantransports. Die **Malabsorption** ist eine *ungenügende* Resorption (Absorption) genügend abgebauter Ingesta, also eine Mangelresorption, die zu globalen Defizitsymptomen mit chronischer Diarrhoe, Steatorrhoe, Adynamie und progredientem Gewichtsverlust führt.

Maldigestion und Malabsorption sind letztlich nur theoretisch zu trennen. Wesentliche Endphasen der Digestion vollziehen sich nicht intraluminär, sondern im Bereich des Bürstensaums der Enterozyten. Der Bürstensaum stellt somit die *Nahtstelle von Maldigestion und Malabsorption* dar. Er enthält die für den Endabbau der zugeführten Nahrungsstoffe erforderlichen Enzymsysteme, zugleich aber auch Transportsysteme. Die Bürstensaummembran ist eine digestiv-absorptive Oberfläche.

1.4.1 Kongenitale Störungen der Darmresorption, Zöliakie

Kongenitale Darmresorptionsstörungen
- **durch isolierten Enzymausfall**

1.4.1.1 Kongenitale Störungen der Darmresorption

Angeborene Darmresorptionsstörungen sind durchweg selten. Sie sind **isolierte Resorptionsstörungen**, zumeist infolge eines Enzymausfalls (Enzymopathie).

- **Disaccharid-Malabsorptions-Syndrom** → Kohlenhydratintoleranz

Am häufigsten sind die primären **Disaccharid-Malabsorptionssyndrome** (Abb. 31–4), die histologisch (Dünndarmbiopsie) überwiegend ein normales Schleimhautrelief zeigen. Die Disaccharidmalabsorption führt zu einer *Kohlenhydratintoleranz*. Intoleranz ist in diesem Zusammenhang ein unspezifischer Begriff, der nichts über die jeweilige Pathogenese aussagt. Er ist nicht identisch mit dem Begriff der Malabsorption.

Eine **Milchintoleranz** z.B. kann sehr verschiedene Ursachen haben. Sie kann Folge einer enzymatischen Störung des Intermediärstoffwechsels der Galaktose sein (kongenitale Galaktosämie), sie kann auf einer Laktosemalabsorption, auf einer Milchallergie oder auf einer direkten schleimhauttoxischen Milchwirkung beruhen.

Zöliakie

1.4.1.2 Primäre Malabsorptionssyndrome: Zöliakie

Definition ⟹

- primäres Malabsorptionssyndrom

> **Definition.** Die Zöliakie (griech. *koilakos* an der Verdauung leidend) ist eine *persistierende permanente* **Gluten-** bzw. **Gliadinintoleranz** der *Dünndarmschleimhaut*, die mit schweren **Malabsorptionssymptomen** und einer **Zottenatrophie** einhergeht.

Synonyma: einheimische, nicht-tropische, gluteninduzierte Sprue; idiopathische Steatorrhoe; Infantilismus intestinalis.

- **Inzidenz:** 1:1000–5000

In Deutschland beträgt die **Inzidenz** bei Kindern etwa 1:1000, bei Erwachsenen 1:5000.

- **Gluten** → immunologische Zottenatrophie

Die **Zottenatrophie** beruht bei einer vorwiegend im HLA-System (HLA-B8, HLA-Dw3) verankerten Prädisposition auf immunologisch begründeten *Intoleranzreaktionen* gegenüber **Gluten**, der alkohol-, in hohem Maße aber wasserunlöslichen Fraktion des Klebereiweißes, die als *Gliadin* im Weizen- und

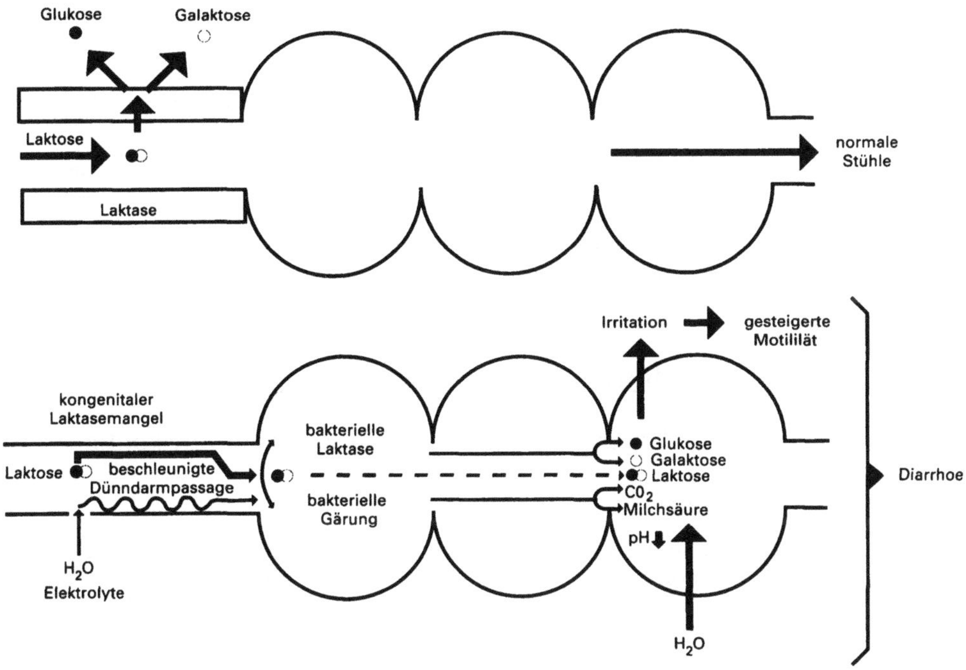

Abb. 31–4: Pathophysiologischer Mechanismus der Disaccharidmalabsorption, dargestellt am Beispiel der Laktosemalabsorption (nach Otto 1976)

Roggenmehl, als *Hordein* im Gersten- und als *Avenin* im Hafermehl vorkommt.

Morphologisch (lupen- und lichtmikroskopisch) zeigt die Dünndarmschleimhaut spruetypische (nicht pathognomonische) Veränderungen in Form einer totalen oder subtotalen *Zottenatrophie* und *Kryptenhyperplasie* (hyperregeneratorischer Schleimhautumbau). Die *Enterozyten* (resorbierende Schaumzellen) sind erheblich alteriert. Man findet singuläre oder globale Enzymdefekte im Bereich der Mikrovilli. Innerhalb der Lamina epithelialis mucosae liegen zahlreiche *lymphoide Rundzellen* (T-Lymphozyten). Die Mitosezahl in den Schleimhautkrypten ist deutlich erhöht. Im Schleimhautstroma bildet sich ein dichtes Infiltrat aus Lymphozyten und Plasmazellen.

- **Morphologie:**
- Zottenatrophie
- Kryptenhyperplasie
- enterozytäre Defekte
- Rundzellinfiltrate

Diagnostisch ist eine perorale Dünndarmbiopsie mit dem Nachweis spruetypischer Schleimhautveränderungen erforderlich. Der *Biopsiebefund* ist Voraussetzung für die Diagnose einer Zöliakie.

- **Nachweis: Dünndarmbiopsie**

⇦

Desweiteren sind hilfreich **immunserologische Befunde**: Antigliadin-Antikörper (IgA, IgG), Antiretikulin-Antikörper, Antiendomysium-Antikörper.

- **Immunserologie** (Antigliadin-Ak)

Unter einer strikt **glutenfreien Diät** normalisieren sich die Schleimhautveränderungen (Enterozyten, Zottenhöhe, Kryptentiefe). Wird die Diät nicht eingehalten, kann es zu schwerwiegenden **Komplikationen** kommen:

- **Osteomalazie** und **Osteoporose** gehen auf eine gesteigerte Kalziumsekretion in den Darm bzw. eine verminderte Kalzium- und Vitamin-D-Resorption zurück. Insofern kann sich ein *sekundärer Hyperparathyreoidismus* entwikkeln.
- **Maligne Lymphome** und **Karzinome** treten bei etwa 10 % aller Zöliakiepatienten auf. Im Vordergrund stehen MALT- (mucosa associated lymphoid tissue) bzw. Enteropathie-assoziierte maligne *T-Zell-Lymphome* (EATCL). Desweiteren werden *Adenokarzinome* des Dünndarms, des Magens und des Pankreas sowie *Plattenepithelkarzinome* des Oropharynx und des Ösophagus beobachtet.

- **Therapie**
- glutenfreie Diät
- **Komplikationen:**
- Osteoporose
- Vitamin-D-Mangel
- sekundärer Hyperparathyreoidismus
- Tumoren: T-Zell-Lymphome, Karzinome

Sekundäre Malabsorptionssyndrome

1.4.2 Sekundäre Malabsorptionssyndrome

Das klinische Spektrum sekundärer Malabsorptionssyndrome unterscheidet sich nicht grundsätzlich von dem der glutensensitiven Enteropathie. Die Ursachen sind indessen weitgespannt:

Ursachen:
- postoperativ
- Entzündungen
- Tumoren
- Endokrinopathien

Postoperative Malabsorptionssyndrome (Syndrom der blinden Schlinge); Malabsorptionssyndrome bei entzündlichen oder tumorösen Darmerkrankungen, bei systemischen Erkrankungen, häufig im Sinne sog. kutointestinaler Syndrome (Sklerodermie, Urticaria pigmentosa = generalisierte Mastozytose, Psoriasis, Dermatitis herpetiformis Duhring); Malabsorptionssymptome bei verschiedenen Endokrinopathien (diabetische Enteropathie, Verner-Morrison-Syndrom, Zollinger-Ellison-Syndrom u. a.).

Entzündungen des Dünndarms

1.5 Entzündliche Dünndarmerkrankungen

1.5.1 Cholera, Enteritis necroticans, Säuglingsenterokolitis

Cholera

1.5.1.1 Cholera

- **Erreger:** Vibrio cholerae

Die Cholera ist eine (meldepflichtige) akute Infektionskrankheit, die bevorzugt den Dünndarm befällt. Die Erreger, die **Vibrio cholerae** (1883 von R. Koch entdeckt), infizieren lediglich den Magen-Darm-Trakt, ohne ins Gewebe oder in die Blutbahn einzudringen. Das Darmepithel bleibt weitgehend intakt.

bakterielle Toxine führen zur „osmotischen Diarrhoe"

Die **Pathogenität** der Vibrionen beruht auf der Wirkung ihrer Toxine (den Exotoxinen Neuraminidase, Choleragen, dem zellwandständigen Endotoxin, einem Lipopolysaccharid). Der hochgradige Verlust isotoner Flüssigkeit wird durch Choleragen, der Diarrhoe-auslösenden Komponente der Enterotoxine, induziert. Choleragen stimuliert, analog einem Hormon, die Aktivität der Adenylzyklase. Diese Stimulation führt zu einer gesteigerten Synthese von zyklischem AMP, das ein bestimmtes Transportsystem der Enterozyten aktiviert. Dadurch werden Chlorid- und Hydrogencarbonationen in die Darmlichtung befördert. Die großen Flüssigkeitsverluste lassen sich als osmotisches Phänomen („chemische Diarrhoe") erklären. Die enterale Infektion führt zu akuten **Brechdurchfällen** mit **schwerster Exsikkose**, **Kollaps** und **Niereninsuffizienz**. Die pathologisch-anatomischen Veränderungen seitens des Darmtrakts (Schleimhautödem mit entzündlicher Kapillarektasie, Hyperämie der Serosa mit Fibrinexsudationen) sind uncharakteristisch. Die eindeutige Diagnose ist nur durch den **Nachweis der Cholera-Vibrionen** zu erbringen.

Enteritis necroticans

1.5.1.2 Enteritis necroticans

- **Erreger:** Bacillus enterotoxicus
- **morphologisch:** massive hämorrhagische Darmwandnekrosen

Der Erreger dieser schweren Enteritisform (syn. **Darmbrand**) ist der Bacillus enterotoxicus, **Clostridium perfringens** (Welchii). Die Letalität liegt bei 20–40 %.
Pathologisch-anatomisch findet man eine dunkle, schwarz-rote hämorrhagische Nekrose des oberen Jejunums, selten auch des Ileums und Kolons. Die Veränderungen des Darms erinnern an „verbranntes Gewebe" (Darmbrand). Der Darm ist steif, gummischlauchartig, die Serosa getrübt und fibrinbedeckt. Die Darmwand ist ödematös verbreitert, durchsetzt von Erythrozyten und Clostridien. Die Arterien der Darmwand zeigen eine homogenisierende Arteriolonekrose. Oft füllen hyaline Thromben das Gefäßlumen aus.

Säuglingsenterokolitis

1.5.1.3 Hämorrhagisch-nekrotisierende Säuglingsenterokolitis

- **Erreger:** Escherichia coli

Die Erkrankung beruht wahrscheinlich auf einer Infektion mit **Escherichia coli**. Erst in den letzten Jahren wurde festgestellt, daß bestimmte Stämme von E. coli (Enterotoxische, enteroinvasive, infantile enteropathogene E. coli) schwere Durchfallerkrankungen hervorrufen können.
Auffallend bei der hämorrhagisch-nekrotisierenden Säuglingsenterokolitis sind **prädisponierende Faktoren** in der Anamnese: Erkrankungen der Mutter während der Schwangerschaft (Eklampsie, Diabetes mellitus), vorzeitiger Blasensprung, vorzeitige Lösung der Plazenta, Geburtstraumen, Hypoxie mit respiratorischer und metabolischer Azidose. **Morphologisch** findet man ähnliche Befunde wie bei der Enteritis necroticans. Alles in allem erinnert die Morphologie an ein **Shwartzman-Sanarelli-Phänomen**.

1.5.2 Salmonellosen

Salmonellosen

Definition. Salmonellosen sind Infektionskrankheiten, die bei Mensch und Tier beheimatet sind und durch Salmonellen hervorgerufen werden.

- **durch Salmonellen ausgelöste Infektionskrankheiten**

1.5.2.1 Typhus abdominalis

Typhus abdominalis

Definition. Der Typhus abdominalis ist eine septikämische Allgemeininfektion mit besonderer Bevorzugung des Darms. Die Inkubationszeit dauert nach Infektion mit **Salmonella typhi** 1–3 Wochen.
Bei dieser **zyklischen Infektionskrankheit** sind *4 Stadien* zu unterscheiden:

- **Erreger:** S. typhi

4 Stadien:

- **Stadium incrementi** (1. Woche): Krankheitsbeginn mit treppenartigem *Fieberanstieg*, heftigen Kopfschmerzen, Benommenheit bis zur *„Umnebelung der Sinne"* (griech. *typhos* Nebel, Dunst, Rauch). Der Fieberanstieg hängt mit dem Einbruch der Erreger in die Blutbahn zusammen. Die Patienten sind *obstipiert*, nur selten treten Durchfälle auf. Die Zunge ist blutig und borkig belegt, die Milz stark geschwollen.

1. Stadium incrementi
- Fieber
- Benommenheit
- Obstipation

Morphologisch findet man eine *markige Schwellung* der Solitärfollikel und Peyer-Plaques. Auch die *mesenterialen Lymphknoten* sind stark geschwollen. Die Schleimhaut ist diffus gerötet, „saftreich" und geschwollen. In diesem Stadium ist der histologische Befund durch die Entwicklung sog. *Typhus-* oder *Rindfleischzellen* (große Makrophagen mit Bildung von „Typhusknötchen" = *typhöse Granulome* = Typhome) charakteristisch und durchaus spezifisch. Typhöse Granulome findet man außerhalb des Darms und der mesenterialen Lymphknoten im Peritoneum, in der Leber und Milz, im Larynx und in der Wand kleinerer Gefäße (Endophlebitis typhosa).

- **Morphologie**
- markige Schwellung der lymphatischen Organe des Darms
- typhöse Granulome

- **Stadium acmes** oder **fastigii** (2.–3. Woche): Das Fieber hält sich als Continua zwischen 39° und 40° C. Unter zunehmender Antikörperbildung (positive Widal-Reaktion) werden die Erreger aus dem Blut verdrängt. Kutane Effloreszenzen *(Roseolen)* treten auf. Manche Typhusfälle zeigen eine auffallende Neigung zur hämorrhagischen Diathese *(Typhus haemorrhagicus)* mit petechialen *Blutungen* und *Ekchymosen* an den serösen Häuten. Im Gegensatz zur anfänglichen Obstipation kommt es zu *gelblich-dünnen erbsbreiartigen Stuhlentleerungen.*

2. Stadium acmes
- Roseolen
- Petechien, Ekchymosen
- Diarrhoe

Morphologisch findet sich nunmehr eine *Nekrose* der Solitärfollikel und der Peyer-Plaques. Salmonellen sind fast nur noch in der Milz, in der Gallenblase (Dauerausscheider) und im Knochenmark (Periostitis bzw. Osteomyelitis typhosa) zu finden. In diesem Stadium kann es zu schwerwiegenden **Komplikationen** kommen: zum Versagen des peripheren Kreislaufs infolge bakterio-toxischer Vasomotorenlähmung, zur interstitiellen Myokarditis bzw. zur toxinbedingten Myokardose (Zenker-Muskeldegeneration).

- **Morphologie**
- Nekrosen im lymphatischen Gewebe
- toxische Organschädigung

- **Stadium amphibolicum** (3. Woche): Die Continua bricht ab. Hohe Abendtemperaturen wechseln mit tiefer Morgenremission. Das Sensorium klart auf. Im Bereich der Solitärfollikel und der Peyer-Plaques entwickeln sich granulozytär demarkierte Ulzera (Gefahr der Darmblutung und Perforation!).

3. Stadium amphibolicum
- **Morphologie**
- granulozytär demarkierte Ulzera

- **Stadium decrementi** (4. Woche): Die Temperatur fällt lytisch, selten kritisch ab. Der Milztumor bildet sich zurück. Mit der allmählichen Besserung der allgemeinen Symptomatik beginnt die Rekonvaleszenz.

4. Stadium decrementi
- Temperatur ↓

Morphologisch beginnt eine Reinigung der Geschwüre bzw. eine Ulkusheilung.

- **Morphologie**
- Ulkusreinigung

1.5.2.2 Paratyphosen

Paratyphus

Dem Typhus abdominalis nahe verwandt sind die Paratyphosen A, B und C, als deren Erreger *Salmonella paratyphi A*, *B* und *C* identifiziert worden sind **(typhoide Salmonellosen).**
Die **Paratyphosen A** und **B** zeigen im Krankheitsverlauf und bezüglich der morphologischen Veränderungen dem Typhus abdominalis vergleichbare Bilder. Die Reaktionen des lymphoretikulären Gewebes der Darmwand sind nicht ganz so stark ausgeprägt. Dagegen sind paratyphöse Hauteffloreszenzen *(Roseolen)* besonders zahlreich. Auch der Paratyphus führt zu zahlreichen *„Organmetastasen"*.

- **Erreger:** S. paratyphi
- lymphoretikuläre Reaktionen (vgl. Typhus)
- Hauteffloreszenzen (Roseolen)

Praxishinweis

Die **Gallenblase** ist bevorzugtes *Reservoir* für paratyphöse Salmonellen.

Eine gewisse Sonderstellung nimmt der **Paratyphus C** ein, weniger durch den klinischen Verlauf, als durch das Fehlen grob-anatomischer Darmveränderungen.

Akute Gastroenteritis

- **bakterielle Nahrungsmittelvergiftung**
- **infektiöse Enteritis**
- **toxische Enteritis**
- **Morphologie**
  - dilatierte, ödematöse Darmschlingen, Ulzera, Blutungen

1.5.2.3 Akute Gastroenteritis

Definition. Die akute Gastroenteritis, der sog. *gastroenteritische Brechdurchfall*, entspricht der gastrointestinalen (bakteriellen) Nahrungsmittelvergiftung, die vorzugsweise während der Sommermonate auftritt, teils in kleinen Epidemien, teils sporadisch. Akute Gastroenteritiden können durch die meisten Salmonellenarten, insbesondere durch das *Bacterium enteritidis Gärtner* und das *Bacterium typhi murium*, ausgelöst werden. Die Keime sind sowohl infektiöse Erreger (*infektiöse* Formen der Enteritis), als auch Toxinbildner (*toxische* Formen der Enteritis, Cholera nostras).

Morphologie. Die Darmschlingen sind dilatiert. Der flüssige, sukkulente, schleimdurchmischte Inhalt kann blutig tingiert sein. Die Darmwand ist ödematös verdickt. Man findet Schleimhautblutungen, gelegentlich Ulzera und eine (entzündliche) Hyperplasie des lymphoretikulären Gewebes der Darmwand.

1.5.3 Weitere Darminfektionen durch Bakterien, Viren, Pilze, Parasiten, Würmer

Tuberkulose

- **Infektion des Darms:**
  - enteral
  - Abseuchungstuberkulose
  - hämatogen
- **Morphologie**
  - **ulzeröse** Form
  - **hypertrophische** Form
  - **ulzerös-hypertrophische** Mischform
  - verkäsende Granulome
- **Komplikationen**
  - Strikturen
  - Fisteln
  - Ulzera, Blutungen
  - Peritonitis tuberculosa

1.5.3.1 Tuberkulose

Die Tuberkulose des Darms entsteht
- als *Fütterungstuberkulose*: nach dem Genuß von Milch und Milchprodukten perlsüchtiger Tiere
- durch *Autoinfektion* infolge Verschluckens bakterienhaltiger Sputa (Abseuchungstuberkulose)
- als *hämatogen gestreute Organtuberkulose*.

Die Infektion erfolgt durch den *Typus humanus* oder *bovinus*.

Die **primäre Darmtuberkulose** (intestinaler Primärinfekt) ist heute in Mitteleuropa extrem selten geworden. Sie ist eine **meldepflichtige Infektionskrankheit** nach dem Bundesseuchengesetz.

Morphologie. Die intestinale Tuberkulose bevorzugt die *Ileozäkalregion*. Makromorphologisch unterscheidet man *3 Typen*: *ulzeröse* Form, *hypertrophische* Form und *ulzerös-hypertrophische* Mischformen. Die mikroskopischen Befunde (zentral verkäsende Granulome) sind weitgehend identisch mit denjenigen der Lungentuberkulose. *Differentialdiagnosen:* M. Crohn, Yersinia-Infektionen.
Als **Komplikationen** können sich Strikturen und Perforationen der tuberkulösen Schleimhautulzera, Blutungen oder auch innere Fisteln entwickeln. Die Ruptur tuberkulös verkäster Lymphknoten führt zur Peritonitis tuberculosa.

Yersinia-Infektionen
- **Erreger:**
  - Y. enterocolitis
  - Y. pseudotuberculosis
- **Morphologie**
  - retikulär-abszedierende Lymphadenitis

Campylobacter-Infektionen
- **Erreger:** C. jejuni et coli
  - verursachen 5–15% aller Durchfälle

1.5.3.2 Yersinia- und Campylobacter-Infektionen

- Die enterale **Yersiniose** ist keineswegs selten. Erreger sind *Yersinia enterocolitica* und *Y. pseudotuberculosis*, gramnegative Stäbchen aus der Familie der Enterobacteriaceae. Die Infektionsquelle sind Haustiere. *Morphologisch* findet sich insbesondere in den mesenterialen Lymphknoten eine retikulär-abszedierende Entzündung (s. retikulozytär-abszedierende Lymphadenitis Masshof, S. 978). *Differentialdiagnosen:* M. Crohn, Colitis ulcerosa! Die *Prognose* ist gut.

- **Campylobacter-Infektionen.** Etwa 5–15% der akuten Durchfallerkrankungen im Säuglings-, Kindes- und Erwachsenenalter werden durch Campylobacter-Infektionen (Campylobacter jejuni et coli) hervorgerufen. Der Infektionsweg (Schmierinfektion, kontaminierte Lebensmittel) scheint abhängig zu sein vom Lebensalter und von den hygienischen Umweltbedingungen. Die *Prognose* ist gut (Spontanheilung). Die Infektion manifestiert sich in allen Darmabschnitten. *Mikroskopisch* findet man entzündliche Darmwandinfiltrate, vorwiegend aus neutrophilen Granulozyten.

- **Morphologie**
- granulozytäre Dünndarminfiltrate

1.5.3.3 Morbus Whipple

M. Whipple

Der M. Whipple ist selten, spielt aber unter differentialdiagnostischen Aspekten intestinaler Krankheiten eine nicht unerhebliche Rolle. Betroffen sind vor allem Männer (m:w=5–8:1) im mittleren Lebensalter. Erreger ist das nach *G.H. Whipple* benannte Bakterium *Tropheryma whippelii* (1907).
Der M. Whipple wird an Dünndarmbiopsien diagnostiziert. Duodenum, proximales und mittleres Jejunum sind in besonderem Maße betroffen, obwohl die für den M. Whipple pathognomonischen *„sickle-form particles containing cells“* (SPC-Zellen) auch in zahlreichen anderen Organen gefunden werden.

- **Erreger**: Tropheryma whippelii
- **Diagnostik**
- Dünndarmbiopsie, Nachweis von **SPC-Zellen** (pathognomonisch)

SPC-Zellen sind makrophagozytäre Zellformen, die eine intensive PAS-positive Reaktion zeigen. *Elektronenmikroskopische* Untersuchungen haben gezeigt, daß SPC-Zellen zahlreiche Phagolysosomen mit unterschiedlich weit fortgeschrittenen bakteriellen Degradationsprodukten enthalten.

Die Schleimhautzotten sind plump und kolbig aufgetrieben. Das enterozytäre Epithel zeigt im allgemeinen eine polare Differenzierung. Neben den SPC-Zellen findet man im Schleimhautstroma zahlreiche Lymphangiektasien. Die mesenterialen Lymphknoten sind oft stark vergrößert. *Differentialdiagnosen:* maligne Lymphome, Metastasen eines unbekannten Primärtumors.

- **Morphologie**
- Zottendegeneration
- SPC-Zellen
- Lymphangiektasien
- polare Differenzierung der Enterozyten
- Lk-Schwellung
- **DD:**
- maligne Lymphome
- Metastasen

1.5.3.4 Virusbedingte Enteritiden

Virusenteritiden

Viren (Entero-, Adeno-, Parvoviren u. a.) werden ursächlich für die während der Sommermonate *endemisch* auftretende *„Magen-Darm-Grippe“* verantwortlich gemacht. Auch die Erreger der infektiösen *Virushepatitis* können zu intestinalen Mitreaktionen führen.
Bedeutsam sind **zytomegale Virusinfektionen**. Sie führen in allen Organen zu einer grundsätzlich gleichartigen Gewebsalteration. Generalisierte Formen unter Mitbeteiligung des Gastrointestinaltrakts überwiegen bei frühgeborenen oder geschwächten Säuglingen, als opportunistische Infektion bei besonderen Entzündungen (Aids), bei immunsupprimierten Tumorpatienten und bei Patienten nach Organtransplantation. Die typische **zytomegale Riesenzelle (Eulenaugenzelle)** kann in den enterozytären Zellen der Mukosa, in den Endothelzellen der Kapillaren (Ischämie) und in Makrophagen gefunden werden.

- **endemische Magen-Darm-Grippe**
- **Zytomegalie** bei
- Frühgeborenen
- Immunsuppression
- Aids
- **Diagnostik**: Eulenaugenzelle in Enterozyten, Endothelzellen

1.5.3.5 Pilzinfektionen des Dünndarms

Mykosen

Mykosen entstehen als *opportunistische Infektionen* vor allem bei schweren konsumierenden Krankheiten, bei Panmyelophthisen mit Agranulozytose und unter bzw. nach einer zytostatischen, immunsuppressiven oder Strahlentherapie sowie bei Aids. **Erreger** sind überwiegend ubiquitär vorkommende Pilzarten mit primär nur geringer Pathogenität, wie *Mukorarten, Candida albicans* oder *Aspergillus.*

- **opportunistische Infektion**

- **Mukor-Mykose.** Man findet bei intestinaler Manifestation Erosionen und Ulzera, die häufig perforieren und eine tödliche Peritonitis auslösen. Mykotische Thrombosierungen führen zu hämorrhagischen Nekrosen und Darminfarzierungen.
- **Soor-Infektionen** des Gastrointestinaltrakts mit *Candida albicans* treten auf entweder in Form flächenhafter, pseudomembranöser, gelblich-brauner *Pilzrasen,* die an Ätzschorfe erinnern, oder in Form multipler kokardenartiger *Pilzgranulome* mit zentraler Nekrose und hämorrhagischem Randsaum. *Komplikation:* Soor-Sepsis.

- **Mukor-Mykose**
- **Soor-Infektion** mit Candida albicans
- Pilzrasen
- Pilzgranulome
- Komplikation: Soor-Sepsis

- **Histoplasmose.** Bei der seltenen klassischen Histoplasmose des Gastrointestinaltrakts (Darling-Krankheit) findet man multiple Erosionen und Ulzera, die oft mit blutigen Diarrhoen, Gewichtsverlust, Adynamie und Abdominalschmerzen einhergehen.

- **Histoplasmose**
- selten

1.5.3.6 Erkrankungen durch Protozoen und Würmer

Protozoenerkrankungen
- **Lamblia (Giardia) intestinalis**
- **DD:** Zöliakie

• Parasitäre Erkrankungen durch **Protozoen** sind vor allem als *Tropenkrankheiten* bekannt. Latente Infektionen mit *Lamblia (Giardia) intestinalis*, einem fakultativ pathogenen Protozoon, können eine gewisse Bedeutung erlangen. Wichtige *Differentialdiagnose* ist die Zöliakie. Die Bedeutung der Dünndarmbiopsie liegt vor allem im Nachweis der *Trophozoiten.*

Wurmerkrankungen
- **Strongyloidiasis**
- **Ankylostomiasis**
- **Askariasis**
- **Trichinellose**
- **Bandwürmer**
- **Klinik:**
  - Durchfälle
  - Blutungen
  - Ileus, Perforation
  - Eosinophilie

• **Wurmerkrankungen** des Dünndarms sind, weltweit gesehen, überaus häufig. Wichtige Wurminfektionen sind: *Strongyloidiasis* (Strongyloides stercoralis), *Ankylostomiasis* (Ankylostoma duodenale, Necator americanus), *Askariasis* (Ascaris lumbricoides), *Trichinose*, *Trichinellose* (Trichinella spiralis), *Bandwurmerkrankungen* (Taenia saginata, T. solium).
Wurminfektionen können zu Durchfällen, Blutungen und Blutungsanämien, zu Malabsorptionssymptomen, zu mechanischen Komplikationen (Ileus, Darmperforationen) führen. Das entzündliche Infiltrat (Darm, Lungen) ist häufig durch eine mehr oder weniger starke *Gewebseosinophilie* geprägt.

Dünndarmtumoren

1.6 Dünndarmtumoren

Epitheliale Tumoren

1.6.1 Epitheliale Dünndarmtumoren

1. Adenome

1.6.1.1 Gutartige epitheliale Tumoren: Adenome

- **tubuläre**
- **villöse**
- **tubulo-villöse** Adenome

Im Dünndarm sind Adenome selten. Man findet hier dieselben Differenzierungsmuster wie im Dickdarm: *tubuläre*, *villöse* und *tubulo-villöse Adenome.*

Die *Adenom-Karzinom-Sequenz* gilt auch für den Dünndarm (s. Abschn. 2.5.1).

2. Karzinome

1.6.1.2 Karzinome

- **Adenokarzinome**

Karzinome des Dünndarms sind selten. Sie finden sich am häufigsten im *Duodenum.* Histologisch handelt es sich ganz überwiegend um **Adenokarzinome**.

3. Karzinoide

1.6.1.3 Neuroendokrine Tumoren (Karzinoide)

- **neuroendokrine Tumoren**
- ausgehend von Zellen des **GEP**

Der Terminus **Karzinoid** wurde 1907 von *S. Oberndorfer* geprägt, um histologisch karzinom*ähnliche* (= karzinoide) Tumoren des Dünndarms von Karzinomen abzugrenzen. *P. Huebschmann* (1910) sah in den chromaffinen Zellen (Kultschitzky-Zellen) des Gastrointestinaltrakts den histogenetischen Ausgangspunkt, gewissermaßen die Matrix der Karzinoide. Diese Zellen gehören zu den disseminierten endokrinen Zellen des Gastrointestinaltrakts. Sie werden heute, zusammen mit den endokrinen Zellen des Pankreas, unter dem Begriff des **Gastro-entero-pankreatischen (GEP) endokrinen Zellsystems** zusammengefaßt. Unter **funktionellen Aspekten** sind die endokrinen *GEP-Zellen*, zusammen mit cholinergen, adrenergen und peptidergen Nerven, als **neuroendokrines System** koordinierend an der Steuerung einer geregelten Nahrungsaufnahme (Digestion, Resorption), am Nahrungstransport im Magen-Darm-Trakt (Motilität) und am Intermediärstoffwechsel beteiligt. Die Tumoren der endokrinen GEP-Zellen werden als **neuroendokrine GEP-Tumoren** bezeichnet; der frühere Begriff *Apudom* ist weitgehend überholt.

- am häufigsten im Ileum

Neuroendokrine Tumoren kommen im gesamten Gastrointestinaltrakt vor, besonders häufig und oft auch multipel im *Ileum.* Der Altersgipfel liegt im 50.–60. Lebensjahr (Appendix ausgenommen).

Die Altersverteilung entspricht somit weitgehend dem Verteilungsmuster der übrigen intestinalen Tumoren mit der höchsten Morbiditätsrate im mittleren und vorgerückten Lebensalter.

- **Makroskopie**
  - 1–3 cm groß
  - gut begrenzt
  - gelb, grau
- **Mikroskopie**
  - solid-plexiform
  - alveolär
  - zylindromatös

Makroskopisch sind die im Intestinaltrakt lokalisierten neuroendokrinen Tumoren relativ gut begrenzt und im allgemeinen nur 1–3 cm groß. Größere Tumoren können ulzerieren. Die Schnittfläche ist gelb-grau.
Histologisch, histochemisch (argyrophile, argentaffine, nicht-reaktive Tumoren) und immunhistologisch (s.u.) sind die enteralen neuroendokrinen Tumoren unterschiedlich differenziert: Man findet plexiform-solide, alveoläre, zylindromatöse, rosettenartige Strukturen, aber auch gänzlich undifferenzierte Tu-

morformationen. Durch immunhistologische Techniken können **neuroendokrine Zellmarker** nachgewiesen werden.

- rosettenartig
- undifferenziert

immunhistochemisch:

- Nachweis neuroendokriner Zellmarker

Gebräuchliche Marker sind **Chromogranin A**, ein saures und lösliches Matrixprotein der sekretorischen Granula, **Synaptophysin**, ein integrales Membranprotein kleiner (40–80 nm) Vesikel, sowie **neurospezifische Enolase**, ein spezifisches Isoenzym des Glykolysestoffwechsels neuraler Zellen.

Zum Zeitpunkt der Diagnose haben **60 % aller neuroendokrinen Dünndarmtumoren bereits metastasiert**. Neben lokalen (mesenterialen) *Lymphknotenmetastasen* findet man (hämatogene) *Fernmetastasen* vor allem in der *Leber* (etwa bei 40 %). Diese Lebermetastasen können Ursache des insgesamt seltenen **Karzinoidsyndroms** sein.

Praxishinweis:

- **Karzinoidsyndrom**

⇦

1.6.2 Mesenchymale Dünndarmtumoren

Mesenchymale Tumoren

Mesenchymale Tumoren sind im Bereich des Intestinaltrakts selten, im Dünndarm etwas häufiger als im Dickdarm. Unter allen gutartigen Dünndarmtumoren dominieren die mesenchymalen Neubildungen, die nach *aboral* kontinuierlich zunehmen.

- **nach aboral zunehmend**

Histologie. Bezüglich der histogenetischen Differenzierung findet man alle Formen mesenchymaler Neubildungen: gut- und bösartige **fibromatöse**, **lipomatöse**, **myogene** und **neurogene** Tumoren. Die malignen mesenchymalen Tumoren werden heute vielfach auch als **Stromasarkome** zusammengefaßt. Mesenchymale Tumoren des Intestinaltrakts bleiben klinisch z. T. stumm (gelegentlich erst bei der Obduktion verifizierbar). Sie können zu Invaginationen oder zu Blutungen führen. Metastasen treten verhältnismäßig spät auf; dabei ist die Metastasierungsfrequenz offenbar abhängig vom histologischen Differenzierungsgrad.

- **Mikroskopie**
  - benigne, maligne
  - **Stromasarkome**
  - fibromatös, lipomatös, myogen, neurogen

1.6.3 Maligne Lymphome

Maligne Lymphome

- ausgehend vom **MALT**

Das den Schleimhäuten zugeordnete lymphatische Gewebe (Sekundärfollikel, Peyer-Plaques) wird heute allgemein als **mucosa associated lymphoid tissue (MALT)** beschrieben. Man nimmt an, daß es weitgehend unabhängig vom systemischen Immunsystem reagiert und für die immunologische Homöostase des Organismus besonders wichtig ist. Die relative Eigenständigkeit des mukosaassoziierten Immunsystems ist durch das sog. **homing** immunkompetenter Zellen in den letzten Jahren immer deutlicher geworden. Die Grundlagen dieses **Organotropismus** der immunkompetenten Zellen sind noch nicht hinreichend geklärt. Man vermutet spezifische **homing-Rezeptoren** auf T- und B-Lymphozyten, bei denen es sich wahrscheinlich um spezifische Adhäsionsmoleküle handelt, die in der T- und B-Ontogenese exprimiert werden.
Das relativ häufig zu beobachtende Phänomen, daß Non-Hodgkin-Lymphome des mukosaassoziierten lymphatischen Gewebes lange auf das entsprechende Organ (z. B. Gastrointestinaltrakt) beschränkt bleiben, in andere MALT-Organe „metastasieren" und sich nur selten systematisiert in allen (Immun-) Organen manifestieren, kann nur so gedeutet werden, daß auch blastomatös transformierte Lymphozyten MALT-spezifische Adhäsionsmoleküle bilden bzw. exprimieren können.

1.6.3.1 B-Zell-Lymphome

B-Zell-Lymphome

B-Zell-Lymphome des Gastrointestinaltrakts sind am häufigsten im *Magen* lokalisiert. Die primär intestinalen B-Zell-Lymphome gleichen den gastralen Lymphomen insofern, als *zentrozytoide Tumorzellen* am häufigsten anzutreffen sind. Typisch sind sog. *lymphoepitheliale Läsionen*, Infiltrationen der Lamina epithelialis mucosae durch Lymphomzellen.
In diesen Formenkreis intestinaler Non-Hodgkin-Lymphome gehört auch das *mediterrane Lymphom*, die *Alpha-Kettenkrankheit*.

- **häufig zentrozytoide Tumoren**
- **lymphoepitheliale Läsion** = Infiltration der L. epithelialis mucosae durch Lymphomzellen
- **mediterranes Lymphom**

Dieses Lymphom impliziert sozioökonomische Besonderheiten mit einer in über 80 % nachweisbaren pathologischen Keimbesiedlung, die offenbar zu einer prolongierten antigenen Stimulation des sekretorischen IgA-Systems führt.

Darüber hinaus gibt es eigentümliche Erscheinungsformen maligner B-Zell-Lymphome des Intestinaltrakts, die sich unter dem Bild einer Polyposis coli manifestieren. Diese *maligne lymphomatöse Polypose* besteht histologisch aus

- **maligne lymphomatöse Polypose**

- zentrozytoide Lymphomzellen

zentrozytoiden Lymphomzellen, die zumeist perifollikulär angeordnet sind. Beziehungen zur Colitis ulcerosa werden diskutiert.

- **Prognose**
- MALT-Lymphom: gut
- HIV-assoziiert: schlecht

Die **Prognose** der intestinalen MALT-Lymphome der B-Zell-Reihe ist stadienabhängig relativ günstig. Prognostisch äußerst *ungünstig* sind dagegen die (gastro-) intestinalen Lymphome im Rahmen von **HIV-Infektionen**. Sie sind zumeist virusassoziiert (z. B. Epstein-Barr-Virus, Herpesviren).

Zytologisch entsprechen die HIV-assoziierten Lymphome mehr oder weniger dem Burkitt-Lymphom, gelegentlich auch großzellig-anaplastischen Lymphomen.

T-Zell-Lymphome

1.6.3.2 T-Zell-Lymphome

- **Enteropathie-assoziiertes intestinales T-Zell-Lymphom**
- Zottenatrophie

Das typische T-Zell-Lymphom des Intestinaltrakts ist das *Enteropathie-* (bzw. *Zöliakie-*) *assoziierte intestinal manifestierte Lymphom.* Dieses geht regelmäßig mit einer subtotalen/totalen Zottenatrophie einher.

- **Epitheliotropismus**
- **Prognose:** schlecht

Die Lymphomzellen sind meist mittelgroß, zytoplasmareich und pleomorph. Gelegentlich findet man eine Eosinophilie. Die T-Zell-Lymphome zeigen einen ausgeprägten *Epitheliotropismus.* Die **Prognose** ist stadienunabhängig *schlecht.* Auch die T-Zell-Lymphome können sich in Form einer malignen lymphomatösen Polypose manifestieren.

Dickdarm

2. Dickdarm

Kongenitale Fehlbildungen

2.1 Kongenitale Fehlbildungen

- Rektumatresien
- Megakolon

Von den kolorektalen Fehlbildungen werden die *Rektumatresien* und das *Megakolon* besprochen.

Atresien, Stenosen

2.1.1 Atresien und Stenosen

Anorektale Atresien und Stenosen gehören zu den häufigsten Fehlbildungen im unteren Darmtrakt. Eine aktuelle Einteilung dieser Fehlbildungen ist die **Wingspread-Klassifikation**:

- **Wingspread-Klassifikation**:
- **supralevatorische** Atresien

- **hohe, supralevatorische Fehlbildungen** (*Begleitfehlbildungen:* Ösophagusatresie, Magen-Darm-Trakt, Herz, Urogenitaltrakt, Wirbelsäule, ZNS):
  - **weiblich:** anorektale Agenesie mit/ohne rektovaginaler Fistel, Rektumatresie
  - **männlich:** anorektale Agenesie mit/ohne rekto-prostatisch-urethraler Fistel, Rektumatresie

- **Intermediärformen**

- **intermediäre Fehlbildungen:**
  - **weiblich:** rektovestibuläre Fistel, rektovaginale Fistel, Agenesie ohne Fistel
  - **männlich:** rekto-bulbär-urethrale Fistel, Agenesie ohne Fistel

- **translevatorische** Atresien

- **tiefe, translevatorische Fehlbildungen** (*Begleitfehlbildungen:* selten):
  - **weiblich:** anovestibuläre Fistel, anokutane Fistel, Analstenose
  - **männlich:** anokutane Fistel, Analstenose.

Die Unterteilung in **supra-** (oberhalb) und **translevatorische** (unterhalb des Levators gelegene) Rektumverschlüsse ist notwendig, weil sich beide Formen embryogenetisch, anatomisch sowie hinsichtlich der chirurgischen Therapie, der Häufigkeit assoziierter Fehlbildungen und der Prognose unterscheiden. Bei bestimmten Fehlbildungen liegt der rektale Blindsack gewissermaßen in einer Mittelstellung und traversiert zumindest teilweise die Beckenbodenmuskulatur. Diese Fehlbildungen werden als **Intermediärformen** bezeichnet.

Innervationsstörungen: Megakolon

2.1.2 Störungen der Innervation: Megakolonformen

Definition. Der Begriff des Megakolon umfaßt eine Reihe ätiologisch und pathogenetisch grundsätzlich verschiedener Krankheitsbilder, deren klare begriffliche Trennung die unabdingbar notwendige Voraussetzung für die jeweils adäquate Therapie ist. Nach wie vor existieren aber verschiedene Klassifikationen der Megakolonformen. Außerdem muß darauf hingewiesen werden, daß nicht jede Innervationsstörung einer kongenitalen Fehlbildung entspricht und keineswegs immer mit dem Befund eines Megakolons einhergehen muß (z. B. Zuelzer-Wilson-Syndrom). Man unterscheidet:

• **Klassifikation:**

1. Megacolon acquisitum:
a) Durchtrennung oder Resektion des parasympathischen Sakralplexus
b) hypoxisch
c) entzündlich: Chagas-Krankheit, Colitis ulcerosa
d) toxisch
e) Hypoganglionose bei sehr alten Menschen mit numerischer Atrophie der Ganglienzellen in den darmwandeigenen Plexus (Ursache unbekannt)

- **Megacolon acquisitum**

2. Megacolon functionale:
a) psychogen
b) pharmakologisch: anticholinergische Substanzen, Ganglienblocker, Atropin etc.
c) "juvenile" Hypoganglionose bzw. Pseudo-Hirschsprung

- **Megacolon functionale**

3. Megacolon secundum: M. Hirschsprung (syn. Megacolon congenitum, aganglionäres Megakolon, kongenitale Aganglionose).

- **Megacolon secundum:** M. Hirschsprung

Im folgenden werden der *M. Hirschsprung*, das *hypoganglionäre Megakolon*, das *Zuelzer-Wilson-Syndrom* und die *neuronalen Kolondysplasien* besprochen.

2.1.2.1 Morbus Hirschsprung

M. Hirschsprung

Definition. Der M. Hirschsprung ist definiert durch das komplette *Fehlen von Ganglienzellen* im Plexus submucosus und myentericus innerhalb eines bestimmten (terminalen) Darmsegments. Das *aganglionäre Darmsegment* kann unterschiedlich lang sein: Man findet kurze bzw. ultrakurze und lange (> 40 cm) Segmente sowie eine totale Aganglionose **(Zuelzer-Wilson-Syndrom)**. Innerhalb der spastischen Darmsegmente fehlt eine koordinierte propulsive Motilität. Die Spastizität des aganglionären „Hirschsprung-Segments" resultiert aus einer permanenten Azetylcholinausschüttung aus Fasern des extramuralen Parasympathikus. Durch das Fehlen der intramuralen Modulatoren in Form des Plexus myentericus findet eine ununterbrochene Exzitation der Ringmuskulatur statt. Damit kommt es zum Spasmus derselben. Das proximal des aganglionären Segments gelegene dilatierte Kolon **(Megakolon)** erweist sich somit als *sekundäres Megakolon*.

• **Aganglionose im Plexus submucosus et myentericus** → aganglionäres Segment unterschiedlich lang
- totale Aganglionose: **Zuelzer-Wilson-Syndrom**
- Spastizität durch permanente Azetylcholinausschüttung aus dem Parasympathikus
- proximale Kolondilatation **(sekundäres Megakolon)**

Die **Häufigkeit** des M. Hirschsprung liegt nach neueren Angaben bei 1:1000–5000 Geburten. Knaben sind im Verhältnis 3,8:1 besonders betroffen. Bei den sog. *long-segment-Fällen* beträgt das Verhältnis (m:w) nur noch 2,8:1, bei Fällen mit *familiärer Häufung* 3:1. Assoziierte Fehlbildungen (zystische Pankreasfibrose, Brachydaktylie) sind im allgemeinen selten. Zwischen 1,5 % und 5 % wird gleichzeitig ein Down-Syndrom (Mongolismus) beobachtet.

Häufigkeit: 1:1000–5000 Geburten

Diagnose. Der M. Hirschsprung wird durch den histologischen Nachweis der „totalen" Aplasie der intramuralen Ganglienzellen diagnostiziert *(transmurale Biopsie)*. Das spastisch-aganglionäre Segment ist durch eine exzessive Steigerung der *Azetylcholinesteraseaktivität* der extramuralen parasympathischen Nervenfasern im Schleimhautstroma charakterisiert *(histochemische Diagnose)*.

Diagnose:
• **transmurale Biopsie, histochemische Diagnose**

⇦

Dieser histochemische Nachweis gelingt an relativ flachen Saugbiopsien, so daß die tiefen, transmuralen Biopsietechniken heute für die Diagnose eines M. Hirschsprung nicht mehr zwingend indiziert sind. Die histochemische Diagnose wird im weiteren durch die *Laktatdehydrogenasereaktion* (Ganglienzellen) gestützt.

• **Laktatdehydrogenasereaktion**

2.1.2.2 Hypoganglionäres Megakolon (Pseudo-Hirschsprung)

Hypoganglionose: Pseudo-Hirschsprung

Eine mehr oder weniger stark ausgeprägte *Hypoganglionose* findet sich einerseits als eigenständiges Krankheitsbild, vielfach aber auch als „Begleitkrankheit" des M. Hirschsprung, gewissermaßen als Zwischenzone zwischen dem aganglionären Hirschsprung-Segment und der normalen Kolonschleimhaut. Bei der Hypoganglionose besteht eine generelle Hypoplasie aller nervalen Strukturen einschließlich der Azetylcholinesterase-positiven Nervenfasern im Schleimhautstroma. Verglichen mit normalen Darmabschnitten ist die Zahl

- isoliertes Krankheitsbild
- Begleitkrankheit des M. Hirschsprung
- Hypoplasie nervaler Strukturen: Ganglienzellzahl 10x geringer

der Ganglienzellen pro Längenabschnitt um den Faktor 10, pro Plexuseinheit um den Faktor 3 herabgesetzt

Zuelzer-Wilson-Syndrom

- totale Aganglionose des Dickdarms → **Mikrokolon**

2.1.2.3 Zuelzer-Wilson-Syndrom

Das Syndrom ist **definiert** als *totale Aganglionose* des gesamten Dickdarms. Teile des terminalen Ileums (des Duodenums und des Magens) können mitbetroffen sein. **Morphologisch** findet man ein sog. *Mikrokolon*, d.h. ein extrem enggestelltes Kolon ohne jede Peristaltik.

Neuronale Kolondysplasie

- **neuronale intestinale Dysplasie (NID)**
- Azetylcholinesterase in höheren Darmabschnitten ↑

2.1.2.4 Neuronale Kolondysplasie

Die neuronale Kolondysplasie wird auch als *neuronale intestinale Dysplasie (NID)* bezeichnet. Eine Erhöhung der Azetylcholinesteraseaktivität ist im Gegensatz zum M. Hirschsprung auch in höheren Darmabschnitten nachweisbar. Je nach Ausdehnung der Dysplasie lassen sich *lokale* (kolorektal begrenzte) und *disseminierte* Formen unterscheiden.

Juvenile Polypose

- überwiegend im Rektum
- **Leitsymptom**: schmerzlose rektale Blutungen

2.1.3 Juvenile Polypen

Juvenile Polypen (syn. *kongenitale Polypen, Retentionspolypen*) treten überwiegend vor dem 10. Lebensjahr auf und sind hauptsächlich im Rektum lokalisiert. Leitsymptom ist die *schmerzlose rektale Blutung.* Bei 14–20 % findet man multiple Polypen.

Die juvenile Polypose (mit möglichen Manifestationen auch im Dünndarm und Magen) ist selten.

- **Morphologie**
- entzündliches Stroma
- zystische Drüsen
- ausdifferenzierte Epithelien
- **keine glatten Muskelfasern**
- Ulzerationen
- keine maligne Entartung

Morphologisch zeigen die juvenilen Polypen ein reich entwickeltes, entzündlich aufgelockertes Stroma unter Einschluß zystisch dilatierter Drüsen, die durch regulär differenzierte Epithelformationen begrenzt werden. Im Polypenstroma fehlen glatte Muskelfasern (differentialdiagnostisch wichtig!). Oberflächlich findet man häufig Ulzerationen. Eine maligne Entartung wurde bislang nie beobachtet.

Divertikel

2.2 Muskulär bedingte Erkrankungen: Divertikel

- **Ausstülpungen innerer Darmwandschichten**
- **echte Divertikel (Meckel-Divertikel)**
- **falsche Divertikel (Graser-Divertikel)**: komplett, inkomplett
- **Graser-Divertikel**: multipel als **Divertikulose**
- **Divertikelkrankheit**

Definition. Divertikel sind hernienartige Ausstülpungen vor allem der inneren Darmwandschichten. Man unterscheidet *echte* und *falsche* Divertikel sowie *Traktionsdivertikel* (erworben durch Adhäsionen mit Nachbarorganen, selten).

• **Echte Divertikel** sind Aussackungen aller Wandschichten und zumeist *angeboren* (wie z.B. das Meckel-Divertikel).

• **Falsche Divertikel** (Pseudodivertikel, Pulsionsdivertikel, Graser-Divertikel) sind *erworben* und nehmen mit dem Alter an Häufigkeit zu. Sie werden in *komplette* (extramurale) und *inkomplette* (intramurale) Divertikel untergliedert.

Klinisch bedeutungsvoll sind vor allem die *Graser-Divertikel.* Sie treten zumeist multipel als *Divertikulose* auf. Mit dem Begriff der *Divertikelkrankheit* wird die klinische Symptomatik dieser muskulären Strukturstörung beschrieben.

- **Pathogenese**
- **disponierender Faktor**: Dickdarmarchitektur
- **auslösender Faktor**: intraluminaler Druck ↑

Pathogenese. Bei der Entstehung der Graser-Divertikel ist zwischen disponierenden und auslösenden Faktoren zu unterscheiden. Von wesentlicher *disponierender* Bedeutung sind die architektonischen Besonderheiten der Dickdarmwand. Topographisch entspricht die Lage der erworbenen Divertikel den *Durchtrittsstellen der A. marginalis* durch die M. propria. **Auslösend** wirkt der erhöhte intraluminale Druck. Bei ausgeprägten Segmentationen kommt es im Darmlumen zu einem erheblichen Druckanstieg mit Ausstülpen der Divertikel durch Gefäßlücken. Zunächst sind diese Mukosaherniationen reversibel, später werden sie anatomisch fixiert.

- **Komplikationen**
- Divertikulitis

Die häufigste **Komplikation** der Divertikulose ist die *Divertikulitis* (Abb. 31-5), welche mit zunehmender Krankheitsdauer prozentual ansteigt und immer mit der Entwicklung von Skybala und Koprolithen verbunden ist. Diese

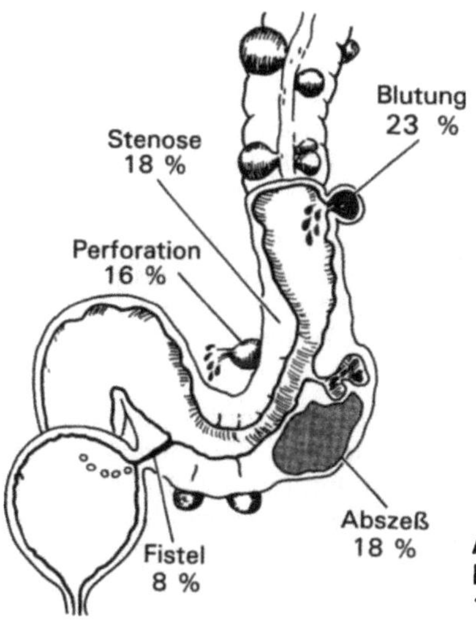

Abb. 31–5: Häufigkeit der Komplikationen bei Divertikulitiskranken (nach Schellerer 1970 und Otto 1976)

erklären durch mechanische Irritationen die sozusagen gesetzmäßige Progredienz der Entzündung, die schließlich zu einer chronisch-proliferativen *Sigmoiditis* und *Perisigmoiditis* führt. Es entwickelt sich ein entzündlich-stenosierender *Divertikulitistumor* (Differentialdiagnose: Sigmakarzinom!). Gedeckte Perforationen und *peridivertikuläre Abszesse* führen in über 20 % zu kolovesikalen oder *koloenteralen Fisteln*, gelegentlich auch zu akuten *Pankreatitiden*, *pylephlebitischen Leberabszessen* und *septischen Allgemeininfektionen.*

- Sigmoiditis
- Divertikulitistumor

- Abszesse, Fisteln
- fortgeleitete Entzündungen

Die Divertikulitis ist die **häufigste Blutungsursache** (akute Massenblutung, rezidivierende Dauerblutung) im Enddarm.

Praxishinweis: Blutungen

⇦

2.3 Entzündliche Dickdarmerkrankungen

Entzündliche Dickdarmerkrankungen

Idiopathische chronisch-entzündliche Darmerkrankungen spielen bei uns wegen ihrer Häufigkeit sowie der ungeklärten Ätiologie und Pathogenese eine besondere Rolle. Die **Differentialdiagnose** umfaßt ein breites Spektrum an ätiologisch definierten, medikamentös induzierten und phänotypisch besonders charakterisierbaren Enterokolitiden:

- **idiopathische chronisch-entzündliche Dickdarmerkrankungen:** Colitis ulcerosa, M. Crohn
- **erregerbedingte (ätiologisch definierte) Enterokolitiden:** Campylobacter jejuni, Yersinia enterocolitica/pseudotuberculosis, Salmonellen/Shigellen, Staphylococcus aureus, enteroinvasive E. coli, Tuberkelbakterien, Chlamydia trachomatis, Entamoeba histolytica, Schistosoma mansoni/japonicum
- **ätiologisch definierte Enterokolitiden unter Immunsuppression:** Zytomegalie, Mycobacterium avium intracellulare, Kryptosporidiose, Kryptokokkose u. a.
- **medikamentös induzierte Enterokolitiden:** Zytostatika, Antibiotika, Antikontrazeptiva, Vasopressin, Digitalis, Gold
- **strahleninduzierte Enterokolitiden**
- **ischämische Enterokolitiden**
- **besondere Kolitisformen:** kollagene Kolitis, neutropenische Kolitis, allergische Proktokolitis.

2.3.1 Entzündungen bekannter Ätiologie

Entzündungen bekannter Ätiologie

- **Bakterielle Ruhr (Shigellose).** Die Erreger der bakteriellen Ruhr gehören zur Gattung *Shigella* aus der Familie der *Enterobacteriaceae.* Sie dringen in das Darmepithel ein und vermehren sich dort. Die Ruhr-Bakterien sind *Toxinbildner.* Das hitzelabile Toxin wirkt neuro-, entero- und zytotoxisch. Die enterotoxische Wirkung ist vor allem gegen die Resorptions- und Sekretionsmechanismen der Darmschleimhaut (Anstieg der zyklischen AMP-Konzentration) gerichtet.

1. bakterielle Ruhr (Shigellose)
- **Erreger:** Shigellen der Gruppe A-D
- **Toxinbildner:** neuro-, entero-, zytotoxisch

- **Morphologie**
- katarrhalische Ruhr
- pseudomembranös nekrotisierende Ruhr
- ulzeröse Ruhr

Morphologie. Initial findet sich ein intensiver Katarrh mit Rötung und Schwellung der Schleimhaut: *katarrhalische Ruhr.* Besonders bei schweren Infektionen nehmen die Veränderungen bald den Charakter einer pseudomembranös-nekrotisierenden Entzündung an: *pseudomembranös-nekrotisierende Ruhr.* Schließlich entwickeln sich unterschiedlich große und tief reichende Geschwüre: *ulzeröse Ruhr.*

2. venerische Infektionen:
- Gonorrhoe
- Lues

• **Venerische Infektionen** wie Gonorrhoe und Lues können mit Darmbeteiligung ablaufen. Die **rektale Gonorrhoe** präsentiert sich als oberflächliche und unspezifische Proktitis. **Luetische Infektionen** sind reich an Plasmazellen. Zudem weist das syphilitische Granulationsgewebe Beziehungen zu Gefäßen auf. Endangiitische Veränderungen sind typisch, mykotische Superinfektionen möglich.

3. Aktinomykose
- Rektum, Ileozäkalabschnitt
- DD: Rektumkarzinom
- Diagnose: Biopsie

• **Aktinomykose.** Bei der im Abdomen lokalisierten Aktinomykose sind besonders der Ileozäkalbereich und das Rektum betroffen. Sie entwickelt sich schleichend, oft als tumorartige Infiltration und Induration des Rektums mit Analfisteln und Schleimhautulzerationen. *Differentialdiagnostisch* muß stets an ein Rektumkarzinom gedacht werden. Die *Diagnose* kann mit Hilfe der Rektumbiopsie durch Nachweis der charakteristischen Erreger gestellt werden.

4. Amöbenruhr
- **Erreger:** Entamoeba histolytica

• **Amöbenruhr.** Die Amöbenruhr ist die intestinal manifestierte Form der invasiven Amöbiasis. Die *Amöbiasis* ist **definiert** als Infektion mit *Entamoeba histolytica*, gleichgültig, ob Krankheitssymptome bestehen oder nicht.

Entamoeba histolytica kommt in der Darmlichtung in *2 Formen* vor, als **Zysten** (Dauerform) und als vegetative **Minutaform.** Bei hoher Virulenz dringen die Amöben in die Darmwand ein und wandeln sich dort in sog. **Magnaformen** um. Nur der Nachweis der Magnaformen sichert die Ätiologie der (Amöben-assoziierten bzw. induzierten) Durchfallerkrankung. Die **Diagnose** stützt sich auf den Erregernachweis (Stuhl, Gewebe) und auf das Ergebnis immunologischer Untersuchungen (KBR-Suchtest, indirekte Hämagglutination, Latextest).

- **Diagnostik**
- Erregernachweis
- immunologisch

- **Morphologie**
- Erosionen → Ulzerationen, Fisteln
- Amöbome, Pseudopolypen

Die **Morphologie** der Amöbenruhr ist außerordentlich vielgestaltig. Man sagt, sie habe *„tausend Gesichter“.* Initial findet man zumeist scharf demarkierte *Erosionen*, die in größere und irregulär (polyzyklisch) begrenzte *Ulzerationen* und submuköse *Fisteln* übergehen. Es können sich *Amöbengranulome* (Amöbome) und *Pseudopolypen* (*Differentialdiagnosen:* Colitis ulcerosa, M. Crohn) entwickeln.

- **Komplikationen**
- nekrotisierende Entzündung
- Leber-, Lungenabszesse, Empyeme

Komplikationen. Die klinisch fulminanten Verlaufsformen gehen mit einer ausgesprochen *nekrotisierenden Entzündung* einher. Die Letalität ist hoch. Perforationen sind selten, führen aber meist zum Tode (Peritonitis). Im Gefolge einer lympho-hämatogenen „Metastasierung“ können sich *Leber-* und *Lungenabszesse* sowie *Pleuraempyeme* und *Perikarditiden* entwickeln.

Chronisch-entzündliche Darmerkrankungen

- **Colitis ulcerosa**
- **M. Crohn**

2.3.2 Idiopathische chronisch-entzündliche Darmerkrankungen

Zu den idiopathischen chronisch-entzündlichen Darmerkrankungen gehören die *Colitis ulcerosa* und der *M. Crohn.* Sie sind weder ätiologisch noch pathogenetisch klar und eindeutig definiert; die Diagnose beruht lediglich auf Symptomen. Als *syndromatische Krankheitsbilder* zeichnen sie sich durch eine immer wiederkehrende Kombination bestimmter Symptome und damit auch morphologisch faßbarer Veränderungen aus. Es handelt sich um chronisch-progrediente bzw. chronisch-rezidivierende Entzündungsprozesse.

- **differentialdiagnostische Implikationen**

Wichtig ist die differentialdiagnostische Abgrenzung sowohl von Colitis ulcerosa und M. Crohn gegeneinander, als auch gegen die Gruppe der ätiologisch definierten und phänotypisch besonderen Kolitisformen (s.o.).

Colitis ulcerosa

2.3.2.1 Colitis ulcerosa

- **chronisch-rezidivierende Entzündung der Mukosa und Submukosa**

Definition. Die Colitis ulcerosa ist eine unspezifische, chronisch-rezidivierende Entzündung, die sich vornehmlich innerhalb der Mukosa und Submukosa des Dickdarms manifestiert. Ihre Ätiologie und Pathogenese sind unbekannt.

Als eigenständiges klinisches Syndrom wurde sie erstmals 1875 von Wilks und Moxon beschrieben.

Lokalisation. Die Colitis ulcerosa beginnt so gut wie immer im *Rektum*. Hier kann sie als milde Verlaufsform jahrelang persistieren (ca. 20 % aller Kolitiden). In etwa 80 % breitet sie sich kontinuierlich und aszendierend im Kolon aus: *Proktitis – Proktosigmoiditis – linksseitige Proktokolitis – subtotale* bzw. *totale Proktokolitis*. Bei totalen Kolitiden ist das *terminale Ileum* in 10 %-20 % mitbetroffen.

Makroskopie. Die Schleimhaut ist bei floriden Kolitiden stark gerötet, ödematös und „samtartig" aufgequollen, granuliert und ohne typisches Faltenrelief. Sie ist außerordentlich berührungsempfindlich. Diese Vulnerabilität ist Ursache einer schon nach geringer mechanischer Reizung einsetzenden *Blutung*, die zwischen kleinsten petechialen Transsudationen und schweren profusen Blutungen variieren kann. Im weiteren Fortgang der Entzündung entwickeln sich Erosionen und Ulzerationen, häufig longitudinal ausgerichtet, mit Neigung zu flächenhafter Konfluenz. Schleimhautinseln werden buchtenartig unterminiert und *pseudopolypös* aufgefaltet.
In **Remissionsphasen** (spontan oder unter medikamentöser Therapie) kann sich das makroskopische Bild der Schleimhaut weitgehend normalisieren. Meist aber verbleiben Anzeichen einer früher stattgehabten Entzündung: Die Schleimhaut ist strukturlos glatt, blaß, atrophisch, die kolontypische Haustrierung fehlt; die Darmwand ist starr. Bei langdauernden Kolitiden kommt es relativ häufig zu einer Verkürzung des Dickdarms.

Histologie. Die Colitis ulcerosa ist im wesentlichen *auf die Mukosa begrenzt*. Mit Ausnahme der akut-fulminanten Verlaufsform sind die M. propria, Subserosa und Serosa gewöhnlich frei von Entzündungsinfiltraten. Histologisch findet man in den aktiven floriden Phasen der Kolitis eine ausgeprägte *Kongestion der kapillären Blutgefäße*, vorzugsweise im Bereich der Mukosa und Submukosa. In der Lamina epithelialis mucosae findet man mikroabszedierende *Granulozyteninfiltrate*, die sich im Bereich der Schleimhautkrypten als Kryptitis, später als Kryptenabszesse manifestieren. Neben unregelmäßig formierten *Ulzerationen* findet man *polypoide Schleimhautauffaltungen* und im Schleimhautstroma eine dichte Ansammlung von *Lymphozyten*, *Plasmazellen*, neutrophilen und eosinophilen *Granulozyten* sowie *Mastzellen*. Die Zahl der *Becherzellen* ist zumeist deutlich reduziert.

2.3.2.2 Morbus Crohn

Dieses klinische und pathologisch-anatomische Krankheitsbild wurde 1932 von Crohn, Ginsburg und Oppenheimer beschrieben, u. a. charakterisiert durch die ausschließliche Lokalisation im terminalen Ileum. Aber schon wenig später wurden andere Lokalisationen, z. B. im Jejunum, Magen, Kolon, bekannt.

Definition. Der M. Crohn ist eine chronische, in Schüben sich manifestierende Entzündung des *gesamten Gastrointestinaltrakts* mit außerordentlich hoher Rezidivquote. Die weltweit noch immer steigenden Morbiditätszahlen betreffen vorwiegend das Kindesalter.

> Im Gastrointestinaltrakt findet man vor allem *3 Lokalisationsmuster*: isolierte Manifestationen im **Dünndarm** (Ileum, Jejunum) und **Dickdarm** sowie Crohn-Manifestationen im **Dünn- und Dickdarm**.

Alle übrigen Lokalisationen, z. B. Ösophagus und Magen, sind sehr selten.

Makroskopie. Ungeachtet der Lokalisation können grundsätzlich *3 makroskopische Erscheinungsbilder* des M. Crohn unterschieden werden:
- **aphthöse**, also im Schleimhautniveau liegende **Ulzerationen**
- gartenschlauchartige **Stenosen/Strikturen**
- unregelmäßige, strich- und spaltartig formierte, untereinander kommunizierende *Ulzerationen*, die zum sog. **Kopfsteinpflasterrelief** der Schleimhaut führen.

Diesen klassischen makromorphologischen Erscheinungsformen müssen die *miliaren* und *toxischen* (s. Abschn. 2.3.2.3) Manifestationen angefügt werden. Bei der **miliaren Manifestationsform** findet man auf der Serosa kleine, weiße Knötchen (griech. *milium* Hirsekorn), die histologisch epitheloidzelligen, zentral nicht-verkäsenden Granulomen entsprechen.

Lokalisation
- **im Rektum beginnend**
- **retrograde Ausbreitung**
  - Proktitis
  - Proktosigmoiditis
  - „Linkskolitis"
  - Proktokolitis mit Ileitis

Makroskopie
- **Akutphase:** samtartig gerötete Schleimhaut, Schwellung, feine Granulierung
  - stark vulnerabel
  - Blutungen, Erosionen, Ulzerationen
- **Remissionsphase**
  - starre Darmwand
  - Schleimhaut strukturlos
  - Haustrierung ↓

Folgen:
- Schleimhautatrophie
- Schrumpfung des Dickdarms

Histologie
- **weitgehend auf Mukosa begrenzt**
  - Kapillarkongestion
  - Granulozyteninfiltrate
  - Kryptitis, Kryptenabszesse
  - Ulzerationen, polypoide Schleimhaut
  - reduzierte Becherzellen

M. Crohn

- Entzündung des gesamten Intestinaltrakts
- hohe Rezidivquote
- Kinder bevorzugt

Lokalisationsmuster

⇦

Makroskopie
3 Erscheinungsbilder:
1. aphtöse Ulzerationen
2. gartenschlauchartige Stenosen
3. Kopfsteinpflasterrelief

(4.) miliarer M. Crohn
(5.) toxischer M. Crohn

Histologie
- **transmurale Entzündung**
- **epitheloidzellige, nicht-verkäsende Granulome**
- **Fissuren**
- **Fisteln**

Folgen:
- **Narben**
- **Strikturen**
- Darmwandfibrose

Histologie. Der M. Crohn ist charakterisiert durch eine *transmurale Entzündung*. Das entzündliche Infiltrat besteht aus Lymphozyten, Plasmazellen, Granulozyten und Mastzellen. Die Dichte des Entzündungsinfiltrats ist häufig zur Tiefe hin besonders ausgeprägt *(disproportionierte Entzündung)*. Neben oft zahlreichen Lymphfollikeln findet man *epitheloidzellige, zentral nicht-verkäsende Granulome*, die allerdings für den M. Crohn nicht pathognomonisch sind und keineswegs in allen „Crohn-Därmen" gefunden werden. Des weiteren findet man *Fissuren*, die bis tief in die Muskulatur reichen und zum Ausgangspunkt enteroenteraler bzw. enterokolischer, enterovesikaler oder auch enterokutaner Fisteln werden können. Im Fortgang der Entzündung entwickelt sich zunehmend ein Granulations- und Narbengewebe mit der Ausbildung einer stenosierenden *Darmwandfibrose*. Die Fülle der **histologischen Befunde**, die den M. Crohn charakterisieren, erhellt die nachstehende Systematik:

- **transmurale Entzündung:** diskontinuierlich, disproportional
- **ulzeröse Läsionen:** aphthös, fissural, Kryptenabszesse
- **lymphoidzellige Aggregate/Hyperplasie**
- **Granulome:** sarkoid, tuberkuloid, histiozytär, Mikrogranulome
- **Lamina epithelialis mucosae:** Becherzellen: normal (Kolon), Paneth-Zell-Metaplasie (Kolon), gastrale Metaplasie (Dünndarm), Granulozyteninfiltrate, mikroabszedierend
- **Gefäßveränderungen:** entzündlich, degenerativ, Lymphangiektasien
- **nervale Läsionen:** Neuritis-Ganglioneuritis, inflammatorische Axonopathie, neuromatöse Proliferationen/Hyperplasien
- **muskuläre Läsionen:** Destruktion, Desintegration, Hypertrophie, leiomyomatöse Proliferationen
- **Darmwandfibrose.**

Komplikationen

extraintestinale Manifestationen:
- Dermatopathien
- Gelenkaffektionen
- oropharyngeale Schleimhautläsionen
- Cholangio-, Hepatopathien
- bronchopulmonale Funktionseinschränkungen
- Tumoren

2.3.2.3 Komplikationen

Die Colitis ulcerosa und der M. Crohn zeigen **extraintestinale Krankheitsmanifestationen**. Zu diesen zählen: *Dermatopathien* (Erythema nodosum, Pyoderma gangraenosum), *Gelenkaffektionen* (ankylosierende Spondylarthritiden, Polyarthritiden, granulomatöse Periostitis), *oropharyngeale Schleimhautläsionen* (Stomatitis aphthosa, granulomatöse Sialadenitis), *Cholangio-* und *Hepatopathien* (Fettleberhepatitiden, primär sklerosierende sowie aszendierende Cholangitiden) und *bronchopulmonale Funktionseinschränkungen*.
Akut-fulminante Verlaufsformen können sowohl bei der Colitis ulcerosa als auch beim M. Crohn auftreten. Unter den Komplikationen sind das *toxische Megakolon* sowie die *Kolitis-* und *Crohn-assoziierten malignen Tumoren* von Bedeutung.

Toxisches Megakolon
- segmental akzentuierte Kolondilatation
- granulozytäre Infiltrate
- Perforationen → Peritonitis

- **Toxisches Megakolon.** *Pathologisch-anatomisch* findet sich eine totale oder nur segmental akzentuierte extreme *Kolondilatation* mit transmuralen, vorherrschend granulozytären Entzündungsinfiltraten und tiefreichenden Ulzerationen.

Die **Mortalitätsrate** ist vergleichsweise hoch, teils bedingt durch schwere Allgemeinintoxikationen, teils durch oft multiple *Perforationen* mit der Entwicklung einer eitrigen *Peritonitis*.

Maligne Tumoren
- **Karzinomrisiko ↑**

⇨

- **Maligne Tumoren.** Colitis ulcerosa und M. Crohn sind *Krebsrisikoerkrankungen*. Das Risiko, ein **Kolitiskarzinom** zu entwickeln, ist von der Dauer der Erkrankung und von der Ausdehnung und Schwere der entzündlich-ulzerösen Läsionen abhängig.

Das *Karzinomrisiko* bei M. Crohn-Patienten ist derzeit nicht genau bekannt, da exakte Daten zur Inzidenz und Prävalenz noch fehlen.

Kolitis- und **Crohn-assoziierte Karzinome**
Warnsignale: **präkanzeröse Epitheldysplasien**

Seit langem liegen Beobachtungen vor, daß Kolitis- und Crohn-assoziierte Karzinome mit *präkanzerösen Epitheldysplasien* einhergehen. Als *Vorläufer von Karzinomen* signalisieren sie eine besondere Karzinomsuszeptibilität des Kolitis- und Crohn-kranken Darms.

Praxishinweis: Kontrollbiopsien!

⇨

Histologisch nachgewiesene **Dysplasien** werden zur *therapeutischen Leitstruktur* und zum *Indikator chirurgischer Interventionen*.

2.3.3 Medikamentös induzierte Enterokolitis

Antibiotika-Enterokolitis

Neben den ätiologisch definierten und idiopathischen Enterokolitiden gibt es eine Fülle entzündlicher Darmerkrankungen, die sich einerseits durch eine komplexe Ätiologie und Pathogenese, andererseits durch besondere phänotypische Merkmale auszeichnen und vor allem unter differentialdiagnostischen Aspekten wichtig sind (s. Übersicht Abschn. 2.3). In diese Gruppe gehören die primär **medikamentös induzierten Enterokolitiden**, die sekundär, gleichsam in einem zweiten Schritt, bakteriell mitverursacht, phänotypisch moduliert oder auch prolongiert werden können.

medikamentös induzierte Enterokolitiden am häufigsten durch **Antibiotika**

Prototyp dieser Enterokolitiden ist die *Antibiotika-induzierte pseudomembranöse Enterokolitis.* Sie kann nach oraler und parenteraler Medikation auftreten. Die Zahl der Kolitis-verursachenden Antibiotika bzw. Medikamente ist groß.

Ätiopathogenese

Unter **ätiologischen** und **pathogenetischen** Aspekten werden folgende Zusammenhänge diskutiert: Antibiotika (z. B. Klindamycin, Linkomycin) unterdrükken einerseits die normale Bakterienflora des Darms. Sie verursachen andererseits ein überschießendes Wachstum bestimmter Keimarten, wie etwa Clostridien, Enterobacter, Proteus oder Staphylococcus aureus.

- **normale Bakterienflora** ↓
- **Clostridium difficile u. a. Keime** ↑

Untersuchungen an Patienten mit Antibiotika-induzierter Kolitis haben gezeigt, daß sich im Stuhl fast ausnahmslos Clostridium difficile und in 95–98 % das von diesen Bakterien gebildete Zytotoxin nachweisen läßt. Unter gesunden Kontrollpersonen wird Clostridium difficile allenfalls bei 3 % gefunden, das Toxin hingegen nie.

Diese Befunde sprechen dafür, daß durch bestimmte Antibiotika oder Medikamente eine *„initiale Zündung"* erfolgt, die klinisch manifeste Enterokolitis aber erst im Gefolge einer infektiös-toxischen Schädigung etabliert wird.

2.3.4 Entzündungen der anorektalen Grenzregion

Anorektale Entzündungen

In der anorektalen Grenzregion sind einerseits *dermatologische* Krankheitsbilder (die verschiedensten Formen der auch von anderer Lokalisation her bekannten Dermatitiden) sowie *venerische* Erkrankungen und andererseits *vom Rektum ausstrahlende Entzündungen* (z. B. M. Crohn) etabliert. Im folgenden werden besprochen: die *Analfissur*, die *Perianalabszesse* (anorektale Abszesse) und die *Perianalfisteln* (anorektale Fisteln).

- dermatologische Krankheitsbilder
- venerische Erkrankungen

2.3.4.1 Analfissur

Analfissur

Die (chronische) Analfissur (lat. *fissum* Spalt, Einschnitt) ist ein rißförmiges, trianguläres Ulkus des sensiblen Anoderms. Darin gründet die häufig intensive Schmerzsymptomatik. Die Fissur liegt typischerweise in der hinteren Kommissur des unteren Analkanals. Sie kann bis zum Sphinkter internus reichen. Proximal der Fissur findet sich meist eine hypertrophische Analpapille, distal eine Ödem-indurierte Protuberanz.

- **rißförmiges, trianguläres Ulkus**

Offensichtlich wird das Auftreten fissuraler Analläsionen durch ekzematöse Dermatopathien begünstigt.

2.3.4.2 Perianalabszeß, Perianalfistel

Perianalabszesse

Perianalabszeß. Die unspezifisch entzündlichen, abszedierenden Erkrankungen des Analkanals sind zumeist kryptoglandulären Ursprungs (Proktodealdrüsen). Die abszedierende Entzündung kann sich entlang der myofaszialen Strukturen ausbreiten und in Analnähe, an der seitlichen Glutäalwand oder im Dammbereich „durchbrechen". Die Abszesse können sich **intrasphinkter** (subkutane Analabszesse, submuköse Anorektalabszesse), **intersphinkter** (Perianalabszesse), **transsphinkter** (perianale, ischiorektale Abszesse) und **suprasphinkter** (supralevatorische Abszesse) entwickeln.

- **intraspinkter** → Analabszeß
- **interspinkter** → Perianalabszeß
- **transsphinkter** → Perianal-, Ischiorektalabszeß
- **supraspinkter** → Supralevatorabszeß

Perianalfisteln

- **Abszesse** → Fisteln:
- intrasphinkter
- intersphinkter
- transphinkter
- supralevatorisch

Perianalfisteln. Zwischen Perianalabszessen und -fisteln (lat. *fistula* Röhre) bestehen enge pathogenetische Beziehungen: Das akute Abszeßstadium kann in ein *chronisches Fistelstadium* übergehen. Anfänglich kaum sondierbar, führt die chronische Entzündung schließlich zu einem vielfach verzweigten, dickwandigen Fistelsystem. Entsprechend der Abszeßausbreitung sind **intra-**,

inter- und **transsphinktere** sowie **supralevatorische Fistelverläufe** zu unterscheiden.

Sonstige Dickdarmerkrankungen

2.4 Sonstige (seltene) Dickdarmerkrankungen

- **Pseudomelanosis coli**
- Schwarzfärbung der Schleimhaut
- Felderung der Schleimhaut („Krötenhaut")
- Entstehung durch Laxanzienabusus
- pigmenttragende Makrophagen

• **Pseudomelanosis coli.** Hierunter versteht man eine braun-schwarze Verfärbung der kolorektalen Schleimhaut, die mit scharfer Grenze an der Bauhin-Klappe beginnt. Die Mukosa läßt zumeist eine eigenartige Felderung erkennen, die an Krokodilleder, Krötenhaut oder Fingerabdrücke erinnert. Zweifellos besteht eine kausale Verbindung zur Einnahme **anthracen-** und **hydrochinonhaltiger Laxanzien** (Obstipation).

Das Pigment nimmt histochemisch offenbar eine Mittelstellung zwischen Lipofuszin und Melanin ein. Es ist reich an Kupfer und Eisen. Die chemische Zusammensetzung des „Melanose"-Pigments ist noch immer nicht restlos geklärt. Die makromorphologisch sehr eindrucksvollen Schleimhautveränderungen sind absolut harmlos und klinisch irrelevant.

- **Pneumatosis coli**
- primär, sekundär

• **Pneumatosis coli.** Unter einer Pneumatose *(Pneumatosis cystoides intestinalis)* versteht man das Vorkommen gashaltiger Hohlräume (intestinale Gaszysten, interstitielles Darmemphysem) in der Submukosa und Subserosa des Gastrointestinaltrakts. Die Krankheit ist selten. Man kann zwischen einer **primären** (idiopathischen) und einer **sekundären** (symptomatischen) Pneumatose unterscheiden. Letztere ist weitaus häufiger.

• **Amyloidose** s. S. 51 ff.

Kolorektale Tumoren

2.5 Kolorektale Tumoren

⇨

Man schätzt, daß **Tumoren im Dickdarm 36 mal häufiger auftreten** als im Dünndarm. Dabei sind die **epithelialen Tumoren** weitaus häufiger als die mesenchymalen. Unter den epithelialen Tumoren wiederum dominieren die *gutartigen*, die häufig allerdings Ausgangspunkt kolorektaler Karzinome sind *(Adenom-Karzinom-Sequenz)*.

Adenome

2.5.1 Gutartige epitheliale Tumoren: Adenome

- **neoplastische Polypen**, ausgehend vom Schleimhautepithel

Definition. Adenome *(neoplastische Polypen)* sind primär gutartige, vom Epithel der Dickdarmschleimhaut ausgehende Tumoren.

Praxishinweis

⇨

Etwa 95 % aller kolorektalen Karzinome entstehen auf dem Boden von Adenomen (*Adenom-Karzinom-Sequenz*, Abb. 31–6).
• *Adenome* sind neben den *hyperplastischen Polypen* (s. Abschn. 2.5.6.1) die **häufigste kolorektale Polypenform.** Über 70 % aller Adenome sind im *Rektum* und *Colon sigmoideum* lokalisiert.

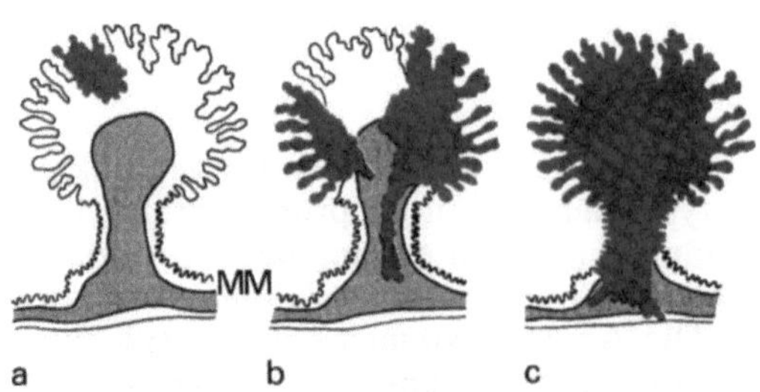

Abb. 31–6: Adenom-Karzinom-Sequenz. a Tubuläres Adenom mit schwerer Atypie. Dieser Befund wurde früher als „fokales Karzinom in einem Adenom" bezeichnet. **b** Tubuläres Adenom mit unterschiedlich tief infiltrierenden Karzinomen. Ob in diesen Fällen nach Polypektomie, bei karzinomfreiem Abtragungsbereich, eine weiterführende Therapie (chirurgische Nachresektion) indiziert ist, hängt wesentlich vom histologischen Grading ab. **c** Polypoides Karzinom. Eine chirurgische Nachresektion ist immer erforderlich. **MM** Muscularis mucosae (nach Otto 1982)

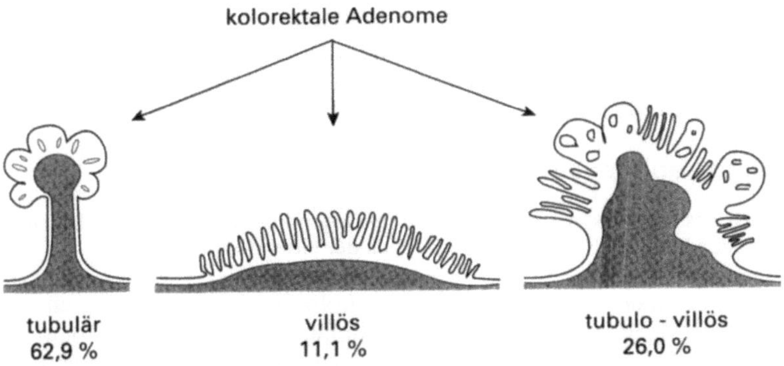

Abb. 31–7: Histologische Differenzierungsformen kolorektaler Adenome mit der prozentualen Häufigkeitsverteilung im Biopsiematerial des Pathologischen Instituts der Universität Hamburg; n = 523, Polypektomiepräparate 1976–86 (nach Otto 1982)

Nach der **WHO-Klassifikation** werden folgende *Adenomtypen* unterschieden (Abb. 31–7):

Adenomtypen:

- **Tubuläre Adenome:** Primär gutartige Neoplasien, die aus verzweigten Tubuli, eingebettet in die Lamina propria, aufgebaut sind. Häufigkeit: 60–65 %.

1. tubuläres A.: 60–65 %

- **Villöse Adenome:** Man findet zottenartige Tumorkonfigurationen. Ein unterschiedlich breites, gefäßführendes Stroma wird überkleidet durch atypische und oft mehrreihig angeordnete Zellen *(Zottentumor)*. Gelegentlich findet man eine ausgeprägte Schleimbildung. Villöse Adenome führen mitunter zu erheblichen Wasser- und Elektrolytverlusten (Sekretion ins Darmlumen: „Kalium-sezernierender Tumor"). Häufigkeit: 20–25 %.

2. villöses A.: 20–25 %

- **Tubulo-villöse Adenome:** Im histologischen Aufbau zeigen sich tubuläre und villöse Differenzierungsmuster. Häufigkeit: 5–10 %.

3. tubulo-villöses A.: 5–10 %

Adenome zeigen erhebliche Größenunterschiede. Sie können *gestielt* oder *breitbasig* der Schleimhaut „aufsitzend" (sessil) wachsen.

Klinisch-prognostisch wichtig ist das *maligne Entartungspotential*. Wie bereits erwähnt, entstehen etwa 95 % der kolorektalen Karzinome auf dem Boden von Adenomen:

malignes Entartungspotential:

Die **Adenom-Karzinom-Sequenz** wird durch folgende Fakten und Befundkonstellationen begründet:

- **Adenom-Karzinom-Sequenz**

- durch den Nachweis von noch **gutartigen Adenomstrukturen in Karzinomen**
- durch die positive Korrelation zwischen dem **Grad der Dysplasie** bzw. zellulären Atypie in Adenomen und der **Karzinominzidenz**
- durch das **synchrone Lokalisationsverhalten** von Adenomen und Karzinomen (topographisch gleiche Verteilungsmuster)
- durch das **„metachrone" Manifestationsalter** von Adenomen und Karzinomen, wobei Adenome sich durchschnittlich 10 Jahre früher als Karzinome manifestieren.
- Schließlich ist die Adenom-Karzinom-Sequenz auch **tierexperimentell** untermauert.

2.5.2 Intestinale Adenomatosen

Intestinale Adenomatosen

Die intestinalen Adenomatosen sind zumeist *hereditäre* Krankheitsbilder. Da es aber auch *sporadische* Formen gibt, ist es wichtig, zwischen *familiären* und *nicht-familiären* Formen zu unterscheiden. Hier soll auf die **familiäre Adenomatosis coli** näher eingegangen werden.

- familiäre
- nicht-familiäre Form

Die Erkrankung ist autosomal-dominant erblich. Man findet zahlreiche (hunderte!) kolorektale Adenome.

familiäre Adenomatosis coli
- autosomal-dominant vererbt
- **unzählige Adenome!**

Der hierfür verantwortliche Genort konnte 1987 auf dem langen Arm von Chromosom 5 kartiert werden.

Da die familiäre Adenomatosis coli eine **obligate Präkanzerose** ist, führt sie unbehandelt zum kolorektalen Karzinom. Dieser Verlauf zwingt zur frühzeitigen (totalen) *Proktokolektomie* bzw. zur kontinenzerhaltenden ileoanalen Pouchbildung.

- **obligate Präkanzerose**

Einige Adenomatosis-Patienten zeigen auch **extrakolische** Krankheitsmanifestationen: gastroduodenale Tumoren (Funduspolypen, Adenome, Karzinome), Osteome der Kiefer- (Leontiasis ossea) und langen Röhrenknochen,

- **extrakolische Krankheitsmanifestation:** Tumoren in anderen Organen

Zahnanomalien, Desmoidtumoren, epidermale Zysten, Adenome des Pankreas und der Gallenblase, Karzinome der Schilddrüse, der Ovarien und der Nebenniere, schließlich Netzhautveränderungen (kongenitale Hypertrophie des retinalen Pigmentepithels).

Kolorektale Karzinome

2.5.3 Maligne epitheliale Tumoren: kolorektale Karzinome

Nach Angaben des Statistischen Bundesamts Wiesbaden liegt die Zahl der jährlichen Neuerkrankungen bei etwa 32000 (für den Bereich der alten Bundesländer).

- **zweithäufigster maligner Tumor**

⇨

Nach der Todesursachenstatistik stehen die kolorektalen Karzinome unter allen bösartigen Neubildungen an **2. Stelle**, beim *Mann* nach dem *bronchopulmonalen Karzinom*, bei der *Frau* nach dem *Mammakarzinom*. Das Erkrankungsmaximum liegt jenseits des 50. Lebensjahres, der Häufigkeitsgipfel im 70.–80. Lebensjahr. Beide Geschlechter erkranken etwa gleich häufig.

Ätiopathogenese
- multifaktoriell

Befunde zur **Ätiologie** und **Pathogenese** sind ausgesprochen dürftig. Wie bei vielen malignen Tumoren werden auch bei kolorektalen Karzinomen multiple Ursachen bzw. Ursachenkomplexe diskutiert.

- family cancer syndrome
- Ursachen eher sozioökonomisch als biologisch begründet
- diätetische, metabolische Faktoren

Zum einen spielen **ethnische** und **genetische Faktoren** *(family cancer syndrome)* eine Rolle. Dabei sind die Häufigkeitsdifferenzen bei verschiedenen Ethnien wahrscheinlich eher durch unterschiedliche Lebensgewohnheiten, also sozioökonomisch, als durch tatsächlich biologische Faktoren bedingt. Des weiteren werden **exogen-diätetische** und **metabolische Faktoren** diskutiert. Möglicherweise entstehen durch die Einwirkung luminaler Bakterien etwa aus Nahrungsproteinen, Gallensäuren und Cholesterin (bakterielle Dehydroxylierung) karzinogene und kokarzinogene Substanzen. Ein vor allem in den Industrienationen zu beobachtender *Mangel an Faserstoffen* könnte über eine ungewöhnlich lange Verweildauer der entsprechenden Substanzen zu einer besonders hohen Konzentration karzinogener und kokarzinogener Stoffe führen.

Lokalisation

Prädilektionsstellen. Die kolorektalen Karzinome sind zu etwa 60 % im Rektum und zu etwa 20 % im Colon sigmoideum lokalisiert.

Praxishinweis

⇨

Über 80 % aller kolorektalen Karzinome sind im **rektosigmoidalen Bereich** nachzuweisen (Abb. 31–8).

- **Rechtsverschiebung**

Allerdings wird seit geraumer Zeit eine sog. **Rechtsverschiebung** (Verlagerung in höhere Darmabschnitte) im Lokalisationsmuster beobachtet. Auch beim family cancer syndrome sind die Karzinome vorwiegend in den proximalen Dickdarmabschnitten (Caecum, Colon ascendens) lokalisiert.

Wachstumsverhalten
- schüsselförmig ulzeriert, polypoid, diffus infiltrierend
- insulär, zirkulär

Das **Wachstumsverhalten** kolorektaler Karzinome ist unterschiedlich. Man findet schüsselförmig ulzerierte, polypoid wachsende oder diffus infiltrierende

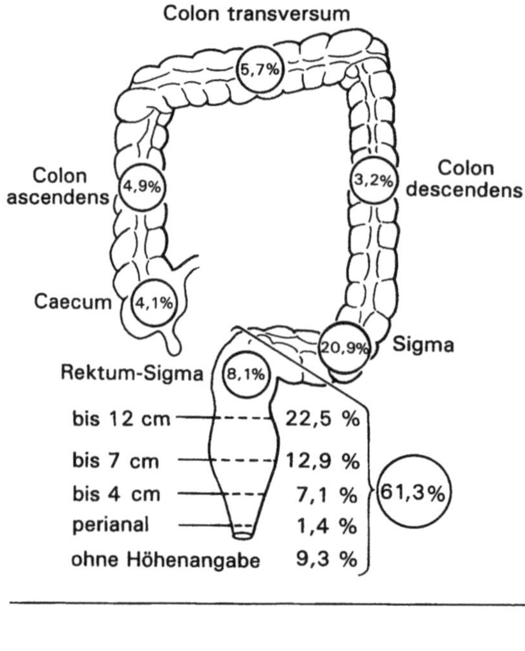

Abb. 31–8: Lokalisation von 2293 kolorektalen Karzinomen (nach Bokelmann 1972 und Otto 1976)

Klinik
- Blutungen
- Ileus

(Linitis plastica) Karzinome. Je nach Wachstumsart (insulär, obstruktiv-zirkumferentiell) kann es zu unterschiedlichen **klinischen Symptomen** kommen, zu *Blutungen* oder prästenotischen Dilatationen *(Ileus).*

histologische Klassifikation

Histologisch unterscheidet die **WHO-Klassifikation** von 1989 folgende Typen:
a) (nicht-schleimbildende) *Adenokarzinome* mit unterschiedlichen Differenzierungsgraden
b) *muzinöse Adenokarzinome* und c) *Siegelringzellkarzinome*
d) *Plattenepithelkarzinome* und e) *adeno-squamöse Karzinome*
f) *kleinzellige Karzinome* vom oat-cell-Typ und g) *undifferenzierte Karzinome.*

TNM-Klassifikation

Die **Ausbreitung** (Staging) wird heute meist nach der **TNM-Klassifikation** der UICC beurteilt:

• T – Primärtumor

- **T** **Primärtumor**
- TX Primärtumor kann nicht beurteilt werden
- T0 kein Anhalt für Primärtumor
- Tis Carcinoma in situ
- T1 Tumor infiltriert die Submukosa
- T2 Tumor infiltriert die Muscularis propria
- T3 Tumor infiltriert die Subserosa oder das nicht peritonealisierte parakolische und pararektale Gewebe
- T4 Tumor perforiert das viszerale Peritoneum oder infiltriert direkt andere Organe oder Strukturen

• N – regionale Lymphknoten

- **N** **regionale Lymphknoten**
- NX regionale Lymphknoten können nicht beurteilt werden
- N0 keine regionalen Lymphknotenmetastasen
- N1 Metastasen in 1–3 parakolischen bzw. pararektalen Lymphknoten
- N2 Metastasen in 4 oder mehr parakolischen und pararektalen Lymphknoten
- N3 Lymphknotenmetastasen entlang eines benannten Gefäßstammes

• M – Fernmetastasen

- **M** **Fernmetastasen**
- MX Vorliegen von Fernmetastasen kann nicht beurteilt werden
- M0 keine Fernmetastasen
- M1 Fernmetastasen

Dukes-Klassifikation

Parallel zu dieser wird vielfach noch die Klassifikation nach **Dukes** (Abb. 31–9) angewandt *(Tiefeninfiltration, Lymphknotenstatus)*:

• Stadium A

• **Stadium A:** Der Tumor infiltriert kontinuierlich die Mukosa und Submukosa bzw. Muscularis propria, die jedoch nicht durchbrochen wird. Keine Lymphknotenmetastasen.

• Stadium B

• **Stadium B:** Penetration der Darmwand mit Infiltration des pararektalen und parakolischen Gewebes und darüber hinaus. Keine Lymphknotenmetastasen.

• Stadium C

• **Stadium C:** Lymphknotenmetastasen, unabhängig von der Tiefe der Tumorinfiltration.

Das einfache Konzept von *Dukes* hat sich in der klinischen Praxis außerordentlich gut bewährt und wird heute noch in den angelsächsischen Ländern mit einer nach wie vor hohen Akzeptanz angewandt.

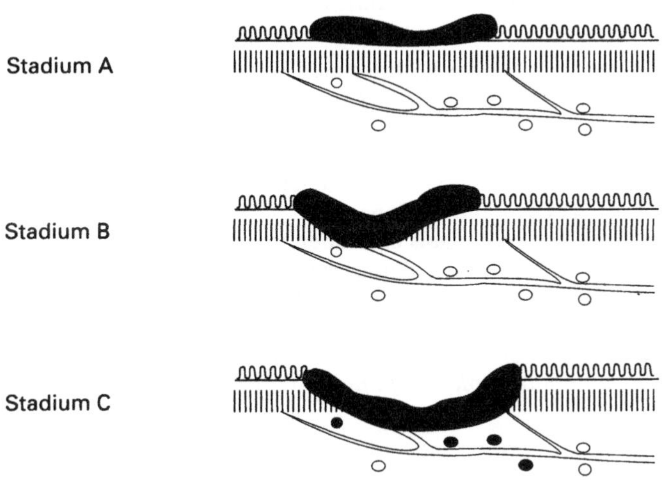

Abb. 31–9: Klassifikation des kolorektalen Karzinoms nach Dukes

Die **Metastasierung** erfolgt nach dem *Pfortader-* oder dem *Cavatyp.*

Prognose
abhängig von:
- Alter, Geschlecht
- Begleiterkrankung
- Morphologie
- Ausbreitung

Die **Prognose** kolorektaler Karzinome ist abhängig von einer Vielzahl *klinischer* (Lebensalter, Geschlecht, Begleitkrankheiten) und *morphologischer Parameter* (Infiltrationstiefe, histologischer Differenzierungstyp, lymphogene oder hämatogene Metastasierung). Bei fortgeschrittenen Karzinomen ist die Prognose schlecht, während in sehr frühen Tumorstadien durchaus kurative Tumorresektionen möglich sind.

Nicht-epitheliale Tumoren des Dickdarms
- benigne und maligne **Stromatumoren**
- häufig Zufallsbefunde

2.5.4 Nicht-epitheliale Tumoren des Dickdarms

Benigne und maligne mesenchymale Tumoren **(Stromatumoren)** sind im Bereich des Dickdarms selten. Eine klinische Symptomatik, z. B. Blutungen oder chronische Ileusbeschwerden, ist kaum entwickelt. Mesenchymale Tumoren können sich als kleine intestinale Polypen (Lipome, Myome, neurogene und vaskuläre Tumoren) darstellen und sind häufig Zufallsbefunde bei Laparotomien und Obduktionen.

Tumoren der anorektalen Grenzregion

2.5.5 Besondere Tumoren der anorektalen Grenzregion

Abgesehen von tumorähnlichen Läsionen im weitesten Sinne (z. B. Zysten der Proktodealdrüsen, kloakogene Polypen, fibröse Polypen, aber auch Hämorrhoiden), sind Neoplasien des anorektalen Grenzbereichs selten.

- **Ursprung:**
- **Ektoderm**
- **Entoderm**

Die zumeist epithelialen Tumoren dieser Region sind teils **ektodermaler**, teils **entodermaler** Herkunft. Ihre histologische Differenzierung entspricht den unterschiedlichen Epitheltypen des Analkanals und seiner Grenzzonen.

- **kutane Tumoren**

• **Schweißdrüsenadenome** (papilläre Hidradenome), **Keratoakanthome**, **Leukoplakien**, die verschiedenen Formen der **intraepithelialen Neoplasien** (z. B. M. Bowen) und der **M. Paget** sind von anderen Lokalisationen her hinlänglich bekannt.

- **bowenoide Papulose**
- multiple verruköse Hauttumoren
- Virus-Ätiologie!

Histologie: Merkmale des M. Bowen
- vor dem 40. Lj.

• Die **bowenoide Papulose** ist ein multipler, braun-roter Hauttumor mit zumeist verruköser Oberfläche. Es handelt sich wahrscheinlich um eine besondere und ebenfalls viral (Papillomaviren) verursachte **Variante der Kondylome**. *Histologisch* findet man alle Merkmale des M. Bowen. Im Gegensatz zu diesem neigt die bowenoide Papulose jedoch zur *Spontanheilung*. Sie tritt überwiegend vor dem 40. Lebensjahr, der M. Bowen gewöhnlich jenseits des 50. Lebensjahres auf (wichtiges *differentialdiagnostisches* Kriterium!).

- **Kondylome**
- verruköse Tumoren des Plattenepithels
- HPV-assoziiert

• **Kondylome** sind primär gutartig. Sie gehören zum breiten Spektrum plattenepithelialer Tumoren und tumorähnlicher Läsionen (Fibroepitheliome, Verrucae vulgares, Condylomata acuminata, destruierende Kondylome, verruköse Plattenepithelkarzinome), in denen HPV-spezifische Nukleotidsequenzen nachgewiesen worden sind.

- Dignität umstritten

Die **Dignität** der destruierenden Kondylome ist nach wie vor umstritten. Sie zeigen eine ausgeprägte Infiltration des perianalen und perirektalen Gewebes und wachsen ausgesprochen aggressiv, ohne daß Metastasen nachweisbar wären. Erst nach langjährigen Krankheitsverläufen kommt es zur Entwicklung verruköser Karzinome mit Metastasen in den regionalen Lymphknoten.

- **Analkarzinome**
- im proximalen oder
- im distalen Analkanal

distal:
- Plattenepithelkarzinom
- Basaliom, Melanom

proximal:
- basaloid
- plexiform
- muzinös
- mukoepidermoid
- plattenepithelial
- anaplastisch

• Die **analen Karzinome** (1–2 % aller kolorektalen Karzinome) werden nach ihrer Lokalisation eingeteilt in diejenigen des *proximalen* Analkanals (proximal der Linea dentata) und diejenigen des *distalen* Analbereichs (Anoderm, Analrand). Das histologische Differenzierungsmuster der im **distalen Analbereich** gelegenen Geschwülste entspricht überwiegend demjenigen der Haut (Basaliome, Plattenepithelkarzinome, Melanome).

• **Karzinome des proximalen Analkanals** entstehen meist im Bereich der sog. **Transitionalzone** (Grenzzone zwischen Anoderm und Rektumschleimhaut), weitaus seltener in **Proktodealdrüsen** oder in anorektalen Fistelgängen. Die große epitheliale Variabilität in diesem Bereich erklärt wahrscheinlich auch die histologische Vielfalt der hier lokalisierten Karzinome, die *basaloid*, *plexiform*, *muzinös*, *mukoepidermoid*, *plattenepithelial* und *anaplastisch* differenziert sein können.

2.5.6 Tumorartige Läsionen

Tumorartige Läsionen

Tumorartige Läsionen der Dickdarmschleimhaut sind **(WHO-Klassifikation)**:

- **WHO-Klassifikation**

- **Hamartome** (vgl. auch Dünndarm): Peutz-Jeghers-Polyp bzw. Polypose und juveniler Polyp bzw. Polypose
- **Heterotopien:** heterotope Magenschleimhaut in Kolon und Rektum, selten (vgl. auch Meckel-Divertikel)
- **hyperplastischer Polyp** bzw. **Polypose**
- **transitionale Mukosa** (im Randbereich von Karzinomen)
- **transitionaler Polyp**
- **gutartiger lymphoider Polyp** bzw. **Polypose**
- **entzündlicher (Granulations-) Polyp**
- **entzündlicher „Pseudo"-Polyp** (Colitis ulcerosa, M. Crohn)
- **Cronkhite-Canada-Polyposis** (vgl. Dünndarm)
- **sekundär-polypoide Läsionen nach Mukosaprolabierung:** solitäres Ulkussyndrom, lokalisierte Colitis cystica profunda, entzündlicher Polyp
- **Endometriose** und **Malakoplakie**.

Im folgenden werden jene tumorartigen Läsionen dargestellt, die aus *differentialdiagnostischen* Gründen wichtig sind.

2.5.6.1 Hyperplastische Polypen

1. Hyperplastische Polypen

Hyperplastische Polypen sind mit 25–80 % die häufigste Polypenart. Der hyperplastische Polyp gilt als **gutartig**. Er bleibt klinisch meist stumm.

- häufigster Polyp im Kolon
- gutartig

In neuerer Zeit sind allerdings Kombinationsformen mit tubulären/villösen Adenomen beschrieben worden.

Hyperplastische Polypen sind sessile, nodulär geformte, etwa 3–5 mm große und zumeist multipel angeordnete Schleimhautläsionen. *Histologisch* zeigen sie eine normal lokalisierte, allerdings verbreiterte Proliferationszone in der unteren Kryptenregion mit organotypischer Zelldifferenzierung.

- sessil, nodulär geformt

Histologie: Hyperplasie ausdifferenzierter Zellen der unteren Kryptenregion

> Der hyperplastische Polyp weist sozusagen ein Zuviel an differenzierten Zellen auf, die eine Schleimhautverbreiterung bewirken und zu semizirkulären (pseudopapillären) Epithelknospen führen.

⇐

2.5.6.2 Gutartige lymphoide Polypen

2. Gutartige lymphoide Polypen

Gutartige lymphoide Polypen sind besonders häufig im unteren Drittel des Rektums lokalisiert, teils singulär, teils multipel. In den unteren Schichten des Schleimhautstromas und vor allem in der Submukosa findet man dicht gelagerte Lymphfollikel mit zumeist aktivierten Keimzentren. Dadurch wird die Schleimhaut polypenartig aufgefaltet. Infolge ihrer geringen Größe bleiben sie klinisch zumeist stumm. Diese wahrscheinlich reaktiv (Entzündungen, Immunreaktionen) entstandenen Läsionen zeigen im allgemeinen keine Beziehung zur Entwicklung maligner Lymphome. Gutartige lymphoide Polypen entstehen vor allem dort, wo der Darm reich mit lymphoretikulärem Gewebe ausgestattet ist („Analtonsille", terminales Ileum: Solitärfollikel, Peyer-Plaques).

- im unteren Rektumdrittel
- Lymphfollikel mit aktivierten Keimzentren

2.5.6.3 Entzündliche Polypen

3. Entzündliche Polypen

Unter entzündlichen Polypen versteht man **lokalisierte Schleimhautschwellungen** infolge entzündlich-ödematöser und regenerativer Veränderungen (z. B. Colitis ulcerosa, M. Crohn).
Hierzu zählen auch die **kloakogenen Polypen** im rektoanalen Übergangsbereich (*epitheliale Transitionalzone*: hämorrhoidale, intermediäre, junktionale oder auch kloakogene Zone).

- lokalisierte, entzündlich-ödematöse Schwellungen
- **kloakogene Polypen** im rektoanalen Übergangsbereich

Dieser besonderen Polypenform liegt möglicherweise ein Analprolaps zugrunde.

4. Endometriose

- im Rektosigmoid
- endometriale Herde

Morphologie
- hypertrophe Darmwand
- Narbengewebe
- drüsige Strukturen mit zytogener Stromareaktion
- zyklusabhängig

2.5.6.4 Endometriose

15–25 % aller extragenitalen Endometriosen betreffen den Dickdarm. Der **rektosigmoidale** Darmabschnitt ist besonders betroffen. Endometriale Herde mit einem Durchmesser von mehr als 5 cm werden definitionsgemäß als **Endometriome** bezeichnet.
Histologisch findet man, zumeist eingebettet in hypertrophe Darmwandmuskulatur und Narbengewebe, drüsige Strukturen mit einer sog. zytogenen Stromareaktion, die durch ihren histolytischen Effekt ein vermeintlich „infiltratives" Wachstum begünstigt (Differentialdiagnose: kolorektale Adenokarzinome!). Drüsenepithel und Stroma unterliegen, vergleichbar der Uterusschleimhaut, dem hormonalen Einfluß der Ovarien mit *zyklusimmanenten histologischen* Veränderungen.

Appendix

- 7–8 cm lang
- entspringt unterhalb der Bauhin-Klappe

3. Appendix

Die durchschnittliche Länge der Appendix beträgt etwa 7 cm, unterliegt aber großen individuellen Schwankungen. Die Appendix entspringt etwa 2,5 cm unterhalb der Bauhin-Klappe aus dem Caecum. Fehlbildungen sind insgesamt selten. **Lage-** und **Fixationsanomalien** (Malpositionen) werden bei der Appendizitisdiagnostik klinisch relevant.

3.1 Appendizitis, Mukozele, Appendikopathie

Appendizitis

- **sehr häufig!**
- unspezifische A.
- spezifische A. (Tb, Masern u. a.): selten

3.1.1 Appendizitis

Die *häufigste im Abdomen lokalisierte Entzündung* ist die Appendizitis mit ihren verschiedenen Formen, Verläufen und Komplikationen. Unter allen Appendizitiden ist die *unspezifische* Entzündung fraglos die häufigste Form.

Spezifische (Tuberkulose), morphologisch besonders charakterisierbare (M. Crohn, Appendicitis follicularis suppurativa) oder ätiologisch bekannte (Masernappendizitis mit dem Nachweis der sog. Warthin-Finkeldey-Riesenzellen) Appendizitiden sind selten.

Akute Appendizitis

- **häufigste intraabdominelle Entzündung**

3.1.1.1 Akute unspezifische Appendizitis

Über die **Hälfte aller akut bedrohlichen Erkrankungen im Abdomen** wird durch eine Entzündung des Wurmfortsatzes hervorgerufen:
- Der *Häufigkeitsgipfel* liegt zwischen dem 10. und 30. Lebensjahr.
- *Vor dem 5. Lebensjahr* ebenso wie bei alten Menschen (sog. *Altersappendizitis*) tritt sie seltener auf.

- **Mortalität:** niedrig
- bei Komplikationen: hoch

Die **Mortalität** der unkomplizierten akuten Appendizitis ist extrem niedrig (etwa 0,1 %). Sie steigt aber drastisch an bei *Perforationen* und damit verbundenen *Peritonitiden* (6–12 %).

- **Ursache:** ungeklärt
- enterogene Appendizitis
- hämatogene Appendizitis

Ätiologie. Für die akute Appendizitis wird eine bakterielle Ursache diskutiert (Aschoff 1930), wobei ein spezifischer „Appendizitiskeim" bislang noch nicht gefunden worden ist (heterogenes Erregerspektrum). Dabei dürfte die **enterogene Appendizitis** wesentlich häufiger sein als die **hämatogene** resp. **metastatische Appendizitis.**

Pathogenese

- **Obliteration der Organlichtung**
- **anatomische Besonderheiten**
- **immunologische Mechanismen**

Unter **pathogenetischen** Aspekten sind am Zustandekommen der akuten Appendizitis wenigstens *3 Faktoren* beteiligt:
- **Verschluß der Organlichtung** durch fokale narbige Stenosen, Fremdkörper (z. B. Obstkerne), Koprolithen u. a. Der Verschluß wird begünstigt durch eine abnorme Länge des Organs sowie durch Lageanomalien.
- **Besonderheiten der anatomischen Struktur** unter Einschluß der Gerlach-Klappe.
- **Immunologische Mechanismen:** Schleimhaut- und Kapillarschäden durch Immunkomplexe. Diskutiert werden zudem allergische Reaktionen vom verzögerten Typ.

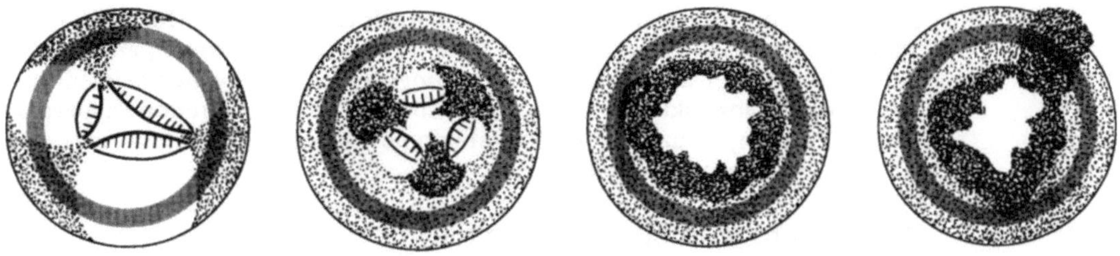

a b c d

Abb. 31–10: Formen der Appendizitis (nach Aschoff). **a** Eitrige Appendizitis mit Bindung an die Krypten. **b** Ulzerös-phlegmonöse Appendizitis mit weitgehender Beschränkung auf die Krypten. **c** Zirkuläre, ulzerös-phlegmonöse Appendizitis. **d** Ulzerös-phlegmonöse Appendizitis mit Perforation (nach Otto 1976, umgezeichnet nach Jansen 1974)

Im Ablauf der akuten Appendizitis werden verschiedene **Stadien** unterschieden, die fließend ineinander übergehen (Abb. 31–10):

morphologische Stadien

1. **Appendizitischer Primäraffekt:** In der Appendixwand ist ein keilförmiges granulozytäres Infiltrat entwickelt. Man findet Erosionen mit granulozytär durchsetzten Fibrinexsudationen.
2. **Phlegmonöse Appendizitis:** Das vorherrschend granulozytäre Entzündungsinfiltrat breitet sich longitudinal, transversal und transmural in der Appendixwand weiter aus. In der Lichtung findet man ein entzündliches Exsudat. Die Serosa ist diffus gerötet. Die Appendix ist insgesamt verdickt und starr.
3. **Ulzerös-phlegmonöse Appendizitis:** Die initial kleinen Erosionen konfluieren zu größeren Schleimhautdefekten. Sie penetrieren zur Tiefe. Ulzera entstehen.
4. **Abszedierende Appendizitis:** Die Appendix ist von zahlreichen Mikroabszessen durchsetzt. Serosaseitig findet man fibrinös-eitrige Exsudationen. Es entwickelt sich eine Periappendizitis.
5. **Gangränöse Appendizitis:** Die Mikroabszesse konfluieren zu größeren Nekrosezonen. Unter dem Einfluß von Fäulniserregern kommt es zum „fauligen Zerfall der Nekrosen" mit der Gefahr breitflächiger Perforationen. Die Appendix ist brüchig und schwarz-rot verfärbt.

In den ersten 4 Stadien kann der Entzündungsprozeß spontan zum Stillstand kommen. Die Möglichkeit einer **Restitutio ad integrum** ist nur im Stadium des appendizitischen Primäraffekts gegeben. Zumeist kommt es infolge von Defektheilungen zur **narbigen Stenose** bzw. **Obliteration**.

Folgen:
- **Restitutio ad integrum** (selten)
- **Defektheilung** (Narbe, Stenose)

Komplikationen. Die Gefahren der Appendizitis liegen in der Ausbreitung des Entzündungsprozesses auf die Umgebung. Eine auf der Serosa der Appendix einsetzende fibrinös-eitrige Exsudation, die sog. **Periappendizitis**, wird fast nie vermißt. Greift diese Entzündung auf das Peritoneum der Umgebung über, kommt es zu einer lokalen **Peritonitis** bzw. zu einem **perityphlitischen Abszeß** (Empyem). Das fibrinreiche perityphlitische Exsudat kann resorbiert oder aber organisiert werden. Daraus resultieren bindegewebige Verwachsungen, die noch nach Jahren einen *Strangulationsileus* verursachen können.

Komplikationen
- **Periappendizitis**
- **Peritonitis**
- **perityphlitischer Abszeß** → Strangulationsileus

Diffuse eitrige Peritonitiden oder **pylephlebitische Leberabszesse** sind als Komplikation der akuten Appendizitis selten.

- **eitrige Peritonitis**
- **pylephlebitischer Leberabszeß**

3.1.1.2 Chronische (rezidivierende) Appendizitis

Chronische Appendizitis

Das Krankheitsbild der primär chronischen Appendizitis ist heftig umstritten. Rezidivierende „Attacken" im Ablauf der akuten Appendizitis sind ein geläufiger Befund. Histologisch findet man neben Resten einer stattgehabten Entzündung die Zeichen einer akuten Exazerbation.

3.1.2 Mukozele der Appendix

Mukozele
- Auftreibung der Appendix mit Schleimansammlung in der Lichtung

Hierunter versteht man die partielle oder komplette Auftreibung der Appendix als Folge einer massiven Schleimansammlung in der Lichtung. Die Muko-

Folgen
- **Empyem**
- **Pseudomyxoma peritonei**

Ursachen
- Obstruktionen
- Schleimsekretion

zele der Appendix ist selten. Die sekundäre Infektion einer Mukozele führt zum **Empyem**. Aus Perforationen resultiert das **Pseudomyxoma peritonei** (et appendice). Unter *ätiologischen* und *pathogenetischen* Aspekten spielen Obstruktionen (Obstruktionsmukozele), vermehrte Schleimsekretion (hyperplastische Polypen), muzinöse Adenokarzinome (neoplastische Mukozele) und die Mukoviszidose eine Rolle.

Neurogene Appendikopathie

3.1.3 Neurogene Appendikopathie

- intramuköse diffus-neuromatöse Proliferation
- zentrale axiale Neurome

Klinisch ist die neurogene Appendikopathie offenbar nur schwer von akuten oder chronisch-rezidivierenden Appendizitiden zu unterscheiden. **Morphologisch** ist sie durch intramuköse, diffus-neuromatöse Proliferationen, durch sog. zentrale (axiale) Neurome und durch submuköse neuromuskuläre Proliferationen charakterisiert.

Appendixtumoren

3.2 Tumoren der Appendix, Appendixkarzinoid

Primäre Tumoren der Appendix und Metastasierungen in die Appendix sind selten.

Appendixkarzinoid
- neuroendokrine Geschwulst
- häufigster Tumor
- im Spitzenbereich diffus in die Lichtung vorwachsend

Appendixkarzinoid. Neuroendokrine Geschwülste (Karzinoide) sind mit 45–85 % die *häufigsten Tumoren der Appendix*. Unter allen operativ entfernten Appendizes wird ihre mittlere Häufigkeit mit 0,25 % angegeben.
Mehrheitlich (ca. 65 %) sind Karzinoide der Appendix im Spitzenbereich lokalisiert. Polypoide, diffus in die Lichtung vorwachsende Karzinoide beobachtet man in etwa 15 %. Das Appendixkarzinoid kann mit intestinalen Karzinoiden anderer Lokalisation kombiniert auftreten.

- manchmal Infiltration ins Mesenteriolum

In 15 % aller Fälle greift das Karzinoid auf das **Mesenteriolum** über. Diese Infiltration ist unabhängig vom Sitz, aber abhängig von der Größe des Tumors. Eindeutige Angaben zum angioinvasiven Wachstumsverhalten fehlen. Eine **perineurale Tumorpropagation** wird in annähernd 50 % beobachtet. Hämatogene Metastasen (bei Karzinoiden über 2 cm) sind selten, ebenso Karzinoidsyndrome.

- selten: Metastasen, Karzinoidsyndrome

Therapie
- Appendektomie
- bei Infiltration des Mesenteriolums: Hemikolektomie

Im allgemeinen reicht bei Appendixkarzinoiden die einfache **Appendektomie** aus. Eine Infiltration der Serosa oder der Lymphgefäße ist sicher keine absolute Indikation für eine Radikaloperation. Lediglich bei Infiltrationen des Mesenteriolums, des Caecums und der (regionalen) Lymphknoten ist, ebenso wie bei mehr als 2 cm großen Karzinoiden, die rechtsseitige **Hemikolektomie** indiziert. Die **Prognose** der Appendixkarzinoide ist im allgemeinen gut.

XXXII. Exo- und endokrines Pankreas

G. Klöppel

Exo- und endokrines Pankreas

Funktionelle Anatomie. Das Pankreas besteht zu 80–85 % aus exokrinen azinären Zellen und Gängen, der Rest ist endokrines Gewebe (Inseln) und Bindegewebe (Abb. 32–1a).
Die **azinären Zellen** produzieren etwa *20 digestive Enzyme*. Auf neurale und hormonale Stimulationen hin werden die meisten dieser Enzyme in inaktiver Form in das Gangsystem sezerniert und erst im Duodenum durch Gallensäuren aktiviert. Die **Gangzellen** produzieren $NaCO_3$, Wasser und Schleim, die zusammen mit den Enzymen das Pankreassekret ausmachen (tägliche Menge: 1,5–3 l) und über den Ductus pancreaticus major (Ductus Wirsungianus) und die Papilla Vateri, in die auch der Ductus choledochus mündet, in das Duodenum gelangen. Der kraniale Teil des Pankreaskopfes wird häufig separat über den Ductus Santorini (Ductus pancreaticus minor) ins Duodenum drainiert.
Die **endokrinen Zellen** bilden die Langerhans-Inseln, die etwa 2 % des gesamten Pankreasgewebes einnehmen. 60–70 % der Inselzellen produzieren Insulin (B-Zellen), 20–25 % Glukagon (A-Zellen), und der Rest Somatostatin (D-Zellen) und pankreatisches Polypeptid (PP-Zellen).

Funktionelle Anatomie
- 85 % Azinuszellen, Gänge
- 2 % Inseln
- ca. 10 % Bindegewebe

20 digestive Enzyme

Pankreassekret: 1,5–3 l/d

- **Inseln:**
  - 20–25 % A-Zellen
  - 60–70 % B-Zellen
  - ca 5 % D-Zellen
  - ca 2 % PP-Zellen

1. Funktionsstörungen

Funktionsstörungen

Eine **exokrine Insuffizienz** des Pankreas tritt nach *Verlust von etwa 80–90 %* der azinären Zellen oder nach *Verschluß des Ductus pancreaticus* unmittelbar vor der Papilla Vateri auf. Sie resultiert in einer *Maldigestion*, die klinisch durch Steatorrhoe sowie starken Gewichtsverlust charakterisiert ist.
Die **endokrine Insuffizienz** des Pankreas ist mit dem *Diabetes* gleichzusetzen. Ursachen hierfür sind:
- kompletter Verlust der B-Zellen: **Typ-I-Diabetes**
- eine funktionelle Störung der B-Zellen: **Typ-II-Diabetes**
- eine ausgedehnte *Fibrose* des Pankreas: **chronische Pankreatitis** oder
- eine subtotale (> 80 %) **Pankreatektomie**.

- **exo-, endokrine Insuffizienz**

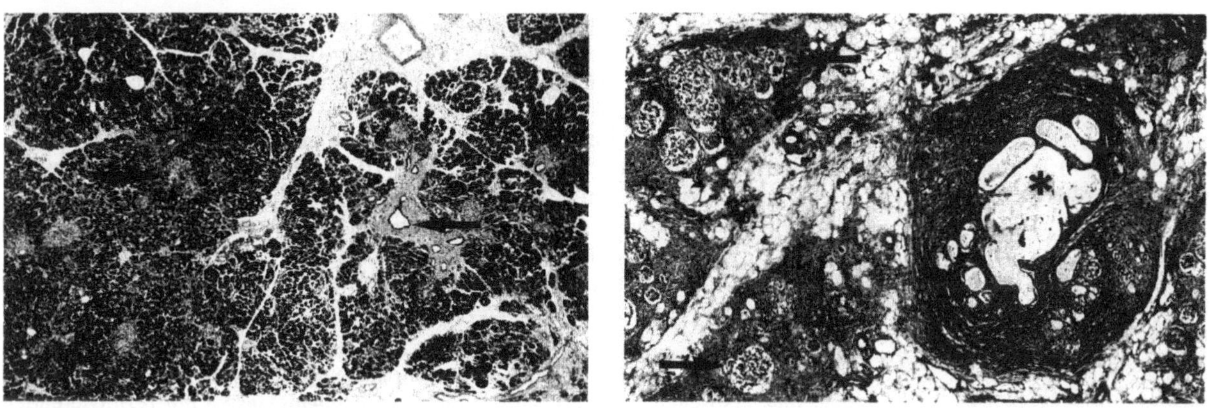

a b

Abb. 32–1: a Normales Pankreasgewebe eines Erwachsenen. Im azinären Parenchym liegen Gänge und Langerhans-Inseln **(Pfeile)**; HE, 40x. **b Pankreasgewebe bei fortgeschrittener zystischer Fibrose.** Ersatz des azinären Parenchyms durch Fett- und Bindegewebe; in diesem dilatierte Gänge **(Stern)** und Langerhans-Inseln **(Pfeile)**; HE, 40x

Kongenitale Anomalien

2. Kongenitale Anomalien

Angeborene Anomalien sind: *Pancreas anulare, Pancreas divisum, Pankreasaplasie, ektopes Pankreas, Pankreaszysten.*

1. Pancreas anulare
- Duodenalstenose

• **Pancreas anulare.** Aufgrund einer Entwicklungsstörung bleibt Pankreasgewebe ringförmig um die Pars descendens duodeni liegen. Dies hat eine *Duodenalstenose* zur Folge. Andere Mißbildungen sowie eine Trisomie 21 können assoziiert sein.

2. ektopes Pankreas
z. B. in:
- Pars pylorica
- Duodenum
- Meckel-Divertikel

• **Ektopes Pankreas.** Heterotopes, aberrierendes Pankreasgewebe wird relativ häufig im Magenantrum und Duodenum, selten im Jejunum, Ileum, in Meckel-Divertikeln oder der Gallenblase angetroffen. Makroskopisch sieht man einen kleinen polypösen Schleimhauttumor, der ulzeriert sein kann. Histologisch sind in unterschiedlicher Menge Drüsenazini, Gänge und Inseln ausgebildet. Das ektopische Pankreas ist zumeist asymptomatisch. Blutungen oder Stenosen sind selten.

3. Pancreas divisum
- Drainage von Pankreaskörper und -schwanz via D. pancreaticus minor

• **Pancreas divisum** und **Pankreasaplasie.** Pankreasaplasien sind Raritäten. Häufiger dagegen sind Pankreasgangvariationen. Beim Pankreas divisum, das bei *5–12* % aller Menschen vorkommt, wird durch eine fehlerhafte oder inkomplette Fusion der ventralen und dorsalen Pankreasanlage der *D. pancreaticus minor* zum *Hauptausführungsgang.* Diese Variation begünstigt die Entstehung einer Pankreatitis.

4. Pankreaszysten
- **kongenitale Zysten:** Epithelauskleidung
- **Retentionszysten**
- **Pseudozysten:** Granulationsgewebsauskleidung
- **neoplastische Zysten**

• **Pankreaszysten.** *Kongenitale Zysten* – mit Epithel ausgekleidete Hohlräume – sind Entwicklungsstörungen, die meist multipel und im Zusammenhang mit der polyzystischen Nierendegeneration vom adulten Typ oder bei der Hippel-Lindau-Erkrankung (zusätzlich Angiome in Retina und Kleinhirn) auftreten. *Retentionszysten* sind die Folge von Gangobstruktionen und werden bei zystischer Fibrose beobachtet. *Pseudozysten* – mit Granulationsgewebe ausgekleidete Hohlräume – finden sich nach schwerer akuter Pankreatitis. *Neoplastische Zysten* sind zystische Tumoren.

Mukoviszidose

3. Zystische Fibrose (Mukoviszidose)

- **Homozygote** erkranken, **Heterozygote** sind Träger der Erkrankung

Die Ursache dieser autosomal-rezessiven Erkrankung (1:2000) ist die *Sekretion von hyperviskösem Schleim* in allen muzinösen Drüsen des Körpers. Gleichzeitig ist die Natriumchloridausscheidung in den serösen Drüsen gestört. Der genetische Defekt liegt auf dem Chromosom 7; der dadurch verursachte biochemische Defekt ist jedoch noch nicht aufgeklärt. Die Lokalisation des Gens für zystische Fibrose ermöglicht eine pränatale Diagnostik mit DNS-Proben.

- **pränatale Diagnostik möglich**

Pathogenese
- **Schleimobstruktion der Pankreasgänge**
- **Endstadium:** nach 5–10 Jahren zystische Gangerweiterungen

Pathogenese. Das Pankreas ist in nahezu allen Fällen von zystischer Fibrose beteiligt. Die Pankreasveränderungen sind pathogenetisch durch Schleimobstruktion der Pankreasgänge zu erklären. Beim Neugeborenen sieht man noch ein normales Pankreas oder bereits durch viskösen Schleim erweiterte Ductuli. In den ersten Lebensjahren schreitet die Gangdilatation und die Atrophie der Azinuszellen schnell fort. Nach 5–10 Jahren wird das Endstadium erreicht, in dem sich nur noch unterschiedlich stark dilatierte Gänge und unregelmäßig in Fett- und Bindegewebe verteilte Inseln finden (Abb. 32–1b). *Makroskopisch* sieht man einzelne kleinere mit Schleim gefüllte Zysten.

Folgen:
- exokrine Insuffizienz
- Diabetes mellitus

Folge der azinären Atrophie ist eine *exokrine Insuffizienz*, zu der sich nach jahrelangem Verlauf noch ein *Diabetes mellitus* gesellen kann (4–10 %).

Die generalisierte Schleimsekretionsstörung führt auch in zahlreichen anderen Organen zu Veränderungen. Klinisch bedeutsam sind vor allem **Mekoniumileus** (erste Manifestation einer zystischen Fibrose nach der Geburt), **Bronchiektasien** mit rezidivierenden Pneumonien sowie **Verlegungen der Gallengänge** mit Entwicklung einer sekundären biliären Zirrhose.

4. Hämochromatose

Hämochromatose

- **primäre**
- **sekundäre**
- **Organstörungen bei primärer H.:**
  - Diabetes
  - bronzefarbenes Hautkolorit
  - gestörte Leberfunktion
  - Herzinsuffizienz
  - Arthritis

Die **primäre** Hämochromatose ist eine autosomal-rezessiv vererbte Eisenspeicherkrankheit, die durch eine unkontrollierte Eisenresorption verursacht wird. Die **sekundäre** Hämochromatose ist dagegen Folge einer chronischen Hämolyse oder einer massiven oralen oder parenteralen Eisenaufnahme und manifestiert sich in den retikuloendothelialen Zellen und Makrophagen. Die stärksten Organveränderungen (Leber, Pankreas, Herz, endokrine Organe, Gelenke) findet man bei primärer Hämochromatose. Im Pankreas liegt das Eisen in den Parenchymzellen (azinäre, duktale, endokrine Zellen). Es ist dadurch rostbraun verfärbt und entwickelt eine interlobuläre Fibrose. In den Inseln kommt es zu einer Eisenablagerung in den B-Zellen, die zum B-Zell-Verlust und Diabetes führt.

5. Lipomatöse Atrophie

Lipomatöse Atrophie

- führt zur **exokrinen**, aber nicht zur **endokrinen** Insuffizienz

Die primäre lipomatöse Atrophie des Pankreas ist sehr selten. Sie tritt zusammen mit Knochenmarkdysfunktionen und Skelettanomalien beim **Shwachman-Syndrom** auf und führt zur exo-, nicht aber zur endokrinen Insuffizienz. Die Erkrankung wird im Kindesalter unter dem Bild von rezidivierten Infektionen und einer Pankreasinsuffizienz manifest. Als Ursache wird ein genetischer Defekt angenommen.
Die **Lipomatose des Pankreas** ist eine vermehrte Durchsetzung des Parenchyms mit Fettgewebe bei Adipositas. Sie ist ohne Krankheitswert.

6. Pankreatitis

Pankreatitis

Die **Marseiller Pankreatitis-Klassifikation** (1984) unterscheidet auf der Grundlage des morphologischen Substrats:

- **Marseille-Klassifikation**

- **akute** Pankreatitis mit milder oder schwerer Verlaufsform
- **chronische** Pankreatitis
  - mit diffuser/segmentaler *Fibrose*
  - mit/ohne *Nekrose*
  - mit/ohne *Calculi* (verkalkte Gangkonkremente)
- **obstruktive chronische** Pankreatitis.

Terminologie der akuten Pankreatitis ist uneinheitlich

Während die akute und chronische Pankreatitis auch klinisch definiert werden können, ist die *obstruktive Pankreatitis* eine rein *morphologische Diagnose.* Die häufig benutzten morphologischen Begriffe der *ödematösen* und *hämorrhagisch-nekrotisierenden* Pankreatitis entsprechen der milden bzw. der schweren Verlaufsform der akuten Pankreatitis neuer Klassifikation.

6.1 Akute Pankreatitis

Akute Pankreatitis

Die autoptisch ermittelte Häufigkeit der akuten Pankreatitis schwankt zwischen 0,18 und 1,65 %. Obwohl sie in den letzten 2 Jahrzehnten an Häufigkeit zugenommen hat, bleibt sie eine seltene Erkrankung. Männer und Frauen sind gleich häufig betroffen, jedoch tritt sie bei Männern früher (40.–50. Lebensjahr) auf als bei Frauen (50.–60. Lebensjahr). Dies ist auf die unterschiedliche Präsenz der wichtigsten ätiologischen Faktoren bei Männern (Alkohol) und Frauen (Gallensteine) zurückzuführen.

- **Ätiologie**

Ätiologische Faktoren sind:
- Gallensteineinklemmung in der Papille
- chronischer Alkoholabusus
- idiopathisch
- protrahierte Kreislaufinsuffizienz
- Hyperkalzämie bei Hyperparathyreoidismus
- Medikamente.

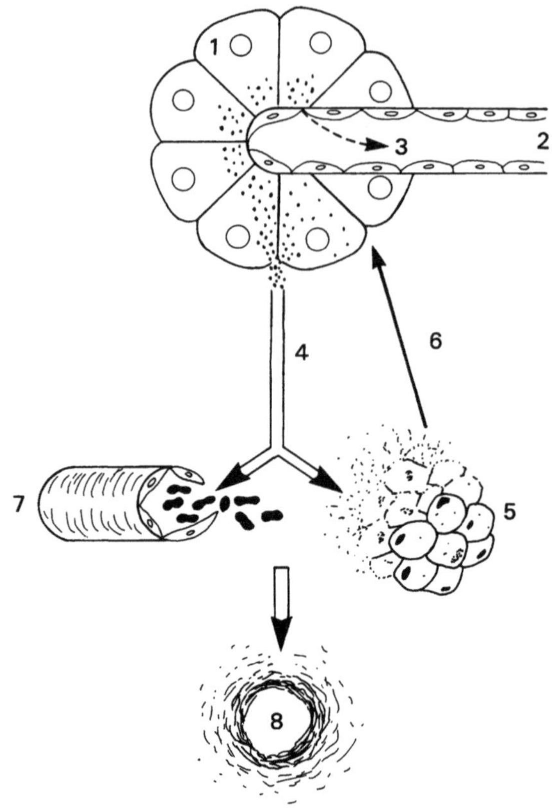

Abb. 32–2: Pathogenese der akuten Pankreatitis. **1** Azinuszelle, **2** Ausführungsgang, **3** gerichtete Enzymabgabe in das Gangsystem, **4** ungerichtete Enzymabgabe in das Interstitium, **5** Fettgewebsnekrosen, **6** sekundäre Nekrosen von Azinuszellen, **7** sekundäre Gefäßnekrosen mit Erythrozytenaustritt, **8** Pseudozyste

- **Pathogenese**
- enzymatische Autodigestion von Pankreas- und Fettgewebe

Die **Pathogenese** der akuten Pankreatitis ist bislang noch hypothetisch (Abb. 32–2): Aus funktionell geschädigten Azinuszellen und undichten Pankreasgängen gelangen Enzyme in das Interstitium des Pankreas und führen unter Aktivierung zur Autodigestion von Gewebe (vor allem Fettgewebe).

Morphologie

- **milder Verlauf:**
- **peripankreatische Fettgewebsnekrosen**
- interstitielles Ödem
- **schwerer Verlauf:**
- Gangnekrosen: Sekretaustritt
- Gefäßwandnekrosen: Blutungen
- Pseudozysten
- hämorrhagischer Aszites

Die akute Pankreatitis zeigt ein morphologisches Spektrum von Läsionen, die sich sequenzartig, jedoch individuell sehr unterschiedlich schnell und stark entwickeln. Die **früheste Läsion** ist die für die Erkrankung typische autodigestive *peripankreatische Fettgewebsnekrose* („Kalkspritzernekrose"), die oft von einem interstitiellem Ödem begleitet wird. *Verlauf* und *Schwere* der akuten Pankreatitis werden durch das Ausmaß dieser Fettgewebsnekrosen bestimmt: Bleiben die Nekrosen klein und umschrieben, entwickelt sich ein **milder Verlauf**; konfluieren dagegen die Nekrosefelder und greifen auch auf das intrapankreatische sowie das angrenzende mesenteriale Fettgewebe über, kommt es zu einer **schweren Verlaufsform** (Abb. 32–3a). Eine milde Pankreatitis kann in eine schwere übergehen. Zusätzlich ist die ödematös aufgetriebene Drüse landkartenartig von *Hämorrhagien* durchsetzt, die durch *Gefäßarrosionen* im Bereich der Fettgewebsnekrosen verursacht werden. Kontrastmitteldarstellungen zeigen, daß *tiefreichende Nekrosen* relativ häufig auch die Gänge beschädigen. Die Fettgewebsnekrosen können sich auf das Mesenterium des Querkolon, das große Netz und das retroperitoneale Fettgewebe bis in die pararenalen Regionen ausdehnen. Sie werden von einem *hämorrhagischen Aszites* begleitet.

Folgen:
- Resorption der Nekrosen durch Granulozyten, Makrophagen
- Pseudozysten

Histologisch ist die autodigestive Fettgewebsnekrose durch eine Auflösung peripankreatischer Fettzellen charakterisiert. Sie wird schnell durch Granulozyten und Makrophagen von der Umgebung abgegrenzt. Große konfluierende Fettgewebsnekrosen, die mit Gefäßarrosionen und Hämorrhagien kombiniert sind, werden pseudozystisch umgewandelt. **Pseudozysten** sind oft mit dem Gangsystem verbunden und enthalten nekrotisches Material und Pankreas-

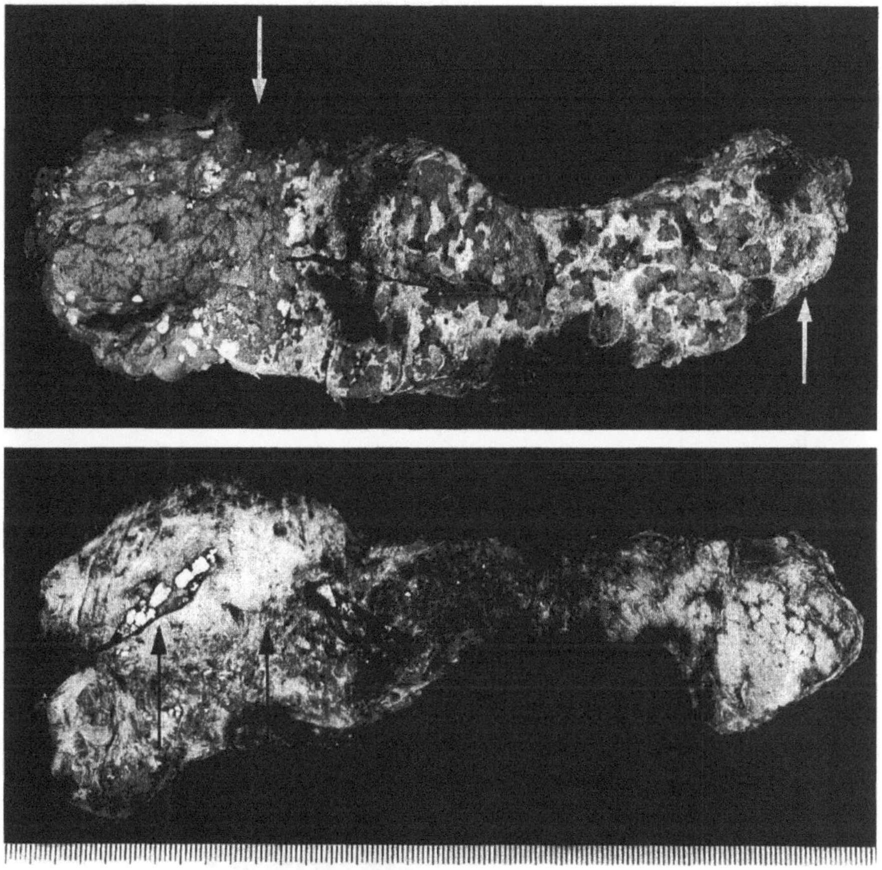

a b

Abb. 32–3: a Schwere akute Pankreatitis. Auf der Pankreasschnittfläche perilobuläre Fettnekrosen und Hämorrhagien **(Pfeile)**. **b Fortgeschrittene chronische Pankreatitis.** Der unregelmäßig weite Pankreasgang enthält Calculi und wird von sklerösem Bindegewebe umgeben **(Pfeile)**

enzyme. Sie finden sich bei den meisten schweren Pankreatitiden innerhalb von 8–30 Tagen nach Beginn. Als **Komplikation** werden sekundäre *bakterielle Besiedlung*, *Ruptur* und *Fistelbildung* (z.B. in die Pleura), *Arterienarrosion*, venöse *Thrombosierung* sowie *Stenose* umliegender Hohlorgane beobachtet.

- bakterielle Infektionen
- Ruptur, Fistelbildung
- Arterienarrosion
- Thrombosierung

6.2 Chronische Pankreatitis

Chronische Pankreatitis

Die chronische Pankreatitis ist selten (bei 0,18–0,33 % der Autopsien). Im letzten Jahrzehnt hat die Zahl der beobachteten Fälle jedoch zugenommen. Das Alter der meisten Patienten liegt zwischen dem 40. und 60. Lebensjahr. Männer sind weitaus häufiger betroffen als Frauen (9:1), was auf den *Alkoholismus* als wichtigste Ursache der chronischen Pankreatitis zurückzuführen ist. **Pathogenetisch** kann eine chronische Pankreatitis aus einer rezidivierenden akuten Pankreatitis hervorgehen (Abb. 32–4). Ob dies für alle Fälle gilt, ist unklar.

• **Ätiologie:**
- chronischer Alkoholabusus
- idiopathisch
- hereditär

• Im **frühen Stadium** ist die chronische Pankreatitis durch eine *fokale Fibrose* charakterisiert. Oft finden sich auch Residuen *autodigestiver Fettgewebsnekrosen* und vor allem *Pseudozysten.*

• Im **späten Stadium** wird das Pankreasparenchym *diffus fibrosiert.* Dies führt zu starken Veränderungen der Pankreasgänge mit unregelmäßigem Wechsel von *Strikturen* und *Dilatationen.*

• Im **Endzustand** schließlich treten verkalkte *Gangkonkremente* (Calculi) auf, während Pseudozysten nur noch selten zu sehen sind (Abb. 32–3b).

Histologisch sieht man zuerst eine *perilobuläre Fibrose*, die später in eine *intralobuläre Fibrose* übergeht. In den Fibrosefeldern liegen unregelmäßig gestaltete Gänge, Inselkomplexe, Nerven, Gefäße, Lymphozyten und Makropha-

• **frühes Stadium:**
- Nekrosen
- Pseudozysten

• **spätes Stadium:**
- diffuse Fibrose
- Gangstrikturen
- Fibrose

• **Endstadium:**
- Calculi

Histologie
- perilobuläre, intralobuläre Fibrose

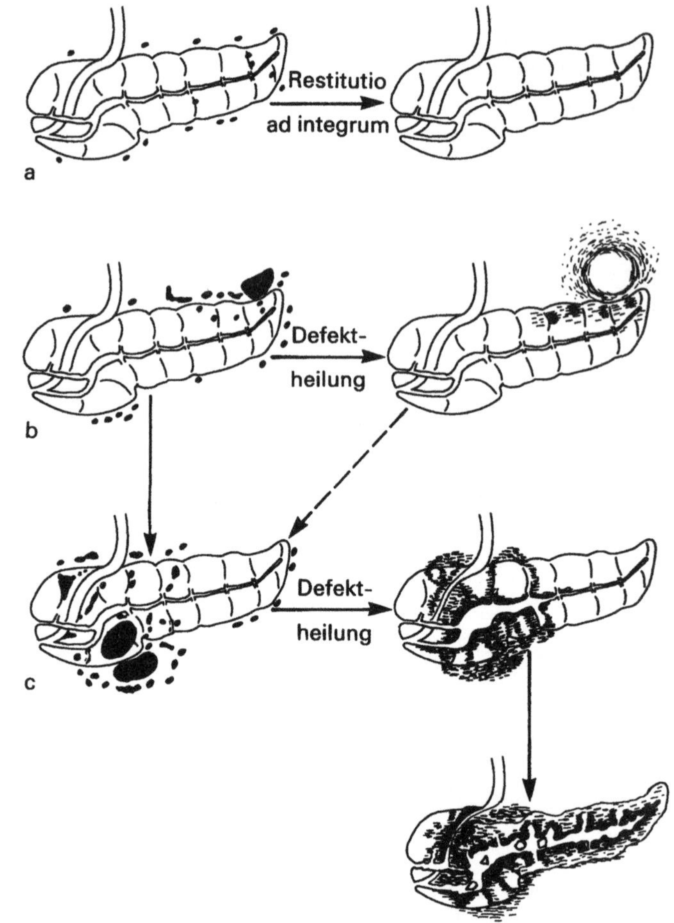

Abb. 32–4: Verlauf der akuten Pankreatitis mit Entwicklung zur chronischen Pankreatitis. **a Akute Pankreatitis, milde** Verlaufsform, mit Restitutio ad integrum. **b Akute Pankreatitis, schwere** Verlaufsform, mit Defektheilung und Pseudozystenbildung. **c Rezidivierende schwere Pankreatitis mit Übergang in eine chronische Pankreatitis** mit Fibrose bzw. mit Fibrose und Calculi

gen. Die noch erhaltenen azinären Zellen sind normal. In den Gängen finden sich *Sekretpräzipitate* und *Calculi.*

Klinik:
- Schmerzen, exokrine und endokrine Pankreasinsuffizienz

Klinisch haben die Patienten in den **frühen Stadien** der Pankreatitis *intermittierende Schmerzen.* Ein *persistierender Schmerz* sowie *Malabsorption* und *Diabetes mellitus* (durch funktionelle B-Zell-Schädigung) charakterisieren die fortgeschrittene Pankreatitis. Eine exokrine Insuffizienz entsteht bei über 80 % igem Verlust der azinären Zellen.

Obstruktive Pankreatitis

- durch Gangobstruktion

6.3 Obstruktive Pankreatitis

Die obstruktive chronische Pankreatitis entwickelt sich als Folge einer Gangobstruktion. Häufigste Ursache ist ein Tumor im Pankreaskopf. Der proximal der Obstruktion gelegene Gang zeigt eine massive Dilatation mit Sekretstauung. Eine Calcusbildung fehlt.

Exokrine Pankreastumoren

Klassifikation

7. Exokrine Pankreastumoren

Pankreastumoren leiten sich histogenetisch ab von: *Gangzellen, Azinuszellen, Inselzellen* und *pluripotenten Zellen.* Die wichtigsten **exokrinen Pankreastumoren** sind in Tab. 32–1 aufgeführt. Sie verdeutlicht die Dominanz des **duktalen Adenokarzinoms** (Pankreaskarzinom) und die Seltenheit gutartiger Pankreastumoren.

Tab. 32-1: Histologische Klassifikation der epithelialen Tumoren des Pankreas

Tumortyp	Häufigkeit
duktaler Ursprung	
seröses Zystadenom	1%
muzinös-zystischer Tumor	2%
duktales Adenokarzinom mit Varianten	92%
azinärer Ursprung	
Azinuszellkarzinom	1%
azinär-duktulärer Ursprung	
Pankreatoblastom	< 0,1%
solid-zystischer Tumor	2%
endokriner Ursprung	
neuroendokrine Tumoren	2%

7.1 Duktales Adenokarzinom (Pankreaskarzinom)

Duktales Adenokarzinom

Bei langsam steigender Inzidenz ist die *Prognose* dieses Tumors trotz intensiver therapeutischer Bemühungen *schlecht* geblieben: nur 1–5 % der operierten Patienten überleben 5 Jahre. Das Pankreaskarzinom tritt etwas häufiger bei Männern als bei Frauen auf (2:1). Es manifestiert sich zwischen dem 50. und 70. Lebensjahr; davor ist es selten.

schlechte **Prognose** durch:
- zu späte Diagnose
- nicht mehr kurative Resektion

60–70 % der duktalen Adenokarzinome liegen im Pankreaskopf. Die Tumoren sind bei Diagnosestellung etwa 2–5 cm groß. Typischerweise sind sie unscharf begrenzt und von fester Konsistenz (Abb. 32–5a). *Histologisch* bestehen sie aus relativ gut *differenzierten Drüsenstrukturen* mit *Schleimproduktion* (Abb. 32–5b). Die Tumoren breiten sich lymphangisch sowie perineural in das peripankreatische Fettgewebe aus, um dann in die Lymphknoten und die Leber zu metastasieren.

- **Histologie:**
  - Drüsenstruktur mit Schleimproduktion
- **Ausbreitung:**
  - lymphangisch, perineural
  - Metastasen in Lymphknoten und Leber

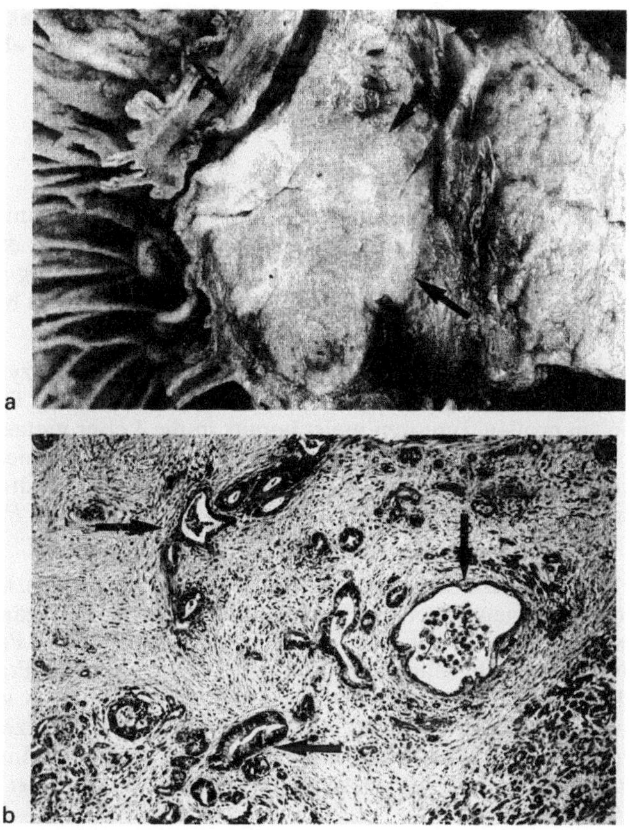

Abb. 32–5: a Pankreaskarzinom (Pfeile); unscharf begrenzter Tumor im Pankreaskopf mit Stenose des Gallengangs. **b Duktales Adenokarzinom (Pfeile)** mit Infiltration des Pankreas; HE, 125x

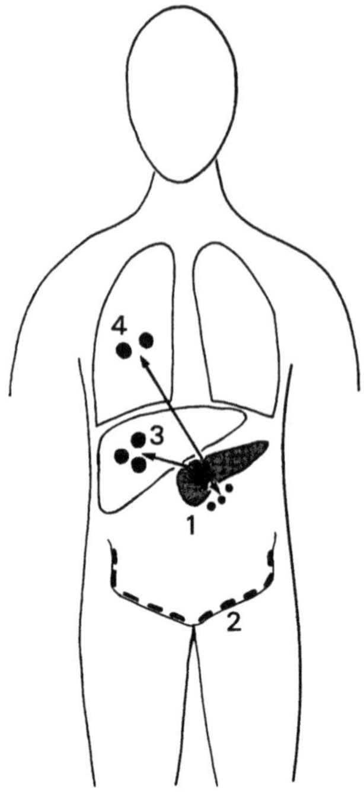

Abb. 32–6:
Metastasierungswege des Pankreaskarzinoms; lymphogen **(roter Pfeil)**, hämatogen **(schwarzer Pfeil)**

- **Leitsymptome:**
- schmerzloser Ikterus
- Gewichtsverlust
- abdominelle Schmerzen

Durch ihre häufige Lokalisation im Pankreaskopf (70 %) verursachen diese Tumoren eine *Stenose des Ductus choledochus* und damit einen *schmerzlosen Ikterus.* Weitere Symptome sind *Gewichtsverlust* sowie *abdominelle Schmerzen.* Liegen die Tumoren in den klinisch stummen Zonen des Pankreaskörpers und -schwanzes, dann bleiben sie lange Zeit unerkannt und sind zum Zeitpunkt der Diagnose zumeist bereits fortgeschritten: Peritonealkarzinose, Pleurakarzinose, Lebermetastasen (Abb. 32–6). Keine spezifischen Tumormarker, aber sehr sensitiv sind CA 19–9 und CEA.

- **Tumormarker:**
- CA 19–9
- CEA

Seltene Pankreastumoren

7.2 Seltene Pankreastumoren

- **seröses Zystadenom**

Seröses Zystadenom (mikrozystisches Adenom). Dieser immer *benigne* Tumor tritt bevorzugt bei alten Frauen auf. Er ist etwa 6–10 cm groß und zeigt eine kleinzystische Schnittfläche mit zentraler sternförmiger Narbe. *Histologisch* sind die Zysten von kubischen Zellen ausgekleidet und enthalten seröses Material. Seröse Zystadenome sind zumeist autoptische Zufallsbefunde.

- **Azinuszellkarzinom**

Azinuszellkarzinom. Dies ist ein *Tumor der Azinuszellen*, der Pankreasenzyme produziert. Er kommt im höheren Lebensalter vor. Zum Zeitpunkt der Diagnose haben die 4–6 cm großen Tumoren meist bereits in die Leber metastasiert. Gelegentlich werden Azinuszellkarzinome auffällig durch disseminierte subkutane Fettgewebsnekrosen sowie eine Polyarthralgie. Dieses Syndrom wird wahrscheinlich durch massive Sekretion von Lipase verursacht. Die *Prognose ist schlecht.*

- **muzinös-zystischer Tumor**

Muzinös-zystischer Tumor (muzinöses Zystadenom, Zystadenokarzinom). Die meisten dieser Tumoren zeigen *histologisch Malignitätskriterien.* Übergänge von muzinösen Zystadenomen zu Zystadenokarzinomen und duktalen Pankreaskarzinomen sind daher nicht selten. Die Tumoren, die vor allem bei Frauen im Alter von 40–60 Jahren auftreten, besitzen einen Durchmesser von 5–20 cm und enthalten zähen Schleim. Das Zylinderepithel der Zysten zeigt fokal deutliche Atypien. Liegen zum Zeitpunkt der Diagnose noch keine Invasion in das umgebende Gewebe und Metastasen vor, so ist die *Prognose bei totaler Resektion der Geschwulst gut.*

- **Pankreatoblastom**

Das **Pankreatoblastom** ist ein seltener *maligner Tumor des Kleinkindesalters.*

Der **solid-zystische (papillär-zystische) Tumor** des Pankreas tritt nahezu ausschließlich bei *jungen Frauen* auf und besitzt bei kompletter Resektion eine *ausgezeichnete Prognose.*

- **solid-zystischer Tumor**

7.3 Tumoren der Papilla Vateri

Tumoren der Papilla Vateri

Bei den meisten Tumoren in dieser Region handelt es sich um **Adenokarzinome**, die sich nicht von den duktalen Pankreaskarzinomen unterscheiden. Gelegentlich gehen diesen Karzinomen Adenome voraus. Die Patienten haben ähnliche Symptome wie beim Pankreaskarzinom. Die Prognose des Papillenkarzinoms ist jedoch besser, da hier der *Ikterus* ein *Frühsymptom* ist. In Ausbreitung und Metastasierung gleicht das Papillenkarzinom dem Pankreaskarzinom.

- **Adenokarzinome**
- Frühsymptom: Ikterus

8. Inselveränderungen beim Diabetes mellitus

Inselveränderungen beim Diabetes mellitus

> Der Diabetes mellitus ist eine **Glukosestoffwechselstörung** mit **chronischer Hyperglykämie** als Folge eines absoluten oder relativen Insulinmangels.

- **Diabetes mellitus**

Die wichtigsten **Diabetesformen** sind der primäre insulinabhängige *Typ-I-Diabetes* (früher: juveniler Diabetes) und der primäre nicht-insulinabhängige *Typ-II-Diabetes* (früher: adulter Diabetes). 90 % aller Diabetiker haben den Typ-II-Diabetes, 9 % einen Typ-I-Diabetes und 1 % seltene sekundäre Diabetesformen wie Diabetes bei *fortgeschrittener chronischer Pankreatitis* oder bei *Überproduktion von Insulinantagonisten* (Cushing-Syndrom, Akromegalie, Phäochromozytom).

Klassifikation
- **primärer** D. m. Typ I und II
- **sekundärer** D. m. (selten) bei
  - fortgeschrittener Pankreatitis
  - Überproduktion von Insulinantagonisten

8.1 Typ-I-Diabetes

Typ-I-Diabetes

Beim Typ-I-Diabetes kommt es zu einer *selektiven Zerstörung der insulinproduzierenden B-Zellen* mit der Folge einer *Insulinabhängigkeit.* Da sich die Zerstörung der B-Zellen schleichend vollzieht und der Diabetes erst klinisch manifest wird, wenn 80 % der B-Zellen zerstört sind, besteht eine *lange präklinische Phase* (Monate bis Jahre). Die Zerstörung wird von einem *lymphoidzelligen Infiltrat* im Bereich einzelner Inseln, einer *Insulitis*, begleitet. Hochgradiger B-Zell-Verlust und Insulitis prägen damit den Befund beim akut erkrankten Typ-I-Diabetiker.

- Manifestation bei 80%iger **Zerstörung der B-Zellen**
- lymphoidzelliges Infiltrat: **Insulitis**

Der **Nachweis der B-Zellen** erfolgt mittels *immunzytochemischer* Methoden. Nach jahrelangem Krankheitsverlauf enthalten die Inseln praktisch keine B-Zellen mehr. Eine Inselamyloidose tritt nicht auf. Der fehlende trophische Effekt des Insulins führt zur *Atrophie der azinären Zellen* und *Verschmälerung des Pankreas.*

- B-Zell-Nachweis mittels **Immunhistochemie**
- Atrophie azinärer Zellen

Für die **Ätiologie** und **Pathogenese** des Typ-I-Diabetes wird eine allmähliche *autoimmune Zerstörung der B-Zellen* bei genetisch prädisponierten Patienten angenommen. Dafür spricht der Nachweis von *Inselzellantikörpern* und bestimmten *HLA-Antigenen* (HLA-DR3, HLA-DR4). Als zusätzliche Faktoren werden exogene Noxen diskutiert, da eineiige Zwillinge nicht in 100 %, sondern nur in 50 % konkordant für einen Typ-I-Diabetes sind.

Hinweise auf **autoimmune Pathogenese:**
- selektive B-Zell-Zerstörung
- Inselzell-Ak
- Dominanz bestimmter HLA-Ag
- Assoziation mit anderen autoimmunen Erkrankungen (z. B. Hashimoto-Thyreoiditis)

8.2 Typ-II-Diabetes

Typ-II-Diabetes

Im Gegensatz zum Typ-I-Diabetes findet sich beim Typ-II-Diabetes unabhängig von der Dauer und Schwere der Erkrankung immer eine große Zahl von *morphologisch intakt erscheinenden B-Zellen* in den Inseln. Als einzige Abweichung vom Normalbefund ist besonders bei alten Patienten eine *Ablagerung*

- morphologisch intakte B-Zellen
- Ablagerungen von AE-Amyloid in Inseln

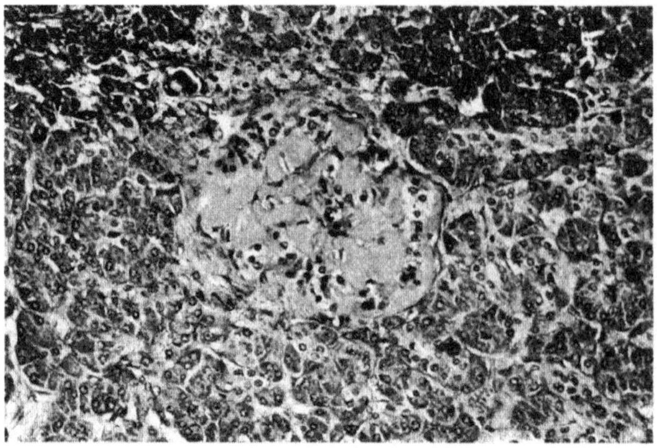

Abb. 32–7: Pankreas bei Typ-II-Diabetes mit Inselamyloidose. HE, 125x

von Amyloid um die Inselkapillaren zu beobachten (Abb. 32–7). Dieses endokrine Amyloid (AE-Amyloid) besteht aus einem Polypeptid (Amylin), das mit Insulin kosezerniert wird. Welche Rolle Amylin für die Entwicklung des Diabetes spielt, ist nicht bekannt. Amyloid tritt auch in einzelnen Insulinomen auf.

Ätiologie, Pathogenese
- Insulinsekretionsstörung
- periphere Insulinresistenz
- keine Autoimmunphänomene

Für die **Ätiologie** und **Pathogenese** des Typ-II-Diabetes wird eine morphologisch bislang noch nicht faßbare *Störung der Insulinsekretion* in *Kombination* mit einer peripheren, zumeist durch Übergewichtigkeit eingeleiteten *Insulinresistenz* diskutiert.

Diese Annahme basiert auf Insulisekretionsstudien, die zeigen, daß die Hyperglykämie sowohl Folge eines relativen Insulinmangels bei Resistenz der peripheren Gewebe *(Insulinrezeptordefekt)* als auch einer mehr oder weniger stark ausgeprägten endogenen *Insulinsekretionsstörung* ist. Der Insulinsekretionsdefekt könnte genetisch bedingt sein, da der Typ-II-Diabetes *familiär gehäuft* auftritt. Wichtigster *exogener Faktor* ist die *Adipositas*, da sie eine Insulinresistenz zur Folge hat.

Sekundäre Diabetesformen

bei
- hormoneller Überfunktion
- chronischer Pankreatitis
- zystischer Fibrose
- Hämochromatose

8.3 Sekundäre Diabetesformen

Ursachen dieser seltenen Diabetesformen sind *hormonelle Überfunktionszustände* (Cushing-Syndrom und Akromegalie), eine fortgeschrittene *chronische Pankreatitis*, der Endzustand einer *zystischen Fibrose* oder eine *primäre Hämochromatose*.

Hyperinsulinämische Hypoglykämie, Nesidioblastose

- **Hypoglykämiesyndrom bei Hyperinsulinismus**

Ursachen:
- Nesidioblastose
- Insulinom

9. Hyperinsulinämische Hypoglykämie und Nesidioblastose

Wichtige Ursache eines schweren andauernden **Hypoglykämiesyndroms** ist ein *Hyperinsulinismus*. Bei Neugeborenen und Säuglingen ist die Ursache eine diffuse oder fokale **Nesidioblastose** (griech. *nesidion* Insel, *blastein* bauen), d.h. eine diffuse oder fokale Vermehrung von unterschiedlich großen Inseln mit stark hypertrophierten Zellen. Bei Erwachsenen handelt es sich praktisch immer um einen *insulinproduzierenden Tumor* **(Insulinom)**.

Endokrine Pankreastumoren

10. Endokrine Pankreastumoren

10.1 Klassifikation, Morphologie

Klassifikation
- nach produziertem Hormon: Insulinom, Gastrinom, Vipom, Glukagonom

Diese Tumoren entstammen den *neuroendokrinen Zellen*, die auch die Langerhans-Inseln bilden. Sie besitzen die Fähigkeit zur Hormonbildung und -sekretion. Die **unkontrollierte Sekretion** von *Insulin*, *Gastrin*, *VIP* oder *Glukagon* resultiert in charakteristischen Syndromen und einer funktionellen Namensgebung, die zwischen *Insulinomen*, *Gastrinomen*, *Vipomen* und *Glukagonomen* unterscheidet. Tumoren ohne hormonelle Symptomatik werden als *nicht-funktionell* bezeichnet.

Häufigkeit. Endokrine Pankreastumoren sind selten. Am Häufigsten werden Insulinome (70 %), gefolgt von nicht-funktionellen Tumoren (20 %) und Gastrinomen (5 %) beobachtet. Die *differentialdiagnostische* Abgrenzung der endokrinen Pankreastumoren zum duktalen Pankreaskarzinom geschieht durch: Symptomatik, Lokalisation, Größe, Histologie, Immunzytochemie und Elektronenmikroskopie.

Morphologische Charakteristika. Es handelt sich zumeist um *solitäre, runde Tumoren* mit Diametern von 1–4 cm. Eine bevorzugte Lokalisation im Pankreas besteht nicht. *Histologisch* sieht man solide, trabekuläre und pseudoglanduläre Muster. Die Tumorzellen sind monomorph und besitzen ein gut entwickeltes feingranuläres Zytoplasma. Durch *immunzytochemische Darstellung* der Hormone können die Tumoren auch auf morphologischer Ebene charakterisiert werden (Abb. 32–8). Elektronenmikroskopisch enthalten die Tumorzellen membranbegrenzte Hormongranula.

Morphologie
- solitär
- histologisch: solide, trabekulär, pseudoglandulär

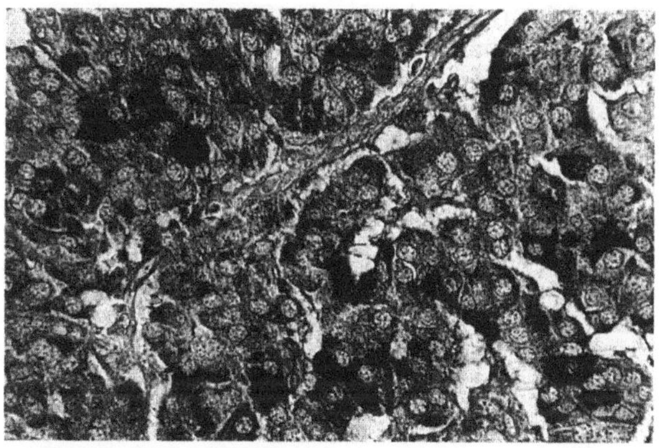

Abb. 32–8: Endokriner Pankreastumor mit positiver immunzytochemischer Reaktion für Gastrin (Gastrinom). 250x

Malignität. Sichere *Kriterien* für Malignität sind allein der Nachweis von *Metastasen* oder eine *Tumorinvasion* der umgebenden Organe. Die üblichen mikroskopischen Kriterien sind bei diesen Tumoren unzuverlässig. Insulinome sind nur selten maligne, Gastrinome, Vipome und Glukagonome dagegen wesentlich häufiger. Metastasen treten zuerst in den *regionalen Lymphknoten* sowie in der *Leber* auf. Die mittlere Überlebenszeit bei nachgewiesener Metastasierung in die Leber beträgt 4 Jahre.

Dignität
sichere Malignitätskriterien sind nur:
- Metastasierung
- Invasion

10.2 Tumoren

Tumoren

Insulinom. Als insulinproduzierender Tumor führt er zum *hyperinsulinämischen Hypoglykämiesyndrom* beim Erwachsenen. 80–90 % der Insulinome sind 1–2 cm groß und benigne. Bei etwa 5 % der Patienten muß mit multiplen Insulinomen gerechnet werden.

- **Insulinom**
→ hyperinsulinämische Hypoglykämie

Gastrinom. Die unkontrollierte Gastrinproduktion dieses Tumors führt zum **Zollinger-Ellison-Syndrom (ZES)**: rezidivierende peptische Ulcera duodeni. Etwa 30 % der Patienten mit ZES haben gleichzeitig eine multiple endokrine Neoplasie Typ 1 (MEN-1). Bei sporadischem ZES liegen die Gastrinome vor allem im Pankreaskopf (40 %) oder im Duodenum (60 %). Die MEN-1-assoziierten Gastrinome liegen zu 90 % im Duodenum und sind multipel. 70 % der duodenalen Gastrinome sind kleiner als 1 cm, während die pankreatischen Gastrinome stets größer sind. 60 % der Gastrinome haben zum Zeitpunkt der Diagnose bereits metastasiert. Maligne MEN-1-assoziierte Gastrinome schei-

- **Gastrinom**
→ unkontrollierte Gastrinproduktion
→ Zollinger-Ellison-Syndrom

nen eine bessere Langzeitprognose zu haben als maligne sporadische Gastrinome.

seltene hormonproduzierende Tumoren:
- **Vipom**
- **Glukagonom**
- **ACTH-produzierende Tumoren**
- **serotoninproduzierende Tumoren**

Seltene Tumoren mit Hormonüberproduktion. Vipome produzieren *vasoaktives intestinales Polypeptid (VIP)* und führen zu wäßrigen Durchfällen und Hypokaliämie *(Verner-Morrison-Syndrom).* **Glukagonome** verursachen durch die *Überproduktion von Glukagon* eine nekrolytische Dermatitis, einen Diabetes sowie Gewichtsverlust. **Tumoren mit ACTH-Produktion** führen zum *Cushing-Syndrom* und **Tumoren mit Serotoninproduktion** zu einem *Karzinoidsyndrom.* Alle diese Tumoren sind überwiegend *maligne* und zum Zeitpunkt der Diagnose bereits von beträchtlicher Größe.

- **Tumoren ohne hormonelle Syndrome**

Tumoren ohne hormonelles Syndrom. Diese Tumoren sind entweder Zufallsbefunde oder machen sich durch eine lokale Symptomatik bemerkbar. Die lokal symptomatischen Tumoren sind nahezu alle *maligne. Immunzytochemisch* wird vor allem pankreatisches Polypeptid, Glukagon oder Somatostatin nachgewiesen.

- **MEN-1**
  - autosomal-dominant vererbt
  - Kombination von Tumoren der Hypophyse, Nebenschilddrüse, Pankreas, Duodenum
  - Mikro- und Makrotumoren

Multiple endokrine Neoplasie Typ 1 (MEN-1). Bei dieser autosomal-dominant vererbbaren Erkrankung werden Tumoren in der *Hypophyse*, den *Nebenschilddrüsen* und dem *Pankreas* sowie dem *Duodenum* angetroffen. Pankreas und Duodenum enthalten zahlreiche **Mikrotumoren** und gelegentlich auch einzelne **Makrotumoren** (über 0,5 cm). Die duodenalen Tumoren produzieren *Gastrin* (Gastrinome). Im Pankreas können sich *Insulinome* mit einem Hypoglykämiesyndrom entwickeln. *Erste Manifestation* einer MEN-1 ist zumeist eine Hyperkalzämie (Nierensteine), gefolgt von rezidivierten Ulzera und den Symptomen eines Hypophysentumors (Galaktorrhoe, Cushing-Syndrom).

XXXIII. Leber und Gallenwege

Leber und Gallenwege

1. Funktionelle Anatomie

G. Roschlau

Funktionelle Anatomie

Die Leber ist die größte Drüse des Menschen und hat ein Durchschnittsgewicht von 1500 g. Ihre Struktur ist bedingt durch ihre *3 Hauptfunktionen*:

Organmasse: 1500 g

- **Aufnahme, Speicherung und Metabolisierung von Stoffen**, die enteral oder paraenteral in den Organismus gelangen, d.h. Abbau mit Energiegewinnung, Entgiftung oder Synthese lebenswichtiger Stoffe (z.B. Plasmaproteine).
- **Bildung der Galle als Sekret und Exkret**, d.h. Doppelfunktion als sezernierende Drüse und Ausscheidungsorgan.
- **Filter-** und **Kontrollorgan** zwischen Umwelt und Stoffwechsel; **Abwehrfunktion** gegenüber Fremdeinflüssen (Antigene, Giftstoffe).

3 Hauptfunktionen der Leber:
1. Aufnahme, Speicherung, Metabolisierung
2. Gallebildung
3. Filter-, Kontrollorgan, Abwehrfunktion

Die komplizierte Feinstruktur der Leber und die davon abhängigen pathologischen Reaktionen sind nur zu verstehen, wenn diese Hauptfunktionen in die morphologische Betrachtung einbezogen werden. Wie groß das Funktionsspektrum der Leber ist, erhellt allein daraus, daß es bisher nicht gelungen ist, eine auch nur kurzzeitig wirksame *künstliche Leber* zu schaffen.

> Bei der *Diagnostik* von Lebererkrankungen stehen morphologische Methoden (bildgebende Verfahren, Leberbiopsie) gleichberechtigt neben der klinisch-chemischen Diagnostik. *Nahezu alle Lebererkrankungen sind jedoch morphologisch definiert*, so daß die **Leberbiopsie** eine *besondere Bedeutung bei der Diagnostik* hat.

Leberbiopsie

1.1 Hepatozyten, Sinusuferzellen, Dissé-Raum

1.1.1 Hepatozyten (Leberparenchymzellen)

Hepatozyten

Die polygonalen Hepatozyten sind die *Träger der metabolischen Leberfunktionen*. Sie sind zu Platten angeordnet, die untereinander anastomosieren und an mindestens 2 Seiten Kontakt mit dem Blutstrom haben *(Gefäßpol)*. Am sog. *Gallepol* bilden jeweils 2 Leberzellen die Wand eines Canaliculus, in dem der Weg der Galle beginnt. Die Gesamtzahl der Leberzellen ist mit 300 Mrd. weitgehend konstant, während Größe und Aussehen je nach Funktionszustand wechseln. Das reichlich entwickelte *Zytoplasma* enthält zahlreiche Organellen, deren wichtigste Veränderungen in Abschn. 4.2 behandelt werden.

Träger der metabolischen Leberfunktionen
- Gefäßpol
- Gallepol

1.1.2 Sinusuferzellen und Dissé-Raum

Sinusuferzellen, Dissé-Raum

Die zwischen den Leberzellen gelegenen Sinus (Sinusoide) bilden ein Kapillarnetz mit *leberspezifischer Wandstruktur*. Die wichtigsten Zellarten sind:

- **Endothelzellen** sind flach ausgedehnt, begrenzen die Sinuswand und haben Poren für den Stoffaustausch mit den Hepatozyten. Sie sitzen auf einem lockeren Maschenwerk aus Gitterfasern und *nicht* auf einer Basalmembran. Der nur elektronenmikroskopisch sichtbare Raum zwischen Sinusendothelien und Hepatozyten heißt **Dissé-Raum**. Dieser enthält Blutplasma und 2 weitere Typen von Sinusuferzellen:
- **Kupffer-Sternzellen** sind mononukleäre Makrophagen mit sternförmig verzweigtem Zytoplasma, im Dissé-Raum oder auch in der Sinuslichtung ausge-

1. Endothelzellen
- für Stoffaustausch
- ohne Basalmembran
- darunter Dissé-Raum mit Blutplasma

2. Kupffer-Sternzellen
- mononukleäre Makrophagen
- Phagozytose

spannt. Sie nehmen Fremdstoffe auf, die mit dem Blutstrom ankommen oder von den Hepatozyten in den Dissé-Raum abgegeben werden.

3. Lipozyten (Ito-Zellen)
- Faserbildung
- stabilisieren Sinuswand → Leitschiene für Regeneration

- **Lipozyten** (Fettspeicherzellen, Ito-Zellen) sind adventitielle Zellen, die Gitterfasern und kollagene Fasern bilden. Sie enthalten feinste Lipoidtröpfchen und stabilisieren die Struktur der Sinuswand, so daß diese auch nach dem Untergang von Leberzellen für die Durchblutung und als Leitschiene für die Regeneration erhalten bleibt.

1.2 Leberläppchen, Azinus, Weg der Galle

Leberläppchen, Azinus

1.2.1 Leberläppchen und Azinus

kleinste strukturelle Einheit

Auf der Suche nach strukturellen Lebereinheiten wurden *2 Konzepte* entwickelt:

1. Läppchen
- zentralvenenorientiert
- dient der Orientierung im mikroskopischen Präparat
- Durchmesser: 1,5 mm (wie Leberbiopsiezylinder)

- Das **Leberläppchen** enthält als Orientierungspunkt einen in der Mitte gelegenen *Zentralvenenast* sowie die radiär angeordneten *Leberzellplatten* und wird nach außen durch mehrere, in der Regel drei, *Portalfelder* begrenzt (Abb. 33–1). Der Durchmesser beträgt etwa 1,5 mm und erreicht damit die Breite eines Leberbiopsiezylinders.

Das Leberläppchen ist ein in der hepatologischen Praxis fest eingebürgerter Begriff, der der Orientierung dient und anatomisch nicht scharf begrenzt ist.

2. Leberazinus
- portalfeldorientiert
- berücksichtigt 3 Zonen mit unterschiedlicher Blutversorgung und Stoffwechselaktivität

- Der **Leberazinus** dagegen orientiert sich um die Achse eines Portalfeldes *(portale Einheit)* und umfaßt das umgebende Parenchym bis zur äußeren Begrenzung von 2 oder mehr terminalen Lebervenenästen (Zentralvenen). Ein Azinus ist je nach der Größe eines Portalfeldes von unterschiedlicher Ausdehnung, besteht aber immer aus *3 zirkulatorischen Zonen* (Abb. 33–1) mit unterschiedlichen Stoffwechselaktivitäten. Die Zone 3 ist wegen ihrer peripheren Lage am meisten empfindlich gegen Hypoxie, Ischämie, Nährstoffmangel und Rückstauung. Durch das Azinuskonzept werden Nekroseformen, Fibrosierungsmuster und Stauungserscheinungen leichter verständlich.

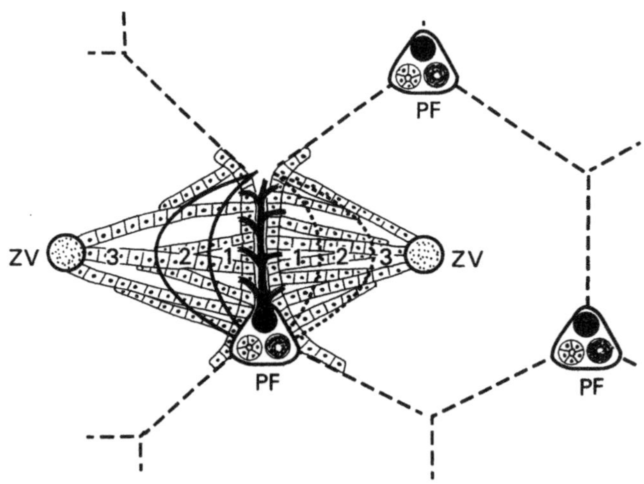

Abb. 33–1: Leberazinus. PF 3 Portalfelder mit Gefäßtrias in der Peripherie eines hexagonalen Läppchens; **ZV** Zentralvenen im Läppchenzentrum; beide zusammen bilden die Peripherie des Azinus; **1–3** die 3 Zonen des Azinus um die Längsachse (!) eines Portalfeldes mit zugehörigen Leberzellplatten. Diesen Azinus muß man sich in der 3. Dimension vorstellen! Beachte: das hexagonale Läppchen bekommt Blut von 3 verschiedenen Azini, in welche auch die Galle des Läppchens abfließt

Weg der Galle

1.2.2 Weg der Galle

Hepatozyt → Galle →
Canaliculus →
Ductulus →
Ductus interlobularis →

Die in den Hepatozyten gebildete Galle wird in die Canaliculi (Gallekapillaren) ausgeschieden (Abb. 33–2). An der Grenze zum Portalfeld geht jeder Canaliculus in einen Ductulus (Cholangiole) über, dessen Wand von kubischen Zellen mit eigener Basalmembran gebildet wird. Die Ductuli münden in den

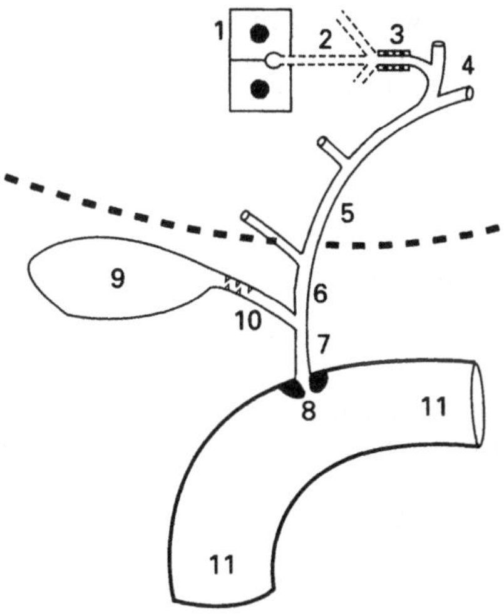

Abb. 33–2:
Weg der Galle. 1 Leberzelle; Aufnahme des Bilirubins, intrazellulärer Transport, Bilirubinkonjugation, Exkretion der Galle; **2** Canaliculi, **3** Ductulus, **4** kleiner Ductus, **5** großer Ductus, **6** Ductus hepaticus communis, **7** Ductus choledochus, **8** Papilla Vateri, **9** Gallenblase, **10** Ductus cysticus mit Valvula spiralis (Heisteri), **11** Duodenum

Ductus, der in der Achse eines Portalfeldes verläuft und von je einem Ast der Portalvene und Leberarterie begleitet wird *(Glisson-Trias)*. In diesen kleinen Gallengängen (< 100 μm Durchmesser) erfolgt eine Veränderung des Elektrolyt- und Wassergehalts der Galle. Der weitere Weg geht über größere Gallengänge (> 100 μm Durchmesser) in die Ductus hepatici und entweder über die Gallenblase (Speicherung) oder über den Ductus choledochus sofort in den Darm.

große Ductus →
Ductus hepatici
→ Gallenblase
→ Ductus choledochus
→ Duodenum

2. Fehlbildungen und frühkindliche Erkrankungen

Fehlbildungen und frühkindliche Erkrankungen

G. Roschlau

2.1 Form- und Lageanomalien, zystische Fehlbildungen

2.1.1 Form- und Lageanomalien

Form-, Lageanomalien

Form- und Lageanomalien der Leber sind meist ohne Krankheitswert, können aber zu diagnostischen Fehleinschätzungen Anlaß geben, z. B. bei Einsatz bildgebender Verfahren, Laparoskopien u. ä. Die wichtigsten Anomalien sind:

wichtig für Diagnostik!

- **Riedel-Lappen.** Partiell vergrößerter rechter Leberlappen, kann zungenförmig bis in die Nabelgegend reichen und als Tumor fehlgedeutet werden.
- **Schnürleber.** Durch Druck der unteren Thoraxapertur (Kyphoskoliose, Korsett) entstehen Einschnürungen quer über dem rechten Leberlappen.
- **Zwerchfellfurchen** entstehen als längs verlaufende Einschnürung durch hypertrophierte Zwerchfellpfeiler. Sie zeigen chronische Lungenventilationsstörungen an.
- **Hypoplasien** einzelner Lappen, besonders des linken, sowie **akzessorische Lappen** kommen ebenfalls vor.
- **Anomalien** der Gefäße und großer Gallengänge sind insbesondere für die radiologische Diagnostik und für Chirurgen wichtig.
- **Agenesie** und **Hypoplasie** der Leber sind Raritäten und mit dem Leben nicht vereinbar.

1. Riedel-Lappen
Gefahr der Fehldeutung als Tumor!
2. Schnürleber
3. Zwerchfellfurchen
4. Lappenhypoplasien
5. Gefäßanomalien
6. Agenesie, Hypoplasie

2.1.2 Zystische Fehlbildungen

Zystische Fehlbildungen

2.1.2.1 Gallengangzysten, Leberzysten

Gallengangzysten sind:
- **Choledochuszyste:** angeboren; kann frühzeitig zum Verschlußikterus führen (s. Abschn. 4.2).

Gallengangzysten
- **Choledochuszyste**
- Verschlußikterus

- **Caroli-Krankheit**
- intrahepatische Konkrementbildung

• **Caroli-Krankheit:** sackförmige multiple Erweiterungen intrahepatischer Ductus, bewirkt Konkrementbildung und intrahepatische Cholangitis.

Leberzysten
- Raumforderung
- Sekundärinfektion

Dysontogenetische Leberzysten gehen von fehlgebildeten Gallengangsabschnitten aus, von Zylinderepithel ausgekleidet, mit seröser Flüssigkeit gefüllt, können sehr groß werden (> 1 l Inhalt). *Komplikationen:* Raumforderungen oder Sekundärinfektion (Empyem).

Zystenleber

2.1.2.2 Zystenleber (Polycystic liver disease)

makroskopisch sichtbare dysontogenetische Zysten

Definition. Auftreten zahlreicher, makroskopisch sichtbarer dysontogenetischer Gallengangszysten in der Leber.

2 Formen:
1. infantiler, kleinzystischer Typ

Man unterscheidet mindestens *2 Formen* mit unterschiedlichem Erbgang:
• **infantiler Typ:** autosomal-rezessiv, kleinzystisch, häufig mit Zystennieren kombiniert, führt zu frühzeitigem Tod

2. adulter, großzystischer Typ

• **adulter Typ:** autosomal-dominant, mehrere große Leberzysten, teilweise mit Nierenzysten kombiniert.

Folge: portale Hypertonie

Beide Formen führen zur *portalen Hypertonie.*

Kongenitale Leberfibrose

2.2 Kongenitale Leberfibrose

zu viele Gallengänge

Definition. Angeborene Überschußbildung der interlobulären Gallengänge mit Vermehrung des umgebenden Bindegewebes infolge mangelhafter Rückbildung der Duktalplatte (syn. *Cholangiodysplasie*, *Gallengangshyperplasie*, *Fibroadenomatose*).

• **unvollständiger Umbau:**
- cholangiodysplastische Pseudozirrhose

• **Folge:**
- portale Hypertonie
- Cholangitis

Die zunehmende Vermehrung des Bindegewebes der Portalfelder führt zu einem unvollständigen Umbau, der auch als *cholangiodysplastische Pseudozirrhose* bekannt ist. Es entsteht frühzeitig eine portale Hypertonie, häufig auch eine Cholangitis.

2 Typen:
1. zystische Form (Mikrozysten)

Es gibt *2 Typen* der kongenitalen Leberfibrose:
• **zystische Form**, die mit mikroskopisch erkennbarer Erweiterung der Gallengänge einhergeht (Mikrozysten); wenn die Zysten größer werden, gibt es Übergänge zur Zystenleber

2. nicht-zystische Form

• **nicht-zystische Form**, bei der die portale Fibrose im Vordergrund steht.

Fehlbildungen

2.3 Fehlbildungen und postnatale Veränderungen der Gallenwege, Riesenzellhepatitis

2.3.1 Extra- und intrahepatische Gallengangatresie

Extrahepatische Gallengangatresie

2.3.1.1 Extrahepatische Gallengangatresie

Gallengänge ohne Lumen

Definition. Fehlen durchgängiger Gallengänge.

Pathogenese

Pathogenese. Nur selten Fehlbildung (fehlende Anlage, d.h. Aplasie). Inzidenz 1:10000.

entzündliche Obliteration

Klinisches Bild mit ikterusfreiem Intervall nach der Geburt und morphologische Verlaufsbeobachtungen sprechen dafür, daß in der Mehrzahl der Fälle eine *Obliteration* bereits angelegter Gallengänge durch *entzündliche Prozesse* unbekannter Ursache eintritt.

Morphologie

Morphologie. Alle Abschnitte der Gallenwege können einzeln und kombiniert atretisch sein. Am häufigsten fehlen alle extrahepatischen Gallenwege.

Leberbiopsie!

Eine *Leberbiopsie* kann entscheidend zur Diagnose beitragen. Ohne Operation sterben die Kinder in den ersten 2 Lebensjahren an den Folgen der Gallestauung.

Praxishinweis: Diagnose wichtig!

Die *Diagnose* der Gallengangatresien ist von besonderer Bedeutung, weil nur eine frühzeitige Überweisung der zur Operation geeigneten Fälle an den Kinderchirurgen eine Überlebenschance bietet.

2.3.1.2 Intrahepatische Gallengangatresie

Intrahepatische Gallengangatresie

Bei etwa 20 % der Fälle von Gallengangatresie fehlen auch die intrahepatischen Gänge. Eine operative Gallengangsanastomosierung wird dadurch unmöglich. Daher ist eine Aussage über den Zustand dieser Gallengänge von besonderer Bedeutung.

bei jeder 5. Atresie sind intrahepatische Gallengänge betroffen → inkurabel

Als Synonyme sind im Gebrauch: **Duktopenie**, d. h. eine Verminderung der Zahl der Gallengänge, und **Hypoplasie**, d. h. die Gallengänge sind kleiner als erwartet (im Vergleich zur begleitenden Arterie). Der Begriff Hypoplasie wird meist als Oberbegriff verwendet, da zwischen Fehlen oder Verminderung oft nicht zu unterscheiden ist.

unterschiedliche Nomenklatur:
- Duktopenie
- Hypoplasie

Eine Hypoplasie kommt vor:
- In **Kombination mit der extrahepatischen Gallengangatresie**, in etwa 20 % der extrahepatischen Atresien. Die Prognose ist dementsprechend schlecht.
- Als **syndromatische Hypoplasie** in Kombination mit dem Alagille-Syndrom (arteriohepatische Dysplasie). Leitsymptom: Pulmonalarterienstenose. Prognose relativ günstig. Nur etwa 20 % sterben an den Folgen der Cholestase.
- Als **isolierte Hypoplasie** mit schlechter Prognose (Tod an biliärer Zirrhose).
- Als **passagere Hypoplasie** mit günstiger Prognose. Diese Variante ist am *häufigsten* und meist symptomatisch bedingt durch Gallenausscheidungsstörungen anderer Ursache, z. B. einer frühkindlichen Hepatitis. Die Gallengänge reifen später nach.

Hypoplasie der Gallengänge – Vorkommen:
1. **in Kombination mit extrahepatischer Atresie**
   - Prognose schlecht
2. **syndromatisch** (Alagille-Syndrom)
   - Prognose relativ gut
3. **isoliert**
   Prognose schlecht
4. **passager**
   - günstige Prognose
   - relativ häufig!

2.3.2 Obliterative infantile Cholangiopathie

Obliterative infantile Cholangiopathie

Als wichtigste Ursache der Gallengangatresien wird heute eine entzündliche Obliteration bereits angelegter Gallengänge angesehen. Die Ätiologie ist unklar. Vermutet werden vor allem Viren.

Pathogenese: entzündliche Obliteration
Ätiologie: unklar

Der Prozeß ähnelt der primär sklerosierenden Cholangitis. Auch nach geglückter chirurgischer Anastomosierung von Gallengängen ist ein Fortschreiten mit der Zerstörung weiterer intrahepatischer Gallenwege möglich.

2.3.3 Riesenzellhepatitis

Riesenzellhepatitis

> Die Riesenzellhepatitis (syn. *idiopathische neonatale Hepatitis, idiopathische intrahepatische Säuglingscholestase*) ist die *häufigste* der hier aufgeführten frühkindlichen Lebererkrankungen.

Sie hat klinisch und morphologisch zahlreiche Merkmale einer Virushepatitis; Viren sind aber nur in wenigen Fällen nachzuweisen.

Mikroskopie. Hepatische Ballonierung der Hepatozyten, kann durch Konfluenz der geschädigten Zellen bis zur Riesenzellbildung führen. Mesenchymale Reaktion gering; entzündliche Gallengangsveränderungen bis zur Destruktion kommen vor.
Da etwa 30 % der Gallengangatresien mit einer sog. Riesenzellhepatitis kombiniert sind, wird ein pathogenetischer Zusammenhang diskutiert. Die *Prognose* ist meist gut. Weniger als 5 % verlaufen tödlich, entweder durch einen fulminanten (perakuten) Verlauf oder durch einen Übergang in Zirrhose. Klinisch und morphologisch steht bei den cholestatischen Formen die Frage der *Differentialdiagnose* gegen eine extrahepatische Atresie oder intrahepatische Hypoplasie.

Mikroskopie:
- Zellballonierung
- Riesenzellbildung

Pathogenese:
- 30 % Koinzidenz mit Gallengangatresie

Prognose meist günstig
DD:
- extrahepatische Atresie
- intrahepatische Hypoplasie

3. Kreislaufstörungen

G. Roschlau

Kreislaufstörungen

> Wichtigste Besonderheit des Leberkreislaufs ist der **doppelte Blutzufluß** über die *A. hepatica* und *V. portae*. Etwa *50 %* des Lebergewichts (700–800 g) ist *Blut!*

- **Doppelversorgung, Blutreichtum**

Kreislaufstörungen der Leber führen rasch zu Änderungen der Struktur und Funktion besonders der gegen O_2-Mangel empfindlichen Hepatozyten.

3.1 Abfluß-und Zuflußstörungen

Abflußstörungen

3.1.1 Abflußstörungen

Stauungsleber

3.1.1.1 Stauungsleber

Ätiologie:
- Rechtsherzversagen
- Pericarditis constrictiva

Morphologie:
1. akute Stauung
- Leberschwellung
- Kapselspannung

klinisch: Schmerz
2. subakute Stauung
Pathogenese:
Druck + O_2-Mangel → Atrophie + Verfettung → Nekrose (Hepatozyten)
makroskopisch: Umkehr der Läppchenzeichnung
→ **Muskatnußleber**

Ursachen: Rechtsherzversagen, Pericarditis constrictiva. Die **Folgen** sind abhängig von der Dauer der Stauung.

- **Akute Blutstauung** (blutige Anschoppung). *Makroskopisch:* Leber vergrößert, dunkel blau-rot, abgerundeter Rand, gespannte Kapsel (*klinisch:* Leberkapseldehnungsschmerz). *Mikroskopisch:* Zentralvenen und Sinusoide erweitert, strotzend mit Blut gefüllt.
- **Subakute Blutstauung** (Stauungsatrophie). *Makroskopisch:* gestaute Läppchenzentren treten in Verbindung und bilden ein Netz von Stauungsstraßen,

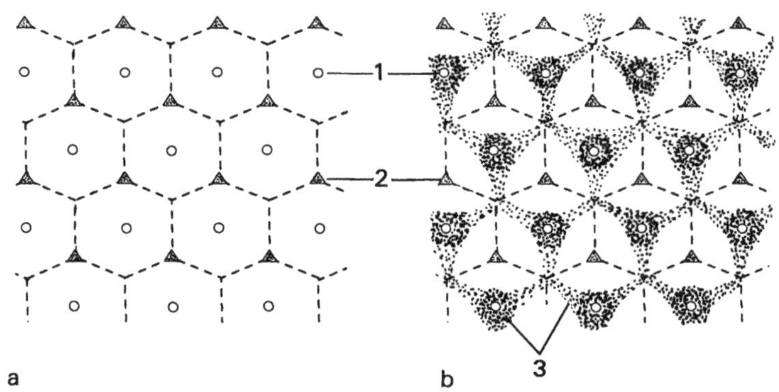

Abb. 33–3: a Regulärer Läppchenaufbau. b Subakute Blutstauung der Leber mit sog. Umkehr der Läppchenzeichnung. **1** Zentralvene, in **b** mit blutgestautem Läppchenzentrum; **2** Portalfeld; **3** Konfluenz von Stauungsstraßen benachbarter Leberläppchen. Jetzt erscheinen die Portalfelder als Zentren der nicht gestauten Läppchenabschnitte

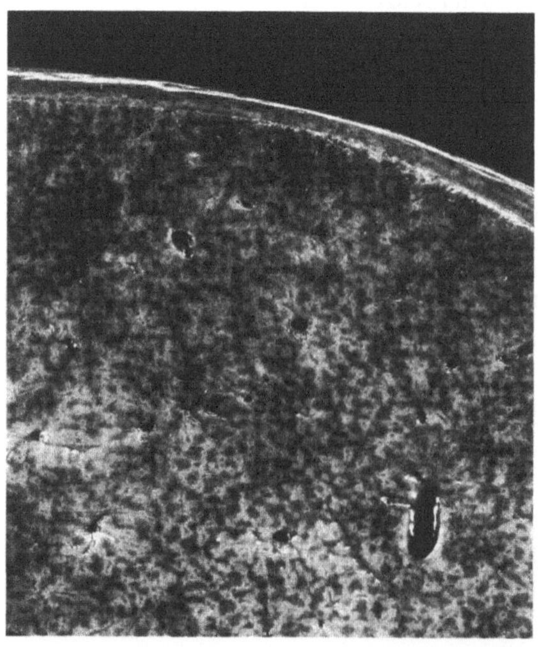

Abb. 33–4: Muskatnußleber

was zu einer Umkehr der Läppchenzeichnung führt; vorher: dunkelrote Inseln (erweiterte Zentralvenen) auf hellem Grund; jetzt: helle Inseln (erhalten periportale Läppchenabschnitte) auf dunkelrotem Grund (Stauungsstraßen, Abb. 33–3). Es entsteht das Bild einer Muskatnußleber (Abb. 33–4). *Mikroskopisch:* Atrophie und Verfettung der Leberzellplatten läppchenzentral durch Druck und O_2-Mangel, bei stärkeren Stauungsgraden auch zentrale Läppchennekrosen.

• **Chronische Blutstauung** (Stauungsinduration). Lange anhaltender Stauungsdruck führt zur Kollagenisierung der Sinusoidwände und Zentralvenenumgebung mit Fibrose und Verhärtung der Leber. Besonders in Phasen nachlassender Stauung (Therapie) und bei jüngeren Menschen kommt es zu Regeneratbildungen (Stauungsumbau oder „cirrhose cardiaque").

3. chronische Stauung

- Fibrose, Verhärtung
- evtl. Regeneratbildung
- „cirrhose cardiaque"

3.1.1.2 Budd-Chiari-Syndrom

Budd-Chiari-Syndrom

Definition. Leberveränderungen durch Blutabflußbehinderung infolge Verlegung der großen Lebervenen.

Verschluß der großen Lebervenen

Ursachen:
• Thrombosen bei hämatologischen Erkrankungen (z. B. Polyzythämie), bei Langzeiteinnahme von Kontrazeptiva oder Schwangerschaft, idiopathisch.
• Venenwandveränderungen durch Entzündungen, Strahlenschädigung, Verletzungen
• Kompression von außen, z. B. Tumoren.

Ursachen:
- Thrombosen
- Entzündungen
- Strahlenschädigung
- Verletzungen
- Kompression (Tumor)

Morphologie. Alle Erscheinungen der Leberblutstauung bis zu ausgedehnten Nekrosen in Abhängigkeit davon, ob der Verschluß schnell oder langsam, total oder unvollständig erfolgt.

Morphologie:
- abhängig vom Verschlußcharakter

Klinik. Bauchschmerzen, Leberschwellung, zunehmendes Leberversagen mit Ikterus und Aszites.

3.1.1.3 Lebervenenverschlußkrankheit

Lebervenenverschlußkrankheit

Definition. Verschluß kleiner Lebervenen (einschl. Zentralvenen) durch entzündliche oder toxische Endothelläsionen (syn. *Endophlebitis hepatica obliterans*).

Verschluß intrahepatischer Lebervenen

Ursachen. Kontrazeptiva, Antimetabolite, Aflatoxine, Pyrrolidin-Alkaloide.

Pathogenese. Abscheidungsthromben führen allmählich über eine lumenstenosierende Intimafibrose zum Gefäßverschluß.

Morphologie. Blutstauungserscheinungen im Drainagegebiet bis zur Nekrose und Fibrose.

Klinik. Portale Hypertonie, deren Ausmaß von der Ausdehnung des Prozesses abhängt.

Ursachen:
- Kontrazeptiva
- Antimetabolite

Pathogenese:
- Abscheidungsthromben
- Gefäßverschluß
- Fibrose/Nekrose
- portale Hypertension

3.1.2 Zuflußstörungen

Zuflußstörungen

3.1.2.1 Arterielle Gefäßobstruktion

Arterielle Obstruktion

Verschlüsse peripherer Leberarterien bleiben meist ohne Folgen, da Kollateralen die Durchblutung gewährleisten. Andernfalls entsteht ein anämischer Infarkt. Die Ligatur der A. hepatica propria führt zur totalen Lebernekrose!

Ligatur der A. hepatica → Nekrose

3.1.2.2 Portovenöse Gefäßobstruktion

Portovenöse Obstruktion

Am häufigsten sind Pfortaderthrombosen. Neben den bekannten *allgemeinen Thromboseursachen* existieren **lokale Ursachen**:
• erschwerter Blutabfluß in die Leber bei Zirrhose und Tumoren, insbesondere Karzinome mit Pfortadereinbruch
• pylephlebitische Thrombosen, besonders bei Appendizitis und Cholangitis.
Die morphologischen **Folgen** der Pfortaderthrombose hängen ab von Sitz, Ausdehnung und Schnelligkeit des Verschlusses. Sie reichen von der portalen

Pfortaderthrombosen
lokale Ursachen:
- Zirrhosen
- Tumoren

pylephlebitisch:
- Appendizitis
- Cholangitis

Folgen:
- portale Hypertension
- Darminfarzierung

Hypertonie bis zur tödlichen Darminfarzierung. Das Lebergewebe bleibt erhalten, solange arterielle Versorgung und Blutabstrom unbehindert sind.

Zahn-Pseudoinfarkt

unvollständiger Infarkt

Pathogenese:
- Pfortaderverschluß
- Blutstauung

makroskopisch: dunkelrot, keilförmig, kapselnahe

3.1.2.3 Zahn-Pseudoinfarkt

Definition. Umschriebene Zirkulationsstörung mit Atrophie des Lebergewebes (infarktartige Zirkulationsstörung, unvollständiger Infarkt).

Pathogenese. Meist liegt ein peripherer Pfortaderverschluß bei zusätzlicher Abflußstörung (Stauungsleber) vor.

Morphologie. Dunkelroter keilförmiger Herd, meist kapselnahe, mit noch erkennbarer Läppchenzeichnung.

Schockleber

Oligämie + Hypoxie → läppchenzentrale Nekrosen
- Transaminasen ↑
- Ausheilung durch Regeneration

3.1.2.4 Schockleber

Beim Kreislaufschock kommt es über die allgemeine Oligämie und Hypoxie zuerst in den läppchenzentralen bzw. azinusperipheren Abschnitten zu Lebernekrosen (*klinisch:* Transaminasenanstieg).

Da die gegen O_2-Mangel weniger empfindlichen Sinusuferzellen erhalten bleiben, kommt es nach überstandenem Schock zur *Restitutio ad integrum* durch Regeneration der Leberzellplatten von den erhalten gebliebenen läppchenperipheren Abschnitten aus.

Eklampsieleber

Spätgestose + intravasale Gerinnung

→ disseminierte Nekrosen + Blutungen

3.1.2.5 Eklampsieleber

Eklampsie. Spätgestose kurz vor, während oder nach der Geburt, verbunden mit einer disseminierten intravasalen Gerinnung durch Einschwemmung von Gewebsthrombokinase (z. B. vorzeitige Plazentalösung) in die Blutbahn.

Leberfolgen. Unregelmäßige disseminierte landkartenartige Nekrosen mit umgebenden Blutungen.

Chirurgische Nekrosen

Pathogenese:
intraoperative mechanische Läsionen → Nekrosen + Blutungen
für Biopsien meist unbrauchbar!

3.1.2.6 Sog. chirurgische Nekrosen

Durch Gewebszerrungen und Quetschungen (chirurgische Haken) können während einer Operation lokale Durchblutungsstörungen und Nekrosen mit leukozytären Infiltraten entstehen. Wenn aus diesem Bereich am Ende der Operation eine Leberrandbiopsie erfolgt, ist die Beurteilbarkeit oft **stark eingeschränkt** oder **unmöglich**! *Klinisch:* postoperativer Transaminasenanstieg.

Praxishinweis

⇨

Nur *minimal traumatisiertes* Gewebe erlaubt eine optimale histologische Diagnostik.

Sinusoidale Durchflußstörungen

ätiologisch und pathogenetisch heterogen

2 bedeutsame Formen:

3.2 Sinusoidale Durchflußstörungen

Erschwerte sinusoidale Durchströmung bei ätiologisch und pathogenetisch sehr unterschiedlichen Prozessen, die zu Veränderungen an den Hepatozyten, dem Gitterfasergerüst oder den Sinusuferzellen führen. Von Bedeutung sind die *Sinusoidektasien* und *Peliosis hepatis.*

Weitere werden teils an anderer Stelle besprochen, wie die alkoholischen Leberveränderungen (s. Abschn. 4.3.1), teils können sie hier als Raritäten nur genannt werden, wie die *perisinusoidale Fibrose* durch *Arsen* oder *Vinylchlorid.*

1. Sinusoidektasien

umschrieben, meist intermediär

Ursachen:
- Kontrazeptive
- anabole Steroide
- reversibel!

3.2.1 Sinusoidektasien

Definition. Umschriebene, nur mikroskopisch sichtbare Erweiterungen der Lebersinusoide, vorwiegend der Intermediärzone und der Läppchenperipherie (Abb. 33-5).
Abzugrenzen sind sie von stauungsbedingten Erweiterungen, die läppchenzentral beginnen. Sie werden besonders nach Einwirkung von Kontrazeptiva oder anabolen Steroiden gesehen. Die Pathogenese ist unklar. Sie sind reversibel.

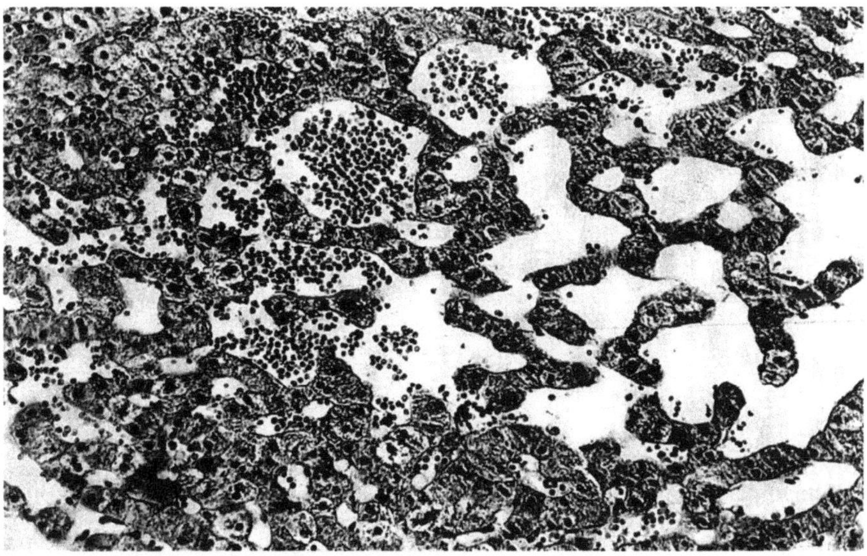

Abb. 33–5: Sinusoidektasien mit Atrophie der angrenzenden Leberzellen. Leberbiopsie bei 34jähriger Frau wegen Hepatomegalie und Transaminasenerhöhung nach Kontrazeptivabehandlung über 7 Jahre

3.2.2 Peliosis hepatis

2. Peliosis hepatis

Definition. Blutgefüllte Hohlräume innerhalb der Leberläppchen ohne Bevorzugung bestimmter Zonen; Durchmesser 1 mm bis mehrere cm.
Bei starker Ausprägung führt die Peliosis zu *Hepatomegalie* und *portaler Hypertonie*. Wahrscheinlich liegt eine Zerstörung der Gitterfasern zugrunde. Kontrazeptiva, anabole Steroide und Antimetabolite stehen ursächlich im Vordergrund. **Hauptkomplikation:** Hämatoperitoneum!

makroskopisch sichtbare, blutgefüllte Hohlräume
Ursachen:
- Kontrazeptiva
- anabole Steroide
- Antimetabolite

4. Hepatosen

G. Roschlau

Hepatosen

Definition. Hepatosen (syn. *Hepatopathie, Leberparenchymschäden*) sind morphologisch erkennbare Folgen von Stoffwechselstörungen und stärkeren Belastungen der Leber.
Sie umfassen adaptive und degenerative, primär nicht-entzündliche Leberveränderungen. Zu unterscheiden sind *angeborene* und *erworbene* (exogene) Hepatosen. Die wichtigsten Leberzellveränderungen sind schematisch in Abb. 33–6 dargestellt.

morphologisch faßbare Stoffwechselstörungen
- **Formen:**
  - adaptive, degenerative, primär nicht-entzündliche Leberveränderungen
  - angeboren, erworben

4.1 Angeborene Stoffwechselstörungen und exogene Hepatosen

4.1.1 Hereditäre Hepatosen

Hereditäre Hepatosen

Die Leber ist als zentrales Stoffwechselorgan bei zahlreichen angeborenen Stoffwechselstörungen beteiligt. Die wichtigsten werden hier besprochen.

Weitere Stoffwechselstörungen mit Einschränkung der Parenchymfunktion nennt Tab. 33–1.

2 wichtige Formen:

4.1.1.1 Eisenstoffwechselstörungen

1. Eisenstoffwechselstörung

Pathogenese. Bei Überangebot kommt es zur Eisenspeicherung als histochemisch nachweisbares Hämosiderin zunächst in Kupffer-Zellen, später auch in Hepatozyten: **Siderose.**

Siderose: Hämosiderinspeicherung

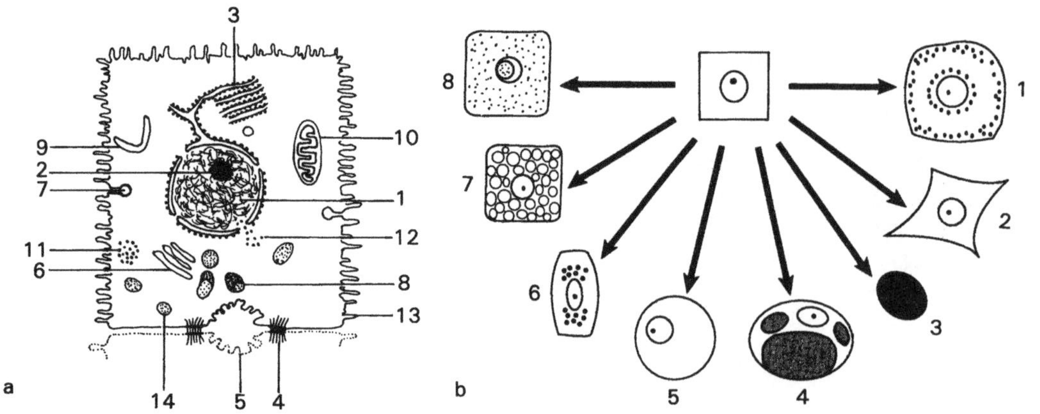

Abb. 33–6: a Normaler Hepatozyt, ultrastrukturell: **1** Zellkern, **2** Nucleolus, **3** rauhes endoplasmatisches Retikulum, **4** Desmosomen, **5** Gallekapillare, **6** Golgi-Apparat, **7** Pinozytosevesikel, **8** peribiliäre Körper, **9** glattes endoplasmatisches Retikulum, **10** Mitochondrium, **11** Glykogeneinlagerung, **12** Ribosomen, **13** Zytomembran, **14** Lysosomen. **b Reaktionsformen des Hepatozyten. Mitte:** normaler Hepatozyt. **1 Hydropische Schwellung:** intrazytoplasmatische Wassereinlagerung mit Vakuolisierung des endoplasmatischen Retikulums. **2 Azidophile Degeneration:** Flüssigkeitsverlust mit dichter Lagerung aller Organellen des Hepatozyten (z.B. infolge Membranschädigung durch zytotoxische Lymphozyten bei Hepatitis). **3 Azidophiler Körper (Councilman body):** fast vollständiger Kern- und Flüssigkeitsverlust der Leberzelle, Zellorganellen ultrastrukturell noch nachweisbar. **4 Großtropfige Verfettung:** Einlagerung von Neutralfett in das Zytoplasma mit Verdrängung der sonst intakten Zellorganellen. **5 Alkoholisches Hyalin (Mallory body):** Verklumpung des Keratinzellskeletts bei toxischem Zellschaden (z.B. durch Alkohol). **6 Braune Atrophie:** starke Vermehrung von Lipofuszingranula. **7 Zytoplasmatische Speicherung** (z.B. bei Mukolipidose). **8 Exzessive Glykogenspeicherung** (z.B. bei Glykogenose) auch im Kern (nach Formalinfixation Lochkernbildung)

Tab. 33-1: Weitere angeborene Stoffwechselstörungen mit Einschränkung der Parenchymfunktion, die zur Leberzirrhose führen können

Erkrankung	der Zirrhose vorausgehende Leberveränderungen
Alpha$_1$-Antitrypsin-Mangel	Cholestase Hepatitis
Galaktosämie	Verfettung Cholestase
Fruktoseintoleranz	Verfettung Hepatomegalie
Tyrosinose	Verfettung Cholestase
Glykogenspeicherkrankheit Typ IV	Hepatomegalie
M. Niemann-Pick (Lipidthesaurismose)	Hepatomegalie
M. Gaucher (Gangliosidose)	Hepatomegalie

Ursachen:
- parenterale Fe-Zufuhr
- Hämolysen

Folgen:
- **sekundäre Hämochromatose**
- **primäre Hämochromatose**

Vorkommen. Vermehrte parenterale Eisenzufuhr einschließlich Bluttransfusionen, Hämolysen u. a. Nur bei sehr lang andauernder erhöhter Eisenzufuhr bildet sich eine Zirrhose (s. Abschn. 6.2.4.1): *sekundäre Hämochromatose.* Davon abzugrenzen ist die Eisenüberladung bei *primärer Hämochromatose* infolge gesteigerter Eisenresorption, ebenfalls zur Zirrhose führend.

2. Kupferstoffwechselstörung

4.1.1.2 Kupferstoffwechselstörungen (M. Wilson)

Hauptmanifestation in Leber und Stammganglien
- hepatolentikuläre Degeneration

Definition. Autosomal-rezessiv vererbte Kupferspeicherkrankheit mit Hauptmanifestation in Leber und Stammganglien *(hepatolentikuläre Degeneration).* In der Leber Anhäufung von histochemisch nachweisbarem Kupfer. Häufigkeit 1:20000.

Befundtrias

⟹

> **Trias:** Leberzirrhose, zystische Degeneration in Stammganglien, Fleischer-Kayser-Hornhautring (Hornhautbeteiligung).

Morphologie:
- meist Zirrhosen

Morphologie. Neben einer Zirrhose kommt in Einzelfällen auch eine akute entzündliche Reaktion der Leber vor, ausgelöst durch den Untergang von Leberzellen. In *schweren Fällen:* fulminante Hepatitis mit Leberkoma und hämolytischem Ikterus infolge massiver Kupferfreisetzung aus zerfallendem Lebergewebe.

- selten fulminante Hepatitis → Koma

4.1.2 Exogene Hepatosen

Exogene Hepatosen

Exogene Hepatosen werden durch zahlreiche von außen zugeführte Substanzen hervorgerufen, wenn diese zu einer über das physiologische Maß hinausgehenden Belastung der Hepatozyten führen. Dazu zählen besonders: *Alkohol, Medikamente, Tabakteerprodukte* sowie *Noxen* durch gewerbliche und Umwelteinflüsse. Zunächst kommt es zu Anpassungsphänomenen der Organellen.

Hauptursachen:
- Alkohol, Medikamente
- Tabakteerprodukte
- gewerbliche Noxen
- Umweltgifte

4.1.2.1 Adaptative Phänomene der Leberzelle

Adaptive Phänomene der Leberzelle

• **Metabolische Milchglashepatozyten.** Viele Fremdstoffe führen zu einer gesteigerten Aktivität des für die Biotransformation verantwortlichen Enzymsystems, sog. *Enzyminduktion.*

1. metabolische Milchglashepatozyten

Beispiele: Barbiturate, Hydantoine, Alkohol.

Folgen. Membranhyperplasie des glatten endoplasmatischen Retikulums *(ER)*, des zuständigen Trägermembransystems für die Enzyme.
Mikroskopie. Zellschwellung mit verstärkt eosinophilem milchglasähnlichen Zytoplasma (Abb. 33–7a).

- durch Enzyminduktion → Hyperplasie des glatten ER
- **mikroskopisch:**
- Zellschwellung

Ähnliche Veränderungen entstehen auch durch Persistenz von Hepatitis-B-Virus-Partikeln, sog. *hepatitische Milchglashepatozyten.*

• **Toxische Zellschwellung.** Hierbei erfolgt zusätzlich eine verstärkte Glykogeneinlagerung, vorwiegend im Bereich des glatten ER, dadurch Aufhellung des Zytoplasmas im HE-Schnitt.

2. toxische Zellschwellung
durch
- Enzyminduktion
- Glykogeneinlagerung

Beispiele: Alkohol, Medikamente.

Mikroskopie. Aufhellung des Zytoplasmas am Gefäßpol der Leberzelle mit Ansammlung der basophilen Strukturen (rauhes ER) am Gallepol, sog. *peribiliäre Plasmabasophilie* (Abb. 33–7b).

- **mikroskopisch:**
- Zytoplasmaaufhellung
- peribiliäre Plasmabasophilie

• **Schollige Zytoplasmabasophilie.** Umschriebene Vermehrung der basophilen Schollen infolge Zunahme des rauhen ER – erhöhter RNS-Gehalt. Sie gilt als *Regenerationszeichen* und ist meist verbunden mit Zellkern- und Nukleolenvergrößerungen.

3. schollige Zytoplasmabasophilie
- rauhes ER ↑ = Regenerationszeichen

• **Mitochondrienhypertrophie.** Erhöhte Anforderungen an intrazelluläre Verbrennungsprozesse; führt zur Hypertrophie, dadurch lichtmikroskopisch sichtbar (Abb. 33–8a).

4. Mitochondrienhypertrophie
- intrazelluläre Oxidationsprozesse ↑
- Hypertrophie

Beispiele: Alkohol, Kontrazeptiva.

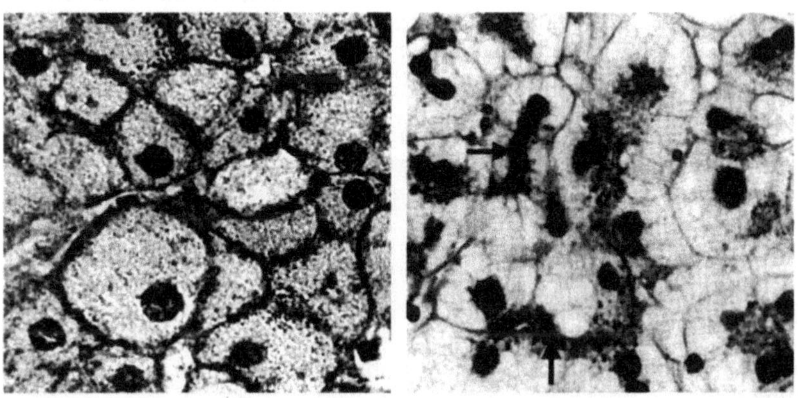

Abb. 33–7: Medikamentös-toxischer Leberzellschaden. **a** Metabolische Milchglashepatozyten nach Langzeiteinnahme von Antiepileptika. **b** Geschwollene Hepatozyten mit peribiliärer Plasmabasophilie **(Pfeile)** nach Einnahme von Antirheumatika

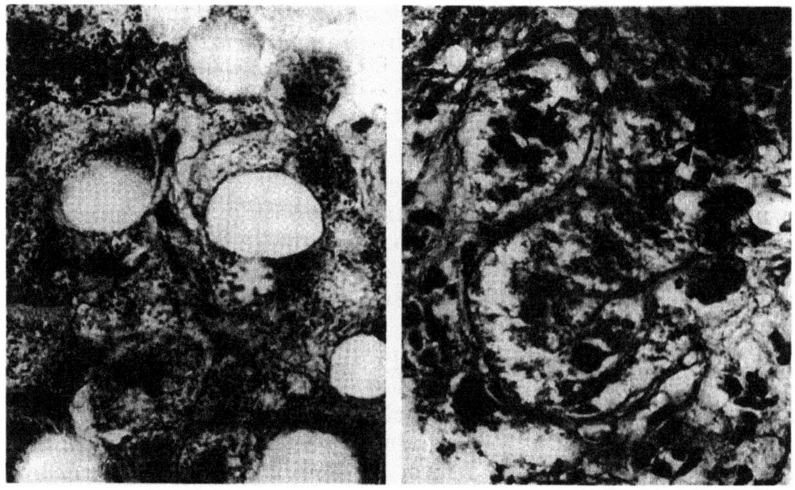

Abb. 33–8: Alkoholtoxischer Leberzellschaden. **a** Einzelne Fettvakuolen und sehr zahlreiche hypertrophierte Mitochondrien (dunkle Granula) in geschwollenen Leberzellen bei alkoholischer Schädigung; mehrere Riesenmitochondrien **(Pfeile)**; Goldner-Färbung. **b** Mallory-Körper unterschiedlicher Größe **(dünne Pfeile)** in ballonartig degenerierten Leberzellen bei alkoholischer Hepatitis; Leukozyten um Mallory-Körper **(dicker Pfeil)**; HE-Färbung

Mikroskopie. Goldner-rote, PAS-negative Granula im Zytoplasma der geschwollenen Leberzellen.

5. Riesenlysosomen
- Phagozytose unlösbarer Produkte
- Lysosomenvergrößerung

• **Riesenlysosomen.** Bei Anfall nicht ausscheidbarer unlösbarer Substanzen kommt es zur Vergrößerung der Lysosomen *(Müllschlucker der Hepatozyten)* und Entstehung lichtmikroskopisch sichtbarer runder PAS-positiver Zytoplasmaeinschlüsse.

Beispiel: Phenacetin.

Resultat der Organellenveränderung

⟹

Zeichen subletaler Zellschädigung

Alle genannten Phänomene können zu einer **Hepatomegalie** führen!

Weitere Leberzellveränderungen sind bereits als Zeichen einer **subletalen Schädigung** einzuordnen; sie führen nicht zum Zelltod, sind aber *Degenerationszeichen* und gehen mit einer *Unterfunktion* der betroffenen Organellen bzw. Hepatozyten einher.

6. Riesenmitochondrien
- Zytoplasmaeinschlüsse

• **Riesenmitochondrien.** *Mikroskopisch:* Runde oder stabförmige Zytoplasmaeinschlüsse mit gleichem färberischen Verhalten und Ursachenspektrum wie hypertrophierte Mitochondrien (Abb. 33–8a).

7. Mallory-Körper
- Degenerationsformen des Zytoskeleton

abzugrenzen von:
- **hyalinen Plasmaeinschlußkörpern**
- **hyalinscholligen Zytoplasmaeinschlüssen**

• **Mallory-Körper.** Degenerationsformen des Zytoskeleton aus Präkeratin. *Mikroskopisch:* Scharf begrenzte, oft bizarr geformte hyaline Schollen im Zytoplasma (Abb. 33–8b). *Vorkommen:* alkoholische Leberschädigung, M. Wilson, primäre biliäre Zirrhose.
Sie sind abzugrenzen von:
- *hyalinen Plasmaeinschlußkörpern* durch Proteintropfen bei hepatozellulären Sekretions- oder Resorptionsstörungen, z. B. bei α_1-Antitrypsin-Mangel
- *hyalinscholligen Zytoplasmaeinschlüssen* durch abgestorbene Organellen (Myeloidkörper).

Vorkommen: Medikamente, Toxine.

Pigmentspeicherungen

4.1.2.2 Pigmentspeicherungen

Zahlreiche Pigmente können auch in der Leber auftreten. Von *diagnostischer* Bedeutung sind:

1. Lipofuszin
- Abnutzungspigment

• **Lipofuszin.** Intralysosomal in Hepatozyten gespeichert als Abnutzungspigment im höheren Alter *(braune Atrophie)*, auch als Hinweis für lang dauernden Medikamentenabusus, besonders von phenacetinhaltigen Analgetika.

• **Zeroid.** Heterophagisch in Kupffer-Zellen gespeichert nach Untergang von benachbarten Leberzellen, oft durchmischt mit Siderin.
• **Siderin** s. Abschn. 4.1.1.1.
• Ein melaninartiges braun-schwarzes Pigment findet sich beim **Dubin-Johnson-Syndrom** in peribiliären Lysosomen. Es besteht eine autosomal-rezessiv vererbte Exkretionsschwäche der Leber für Bilirubin und andere organische Anionen, z. B. Katecholaminmetabolite, die als atypische Adrenochrome liegen bleiben.

2. Zeroid
- nach Untergang von Leberzellen
3. Siderin
4. Dubin-Johnson-Syndrom
- Exkretionsschwäche für Bilirubin u. a. Anionen

4.1.2.3 Verfettungen

Verfettungen

> **Hauptursachen:** Alkohol, Überernährung, Stoffwechselstörungen, Medikamente, Hypoxie.

Hauptursachen

Histologisch sind zu unterscheiden:
• **Leberverfettung:** < 50 % der Leberzellen enthalten Fettvakuolen im Zytoplasma, oft nur feintropfig, d. h. unter Kerngröße.
• **Fettleber** (Steatosis hepatis): > 50 % der Leberzellen enthalten Fettvakuolen, oft grobtropfig über Kerngröße.
Beachte: Auch bei der massiven grobtropfigen Verfettung sind die Organellen nur verdrängt, sonst aber funktionsfähig, so daß keine nennenswerten Störungen der Leberfunktion auftreten.

mikroskopische Differenzierung:
1. Leberverfettung: < 50 % Fett
2. Fettleber: > 50 % Fett
• **Leberfunktion kaum gestört**

Ausnahmen: tödliche **Schwangerschaftsfettleber** (unklare Genese) und **Reye-Syndrom** (Fettleber mit Enzephalopathie), vorwiegend bei Kindern auftretend, Genese ebenfalls unklar.

• **Ausnahmen:** Schwangerschaftsfettleber, Reye-Syndrom

4.1.2.4 Nekrosen

Nekrosen

Lebernekrose bedeutet *Untergang von Parenchymzellen.* Sinuswände und Portalfelder bleiben bestehen und gewährleisten eine Regeneration des Parenchyms.

Lebernekrose = Untergang von Parenchymzellen

Nur bei *Massennekrosen* mit Sistieren der Zirkulation kommt es zum *Untergang aller Gewebsanteile!*

Nekrosen werden nach der *Art* sowie der *Lokalisation* und *Ausdehnung* unterschieden.
Nach der **Art der Zellveränderungen** unterscheiden sich:
• **Eosinophile Nekrosen**, als Einzelzellnekrosen auch *Councilman-Körper* genannt: Koagulationsnekrose, die längere Zeit erhalten bleibt.
• **Lytische Nekrosen** entwickeln sich meist über eine Zellballonierung (hydropische Degeneration) und verschwinden rascher.

Nekrosen nach Art der Zellveränderungen:
1. eosinophile Nekrosen
2. lytische Nekrosen

Nach der **Lokalisation** im Läppchen unterscheiden sich:
• **Einzelzellnekrosen**, meist wahllos disseminiert.
• **Fokale Nekrosen** – Gruppennekrosen.
• **Zonale Nekrosen**, in bestimmten Zonen des Läppchens, am häufigsten zentrolobulär.
• **Konfluierende submassive Brückennekrosen**, können sich zentrozentral, zentroportal oder portoportal entwickeln.
• **Massennekrosen**, über die Läppchengrenzen hinausreichend, können die ganze Leber befallen.

Nekrosen nach Lokalisation und Ausdehnung:
1. Einzelzellnekrosen
2. fokale Nekrosen
3. zonale Nekrosen
4. konfluierende submassive Brückennekrosen
5. Massennekrosen

4.1.2.5 Fibrosen

Fibrosen

Definition. Unter Fibrose versteht man einen *vermehrten Kollagenfasergehalt der Leber.* Sie entsteht immer als Folge pathologischer Prozesse an Hepatozyten, Sinuswandzellen oder Portalfeldern und ist somit *kein selbständiges Krankheitsbild*, sondern *Indikator* für noch ablaufende oder abgelaufene pathologische Vorgänge.

vermehrter Kollagenfasergehalt

Indikator für zahlreiche pathologische Prozesse

Die *Lokalisation* der Fibrose läßt Rückschlüsse auf die Genese zu:
• **Portale Fibrose**, bindegewebige Verbreiterung der Portalfelder:
– *expansive Fibrose:* Abrundung der Portalfelder, z. B. bei biliären Prozessen

1. portale Fibrose
a) expansiv

b) infiltrativ

– *infiltrative Fibrose:* spinnenförmiges Einstrahlen kollagener Fasern in das Parenchym, z. B. bei chronisch-aggressiver Hepatitis

c) perilobulär

– *perilobuläre Fibrose:* Konfluenz der Portalfelder als Folge der beiden vorgenannten mit beginnendem Umbau, s. Abschn. 6.1.

2. intralobuläre Fibrose
a) Kollapsfibrose
b) passive Septen
c) perisinusoidale Fibrose
d) perizelluläre Fibrose

- **Intralobuläre Fibrose**, in mehreren Varianten:
  - als *Kollapsfibrose* nach läppchenzentralen Nekrosen
  - als *passive Septen* nach zentroportalen Nekrosen
  - als *perisinusoidale Fibrose*, s. Abschn. 3.1.1.1 u. 3.2
  - als *perizelluläre Fibrose* bei alkoholischer Leberschädigung.

Rückbildung möglich!

> Ist die ursächliche Noxe nicht mehr wirksam und die Leber noch regenerationsfähig, kann es zu einer **Rückbildung kollagener Fasern** kommen!

Störungen der Gallebildung und -ausscheidung

4.2 Störungen der Gallebildung und -ausscheidung

Die Störungsmöglichkeiten der Gallebildung sind vielfältig und betreffen vor allem den Bilirubin- und Gallensäurestoffwechsel. Dazu sind folgende Begriffe zu unterscheiden:

- **Ikterus**
- Bilirubin ↑
- **Cholestase**
- Gallestase

Ikterus: Gelbsucht nach Erhöhung des Bilirubingehalts im Blut.
Cholestase: Stagnation von Galle.

Der Begriff wird von Klinikern und Morphologen unterschiedlich gebraucht. *Klinisch:* Anstieg gallepflichtiger Substanzen im Blut wie Bilirubin, Gallensäuren und sog. Cholestaseenzyme (z. T. alkalische Phosphatase). *Morphologisch:* Galleablagerung im Gewebe, lichtmikroskopisch sichtbar als Gallepigment.

- **Cholatstase**
- mit und ohne Gallestase

Cholatstase: Gewebsveränderungen durch andere Gallebestandteile (außer Bilirubin), z. B. Gallensäuren, Cholesterin, Kupfer und kupferbindendes Protein. Eine Cholatstase kann mit oder ohne Cholestase vorkommen.

2 Typen der Cholestase:
1. intrahepatische Cholestase
- metabolische Ursache
- kein Abflußhindernis

Man unterscheidet *2 Typen der Cholestase:*
- **Intrahepatische** (internistische) **Cholestase** (syn. *cholestatische Hepatose*), i. d. R. metabolisch bedingt, ohne Abflußhindernis. Nur selten liegt eine Obstruktion intrahepatischer Gallenwege vor. Innerhalb einer Leberzelle können gestört sein: Aufnahme des Bilirubins, intrazellulärer Transport, Bilirubinkonjugation, Exkretion der Galle.

2. extrahepatische Cholestase
- **Abflußhindernis:**
- Steine
- Tumoren
- Entzündungen

- **Extrahepatische** (chirurgische) **Cholestase**, am häufigsten verursacht durch Gallensteine, Tumoren und entzündliche Obliteration von Gallengängen.

Die **Folgen** der Cholestase zeigt Tab. 33–2.

Tab. 33-2: Ursachen und Folgen der Cholestase

Ursachen	Folgen
1. Alkohol, Hepatitis, Medikamente, Toxine, angeborene Stoffwechselstörungen	Leberzellikterus, nur in schweren Fällen auch Leberzellnekrosen
2. Alkohol, Hepatitis, Medikamente, Toxine, angeborene Stoffwechselstörungen	Gallezylinder in Canaliculi, Leberzellrosetten (drüsige Anordnung)
3. Septikämie, Hepatitis, Graft-Versus-Host-Reaktion	Cholangiolitis, Duktulusproliferation, Portalfeldödem
4. obliterative Cholangiopathie, intrahepatische Atresie, Cholangitiden	intrahepatischer mechanischer Ikterus, allgemeiner Ikterus nur, wenn > 50% der Ductus ausfallen
5. intrahepatische Atresie, intrahepatische Gallensteine, Tumoren, Parasiten	wie 4.
6. extrahepatische Atresie, extrahepatische Gallensteine, Tumoren	extrahepatischer mechanischer Ikterus
7. Choledochuszyste, iatrogene Strikturen, Röhrenstenose durch sklerosierende Pankreatitis, extrahepatische Atresie, extrahepatische Gallensteine, Tumoren, Parasiten	wie 6.
8. Papillenadenomatose, Papillensteine, Tumoren der Papille und des Pankreas	wie 6.

Erkrankungen von *Gallenblase* und *Ductus cysticus* rufen **keine** Cholestase hervor!

• Praxishinweis

4.3 Leberschädigung durch Alkohol, Arzneimittel, Toxine

4.3.1 Alkoholische Leberschädigung

Alkoholische Leberschädigung

Alkohol ist das am weitesten verbreitete und damit wichtigste Lebergift. Bei regelmäßigem Konsum können in Abhängigkeit von der Dosis *(ca. 60 g/d)* alle Zellorganellen geschädigt werden.

Alkohol = wichtigstes Lebergift

Unklar ist, weshalb etwa nur *ein Drittel* der chronischen Trinker *schwere Leberschäden* wie alkoholische Hepatitis und Zirrhose entwickelt und weshalb bei manchen Trinkern vorwiegend andere Organe geschädigt werden, wie *Pankreas, Gehirn, Myokard, Knochenmark* u. a. An der Leber entsteht ein breites Spektrum morphologischer Veränderungen.

starke individuelle Schwankung der Organschäden

Die wichtigsten **Leberzellveränderungen** sind:
- *Leberzellverfettung* (s. Abschn. 4.1.2.3).
- *Induzierte Leberzellen* bis zum Bild einer toxischen Zellschwellung (alkoholische Klarzellen) mit peribiliärer Plasmabasophilie (s. Abschn. 4.1.2.1) durch Überbeanspruchung des MEOS (microsomale ethanol-oxidizing system).
- *Mitochondrienhypertrophie* und *Riesenmitochondrien* durch Überforderung der intrazellulären Oxidation.
- *Siderose*, auch in Kupffer-Zellen. Pathogenese noch unklar.

wichtige Leberzellveränderungen:
1. Leberzellverfettung
2. induzierte Leberzellen
3. Mitochondrienhypertrophie, Riesenmitochondrien
4. Siderose

Morphologisch und klinisch sind folgende Leberveränderungen von Bedeutung:
- **Fettleber.** Leber vergrößert, gelb mit abgerundetem Rand. Als entzündliche Reaktionen kommen dabei vor: *unspezifisch-reaktive Hepatitis* (s. Abschn. 5.3.1) und *Lipogranulome durch Lipophagen.*
- **Cholestase.** Meist hepatozellulär und kanalikulär – in schweren Fällen Imitation eines Verschlußikterus; kann in allen Stadien einer alkoholischen Leberschädigung auftreten.
- **Alkoholische Hepatitis** (syn. *Fettleberhepatitis)* mit den morphologischen Kennzeichen:
  - *ballonartig degenerierte Leberzellen* mit *Mallory-Körpern*, führen zu Zellnekrosen
  - *entzündliche Infiltrate* um untergehende Leberzellen vor allem leukozytär (Neutrophilensatellitose) durch leukotaktische Wirkung der Mallory-Körper
  - *perizelluläre Fibrose* (Maschendrahtfibrose) als Folge der beiden vorgenannten Veränderungen.

Das klinische Bild ist vielfältig, oft uncharakteristisch, so daß erst die **Leberbiopsie** das Ausmaß der Leberschädigung aufklärt! *Nach Alkoholkarenz sind alle bisher genannten Veränderungen noch reversibel!*

morphologisch und klinisch wichtig:

- **Fettleber**
  - gelb, Leberrand rund
  - Hepatitis, Lipogranulome
- **Cholestase**
  - hepatozellulär
  - kanalikulär
- **alkoholische Hepatitis** morphologisch definiert:
  a) **Mallory-Körper**
  b) Neutrophilensatellitose
  c) Maschendrahtfibrose
- **Leberbiopsie zeigt Ausmaß der Schädigung**
- **nach Alkoholkarenz weitgehend reversibel**

Ein für die Prognose entscheidendes Stadium ist die **Leberfibrose**: sie zeigt an, daß **bei anhaltendem Alkoholkonsum ein zirrhotischer Umbau der Leber droht!**

Leberfibrose entscheidend für Prognose!

Die **Fibrose** der Alkoholikerleber tritt ein durch:
- fibroplastische Wirkung des Alkohols durch Umwandlung der Ito-Zellen in Fibroblasten
- Untergang von Leberzellen durch: *alkoholische Hepatitis, Cholestase, Verfettung* (Lipogranulome)
- infiltrative portale Fibrose bei Fettlebern mit Begleithepatitis.

Eine international anerkannte Stadieneinteilung des alkoholischen Leberschadens existiert nicht. Am Anfang steht entweder die Fettleber oder ein alkoholischer Parenchymschaden ohne stärkere Verfettung *(I. Stadium)*. Die alkoho-

Fibrose der Alkoholikerleber durch:
- fibroplastische Wirkung des Alkohols
- Untergang von Leberzellen
- infiltrative portale Fibrose

Stadieneinteilung alkoholischer Leberschäden
I: Fettleber bzw. alkoholischer Parenchymschaden

II: alkoholische Hepatitis oder Fibrose
III: Zirrhose

lische Hepatitis wird häufig als *II. Stadium* betrachtet, ist aber nicht immer nachweisbar. Eine Fibrose ohne alkoholische Hepatitis kann somit ebenfalls als Durchgangsstadium zum *III. Stadium*, der Zirrhose, angesehen werden.

Arzneimittelbedingte und toxische Leberschäden

4.3.2 Arzneimittelbedingte und toxische Leberschädigung

Zu unterscheiden sind die *direkte* und die *indirekte* Schädigung.

1. Direkte Schädigung

4.3.2.1 Direkte Schädigung

dosisabhängig, obligat, reproduzierbar, vorhersehbar

Kennzeichen: dosisabhängig, obligat auftretend, experimentell reproduzierbar und somit *vorhersehbar.*

Beispiele: Amanitin (Pilzgift), CCl_4, Chloroform, Phosphor.

mikroskopisch:
- zentrolobuläre Nekrose
- ggf. Leberdystrophie

Mikroskopie. Zentrolobuläre Nekrosen mit perifokaler Verfettung und reaktiver Entzündung, in schweren Fällen kommt es zur Massennekrose (Leberdystrophie) und Tod.

2. Indirekte Schädigung

4.3.2.2 Indirekte Schädigung

dosisunabhängig, fakultativ, nicht reproduzierbar, nicht vorhersehbar

Kennzeichen: dosisunabhängig, fakultativ auftretend, experimentell nicht reproduzierbar und somit *nicht* vorhersehbar.

pathogenetisch 2 Möglichkeiten:
1. Störung des Metabolismus
2. Überempfindlichkeitsreaktion

Pathogenese. Durch Bindung von Metaboliten an Membranproteine kommt es zur Störung des Metabolismus *oder* Ausbildung einer Überempfindlichkeitsreaktion durch sensibilisierte Lymphozyten.

Morphologie:
1. Hepatose mit oder ohne Begleithepatitis

Mikroskopie. Breites morphologisches Befundspektrum:
- **Hepatose mit oder ohne Begleithepatitis** s. Abschn. 4.1.2.1.

Beispiele: Analgetika, Antiepileptika, Antirheumatika, Kontrazeptiva, Psychopharmaka.

2. Hepatose mit Cholestase

- **Hepatose mit Cholestase** (cholestatische Hepatose): hepatozelluläre und kanalikuläre Cholestase, teilweise in Kombination mit Veränderungen wie bei vorgenannter Hepatose; verursachende Medikamente ebenfalls wie bei jener.

3. virushepatitisähnliche akute Hepatitis

- **Virushepatitisähnliche akute Hepatitis.**

Praxishinweis

Eine **Arzneimittelhepatitis** kann eine Virushepatitis klinisch und morphologisch weitgehend simulieren!

selten

Sie ist bei Frauen 3mal häufiger als bei Männern; insgesamt selten, bezogen auf ein Medikament nur bei 0,1–1 ‰ der Konsumenten.

2 Formen:
- gewöhnliche Verlaufsform

Man unterscheidet *2 Formen:*
- **gewöhnliche Verlaufsform** mit Einzelzellnekrosen.

Beispiele: Anabole Steroide, Kontrazeptiva, Oxyphisatin, Analgetika.

- **mit konfluierenden Nekrosen**
Gefahr von Massennekrosen!

- **mit konfluierenden Nekrosen**, läppchenzentral beginnend, in schweren Fällen kommt es zu *Massennekrosen. Mikroskopisch:* Scharf begrenzte Nekrosen mit lymphozytärem Randsaum, reichlich pigmentierte Makrophagen.

Beispiele: Halothan, Methyldopa, Dihydralazin, Paracetamol.

4. chronisch-aggressive Hepatitis
- selten: Zirrhose

- **Chronisch-aggressive Hepatitis:** ebenfalls von einer chronischen Virushepatitis oft nur schwer zu unterscheiden; kann in seltenen Fällen bis zur Zirrhose führen.

Beispiele: Oxyphenysatin, Methyldopa, Dihydralazin, Nitrofurantoin.

5. granulomatöse Hepatitis

- **Granulomatöse Hepatitis:** Epitheloidzellgranulome ohne Verkäsung, oft mit Eosinophilie.

Beispiele: Penizillin, Sulfonamide, Phenylbutazon.

Differentialdiagnose gegen andere Lebergranulome s. Abschn. 5.3.5.

5. Entzündungen

H. Lobeck

Entzündungen

Entzündungen der Leber können sich überwiegend an den Leberzellen *(Hepatitis)*, überwiegend an den Gallengängen *(Cholangitis)* oder an beiden Strukturen zugleich *(Cholangiohepatitis)* abspielen. Die viralen Entzündungen sind z. T. nicht direkt durch Erregereinwirkung bedingt, sondern Folge der Immunreaktion des Organismus gegen virusantigenhaltige Leberzellen.

- **Hepatitis**
- **Cholangitis**
- **Cholangiohepatitis**

Die Bezeichnung *Virushepatitis* ist heute für die Infektionen mit den sog. *hepatotropen Viren* reserviert. Die Mitreaktion der Leber bei systemischen (Virus-) Infektionen wird als *Begleithepatitis* bezeichnet.

- Virushepatitis
- Begleithepatitis

5.1 Virushepatitis

Virushepatitis

5.1.1 Allgemeine Morphologie

Allgemeine Morphologie

Die durch die z. Zt. 6 bekannten *hepatotropen Virusarten* verursachten Hepatitiden sind einander in Verlauf und Morphologie sehr ähnlich. Es handelt sich dabei um eine überwiegend vom Immunsystem gegen das Virusantigen gerichtete, deshalb lymphozyten- und histiozytenreiche *Entzündung mit Parenchymnekrosen*, d. h. die Viren sind nicht direkt zytotoxisch (*Carrier-Status* möglich). Im weiteren Verlauf kommt es zu einer zusätzlichen portalen *Fibrose*. Bei Nichtausheilen kann eine hepatitische *Zirrhose* entstehen. Außerdem haben zumindest einige der hepatotropen Viren (HBV, HCV) eine direkte *karzinogene Potenz*. Abb. 33–9 zeigt diese Möglichkeiten auf molekularer Ebene.

6 bekannte hepatotrope Viren

Folgen:
- **lymphozytäre und histiozytäre Entzündung**
- **Fibrose**
- **Zirrhose**
- **karzinogene Potenz der Viren**

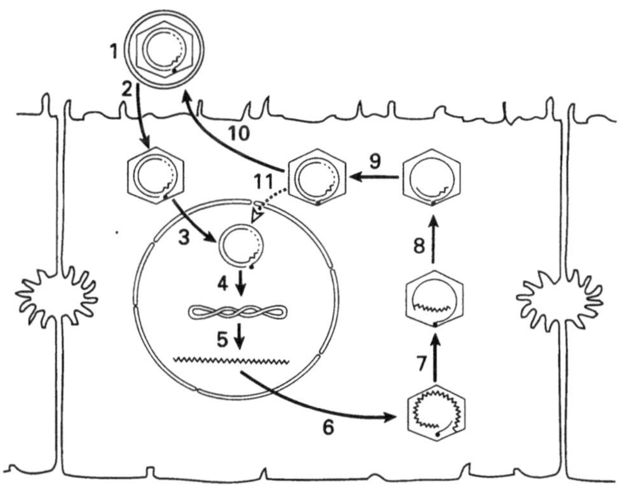

Abb. 33–9: Lebenszyklus des Hepatitis B-Virus auf zellulärer Ebene. **1** Komplettes Virus (Dane-Partikel), bestehend aus Core und Kapsid (Hüllprotein). **2** Eindringen des Virus in die Zelle; dabei Verlust der äußeren Proteinhülle, so daß die Oberflächenantigene freiliegen. **3** Transport der Core-Partikel in den Zellkern und Freilegen des Genoms. **4** Komplettierung zur cccDNS durch die virale Polymerase. **5** Virus-cccDNS dient als Matrize zur Transkription der prägenomischen RNS. **6** Bildung eines Nukleokapsids aus prägenomischer RNS und viraler Polymerase. **7** Reverse Transkription zu polarer ssDNS im Nukleokapsid. **8** Komplettierung zur doppelsträngigen DNS. **9** Ausbreitung des Nukleokapsids: **10** mit Komplettierung zum Dane-Partikel oder **11** erneuter Übergang in den Zellkern (aus: Schirmacher et.al. 1993)

5.1.1.1 Akute Virushepatitis

Akute Virushepatitis

Makroskopie. Im Anfangsstadium ist die Leber vergrößert, gerötet, zeigt vermehrte Kapselgefäßzeichnung und verminderte Konsistenz. Bei maligner Hepatitis ist die Leber nach akuter Phase durch Parenchymverlust deutlich verkleinert (ca. 600 g).

Makroskopie:
- **Hepatomegalie im Anfangsstadium**
- **Parenchymverlust bei malignem Verlauf**

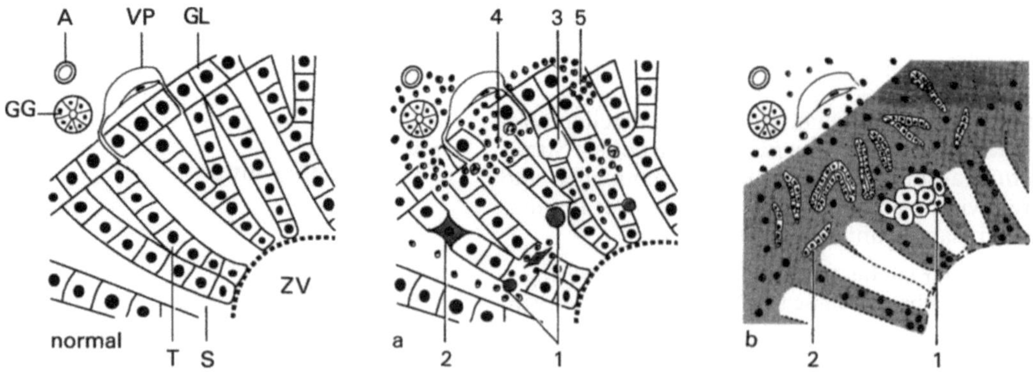

Abb. 33–10: Akute Hepatitis. Normales Leberläppchen: **A** Arterie, **VP** Vena portae, **GL** Grenzlamelle, **GG** Gallengang, **S** Sinusoid, **T** Trabekel, **ZV** Zentralvene. **a Akute lobuläre (klassische) Hepatitis; 1** Councilman body, **2** azidophile Degeneration, **3** hydropische Schwellung, **4** periportale Leberzellnekrosen (Mottenfraßnekrosen), **5** lymphohistiozytäre Entzündung mit Durchbruch der Grenzlamelle. **b Fulminante Hepatitis** (akute gelbe Leberdystrophie); **1** restliche Parenchyminseln, **2** duktuläre Proliferate

Mikroskopie
3 Verlaufsformen:
1. akute lobuläre Hepatitis mit Einzelzellnekrosen
- lymphohistiozytäre Entzündung
- bei Übergriff auf die periportale Grenzlamelle → **Mottenfraßnekrosen**
- intralobulär: buntes Bild
- Sternzellproliferation
- Councilman bodies
- zeroidbeladene Leberzellen in den Sinusoiden

2. akute lobuläre Hepatitis mit Brükkennekrosen
- portoportale und portozentrale Nekrosen

3. akute panlobuläre fulminante Hepatitis
- panazinäre Nekrosen
- verbreiterte Portalfelder mit Duktulusproliferation
- subtotaler Parenchymverlust

- **Folge:** irreguläre Leberzirrhose

Mikroskopie. *3 Verlaufsformen* sind zu unterscheiden:

- **Akute lobuläre Hepatitis mit Einzelzellnekrosen** (klassische akute Hepatitis, Abb. 33–10a): Portalfelder verbreitert, ödematös, dicht infiltriert mit Lymphozyten, Histiozyten, fokal Granulozyten, einigen Plasmazellen. Gallengänge alteriert. In späteren Stadien beginnende zarte Fibrose.
Bei Übergriff der portalen Entzündung auf die *periportale Grenzlamelle* entstehen je nach Schweregrad der Hepatitis einzelne oder zahlreiche lytische hepatozelluläre Einzelzellnekrosen *(„Mottenfraßnekrosen“).*
Intralobulär zeigt sich in allen Läppchenarealen ein *buntes Bild:* Nebeneinander hydropisch geschwollener, azidophil geschrumpfter oder nekrotischer Leberzellen mit umgebender lymphohistiozytärer Reaktion und fokaler Sternzellproliferation. Azidophile Körper *(Councilman bodies)* liegen in den Sinusoiden *(hepatozelluläre Koagulationsnekrosen).* In späteren Phasen finden sich an Stelle der Leberzellnekrosen Nester von mit Zeroidpigment beladenen Histiozyten in den Sinusoiden.
- **Akute lobuläre Hepatitis mit Brückennekrosen:** Schwere Verlaufsform mit Ausbildung *zusammenhängender Nekrosezonen* zwischen mehreren Portalfeldern *(portoportal)* und zu den Zentralvenen *(portozentral).* Histologisches Bild sonst wie bei erstgenannter Form.
- **Akute panlobuläre fulminante Hepatitis** mit panazinären Nekrosen („maligne Hepatitis“, früher: *„akute gelbe Leberdystrophie“,* Abb. 33–10b): Portalfeldzone stark verbreitert, nicht oder gering fibrosiert. Im Grenzbereich teilweise deutliche Duktulusproliferation. Relativ zellarme lymphohistiozytäre entzündliche Infiltration. *Intralobulär* ausgeprägter subtotaler Parenchymverlust. Nur noch einzelne Leberzellinseln mit hochgradiger Zellalteration. Sinusoide mit Zellschutt ausgefüllt. **Folge:** Ausbildung großer Narbenfelder, später Regeneratknotenbildung, irreguläre Leberzirrhose.

Praxishinweis

⇒

Eine **starke entzündliche Aktivität** in der akuten Phase ist oft Ausdruck einer effektiven Immunantwort *(„Eliminationstyp“)* des Organismus auf den Virusbefall und somit *prognostisch eher günstig* für eine Ausheilung.

Chronische Hepatitis

chronische Entzündung, kontinuierlicher Verlauf > 6 Monate

5.1.1.2 Chronische Hepatitis

Definition. Kontinuierliche Entzündung der Leber ohne Besserung der Symptomatik und mit mindestens 6 Monaten Verlauf (internationale Übereinkunft, Fogarty-Konferenz 1976).

Klassifikation
3 Formen:
1. chronisch-persistierende Hepatitis
- ohne Mottenfraßnekrosen

Klassifikation. Morphologisch werden *3 Verlaufsformen* unterschieden:

- **Chronisch-persistierende Hepatitis (CPH).** Chronischer entzündlicher Prozeß überwiegend der Portalfelder **ohne** Mottenfraßnekrosen (Abb. 33–11a).

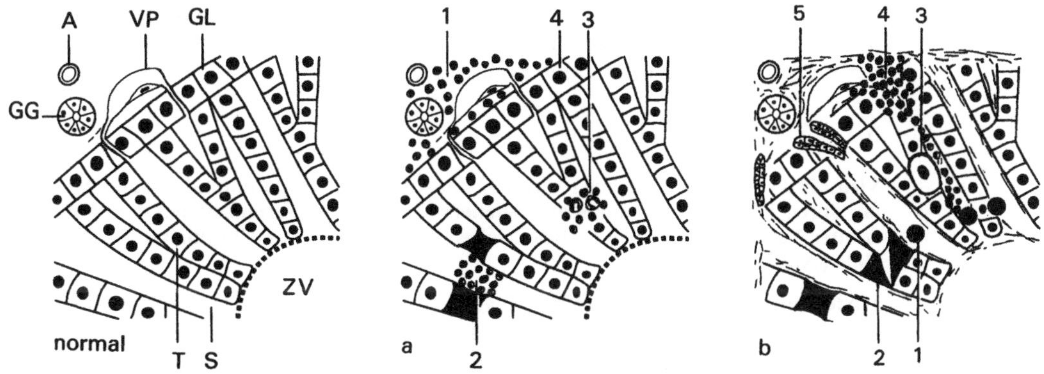

Abb. 33–11: Chronische Hepatitis. Normales Leberläppchen: **A** Arterie, **VP** Vena portae, **GL** Grenzlamelle, **GG** Gallengang, **S** Sinusoid, **T** Trabekel, **ZV** Zentralvene. **a Chronisch-persistierende Hepatitis (CPH)**; **1** lymphozytenreiches Rundzellinfiltrat, **2** sinusoidale Lymphozyten, **3** Einzelzellnekrosen mit überwiegend lymphozytärem Infiltrat, **4** Grenzlamelle, intakt. **b Chronisch-aggressive Hepatitis (CAH)** mit Durchbruch der Grenzlamelle und Fibrose **(rot)**; **1** Councilman body, **2** azidophile Degeneration, **3** hydropische Schwellung, **4** sinusoidale und portale Lymphozyteninfiltration mit Mottenfraßnekrosen, **5** duktuläre Proliferate

Morphologie. Die *Portalfelder* sind nicht oder nur gering verbreitert mit überwiegend lymphozytärer Entzündung unterschiedlicher Dichte, z.T. mit angedeuteter oder kompletter Lymphfollikelbildung. Die *Grenzlamelle* ist intakt, **keine** Mottenfraßnekrosen. *Intralobulär* evtl. wenige fokale Einzelzellnekrosen mit milder Entzündungszellansammlung in der Umgebung.

Morphologie:
- lymphohistiozytäre Entzündung
- Lymphfollikel, Grenzlamelle intakt
- intralobulär Einzelzellnekrosen

• **Chronisch-lobuläre Hepatitis (CLH).** Chronischer, überwiegend intralobulär betonter entzündlicher Prozeß mit nur geringer portaler Entzündung.
Morphologie. Nur geringe *portale* lymphozytäre Infiltration, keine oder geringe portale Fibrose. Intakte *Grenzlamelle* **ohne** Mottenfraßnekrosen. Intralobulär fokale oder konfluierende Parenchymnekrosen, manchmal mit entzündlicher („aktiver") portozentraler Septenbildung.

2. chronisch-lobuläre Hepatitis
- intralobulär betonte Entzündung

Morphologie:
- geringe portale Infiltrate
- intakte Grenzlamelle
- evtl. portozentrale Septenbildung

• **Chronisch-aggressive (chronisch-aktive) Hepatitis (CAH).** Chronische Entzündung mit deutlicher portaler Entzündung, portaler Fibrose, Mottenfraßnekrosen und intralobulärer Entzündung (Abb. 33–11b).
Morphologie. Portalfelder mäßig bis deutlich verbreitert und verstärkt fibrosiert. Portale Entzündung überwiegend lymphohistiozytär, im Bereich der periportalen Leberzell-(Mottenfraß-)nekrosen auch vermehrt Granulozyten. Ausbildung portoportaler und portozentraler Bindegewebssepten. Herdförmige oder diffuse Zerstörung der *Grenzlamelle* mit Mottenfraßnekrosen (Anzahl korreliert mit Schwere der Entzündung). *Intralobulär* Einzelzell- und Gruppennekrosen mit umgebender überwiegend mononukleärer Zellinfiltration je nach Schweregrad der Erkrankung. Erhaltene Leberzellen stark alteriert mit Rosetten-, Azinus- und Riesenzellbildung.

3. chronisch-aggressive Hepatitis

Morphologie:
- lymphohistiozytäre portale Entzündung
- Mottenfraßnekrosen mit Zerstörung der Grenzlamelle
- portoportale und portozentrale Bindegewebssepten
- degenerative Veränderungen erhaltener Leberzellen

Gradeinteilung der CAH je nach Schweregrad der Entzündung, Anzahl der Mottenfraßnekrosen (MFN) und Anzahl der beteiligten Portalfelder (PF):
Grad 0–1: minimale CAH (ähnlich CPH, aber vereinzelte MFN in einzelnen PF)
Grad 1: geringe/milde CAH (einzelne MFN in der Mehrzahl der PF)
Grad 2: mäßige CAH (mäßig viele MFN auf < 50 % des PF-Umfanges der Mehrzahl der PF)
Grad 3: schwere CAH (viele MFN auf > 50 % des PF-Umfanges der Mehrzahl der PF).

CAH-Grad 0–3

5.1.2 Spezielle Morphologie, Einteilung nach der Ätiologie

Virushepatitis, Einteilung

Bis heute werden *6 Formen* der Virushepatitis, verursacht durch teilweise erst in den letzten Jahren entdeckte hepatotrope Viren, unterschieden. Zusätzlich gibt es noch eine Gruppe von Hepatitiden mit den Kennzeichen einer Virusinfektion, jedoch bisher ohne Virusnachweis (Hepatitis non A-F).

6 Formen

5.1.2.1 Hepatitis A

Hepatitis A

Virus: HAV, RNS- (Picorna-) Enterovirus, 27–28 nm. **Übertragung:** fäkal-oral, sporadisch oder epidemisch. **Inkubationsdauer:** 15–45 Tage. **Verlaufsdauer:** ca. 4 Wochen. **Akuter Verlauf:** unkompliziert, selten fulminant (<1 %). **Chronizität:** keine.

nur akuter, kein chronischer Verlauf

Mikroskopie:
- zelldichte portale und periportale Entzündung

Histologische Besonderheiten (zusätzlich zu Abschn. 5.1.1.1): Portale und periportale Entzündung oft besonders zelldicht lymphozytär. Einzelzellnekrosen besonders in periportaler Zone konzentriert.

Hepatitis B

5.1.2.2 Hepatitis B

Virus: HBV, DNS- (Hepadna-) Virus, 42 nm. **Übertragung:** parenteral, sexuell, perinatal, durch Blut, Sekrete. **Inkubationsdauer:** 45–160 Tage. **Verlaufsdauer:** 4–9 Wochen. **Akuter Verlauf:** meist relativ schwer, selten fulminant (<1 %). **Chronizität:** 5–20 % der Fälle (Abb. 33–12).

Mikroskopie:
- Nekrosen eher zentral

Histologische Besonderheiten (zusätzlich zu Abschn. 5.1.1.1): Leberzellnekrosen eher läppchenzentral betont, intrasinusoidal Lymphozyten oft in engem Kontakt mit Leberzellen liegend.

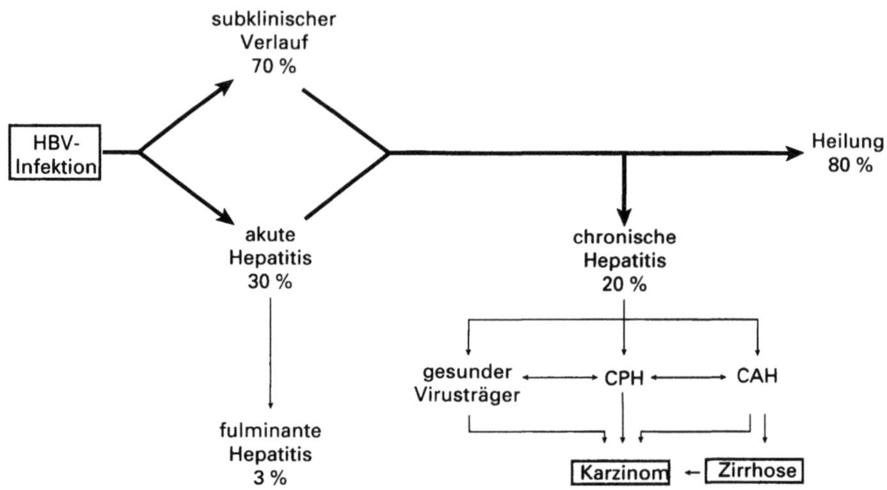

Abb. 33–12: Verlauf und mögliche Komplikationen der Hepatitis am Beispiel der Hepatitis B. **HBV** = Hepatitis-B-Virus, **CPH** = chronisch-persistierende Hepatitis, **CAH** = chronisch-aggressive Hepatitis. Die Prozentwerte entsprechen Richtwerten aus der Literatur

Virusnachweis im Lebergewebe

Virusnachweis im Lebergewebe: HBV-Genom und HBV-Antigene (HBs-/HBc-/HBe-Ag) im Lebergewebe durch In-situ-Hybridisierung bzw. Immunhistochemie nachweisbar. Das Muster der Virusantigenexpression im Lebergewebe ist Ausdruck des Verhältnisses zwischen Organismus/Immunsystem/HBV. Der *klinische Verlauf* ist teilweise an typischen Antigenexpressionsmustern erkennbar:

- **Eliminationstyp**
  - kein HBs-, HBc-Ag

Eliminationstyp (HBs- und HBc-Antigen im Lebergewebe nicht nachweisbar) als Ausdruck einer effizienten Immunantwort mit Elimination aller virusinfizierten Hepatozyten. *Histologisch:* Bild der klassischen akuten lobulären Hepatitis.

- **HBc-Prädominanztyp**

HBc-Prädominanztyp (HBcAg in fast allen Leberzellkernen) bei hochgradiger Immunsuppression mit Immuntoleranz für HBcAg. *Histologisch:* Bild der chronischen, nicht aggressiven Hepatitis.

- **HBs-Prädominanztyp**

HBs-Prädominanztyp (HBsAg im Zytoplasma der Mehrzahl der Hepatozyten) bei selektiver Immuntoleranz für HBsAg. *Histologisch:* Bild der chronischen, nicht-aggressiven Hepatitis.

- **fokaler Hbc-Typ**

Fokaler HBc-Typ (einzelne, teilweise in Gruppen liegende Hepatozyten HBs- und/oder HBc-Ag enthaltend). *Histologisch:* Bild der chronisch-aggressiven Hepatitis.

Hepatitis C

5.1.2.3 Hepatitis C

Virus: HCV, RNS- (flavivirusähnliches) Virus, 40–60 nm; bisher morphologisch nicht nachweisbar. **Übertragung:** parenteral, evtl. sexuell, Blut und Blutprodukte, auch sporadisch. **Inkubationsdauer:** 15–150 Tage. **Verlaufsdauer:** 10 Wochen und mehr. **Akuter Verlauf:** eher klinisch milde Verläufe, oft protrahiert. **Chronizität:** häufig, ca. 50 % der Fälle.

Mikroskopie:
- ähnlich der Hepatitis B
- Lymphfollikelbildung

Histologische Besonderheiten (zusätzlich zu Abschn. 5.1.1.1): Im Einzelfall kaum von Hepatitis B unterscheidbar; ggf. portale Entzündungszellzahl insgesamt etwas geringer als bei H-B, aber häufiger portale Lymphfollikelbildung. Gallengangepithelalteration. Azidophile Zellveränderungen und Councilman-Körper manchmal vermehrt nachweisbar. Leberzellen nicht selten mit Fettvakuolen.

Virusnachweis im Lebergewebe: HCV-Genom im Lebergewebe nur durch Polymerase-Kettenreaktion (PCR) nachweisbar. In-situ-Hybridisierung wegen zu geringer Zahl von Viruskopien pro Zelle bisher nicht gelungen. HCV-Antigene immunhistochemisch bisher nicht eindeutig nachweisbar.

Virusnachweis durch PCR im Lebergewebe

5.1.2.4 Hepatitis D (H-Delta)

Hepatitis D

Virus: HDV, inkomplettes RNS- (Delta-) Virus, 28–39 nm. **Übertragung:** nur bei Anwesenheit von HBV (!) parenteral, Blut, evtl. sexuell. **Inkubationsdauer:** 30–150 Tage. **Verlaufsdauer:** simultan mit Hepatitis B. **Akuter Verlauf:** Krankheitsbild der Hepatitis B wird verstärkt. **Chronizität:** simultan mit Hepatitis B (H-B mit δ wird häufiger chronisch als H-B ohne δ).

Histologische Besonderheiten (zusätzlich zu Abschn. 5.1.1.1): Bei akuter Delta/B-Hepatitis Ausbildung konfluierender zentroazinärer Nekrosen unterschiedlicher Größe. Evtl. mikrovesikuläre Leberzellverfettung.

Mikroskopie:
- konfluierende zentroazinäre Nekrosen
- evtl. mikrovesikuläre Verfettung

Virusnachweis durch PCR im Lebergewebe

Virusnachweis im Lebergewebe: HDV-Genom durch PCR und In-situ-Hybridisierung nachweisbar. Delta-Antigen immunhistochemisch im Zellkern befallener Leberzellen darstellbar.

5.1.2.5 Hepatitis E (epidemische H-NANB)

Hepatitis E

Virus: HEV, RNS- (Calici-) Virus, 27–34 nm. **Übertragung:** Fäkal-oral, sporadisch oder epidemisch. **Inkubationsdauer:** 15–40 Tage. **Verlaufsdauer:** 4–6 Wochen (wie Hepatitis A). **Akuter Verlauf:** wie Hepatitis A, 10–20 %ige Mortalität bei Infektion in Schwangerschaft. **Chronizität:** keine.

Histologische Besonderheiten (zusätzlich zu Abschn. 5.1.1.1): Wie bei Hepatitis A prominente portal und periportal betonte Entzündung mit periportalen Leberzellnekrosen. Häufiger cholestatische Verläufe (ca. 20 % der Fälle).

Mikroskopie:
- akuter Verlauf, ähnlich Hepatitis A
- cholestatische Verläufe

Virusnachweis im Lebergewebe: HEV-Genom bisher lediglich durch PCR im Lebergewebe nachweisbar. Virusantigene bisher nicht darstellbar.

Virusnachweis durch PCR im Lebergewebe

5.1.2.6 Hepatitis F

Hepatitis F

Virus: ?, togavirusähnlich, 60–70 nm, bisher in wenigen Fällen von fulminanter Hepatitis elektronenmikroskopisch nachgewiesen. **Übertragung:** parenteral, sporadisch. **Inkubationsdauer:** ? **Verlaufsdauer:** ? **Akuter Verlauf:** fulminant. **Chronizität:** ?

Histologische Besonderheiten (zusätzlich zu Abschn. 5.1.1.1): Bisher nicht sicher nachgewiesen.

Virusnachweis im Lebergewebe: Virus bisher nur elektronenoptisch in Hepatozyten nachgewiesen. Virusantigene bisher nicht bekannt.

Virusnachweis bisher nur elektronenmikroskopisch

5.1.2.7 Andere virale Infektionen mit Hepatitis

Virale Infektionen mit Hepatitis

- **Epstein-Barr-Virus- (EBV) Infektion.** *Vorkommen:* Infektiöse Mononukleose. Leber in über 90 % der Fälle beteiligt. *Histologie:* Dichte Lymphozyteninfiltration der Portalfelder und Sinusoide. Selten periportale, wenige lobuläre Leberzellnekrosen. Sternzellhyperplasie. Evtl. angedeutete Granulombildung.

1. EBV-Infektion
- **bei Pfeiffer-Drüsenfieber**

Mikroskopie:
- dichte lymphozytäre Infiltrate der Periportalfelder
- Sternzellhyperplasie, Granulome

- **Zytomegalie-Virus- (CMV) Infektion.** *Vorkommen:* Kongenitale Infektion, Aktivierung unter Immunsuppression, nach Transplantation. *Histologie:* Typische große basophile Kern- und evtl. zytoplasmatische Viruseinschlußkörper („Eulenaugenzellen“) in Leberzellen, Gallengangepithelien, Sinusendothelien. Evtl. angedeutete Granulombildung. Azidophile Einzelzellnekrosen, manchmal mit rein granulozytärer Abräumreaktion.

2. CMV-Infektion
- **kongenitale Infektion**

Mikroskopie:
- typische „Eulenaugenzellen“
- Einzelzellnekrosen
- Granulombildung

- **Herpes-simplex-Virus- (HSV) Infektion.** *Vorkommen:* Im Rahmen generalisierter HSV-Infektion bei Immunsuppression (Tumorbehandlung, Organtrans-

3. HSV-Infektion
- **bei Immunsuppression**

Mikroskopie:
- zonale Leberzellnekrosen

plantation). *Histologie:* Zonale Leberzellnekrosen (bes. Zone 3 – perivenös), intranukleäre Viruseinschlußkörper.

5.2 Eitrige, abszedierende und parasitäre Hepatitiden

Eitrig abszedierende Hepatitiden

5.2.1 Eitrige und abszedierende Hepatitis

bakterielle oder parasitäre abszedierende Entzündung
Pathogenese
hämatogen, kanalikulär, lymphogen, kontinuierlich
3 Formen:
1. septikopyämischer Abszeß
- **über Leberarterie**

2. pylephlebitischer Abszeß
- **über Pfortader**

3. cholangitischer Abszeß
- **über Gallengangsystem**

Definition. Durch Bakterien oder Parasiten ausgelöste, oft abszeßbildende Leberentzündungen.
Pathogenese (allg.): Hämatogene (arteriell, portalvenös), kanalikuläre (cholangiogen), lymphogene oder kontinuierlich aus der Umgebung übergreifende Ausbreitung der Erreger in die Leber, meist mit Abszeßbildung.
Formen:
- **Septikopyämische Abszesse.** Bakterienembolien über Leberarterienäste bei allgemeiner Septikopyämie. *Morphologie:* Gelbliche, oft subkapsuläre stecknadelkopfgroße Abszesse.
- **Pylephlebitische Abszesse.** Erreger (überwiegend E. coli, auch Amöben) über Pfortader aszendiert bei eitriger Entzündung im Einflußbereich (z.B. phlegmonöse Appendizitis, Amöbenruhr). *Morphologie:* Multiple gelbe, herdförmig, kleeblattartig angeordnete Abszesse in inneren Bereichen der Leber.
- **Cholangitische Abszesse.** Entstehung über eitrige Cholangitiden, überwiegend in zentralen Arealen hilusnah ausgebildet. *Morphologie:* Baumartig aufgezweigte röhrenförmige Eiterstraßen, oft grünlich verfärbt. Gangepithelien nur noch vereinzelt nachweisbar.

Hepatitiden durch Parasiten

5.2.2 Hepatitiden durch Parasiten

Häufigste parasitäre Lebererkrankung in Mitteleuropa ist die *Echinokokkose*, in asiatischen Ländern die *Bilharziose.*

1. Echinokokkose
2 Arten:
a) Echinococcus granulosus (cysticus)
- Mutter- und Tochterblasen mit reaktiver Bindegewebskapsel

b) Echinococcus multilocularis (alveolaris)
- infiltrativ, destruierendes Wachstum

2. Bilharziose

- rezidivierende Pylephlebitis mit periportaler Fibrose
- Granulome

- **Echinokokkose**, durch den Hundebandwurm *(Taenia echinococcus)* ausgelöst. *2 Arten:*
  - *Echinococcus granulosus (cysticus):* Mutterblasen mit Tochterblasen, im Innern wachsend, dadurch expansive Größenzunahme. Körper bildet reaktiv Bindegewebskapsel an der Grenze zum Lebergewebe.
  - *Echinococcus multilocularis (alveolaris):* Tochterblasen wachsen an Außenseite der Mutterblasen, durch infiltrativ-destruierendes Wachstum schrankenlose Ausbreitung in die Umgebung (sehr gefährlich, schwer therapierbar).
- **Bilharziose**, durch *Schistosoma mansoni* oder *japonicum* verursacht.

Pathogenese. Parasiteneier aus Mesenterialvenen gelangen über Pfortader in die Leber: rezidivierende portale Pylephlebitis mit ausgeprägter perivenöser portaler Fibrose *(„Pfeifenstiel-Fibrose“).* Gelegentlich sind Epitheloidzellgranulome um Parasiteneier ausgebildet.

Hepatitis ohne nachweisbaren Erreger

5.3 Hepatitis ohne nachweisbaren Erreger

- bei toxischen oder immunologischen Erkrankungen

Virushepatitisähnliche Veränderungen können bei einigen Erkrankungen *toxischer* oder *immunologischer Genese* vorkommen.

Unspezifische Begleithepatitis

5.3.1 Unspezifische Begleithepatitis

bei Allgemeininfektionen
Mikroskopie:
- lymphozytäre Infiltrate der Portalfelder
- Sternzellproliferate
- Einzelzellnekrosen

Vorkommen. Nicht selten bei virusbedingter Allgemeininfektion oder Virusinfektionen anderer Organe (z.B. Virusgrippe, auch bei HIV-Infektion).

Morphologie. Lockere Lymphozyteninfiltration der Portalfelder ohne vermehrte Fibrose. Grenzlamelle intakt. Intralobulär herdförmige Sternzellproliferation. Selten einzelne Leberzellnekrosen.

5.3.2 Alkoholhepatitis

Alkoholhepatitis

Siehe Abschn. 4.3.1.

5.3.3 Medikamentenhepatitis

Medikamentenhepatitis

Siehe Abschn. 4.3.2.

5.3.4 Autoimmunhepatitis

Autoimmunhepatitis

Definition. Chronisch-aggressive Hepatitis ohne Nachweis bekannter hepatotroper Viren/Virusantigene. Serologisch: IgG-Erhöhung, Nachweis von Autoantikörpern (antinukleäre Ak, Ak gegen Aktin, gegen Lebermembranantigen u. a. m.). Gute Ansprechbarkeit auf Immunsuppressiva.

chronisch-aggressive Hepatitis ohne Virus mit Autoantikörpernachweis
- IgG ↑

Pathogenese. Bildung von Autoimmunität gegen Leberbestandteile (z. B. antinukleäre Ak, Anti-Lebermembran-Ak). Häufig Assoziation mit HLA-B8 und HLA-DR3. Frauen mehrfach häufiger betroffen, als Männer.

Pathogenese
Autoimmunität gegen Leberbestandteile
- HLA-B8-, HLA-DR3-assoziiert

Morphologie. Prinzipiell wie chronisch-aggressive Virushepatitis. Einzelfälle mit erhöhtem Plasmazellgehalt („lupoide Hepatitis"). Intralobulär überwiegend lytische Leberzellnekrosen. Bei 30 % der Fälle ist zu Beginn der Erkrankung eine typische akute Hepatitis ausgebildet.

Morphologie
- chronisch-aggressive Hepatitis

5.3.5 Granulomatöse Hepatitis

Granulomatöse Hepatitis

Definition. Mit Epitheloidzellgranulomen einhergehende Hepatitis unterschiedlicher Genese.

Epitheloidzellgranulome unterschiedlicher Genese

Vorkommen. Organbeteiligung bei generalisierten oder extrahepatisch lokalisierten Granulomatosen (Sarkoidose, Tuberkulose, M. Crohn, Lues, Brucellose, Sproßpilzerkrankungen, maligne Lymphome); bei medikamentös-toxischer Leberschädigung; bei einem Teil der primären biliären Zirrhosen (PBC).

Vorkommen
- **generalisierte Granulomatosen**
- **medikamentös-toxisch**
- **primäre-biliäre Zirrhose**

5.4 Cholangitis

Cholangitis

Definition. Entzündliche Veränderungen der intra- oder extrahepatischen Gallengänge auf *autoimmuner Grundlage* (nicht-eitrige Cholangitis) oder *erregerbedingt* (eitrige Cholangitis).

autoimmun (nicht-eitrig) oder erregerbedingt (eitrig)

5.4.1 Nicht-eitrige Cholangitiden

Nicht-eitrige Cholangitiden

Die primär nicht-eitrigen Cholangitiden gehören zum Formenkreis der autoimmunen Erkrankungen. Es werden *2 Erkrankungsgruppen* unterschieden: PSC, PBC.

2 Gruppen:
- PSC
- PBC

- **Primär-sklerosierende Cholangitis (PSC).**

Definition. Chronische cholestatische Lebererkrankung mit segmental betonter, stark fibrosierender Entzündung großer bis mittelgroßer intra- oder extrahepatischer Gallengänge **ohne** eine vorausgegangene Gallenwegserkrankung.

1. **primär-sklerosierende Cholangitis (PSC)**
chronisch-cholestatische Lebererkrankung mit fibrosierender Entzündung ohne Vorerkrankung der Gallenwege
selten

Vorkommen. Selten. Erkrankungsalter 25–45 Jahre, Männer doppelt so häufig betroffen wie Frauen. Bei 50–75 % der Fälle chronisch-entzündliche Darmerkrankungen bekannt (M. Crohn, Colitis ulcerosa).

Pathogenese. Auslösende Ursache weitgehend unklar. Assoziation mit HLA-B8 und HLA-DR3 gesichert. Bei der Mehrzahl der Patienten aberrante Immunreaktionen (Hyperglobulinämie, chronische Komplementaktivierung, organspezifische Auto-Ak gegen Kolon und Portalfeldareale, pANCA im Serum) nachweisbar.

Pathogenese
- Assoziation mit HLA-B8 und HLA-DR3
- organspezifische Auto-Ak

Morphologie. Große extra- oder intrahepatische Gallengänge sektorförmig zwiebelschalenartig fibrosiert und verdickt, Lumenstenosen und herdförmige Obliteration durch narbige Destruktion. Daneben Segmente mit eitriger und abszedierender Cholangitis (sekundär aszendierend). In der Leberperipherie im Bereich der kleinen Gallengangabschnitte Bild der chronischen sekundären aszendierenden Cholangitis mit portaler Fibrose und teilweise ausgeprägter duktulärer Gallengangproliferation. Im Laufe der Zeit Übergang in portale Zirrhose, z. T. vom sekundär-biliären Typ.

Morphologie
- cholangioläre Fibrose mit Obliteration
- eitrig-abszedierende Entzündung
→ portale Fibrose
→ **portale Zirrhose vom sekundär-biliären Typ**

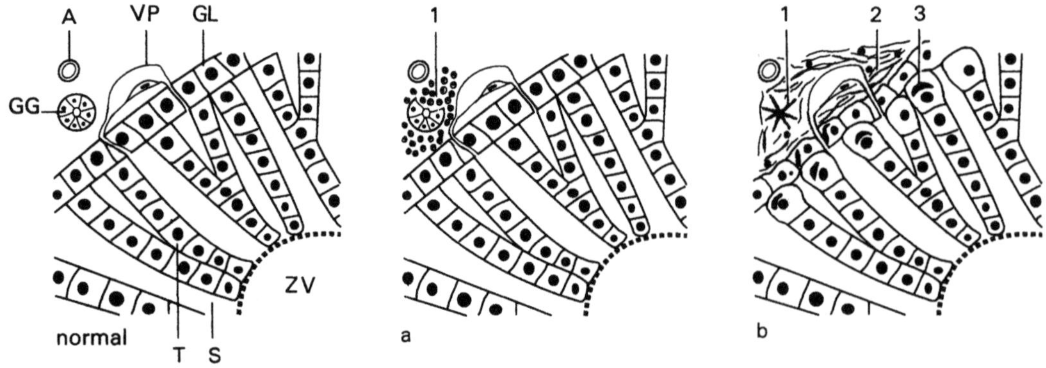

Abb. 33–13: Chronische nicht-eitrige destruierende Cholangitis (primäre biliäre Zirrhose = PBC). Normales Leberläppchen: **A** Arterie, **VP** Vena portae, **GL** Grenzlamelle, **GG** Gallengang, **S** Sinusoid, **T** Trabekel, **ZV** Zentralvene. **a Floride Gallengangsläsion mit herdförmiger Destruktion der Basalmembran und des Epithels;** **1** entzündliches Infiltrat überwiegend aus Lymphozyten und Histiozyten (PBC Stadium I). **b Stadium des Gallengangverlustes** (Duktopenie, PBC Stadium III); **1** anstelle der Gallengänge nur noch kleine Narben, **2** portale Fibrose, **3** in hydropischen Hepatozyten Mallory-Hyalin und Cholestase. **Später:** Übergang zur duktopenischen Zirrhose (PBC Stadium IV)

2. chronische nicht-eitrige destruierende Cholangitis (PBC)

chronische intrahepatische nicht-eitrige destruierende Cholangitis → duktopenische portale Zirrhose

- **Chronische nicht-eitrige destruierende Cholangitis = primäre biliäre Zirrhose (PBC).**

Definition. In Stadien ablaufende chronische intrahepatische nicht-eitrige destruierende Cholangitis mittelgroßer bis kleiner portaler Gallengänge mit späterem Übergang in eine duktopenische portale Zirrhose.

Vorkommen. Hauptsächlich bei *Frauen* in der 5. Lebensdekade (Altersverteilung 23–78 Jahre). Gesamtprävalenz bis 7 Fälle auf 1 Mio. Einwohner. Krankheitsverlauf 5–15 Jahre.

Pathogenese
unklar, wahrscheinlich immunologisch bedingt

Pathogenese. Bisher ursächlich nicht geklärt. Viele Befunde sprechen für zentrale Rolle des *Immunsystems* in der Entwicklung der Erkrankung:

- Autoantikörper gegen Mitochondrien (AMA-M2) in 95 % der Fälle
- zirkulierende Immunkomplexe bei 60–90 % der Fälle
- spezifische, gegen Gallengangepithelien sensibilisierte T-Lymphozyten
- HLA- (Klasse II/I) Ag-Neoexpression auf Gallengangepithel
- ursächlich evtl. Sensibilisierung des Immunsystems durch antigenähnliche Mutanten gramnegativer Enterobakterien im Pfortaderkreislauf.

morphologisch 4 Stadien:
1. floride Gallenganläsion
- entzündliche Gallengangdestruktion

Morphologie. Histologisch sind *4 Stadien* unterscheidbar (Abb. 33–13):
Stadium I: *floride Gallenganläsion.* Fokale entzündliche Destruktion kleiner bis mittelgroßer Gallengänge einschließlich Basalmembran mit lymphoplasmazellulärer Infiltration, Lymphfollikelbildung und Epitheloidzellgranulomen.

2. Duktulusproliferation
- biliäre Mottenfraßnekrosen

Stadium II: *Duktulusproliferation.* Portalfelder verbreitert, fibrosiert, Grenzlamelle herdförmig unterbrochen („biliäre Mottenfraßnekrosen"), in der Grenzzone Auftreten duktulärer Proliferate.

3. fortschreitende Duktopenie
- portale Fibrose mit Gallengangsuntergängen
- Cholestase

Stadium III: *fortschreitende Duktopenie.* Verödung der Portalfelder durch Schwund der Gallengänge/Ductuli (Duktopenie). Zunehmende portale Fibrose mit portoportaler Septenbildung. Zunehmende Cholestase läppchenperipher mit Auftreten von Mallory-Hyalin und feinkörniger Ablagerung von Kupfer-Protein-Komplexen (Rhodanin-Färbung !).

4. portale duktopenische Leberzirrhose
- unregelmäßige Bindegewebssepten
- Regeneratknoten

Stadium IV: *portale duktopenische Leberzirrhose.* Unregelmäßige Bindegewebssepten, nur noch selten Gallengangreste enthaltend. Regeneratknotenbildung. Zunehmende Cholestase aller Parenchymareale.

Eitrige Cholangitis

5.4.2 Eitrige Cholangitis

aszendierende, bakteriell bedingte Entzündung

Pathogenese. Meist aszendierende Keimbesiedlung über die großen Gallengänge. Häufig Galleabflußbehinderung (entzündliche Stenosen, Konkremente, Tumoren).

Morphologie
- **akutes Stadium:** granulozytäre Infiltration

Morphologie. Im *akuten* Stadium granulozytäre Infiltration der Gallengänge mit herdförmiger Epitheldestruktion. Häufig Abszeßbildung. Im *chronischen* Stadium (nach Monaten) neben der gemischtzelligen duktalen Entzündung zu-

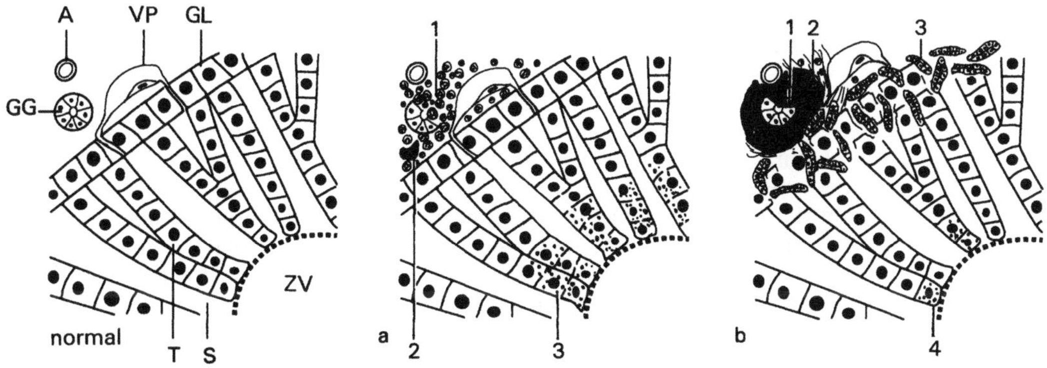

Abb. 33–14: Eitrige Cholangitis. Normales Leberläppchen: **A** Arterie, **VP** Vena portae, **GL** Grenzlamelle, **GG** Gallengang, **S** Sinusoid, **T** Trabekel, **ZV** Zentralvene. **a Akute (eitrige) Cholangitis; 1** partielle Destruktion des Gallengangs durch Granulozyten, **2** Galleextravasate im Portalfeld, **3** in Hepatozyten läppchenzentral Cholestase und Zellhydrops! **b Chronische Cholangitis; 1** Gallengänge partiell destruiert, entzündliches Infiltrat überwiegend lymphohistiozytär, **2** zwiebelschalenartige periduktale Fibrose, **3** Gallengangsproliferate im Grenzlamellenbereich, **4** Cholestase in läppchenzentralen Leberzellen. **Später:** Übergang in biliäre (cholangitische) Zirrhose mit ausgeprägter Gallengangsproliferation (Differentialdiagnose zu PBC Stadium IV - dort Duktopenie!)

nehmende periduktale konzentrische portale Fibrose. Bei Nichtausheilen Entwicklung einer *sekundär-sklerosierenden Cholangitis der großen extrahepatischen Gallenwege* oder einer *sekundären biliären Zirrhose* (Abb. 33–14).

- **chronisches Stadium:** periduktale konzentrische Fibrose und gemischtzellige Entzündung

Folge: sekundäre biliäre Zirrhose

6. Zirrhosen

G. Roschlau

Zirrhosen

Die Leberzirrhose ist das Endstadium zahlreicher ätiologisch unterschiedlicher Lebererkrankungen. Sie stellt heute in vielen Ländern die *häufigste Todesursache unter den nicht-tumorösen Erkrankungen des Magen-Darm-Kanals* dar.

Endstadium ätiologisch unterschiedlicher Erkrankungen

> **WHO-Definition:** Die Leberzirrhose ist ein *diffuser Prozeß*, charakterisiert durch *Fibrose* und *Umbau* der normalen Läppchenarchitektur in strukturell abnorme Knoten.

WHO-Definition ⇐

Entsprechend dieser Definition sind abzugrenzen:

- *lokale Umbauprozesse* wie die fokale noduläre Hyperplasie
- *diffuse Fibrose ohne Umbau*
- die *noduläre Transformation* (ohne Fibrose).

6.1 Ätiopathogenese

Ätiopathogenese

Im Einzelfall ist der Ablauf des Umbauprozesses recht unterschiedlich und abhängig von der *Ätiologie*, dem *Schweregrad* und der *Dauer* der Leberschädigung sowie dem *Regenerationsvermögen* der Leber.

Ablauf des Umbauprozesses abhängig von:
- Ätiologie
- Grad und Dauer der Schädigung
- Regenerationsvermögen

4 beteiligte Mechanismen

> An der Entstehung von Zirrhosen sind *4 Mechanismen* in wechselndem Maße beteiligt:
> - **Nekrose, Entzündung, vaskuläre Anastomosen, Regeneratknoten.**

⇐

Die *Lebernekrosen* gehen i. d. R. mit wechselnd dichten entzündlichen Infiltraten einher, die Ausdruck einer resorptiven *Entzündung* oder eines immunologischen Prozesses sein können. Letztgenanntes gilt insbesondere für die hepatitische Zirrhose. Nekrosen und Entzündungen führen zur **Fibrose** und zu **vaskulären Anastomosen:**

- **portokavale venovenöse Anastomosen:** „Bypass“ des Pfortaderblutes
- **portokavale arteriovenöse Anastomosen:** Shunt zwischen Portalarterie und Portal-/Zentralvene.

Nekrosen führen zu:
a) Fibrose
b) vaskuläre Anastomosen:
- **venovenös**
- **arteriovenös**

Hauptfolge: Minderperfusion

Folgen: Erhöhter Druck im venösen Schenkel und *Minderperfusion* der umgangenen Leberparenchymabschnitte.

Zirrhose irreversibel

⇨

In dieser Phase wird die Leberzirrhose **irreversibel**, da ein Umbau des Gefäßsystems nicht durch Leberzellregeneration ausgeglichen werden kann.

Regeneratknoten → Pseudoläppchen

2 Gangarten:
- monolobuläre Knoten
- multilobuläre Knoten

Von den erhaltenen Hepatozyten geht eine **Regeneration** aus, die nun nicht mehr in geordneten einschichtigen Leberzellplatten erfolgt. Vielmehr entstehen unregelmäßige **Regeneratknoten** aus breiten Leberzellplatten und Pseudoläppchen mit randständigen oder fehlenden Zentralvenen. Je nach Gangart der Zirrhose entstehen *monolobuläre* oder *multilobuläre Knoten* (Abb. 33–15). Je stärker die herdförmig einwirkende Noxe ist, umso ausgedehntere Narbenfelder entstehen. Trotz großer Regeneratknoten tritt eine Gewichtsreduktion der Leber (atrophische Zirrhose) ein.

Praxishinweis

⇨

Je größer ein Regeneratknoten ist, umso schwieriger kann die mikroskopische Diagnose des Umbaus in einer Nadelbiopsie werden. Die Diagnose der Zirrhose wird dann zu einem *Trefferproblem*.

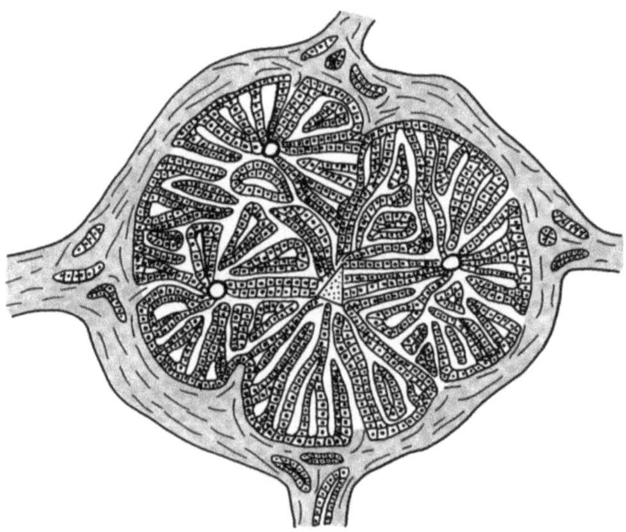

Abb. 33–15: Knoten bei multilobulärer Zirrhose. Erhaltenes Portalfeld **(rot)** ohne Umbauerscheinung im Knoten, umgeben von ehemaligen Zentralvenen, d. h. Residuen von 3 ehemaligen Läppchen. Ringförmig umgebendes Bindegewebe mit Duktuluswucherungen

- **Regeneratknoten verschlechtern Blutversorgung**

Regeneratknoten komprimieren Venen, später auch Arterien, so daß die Perfusion weiter verschlechtert wird. Dadurch kann eine Progredienz der Leberzirrhose vorprogrammiert sein, auch wenn die auslösende Noxe nicht mehr wirksam ist.

Klassifikation
ätiologisch nicht immer realisierbar

nach WHO-Empfehlung ist zur Charakterisierung einer Zirrhose wichtig:

1. Ätiologie
2. Morphologie:
- kleinknotig: < 3 mm
- grobknotig: > 3 mm
- gemischtknotig

3. Entwicklungsstadium:
- komplett oder inkomplett

Klassifikation. Das günstigste Einteilungsprinzip ist zweifellos eine ätiologisch orientierte Klassifikation. Jedoch ist nicht in jedem Fall eine Ursache zu ermitteln. Außerdem kommen auch Fälle mit gemischter Ätiologie vor, z. B. eine kombinierte hepatitische und alkoholische Zirrhose. Eine vollständige Charakterisierung einer Zirrhose sollte nach den Empfehlungen der WHO einbeziehen:

- **Ätiologie** und **morphologische Merkmale:** *kleinknotig* = mikronodulär, d. h. nahezu alle Knoten messen weniger als 3 mm im Durchmesser; *grobknotig* = makronodulär, d. h. die Mehrzahl der Knoten mißt mehr als 3 mm im Durchmesser; *gemischtknotig*, d. h. kleine und große Knoten sind in etwa gleicher Häufigkeit vertreten (Abb. 33–16).
- **Stadium der Entwicklung:** Umbau *komplett* oder *inkomplett*.

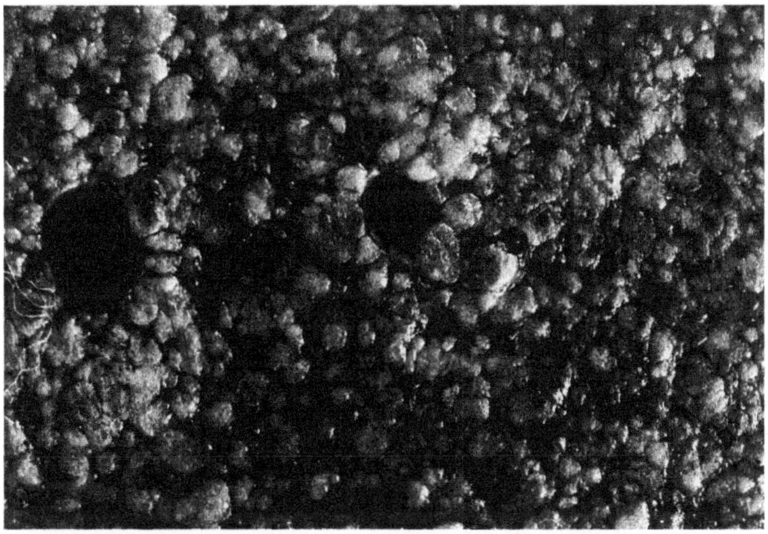

Abb. 33–16: Gemischtknotige Leberzirrhose, teils mikronodulär (<3 mm ø), teils makronodulär (>3 mm ø)

• **Aktivität:** *aktiv* = mit Nekrosen oder Entzündung; *inaktiv* = ohne Nekrosen oder Entzündung.
• **Komplikationen**, dadurch Charakterisierung des Grades der Dekompensation.

4. Aktivität:
- aktiv oder inaktiv

5. Komplikationen:
- Grad der Dekompensation

6.2 Ätiologische Einteilung der Zirrhosen

6.2.1 Alkoholische Zirrhose

Alkoholische Zirrhose

Häufigste Zirrhose in den Industrieländern. Männer überwiegen, Frauen sind aber offenbar empfindlicher gegen Alkohol, entwickeln eine Zirrhose rascher und bei niedrigeren Dosen. Unklar ist, weshalb nur weniger als ein Drittel der Alkoholiker eine Zirrhose bekommt. Kommt es im Stadium der alkoholischen Fibrose zu einer fortdauernden Alkoholbelastung, entwickelt sich eine Zirrhose, die in verschiedenen Varianten manifest werden kann:
• **Hypertrophische Fettzirrhose:** Verfettung der Hepatozyten führt zur Lebervergrößerung (>2000 g). Umbau feinknotig.
• **Atrophische feinknotige Zirrhose:** Parenchymschwund, überwiegend durch alkoholische Hepatitis, mit Nekrosen und Narbenfeldern.
• **Atrophische grobknotige Zirrhose:** In Phasen von Alkoholabstinenz stärkere Regeneration, größere Knoten. Sie ist heute häufiger, weil längere Überlebenszeit durch Therapie.

häufigste Zirrhose in Industrieländern
m >w
Frauen empfindlicher gegen Alkohol!

Varianten:
1. hypertrophische Fettzirrhose
- Hepatomegalie

2. atrophische Zirrhose
a) feinknotig
b) grobknotig

6.2.2 Hepatitische Zirrhose

Hepatitische Zirrhose

Zweithäufigste Zirrhose in Industrieländern. Ursachen: Virushepatitis B, NANB-Hepatitis und chronische Autoimmunhepatitis. Umbauprozeß über chronisch-aggressive Hepatitis, je nach Ausdehnung und Aktivität des Prozesses Entstehung einer feinknotigen oder grobknotigen Zirrhose. Kommt der entzündliche Prozeß später zur Ruhe, entsteht eine *inaktive* Zirrhose; nur für diese Fälle ist der häufig verwendete Begriff *posthepatitische Zirrhose* zutreffend.

zweithäufigste Zirrhose
Ätiologie:
- Virushepatitis B und NANB

Pathogenese: Umbau durch chronisch-aggressive Hepatitis
posthepatitisch → inaktive Zirrhose

6.2.3 Biliäre Zirrhosen

Biliäre Zirrhosen

Biliär bedeutet das *Gallengangssystem betreffend.*

Galleabfluß ↓

Biliäre Zirrhosen entstehen durch Störungen des Galleabflusses in den intra- oder extrahepatischen Gallenwegen. In der Häufigkeit rangieren sie an 3. Stelle hinter den alkoholischen und hepatitischen Zirrhosen. *Ursache:* ent-

Ätiologie:
- entzündliche Destruktion
- mechanische Obstruktion

zündliche Destruktion, mechanische Obstruktion, nur selten angeborene Veränderungen.

Primäre biliäre Zirrhose

Gallengangdestruktion durch autoaggressive Entzündung

w > m

Pathogenese:
- herdförmiger Beginn → multilobulärer Umbau
- erst später monolobulär

6.2.3.1 Primäre biliäre Zirrhose

Definition. Primäre Zerstörung intrahepatischer Gallengänge durch eine autoaggressive, chronisch-destruktive nicht-eitrige Cholangitis mit Umbau der Leber (s. auch Abschn. 5.4.1).
Bevorzugt sind Frauen mittlere Alters (w:m = 10:1). Antimitochondriale Antikörper sind fast immer positiv, ihre Bedeutung für die Pathogenese ist aber umstritten.

Pathogenese. Die Erkrankung beginnt zunächst herdförmig, verläuft oft in Schüben mit wechselnd langen Intervallen; die Prognose hängt davon ab. Der Umbau ist zunächst multilobulär grobknotig, da nicht alle Portalfelder in gleichem Maße beteiligt sind. Der Ikterus erscheint relativ spät, wenn die Mehrzahl der intrahepatischen Gallengänge zerstört ist. Erst nach Einbeziehung aller Portalfelder entsteht eine monolobuläre Zirrhose.

Sekundäre biliäre Zirrhose

durch Gallengangverschluß
Ätiologie:
- Gallensteine
- Tumoren
- Gallengangatresie

Pathogenese:
- Cholestase
- portale Fibrose
- Parenchymdestruktion
- meist inkomplette Zirrhose

Komplikation:
- Cholangitis

6.2.3.2 Sekundäre biliäre Zirrhose

Definition. Folge einer intrahepatischen Gallestauung durch extrahepatischen Gallenwegsverschluß, häufig kompliziert durch eine eitrige Cholangitis.
Ursachen: Gallensteine, Tumoren, Gallengangatresie.

Pathogenese. Als Folge der mechanisch bedingten Cholestase kommt es zu Duktuluswucherungen mit expansiver portaler Fibrose, Zerstörung läppchenperipherer Parenchymabschnitte und zu einem feinknotigen monolobulären Umbau. Die Läppchenstruktur bleibt lange erhalten, Regeneratknotenbildung gering, Umbau meist nur unvollständig. Eine zusätzliche Cholangitis beschleunigt den Umbau. Ohne Behandlung des Grundleidens (Beseitigung des Verschlusses) stirbt der Betroffene meist an den *Folgen des Ikterus* in einem frühen Stadium der Zirrhose *(inkomplette Zirrhose).*

Weitere biliäre Zirrhosen

- **biliäre Zirrhose bei primär sklerosierender Cholangitis**
- **Zirrhose bei Mukoviszidose**
  - angeborene Stoffwechselstörung
  - Gallenwegsbeteiligung in ca. 10%
  - multilobuläre Zirrhose

Komplikation:
- eitrige Cholangitis

- **acholangische biliäre Zirrhose**

6.2.3.3 Weitere biliäre Zirrhosen

- **Biliäre Zirrhose bei primär sklerosierender Cholangitis** s. Abschn. 5.4.1.

- **Zirrhose bei Mukoviszidose.** Bei dieser häufigsten angeborenen Stoffwechselstörung mit viskösem Sekret besonders der Bronchialdrüsen (Bronchiektasen) und des Pankreas (zystische Pankreasfibrose) sind die Gallenwege sind in etwa 10 % der Fälle beteiligt. Wegen des herdförmigen Befalls der Gallengänge entsteht eine multilobuläre Zirrhose. *Hauptkomplikation:* Eitrige Cholangitis mit Beschleunigung des Umbauprozesses. Erstes Dekompensationszeichen ist die portale Hypertonie. Ein Ikterus tritt relativ spät auf.

- **Acholangische biliäre Zirrhose.** Diese seltene Zirrhose ist Folge einer intrahepatischen Atresie. Es entsteht eine vergleichsweise geringe portale und periportale Fibrose mit langsamem, meist inkomplettem Umbau *(monolobuläre Zirrhose).* Die betroffenen Kinder sterben meist eher an den Folgen des Ikterus als an der Zirrhose.

6.2.4 Metabolische und andere Zirrhosen

Metabolische Zirrhosen

mit Speicherung:

1. Hämochromatose
- **primär:** gesteigerte Fe-Resorption
- **sekundär:** parenterale Fe-Überladung

nur bei Adulten auftretend

6.2.4.1 Metabolische Zirrhosen

Zahlreiche der in Abschn. 4.1.1 aufgeführten angeborenen Stoffwechselstörungen führen zu einer Leberzirrhose. Mit Speicherung gehen einher:

- **Hämochromatose.** Siderinüberladung von Hepatozyten (besonders läppchenperipher) führt zur Zellschädigung, wenn die lysosomale Speicherkapazität erschöpft ist; zunächst feinknotiger Umbau durch portoportale Fibrose mit geringer Entzündung. Siderin auch in portalen Makrophagen, Kupffer-Zellen und Ductuluswucherungen. Langsame Zirrhoseentwicklung, bei Männern erst ab 40. Lebensjahr in Erscheinung tretend. Frauen sind durch physiologischen Eisenverlust (Menses) während der Geschlechtsreife nicht gefährdet.

- **M. Wilson.** Kupferüberladung der Hepatozyten führt zu Zelluntergang vorwiegend in Läppchenperipherie; starke entzündliche Reaktion vom Charakter einer chronisch-aggressiven Hepatitis, meist grobknotiger Umbau (Ausnahme unter den metabolischen Zirrhosen!). Manifestation der Zirrhose oft schon im 2. Lebensjahrzehnt.

2. M. Wilson
- durch vermehrte Cu-Speicherung
- Zirrhose schon im Kindesalter

- **α_1-Antitrypsin-Mangel.** Portoportale Fibrose, feinknotiger Umbau. Charakteristisch sind in läppchenperipheren Hepatozyten auftretende Speicherkörper aus α_1-Antitrypsin, homogen-eosinophil, kreisrund.

3. α_1-Antitrypsin-Mangel

Ihre Rolle bei der Entstehung der Zirrhose ist unklar. Nur ein Teil der Fälle geht mit Cholestase einher. Das Manifestationsalter der Zirrhose variiert stark (Säuglingsalter bis spätes Erwachsenenalter).

Pathogenese der Zirrhose noch unklar
Zirrhosemanifestation sehr variabel

6.2.4.2 Weitere Zirrhosen, kryptogene Zirrhosen

Weitere Zirrhosen

Unter den Erkrankungen, die selten zur Zirrhose führen können, sind hier zu nennen:

- **Medikamentös-toxische Zirrhosen.** Die in Abschn. 4.3.2 genannten Prozesse können Ursache einer Zirrhose sein, wenn eine zu Nekrose und Fibrose führende Noxe lange Zeit einwirkt. Dies gilt für Medikamente ebenso wie für dosisabhängige obligat hepatotoxisch wirkende Substanzen. Die Pathogenese entspricht den verschiedenen Manifestationsformen der hepatitischen Zirrhosen.

- **medikamentös-toxische Zirrhose** Pathogenese ähnlich einer hepatitischen Zirrhose

- **Stauungszirrhosen.** *Ursachen:* Chronische Rechtsherzinsuffizienz, Pericarditis constrictiva (Panzerherz), Budd-Chiari-Syndrom, veno occlusive disease. *Pathogenese:* Leberzellnekrosen im Bereich von Stauungsstraßen, Fibrose, Regeneratknoten, Umbau. Voraussetzung ist, daß der Patient lange genug am Leben bleibt, um das Stadium der Zirrhose zu erleben und daß die Leber noch genug Regenerationsvermögen hat (junge Patienten).

- **Stauungszirrhose**

Pathogenese:
Blutstauung → Leberzellnekrose → Fibrose → Regeneratknoten

- **Kryptogene Zirrhosen.** Zirrhose unklarer Ätiologie.

Kryptogene Zirrhosen

Jede neu entdeckte Zirrhose ist solange kryptogen, wie auslösende Lebererkrankungen nicht bekannt sind oder nicht nachgewiesen werden können. Meist handelt es sich um hepatitische Zirrhosen bei bisher nicht erkannter chronischer Hepatitis. Kaum lösbar ist das Problem der ätiologischen Klassifizierung, wenn die Zirrhose in einem späten „ausgebrannten" Stadium erstmals diagnostiziert wird. *Mehr als ein Drittel der Zirrhosen wird erst bei der Obduktion entdeckt!*

> 1/3 der Zirrhosen erst bei Autopsie entdeckt!

6.3 Folgen der Leberzirrhose

Folgen der Leberzirrhose

In den Abschnitten 6.2.1 bis 6.2.4 ist dargestellt worden, daß die Gangarten der Zirrhose unterschiedlich sind und wesentlich von der Ätiologie abhängen.

je nach Gangart in Abhängigkeit von der Ätiologie unterschiedlich!

Für die Einschätzung der Prognose genügt daher nicht die Feststellung, daß der Patient eine Zirrhose hat. Die Frage sollte immer lauten: *Welche Zirrhose liegt vor?* Die wichtigsten Folgen sind:
- **Portale Hypertonie** durch:
  - Verödung und Kompression von Portalvenenästen
  - Veränderungen der sinusoidalen Strombahn durch diffuse Fibrose und Kompression
  - Verödung und Kompression von Zentralvenenästen.

1. portale Hypertonie
durch Kompression und Verödung von Venen und Sinusoiden

Folgen. Im Endzustand resultiert ein präsinusoidaler Block mit Folgen an Organen im Pfortadergebiet:
- Darmwandödem: Fibrose, Meteorismus, Resorptionsstörungen
- Magen: zirrhogene Ulzera, Milz: Hypersplenismus.

Folgen im Pfortadergebiet:
- Meteorismus
- Resorptionsstörungen
- zirrhogene Ulzera
- Hypersplenismus

Portale Umgehungskreisläufe können den überwiegenden Teil des Pfortaderblutes auf folgenden Wegen drainieren:
- Kranzvenen des Magens – Ösophagusvenen – *Varizenblutung*
- Mesenterialvenen – Plexus haemorrhoidalis – *innere Hämorrhoiden*;

selten: paraumbilikale Venen – epigastrische Venen – *Caput medusae*.

portale Umgehungskreisläufe ⇦

2. Aszites
- Lymphbildung ↓
- onkotischer Druck ↓
- Na-Rückresorption ↑

Komplikation: Peritonitis

• **Aszites** durch:
- Zunahme des hydrostatischen Drucks – vermehrte Lymphbildung
- verminderte hepatische Albuminsynthese – Hypalbuminämie – Abnahme des onkotischen Drucks
- Hyperaldosteronismus durch verminderten Hormonabbau – gesteigerte Na-Rückresorption.

Hauptkomplikation: Infektion – Peritonitis.

3. Leberinsuffizienz
- Durchblutung ↓
- Hepatozytenzahl ↓

Hauptfolgen:
- Ikterus
- hepatische Enzephalopathie

• **Leberinsuffizienz** vorwiegend durch Rückgang der Leberdurchblutung und Verminderung der Hepatozytenzahl.

Hauptfolgen:
- Ikterus, mangelnde Entgiftung – hepatische Enzephalopathie, dadurch:
- verlängerte Arzneimittelwirkung, verminderter Hormonabbau – Gynäkomastie
- chronische Immunstimulation (besonders Milz), Coma hepaticum.

4. Hypersplenismus

• **Hypersplenismus** durch Stauung und chronische Immunstimulation. *Folgen:* splenomegale Markhemmung.

5. Blutungen

• **Blutungsneigung** durch splenomegale Markhemmung und verminderte Synthese von hepatischen Gerinnungsfaktoren.

Todesursachen

Todesursachen bei Leberzirrhose sind hauptsächlich:
- *Ösophagusvarizenblutung* und *Coma hepaticum*
- *Blutungsneigung*, besonders aus Magenulzera
- *Infektionen* (Pneumonie, Peritonitis) und *Leberkarzinom*.

Tumoren

7. Tumoren

H. Lobeck

Gutartige epitheliale Tumoren

7.1 Gutartige epitheliale Tumoren

Leberzelladenom

7.1.1 Leberzelladenom

Das Leberzelladenom ist ein gutartiger Tumor, aufgebaut aus weitgehend normal erscheinenden Hepatozyten.

- selten, zunehmende Inzidenz

Vorkommen. Insgesamt selten, zunehmende Inzidenz. Häufiger bei Frauen mittleren Alters, statistisch Zusammenhang mit Einnahme anaboler Steroide/Kontrazeptiva.

Makroskopie
- 1–20 cm, gelblich

Makroskopie. Größe 1–20 cm, gelbliche Schnittfläche, weiche Konsistenz. Sehr selten mehrere Adenome gleichzeitig, inkomplette Kapselbildung (nicht obligat).

Mikroskopie
- trabekulär angeordnete Hepatozyten
- keine Portalfelder

Mikroskopie. Weitgehend normale Hepatozyten, in *Trabekeln* (auf bis zu 3 Zellagen verdickt) *mit Sinusbildung* angeordnet. *Keine Portalfelder* im Tumor. Herdförmige Peliose-Areale. Evtl. leicht vermehrte Kernpleomorphie.

Gallengangadenom

7.1.2 Gallengangadenom

Das Gallengangadenom ist aus tubulären Gangstrukturen aufgebaut.

- mittleres Lebensalter

Vorkommen. Mittleres Lebensalter. Meist subkapsulär liegend.

Morphologie
- grau-weiß
- 1–2 cm
- histologisch tubulär

Morphologie. Kleine grau-weiße Tumoren, max. 1–2 cm Durchmesser. Histologisch Ansammlung englumiger tubulärer Gallengänge mit kubischem Epithel. Nur geringe Kernpleomorphie, kaum Mitosen.

7.2 Maligne epitheliale Tumoren

Maligne epitheliale Tumoren

7.2.1 Leberzellkarzinom

Leberzellkarzinom

Definition. Maligner epithelialer Leberzelltumor **(hepatozelluläres Karzinom, HCC).**

HCC

Vorkommen. Insgesamt selten, regional (Afrika, Südostasien, China) aber hohe Inzidenz. Mittleres Lebensalter, bei Zirrhotikern früher.

- regional unterschiedlich
- bei Zirrhotikern

Pathogenese. Enge *regionale* und *zeitliche HCC-Koinzidenz* mit **HBV-** und **HCV-Infektion.** HCC entsteht ca. 8–10 Jahre nach HBV-Infektion. Wahrscheinlich Onkogenaktivierung durch integrierte HBV-DNS, HCV-Integration evtl. ähnliche Bedeutung. Zirrhose offenbar wichtiger Kofaktor.

Pathogenese
- Koinzidenz mit HBV- und HCV-Infektion

Makroskopie:
- großknotig-unilokuläres HCC (häufiger in nicht-zirrhotischen Lebern bei jüngeren Patienten)
- multizentrisches Karzinom (häufiger in zirrhotischen Lebern)
- diffuses Karzinom (bindegewebsreich, diffus infiltrierend)

Makroskopie
- **unilokulär**
- **multizentrisch**
- **diffus**

Mikroskopie. Je nach Tumorzellanordnung, Bindegewebsgehalt und Differenzierungsgrad Unterscheidung folgender Typen:

Mikroskopie

- **Trabekulärer Typ:** Meist gut differenziert, häufigster Typ. Herdförmige, angedeutete mehr- bis vielschichtige atypische Trabekelbildung, mäßige Kernpleomorphie.

1. trabekulärer Typ

- **Pseudoglandulärer/adenoider Typ:** Bildung drüsenartiger Strukturen durch Tumorzellen, im Lumen oft Gallezylinder. Meist kombiniert mit trabekulärem Typ.

2. pseudoglandulärer/adenoider Typ

- **Solid-anaplastischer Typ:** Seltener. Ausgeprägte Kernpleomorphie, kaum organoide Strukturen. Mitosereich.

3. solid-anaplastischer Typ

- **Bindegewebsreicher (szirrhöser) Typ:** Ausgeprägte Sklerose zwischen den meist soliden Tumorzellnestern.

4. bindegewebsreicher (szirrhöser) Typ

- **Fibrolamellärer Typ:** Sonderform mit besserer Prognose, häufig bei jüngeren Patienten. Tumorzellen groß, polygonal mit eosinophil-granulärem Zytoplasma (onkozytär) und Ausbildung intrazytoplasmatischer eosinophiler Kugeln („Pale-bodies"). Zwischen den Tumorzellkomplexen kollagene Bindegewebssepten.

5. fibrolamellärer Typ

7.2.2 Gallengangkarzinom

Gallengangkarzinom

Vorkommen. 30 % aller malignen Lebertumoren. Seltener als HCC. Auftreten in höherem Lebensalter (5.–6. Lebensdekade).

im höheren Lebensalter, 30 % der Lebertumoren

Pathogenese. Etwas erhöhte Inzidenz bei PSC und Colitis ulcerosa. Assoziation mit Auftreten von Parasiten der Gallengänge (Clonorchis sinensis mit sekundär-sklerosierender Cholangitis).
Nach der *Lokalisation* unterscheidet man folgende Typen:

Unterscheidung nach Lokalisation:

- **Intrahepatisches Cholangiokarzinom:** *peripher-lobuläres* 70 %, *hiläres* 20 % und Karzinom der *großen Gangabschnitte* 10 %.
Histologisch: Meist gut differenziertes, sklerosierendes tubuläres Adenokarzinom, z. T. schleimbildend.

- **intrahepatisches Cholangiokarzinom**
  - gut differenziertes Adenokarzinom

- **Extrahepatisches Cholangiokarzinom:** Bifurkationskarzinom *(Klatskin-Tumor)* 19 %, *Choledochus-* und *Papillenkarzinom* 35 %, *Hepatikuskarzinom* 37 %, *Zystikuskarzinom* 9 %.
Histologisch: Meist intramurale szirrhöse Adenokarzinome, seltener exophytisch-papillär im Lumen.

- **extrahepatisches Cholangiokarzinom**
  - szirrhöses Adenokarzinom

7.3 Mesenchymale Tumoren, Mischtumoren, Metastasen

Gutartige mesenchymale Tumoren sind:
- **Kavernöses Hämangiom.** *Häufiger* gutartiger Lebertumor, meist subkapsulär liegend. *Histologisch* weite, blutgefüllte endothelausgekleidete schwammartige Gebilde.

Gutartige mesenchymale Tumoren
- **kavernöses Hämangiom**

• juveniles Hämangiom

• **Juveniles Hämangiom.** In den ersten 6 Lebensmonaten auftretend, oft kombiniert mit kardiovaskulären Fehlbildungen. Wächst lokal-invasiv zwischen Leberzelltrabekel.

Maligne mesenchymale Tumoren
- **Hämangiosarkom**
- **Leiomyosarkom**

Maligne mesenchymale Tumoren sind das **Hämangiosarkom** (0,4 % der malignen Lebertumoren) und **Leiomyosarkom, embryonales Rhabdomyosarkom** (sehr selten in der Leber auftretend).

Mischtumoren
- **Hepatoblastom**
- primitive Leberzelltrabekel
- mesenchymale Komponente

Das **Hepatoblastom** ist ein maligner embryonaler Lebertumor **(Mischtumor)** des frühen Kindesalters. *Histologisch* primitive Leberzelltrabekel mit Sinusbildungen. Mesenchymale Komponente aus zellreichem primitivem Bindegewebe mit Osteoid- und Knorpelinseln.

Sekundäre Tumoren
- Lebermetastasen
- Beteiligung bei Systemerkrankungen

Lebermetastasen durch hämatogene (Primärtumor im Magen-Darm-Trakt) oder lymphogene (meist Gallengang-, Pankreaskarzinome) Aussaat. Beteiligung im Rahmen maligner Systemerkrankungen (maligne Lymphome).

Tumorähnliche Erkrankungen

7.4 Tumorähnliche Erkrankungen

hyperplastische Areale in der Leber

Definition. Makroskopisch wie maligne Lebertumoren imponierende, singuläre oder multiple grau-gelbe hyperplastische Areale von bis zu 15 cm Durchmesser.

1. fokale noduläre Hyperplasie (FNH)
- Zufallsbefund

• **Fokale noduläre Hyperplasie (FNH).**
Vorkommen. Überwiegend Frauen zwischen 20–39 Jahren. Klinisch unauffällig, häufig Zufallsbefund bei Operation.

Pathogenese
- Folge rezidivierender intrahepatischer Thrombosen

Pathogenese. Wahrscheinlich rezidivierende intrahepatische Thrombosen, sekundäre Gefäßproliferation, sekundäre Leberzellregeneration. Zusammenhang mit Einnahme oraler Kontrazeptiva nicht gesichert.

Morphologie
- tumorartige Bildung mit zentraler Narbe
- myointimale Proliferation der zentralen Blutgefäße

Morphologie. *Makroskopisch* 2–15 cm großer Tumor mit zentraler radiärer Narbenbildung. *Histologisch* Leberzellen leicht vergrößert und hydropisch geschwollen, einzelne verfettet, sonst unauffällig. Reguläre Sinustruktur. Größere zentrale Blutgefäße mit irregulärer myointimaler Proliferation.

2. noduläre regenerative Hyperplasie
- kompensatorische Hyperplasie der Hepatozyten bei partieller Gefäßobliteration

• **Noduläre regenerative Hyperplasie.**
Vorkommen. Partielle Obliteration und Rekanalisation venöser Äste mit Atrophie und kompensatorischer Hyperplasie zugehöriger Hepatozyten.
Morphologie. Zytologisch gutartig erscheinende hydropische Leberzellen mit Bildung kleiner Knoten aus irregulär verbreiterten Trabekeln.

Extrahepatische Gallenwege

8. Extrahepatische Gallenwege

H. Lobeck

Angeborene Fehlbildungen

8.1 Angeborene Fehlbildungen

- Atresie, Ektasien
- Agenesien, Doppelbildungen der Gallenblase

Zu den **angeborenen Fehlbildungen** der extrahepatischen Gallenwege zählen die *Gallengangatresie*, die *extrahepatischen Gallengangektasien* (zystische Fehlbildungen) und Fehlbildungen der Gallenblase, z. B. Agenesien oder Doppelbildungen (Einzelheiten s. Abschn. 2.3).

Stoffwechselstörungen

8.2 Stoffwechselstörungen

Cholesteatose

8.2.1 Cholesteatose

Stippchengallenblase
- kombiniert mit Cholesteringallensteinen

Definition. Abnorme Ansammlung von Cholesterin in der Gallenblasenschleimhaut *(Stippchengallenblase)*.

Vorkommen. Sehr häufig (12 % der Autopsien, 25 % der chirurgisch entfernten Gallenblasen). Häufig kombiniert mit Cholesteringallensteinen (50 % der Fälle).

Pathogenese. Galleabflußstörung der Gallenblase, vermehrte Resorption von Cholesterin durch die Mukosa, Aufnahme durch Histiozyten.

Pathogenese
- Cholesterinresorption ↑

Morphologie. Feine netzartige gelbe Stippchenbildung der Schleimhaut. Mikroskopisch histiozytäre Schaumzellnester in den Schleimhautfaltenspitzen.

Morphologie
- netzartige oder stippchenförmige Zeichnung
- Schaumzellen

8.2.2 Cholelithiasis

Cholelithiasis

Definition. Konkremente aus normalen oder abnormen Bestandteilen der Galleflüssigkeit mit Ablagerung in der Gallenblase *(Cholezystolithiasis)* oder den Gallengängen *(Cholangiolithiasis)*.

Cholezystolithiasis oder Cholangiolithiasis

Vorkommen. Mit ca. 20 % einer der häufigsten Autopsiebefunde (!) in der Population der Industrienationen. Frauen doppelt so häufig wie Männer betroffen. *Risikofaktoren:* Adipositas, höheres Alter, mehrere Schwangerschaften.

Vorkommen:
- bei jeder 5. Obduktion

Risikofaktoren:
- Adipositas
- höheres Alter
- mehrere Schwangerschaften

8.2.2.1 Pathogenese

Pathogenese

Im Prinzip sind *3 Faktoren* einzeln oder gemeinsam (je nach Steintyp) verantwortlich: *abnorme Zusammensetzung* der Galleflüssigkeit, *Galleflußstörung*, *Infektion*.
Übersättigung der Galleflüssigkeit mit Cholesterin oder Bilirubin, Calciumionen und Schleimbestandteilen bringt Cholesterin oder Bilirubin zum Ausfällen. Verzögerter Galleabfluß wirkt als Kofaktor. Bei Entzündungen Freisetzung von Calciumionen durch Epithelzellen, Bildung von Kristallisationskernen, Konkremententstehung.

je nach Steintyp
- **3 Faktoren:**
- Gallezusammensetzung
- Galleflußstörung
- Infektion

8.2.2.2 Steinarten, Folgen

Gallensteinarten:
- **Cholesterinsteine:** Oft einzeln vorkommende, runde gelbliche kristallinradiär aufgebaute „Stoffwechselsteine". Assoziiert mit Adipositas, Diabetes mellitus II, Hyperlipidämien.
- **Pigmentsteine:** Unregelmäßig geformt, krümelige Struktur, schwärzliche Farbe. Assoziiert mit verminderter Gallensäurenexkretion z. B. bei Leberzirrhose, Hämolyse, höherem Alter.
- **Kombinationssteine** (Cholesterin-Pigment-Kalksteine): Meist multipel, unregelmäßige Größe und Form. Assoziiert mit Entzündungen, Galleabflußstörungen.

Steinarten
- Cholesterinsteine
- Pigmentsteine
- Kombinationssteine

Pathologische und klinische Konsequenzen:
- **Cholezystitis/Cholangitis:** Auslösen oder Unterhalten bakterieller *Entzündungen, Druckulzera bis Perforation* mit *Peritonitis*.
- **Übertritt in ableitende Gallenwege** (Konkrementgröße <1 cm), *Gallekoliken*, akute *Pankreatitis* bei Papillenverschluß, *Verschlußikterus*, rezidivierende aszendierende intrahepatische *Cholangitiden*, Entstehung *sekundärer biliärer Zirrhosen*.
- **Gallenblasen- oder Gallengangkarzinome** (?): Zusammenhang nicht eindeutig. Aber über 80 % der Fälle mit Gallenblasenkarzinom haben Gallensteine.

Folgen
1. **Cholezystitis/Cholangitis**
2. **Obliteration der Gallenwege, Koliken**
3. **Karzinome**

8.3 Entzündungen

Entzündungen

Entzündungen der extrahepatischen Gallenwege entstehen häufig durch Keimaszension aus dem Darm, begünstigt durch Gallensteine. Nicht-eitrige und eitrige Cholangitiden s. Abschn. 5.4.

durch Keimaszension (Kofaktor: Steine)

8.3.1 Cholezystitis

Cholezystitis

> Entzündungen der Gallenblase sind häufig und in ca. 90 % mit Gallensteinen kombiniert. Frauen erkranken fast doppelt so häufig wie Männer.

Akute Cholezystitis

bakterielle oder lithogene Entzündung

8.3.1.1 Akute Cholezystitis

Definition. Akute Entzündung der Gallenblase, entweder aszendierend-bakteriell oder mechanisch durch Stenose/Verschluß des Ductus cysticus ausgelöst.

Nur in 10 % der Fälle sind keine Gallensteine nachweisbar.

Morphologie
- akute hämorrhagische eitrige Entzündung
- ulzeröse Cholezystitis
- ulzero-phlegmonös, gangränöse Cholezystitis
- Gallenblasenempyem

Morphologie. Wand ödematös verdickt, dilatierte Blutgefäße mit Erythrozyten dicht gefüllt. Entzündliches Infiltrat überwiegend Granulozyten, lumennah verdichtet, häufig alle Wandschichten bis Serosa einbeziehend. Schleimhautepithelnekrosen unterschiedlicher Größe, besonders im Bereich von Lagerstellen der Konkremente *(ulzeröse Cholezystitis)*. In schweren Fällen totale Wandnekrose, begünstigt durch entzündlichen Verschluß intramuraler Arterienäste (*ulzero-phlegmonöse* und *gangränöse Cholezystitis*). Bei Zystikusverschluß Eiteransammlung im Lumen *(Gallenblasenempyem)*.

Chronische Cholezystitis

langer Verlauf

8.3.1.2 Chronische Cholezystitis

Definition. Häufige, über Monate bis Jahre sich hinziehende und oft schubweise verlaufende Gallenblasenentzündung, nur zum Teil mit vorangegangener akuter Cholezystitis.

Pathogenese
- in Verbindung mit Cholezystolithiasis

Pathogenese. Wie akute Cholezystitis, meist sind Gallensteine vorhanden.

Die bakteriellen Erreger sind nur noch selten isolierbar.

Morphologie
- Cholecystitis atrophicans

Morphologie. Wand narbig verdickt, derb. Teils lockere, teils dichte lymphohistiozytäre Infiltration. Schleimhautepithel nur noch partiell erhalten. Intramural Ablagerungen von Cholesterinkristallen mit herdförmiger Fremdkörperreaktion. Muskulatur vernarbt und atrophisch *(Cholecystitis atrophicans)*. Oft Gallepigmenteinlagerungen.

- Cholecystitis hypertrophicans

In einem Teil der Fälle herdförmige adenomartige Proliferation der Rokitansky-Sinus, bevorzugt im Halsbereich und Ductus cysticus, Hyperplasie der Muskulatur *(Cholecystitis hypertrophicans)*.

- Cholecystitis calcificans

Manchmal ausgeprägte Verkalkungstendenz (*Cholecystitis calcificans* – sog. *Porzellangallenblase*).

Tumoren

8.4 Tumoren

Gallengangtumoren

8.4.1 Gallengangtumoren

Siehe Abschn. 7.2.2.

Tumoren der Gallenblase

8.4.2 Tumoren der Gallenblase

gutartig:
- **Adenome**, selten
- Papillomatose mit Dysplasien

Gutartige Tumoren der Gallenblase sind selten, meist *Adenome (tubuläres/papilläres Adenom)* der Mukosa, analog zu denen des Darmtrakts. Die sehr seltene *Papillomatose* oft assoziiert mit Epitheldysplasien unterschiedlichen Grades und fließenden Übergängen zum Karzinom. Therapie schwierig, da meist ausgedehnt und Gallenblase sowie Gallengänge gleichzeitig betreffend.

maligne: Gallenblasenkarzinom

Maligne Gallenblasentumoren sind fast ausschließlich **Gallenblasenkarzinome**.

- 3% aller malignen Tumoren
- 5. Lebensdekade
- Frauen häufiger betroffen

Vorkommen. 3 % aller malignen Tumoren, meist nach der 5. Lebensdekade auftretend. Frauen mehr als doppelt so häufig betroffen.

Pathogenese
- unklar, in Verbindung mit Steinen und Entzündungen

Pathogenese. Unklar. Risikofaktoren sind chronische Cholezystitis und Gallensteine (in über 80 % der Fälle vorhanden). Meist schleichender, symptomloser Beginn, oft zu späte Entdeckung.

Morphologie
- exophytisch oder diffus infiltrierend
- schleimbildende Adenokarzinome mit szirrhöser Stromareaktion
- Lymphangiosis carcinomatosa

Morphologie. Überwiegend schleimbildende Adenokarzinome, exophytisch polypoid-hyperplastisch oder diffus infiltrierend mit ausgeprägter szirrhöser Stromareaktion. Intramural Neigung zu perineuraler *Lymphangiosis carcinomatosa*.

9. Pathologie der Lebertransplantation

Lebertransplantation

H. Lobeck

Die orthotope Lebertransplantation (OLT) ist heute eine etablierte und erfolgreiche Methode der Therapie von Spätstadien chronischer Lebererkrankungen.

Zur allgemeinen Transplantationsimmunologie s. S. 144 ff.

9.1 Indikationen zur Lebertransplantation, Rejektion

9.1.1 Indikationen

Indikationen

Heute sind Spätstadien fast aller Leberparenchymerkrankungen im Bedarfsfall Indikation zur Transplantation (Abb. 33–17).

Die größte Gruppe stellen
- die **hepatitischen Folgeerkrankungen** (fulminante Hepatitis, hepatitische Zirrhosen) mit fast 50 % der Fälle, gefolgt von
- den **alkoholischen Zirrhosen** und der **primären biliären Zirrhose**.

Hauptindikation der morphologischen Untersuchung der *transplantierten Leber* ist die Frage nach Art und Grad der Abstoßung *(Rejektion)* und die differentialdiagnostische Abgrenzung zu anderen Transplantatschäden.

Indikationen zur Lebertransplantation (n = 510)

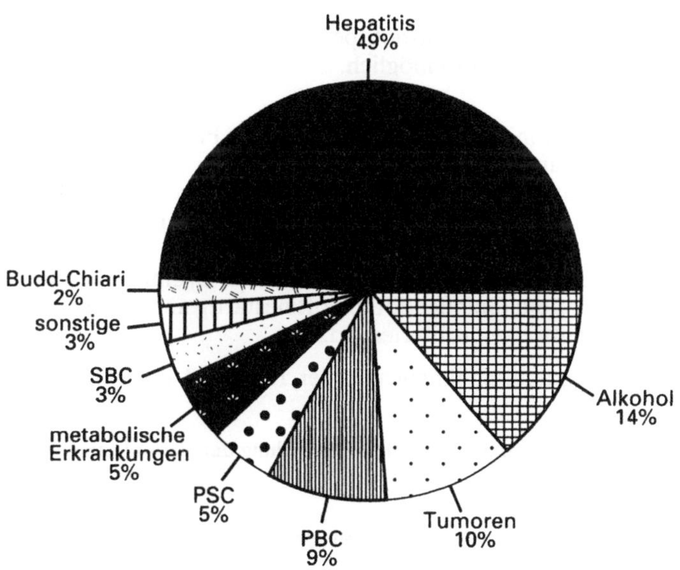

Abb. 33–17: Indikationen zur Lebertransplantation am Beispiel des Transplantationsprogramms des Universitätsklinikums Rudolf Virchow, Freie Universität Berlin, Stand: September 1988 bis Mai 1994. **SBC** = sekundäre biliäre Zirrhose, **PSC** = primär-sklerosierende Cholangitis, **PBC** = primäre biliäre Zirrhose

9.1.2 Transplantatabstoßung (Rejektion)

Transplantatabstoßung

Einteilung. Man unterscheidet die *hyperakute*, die *akute zelluläre* und die *chronische duktopenische* Rejektion (Abb. 33–18).

9.1.2.1 Hyperakute Rejektion

1. Hyperakute Rejektion

Vorkommen. Bei Lebertransplantation extrem selten.

Ursache. Beim Empfänger bereits zirkulierende präformierte Antikörper gegen spenderspezifische Antigene im Transplantat.

zirkulierende, präformierte Ak beim Empfänger

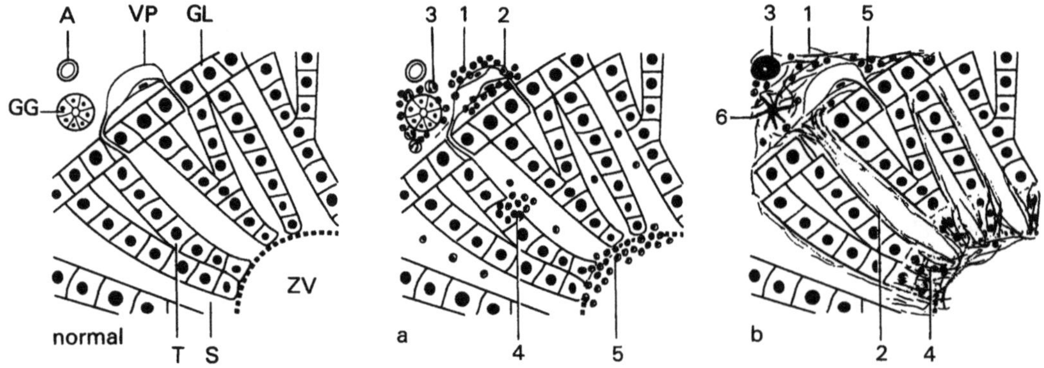

Abb. 33–18: Morphologie der Transplantatabstoßung. Normales Leberläppchen: **A** Arterie, **VP** Vena portae, **GL** Grenzlamelle, **GG** Gallengang, **S** Sinusoid, **T** Trabekel, **ZV** Zentralvene. **a Akute zelluläre Abstoßung (mittelgradig); 1** lymphohistiozytäre Entzündung in Nachbarschaft der Portalvene (Endotheliitis), **2** Aktivierung der Endothelien, **3** gemischtzellige Begleitcholangitis, **4** sinusoidale und trabekuläre lymphozytäre Infiltration, **5** lymphohistiozytäre Infiltration der Zentralvenenwand (Endotheliitis). **b Chronische duktopenische Abstoßung; 1** zarte portale Fibrose mit fokalem Übergriff auf das Läppchen, **2** zarte Sinuswandfibrose, **3** Arteriolohyalinose (Transplantatvaskulopathie), **4** perivenöser Parenchymverlust, **5** spärliches lymphozytäres Infiltrat, **6** Duktopenie (Fibrose nach Schwund des portalen Gallengangs)

Morphologie:
- Endothelschädigung
- infarktartige Durchblutungsstörungen

Folgen/Morphologie. Endothelschädigung der Arterienäste, Venen und Sinus, lokale Thrombenbildung, ausgedehnte infarktähnliche Durchblutungsstörungen.

2. Akute zelluläre Rejektion

9.1.2.2 Akute zelluläre Rejektion

> 6 Tage nach der Transplantation

Vorkommen. Frühestens 6 Tage nach orthotoper Transplantation; ansonsten zu jedem Zeitpunkt als akutes Ereignis möglich.

Histologie-Trias:
- Entzündung
- Gangläsion
- Endotheliitis

Histologie. Trias aus:
- *Portale Entzündung:* lymphohistiozytäre Infiltration der Protalfelder; selten Überschreiten der Grenzlamelle.
- *Gallenganläsion:* Alteration der GG-Epithelien; peri- und intraduktale Granulozyteninfiltration mit fokaler Gallengangdestruktion; ggf. duktuläre Proliferation.
- *Endotheliitis* der portalen und/oder zentralen Venenäste: Lymphozyteninfiltration unmittelbar unter dem Gefäßendothel, oft nestartig angeordnet; Endothelien geschwollen, teilweise proliferierend.

3 Schweregrade

Graduierung in 3 Schweregrade, abhängig von der Intensität der genannten Veränderungen.

Therapie: immunsuppressiv

Unter immunsuppressiver Therapie meist schnelle Rückbildung der Veränderungen innerhalb von 1–2 Tagen.

3. Chronische duktopenische Rejektion
nach > 20 Tagen

9.1.2.3 Chronische duktopenische Rejektion

Vorkommen. Frühestens 20 Tage (frühe chronische Rejektion) oder Monate bis Jahre nach OLT.

Histologie
- zellarme lymphozytäre portale Entzündung mit Fibrose
- Duktopenie
- Transplantatvaskulopathie
- perivenöser Zellschwund

Histologie. Zellarme lymphozytäre portale Entzündung. Mäßige portale Fibrose. Zunehmender Schwund der portalen kleinen Gallengänge (Duktopenie), zunehmende hyaline Wandverdickung portaler und hilärer Arterienäste (TP-Vaskulopathie) mit hypoxischen Folgeschäden besonders am zentrolobulären Parenchym (perivenöser Zellschwund).

9.2 Differentialdiagnose der Rejektion, Rezidive

Differentialdiagnostische Aspekte

Aus therapeutischen Gründen ist eine möglichst sichere Abgrenzung der Rejektion von anderen Leberparenchymschäden notwendig.

DD

> Die häufigsten **Differentialdiagnosen** sind: *akute* und *subakute aszendierende Cholangitis, Durchblutungsstörungen, Virusinfektionen (CMV, EBV), Rezidive der Grunderkrankung.*

Rezidive der Grunderkrankung

Rezidive der Grunderkrankung. In einem Teil der Fälle kommt es früher oder später im Transplantat zu einem Wiederauftreten der Grunderkrankung.

> **Rezidive im Transplantat** können bei folgenden Grunderkrankungen auftreten (Reihenfolge nach abnehmender Häufigkeit): *maligne Tumoren, Virushepatitis* B, C und D, *primäre biliäre Zirrhose* (PBC), *autoimmune Hepatitis, Budd-Chiari-Syndrom, primär-sklerosierende Cholangitis PSC.*

XXXIV. Niere

*H.-P. Dienes, H.-J. Rumpelt, W. Thoenes**

1. Anatomie, Physiologie, Klinik

Anatomie

Struktur. Beide Nieren wiegen zusammen etwa 300–350 g und enthalten ca. 2 Mio. *Nephrone* (einschließlich Sammelrohrsystem). Abschnitte des **Harnkanälchensystems** sind: *Glomerulum* (lat. *glomus* Knäuel), *proximaler Tubulus* **(PT)**, dünne *Henle-Schleife* **(DHS)**, *distaler Tubulus* **(DT)** einschließlich Macula-densa-Segment, *Verbindungsstück* **(VS)**, *kortikales* **(CSR)** und *medulläres Sammelrohr* **(MSR)**. PT, DT, VS und CSR liegen in der Rinde: *kortikale Funktionseinheit*, DHS und MSR im Mark: *medulläre Funktionseinheit*.

Blutversorgung: A. renalis – intrarenale Arterien bis Aa. interlobulares – Arteriolae afferentes et efferentes – intertubuläres Kapillarsystem – intrarenale Venen – Vena renalis.
Fibröse Organkapsel, deren Gefäße sich an der Blutversorung der äußersten Rindenzone beteiligen. **Lymphgefäße** vorhanden in Rinde (im Mark umstritten), unter krankhaften Bedingungen jedoch ohne erkennbare Bedeutung.

Physiologie
1500 l Blut/24 h → 150 l Primärharn
Endharnmenge: 1,5 l/24 h

Physiologie. Beide Nieren werden von ca. *1500 l Blut/24 h* durchströmt, wovon etwa 10 % in den Glomerula filtriert (150 l **Primärharn**) werden. Davon werden ca. 97 % = 145 l in den kortikalen Tubuli in weitgehend isotoner Form reabsorbiert (ca. 80 % im PT, ca. 17 % im DT) und ca. 2% = 3 l im Markbereich (Haarnadelgegenstrom) unter Konzentrationsgewinn zurückgenommen. Als **Endharnmenge** resultieren somit *1,5 l/24 h* bei Antidiurese.

juxtaglomerulärer Apparat: funktionelle Verbindung zwischen DT u. Vas afferens

Autoregulation der Nierendurchblutung: RR ↑ → reflektorische Arteriolenkontraktion

Im **juxtaglomerulären Apparat** (epitheloide/granuläre = Renin-bildende Zellen, Goormaghtigh-Zellen, Macula densa des DT) besteht eine funktionelle Verbindung zwischen dem DT und dem Vas afferens: gesteigertes Angebot von Kochsalz im Macula-Bereich (z. B. bei akutem Nierenversagen des Vas afferens). Die Durchblutung der Niere unterliegt einer *Autoregulation*: Bei ansteigendem Systemblutdruck erfolgt reflektorisch eine Kontraktion insbesondere der Arteriolen, wodurch die Glomerula geschützt werden und der Filtrationsdruck konstant gehalten wird. Daher sind die Arteriolen bei Blutdrucksteigerung besonders belastet und neigen zu Schädigungen.

Klinik

Klinik. Von den vielen Regulationsvorgängen, an denen die Niere beteiligt ist, sind für das Verständnis der Nierenpathologie die folgenden von besonderer Bedeutung:

- **Blutdruckregulation**
- Kochsalzresorption → Blutvolumen
- Nierenischämie

- **Blutdruckregulation:**
- *Kochsalzresorption* im Tubulus beeinflußt das Blutvolumen.
- *Nierenischämie* bewirkt Reninausschüttung, Aktivierung von Angiotensin I und II sowie eine allgemeine Vasokonstriktion; die Ausschüttung von Prostaglandinen führt zur Gefäßerweiterung und fördert die Natriumresorption im Tubulus.

- **Filtrationsstörungen**
- **Proteinurie**, kleine: < 3 g/24 h, große: > 3 g/24 h → nephrotisches Syndrom
- **Mikro- u. Makrohämaturie** (Erythrozyturie)

- **Filtrationsstörungen:**
- *Eiweiß:* Während die normale glomeruläre Filterbarriere nur Spuren von Bluteiweiß passieren läßt, die im PT vollständig reabsorbiert werden (Resultat: eiweißfreier Endharn), führen verschiedene Schädlichkeiten zu erhöhter Permeabilität mit dem Resultat qualitativ und quantitativ unterschiedlicher **Proteinurie**. Quantitativ unterscheidet man eine kleine (< 3 g/24 h) und eine große (> 3 g/24 h) Proteinurie. Letztere hat Folgen für den gesamten Organismus **(nephrotisches Syndrom)**.
- *Korpuskuläre Elemente:* In Verbindung mit, aber auch ohne gleichzeitige Proteinurie können Blutzellen, insbesondere Erythrozyten, das glomeruläre Filter passieren: **Mikro-** oder **Makrohämaturie** (Erythrozyturie).

Praxishinweis

Proteinurie und **Erythrozyturie** sind **Leitsymptome einer Glomerulumläsion.**

* Herrn Prof. Thoenes war es leider nicht vergönnt, das Erscheinen des Buchs zu erleben.

– **Verschluß der Glomerulumkapillaren**, z. B. durch Vernarbung, führt hingegen zur Filtrationseinschränkung und Ausscheidungsstörung.

– **Vernarbung**

• **Ausscheidung harnpflichtiger Substanzen**: Diese kann auf verschiedenen Wegen (vaskulär, glomerulär, tubulo/interstitiell-retrograd) akut oder langsam-progredient gestört sein. Man spricht dann entweder von einer akuten oder einer chronischen (terminalen) **Niereninsuffizienz**. Sie wird klinisch erkennbar an einem Anstieg der Kreatin- und Harnstoffkonzentration im Serum. Parallel kommt es i. d. R. zu einer Verringerung der Kreatinin-Clearence.

• akute, chronische **Niereninsuffizienz:**
– Kreatinin i. S. ↑
– Harnstoff i. S. ↑

2. Fehlbildungen

Fehlbildungen

2.1 Numerische und Differenzierungsanomalien

Anomalien von Zahl u. Differenzierung

• **Nierenagenesie.** Ein- oder beidseitiges **(Arenie)** Fehlen der Nieren. Inzidenz 1:300–4000 Geburten. Assoziierte Fehlbildungen: fehlende Nebenniere, renofaziale Dysplasie **(Potter-Syndrom)**, Entwicklungsstörungen des kaudalen Embryoendes (z. B. Sirenomelie, kaudales Regressionssyndrom).

1. Nierenagenesie
– ein oder beidseitig (Arenie)
– häufig assoziierte Fehlbildungen: z. B. **Potter-Syndrom**

• **Nierenhypoplasie (kongenitale Zwergnieren).** Ein- oder beidseitig kleine Nieren (30–60 g/Niere). Reduzierte Zahl normal entwickelter Renculi. *Ursache:* mangelhafte Teilung der Ureterknospen und dadurch reduzierte Induktion des metanephrogenen Blastems.

2. Nierenhypoplasie
– kongenitale Zwergnieren
– reduzierte Zahl normaler Renculi

• **Oligonephronische Hypoplasie (Oligomeganephronie).** Hypoplasie infolge starker Verminderung der Zahl an Nephronen (etwa 1/5 der Norm), gleichzeitig kompensatorische Hypertrophie des Restparenchyms. *Klinisch:* Niereninsuffizienz im Kindesalter.

3. oligonephrotische Hypoplasie
– Nephronzahl ↓ bei kompensatorischer Hypertrophie des Restparenchyms

• **Nierendysplasie.** Ergebnis einer entwicklungsbedingten oder intrauterin erworbenen Fehldifferenzierung mit Auftreten anomaler Gewebselemente (Knorpel, primitive Ductuli, fibromuskuläres Stroma, z. T. auch Zysten mit undifferenziertem Epithel) und struktureller Desorganisation (keine normalen Markstrukturen, keine Vasa-recta-Bündel, z. T. Verlust der typischen Nierenform). Die Dysplasie kann ganze Nieren **(komplette Dysplasie)** oder nur Teile **(segmentale Dysplasie)** betreffen.

4. Nierendysplasie
Fehldifferenzierung mit anomalen Gewebselementen
– entwicklungsbedingt
– intrauterin erworben
– komplette Dysplasie
– unkomplette (segmentale) Dysplasie

Vorkommen u. a. bei Malformationssyndromen wie Meckel-, Zellweger-, Jeune-Syndrom, Prune belly syndrome, Trisomien 13 und 18.

Nieren mit Anomalien sind generell vermehrt **obstruktions-** und **infektionsgefährdet**!

2.2 Lage- und Formanomalien

Lage-, Formanomalien

Lage- und Formanomalien sind meist entwicklungsbedingt, seltener erworben.

• **Heterotopie.** Abnorme, meist mehr kaudale Lage bei richtiger (einfache H.) oder falscher (gekreuzte H.) Seitenlokalisation. *Sonderform:* Erworbene Heterotopie, z. B. bei zu lockerer Verankerung im Umgebungsgewebe *(Ren mobilis, Wanderniere, Nephroptosis)*; dann abnormer Tiefstand bei Aufrechthaltung.

1. Heterotopie: abnorme Lage
– einfache H.
– gekreuzte H.
Sonderform:
– erworbene H. (Ren mobilis), abnormer Tiefstand bei Aufrechthaltung

• **Doppelniere.** Die Niere enthält zwei nicht kommunizierende, jeweils mit separatem Ureter versorgte Nierenbecken. Ureter getrennt mündend *(Ureter duplex)* oder in beliebiger Höhe fusionierend und mit gemeinsamer distaler Strecke mündend *(Ureter fissus)*. Häufig (5 % der Autopsien).

2. Doppelniere
– 2 Nierenbecken
– 2 getrennte Ureteren:
– Ureter duplex oder
– Ureter fissus

• **Fusionsnieren.** Nierenbecken meist ventral gerichtet, die Ureteren liegen vor dem Fusionsisthmus (1–2 % aller Sektionen). *Komplikationen:* Hydronephrose, Pyelonephritis, manchmal Geburtshindernis. Verschiedene Formen, u. a. **Hufeisenniere**, **Ringniere**: Fusion der unteren oder der oberen Pole beider Nieren vor der Aorta.

3. Fusionsnieren: Fusion am oberen oder unteren Pol
– **Ringniere**
– **Hufeisenniere**

Zystische Nierenerkrankungen

- multiple Parenchymzysten
- einseitig, doppelseitig

1. einfache Nierenzysten
- solitär, multipel
- dünne Zystenwand
- seröser Inhalt

2. polyzystische Nieren, Erwachsenentyp
- Inzidenz: 1:1000
- autosomal-dominant

Morphologie:
- Organmasse etwa 2000 g
- Zysten mit kubischem Epithel ausgekleidet
- kombiniert mit Zysten in Leber u. a. Organen

3. polyzystische Nieren, infantiler Typ
- Inzidenz: 1:6–14000
- autosomal-rezessiv
- Organmasse 300 g
- tubuläre Zysten

2 Varianten:
- konnatale Renomegalie
- Nierensymptomatik postpartal oder später

2.3 Zystische Nierenerkrankungen

Den verschiedenen Formen gemeinsam ist die Bildung von solitären oder multiplen variabel großen, flüssigkeitsgefüllten, dünnwandigen epithelialen Zysten im Nierenparenchym. Vorkommen ein- oder beidseitig, in Rinde oder Mark oder beidem. Nierenzysten leiten sich von Segmenten des Nephrons, der Sammelrohre, auch der Glomerula ab. Ätiologie unsicher.

- **Einfache solitäre und multiple Nierenzysten** (Abb. 34–1a). Eine oder wenige sphärische Zysten können über die äußere Nierenkontur hinausragen. Selten >5 cm Durchmesser. Zystenwand dünn, glatt, einfaches Epithel. Wäßriger Inhalt. *Genese:* vermutlich umschriebener zystischer Wachstumsprozeß des Nephronepithels. Häufiger Zufallsbefund (Ultraschall).

- **Polyzystische Nieren vom Erwachsenentyp** (Abb. 34–1b). Häufigste polyzystische Nierenerkrankung; Inzidenz 1:1000. Autosomal-dominanter Erbgang. Beginn meist in 3.–4. Lebensdekade, 10 Jahre später Niereninsuffizienz. Niereneinzelgewicht dann um 2000 g. Zysten in 1–2 % der Nephrone, wahrscheinlich bereits bei Geburt angelegt, danach allmähliches Wachstum der kortikalen und medullären Zysten. Auskleidung mit einfachem, kubischem Epithel, z. T. auch fokale Epithelhyperplasien. Zysten vermehrt auch in anderen Organen, besonders der Leber; gelegentlich auch Aneurysmen der Zerebralarterien.

- **Polyzystische Nieren vom infantilen Typ** (Abb. 34–1c). Bilaterale Renomegalie bei Neugeborenen und Kindern; Inzidenz 1:6–14000. Autosomal-rezessive Vererbung. Nieren beidseits durchschnittlich je 300 g. Wenige Millimeter große zylindrische oder fusiforme tubuläre Zysten mit radiärer Anordnung in Rinde und Mark.

1. Variante: Renomegalie bei Geburt. 60–90 % der Nephrone zystisch. Mit diskreter oder mäßiger hepatischer Fibrose. Tod an Nierenversagen meist vor dem 8. Monat.
2. Variante: Nierensymptomatik später (3–6 Monate postpartal oder erst nach 1–5 Jahren). 10–25 % der Nephrone zystisch. Mäßige bis schwere hepatische portale Fibrose und fokale portale Gallengangsdilatation.

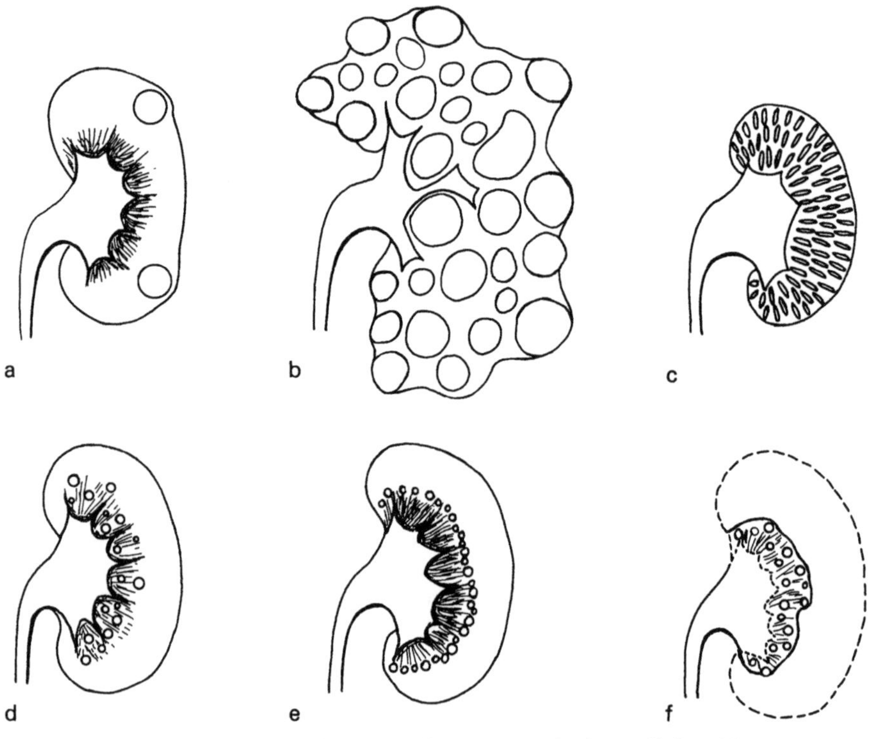

Abb. 34–1: Nierenzysten und Zystennieren. **a** Einfache solitäre Nierenzysten. **b** Polyzystische Niere vom Erwachsenentyp. **c** Polyzystische Niere vom infantilen Typ. **d** Markschwammniere. **e** Nephronophthise-Nierenmarkzysten-Komplex. **f** Dialysezysten bei Schrumpfniere

• **Nephronophthise-Nierenmarkzysten-Komplex** (Abb. 34–1e). Heredität rezessiv, dominant, sporadisch. Niereninsuffizienz meist in der 1. oder 2. Lebensdekade. Beide Nieren verkleinert wegen Schwund der Nephrone. In 75 % der Fälle Bildung von Zysten in der Nierenrinden-Mark-Grenzregion (bis 2 cm groß). *Histologisch* ausgeprägte Tubulusatrophie, tubuläre Divertikel, interstitielle Fibrose, Glomerulaverödungen. Erhaltene Nephrone mit kompensatorischer Hypertrophie. Ätiologie unbekannt. Übergang in Schrumpfniere durchschnittlich nach 5 Jahren.

4. Nephronophthise-Nierenmarkzysten-Komplex
- rezessiv, dominant, sporadisch
- Nierenmasse ↓, da Nephronschwund

Morphologie:
- Zysten in Nierenrinden-Mark-Grenzregion
- Tubulusatrophie, Divertikel, Fibrose, Hypertrophie erhaltener Nephrone → **Schrumpfniere**

• **Erworbene Zystennieren: Dialysenieren** (Abb. 34–1f). Ergebnis einer Weiterentwicklung von Schrumpfnieren bei Patienten mit chronischer Hämo- oder Peritonealdialyse. Häufigkeit und Zystengröße korrelieren mit der Dialysedauer unter 2 Jahren 35 %, mehr als 8 Jahre 92 % der Nieren mit Zysten. Gesteigerte Tumorentwicklung: häufig Adenome, gelegentlich auch Nierenzellkarzinome (nach 5 Jahren ca. 3%).

5. erworbene Zystennieren (Dialysenieren)
- Weiterentwicklung von Schrumpfnieren unter chronischer Dialyse
- gesteigerte Tumorentwicklung

• **Markschwammniere** (Abb. 34–1d). Labyrinthartig kommunizierendes System kleiner Zysten als Folge einer Dilatation von Sammelrohren in den Pyramiden. Kongenitale Anomalie, zum Geburtszeitpunkt bereits voll entwickelt. Inzidenz ca. 1:5000. Ätiologie unbekannt, asymptomatisch oder häufig kompliziert durch Nephrolithiasis und Pyelonephritis, selten Progression zu Schrumpfnieren (ca. 10 %).

6. Markschwammniere
- labyrinthartig kommunizierendes System kleiner Zysten
- kongenitale Anomalie

3. Durchblutungsstörungen

Durchblutungsstörungen

3.1 Arterielle Durchblutungsstörungen

Arterielle Durchblutungsstörungen

3.1.1 Anämischer Infarkt

Anämischer Infarkt

Anämische Niereninfarkte entstehen durch akuten Verschluß einer *intrarenalen* Arterie. Die weitaus häufigste Ursache sind *Emboli* aus dem linken Herzen. Verschlüsse infolge Arteriitis sind dagegen sehr viel seltener.

- intrarenaler arterieller Verschluß
- durch Embolie, Stenose

Größe und Form des Infarkts werden durch das Kaliber des verschlossenen Gefäßes bestimmt. Der frische Infarkt ist gelblich, über die Oberfläche erhaben und weist einen hämorrhagischen Randsaum auf (Abb. 34–2a). Nach 2–3 Wochen wird der nun grau-gelbliche Infarktbezirk durch einen Saum aus Granulationsgewebe deutlich gegen das erhaltene Nierengewebe demarkiert (Abb. 34–2b). Nach Monaten ersetzt allmählich eine eingesunkene, graue Narbe den Infarkt (Abb. 34–2c).

Morphologie:
- zuerst: gelblicher Nekrosebezirk mit hämorrhagischen Randsaum
- später: Granulationsgewebe → Narbe

Mikroskopisch lassen sich zentrale und angrenzende periphere Nekrosezonen unterscheiden, die durch neutrophile Granulozyten getrennt sind. Ganz außen schließt sich eine marginale Zone mit stark blutgefüllten Gefäßen und Glomerula an. Nach einigen Wochen verliert sich die Zonierung und weicht dem Granulationsgewebe.

Mikroskopie:
- zentrale u. periphere Nekrose, durch Granulozyten getrennt

Klinik. Nur etwa 10 % der Niereninfarkte führen zur *Hämaturie*; die Häufigkeitsangaben für Flankenschmerz liegen noch darunter.

Klinik: diskret

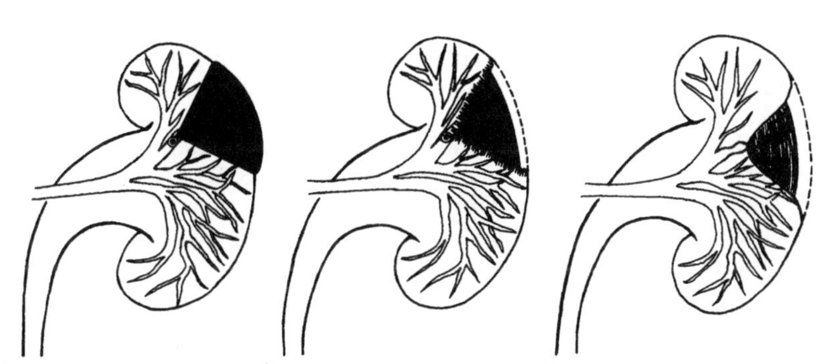

Abb. 34–2: Niereninfarkt und Infarktnarbe. a Frischer Infarkt; **b** in Organisation befindlicher Infarkt; **c** Infarktnarbe

Arteriosklerose

3.1.2 Arteriosklerose

- zentral, peripher

Die Nieren sind im Rahmen einer allgemeinen Arteriosklerose oft mitbetroffen. Je nach den befallenen Gefäßabschnitten sind eine *zentrale* und eine *periphere* Arteriosklerose zu unterscheiden.

1. zentrale Arteriosklerose
- durch arteriosklerotische Plaques der A. renalis

Folgen:
- arterielle Schrumpfniere
- renovaskuläre Hypertonie

• **Zentrale Arteriosklerose.** Der Abgang der A. renalis aus der Aorta ist eine Prädilektionsstelle für arteriosklerotische Plaques. Die Verminderung des Blutflusses führt zu einer gleichmäßigen Parenchymreduktion des ganzen Organs mit dem Endzustand einer zentral arteriellen *Schrumpfniere.* Bei Einseitigkeit entsteht ein **renovaskulärer Hochdruck** *(Goldblatt-Mechanismus).*

M. Goldblatt gelang erstmals der experimentell geführte Beweis, daß durch Nierenveränderungen ein Bluthochdruck erzeugt werden kann.

Mikroskopie:
- Hyperplasie des juxtaglomerulären Apparates
- Renin ↑

Histologisch zeigt sich neben der Parenchymatrophie eine Hyperplasie des juxtaglomerulären Apparates infolge einer verstärkten Reninausschüttung in der atrophischen Niere.

2. periphere Arteriosklerose
- Nierenrindennarben mit Destruktion von Hauptstücken und Glomerula

• **Periphere Arteriosklerose.** Es kommt zu unterschiedlich großen narbigen Einziehungen der Nierenoberfläche durch regionär variable Atrophie vom Kaliber der betroffenen Arterie, die wegen der höheren Sauerstoffmangelempfindlichkeit zuerst die Hauptstücke und dann die Glomerula erfaßt.

3. benigne Nephrosklerose → Arteriolosklerose
bevorzugte Schädigung der Arteriolen durch
- Hypertonie
- Diabetes mellitus

Makroskopie:
- feingranuläre Oberfläche mit kleinherdigen Vernarbungen

Mikroskopie:
- Hyalinose der Arteriolenwand

• **Benigne Nephrosklerose.** Bei *Hypertonie* und *Diabetes mellitus* werden bevorzugt die Arteriolen (Autoregulation der Nierenarteriolen) geschädigt: *Arteriolosklerose* (Arteriolenhyalinose) bezeichnet.
Makroskopisch beobachtet man im fortgeschrittenen Stadium eine feingranuläre Oberfläche, die durch kleinherdige Vernarbungen der Rinde entsteht (rote Granularatrophie). In früheren Stadien ist die Veränderung nur **mikroskopisch** erkennbar, wobei als Merkmal eine Hyalinose der Arteriolenwand anzusehen ist (vaskuläres Hyalin=vermehrte Basalmembransubstanz mit Insudation von Bluteiweißen und Fetten, Standortvariante der Arteriosklerose im Bereich der Arteriolen).

Endotheliotrope/hämolytische Nephropathie

3.1.3 Endotheliotrope (hämolytische) Nephropathie

primäre Endothelschädigung

In diesem Abschnitt werden zwei Krankheitsbilder, deren gemeinsames histologisches Merkmal die primäre Schädigung der Endothelien von Gefäßen und Glomerula ist, zusammengefaßt: die *maligne Nephrosklerose* und das *hämolytisch-urämische Syndrom.*

1. Maligne Nephrosklerose (A-Typ)

3.1.3.1 Maligne Nephrosklerose (A-Typ der endotheliotropen Nephropathie)

⇨

> **Definition.** Nierenschädigung im Rahmen einer langdauernden, schweren (malignen) Hypertonie mit einem **diastolischen Druck über 125 mmHg**. Zwei Drittel der Patienten sterben innerhalb von 3 Jahren an einer *Urämie* oder anderen *Komplikationen des Bluthochdrucks* (daher: *maligne* Nephrosklerose).

Makroskopie:
- Schwellung, Petechien, Hyperämie

Mikroskopie:
- zwiebelschalenartige Intimafibrose kleiner Arterien
- Gefäßwandnekrosen an kleinen Arterien u. Glomerula mit Fibrindurchtränkung

gleiche Veränderungen bei:
- **Sklerodermieniere**

Makroskopisch imponieren die Nieren durch ihre Schwellung mit subkapsulären petechialen Blutungen. Die Schnittfläche wirkt gefleckt mit hyperämischem Mark.
Mikroskopisch ergeben sich auffallende Veränderungen an kleinen bis mittelgroßen Arterien mit zwiebelschalenartiger Intimafibrose. Die Arteriolen zeigen eine Wandnekrose, ggf. mit Fibrindurchtränkung, manchmal übergreifend auf die Glomerula. An diesen sieht man eine vorherrschende Schrumpfung der Schlingenkonvolute.

• **Sklerodermieniere.** Die mikroskopischen Veränderungen sind nahezu identisch mit denen der malignen Nephrosklerose und auch bereits nachweisbar, wenn sich noch kein Bluthochdruck entwickelt hat, der in den Spätstadien der Sklerodermie eine häufige Komplikation ist.

3.1.3.2 Hämolytisch-urämisches Syndrom (G-Typ der endotheliotropen Nephropathie)

2. Hämolytisch-urämisches Syndrom (G-Typ)

Definition. Nicht-immunologisch bedingter Endothelschaden der Glomerula (G-Typ) und Arteriolen bei weitgehender Aussparung der kleinen und mittleren Arterien, verbunden mit Hämolyse bei Fragmentierung (wohl infolge Membranschädigung) der Erythrozyten. Im akuten Stadium findet man blutreiche geschwollene Nieren mit petechialen Blutungen.
Mikroskopisch sind sämtliche Glomerula betroffen mit Endothelnekrosen und sekundären Fibrinthromben, wobei anfangs dichtgepackte fragmentierte Erythrozyten das Bild beherrschen. Bei schweren Schäden resultiert eine Glomerulumverödung mit Schrumpfung und terminaler Niereninsuffizienz. Die Arteriolen sind durch thrombosierende Veränderungen mit einbezogen.

- immunologisch bedingter Endothelschaden der Glomerula
- Hämolyse bei Fragmentierung der Erythrozyten

Morphologie:
- Hyperämie, Schwellung, Petechien

Mikroskopie:
- Endothelnekrosen und sekundäre Fibrinthromben
- dichtgepackte Erythrozyten
- Glomerulaverödung
- Thromben

3.1.4 Arteriitiden

Arteriitiden

3.1.4.1 Panarteriitis nodosa

Panarteriitis nodosa

Definition. Bei der Panarteriitis nodosa (P.n.) liegt eine Entzündung vom Typ III der Überempfindlichkeitsreaktionen vor, wobei aber nur in wenigen Fällen die Antigene (z.B. Hepatitis-B-Virus-assoziierte) bekannt sind. Nierenbeteiligung in etwa 75 % der Fälle.
Makroskopisch zeigen die Nieren multiple Infarkte unterschiedlichen Alters mit landkartenartiger Begrenzung. Betroffene Gefäßabschnitte: Aa. arcuatae, subarcuatae und interlobares.
Mikroskopisch ergibt sich eine segmentale Verteilung in 3 Stadien: Im *1. Stadium* fibrinoide Nekrose mit Wandzerstörung, Fibrinthromben und zellulärem Infiltrat, im *2. Stadium* reparative Prozesse mit Granulationsgewebe, im *3. Stadium* Vernarbung. Die Glomerula sind primär ausgespart, erleiden aber sekundär ischämische Veränderungen.

- Immunkomplexreaktion (Immunreaktion Typ III)
- Nierenbeteiligung in 75%

Makroskopie:
- multiple mehrzellige Infarkte mit landkartenartiger Begrenzung

Mikroskopie:
1. Phase: fibrinoide Nekrose, Thromben, zelluläres Infiltrat
2. Phase: reparatives Granulationsgewebe
3. Phase: Vernarbung

3.1.4.2 Hypersensitivitätsangiitis

Hypersensitivitätsangiitis

Auch bei dieser z.B. medikamentenallergischen Form der Immunarteriitis *(„Mikroform")* der Panarteriitis nodosa ist die Niere häufig beteiligt, wobei die Glomerula eine fokal betonte intra- und extrakapilläre Glomerulonephritis entwickeln können.

- Immunarteriitis (häufig medikamenteninduziert)

→ intra- u. extrakapilläre GN

3.2 Venöse Abflußstörungen: Blutstauung, Thrombosen

Venöse Abflußstörungen

Blutstauung der Niere. Hauptsächlich durch eine *Dekompensation des rechten Herzens* bedingte venöse Blutfülle der Nieren.
Makroskopisch sind die Nieren vergrößert, ödematös und blutreich mit einer Betonung der Rinden-Mark-Grenze. *Mikroskopisch* ergibt sich vor allem in den Markvenen eine Lichtungserweiterung mit dicht gelagerten Erythrozyten. Das Interstitium zeigt im späten Verlauf eine Bindegewebsvermehrung *(Stauungsinduration).*

Blutstauung der Niere
durch Rechtsherzdekompensation

Makroskopie:
- ödematöse Schwellung mit Betonung der Rinden-Mark-Grenze

Mikroskopie:
- Hyperämie, Dilatation der Markvenen, Fibrose

Nierenvenenthrombose. Man unterscheidet eine *akute* und eine *chronische* Form.

Nierenvenenthrombose

- Die **akute** Nierenvenenthrombose wird vorwiegend bei Säuglingen im Zuge eines starken Wasserverlusts beobachtet. Es kommt zu einer hämorrhagischen Totalinfarzierung mit extremer blutdurchtränkter Schwellung (auberginenartig) der betroffenen Niere, sofern nicht rechtzeitig eine Thrombektomie oder Thrombolyse erfolgt.

• **akut**
- bei Flüssigkeitsverlust → hämorrhagische Totalinfarzierung

- Die **chronische** Nierenvenenthrombose tritt als *Folge* (nicht als Ursache!) eines nephrotischen Syndroms, bedingt durch Glomerulaläsionen mit großer Proteinurie (z.B. perimembranöse Glomerulonephritis, Amyloidose) auf. Zugrunde liegt eine Erhöhung der Gerinnbarkeit auch und besonders des Nierenvenenblutes durch einen glomerulären Verlust an gerinnungshemmenden Faktoren (z.B. Antithrombin III).

• **chronisch**
- Folge eines nephrotischen Syndroms
- glomerulärer Verlust gerinnungshemmender Faktoren

Akutes Nierenversagen

4. Akutes Nierenversagen (Schockniere, toxische Nephropathie)

Versagen einer bis dahin gesunden Niere durch extrarenale Schädigung

Ein akutes Versagen der Ausscheidungsfunktion der Niere **(akute Niereninsuffizienz)** kann verschiedene Ursachen haben: eine akute *Glomerulonephritis*, eine akute *interstitielle Nephritis*, *reflektorisch* bei Urolithiasis etc.

Ursachen:
- akute GN
- akute interstitielle Nephritis
- reflektorische Urolithiasis
- akute Ischämie
- nephrotoxische Läsion

klinisch 2 Phasen:
1. oligo-anurische Phase
2. polyurisch-hyposthenurische Phase

Definition. Von einem *akuten Nierenversagen im engeren Sinne* wird jedoch nur dann gesprochen, wenn bis dahin gesunde Nieren plötzlich von einer *extrarenal bedingten Schädigung* getroffen werden. Ganz überwiegend handelt es sich dabei um eine **akute Ischämie im Rahmen eines Schocks** (Schockniere), seltener um eine nephrotoxische Läsion.

Klinisch ist die **Schockniere** durch 2 Phasen gekennzeichnet:
- *oligo-anurische Phase:* Rückgang der Urinproduktion, Retention harnpflichtiger Substanzen;
- *polyurisch-hyposthenurische Phase:* überschießende Harnausscheidung, langsamer Rückgang der Retention.

Morphologie:
1. oligo-anurische Phase:
- verbreiterte blasse Rinde, gerötete Markzone
- Weitstellung der proximalen Tubuli
- hydropische Schwellung der Epithelien
- Fortbestehen der Anurie durch Aktivierung des Macula-densa-Mechanismus
- Anurie durch: Filtrationsstop, Stagnation der tubulären Flüssigkeit u. Rückdiffusion

2. polyurische Phase:
- Wiederherstellung der Filtration
- Regeneration des Tubulusepithels
- reduzierte Reabsorptionsleistung

Pathologisch-anatomisch finden sich in der **oligo-anurischen Phase** vergrößerte (geschwollene) Nieren (Gewicht: 350–600 g) mit verbreiterter blasser Rinde und manchmal geröteten Markzonen. **Histologisch:** Weitstellung der kortikalen, insbesondere der proximalen Tubuli, deren Epithelien hydropisch sind, Kuppenblasen in das Lumen abstoßen oder auch nekrotisch werden. Die energetisch anspruchslosen Glomerula bleiben dagegen strukturell intakt. Alle diese Veränderungen sind *Folge einer akuten Mangeldurchblutung* (Ischämie) im Rahmen der Zentralisierung des Kreislaufs mit Kontraktion der Nierenarteriolen. Die Persistenz der Anurie wird u. a. durch eine Aktivierung des Macula-densa-Mechanismus erklärt. Die Anurie beruht somit auf einer Kombination von Filtrationsstop (Zuflußstörung), Stagnation der tubulären Flüssigkeit (Durchflußstörung) und Rückdiffusion tubulärer Flüssigkeit in das Interstitium.
Die **polyurische Phase** ist durch Wiedereinsetzen der Filtration und langsame Wiederherstellung des Tubulusepithels mit noch reduzierter Reabsorptionsleistung gekennzeichnet. Histologisch sieht man dementsprechend häufig regenerierte Tubuli mit flachen und weiten Lumina.
Viele Zustände von akutem Nierenversagen, die auf den ersten Blick andere Ursachen zu haben scheinen (z. B. Schlafmittel- und Pilzvergiftungen, Transfusionszwischenfälle, hepatorenales Syndrom, sog. *Crush-Niere*), sind *zirkulatorisch* bedingt, also im Sinne einer *Schockniere* aufzufassen, wobei der gemessene Blutdruck aktuell keine Schockniere zeigen muß.

- **toxische Nephropathien**
  - akute Nierenschädigung durch tubulotoxische Substanzen

- **Toxische Nephropathien.** Selten gibt es auch akute Nierenschädigungen durch unmittelbar *tubulotoxische Substanzen*, z. B. Quecksilbersalze (Sublimat), höher dosierte Medikamente (Sulfonamide, Aminoglykoside).

Glomerulonephritiden

5. Glomerulonephritiden

- **Glomerulum-Struktur**

Struktur des Glomerulums. Das Glomerulum (Abb. 34–3a) umfaßt die *Bowman-Kapsel* und das *Kapillarschlingenkonvolut.* Letzteres besteht aus den eigentlichen Kapillarschlingen und dem Mesangium. Die Kapillaren, aufgebaut aus porenhaltigem Endothel, der Basalmembran mit Lamina rara interna, L. densa und L. rara externa sowie viszeralem Epithel (Podozyten), tragen an 3 Stellen (L. rara int., L. rara ext. Podozytenmembran) Makromoleküle mit negativer (anionischer) Ladung.

- **Mesangium**

Das **Mesangium**, bestehend aus Mesangiumzellen und Mesangiummatrix, bildet eine axiale und zugleich mesenchymale Haltestruktur, die bei pathologischen Prozessen häufig beteiligt ist. Die Bowman-Kapsel, aus Basalmembran und parietalem Epithel bestehend, kann unter pathologischen Bedingungen ebenfalls verändert werden, z. B. proliferativ oder fibrosierend.

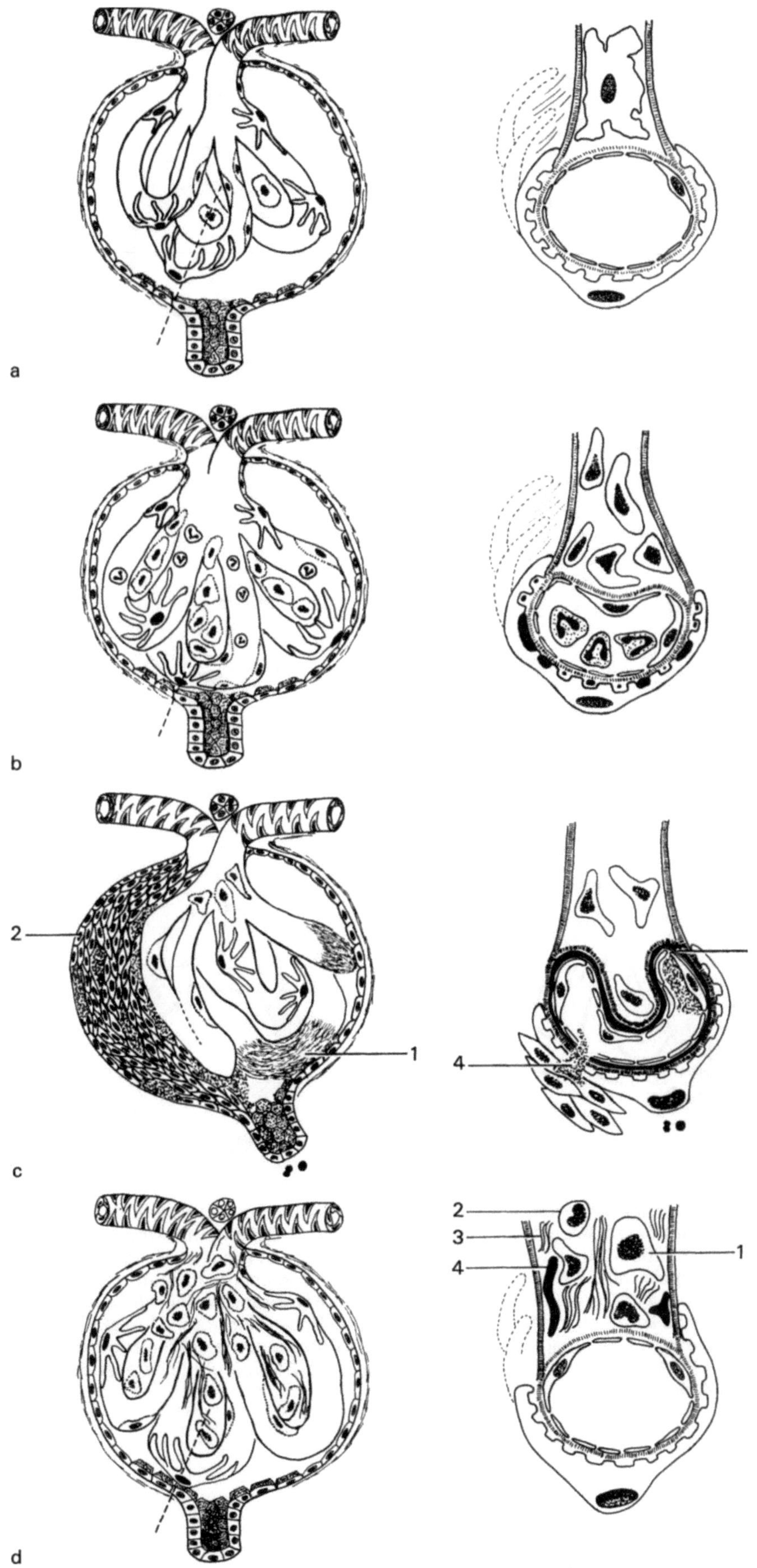
a
b
2
1
4
c
2
3
4
1
d

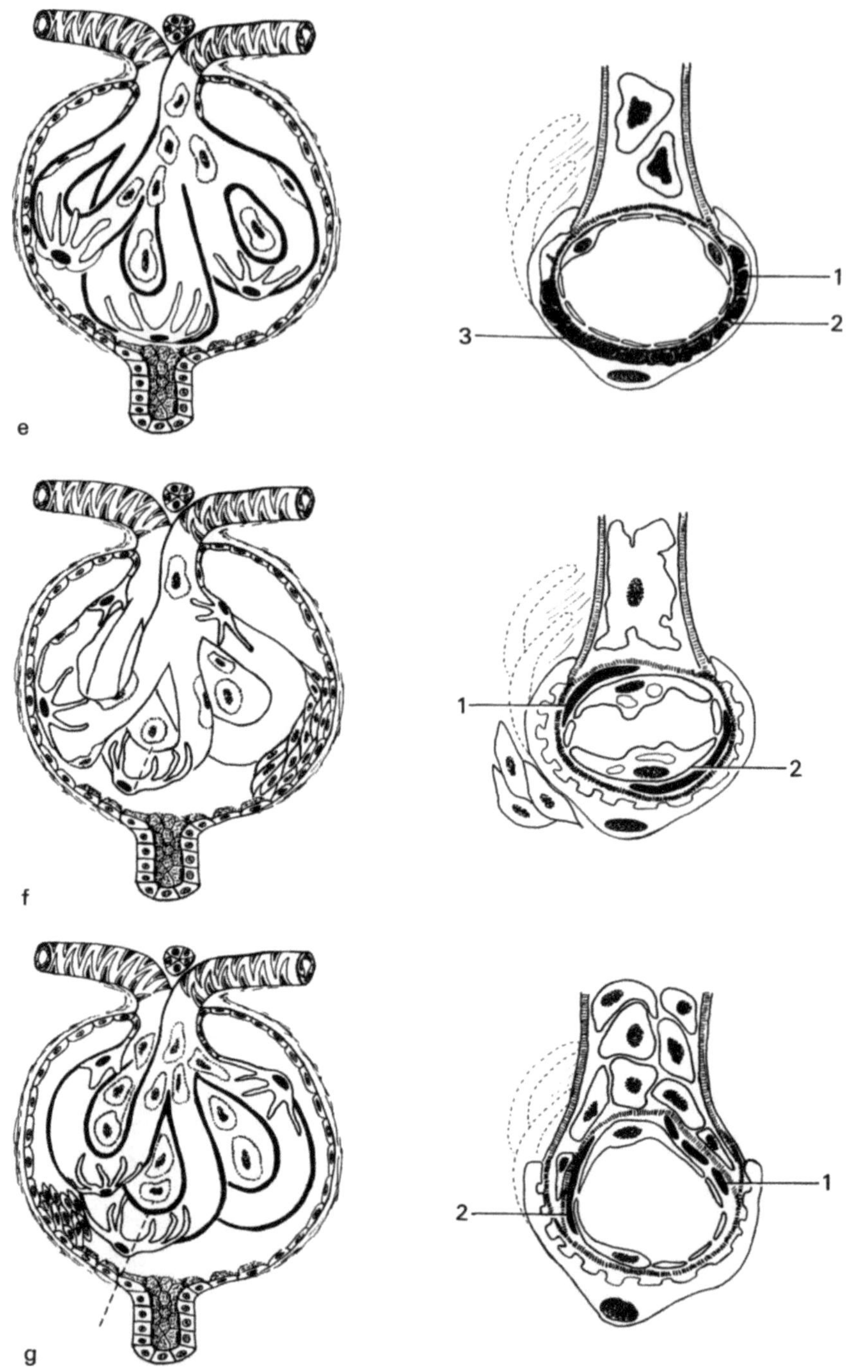

Abb. 34–3: Glomerulonephritis. **a** Normale Struktur des Glomerulums. **b Akute (postinfektiöse) GN.** **c Rasch-progressive GN; 1** Schlingennekrosen, **2** Halbmond, **3** subendotheliale lamelläre Ablagerung, **4** Fibrin. **d Mesangiale GN; 1** Mesangiumzelle, **2** Monozyt, **3** Verbreiterung der Mesangiummatrix durch Bindegewebe, **4** mesangiales Immundepot. **e Perimembranöse GN; 1** Immundepot, **2** Spikes, **3** kettengliedartige Verformung der Basalmembran. **f Fokal-segmentale Sklerose; 1** Ig-Ablagerungen, **2** verfettete Endothelzelle. **g Membranoproliferative GN; 1** Immunkomplexablagerungen (Typ I), **2** kontinuierliche pseudolineare C3-Ablagerungen

5.1 Pathogenese

Pathogenese

Für das Verständnis der verschiedenen Formen der Glomerulonephritis **(GN)** sind grundsätzlich die *Immunpathogenese*, die *Pathomorphologie* und die *Klinik* im Zusammenhang zu beachten.

3 Gesichtspunkte:

- **Immunpathogenese:** *4 Mechanismen* sind bekannt:
- **Immunkomplextyp:** Fremdeiweiß (z.B. Streptokokkenantigen) oder körpereigenes Eiweiß (z.B. von Podozyten abgegebenes Glykoprotein, DNS) induzieren humorale Antikörper, diese bewirken Immunkomplexdepots an

1. Immunpathogenese
a) Immunkomplextyp
→ Immunkomplexdepots
– granuläres Muster

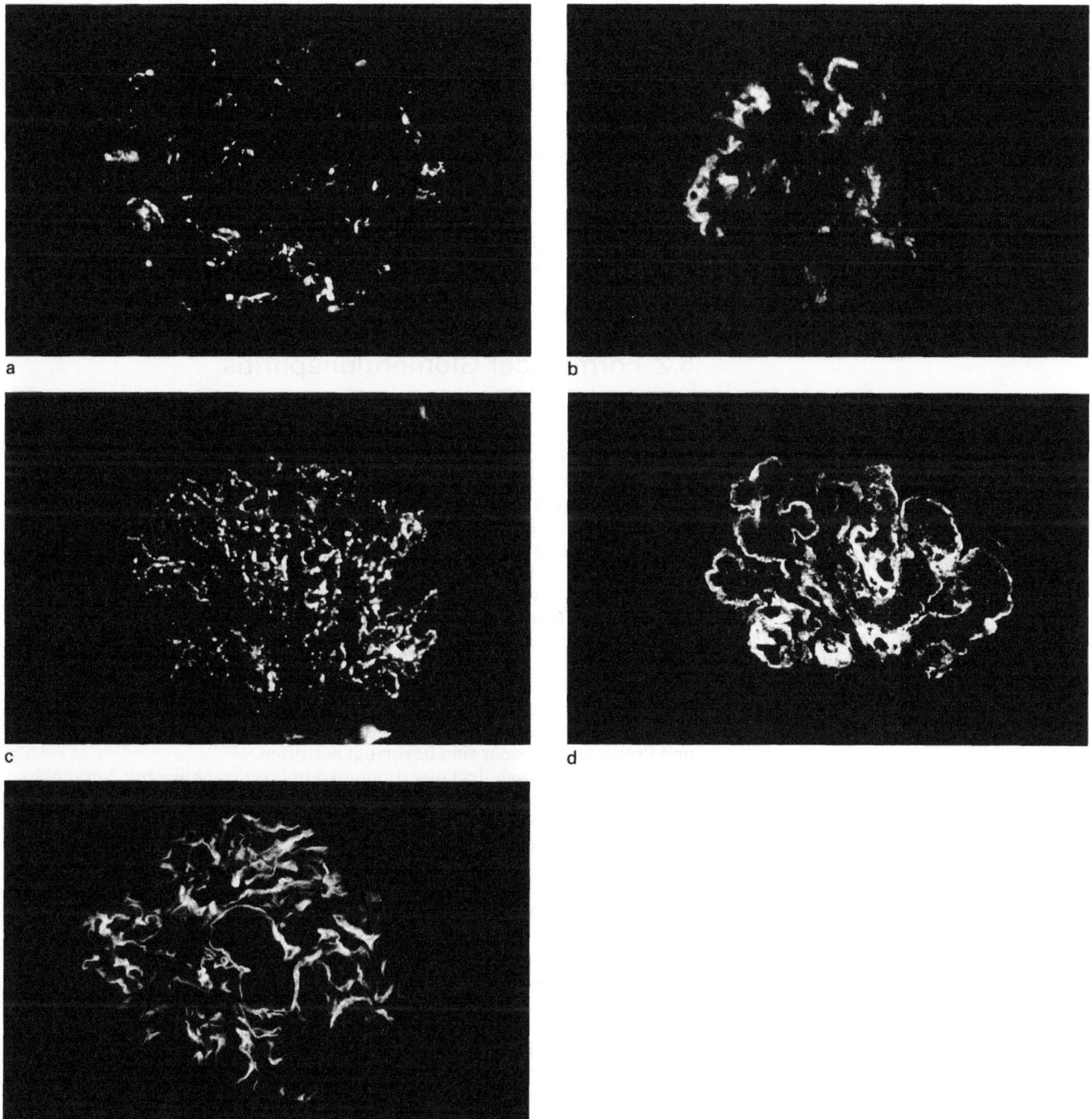

a b c d e

Glomerulumkapillaren oder Mesangien; immunhistologisch granuläres Muster.

b) Anti-glomeruläre-Basalmembran-Typ
- Ak gegen glomeruläre Basalmembranen
- lineares Muster

c) alternative C-Aktivierung

d) T-Lymphozyten-Dysfunktion

- **Anti-glomeruläre-Basalmembran-Typ:** Bildung humoraler Antikörper gegen körpereigene glomeruläre Basalmembranen **(GBM)**; Autoimmunreaktion; immunhistologisch lineares Muster.
- **Alternative Aktivierung des Komplementsystems:** C3-Nephritis-Faktor im Serum aktiviert direkt C3.
- **T-Lymphozyten-Dysfunktion** mit Produktion eines Serumfaktors, der die glomeruläre Permeabilität steigert.

Entsprechend der immunologischen Reaktion finden sich an den Glomerula lineare, granuläre oder diffuse Ablagerungen an den Schlingen und im Mesangium (Abb. 34–4).

2. Pathomorphologie
- unterschiedliche Reaktionen, je nach Schädigungsmuster

• **Pathomorphologie:** Je nach dem Schädigungsmechanismus reagiert das Glomerulum mit unterschiedlichen morphologischen Veränderungen an den Schlingen, an den Kapseln und im gesamten Organ. Sie prägen einzeln oder kombiniert das jeweilige pathohistologische Substrat, das i. d. R. auch die GN-Terminologie bestimmt.

3. Klinik

⟹

Einteilung

• **Klinik:** Zeitlicher Verlauf, klinische Symptomatik und ätiopathogenetische Umstände führen zu folgender Einteilung:
- *akute GN* und *rasch-progressive GN*
- *chronische GN* mit *oligosymptomatischem Verlauf*
- *chronische GN* mit *großer Proteinurie* bzw. *nephrotischem Syndrom*
- *GN bei Systemkrankheiten:* Lupus erythematodes, Goodpasture-Syndrom, Wegener-Granulomatose, Schoenlein-Henoch-Syndrom.

5.2 Formen der Glomerulonephritis

Akute GN

5.2.1 Akute Glomerulonephritis

• **postinfektiös (Streptokokkeninfekt)**
- nach symptomfreiem Intervall von 1–3 Wochen
- erhöhter Antistreptolysintiter

Definition. Obwohl viele der rasch-progressiven oder chronischen GN-Formen akut beginnen können, versteht man unter dem Begriff *akute GN* im wesentlichen nur die *postinfektiöse* Form, die im Gefolge einer Entzündung der oberen Luftwege durch hämolysierende Streptokokken, gelegentlich auch einer Hautinfektion (Pyodermie durch Strepto- oder Staphylokokken) entsteht. Charakteristisch ist ein symptomfreies Intervall zwischen Streptokokkenerkrankung und Beginn der GN von 1–3 Wochen. Dieses ist Ausdruck einer in-ganggekommenen humoralen Immunreaktion (Antikörperbildung gegen bestimmte Kapselantigene der Bakterien). Der Antistreptolysintiter im Serum ist i. d. R. erhöht.

Klinik:
Hämaturie, Proteinurie, Hautödem, RR↑, akute Niereninsuffizienz

Klinisch besteht ein akutes **nephrotisches Syndrom** mit Hämaturie, Proteinurie, Hautödem (besonders im Gesicht), Blutdrucksteigerung und manchmal akuter Niereninsuffizienz. Oft bestehen auch nur eine flüchtige Hämaturie und Proteinurie. Kinder sind bevorzugt betroffen.

immunpathogenetisch:
- granuläre Ablagerungsmuster: subepitheliale Immundepots → „humps"

Morphologie:
- exsudativ-proliferative GN mit Leukozyten
- Proliferation von Endothel- u. Mesangiumzellen

Immunpathogenetisch liegt eine Immunkomplexerkrankung mit 3 granulären immunhistologischen Mustern vor: Sternhimmel-, mesangiales und Girlandenmuster. Große subepitheliale Immundepots (*humps*, Abb. 34–5).
Pathomorphologisch findet sich eine exsudativ-proliferative GN mit reichlich Granulozyten in den Glomerulakapillaren und Proliferation von Endothel- und Mesangiumzellen (Abb. 34–3b). Selten kommt eine extrakapilläre Proliferation hinzu. Die Veränderungen bilden sich meist zurück (Restitutio ad integrum); sehr selten Übergang in Chronizität (Girlandenmuster).

Rasch-progressive GN

5.2.2 Rasch-progressive Glomerulonephritis

• **terminale Niereninsuffizienz nach 6 Monaten**

Klinik:
- subakut schleichender Beginn
- Hämaturie
- Proteinurie

Definition. Eine GN, die binnen 6 Wochen zur terminalen Niereninsuffizienz führt, bezeichnet man als rasch-progressiv (Abb. 34–3c).
Klinisch ist der Beginn eher schleichend (subakut), manchmal auch akut. Mit Hämaturie und Proteinurie einhergehend, wird die Diagnose meist im Stadium der rasch zunehmenden Niereninsuffizienz gestellt, wozu allerdings die Nierenbiopsie erforderlich ist.

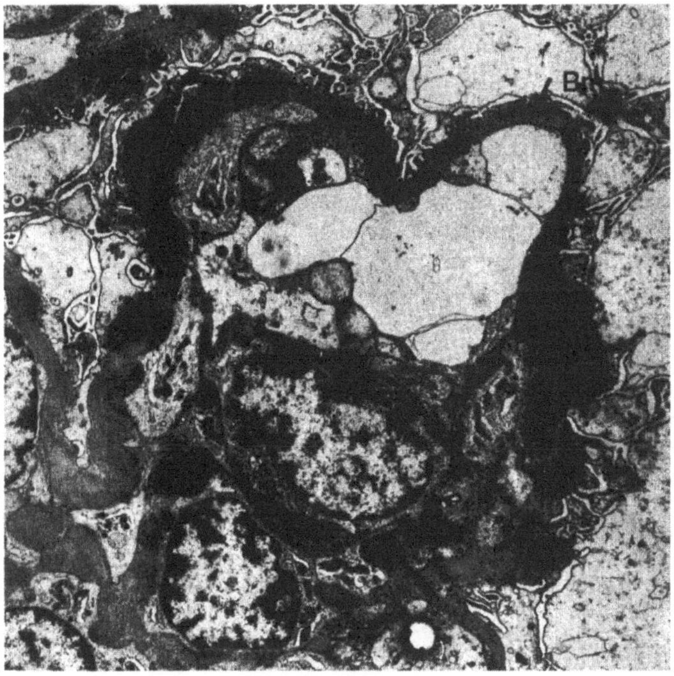

Abb. 34–5: Subepitheliale osmiophile Immunkomplexdepots, sog. **humps (H)**, auf der verbreiterten Basalmembran **(Bm)**

Immunpathogenetisch sind unterschiedliche Mechanismen gefunden worden: Anti-GBM und Immunkomplextyp.
Pathomorphologisch ist eine intra- und extrakapilläre GN charakteristisch: Mehr als 70 % der Glomerula weisen extrakapilläre Proliferate (Halbmonde) auf – als Reaktion auf eine schwere Kapillarschädigung, die manchmal nekrotisierenden Charakter annimmt. Die Folge ist eine rasche irreparable Destruktion der Glomerula, die – zusammen mit einer interstitiellen Begleitnephritis – zur *terminalen Niereninsuffizienz* führt.
Prognose. Bei frühzeitig einsetzender Therapie ist heute zumindest eine Partialheilung (kompensierte Retention) möglich.

immunpathogenetisch:
- Anti-GBM
- Immunkomplextyp

Morphologie:
- intra- und extrakapilläre GN mit Halbmondbildung
- interstitielle Begleitnephritis

Prognose: Partialheilung

5.2.3 Chronische Glomerulonephritiden mit oligosymptomatischem Verlauf

Chronische GN mit oligosymptomatischem Verlauf

Definition. Als *chronisch* wird eine GN bezeichnet, wenn sie länger als 2 Jahre besteht, als *oligosymptomatisch*, wenn sie sich im wesentlichen durch Harnanomalien in Form kleiner Proteinurie oder Hämaturie äußert. Obwohl fast alle GN-Typen, zumindest phasenweise, oligosymptomatisch verlaufen können, stehen hier *2 Formen* im Vordergrund:

- besteht länger als 2 Jahre
- oligosymptomatischer Verlauf: Hämaturie, Proteinurie

- **Mesangiale Glomerulonephritis** (Abb. 34–3d), insbesondere **IgA-Nephritis**. Pathomorphologisch besteht eine Verdickung des Mesangiums mit Zell- und Matrixvermehrung. Diese kann im Laufe der Zeit (je nach Schweregrad Jahre bis Jahrzehnte) auf die Schlingen übergreifen und zu deren Obliteration führen.

2 Formen:
1. mesangiale GN (IgA-Nephritis)
- Zell- u. Matrixvermehrung im Mesangium

- **Minimalglomerulitis.** Die Glomerula zeigen histologisch nur eine minimale Mesangiumverdickung. Dementsprechend besteht keine Obliterationstendenz (gute Prognose).

2. Minimal-GN
- minimale Mesangiumverbreiterung

Immunpathogenetisch überwiegt in beiden Fällen eine IgA-Ablagerung (meist mit IgG und C3). Der IgA-Spiegel im Serum ist in vielen Fällen erhöht *(IgA-Nephritis Berger)*.

immunpathogenetisch:
- IgA-Ablagerung (IgG und C3)

5.2.4 Chronische Glomerulonephritiden mit großer Proteinurie

Chronische GN mit großer Proteinurie

Die große Proteinurie (>3 g/24 h) als gemeinsames Merkmal dieser Gruppe führt bei längerem Bestand zum **nephrotischen Syndrom (NS)**: Hypoprotein-

- **große Proteinurie** (> 3 g/24 h) → nephrotisches Syndrom ämie, Hypercholesterinämie, allgemeine Ödeme. Es finden sich sowohl morphologisch als auch pathogenetisch sehr unterschiedliche Glomerulaläsionen, zudem mit unterschiedlicher Häufigkeitsverteilung im Erwachsenen- und Kindesalter.

5 Formen:
1. (peri-) membranöse GN
- diffuse Verdickung der Schlingenbasalmembran durch subepitheliale Immundepots

immunpathogenetisch: granuläres Perlschnurmuster (IgG u. C)

• **(Peri-) Membranöse Glomerulonephritis** (Abb. 34–3e). Die Bezeichnung *membranös* rührt von einer pathomorphologisch diffusen Verdickung der Schlingenbasalmembran her, primär bedingt durch Einlagerung von Immundepots auf der Außenseite (subepithelial, perimembranös).

Immunpathogenetisch handelt es sich um eine **Immunkomplexerkrankung** (granuläres perlschnurartiges Ablagerungsmuster für IgG und Komplement), wobei das Antigen in der Mehrzahl der Fälle noch nicht bekannt ist. Selten Hepatitis-B-Virus- oder medikamentenassoziiert.

2. fokal-segmentale Sklerose
- segmentale Sklerosierung der Glomerula
- Pathogenese unklar
- IgM- u. C3-Ablagerungen → Niereninsuffizienz

• **Fokal-segmentale Sklerose** (Abb. 34–3f). Pathomorphologisches Merkmal sind segmentale Sklerosierungen der Glomerula, zunächst fokal in Marknähe, später in der gesamten Rinde. Die nicht sklerosierten Kapillaren sind erhöht eiweißpermeabel, also im Prinzip diffuser Progreß. Pathogenese unklar. Charakteristisch sind die immunhistologisch feststellbaren IgM- und C3-Ablagerungen. Der durch Steroide nicht beeinflußbare Prozeß schreitet zur Verödung und damit zur *terminalen Niereninsuffizienz* fort.

3. membranoproliferative GN
- Verdickung der Schlingen mit mesangialer, endokapillärer Proliferation

3 Subtypen:
- subendotheliale Depots
- dichte membranöse Depots
- gemischte Depots u. BM-Destruktion

• **Membranoproliferative Glomerulonephritis** (Abb. 34–3g). Merkmal dieser GN ist eine Verdickung der Schlingen *(membrano)* in Verbindung mit mesangialer und endokapillärer Proliferation *(proliferativ)*. Man unterscheidet *3 Subtypen*: **I.** mit *subendothelialen Depots*, **II.** mit dichten *intramembranösen Depots*, **III.** mit *gemischten Depots* und Destruktion der Basalmembran.

Immunpathogenetisch ist der Typ II durch eine alternative Komplementaktivierung (C3-Nephritis-Faktor im Serum als Autoimmunmechanismus mit persistierender Hypokomplementämie) gekennzeichnet. Auch bei Typ I und Typ III, die immunkomplexbedingt sind, zeigt ein Teil der Fälle eine länger dauernde Hypokomplementämie.

4. mesangiale GN
- IgA-Nephritis (selten)
- IgM + C-Ablagerungen

• **Mesangiale Glomerulonephritis.** Abgesehen von der IgA-Nephritis, die auch einmal mit großer Proteinurie einhergehen kann, gibt es eine kleine Gruppe hochproteinurischer mesangialer GN, meist mit IgM und Komplement, deren nosologische Stellung noch unklar ist.

5. minimal-change-Nephrose
- chronisch-rezidivierend mit selektiver Proteinurie

Morphologie:
- GN lichtmikroskopisch normal oder mit geringer Mesangiumverbreiterung
- Fußfortsatzverschmelzung
- Eiweiß- u. Lipoidspeicherung in proximalen Tubuli

immunpathogenetisch:
- Dysfunktion im T-Zell-System

• **Minimal-change-Nephrose.** Chronisch-rezidivierend auftretende Erkrankung mit hochgradiger (selektiver) Proteinurie, die therapeutisch praktisch immer auf Steroide bzw. Immunsuppressiva anspricht. Vorwiegend im Kindesalter auftretend. **Pathomorphologisch** sind die Glomerula im Mikroskop normal *(nil)* oder sie zeigen eine diskrete Mesangiumverdickung *(minimal)*. **Elektronenmikroskopisch:** normaler Aspekt der Basalmembran, jedoch Umwandlung der Fußfortsätze in breite Platten (sog. Fußfortsatzverschmelzung). Die proximalen Tubuli speichern Eiweiß und Lipoide (daher die klinisch, vor allem in der Pädiatrie, übliche Bezeichnung: **Eiweiß-Lipoid-Nephrose**).

Immunpathogenetisch besteht eine Dysfunktion im T-Zell-System, offenbar mit Abgabe eines lymphokinartigen Stoffes mit der Folge einer Permeabilitätserhöhung der GBM. Steroide greifen (supprimierend) in das T-Zell-System ein.

Da proliferative oder sklerosierende Veränderungen fehlen, kommt es niemals zur terminalen Niereninsuffizienz.

Glomerulonephritiden bei Systemerkrankungen

5.2.5 Glomerulonephritiden bei Systemkrankheiten

Als Systemkrankheiten werden hier solche Krankheiten bezeichnet, bei denen eine immunbedingte Entzündung des Gefäßsystems mit Betroffensein bestimmter Regionen/Organe besteht, wobei die Niere einbezogen ist.

1. GN bei SLE

5.2.5.1 GN bei systemischem Lupus erythematodes: Lupusnephritis

- Autoimmunphänomen mit immunkomplexbedingter Gewebeschädigung → **Lupusnephritis**

Bei einem systemischen Lupus erythematodes (SLE) – einer überwiegend das weibliche Geschlecht betreffenden Erkrankung mit Autoimmunphänomenen und immunkomplexbedingter Gewebeschädigung unter bevorzugter Beteiligung antinukleärer Antikörper – kommt es zu einem hohen Prozentsatz zu einer GN: *Lupusnephritis.* Diese kann unterschiedlich ausgeprägt sein: Minimalglomerulitis, mesangiale GN, fokal-proliferative GN, diffus-proliferative GN, membranöse GN, GN mit membranoproliferativem Muster. Eine extrakapilläre Proliferation (Halbmondbildung) kann hinzutreten. Bei den schweren Formen mit Membranbeteiligung häufig ausgeprägte subendotheliale Depots (Drahtschlingenphänomen).

- unterschiedlich starke GN, u. U. mit Halbmondbildung und subendothelialen Depots

Die *Immundepots* enthalten IgG, IgM, IgA, C3, C1q, C4; nicht selten ist auch die Antigen-DNS darin nachweisbar.

- Ablagerungen von IgG, IgM, IgA, C3, C1q, C4

Die *Prognose* verschlechtert sich in der oben angegebenen Reihenfolge der GN-Formen bis hin zur *terminalen Niereninsuffizienz* als Todesursache.

→ terminale Niereninsuffizienz

5.2.5.2 GN bei Goodpasture-Syndrom

2. GN bei Goodpasture-Syndrom

Das Goodpasture-Syndrom ist eine autoimmune Antibasalmembranerkrankung der Lungen und Nieren, wobei als Goodpasture-Antigen die C-terminale Domäne NC1 des Kollagen-IV-Moleküls der Basalmembran definiert ist. Die Nieren entwickeln pathomorphologisch eine intra- und extrakapillär-proliferative, z. T. nekrotisierende GN vom rasch-progressiven Typ. Nach fokalem Beginn weisen mehr als 80 % der Glomerula Halbmonde auf. Immunhistologisch findet sich ein lineares Muster (IgG, C3).

- **autoimmune Antibasalmembranerkrankung der Lungen und Nieren**

Morphologie:
intra- und extrakapilläre proliferative GN mit linearem IgG- und C3-Muster

5.2.5.3 GN bei Wegener-Granulomatose

3. GN bei Wegener-Granulomatose

Die Wegener-Granulomatose ist eine granulomatöse nekrotisierende Arteriitis insbesondere der *oberen Atemwege* (Nase!) und *Lungen.* Primäre Pathogenese unklar; beteiligt (und diagnostisch bedeutsam) sind antineutrophile zytoplasmatische Antikörper (ANCA). Bei 60–80 % der Fälle kommt es zu einer fokal-nekrotisierenden bzw. intra- und extrakapillären (rasch-progressiven) GN, jedoch nur verbunden mit IgG/IgM- und C3-Ablagerungen.

- **granulomatöse nekrotisierende Arteriitis,** bes. Nase, Lungen
- fokal nekrotisierende intra- und extrakapilläre GN
- Ablagerungen von IgG, IgM, C3

5.2.5.4 GN bei Schoenlein-Henoch-Syndrom

4. GN bei Schoenlein-Henoch-Syndrom

Diese mit Blutungen an Haut (insbesondere untere Extremitäten) und Schleimhäuten (insbesondere Magen-Darm) einhergehende Erkrankung (m > w) beruht auf einer immunbedingten systemischen Gefäßläsion unter besonderer Beteiligung von IgA-Ablagerungen. Bei nahezu 50 % der Fälle tritt eine Nierenbeteiligung in Form einer IgA-positiven GN auf. Diese reicht von minimalen Läsionen über eine betont fokal-segmentale GN bis zur diffusen mesangialen endokapillären GN mit extrakapillären Proliferationen. In dieser Reihenfolge verschlechtert sich auch die Prognose der Schoenlein-Henoch-Nephritis.

- **immunbedingte systemische Gefäßläsion mit Beteiligung von IgA-Ablagerungen**
- IgA-positive GN
- fokal-segmental bis zu diffuser mesangialer endokapillärer GN mit extrakapillärer Proliferation

5.2.6 Glomerulonephritische Schrumpfniere

Glomerulonephritische Schrumpfniere

Unter den Ursachen der terminalen Niereninsuffizienz steht die GN an erster Stelle. Dies beruht im wesentlichen auf *3 Faktoren:*

- Glomerulonephritiden sind überwiegend diffuser Natur und neigen – von den erwähnten Ausnahmen abgesehen – zur *Verödung der Schlingenkonvolute* durch Sklerosierung.
- Es besteht zumeist eine interstitielle *Begleitnephritis,* die in Fibrose mit Verödung des intertubulären Kapillarnetzes übergeht.
- Als Folge der *renoparenchymatösen Hypertonie* entwickelt sich eine Arteriosklerose, insbesondere eine *Arteriolosklerose.*

Alle 3 Faktoren führen zum Versiegen der Glomerulumfiltration und zur ischämisch bedingten Parenchymschrumpfung (Nierengewicht: 70–100 g). Die Folge ist eine chronische Urämie, die mit den verschiedenen Formen der Nierenersatztherapie (Dialyse, Transplantation) behandelt werden kann.

Ursachen:
1. Verödung der Schlingenkonvolute
2. interstitielle fibrosierende Begleitnephritis
3. renoparenchymatöse Hypertonie mit sekundärer Arteriosklerose

Folgen:
- Glomerulumfiltration ↓
- ischämische Parenchymschrumpfung
- Organmasse 70–100 g
- Urämie

Nicht-entzündliche Glomerulopathien

6. Nicht-entzündliche Glomerulopathien

Amyloidose

6.1 Amyloidose

- **Ablagerungen an Basalmembranen**

Im Rahmen generalisierter Amyloidosen kommt es mit unterschiedlicher Häufigkeit zu einer Beteiligung der Nieren, die wegen ihres Reichtums an *Basalmembranen*, dem *Ablagerungsort des Amyloids*, dazu besonders disponiert sind.

- **Typ AA:**
- an Glomerula
- Arterien/Arteriolen
- intertubuläre Kapillaren

4 Stadien

An erster Stelle steht der **Typ AA**, bei dem vornehmlich die Glomerula, aber auch die Arterien bzw. Arteriolen und die intertubulären Kapillaren betroffen sind. In den Glomerula beginnt die Amyloidablagerung bemerkenswerterweise in den Mesangien und greift dann auf die Schlingen über. Zum Zeitpunkt der ersten Nierenbiopsie kann man *4 Stadien* unterscheiden: **I.** nur im Mesangium (12 %), **II.** Mesangium und <50 % der Schlingen (43 %), **III.** Mesangium und >50 % der Schlingen (34 %), **IV.** amyloidotische Verödung (11 %).

klinisches Leitsymptom: große Proteinurie

Klinisch besteht eine überwiegend *große Proteinurie* mit nephrotischem Syndrom. Mit Fortschreiten kommt es zur *Amyloidschrumpfniere* (terminale Niereninsuffizienz).

- **Typ AL:**
- Arterien
- Glomerula → Proteinurie

Beim **Typ AL** steht der Arterienbefall im Vordergrund (klinisch asymptomatisch), aber auch die Glomerula können betroffen sein (klinisch große Proteinurie).

Diabetische Glomerulosklerose

6.2 Diabetische Glomerulosklerose

- **nach ca. 10 Jahren, kombiniert mit Arteriosklerose**
- L. densa-Verbreiterung der GBM mit Kapillarerweiterung
- mesangiale Sklerose (diffus oder nodulär) → **diabetische GS Kimmelstiel-Wilson**

Als Teil der durch einen Diabetes mellitus hervorgerufenen *Mikroangiopathie* entwickelt sich nach etwa 10 Jahren in den Nieren sehr häufig eine Glomerulumaffektion, i. d. R. kombiniert mit einer Arteriolosklerose (-hyalinose) des Vas afferens und des Vas efferens. Führendes Phänomen ist eine *Verbreitung der Lamina densa* der glomerulären Basalmembran (GBM), z. T. verbunden mit einer *aneurysmatischen Erweiterung* der Kapillaren. Nach einiger Zeit kommt es zu einer Matrixvermehrung *(Sklerose)* der Mesangien, die entweder mäßiges Ausmaß aufweisen *(diffuse Form)* oder zu großen Knoten, Noduli, heranwachsen *(noduläre Form).*

⇒

> *Matrix-Noduli* sind charakteristisch für die **diabetische Glomerulosklerose (Kimmelstiel-Wilson)**. Die *Verdickung der GBM* ist das Substrat des klinischen Hauptsymptoms: einer meist *großen Proteinurie.*

→ Glomerulaverödung und obliterierende Arteriosklerose

Im weiteren Verlauf kommt es zu zunehmender Verödung (Sklerosierung) der Glomerula, die zusammen mit der obliterierenden Arteriolosklerose zur Schrumpfniere mit *terminaler Niereninsuffizienz* führt.

Gammopathische Glomerulopathie

6.3 Gammopathische Glomerulopathie

1. Plasmozytomniere
2. Amyloidose
3. gammopathische Glomerulopathie
Mikroskopie:
- noduläre Sklerose
Klinik:
- Proteinurie

Gammopathien, speziell Plasmozytome mit Leichtkettenproduktion, können zu verschiedenen Affektionen an der Niere führen: zur *Plasmozytomniere* (s. Abschn. 7.2), *Amyloidose AL* (s. Abschn. 6.1) und zur *gammopathische Glomerulopathie.* Letztere kann einer nodulären diabetischen Glomerulosklerose mikroskopisch täuschend ähnlich sehen (Unterscheidung nur elektronenmikroskopisch und immunhistologisch möglich). *Klinisch* besteht eine Proteinurie, normale Serumproteine betreffend.

Gestoseniere

6.4 Gestoseniere (Eklampsieniere)

Symptom-Trias (EPH-Gestose):
- **Ödem**
- **Proteinurie**
- **Hochdruck**

In der zweiten Hälfte der Schwangerschaft kann es zu glomerulären Veränderungen kommen in Verbindung mit dem klinischen Syndrom der *EPH-Gestose* (Ödeme, Proteinurie, Hypertonie), das nach der Entbindung verschwindet.

Heute verwendet man anstelle von EPH-Gestose besser die Bezeichnung *hypertensive Erkrankungen in der Schwangerschaft (HES).*

Pathomorphologisch weisen die Glomerula eine hydropische Endothelschwellung (endotheliotrope Läsion unklarer Genese) und eine Fibrinablagerung zwischen Basalmembran und Endothel auf. Nach Schwangerschaftsende erfolgt i. d. R. eine Restitutio ad integrum. Besteht das klinische Syndrom, insbesondere die Proteinurie, fort, hat es sich meist um eine sog. *Pfropfgestose* gehandelt, d. h. um eine vorbestehende anderweitige Glomerulumerkrankung, überwiegend Glomerulonephritis, mit aufgepfropfter Gestoseläsion. Diagnostische Klärung nur durch Nierenbiopsie möglich!

Morphologie:
- hydropische Endothelschwellung
- Restitutio ad integrum nach Schwangerschaftsende

6.5 Hereditäre Nephropathien (Basalmembranopathien)

Hereditäre Basalmembranopathien

6.5.1 Alport-Syndrom

Alport-Syndrom

Hereditäre Erkrankung, autosomal-dominant, jedoch Y-chromosomal beeinflußt (beim männlichen Geschlecht ungünstig verlaufend!) mit *Nierenschädigung* und häufig *Innenohrschwerhörigkeit* sowie z. T. *Augenanomalien.* Ausdruck des genetischen Defekts ist das Fehlen oder die unvollständige Ausbildung des Goodpasture-Antigens in den GBM der Alport-Patienten.

- autosomal-dominant
- **Nierenschädigung + Innenohrschwerhörigkeit und Augenanomalien**
- Goodpasture-Ag fehlt oder unvollständig ausgebildet

Klinik. Beginnend im frühen Kindesalter mit Hämaturie, meist auch Proteinurie. Bei Männern langsames Fortschreiten zur Niereninsuffizienz, zuerst manifest im 2. Lebensjahrzehnt; bei Frauen selten bis zur Niereninsuffizienz führend.

Klinik:
- Proteinurie im Kindesalter
- bei Männern zur Niereninsuffizienz führend

Pathomorphologisch führen das nur elektronenmikroskopisch diagnostizierbare *Splitting-Phänomen* (verbreiterte, in Lamellen aufgegliederte Basalmembran) sowie das *Thinning-Phänomen* der GBM (auf 1/3 der Norm = ca. 10 nm reduzierte Dicke der Basalmembran) zur Diagnose (letzteres wahrscheinlich Primärläsion). Im weiteren Verlauf zunehmende Sklerosierung der Glomerula sowie Fibrosierung des Interstitiums *(Schrumpfniere).*

Pathomorphologie:
- „Splitting"-Phänomen
- „Thinning"-Phänomen

→ Schrumpfniere

6.5.2 Syndrom der dünnen Basalmembran (benigne familiäre Hämaturie)

Syndrom der dünnen Basalmembran

Familiär oder sporadisch auftretende Glomerulumläsion, gekennzeichnet durch das *Thinning-Phänomen* (GBM-Dicke auf 1/3 der Norm reduziert, nur elektronenmikroskopisch diagnostizierbar). Klinisch stehen im Vordergrund rezidivierende Mikro- oder Makrohämaturien, sowohl im Kindesalter als auch im Erwachsenenalter auftretend. Im Gegensatz zum Alport-Syndrom kein Fortschreiten zur Niereninsuffizienz.

- familiär oder sporadisch auftretende Glomerulumläsion
- GBM ↓

Klinik:
- rezidivierende Mikro- oder Makrohämaturie
- keine Niereninsuffizienz

6.5.3 Kongenitales nephrotisches Syndrom vom finnischen Typ

Kongenitales nephrotisches Syndrom vom finnischen Typ

Autosomal-rezessive hereditäre Erkrankung, vornehmlich in der finnischen Bevölkerung vorkommend. In der Regel mit der Geburt auftretendes schweres, therapeutisch nicht beeinflußbares und im 1. Lebensjahr zum Tode führendes nephrotisches Syndrom. Die Natur des Defekts der GBM ist noch nicht bekannt.

- autosomal-rezessiv
- therapeutisch nicht beeinflußbar
- Tod im 1. Lebensjahr

7. Tubulopathien

Tubulopathien

7.1 Tubuläre Speicherungsnephrosen

Tubuläre Speicherungsnephrosen

Definition. Der Begriff *Nephrose* ist eine Sammelbezeichnung für Zustände, die mit der *Speicherung von bestimmten Substanzen in den Tubulusepithelien* einhergehen. Dabei werden die vermehrt glomerulär filtrierten Substanzen von den Hauptstückepithelien über Endozytoseprozesse resorbiert und den Lysosomen zugeführt. *Mikroskopisch* werden kleine intrazytoplasmatische Kugeln sichtbar, deren Färbecharakteristika von der gespeicherten Substanz abhängen.

Nephrose:
- intralysosomale Speicherung von Substanzen in den **Tubulusepithelien**

oder:

- Bildung **tubulärer Zylinder**
- **Ausscheidung über Harn möglich (Diagnostik)**

Einige der speicherungsfähigen Substanzen können auch im Tubuluslumen ausfallen und sog. *tubuläre Zylinder* bilden. Die Zylinder können die betreffenden Nephrone blockieren oder mit dem Harnstrom in den Urin gelangen und hier mikroskopisch nachgewiesen werden.

- **Proteinnephrose**
- hyalintropfige Eiweißspeicherung mit eosinophilen hyalinen Kugeln in Tubuli
- Permeabilitätsstörungen

→ Eiweiß-Lipoid-Nephrose

• **Proteinnephrose.** Mikroskopisch eosinophile hyaline Tropfen im Zytoplasma *(hyalintropfige Eiweißspeicherung)*, kombiniert mit hyalinen Eiweißzylindern. Vorkommen bei verstärktem Durchtritt von Plasmaeiweißen (Albumine, Globuline) infolge Permeabilitätserhöhung des glomerulären Kapillarfilters, z.B. Glomerulonephritiden, Amyloidose etc. Bei starker Permeabilitätsstörung (große Proteinurie >3 g/24 h) außerdem Cholesterinspeicherung in Tubuli und Interstitium (Schaumzellen). Führt zum Begriff *Eiweiß-Lipoid-Nephrose* (s. Abschn. 5.2.4).

- **Chromoproteidnephrose**
  Speicherung von
- Myoglobin
- Hämoglobin

→ Chromoproteidzylinder, z. B. bei Crush-Niere

• **Chromoproteidnephrose.** Gespeichert werden Proteine mit Eigenfarbe: *Myoglobin* (bräunlich) und *Hämoglobin* (gelblich); dazu entsprechende Chromoproteidzylinder. Vorkommen bei der *Crush-Niere*: akutes Nierenversagen mit Chromoproteidzylindern nach massiver Zerstörung von Skelettmuskulatur oder Erythrozyten (z.B. schweres Trauma, Rhabdomyolyse bei Alkoholintoxikation, schwere akute Hämolyse).

- **cholämische Nephrose**
- Speicherung von Bilirubin

• **Cholämische Nephrose.** Speicherung von *Bilirubin* bei Ikterus; dadurch grün-gelbe Parenchymverfärbung.

- **osmotische Nephrose**
- Rückresorption von hyperosmolaren Infusionslösungen
- kleinvakuoläre Tubulustransformation
- **seltene Speicherungsnephrosen**

• **Osmotische Nephrose.** Folge einer Rückresorption von therapeutischen hyperosmolaren Infusionslösungen (z.B. Dextrane, Mannit, Harnstoff). Mikroskopisch kleinvakuoläre Transformation des Zytoplasmas der proximalen Tubulusepithelien. Kein negativer Einfluß auf Nierenfunktion oder Prognose.

• **Seltene Speichernephrosen** können *Glykogen* (diabetische Glukosurie), *Siderin* (Hämolyse) und *Melanin* (malignes Melanom) betreffen.

Plasmozytomniere

- Durchtritt von L-Ketten durch das glomeruläre Filter

7.2 Plasmozytomniere

Häufigste Form der Nierenbeteiligung bei Plasmozytomen (ca. 50 %), insbesondere bei solchen mit L-Ketten-Überproduktion (früher: Paraproteinämie), Durchtritt der relativ kleinen L-Ketten-Moleküle (MG: 22,5 KD) durch das unversehrte glomeruläre Filter.

Praxishinweis: Bence-Jones-Proteinurie

Es entsteht eine **Bence-Jones-Proteinurie** mit L-Ketten im Urin.

Morphologie:
- kristalloide Eiweißzylinder
- Tubuluszerstörung
- Fremdkörperriesenzellreaktion
- direkte toxische Wirkung der Eiweiße auf die Tubuli

→ akutes Nierenversagen oder chronische Niereninsuffizienz

Durch Wasserresorption im proximalen Tubulus kommt es zur Eindickung des monoklonalen Eiweißes mit Bildung von sperrigen, manchmal kristalloiden Zylindern im distalen Tubulus mit Tubuluszerstörung und Fremdkörperriesenzellreaktionen. Außerdem diffuse „toxische" Einwirkung der L-Ketten auf das Tubulusepithel (z.B. erworbenes *Fanconi-Syndrom*). Es kommt entweder zum akuten Nierenversagen oder über eine reaktive interstitielle Fibrose zu einer langsam progredienten Niereninsuffizienz. Diese kann klinisch erstes Zeichen einer Plasmozytomerkrankung sein.

Toxische Tubulopathien

- Tubuluszellschädigung durch tubulotoxische Substanzen
- uncharakteristische Schädigung u. U. selektiver Nephronabschnitte
- Schädigung dosisabhängig

durch:
1. **Antibiotika**
- Autolysosomen ↑
- Nekrosen

7.3 Toxische Tubulopathien

Hierunter werden dosisabhängige Tubuluszellschädigungen infolge akuter oder chronischer Einwirkung tubulotoxischer Substanzen verstanden. Morphologisch meist uncharakteristisches Schädigungsbild. Nachfolgend genannte Toxine schädigen oft selektive Nephronabschnitte. Bei akuter Toxizität: Funktionsstörungen bis zum akuten Nierenversagen, ggf. reversibel. Bei chronischer Toxizität: irreversibler Funktionsverlust. Verantwortlich können sein (daher Dosis beachten):

• **Antibiotika.** *Aminoglykoside* (besonders Gentamycin, Tobramycin, Amikacin): Morphologisch Autolysosomenvermehrung und Nekrosen proximaler Tubulusepithelien.

• **Zytostatika, Immunsuppressiva.** *Platin: Cis-Dichlorodiaminplatinum II.* Applikation von 2 mg/kg Körpergewicht führt bei 1/3 der Patienten zum manifesten Nierenschaden. Nekrosen besonders in distalen Tubuli und Sammelrohren; Tubulusepithelmegalisierungen mit Riesenkernen und mehrkernigen epithelialen Riesenzellen. *Methotrexat, Streptozotocin:* Tubuläre Nekrosen mit tubulären Funktionsausfällen. *Ciclosporin A:* s. Abschn. 11.2.

2. Zytostatika, Immunsuppressiva: Platin, Methotrexat, Streptozotocin, Ciclosporin A
- Nekrosen in distalen Tubuli und Sammelrohren
- Tubulusepithelmegalisierung

• **Schwermetalle.** *Quecksilber*, besonders Sublimat ($HgCl_2$): Proximale Tubulusepithelnekrosen. *Blei, Wismut:* Meist chronische Schädigung; jeweils typische Einschlußkörper in Kernen proximaler Tubulusepithelien. *Kadmium:* Vorwiegend chronische Akkumulation; meist Tubulusatrophie mit interstitieller Fibrose.

3. Schwermetalle
- proximale Tubulusepithelnekrosen
- Einschlußkörper (Pb, Wi)
- Tubulusatrophie (Cd)
- interstitielle Fibrose

• **Andere toxische Substanzen.** *Diäthylenglykol (Frostschutzmittel):* Oxalatkristalldepots in vielen Organen, besonders in Tubuluslumina; akutes Nierenversagen. *Methoxyfluran, Halothan (Anästhetika):* Kalziumoxalat-Kristallablagerungen in distalen Tubuli und Sammelrohren; akutes Nierenversagen.

4. andere:
- Diäthylenglykol, Methoxyfluran, Halothan u. a.

7.4 Hereditäre Tubulopathien

Hereditäre Tubulopathien

Definition. Hereditäre Krankheitsbilder, deren Ursache in Transportstörungen bestimmter Moleküle in den Tubuli oder Sammelrohren liegt.

Transportstörung von Molekülen in Tubuli und Sammelrohren

• **Familiäre renale Glukosurie.** Meist autosomal-dominant, seltener autosomal-rezessiv. Isolierte Glukoseausscheidung im Urin infolge einer verminderten Zahl an Glukoserezeptoren in den Tubulusepithelien (Typ A) oder einer verminderten Affinität der Rezeptoren für Glukose (Typ B). Keine morphologischen Veränderungen.

• **Zystinurie.** Autosomal-rezessiv, selten. Verlust der dibasischen Aminosäuren Zystin, Lysin, Arginin und Ornitin über den Urin infolge verminderter Rückresorptionskapazität des gemeinsamen Transportsystems im Tubulus. Vermehrt Zystinkristalle im Urin. Bildung von zystinhaltigen Nierensteinen im Kindesalter, seltener im Erwachsenenalter.

• **familiäre renale Glukosurie**
- autosomal-dominant, selten: autosomal-rezessiv
- isolierte Glukoseausscheidung im Urin
- **Typ A:** Glukoserezeptoren ↓
- **Typ B:** Rezeptoraffinität ↓

• **Zystinurie**
- autosomal-rezessiv
- vermehrt Zystinkristalle im Urin

• **Debré-Toni-Fanconi-Syndrom.** Charakterisiert durch renale Aminoazidurie und Glukosurie, renal-tubuläre Azidose, erhöhte Phosphat-Clearance, Osteomalazie oder Rachitis. Vorkommen auf der Basis eines primär genetischen Defekts (idiopathische Form) oder häufiger sekundär im Rahmen von anderen angeborenen (z. B. Zystinose, M. Wilson) oder erworbenen (z. B. Schwermetallintoxikation, selten Plasmozytom) Erkrankungen.

• **Debré-Toni-Fanconi-Syndrom**
- renale Aminoazidurie
- Glukosurie
- renal-tubuläre Azidose
- Phosphat-Clearence ↑
- Osteomalazie, Rachitis
- auf der Basis primär genetischer Defekte

• **Renal-tubuläre Azidose.** Autosomal-dominant. Störung der Wasserstoffionensekretion oder einer übermäßigen Rückdiffusion sezernierter Wasserstoffionen im Bereich der Sammelrohre *(Typ I)* oder der proximalen Tubuli *(Typ II)*. Genetisch bedingte Erkrankungen mit **Typ-I-Azidose**: Sichelzellanämie, Marfan-Syndrom, hereditäre Eliptozytose u. a. **Typ-II-assoziiert:** M. Wilson, Galaktosämie, Zystinose, hereditäre Fruktosetoleranz u. a. *Komplikationen:* Hyperkalziurie, Nephrokalzinose, Nephrolithiasis. Natriumverarmung führt zur Muskelschwäche. Knochenschmerzen durch Osteomalazie. Entwicklung einer Niereninsuffizienz (sehr langsam) möglich.

• **renal-tubuläre Azidose**
- autosomal-dominant
- Störung der Wasserstoffionensekretion oder Rückresorption ↑

Typ I: in Sammelrohren
Typ II: in proximalen Tubuli

• **Renaler Diabetes insipidus.** X-chromosomal, rezessiv? Resistenz der renalen Sammelrohre gegenüber Vasopressin. Störung führt zu Polydypsie, Polyurie und Dehydratation.

• **renaler Diabetes insipidus**
- X-chromosomal-rezessiv
- Vasopressinresistenz der Sammelrohre

• **Hereditäre hypophosphatämische Rachitis (Phosphatdiabetes).** X-chromosomal-dominant. Gruppe von Erkrankungen mit vererbter Hypophosphatämie, Rachitis oder Osteomalazie. Es besteht Vitamin-D-Resistenz. Reduzierte renale Phosphatrückresorption und reduzierte enterale Kalzium-Phosphat-Resorption, daher Hypophosphatämie und Hyperphosphaturie.

• **hereditäre hypophosphatämische Rachitis (Phosphatdiabetes)**
- X-chromosomal-dominant
- Vitamin-D-Resistenz
- reduzierte Phosphatrückresorption
- enterale Kalzium-Phosphat-Resorption

Tubulopathien infolge metabolischer Störungen

7.5 Tubulopathien infolge metabolischer Störungen

Zahlreiche hereditäre Enzymdefekte **(Enzymopathien)** gehen mit einer Nierenbeteiligung einher.

Zystinose

- autosomal-rezessiv
- intralysosomale Zystinspeicherung
- **infantile** und **juvenile** Manifestation mit Nierenbeteiligung

7.5.1 Zystinose

Autosomal-rezessiv. Intrazellulär-lysosomale Speicherung von freiem Zystin aus Eiweißabbau in kristalliner Form in den inneren Organen aufgrund eines metabolischen Defekts. Speicherung besonders in Leukozyten, Makrophagen, Fibroblasten, Cornea u. a. **Infantile** (Manifestation meist Ende des 1. Lebensjahres), **juvenile** (2.–20. Lebensjahr) und **adulte** Form als Verlaufsvarianten. Renale Beteiligung bei der infantilen und juvenilen Verlaufsform.

Klinik:
- langsam progredient

Klinik. Proximal tubuläre Funktionsdefekte (Fanconi-Syndrom); langsame Progredienz bis zur terminalen Niereninsuffizienz, besonders bei infantiler Form.

Histologie:
- kristalline intralysosomale Zystinablagerungen
- Tubulusatrophie, Fibrose

Histologie. Kristalline Zystinablagerungen in Lysosomen, besonders der proximalen Tubulusepithelien, interstitiellen Makrophagen und den Podozyten der Glomerula. Später Tubulusatrophie und interstitielle Fibrose.

Oxalatnephropathie

7.5.2 Oxalatnephropathie

Kalziumoxalat-Monohydrat-Kristallablagerung aufgrund einer erhöhten Oxalatausscheidung im Urin; häufig.

1. primäre Hyperoxalose
- zytoplasmatische Alpha-Ketoglutarat-Glyoxylat-Karbolidase defekt

• **Primäre Hyperoxalose.** Autosomal-rezessive Erbkrankheit, für die Niere nur wichtig Typ I (Defekt der zytoplasmatischen Alpha-Ketoglutarat-Glyoxylat-Karbolidase). Ablagerung von Kalziumoxalatkristallen (doppelbrechend, spektralfarbig) in Tubuluslumina mit nachfolgender Tubuluszerstörung, reaktiver interstitieller Entzündung und Nierenparenchymzerstörung bis zur Schrumpfniere. Beginn meist vor dem 5. Lebensjahr.

2. sekundäre Hyperoxalurie
- renale Ausscheidungsstörung bei Urämie, Azidose
- vermehrte Aufnahme von Oxalatvorstufen

• **Sekundäre Hyperoxalurie.** Häufig. **1.** Infolge renaler Ausscheidungsstörung im Rahmen einer Urämie, vor allem bei Azidose. **2.** Folge einer vermehrten Aufnahme von Oxalatvorstufen, z. B. chronische Darmerkrankungen, chronische Pankreatitis, Äthylenglykolvergiftung u. a.

Nephrokalzinose

7.5.3 Nephrokalzinose

• **dystrophische Verkalkung**

• **Dystrophische Verkalkung (Kalknephrose).** Kalksalzbeladung von Nekrosen (Einzelzellnekrosen, Infarkte). Klinisch wenig bedeutsam.

• **metastatische Verkalkung**
- primärer Hyperparathyreoidismus
- maligne Tumoren
- Vitamin-D-Vergiftung
- M. Paget

→ Niereninsuffizienz

• **Metastatische Verkalkung.** Kalksalzausfällungen bei Hyperkalzämie und Hyperkalziurie verschiedenster Ursachen: primärer Hyperparathyreoidismus, maligne Tumoren mit Knochenzerstörung (osteogene Tumoren, Skelettmetastasen, Plasmozytom), Vitamin-D-Vergiftung, M. Paget des Knochens u. a. Bevorzugte Verkalkungsorte: intratubuläre Eiweißzylinder, Tubulusepithel (Mitochondrien- und Lysosomenverkalkung), tubuläre Basalmembranen, interstitielle Kalkablagerungen an Mukoproteinen der Grundsubstanz und kollagenen Fasern; dazu Gefäßwände. Kann zur Niereninsuffizienz führen.

Uratnephropathie

7.5.4 Uratnephropathie

1. akute Uratnephropathie
- bei Anfall großer Harnsäuremengen → Ausfall von Uraten in Sammelrohren
- gelbliche Streifung (sog. Harnsäureinfarkt)

Ursachen:
- Erythroblastenzerfall
- Tumorgewebszerfall

→ Niereninsuffizienz

• **Akute Uratnephropathie.** Bei akutem Anfall von großen Harnsäuremengen, insbesondere bei niedrigem pH-Wert und hoher Urinkonzentrierung, kommt es zur Ausfällung von Natrium- und Ammoniumurat in den Sammelrohren, die dann makroskopisch als gelbliche Streifung der Pyramiden erkennbar werden (sog. *Harnsäureinfarkt*, hat jedoch mit einem echten Infarkt nichts zu tun).
Ursachen des Harnsäureanfalls können sein: physiologischer Erythroblastenzerfall bei Neugeborenen – i. d. R. keine Funktionsbeeinträchtigung; ausgedehnter Tumorgewebszerfall, spontan oder infolge Chemotherapie, besonders bei myeloproliferativen Erkrankungen; Hitzschlag. *Klinik:* Nur bei starkem Ausmaß Niereninsuffizienz.

2. chronische Uratnephropathie (Gichtniere)

- **Chronische Uratnephropathie (Gichtniere).** Ablagerung von Uratkristallen in der Niere bei primärer Hyperurikämie. Ausfällung der typischen nadelartigen Harnsäurekristalle in den Sammelrohrlumina und im Interstitium des Nierenmarks mit Granulombildung (sog. Gichttophi) und sekundärer interstitieller Fibrose.

→ chronische Niereninsuffizienz

Gelegentlich chronische Niereninsuffizienz, diese wahrscheinlich durch Kombination mit Pyelonephritis, diabetischer Nephropathie und hypertensiver Vaskulopathie (Nephrosklerose) bedingt.

8. Interstitielle Nephritiden

Interstitielle Nephritiden

Interstitium → Tubuli → Glomerula

Die interstitielle Nephritis ist eine entzündliche Nierenerkrankung, die sich primär im *Niereninterstitium* abspielt und sekundär auf *Tubuli* und erst spät auf *Glomerula* übergreift.

8.1 Pyelonephritis

Pyelonephritis (PN)

8.1.1 Akute Pyelonephritis

Akute PN
- bakterielle Entzündung des Nierenbeckens und Interstitiums
- aszendierend oder hämatogen
- häufig bei Harnwegsobstruktion

Die Erkrankung entsteht als akute bakterielle Entzündung des Nierenbeckens und des Niereninterstitiums, meist **aszendierend** (Abb. 34–6a) häufig bei Abflußhindernis im Bereich der ableitenden Harnwege (Obstruktion durch Tumoren, Prostatahyperplasie, Urolithiasis oder Fehlbildung), seltener nicht-obstruktiv, z.B. bei Diabetes mellitus. Auch eine **hämatogene** Entstehung kommt vor (Abb. 34–6b).

Makroskopie:
- blaßgelbliches Organ
- Eiterstraßen

Makroskopisch findet sich ein vergrößertes blaß-gelbliches Organ mit unregelmäßig verteilten und unterschiedlich großen gelblichen Bezirken. Auf der Schnittfläche radiäre gelbe Eiterstraßen in Rinde und Mark.

Mikroskopie:
- Tubulusepithelzerstörung
- granulozytäres Exsudat
- Mikroabszesse

Mikroskopisch steht eine Zerstörung der Tubuli im Vordergrund: gelapptkernige Granulozyten durchsetzen das Tubulusepithel und breiten sich im interstitiellen Raum mit Zerstörung der Tubuli und ihrer Basalmembran aus. Bei der hämatogen entstandenen Pyelonephritis treten die Mikroabszesse überwiegend in der Rinde auf, von der sie sich dann auf Mark und Pyelon ausbreiten können.

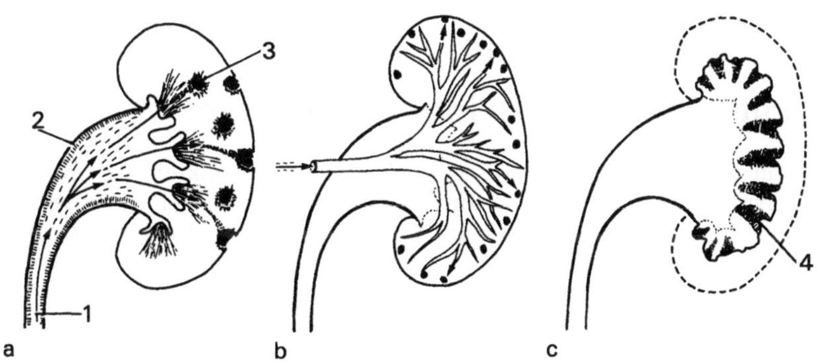

Abb. 34–6: Pyelonephritis. a Akute aszendierende Pyelonephritis. **b** Akute hämatogene Pyelonephritis. **c** Pyelonephritische Schrumpfniere. **1** Ureter, **2** Pyelon, **3** Abszeß, **4** Narbe

8.1.2 Chronisch-destruierende Pyelonephritis

Chronisch-destruierende Pyelonephritis
- bakteriell bedingte chronische Entzündung mit Parenchymdestruktion
- nach rezidivierender Harnwegsinfektion

Chronische, das Parenchym herdförmig zerstörende, bakteriell bedingte Entzündung der Niere. Es besteht eine Obstruktion oder ein vesikoureteraler Reflux mit rezidivierenden Harnwegsinfektionen durch gramnegative Keime. Ohne Obstruktion kommt eine chronische Pyelonephritis kaum vor.

Makroskopie:
- Narben mit Parenchymverlust
- kompensatorisches hypertrophisches Parenchym

Praxishinweis: Schrumpfniere

Mikroskopie:
- Narben
- chronische Entzündung
- lymphoplasmazelluläres Infiltrat
- homogenes Harnmukoid (sog. Pseudostrumabild)
- Tamm-Horsfall-Protein

Makroskopisch stehen unregelmäßig gestaltete, eingesunkene Narben mit Parenchymverlust in Rinde und Mark neben erhabenen Bezirken mit erhaltenem, teilweise hypertrophischem Parenchym im Vordergrund.

Bei langjährigem Verlauf entwickelt sich eine **pyelonephritische Schrumpfniere** (Abb. 34–6c).

Mikroskopisch bietet sich ein Nebeneinander von Narben und chronischer Entzündung mit überwiegend lymphohistio-plasmazellulärem Infiltrat. In der Tubuluslichtung sammelt sich häufig homogenes Harnmukoid an (sog. Pseudostrumabild, nicht beweisend für Pyelonephritis), das auch das sog. Tamm-Horsfall-Protein enthält. Diese Substanz soll durch Tubuluswanddefekte austreten und im Interstitium den chronischen Entzündungsprozeß unterhalten können. Die Glomerula sind nur sekundär verändert.

Xanthogranulomatöse Pyelonephritis
- Sonderform der chronischen Pyelonephritis
- Schaumzellbildung
- Proteusbakterien

Makroskopie:
- gelb-braune Areale mit Papillennekrosen

Mikroskopie:
- schaumzellreiches granulomatöses Gewebe
- Hämosiderin, Riesenzellen
- PAS-positive Einschlüsse

8.1.2.1 Xanthogranulomatöse Pyelonephritis

Sonderform der chronischen Pyelonephritis mit voluminöser *Schaumzellbildung* (differentialdiagnostisch vom Tumor abzugrenzen), meist hervorgerufen durch *Proteusbakterien.* Ursache der überschießenden histiozytären Lipidspeicherung unbekannt.
Makroskopisch sind die im Mark liegenden großen gelb-braunen, unregelmäßig begrenzten Areale charakteristisch und können mit Papillennekrosen assoziiert sein.
Mikroskopisch ergibt sich ein granulomatöses Gewebe mit dicht zusammen liegenden Schaumzellen. Man findet PAS-positive Einschlüsse und Hämosiderin. Der Gehalt an Riesenzellen wechselt, kann aber sehr ausgeprägt sein und fälschlicherweise den Verdacht auf eine Tuberkulose erwecken.

Refluxnephropathie
- vesikoureteraler Reflux

Makroskopie:
- Hydronephrose
- sektorförmige Narben an den Polen
- konkave Papillenabschmelzung

Mikroskopie:
- interstitielle Sklerose
- Tubulusatrophie

8.2 Refluxnephropathie

Ein vesikoureteraler Reflux kann infolge einer Entwicklungsstörung im Bereich des Durchtritts der Ureteren durch die Blasenwand entstehen mit retrogradem Einstrom von häufig bakterienhaltigem Urin über die Ureteren bis in das Nierenbecken.
Makroskopisch sieht man eine Erweiterung des Nierenbeckens *(Hydronephrose)* mit Verdickung der Schleimhaut, sektorförmigen Narben an den Polen und eine konkave Abschmelzung der Papillen.
Mikroskopisch findet sich eine Sklerose des Interstitiums mit Atrophie des tubulären Apparates, nachfolgend auch der Glomerula.

Nicht-destruierende interstitielle Nephritis
- nicht-bakterielle Entzündung mit lymphoplasmazellulären Infiltraten
- akut, chronisch
- im Rahmen bakterieller Erkrankungen
- medikamenteninduziert
- idiopathisch oder durch Immunkomplexe mit primär chronischem Verlauf

Morphologie:
- große Nieren
- verwaschene Mark-Rinden-Grenze

Mikroskopie:
- interstitielle lymphoplasmazelluläre Reaktion
- eosinophile Granulozyten

8.3 Nicht-destruierende interstitielle Nephritis

• Akut oder chronisch verlaufende, doppelseitige, nicht-bakterielle Entzündung mit lymphoplasmazellulären Infiltraten ohne gröbere Parenchymdestruktion des Interstitiums. Die Erkrankung kann sich auf infektiös-toxischer Basis akut entwickeln im Rahmen bakterieller Erkrankungen wie Scharlach, Typhus, Diphterie, M. Weil oder Legionellose. Auch als Begleitreaktion bei viraler Infektion mit Epstein-Barr-Virus, Röteln-Virus oder HIV wird sie beobachtet.
• Eine andere Entstehungsmöglichkeit ist die *Medikamenteninduktion* (z.B. Penizillin), wohl über allergische Mechanismen.
• Häufiger ist ein schleichender Beginn mit Übergang in *Chronizität* ohne erkennbare Ursache (idiopathisch) oder durch definierte *Immunmechanismen* (Immunkomplexe, antitubuläre Basalmembranantikörper).
Die Nieren sind auffallend groß (bis zu 350 g schwer) und zeigen eine deutliche Verbreiterung der Rinde mit verwaschener Grenze zum Mark. *Mikroskopisch* finden sich interstitielle Infiltrate mit Lymphozyten und Plasmazellen. Bei medikamenteninduzierter Nephritis sind häufig eosinophile Granulozyten zu beobachten. Es ergibt sich eine fokal betonte Verteilung, besonders im Bereich der kortiko-medullären Grenze. Die Tubuli werden fokal von Lymphozyten

durchsetzt, dabei kommt es jedoch kaum – im Gegensatz zur Pyelonephritis – zu fokalen Nekrosen. Bei chronischem Verlauf tritt eine diffuse Organschrumpfung auf.

- fokal betont
→ Schrumpfniere

8.4 Analgetikanephropathie

Analgetikanephropathie

Diesem Bild liegt eine jahrelange Einnahme von Analgetika, vor allem *Phenacetin*, zugrunde. Die Mechanismen, die zu Veränderungen an Kapillaren und tubulärer Basalmembran führen, sind bislang unbekannt.

Phenacetin-Niere!

Makroskopisch ergeben sich anfangs große, blaß-gelbliche Nieren mit glatter Oberfläche. In späteren Stadien ist das Organ mehr oder weniger geschrumpft mit granulierter Oberfläche oder gröberen Narben. Auf der Schnittfläche treten braun-graue Papillennekrosen zutage.

Makroskopie:
- große, blaß-gelbliche Nieren mit glatter Oberfläche
- braun-gelbe Papillennekrosen

Mikroskopisch findet man eine Wandverdickung der Kapillaren (Kapillarosklerose), vor allem im Bereich des Nierenbeckens und in Marknähe. Im Interstitium liegen lymphohistiozytäre Infiltrate mit Fibrose. Pyelonephritische Veränderungen können aufgepfropft sein. Im Bereich der Papillennekrosen bildet sich eine Demarkation durch Granulationsgewebe ohne nennenswerte Zahl von gelapptkernigen Leukozyten aus. Nekrotische Papillen können in die ableitenden Harnwege abgestoßen werden.

Mikroskopie:
- Wandverdickung der Kapillaren
- lymphohistiozytäre Infiltrate
- granulozytäre Demarkation der Papillennekrosen

9. Nierentuberkulose

Nierentuberkulose

Während der Phase der hämatogenen Generalisation, meist von einem pulmonalen Primärherd ausgehend, kommt es bei 5 % zur Mitbeteiligung der Nieren.

• **Frühes Stadium:** Nach 10–20 Jahren Latenz (30.–40. Lebensjahr) werden kleinste, bis dahin stumme Herde in Mark und Rinde aktiviert. Die Tuberkel verkäsen und breiten sich bis zu den Nierenpapillen aus. Die entsprechende Nekrose bricht in das Kelchsystem ein. Die ausgeschiedenen Mykobakterien infizieren die restliche Niere und deszendierend Ureter und Harnblase: *kanalikuläre Urotuberkulose.*

• **Spätes Stadium:** In der Niere entstehen nodöse oder kavernöse Herde mit Parenchymdestruktion, manchmal übergehend in komplette Nekrose des Organs. Bei Ureterverschluß bildet sich eine sog. *Kitt-* oder *Mörtelniere* (klinisch stumme Niere).

- hämatogene Streuung von pulmonalem Herd aus
• **frühes Stadium:**
- nach Latenzzeit Aktivierung stummer Herde
- Einbruch in Nierenbecken
- deszendierende und aszendierende Infektion
→ **kanalikuläre Urotuberkulose**
• **spätes Stadium:**
- nodöse und kavernöse Herde mit Parenchymdestruktion

10. Nierentumoren

Nierentumoren

10.1 Epitheliale Tumoren (Nierenzelltumoren)

Epitheliale Tumoren

Ausgangsgewebe der epithelialen Tumoren sind die *Tubuli* des Nephron- und des Sammelrohrsystems. Die Tumoren entwickeln sich überwiegend langsam und sind vorwiegend in der *Rinde* lokalisiert. Ihre Größe reicht von wenigen mm bis zu 20 cm.

- Ausgang von **Tubuli**
- meist in der Rinde

Aufgrund der *Größe* und des *Kern-Gradings* werden unterschieden:
- **Nierenadenome:** < 1 cm Durchmesser, G1
- **Nierenzelltumoren unklarer Dignität:** 1–3 cm Durchmesser, G1
- **Nierenzellkarzinome:** > 3 cm Durchmesser, G1; sowie jegliche Größe, G2-G3/4.

Einteilung

10.1.1 Nierenadenome

Nierenadenome

Adenome der Niere metastasieren nicht. Sie werden meist zufällig in Schrumpfnieren oder umschriebenen Narbenbezirken der Nierenrinde beobachtet. Ganz überwiegend gehören sie dem **chromophilen Typ** (s. Abschn. 10.1.3) mit tubulopapillärem Wachstumsmuster an. Da sie häufig Lipide speichern, sind sie makroskopisch meist gelb. Eine Begrenzung durch eine Kapsel kann vorhanden sein oder fehlen, ist also kein Kriterium der Dignität.

- keine Metastasierung
- tubulopapilläres Wachstum
- Lipidspeicherung

Renales Onkozytom

10.1.2 Renales Onkozytom

Onkozyten: vergrößerte, häufig eosinophile Epithelzellen

Onkozyten sind stark vergrößerte Epithelzellen mit kräftiger granulärer Eosinophilie des Zytoplasmas; letztere bedingt durch (elektronenmikroskopisch erkennbare) dicht gepackte große und cristareiche Mitochondrien (erworbene Fehlsteuerung des Chondrioms). Eine onkozytäre Transformation kommt in verschiedenen Organen vor, so auch in der Niere.

Onkozytom der Niere:
- vom kortikalen Sammelrohr ausgehend
- kompaktes azinäres Wachstumsmuster
- braune Farbe
- benigne

Onkozytome der Niere (4 % der operierten Nierentumoren) gehen vom *kortikalen Sammelrohr* aus; mit Phänotypie der Schaltzellen, vermutlich deren Typ B. Sie bestehen aus Onkozyten mit kompaktem azinärem Wachstumsmuster. Typisch ist makroskopisch die Braunfärbung und zentrale Sklerosierung (Narbe). Keine Metastasierung, also benigne.

Nierenzellkarzinom

10.1.3 Nierenzellkarzinom

früher: **Grawitz-Tumor** oder **hypernephroides Ca.**

Grawitz stellte 1884 die These auf, daß ein großer Teil der in der Niere vorkommenden epithelialen Tumoren nicht von der Niere selbst, sondern von in die Niere versprengten Keimen der Nebennierenrinde ausgeht. Daher rührt die bis heute gebräuchliche Bezeichnung *Hypernephrom* **(Grawitz-Tumor)** oder – als Ausdruck der Distanzierung von dieser These – *hypernephroides Nierenkarzinom.*

⟹

> Heute wissen wir, daß alle Nierenzellkarzinome von den *Nierentubuli* ausgehen.

3 Kriterien:
1. Zelltyp
2. Wachstumsmuster
3. Grading

Die **Morphologie** des Nierenzellkarzinoms ist durch *3 Kriterien* gekennzeichnet: **Zelltyp** (Merkmal I. Ordnung), **Wachstumsmuster** (Merkmal II. Ordnung): Stadien T1-T4 (Abb. 34–7) und **Grading:** G1-G3/4.
Die zytomorphologische Typisierung **(Zelltyp)** ist das histogenetisch relevante Kriterium:

Histogenese:
- **klarzellig:** proximaler Tubulus
- **chromophilzellig:** tubulopapillär, proximaler Tubulus
- **chromophobzellig:** kompakt, kortikales Sammelrohr, Schaltzellen
- **spindel- oder pleomorphzellig:** Dedifferenzierung
- **Duct-Bellini-Karzinom:** zentrale Nierenabschnitte

- **Klarzellig** (ca. 75 %): Zytoplasma im HE-Präparat transparent (Herauslösung von Glykogen und Lipiden), überwiegend kompaktes Wachstumsmuster. Dieser Typ entspricht weitgehend dem früheren „Hypernephrom“. Histogenese: *proximaler Tubulus.*
- **Chromophilzellig** (ca. 11 %): Zytoplasma entweder basophil (kleinzellig) oder eosinophil, überwiegend tubulopapilläres Wachstumsmuster. Histogenese: *proximaler Tubulus.*
- **Chromophobzellig** (ca. 4%): Zytoplasma hell; elektronenmikroskopisch Mikrovesikel, kaum Glykogen; kompaktes Wachstumsmuster. Histogenese: *kortikales Sammelrohr*, Schaltzellen Typ A.
- **Spindel-** oder **pleomorphzellig** (ca. 1%): Sarkomähnliches Bild, jedoch epithelialer Abkunft: Dedifferenzierung der o. g. Zelltypen.
- **Duct-Bellini-Karzinom** (ca. 1%). Vom *medullären Sammelrohr* ausgehend, daher zentrale Nierenabschnitte einnehmend.

Alle Nierenzellkarzinome weisen neben den erwähnten Grundzelltypen eosinophile (mitochondrienreichere) Varianten auf, die dem *granulären Zelltyp* des anglo-amerikanischen Sprachraums entsprechen.

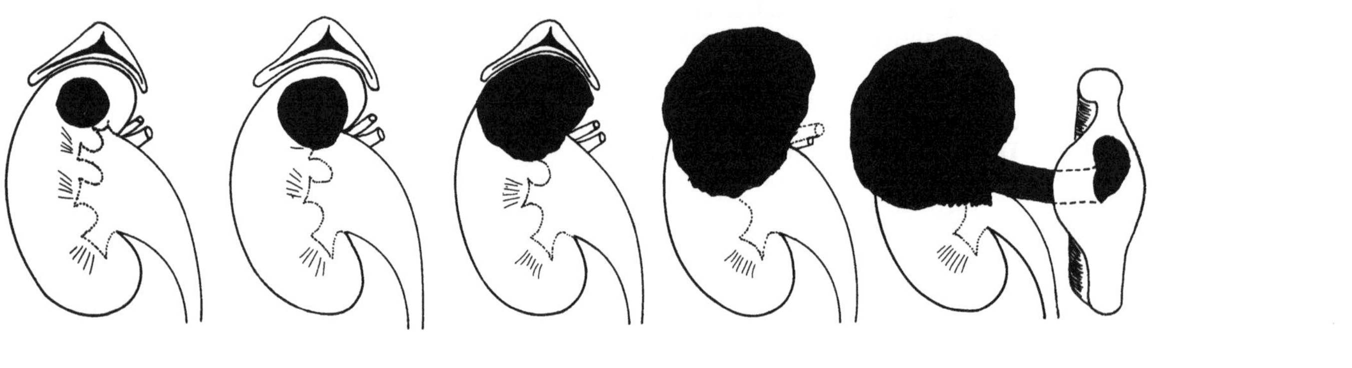

T1 T2 T3 T4V1 T4V2

Abb. 34–7: TNM-Klassifikation des Nierenzellkarzinoms. Bei T4V2 Einbruch des Tumors in das Nierenbecken; Geschwulstthrombose der V. renalis und V. cava inferior

10.2 Mesenchymale Tumoren

Mesenchymale Tumoren

- Das **Angiomyolipom** besteht aus einem Gemisch aus Fettzellen, glatten Muskelzellen und Gefäßen und kann Teilerscheinung des Tuberöse-Sklerose-Komplexes sein. Benigne, obwohl simultan Lymphknoten befallen sein können.

- **Angiomyolipom**

- Das **Nierenmarkfibrom** ist ein medullärer Interstitialzelltumor. Sehr selten: Lipome, Leiomyome, Neurilemmome, Hämangiome, maligne fibröse Histiozytome (der Kapsel).

- **Nierenmarkfibrom**

10.3 Nephroblastische Tumoren

Nephroblastische Tumoren

Vorwiegend im frühen, seltener im späten Kindesalter, selten auch im Erwachsenenalter auftretende Tumoren mit unreifen Elementen.

10.3.1 Nephroblastom (Wilms-Tumor)

Nephroblastom (Wilms-Tumor)

Als Nephroblastom werden maligne Tumoren bezeichnet, die primitive nephroblastische Gewebsstrukturen aufweisen und bevorzugt im frühen Kindesalter auftreten. *3 Malignitätsgruppen* mit unterschiedlicher Prognose sind bekannt:

- nephroblastische Tumoren im frühen Kindesalter

- **Niedrige Malignität** (9 %): Konnatales mesoblastisches Nephrom; zystisches partiell differenziertes Nephrom. Nur Operation erforderlich, dann günstige Prognose.
- **Standardmalignität** (78 %): Mischtyp (blastemische, epitheliale und stromatöse Komponenten) sowie Varianten: blastenreich, epithelreich, stromareich. Je blastenreicher, desto ungünstiger ist die Spontanprognose, jedoch günstige Prognose bei Operation und Chemotherapie.
- **Hohe Malignität** (13 %): Nephroblastom mit Anaplasie; Klarzellensarkom; maligner Rhabdoidtumor. Trotz aggressiver Therapie ungünstige Prognose.

3 Gruppen:
1. **niedrige Malignität:** mit partieller Differenzierung
2. **Standardmalignität:** blastische, epitheliale u. stromatöse Komponenten
3. **hohe Malignität:** Nephroblastom mit Anaplasie

10.3.2 Multilokuläres zystisches Nephrom

Multilokuläres zystisches Nephrom

Meist einseitiger Tumor mit epithelialen Zysten und mesenchymalem Stroma; i. d. R. benigne. Auftreten vorwiegend bei weiblichen Erwachsenen und männlichen Kindern. Dieser Tumor repräsentiert gewissermaßen das gutartige Extrem zu den Tumoren mit primitiven Nierengewebsstrukturen.

- einseitiger Tumor mit epithelialen Zysten und mesenchymalem Stroma
- benigne

11. Transplantatniere

Transplantatniere

Bei Transplantatnieren sind *Abstoßungsreaktionen* und *nicht-abstoßungsbedingte Veränderungen* zu unterscheiden.

11.1 Abstoßungsreaktionen

Abstoßungsreaktionen

Bezüglich des Verlaufs unterscheidet man *hyperakut* (perakut), *akut* und *chronisch.* Die Kennzeichnung der Abstoßungsreaktion erfolgt jedoch besser anhand (bioptisch verifizierbarer) *morphologischer* Kriterien.

Verlauf: hyperakut (perakut), akut, chronisch

- **Nekrotisierend-thrombotische (akute vaskuläre) Abstoßungsreaktion.** Fibrinoide Medianekrosen der Arterien, auf Glomerula übergreifend mit Thrombosierung auch intertubulärer Kapillaren. *Folge:* tubuläre Nekrosen und Infarzierungen bis hin zur kompletten Organnekrose. Prognose infaust (Explantation erforderlich).

morphologische Einteilung:
1. **nekrotisierend-thrombotische Abstoßung:** akut vaskulär

- **Zelluläre (akute interstitielle) Abstoßungsreaktion.** Perivaskuläre, intertubuläre und periglomeruläre Ansammlung hauptsächlich von Lymphozyten (vorwiegend CD8-Suppressor-Lymphozyten); in der Rinde stärker als im Mark; z. T. starkes interstitielles Begleitödem. Klinisch Nierenfunktionseinschränkung; therapierbar durch Erhöhung der Immunsuppression.

2. **zelluläre Abstoßung:** akut interstitiell
→ reversibel

3. sklerosierende Abstoßung: chronisch interstitiell und vaskulär → irreversible Lumeneinengung

• **Sklerosierende (chronische interstitielle und vaskuläre) Abstoßungsreaktion.** Chronisch-entzündliche/sklerosierende Veränderungen mit Fibrosierung des Interstitiums und besonders der Arterien, letztere mit irreversibler Lumeneinengung durch fibröse Intimaverdickung. Daher Prognose ungünstig.

Nicht-abstoßungsbedingte Veränderungen
- **rekurrierende Nephropathie** oder **Glomerulopathie**
  - erneutes Manifestwerden der Grunderkrankung im Transplantat

11.2 Nicht-abstoßungsbedingte Veränderungen

• **Rekurrierende Nephropathie** bzw. **Glomerulopathie.** Sie liegt vor, wenn die Grunderkrankung, die primär zur Zerstörung der Eigennieren geführt hatte, im Transplantat erneut manifest wird.

Beispiel: Alle Immunkomplex-Glomerulonephritiden können rekurrieren, rekurrierende Oxalose, rekurrierendes hämolytisch-urämisches Syndrom.

- **de-novo-Nephropathie** bzw. **Glomerulopathie**
  - Neuerkrankung der transplantierten Niere

• **De-novo-Nephropathie** bzw. **Glomerulopathie.** Nephropathie, die erst das Transplantat betrifft und die nicht zuvor bereits die Eigennieren geschädigt hatte.

Beispiel: Die Eigennieren waren Zystennieren mit Übergang in terminale Insuffizienz; die Transplantatniere entwickelt eine de-novo-perimembranöse Glomerulonephritis.

- **Ciclosporin-Toxizität**
  - **akute** Intoxikation
  - **chronische** Intoxikation: → diffuse Tubulusatrophie, interstitielle Sklerose

• **Ciclosporin-Toxizität.** Das zur Immunsuppression häufig verwendete hochpotente Ciclosporin A besitzt dosisabhängig auch einen nephrotoxischen Nebeneffekt. Bei **akuter** Intoxikation entstehen Tubulusepithelvakuolisierungen, Riesenmitochondrien mit Mikroverkalkungen in Tubulusepithelien sowie Epitheleinzelzellnekrosen; bei rechtzeitiger Therapiekorrektur reversibel. Die **chronische** Ciclosporin-A-Nephrotoxizität führt zu einer diffusen Tubulusatrophie und einer interstitiellen Fibrose, z. T. zu einer stenosierenden Arteriolopathie mit hyalin-sklerotischen Wandveränderungen (nicht reversibel).

XXXV. Ableitende Harnwege

H.-J. Scholman

Ableitende Harnwege

1. Fehlbildungen

Fehlbildungen

Fehlbildungen der ableitenden Harnwege treten als *Form-*, *Lage-* oder *numerische Anomalien* auf.

1.1 Formanomalien

Formanomalien

• **Divertikel** (lat. *diverticulum* Abweg, Abweichung) sind umschriebene Ausstülpungen von Wandanteilen eines Hohlorgans. Man unterscheidet *echte Divertikel* (meist angeboren) mit Ausstülpung aller Organwandschichten von falschen bzw. *Pseudodivertikeln* (meist erworben) mit Ausstülpung nur der Schleimhautbindegewebsschichten.
Divertikel kommen in allen Harnwegsabschnitten vor, hauptsächlich jedoch in der Harnblase **(Blasendivertikel)**:
- **Pseudodivertikel** als Spätfolge der Trabekelharnblase (Abb. 35–2b) sind meist erbs- bis daumenendgliedgroß und multipel.
- **Echte Divertikel** der Harnblase sind überwiegend groß (gelegentlich größer als die Harnblase) und meist solitär. Sie entstehen bei Knaben besonders im Bereich der Durchtrittsstellen der Ureteren durch die Blasenwand.

Im retinierten Harn der Divertikel können sich Steine und Entzündungen *(Divertikulitis)* entwickeln, am Divertikelurothel bilden sich gelegentlich Epithelhyperplasien, -atypien, -dysplasien und Karzinome.

• **Nierenkelchdivertikel (Calix-Divertikel)** sind angeborene oder durch eine Kelchhalsobstruktion erworbene (Nephrolithiasis, Uro-Tb, nach Nephrotomie) offene, zystische, von Urothel ausgekleidete Hohlräume im Hilusgebiet der Nierenkelche *(echte Divertikel)*.

• Der **Urachusfistel** liegt eine unvollständige Rückbildung des Urachus zugrunde, entweder mit einer offenen Verbindung zwischen Harnblasenfundus und Bauchnabel *(Vesikoumbilikalfistel)* oder mit einem unvollständigen Verschluß des Urachus und verbliebener Restlichtung an der Blasenspitze *(vesikomurales Divertikel)* bzw. im Nabelbereich *(umbilikale Zyste)*. Komplikationen: Infektionen der Fistel bzw. der Restlichtungen führen zu rezidivierenden *Entzündungen*. Aus dem Urachusepithel können sich *Adenokarzinome* entwickeln.

1. **Divertikel**: umschriebene Wandausstülpungen von Hohlorganen
- echte Divertikel
- falsche D. → Pseudodivertikel

• **Lokalisation:** überwiegend **Harnblasendivertikel**
- **Pseudodivertikel**
- **echte Divertikel**

• **Komplikationen:**
- Steinbildung
- Entzündung
- Epithelanomalien

2. **Nierenkelchdivertikel**

3. **Urachusfistel**: unvollständige Rückbildung des Urachus

3 Möglichkeiten:
a) vesikoumbilikale Fistel
b) vesikomurales Divertikel
c) umbilikale Zyste

• **Komplikationen:**
- rezidivierende Entzündungen
- Adenokarzinome

1.2 Lageanomalien

Lageanomalien

Lageanomalien treten überwiegend bei männlichen Individuen auf (m:f = 7:1).

• **Harnblasenekstrophie** (griech. *ekstrephein* herausdrehen). Bei dieser schweren Anomalie besteht eine gestörte Entwicklung der vorderen Kloakenmembran mit Verlust des unteren Abschnitts der Bauchwand sowie der vorderen Harnblasenwand und Verlagerung der hinteren Harnblasenwand samt Uretermündungen in den Bauchwanddefekt, kombiniert mit Genital-, Darm- und Skelettfehlbildungen. Der freie Urinfluß über die nach außen verlagerte Schleimhaut der Harnblasenhinterwand und die angrenzende Bauchhaut führt zu schweren rezidivierenden *Entzündungen* mit Aszension in die Harnwege, ferner zu *Hydroureteronephrosen* und *Karzinomen* (in 95 %).

- überwiegend bei Männern

• **Harnblasenekstrophie**
- Entwicklungsstörung der Kloakenmembran

Komplikationen:
- Entzündungen
- Hydroureteronephrosen
- hohe Karzinomrate (95%)

• **Lageanomalien der Nieren** s. S. 677.

Numerische Anomalien

1.3 Numerische Anomalien

– angeboren

Ureter fissus (lat. *fissus* gespalten) und *Ureter duplex* sind angeboren und durch eine Doppelung bzw. Teilung einer Ureterknospe entstanden.

1. **Ureter fissus:** unvollständige Doppelung

• **Ureter fissus** (Abb. 35–1a). 2 Nierenbecken derselben Niere münden in 2 eigenständige Ureteren, die sich in ihrem Verlauf zu einem Ureter vereinigen *(unvollständige Doppelung)*.

2. **Ureter duplex:** vollständige Doppelung
– ektoper Ureter (Ureterektopie)

• **Ureter duplex** (Abb. 35–1b). An derselben Niere besteht eine *vollständige Doppelung* des harnableitenden Systems mit 2 eigenständigen Nierenbecken-/Uretersystemen und 2 separaten Uretermündungen. Das Ureterostium des oberen Systems liegt immer unterhalb der Uretermündung des unteren harnableitenden Systems infolge einer Harnleiterkreuzung.

Beispiele: Ostiumlagen z. B. im Blasenhals, Ductus deferens, Samenblase, Gebärmutter, Vagina, Scheidenvorhof und Rektum *(Ureterektopie)*.

• **Komplikationen:**
– blind endender Ureter → Hydronephrose
– Infektion, Harnstau

Die distale Lage des Ureters (jenseits des Sphinkterapparats) führt zu Harninkontinenz, Harnwegsinfekten und evtl. chronischem Harnstau mit Hydroureteronephrose (insbesondere bei blind endendem Ureter).

Hydronephrose

2. Hydronephrose

Erweiterung des Nierenkelch- und Nierenbeckensystems

Definition. Eine Hydronephrose ist eine angeborene oder erworbene abnorme *Erweiterung des Nierenkelch- und Nierenbeckensystems* mit sekundärer Druckatrophie des Nierenparenchyms als Folge eines langandauernden, unbehandelten Harnstaus.

Häufigkeit. Bei Erwachsenen beiderlei Geschlechts in knapp 4 % und bei Kindern in 2 % aller Autopsien.

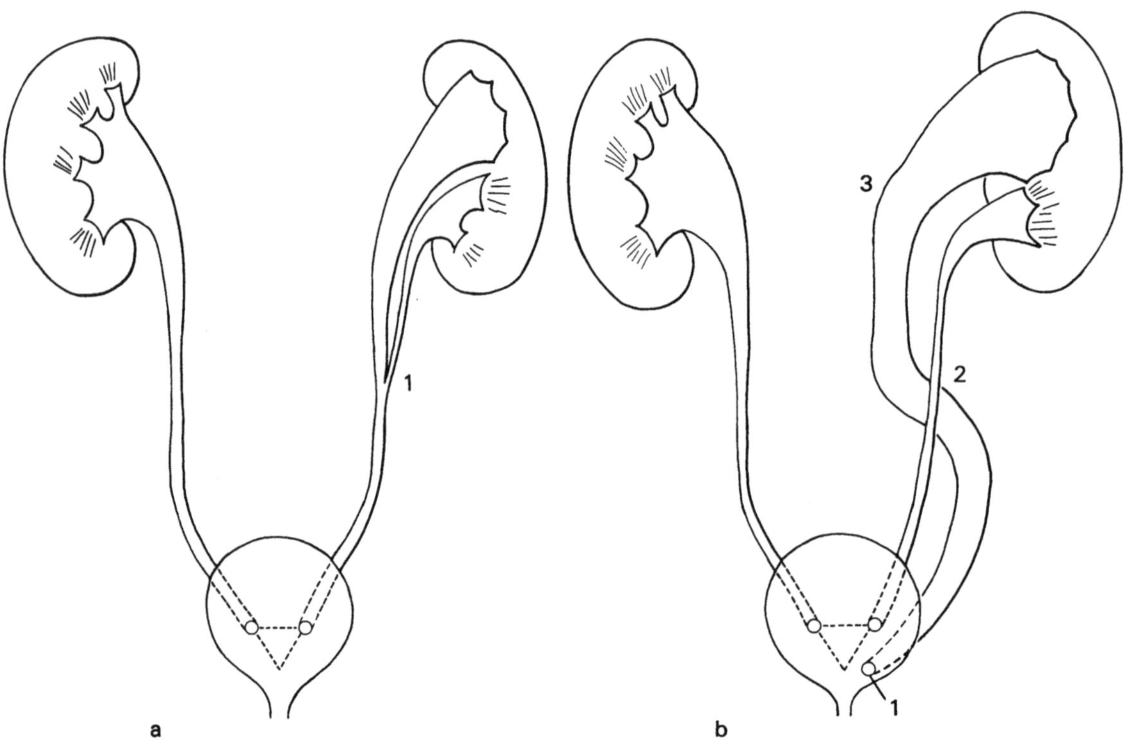

Abb. 35–1: Ureteranomalien. a Links: normal, **rechts:** einseitiger **Ureter fissus; 1** Ureterteilungsstelle. **b Links:** normal, **rechts: Ureter duplex; 1** ektope Uretermündung, **2** Ureterkreuzung, **3** Hydroureteronephrose

Ätiologie. Der Hydronephrose liegt i. d. R. eine *Obstruktion* des harnableitenden Systems mit Störung der Transportfunktion *(Urodynamik)* und chronischem Harnstau *(Urostase)* zugrunde. Die Obstruktion kann angeboren oder erworben sein.

Ätiologie
- Obstruktion
- Störung der Urodynamik
- Urostase

Nach ihrer **Lokalisation** wird sie eingeteilt in:

Einteilung nach der Lokalisation:
1. supravesikale Obstruktionen

- **Supravesikale Obstruktionen** (Stenose *oberhalb* der Harnblase):

• angeboren

- *angeboren:* subpelvine Stenose (Ureterabgangsstenose), unteres Polgefäß, Megaureter (neuromuskulär bedingte Ureterdilatation) mit Harnreflux, ektoper Ureter, Ureterozele, paraureterales Divertikel

• erworben

- *erworben:* Steinbildung, Tumoren des Ureters, Tuberkulose, retroperitoneale Fibrose (M. Ormond), retroperitoneale Tumoren (primär, metastatisch), iatrogene Läsionen (instrumental: z. B. Katheter).

2. vesikale Obstruktionen
- meist erworben

- **Vesikale Obstruktionen** (Stenose *in* der Harnblase): meist erworben, chronische *interstitielle Zystitis* mit Schrumpfharnblase.

Beispiele: Bei Harnblasentuberkulose, Hunner-Zystitis, Harnblasentumoren; echte Harnblasendivertikel.

3. infravesikale Obstruktionen
- meist erworben

- **Infravesikale Obstruktionen** (Stenose *unterhalb* der Harnblase): meist erworben, Prostataadenom (Prostatahyperplasie), Prostatakarzinom (ab Stadium T3), Harnröhrenklappen und -divertikel, Hypospadie und Epispadie (angeborene Fehlbildungen der Harnröhre), Meatusstenose (Harnröhrenenge nahe der äußeren Mündung), Harnröhrenstriktur.

Pathogenese

Pathogenese. Die Lokalisation der Obstruktion bestimmt den Entwicklungsgang und das Ausmaß der Hydronephrose.

• supravesikal bedingter Harnstau:
- einseitige Hydro-(uretero-)nephrose!

Bei **supravesikal bedingtem Harnstau** hypertrophiert die Wandmuskulatur des harnableitenden Systems vor der Stenose zunächst kompensatorisch, um den Harn durch die Engstelle zu treiben. Mit steigendem Stauvolumen wird die Lichtung aber zunehmend dilatiert, die Wandmuskulatur atrophisiert und wird schließlich bindegewebig ersetzt (Wandfibrose): irreversible Dilatation, Verlust der Kompensationsfähigkeit. Der Harnstau entwickelt sich weiter nach proximal mit Stauung eines Ureters bzw. einer Niere (Stauung nur der Niere bei subpelviner Stenose).

Praxishinweis ⇦

> Bei *supravesikal* bedingtem Harnstau entsteht eine *einseitige* Hydro-(uretero)-nephrose (Abb. 35–2a)!

• vesikal bedingter Harnstau:
- Stenose nur einer Mündung → **einseitige** Hydroureteronephrose
- Stenose beider Mündungen → **beidseitige** Hydroureteronephrose

Die **vesikal ausgelöste Harnstauung** kann unterschiedliche Folgen haben. Wirkt der stenosierende Prozeß nur auf die *Mündung eines Ureters* (z. B. ein Harnblasenkarzinom), dann resultiert eine *einseitige* Hydroureteronephrose nach dem Entwicklungsmuster des supravesikal bedingten Harnstaus. Sind *beide Uretermündungen* bzw. die gesamte Harnblase einbezogen, entwickelt sich eine *beidseitige* Hydroureteronephrose wie bei infravesikal bedingtem Harnstau.

• infravesikal bedingter Harnstau:
- zunächst Kompensation durch die Harnblase
- später beidseitige Hydroureteronephrose!

Infravesikal bedingter Harnstau führt anfangs noch nicht zu einer Hydronephrose. Die Harnblase kompensiert zunächst den Harnstau durch eine Druckerhöhung mittels muskulärer Hypertrophie. Diese läßt mit der Zeit sehr prominente strangförmige Muskelwülste (sog. Trabekel) an der Harnblasenwand entstehen. Im Spätstadium (Trabekelharnblase, Abb. 35–2b) können sich komplizierend Pseudodivertikel ausbilden, in denen gehäuft Entzündungen und Steine, gelegentlich auch Karzinome auftreten. Nach längerer Kompensation sinkt schließlich bei zunehmender Überdehnung die Kontraktionskraft der Harnblase, der Ureterostienverschluß wird insuffizient und der Harnstau setzt sich dann über die Harnblase hinaus nach proximal fort (Zeichen der Harnblasendekompensation). Endstadium ist eine beidseitige chronische Ureterstauung mit Harnstauungsniere.

Praxishinweis ⇦

> *Infravesikal* bedingter Harnstau führt zu einer *beidseitigen* Hydroureteronephrose (Abb. 35–2b)!

Morphologie. Trotz Abflußstörung sistiert die glomeruläre Filtrationsrate (GFR) der gestauten Niere zunächst nicht. Der intraluminale Flüssigkeits-

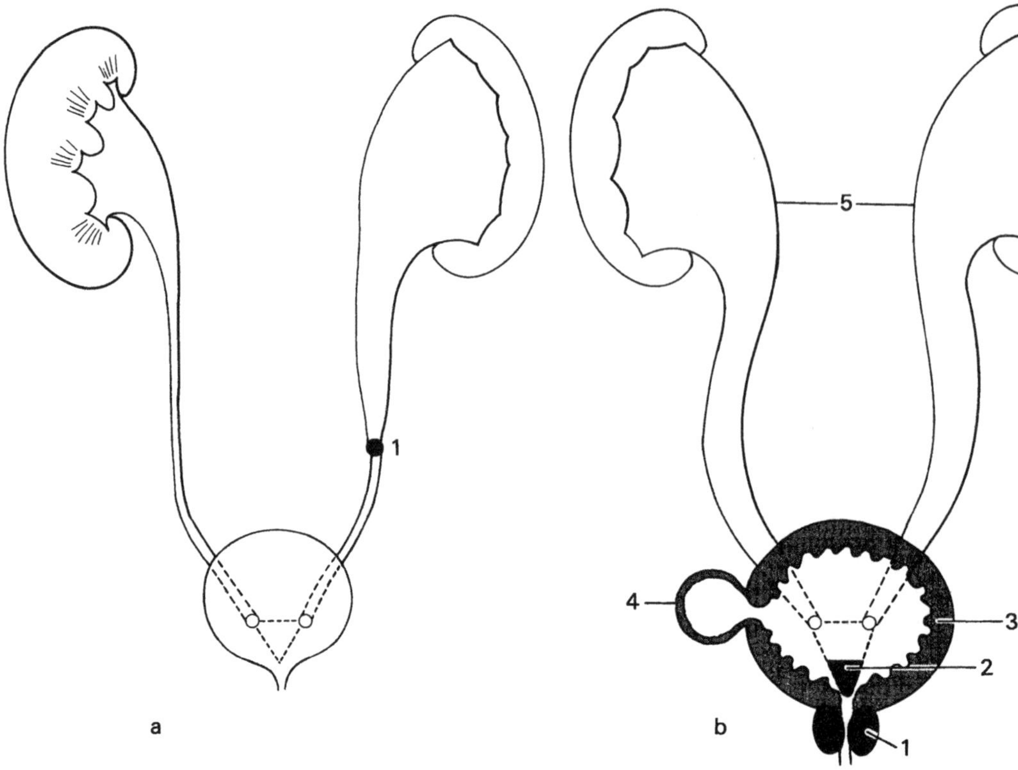

Abb. 35–2: Hydronephrose. a Einseitige Hydronephrose bei Uretersteinverschluß **(1)**. **b** Beidseitige Hydronephrose bei Harnblasenauslaßstenose; **1** Prostatahyperplasie (Tumor), **2** Ventilstenose durch Home-Mittellappen, **3** konsekutive Hypertrophie und Hyperplasie der Harnblasenwandmuskulatur, **4** (Pseudo-) Divertikel, **5** beidseitige Hydroureteronephrose

Morphologie
- **GFR zunächst konstant** → Ureterdilatation → RBF ↓

morphologisch 3 Phasen:

1. Phase:
- reversible Dilatation des Nierenbecken-/Nierenkelchsystems
- schwere ödematöse blasse Niere(n)
- Tubulusdilatation
- muskuläre Hypertrophie

2. Phase:
- Ektasie des Nierenbecken-/Nierenkelchsystems
- partielle Parenchymatrophie
- Tubulusdilatation
- Epithelatrophie
- interstitielle Fibrose
- Nierenbeckenwandfibrose

3. Phase:
- totale Parenchymatrophie (Sackniere)
- Fibrose
- Glomerulosklerose
- Tubulusatrophie
- Rundzellinfiltrate

druck oberhalb des Abflußhindernisses steigt vorübergehend an, die Lichtung wird gedehnt. Bleibt die Obstruktion bestehen, sinkt in den nächsten Wochen der intrapelvine Flüssigkeitsdruck wieder bei sinkender Nierendurchblutung (RBF). Das Nierenparenchym wird mit der Zeit atrophisch.
Morphologisch unterscheidet man *3 Phasen*:
1. Phase (akutes Stadium): Der gestaute Urin weitet das Nierenbecken. Bei einer Nierenkelchhalsstenose entsteht eine Aufweitung der Nierenkelche (Hydrokalix; *klinisch:* intrarenale Hydronephrose, meist fehlbildungsbedingt bei Kindern). Bei Stauungsursachen im oder distal vom ureteropelvinen Übergang (subpelvine Stenose) weitet sich das Nierenbecken vom Hilus her stark auf (*klinisch:* extrarenale Hydronephrose, vorwiegend bei Erwachsenen). Die Niere ist vergrößert und schwerer, z. T. blaß und ödematös infolge Wassereinlagerung. *Histologisch* sind die Sammelrohre und Mittelstücke erweitert; die Nierenbeckenwand hat eine muskuläre Hypertrophie bei Zunahme elastischer Fasern.
2. Phase (subakutes Stadium): Die Kelchnischen weiten sich noch stärker aus, die Papillen flachen mit fortschreitender Parenchymatrophie zusehends ab. *Mikroskopisch* sind die Epithelien der geweiteten Sammelrohre, Mittel- und Hauptstücke atrophisch bei kaum veränderten Glomerula, im Interstitium besteht eine perivaskulär betonte Fibrose und die Muskulatur der Nierenbeckenwand ist bindegewebig ersetzt (irreversible Nierenbeckendehnung).
3. Phase (chronisches bzw. **Endstadium):** Das Nierenparenchym wird immer schmaler und schwindet bis auf schmale Stege eines dünnwandigen, prall gespannten, sackartigen Gebildes *(Sackniere)*. *Histologisch* besteht eine fortgeschrittene interstitielle Fibrose mit herdförmigen reaktiven lymphoplasmazellulären Infiltraten. In den schmalen Parenchymsäumen liegen nur noch einzelne gut erhaltene Glomerula und weitgehend atrophische Tubuli bzw. zystisch erweiterte Tubulusreste. An den Arterien findet man eine reaktive Intimafibrose, an den Venen meist eine schwere muskuläre Wandhypertrophie.

Verlauf und Folgen der Hydronephrose hängen von der *Art* (vollständig oder unvollständig, vorübergehend oder permanent) und der *Lage* der Harnstauungsursache ab:
• *Infravesikal* und meist auch *vesikal* bedingter Harnstau erzeugt im Spätstadium eine beidseitige Hydronephrose mit kompletter Niereninsuffizienz und Urämie.
• Einseitige Hydronephrosen bei *supravesikaler* und evtl. vesikaler Stenose bleiben klinisch oft stumm. Der einseitige renale Funktionsverlust wird durch die andere, intakte Niere kompensiert.
Harnstau begünstigt Infektionen, die ihrerseits den renalen Untergang durch eine Entzündung des Nierenbeckens (Pyelitis) und der Niere (Pyelonephritis) beschleunigen.

Verlauf, Folgen:
abhängig von Art und Lage der Harnstauungsursache
• **infravesikaler und vesikaler Harnstau:** komplette Niereninsuffizienz, Urämie
• **supravesikaler Harnstau:** Kompensation durch nicht gestaute Niere
• **Komplikation:**
Entzündung der insuffizienten Niere (Pyelonephritis)

3. Urolithiasis und Entzündungen

3.1 Urolithiasis

Urolithiasis

Definition. Eine Urolithiasis ist eine *Stein-* bzw. *Konkrementbildung* (lat. *concrementum* Verdichtung) in den ableitenden Harnwegen.

Konkremente in ableitenden Harnwegen

Ätiologie. Die Steinbildung ist ein multifaktorieller Vorgang. Neben Risikofaktoren wie *Überernährung* (insbesondere mit tierischem Eiweiß) und *Dehydratation* sind angeborene und erworbene *Stoffwechselstörungen* von Bedeutung (z.B. Hyperurikämie, Hyperparathyreoidismus, Zystinurie), ferner *Entzündungen* und *Harnabflußstörungen.*

Ätiologie
- Steinbildung multifaktoriell

Risikofaktoren:
- Überernährung
- Dehydratation
- Stoffwechselstörungen u.a.

Pathogenese. Zur Erklärung der noch weitgehend ungeklärten Mechanismen der Steinentstehung wurden mehrere Theorien gebildet:

• Nach der **Übersättigungs-Kristallisations-Theorie** bilden sich im übersättigten Urin intrarenal-intratubulär sog. *Mikrolithen* um einen kristallinen Kern aus kondensierten Salzen.
• Nach der **Matrix-Nukleations-Theorie** bilden sich Mikrolithen um einen organischen Kern (z.B. nekrotisches Nierengewebe, Blutkoagel, Bakterien), die nach Ausschwemmung in das harnableitende System im übersättigten Urin durch Anlagerung von Kristallaggregaten weiter wachsen.
• Nach der **Inhibitor-Mangel-Theorie** wird die Steinbildung durch einen *Mangel an Kristallisationshemmstoffen* (organische Stoffe wie Zitrat, Peptide; anorganische Substanzen wie Pyrophosphat, Magnesium-, Zinksalze) im Urin begünstigt.

Pathogenese
- noch ungeklärt
- Übersättigungs-Kristallisations-Theorie
- Matrix-Nukleations-Theorie
- Inhibitor-Mangel-Theorie

Für die Steinbildung sind ferner von Bedeutung:
• der **pH-Wert** des Urins; manche Steine bilden sich im sauren (z.B. Harnsäuresteine, Zystinsteine), andere im alkalischen Milieu (z.B. Phosphatsteine).
• die chemische Zusammensetzung des **Uromukoids** (mukoides Sekret der Nierentubulusepithelien).

- pH-Wert des Urins
- Uromukoid

Komplikationen. *Kleinste* Konkremente (sog. Harngries) passieren i.d.R. unbemerkt die ableitenden Harnwege. *Größere* Konkremente (2–10 mm) bleiben meist vor den anatomischen Engstellen der Ureteren oder der Harnblase liegen und verursachen dort *Harnstauungsphänomene* und schwere *Koliken*, gelegentlich auch Fornixrupturen. Eine zusätzliche aszendierende *Infektion* kann zur Pyonephrose (Steinpyonephrose) und Urosepsis führen.

Komplikationen:
• **kleinste Konkremente:**
z.T. reaktionslose Passage
• **größere Konkremente:**
- Einklemmung
- Koliken
- Harnstau
- Infektionen

Einteilung der Konkremente
• **Kalziumoxalatsteine:** Whewellit- und Weddellitsteine sind die häufigste Steinart (58%), 5–10 mm groß, sehr hart, maulbeerförmige grau-schwarze Oberfläche, langsames Wachstum, *unabhängig vom pH-Wert.* Grunderkrankung: intestinale Resorptionsstörung, primäre Oxalose mit Hyperoxalurie. Außerdem kommen *Kalziumoxalatphosphat-Mischsteine* vor (11%): brüchiger, grau-weiße Farbe, entstehen im *alkalischen Urin* (Hyperkalzurie!).
• **Phosphatsteine:** Überwiegend Kalziumphosphat oder Magnesiumammoniumphosphat (9%), Struvitsteine, grau-weißlich bis grau-braun, relativ schnelles Wachstum bei *alkalischen pH-Werten*, können im Nierenbeckenkelchsystem Ausgußsteine mit hirschgeweihartigen Formen bilden. Genese: i.d.R.

Konkrementeinteilung:
1. Kalziumoxalatsteine
- Häufigkeit: ca. 58%
- pH-unabhängig
- Oxalose
- Kalziumoxalatphosphat-Mischsteine

2. Phosphatsteine
- Häufigkeit: ca. 9%
- alkalischer pH-Wert
- Nierenbeckenausgußsteine
- besonders bei Entzündungen

auf dem Boden von Entzündungen, insbesondere durch harnstoffspaltende Bakterien (z. B. Proteus, Staphylo-, Streptokokken).

3. Uratsteine
- Häufigkeit: ca. 10%
- saurer pH-Wert
- bei Hyperurikämie

4. Zystinsteine
- Häufigkeit < 1%
- saurer pH-Wert
- bei Zystinurie (familiär)

5. organische Konkremente
- nekrotisches Gewebe
- Eiweiß- und Blutkoagel
- Erregerkolonien

• **Uratsteine:** Klein bis mittelgroß, oval, glatte gelb-braune Oberfläche, relativ langsames Wachstum in *saurem Urin* von pH 5,0–5,4 (10%). Konsistenz: *Kaliumuratsteine* sind hart, *Natriumuratsteine* weich. Entstehung bei Hyperurikämie (z. B. Gicht, Leukosen mit raschem Purinkörperzerfall) bzw. Hyperurikosurie.

• **Zystinsteine:** Sehr selten (<1%), gelblich-grün, korallenstockartiger Bau mit rauher Oberfläche, wachsartige Konsistenz, Wachstum bei *sauren pH-Werten.* Entstehung: Zystinurie (familiär).

• **Organische Konkremente:** Organisches Material aus sequestrierten Nierenpapillen, Eiweiß-und Blutkoagel, Bakterien- und Pilzkolonien. Entstehung: meist bei entzündlichen Prozessen.

Entzündungen

3.2 Entzündungen

Ätiologie
- Infekte
- mechanische Alterationen
- physikalische und chemische Noxen

Ätiologie. Ursachen einer Harnwegsentzündung sind: am häufigsten *Infekte* (bakteriell, parasitär, mykotisch), ferner *mechanische Alterationen* (Urolithiasis, Fremdkörper, Harnwegskatheter) sowie *physikalische* (Strahlentherapie) und *chemische Noxen* (Zytostatika).

Pathogenese

Keimbesiedlung der Harnwege durch:
- Minderung des Urinspüleffekts
- Störung der allgemeinen Abwehr
- Störungen der Barrierenfunktion
- Stoffwechselstörungen
- Analgetikaabusus
- Schwangerschaften

Besiedlungswege der Infektionen:
- aszendierend-kanalikulär
- deszendierend-kanalikulär
- lymphogen/hämatogen
- lokal übergreifend

Pathogenese. Die Spülwirkung des Urins hält die Harnwege bakterienfrei, ausgenommen sind die weibliche Harnröhre (anatomische Nachbarschaft zum Analkanal) und das distale Drittel der männlichen Urethra. Unter folgenden Bedingungen kann aber eine *Keimbesiedlung* der Harnwege begünstigt werden: *Minderung des Urinspüleffekts* (z. B. Urostase oder Reflux bei Fehlbildungen, Konkrementen, Tumoren), *Störungen der allgemeinen Abwehr* (z. B. bei Aids, hämatologischen Tumoren, Chemotherapie), *Störung der Barrierenfunktion* (z. B. mechanische Schädigung des Urothels, Schwächung der lokalen immunologischen Abwehr), *Stoffwechselstörungen* (z. B. Diabetes mellitus), *Analgetikaabusus* und *Schwangerschaften.* Die Erreger (grampositive: insbesondere Strepto-, Staphylokokken; gramnegative: insbesondere Enterobakterarten) erreichen den Harntrakt: *aszendierend-kanalikulär:* ausgehend von einer Infektion der Harnröhre, Prostata oder Harnblase; *deszendierend-kanalikulär:* ausgehend von einer Infektion der Niere; *lymphogen* bzw. *hämatogen:* ausgehend von einer Adnexitis; *lokal übergreifend:* ausgehend von einer Appendizitis, Kolitis, Proktitis, Zervizitis.

Unspezifische Entzündungen

3.2.1 Unspezifische Entzündungen

Bezeichnung der Entzündungen nach der **Lokalisation:**
Urethritis, Zystitis, Ureteritis, Pyelitis = U. Z. U. P.

Das harnableitende System reagiert als einheitliches morphologisches System auch in seinen Untereinheiten auf entzündliche Reize i. d. R. gleichartig. Die Entzündungen werden allerdings nach ihrer Lokalisation als **Urethritis, Zystitis, Ureteritis und Pyelitis (U.Z.U.P.)** bezeichnet.

1. akute Formen

• **Akute Formen** (akute U. Z. U. P.) werden entsprechend ihrem Erscheinungsbild in seröse, hämorrhagische, eitrige, fibrinös-nekrotisierende und gangränös-phlegmonöse Entzündungen unterteilt.

2. chronische Formen
- Entzündungsrezidive
- akute Schübe

• **Einfache chronische Formen** (einfache chronische U. Z. U. P.) entstehen meist als Rezidive einer nicht vollständig abgeheilten akuten bakteriellen Entzündung. Die Schleimhaut ist verdickt, trübe und graurot. Im Stroma findet man ein makrophagen-, plasmazell- und lymphozytenreiches Granulationsgewebe, bei einem akuten Schub zusätzlich Granulozyten.

3. chronisch-follikuläre Form
Schleimhautknötchen = lymphatische Sekundärfollikel

• **Chronische Form mit Follikelbildungen (U.Z.U.P. follikularis).** Insbesondere in der Harnblase sind relativ dicht stehende, hirsekorngroße Schleimhautknötchen erkennbar, denen histologisch ein lymphatisches Zellinfiltrat mit Sekundärfollikelbildungen zugrunde liegt.

4. chronische Form mit Zysten- und Drüsenbildungen
Zysten = zystisch transformierte Urothelnester

• **Chronische Form mit Zysten- und Drüsenbildungen (U.Z.U.P. cystica et glandularis).** Man findet multiple, meist hirsekorngroße Schleimhautzysten mit klarem oder trübem Sekretinhalt. Als histologisches Korrelat sind in das Schleimhautstroma verlagerte, zystisch umgewandelte Urothelnester *(Brunn-Epithelnester)* mit serösem oder schleimigem Sekretinhalt zu erkennen, im

Stroma ein lymphozytäres Infiltrat. Bei Größenzunahme der Zysten können in den Ureteren Lichtungsstenosen mit chronischem Harnstau auftreten.

• **Chronische Form mit Papillenbildungen (U.Z.U.P. papillaris).** Charakteristischerweise treten insbesondere an der Harnblasenschleimhaut kleine grauweiße papillär-polypöse Urothelproliferate mit Papillenstöcken aus einem entzündungszellreichen Granulationsgewebe auf. Das Urothel ist z. T. atypisch.

5. chronische Form mit Papillenbildungen
Papillen = papilläre Urothelproliferate mit bindegewebigem Papillenstock

Komplikationen. Bei Heilung mit Narbenbildung können sich in der Harnblase Schrumpfungen und in den anderen Harnwegsabschnitten stenosierende Strikturen entwickeln, die Infektionen, chronischen Harnstau und Steinbildungen begünstigen. Am Urothel kommen häufiger atypische Hyperplasien, atypische Metaplasien (Leukoplakie) und Dysplasien vor.

Komplikationen:
- Harnblasenschrumpfung
- chronischer Harnstau
- Steine
- Urothelanomalien (Präkanzerosen)

Seltene Entzündungen sind: *chronische unspezifische interstitielle Zystitis (Hunner-Zystitis), Malakoplakie.*

3.2.2 Spezifische Entzündungen

Spezifische Entzündungen

• **Urethritis, Zystitis, Ureteritis und Pyelitis tuberculosa.** Die Infektion geht i. d. R. kanalikulär-deszendierend oder lymphogen von einer kavernös-ulzerösen Nierentuberkulose (z. B. von einer Kittniere) aus und tritt in einer miliaren, ulzerösen oder verkäsenden Form im Harntrakt auf. Die Granulombildungen und ulzerösen bzw. käsigen Einschmelzungen entsprechen dem allgemeinen Entzündungsbild der Tuberkulose.
Als **Komplikation** der Harnwegstuberkulose entwickelt sich häufig eine *Urogenitaltuberkulose* (in 90 %).

• **Tuberkulose**
- Organtuberkulose
- Niere als Streuherd

Da sich die Entzündung vor allem an den physiologischen Engstellen der Ureteren und der Prostata manifestiert, können sich dort Strikturen mit chronischem Harnstau und Verkalkungen (Steine) ausbilden.

Komplikationen:
- Urogenitaltuberkulose
- Narbenbildungen
- chronischer Harnstau
- Urolithiasis

• **Bilharziose (Schistosomiasis).** Sie ist eine parasitäre Infektion durch Trematoden vom Typ *Schistosoma haematobium*, in deren Verlauf eine Besiedlung der Harnblase bzw. des mittleren und distalen Ureters eintreten kann. In flach polypoiden, rötlichen (im frühen Stadium) bzw. flachen gelblichen, sandartig granulären Schleimhautveränderungen (im chronischen Stadium) findet man ein lympho-, plasmazell- und eosinophilenreiches Granulationsgewebe mit Granulomen, in denen Wurmpaare bzw. lebende oder abgestorbene Schistosomeneier enthalten sind. Das chronisch entzündlich geschädigte Urothel bildet z. T. Hyperplasien oder einfache bzw. atypische glanduläre und plattenepitheliale Metaplasien, die zu einem Adeno- bzw. Plattenepithelkarzinom entarten können (bis zu 10 % der Bilharziosepatienten mit granulomatöser Urozystitis). Auch strikturbedingte Ureterstenosen mit chronischem Harnstau sind möglich.

• **Bilharziose**
parasitärer Infekt durch Schistosoma haematobium

chronisch-granulomatöse Entzündung der Harnblase und distalen Ureteren

Komplikationen:
- Stenosen
- Harnstau
- Urothelatypien
- Karzinome

4. Metaplasien, Präkanzerosen, Tumoren

Metaplasien

Metaplasien. Am Urothel können idiopathisch oder infolge chronischer Entzündungen metaplastische Veränderungen auftreten. Dazu gehören:
• *einfache* und *atypische Plattenepithelmetaplasie* (Leukoplakie), *drüsige Metaplasie.*

primär, sekundär
• Leukoplakie
• drüsige Metaplasie

4.1. Präkanzerosen

Präkanzerosen

Am Harnwegsepithel versteht man unter Präkanzerosen proliferative Prozesse, die als präneoplastische Veränderungen bzw. nicht-invasive Neoplasien einem invasiven Karzinom i. d. R. vorausgehen. Sie stellen sich makroskopisch meist als unspezifische Schleimhautrötung dar und sind somit von anderen Läsionen nicht sicher abgrenzbar (Biopsie!).

Urothelproliferate mit Malignisierungstendenz:

• **Atypische Plattenepithelmetaplasie** (Leukoplakie vom epidermalen Typ). Sie tritt hauptsächlich in der Harnblase und im Nierenbecken auf. Aus ihr kann sich ein *Plattenepithelkarzinom* entwickeln.

1. atypische Plattenepithelmetaplasie (Leukoplakie)
- Plattenepithelkarzinom

2. papilläre Urothelhyperplasie

• **Papilläre Urothelhyperplasie** s. U.Z.U.P. papillaris, Abschn. 3.2.1.

3. plane Urothelatypien
- überhöhte Urothelreihung
- Zellatypien

• **Plane Urothelatypien** (syn. **atypische Urothelhyperplasien, Urotheldysplasien**) sind Urothelveränderungen, die mit einer teils normalen, teils flach hyperplastischen Urothelhöhe einhergehen. Man unterscheidet verschiedene Atypie- bzw. Dysplasiegrade:

Schweregrade:
Grad 1
Grad 2
Grad 3

- *Grad 1* (leichte Atypie) mit leichten bis mäßiggradigen Zell- und Kernatypien und leichter Schichtungsstörung
- *Grad 2* (mäßiggradige Atypie) mit deutlichen Schichtungsstörungen des Urothels und geringen Kernatypien oder herdförmig plötzlich auftretenden schweren Atypien
- *Grad 3* (schwere Atypie) mit fast vollständiger Aufhebung der Urothelschichtung und schweren Atypien. Die Basalzellzone ist noch andeutungsweise erkennbar, jedoch nicht durchbrochen. Diese Veränderung wird bereits als *Carcinoma in situ* gewertet (auffällig in der Urinzytologie!).

4. Carcinoma in situ
- überhöhte Urothelreihung
- deutliche Störung der Urotheltextur
- erhebliche Urothelatypien (G2–G3)

• **Carcinoma in situ.** Das Urothel ist meist überhöht und von unterschiedlich großen atypischen Zellen durchsetzt (Zellatypien wie beim Urothelkarzinom G2–G3), die polare Zellordnung ist deutlich gestört, mehrfach treten Mitosen auf, kein Einbruch in das angrenzende Stroma (unbehandelt: Infiltration der Muskularis nach etwa 5 Jahren). Im Stroma unter dem atypischen Urothel besteht ein Ödem bzw. eine verstärkte Blutgefäßbildung (Rötung, „unruhige Schleimhaut").

Tumoren

4.2. Tumoren

• **tumorähnliche Läsionen:**
- Endometriose, Amyloidose
- Granulome, Kondylome

• **Harnwegstumoren:**

1. epitheliale Tumoren

2. mesenchymale Tumoren

3. Metastasen

Zu den Harnwegstumoren im weiteren Sinne sind die *tumorähnlichen Läsionen*, z. B. Harnwegsendometriose, Amyloidose, eosinophile Granulome, Urothelkarunkel sowie Kondylome zu rechnen. Als Harnwegstumoren im engeren Sinne (autonome Neubildungen) kommen vor:
- *gutartige epitheliale Tumoren*, z. B. Papillome
- *bösartige epitheliale Tumoren*, z.B Urothelkarzinome
- gutartige und bösartige *mesenchymale Tumoren*
- *sekundäre Tumoren* (Metastasen).

Häufigkeit: 98% = epithelial, davon 95% Karzinome

Häufigkeit. Die benignen und malignen **epithelialen Tumoren** stellen mit 98 % den Hauptteil der Harnwegstumoren dar. Mit 95 % steht das *Urothelkarzinom* ganz im Vordergrund. Adeno-, Plattenepithel- und undifferenzierte Karzinome sind selten. Die mesenchymalen und sekundären Tumoren zusammen machen nur ca. 2% aus.

1. Epitheliale Tumoren

4.2.1 Epitheliale Tumoren

Urothelkarzinom

4.2.1.1 Urothelkarzinom

Häufigkeit

Epidemiologie. Das Urothelkarzinom tritt weltweit mit zunehmender Häufigkeit auf, wobei regional erhebliche Unterschiede bestehen. Von den Todesfällen an malignen Tumoren sind in Deutschland etwa 3 % durch Harnwegskarzinome bedingt. Männer erkranken 2–3 mal häufiger als Frauen. Das Häufigkeitsmaximum liegt in der 6.–7. Lebensdekade.

Ätiologie
- 80% unbekannt, 20% bekannt

Ätiologie. Bei ca. 80 % der Harnwegstumoren ist die Ursache ihrer Entstehung unbekannt. Bei den restlichen 20 % sind epidemiologisch, statistisch und z. T. auch experimentell kausale Zusammenhänge zwischen einwirkender Noxe und Tumorentwicklung gesichert.

- nur einzelne Noxen eindeutige karzinogen (z. B. aromatische Amine)
- überwiegend fragliche Karzinogene, Kokarzinogene

Karzinogenese: selten Solitärkarzinogenese, meist Synkarzinogenese

Nur einzelne dieser Noxen sind erwiesenermaßen Karzinogene (z. B. die aromatischen Amine), die Mehrzahl läßt sich nicht eindeutig als Karzinogen oder Kokarzinogen einstufen. Ihre molekularen Wirkmechanismen sind größtenteils unklar. Die wenigsten dieser Noxen dürften als starke komplette Karzinogene eigenständig eine Karzinominduktion und -promotion bewirken (Solitärkarzinogenese). Da im harnableitenden System die Konzentration der meisten Noxen für eine Karzinominduktion nicht ausreicht, dürfte die Karzinominduktion eher durch eine Wirkungsaddition verschiedener kausaler starker oder schwacher kompletter Karzinogene erfolgen (Synkarzinogenese). Ein erheblicher Teil der Noxen scheint eher als promovierendes Kokarzinogen für die Tumorrealisation von Bedeutung zu sein (Kokarzinogenese).

Faktoren aus folgenden Bereichen sind für die **Karzinogenese** der Harnwegstumoren von Bedeutung:

karzinogenes Umfeld:

- aus der *beruflichen Umwelt:* aromatische Amine (Naphthylamin, Benzidin, 4-Aminophenyl), vor allem bei Beschäftigten der Farbstoff- und Chemikalien-, Gummi-, Kabel-, Textil-, Lederwaren- sowie Steinkohlenteerindustrie, bei Gasarbeitern
- aus der außerberuflichen Umwelt *(Genuß*-und Nahrungsmittel): starkes Rauchen (Nikotin, über 25 Zigaretten/d); Süßstoffe (z. B. Zyklamat)
- aus der *Medizin:* Analgetikaabusus (insbesondere Kombinationen von Phenacetin mit anderen Analgetika), Zytostatika zur Immunsuppression (z. B. Zyklophosphamid), radiogen Läsionen (nach Bestrahlung eines anderen Primärtumors)
- *Infektionserkrankungen:* chronische Infektionen (z. B. bei Querschnittsgelähmten), Bilharziose (Schistosoma haematobium), Virusinfekte (wird noch diskutiert)
- *endogene Einflüsse:* abnormer Tryptophanmetabolismus (Ausscheidung abnormer Tryptophanmetaboliten bei gestörter Immunität).

- **berufliche Umwelt**
- **Genuß- und Nahrungsmittel**
- **Medizin**
- **Infektionserkrankungen**
- **endogene Einflüsse**

Pathogenese. Entsprechend den beiden o. g. Kanzerisierungswegen kann auch die Tumorrealisation auf *2 Wegen* erfolgen:

- **Mehrstufenkarzinogenese:** Der Harnwegstumor entwickelt sich in mehreren aufeinanderfolgenden Schritten von der Tumorinitiation über die Tumorpromotion zum klinisch manifesten Tumor. Die Tumorrealisation kann relativ lange dauern (Latenzzeit bei Phenacetinmetaboliten etwa 20 Jahre). Dieser Weg wird vor allem von den schwachen Karzinogenen (und das sind die meisten) beschritten, unterstützt von promovierenden Kokarzinogenen. Das *histologische* Bild entspricht diesem Entwicklungstypus: über die präkanzerösen Vorstufen der atypischen Hyperplasie, des Papilloms, des Papilloms mit Zellatypien und des Papilloms mit Carcinoma in situ entwickelt sich sukzessive das Papillom mit invasivem Karzinom *(papilläres Urothelkarzinom).*

Pathogenese

1. Mehrstufenkarzinogenese: schrittweise Tumorinitiation, -promotion und -realisation unter Wirkungsaddition verschiedener Noxen (Karzinogene/Kokarzinogene)

histologisch:
- präkanzeröse Vorstufen
- papilläres Karzinom

- **Direkte Karzinogenese:** Dieser Weg der Tumorgenese wird von starken kompletten Karzinogenen induziert. Dasselbe Karzinogen vollzieht die Tumorinitiation und die -promotion. Dieser Weg ist deutlich schneller als der erstgenannte, tritt aber viel seltener auf. Der Verlauf korreliert auch *histologisch*: aus einem relativ planen Carcinoma in situ des Urothels entwickelt sich ohne größere exophytische Proliferation ein invasives Karzinom, und zwar ein *solides Urothelkarzinom.*

2. direkte Karzinogenese

histologisch: solides Karzinom

Lokalisation. Harnwegskarzinome treten zu 6 % in den *Nierenbecken*, zu 2 % in den *Ureteren* (davon 70 % im distalen Ureterdrittel), zu **92 % in der Harnblase** (insbesondere: laterale und hintere Blasenwand, neben den Uretermündungen, im Trigonum) und nur selten in der Urethra auf.

Lokalisation

Beim *Nierenbeckenkarzinom* kann es später zu einem Befall anderer Zonen des harnableitenden Systems kommen. Es erscheint dann multipel in Kombination mit Ureter- und insbesondere mit Harnblasenkarzinomen.

Nierenbeckenkarzinom oft multilokulär

Morphologie. Das Urothelkarzinom kommt in folgenden Varianten vor: als *papilläre Form* mit primär exophytischem Wachstum, als *solide Form* mit primär infiltrativem Wachstum und als *Carcinoma in situ* (Sonderform) mit flächenhaftem Wachstum im Urothelniveau. Die **papillären Urothelneoplasien** werden sehr weit gefaßt und wie folgt differenziert:

Morphologie: papilläre, solide Form, Carcinoma in situ

1. papilläre Form

- **Exophytisches Papillom** (Karzinom Grad 0): Obwohl zytologische Malignitätskriterien fehlen, wird dieser (gutartige) Tumor als papilläres Karzinom Grad 0 bezeichnet. Es ist ein schmalbasig auf der Oberfläche aufsitzender fingerförmiger Tumor mit schmalen Bindegewebsstöcken und einem typischen Urothel (max. 7 Zellagen, polare Zellordnung, Umbrellazellen als Deckschicht, keine Atypien, kaum Mitosen).

a) exophytisches Papillom (Karzinom G0):
- papillärer Urotheltumor
- gutartig

- **Invertiertes Papillom** (Karzinom Grad 0): Auch bei diesem (gutartigen) Tumor fehlen Malignitätskriterien. Es hat eine glatte Oberfläche. Das Urothel ist nicht in die Lichtung, sondern expansiv in das Stroma der Harnblasenwand vorgewachsen. Histologisch tritt es in trabekulärer Form (als Proliferat der urothelialen Basalzellschicht) oder als glandulärer Typ (hergeleitet von einer Cystitis glandularis cystica) auf.

b) invertiertes Papillom (Karzinom G0):
- in Organwand expansiv eingewachsener Urotheltumor
- gutartig

- **Papilläres Karzinom Grad 1:** Ein exophytisch papillärer Tumor. Am Urothel mehr als 7 Zellagen bei regelrechter Zellordnung, leichter Kernvergrößerung und Verlust der Umbrellazellen. In unteren Lagen einige Mitosen. Meist nicht-invasiv: *70 % aller Harnwegskarzinome.*

c) papilläres Karzinom Grad 1: Zellreihung überhöht, keine Texturstörung, keine Zellatypien, bösartig
→ 70 % aller Harnwegskarzinome

d) papilläres Karzinom Grad 2: Zellreihung überhöht, Texturstörung, Zellatypien, Mitosen, z. T. Invasion

e) papilläres Karzinom Grad 3: Zellreihung überhöht, erhebliche Texturstörung, deutliche Zellatypien, relativ viele Mitosen, invasives Wachstum

- **Papilläres Karzinom Grad 2:** Exophytisch papillärer Tumor, mehr als 7 Zelllagen, Kerne vergrößert und mäßig hyperchromatisch, in allen Epithellagen Mitosen, Störung der Zellordnung, wächst teilweise invasiv.
- **Papilläres Karzinom Grad 3:** Exophytisch papilläres Wachstum, mehr als 7 Zellagen, deutlicher Verlust der Zellordnung (Reihung), erhebliche Kernatypien, Tumorriesenzellen mit z. T. bizarrem Kernbild und Mehrkernigkeit, reichlich Mitosen in allen Epithellagen, meist invasives Wachstum.

2. solides Urothelkarzinom
- kein papilläres Wachstum
- sonst in G1-G3 wie bei papillären Karzinomen, früh invasives Wachstum

Das **solide Urothelkarziom** erscheint als pilzartig plumper Tumor meist mit ulzerierter Oberfläche. Die *histologische* Einteilung der Differenzierungsgrade erfolgt nach den Regeln der papillären Karzinome. Meist wird dieser Tumor erst in seinem invasivem Stadium (bereits Infiltration der Wandmuskulatur) mit den Differenzierungsgraden 2 und 3 erfaßt.

Plattenepithelkarzinom

meist Harnblase

4.2.1.2 Plattenepithelkarzinom

Eine seltene Tumorform ganz überwiegend der Harnblase (u. a. nach Leukoplakie). Die histologische Differenzierung entspricht derjenigen des Plattenepithelkarzinoms anderer Lokalisationen.

Adenokarzinom

meist Harnblase

4.2.1.3 Adenokarzinom

Dieses Karzinom tritt sehr selten auf, überwiegend in der Harnblase (z. B. Urachuskarzinom).

Tumorausbreitungsstadien

Staging: für Harnblasenkarzinom

4.2.1.4 Tumorausbreitung, Komplikationen, Prognose

Staging. Die pTNM-Klassifikation für das *Harnblasenkarzinom* ist in Abb. 35–3 dargestellt. Für die Nierenbecken-, Ureter- und Urethrakarzinome bestehen entsprechende Stadieneinteilungen.

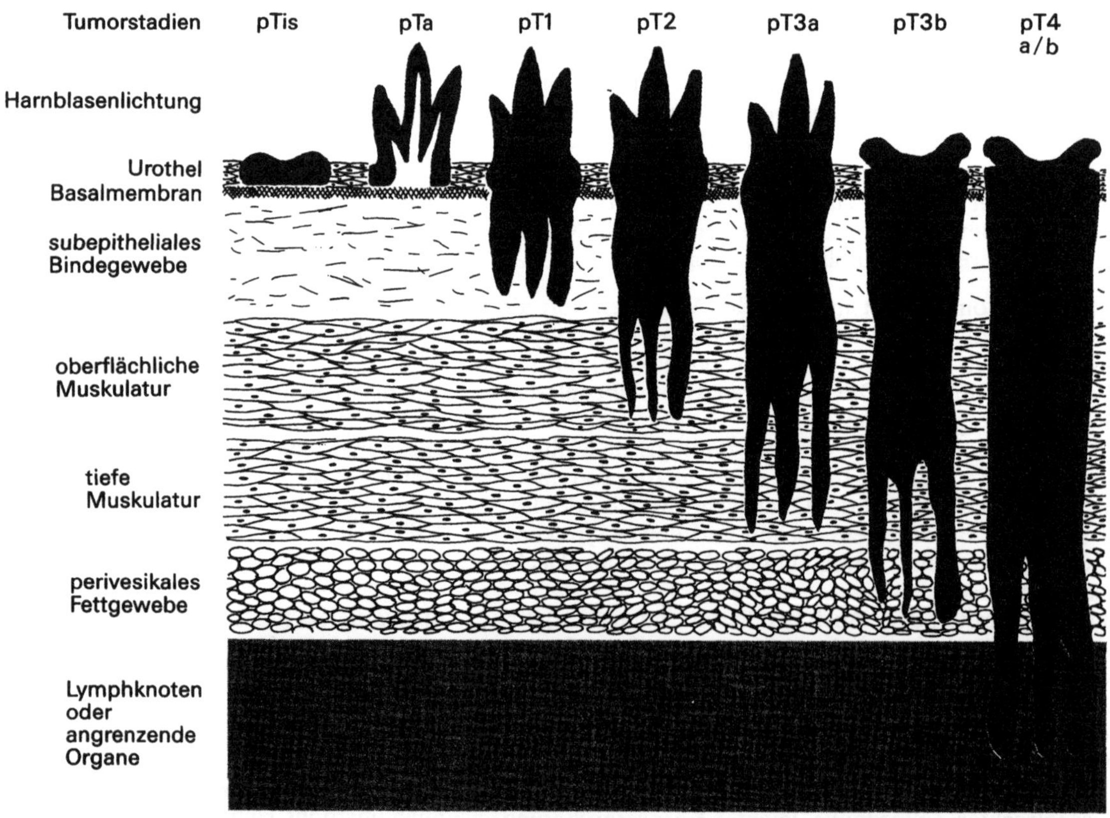

Abb. 35–3: Morphologische Stadien des Urothelkarzinoms der Harnblase. pT4a: Tumor infiltriert Prostata, Uterus oder Vagina, **pT4b:** Tumor infiltriert Becken- oder Bauchwand

Als **Komplikationen** sind zu nennen: *Tumorrezidive* (höchste Lokalrezidivrate in der Harnblase bei Carcinoma in situ), *Harnstau* bei Ureterstenose durch exophytisches Tumorwachstum oder Tumorummauerung, *Metastasierung* in regionale Lymphknoten bzw. hämatogen insbesondere in Leber, Lunge und Knochenmark.

- **Komplikationen:**
- Tumorrezidive
- chronischer Harnstau
- Metastasierung

Die **Prognose** wird vom histologischen *Tumortyp*, *Differenzierungsgrad* und *Tumorstadium* bestimmt. Papilläre Urothelkarzinome haben gewöhnlich eine bessere Prognose als solide Urothelkarzinome, Urothelkarzinome insgesamt eine bessere Prognose als Plattenepithelkarzinome. Gut differenzierte Tumoren sind prognostisch günstiger als schlecht differenzierte. Die *5-Jahres-Überlebensrate* korreliert mit dem Tumorstadium: T1 = 80–30 %, T2 = 30–10 %, T3 und T4 = 10–0 %.

- **Prognose:**
abhängig von:
- histologischem Tumortyp
- Differenzierungsgrad
- Tumorstadium

4.2.2 Mesenchymale Tumoren

2. Mesenchymale Tumoren

Mesenchymale Tumoren treten in den ableitenden Harnwegen selten auf. **Gutartig** sind: *Leiomyome*, *Hämangiome*, *Fibrome*, *Lipome*. **Bösartig** sind: *Leiomyosarkome*, *Hämangiosarkome* und *Rhabdomyosarkome*.

- gutartige
- bösartige

Als *embryonale Variante* des Rhabdomyosarkoms tritt im Kindesalter das **Sarcoma botryoides** in der Harnblase auf. Es wächst dort als traubenförmiger breitbasiger Tumor mit schlechter Prognose. Das histologische Bild entspricht dem Sarcoma botryoides der Vagina.

- **Sarkoma botryoides:** embryonale Variante des Rhabdomyosarkoms

Männliches Genitale einschl. Prostata

XXXVI. Männliches Genitale einschl. Prostata

Hoden

1. Hoden

V. Loy

Anatomie
- Gewicht: 20–30 g
- Volumen: 18–28 ml

Aufbau des reifen Hodens:
- Mesothel
- Tunica albuginea
- 250 Läppchen mit je 4 Tubuli contorti enthalten die Zellen der Spermatogenese und die Sertoli-Zellen

Anatomie. Der Hoden des Erwachsenen wiegt zwischen 20 und 30 g mit einem Volumen zwischen 18 und 28 ml. Er ist in 250 Läppchen gegliedert und wird vom viszeralen Blatt der *Tunica vaginalis testis* überzogen. Diese besteht aus mesothelialen Zellen, die die *Tunica albuginea*, eine dicke bindegewebige Kapsel, bedecken, welche den Hoden mit Ausnahme des oberen hinteren Randes *(Mediastinum testis)* umgibt. Dort treten die Gefäße in den Hoden ein, und das *Rete testis* geht in die *Dd. efferentes* über. Die Hodenläppchen bilden funktionell jeweils eine Einheit. Eines enthält 4 *Tubuli contorti.* Sie beginnen blind an der Tunica albuginea, sind untereinander durch vielfache Anastomosen verbunden und münden im Rete testis. Ein Tubulus ist aufgeknäuelt etwa 1 cm, ausgezogen tatsächlich aber 1 m lang. Würde man alle Tubuli hintereinander legen, ergäbe das eine Länge von etwa *1 km*! Der Durchmesser der Tubuli schwankt zwischen 180 und 300 μm. Ihre Wand wird aus mehreren Lagen von Myofibroblasten gebildet. Sie enthalten *2 Zellpopulationen*: Zellen der **Spermatogenese** und **Sertoli-Zellen**. Begrifflich werden beide häufig als „Keimepithel“ zusammengefaßt. Bei den Zellen der Spermatogenese handelt es sich aber naturgemäß nicht um ein Epithel. Die Sertoli-Zellen auf der anderen Seite stellen zwar ultrastrukturell und immunhistologisch ein Epithel dar (mesodermaler Abkunft), sind aber keine Keimzellen!

Spermatogenese:
Entwicklung der Spermatozoen aus den Spermatogonien (74 Tage)

1. Zellen der Spermatogenese:
- Spermatogonien (diploid)
- Spermatozyten (diploid)
- Spermatiden (haploid)
- Spermatozoen (haploid)

Spermiogenese:
Entwicklung der Spermatozoen aus den Spermatiden

Unter **Spermatogenese** versteht man die Entwicklung der *Spermatozoen* aus den *Spermatogonien.* Sie läuft in Untereinheiten eines Tubulus synchron und in definierten Zyklen ab. Über verschiedene Zwischenstufen (*Spermatogonien Typ A*, *Typ B* etc.) entwickeln sich über mehrere Zellteilungen die *Spermatozyten 1. Ordnung.* Sie sind die größten und am leichtesten zu identifizierenden Zellen innerhalb des Tubulus. Über die erste Reifeteilung entstehen aus einer Spermatozyte 1. Ordnung zwei *Spermatozyten 2. Ordnung.* Diese durchlaufen nach wenigen Stunden die zweite Reifeteilung, wobei aus den 2 diploiden Spermatozyten 2. Ordnung 4 *haploide Spermatiden* entstehen, die sich naturgemäß nicht mehr teilen und unter der Einwirkung der Sertoli-Zellen zu *Spermatozoen* ausreifen. Die Entwicklung der Spermatozoen aus den Spermatiden heißt **Spermiogenese.** Die Spermatogenese von der Spermatogonie bis zu den Spermatiden dauert 74 Tage. Alle Zellen eines Reifungszyklus von der Spermatogonie bis zu den Spermatiden sind über Zytoplasmabrücken untereinander verbunden, Folge einer inkompletten Zellteilung.

Synchronisation der Spermatogenese über Zytoplasmabrücken zwischen den Keimzellen

Über die *Zytoplasmabrücken* läuft offenbar die Synchronisation der verschiedenen Teilungen ab.

2. Sertoli-Zellen
bilden die **Blut-Hoden-Schranke:**
Interzellularbrücken zwischen den Sertoli-Zellen teilen die Spermatogenese in 2 Kompartimente:
- **Spermatogonien** und **Spermatozyten der Prophase** sowie
- **spätere Spermatozyten, Spermatiden, Spermatozoen**

Neben den Zellen der Spermatogenese bilden die **Sertoli-Zellen** die zweite Population in den Tubuli contorti. Sie sitzen wie die Spermatogonien der Basalmembran auf, der apikale Zellpol reicht aber bis in die Tubuluslichtung. Untereinander sind sie durch Interzellularbrücken verbunden. Sie bilden die *Blut-Hoden-Schranke*, welche die Spermatogonien und Spermatozyten der Prophase von den späteren Zellen der Spermatogenese trennt. Nach der Prophase sind die Spermatozyten und besonders die haploiden Spermatiden sowie die Spermatozoen über das Blut nur noch durch das Zytoplasma der Sertoli-Zellen erreichbar.

Möglicherweise gilt das auch für das immunologische System: Während seiner Entwicklung in der Fetalperiode existieren die Antigene der Spermatogenese noch nicht, später sind sie nicht mehr zugänglich. Kommt es dann unter pathologischen Bedingungen zu einem Kontakt, werden diese Antigene als Fremdantigene aufgefaßt!

Verglichen mit Keimzellen sind Sertoli-Zellen widerstandsfähiger gegenüber Hitze, Bestrahlung und toxischen Substanzen. Sie enthalten zahlreiche Enzyme für die Interaktion mit den Keimzellen. Von ihnen werden die Residualkörper, die nach der Spermiogenese zurückbleiben, phagozytiert.

Sertoli-Zellen unterliegen der Kontrolle durch das follikelstimulierende Hormon (FSH) und können einen das FSH inhibierenden Faktor (Inhibin) sezernieren.

Die charakteristische Zelle des Interstitiums ist die **Leydig-Zelle**. Sie sezerniert unter dem Einfluß von LH *Testosteron*. Die Leydig-Zellen liegen in der Umgebung von Kapillaren einzeln oder in Gruppen. In ihrem Zytoplasma kann man „zigarrenförmige" eosinophile Einschlüsse finden, die *Reinke-Kristalle*, die als charakteristisch für diese Zellart gelten. Leydig-Zellen können auch außerhalb des Hodens, z.B. im Samenstrang auftreten.

3. **Leydig-Zelle:** Zelle des Interstitiums mit Reinke-Kristallen
- **Androgensynthese**

1.1 Entwicklungsstörungen

Entwicklungsstörungen

1.1.1 Chromosomale Störungen

Chromosomale Störungen

Eine **Gonadendysgenesie** ist eine komplexe Störung, von der beide Geschlechter betroffen sein können. Genetisch handelt es sich meist um Mosaike mit 46 Chromosomen und in einem Teil des Gewebes einer *X0*- oder *XX*-Konstellation, während in anderen Teilen eine *XY*-Konstellation gefunden wird. Das äußere Genitale kann entweder rein weiblich, zwittrig oder rein männlich entwickelt sein. Beim inneren Genitale findet man auf der einen Seite Hodengewebe, auf der anderen eine rudimentäre Ovaranlage. Bei etwa 1/3 der Fälle entwickelt sich ein- oder beidseitig ein Keimzelltumor.

- **Gonadendysgenesie**
- – unterschiedlicher Phänotyp
- – genotypisch Mosaik aus XY und X0 oder XX
- – Hodengewebe auf der einen Seite und rudimentäre Ovaranlage auf der anderen Seite
- – Risiko: hohe Inzidenz von Keimzelltumoren

Beim **Klinefelter-Syndrom** liegen *47 Chromosomen (XXY)* vor. Die Hoden entwickeln sich zunächst normal, erst nach der Pubertät kommt es zu einem Verlust der Keimzellen. Möglicherweise liegt die eigentliche Störung im Bereich der Meiose. Der Keimzellverlust führt zur Infertilität (meist das erste klinische Symptom). *Morphologisch* findet man eine Leydig-Zellhyperplasie sowie eine fortschreitende Atrophie und Fibrose der Tubuli.

- **Klinefelter-Syndrom**
- – genotypisch 47 Chromosomen (XXY)
- – nach der Pubertät Infertilität durch Keimzellverlust

1.1.2 Endokrine Störungen

Endokrine Störungen

Einige Enzymdefekte führen zu einer **fehlenden Androgenproduktion**, so daß die normale Virilisierung der Wolff-Gänge des Urogenitalsinus und -höckers ausbleibt.

Fehlen der Androgensynthese:

- Unterbleibt die *Testosteronsynthese*, sind die Gonadotropine reaktiv erhöht, was wiederum zu einer Hyperplasie der Leydig-Zellen führt.

1. **Ausbleiben der Testosteronsynthese** → Leydig-Zellhyperplasie

- Fehlt die 5α-Reduktase, kann Testosteron nicht zu *5α-Dihydrotestosteron (DHT)* umgewandelt werden; das äußere Genitale entwickelt sich entsprechend seiner Abhängigkeit vom DHT weiblich, während die weitgehend vom Testosteron abhängigen Derivate der Wolff-Gänge wie Nebenhoden, Ductus deferens und Samenblasen regelhaft ausgebildet sind.

2. **Fehlen der 5α-Reduktase** → keine Bildung von DHT → weiblicher Phänotyp

- Bei einer kompletten oder inkompletten Resistenz gegenüber den Androgenen (fehlender *Androgenrezeptor*, intrazytoplasmatische *Androgentransportstörung*) entsteht ein weiblicher Phänotyp mit männlichen Gonaden *(testikuläre Feminisierung)*.

3. **komplette oder inkomplette Androgenresistenz** der Erfolgsorgane → weiblicher Phänotyp

- Bei Patienten mit männlichem Phäno- und Genotyp, bei denen zusätzlich Uterus und Eileiter vorhanden sind, nimmt man heute eine gestörte Synthese des *Müllerian-duct-inhibiting-factors* durch die Sertoli-Zellen bzw. eine Resistenz der Müller-Gänge gegenüber diesem Faktor an.

4. **gestörte Synthese des Müllerian-duct-inhibiting-factors** → männlicher Phäno- und Genotyp

1.1.3 Idiopathische Keimzellverminderung, Fehlbildungen

1.1.3.1 Idiopathische Keimzellverminderung

Idiopathische Keimzellverminderung

Die Tubuli contorti werden nur von Sertoli-Zellen ausgekleidet. Sie enthalten keine oder kaum Spermatogonien, was zur Bezeichnung **Sertoli cell only syndrome** geführt hat, wobei man früher von einem vollständigen Mangel an Keimzellen ausging, was aber bei den meisten Patienten nicht zutrifft. Sertoli-

Sertoli cell only syndrome
- – vollständiger oder fast vollständiger Mangel an Keimzellen
- – Sertoli-Zellen sind erhalten
- – Folge: **Infertilität**

Zellen und entfaltete, weitgehend regelhafte Hodentubuli unterscheiden diese Veränderung von anderen Formen der Hodenatrophie, bei denen der Verlust der Spermatogenese mehr oder weniger zu einem Verlust auch der Sertoli-Zellen sowie einer Zerstörung und Fibrose der Tubuli führt.

Wahrscheinlich handelt es sich nicht um einen anlagebedingten, sondern um einen fetal oder in der Kindheit erworbenen Defekt.

Fehlbildungen

1.1.3.2 Fehlbildungen

- **Agonadismus**

Agonadismus. XY-Männer, der Phänotyp ist aber weiblich. Charakteristischerweise findet man weder Rudimente einer Gonade noch ihre Anlage.

- **konnatale Anorchie**

Konnatale Anorchie. Die Gonaden wurden zwar primär angelegt, sekundär aber wieder zerstört. Als Relikt einer Gonade enthält der Hoden lediglich Bindegewebe.

- **Monorchie**
- **Polyorchie**
- **Ektopie**

Monorchie, Polyorchie. Die Zahl der Hoden ist vermindert oder vermehrt.

Ektopie. Ein Hoden liegt außerhalb des Skrotalsackes.

- **Kryptorchismus**
- mangelhafte oder fehlende Deszension des Hodens
- Diagnose ab 1. Lebensjahr

Kryptorchismus. Es besteht eine fehlende oder mangelhafte Deszension des Hodens in das Skrotum; der Hoden liegt intraabdominell oder im Inguinalkanal. Bei einigen Kindern kommt es noch während des 1. Lebensjahres zu einem endgültigen Deszensus.

Die *Ursache* ist unklar; diskutiert werden vor allem Störungen der Nebenhodenentwicklung, aber auch des Hodens selbst.

- **Folgen:** Infertilität, erhöhte Inzidenz von Keimzelltumoren

Gefährdet sind die Patienten durch eine sich nach der Pubertät entwickelnde Fertilitätsstörung, wobei allerdings schon in den ersten Lebensjahren morphologische Veränderungen im Hoden, insbesondere eine Verminderung der Keimzellen nachweisbar sind, sowie durch eine 10–50 mal *erhöhte Inzidenz von Keimzelltumoren.* Bezeichnenderweise findet man in Biopsaten aus kryptorchen Hoden in bis zu 18 % der Fälle eine testikuläre intraepitheliale Neoplasie (s. Abschn. 1.6.2).

Exogen bedingte Störungen

1.2 Exogen bedingte Störungen

- **Strahlenschäden**
unterschiedliche Resistenz:
- Spermatogonien Typ B
- Spermatogonien Typ A
- Spermatozyten
- Spermatiden
- Sertoli-Zellen

Strahlenschäden. *Spermatogonien vom Typ B* sind am empfindlichsten gegenüber Strahlen. Das Stammzellenkompartiment *(Spermatogonien vom Typ A)* ist etwas weniger empfindlich, *Spermatozyten* und *Spermatiden* sind deutlich resistenter. Erheblich resistenter sind die *Sertoli-Zellen.*

Bei einer Bestrahlung bis zu 500 rem kann mit einer Wiederherstellung der Spermatogenese gerechnet werden, eine höhere Strahlendosis führt zu einem irreversiblen und vollständigen Verlust der Spermatogonien (also auch des *Stammzellenkompartiments*).

- **Chemotherapie**
- Schädigung wie bei Strahlenschädigung, Ausmaß der Schädigung kann aber weniger sicher abgeschätzt werden

Chemotherapie. Das Schädigungsmuster nach Chemotherapie maligner Tumoren entspricht weitgehend dem nach Bestrahlung. Die Fertilität ist besonders nach dem Einsatz mehrerer Zytostatika gefährdet (Behandlung von Lymphomen, Leukämien, aber auch von Keimzelltumoren). Von einer vollständigen Vernichtung der Keimzellen, insbesondere von atypischen, präkanzerösen Keimzellen, durch die Chemotherapie kann man allerdings nicht in jedem Fall ausgehen.

Beispiel: So findet man nach der Chemotherapie maligner Keimzelltumoren in den Hodenbiopsaten häufig noch einzelne Zellen einer testikulären intraepithelialen Neoplasie (s. Abschn. 1.6.2).

Fertilitätsstörungen

1.3 Fertilitätsstörungen

- zu 45% Ursache der Kinderlosigkeit

Einteilung:

1. prätestikulär
- endokrin bedingt

Die Ursache einer ungewollten Kinderlosigkeit liegt in 45 % der Fälle beim Mann. Es handelt sich entweder um eine übergeordnete endokrine Fehlfunktion *(prätestikulär)*, um eine mangelhafte Entwicklung oder eine sekundäre Beeinträchtigung der Gonade bis hin zur vollständigen Zerstörung der Spermato-

genese *(testikulär)*, oder um ein Abflußhindernis in den ableitenden Samenwegen *(posttestikulär)*.
An erster Stelle der **Fertilitätsdiagnostik** steht die Untersuchung des Ejakulats *(Spermiogramm)*. Dabei werden Zahl und Morphologie der Spermatozoen beurteilt. Bei einer **Oligo-** bzw. **Azoospermie** (zu wenig oder keine reifen Spermien) oder bei einer **Aspermie** (weder reife Spermatozoen noch Vorstufen im Ejakulat) muß eine beidseitige *Hodenbiopsie* zur weiteren Abklärung durchgeführt werden.

2. testikulär
- Störung der Spermatogenese

3. posttestikulär
- ableitende Samenwege verschlossen

morphologische Fertilitätsdiagnostik
- Spermiogramm
- Hodenbiopsie

Praxishinweis

Hodenbiopsate müssen in *Stieve-Lösung*, nach *Bouin* oder *Zenker* fixiert werden! Formalinfixierung verändert die Zellen der Spermatogenese so stark, daß eine morphologische Aussage nicht mehr möglich ist.

Ziel der Biopsie ist die Feststellung des noch vorhandenen Umfangs der Spermatogenese. Sind nur Sertoli-Zellen *(Sertoli cell only syndrome)* oder eine Hodenfibrose zu finden, ist keine weitergehende Therapie erforderlich. Ist die Spermatogenese auf der anderen Seite bis zu den Spermatozoen erhalten, spricht dies bei einer Aspermie für einen Verschluß der ableitenden Samenwege, so daß dem Patienten gegebenenfalls operativ zu helfen ist.

sind Keimzellen in ausreichendem Umfang vorhanden, spricht das bei Aspermie für einen Verschluß der ableitenden Samenwege

1.4 Kreislaufstörungen

Kreislaufstörungen

Hodentorsion. Der Hoden dreht sich um die Längsachse des Samenstranges. Die Arterien bleiben durchgängig, die Venen werden abgeklemmt. Wird die Torsion nicht innerhalb von 6 h gelöst, kommt es zu einer *hämorrhagischen Infarzierung* (Venenverschluß!). *Ursachen* sind eine abnorme Beweglichkeit des Hodens, ein fehlendes Gubernaculum testis oder eine unvollständige Deszension. Eine Torsion kann in jedem Lebensalter auftreten, am häufigsten zwischen dem 10. und 20. Lebensjahr, überwiegend einseitig. In bis zu 15 % der Fälle kommt es später aber im kontralateralen Hoden ebenfalls zu einer Torsion. Die hämorrhagische Nekrose wird meist nur unvollständig organisiert und ist von einer bindegewebigen Kapsel umgeben.

- **Hodentorsion**
- hämorrhagische Infarzierung des Hodens durch Drehung um die Längsachse des Samenstranges mit Venenverschluß
- Disposition häufig bilateral → auch kontralaterale Torsion

Bei *Kindern* und *Jugendlichen* verbirgt sich hinter den Symptomen einer Entzündung des Nebenhodens oder des Hodens i. d. R. eine Torsion.
Die *Torsion der Anhangsgebilde von Hoden und Nebenhoden* (Appendix testis, Appendix epididymidis) führt zur selben klinischen Symptomatik.

- gleiche klinische Symptomatik bei Torsion der Anhangsgebilde

Varikozele. Der Plexus pampiniformis ist als Folge einer absoluten oder relativen Drucksteigerung umgebaut. Die Venen sind erweitert, die Venenwand ist verdickt und fibrosiert, die Muskulatur hypertrophiert.

- **Varikozele**
- Ektasie der Venen des Pl. pampiniformis meist links

> Die *primäre Varikozele* findet man in 80 % der Fälle *links*.

- **primäre** Varikozele meist **links**

Die linke V. spermatica mündet in die Nierenvene, in welcher der Druck höher ist als in der V. cava inferior, in welche die rechte V. spermatica mündet. Führt ein anderes Grundleiden zu einer Druckerhöhung in der V. spermatica oder der V. cava, z. B. eine Thrombose oder ein Tumoreinbruch, spricht man von einer *sekundären Varikozele*.
Aufgrund der venösen Blutstauung und der damit verbundenen erhöhten Temperatur kommt es bei etwa 50 % der Patienten zu einer reversiblen Beeinträchtigung der Spermatogenese. Dies kann Ursache einer Infertilität sein.

- **rechts** meist **sekundäre** Varikozele
- **DD:** Thrombose oder Tumor im Bereich der Vena cava
- **Folge:** Fertilitätsstörung

Arteriosklerose. Die Hodenarterien können von einer allgemeinen Arteriosklerose mitbetroffen sein. Folge ist eine lobuläre Atrophie zunächst disseminiert, schließlich mit weitgehender Fibrose des ganzen Hodens. Daneben kommt eine isolierte Arteriosklerose der hodeneigenen Arterien und Arteriolen vor, unabhängig von Veränderungen der übrigen Arterien.

- **Arteriosklerose**
- im Rahmen einer allgemeinen Arteriosklerose
- aber auch isoliert im Hoden

Panarteriitis nodosa. Die Hoden sind regelmäßig befallen. In der bilateralen Hodenbiopsie findet man die charakteristischen Veränderungen bei diesen Patienten häufiger als in der üblichen Muskelbiopsie.

- **Panarteriitis nodosa**
- Hoden meist mitbetroffen
- Diagnose durch Hodenbiopsat

Embolien und **Thrombosen** der Hodengefäße sind sehr selten.

Entzündungen

unspezifische Orchitis
- primär selten
- meist aszendierende Entzündung über den Nebenhoden aus dem Urogenitaltrakt

Begleitorchitis: Mumps
- nach der Pubertät
- bei bilateralem Befall der Hoden → **Infertilität**

⇒

- andere virale und bakterielle Infektionen

spezifische Orchitis
- **Tuberkulose**
- geht meist vom Nebenhoden aus

- **Lues**
- häufiger primär im Hoden, sekundär im Nebenhoden
- **Lepra**

- **granulomatöse Orchitis**
- chronische Orchitis unklarer Ursache, möglicherweise Autoimmunerkrankung mit granulomähnlicher entzündlicher Reaktion
- DD im Schnellschnitt zum Seminom u. U. schwierig, da bei diesem eine ähnliche Begleitentzündung auftreten kann!

Morphologie: gemischtes entzündliches Infiltrat, Granulome, Riesenzellen

- **Malakoplakie**
- chronische Entzündung mit einem lysosomalen Defekt der Makrophagen (Kolibakterien werden unvollständig abgebaut und verkalken)

Tumoren

⇒

- Prognose dank neuer Therapie heute wesentlich besser

1.5 Entzündungen

Unspezifische Orchitis. Eine isolierte primäre Orchitis ist sehr selten. Sie entsteht hämatogen. Meist handelt es sich um eine fortgeleitete aszendierende Entzündung – chronisch oder akut – aus dem übrigen Urogenitaltrakt unter Beteiligung des Nebenhodens. Kommt es nicht zu einer Heilung, werden die Tubuli contorti zerstört, es entsteht eine diffuse Hodenfibrose mit Verlust der Spermatogenese, d. h. es kommt bei Befall beider Hoden zur Infertilität.

Begleitorchitis. Der kindliche Hoden befindet sich in Ruhe und ist gegenüber Schädigungen weitgehend resistent, so daß die *Mumpsorchitis* vor der Pubertät selten ist und nicht zur Infertilität führt.

Die **Mumpsorchitis** tritt in bis zu 50 % der Fälle als Begleiterkrankung *nach der Pubertät*, und zwar *doppelseitig*, auf. Etwa die Hälfte der Betroffenen wird *infertil*.

Im akuten Stadium infiltrieren Granulozyten die Tubuli, zerstören die Zellen der Spermatogenese und führen zu Nekrosen. Im Interstitium findet man ein entzündliches, serofibrinöses Ödem.

Ähnliche Veränderungen bis hin zur Infertilität können im Rahmen anderer *generalisierter Infektionserkrankungen* (Viren, Bakterien) auftreten.

Spezifische Orchitis
- **Tuberkulose.** Der Hoden kann im Rahmen einer miliaren Streuung betroffen sein. Meist handelt es sich aber primär um eine *hämatogene Nebenhodentuberkulose*, die sekundär auf den Hoden übergreift.
- **Lues.** Im Gegensatz zur Tuberkulose tritt die luetische Orchitis häufiger *primär im Hoden* auf und greift sekundär auf den Nebenhoden über.
- **Lepra.** Bei 25 % der Leprapatienten sind Hoden und Nebenhoden mitbeteiligt.

Sonderformen sind die granulomatöse Orchitis und die Malakoplakie.

Granulomatöse Orchitis. Betroffen sind vorwiegend ältere Männer zwischen dem 50. und 60. Lebensjahr. Die Ursache der Erkrankung ist unklar.

Diskutiert wird eine Autoimmunerkrankung. Gegenüber den Zellen der Spermatogenese besteht wahrscheinlich eine Tendenz zur immunologischen Reaktion insofern, als die Spermatogenese während der Reifung des immunologischen Systems noch nicht existiert und auch nach der Pubertät dank der *Blut-Hoden-Schranke* weitgehend vom immunologischen System getrennt bleibt.

Morphologisch findet man eine gemischte entzündliche Infiltration aus Lymphozyten, Plasmazellen sowie eosinophilen und neutrophilen Granulozyten. Die Tubuli werden zerstört, wodurch granulomähnliche Herde entstehen. Zusätzlich findet man mehrkernige Riesenzellen.

Die **Malakoplakie** ist durch ein weitgehend diffuses, insgesamt tumorförmiges Infiltrat aus Makrophagen gekennzeichnet, die aufgrund eines lysomalen Defekts unvollständig abgebaute, später verkalkende Kolibakterien enthalten.

1.6 Tumoren

Nur 2 % aller malignen Tumoren des Mannes sind Hodentumoren. Da sie zu 70 % zwischen dem 20. und 40. Lebensjahr auftreten, handelt es sich für **diese Altersgruppe** um die **häufigste Krebsart** (Tab. 36–1). Fast alle Hodentumoren sind **maligne**.

Die *Prognose* unterscheidet sich bei Kindern teilweise deutlich von der bei Erwachsenen, hat sich aber dank neuer therapeutischer Möglichkeiten insgesamt erheblich verbessert. Die Erkrankung ist in vielen Fällen *heilbar!*
Die meisten Tumoren gehen von den Keimzellen (Keimzelltumoren), sehr viel weniger vom Stroma oder den Hüllen des Hodens aus.

Tab. 36-1: Häufigkeit verschiedener Hodentumoren (Pugh, 1976)

Typ	Anteil	Alter	Prognose
Keimzelltumor	86%		
Seminom	39%	30–40	nach Strahlentherapie gut (Heilung bis 80%)
embryonales Karzinom	12%	20–35	
Teratom	19%	15–35	
Chorionkarzinom	1%	25–35	
Mischtumor	13%	20–45	
Dottersacktumor	2%	0–5	nach Op. Heilung 60%
Stromatumoren	3%		überwiegend benigne Tumoren
malignes Lymphom	7%	50–80	
Metastasen	1%	abhängig vom Primärtumor	abhängig vom Primärtumor
andere	3%		

1.6.1 Klassifikation

Klassifikation

Früher wurde in Europa die britische Klassifikation bevorzugt, heute hat sich die Klassifikation der WHO aber auch hier weitgehend durchgesetzt. Sie erlaubt auf der einen Seite eine genauere Einordnung der vielfältigen Tumorformen und steht nicht im Widerspruch zu der inzwischen weitgehend akzeptierten Annahme, daß alle Keimzelltumoren histogenetisch von einem Zelltyp abstammen.

Vereinfachte WHO-Klassifikation:
- **Keimzelltumoren:** Seminom, embryonales Karzinom, Dottersacktumor, Chorionkarzinom, Teratom, gemischte Keimzelltumoren
- **Stromatumoren:** Leydig-Zelltumor, Sertoli-Zelltumor, Granulosazelltumor
- **komplexe Tumoren:** Gonadoblastom
- **Tumoren der Lympho-** und **Hämatopoese**
- **Metastasen**
- **Tumoren** des **Rete testis, Nebenhodens** und der **Hodenhüllen**.

WHO-Klassifikation:
- Keimzelltumoren
- Stromatumoren
- komplexe Tumoren
- Tumoren der Lympho- und Hämatopoese
- Metastasen
- Tumoren des Rete testis, Nebenhodens und der Hodenhüllen

1.6.2 Histogenese

Histogenese

Die noch erhaltenen Hodentubuli *in der Umgebung nahezu aller Keimzelltumoren* enthalten in unterschiedlichem Ausmaß Zellen, deren Morphologie deutlich von der *reifer Spermatogonien* abweicht, die andererseits aber eine große Ähnlichkeit mit den *embryonalen Gonozyten* haben: Sie enthalten außergewöhnlich viel Glykogen (das bei der üblichen histologischen Bearbeitung herausgelöst wird, dementsprechend ist das Zytoplasma dieser Zellen optisch bis auf die Peripherie fast leer), reichlich *plazentare alkalische Phosphatase (PlAP)* und mehrere, oft bizarre Nukleolen. Auffallenderweise fehlen ihnen aber die sonst typischen Interzellularbrücken! Diese Zellen sind seit langem bekannt, sie wurden überwiegend als *atypische Spermatogonien* beschrieben und als durch die Einwirkung des Tumors degenerierte Keimzellen interpretiert.

- mit Ausnahme des spermatozytären Seminoms einheitliche Vorläuferzelle (TIN, sog. Carcinoma in situ) mit großer Ähnlichkeit zu den embryonalen Keimzellen, besonders den Gonozyten

- TIN-Zellen entstehen offenbar während der Embryonal-, bzw. Fetalzeit, vermehren sich bis zur Pubertät aber kaum

Ihre eigentliche Natur wurde erst von dem dänischen Pädiater Skakkebæk erkannt. Er fand sie im Rahmen einer Fertilitätsuntersuchung in Hodenbiopsaten von Patienten, die mehrere Jahre später einen Keimzelltumor entwickelten. Skakkebæk schloß daraus, daß es sich bei diesen Zellen um die eigentlichen Vorläuferzellen der Keimzelltumoren handeln müsse. In Anlehnung an das präinvasive Karzinom bezeichnete er sie unglücklicherweise als *Carcinoma in situ.* Dieser noch verbreitete Begriff ist falsch, da sich aus den Zellen maligne Tumoren *jeglicher histologischer Differenzierung*, also nicht nur *Karzinome*, sondern auch *Teratome* und *Sarkome* ableiten. Deshalb führt auch der bisweilen benutzte Begriff *Seminoma in situ* nicht weiter!

- nach der Pubertät Besiedlung im Verlauf von Jahren den gesamten Hoden unter Zerstörung der Spermatogenese
- lange Latenz

Da die Zellen aber tatsächlich Vorläuferzellen von Keimzelltumoren sind und auch nicht mit intratubulären Anteilen eines bereits entwickelten Keimzelltumors verwechselt werden sollten, erscheint der Ausdruck **testikuläre intraepitheliale Neoplasie (TIN)** auf der einen Seite am wenigsten präjudizierend und auf der anderen Seite ausreichend präzise.

- aus diesen Vorläuferzellen Entwicklung der Keimzelltumoren: Seminom, embryonales Karzinom, Teratom, Chorionkarzinom

Er bildet im übrigen eine gute Analogie zu den bekannten Läsionen aus der Gynäkopathologie: zervikale intraepitheliale Neoplasie (CIN) und vulväre intraepitheliale Neoplasie (VIN).

Übereinstimmend damit fand man die Zellen auch bei den Hodenerkrankungen, die mit einem erhöhten Risiko für Keimzelltumoren einhergehen, und zwar in annähernd der Häufigkeit, mit der bei diesen Patienten zu einem späteren Zeitpunkt Hodentumoren erwartet werden.

Hodenbiopsie im Rahmen der Früherkennung von Keimzelltumoren
- **erhöhtes Risiko von Keimzelltumoren bei:**
- bereits manifestem Keimzelltumor auf einer Seite
- Kryptorchismus
- Gonadendysgenesie
- ist eine TIN vorhanden, Entwicklung eines Keimzelltumors in über der Hälfte der Patienten
- eine Bestrahlung zerstört die TIN, der Hoden bleibt kosmetisch und als Organ der Androgensynthese erhalten

Dank dieser Erkenntnis kann man heute durch eine Hodenbiopsie und den Nachweis der TIN-Zellen die Patienten mit einem besonders hohen Risiko selektieren. Hat sich erst einmal ein Hodentumor entwickelt, muß der Hoden abladiert werden. Handelt es sich um einen Zweittumor im kontralateralen Hoden, verliert der Patient nahezu seine gesamte Androgenproduktion (Leydig-Zellen!). Wird aber im Falle eines manifesten Hodentumors zum Zeitpunkt der Operation eine kontralaterale Hodenbiopsie durchgeführt und eine TIN entdeckt, dann kann diese Präkanzerose durch eine Bestrahlung vollständig zerstört werden. Da die neoplastischen Zellen gegenüber der Bestrahlung wesentlich empfindlicher als Sertoli-Zellen und Leydig-Zellen sind, bleiben dem Patienten die androgenproduzierenden Zellen erhalten. Durch die Bestrahlung wird der Patient zwar infertil, die Fertilität ist bei den meisten Patienten mit einer TIN aber ohnedies bereits eingeschränkt, da die TIN-Zellen die Zellen der normalen Spermatogenese zerstören.

Durch die **DNS-Zytophotometrie** weiß man heute, daß die TIN-Zellen ungefähr *tetraploid* sind. Man nimmt an, daß sie schon in der Embryonalperiode entstehen. Im Gegensatz zu den Gonozyten bilden sie keine *Interzellularbrücken*, d.h. die Teilungssteuerung der Spermatogenese ist nicht möglich! Bis zur Pubertät breiten sich diese Zellen nur sehr langsam in den Hodentubuli zwischen den Sertoli-Zellen aus. Für den Übergang zu einem infiltrierend wachsenden Keimzelltumor sind dann offenbar weitere chromosomale Schädigungen notwendig, entweder über exogene Noxen oder aufgrund von Spontanmutationen. Voraussetzung dafür ist aber die endokrine Umstellung während und nach der Pubertät.

Ploidie: TIN annähernd tetraploid, zunehmender Chromosomenverlust bei den Keimzelltumoren, ausgehend vom Seminom

Welcher Keimzelltumor sich aus einer TIN-Zelle entwickelt, ist abhängig von Art und Umfang des *Chromosomenverlusts*: In Untersuchungen des DNS-Gehalts von Keimzelltumoren stellte sich heraus, daß die *Seminome*, die auch morphologisch der TIN-Zelle am nächsten stehen (großer Gehalt an Glykogen, PlAP), die geringste Abweichung vom tetraploiden Chromosomensatz der TIN-Zelle zeigen, während parallel zur steigenden Malignität der übrigen Keimzelltumoren deren DNS-Gehalt gegenüber dem der TIN-Zelle kontinuierlich abnimmt.

Keimzelltumoren

>90% aller Hodentumoren

1.6.3 Keimzelltumoren

Germinale Tumoren stellen ca. 90% aller Hodentumoren.

1. Seminom

- häufigster Hodentumor
- große Tumoren

Histologie
- **klassisches Seminom**
- solide wachsende glykogenreiche Zellen und lymphoplasmazelluläres Infiltrat

immunhistologisch: PLAP positiv, evtl. β-HCG-positive Riesenzellen

1.6.3.1 Seminom

Die Tumoren (40% aller Hodentumoren) sind z.T. sehr groß (>10 cm). Ihre Schnittfläche ist meist homogen weiß und enthält bei größeren Tumoren auch Nekrosen. Gegenüber der Umgebung sind sie gut begrenzt.

Histologie. Das **klassische Seminom** (Abb. 36–1a) besteht histologisch überwiegend aus solide wachsenden, monomorphen zytoplasmareichen Zellen. Ihr Zytoplasma enthält reichlich Glykogen, sie erscheinen dementsprechend nach der üblichen Bearbeitung hell. In allen Seminomzellen läßt sich immunhistologisch *PlAP* nachweisen. Die meist großen Kerne liegen zentral und enthalten mehrere große Nukleolen. Charakteristisch ist ein perivaskuläres Infiltrat aus Lymphozyten und Plasmazellen. Häufig kommt es auch zu einer granulomatösen Reaktion mit Granulomen vom Sarkoidose-Typ. Darüber hinaus enthalten Seminome manchmal auch trophoblastische Riesenzellen, in denen immunhistologisch *β-HCG* nachweisbar ist. Bei ihnen findet man auch im Blut erhöhte β-HCG-Werte. Diese Patienten müssen von Patienten mit einem *Chorionkarzinom* abgegrenzt werden, bei denen das β-HCG ebenfalls erhöht ist. Die Prognose des Chorionkarzinoms ist wesentlich schlechter!
Enthält ein Seminom mehr als 3 Mitosen pro Gesichtsfeld (bei starker Vergrö-

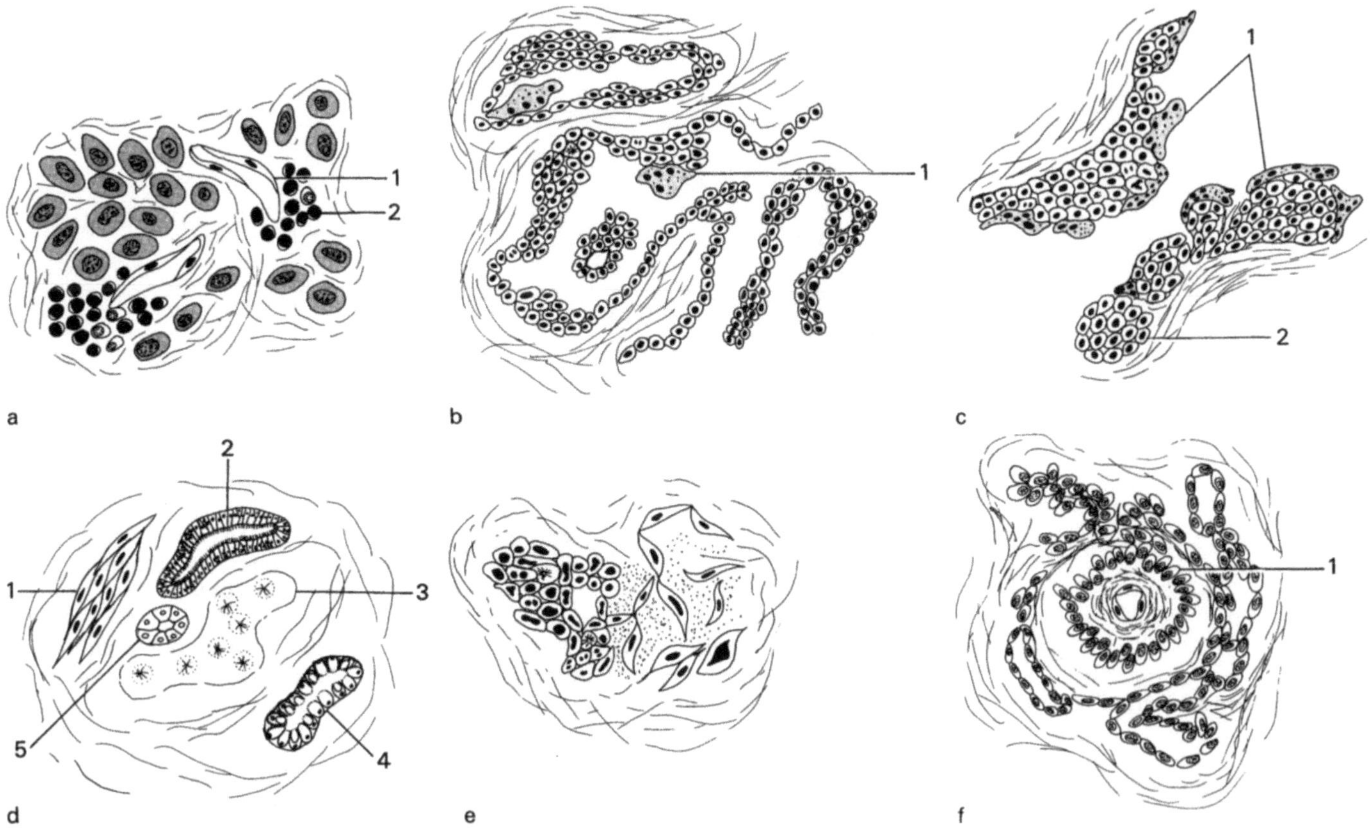

Abb. 36–1: Keimzelltumoren. a Klassisches Seminom; 1 Gefäß, **2** lymphozytäres Infiltrat. **b Embryonales Karzinom** mit **1** synzytiotrophoblastären Riesenzellen. **c Chorionkarzinom; 1** synzytiale Zellen, **2** zytotrophoblastäre Zellen. **d Reifes Teratom** mit verschiedenen ausdifferenzierten Geweben; **1** Muskulatur, **2** respiratorisches Epithel, **3** Knochen, **4** intestinale Schleimhaut, **5** seröse Drüse. **e Unreifes Teratom;** undifferenzierte epitheliale und mesenchymale Zellelemente. **f Dottersacktumor** mit adenopapillären Strukturen in myxoidem Stroma und **1** Schiller-Duval-Körper

ßerung), bezeichnet man diesen Tumor als **anaplastisches Seminom** mit einer gegenüber der klassischen Form *schlechteren Prognose.*

Das seltene **spermatozytäre Seminom** hat seinen Namen von Zellen mit einer gewisse Ähnlichkeit zu den Spermatozyten erhalten. Der Tumor ist histologisch sehr viel polymorpher, die Tumorzellen enthalten kein Glykogen, Mitosen sind häufiger als beim klassischen Seminom. Betroffen sind ältere Patienten. Trotz der Polymorphie ist die Prognose gut. Die Histogenese ist unklar; der Tumor leitet sich wahrscheinlich nicht von der TIN-Zelle ab!

- **anaplastisches Seminom**
  - > 3 Mitosen bei starker Vergrößerung
- **spermatozytäres Seminom**
  - polymorph, mitosereich, Glykogen fehlt

Das Seminom *metastasiert* vorwiegend lymphogen in die paraaortalen Lymphknoten. Bei fortgeschrittenem Tumorleiden findet man hämatogene Metastasen in Lungen, Leber und Knochen (Abb. 36–2).

- **Metastasen**
  - paraaortale **NII.**
  - **hämatogen:** Lungen, Leber, Knochen

1.6.3.2 Embryonales Karzinom

2. Embryonales Karzinom

Diese Tumoren sind meist kleiner als Seminome, enthalten öfter Nekrosen und auch Hämorrhagien.
Histologisch entspricht der Tumor einem undifferenzierten Karzinom, dessen zytologisches und gewebliches Spektrum von einem soliden, seminomähnlichen Aufbau bis zu deutlich papillären und glandulären Formationen reicht (Abb. 36–1b). Trotz vieler epithelialer Eigenschaften, die den Begriff Karzinom rechtfertigen, handelt es sich aber um einen *multipotenten Tumor.*

Histologie
- multipotenter Tumor mit Eigenschaften eines undifferenzierten Karzinoms

Wird einem Versuchstier ein embryonales Karzinom transplantiert, können sich daraus auch Teratome entwickeln!

Im Unterschied zum Seminom findet man *differentialdiagnostisch* im embryonalen Karzinom immunhistologisch nur in einzelnen Zellen PlAP, während in allen Zellen das für epitheliale Tumoren charakteristische Intermediärfila-

- **DD:**
  - **immunhistologisch:** PIAP in einzelnen Zellen positiv, alle Zellen exprimieren Zytokeratin

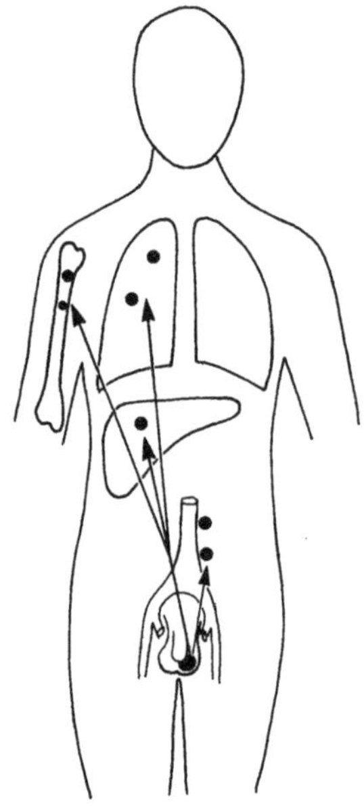

Abb. 36–2:
Metastasierung des Seminoms: hämatogen **(schwarze Pfeile)**, lymphogen **(roter Pfeil)**

– **Prognose** schlecht: Chemotherapie

ment *Zytokeratin* nachweisbar ist. Viele embryonalen Karzinomen enthalten auch Anteile mit einer Differenzierung ähnlich der des *Dottersacktumors.* Die **Prognose** ist schlechter als die des Seminoms, hat sich aber durch die Chemotherapie verbessert.

Die im Einzelfall schwierige morphologische Differentialdiagnose zwischen Seminom und embryonalem Karzinom hat für den Patienten nicht nur eine prognostische, sondern auch eine entscheidende therapeutische Bedeutung!

3. Teratom

- Tumor aus allen 3 Keimblättern
- im Hoden des Erwachsenen immer, des Knaben selten **maligne**

1.6.3.3 Teratom

Das Teratom enthält definitionsgemäß gewebliche Bestandteile aus allen 3 Keimblättern: Ektoderm, Mesoderm und Endoderm. Im Gegensatz zu den Teratomen des Ovars sind die des Hodens immer *maligne* (Ausnahme: Teratome im kindlichen Hoden). Die Schnittfläche der Teratome ist zystisch umgewandelt.

Histologie
- reifes Teratom
- unreifes Teratom → Metastasierung

Histologisch unterscheidet man Tumoren, die nur reife Anteile enthalten, *reife Teratome* (Abb. 36–1d), sowie Teratome, in denen in unterschiedlichem Ausmaß auch unreife Gewebsanteile auftreten: *unreife Teratome* (Abb. 36–1e). Die unreifen Anteile müssen sicher identifiziert werden, da sie für die Prognose entscheidend sind: *von ihnen gehen die Metastasen aus!*

Besonderheit: Teratom mit zusätzlichem Karzinom **(Teratokarzinom)**

Als **Besonderheit** gibt es bei den Teratomen Tumoren, die zusätzlich Karzinome oder Sarkome im eigentlichen Sinne enthalten, z. B. ein *Plattenepithelkarzinom.* Diese Komponente darf nicht mit einem *unreifen Anteil* oder einem *Mischtumor* verwechselt werden, der einerseits Anteile eines Teratoms und andererseits Anteile eines embryonalen Karzinoms enthält (Tumoren, die als **Teratokarzinom** bezeichnet werden). Die zusätzliche maligne Komponente wird gesondert aufgeführt, z. B.: unreifes Teratom mit verhornendem Plattenepithelkarzinom.

1.6.3.4 Chorionkarzinom, Dottersack-, Misch-, ausgebrannter Tumor

4. Chorionkarzinom
- außerordentlich maligner Tumor
- 2 Zellpopulationen: Synzytiotrophoblast- und Zytotrophoblast-ähnliche Zellen
- **immunhistologisch:** β-HCG-positive synzytiale Riesenzellen
- meist in Kombination mit anderen Keimzelltumoren
- charakteristisch: Hämorrhagien

Das **Chorionkarzinom** enthält in pseudopapillärer Anordnung 2 Zellpopulationen: große synzytiale Zellen, ähnlich dem *Synzytiotrophoblasten* der Plazenta, die Zellen ähnlich dem *Zytotrophoblasten* überziehen (Abb. 36–1c). Immunhistologisch ist in den synzytialen Zellen *β-HCG* nachweisbar. Das Chorionkarzinom tritt selten rein auf, meist findet man es aber als Komponente eines Mischtumors, bei dem es dann die Prognose des Patienten bestimmt. *Makroskopisch* ist der Tumor durch *ausgedehnte Hämorrhagien* charakterisiert. Daher müssen bei Hodentumoren gerade die von Blutungen durchsetzten Abschnitte besonders eingehend untersucht werden, um eine solche Komponente nicht zu übersehen.

Dottersacktumor. In Mischtumoren treten häufig Anteile mit einer Dottersackdifferenzierung auf. Geweblich reine Dottersacktumoren findet man fast ausschließlich bei Kindern. *Makroskopisch* wächst der Tumor teils solide, teils zystisch, Hämorrhagien kommen vor.
Histologisch ist er durch ein grundsubstanzreiches Stroma gekennzeichnet, verbunden mit einer glandulären, papillären und azinären Komponente. Charakteristisch sind pseudoglomeruläre Strukturen, die aus mantelförmig um kleine Gefäße angeordneten Tumorzellen bestehen (*Schiller-Duval-Körper*, Abb. 36-1f). Intrazellulär und im Interstitium findet man PAS-positive Kugeln, die immunhistologisch Alpha-Fetoprotein und $Alpha_1$-Antitrypsin enthalten.
Die *Prognose* Erwachsener mit einem Dottersacktumor ist schlecht.

5. Dottersacktumor
- meist bei Kindern, selten beim Erwachsenen
- **Histologie:** Schiller-Duval-Körper
- **immunhistologisch:** Alpha-Fetoprotein und $Alpha_1$-Antitrypsin
- **Prognose:** schlecht

Mischtumoren. Sie enthalten neben einem *Seminomanteil* zusätzlich Anteile anderer Differenzierung, also z. B. zusätzlich ein *embryonales Karzinom* oder ein *Teratom* oder auch mehr als zwei Komponenten.

Entsprechend der heutigen histogenetischen Ableitung aller Keimzelltumoren von der *TIN-Zelle* mit einem stufenförmigen chromosomalen Verlust ist das Auftreten von Mischtumoren verständlich, wobei auch diskutiert wird, ob das Seminom nicht ein obligates Durchgangsstadium für alle andere Keimzelltumoren ist.

6. Mischtumor
- maligner Keimzelltumor aus unterschiedlich differenzierten Tumoranteilen
- Prognose richtet sich nach der Komponente, die in ihrer reinen Form die schlechteste Prognose hat

„Ausgebrannte Hodentumoren". Es gibt immer wieder Patienten, bei denen zunächst *Metastasen* gefunden werden, die in ihrer Struktur Metastasen von Keimzelltumoren entsprechen, ohne daß klinisch ein primärer Hodentumor nachweisbar ist. Bei diesen Patienten nahm man früher allgemein einen *extragonadalen* Sitz des primären Keimzelltumors an; entsprechend dem Wanderungsweg der primitiven Keimzellen im Embryo sind ausgehend von liegen gebliebenen Keimzellen tatsächlich extragonadale Keimzelltumoren möglich, *intrakraniell*, im *Mediastinum* und *retroperitoneal*. Tatsächlich scheint dies aber seltener der Fall zu sein als früher angenommen wurde. Eine genaue Untersuchung ergab in 10 % ausgedehnte *Narben* im Hoden. Man nimmt an, daß diese Narben *Rest eines primären Keimzelltumors* sind, wobei der Primärtumor selbst weitgehend oder vollständig der Nekrose anheimgefallen ist. Zusätzlich findet man bei Patienten mit einem zunächst als primär extragonadal interpretierten Keimzelltumor häufig im Hoden auch *TIN-Zellen*.

7. Ausgebrannter Hodentumor
der Hoden als ursprünglicher Sitz des Primärtumors enthält nur noch Narben als Hinweis auf den der Nekrose anheimgefallenen Primärtumor, Diagnose wird zuerst an Hand der Metastasen gestellt

1.6.4 Stromatumoren

Stromatumoren

Dies sind Neubildungen, die sich vom *primitiven gonadalen Mesenchym* ableiten und eine Differenzierung entsprechend den *spezialisierten Stromazellen der Gonade* zeigen.

gehen vom spezialisierten, primitiven gonadalen Mesenchym aus, meist gutartig, zum Teil endokrin aktiv

Nicht gemeint sind damit Tumoren, die dem nicht-spezialisierten Stroma zuzurechnen sind, also Fibrosarkome, Leiomyosarkome usw.

Es kommen *3 Differenzierungsrichtungen* vor, entsprechend:
- den Leydig-Zellen: **Leydig-Zelltumor** (Abb. 36-3a)
- den Sertoli-Zellen: **Sertoli-Zelltumor** (Abb. 36-3b)
- Granulosazellen im Ovar: **Granulosazelltumor**.

Daneben gibt es Mischformen. Besonders die Leydig-Zelltumoren sind häufig *endokrin aktiv*, dies führt bei androgener Aktivität präpuberal zu einer *Pseudopubertas praecox* und bei östrogener Aktivität zu einer *Gynäkomastie*.

3 Differenzierungen:
1. **Leydig-Zelltumor**
2. **Sertoli-Zelltumor**
3. **Granulosazelltumor**

1.6.5 Weitere Hodentumoren

Weitere Hodentumoren

Gonadoblastom. Diese Tumoren findet man häufig bei einer Gonadendysgenesie. Sie enthalten ein Gemisch aus neoplastischem, spezialisiertem Stroma und neoplastischen Keimzellen.

Maligne Lymphome. Bei älteren Patienten (nach dem 50. Lebensjahr) ist das maligne Lymphom nach dem Seminom der zweithäufigste Hodentumor. Es gibt *primäre* maligne Lymphome des Hodens, aber auch *sekundäre* Manifestationen eines *primär extragonadalen Lymphoms* im Hoden.

- **Gonadoblastom**
  - Tumor aus neoplastischem gonadalem Stroma und neoplastischen Keimzellen
- **maligne Lymphome**
  - nach dem 50. Lebensjahr zweithäufigster maligner Hodentumor

Rete-Testis-Tumoren. Sehr selten gehen bei älteren Männern auch vom Epithel des Rete testis Tumoren aus: *Adenome* und *Karzinome*.

Andere Tumoren. Entsprechend dem im Hoden vorhandenen nicht-spezialisierten Mesenchym (Bindegewebe, glatte Muskulatur, Gefäße) treten dort selten auch entsprechende gutartige und bösartige Weichteiltumoren auf.

- **Rete-Testis-Tumoren:**
  - Adenome
  - Karzinome
- **andere Tumoren**: gutartige und bösartige Weichteiltumoren

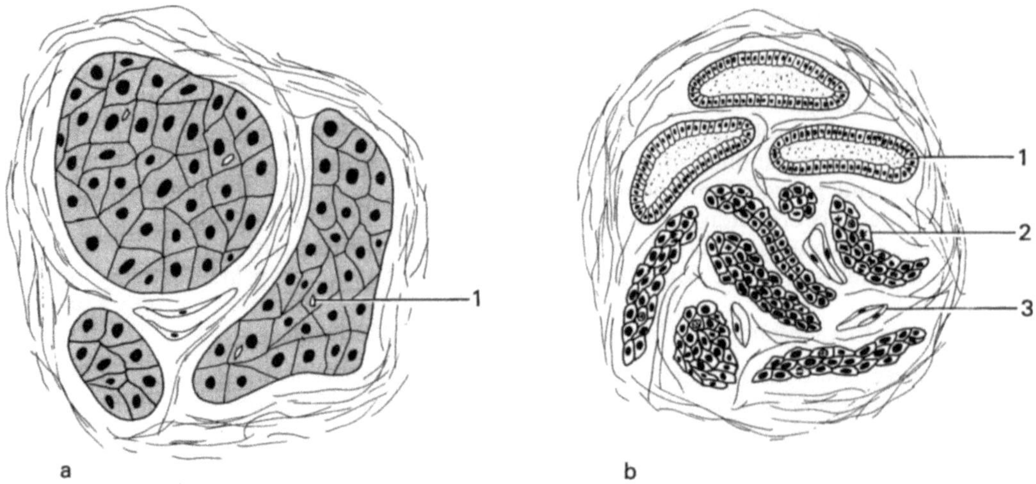

Abb. 36–3: Stromatumoren. a Leydig-Zelltumor; große polygonale Zellen in soliden Formationen mit **1** kristalloiden Einschlüssen (Reinke-Kristalle). **b Sertoli-Zelltumor; 1** tubuläre Formationen, **2** trabekuläre Formationen, **3** Gefäße

Zysten

1.7 Zysten

Im Hoden können Zysten gebildet werden:

- **Spermatozele** (Rete testis)
- **DD:** Hydrozele

Die **Spermatozele** (Abb. 36–4b) ist eine zystische Aussackung des *Rete testis* oder der *Nebenhodengänge.* Morphologisch kann sie nur dann sicher von der Hydrozele abgegrenzt werden, wenn in der Lichtung *Spermatozoen* gefunden werden.

- **Hydrozele** (Tunica vaginalis testis)
- angeboren
- postinflammatorisch
- chronisch
- idiopathisch

Die **Hydrozele** (Abb. 36–4c) ist eine zystische Erweiterung der *Tunica vaginalis testis* oder des *Processus vaginalis testis.* Sie gibt es *angeboren*, im Rahmen lokaler oder generalisierter *Entzündungen* und im Zusammenhang mit *Tumoren* oder als *chronische* Hydrozele ohne erkennbare Ursache. Im Verlauf der Erkrankung kann es zu umfangreichen entzündlichen Veränderungen in der Wand der Hydrozele und im Bereich der Hodenhüllen kommen.

- **Hämatozele** (Hydrozele mit Hämorrhagie)

Hämatozele. Enthält eine Hydrozele überwiegend Blut, spricht man einer Hämatozele. Ursache sind u. a. Traumen, Tumoren oder eine hämorrhagische Diathese.

- **Varikozele**

Varikozele (s. Abschn. 1.4, Abb. 36–4a). Bei Kindern und älteren Männern muß an eine Einflußstauuung durch einen retroperitonealen Tumor gedacht werden. Weitere begünstigenden Faktoren sind eine angeborene Gefäßschwäche, Insuffizienz, Fehlen der Venenklappen oder Atonie des Skrotums.

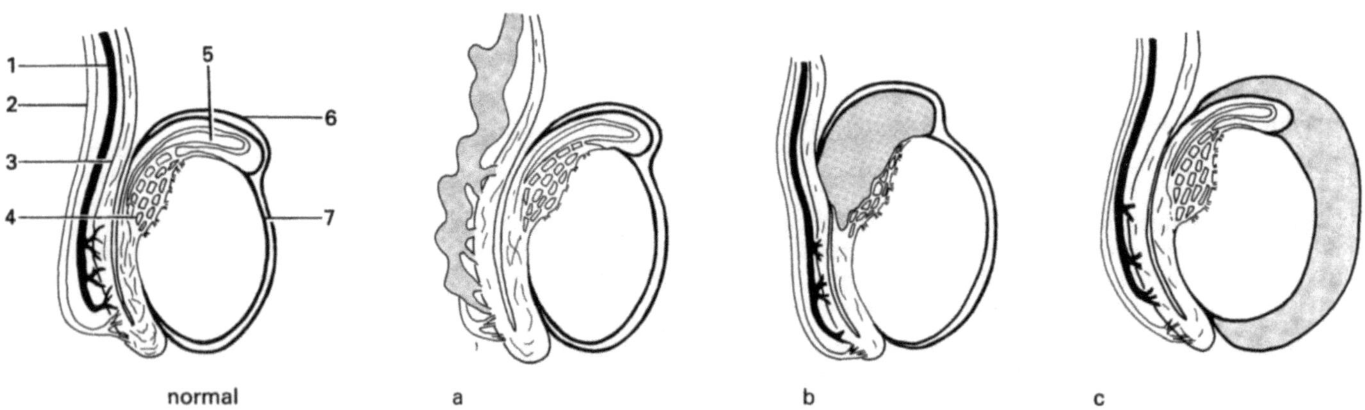

Abb. 36–4: Zystenbildungen des Hodens. Normaler Hoden; 1 Pl. pampiniformis, **2** A. deferentialis, **3** Ductus deferens, **4** Rete testis, **5** Caput epididymidis, **6** Periorchium, **7** Epiorchium. **a Varikozele, b Spermatozele, c Hydrozele**

Plattenepitheliale Zysten. Im Hoden gibt es selten auch *epidermale Zysten*, ausgekleidet von mehrschichtigem verhornendem Plattenepithel. Morphologisch kann die Differentialdiagnose gegenüber einem Teratom schwierig sein. Im Gegensatz zu den Teratomen findet man bei epidermalen Zysten im Hoden aber nie eine TIN (Präkanzerose)! Eine epidermale Zyste darf deshalb nur dann diagnostiziert werden, wenn ausgeschlossen ist, daß keine unreifen Gewebsanteile vorhanden sind.

- **epidermale Zysten** (DD: Teratom!)

Zysten der Anhangsgebilde. Auf dem Boden von *dysgenetischen Gängen* in der *Appendix testis* bzw. der *Appendix epididymidis* können Zysten entstehen.

- **Zysten der Anhangsgebilde**

1.8 Hodenhüllen

Hodenhüllen

Meist handelt es sich um Begleiterkrankungen bei primärer Erkrankung des Hodens oder des Nebenhodens. Die *Zysten* wurden im Zusammenhang mit dem Hoden besprochen. Sehr selten treten ausgehend vom Mesothel der Tunica vaginalis testis in diesem Bereich auch *maligne Mesotheliome* auf.

- Zysten
- malignes Mesotheliom der Tunica vaginalis testis (selten)

2. Nebenhoden und Samenstrang

V. Loy

• **Nebenhoden.** *Fehlbildungen* sind selten.
Entzündungen betreffen meist den *Hoden und Nebenhoden gemeinsam.* Sie entstehen häufig *aszendierend*, aber auch *hämatogen.* Vor der Pubertät gibt es die Epididymitis praktisch nicht, fast immer handelt es sich um eine *Hodentorsion.* Wie im Hoden findet man auch im Nebenhoden eine *granulomatöse Entzündung* und auch die *Malakoplakie.*
Von der *Tuberkulose* kann der Nebenhoden im Rahmen einer hämatogenen Streuung und seltener durch eine aszendierende Infektion betroffen sein. Die *tuberkulöse Epididymitis* tritt nach der Pubertät meist zwischen dem 20. und 40. Lebensjahr auf.
Der häufigste **Tumor** im Nebenhoden ist der immer gutartige **Adenomatoidtumor.** Seine histogenetische Zuordnung ist bis heute unklar. Seltener kommt er auch in anderen Lokalisationen vor, z. B. im Hoden. Histologisch findet man kleine Spalten, ausgekleidet von flachen, mesothelähnlichen Zellen, die zu dem unglücklichen Synonym *„gutartiges Mesotheliom"* geführt haben. Die Spalten sind umgeben von spindeligen mesenchymalen Proliferaten, u. a. auch von glatter Muskulatur.

Nebenhoden
Fehlbildungen: selten
Entzündungen
- **Epididymitis**
- meist aszendierend, vor der Pubertät extrem selten
- **Malakoplakie**
- **Tuberkulose**
- meist hämatogen, 20.–40. Lebensjahr

- häufigster Tumor: **Adenomatoidtumor**

• Der **Samenstrang** ist i. d. R. von den *Entzündungen* des Hodens und Nebenhodens mitbetroffen. Eigenständig treten, wenn auch selten, **Tumoren** auf: *Rhabdomyosarkome* bei Kindern, *Leiomyome* und *Lipome* bzw. eine *Lipomatose* beim Erwachsenen. Bei einer Extravasation von Spermien im Bereich des Samenstranges (aber auch des Nebenhodens) kommt es zu einer charakteristischen entzündlichen Reaktion, bestimmt von zahlreichen Histiozyten. Sie wird als **Spermagranulom** bezeichnet. Man findet sie ebenfalls nach einer Resektion des Ductus deferens in der Operationsnarbe.

Samenstrang
Entzündungen
- fortgeleitet, Spermagranulom nach Resektion des Ductus deferens

Tumoren
- bei Kindern: Rhabdomyosarkom
- bei Erwachsenen: Leiomyome, Lipome

3. Äußeres Genitale

V. Loy

Äußeres Genitale

3.1 Fehlbildungen

Fehlbildungen

Dystope Mündung der Harnröhre. Die Urethra mündet auf dem Penis dorsal: **Epispadie.** Die Urethra mündet an der Unterseite des Penis: **Hypospadie**; je nach Lokalisation spricht man von einer *Hypospadia glandis, penis, scrotalis* oder *perinealis.*

- **dystope Mündung der Urethra**
- Epispadie, Hypospadie

Phimose. Angeborene (auch erworbene) Verengung des Präputiums. Es kann nicht über die Glans zurückgestreift werden.

- **Phimose (Paraphimose)**

Paraphimose. Wird ein zu enges Präputium über die Glans zurückgezogen, kommt es zu einer Unterbindung des venösen Rückflusses und damit zu einer sehr schmerzhaften Schwellung der Glans penis, die unter Umständen operativ gelöst werden muß.

- **Penisdeviation**

Penisdeviation. Angeborene, möglicherweise aber auch traumatisch bedingte unterschiedlich starke Abknickungen des Penis gegenüber der Längsachse, die eine Kohabitation verhindern. Eine operative Korrektur ist möglich.

Kreislaufstörungen

3.2 Kreislaufstörungen

- **Priapismus**

Ursache: Thrombosen, Stoffwechselerkrankungen
Folgen: Impotentia coeundi

Priapismus. Es besteht eine sehr schmerzhafte Dauererektion, die Monate anhalten kann. Ursachen sind in erster Linie *Thrombosen* (Leukämie!), *Stoffwechselerkrankungen* (Diabetes) und *Tumoren*. Ohne Therapie kommt es nach 24 h zu irreversiblen Veränderungen mit einer Impotentia coeundi.

Entzündungen

3.3 Entzündungen

Glans, Präputium
- **Balanitis**
- **Posthitis**
- **Balanoposthitis xerotica obliterans**

Glans, Präputium. Entzündungen der Glans penis heißen **Balanitis**, solche des Präputiums **Posthitis**. Da i. d. R. beide Teile von einer Entzündung betroffen sind, spricht man im allgemeinen von einer **Balanoposthitis**. Ähnlich wie im Bereich der Vulva tritt auch im Bereich der Glans und des Präputiums der *Lichen sclerosus et atrophicus* auf, im Bereich des Penis wird diese Veränderung als *Balanoposthitis xerotica obliterans* bezeichnet. Dabei können – seltener als bei der Frau – auch Atypien auftreten bis hin zum Plattenepithelkarzinom.

venerische Infektionen: Lues, Ulcus molle, Lymphogranuloma inguinale

Der genitale Primäraffekt der **Lues** sitzt meist im Sulcus coronarius des Penis. Den Primäraffekt beim **Ulcus molle** (Streptobacterium ducreyi) sowie beim **Lymphogranuloma inguinale** findet man im Bereich der Glans penis.

Urethra

Urethra. Man unterscheidet *unspezifische*, *spezifische* und *Begleiturethritiden*. Gefürchtete Komplikationen sind *Strikturen* der Urethra.

unspezifische und spezifische Urethritis (Strikturen!)

Wenig bekannt, aber nicht allzu selten, sind Läsionen der Urethralschleimhaut *nach Katheterisierung*, die ihrerseits aszendierende Infektionen begünstigen.

Tumorähnliche Läsionen

3.4 Tumorähnliche Veränderungen und Tumoren

- **Induratio penis plastica**

Induratio penis plastica. Es besteht eine Fibromatose, wie die *Dupuytren-Kontraktur*, mit Proliferation von Fibroblasten im Bereich der Corpora cavernosa penis.

- **epidermale Zysten** (Skrotum)

Epidermale Zysten. Sie treten in der Skrotalhaut auf.

- **idiopathische Kalzinose** (Skrotum)

Idiopathische Kalzinose. In der Haut des Skrotums finden sich kleinknotige Verkalkungen.

Die *Ursache* ist bis heute nicht geklärt. Klinisch werden die Knoten meist als epidermale Zysten fehlgedeutet.

Tumoren
- **Condyloma acuminatum** (Plattenepithelpapillom)
  - gutartig
  - HPV-induziert

Gutartige Tumoren. Im Bereich des äußeren Genitales findet man, wenn auch selten, alle Tumoren, die auch in der Haut auftreten. Zunehmend häufiger tritt das *Condyloma acuminatum* auf (Glans, Präputium), dabei handelt es sich formal um ein *Plattenepithelpapillom*. Es wird durch humane *Papillomaviren* induziert, die immunhistologisch nachgewiesen werden können.

- **Präkanzerosen**
  Atypie des Plattenepithels oder Urothels: gering, mittelgradig und schwer, klinisch Leukoplakie
  Carcinoma in situ (plattenepithelial, urothelial), klinisch: Erythroplasie

Präkanzerosen. Hinter dem klinischen Symptom *Leukoplakie* verbergen sich in 20 % der Fälle präkanzeröse Veränderungen. Dabei findet man einfache bis schwere *Atypien* des Epithels bis hin zum *Carcinoma in situ*. Das Carcinoma in situ der Schleimhaut von Glans und Präputium erscheint makroskopisch häufig als ein roter Fleck, was zu der Bezeichnung *Erythroplasie* geführt hat.

- **Plattenepithelkarzinom**
  - in Europa selten

Plattenepithelkarzinom. Der Tumor ist in Europa selten (etwa 1 % aller malignen Tumoren des Mannes). Betroffen sind vorwiegend ältere Patienten. Ätiologisch wird als begünstigender Faktor eine Smegmaretention bei mangelhafter Genitalhygiene diskutiert. Ob die Zirkumzision tatsächlich eine Prophylaxe darstellt, ist umstritten. Das Peniskarzinom metastasiert zunächst *lymphogen* in die Leistenlymphknoten. Die Prognose hängt vom Tumorstadium ab. Trotz Aufklärung kommt es auch heute noch zu einer Verzögerung der Diagnose um bis zu 10 Jahre.

- Zusammenhang mit mangelhafter Genitalhygiene wahrscheinlich

4. Prostata

G. Dhom

Prostata

Anatomie. Größe und Gewicht der Prostata hängen vom Alter und von der androgenen Hormonversorgung ab. Beim jungen Mann wiegt das etwa kastanienförmige Organ 17–28 g. Im höheren Lebensalter hängt das Gewicht vom Ausmaß der dann häufigen benignen nodulären Hyperplasie ab, die Mittelwerte steigen an.

Anatomie
- **Gewicht:** 17–28 g, im Alter zunehmend

Das Organ wird von der Harnröhre durchbohrt *(Pars prostatica urethrae)*, wobei die Hauptmasse dorsal der Urethra liegt (Abb. 36–5). Die breite Basis des Organs liegt der Harnblase an, die dorsale Fläche grenzt an die ventrale Mastdarmwand (Abtastung der Prostata bei rektaler Untersuchung!). Zum Beckenboden verjüngt sich die Organmasse *(Apex prostatae)*. Die Konsistenz des Organs ist prall elastisch (entsprechend einem angespannten Daumenballen bei rektaler Untersuchung am Lebenden). Auf einem Großflächenquerschnitt sieht man die spaltförmige Harnröhre, in die sich der *Colliculus seminalis* hereinwölbt. Das Drüsenparenchym umfaßt 30–50 *Läppchen*. Ihre Ausführungsgänge münden überwiegend in die Furchen lateral des Colliculus seminalis. Die hufeisenförmig ausgebildete sog. Außendrüse bildet die Hauptmasse des Organs. Sie umschließt eine kleinere Gruppe von kürzeren Drüsen, die die *Innendrüse* bilden. Außen- und Innendrüse sind durch eine oft wenig markante fibromuskuläre Kapsel voneinander getrennt.

- **Untersuchung:** rektal, dorsale Fläche grenzt an die ventrale Mastdarmwand
- **Konsistenz:** prall elastisch, vergleichbar dem angespannten Daumenballen

Drüsenparenchym:
- 30–50 Läppchen
- Mündung der Gänge lateral des Colliculus seminalis
- Außen- und Innendrüse

Das **Prostataepithel** besteht aus 3 Zelltypen:
- dem *hochprismatischen, sekretorischen Epithel*
- den *Basalzellen* und
- *disseminierten endokrinen Zellen*, die vorzugsweise Serotonin bilden.

3 Epitheltypen:

Sekretorischen Epithel. Der Epithelsaum bildet Leisten und Falten und wechselt in seiner Höhe stark. Das helle Zytoplasma des sekretorischen Epithels

1. sekretorisches Epithel
prostataspezifische Marker des sekretorischen Epithels:

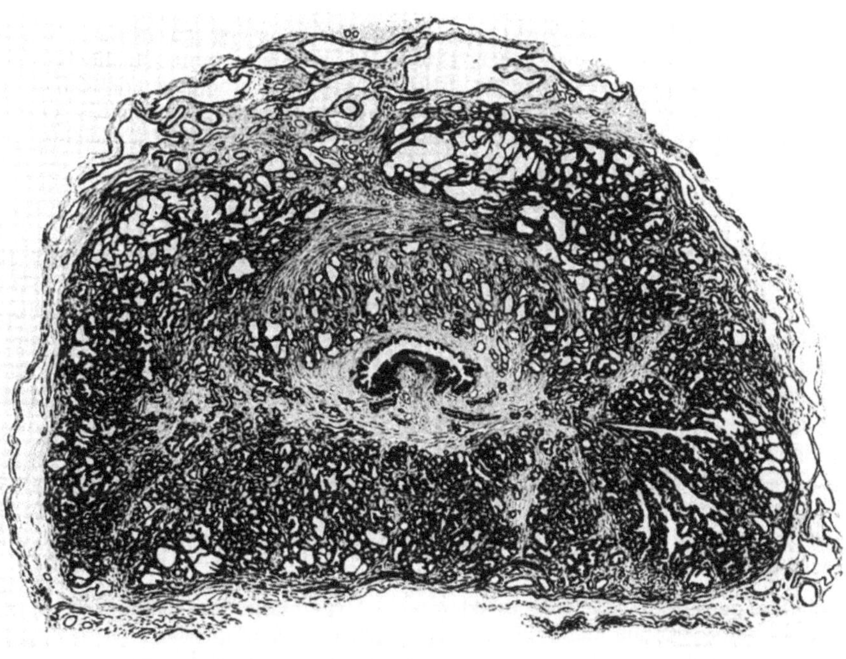

Abb. 36–5: Querschnitt durch die Prostata eines 19jährigen Mannes. Im Zentrum ist im Querschnitt die prostatische Urethra getroffen. Das innere Drüsenfeld und das hufeisenförmige, mächtig entfaltete äußere Drüsenfeld sind deutlich voneinander abgegrenzt

- saure Prostataphosphatase (SPP)
- prostataspezifisches Antigen (PSA)
- Androgenrezeptor im sekretorischen Epithel

zeigt markante Zellgrenzen. Auf Flachschnitten oder im zytologischen Ausstrichpräparat (Feinnadelbiopsie!) wird ein wabenförmiges Muster erkennbar. Apikal sammeln sich sekretorische Granula, die *saure Prostataphosphatase (SPP)* enthalten. Sie ist immunhistochemisch darstellbar. Ein **prostataspezifischer Marker** ist ein Protein, das *prostataspezifische Antigen (PSA)*, das gleichfalls immunzytochemisch im Zytoplasma des sekretorischen Epithels und im Patientenserum nachweisbar ist. Das sekretorische Epithel ist mit einem *Androgenrezeptor* ausgestattet, der gleichfalls immunzytochemisch darstellbar ist.

2. Basalzelle
- klein, organellenarm
- diskontinuierlicher Zellsaum
- Östrogen- und Progesteronrezeptor
- kein Androgenrezeptor

Die **Basalzelle** ist eine kleine organellenarme Zelle an der Basis des Prostataepithels; sie bildet hier einen diskontinuierlichen Zellsaum. Sie enthält weder saure Prostataphosphatase noch PSA. Auch in ihrem Intermediärfilamentmuster unterscheidet sich die Basalzelle vom *sekretorischen Epithel.* Im Gegensatz zu diesem ist die Basalzelle mit einem Östrogen- und Progesteronrezeptor ausgestattet, sie verfügt aber nicht über einen Androgenrezeptor. Damit ergibt sich ein ausgeprägter Dualismus zwischen Basalzelle und sekretorischer Zelle.

Die Funktion der Basalzelle ist noch ungeklärt, sie stellt wahrscheinlich eine Reservezelle für das sekretorische Epithel dar.

3. endokrine Zelle
- enthält Serotonin

Die **endokrinen Zellen** gehören zum disseminierten endokrinen Zellsystem. Sie kommen reichlich in den periurethralen Drüsengängen, seltener in den peripheren Drüsen vor und enthalten bevorzugt Serotonin.

Prostatastroma:
- glatte Muskulatur
- Bindegewebe

Das **Prostatastroma** ist durch seinen Reichtum an *glatten Muskelfasern* ausgezeichnet. Epithel und Stroma sind durch eine zarte Basalmembran getrennt.

Fehlbildungen

4.1 Fehlbildungen, Atrophie, Hypertrophie

- **Aplasie**

Fehlbildungen sind selten. Eine **Aplasie** der Prostata findet sich nur bei tiefgreifenden Mißbildungen des unteren Körperendes bei Kloakenpersistenz und tiefen Blasenspalten.

- **Hypoplasie**
- bei angeborenem Testosteronmangel

Eine **Hypoplasie** ist bei allen Formen angeborenen *Testosteronmangels* zu erwarten, z.B. bei Biosynthesedefekten des Testosterons, die mit Pseudohermaphroditismus masculinus verbunden sind. Auch beim 5α-Reduktasemangel kommt es zur Prostatahypoplasie.

- **angeborene Zysten**
- Utrikuluszysten
- Müller-Gang-Zysten

Angeborene **Zysten** können vom Utriculus, von den Müller-Gängen, aber auch von den Samenblasen und -leitern ausgehen. *Utrikuluszysten* führen beim Säugling zu einer Harnwegsobstruktion, sie sind oft mit einem Pseudohermaphroditismus masculinus verknüpft. Die *Müller-Gang-Zysten* liegen kranial der Prostata, sie können große Kystome bilden, auf deren Boden – wie im Ovar – intrazystische papilläre Karzinome entstehen.

Atrophie

4.1.1 Atrophie

- bei **Kastration**

Kastration führt zu einer markanten Atrophie der Prostata, an der Drüsen und fibromuskuläres Stroma beteiligt sind.

- **Altersatrophie**
- in der Außendrüse
- Innendrüse häufig gleichzeitig hyperplastisch

Mit fortschreitendem **Alter** findet sich eine individuell stark schwankende, meist herdförmige Atrophie der *Außendrüse*, während die *Innendrüse* häufig nodulär-hyperplastisch wird. Die Atrophie der Außendrüse ist jedoch nicht einfach als Druckatrophie aufzufassen. Atrophische Drüsen sind mit einem flachen Epithel ausgestattet. PSA und SPP sind oft nur noch herdförmig nachweisbar. Eingedickte Sekretschollen, Corpora amylacea, liegen in der Lichtung. Das Stroma kann hyalin-sklerotisch verändert werden *(sklerotische Atrophie).* Schließlich gehen im Alter ganze Drüsenfelder zugrunde, sie werden durch ein zellarmes, hyalines Bindegewebe ersetzt, in dem noch Corpora amylacea gefunden werden.

sklerotische Atrophie
- mit Drüsenschwund und Induration des Organs

- **lobuläre postatrophische Hyperplasie**
- DD zum Prostatakarzinom!

Lobuläre postatrophische bzw. **postsklerotische Hyperplasie.** Sehr häufig findet man in der alternden Prostata kleindrüsige Aussprossungen aus atrophischen Drüsengängen, die kleine Läppchen ausbilden. Diese Proliferationen müssen in Biopsien vom Adenokarzinom der Prostata abgegrenzt werden. Bei rektaler Untersuchung können die verhärteten Abschnitte einer sklerotischen Atrophie ein Karzinom vortäuschen.

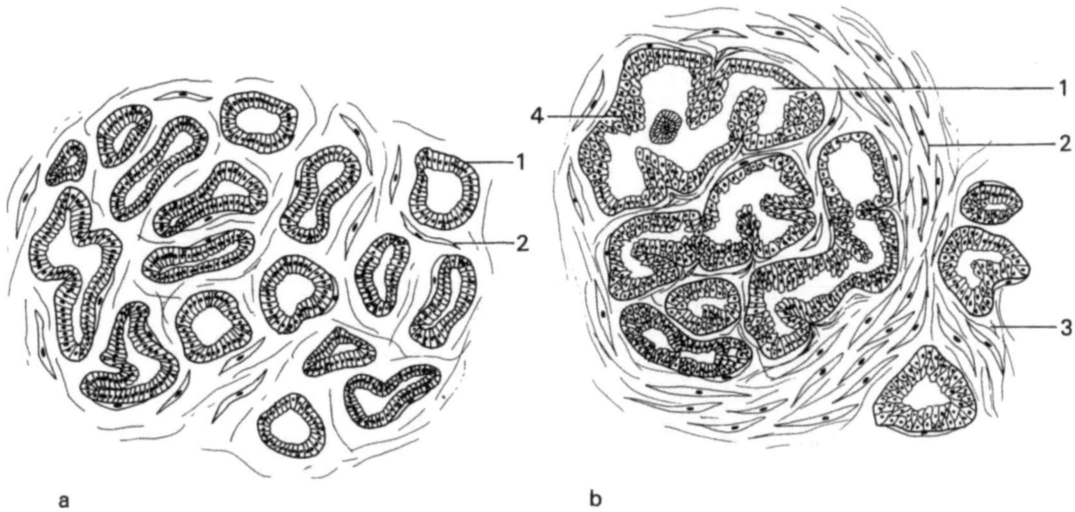

Abb. 36–6: Benigne noduläre Prostatahyperplasie. a Normales Prostatagewebe; **1** Drüsentubulus, von hochzylindrischem Epithel ausgekleidet, **2** Myozyten. **b** Hyperplasie; **1** zystisch erweiterter Drüsentubulus mit Epithelproliferation, **2** proliferierende Myozyten, **3** Bindegewebe, **4** Corpora amylacea

4.1.2 Hyperplasie

Hyperplasie

benigne noduläre Hyperplasie (BNH)

> Mit zunehmendem Lebensalter entwickelt sich im inneren Drüsenfeld der Prostata häufig die **benigne noduläre Hyperplasie** (**BNH**, Abb. 36–6). Zwischen dem **50. und 60. Lebensjahr** sieht man sie bei ca. **40 % der Männer**, jenseits des 70. Lebensjahres bei ca. 80 %. In geringerer Ausprägung ist sie vor dem 50. Lebensjahr nur mikroskopisch, dann zunehmend häufig auch makroskopisch zu sehen.

Morphologie:
- periurethrale myomatöse Knoten
- Drüsen- und Epithelproliferation

mikroskopische Sonderformen:
- Basalzellhyperplasien
- kribriforme Hyperplasie

Im inneren Drüsenfeld entwickeln sich zunächst periurethral scharf umgrenzte Knoten, die nur aus fibromuskulärem Stroma bestehen. Mit zunehmendem Wachstum sind auch Drüsen an der Knotenbildung beteiligt, die in ihrem Aufbau nicht von normalen prostatischen Drüsen abweichen. In manchen Knoten aber findet man mikroadenomatöse Felder, in anderen eine ausgeprägte *Basalzellhyperplasie* oder *kribriforme Strukturen*, d. h. siebförmig durchlöcherte Epithelplatten, die die Lichtung der Drüsen anfüllen. In manchen Fällen bleibt auch in großen Knoten die fibromuskuläre Stromakomponente führend, so daß myomatöse Strukturen entstehen.

Makroskopie:
- maximale Größe der BNH: hühnerei- bis apfelgroß
- Außenkonturen: glatt

Konsistenz: prall-elastisch

Makroskopisch wird die Prostata knollig umgestaltet, das Organ nimmt z. T. erheblich an Größe und Gewicht zu und kann hühnerei- bis apfelgroß werden. Die Außenkonturen bleiben glatt, die Konsistenz prall-elastisch. Der Befund bei rektaler Untersuchung erweckt daher keinen Verdacht auf Bösartigkeit. Auf der Schnittfläche springen die weißlichen elastischen Knoten hervor.

chirurgische Kapsel

> Die *Außendrüse* bildet eine Schale, die die Knoten umschließt, wie die dickwandige Schale einer *Apfelsine das Fruchtfleisch* (sog. **chirurgische Kapsel**, Abb. 36–7).

2 Typen der BNH:

Bei den Folgen für die Harnblasenentleerung lassen sich *2 Typen der BNH* unterscheiden:

1. Mittellappentyp
- Verlegung der Harnröhrenmündung

- Beim **ersten Typ** entwickeln sich Knoten in Form eines *Mittellappens* (Home-Lappen). Die Knoten drängen sich aus den zentralen Abschnitten der Prostata gegen die vesikale Harnröhrenmündung vor und bilden einen manchmal gestielten knolligen Tumor, der – von der Harnblase her gesehen – die Harnröhrenmündung völlig bedecken kann. Die lateralen Abschnitte der Prostata, die Seitenlappen, sind kaum oder wenig vergrößert. Die Obstruktion des Harnabflusses ist beträchtlich.

2. Seitenlappentyp
- Harnwegsobstruktion durch Seitenlappen häufig gering

- Beim **zweiten Typ** sind vor allem die *Seitenlappen vergrößert*, zu einem Vorwachsen der Knoten in die Blasenlichtung kommt es nicht oder kaum. Der

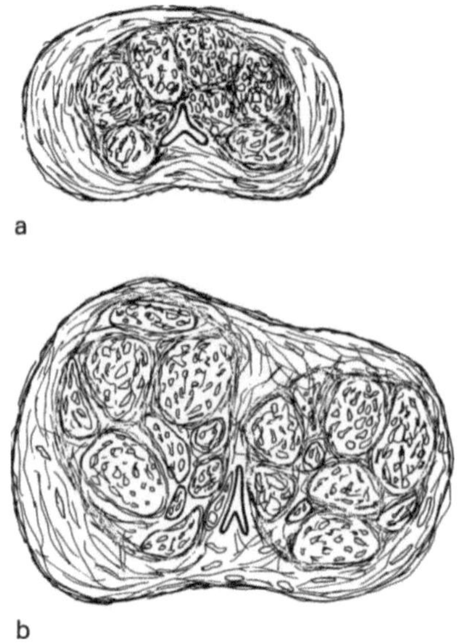

Abb. 36–7:
Benigne noduläre Prostatahyperplasie.
a Beginnende Hyperplasie; **b** ausgeprägte Hyperplasie der periurethralen Innendrüse mit Kompression der Außendrüse (sog. chirurgische Kapsel)

Blasenboden wird aber als ganzes angehoben. Trotz beträchtlicher Vergrößerung der Prostata kann die Harnwegsobstruktion gering sein oder sogar fehlen.

Kombinationen zwischen beiden Typen sind häufig.

Pathogenese
Voraussetzung: intakte Hodenfunktion
Hormonstoffwechsel:
- erhöhte Konzentration von 5α-Dihydrotestosteron in den Knoten, speziell in den Stromazellen
- Synenergismus von Dihydrotestosteron und Östradiol

Pathogenese. Im Mittelpunkt der Pathogenese der BNH steht der Hormonstoffwechsel im Organ selbst. Voraussetzung ist eine normale Hodenfunktion. Der aktive Metabolit des Testosterons, 5α-Dihydrotestosteron, wird in den Knoten der BNH in höherer Konzentration gefunden als im normalen Prostatagewebe. Entsprechend erhöht ist auch die Aktivität der 5α-Reduktase. In den Stromazellkernen ist eine erhöhte Östradiolkonzentration nachweisbar.

Den Stromazellen kommt offenbar eine führende Rolle bei der Pathogenese der BNH zu, wobei ein Synergismus von Östradiol und 5α-Dihydrotestosteron diskutiert wird. Noch sind aber wichtige Fragen ungeklärt, nicht zuletzt, warum die BNH nur aus den zentralen Abschnitten des Organs hervorgeht. Frühere Ansichten, daß diese Drüsenfelder kein eigentlicher Bestandteil der Prostata wären, sind obsolet.

Komplikationen, Folgen

- **Harnwegsobstruktion:** Restharn, Balkenblase
- Prostatakarzinom (selten): die BNH ist **keine** Präkanzerose!
- **sekundäre Entzündungen** als Folge von Sekretstau und Harnreflux
- **Kreislaufstörungen:** anämische Infarkte (klinisch symptomlos)

Komplikationen und **Folgen.** Die unterschiedliche Rückwirkung der knolligen Vergrößerung der Prostata auf die Blasenentleerung bringt es mit sich, daß die BNH trotz ihrer Häufigkeit im Alter nur in einem Teil der Fälle klinische Konsequenzen hat: Abnahme der Stärke des Harnstrahls, Nykturie, schließlich Restharnbildung, Harnrückstau in die Ureteren mit Ausbildung einer Harnstauungsniere mit allen Konsequenzen. Aus der harmlosen Altersveränderung wird eine lebensbedrohliche Erkrankung. Morphologisch entwickelt sich eine Hypertrophie der Harnblasenmuskulatur, die sog. *Balkenblase.*
Sehr selten entwickelt sich im Knoten der BNH ein *Prostatakarzinom.* Das typische Prostatakarzinom entsteht in der Außendrüse – die BNH ist *keine* Präkanzerose.
Die Harnwegsobstruktion begünstigt eine *sekundäre Entzündung* der Prostata, wofür Sekretstau und ein Harnreflux in die Prostata verantwortlich sein können.
Als Folge lokaler Kreislaufstörungen können anämische *Prostatainfarkte* im Bereich der Knoten einer BNH auftreten, die klinisch symptomlos bleiben. Am Rande solcher Infarkte sieht man Epithelregenerate aus Basalzellen, die meist eine Plattenepithelmetaplasie entwickeln.

Entzündungen

4.2 Entzündungen

Die häufig als Begleiterscheinung einer BNH oder auch im Bereich atrophischer Drüsenfelder histologisch zu beobachtenden entzündlichen Infiltrate haben keine klinische Bedeutung.
Unter dem Begriff der *nicht-bakteriellen Prostatitis* verbirgt sich klinisch nicht selten ein Beschwerdekomplex, der auch als vegetative Prostatopathie bezeichnet wird, also nichts mit einer echten Prostatitis zu tun hat.

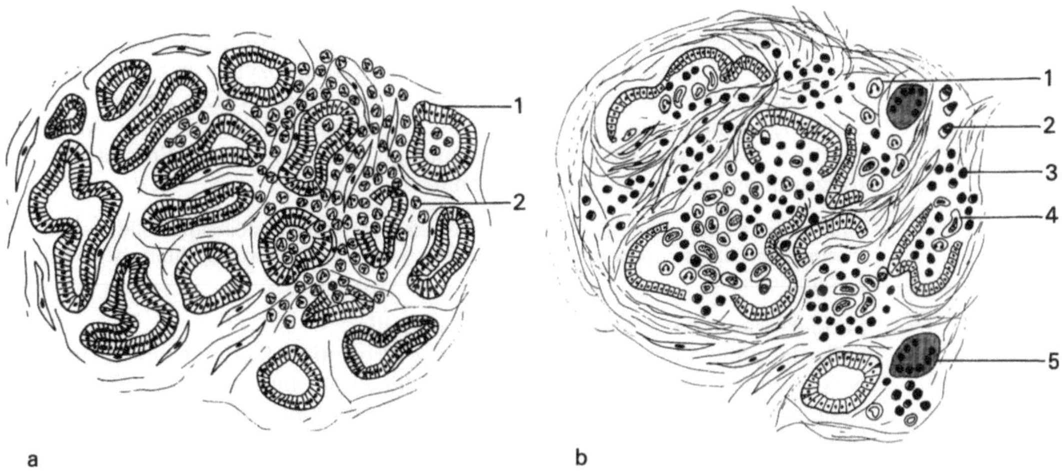

Abb. 36–8: Prostatitis. a Akute eitrige, bakteriell bedingte Prostatitis; 1 Drüsentubulus, 2 neutrophile Granulozyten. **b Granulomatöse Prostatitis;** 1 Infiltrat aus eosinophilen Granulozyten, 2 Plasmazellen, 3 Lymphozyten, 4 Monozyt, 5 Riesenzelle

4.2.1 Bakterielle Prostatitiden

Bakterielle Prostatitis

Die **akute bakterielle Prostatitis** (Abb. 36–8a) ist eine entweder von der Urethra aszendierende, eine hämatogene oder eine vom Rektum her lymphogen fortgeleitete Infektion, meist mit E. coli. Die Prostata ist geschwollen und stark druckschmerzhaft, in den Gängen sammelt sich ein leukozytenreiches Exsudat, es entwickeln sich *Mikro-*, seltener auch *Makroabszesse.* Ein Teil der Patienten hat einen Diabetes mellitus.

- **akute bakterielle Prostatitis** und Prostataabszeß
  - meist durch E. coli
  - eitrige Entzündung
  - bei Diabetikern

Bei unklarem septischen Fieber muß auch an einen primären Prostataabszeß gedacht werden.

Der **chronischen bakteriellen Prostatitis** liegt oft ein rezidivierender Harnwegsinfekt zugrunde.
Bei den zu einer **Steinprostatitis** führenden Prostatakonkrementen müssen die *echten Prostatakonkremente von Harnsteinen* in der Prostata abgegrenzt werden. Kleine, meist mohnkorngroße, gelblich-braune bis schwärzliche Steinchen sind in der Prostata älterer Männer außerordentlich häufig zu finden (*„Schnupftabaksprostata“*, da auf der Schnittfläche wie Schnupftabakskrümel aussehend). Diese Prostatasteinchen bleiben symptomlos. Es handelt sich um mit Kalziumsalzen imprägnierte Sekretschollen aus Eiweiß, Fett und Mukosubstanzen. Manchmal wachsen die Konkremente zu kleinen, die Gänge ausfüllenden Ausgußsteinen zusammen. *Harnsteine*, die Urate und Kalziumoxalat enthalten, entstehen durch Reflux von Harn in die Prostata. Sie führen durch bakterielle Kontamination mit großer Regelmäßigkeit zu einer chronischen Steinprostatitis. Bei rektaler Untersuchung kann die Härte der Prostata ein Karzinom vortäuschen.

- **chronische bakterielle Prostatitis**
  - bei rezidivierenden Harnwegsinfekten
- **Steinprostatitis**
  - **echte Prostatasteine** („Schnupftabaksprostata“) häufig und symptomlos
  - **Harnsteine** in der Prostata durch Harnreflux, häufig bakteriell kontaminiert

Unter den durch bestimmte Erreger definierten Prostatitisformen kommt der **Prostatatuberkulose** noch immer Bedeutung zu. Bei männlicher Urogenitaltuberkulose ist die Prostata – am Zusammenfluß der Harn- und Samenwege gelegen – in 75–90 % beteiligt. Selten ist ein isolierter hämatogener Befall der Prostata. Bei verkäsender Prostatatuberkulose entwickelt sich ein Kavernensystem mit sekundären Verkalkungen.

- **Prostatatuberkulose**
  - bei männlicher Urogenitaltuberkulose
  - selten isolierter hämatogener Befall

Praxishinweis ⇦

Eine floride Prostatatuberkulose kommt – besonders im höheren Alter – als *hämatogene Streuquelle* in Betracht.

4.2.2 Nicht-bakterielle Prostatitiden

Nicht-bakterielle Prostatitis

Die **unspezifische granulomatöse Prostatitis** (Abb. 36–8b) ist klinisch symptomarm, kann dabei aber zu einer ausgedehnten Zerstörung des Prostatagewebes führen. Bei rektaler Untersuchung wird sie oft zufällig als unregelmäßige Verhärtung des Organs entdeckt. Unter der klinischen Verdachtsdiagnose

- **unspezifische granulomatöse Prostatitis**
  - klinisch meist symptomlos

- täuscht durch Vergrößerung und Verhärtung des Organs oft ein Karzinom vor

Histologie
- diffuse Infiltration von Makrophagen, Riesenzellen, eosinophilen Granulozyten, Lymphozyten, Plasmazellen
- Organdestruktion

eines Prostatakarzinoms wird biopsiert. *Histologisch* liegt eine teils herdförmige, teils diffuse granulomatöse Entzündung vor, die von Makrophagen, gelegentlichen Riesenzellen und eosinophilen Granulozyten beherrscht wird. Aber auch Lymphozyten und Plasmazellen kommen vor. Die Drüsen werden zerstört, können aber auch Regenerate entwickeln. Nekrosen oder Abszesse gehören nicht zum Bild der gewöhnlichen granulomatösen Prostatitis. Die Entzündung heilt spontan unter Vernarbung aus.

Pathogenetisch spielt offenbar das Prostatasekret selbst die auslösende Rolle, wobei Autoimmunmechanismen beteiligt sein dürften. Mit dem Prostatakarzinom besteht kein Zusammenhang.

Sonderformen
- **eosinophile allergische Prostatitis**
- seltene Teilerscheinung einer allergischen Allgemeinerkrankung

Sonderformen der granulomatösen Prostatitis:

- **Eosinophile allergische granulomatöse Prostatitis.** Sie geht mit fibrinoiden Nekrosen und einer massiven Eosinophilie einher und ist immer Teilerscheinung einer allergischen Erkrankung, häufig verbunden mit einem Asthma bronchiale.

- **Malakoplakie**
- makrophagenreiche Sonderform der granulomatösen Prostatitis
- Michaelis-Gutmann-Körper enthalten Bakterienbestandteile

- **Malakoplakie.** Hier wird das Bild ganz von massenhaften, großleibigen Makrophagen beherrscht, die im Zytoplasma rundliche, konzentrisch geschichtete Einschlußkörperchen, die pathognomonischen *Michaelis-Gutmann-Körperchen*, enthalten. Die Malakoplakie („gelbe Flecken") wird auch in der Harnblasenschleimhaut gesehen; hier wurde sie zuerst beschrieben. Die Michaelis-Gutmann-Körperchen enthalten Bakterienbestandteile in unterschiedlicher Degradation bei offenbar gestörter Makrophagenfunktion.

- **TUR-Prostatitis**
- thermische Gewebsnekrosen nach transurethraler Resektion mit Granulombildung

- Bei der sog. **TUR-Prostatitis** handelt es sich um thermische Gewebsnekrosen nach transurethraler Resektion von Prostatagewebe. Um die Nekrosen entwickelt sich ein breiter Makrophagenwall mit Riesenzellen vom Fremdkörpertyp, so daß die Granulome oberflächlich an Tuberkel erinnern. Eine klinische Bedeutung haben sie nicht.

Tumoren

4.3 Tumoren

keine gutartigen Geschwülste in der Prostata!

Gutartige Geschwülste kommen in der Prostata nicht vor. Als Myome bezeichnete Knoten sind der benignen nodulären Hyperplasie (BNH) zuzuordnen. Dasselbe gilt für das Adenom der Prostata.

Prostatakarzinom

4.3.1 Prostatakarzinom

4.3.1.1 Epidemiologie, Ätiologie

Epidemiologie
- 10% aller bösartigen Geschwülste des Mannes

Das Prostatakarzinom nimmt mit etwa **10% die 2. Stelle unter den männlichen Krebserkrankungen** hinter dem Bronchialkarzinom ein.

Die **Letalität** ist etwa um ein Drittel niedriger als die **Inzidenz**; dies bedeutet, daß nur bei einem Teil der Erkrankten der Prostatakrebs zum Tode führt. Zunehmend mehr weichen Inzidenz und Mortalität voneinander ab. Weltweit weist die Inzidenz erhebliche Unterschiede auf.

Altersgipfel: 70.–74. Lebensjahr

Altersverteilung. Der Altersgipfel liegt zwischen dem 70. und 74. Lebensjahr. Nur etwa 8 % der Patienten sind jünger als 60 Jahre, weniger als 1 % der Fälle treten vor dem 50. Lebensjahr auf.

Bösartige Geschwülste des Kindes- und Jugendalters sind den *Sarkomen der Prostata* zuzuordnen.

Ätiologie
- kausale Faktoren noch weitgehend unbekannt
- in der Mehrzahl androgenabhängig
- Kadmium: beruflicher Risikofaktor

Ätiologie. Eindeutige krebsauslösende Faktoren sind beim Prostatakrebs bisher nicht gefunden worden. Gesichert ist, daß ein *intakter Androgenstoffwechsel* Voraussetzung auch für den Prostatakrebs ist. Kastraten erkranken nicht, bei Leberzirrhose ist das Risiko deutlich vermindert. Die Mehrzahl der Krebszellen verfügt über Androgenrezeptoren, eine gegengeschlechtliche Hormonbehandlung mit Östrogenen hemmt das Krebswachstum. Unter beruflichen Noxen ist *Kadmium* als Risikofaktor nachgewiesen worden.

4.3.1.2 Manifestationsformen

Manifestationsformen

Das Prostatakarzinom kann *klinisch manifest*, *latent*, *inzident* oder *okkult* sein.

4 Formen:

1. klinisch manifestes Karzinom
- **Diagnose:**
- rektale Untersuchung und nachfolgende Stanz- oder Feinnadelbiopsie
- SPP ↑, PSA ↑

• Das **klinisch manifeste Prostatakarzinom** wird durch klinische Untersuchung mit nachfolgender histologischer oder zytologischer Sicherung entdeckt. Nur fortgeschrittene Prostatakarzinome machen lokale Beschwerden durch Harnwegsobstruktion. Bei rektaler Untersuchung wird eine Verhärtung der Prostata getastet, entweder in Form eines Knotens oder – bei fortgeschrittenem Krebs – eines im ganzen verhärteten Lappens oder Organs. Auch im Ultraschallbild kann das Prostatakarzinom entdeckt werden. Im Serum des Patienten können die saure Prostataphosphatase (SPP) und ein weiterer spezifischer Prostatamarker, das prostataspezifische Antigen (PSA), erhöht sein. Die Diagnose wird histologisch nach Stanzbiopsie oder zytologisch am Zellausstrich nach Feinnadelbiopsie gesichert.

2. latentes Prostatakarzinom
- wird erst bei der Autopsie entdeckt
- bei etwa der Hälfte aller Männer jenseits des 70. Lebensjahres

• Als **latentes Prostatakarzinom** wird ein Krebs bezeichnet, der erst bei der Autopsie entdeckt wird. Obwohl auch in anderen Organen – z.B. der Mamma oder der Schilddrüse – solche latent bleibenden Krebsherde vorkommen, nimmt der latente Prostatakrebs wegen seiner Häufigkeit eine Ausnahmestellung ein. Er wird bei etwa einem Drittel aller Männer jenseits des 45. Lebensjahres und bei etwa der Hälfte jenseits des 70. Lebensjahres gefunden. Es handelt sich um sehr langsam wachsende, überwiegend histologisch hochdifferenzierte Karzinome, die aber häufig über 1 cm Größe erreichen und auch multizentrisch auftreten. Niemals werden diese latenten Karzinome zur Todesursache.

3. inzidentes Karzinom
- bei klinischer BNH in 12–14% der Fälle entdeckt
- Prognose abhängig von Ausdehnung und histologischem Differenzierungsgrad

• Unter einem **inzidenten Karzinom** versteht man einen zufällig im bioptischen Material entdeckten Prostatakrebs bei klinisch unverdächtiger Prostata.

Wegen einer gutartigen nodulären Hyperplasie wird vom Urologen eine transurethrale Prostataresektion, seltener auch eine transvesikale Ausschälung der Knoten *(Adenomektomie)* vorgenommen. Bei der histologischen Aufarbeitung des Prostatagewebes entdeckt der Pathologe ein klinisch nicht erwartetes Krebswachstum. Dies ist in 12–14% der operativ angegangenen Fälle von BNH der Fall. Die Ausdehnung und der histologische Differenzierungsgrad des inzidenten (engl. *incidental* zufällig, beiläufig) Prostatakarzinoms sind für die Prognose und Therapie von großer Bedeutung.

4. okkultes Prostatakarzinom
- klinisch wird zuerst die Metastase bei noch unbekanntem Primärtumor gefunden

• Von einem **okkulten Prostatakarzinom** spricht man, wenn beim Patienten zuerst eine Metastase bei zunächst noch unbekanntem Primärtumor festgestellt wird.

> Beim Prostatakrebs ist dies *am häufigsten* eine **Knochenmetastase**.

- PSA ↑

Der immunhistochemische Nachweis von PSA in der Metastase sichert die Lokalisation des Primärtumors in der Prostata.

4.3.1.3 Ausbreitung und Stadien

Ausbreitung, Stadien

- überwiegend in der Außendrüse

Das Prostatakarzinom entwickelt sich im Gegensatz zur BNH überwiegend in der **Außendrüse** (Abb. 36–9), in den dorsalen, dem *Rektum benachbarten Abschnitten* (rektale Untersuchung!) oder in den lateralen Anteilen.

Isoliert in der *Innendrüse* liegende Karzinome sind selten; sie können sich aber im Bereich einer nodulären Hyperplasie entwickeln. Zu den Sonderformen gehören auch in den großen zentralen Gängen der Prostata wachsende intraduktal-papilläre Karzinome, die in die prostatische Urethra einwachsen.

• **TNM-Klassifikation**

Nach der **klinischen TNM-Klassifikation** werden folgende lokale Stadien **(T=Primärtumor)** des Prostatakarzinoms unterschieden (Abb. 36–10):

TX: Primärtumor kann nicht beurteilt werden
T0: kein Anhalt für Primärtumor
T1: Tumor ist zufälliger histologischer Befund (inzidental); **T1a:** nicht mehr als 3 mikroskopische Karzinomherde, **T1b:** mehr als 3 mikroskopische Karzinomherde
T2: Tumor klinisch oder makroskopisch vorhanden, auf die Drüse begrenzt; **T2a:** Tumor 1,5 cm oder weniger im größten Durchmesser, mit normalem Gewebe an zumindest 3 Seiten, **T2b:** Tumor mehr als 1,5 cm im größten Durchmesser oder in mehr als einem Lappen

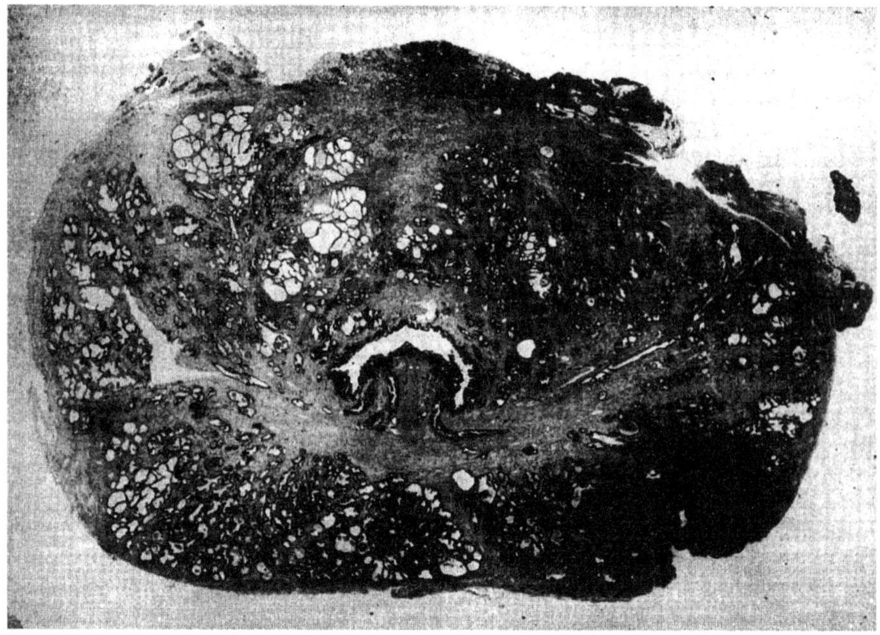

Abb. 36–9: Kleines Karzinom (punktierter Bezirk) in der Außendrüse der Prostata

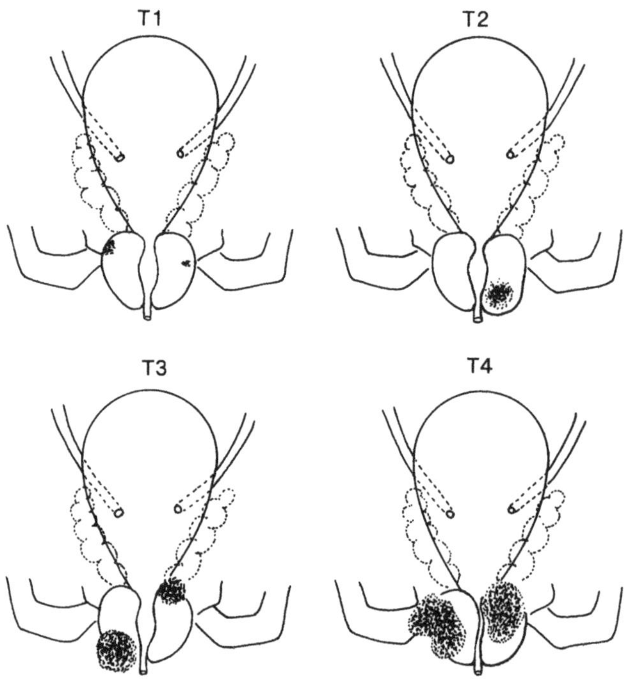

Abb. 36–10: TNM-Klassifikation des Prostatakarzinoms

T3: Tumor infiltriert in Apex der Prostata oder in oder jenseits der Prostatakapsel oder in Blasenhals oder Samenblasen, ist jedoch nicht fixiert
T4: Tumor ist fixiert oder infiltriert Nachbarstrukturen, die bei T3 nicht aufgeführt sind.

- T1a, T1b: inzidentes Karzinom

- mit zunehmendem Tumorvolumen nimmt die Häufigkeit der Lymphknotenmetastasen zu

Die Stadien T1a und T1b entsprechen dem inzidenten Karzinom. Sie müssen nach transurethraler Prostataresektion durch den Pathologen festgelegt werden. Während das Stadium *T1a* bei gleichzeitig guter Differenzierung (Malignitätsgrad G1) eine sehr gute Prognose hat, verschlechtert sich die Prognose des Prostatakarzinoms mit zunehmendem Tumorvolumen. Im Stadium *T1b* findet man in 20–30 % der Fälle bereits Lymphknotenmetastasen, im Stadium *T3* schon in etwa jedem zweiten Fall. Der Lymphknotenbefall wird durch operative Lymphadenektomie festgestellt.

4.3.1.4 Histologie

Histologie

Die histologischen Typen des Prostatakarzinoms lassen sich in *gewöhnliche* und *ungewöhnliche, seltene* Formen unterteilen:

histologische Klassifikation:

- **gewöhnliche Prostatakarzinome:**
- **Karzinome mit uniformem Muster:** hoch- und wenig differenziertes Adenokarzinom, kribriformes Karzinom und undifferenziertes solides Karzinom
- **Karzinome mit pluriformem Muster**, z. B. hoch- und wenig differenziertes Adenokarzinom, kribriformes und solides Karzinom, kribriformes Muster in anderen Typen, Karzinome mit mehr als 2 Grundmustern
- **ungewöhnliche und seltene Karzinome:**
- muzinöses Adenokarzinom, papillär-duktales Karzinom
- adenoid-zystisches Karzinom, Karzinoide und kleinzellige Karzinome
- Transitionalzellkarzinom (Urothelkarzinom), Plattenepithelkarzinom.

- gewöhnliche Formen
- ungewöhnliche, seltene Formen

Über 90 % der Geschwülste gehören zu den gewöhnlichen Prostatakarzinomen, 3–5 % sind Transitionalzellkarzinome, je etwa 1 % sind kleinzellige und duktal-papilläre Karzinome.

Die **gewöhnlichen Prostatakarzinome** sind entweder *uniform* oder *pluriform* gebaut. Es werden *4 Wachstumsmuster* unterschieden: das *hoch-* und das *wenig differenzierte Adenokarzinom*, das *kribriforme* und das *undifferenzierte solide Karzinom*. In *pluriformen Karzinomen* kommen mehrere Grundmuster gemischt vor.

gewöhnliche Prostatakarzinome (> 90 %)
- uniform, pluriform

• Beim **hochdifferenzierten Adenokarzinom** (Abb. 36–11a) sind verhältnismäßig regelmäßige Drüsen entwickelt, die sich von normalen Drüsen durch das Fehlen von Einfaltungen und von Basalzellen unterscheiden. Die Zellkerne sind vergrößert, aber noch sehr regelmäßig in Form und Anordnung. Deutlich vergrößerte Nucleoli fallen auf.

4 Wachstumsmuster:
1. hochdifferenziertes Adenokarzinom
- regelmäßige Drüsen
- keine Basalzellen
- deutliche Nucleoli

• Beim **wenig differenzierten Adenokarzinom** sind die Drüsen kleiner und unregelmäßiger, sie liegen im Stroma stärker verstreut, die Kern-Plasma-Relation ist eindeutig zugunsten des Kernes verschoben. Nucleoli treten prominent hervor.

2. wenig differenziertes Adenokarzinom
- kleinere und unregelmäßige Drüsen

• Beim **kribriformen Karzinom** (Abb. 36–11b) sieht man stromafreie Epithelplatten, die siebartig durchlöchert erscheinen (lat. *cribrum* Sieb).

3. kribriformes Karzinom
- stromafreie, siebartig durchlöcherte Epithelplatten

• Beim **undifferenzierten soliden Karzinom** (Abb. 36–11c) fehlen drüsige und kribriforme Strukturen, der Krebs wächst in großen Zellfeldern, es besteht eine starke Kernpolymorphie.

4. undifferenziertes solides Karzinom
- keine Drüsenstruktur
- Kernpolymorphie

In den Zellen des gewöhnlichen Prostatakarzinoms lassen sich – weitgehend unabhängig vom Differenzierungsgrad – *saure Prostataphosphatase* und *prostataspezifisches Antigen* wie im normalen sekretorischen Drüsenepithel nachweisen.

wichtige immunzytochemisch darstellbare Marker:
- saure Prostataphosphatase
- prostataspezifisches Antigen

Praxishinweis

Der Nachweis dieser Marker **(PSA, SPP)** ist nützlich, wenn die **Herkunft eines Krebsgewebes** zweifelhaft ist: in einer *Metastase* oder zur Abgrenzung eines *primären Harnblasen-* oder *Rektumkarzinoms.*

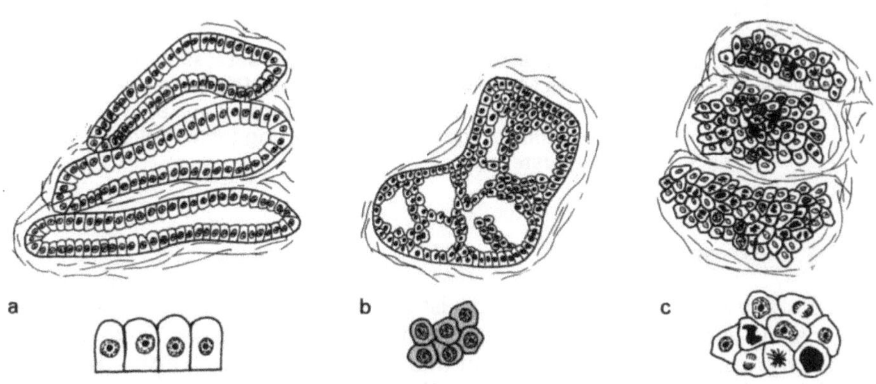

Abb. 36–11: Histologische Differenzierungsmuster des Prostatakarzinoms. **a** Hochdifferenziertes hellzelliges Adenokarzinom; **b** kribriformes Karzinom; **c** undifferenziertes Karzinom

Grading

Grading-System erfaßt unterschiedliche Grade der Bösartigkeit:
G1: hochdifferenziert
G2: mittelgradig differenziert
G3: niedrig differenziert
- positive Korrelation zwischen Grading und Metastasierung
- G1-Karzinome metastasieren fast nie
- Grad der Kernanaplasie korreliert mit der Ploidiestufe der DNA

4.3.1.5 Grading

Dem histologischen Aufbau der Prostatakarzinome entsprechen unterschiedliche Grade der Bösartigkeit. Es werden *3 Grade der Malignität* unterschieden, wobei die hochdifferenzierten Karzinome als G1- und die undifferenzierten soliden Karzinome als G3-Karzinome klassifiziert werden; in der G2-Gruppe kommt es zu Überschneidungen. Zwischen dem histologischen Malignitätsgrad und der *Metastasierungshäufigkeit* besteht eine positive Korrelation; bei G1-Karzinomen werden so gut wie nie Metastasen beobachtet.
Der Grad der *Kernanaplasie* korreliert mit Messungen des DNS-Gehalts. Gut differenzierte Adenokarzinome sind zu 60 % diploid, schlecht differenzierte Karzinome sind weit überwiegend aneuploid.

therapiebedingte Regression:
- histologisch nachweisbar

Therapieinduzierte Regression. Unter *antiandrogener Therapie* (Orchiektomie, gegengeschlechtliche Hormonbehandlung usw.) sowie durch *radioaktive Strahlen* (externe Hochvoltbestrahlung oder Spickung mit radioaktiven Substanzen) kommt es zur Rückbildung des Tumorgewebes. Diese Rückbildung läßt sich bioptisch-histologisch oder zytologisch kontrollieren. Die Zellkerne schrumpfen, das Zytoplasma wird oft grotesk vakuolig aufgetrieben. Die völlige Vernichtung des Tumorgewebes ist allein bioptisch aber nicht zu beweisen.

Bei Karzinomen, die bioptisch keine Regression zeigen, muß eine Umstellung der Therapie erwogen werden.

Metastasierung

- **lymphogen**
- pelvine und paraaortale Lymphknoten

4.3.1.6 Metastasierung

Das Prostatakarzinom metastasiert **lymphogen** in die regionären pelvinen Lymphknotengruppen (Abb. 36–12): Nll. obturatorii, iliaci interni und externi, juxtaregionär liegen die Nll. iliaci communes und die paraaortalen Lymphknoten. Die Häufigkeit des Befalls hängt vom Stadium und vom histologischen Differenzierungsgrad ab. Mit zunehmender lokaler Ausbreitung des Tumors in der Prostata steigt die Häufigkeit der Lymphknotenmetastasen.

- **hämatogen**

⇨

- über das prävertebrale Venengeflecht

Die **hämatogene** Metastasierung erfolgt ganz überwiegend in das *Skelett*, wobei der *Beckengürtel*, die *proximalen Femura* und die *Wirbelsäule* am häufigsten befallen sind.

Bevorzugt handelt es sich um osteoblastische Metastasen. Die Tumorzellen gelangen über das prävertebrale Venengeflecht in die Markräume des Knochens, der Weg über den Lungenkreislauf wird dabei nicht benötigt.

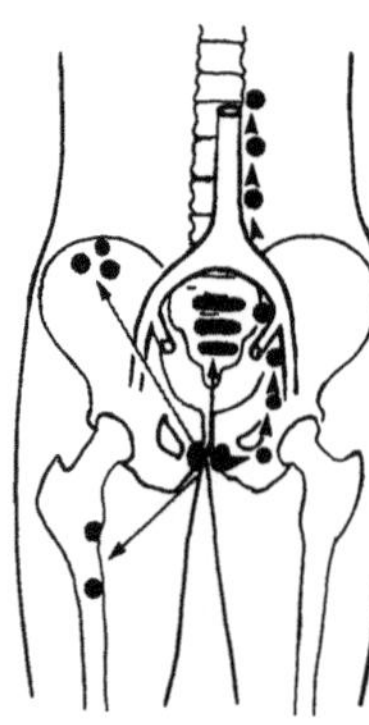

Abb. 36–12:
Hauptmetastasierungswege des Prostatakarzinoms: lymphogene Metastasierung **(schwarze Pfeile)** in die regionären Beckenlymphknoten und die paraaortalen Lymphknoten; **hämatogene** Metastasierung **(rote Pfeile)** in das Skelettsystem

Prognose

- variabel
- vom Tumorstadium abhängig
- bei Skelettmetastasierung 5-Jahres-Überlebensrate: 30 %

4.3.1.7 Prognose

Die Prognose des Prostatakarzinoms ist extrem *variabel*, wie allein schon das lebenslang latent bleibende Karzinom belegt, sowie stark *vom Tumorstadium abhängig*. Unabhängig vom Stadium und von der Therapie beträgt die 5-Jahres-Überlebensrate der klinisch manifest gewordenen Karzinome nur ca. 50 %. Das überwiegend in das Skelett metastasierende Prostatakarzinom ist unheilbar, kann aber über Jahre in seinem Wachstum blockiert werden (5-Jahres-Überlebensrate: 30 %). Im Stadium T1/T2 hängt die Prognose vom gleichzeitigen Befall der Lymphknoten ab. Nach radikaler Prostatektomie werden 15 Jahre krankheitsfreie Überlebensraten von 50–70 % berichtet.

4.3.1.8 Intraduktale Dysplasie des Prostataepithels

In den Drüsengängen der Prostata kommen häufig langstreckig ausgebildete atypische Zellproliferationen vor: *Dysplasie* oder *atypische Hyperplasie*. Bei schwerer Dysplasie unterscheiden sich die Zellen und insbesondere das Kernmuster nicht von Karzinomzellen. Das Epithel wird mehrreihig und ist oft auch papillär aufgefaltet. Die Basalzellen bleiben erhalten, sie beteiligen sich nicht an der dysplastischen Transformation. Die Veränderung wird bei ca. 80 % der manifesten Karzinome gefunden, häufig in deren unmittelbarer Nachbarschaft. Dysplastische Veränderungen findet man aber auch bei etwa 40 % tumorfreier Prostatae älterer Männer. Schwere Dysplasien gelten als *Präneoplasie.*

Intraduktale Dysplasie

- atypische intraduktale Zellproliferationen
- häufig in der Nachbarschaft eines Karzinoms
- aber auch in etwa 40% aller tumorfreien Prostatae älterer Männer

4.3.1.9 Ungewöhnliche, seltene Prostatakarzinome

Sehr selten werden **muzinöse**, stark verschleimende **Prostatakarzinome** mit meist kribriformem Tumormuster gesehen. In den großen, zentralen Drüsengängen können **duktalpapilläre Karzinome** beobachtet werden, die in die prostatische Urethra einwachsen und dort zur Hämaturie und Obstruktion führen.

Von den endokrinen Zellen der Prostata leiten sich **Karzinoide** und **kleinzellige Karzinome** ab, die auch endokrin aktiv sein können. *ACTH-bildende Tumoren* führen zu einem Cushing-Syndrom. In gewöhnlichen Prostatakarzinomen werden aber disseminiert auch endokrine Zellen gefunden, die klinisch stumm bleiben.

Transitionalzellkarzinome können in der Prostata mit und ohne gleichzeitiges Harnblasenkarzinom gefunden werden. Häufig liegt ein Carcinoma in situ der Harnblase mit kontinuierlicher oder diskontinuierlicher Ausbreitung in der Harnblase, der Urethra und den prostatischen Gängen vor. Unter Zerstörung des Prostataepithels füllen die Krebszellen die Gänge aus und dringen in das Stroma vor. Die Prognose des Transitionalzellkarzinoms der Prostata ist schlecht.

Von den Basalzellen geht das seltene **adenoid-zystische Karzinom** aus, ein Pendant zu ähnlich gebauten, gleichnamigen Speicheldrüsengeschwülsten. Die Prognose ist überwiegend günstig.

Sehr selten sind **Plattenepithelkarzinome** der Prostata. Sie können im Gefolge einer langdauernden Östrogentherapie durch Metaplasie des Geschwulstgewebes entstehen.

Seltene Karzinome

- **muzinöses** und
- **intraduktal-papilläres Karzinom**
- **Karzinoid** und **kleinzelliges Karzinom**
- **Transitionalzellkarzinom**
- **adenoid-zystisches Karzinom**
- **Plattenepithelkarzinom**

4.3.2 Prostatasarkom, Metastasen

Auf etwa 1000 Prostatakarzinome wird ein **Prostatasarkom** beobachtet. Im Kindes- und Jugendalter sieht man hochmaligne *Rhabdomyosarkome*, bei älteren Erwachsenen meist *Leiomyosarkome* mit deutlich besserer Prognose. Die Geschwülste können eine außerordentliche Größe erreichen. Die Prostata ist schließlich auch Sitz von *Non-Hodgkin-Lymphomen* oder leukämischen Infiltraten.

Prostatasarkom
auf etwa 1000 Prostatakarzinome wird ein Prostatasarkom beobachtet

Sekundäre Tumoren in der Prostata: Metastasen. Ausgedehnt metastasierende Geschwülste setzen auch in der Prostata Metastasen, z. B. kleinzellige *Bronchialkarzinome* oder das *maligne Melanom*. Von der Umgebung können *Harnblasen-* und *Rektumkarzinome* auf die Prostata übergreifen und ein primäres Prostatakarzinom vortäuschen.

Für die Therapie kann dann die histologische Differentialdiagnose von Bedeutung sein, z. B. durch den immunhistochemischen Nachweis prostataspezifischen Antigens.

Sekundäre Tumoren

- **Metastasen anderer Tumoren:**
  - von Rektum- und Harnblasenkarzinomen
  - von Bronchialkarzinomen
  - von malignen Melanomen

Weibliche Geschlechtsorgane

XXXVII. Weibliche Geschlechtsorgane

G. Breitenecker

Ovar

1. Ovar

Funktionelle Morphologie

1.1 Funktionelle Morphologie

Embryologie

Die paarig angelegten Ovarien liegen beidseits des Uterus nahe der Beckenwand. Sie entwickeln sich in den **Keimsträngen** neben dem Urnierengang **(Wolff-Gang)**, in welche die **Urkeimzellen** eingewandert sind, zunächst gleich wie die Hoden und deszendieren, im Gegensatz zu diesen, aber nur bis in das Becken. Tuben, Uterus und oberer Anteil der Vagina entstehen aus dem parallel zum Wolff-Gang verlaufenden **Müller-Gang** (Abb. 37–1).

- **von den 400000 Follikeln gelangt nur jeder tausendste zur Ovulation**

Während der Geschlechtsreife messen die Ovarien etwa 4:2:1 cm und wiegen etwa 8 g, wobei Größe und Gewicht stark schwanken und vom Follikelgehalt abhängen. Sie sind von kubischem **Keimepithel** überkleidet. Die nach außen durch die faserreiche Tunica albuginea begrenzte **Rinde** enthält zur Zeit der Geburt über 400000 **Follikel**, von denen während des Lebens jedoch nur etwa 400 bis zur **Ovulation** reifen. Sie sind in zellreiches, aus wirbelig angeordneten fibroblastenähnlichen Elementen aufgebautem Stroma eingebettet.

Diese **Primordialfollikel** bestehen aus der Eizelle und einer Lage flacher Follikelepithelzellen, umgeben von der bindegewebigen **Theca folliculi**. Das **Mark** enthält reichlich Gefäße, ebenso der **Hilus**, in dem sich auch kleine Nester androgenproduzierender, großer polygonaler Hiluszellen und irreguläre tubuläre Strukturen **(Rete ovarii)** finden, die den Ductuli efferentes des Hodens entsprechen.

Follikelreifung
Primordialfollikel
↓
Primärfollikel
↓
Sekundärfollikel
↓
Tertiärfollikel
↓
Graaf-Follikel
↓
Ovulation
↓
Corpus rubrum
↓
Corpus luteum (menstruationis oder graviditatis)
↓
Corpus candicans

Follikelreifung. Unter dem Einfluß des gonadotropen Hypophysenvorderlappenhormons FSH (follikelstimulierendes Hormon) reifen während jedes Zyklus mehrere Follikel heran. Die Eizelle vergrößert sich und die sie umgebenden Follikelepithelzellen differenzieren sich zu isoprismatischen bis zylindrischen **Granulosazellen (Primärfollikel)**. Durch mitotische Aktivität vermehren sich die Granulosazellen und bilden bis zu 5 Schichten **(Sekundärfollikel)**. Durch Sekretion von **Liquor folliculi** entstehen Spalt-

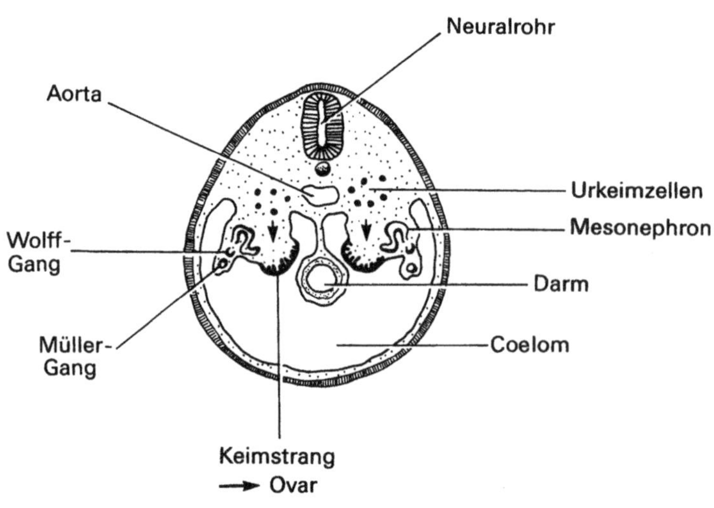

Abb. 37–1: Schematischer Leibesschnitt durch einen 6 Wochen alten Embryo. Entwicklung des Ovars aus den Keimsträngen **(Pfeile)**, in welche die Urkeimzellen eingewandert sind. Daneben Müller-Gänge, aus denen sich die Tuben, der Uterus und die obere Vagina entwickeln

räume im **Stratum granulosum**, die zum **Antrum folliculi** zusammenfließen **(Tertiärfollikel)**. Die von dicht gelagerten Granulosazellen **(Corona radiata)** umgebene Eizelle wölbt sich hügelartig in die Follikellichtung vor **(Cumulus oophorus)**. Die umgebende Theka differenziert sich in eine innere zell- und zytoplasmareiche, östrogenproduzierende **Theca interna** und eine kompaktere faserreichere **Theca externa**.

Einer der heranreifenden Tertiärfollikel erhält einen Wachstumsvorsprung und wird zu einem Bläschen von 20–25 mm Durchmesser, das sich an der Oberfläche des Ovars vorwölbt **(Graaf-Follikel)**. Dieser sprungbereite Follikel (Abb. 37–2) ist im Ultraschall gut darstellbar.

Zwischen dem 13. und 16. Tag des Zyklus kommt es nach der plötzlichen Ausschüttung des gonadotropen Hypophysenvorderlappenhormons **LH (luteinisierendes Hormon)**, vermutlich durch Druckerhöhung, proteolytische Enzyme und Prostaglandine, zur Degeneration und Verdünnung des oberflächlichen Stromas und schließlich zur Ruptur mit Ausstoßung des Liquor folliculi und der Eizelle **(Ovulation)**. Die reife, nun 120 µm große Eizelle **(Oozyt)** ist von der Zona pellucida und einer Wolke nun locker gefügter Granulosazellen umgeben. Dieser Zellkomplex wird vom Fimbrienende der Tube aufgenommen und ist nach präovulatorischer Follikelpunktion zur In-vitro-Fertilisation mit bloßem Auge gerade sichtbar (1 mm). Noch vor der Ovulation durchläuft die Eizelle die 1. Reifeteilung (Meiose I); die 2. Reifeteilung (Meiose II) erfolgt erst nach der Befruchtung in der Tube.

Nach der Ovulation werden unter dem Einfluß des LH (entspricht dem ICSH beim Mann) die Theka- und Granulosazellen zu großen polygonalen lipidhaltigen Luteinzellen, die das ca. 1,5 cm im Durchmesser messende schwefelgelbe **Corpus luteum menstruationis** bilden. Bei einer Befruchtung der Eizelle entwickelt sich der Gelbkörper zum **Corpus luteum graviditatis** weiter, das bis zum 4. Lunarmonat einen wesentlichen Anteil an der **Gestagenproduktion** hat. Erfolgt keine Befruchtung, kommt es zur Rückbildung des Corpus luteum mit Ausbildung einer hyalinen Narbe (**Corpus candicans** oder **Corpus albicans**, Abb. 37–3).

Die nicht zur Ovulation gelangten herangereiften Follikel gehen zugrunde **(Follikelatresie)** und bilden kleinere Narben **(Corpus fibrosum)**. Aus heranreifenden und zugrunde gehenden Follikeln können sich **Follikelzysten** bilden (s. Abschn. 1.3.3).

Die Theca interna des Follikels produziert während des ganzen Zyklus **Östrogene** (2 Gipfel des Blutspiegels: späte Follikelphase und Mitte der Corpus-luteum-Phase). Während der Follikelphase stimulieren die Östrogene den Auf-

Steuerung des Ovarialzyklus:

Hypothalamus
↓
GnRH
↓
Hypophyse
↓ FSH ↓ LH
↓ Follikelreifung → ↓ Ovulation
↓ **Östrogen** (Theca int.) ↓ **Progesteron** (Corpus luteum)
↓ Endometrium ↓
Proliferation | Sekretion

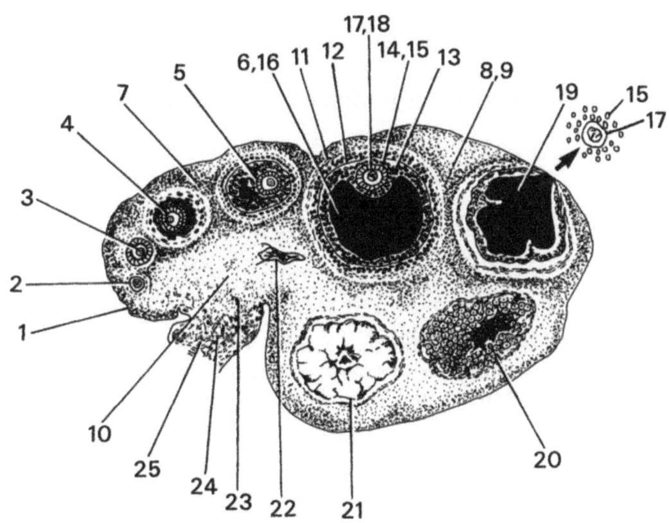

Abb. 37–2: Histologische Strukturen des Ovars. 1 Keimepithel, **2** Primordialfollikel, **3** Primärfollikel, **4** Sekundärfollikel, **5** Tertiärfollikel, **6** Graaf-Follikel, **7** Tunica albuginea, **8** Rinde, **9** Stroma, **10** Mark, **11** Theca externa, **12** Theca interna, **13** Stratum granulosum, **14** Cumulus oophorus, **15** Corona radiata, **16** Antrum und Liquor, **17** Eizelle (Oozyt), **18** Zona pellucida, **19** Corpus rubrum mit Blut und Fibrin, **20** Corpus luteum, **21** Corpus candicans, **22** Corpus fibrosum, **23** Hilus, **24** Rete ovarii, **25** Mesovar

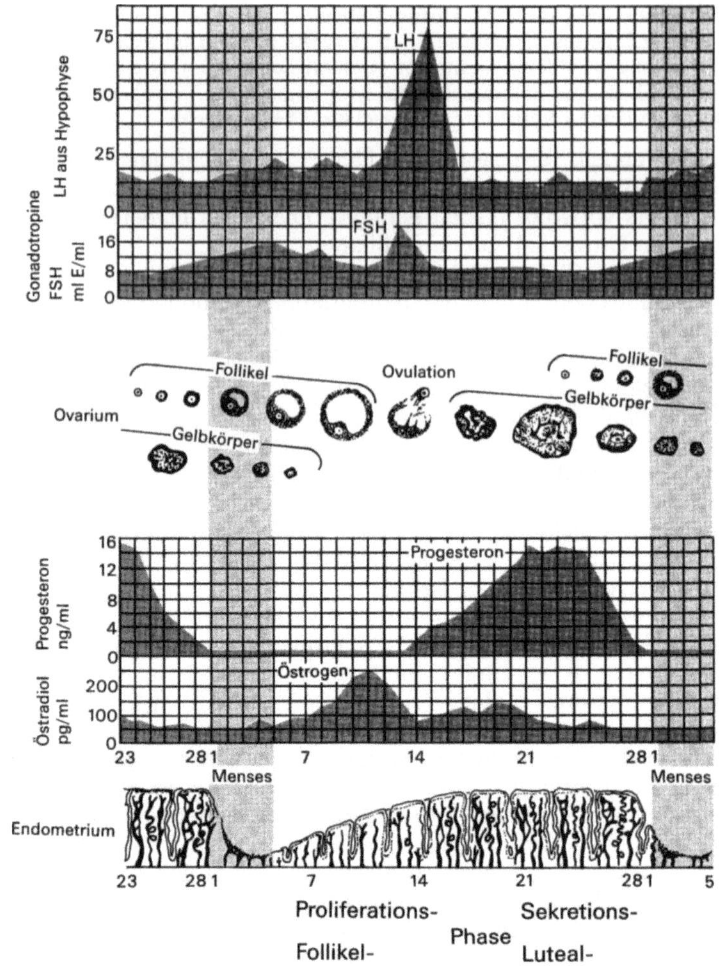

Abb. 37–3: Physiologie des Menstruationszyklus

bau der Uterusschleimhaut **(Proliferationsphase)**. Die vom Corpus luteum produzierten Gestagene **(Progesteron)** führen zur Umwandlung und sekretorischen Differenzierung des Endometriums **(Sekretionsphase)** mit Vorbereitung auf die Einnistung der befruchteten Eizelle. Der Abfall beider Hormone am Ende des Zyklus führt zur Abstoßung des Endometriums (**Menstruationsblutung**, Abb. 37–3).

1.2 Fehlbildungen, Atrophie

1.2.1 Fehlbildungen

Fehlbildungen

- **Agenesie**
- **Aplasie**

Das völlige Fehlen einer Keimdrüsenanlage wird als **Agenesie**, das Ausbleiben der Entwicklung des Ovars als **Aplasie** bezeichnet. Diese seltene Fehlbildung tritt meist unilateral auf und ist mit einem Fehlen des Müller- und Wolff-Ganges dieser Seite kombiniert.

- **Dysgenesie** → Streak-Ovarien bei:
  - **Turner-Syndrom** Kariotyp: 45,X0 oder Mosaik, weiblicher Phänotyp, Kleinwuchs, Pterygium colli, Herz-, Gefäß-, Skelett-, Nierenfehlbildungen, primäre Amenorrhoe, Schwachsinn

Die **Dysgenesie** des Ovars ist eine Fehlentwicklung. Anstelle normaler Ovarien finden sich graue Bindegewebsstränge mit einer Dicke von wenigen Millimetern, die histologisch aus wirbeligen Ovarialstromazellen aufgebaut sind, in denen sich keine normalen Follikel nachweisen lassen *(Streak-Ovarien)*.
Derartige dysgenetische Ovarien kommen u. a. beim **Turner-Syndrom** vor. Bei dieser genetischen Störung liegt eine totale oder partielle *X0-Monosomie* vor (Kariotyp 44 Autosomen+X0 oder Mosaikformen mit 45,X), es fehlt also das zweite X-Chromosom des weiblichen Geschlechts. Die phänotypisch weiblichen Personen sind kleinwüchsig und weisen häufig weitere Störungen wie Pterygium colli (Faltenhals) und multiple organische Fehlbildungen des Ske-

lettsystems, der Haut, kongenitale Vitien (Coarctatio aortae), idiopathische Medianekrose der Aorta mit Aneurysma dissecans, Nierenfehlbildungen, Lymphödem der Extremitäten, primäre Amenorrhoe und Schwachsinn auf.

Dysgenetische Ovarien treten auch bei anderen seltenen Störungen der Geschlechtsdifferenzierung mit Störungen des gonadalen Geschlechts auf: **gemischte Gonadendysgenesie, familiäre Ovarialdysgenesie** u. a.
Kleine Ovarien mit nur sehr wenigen Primordialfollikeln **(Ovarialhypoplasie)** treten ebenfalls bei seltenen Formen von Störungen der Geschlechtsdifferenzierung auf.

- Gonadendysgenesie
- familiäre Ovarialdysgenesie u. a.

Beim **Hermaphroditismus verus** (echter Zwitter) ist sowohl Hoden- als auch Ovarialgewebe nachweisbar, und zwar entweder in getrennten Gonaden **(H. lateralis)** oder in einer der beiden Gonaden gemeinsam **(Ovotestis)**. Äußeres und inneres Genitale sind fehlerhaft ausgebildet, selten vollständig männlich oder weiblich differenziert, oft intersexuell entwickelt. Genetisch liegt in etwa der Hälfte der Fälle ein weiblicher, in 20 % ein männlicher Chromosomensatz vor, in 30 % ein Chimärismus (Mosaik 46,XX/46,XY).

- **Hermaphroditismus verus:**
- **H. lateralis**
- **Ovotestis**

1.2.2 Atrophie

Atrophie

In der Postmenopause tritt eine **senile Atrophie** ein mit Schrumpfung und Umwandlung in ein etwa 1 cm großes, derbes oberflächlich gyriertes Ovar (Einziehungen der Oberfläche, evtl. mit Ausbildung von germinalen Einschlußzysten).

- **postmenopausal**

Eine vorzeitige **pathologische Atrophie** kann durch ionisierende Strahlen (Radium, Röntgen), bei generalisierten endokrinen Erkrankungen, Hungerzuständen, konsumierenden Erkrankungen und Anämien auftreten.

- **pathologisch**
- **iatrogen:** Röntgenkastration
- endokrin
- exogen

1.3 Kreislaufstörungen, Entzündungen, Zysten, Endometriose

1.3.1 Kreislaufstörungen

Kreislaufstörungen

Nach Ruptur des Graaf-Follikels kommt es zur Blutung in den Hohlraum **(Corpus rubrum)**, die exzessiv sein kann **(Corpus-luteum-Hämatom)**. Blutungen können auch in Follikeln oder in Zysten vorkommen.
Infolge **Stieldrehung** (Torsion) eines meist zystisch oder tumorös veränderten Ovars kommt es zur Abklemmung des venösen Abflusses bei noch erhaltenem arteriellem Zufluß und damit zur hämorrhagischen Infarzierung. Das Ovar ist stark vergrößert, blaurot verfärbt, sukkulent und von Blutungen durchsetzt. Gelegentlich führt eine Torsion auch zu einem massiven Ödem mit Vergrößerung und wäßriger Durchtränkung des Organs.

- **Corpus-luteum-Hämatom**
- **Stieldrehung** von Ovarien (Zysten, Tumoren) → hämorrhagische Infarzierung → akutes Abdomen

Die oben beschriebenen Veränderungen können das klinische Bild des akuten Abdomens hervorrufen und sind differentialdiagnostisch vor allem von der Appendizitis abzugrenzen. Auch Tumoren können vorgetäuscht werden.

DD: Appendizitis, rupturierte Tubargravidität, stielgedrehte Tuben

1.3.2 Entzündungen

Entzündungen

• Die **unspezifische Oophoritis** ist eine meist eitrige Entzündung, die gewöhnlich im Rahmen einer sexuell übertragenen Erkrankung (STD) mit eitriger Salpingitis *(entzündlicher Adnextumor, Adnexitis)* auftritt. Durch kanalikuläres Übergreifen von der Tube, seltener von anderen Nachbarorganen (Darm, Appendix), kommt es zur Entzündung des Ovars *(Oophoritis)* und meist auch der Umgebung *(Perioophoritis)*, was zu ausgedehnten Verwachsungen mit der Umgebung führt *(Konglomerattumor)*.
Die häufigsten Erreger sind Gonokokken, Chlamydien, Strepto- und Staphylokokken sowie Kolibakterien. Häufig kommt es zu Abszeßbildungen *(Tuboovarialabszeß)*, seltener zu einer eitrigen Entzündung in einem Follikel *(Follikelempyem)* oder zur Phlegmone des Ovars im Rahmen einer puerperalen Infektion. Intrauterinpessare (IUP) erhöhen das Infektionsrisiko auf das 3–8 fache.

1. Oophoritis
- meist mit Salpingitis (Adnexitis) im Rahmen einer STD
- entzündlicher Adnextumor, Konglomerattumor

- **Erreger:**
- Gonokokken
- Chlamydien

- **erhöhtes Risiko: IUP**

• **Spezifische Oophoritis.** Die *Ovar-Tb* tritt nur in 10 % aller Fälle von Genitaltuberkulose auf. Die Infektion erfolgt i. d. R. kanalikulär von der wesentlich häufiger beteiligten Tube aus, dadurch evtl. auch *Peritonitis tuberculosa*.

2. Tb-Oophoritis
- durch tuberkulöse Salpingitis → evtl. Peritoneal-Tb

3. Mumpsoophoritis
- selten

• Eine durch das Parotitis-epidemica-Virus hervorgerufene **Mumpsoophoritis** ist wesentlich seltener als die Mumpsorchitis.

Ovarialzysten

1.3.3 Nicht-neoplastische Zysten

In den Ovarien treten häufig Zysten unterschiedlicher Genese auf, deren Kenntnis nötig ist, um sie differentialdiagnostisch von neoplastischen Veränderungen abgrenzen zu können.

• **einfache Zysten**

• **Einfache Ovarialzysten** sind Hohlräume, deren auskleidende Zellagen zugrunde gegangen sind und deren Histogenese daher nicht mehr feststellbar ist.

• **Follikelzysten**

• **Follikelzysten** entstehen aus nicht rupturierten Tertiärfollikeln, können bis mehrere Zentimeter groß werden und *solitär-* oder *multipel* **(polyzystische Ovarien = PCO)** entwickelt sein.

• **Stein-Leventhal-Syndrom**
- defekte Steroidsynthese in NNR und Ovar →
Androgene ↑ →
Östradiol ↓ →
FSH und LH ↑ →
PCO, keine Ovulation →
Endometriumhyperplasie →
- Risiko für Endometrium- und Mammakarzinom

Eine *Sonderform der PCO* ist das **Stein-Leventhal-Syndrom**, das meist ab der Pubertät bis zum 3. Jahrzehnt auftritt. Die Ovarien sind beidseits vergrößert, oberflächlich glatt, weißlich und derb infolge einer starken Verdickung und Fibrosierung der Tunica albuginea. In der Rinde finden sich zahlreiche zystische Follikel verschiedenen Reifungsgrades, jedoch keine Corpora lutea sive candicantia als Zeichen der *Anovulation.*

Ätiologie. Vermutlich liegt ein Enzymdefekt der Steroidsynthese mit vermehrter Bildung von Androstendion in der Nebennierenrinde zugrunde, das im Fettgewebe zu Östron umgewandelt wird: dadurch Verminderung der Östradiolbildung, Feedback zur Hypophyse und Hypersensibilität der Hypophyse für Gonadotropin-Releasing-Hormone (GnRH), vermehrte FSH- und LH-Produktion, Stimulation zur Reifung zahlreicher Follikel mit gesteigerter Androstendionbildung nun auch im Ovar, proliferativer Effekt auf das Endometrium, Entwicklung einer glandulär zystischen Hyperplasie, gelegentlich auch eines Endometrium- oder Mammakarzinoms.

Die Erkrankung ist **klinisch** durch *Oligomenorrhoe,* häufig durch *Hirsutismus* und *Sterilität* gekennzeichnet. Eine Teilexzision aus den Ovarien führt meist zur Normalisierung des Zyklus.

• **iatrogene PCO**
- Follikelstimulation bei IVF
• **Theka-Lutein-Zysten**

Eine *iatrogene Form der PCO* tritt häufig als Folge einer Follikelstimulation mit Gonadotropinen bei der In-vitro-Fertilisation (IVF) auf. Die Thekazellschicht und das Stroma können luteinisiert sein **(Theka-Lutein-Zysten)**, was auch bei Trophoblasttumoren beobachtet wird (Choriongonadotropinproduktion).

• **Follikel- und Corpus-luteum-Zysten** bilden sich z. T. spontan zurück (funktionelle Zysten)

• **Corpus-luteum-Zysten** können im Anschluß an die Resorption des zentralen Hämatoms entstehen und sind von einigen Lagen luteinisierter Granulosazellen ausgekleidet.

• **germinale Einschlußzysten**

• **Germinale Einschlußzysten** entstehen aus Einstülpungen des Keimepithels (Zölomepithels) in den Ovarien älterer Frauen und erreichen eine Größe bis 1 cm.

• **Parovarialzysten** (2 Gefäßnetze)

• Im Mesovarium können aus Resten des Wolff-Ganges **Parovarialzysten (Epoophoron-, Paroophoronzysten)** entstehen. Sie können bis 10 cm groß werden und zur Druckatrophie des Ovars führen. Sie sind von seröser Flüssigkeit gefüllt und doppelwandig (Zystenwand und Peritoneum, dadurch diagnostisch 2 sich kreuzende Gefäßnetze). Gelegentlich treten am Ovarialhilus **Rete-ovarii-Zysten** auf.

• **Rete-ovarii-Zysten**
• **Endometriosezysten**

Endometriosezysten s. u.

Endometriose

1.3.4 Endometriose

Endometriose ist das Vorkommen endometrialer Schleimhautanteile (Drüsen und Stroma!) außerhalb des Cavum uteri. Finden sich solche Schleimhautinseln im Myometrium, liegt eine **Endometriosis interna** oder **Adenomyosis** vor. Häufig finden sich jedoch endometriale Schleimhautinseln außerhalb des Uterus, was als **Endometriosis externa** bezeichnet wird.

• **E. interna:** Schleimhautinseln im Myometrium = Adenomyosis

• **E. externa**

> *Prädilektionsstellen der E. externa* sind die Ovarien, der Bandapparat des Uterus, der Douglas-Raum, das parietale und viszerale Beckenperitoneum (Uterus, Tube, Rektosigmoid, Blase), seltener Vulva, Vagina, Zervix, Nabel und Operationsnarben.

Adenomyosis und Endometriosis externa sind nach neueren Erkenntnissen verschiedene, voneinander unabhängige Erkrankungen, die allerdings häufig gleichzeitig auftreten.

„Schokoladezysten"

Die Endometrioseinseln imponieren *makroskopisch* als kleine rötliche, von Blutungen durchsetzte Knötchen bis zu umfänglichen zystischen Bildungen, die von eingedickten Blutmassen erfüllt sind **(Schokoladezysten)**. Diese entstehen dadurch, daß das heterotope Endometrium den zyklischen Veränderungen unterliegt und die während der Menstruation stattfindende Blutung nicht abfließen kann. Es kann zu umfänglichen Verwachsungen und zu krampfartigen Schmerzen während der Menstruation kommen.

- **Histogenese**

- embryonale Reste
- transtubare oder operative Verschleppung
- Metaplasie des Keimepithels
- lymphogen oder hämatogen

Histogenetisch werden *4 Theorien* diskutiert, möglicherweise kommen alle Entstehungsmöglichkeiten in betracht:
- Entstehung aus embryonalen Resten von Müller- oder Wolff-Gängen
- Implantation von während der Menstruation transtubal verschleppten Schleimhautanteilen (oder auch chirurgische Implantation in Operationswunden)
- metaplastische Entstehung aus dem Zölomepithel
- lymphogene oder hämatogen-metastatische Absiedlungen von Schleimhautinseln, wie sie gelegentlich auch in Lymphknoten nachweisbar sind.

Weiteres zur Endometriose s. Abschn. 3.6.1.2.

1.4 Tumoren des Ovars

Ovarialtumoren

Epidemiologie
intraabdominale Entwicklung → späte Symptomatik → schlechte Früherkennung → hohe Letalität

Epidemiologie. Wegen der schlechten Früherkennbarkeit und dadurch schlechten Prognose sind die malignen Ovarialtumoren heute eines der größten Probleme der gynäkologischen Onkologie. Obwohl Zervixkarzinome wesentlich häufiger auftreten, werden sie durch die Früherkennungsmaßnahmen oft in einem Stadium erkannt, in dem eine Heilung noch möglich ist. Dadurch führen sie seltener zum Tode als Ovarialkarzinome.

Ovarialkarzinome:

Praxishinweis

> Jeder **4. Ovarialtumor ist bösartig**. 20 % aller bösartigen Geschwülste des weiblichen Genitaltrakts sind Ovarialtumoren. Der Altersgipfel der meisten malignen Ovarialtumoren liegt um das 60. Lebensjahr, der der Keimzelltumoren im 3. Lebensjahrzehnt.

- **hohe Letalität:** 5-JÜR <35 %)

7 % der Sterbefälle an bösartigen Erkrankungen bei Frauen bzw. 40 % aller Sterbefälle an Malignomen des weiblichen Genitaltraktes gehen zu Lasten von Ovarialtumoren. Sie weisen damit die **höchste Letalität aller malignen Tumoren des weiblichen Genitaltraktes** auf (5-Jahres-Überlebensrate 25–35 %).

Ätiologie
- unklar

Ätiologie. Ätiologische Faktoren sind, anders als beim Zervix- und Endometriumkarzinom, beim Ovarialkarzinom wenig ausgeprägt. In hochindustrialisierten Ländern tritt es häufiger auf, es scheint eine familiäre Disposition zu existieren. Frauen, die häufig schwanger waren oder die über viele Jahre Ovulationshemmer (Pille) eingenommen haben, weisen ein geringeres Risiko auf.

1.4.1 Einteilung, Pathogenese

Einteilung, Pathogenese

Von keinem anderen Organ nimmt eine derartige Vielfalt histogenetisch verschiedener Tumoren seinen Ausgang wie vom Ovar. Alle ovariellen Zellen können proliferieren oder entarten und benigne, intermediäre (borderline) oder maligne Neoplasien hervorrufen.

histogenetische Einteilung der spezifischen Ovarialtumoren:

Unter den verschiedenen Einteilungen der Ovarialtumoren hat sich die nachfolgende **histogenetische Einteilung** durchgesetzt:

1. epitheliale Tumoren
- **Ursprung:**
- Zölomepithel
- anliegendes Stroma

1. Tumoren des epithelialen Zöloms, ca. 65–75 % (epitheliale Tumoren)
- seröse Tumoren: benigne, borderline, maligne
- muzinöse Tumoren: benigne, borderline, maligne
- endometrioide: benigne, borderline, *maligne:* Karzinome, Stromasarkome, homologe/heterologe mesodermale (Müller-) Mischtumoren
- klarzellige Tumoren: benigne, borderline, maligne
- Übergangszelltumoren: *Brenner-Tumoren:* benigne, borderline, maligne; *Übergangszellkarzinome*
- gemischte epitheliale Tumoren: benigne, borderline, maligne
- undifferenzierte Karzinome und unklassifizierte epitheliale Tumoren

2. Keimstrang-Keimdrüsenstroma-tumoren
- **Ursprung:**
- embryonale Keimstränge

2. Tumoren des gonadalen Stromas, ca. 4% (Keimstrang-Keimdrüsenstromatumoren)
- Granulosa-Stromazelltumoren: *Granulosazelltumoren; Thekom-Fibrom-Gruppe:* Thekome, Fibrome, unklassifizierte
- Androblastome; Sertoli-Leydig-Zelltumoren: hochdifferenzierte, Intermediärtypen, undifferenzierte (sarkomatoide), mit heterologen Elementen
- Gynandroblastome und unklassifizierte

3. Lipidzelltumoren

3. Lipidzelltumoren

4. Keimzelltumoren
- **Ursprung:**
- Keimzellanlage

4. Keimzelltumoren, ca. 15 %
- Dysgerminome: echte Dysgerminome, Dysgerminome mit Synzytiotrophoblasten
- endodermale Sinustumoren (Yolk sac tumor) – Dottersacktumor: polyvesikulär, hepatoid, glandulär/endometrioid
- Teratome: unreif; reif: solide; zystisch: Dermoidzyste, Dermoidzyste mit maligner Transformation; *monodermal,* hoch spezialisiert: Struma ovarii, Karzinoide (muzinös, neuroektodermal, talgdrüsig); *gemischt*
- embryonale Karzinome, Polyembryom, Chorionkarzinome

5. Gonadoblastome

5. Gonadoblastome: *reine, gemischte* (mit Dysgerminomen oder anderen Keimzelltumoren)

6. unspezifische Tumoren

6. unspezifische mesenchymale Tumoren

7. unklassifizierte Tumoren

7. unklassifizierte Tumoren

8. Ovarialmetastasen

8. Ovarialmetastasen anderer Neoplasien: gastrointestinale Tumoren (Krukenberg), Brust, Endometrium, Lymphome.

- Vom *Zölomepithel* (Mesothel), welches das Ovar überkleidet, und vom darunterliegenden Stroma nehmen die **epithelialen Tumoren** ihren Ausgang. Aus dem Zölomepithel entsteht auch der Müller-Gang, der sich dann in die Tuben, den Uterus und den oberen Anteil der Vagina weiterentwickelt. (Das Ovar selbst ist nicht Müller'schen Ursprungs). Diese Organe sind von verschieden differenzierten Zylinderepithelarten ausgekleidet, die sich in den epithelialen Ovarialtumoren wiederfinden können, da das Peritoneum offensichtlich seine Müller-Potenz während des Lebens beibehält.

So imitieren die serösen Tumoren das Tubenepithel, die muzinösen Tumoren das endozervikale Epithel und die endometrioiden Tumoren das Epithel des Endometriums.

- Aus Abkömmlingen der embryonalen Keimstränge und dem aus ihnen entstandenen spezifischen Stroma des Ovars entwickeln sich die **Keimstrang-** und **Keimdrüsenstromatumoren**. Die Zellen der Keimstränge können sich im Frühstadium der Gonadenentwicklung entweder in eine männliche Linie (Sertoli-, Leydig-Zellen) oder eine weibliche Linie (Granulosa-, Thekazellen) differenzieren. Bei tumoröser Entartung entwickeln sich häufig endokrin aktive Tumoren dieser Gruppe.

Aus den Keimzellanlagen selbst bilden sich die **Keimzelltumoren**. Es gibt auch seltene Kombinationen von Keimzell- und Keimstrang-Keimdrüsenstroma-Tumoren und nicht näher zuzuordnende Tumoren, die unverbindlich als **Lipidzelltumoren** bezeichnet werden. Sie sind selten und meist gutartig.

Epitheliale Tumoren

1.4.2 Epitheliale Tumoren

- **gutartig**

Zwei Drittel aller Ovarialtumoren und 85 % aller malignen Ovarialtumoren sind epithelialen Ursprungs. Hinsichtlich ihrer Dignität werden die epithelialen Ovarialtumoren (mit Ausnahme der undifferenzierten Karzinome, die immer hoch maligne sind) in *3 Gruppen* eingeteilt:
- *gutartige Tumoren, Borderline-Tumoren* und *Karzinome mit Stromainvasion.*

- **Tumoren niedriger maligner Potenz** (Borderline-Tumoren): keine Stromainvasion!
- **invasive Karzinome** unterschiedlicher Differenzierung (G1-G3)

Tumoren niedriger maligner Potenz (Borderline-Tumoren) weisen einige, aber nicht alle Kriterien der Malignität auf: Das Epithel ist mehrreihig, bildet Knospen, zeigt Atypien und vermehrt atypische Mitosen, es ist jedoch keine Stromainvasion nachweisbar (gute Prognose!).

1.4.2.1 Seröse und muzinöse Tumoren

• Die **serösen Tumoren** sind sowohl in ihren benignen *(Kystadenome)* als auch malignen Varianten *(Kystadenokarzinome)* die **häufigsten Ovarialtumoren** und oft bilateral entwickelt (Abb. 37–4a). *Makroskopisch* sind sie aus ein oder mehreren Zysten aufgebaut, die von serösem Inhalt erfüllt sind. Es finden sich meist umfängliche papilläre Wucherungen in den Zysten *(Cystadenoma papilliferum)* oder an der Oberfläche *(Oberflächenpapillom)*. Das Tumorgewebe enthält oft kleine zwiebelschalenartige Verkalkungen *(Psammomkörper)*.
Histologisch sind die Zysten gutartiger seröser Kystome von einem einreihigen, regelmäßigen Zylinderepithel mit mittelständigen Kernen ausgekleidet. Zwischen den Zysten findet sich gelegentlich reichlich fibrosiertes Stroma *(Kystadenofibrom)*. Die Karzinome sind je nach Differenzierungsgrad aus hochdifferenzierten zylindrischen Zellen, zum Teil mit Flimmerbesatz (G1) bis hin zu weitgehend undifferenzierten, nur mehr rudimentär drüsenbildenden, anaplastischen Tumorformationen mit starker Zell- und Kernpolymorphie und zahlreichen Mitosen aufgebaut (G3). Bei mehr als der Hälfte der Fälle liegen zum Zeitpunkt der Diagnose bereits ausgedehnte Absiedlungen in der Bauchhöhle vor **(Carcinosis peritonei)**. Eine extraabdominale Ausbreitung (Lunge, mediastinale und supraklavikuläre Lymphknoten) tritt erst relativ spät ein.

1. Seröse Tumoren
- **häufigster Ovarialtumor (30 %)**
  - oft bilateral
  - uni-/multilokulär
  - mit Oberflächenbeteiligung und Psammomkörpern
  - imitieren Tubenepithel
  - häufig maligne Entartung (40 % aller malignen Ovarialtumoren)

meist erst in fortgeschrittenem Stadium (T3) entdeckt → Carcinosis peritonei → schlechte Prognose

• Die **muzinösen Tumoren** sind die **zweithäufigsten Ovarialtumoren** (Abb. 37–4b). Sie treten meist unilateral auf, erreichen oft beträchtliche Größe und sind aus zahlreichen Zysten mit schleimigem bis gallertigem Inhalt aufgebaut.
Histologisch sind die Zysten von einem schleimbildenden Epithel mit basalständigen Kernen ausgekleidet. Nach spontaner oder artefizieller Ruptur (intra operationem) kann es zur Implantation von Epithelverbänden kommen, die weiter proliferieren und große Massen gallertigen Materials produzieren, das die Bauchhöhle ausfüllt *(Pseudomyxoma peritonei)*. Diese histologisch gutartige Veränderung ist klinisch nur schwer zu beherrschen, da immer wieder Rezidive auftreten (ähnliche Veränderung durch Ruptur einer Mukozele der Appendix). Muzinöse Tumoren entarten seltener maligne als seröse Tumoren.

2. Muzinöse Tumoren
- **20 % aller Ovarialtumoren**
  - meist unilateral
  - multilokulär
  - selten an Oberfläche
  - imitieren Zervixepithel

- **bei Ruptur** → Pseudomyxoma peritonei
  - **DD:** Mukozele der Appendix
  - seltenere maligne Entartung (5–10 % aller Ovarialmalignome)

Die muzinösen Karzinome enthalten häufig auch solide schwammartige Tumoranteile, die histologisch einem meist hochdifferenzierten, schleimbildenden Adenokarzinom entsprechen.

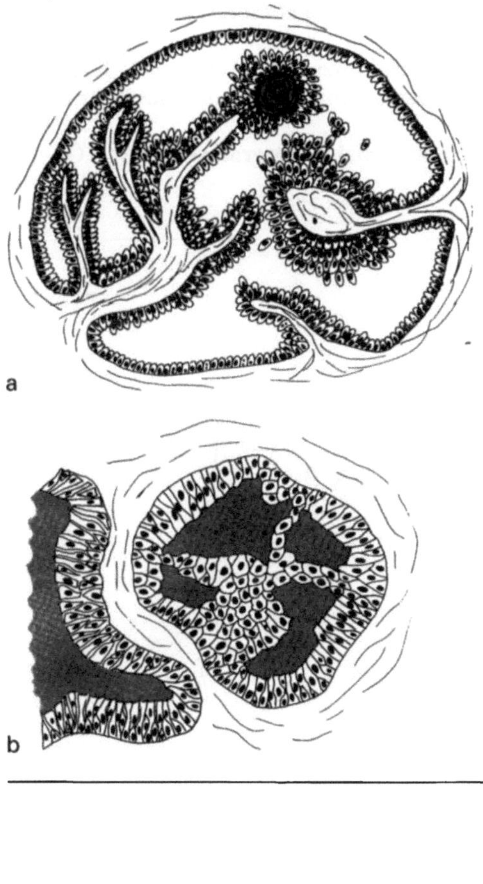

Abb. 37–4:
Ovarialkarzinom. Struktur eines serös-papillären **(a)** und eines muzinösen **(b)** Ovarialkarzinoms

1.4.2.2 Endometrioide, klarzellige und Brenner-Tumoren

3. Endometrioide Tumoren
- **benigne?** (= Endometriose)
- **maligne:** alle Formen der Endometriummalignome (20% aller Ovarialmalignome) möglich

• **Endometrioide Tumoren.** Die gutartigen endometrioiden Zysten werden nicht als neoplastisch aufgefaßt (s. Abschn. 1.3.4). Sie können bis über Apfelgröße erreichen und sind von eingedickten braun-schwarzen Blutmassen erfüllt, die durch die zyklischen Veränderungen und „menstruelle" Blutung in das Zystenlumen entstehen (Schokoladezysten). Eine maligne Entartung dieser Zysten ist möglich. Häufiger aber entstehen die endometrioiden Karzinome durch eine direkte maligne Entartung des Zölomepithels mit endometrioider Differenzierung. *Histologisch* können alle Varianten des Endometriumkarzinoms, aber auch Sarkome und maligne Müller-Mischtumoren ausgebildet sein (s.u.).

4. Klarzellige Tumoren
- selten (5% aller Ovarialmalignome)
- pflanzenzellähnlich
- solide oder drüsig („schuhnagelartig")
- **DD:** Nierenkarzinommetastasen

• Die **klarzelligen Tumoren** können in soliden pflanzenzellähnlichen Komplexen mit wasserhellem Zytoplasma und deutlichen Zellgrenzen oder in drüsigen Strukturen vorliegen, bei denen die Zellkerne typischerweise in das Lumen vorspringen (schuhnagelartige bzw. Hobnail-Zellen). Diese seltenen Tumoren sind meist maligne und zeigen oft große Ähnlichkeit mit Nierenkarzinomen (differentialdiagnostische Abgrenzung von Metastasen).

5. Brenner-Tumoren
- selten (2%)
- fibröses Stroma mit Epithelinseln
- oft gemeinsam mit muzinösen Kystomen, meist gutartig

• Die **Brenner-Tumoren** sind seltene und meist gutartige derbe, grau-weiße Bildungen, die histologisch aus fibrösem Stroma aufgebaut sind, in das Nester eines Platten- oder Übergangsepithels eingelagert sind. Sie finden sich oft in Kombination mit muzinösen Kystomen. Daneben gibt es auch Übergangszellkarzinome vom Nicht-Brenner-Typ.

1.4.2.3 Undifferenzierte Ovarialkarzinome

6. Undifferenzierte Ovarialkarzinome (ca. 10% aller Ovarialmalignome)

In die Gruppe der undifferenzierten Ovarialkarzinome werden jene Tumoren eingeordnet, deren weitgehende Anaplasie eine histogenetische Zuordnung nicht mehr erlaubt.

• **Prognose**

⇨

Die **Prognose** von Patientinnen mit malignen Ovarialtumoren ist von folgenden morphologischen Faktoren abhängig:
• **histopathologisches Stadium (Staging**, Tab. 37–1, Abb. 37–5): die 5-Jahres-Überlebensrate beträgt im Stadium T1 ca. 70%, im Stadium T2 35%, im Stadium T3 15%, im Stadium T4 weniger als 5%; die regionären Lymphknoten sind die hypogastrischen, lateral-sakralen, inguinalen, paraaortalen Nll. sowie die Nll. der A. iliaca communis, A. iliaca externa
• **histologischer Typ (Typing):** die undifferenzierten und serösen Karzinome weisen eine schlechtere Prognose als muzinöse und endometrioide auf
• **histologischer und zytologischer Differenzierungsgrad (Grading):** Gewebs- und Zellreife
• **Mitoseanzahl.**

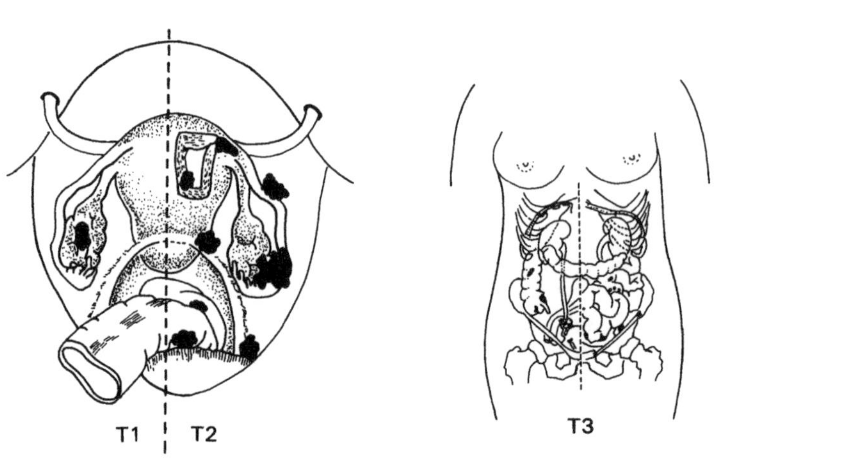

Abb. 37–5: Stadieneinteilung des Ovarialkarzinoms

Tab. 37-1: TNM- und FIGO-Klassifikation des Ovarialkarzinoms

TNM-Kategorien	FIGO-Stadien	
Tx	–	Primärtumor nicht beurteilbar
T0	–	kein Anhalt für Primärtumor
T 1	I	begrenzt auf Ovarien
T 1 a	I A	auf ein Ovar begrenzt; Kapsel intakt, kein Tumor auf der Ovaroberfläche
T 1 b	I B	beide Ovarien befallen; Kapsel intakt, kein Tumor auf der Ovaroberfläche
T 1 c	I C	wie T 1 a oder T 1 b, zusätzlich: Kapseldurchbruch oder Tumor auf Ovaroberfläche oder maligne Zellen in Aszites/Peritonealspülung (Zytologie)
T 2	II	Befall eines oder beider Ovarien, Tumorausbreitung im Becken
T 2 a	II A	Ausbreitung auf Uterus oder Tube(n)
T 2 b	II B	Ausbreitung auf andere Beckengewebe
T 2 c	II C	wie T 2 a oder T 2 b und maligne Zellen im Aszites oder in der Peritonealspülung
T 3	III	Befall eines oder beider Ovarien, Peritonealmetastasen außerhalb des Beckens oder Metastasen an der Leberkapsel
T 3 a	III A	**mikro**skopische Peritonealmetastasen außerhalb des Beckens
T 3 b	III B	**makro**skopische Peritonealmetastasen (< 2 cm) außerhalb des Beckens
T 3 c/N 1	III C	Peritonealmetastasen > 2 cm außerhalb des Beckens oder befallene regionäre Lymphknoten
M 1	IV	Fernmetastasen: z. B. Leberparenchymmetastasen, Pleura (zytologisch nachgewiesen)

Die **Borderline-Tumoren** haben eine sehr gute Prognose, selbst wenn Implantationsmetastasen im Peritoneum (in 15 %) vorliegen (5-Jahres-Überlebensrate ca. 90 %).

- **Borderline-Tumoren**
- gute Prognose

Die **Therapie** der meist fortgeschrittenen Ovarialkarzinome – etwa zwei Drittel werden erst in den Stadien T3 und T4 entdeckt – besteht in einer möglichst radikalen Entfernung des Primärtumors und seiner intraabdominalen Absiedlungen (Debulking), des inneren Genitales, des großen Netzes und evtl. der regionären Lymphknoten. Anschließend wird eine Polychemotherapie, evtl. auch eine Hormon- oder Strahlentherapie durchgeführt.

1.4.3 Keimstrang-Keimdrüsenstromatumoren

Sie machen etwa 6 % aller Ovarialtumoren aus und lassen sich in die weiblich differenzierten *Granulosa-Thekazelltumoren* und die männlich differenzierten *Androblastome* (Sertoli-Leydig-Zelltumoren), sowie die bisexuell differenzierten *Gynandroblastome* unterteilen. Sie sind häufig endokrin aktiv.

Keimstrang-Keimdrüsenstromatumoren
- 6% aller Ovarialtumoren
- meist endokrin aktiv
- weiblich oder männlich differenziert

1.4.3.1 Thekome, Granulosazelltumoren

• **Thekome** sind makroskopisch derb, solide, weißlich bis gelblich (Lipidgehalt), gelegentlich zystisch und nur selten bilateral. **Histologisch** sind sie aus wirbelförmig angeordneten Bindegewebszellen mit hellem Zytoplasma aufgebaut, die von wechselnd reichlich kollagenen Fasern umsponnen sind *(Thekofibrome)*. Sie sind fast ausnahmslos gutartig und produzieren meist Östrogene, selten Androgene.

1. Thekome
- derb (Thekofibrom)
- gutartig
- Östrogen-(Androgen-)produktion

Eine Kombination von Thekofibromen mit Aszites und rechtsseitigem Hydrothorax wird als **Meigs-Syndrom** bezeichnet.

- **Meigs-Syndrom**

• **Granulosazelltumoren** sind prognostisch relativ günstige maligne Geschwülste, die etwa 10 % aller maligner Ovarialtumoren ausmachen und auch schon in der Kindheit auftreten können. Sie sind makroskopisch wenige Millimeter

2. Granulosazelltumoren
- jedes Alter, meist unilateral
- oft Nekrosen, Blutungen
- 2% aller Ovarialtumoren

bis mehrere Zentimeter groß, solid bis zystisch, grau-weißlich bis grau-rötlich, oft nekrotisch, von Blutungen durchsetzt und nur selten bilateral entwickelt.

- **histologische Typen:**
- mikrofollikulär **(Call-Exner-Körperchen)**
- makrofollikulär
- tubulär
- trabekulär
- diffus-sarkomatoid
- Kerne kaffeebohnenartig
- gute Prognose, Spätrezidive, selten Metastasen
- **häufigster östrogenproduzierender Tumor**
- **Kinder:** Pubertas praecox
- **Erwachsene:** glandulär-zystische Endometriumhyperplasie, evtl. Endometriumkarzinom

Histologisch werden die Tumoren aus großen granulosazellähnlichen Tumorzellen mit kaffeebohnenartigen Kernen aufgebaut. Es werden verschiedene Typen unterschieden: Der *mikrofollikuläre* Typ mit kleinen charakteristischen Hohlräumen **(Call-Exner-Körperchen)**, der *makrofollikuläre, tubuläre, trabekuläre* und der undifferenzierte *diffus-sarkomatoide* Typ. Die 5-Jahres-Überlebensrate beträgt über 90 %, jedoch treten relativ häufig Spätrezidive oft erst nach 20 Jahren auf. Die Morphologie dieser Tumoren korreliert nur schlecht mit dem biologischen Verhalten – **häufigster östrogenproduzierender Tumor!**

Bei **östrogener Aktivität** können Theka- und Granulosazelltumoren bei Kindern zur *Pubertas praecox*, während und nach der Geschlechtsreife zur *Proliferation des Endometriums* mit Ausbildung einer glandulär zystischen, evtl. auch adenomatösen Hyperplasie führen (Zyklusstörungen, postmenopausale Blutungen), aus der sich in bis zu 10 % meist hochdifferenzierte Endometriumkarzinome entwickeln können. Der zytologische Abstrich zeigt auch nach der Menopause ein hoch ausgereiftes Vaginalepithel als Ausdruck des Östrogeneffekts.

1.4.3.2 Seltene Tumoren

3. Androblastome
- nicht immer hormonproduzierend
- meist junge Frauen: Virilisierung, Hirsutismus, Amenorrhoe
- evtl. paradoxe Hormonaktivität (Östrogene)
- selten maligne

4. Leydig-Zelltumoren
- Leydig-Zellen mit Reinke-Kristallen
- Virilisierung

5. Gynandroblastome
- extrem seltene Mischformen von 1–4

- Die **Androblastome** (besser: **Sertoli-Leydig-Zelltumoren**) sind extrem selten (0,2 % aller Ovarialtumoren) und treten meist vor dem 45. Lebensjahr auf. Makroskopisch ähneln sie den Granulosazelltumoren. **Histologisch** werden die differenzierten Sertoli- und Sertoli-Leydig-Zelltumoren (tubuläres Androblastom), die intermediär und die niedrig differenzierten sarkomatoiden Formen unterschieden. Sie zeigen oft endokrine Aktivität mit *Androgenproduktion* (Virilisierung, Hirsutismus, Amenorrhoe), die hochdifferenzierten gelegentlich auch *Östrogenproduktion*. Die hochdifferenzierten Formen sind meist gutartig, die wenig differenzierten zeigen in etwa 15 % einen malignen Verlauf.
- **Leydig-Zelltumoren (Hiluszelltumoren)** sind extrem seltene kleine gutartige bräunliche Tumoren am Hilus des Ovars. Sie sind histologisch aus Leydig-Zwischenzellen aufgebaut (Androgenproduktion), in denen sich sog. Reinke-Kristalloide finden.
- **Gynandroblastome** sind Mischformen mit Granulosa-, Theka- und Androblastomanteilen. Dementsprechend ist die endokrine Wirkung unterschiedlich.

produzierte Hormone → **Tumormarker**

Die von den Tumoren dieser Gruppe gebildeten **Hormone** können als **Tumormarker** bei der Diagnose und der postoperativen Verlaufskontrolle herangezogen werden.

Lipidzelltumoren

1.4.4 Lipidzelltumoren

- selten, Histogenese?
- starker Lipidgehalt
- gutartig

Diese histogenetisch nicht näher zuzuordnenden Tumoren sind aus großen, polygonalen, stark lipidhaltigen Zellen aufgebaut, die Leydig-Zellen oder Luteinzellen ähnlich sind. Sie sind sehr selten und meist gutartig.

Keimzelltumoren

1.4.5 Keimzelltumoren

- **20 % aller Ovarialtumoren**
- **oft im jugendlichen Alter**
- **95 % reife, gutartige Teratome**

Keimzelltumoren sind im Ovar seltener (20 % aller Ovarialtumoren) als die analogen Tumoren des Hoden (95 %) und machen etwa 30 % aller benignen und 2 % aller malignen Ovarialtumoren aus. Sie treten häufig im **jugendlichen Alter** auf und stellen zwei Drittel aller Ovarialmalignome bis zum 21. Lebensjahr.

1. Dysgerminom
- **40 % aller maligner Keimzelltumoren**
- pluripotente, undifferenzierte Keimzellen
- meist unilateral, evtl. in dysgenetischen Ovarien

- **Histologie:**
- große polygonale Zellen mit bläschenförmigen Kernen
- lymphoid infiltriertes Stroma

- **Dysgerminome** (Seminome des Hodens), die 2 % aller Ovarialtumoren ausmachen, sind reine Keimzelltumoren, in denen die primordialen Keimzellen imitiert werden. Sie treten vorwiegend bei jüngeren Patienten auf (10.–30. Lebensjahr) und sind nicht selten in dysgenetischen Ovarien entwickelt. Die makroskopisch soliden Tumoren von unterschiedlicher Konsistenz haben eine glatte Oberfläche, die Schnittfläche ist gelappt, grau-rötlich und kann von Zysten, Nekrosen und Blutungen durchsetzt sein. Der Tumor ist meist auf das Ovar beschränkt und nur selten bilateral entwickelt. **Histologisch** finden sich Nester und Stränge großer polygonaler hellplasmatischer, relativ uniformer Tumorzellen mit großen runden Kernen und eine typische lymphozytäre Stromainfiltration (Abwehrreaktion?). Gelegentlich finden sich synzytiale Riesenzellen mit β-HCG-Produktion (Schwangerschaftstest) eingelagert. Die

Prognose ist relativ günstig (5-Jahres-Überlebensrate 60–90 %, hohe Strahlensensibilität).

- **gute Prognose**
- strahlensensibel
- **entspricht Hodenseminom**

• Das **embryonale Karzinom** ist ein sehr seltener, in der Jugend auftretender, meist einseitiger, vorwiegend solider Tumor mit glandulären, tubulären, papillären, mitosereichen, anaplastischen, embryonalen Strukturen und ist hochmaligne.
• Das **Polyembryom** ist ein extrem seltener, maligner Tumor, der histologisch unterschiedlich differenzierte Frühstadien der Embryonalentwicklung imitiert.
• Der **Dottersacktumor** (endodermaler Sinustumor) ist ein ebenfalls sehr seltener, meist solider, gelegentlich auch zystischer und nekrotischer, meist einseitiger Tumor, der histologisch das Dottersackendoderm imitiert und aus kleinzystischen Tumoranteilen mit glomerulumähnlichen Strukturen (Schiller-Duval-Körper) aufgebaut ist. Der hochmaligne Tumor bildet Alpha-Fetoprotein (Tumormarker).

2. Embryonales Karzinom
- sehr selten
- anaplastische, embryonale Strukturen
- schlechte Prognose

3. Polyembryom
- extrem selten

4. Dottersacktumor
- 30 % aller malignen Keimzelltumoren
- Schiller-Duval-Bodies
- AFP (Tumormarker)
- schlechte Prognose

• Das **Chorionkarzinom** (Chorionepitheliom) entwickelt sich aus Zyto- und Synzytiotrophoblastzellen. Das primäre Chorionkarzinom des Ovars ist sehr viel seltener als das im Anschluß an Graviditäten auftretende gestationale Chorionkarzinom. Nur bei Auftreten vor der Pubertät ist der Keimzellursprung sicher, während der Geschlechtsreife ist ein gestationaler Tumor (Metastase aus dem Uterus oder primär nach Ovarialgravidität) meist nicht auszuschließen. Der häufig vor dem 20. Lebensjahr auftretende Tumor ist makroskopisch solide, brüchig, von Blutungen durchsetzt und meist einseitig. **Histologisch** finden sich große runde hellplasmatische, zytotrophoblast- und synzytiotrophoblastähnliche Tumorzellen mit mehrkernigen hyperchromatischen Riesenzellen. Der hochmaligne Tumor produziert β-HCG (Tumormarker) und ist auch auf die bei gestationalen Chorionkarzinomen wirksamen Chemotherapeutika (Methotrexat) wenig sensibel.

5. Chorionkarzinom
- selten primär im Ovar
- zyto- und synzytiotrophoblastäre Tumorzellen
- β-HCG (Tumormarker)
- schlechte Prognose

• Die **Teratome** entwickeln sich vermutlich aus Keimzellen nach der 1. Meiose. Sie können daher Strukturen aus einem, zwei oder drei Keimblättern (endo-, meso-, ektodermal) aufweisen und je nach Differenzierungsgrad aus weitgehend unreifen bis völlig ausgereiften Gewebsanteilen aufgebaut sein.

6. Teratome
- 15 % aller Ovarialtumoren
- aus Keimzellen nach 1. Meiose
- endo-/meso-/ektodermale Strukturen

• Die **unreifen malignen Teratome (Teratokarzinome)** sind im Ovar, im Unterschied zum Hoden, sehr selten. Die makroskopisch soliden bis zystischen, gelappten und von Nekrosen und Blutungen durchsetzten Tumoren sind meist einseitig und histologisch aus unreifen bis reifen Gewebsanteilen aller 3 Keimblätter mit vorwiegend neuroepithelialen und anderen verschiedenen epithelialen Geweben sowie unreifem Knochen-, Knorpel- und Muskelgewebe aufgebaut. Die 5-Jahres-Überlebensrate beträgt in Abhängigkeit vom Stadium und Differenzierungsgrad 30–80 %.

a) Teratokarzinom
- selten
- unreife (u.a. neuroektodermale) Strukturen aller 3 Keimblätter
- schlechte Prognose

• Die **reifen, gutartigen Teratome** machen etwa *95 % aller Keimzelltumoren* aus. **Histologisch** sind sie aus reifen Strukturen aller 3 Keimblätter aufgebaut. Meist liegen **zystische** Teratome vor, die knapp 15 % aller Ovarialtumoren und etwa 30 % aller benignen Ovarialtumoren ausmachen; sehr selten sind sie solide. Sie treten nicht nur während der Kindheit (zwei Drittel der Ovarialtumoren dieser Altersgruppe), sondern auch häufig während der Geschlechtsreife und gelegentlich auch nach der Menopause auf. **Makroskopisch** sind sie oberflächlich glatt, bis 15 cm im Durchmesser, aus ein- oder mehrkämmrigen Zysten aufgebaut, die von fettig breiigen Massen mit reichlich Haaren gefüllt sind. Oft findet sich ein solider Gewebsanteil (sog. Kopfbürzel) mit Zähnen, Knochen-, Knorpel-, Fett- und Hirngewebe bis hin zur abortiven Ausbildung eines „Homunculus". **Histologisch** sind die Zysten von einem verhornenden Plattenepithel mit Hautanhangsgebilden (Haarfollikel, Talg- und Schweißdrüsen) ausgekleidet **(Dermoidzyste)**. In der Wand finden sich Anteile verschiedener Epithelien (Bronchial-, Darmschleimhaut), verschiedene mesenchymale Gewebe und auch endokrine Drüsen (Schilddrüse). Die in etwa 12 % bilateral auftretenden Tumoren können durch Stieldrehung, Infektion, Perforation oder Ruptur zu akuten abdominellen Beschwerden führen. In 2 % kann sich aus einer der reifen Gewebsstrukturen ein maligner Tumor, meist ein Plattenepithelkarzinom, entwickeln **(Dermoidzyste mit maligner Transformation)**.

b) Reife Teratome
- **95 % aller Keimzelltumoren**
- gutartig, jedes Alter
- meist zystisch
- reife Strukturen aller 3 Keimblätter

- **Histologie:**
- häufigste Form: **Dermoidzyste** mit „Kopfhöcker", erfüllt von fettigem Detritus und Haaren, ausgekleidet von Haut
- sehr selten maligne Entartung

Gelegentlich finden sich **monodermale Teratome** mit hoher Spezialisierung, die ausschließlich oder vorwiegend aus nur einem hochspezialisierten Gewebstyp aufgebaut sind *(Struma ovarii, Karzinoid)*.

- **monodermales Teratom**
- Struma ovarii
- Karzinoid

Keimzelltumoren treten nicht selten kombiniert auf: **gemischte Keimzelltumoren**; der malignste Anteil bestimmt die Dignität des Tumors.

7. Gemischte Keimzelltumoren
- **malignester Anteil bestimmt die Prognose**

Weitere Tumoren

1.4.6 Weitere seltene Tumoren

Gonadoblastome

• **Gonadoblastome** sind *kombinierte Keimzell- und Keimstrang-Keimdrüsenstroma-Tumoren*; die sehr seltenen und kleinen Tumoren treten meist in dysgenetischen Gonaden auf.

Mesenchymale Tumoren
- nicht ovarspezifisch

• **Mesenchymale Tumoren ohne Ovarspezifität** sind wie sonst im Organismus makroskopisch und histologisch aufgebaut (Fibrome, Myome, Lipome, Angiome etc.); eine sarkomatöse Entartung ist möglich.

Lymphome
- selten primär
- meist im Rahmen einer Generalisation

• **Tumoren des blutbildenden und lymphatischen Gewebes.** Primäre **Lymphome** des Ovars sind selten, häufiger sind die Ovarien im Rahmen eines generalisierten, malignen Lymphoms mitbetroffen.

• **Unklassifizierte Tumoren** sind solche, die in eine der anderen Gruppen nicht eingeteilt werden können.

1.4.7 Metastasen im Ovar, tumorartige Veränderungen des Ovars

Metastasen
- **10 % aller maligner Ovarialtumoren**
- von übrigen Genitalorganen
- Magen-Darm-Trakt
- Pankreas, Mamma

• **Metastatische Tumoren** im Ovar machen etwa 10 % der malignen Ovarialtumoren aus und sind meist bilateral entwickelt. Sie sind häufig bei Karzinomen der anderen Geschlechtsorgane (Endometrium, Zervix, Tube), des Magen-Darm-Trakts (Magen, Dickdarm, Rektum), der Gallenwege, des Pankreas und relativ häufig auch der Brustdrüse sowie bei Neoplasien des hämatopoetischen Systems (Hämoblastosen, maligne Lymphome) entwickelt.

Krukenberg-Tumor
- bilateral, derb
- Siegelringzellen

Eine besondere Form ist der **Krukenberg-Tumor.** Er tritt fast immer bilateral auf und ist meist ein umfängliches derbes solides Gebilde, das histologisch aus reichlich entwickeltem Stroma aufgebaut ist, in dem sich *Siegelringzellen* (schleimbildende Tumorzellen mit an den Rand gedrängten Kernen), gelegentlich auch adenokarzinomatöse Strukturen finden.

• **Primärtumor**

⇨

> Der Primärtumor ist oft ein diffus infiltrierendes **Siegelringzellkarzinom des Magens,** seltener ein Tumor des *Dickdarms,* der *Mamma* oder der *Genitalorgane.* Die Metastasierung erfolgt lymphogen, hämatogen oder peritoneal.

Tumorartige Veränderungen

• **Tumorartige Veränderungen** des Ovars müssen differentialdiagnostisch von echten Neoplasien abgegrenzt werden.

• **Schwangerschaftsluteom**
- postpartale Rückbildung

Das meist während einer *Sectio caesarea* (Kaiserschnitt) zufällig entdeckte **Schwangerschaftluteom** ist eine solide, gut abgegrenzte gelbliche Bildung, die aus Theka-Luteinzellen aufgebaut ist und sich nach der Schwangerschaft spontan zurückbildet.

• **Stromahyperplasie**
- evtl. endokrin aktiv

Gelegentlich kommt es zur **Hyperplasie des Ovarialstromas** mit Vermehrung der endokrin aktiven Thekazellen (Hyperthekose), was zur Endometriumhyperplasie oder zum Endometrium- oder Mammakarzinom führen kann.

• **Stromaödem**

Das **massive Ovarialstromaödem** kann ebenfalls einen Tumor vortäuschen.

Tube

2. Tube

2.1 Funktionelle Morphologie, Fehlbildungen, Kreislaufstörungen

Tubenmorphologie
- **Tubenepithel:**
- hochzylindrisch mit Flimmer- und Sekretzellen (Eitransport und Ernährung)

Morphologie. Auch in der Tubenschleimhaut sind zyklische Veränderungen zu beobachten. Die Zilien bewegen sich in synchronisierten Wellen in Richtung Uterus und spielen damit eine wesentliche Rolle beim Eitransport. Die Eizelle befindet sich etwa 3 Tage in der Tube und kann während dieser Zeit von gegen den Flimmerstrom aszendierenden Spermien befruchtet werden. Die sezernierenden Zellen sorgen mit ihrem Sekretionsprodukt (u. a. Glykogen) für ein entsprechendes Milieu für Eizelle, Spermien und Zygote. Auch die Muskularis spielt beim Eitransport eine wesentliche Rolle.

Fehlbildungen
- **meist kombiniert mit Uterusfehlbildungen: Aplasie, Hypoplasie, Atresie**

Fehlbildungen der Tuben sind selten. Sie sind meist auf Entwicklungsstörungen der Müller-Gänge zurückzuführen und dann häufig mit Fehlbildungen des Uterus kombiniert. Die Tuben können vollständig fehlen *(Aplasie), hypoplastisch* oder partiell *atretisch* sein.

Kreislaufstörungen. Durch Drehung *(Torsion)* der Tube kann es zur *hämorrhagischen Infarzierung* kommen. Die Ursache kann ein vergrößertes Ovar (Zysten, gutartige und maligne Tumoren), eine Parovarialzyste, Hydrosalpinx oder Pyosalpinx sein und zum klinischen Bild des *akuten Abdomens* führen.

Kreislaufstörungen
- **Torsion** → hämorrhagische Infarzierung, akutes Abdomen

2.2 Entzündungen

Entzündungen

2.2.1 Akute und subakute Salpingitis

Akute, subakute Salpingitis

Die Infektion der Tube erfolgt meist durch Aszension von Bakterien aus unteren Teilen des Genitaltrakts (Bartholinitis, Urethritis, Zervizitis). Die häufigsten Erreger sind Neisseria gonorrhoeae *(Gonokokken)* und *Chlamydia trachomatis*, wobei bei diesen Erregern der Schwerpunkt der Entzündung in der Tubenschleimhaut liegt **(gonorrhoischer Typ).** Das Lumen ist von eitrigem Exsudat erfüllt, die Schleimhaut gerötet, verplumpt und dicht von neutrophilen Granulozyten durchsetzt. Im subakuten Stadium finden sich auch reichlich Plasmazellen und Lymphozyten. Trägerinnen von Intrauterinpessaren haben ein erhöhtes Risiko.

1. gonorrhoeischer Typ
- **kanalikulär durch Aszension**
- **Erreger:**
  - Gonokokken
  - Chlamydien
- **Schwerpunkt: Schleimhaut**

Durch *Strepto-* und *Staphylokokken* hervorgerufene Entzündungen breiten sich vorwiegend intramural aus, so daß bei dieser Form **(pyogener = puerperaler Typ)** vor allem die muskulären Wandanteile phlegmonös entzündlich infiltriert und stark verdickt sind, während die Schleimhaut nur gering entzündlich verändert ist. Bei puerperalen Infektionen überwiegt diese Form der Entzündung.

2. pyogener/puerperaler Typ
- **phlegmonös in Wand**
- **Erreger:**
  - Streptokokken
  - Staphylokokken
- **Schwerpunkt: Muskulatur**

Andere Erreger sind Mykoplasmen, Ureaplasmen, Enterokokken, E. coli, Proteus, Clostridien und Aktinomyzes; letztere finden sich häufig bei Intrauterinpessarträgerinnen.

- erhöhtes Risiko bei IUP

Die entzündlichen Veränderungen können auf die Umgebung übergreifen und zu einer **Perisalpingitis** oder **Pelvioperitonitis** führen **(pelvic inflammatory disease = PID).**

- **Komplikationen:**
  - PID: Perisalpingitis, Pelvioperitonitis

2.2.2 Chronische Salpingitis

Chronische Salpingitis

Vor allem beim *gonorrhoischen Entzündungstyp* kommt es häufig zur Verklebung des Fimbrienendes, dadurch zur posthornartigen Auftreibung der Tube und zu bindegewebigen Adhäsionen mit der Umgebung. Das erweiterte Lumen ist von rahmig-eitrigem Exsudat erfüllt **(Pyosalpinx)**, die Schleimhaut abgeflacht und lymphozytär-plasmazellulär infiltriert. Nach Resorption und Verflüssigung des eitrigen Inhalts füllt sich die Tube mit seröser Flüssigkeit **(Hydrosalpinx).** Durch Schleimhautfaltenverklebungen kann das Lumen aufgesplittert sein *(Hydrosalpinx follicularis).*

- **Verklebung des Fimbrienendes:**
  - Pyosalpinx
  - Hydrosalpinx

Bei Übergreifen der eitrigen Entzündung auf ein adhärentes Ovar kommt es zur **Adnexitis** *(Salpingo-Oophoritis)* mit Bildung von *Tuboovarialabszessen.* Bei Ruptur derselben kann sich eine eitrige Peritonitis, nach Resorption eine *Tuboovarialzyste* entwickeln.
Salpingitiden verlaufen häufig chronisch-rezidivierend!

- **Adnexitis:**
  - Tuboovarialabszeß
  - Tuboovarialzysten
- **oft chronisch-rezidivierender Verlauf!**

2.2.3 Tuberkulöse Salpingitis

Salpingitis vom tuberkulösen Typ

Die Tuben sind der *häufigste Sitz einer Organtuberkulose im weiblichen Genitaltrakt* (Mitteleuropa: weniger als 1 % aller Salpingitiden), meist bei jungen Frauen. Der Befall erfolgt hämatogen, z.B. von einem inaktiven Primärherd der Lunge.

- **Tube: häufigste Lokalisation einer Genital-Tb**
  - Häufigkeit: 1 % aller Salpingitiden
  - meist junge Frauen

Die Möglichkeit des Übergreifens einer Peritoneal- oder Darmtuberkulose auf die Tube ist fraglich, eine primäre Infektion des Genitaltraktes unwahrscheinlich.

Die Tuben sind makroskopisch mäßig verdickt und zeigen manchmal an der Serosa miliare Knötchen. Das Lumen kann von käseartigen Massen erfüllt sein. Das Fimbrienende ist – im Gegensatz zur gonorrhoeischen Salpingitis – offen und nach außen gestülpt. **Histologisch** finden sich in der verplumpten Schleimhaut typische Granulome mit Epitheloid- und Riesenzellen und zentraler Verkäsung. Der Nachweis säurefester Stäbchen (Mykobakterien) ge-

- **Histologie:**
  - typische Epitheloid- und Riesenzellgranulome

- evtl. Schleimhautproliferation (**DD**: Adenokarzinom!)

lingt im histologischen Schnitt nur selten. Die Entzündung kann auf die Muskularis und Serosa übergreifen. In chronischen Fällen kommt es durch Faltenverwachsungen und Schleimhautproliferationen zu pseudoadenomatösen Bildungen, die differentialdiagnostisch von Adenokarzinomen der Tube abzugrenzen sind.
Von der Tube aus erfolgt häufig eine Infektion des Endometriums, seltener über das offene Fimbrienende ein Übergreifen auf das Peritoneum (tuberkulöse Peritonitis).

Andere **granulomatöse Salpingitiden** können durch Fremdkörper (Talkum, Kontrastmittel) und andere Erreger (Aktinomyzes, Schistosomen) hervorgerufen werden oder bei Sarkoidose und M. Crohn vorkommen.

2.3 Extrauteringravidität

Siehe Kap. XXXIX/1, S. 789.

2.4 Infertilität aus tubarer Ursache, Endometriose

Infertilität aus tubarer Ursache
- **Entzündungen**
- **Fehlbildungen**
- **Torsion, Adhäsion**
- **Operationen**
- **Salpingitis isthmica nodosa, Endometriose**
- **Tubenligatur**

Endometriose
- meist bei Beckenendometriose

Die bisher erwähnten krankhaften Veränderungen der Tube (Entzündungen, Fehlbildungen, Torsion, Adhäsion u. a.) können **Ursache einer Infertilität** sein. Nach **Tubenligatur** als Mittel der Antikonzeption kommt es in bis 1 % der Fälle zu Fistelbildungen mit ektopischen oder intrauterinen Schwangerschaften.
Die **Tubenendometriose** tritt meist im Rahmen einer generalisierten Beckenendometriose auf. Die Schleimhautinseln können in allen Wandschichten gefunden werden und ebenfalls Ursache einer Infertilität sein.

2.5 Tumoren und tumorartige Läsionen

2.5.1 Tumoren

Gutartige Tumoren

2.5.1.1 Gutartige Tumoren

Adenomatoidtumor
- spaltförmige Hohlräume
- **DD**: Adenokarzinom

Der **Adenomatoidtumor** (gutartiges *Mesotheliom Masson*) ist ein stets gutartiger, bis 3 cm im Durchmesser haltender scharf begrenzter intramuraler Knoten, der histologisch aus spaltförmigen, von Mesothel- oder Endothelzellen ausgekleideten Hohlräumen aufgebaut ist, die differentialdiagnostisch von Karzinomformationen abzugrenzen sind.

- **unspezifische mesenchymale Tumoren selten**

Leiomyome, **Hämangiome** und **Lipome** sind andere sehr seltene gutartige Tumoren der Tube.

Tubenkarzinom

2.5.1.2 Tubenkarzinom

- seltenstes Genitalkarzinom
- Altersgipfel um 50. Lj.
- klinische Diagnose schwierig

Das primäre **Adenokarzinom** der Tube ist das seltenste Karzinom des weiblichen Genitaltrakts (0,2 %). Es tritt meist zwischen dem 40. und 60. Lebensjahr auf und kann ein- oder beidseitig entwickelt sein. Die richtige Diagnose wird meist erst bei der Operation gestellt. Die Tube ist ähnlich wie bei einer Pyosalpinx aufgetrieben, jedoch ohne bindegewebige Adhäsionen. Das ausgeweitete Lumen ist von Tumorformationen erfüllt.

- Adenokarzinome unterschiedlicher Differenzierung (G1-G3)

Histologisch werden 3 Differenzierungsgrade unterschieden:
- *Grad 1:* hochdifferenziertes papilläres Zylinderzellkarzinom mit spärlich Mitosen
- *Grad 2:* drüsig-papilläres Karzinom mit weniger differenzierten Anteilen und reichlicher Mitosen
- *Grad 3:* rudimentär drüsenbildendes, medulläres Karzinom mit vorwiegend undifferenzierten soliden Formationen und zahlreichen atypischen Mitosen.

- **Prognose**
- bei Überschreiten der Organgrenze: Carcinosis peritonei mit sehr schlechter Prognose

Die **Prognose** ist weitgehend von der *Ausdehnung* abhängig. Solange das Karzinom auf die Schleimhaut oder die Muskularis beschränkt ist, beträgt die 5-Jahres-Überlebensrate mehr als 50 %. Sobald der Tumor die Serosa durchwächst, sinkt die Prognose auf unter 20 %.

Karzinome, die sowohl die Tube als auch das Ovar einbeziehen, werden den Ovarialkarzinomen zugezählt.
Die **Metastasierung** erfolgt früh als Implantationsmetastasen in den Bauchraum *(Carcinosis peritonei)* mit Aszites. Die lymphogene Metastasierung erfolgt in die regionären Lymphknoten, den Uterus, das Ovar, hämatogene Metastasen finden sich in der Leber.

- **Metastasierung**
- Carcinosis peritonei
- lymphogen

2.5.2 Tumorartige Veränderungen

2.5.2.1 Salpingitis isthmica nodosa

Salpingitis isthmica nodosa

Nicht selten finden sich einzelne oder multiple, meist bilateral entwickelte bis 2 cm im Durchmesser haltende knotige Verdickungen der Tube im Isthmusbereich, die histologisch aus Tubenschleimhautinseln aufgebaut und von hyperplastischer Muskulatur umgeben sind *(Salpingitis isthmica nodosa)*.

- Histogenese wie Adenomyosis
- knotenförmige Auftreibungen im Isthmusbereich

Da die entzündliche Genese jedoch unwahrscheinlich, viel mehr eine adenomyoseartige Entstehung angenommen wird, sollte besser von **Salpingiosis isthmica nodosa** gesprochen werden.

Häufige *Komplikationen* sind Infertilität und Tubargravidität.

2.5.2.2 Zysten

Zysten

Kleine subseröse Zystchen mit übergangsepithelartiger Auskleidung werden als **Walthard-Zellnester** bezeichnet.
Die häufigen **Hydatiden (Morgagni)** sind gestielte, bis 1 cm im Durchmesser haltende, von abgeplattetem Zylinderepithel ausgekleidete Zystchen am lateralen Ende der Tube, die sich histogenetisch aus Resten des Wolff-Ganges ableiten.

- **Morgagni-Hydatiden**

Zwischen Tube und Ovar gelegene **Parovarialzysten** und **Tuboovarialzysten** wurden besprochen (s.o.).

- **Parovarialzysten**
- **Tuboovarialzysten**

3. Uterus

Uterus

3.1 Funktionelle Morphologie

Funktionelle Morphologie

Die **Ektozervix** ist von einem nicht verhornenden geschichteten Plattenepithel überkleidet, die **Endozervix** von einem hochzylindrischen schleimbildenden Epithel mit basalständigen Kernen, welches sich durch drüsenartige Einstülpungen (keine echten Drüsen) bis 7 mm tief in das fibromuskuläre Stroma einsenkt. Die Plattenepithel-Zylinderepithel-Grenze liegt während der Kindheit im Zervikalkanal, während der Geschlechtsreife ektozervikal und nach der Menopause wieder endozervikal.

- **Ektozervix:**
- nicht verhorntes Plattenepithel
- **Endozervix:**
- schleimbildendes Zylinderepithel
- Plattenepithel-Zylinderepithel-Grenze ist alters-(hormon-)abhängig

Das **Plattenepithel** der Ektozervix besteht aus einer Lage undifferenzierter, 10 μm großer Basalzellen, darüber einige Lagen etwas größerer Parabasalzellen. Daran schließen sich zahlreiche Lagen von Intermediärzellen an, die 50 μm groß sind und noch einen bläschenförmigen, großen Kern mit feiner Chromatinstruktur aufweisen. Oberflächlich finden sich einige Lagen höchstdifferenzierter Superfizialzellen, die sich von den Intermediärzellen durch den kleinen pyknotischen Kern unterscheiden.

- **Schichtung des Plattenepithels** (zytologische Nomenklatur):
- Basalzellen
- Parabasalzellen
- Intermediärzellen
- Superfizialzellen

Der Aufbau und die Differenzierung des Epithels ist von den Sexualsteroidhormonen abhängig. Die Östrogene führen zur höchsten Ausreifung mit Bildung von reichlich Superfizialzellen, die Gestagene (Progesteron) proliferieren das Epithel nur bis zur Differenzierungsstufe der Intermediärzellen. Durch zytologische Untersuchung von Abstrichen der Ektozervix oder besser von der gleich reagierenden Vaginalwand (hier weniger entzündliche Störeinflüsse) können Anhaltspunkte über hormonelle Störungen gewonnen werden **(Hormonalzytologie)**.

- **Ausreifung hormonabhängig:**
- Östrogene bis Superfizialzelle
- Progesteron bis Intermediärzelle (Hormonalzytologie)

Auch das **Zylinderepithel** unterliegt zyklischen Einflüssen mit Auswirkungen auf die Zusammensetzung des Zervikalschleimes und damit auf die Durchwanderungsmöglichkeit der Spermien. Diese Veränderungen sind jedoch histologisch und zytologisch weniger ausgeprägt.

- **postmenopausal:**
- Atrophie mit Verlust des mechanischen und chemischen Schutzes

Nach der **Menopause** kommt es durch das Absinken des Östrogenspiegels zur **Atrophie** des Plattenepithels, das nun nur noch aus einer Basalzellage und einigen wenigen undifferenzierten Parabasalzellagen besteht. Der mechanische Schutz des vielschichtigen Plattenepithels ist damit nicht mehr gegeben. Überdies sind die Döderlein-Bazillen, die die physiologische Vaginalflora bilden, nicht mehr in der Lage, Milchsäure zu sezernieren, da hierfür die glykogenhaltigen Intermediärzellen Voraussetzung sind. Dadurch fehlt auch der chemische Schutz des normalerweise stark sauren Vaginalmilieus (pH 4,5), weshalb es im Senium häufig zu Entzündungen kommt.

- **Endometrium**

Endometrium. Unter dem Einfluß der Östrogene, die in der Theca interna der heranreifenden Follikel in der ersten Zyklushälfte produziert werden, kommt es nach Beendigung der Menstruationsblutung zur raschen Zunahme der Dicke des Endometriums. Die zunächst geraden Drüsen sind von lebhaft proliferierendem mitosereichem Epithel ausgekleidet. Durch das starke Längenwachstum der Drüsenschläuche kommt es zur korkenzieherartigen Schlängelung der Drüsen. Auch das spindelige Stroma vermehrt sich und weist zahlreiche Mitosen auf. Histologisch kann eine **frühe, mittlere und späte Proliferationsphase (Follikelphase)** unterschieden werden.

- **frühe, mittlere, späte Proliferations-(Follikel-)Östrogenphase mit Aufbau der Schleimhaut**

Nach der Ovulation stellt das Drüsenepithel sein Wachstum ein und differenziert sich, um die Voraussetzung für die Nidation einer befruchteten Eizelle zu schaffen. Die sekretorische Umwandlung der Schleimhaut erfolgt unter dem Einfluß der Östrogene und des vom Corpus luteum gebildeten Progesterons:

- **frühe, mittlere, späte Sekretions-(Luteal-)Progesteronsphase mit Differenzierung der Schleimhaut**

- In der **frühen Sekretionsphase** treten zunächst basale Glykogenvakuolen im Drüsenepithel auf, wodurch die Kerne von der Basis zur Mitte der Zelle verschoben sind.
- Diese Sekretionsprodukte wandern am Kern vorbei in die apikalen Zellabschnitte und drücken den Kern wieder an die Basis **(mittlere Sekretionsphase)**. Das Stroma ist zu diesem Zeitpunkt ödematös aufgelockert, wodurch die Mukosa weich und ödematös ist. Die Drüsenschläuche der Funktionalis sind sägeblattartig geschlängelt, das Sekret wird in die Lichtung der Drüsenschläuche abgegeben, wodurch die Epithelzellen niedrig werden.
- In der **späten Sekretionsphase** werden die Stromazellen zytoplasmareich (pseudodeziduale Umwandlung), die Spiralarterien zeigen eine verdickte Wand und prämenstruell ist das Stroma von Leukozyten und sog. Körnchenzellen durchsetzt.

Praxishinweis ⟹

Der erfahrene Histologe kann das **Endometrium der Sekretionsphase** auf +/– 1 Tag datieren und so hormonelle *Zyklusstörungen* aus Kurettagematerial feststellen.

- **Menstruationsphase:**
- Dysmenorrhoea membranacea: Schleimhautsäckchen in toto ausgestoßen

Zu Beginn der **Menstruationsphase**, die durch den Abfall des Östrogen- und Gestagenspiegels bei Regression des Corpus luteum ausgelöst wird, kommt es zur Vasokonstriktion, später Vasodilatation der Spiralarterien, Gefäßrupturen mit Blutungen und Auflösung der Stromafasern, wodurch die Schleimhaut in kleinen Stückchen abgestoßen werden kann. Gelegentlich bleibt die Faserauflösung aus, wodurch es zur Ausstoßung der Funktionalis in toto in Form eines Deziduasäckchens kommt **(Dysmenorrhoea membranacea)**, was mit krampfartigen Regelschmerzen verbunden ist.

- Atrophie

Nach der Menopause kommt es infolge des Sistierens der Ovarialfunktion allmählich zur **Atrophie** des Endometriums. Die Schleimhaut ist dünn und enthält nur wenige kleine funktionslose Drüsenschläuche.

Fehlbildungen

3.2 Fehlbildungen

Tuben, Uterus und die oberen zwei Drittel der Vagina entstehen aus den **Müller-Gängen**. Eine fehlende oder mangelhafte Ausbildung derselben führt zu unterschiedlichen Fehlbildungen des inneren Genitales (Abb. 37–6).

1. Aplasie

- Fehlt die Ausbildung *beider* Müller-Gänge, kommt es zur **Aplasie** der Tuben, des Uterus und der Vagina.

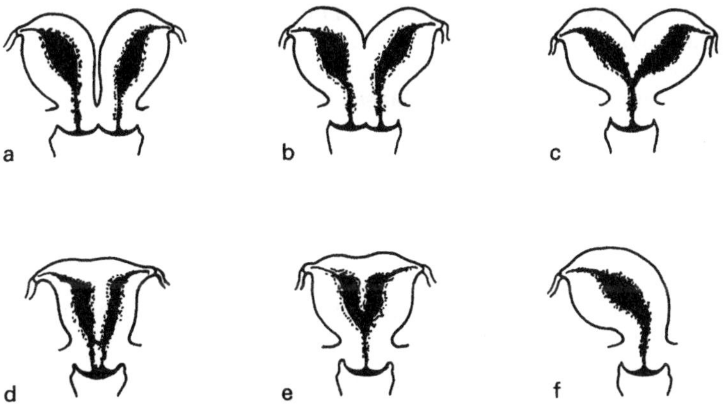

a b c d e f

Abb. 37–6: Fehlbildungen des Uterus infolge mangelhafter Vereinigung der Müller-Gänge (nach: Holzner, Arbeitsbuch der Pathologie, 1981). **a** Uterus didelphys, **b** Uterus duplex bicornis, **c** Uterus bicornis unicollis, **d** Uterus septus, **e** Uterus subseptus, **f** Uterus unicornis

• Bleibt nur die Ausbildung *eines* Müller-Ganges aus, fehlt die Tube dieser Seite und es liegt ein **Uterus unicornis** vor.

2. einseitige Fehlbildung: Uterus unicornis

Bei mangelhafter Vereinigung der Müller-Gänge können, je nach Schwere der Störung, folgende Fehlbildungen des Uterus und der Vagina auftreten:

3. mangelhafte Vereinigung der Müller-Gänge:

• Der **Uterus didelphys (Uterus duplex separatus)** ist durch Vorliegen zweier völlig getrennter Uteri und kompletter Septierung der Vagina **(Vagina septa)** charakterisiert.

• **Uterus didelphys**

• Ein **Uterus duplex bicornis** ist ein Uterus mit 2 getrennten Zervikalkanälen und Uterushöhlen. Der **Uterus bicornis unicollis** weist 2 getrennte Hörner, aber eine gemeinsame Zervix mit einheitlichem Zervikalkanal auf.

• **Uterus duplex bicornis**
• **Uterus bicornis unicollis**

• Beim **Uterus septus** ist das Kavum des sonst normal konfigurierten Uterus durch ein Septum getrennt. Ist dieses Septum nur partiell entwickelt, liegt ein **Uterus subseptus** vor. Der **Uterus arcuatus** schließlich zeigt eine gemeinsame Höhle und nur noch angedeutet 2 Uterushörner.

• **Uterus septus**
• **Uterus subseptus**
• **Uterus arcuatus**
• häufig Kombination mit Fehlbildungen der Vagina

• Die **Gynatresie** ist ein angeborener Verschluß der weiblichen Geschlechtsorgane, bedingt durch ein vollständiges Fehlen oder einen Verschluß einzelner Abschnitte *(Vaginal-, Hymenal-, Zervikalatresie)*. Sie führt bei vorhandenem Uterus nach der Menarche zum Rückstau des Menstruationsblutes im Cavum uteri **(Hämatometra)** oder in der Vagina **(Hämatokolpos)**.

4. Gynatresie: angeborener Verschluß, ggf.
- Hämatokolpos
- Hämatometra

Bei der durch eine Störung der Androgenrezeptoren hervorgerufenen **testikulären Feminisierung** (genetisch 46,XY) fehlen bei normalem weiblichem Phänotyp die inneren weiblichen Genitalorgane (Tuben, Uterus), die Vagina endet blind, Hoden sind angelegt.

5. testikuläre Feminisierung

3.3 Lageveränderungen des Uterus

Lageveränderungen

Topographie. Der Uterus steht in der Mitte des kleinen Beckens, die Portio in der Höhe der Interspinallinien, der Fundus in der Höhe der Terminallinie. Folgende Begriffe werden unterschieden:

Positio: Stelle, an der der Uterus im kleinen Becken steht (Dextro-, Sinistro-, Ante- oder Retro-Positio).

• **Positio:** Lokalisation

Versio: Neigung oder Kippung der Uterusachse zur Beckenachse (Ante-, Retro-, Dextro-, Sinistro-Versio und Streckstellung).

• **Versio:** Neigung

Flexio: Knickung des Corpus uteri gegen die Zervix (Ante-, Retro-Flexio), evtl. kombiniert mit Versio.

• **Flexio:** Knickung

Die Längsachse von Zervikalkanal und Scheidenrohr bilden einen nach vorne offenen stumpfen Winkel, ebenso die Längsachse von Zervikalkanal und Uteruskörper. Es liegt also physiologisch eine Anteversio-Anteflexio vor.

Lageveränderungen sind häufig durch Erschlaffung des Beckenbodens und der Bänder (besonders Lig. rotunda) bedingt.

• Eine Senkung der Gebärmutter wird als **Descensus uteri** bezeichnet und kann mit einer Senkung der Vagina **(Descensus vaginae)**, der Blase **(Zysto-**

• **Senkung:**
- Descensus uteri et vaginae

- Zystozele, Rektozele
- Enterozele
- **Vorfall:**
- Prolapsus uteri et vaginae

zele), des Rektums **(Rektozele)** und des von Darmschlingen erfüllten Douglas-Raums **(Enterozele)** vergesellschaftet sein.

• Ist die Senkung so ausgeprägt, daß der Uterus (und die Scheide) bis vor die Vulva „fällt“, spricht man von einem **Prolapsus uteri (et vaginae)**.

Weitere mögliche Ursachen für Lageveränderungen sind Schwangerschaften, Tumoren und entzündliche Prozesse im kleinen Becken.

Zervix

3.4 Zervix

Portioveränderungen

3.4.1 Degerative, reparative und protektive Portioveränderungen

• **Transformationszone = Umwandlungszone**

⇨

Der Übergangsbereich vom Plattenepithel der Ekto- zum Zylinderepithel der Endozervix *(Transformationszone)* ist ein **Locus minoris resistentiae**, da das einreihige Zylinderepithel wesentlich vulnerabler ist als das vielschichtige Plattenepithel: gutartige degenerative, reparative und protektive Veränderungen sind die Folge.

• **Erythroplakie (klinisch):**
- Erosio vera
- Pseudoerosion
- **DD:** (prä-) maligne Prozesse

Ein seichter Epitheldefekt, meist im Bereich der distalen Anteile des Zylinderepithels, ist eine **echte Erosion (Erosio vera)**. Sie imponiert klinisch als roter Fleck **(Erythroplakie)**.
Liegt eine **Eversion (Ektropium)** des Zylinderepithels vor, spricht der Kliniker von einer **Pseudoerosion**, die ebenfalls als Erythroplakie imponieren kann. Der Organismus versucht dieses ektozervikal gelegene, mechanischen, chemischen und infektiösen Noxen ausgesetzte empfindliche Zylinderepithel durch resistentes Plattenepithel zu ersetzen *(Transformations-* oder *Umwandlungszone)*. Diese **Epidermisierung** (Überkleidung mit Plattenepithel) ist auf *2 Wegen* möglich:

• **2 Epidermisierungen** durch:

- aufsteigende Überhäutung → Ovula Nabothii (Retentionszysten)

• Bei der **aufsteigenden Überhäutung** schiebt sich das originäre Plattenepithel der Ektozervix von distal her unter die ektropionierte Zylinderepithelmukosa und überwächst zum Teil auch die Mündung von Zervixdrüsen. Dadurch kann es zum Sekretstau und zur Bildung von bis 1 cm im Durchmesser haltenden schleimerfüllten Retentionszysten **(Ovula Nabothii)** kommen. Die aufsteigende Überhäutung kann sich bis in den Zervikalkanal hinein fortsetzen. Dieser Prozeß läuft auch bei der Abheilung echter Erosionen ab.

- indirekte Plattenepithelmetaplasie

• Die zweite Möglichkeit des Ersatzes des Zylinderepithels durch Plattenepithel ist die **indirekte Metaplasie**. Physiologischerweise werden die Zylinderepithelzellen durch die unter ihnen liegenden **Reservezellen** (subzylindrische Zellen) ersetzt. Diese pluripotenten Zellen können sich auch zu Plattenepithelzellen differenzieren, die zunächst unreif sind *(unreife Metaplasie)* und sich später zu hochdifferenziertem Plattenepithel entwickeln *(reife Plattenepithelmetaplasie)*, das auch Zervixdrüsen auskleiden kann.

• Leukoplakie (klinisch):
- Parakeratose
- Hyperkeratose
- DD: (prä-) maligne Prozesse

• Ein weiterer protektiver Mechanismus zur Resistenzsteigerung der Ektozervix ist die **Verhornung der oberflächlichen Zellagen**. Dabei können die Kerne noch erhalten sein *(Parakeratose)* oder zugrunde gehen, so daß nur noch kernlose Hornschollen erkennbar sind *(Hyperkeratose)*. Beide Veränderungen imponieren klinisch als weißliches trockenes Areal **(Leukoplakie)**.

Sie sind von klinisch evtl. ähnlich aussehenden (prä-)malignen Prozessen differentialdiagnostisch abzugrenzen.

Entzündungen

3.4.2 Entzündungen

Zervizitis
• **nicht-infektiös:**
- traumatisch
- chemisch, iatrogen u. a.
• **infektiös:**
- Chlamydien
- Gonokokken
- HSV, HPV
- Candida albicans
- Trichomonaden u.a

Eine **Zervizitis** kann nicht-infektiöse und infektiöse Ursachen haben:

• Zu den **nicht-infektiösen Ursachen** zählen *chemische Substanzen* und *traumatische Noxen* wie Fremdkörper (Tampons, Diaphragma, Pessare) sowie chirurgische Manipulationen.

• **Infektiöse Entzündungen** können *bakteriell* bedingt sein (Chlamydia trachomatis, Neisseria gonorrhoeae, Mykoplasmen, Streptokokken, Ureaplasma, Gardnerella vaginalis, Actinomyces israeli, Mycobacterium tuberculosis, Treponema pallidum u. a.), *viral* (Humanes Papillomavirus, Herpes-simplex-Vi-

rus, Zytomegalie-Virus), durch *Pilze* (Candida albicans, Aspergillus) oder *Protozoen* (Trichomonas vaginalis).
Die **akute Zervizitis** ist meist durch eine gerötete geschwollene Schleimhaut mit starker schleimiger oder eitriger Exsudation gekennzeichnet. Beim *Herpes genitalis* kommt es zur Bildung von Bläschen und kleinen Erosionen. Histologisch ist die Schleimhaut dicht von neutrophilen Granulozyten durchsetzt und ödematös aufgelockert. Zu den häufigsten *bakteriellen Ursachen* gehören die sexuell übertragenen Chlamydien und Gonokokken *(sexually transmitted disease=STD)*. Die besondere Gefährlichkeit dieser Erreger besteht in der häufigen Aszension mit folgender Endometritis und vor allem Salpingitis mit den daraus resultierenden Folgen.

- **akute Zervizitis**
- bei Infektion mit Chlamydien oder Gonokokken (STD): Gefahr der Aszension mit Salpingitis und evtl. Sterilität

Die **chronische Zervizitis** ist häufig mit einem weißlichen Ausfluß *(Leukorrhoe)* verbunden. Die Schleimhaut ist wechselnd dicht rundzellig infiltriert, gelegentlich mit Ausbildung von Follikeln mit Keimzentren **(follikuläre Zervizitis)**. Oberflächlich finden sich oft Epitheldefekte (Erosionen) sowie regenerative und metaplastische Vorgänge.

- **chronische Zervizitis** → Leukorrhoe
- follikuläre Zervizitis

Virale Infektionen (Herpes- und Papillomavirus) können zu papillären Epithelhyperplasien mit Kernatypien und Kerneinschlüssen führen, die differentialdiagnostisch von Neoplasien abzugrenzen sind.

- **virale Infektionen (bes. HPV)**
- bedeutsam für Karzinogenese!

Über die Bedeutung der Papillomavirusinfektion der Zervix für die Kanzerogenese s. Abschn. 3.4.4.1.

3.4.3 Gutartige Tumoren und tumorartige Läsionen

Benigne Tumoren

Endozervikale **Polypen** sind häufige, bis 2 cm große, oft gestielte Hyperplasien der Schleimhaut (keine echten Neoplasmen). Sie können *drüsenreich*, *zystisch*, *fibrosiert* oder *gefäßreich* sein. Häufig unterliegen sie sekundären Veränderungen wie Epidermisierung, Entzündung, Stieldrehung mit hämorrhagischer Infarzierung und Exulzeration, was klinisch zu Ausfluß und Blutungen führen kann. Eine maligne Entartung ist extrem selten.

- **Polypen**
- häufig, benigne
- klinisch evtl. Fluor und Kontaktblutungen

Eine diffuse *polypöse Hyperplasie* mit Ausbildung zahlreicher kleiner, dicht gelagerter Drüsenschläuche mit uniformem Epithel kommt in der Geschlechtsreife, besonders bei exogener Hormonzufuhr (Pille), vor und wird als **mikroglanduläre zervikale Hyperplasie** bezeichnet.

- **polypöse Hyperplasie**
- mikroglanduläre Hyperplasie, bes. bei Einnahme von Ovulationshemmern

Echte Papillome des geschichteten Plattenepithels sind selten und können gelegentlich maligne entarten.

Häufiger sind durch HPV hervorgerufene **Kondylome**. *Histologisch* gibt es *4 Typen: papilläres* (exophytisches) und *spitzes* Kondylom; das *flache* Kondylom ist die häufigste Form an der Zervix und mit bloßem Auge schwer erkennbar; das *invertierte* (endophytische) Kondylom ist in den Zervixdrüsen entwickelt. Im *zytologischen Abstrich* sind HPV-bedingte Kondylome durch *2 Zelltypen* charakterisiert:

- *Koilozyten* sind Superfizial- oder Intermediärzellen mit verdichteter Plasmaperipherie und typischer perinukleärer Aufhellung. Die Zellen sind häufig zweikernig und enthalten leicht irreguläre und hyperchromatische Kerne.
- *Dyskeratozyten* sind kleine Zellen mit orangophilem Zytoplasma und kleinen pyknotischen hyperchromatischen Kernen.

- **4 Kondylome-Typen:** papillär, spitz, flach, invertiert
- HPV-bedingt
- HPV-Kondylome zeigen 2 verschiedene Zelltypen:
- **Koilozyten**
- **Dyskeratozyten**

Aus den oben genannten Kondylomen können sich **atypische Kondylome** entwickeln, die neben den HPV-assoziierten Veränderungen Zeichen einer CIN erkennen lassen. Wegen der fließenden Übergänge werden neuerdings auch Kondylome ohne ausgeprägte Atypien aus pragmatischen Gründen den CIN I zugeordnet.

- **atypische Kondylome:**
- HPV-assoziierte Veränderungen und CIN

Gelegentlich finden sich in der Zervix **Leiomyome** oder andere, gutartige, mesenchymale Tumoren.

3.4.4 Zervixkarzinom

Zervixkarzinom

Epidemiologie. Das Zervixkarzinom ist nach wie vor eines der häufigsten Karzinome der Frau. In den mitteleuropäischen Ländern beträgt die **Inzidenz** an invasiven Karzinomen etwa 35:100000, die **Mortalität** etwa 15:100000. Etwa die Hälfte aller Genitalkarzinome sind Zervixkarzinome. Der *Altersgipfel* liegt für das klinisch invasive Karzinom um das 60. Lebensjahr, doch werden Frühstadien schon bei jungen Frauen gefunden, präinvasive Vorstadien mit zunehmender Häufigkeit auch bei sehr jungen Frauen.

- **Epidemiologie**
- Inzidenz in Industrieländern ca. 35 : 100000
- Mortalität ca. 15 : 100000
- Altersgipfel um 60. Lj.

Ätiopathogenese

3.4.4.1 Ätiologie, Pathogenese

- **Risikofaktoren**
- Alter bei Aufnahme des GV
- Promiskuität, Geschlechtskrankheiten
- Zahl der Geburten und Aborte
- sozioökonomischer Status
- mangelnde Hygiene
- Zervixkarzinom = exogener Reizkrebs

Schon Mitte des 19. Jahrhunderts wurde beobachtet, daß Nonnen nicht an Zervixkarzinom erkranken, daß also ein Zusammenhang zwischen Sexualverhalten und Zervixkarzinom besteht. Heute weiß man, daß der **Hauptrisikofaktor** das Alter der Frau bei Aufnahme eines regelmäßigen Geschlechtsverkehrs ist. Alle anderen bekannten Risikofaktoren, wie Zahl der Sexualpartner, Promiskuität, Geschlechtskrankheiten, mangelnde Hygiene, Anzahl der Geburten und Aborte, niedriger sozioökonomischer Status usw., stehen mit diesem Faktor im Zusammenhang. Als **Hauptursache** werden *durch Geschlechtsverkehr übertragene Virusinfektionen* angesehen, so daß das Zervixkarzinom als eine sexuell übertragene Krankheit gilt. Die Transformationszone ist durch die hier häufig ablaufenden entzündlichen, regenerativen, reparativen und metaplastischen Vorgänge ein Zielorgan für Kanzerogene (Zervixkarzinom = exogener Reizkrebs).

- **Virusinfektion (HSV II, HPV)**

⇒

Von den **Virusinfektionen** wird seit langem das **Herpes-simplex-Virus Typ II (HSV II)** als *kanzerogen* angesehen. In den letzten Jahren konzentriert sich das Interesse auf das **humane Papillomavirus (HPV)**, das als Ursache für Condylomata acuminata an Vulva, Anus und unterer Vagina seit langem bekannt ist.

- ca. 70 HPV-Typen

unterschiedliche Topik (Ort der Infektion)
- Typen im Genitaltrakt mit hoher onkogener Potenz: 16, 18 u. a.
- mit geringer onkogener Potenz: 6, 11
- **Nachweis:** In-situ-Hybridisierung

Bisher wurden etwa *70 HPV-Typen* identifiziert, von denen jedoch nur einige im weiblichen Genitaltrakt vorkommen: die Typen 6,11 vorwiegend bei gutartigen Läsionen oder leichten Dysplasien, die Typen 16, 18 und 31, 35, 51 sowie andere, seltenere hingegen bei schweren Dysplasien und Karzinomen.

Eine Identifizierung der Typen ist heute durch die **In-situ-Hybridisierung** (ISH) in histologischen Schnitten und Ausstrichpräparaten möglich. Dazu wird die nachzuweisende Virus-DNS durch Hybridisierung mit markierten Virus-DNS-Proben mit anschließender Koppelung an einen Farbstoffkomplex sichtbar gemacht.

- HPV-Durchseuchung: 70%

Die Durchseuchung der Bevölkerung mit HPV ist sehr hoch (etwa 70%), die Hälfte davon mit Typen hoher Onkogenität.

- **Kofaktoren:**
- Immunabwehr
- genetischer Hintergrund
- Infektionen
- orale Kontrazeptiva?

Da nicht alle infizierte Frauen an Zervixkarzinomen erkranken, muß angenommen werden, daß noch andere **Kofaktoren** (Immunabwehr, genetischer Hintergrund, chronische Infektionen, Koinfektion mit anderen Viren, geographische und hormonelle Faktoren, Rauchen, Umwelteinflüsse) maßgebend sind.

Ein direkter Einfluß **oraler Kontrazeptiva** (Pille) konnte nicht bewiesen werden, da sexuelle Aktivität mit der Anwendung von Ovulationshemmern ebenso positiv korreliert wie mit dem Risiko für das Zervixkarzinom.

Präkanzerosen

3.4.4.2 Präkanzerosen

- **meist in Transformationszone**

Meist im metaplastischen Plattenepithel der Transformationszone, selten auch im originären Plattenepithel der Ektozervix können Atypien verschiedenen Grades auftreten, die dem invasiven Zervixkarzinom vorausgehen. Sie sind auf das Epithel beschränkt, also „intraepithelial" lokalisiert und werden deshalb als **zervikale intraepitheliale Neoplasien (CIN)** bezeichnet (Tab. 37–2).

- **CIN: zervikale intraepitheliale Neoplasie**
- Grad I = leichte
- Grad II = mäßige
- Grad III = schwere Dysplasie und CIS
- **CIN I + II – leichte, mäßige Dysplasie:**
- häufig spontane Rückbildung **(fakultative Präkanzerose)**
- **CIN III – schwere Dysplasie:**
- häufig Progression zu invasivem Karzinom **(obligate Präkanzerose)**
- **Latenzzeit bis Invasion: 10–15 Jahre**

Der Begriff CIN umfaßt die bisher gebräuchlichen und vielfach noch weiter verwendeten Bezeichnungen *Dysplasie* und *Carcinoma in situ.*

Je nach Schwere der Atypie werden *3 Grade* unterschieden (Abb. 37–7). Zwischen den einzelnen Graden besteht kein prinzipieller biologischer Unterschied, da alle direkt invasiv werden können, und zwar mit abnehmender Differenzierung immer häufiger. Andererseits können sich CIN auch spontan zurückbilden, und zwar CIN I in über 50% **(fakultative Präkanzerose)**, CIN III nur selten **(obligate Präkanzerose)**. Die Entwicklung eines Zervixkarzinoms von seinen Vorstadien bis zum klinisch invasiven Karzinom dauert etwa 10–15 Jahre.

Die biologische Bedeutung der CIN besteht darin, daß im Epithel keine Blut- oder Lymphgefäße vorhanden sind und daher eine hämatogene oder lymphogene Propagation noch nicht stattfinden kann. Es genügt daher in dieser Phase der Erkrankung die lokale Entfernung des atypischen Epithels mit Methoden, die die Fertilität der Patientin kaum beeinträchtigt (z. B. Konisation).

Tab. 37-2: Zytologische (PAP), deskriptive und histologische Einteilung (CIN) der Epithelveränderungen der Zervix

Papanicolaou-Klassifikation	**deskriptive Klassifikation**	**CIN-Klassifikation**
PAP I	normales Epithel	–
PAP II	Entzündung, Kernveränderungen (degenerativ, regenerativ)	–
PAP III	suspekt	–
PAP III D	leichte Dysplasie mäßiggradige Dysplasie	CIN I CIN II
PAP IVa	schwere Dysplasie und Carcinoma in situ	CIN III
PAP IVb	Verdacht auf Invasion	CIN III oder invasives Karzinom
PAP V	invasives Karzinom	kein CIN, da invasives Karzinom

Der **Grad der CIN** wird aus der *Differenzierung des Epithels*, den *Kernatypien* und der *Mitosezahl* abgelesen:

- Bei der **CIN I (leichte Dysplasie)** sind die oberen zwei Drittel des Epithels weitgehend ausdifferenziert, gering *atypische Zellen* gelangen jedoch bis zur Oberfläche und ermöglichen so die zytologische Diagnose. Das basale Drittel des Plattenepithels zeigt eine stärkere Zellproliferation mit vermehrt gering atypischen und hyperchromatischen Kernen. Die Kern-Plasma-Relation (KPR) ist nur mäßig zugunsten der Kerne verschoben. Mitosen sind etwas vermehrt, atypische Mitosen noch selten.

- **CIN I**
  - wenige atypische Zellen

- Bei der **CIN II (mäßige Dysplasie)** ist das obere Drittel des Epithels noch differenziert und ausgereift, stärker atypische Zellen mit vergrößerten hyperchromatischen, z. T. entrundeten Kernen gelangen zur Oberfläche. Das in den tieferen Schichten lebhaft proliferierende Plattenepithel zeigt ausgeprägtere *Kernatypien* und vermehrt teilweise bereits atypische Mitosen.

- **CIN II**
  - Kernatypien
  - atypische Mitosen

- Bei der **CIN III (schwere Dysplasie)** zeigt das Plattenepithel nur noch in den obersten Schichten eine geringe Ausreifung oder es ist eine Differenzierung zur Oberfläche hin nicht mehr erkennbar *(Carcinoma in situ)*. Es ist fast in seiner gesamten Dicke aus atypischen, weitgehend *anaplastischen Zellen* aufgebaut. Zahlreiche oft atypische Mitosen sind in allen Epithellagen zu beobachten.

- **CIN III**
  - schwere Dysplasie
  - Carcinoma in situ
  - anaplastische Zellen
  - atypische Mitosen zahlreich

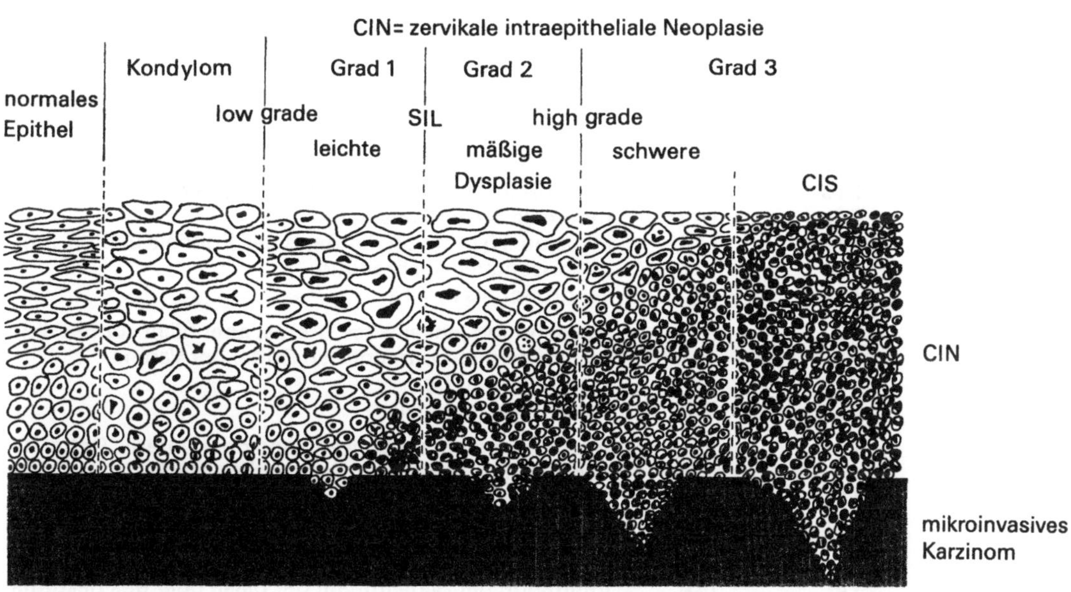

Abb. 37-7: Präkanzerosen und Mikrokarzinom der Cervix uteri mit gebräuchlichen Nomenklaturen des zunehmend entdifferenzierten atypischen Epithels, das in allen Phasen invasiv werden kann

- **CIN oft auch in Zervixdrüsen (DD: invasives Karzinom!)**

Der Grad der CIN korreliert mit der *Oberflächenausdehnung* und Häufigkeit des *Befalls der sog. Zervixdrüsen.* Meist sind in derselben Zervix verschiedene Grade von CIN nebeneinander in scharf abgegrenzten Feldern zu beobachten, wobei die höhergradige Läsion i. d. R. weiter endozervikal lokalisiert ist.

Nach jüngsten Vorschlägen werden HPV-assoziierte Veränderungen und CIN I zusammen als *low grade squamous intraepithelial lesions (SIL)* klassifiziert und CIN II und CIN III gemeinsam als *high grade SIL.*

- **Adenocarcinoma in situ (AIS)** ist seltener als SIL

Adenocarcinomata in situ (AIS) sind wesentlich seltener als CIN des Plattenepithels (SIL) und treten oft mit diesen gemeinsam oder in Randgebieten invasiver Adenokarzinome auf. Die Architektur der Zervixdrüsen ist erhalten, dieselben sind jedoch ganz oder teilweise von atypischem Zylinderepithel ausgekleidet. Vorstufen von AIS werden als glanduläre Dysplasien bezeichnet.

- **CIS = TiS = FIGO 0**

Carcinomata in situ (CIS) werden in der TNM-Klassifikation als *Tis* bezeichnet und entsprechen dem *Figo-Stadium 0* (Tab. 37–3).

Präklinisches invasives Karzinom T1a

3.4.4.3 Präklinisches invasives Karzinom T1a

- **Histologie erforderlich!**

- **T1a1: minimale Stromainvasion**
  - prognostisch wie CIS

- **T1a2:**
  - Oberflächenausdehnung <7 mm
  - Invasionstiefe <5 mm

• Das sog. **Mikrokarzinom, Stadium T1a** (Tab. 37–3, Abb. 37–8) ist ausschließlich durch eine *histologische Untersuchung* (s.u.) zu diagnostizieren. Die frühesten Zeichen einer beginnenden Invasion sind kleinste Tumorzellgruppen, die von der Basis des karzinomatösen Epithels ausgehend die Basalmembran durchbrechen. Diese Tumorzellen sind meist höher differenziert als ihr Muttergewebe und von aufgelockertem, oft dicht rundzellig infiltriertem Stroma umgeben. Die kaum 1 mm tief invasiven Tumorzellverbände stehen noch im Zusammenhang mit dem karzinomatösen Oberflächenepithel und zeigen keine Beziehung zu Lymphgefäßen. Diese **minimale Stromainvasion (Stadium T1a1)** ist in seiner biologischen Wertigkeit noch dem Carcinoma in situ gleichzusetzen (noch keine Lymphgefäßeinbrüche und Metastasen).
Überschreitet die Invasionstiefe 1 mm, kommt es zum Abtropfen von Tumorzellgruppen in das Stroma und in der Folge zu einer Beziehung zu Lymphgefäßen, wodurch das **Metastasierungsrisiko** beginnt. Die invasiven Tumorzellverbände können in Form netziger Stränge *(netzige Infiltration)* oder plumper Zapfen *(plumpe Infiltration)* das Stroma durchsetzen. Solange die Infiltrationstiefe, gemessen von der Basis des karzinomatösen Epithels, 5 mm und der horizontale Durchmesser des invasiven Areals 7 mm nicht überschreitet,

Tab. 37-3: TNM- und FIGO-Klassifikation des Zervixkarzinoms

TNM-Kategorien	FIGO-Stadien	
Tx	–	Primär-TU kann nicht beurteilt werden
T0	–	kein Anhalt für Primär-TU
Tis	0	Carcinoma in situ
T1	I	begrenzt auf den Uterus
T1a	IA	präklinisches, mikroskopisches, invasives Karzinom
T1a_1	IA1	minimale Stromainvasion
T1a_2	IA2	Invasion ≤ 5 mm von der Basis des Epithels und ≤ 7 mm in horizontaler Ausbreitung
T1b	IB	TU größer als in T1a_2
T2	II	Ausdehnung jenseits des Uterus, aber nicht zur Beckenwand und nicht zum unteren Drittel der Vagina
T2a	IIA	Parameterium frei
T2b	IIB	Parameterium befallen
T3	III	Ausdehnung bis zur Beckenwand oder unteres Drittel der Vagina oder Hydronephrose/stumme Niere
T3a	IIIA	Befall des unteren Drittels der Vagina
T3b	IIIB	Ausdehnung bis zur Beckenwand oder Hydronephrose/stumme Niere
T4	IVA	Infiltration der Schleimhaut der Blase oder des Rektums oder Überschreitung der Grenzen des kleinen Beckens
M1	IVB	Fernmetastasen

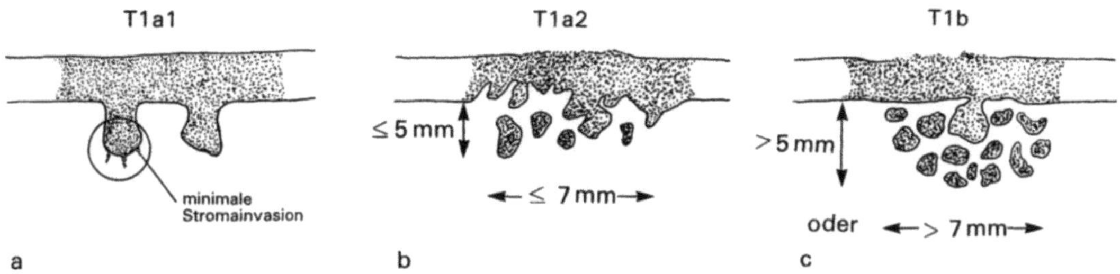

Abb. 37–8: Zervixkarzinom, Stadium T1. **a T1a1**: Minimale mikroskopische Stromainvasion. **b T1a2**: Tumor mit invasiver Komponente von ≤5 mm, gemessen von der Basis des Epithels, und ≤7 mm in horizontaler Ausdehnung. **c T1b**: Tumor größer als unter b beschrieben

liegt das **Stadium T1a2** mit geringer Metastasierungswahrscheinlichkeit (<4 %) vor.

- Metastasierungswahrscheinlichkeit sehr gering (<4 %)

3.4.4.4 Früherkennung

Früherkennung

Da CIN und die meisten Frühstadien keine Symptome machen und auch bei der gynäkologischen Untersuchung mit freiem Auge meist nicht erkannt werden können, muß man nach ihnen mittels geeigneter Untersuchungsverfahren fahnden *(Screening)*. Diese bestehen in einer regelmäßigen (jährlichen) Untersuchung mit Auflichtmikroskopie **(Kolposkopie)** und **zytodiagnostischer Untersuchung** eines Abstrichpräparates.

- **zytologisches Screening:**
- jährliche Vorsorgeuntersuchung bei klinisch Gesunden
- Materialentnahme mit geeignetem Gerät von Transformationszone und sofortige Fixierung des Ausstrichs!

Dabei ist darauf zu achten, daß das Material von der Transformationszone (Prädilektionsstelle) entnommen wird, die im höheren Alter weiter endozervikal gelegen und daher schwer zugänglich ist. Dies gelingt durch geeignete Abnahmegeräte. Das Material muß dünn auf den Objektträger aufgebracht und sofort fixiert werden. Es wird im zytologischen Laboratorium nach Papanicolaou (Tab. 37–2) gefärbt und mikroskopisch untersucht.

- **Färbung nach Papanicolaou**

> Durch die **Zytodiagnostik** sind **Sterbefälle am Zervixkarzinom vermeidbar!**

Todesfälle sind vermeidbar! ⇦

3.4.4.5 Diagnose der Vor- und Frühstadien

Diagnostik

Die durch Zytologie oder Kolposkopie entdeckten *CIN* und *Mikrokarzinome* können nur anhand von in Serienstufenschnitten aufgearbeiteten Konisationspräparaten diagnostiziert werden, da nur so exakt die Art und Ausdehnung der Läsion beurteilt werden kann.

Praxishinweis: Konisation ⇦

Das Konisat muß während der Geschlechtsreife breit sein (Transformationszone weiter ektozervikal), nach der Menopause schmal und hoch (Transformationszone weiter endozervikal). Bei Vorliegen einer CIN oder eines Karzinoms mit minimaler Stromainvasion (T1a1) und Entfernung der Läsion im Gesunden (alle Resektionsränder frei von atypischem Epithel) ist die Konisation darüberhinaus die ausreichende Therapie und gewährleistet eine hundertprozentige Heilung, ohne die Gebärfähigkeit der Patientin zu beeinträchtigen.

- bei durch die Konisation im Gesunden entfernten CIN ist die diagnostische Methode gleichzeitig die ausreichende Therapie!

Andere diagnostische Verfahren (Biopsie, Abschabung etc.) sowie rein therapeutische, lokal destruierende Maßnahmen (Laserkoagulation, Diathermieverschorfung, Kryotherapie) bergen die Gefahr in sich, die maximale Veränderung nicht zu erfassen und eine nicht adäquate Therapie durchzuführen.

Patientinnen mit durch die Konisation nicht im Gesunden entferntem CIN III werden i. d. R. hysterektomiert.

3.4.4.6 Klinisches invasives Karzinom: Makroskopie, Histologie, Metastasierung

Invasives Zervixkarzinom

Sobald das Karzinom tiefer als 5 mm infiltriert oder mehr als 7 mm Durchmesser aufweist, wird es, solange es auf den Uterus beschränkt ist, dem Stadium 1b zugeordnet (Tab. 37–3, Abb. 37–8).

- **Makroskopie:** 3 Wuchsformen
1. exophytisch
2. endophytisch
3. Zervixhöhlenkarzinom (okkultes Karzinom)

Makroskopisch lassen sich folgende *3 Wuchsformen* unterscheiden:
- *exophytisches, blumenkohlartiges Karzinom*, das häufiger von der vorderen Muttermundslippe ausgeht, oberflächlich papillär gebaut ist und Nekrosen, sowie Exulzerationen aufweist
- *endophytisches Karzinom*, das in die Tiefe des Zervixstromas einwächst. Die Zervix ist dadurch meist stark aufgetrieben *(Tonnenkarzinom = häufigster Typ!)*
- *Zervixhöhlenkarzinom*, das sich in der Tiefe des Zervikalkanals entwickelt, dadurch lange verborgen bleibt *(okkultes Karzinom)*, durch oberflächliche Nekrosen eine Zerfallshöhle bildet und erst spät klinisch manifest wird.

- **Histologie**
1. **Plattenepithelkarzinome** (75%)
   - verhornendes P. (15%)
   - nicht-verhornendes P. (65%)
   - kleinzelliges P. (20%)

Histologische Typen. Etwa drei Viertel der Zervixkarzinome sind **Plattenepithelkarzinome:**
- die hochdifferenzierten *verhornenden Plattenepithelkarzinome* entwickeln sich meist ektozervikal im Bereich des originären Plattenepithels (15 %)
- die *nicht-verhornenden großzelligen Plattenepithelkarzinome* im Bereich der Transformationszone (65 %)
- die *kleinzelligen Plattenepithelkarzinome* meist endozervikal (20 %).

Die beiden letzt genannten Typen werden in der neuen WHO-Klassifikation in die Gruppe der *nicht-verhornenden Plattenepithelkarzinome* zusammengefaßt. Andere seltene Plattenepithelkarzinome sind das verruköse, kondylomatöse, papilläre und lymphoepitheliomatöse Karzinom.

2. **Adenokarzinome** (25%)

Die **Adenokarzinome** machen etwa ein Viertel der Zervixkarzinome aus. Sie können hochdifferenziert die endozervikalen Zylinderzellen imitieren *(Adenokarzinom vom endozervikalen Typ)*. Seltener finden sich *klarzellige, papilläre, seröse, muzinöse* oder *endometrioide* Karzinome.

3. **seltene Karzinome**

Weitere seltene Formen sind Mischformen *(adenosquamöses, mukoepidermoides Karzinom)*, das sich in der Tiefe des Zervixstromas aus Resten des Gartner-Ganges entwickelnde *mesonephrogene Karzinom*, das extrem hochdifferenzierte *Adenoma malignum*, das trotz der hohen Ausreifung eine schlechte Prognose hat sowie das *kleinzellige Karzinom*, das dem kleinzelligen Lungenkarzinom entspricht.

- **Ausbreitung:**
  - Vagina (T2a)
  - Parametrium (T2b)
  - untere Vagina (T3a)
  - Beckenwand (T3b)
  - Rektum, Blase, außerhalb des kleinen Beckens (T4)
- **lymphogene Metastasierung (N1)**
  - in Beckenlymphknoten

Die **Ausbreitung** des Zervixkarzinoms (Abb. 37–9) erfolgt kontinuierlich auf die Vagina **(Stadium T2a)** oder auf die Parametrien **(T2b)**. Es erreicht schließlich das untere Drittel der Vagina **(T3a)** oder die Beckenwand **(T3b)**. Sobald ein Einbruch in die Harnblase oder das Rektum erfolgt oder die Grenzen des kleinen Beckens überschritten werden, liegt das **Stadium T4** vor (Tab. 37–3).
Die **Metastasierung** erfolgt meist **lymphogen**, zunächst in die regionären Lymphknoten (parametran, parazervikal, hypogastrisch, iliakal, obturatorisch: **Stadium N1**). Die Häufigkeit der Lymphknotenmetastasen ist vom Stadium abhängig (Stadium T1a1: 0 %, T1a2: 4 %, T1b: 15 %, T2: 30 %, T3/4: 70–90 %). Eine lymphogene Ausbreitung erfolgt auch auf die Nachbarorgane.

- **hämatogene Metastasierung (M1)**
  - Haut, Hirn
  - Leber, Knochen
- **Komplikationen/Todesursachen:**
  - Einscheidung der Ureteren
  - Harnwegskomplikationen
  - Urämie
  - Fisteln

Hämatogene Fernmetastasen (M1) können in die Haut, Gehirn, Leber, Knochen und andere Organe erfolgen. Sie sind relativ selten, da der Tod meist vorher in Folge anderer **Komplikationen** eintritt: Es kommt zur Umscheidung und Obstruktion der Ureteren mit aufsteigender Harnwegsentzündung und Urämie (häufigste Todesursache), Kloakenbildung (Rekto-, Vesiko-, Vaginalfi-

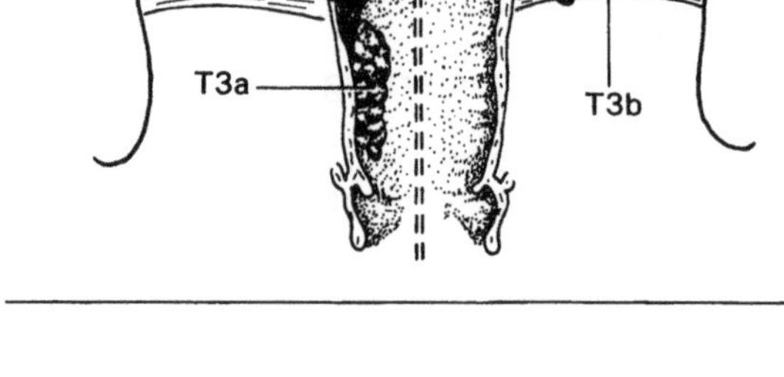

Abb. 37–9: Zervixkarzinom, Stadien T2 und T3

steln, diese evtl. auch nach intensiver Strahlentherapie). *Ureterstenosen* können auch durch Strahlenfibrose entstehen und sind eine häufige *Spätkomplikation.*

Die **Therapie** invasiver Zervixkarzinome besteht in einer Radikaloperation (nach Wertheim) mit Entfernung des Uterus, der Adnexe, einer Vaginalmanschette, der Parametrien und der regionären Lymphknoten oder einer primären oder adjuvanten Strahlentherapie, evtl. auch Chemotherapie.

- **Therapie:**
- Radikaloperation
- Strahlentherapie

Die **Prognose** ist weitgehend vom *Stadium* abhängig (5-Jahres-Überlebensrate insgesamt 60–70%; Stadium T1a nahezu 100%, T1b 95%, T2 60%, T3 30%) sowie vom *histologischen Typ*, wobei die großzelligen nicht-verhornenden Plattenepithelkarzinome den günstigsten, die Adenokarzinome den schlechtesten Verlauf zeigen.

- **Prognose:**
- 5-JÜR ca. 60–70%
- stark stadienabhängig

3.4.4.7 Maligne mesenchymale Tumoren

Von den endozervikalen Stromazellen leitet sich das sehr seltene *endozervikale Stromasarkom* ab. Gelegentlich kommt das häufiger in der Vagina auftretende *embryonale Rhabdomyosarkom (Sarcoma botryoides,* s. Abschn. 4.1.4.3)*)* auch in der Zervix vor.

Sarcoma botryoides
- selten

3.5 Endometrium

Endometrium

3.5.1 Entzündungen

Endometritis

Die Cervix uteri bildet eine Barriere gegen aszendierende Infektionen. Diese Barriere ist während der Menstruation, nach Aborten, Geburten, chirurgischen Eingriffen und Einsetzen von Intrauterinpessaren gestört, was aufsteigende Infektionen begünstigt.

- Aszension begünstigt während Menstruation, nach Abort, Geburt, Kurettage, bei IUP

3.5.1.1 Akute, chronische, senile Endometritis

Die **akute Endometritis** entwickelt sich am häufigsten nach Geburten oder Aborten. Dezidua- und Plazentareste werden nekrotisch und bilden einen Nährboden für das Wachstum von Bakterien: *Endometritis puerperalis, E. post abortum, synzytiale E.*

Endometritiden ohne Zusammenhang mit einer Schwangerschaft sind selten und meist *gonorrhoeischen* Ursprungs.

Akute Endometritis
- **E. puerperalis**
- **E. post abortum**
- synzytiale E.
- gonorrhoeische E

Histologie. Im Schleimhautstroma finden sich Ansammlungen neutrophiler Granulozyten und im Drüsenlumen leukozytäres Exsudat.

Die physiologische Infiltration mit Granulozyten während der Menstruation darf nicht mit einer Endometritis verwechselt werden: hier keine Granulozyten im Drüsenlumen.

- **Histologie:** leukozytäres Exsudat auch im Drüsenlumen mit
- Myometritis, Perimetritis
- Parametritis, Adnexitis
- evtl. Peritonitis und Sepsis

Aus schweren Formen der akuten, meist puerperalen Endometritis können sich *abszedierende*, *nekrotisierende* und *gangränöse* Entzündungen entwikkeln, die auch auf das Myometrium **(Myometritis)**, die Serosa **(Perimetritis)**, das umgebende Bindegewebe **(Parametritis)** und die Adnexe **(Adnexitis)** übergreifen und Ausgangspunkt einer Sepsis oder Septikopyämie sein können. *Erreger* sind meist Strepto-, Staphylo-, Gonokokken, Chlamydien, Clostridien, E. coli, Pseudomonas u. a.

- **Erreger:** Bakterien

Chronische unspezifische Endometritiden entwickeln sich meist aus akuten und sind während der Geschlechtsreife relativ selten, da die Schleimhaut monatlich abgestoßen wird und sich chronisch entzündliche Veränderungen in der Funktionalis nicht entwickeln können. Treten diese Veränderungen aber in der Basalis auf (lymphoplasmozelluläre Infiltrate und Fibroblastenproliferation), kann es zu Sensibilitätsstörungen der Schleimhaut für hormonelle Stimuli und damit zu Zyklusanomalien und Blutungsstörungen kommen.
Eine partielle oder totale Verödung des Cavum uteri durch entzündliche Verwachsungen führt zur Sterilität und Amenorrhoe **(Asherman-Syndrom)**.

Chronische unspezifische Endometritis
- selten während Geschlechtsreife

- **Asherman-Syndrom**

Die **senile Endometritis** ist durch ein dünnes Endometrium mit atrophischen Drüsenschläuchen gekennzeichnet, das Stroma ist dicht von Lymphozyten und Plasmazellen durchsetzt. Gelegentlich findet sich metaplastisches Plat-

Senile Endometritis

- **Ichthyosis uteri**
- **Komplikation:** nach Bestrahlung von Uteruskarzinomen: evtl. Pyometra

tenepithel, das in seltenen Fällen das gesamte Cavum uteri auskleiden kann **(Ichthyosis uteri)**.
Als **Komplikation** von Endometrium- und Zervixkarzinomen, besonders nach deren Bestrahlung, kommt es gelegentlich zur Verlötung des Zervikalkanals und eitrigen Endometritis. Der Eiter kann nicht abfließen, erfüllt das ausgeweitete Cavum und führt zu einer **Pyometra**.

Bei Perforation derselben in die Bauchhöhle kommt es zur Beckenphlegmone mit eitriger Peritonitis und **Pyaskos**.

Chronische spezifische Endometritis

- **Tb-E. fortgeleitet von Salpingitis-Tb**
- **Myometritis tuberculosa**

3.5.1.2 Chronische spezifische Endometritis

Eine **tuberkulöse Endometritis** entsteht meist durch sekundären Befall einer sich kanalikulär in das Endometrium fortsetzenden Salpingitis tuberculosa, seltener durch hämatogene Aussaat. Sie kann am besten aus prämenstruell gewonnenem Geschabselmaterial histologisch nachgewiesen werden. Es finden sich verkäsende und auch nicht-verkäsende Granulome vom tuberkulösen Typ, bei schweren Formen ausgedehnte Zerstörungen der Schleimhaut mit umfänglichen Verkäsungen (Sterilitätsursache). Die Entzündung kann sich in das Myometrium **(Myometritis tuberculosa)** fortsetzen. Das Mycobacterium tuberculosis kann aus dem Menstrualblut kultiviert werden.

Seltene Formen der chronischen spezifischen Endometritis können durch Mykoplasmen, Sarkoidose, Pilzinfektionen, Viren, Fremdkörper, Kontrastmittel o. a. hervorgerufen werden.

3.5.2 Hyperplastische Läsionen

Endometriumhyperplasie

- **Follikelpersistenz bei anovulatorischen Zyklen** → prolongierter Östrogenstimulus mit
- einfacher Hyperplasie
- adenomatöser Hyperplasie
- Hyperplasien ohne Atypien: keine Präkanzerosen

3.5.2.1 Hyperplasie

In der *Menarche*, vor allem aber perimenopausal *(Klimakterium)* kommt es häufig zur Heranreifung von Follikeln, deren Ovulation ausbleibt **(anovulatorische Zyklen)**, so daß Corpus luteum und Progesteron nicht gebildet werden. Die Theca interna der **persistierenden Follikel** produziert *über Monate* Östrogene, die einen proliferativen Stimulus auf das Endometrium ausüben. Dadurch kommt es zur *diffusen* oder *umschriebenen* Hyperplasie des Endometriums, das mehr als 5 mm dick und feucht glänzend ist (*Differentialdiagnose:* Karzinom). Die vermehrten Drüsen zeigen ein mehrreihiges proliferierendes Epithel ohne Atypien, zwischen ihnen findet sich reichlich Stroma **(einfache Hyperplasie)**. Häufig sind zahlreiche Drüsenschläuche zystisch ausgeweitet und zeigen ein schweizerkäseartiges Muster **(glandulär-zystische Hyperplasie)**. Sind die Drüsen zusätzlich geschlängelt, liegt eine **komplexe** oder **adenomatöse Hyperplasie vor**.

Weitere Ursachen für erhöhte Östrogenspiegel sind exogene Östrogenzufuhr (Hormontherapie), Adipositas, hormonproduzierende Ovarialtumoren (Granulosa-Thekazelltumoren u.a.) und dysfunktionelle Störungen des Ovars (Stein-Leventhal-Syndrom).

- **Klinik:**
- Entzugsblutung
- Durchbruchsblutung (Metrorrhagie)
- zystische Atrophie

Bei Absinken des Östrogenspiegels kann die hyperplastische Schleimhaut nicht aufrecht erhalten werden, es kommt zu Regressionsblutungen **(Entzugsblutung)**. Solche Blutungen entstehen auch, wenn bei gleichbleibendem Hormonspiegel die Schleimhaut zu dick wird und es dadurch zur relativen Östrogeninsuffizienz kommt **(Durchbruchsblutung)**. Wenn die Schleimhaut nach Absinken des Östrogenspiegels nicht abgeblutet wird, verlieren die Drüsenschläuche ihre Proliferationszeichen, bleiben aber zystisch erweitert. Diese ruhende glandulär-zystische Hyperplasie geht später in die **zystische Atrophie** über.

- **atypische Hyperplasie: Präkanzerose!**

Die oben besprochenen Hyperplasien des Endometriums sind häufige Veränderungen (in ca. 10 % aller Kurettagen), aber *keine Präkanzerosen*. Bei Weiterbestehen des Östrogenstimulus kann sich jedoch aus den genannten Veränderungen eine **atypische Hyperplasie** (einfach oder adenomatös) mit Zell- und Kernatypien entwickeln, die eine *Präkanzerose* darstellt.

3.5.2.2 Polypen

Endometriumpolypen

Endometriumpolypen sind keine echten Neubildungen, sondern umschriebene **Hyperplasien der Basalis**, die meist nach dem 40. Lebensjahr auftreten und häufig nach der Menopause nachzuweisen sind. Sie können einzeln oder multipel entwickelt sein *(Polyposis uteri)*, breitbasig aufsitzen oder gestielt sein. Gestielte Polypen neigen durch Stieldrehung zur hämorrhagischen Infarzierung und sind so häufige Ursache einer *uterinen Blutung* (*Differentialdiagnose:* Karzinom). **Histologisch** sind die Polypen wechselnd drüsenreich, die Drüsenschläuche sind meist inaktiv oder zeigen Proliferationszeichen. Nur selten sind zyklische Veränderungen wie im übrigen Endometrium erkennbar *(funktionierender Schleimhautpolyp)*. Enthält der Polyp auch glatte Muskelfasern, liegt ein *adenomyomatöser Polyp* vor.
In den Polypen können sich fokale adenomatöse Hyperplasien und Karzinome entwickeln.

- **häufige postmenopausale Blutungsursache**
- **keine echten Neubildungen**
- **multipel:** Polyposis uteri
- **adenomyomatöser Polyp** enthält Muskelfasern

3.5.3 Endometriumkarzinom

Endometriumkarzinom

Epidemiologie. Das Endometriumkarzinom zeigt weltweit eine Tendenz zur **Zunahme** und ist in den Industrieländern bereits das häufigste Genitalkarzinom (häufiger als das Zervixkarzinom).

In Deutschland ist jährlich mit etwa 8000, in Österreich mit etwa 700 Neuerkrankungen zu rechnen (**Inzidenz** 20:100000). Da das Endometriumkarzinom vorwiegend im höheren Alter auftritt, ist diese Zunahme in erster Linie auf die gestiegene Lebenserwartung zurückzuführen. Der *Erkrankungsgipfel* liegt zwischen dem 50. und 70. Lebensjahr (Inzidenz 45. Lebensjahr: 10:100000, 75. Lebensjahr: 100:100000). Endometriumkarzinome während der Geschlechtsreife sind sehr selten.

- **Epidemiologie**
  - steigende Inzidenz durch zunehmende Lebenserwartung
- **häufigstes Genitalkarzinom**

3.5.3.1 Ätiologie, Pathogenese

Ätiopathogenese

Neben dem *Alter, konstitutionellen Faktoren* (Pykniker) und einer *genetischen Disposition* sind endokrine Faktoren mit einer langzeitigen *Östrogendominanz* sowie *Adipositas* und *erhöhter Blutdruck* als **Risikofaktoren** bedeutsam.

Mit zunehmendem Körpergewicht erhöht sich die extraglanduläre Aromatisierung von Androstendion zu Östron. Die durch weitere Metabolisierung hervorgerufene Erhöhung der Östradiolkonzentration wird bei adipösen Frauen noch ergänzt durch eine größere Bioverfügbarkeit (Speicherung von Östron im Fettgewebe). Auch ein häufig bei Adipositas vorhandener Hyperkortizismus führt zusätzlich zu Störungen im Östrogenstoffwechsel. Die Korrelation Adipositas – Hyperkortizismus wird möglicherweise durch einen Hyperinsulinismus verstärkt, womit sich das gehäufte Auftreten von Endometriumkarzinomen bei **Diabetes mellitus** erklären läßt.
Von Bedeutung kann überdies eine anovulatorische Ovarialinsuffizienz sein, speziell bei **polyzystischen Ovarien (PCO-Syndrom**, s. Abschn. 1.3.3), da durch den dauernden Progesteronmangel (keine Corpus-luteum-Bildung) ein wesentlicher Schutzmechanismus fehlt.
Zu den endokrinen Risikofaktoren gehören auch **hormonbildende Ovarialtumoren**. Dies gilt sowohl für östrogen- als auch androgenproduzierende Tumoren, da bei letzteren die Möglichkeit der Konversion zu Östron besteht.

- **allgemeine Risikofaktoren:**
  - Alter
  - konstitutionelle Faktoren
  - Adipositas
  - erhöhter Blutdruck
- **endokrine Risikofaktoren:**
  - Östrogendominanz
  - Diabetes mellitus
  - PCO-Syndrom
  - hormonproduzierende Ovarialtumoren
  - exogene Östrogenzufuhr?

Den erwähnten Risikofaktoren ist das Prinzip einer langen Phase ungehemmter östrogenbedingter proliferativer Terrainwirkung am Endometrium gemeinsam, wobei die Östrogene nicht selbst als Karzinogene wirken, sondern als Promotoren anzusehen sind. Es ist daher auch eine langfristige *Östrogensubstitutionsbehandlung* bei Frauen in der Peri- und Postmenopause (Behandlung von klimakterischen Beschwerden, Osteoporose etc.) ohne intermittierende Gestagengabe abzulehnen.

3.5.3.2 Präkanzerosen: atypische Hyperplasie

Endometriumpräkanzerosen

Als fakultative Präkanzerose ist die atypische einfache oder adenomatöse Hyperplasie anzusehen, aus der sich in bis zu 20 % ein Adenokarzinom entwickelt.

Histologie. Sie ist durch eine umschriebene oder diffuse Proliferation der Drüsenschläuche, Mehrreihigkeit des Epithels und Ausbildung intraluminaler Epi-

- **atypische Hyperplasie**
  - ca. 20 % Übergang in ein Adenokarzinom
- **Histologie:**
  - atypische Epithelproliferation (3 Grade)

- reduzierter Stromaanteil

thelpapillen bei reduziertem Stromaanteil charakterisiert. Je nach Schwere der Zellatypien können *3 Grade* unterteilt werden. Da die atypische Hyperplasie meist erst nach der Menopause auftritt, besteht die Therapie i.d.R. in einer Hysterektomie.

- **„Carcinoma in situ"** nicht sicher abgrenzbar – daher Begriff meist nicht verwendet

Ein **Carcinoma in situ** des Endometriums, also ein auf das Drüsenepithel beschränktes Karzinom ohne Invasion des Schleimhautstromas, ist einerseits von der adenomatösen Hyperplasie, andererseits von hochdifferenzierten, auf das Endometrium beschränkten Karzinomen histologisch kaum abzugrenzen. Der Begriff des Carcinoma in situ des Endometriums wird daher von den meisten Autoren nicht verwendet.

Korpuskarzinom

3.5.3.3 Invasives Endometriumkarzinom

- **umschrieben oder diffus, oft zuerst in Tubenwinkeln**

Das Korpuskarzinom (Gebärmutterkörperkrebs) betrifft in seiner **diffusen Form** große Teile oder das ganze Endometrium, das verdickt, polypös verbreitert, oberflächlich nekrotisch und exulzeriert ist. Im Gegensatz zur glandulär zystischen Hyperplasie, die makroskopisch feucht erscheint, ist das Endometriumkarzinom brüchig und eher trocken, häufig von Blutungen durchsetzt, und weich. Die **umschriebene Form** betrifft nur einen Teil des Endometriums, wobei häufig die Tubenwinkel Ausgangspunkt des Karzinoms sind. Das Endometriumkarzinom wächst zunächst exophytisch in das Cavum uteri vor, die oberflächlichen Nekrosen führen relativ früh zu Blutungen.

- **Praxishinweis: postmenopausale uterinen Blutung, Prognose**

⇨

> Jede **postmenopausale Blutung** ist stets durch *fraktionierte Kurettage* abzuklären, um die Ursache der Blutung und die Lokalisation des Karzinoms festzustellen. Dadurch werden die Mehrzahl der Endometriumkarzinome in den prognostisch sehr günstigen Stadien T1a und T1b mit 5-Jahres-Überlebensraten von über 90 % entdeckt. Dies erklärt auch die **gute Prognose** beim Endometriumkarzinom insgesamt (5-Jahres-Überlebensrate 75 %).

- **Staging (TNM)**
- T1a: Schleimhaut
- T1b: inneres Myometrium
- T1c: äußeres Myometrium
- T2: Zervix betroffen

Staging (Tab. 37–4, Abb. 37–10). Im Stadium T1a ist das Karzinom auf die Schleimhaut beschränkt (aber bereits invasiv, da die Schleimhaut aus Epithel und Stroma besteht!), wächst dann in die innere Hälfte des Myometriums ein (T1b), greift in der Folge auf die äußeren Schichten des Myometriums über und wächst bis unter die Serosa vor (T1c), oder es greift auf die Zervix über (T2).

Relativ selten und spät überschreitet es die Grenzen des Uterus (T3) und wächst in Blase und Rektum ein (T4).

- **histologische Typen:**
1. Adenokarzinom (80 %)
a) Adenoakanthom
b) adenosquamöse

Histologische Formen (Typing). Etwa 80 % der Endometriumkarzinome entfallen auf die prognostisch relativ günstigen **endometrioiden Adenokarzinome**, von denen etwa ein Viertel fokale Plattenepitheldifferenzierung mit oder ohne Atypiezeichen aufweist *(Adenoakanthome: benigner Plattenepithelanteil, adenosquamöses Karzinom: maligner Plattenepithelanteil)*. Die Architektur des Endometriums ist zerstört, die Drüsenschläuche sind dicht gelagert (dos-a-dos-Stellung), wechselnd groß, das Epithel ist mehrreihig und zeigt Sekundärdrüsenbildung. Zwischen den Drüsenschläuchen findet sich nur noch wenig Stroma, in welchem sich häufig Schaumzellen nachweisen lassen.

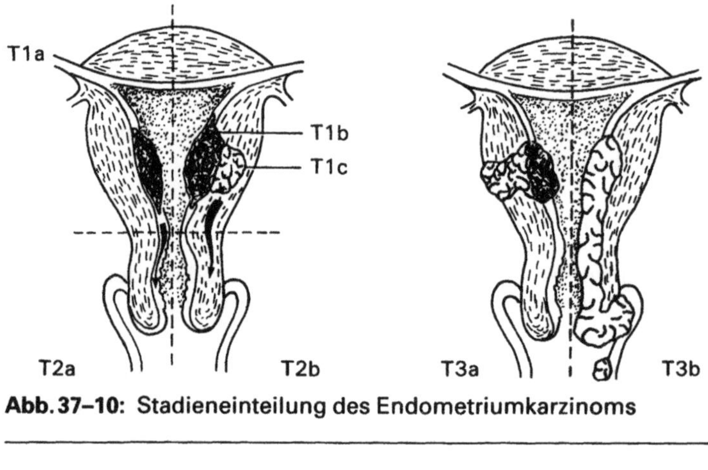

Abb. 37–10: Stadieneinteilung des Endometriumkarzinoms

Tab. 37-4: TNM- und FIGO-Klassifikation des Endometriumkarzinoms

TNM-Kategorien	FIGO-Stadien	
TX		Primärtumor nicht beurteilbar
T0		Kein Anhalt für Primärtumor
Tis	0	Carcinoma in situ
T1	I	Tumor begrenzt auf Corpus uteri
T1a	IA	Tumor begrenzt auf Endometrium
T1b	IB	Tumor infiltriert innere Hälfte des Myometriums
T1c	IC	Tumor infiltriert weiter als in die innere Hälfte des Myometriums
T2	II	Tumor infiltriert Zervix, keine Ausbreitung jenseits des Uterus
T2a	IIA	lediglich endozervikaler Drüsenbefall
T2b	IIC	Invasion des Stromas der Zervix
T3	III	lokale und/oder regionäre Ausbreitung wie in T3a, b, N1
T3a	IIIA	Tumor befällt Serosa und/oder Adnexe (direkte Ausbreitung oder Metastasen) oder Tumorzellen in Aszites oder Peritonealspülung
T3b	IIIB	Vaginalbefall (direkte Ausbreitung oder Metastasen)
N1	IIIC	Metastasen in Becken- oder paraaortalen Lymphknoten
T4	IVA	Tumor infiltriert Blasen- oder Darmschleimhaut
M1	IVB	Fernmetastasen (**ausgenommen** Metastasen in Vagina, Beckenserosa oder Adnexen)

Grading. Die Bestimmung des histologischen Differenzierungsgrades ist prognostisch bedeutsam, da hochdifferenzierte Tumoren mit fast ausschließlich glandulären Strukturen (G1) eine wesentlich günstigere Prognose haben, als mäßig differenzierte mit bis zu 50% soliden Anteilen (G2) oder undifferenzierte Karzinome mit mehr als 50% soliden Anteilen (G3).

- **Differenzierungsgrad:**
- G1: glanduläre Strukturen → gute Prognose
- G2: solide Anteile <50%
- G3: solide Anteile >50%

Selten kommen auch **muzinöse**, **klarzellige**, **serös-papilläre** und **undifferenzierte Karzinome** vor. Selten können sich reine **Plattenepithelkarzinome** auf dem Boden einer Plattenepithelmetaplasie des Endometriums (Ichthyosis uteri) entwickeln.

selten:
2. muzinöse
3. klarzellige
4. serös-papilläre
5. undifferenzierte
6. Plattenepithelkarzinome

Die **Metastasierung** in die regionären Lymphknoten erfolgt relativ spät. Diese sind bei Lokalisation des Karzinoms im Fundus die *paraaortalen*, bei Lokalisation in den tieferen Abschnitten des Cavum uteri die *Beckenlymphknoten*, ähnlich wie beim Zervixkarzinom: parametrane, hypogastrische, iliakale, sakrale Lymphknoten. Die Ovarien weisen in 4% Metastasen auf, gelegentlich auch die Tuben und das Peritoneum. Fernmetastasen (Leber, Lunge, Skelett, Gehirn) sind sehr selten.

- relativ späte **Metastasierung** in die regionären Lymphknoten:
- Funduskarzinom → paraaortale
- tiefe Karzinome → Beckenlymphknoten

Die **Therapie** des operablen Endometriumkarzinoms besteht in einer Hysterektomie (evtl. mit Lymphonodektomie), sonst in einer Strahlentherapie, bei hormonrezeptorpositiven Fällen (höher differenzierte Karzinome) auch in einer Gestagentherapie.

Die **Todesursache** ist meist eine *Harnwegskomplikation* durch Uretereinscheidung mit nachfolgender Pyelonephritis und Urämie.

- **Therapie:**
- Hysterektomie
- Strahlentherapie
- Hormontherapie
- **Komplikationen:**
- Einscheidung der Ureteren
- Urämie

3.5.4 Mesenchymale und gemischte Tumoren des Endometriums

Mesenchymale/gemischte Tumoren des Endometriums

Hierzu gehören das *endometriale Stromasarkom* und die *gemischten mesodermalen Tumoren.*

- **Stromasarkom.** Dieser seltene Tumor (2% der Endometriummalignome) entwickelt sich, meist um das 50. Lebensjahr, diffus oder knotig im Stroma des Endometriums, füllt das Cavum uteri in Form polypöser weicher Tumormassen aus, infiltriert bald das Myometrium und setzt frühzeitig hämatogene und lymphogene Metastasen. Er ist *histologisch* aus tumorös gewucherten atypischen Stromazellen aufgebaut, in denen sich nur noch spärlich normale Drüsenschläuche finden.

Endometriales Stromasarkom
höheres Alter
diffus/knotig
frühe Metastasierung

- **Prognose abhängig von Mitosezahl:**
- <10 pro 10 HPF: niedriger Malignitätsgrad, früher: Stromatose
- >10 pro 10 HPF: hoher Malignitätsgrad mit schlechter Prognose

In Abhängigkeit von der Mitosezahl (weniger oder mehr als 10 Mitosen pro 10 HPF; HPF = high power field = Gesichtsfeld bei 400facher Vergrößerung) werden Stromasarkome *niedrigen Malignitätsgrades* (früher: Stromatose = Stromaendometriose = endolymphatische Stromamyose) mit relativ guter Prognose und Stromasarkome *hohen Malignitätsgrades* mit sehr schlechter Prognose unterschieden.

Gemischte Tumoren
- bestehen aus epithelialer und mesenchymaler Komponente:
- **Adenofibrom**
- **Adenosarkom**
- **maligner Müller-Mischtumor (MMMT):**
- Karzinosarkom (homolog)
- maligner mesodermaler Mischtumor (heterolog)

• **Gemischte mesodermale Tumoren** sind ebenfalls selten und treten im hohen Alter im Fundus- und Korpusbereich auf und weisen sowohl eine epitheliale als auch eine mesenchymale Tumorkomponente auf. Sind beide Komponenten gutartig, spricht man von **Adenofibromen**. Ist die epitheliale Komponente gutartig und die mesenchymale maligne, liegt ein **Adenosarkom** vor. Bei den malignen **Müller-Mischtumoren (MMMT)** sind beide Komponenten bösartig. Ist der sarkomatöse Anteil aus homologen Gewebsstrukturen aufgebaut, die normalerweise im Uterus vorkommen (glatte Muskelzellen, Stromazellen) liegt ein **Karzinosarkom** vor, enthält die sarkomatöse Komponente heterologe Elemente (Knorpel, Knochen, Fett, quergestreifte Muskelzellen) spricht man von einem **malignen mesodermalen Mischtumor**. Die beiden letzteren Begriffe werden neuerdings auch Synonym gebraucht mit dem Zusatz *homolog* oder *heterolog*. Die 5-Jahres-Überlebensraten betragen etwa 30 %.

Die **Histogenese** der gemischten mesodermalen Tumoren ist unklar, eine Entstehung aus undifferenzierten Elementen des Müller-Ganges wird angenommen.

Gynäkologische Blutungen

3.5.5 Abnorme uterine Blutungen

Gynäkologische Blutungsstörungen sind Symptome von Erkrankungen, die sich rein klinisch nicht immer abklären lassen. Der Gynäkologe nimmt daher eine fraktionierte Kurettage (getrennte Ausschabung zuerst des Zervikalkanals und anschließend des gesamten Uteruskavums) vor und schickt das Material in 2 getrennten Portionen zur histologischen Untersuchung ein.

1. **anatomische Ursachen in Zervix** oder **Endometrium**

• Liegen **lokale anatomische** Störungen der **Zervix** (Zervizitis, Polypen, Erosion, Neoplasmen) oder des **Endometriums** (Endometritis, Abort, Plazentareste, Intrauterinpessare, Polypen, Neoplasmen) vor, wie sie in den vorherigen Abschnitten besprochen wurden, wird die Ursache aus dem Abrasionsmaterial zu klären sein. Schwieriger ist dies bei Leiomyomen oder Malignomen des Myometriums sowie bei Adenomyose.

2. **funktionelle Ursachen** durch endokrine Störungen:
- Hypothalamus
- Hypophyse, Ovar
- endokrin aktive Tumoren
- exogene Hormonzufuhr

• Auch in Fällen, in denen die abnorme Blutung nicht durch lokale Veränderungen hervorgerufen wird sondern durch eine Funktionsstörung der hormonellen Steuerung **(dysfunktionelle Blutung)**, kann histologisch oft ein Hinweis auf die Ursache gegeben werden. Diese kann eine Dysfunktion der Hypothalamus-Hypophyse-Ovar-Achse sein, oder durch hormonproduzierende Ovarialtumoren bzw. exogene Hormonzufuhr bedingt sein.

- **Klinik:**
- Hypomenorrhoe
- Hypermenorrhoe
- Oligomenorrhoe
- Menorrhagie
- Metrorrhagie
- Amenorrhoe
- **fehlende Ovarialfunktion:**
- Endometriumsatrophie
- **Anovulation:**
- unterwertige Proliferation bis Endometriumhyperplasie bei Follikelpersistenz
- Durchbruchs-/Entzugsblutung

Klinisch kann dadurch die Regelblutung zu schwach **(Hypomenorrhoe)**, zu stark **(Hypermenorrhoe)**, zu selten **(Oligomenorrhoe)** oder verlängert **(Menorrhagie)** sein. Tritt die Blutung unabhängig vom Zyklus auf, liegt eine **Metrorrhagie** vor. Bleibt die Regelblutung gänzlich aus, spricht man von **Amenorrhoe**.

Bei **fehlender Ovarialfunktion** (Aplasie, Hypoplasie, nach Ovarektomie oder Röntgenkastration, postmenopausal) fehlt sowohl die östrogene wie auch die gestagene Wirkung auf das Endometrium: Es ist atrophisch und zeigt nur wenige kleine, funktionslose Drüsenschläuche in spärlich spindeligem Stroma.
Bei **anovulatorischen Zyklen** mit niedriger Östrogenproduktion kann das Endometrium Zeichen der *unterwertigen Proliferation* zeigen, die etwa denen der frühen Proliferationsphase entsprechen. Bei langdauernder **Follikelpersistenz** kommt es zu *Schleimhauthyperplasien* (s.o.). Reicht der östrogene Stimulus nicht mehr aus, die hochaufgebaute Schleimhaut zu erhalten oder sinkt er ab, wird das Endometrium abgestoßen und es kommt zur **Durchbruchs-** bzw. **Entzugsblutung**.

- **Corpus-luteum-Insuffizienz:**
- unterwertige Sekretion

Kommt es zwar zur Ovulation, entwickelt sich aber das Corpus luteum nicht regelrecht (z.B. wegen LH-Mangels), kommt es zur **Corpus-luteum-Insuffizienz** mit verringerter Progesteronwirkung und damit zur *unterwertigen Sekretion* mit für den Zyklustag unterentwickelten Drüsenschläuchen.
Bleibt hingegen ein regelrecht entwickeltes Corpus luteum wegen einer zentralen Regelstörung mit vermehrter Gondadotropinausschüttung über den 28. Zyklustag erhalten **(Corpus-luteum-Persistenz)**, kommt es durch die anhal-

tende Progesteronproduktion zur *verzögerten Abstoßung*. Die Endometriumdrüsen zeigen ein sternförmiges Lumen, das Epithel ist aus hellen Zellen mit polymorphen Zellen aufgebaut. Dieses **Arias-Stella-Phänomen** wird auch bei abgestorbenen intra- und extrauterinen Graviditäten sowie bei Blasenmole gesehen (hohe HCG-Produktion). Gelegentlich können im Kurettagematerial bei Corpus-luteum-Persistenz neben den alten und geschrumpften sekretorisch umgewandelten Drüsenschläuchen solche des neuen Zyklus mit frühen Proliferationszeichen gesehen werden.

- **Corpus-luteum-Persistenz:**
  - verzögerte Abstoßung
  - Arias-Stella-Phänomen, besonders bei abgestorbener Gravidität

Eine weitere Erscheinungsform der verzögerten Abstoßung ist die **Dysmenorrhoea membranacea**, bei der die menstruelle Gewebsauflösung ausbleibt und die dezidual umgewandelte Schleimhaut als ganzes Säckchen in Form des Uteruskavum ausgestoßen wird.

- **Dysmenorrhoea membranacea:**
  - säckchenförmige Ausstoßung der dezidualen Uterusschleimhaut

Eine **exogene Hormonzufuhr** verändert das Endometrium:

- Die ausschließliche *Östrogenzufuhr* führt zur Anovulation und Proliferation des Endometriums bis hin zur glandulär zystischen Hyperplasie, evtl. auch zur präkanzerösen atypischen Hyperplasie.
- Die alleinige *Progesteronzufuhr* hemmt die Proliferation und führt bei längerer Gabe zur Atrophie der Drüsenschläuche bei pseudodezidual umgewandeltem Stroma (sog. *„starre Sekretion"*).
- Bei *kombinierter Zufuhr* von Östrogenen und Gestagenen, wie sie in unterschiedlicher Zusammensetzung in den verschiedenen *hormonellen Kontrazeptiva* verabreicht werden, kommt es zu einer verkürzten, unterwertigen Proliferationsphase mit ungenügender Entwicklung von Drüsen und Stroma, so daß die vorzeitig eintretende sekretorische Umwandlung sich nicht regelrecht entwickeln kann (unterwertige Sekretion). Bei langzeitiger Einnahme tritt eine meist reversible Atrophie des Endometriums ein.

- **exogene Hormonzufuhr:**
  - **Östrogene**: Hyperplasie
  - **Progesteron**: Atrophie (starre Sekretion)
  - **hormonelle Kontrazeption (Pille)**: je nach Zusammensetzung Störung des regelhaften Aufbaus und der sekretorischen Umwandlung des Endometriums

Gelegentlich kommen abnorme gynäkologische Blutungen auch bei Dysfunktion der *Nebenniere* und der *Schilddrüse*, bei *psychischen Störungen*, sowie im Rahmen von *Allgemeinerkrankungen* (Herz-Kreislauf-Dekompensation, Hypertonie, Thrombopenie etc.) vor.

3. andere Ursachen

3.6 Myometrium

Myometrium

3.6.1 Hyperplastische und tumorartige Läsionen

3.6.1.1 Myohyperplasie

Myohyperplasie

Die Myophyperplasie führt zur Vergrößerung der Gebärmutter durch eine diffuse Verdickung des Myometriums auf mehr als 2,5 cm. Sie ist häufig mit einer *Adenomyosis* kombiniert und tritt gehäuft bei Multiparae auf.

- **Wanddicke des Uterus** >2,5 cm
  - oft bei Adenomyose
  - gehäuft bei Multiparae

3.6.1.2 Adenomyosis und Adenomyom

Die **Adenomyosis uteri**, früher *Endometriosis interna*, ist eine Durchsetzung des meist hyperplastischen Myometriums mit wechselnd großen Endometriumsinseln, bestehend aus z.T. zystisch ausgeweiteten Drüsenschläuchen, umgeben von zytogenem Stroma (*Differentialdiagnose* zum infiltrierenden Endometriumkarzinom: bei diesem kein Stroma, nur Drüsenanteile). Die häufige Erkrankung tritt vorwiegend bei Multiparae zwischen dem 30. und 50. Lebensjahr auf (Endometriosis externa in jüngeren Jahren). Der Uterus zeigt eine diffuse Vergrößerung, die Hinterwand ist bevorzugt. Auf der Schnittfläche finden sich im grobfaszikulär gebauten Myometrium bis wenige Millimeter im Durchmesser haltende Zystchen, welche von schokoladeartigem Inhalt erfüllt sind. Die Endometrioseinseln können den zyklischen Veränderungen unterliegen oder aber nur Proliferationszeichen erkennen lassen, auch wenn das Endometrium sekretorisch transformiert ist.

Adenomyosis uteri = innere Endometriose

- Verlagerung von Endometriumsdrüsen und -stroma in das hyperplastische Myometrium
  - Gipfel: 30.–50. Lebensjahr
  - meist Hinterwand betroffen
  - Schnittfläche grobfaszikulär mit kleinen Zystchen mit braunem Inhalt
  - Dysmenorrhoe
  - Metrorrhagie

Während der Menstruation kommt es zu krampfartigen Schmerzen *(Dysmenorrhoe)* und verlängerten Blutungen *(Menorrhagie)* wegen der durch die Endometrioseinseln beeinträchtigten Kontraktionsfähigkeit des Uterus. Als Entstehungsursache wird ein Tieferwachsen des Endometriums angenommen.

Adenomyom
- **umschriebene knotenartige Bildung**
- **Adenomyosis und Endometriosis externa oft gleichzeitig**

Beim **Adenomyom** ist die Endometriose in Form myomartiger, umschriebener Bildungen im Uterus entwickelt.
Obwohl zwischen *Adenomyosis* und *Endometriosis externa* kein histogenetischer Zusammenhang besteht, findet sich in etwa einem Drittel der Fälle gleichzeitig eine Beckenendometriose.

Tumoren

3.6.2 Tumoren

Leiomyom

3.6.2.1 Leiomyom

⇒

Leiomyome sind die **häufigsten Tumoren der Gebärmutter** und finden sich bei etwa 25 % aller Frauen jenseits des 30. Lebensjahres. *Histogenetisch* leiten sie sich von einer *Muskelzelle* (monoklonal) des Myometriums (oder der Gefäßwände?) ab.

- singulär: Myoma uteri
- **oft multipel: Uterus myomatosus**

Nach der Menopause werden sie oft kleiner, so daß hormonelle Faktoren für die Entstehung angenommen werden. Sie können einzeln *(Myoma uteri)* oder multipel *(Uterus myomatosus)* auftreten. Kleinste Myome werden als *Myomkeime* bezeichnet.

- **Lokalisation:**
- meist Corpus
- seltener Zervix, Ligg. lata, Tuben
- subserös
- intramural
- submukös
- oft beträchtliche Größe
- Blutungsursache
- Sterilitätsursache

Die häufigste **Lokalisation** ist das *Corpus uteri*, seltener die *Zervix*, gelegentlich finden sich Myome auch im Ligamentum latum und in den Tuben. Sie können *subserös* unter dem Peritoneum (konservative Operation evtl. möglich), *intramural* im Myometrium oder unter der Schleimhaut *(submukös)* entwikkelt sein. Myome können beträchtliche Ausmaße erreichen (bis zu 10 cm Durchmesser und mehr) und so zu einer mächtigen Vergrößerung und Verformung des Uterus führen. Über submukösen Myomen kommt es zur Atrophie und Exulzeration der darüberliegenden Schleimhaut (Blutungsursache, Sterilitätsursache). Gestielte submuköse Myome können in die Scheide geboren oder durch Stieldrehung hämorrhagisch infarziert werden.

- **häufig regressive Veränderungen:**
- Degeneration
- Verkalkung
- Nekrose u. a.

Myome sind scharf begrenzt, derb-elastisch, auf der Schnittfläche grau-weiß und grob-faszikulär gebaut. Sie können zahlreichen **regressiven Veränderungen** unterliegen: hyaline, myxoide und zystische Degeneration, Verkalkung, Nekrose, Verfettung. Auch während der Gravidität können Myome degenerieren und das Gewebe durch Hämolyse blutig imbibiert und so düsterrot verfärbt werden (rote Degeneration). **Komplikationen** sind Entzündungen des Endometriums und Uterusruptur bei Geburten.

- **Komplikationen:**
- Uterusruptur bei Geburt
- maligne Entartung extrem selten
- **Histologie:**
- wechselnd zellreich
- evtl. bindegewebsreich: Leiomyofibrom oft hyalinisiert

Histologisch sind die Leiomyome aus Bündeln glatter Muskulatur mit uniformen länglichen Kernen aufgebaut. Sie können wechselnd zellreich und oft ausgedehnt fibrosiert sein **(Leiomyofibrom)**.

Eine maligne Entartung *(Leiomyosarkom)* ist außerordentlich selten (0,5 %).

Leiomyosarkom

3.6.2.2 Leiomyosarkom

- selten: 1,5 % maligner Uterustumoren
- meist diffus im Myometrium

Die Hälfte aller Sarkome der Gebärmutter, die nur etwa 3 % aller maligner Tumoren des Uterus insgesamt ausmachen, sind Leiomyosarkome. Sie entwikkeln sich nur sehr selten aus gutartigen Leiomyomen, i. d. R. entstehen sie diffus als primäres Malignom des Myometriums, meist um das 50. Lebensjahr.

- **Makroskopie:**
- unscharf begrenzt
- weich
- fischfleischartig
- **Histologie:**

Makroskopisch unterscheiden sie sich von den gutartigen Leiomyomen durch ihre unscharfe Begrenzung und weiche, fischfleischartige Konsistenz. Sie sind meist größer und zeigen umfänglichere Nekrosen und Blutungen.
Histologisch sind die Leiomyosarkome aus spindeligen Zellen mit reichlich eosinophilem Zytoplasma aufgebaut, die Kerne sind oval. Die Zell- und Kernatypien sind häufig nicht besonders ausgeprägt.

Praxishinweis

⇒

Das *Hauptkriterium* zur Abgrenzung gegenüber zellreichen, gutartigen Leiomyomen ist die **Anzahl der Mitosen**: finden sich *mehr als 10 Mitosen* pro 10 HPF, liegt ein Leiomyosarkom vor.

- **Prognose:** 5-JÜR 30 %

Es kommt häufig und früh zu Gefäßeinbrüchen mit lymphogenen und hämatogenen Metastasen. Die 5-Jahres-Überlebensrate beträgt etwa 30 %.

3.6.2.3 Weitere Tumoren des Uterus

Weitere Tumoren

1. Seltene primäre Uterustumoren

Seltene **primäre Tumoren** im Uterus, die differentialdiagnostisch erwogen werden müssen, sind maligne Melanome, Chorionkarzinome, Lymphome, Hämangiome, Angiosarkome und andere.

2. Metastasen
- meist von
  - **Urogenitaltrakt**
  - **Gastrointestinaltrakt**
  - **Mamma**

Häufiger sind **metastatische Absiedlungen**, vor allem von Primärtumoren des Genitaltrakts (Ovar, Tube, Endometriumkarzinom in die Zervix; Zervixkarzinome in das Endometrium), seltener von Primärtumoren in anderen Organen (Blase, Gastrointestinaltrakt und Mamma).

4. Vagina und Vulva

4.1 Vagina

Vagina

4.1.1 Funktionelle Morphologie

Funktionelle Morphologie

- **während Geschlechtsreife: Döderlein-Bazillen**
  - bewirken saures Scheidenmilieu (pH 4,5)
  - chemischer Schutz
- **vielschichtiges Plattenepithel:** mechanischer Schutz

Die Vaginalschleimhaut zeigt Längs- und Querfalten **(Rugae)** und ist von einem nicht verhornten Plattenepithel überkleidet. Sie enthält keine Drüsen (somit keine Schleimhaut im strengen Sinn), ihre Feuchtigkeit ist durch Transsudation und durch den Zervikalschleim bedingt. Die Intermediärzellen des Plattenepithels enthalten reichlich Glykogen, das durch die physiologischen **Laktobazillen (Döderlein-Stäbchen)** zu Milchsäure metabolisiert wird. Das dadurch bedingte *saure Milieu (pH 4,5)* und die Mehrschichtigkeit des Epithels bilden während der Geschlechtsreife einen chemischen und mechanischen Schutz gegen eine Besiedlung durch pathogene Keime.

- **Vaginalhaut ist Zielorgan für Steroidhormone:**
  - höchste Ausreifung präovulatorisch

Das Vaginalepithel wird durch Steroidhormone beeinflußt: *Östrogene* führen zur völligen Ausreifung bis zur Stufe der Superfizialzellen (Maximum präovulatorisch), *Progesteron* hingegen verhindert die völlige Ausreifung, so daß in der Corpus-luteum-Phase vorwiegend Intermediärzellen im Vaginalabstrich gefunden werden.

Praxishinweis: Hormonalzytologie

Hormonalzytologie. Durch wiederholte zytologische Untersuchung von Abstrichen der seitlichen Vaginalwand (hier nur geringe entzündliche Störfaktoren), lassen sich die zyklische Ovarialfunktion bzw. -störungen charakterisieren.

- verminderte Resistenz in Kindheit und Senium

Vor der Menarche und nach der Menopause ist das Vaginalepithel dünn und besteht nur aus Basal- und Parabasalzellen und bietet daher mechanischen und entzündlichen Noxen wenig Widerstand.

4.1.2 Fehlbildungen, Zysten

4.1.2.1 Kongenitale Anomalien

Angeborene Fehlbildungen

1. Aplasie

Die **Aplasia vaginae** ist eine Hemmungsfehlbildung der Müller-Gänge und meist mit anderen Fehlbildungen kombiniert.

- **Mayer-Rokitansky-Küster-Syndrom**

Beim **Mayer-Rokitansky-Küster-Syndrom** z.B. besteht zusätzlich eine Hypo- oder Aplasie des Uterus und der Tuben, evtl. auch Nieren-, Gefäß- und Skelettfehlbildungen. Die Ovarien und die sekundären Geschlechtsorgane sind normal, es besteht eine primäre Amenorrhoe.

2. Vagina duplex, septa

Bei der **Vagina duplex** bzw. der **Vagina septa** liegt eine komplette oder partielle **Septierung** in der Längsrichtung durch fehlerhafte Vereinigung der Müller-Gänge vor.

3. Vaginalatresie:
- **Hämatokolpos**
- **Hämatometra**
- **Hymenalatresie**

Die **transversale Septierung**, die in jeder Höhe des Vaginalkanals ausgebildet sein kann, führt bei komplettem Verschluß **(Vaginalatresie)** zum Ausbleiben der Menarche, es kommt zum Rückstau des Menstruationsblutes mit einer **Hämatometra** und einem **Hämatokolpos**. Diese Symptomatik besteht auch bei der **Hymenalatresie**.

4.1.2.2 Zysten

Zysten

1. konnatale Zysten
- aus Resten von Müller- und Wolff-Gang

- **Angeborene Zysten** können aus Resten des Müller-Epithels *(paramesonephroide Zysten)* oder aus Resten des Wolff-Ganges *(mesonephroide = Gartner-Gang-Zysten)* entstehen. Erstere sind in der Medianebene lokalisiert und von schleimbildendem Zylinderepithel ausgekleidet, letztere in der seitlichen Vaginalwand gelegen und von kubischem Epithel ohne Schleimbildung ausgekleidet. Weiters können paraurethrale Drüsen (Skene-Drüsen) und Endometrioseinseln zystisch ausgeweitet sein.

2. traumatische Epithelzysten

• **Traumatische Epithelzysten** können sich nach operativen Eingriffen oder Verletzungen durch Verlagerung von Plattenepithel in das darunterliegende Bindegewebe bilden.

3. entzündliche Zysten
- bei Colpitis emphysematosa

• **Entzündliche Zystchen** entstehen im Rahmen der gelegentlich in der Gravidität vorkommenden *Colpitis emphysematosa* durch Bildung von subepithelialen, mit CO_2 gefüllten Bläschen, die von Fremdkörpergranulationsgewebe umgeben sind.

Entzündungen

4.1.3 Entzündungen

Kolpitis

Entzündungen der Scheide **(Vaginitis, Kolpitis)** sind häufig und können durch Bakterien, Viren, Pilze und nicht-infektiöse Noxen wie Traumen, Fremdkörper oder einen Prolaps des Uterus hervorgerufen werden.

1. akute Kolpitis
• klinisch **Fluor**

Die **akute Kolpitis** ist durch Rötung und Schwellung der Schleimhaut mit Epitheldesquamation und einem serösen bis eitrigen *Fluor* gekennzeichnet (Erreger u. a. Staphylo- und Streptokokken, E. coli).

Gelegentlich sind Schleimhauterosionen, Blasenbildung *(Colpitis vesiculosa)* und pseudomembranös-nekrotisierende Entzündungen (**Vaginaldiphtherie** bei Wöchnerinnen und Neugeborenen) zu beobachten.

2. STD:
• **gonorrhoeische Vaginitis** vorwiegend bei Kindern

Die häufige **gonorrhoische Infektion** des Genitaltrakts zeigt während der Geschlechtsreife in der Vagina nur gering Veränderungen, da diese durch das hoch aufgebaute, geschichtete Plattenepithel relativ resistent ist, kann aber bei Kindern zu schweren Entzündungen führen.

• **„klassische" Geschlechtskrankheiten**
- selten

Die anderen, früher als klassische Geschlechtskrankheiten bezeichneten Entzündungen (Lues, Ulcus molle, Lymphogranuloma venereum, Granuloma inguinale) betreffen vorwiegend die Vulva, seltener die Vagina.

Heute werden obige Erkrankungen zusammen mit den folgenden, ebenfalls sexuell übertragbaren Infektionen unter dem Begriff der *STD (sexually transmitted diseases)* zusammengefaßt.

Praxishinweis: Erreger

⇨

- fischartiger Geruch

Ein sehr häufiger Erreger ist Gardnerella vaginalis (früher: Haemophilus vaginalis), der für etwa 90 % der nicht-spezifischen Kolpitiden verantwortlich ist. Die Entzündung ist von einem fischartigen Geruch begleitet, der durch Beigabe von 10 %iger Kalilauge zu einer Sekretprobe noch verstärkt werden kann.

- clue-cells im Abstrich

Im Vaginalabstrich finden sich typische Schlüsselzellen *(clue-cells)*, das sind Epithelzellen, die von den kurzen gramnegativen Stäbchen dicht bedeckt sind.

• **Soor (Candida albicans)**
- weiße bröckelige Beläge
- im Ausstrich Oidien und Hyphen

• Die weitaus *häufigste Pilzinfektion* der Scheide wird durch **Candida albicans (Soor)** hervorgerufen und ist durch dicke, weiße, bröckelige Beläge gekennzeichnet. Im Abstrich finden sich Blastosporen (Oidien), die sich durch Sprossung vermehren, sowie die sich nur scheinbar verzweigenden schlauchartigen, doppelkonturierten Hyphen (Pseudomyzelien).

• **Trichomonas vaginalis**
- Eigenbeweglichkeit im Nativpräparat
- grünlich-gelblicher schaumiger Fluor

• Eine weitere häufige Ursache für Scheidenentzündungen ist das einzellige Protozoon **Trichomonas vaginalis**. Die birnenförmigen Einzeller messen 15–30 μm im Durchmesser und zeigen im Nativpräparat eine lebhafte Eigenbewegung durch Geißeln (Flagellae). Der Fluor ist charakteristischerweise grünlich-gelblich und schaumig.

• **HPV** Kondylome

• Das **humane Papillomavirus (HPV)** führt zu ähnlichen Veränderungen wie an der Zervix.

• **weitere Erreger** von STD:
- Mykoplasmen
- Chlamydien

• **Weitere Erreger** von STD sind *Mykoplasmen* und *Chlamydien*.

3. nicht- infektiöse Ursachen
- IUD u. a.

Nicht-infektiöse Entzündungen können durch mechanische, thermische, chemische und aktinische Reize hervorgerufen werden (Pessare, Bestrahlung, Vaginalspülungen etc.).

4. chronische Kolpitis
- bei atropher Vaginalhaut
- Colpitis senilis

Die **chronische Kolpitis** tritt bei atrophischer Vaginalschleimhaut meist im Senium auf *(Colpitis senilis, Colpitis vetularum)*, in deren Folge es nach ulzerösen Schleimhautveränderungen auch zu Verwachsungen mit Verlötung der Fornices kommen kann *(Colpitis adhaesiva)*.

- Colpitis vetularum
- Colpitis adhaesiva

4.1.4 Vaginaltumoren

4.1.4.1 Gutartige Tumoren und tumorartige Läsionen

Benigne Vaginaltumoren

Fibroepitheliome sind polypöse Gebilde, die histologisch von einem z.T. verbreiterten Plattenepithel überkleidet sind und einen fibrösen, oft chronisch entzündlich infiltrierten bindegewebigen Grundstock aufweisen.
Sog. **Granulationsgewebspolypen** treten meist nach vaginaler Uterusexstirpation auf und bestehen aus kapillarreichem, entzündlich infiltriertem Granulationsgewebe *(Caro luxurians)*.
Die durch HPV hervorgerufenen spitzen Kondylome **(Condylomata acuminata)** gleichen denen an der Zervix und Vulva.

1. tumorartige Veränderungen
- **Fibroepitheliom**
- **Granulationsgewebspolyp**
  - nach Op.
- **HPV-Kondylome**

Gelegentlich finden sich in der Vagina auch **Leiomyome**, **Fibrome**, **Rhabdomyome** und die vermutlich von den Schwann-Scheidenzellen ausgehenden **Granularzelltumoren**. Auf das Vorkommen von **Endometrioseinseln** und **-zysten** wurde bereits hingewiesen (Abschn. 1.3.4).

2. benigne Tumoren
- Leiomyom
- Fibrom u.a.

3. Endometriose

4.1.4.2 Vaginalkarzinom und seine Vorstufen

Vaginalkarzinom

Dem Plattenepithelkarzinom der Vagina gehen präinvasive Vorstufen voraus, die als **vaginale intraepitheliale Neoplasien (VAIN)** bezeichnet werden, histologisch den zervikalen intraepithelialen Neoplasien (CIN) gleichen und wie diese entsprechend der Schwere ihrer Atypie in *3 Grade* unterteilt werden (s. Abschn. 3.4.4.2).

- **Präkanzerosen:**
vaginale intraepitheliale Neoplasien = VAIN Grad 1–3

Die seltenen **invasiven Vaginalkarzinome** machen weniger als 1% aller gynäkologischen Malignome aus. Sie treten meist in höherem Lebensalter auf und sind vorwiegend in der Hinterwand der oberen Vaginalabschnitte lokalisiert. Makroskopisch können sie papillär-exophytisch oder diffus-infiltrierend wachsen und zeigen gelegentlich Kontaktmetastasen an der gegenüberliegenden Vaginalwand.
Histologisch handelt es sich in 95% um oft **verhornende Plattenepithelkarzinome**, selten um **Adenokarzinome**, die von persistierenden Resten des Müller- oder Gartner-Ganges ausgehen. Drüsige Strukturen (Adenosen) und klarzellige Adenokarzinome in der Vagina wurden in den USA bei jungen Frauen beobachtet, deren Mütter in der Schwangerschaft das künstlich hergestellte Hormon Diäthylstilböstrol einnahmen.

- **invasives Vaginalkarzinom**
  - selten, höheres Alter
  - oben/hinten
  - exo-/endophytisch
- **Histologie:**
  - meist Plattenepithelkarzinome, oft verhornend
  - Adenokarzinome selten

Staging (Tab. 37–5). Karzinome, die sowohl Zervix als auch die Vagina betreffen, werden den *Zervixkarzinomen* zugezählt.

Tab. 37-5: TNM- und FIGO-Klassifikation des Vaginalkarzinoms

TNM-Kategorien	FIGO-Stadien	
Tx	–	Primär-TU kann nicht beurteilt werden
T0	–	Primär-TU unbekannt
Tis	0	Carcinoma in situ
T1	I	TU begrenzt auf die Vagina
T2	II	TU infiltriert paravaginales Gewebe, reicht nicht bis zur Beckenwand
T3	III	TU erreicht die Beckenwand
T4	IVA	TU infiltriert Mukosa der Blase oder des Rektums oder überschreitet die Grenze des kleinen Beckens
M1	IVB	Fernmetastasen

TU = Tumor, **LK** = Lymphknoten
Nx = regionäre LK nicht beurteilbar, **N0** = keine regionären LK befallen, **N1** = unilateral befallene LK (Tumor im oberen $^2/_3$ der Vagina: Becken-LK, Tumor im unteren Drittel der Vagina: inguinale LK befallen, **N2** = bilateral befallene LK (Becken- bzw. inguinale LK)

- Harnwegskomplikationen
- Urämie

Nach Überschreiten der Organgrenzen kommt es relativ früh zu Komplikationen mit Vesiko-, Rektovaginalfisteln, Urethrastenosen mit aufsteigenden Harnwegsinfektionen und Urämie.

Maligne mesenchymale Tumoren

4.1.4.3 Maligne mesenchymale und weitere Tumoren

- **embryonales Rhabdomyosarkom**

• Das **Sarcoma botryoides** *(embryonales Rhabdomyosarkom)* ist ein gelappter traubenartiger polypöser weicher Tumor, der meist vor dem 5. Lebensjahr auftritt, die Vagina meist ganz ausfüllt und aus der Vulva vorquillt. **Histologisch** findet sich unreifes spindeliges mesenchymales Geschwulstgewebe, meist mit Ausbildung von quergestreiften Muskelzellen. Die Prognose ist *schlecht.*

Weitere maligne Tumoren

Selten treten bei Erwachsenen Fibromyosarkome, Angiosarkome und maligne Müller-Mischtumoren auf.

- **Melanome**

• Gelegentlich kommen **Melanome** in der Vagina vor.

- **Metastasen,** meist vom Urogenitaltrakt

• Häufiger als primäre Vaginalkarzinome sind **Metastasen** von Primärtumoren der Zervix, des Endometriums, der Ovarien und der Nieren sowie von Chorionkarzinomen des Uterus.

Vulva

4.2 Vulva

4.2.1 Funktionelle Morphologie, Fehlbildungen, Zysten

- **Histologie:**
- Plattenepithel
- Talgdrüsen
- gute Blut- und Lymphgefäßversorgung

Die Labia maiora sind außen von verhornendem Plattenepithel überkleidet, unter dem sich Fettgewebe, Haarfollikel und Talgdrüsen finden. Im Bereich des *Introitus* werden die Epidermis und das Stratum corneum dünner, unter dem Epithel der Labia minora finden sich nur noch Talgdrüsen, aber keine Haarfollikel. Der Hymen zeigt außen ein leicht verhornendes, innen ein nicht verhorntes Plattenepithel.
Die Vulva ist reich an Blutgefäßen und zeigt ein dichtes Netz von Lymphgefäßen, wobei der **Lymphabfluß** nicht nur in die *ipsilateralen*, sondern auch die *kontralateralen* Lymphknoten erfolgt.

- **Lymphabfluß ipsi- und kontralateral**

Fehlbildungen
- **Klitorishypertrophie**
- **Hymenalatresie**

Fehlbildungen. Im Rahmen genetischer und endokriner Störungen kann es zur *Klitorishypertrophie* kommen (z.B. adrenogenitales Syndrom = AGS). Bei vollständigem Verschluß der Vagina durch ein *Hymen imperforatus (Hymenalatresie: Gynatresia externa)* kommt es bei Menstruationsbeginn zur Ausbildung eines Hämatokolpos, evtl. auch einer Hämatometra und Hämatosalpinx.

Zysten
- **Bartholin-Zysten**

Zysten. Die häufigste Zystenbildung im Bereich der Vulva tritt infolge eines entzündlichen Verschlusses des Ausführungsganges der **Bartholin-Drüsen** und dadurch bedingten Sekretstaus auf.

Seltener finden sich *Plattenepithelzysten* (meist traumatisch, z.B. nach Episiotomie), *Schleimzysten* und *mesonephrogene Zysten* aus Resten des distalen Wolff-Ganges (Gartner-Gang).

Vulvitis

4.2.2 Entzündungen, venerische Infektionen

- **wie Entzündungen der Haut**

An der Vulva können alle entzündlichen Erkrankungen der Haut vorkommen. Am häufigsten sind dies ekzematöse Entzündungen nach lokaler Reizeinwirkung (medikamentös, mechanisch, allergisch) und seborrhoische Keratosen. Eine **Vulvitis** im engeren Sinne kann durch alle jene Erreger hervorgerufen werden, die bei den Entzündungen der Scheide (s. Abschn. 4.1.3) besprochen wurden.

1. akute/chronische Vulvitis
- Fluor
- Pruritus
- Hyperkeratose

• Die **akute Vulvitis** ist durch Schwellung und Rötung, evtl. durch eitrige Exsudation *(Fluor)* und Juckreiz *(Pruritus)* gekennzeichnet.
• Bei der **chronischen Vulvitis** kann eine diffuse oder papilläre Hypertrophie der Haut mit Hyperkeratose (Leukoplakie), gelegentlich auch eine Atrophie des Epithels mit subepithelialen lymphozytären Infiltraten gefunden werden.

2. gonorrhoeische Vulvitis
- vorwiegend bei Kindern
- aufsteigende Harnwegsinfektion

3. Bartholin-Abszeß

• Die **gonorrhoeische Vulvovaginitis** tritt häufiger bei Kindern auf (geringe Resistenz des dünnen Epithels). Beim Erwachsenen verläuft sie häufig mit Beteiligung der Urethra (aszendierende Harnwegsentzündung!), der paraurethralen Skene-Drüsen und häufig auch der Bartholin-Drüsen mit Ausbildung von Abszessen *(Bartholinitis)*, die durch Zystenbildung ausheilen.

• **Lues (Syphilis).** *Erreger:* Treponema pallidum. *Primäraffekt* ist das *Ulcus durum* **(harter Schanker)**, meist an der Innenseite der großen und kleinen Labien. 2–5 Monate später (Sekundärstadium) entwickeln sich *Condylomata lata* vorwiegend an der hinteren Kommissur, die histologisch aus von hyperplastischem Plattenepithel überkleidetem Granulationsgewebe aufgebaut sind. Im Tertiärstadium (bis 30 Jahre später) können sich zentral nekrotische **Gummen** entwickeln.

Klassische Geschlechtskrankheiten
1. Lues (Syphilis)
• **Ulcus durum**
• **Condyloma latum**
• **Gummen**

• **Ulcus molle (weicher Schanker).** *Erreger:* Haemophilus ducreyi. Unregelmäßige, am Rand unterminierte, sehr schmerzhafte Geschwüre an den Labien, von Granulationsgewebe umgeben.

2. Ulcus molle

• **Lymphogranuloma venereum.** *Erreger:* Chlamydia lymphogranulomatis. Kleine schmerzlose Ulzera als Primärläsion, die von einer massiven eitrigen inguinalen Lymphadenitis gefolgt werden. Einschmelzung der Lymphknoten mit Haut- und Darmfisteln, nach Jahren Narbenstrukturen und Lymphstauungen (Elephantiasis der Anogenitalregion = Esthiomene).

3. Lymphogranuloma venereum

• **Granuloma inguinale.** *Erreger:* Calymmatobacterium granulomatis. Chronische, über Jahre verlaufende Ulzera an Genital- und Perigenitalregion. Histologisch in Granulationsgewebe Histiozyten mit Donovan-Körperchen (Erreger in Vakuolen). Pseudokarzinomatöse Proliferation des umgebenden Plattenepithels.

4. Granuloma inguinale

Weitere sexuell übertragbare Erkrankungen sind **Virusinfektionen** der Vulva:
• Einige Typen des sexuell übertragenen **Humanpapillomavirus (HPV)** haben eine spezielle Affinität zum Plattenepithel des Genitaltrakts und führen an der Vulva zu typischen **Condylomata acuminata** (spitze Kondylome = Feigwarzen). Diese rötlichen, baumartig verästelten papillomatösen Wucherungen des Plattenepithels mit oberflächlicher Verhornung finden sich multipel an den Labien, der Klitoris und der Perigenitalregion. Die Kondylome der Vulva entarten im Gegensatz zu denen an der Zervix nur selten maligne.

Virusinfektionen
1. HPV: Condylomata acuminata = Feigwarzen:
- multiple papilläre Wucherungen in Genitalregion
- an Vulva nur selten maligne Entartung

• Das **Herpes-simplex-Virus-Typ-2 hominis** wird ebenfalls durch den Geschlechtsverkehr übertragen und führt zur Ausbildung des sehr schmerzhaften *Herpes genitalis.* Nach einer Inkubationszeit von 2–5 Tagen treten stecknadelkopfgroße intraepidermale Bläschen in gruppenförmiger Anordnung auf, die nach wenigen Tagen vereitern und durch Krustenbildung abheilen. *Histologisch* und *im zytologischen Ausstrichpräparat* finden sich vielkernige Riesenzellen mit milchglasähnlicher Struktur des Kernchromatins, z.T. auch mit intranukleären Einschlußkörperchen.

2. Herpes genitalis
- schmerzhaft

• **Histologie:**
- Riesenzellen

• Das **Molluscum contagiosum** ist durch multiple kleine Papeln mit zentralen, von gelatinösen Massen erfüllten Hohlräumen charakterisiert. *Histologisch* findet sich eine starke Verbreiterung des Epithels, im Zentrum sind die Zellen von Einschlußkörperchen erfüllt.

3. Molluscum contagiosum
• **Histologie:**
- Epithelverbreiterung

Die häufigste **mykotische Entzündung** der Vulva wird durch **Soor (Candida albicans)** hervorgerufen und ist durch konfluierende weißliche Beläge auf der stark entzündlich geröteten und z.T. exzemartig veränderten Haut gekennzeichnet. Die Sproß-Pilze sind *histologisch* und *zytologisch* in Form der Hyphen und Oidien nachweisbar.

Pilzinfektionen
• **Soor**

• **Histologie:**
- Hyphen, Oidien

4.2.3 Gutartige epitheliale Läsionen

Benigne Vulvaläsionen

Lichen sclerosus *(atrophische Dystrophie)* ist eine gutartige Veränderung der Haut der Vulva, die meist im mittleren Lebensalter auftritt und vermutlich durch endokrine Störungen bedingt ist. Makroskopisch finden sich konfluierende perlmuttartig glänzende Plaques mit fehlender Hautfelderung. In schweren Fällen kommt es zur Schrumpfung und pergamentpapierartigen Verdünnung der Haut. Es besteht starker Juckreiz *(Pruritus)*, wobei es durch Kratzen häufig zu Epitheldefekten mit Entzündung kommt. *Histologisch* findet sich eine hochgradige Atrophie der Haut mit verstrichenem Papillarkörper, subepithelial eine Schichte homogenisierten ödematösen kollagenen Bindegewebes, darunter eine lymphozytäre Infiltration. Die Veränderung wird klinisch als **Craurosis vulvae** bezeichnet.

1. Lichen sclerosus
- mittleres Alter, endokrin?
- perlmuttartig glänzende geschrumpfte, papierdünne Haut
- Juckreiz, Erosionen
- Entzündungen
- gutartig
• **Histologie:** Atrophie der Haut

- klinisch: **Craurosis vulvae**

Die **Plattenepithelhyperplasie** *(hyperplastische Dystrophie)* ist makroskopisch durch eine Verdickung der Haut mit oberflächlich starker Verhornung gekennzeichnet. Der Papillarkörper kann verbreitert sein, das anhaftende Stroma dicht chronisch entzündlich infiltriert. Diese Veränderung imponiert klinisch als **Leukoplakie** (weißer Fleck, *Differentialdiagnose:* verhornendes Plattenepithelkarzinom!).

2. Plattenepithelhyperplasie

- klinisch: **Leukoplakie**

oft gemeinsames Auftreten von Lichen und Hyperplasie

Lichen sclerosus und Plattenepithelhyperplasie können an verschiedenen Stellen der Vulva gleichzeitig auftreten *(gemischte Dystrophie)*.

Bezüglich anderer Dermatosen, wie Leukoderma, Vitiligo, Depigmentierung nach Strahleneinwirkung oder bei Narben, chronische Dermatididen s. Kap. XXIII Haut.

Gutartige Tumoren

4.2.4 Gutartige Tumoren und tumorartige Läsionen

- **Plattenepithelpapillom**
- selten

Neben **Condylomata acuminata** werden selten auch echte **Plattenepithelpapillome** der Vulva beobachtet. Dies sind meist solitäre warzenartige Bildungen mit spärlich Stroma und verbreitertem Epithel, die nur selten maligne entarten.

- **Hidradenom** (von Schweißdrüsen)
- **DD:** Adenokarzinom!

Das **Hidradenom** ist eine meist unter 2 cm große, gutartige Neoplasie der apokrinen Schweißdrüsen, vorwiegend an den großen Labien. Es ist *histologisch* aus drüsigen Strukturen aufgebaut, die Epithel- und Myoepithelzellen erkennen lassen und so von einem Adenokarzinom zu unterscheiden ist.

- **Granularzelltumor**
- **andere mesenchymale Tumoren**
- **Endometriose**

Gelegentlich werden auch **Granularzelltumoren** und gutartige mesenchymale Tumoren (**Hämangiome, Fibrome, Leiomyome** u.a.) an der Vulva beobachtet.
Eine **Endometriose** kommt selten auch im Bereich der Vulva vor und imponiert als bläulich-roter, evtl. zystischer subkutaner Knoten, vor allem in Operationsnarben (z.B. nach Episiotomie). *Histologisch* entsprechen die ektopischen Schleimhautinseln dem üblichen Bild.

- **akzessorisches Mammagewebe** (Milchleiste)

Akzessorisches Mammagewebe kann ein- oder beidseitig vorwiegend im Bereich der großen Labien (distales Ende der Milchleiste) als tumorartiger Knoten in Erscheinung treten, der histologisch regulärem Mammaparenchym entspricht.

Maligne Tumoren

4.2.5 Bösartige Tumoren

Vulvakarzinom

4.2.5.1 Vulvakarzinom und seine Vorstufen

1. Präkanzerosen:
- **VIN I-III**

Ähnlich wie an der Zervix und der Vagina gehen dem Vulvakarzinom präinvasive Vorstufen voraus: **vulväre intraepitheliale Neoplasien (VIN)**, 3 Grade (Tab. 37–6).

Früher wurden Carcinomata in situ des verhornten Epithels als **M. Bowen**, solche des nicht verhornten Epithels als **Queyrat-Erythroplasie** bezeichnet Die **bowenoide Papulose** ist eine dermatologische Bezeichnung für eine vorwiegend bei jungen Frauen auftretende knötchenförmige Veränderung, die histologisch einer VIN entspricht).

- **Risikofaktoren:**
- Entzündungen, STD
- bes. HPV

2. M. Paget
- **intraepidermales Karzinom**
- in einem Teil der Fälle gleichzeitig **invasives Karzinom anderer Lokalisationen**

Wie für das Zervix- sind auch für das Vulvakarzinom chronische Entzündungen, STD und besonders Virusinfektionen (HPV) prädisponierend.
Der **Morbus Paget** der Vulva ist, wie jener der Mamilla, durch große runde bis ovale hellplasmatische Tumorzellen gekennzeichnet, die in den basalen Lagen, gelegentlich auch in höheren Schichten der Epidermis nachweisbar sind. In einem Teil der Fälle findet sich ein gleichzeitig vorliegendes invasives Karzinom der ableitenden Harnwege, der Bartholin-Drüsen, des Rektums oder anderer Lokalisationen, so daß in diesen Fällen eine intradermale Migration von Tumorzellen eines darunterliegenden Primärtumors angenommen wird. In einem großen Teil der Fälle liegt jedoch ein isolierter M. Paget der Vulva vor, der als intraepitheliale Neoplasie aufzufassen ist, die in ein invasives Karzinom übergehen kann.

3. invasives Vulvakarzinom
- **5% aller Genitalkarzinome, höheres Alter**
- **Lokalisation:**
- große/kleine Labien
- Klitoris, Bartholin-Drüsen
- **makroskopisch – 4 Wuchsformen:**
- oberflächlich-flach
- exophytisch
- endophytisch
- Mischformen

Invasive Karzinome der Vulva machen etwa 5% aller malignen Tumoren des weiblichen Genitaltrakts aus. Sie treten meist im fortgeschrittenen Lebensalter auf und werden daher zunehmend häufiger beobachtet. Die häufigsten **Lokalisationen** sind die großen Labien, die Klitoris, die kleinen Labien, gelegentlich auch die Bartholin-Drüsen.
Entsprechend ihrer **makroskopischen** Wuchsform werden folgende Typen unterschieden:
- *oberflächliche* Karzinome (10%), die als flache, häufig exulzerierte Erhabenheiten imponieren
- *exophytische* Karzinome (40%), die in knotiger oder papillomatöser Form vorliegen können
- *endophytische* Karzinome (45%), die häufig exulzeriert sind
- *Mischformen* (exo-endophytische Karzinome).

Tab. 37-6: Klassifikation der Dystrophien und vulvären intraepithelialen Neoplasien (VIN)

Dystrophien der Vulva*	VIN
1. hyperplastische Dystrophie	VIN I = leichte Dysplasie
2. atrophische Dystrophie (Lichen sclerosus)	VIN II = mittelgradige Dysplasie
3. Mischformen (Lichen sclerosus mit fokaler Hyperplasie)	VIN III = schwere Dysplasie (Carcinoma in situ)
	Sonderformen: - atypische Kondylome - Morbus Paget - Morbus Bowen - Erythroplasie Queyrat

* wenn die Dystrophien Zellatypien aufweisen, werden sie unter VIN eingeordnet

Tab. 37-7: TNM- und FIGO-Klassifikation des Vulvakarzinoms

TNM-Kategorien	FIGO-Stadien	
Tis	0	Carcinoma in situ (einschl. Sonderformen)
$T_1N_0M_0$	I	Tumor auf Vulva oder Perineum beschränkt, < 2 cm
$T_2N_0M_0$	II	Tumor auf Vulva oder Perineum beschränkt, > 2 cm
$T_3N_0M_0$ $T_{1-3}N_1M_0$	III	Tumor beliebiger Größe mit Befall der unteren Urethra oder Vagina oder Anus oder mit einseitigem Befall der regionären LK
$T_4N_{0-2}M_0$ $T_{1-3}N_2M_0$	IV A	Tumor beliebiger Größe mit Befall der oberen Urethra oder Blasenmukosa oder Rektummukosa oder Beckenwand oder mit beidseitigem Befall der regionären LK
$T_{1-4}N_{0-2}M_1$	IV B	Fernmetastasen vorhanden

Histologisch liegen in etwa 95 % *Plattenepithelkarzinome* vor, die meist Verhornung zeigen, selten *Basalzellkarzinome, verruköse Karzinome* oder *Adenokarzinome.* Letztere gehen meist von den Bartholin-Drüsen aus.
Staging (Tab. 37–7). Nach Überschreiten der Organgrenze kommt es zur Ausbreitung auf das Perineum, die Urethra, die Vagina oder den Anus und schließlich zur Infiltration von Blase, Rektum und Beckenknochen.
Wegen des Lymphgefäßreichtums der Vulva kommt es früh zu **Metastasen** in die regionären, auch kontralateralen Lymphknoten. Gelegentlich finden sich Kontaktmetastasen an der gegenüberliegenden Vulvaseite.
Die **Prognose** ist bei negativen Lymphknoten gut: 90 % 5-Jahres-Überlebensrate. Bei Lymphknotenmetastasen sinkt sie auf ca. 30 %.

- **Histologie:**
- meist Plattenepithelkarzinom (95 %), oft verhornend
- Adenokarzinome selten (Bartholin-Drüsen)
- **Staging**: Ausbreitung auf
- Perineum
- Urethra
- Vagina, Anus
- Blase, Rektum
- knöchernes Becken
- **frühe Metastasierung!**
- **Prognose:**
- 5-JÜL 30–90 %

4.2.5.2 Maligne mesenchymale Tumoren, Melanome, Metastasen

• Folgende **Sarkome** können an der Vulva in seltenen Fällen beobachtet werden: Leiomyosarkome, Rhabdomyosarkome, malignes fibröses Histiozytom und, im Zusammenhang mit Aids, das Kaposi-Sarkom.
• Etwa 5 % aller Malignome der Vulva sind **Melanome**, das sind etwa 5 % aller Melanome der Haut.
• **Metastatische Tumoren** liegen in etwa 8 % aller Tumoren vor. Die häufigsten Lokalisationen des **Primärtumors** sind die *Zervix*, das *Endometrium*, die *Harnblase* und die *Urethra*, seltener Vagina, Mamma, Ovar, Niere, Gastrointestinaltrakt, Lunge, sowie Chorionkarzinome. Gelegentlich ist auch die Vulva im Rahmen maligner Lymphome betroffen.

Sarkome
- selten

Melanome
- 5 % aller Melanome treten an der Vulva auf

Metastasen
- des Urogenitaltrakts
- der Mamma
- des Gastrointestinaltrakts
- Zervix, Endometrium, Blase

XXXVIII. Mamma

H. Nizze

Schwerpunkt der Brustdrüsenpathologie ist das *Mammakarzinom* mit seiner morphologischen Differentialdiagnose. Andere tumorförmige Brustdrüsenerkrankungen können klinisch ein Karzinom vortäuschen, sind jedoch meist gutartig.

Praxishinweis ⇨

Mastopathie (55 %), Mammakarzinom (20 %) und Fibroadenom (15 %) stellen die häufigsten Erkrankungen dar, die bei einer Biopsie der Brustdrüse histologisch festgestellt werden.

Sonstige Mammabefunde (10 %) haben vor allem differentialdiagnostische Bedeutung.

1. Entwicklung, Anatomie

Entwicklung
Milchstreifen → Milchleiste → Mamma

Hexenmilchsekretion ist physiologisch

Mantelbindegewebe ist hormonsensibel
Mammazyklus:
- prämenstruelle Phase: Läppchenödem, Mammaschwellung
- postmenstruelle Phase

Schwangerschaft:
- Epithelhyperplasie
- Sekretion (= Laktation)

Altersinvolution:
- Epithelatrophie
- Fibrose
- Lipomatose

Anatomie
- bis zu 20 tubuloalveoläre Drüsen
- Lobuli
- Azini

Entwicklung. Die Anlage der Mamma tritt bereits in der 5. Embryonalwoche als **Milchstreifen** auf, der beidseitig bogenförmig von der Axilla bis zur Leistenregion verläuft. Davon bleibt jeweils nur der obere Teil als **Milchleiste** erhalten, aus der die späteren Brustdrüsen entstehen. Die **fetale Brustdrüse** wird unter dem Einfluß der Plazentahormone sekretionsbereit, so daß es nach der Geburt zur Bildung der sog. **Hexenmilch** kommt. Bei Mädchen vermehrt sich bis zur **Menarche** vorwiegend das *Stützbindegewebe*. Mit dem Einsetzen des Ovarialzyklus bildet sich ein hormonsensibles intralobuläres *Mantelbindegewebe* aus, das die entstehenden Drüsenendstücke umgibt und mit diesen gemeinsam zyklische Veränderungen durchmacht.
Im **Mammazyklus** führt die *prämenstruelle Phase* zu einer lobulären Hyperplasie mit Ödem des Mantelbindegewebes, die subjektiv als Schwellung und Vergrößerung der Brustdrüse wahrgenommen wird. In der *postmenstruellen Phase* bilden sich die Läppchenhyperplasie und das Mantelbindegewebsödem wieder zurück.
Während der **Schwangerschaft** kommt es zu einer erheblichen Vermehrung des Drüsengewebes mit Ausbildung sekretionsbereiter Alveolen und Weitstellung der Milchgänge, die sich nach der Laktationsperiode wieder zurückbilden.
Die **Altersinvolution** der Mamma führt zu einer fortschreitenden *Atrophie* der epithelialen Drüsenendstücke und zu einer *Fibrose* des Mantelbindegewebes. Das Stützbindegewebe kann zunächst reaktiv ebenfalls zunehmen (Fibrose), wird aber im hohen Alter meist durch Fettgewebe ersetzt *(Lipomatose)*.

Anatomie. Die Brustdrüse der Frau setzt sich aus 15–20 verzweigten tubuloalveolären Einzeldrüsen zusammen, die mit ihren Ausführungsgängen an der Mamille münden und in Stützbindegewebe eingebettet sind. Die Drüsenläppchen **(Lobuli)** enthalten einen *terminalen Milchgang* und die Drüsenendstücke *(Azini)*. Ein **Azinus** besteht aus kubischem Drüsenepithel und außen aufsitzenden Myoepithelien. Die Azini werden vom zyklisch beeinflußten Mantelbindegewebe umhüllt; zwischen den Lobuli und den Milchgängen findet sich kollagenes Stützbindegewebe.

2. Entwicklungsstörungen

Entwicklungsstörungen

- **Defektbildungen**
- **Amastie**
- **Athelie**

- **Überschußbildungen**
- **Polymastie**

• **Defektbildungen.** Das Fehlen von Drüsenkörper und Mamille wird als **Amastie** (griech. *mastos* weibliche Brust), das der Brustwarze allein als **Athelie** (griech. *thele* Brustwarze) bezeichnet. Beide Fehlbildungen können ein- oder beidseitig auftreten.
• **Überschußbildungen.** Überzählige Brustdrüsen **(Polymastie)** und Brustwarzen **(Polythelie)** entstehen durch erhalten gebliebene Anteile des embryona-

len Milchstreifens **(Mamma accessoria)**. Brustdrüsenanlagen außerhalb dieses Bereichs sind selten und werden durch Keimversprengung erklärt **(Mamma aberrata)**. Eine *akzessorische Mamma* wird am häufigsten in der *Axilla* beobachtet und meist erst durch ihre Größenzunahme in der Schwangerschaft entdeckt. Als pathologische Befunde in überzähligen Brustdrüsenkörpern werden *Mastopathien, dystope Mammakarzinome* und *Fibroadenome* diagnostiziert.

- **Polythelie**
- **Mamma aberrata**, meist in Axilla → Mastopathie, Karzinom, Fibroadenom

Praxishinweis

Die Unterscheidung zwischen *Metastasen eines primären Mammakarzinoms* (z.B. in der Axilla) und einem *dystopen Mammakarzinom* ist oft schwer zu treffen!

3. Hyperplasie der Brustdrüse

Hyperplasie

3.1 Makromastie

Makromastie

Definition. Eine Brustdrüsenmasse über 600 g bei geschlechtsreifen Frauen wird als Makromastie bezeichnet.

> 600 g/Mamma

Eine abnorme Vergrößerung der Mamma kann auftreten:
- bei normaler endokriner Stimulation: in *Pubertät* und *Schwangerschaft*
- bei *endokrinen Störungen:* Pubertas praecox, M. Cushing, Sterilität sowie bei einer *Digitalistherapie*.

Vorkommen:
- in Pubertät, Schwangerschaft
- bei endokrinen Störungen
- bei Digitalistherapie

Pathogenetisch beruht die Hyperplasie mit Vermehrung aller Brustdrüsenbestandteile meist auf einem überschießenden Wachstum bei normaler endokriner Beeinflussung oder ist Folge einer pathologischen hormonalen Stimulation.

Pathogenese

Das **histologische Bild** entspricht entweder dem jeweiligen altersgemäß normalen oder endokrin stimulierten Brustdrüsengewebe oder es stehen mesenchymale Hyperplasien (Fibrose, Lipomatose) im Vordergrund.

Histologie:
- normal oder
- Vermehrung von Drüsen-, Binde-, Fettgewebe

3.2 Gynäkomastie

Gynäkomastie

Definition. Die Vergrößerung der normalerweise infantilen männlichen Brustdrüse wird Gynäkomastie genannt.

Hyperplasie der männlichen Brustdrüse

Ihre Ursachen und Formen sind vielfältig:
- **physiologische** Formen: Neugeborenen-, Pubertäts-, Altersgynäkomastie
- **endokrine** Ursachen: Hoden-, Nebennierenrindentumor, Leberzirrhose, Hyperthyreose, Bronchialkarzinom mit paraneoplastischer Hormonproduktion, Hypogonadismus
- **medikamentös** bedingt: z.B. durch Hormontherapie bei Prostatakarzinom.

Vorkommen:
- in Pubertät, Alter
- bei hormonellen Störungen
- bei Östrogentherapie

Pathogenetisch liegen übermäßig gesteigerte hormonale sowie andere endogene oder exogene Wachstumsimpulse zugrunde. **Histologisch** findet sich meist die tubuläre Form mit Proliferation des Gangsystems und Vermehrung des Mantelbindegewebes, während die lobuläre Form mit Ausbildung von Drüsenläppchen selten ist.

Histologie:
- tubuläre Form
- lobuläre Form

4. Entzündungen

Entzündungen

4.1 Akute eitrige Mastitis

Akute eitrige Mastitis

Eine akute eitrige Mastitis entsteht vorwiegend in den ersten Wochen der Stillperiode **(Mastitis puerperalis)**, selten außerhalb der Laktation **(Mastitis nonpuerperalis)**. Die Entzündung ist *bakteriell* bedingt (Staphylo-, Streptokokken) und durch ein eitriges *Exsudat* gekennzeichnet. Die Infektion beginnt gewöhnlich an der Mamille und wird über das Gangsystem *(intrakanalikuläre Mastitis)* auf den Drüsenkörper fortgeleitet. Das in der Stillzeit von Sekret an-

- **Mastitis puerperalis**
häufigste akute eitrige Mastitis

Pathogenese:
- bakterielle Infektion
- Milchstauung

gefüllte und weitgestellte Gangsystem ermöglicht bei einer Milchstauung die Ausbreitung der Keime. Die erkrankte Brustdrüse zeigt klinisch die klassischen Kardinalsymptome der akuten Entzündung.

Histologie:
- eitriges Exsudat
- Phlegmone
- Abszesse

Abszesse heilen nur durch Narbenbildung!

Histologisch findet sich eine interstitielle eitrige phlegmonöse oder abszedierende Mastitis. Die Abheilung entstandener Abszesse ist nur durch Granulations- und Narbengewebsbildung möglich. Schrumpfende Narben können zu *Hauteinziehungen* führen und klinisch ein *Mammakarzinom* vortäuschen.

Chronische Mastitis

4.2 Chronische Mastitis

1. Plasmazellmastitis

4.2.1 Plasmazellmastitis

Pathogenese:
- Sekretstauung
- Gangerweiterung
- Wanddefekte
- Sekretaustritt
- plasmazelluläre Entzündung

Die Plasmazellmastitis tritt bei Frauen im **Klimakterium** auf. Die Ursache ist unklar. **Pathogenetisch** führt eine Sekretstauung in erweiterten submamillären Milchgängen über Wanddefekte mit Sekretaustritt zu einer abakteriellen chronischen plasmazellreichen Entzündung im periduktalen Gewebe, die sich auf die Umgebung ausbreitet.

- **chronische lymphozytäre Mastitis**

Die tumorförmige **chronische lymphozytäre Mastitis** mit ähnlicher Pathogenese ist selten.

2. Granulomatöse Mastitis

4.2.2 Granulomatöse Mastitis

- Ursache unklar

Histologie:
- Epitheloidzellgranulome
- zentrale Abszesse

Die ätiologisch unklare granulomatöse Mastitis tritt bei Frauen im 3.–4. Lebensjahrzehnt auf. **Klinisch** besteht einseitig ein tumorförmiges, karzinomverdächtiges Infiltrat. **Histologisch** liegt eine epitheloidzellige granulomatöse Entzündung mit zentralen granulozytären Mikroabszessen und peripherem Lymphozytenwall mit mehrkernigen Riesenzellen vor.

Die Erkrankung wird **autoallergisch** gedeutet und soll auf bisher nicht näher bestimmte Antigene der Mamma zurückgehen.

- **spezifische granulomatöse Entzündungen** (selten)

Spezifische granulomatöse Entzündungen, wie Tuberkulose, Sarkoidose (M. Boeck), Lepra, Syphilis, Aktinomykose, Mykosen oder Parasitosen, sind in der Brustdrüse äußerst selten.

3. Lipophage Granulome

4.2.3 Lipophage Granulome

Ursachen:
Traumen mit Fettgewebszerstörung

Pathogenese:
Phagozytosereaktion mit Granulom- und Narbenbildung

klinisch: Abgrenzung von einem Karzinom oft schwierig!

Lipophage Granulome entstehen im Gefolge subkutaner und intramammärer Fettgewebsnekrosen nach **Makro-** und **Mikrotraumen** sowie operativen Eingriffen (z.B. Probeexzisionen). Dabei bilden sich sog. Ölzysten mit Neutralfetten aus verletzten Fettgewebszellen, die zu einer **Phagozytosereaktion** mit Auftreten von neutrophilen Granulozyten, Makrophagen und Touton-Riesenzellen führen (lipophages Granulom). Später lagern sich Fettsäurekristalle ab, die reaktiv von Lymphozyten, Histiozyten, Fremdkörperriesenzellen und Fibroblasten umgeben werden. Durch **Fibrosierung** entsteht schließlich ein indurierter narbiger Herd, der klinisch als Karzinom gedeutet werden kann.

Mastopathie

5. Mastopathie

Definition. Mastopathie ist der Sammelbegriff für hyperplastische und proliferative Brustdrüsenveränderungen mit z.T. ganz unterschiedlichen Prognosen.

3 Mastopathie-Typen ⇒

Man unterscheidet **3 Typen** der Mastopathie:
- **Typ I:** nicht-proliferierende (einfache) Mastopathie (75%)
- **Typ II:** proliferierende Mastopathie ohne Epithelatypien (20%)
- **Typ III:** proliferierende Mastopathie mit Epithelatypien (5%).

- häufigste Mammaerkrankung (55% aller Mammabiopsien)
- bevorzugtes Alter: 35–50 J.

Pathogenese:
hormonale Regulationsstörung

Die Mastopathie in ihren verschiedenen Formen ist die *häufigste Brustdrüsenerkrankung* der Frau überhaupt (55% aller Mammabiopsien). Betroffen sind vorwiegend Frauen vom 35.–50. Lebensjahr. **Pathogenetisch** werden endokrine Regulationsstörungen in der *Prämenopause* mit östrogener Dauerstimulation und Progesteronverminderung als Ursache proliferativer und regressiver Umbauvorgänge an Epithel und Bindegewebe der Mamma angesehen.

Klinisch bestehen Knotenbildungen oder diffuse Verdichtungen eines oder beider Drüsenkörper sowie menstruationsabhängige Schmerzen.

klinisch: Knoten, Schmerzen

5.1 Nicht-proliferierende (einfache) Mastopathie (Typ I)

Typ I-Mastopathie

Die Mastopathie Typ I mit ihren unterschiedlichen, meist kombiniert auftretenden Befunden macht *75 % aller Mastopathieformen* aus. Das Entartungsrisiko hinsichtlich eines Mammakarzinoms ist gegenüber normalem Gewebe *nicht* signifikant erhöht.

75% aller Mastopathien

kein erhöhtes Krebsrisiko

Die **einfache fibröse Mastopathie** zeigt als histologischen Befund ein fibröses Mantelbindegewebe in mehr oder weniger atrophischen Drüsenläppchen geschlechtsreifer Frauen.

1. einfache fibröse Mastopathie
- Fibrose des Mantelbindegewebes

Bei der **einfachen fibrös-zystischen Mastopathie** sind eine Erweiterung der Milchgänge *(Gangektasien)* und zystisch erweiterte Azini *(Mikrozysten)* mit normaler Epithelauskleidung bei gleichzeitiger *Fibrose* zu beobachten (Abb. 38–1a). Derartige Befunde treten bereits beim normalen Alternswandel auf, so daß der Krankheitswert von ihrer Größe und Ausdehnung bestimmt wird.

2. einfache fibrös-zystische Mastopathie
- Fibrose
- Gangektasien
- Azinuszysten

Man unterscheidet **Makrozysten,** die sich in den Drüsengängen bilden, und **Mikrozysten** mit einem Durchmesser von nur wenigen Millimetern, die multipel von den terminalen Milchgängen und den Drüsenendstücken ausgehen.

- **Makrozysten, Mikrozysten**

Die metaplastische Umwandlung des duktalen oder lobulären Epithels in ein blasses eosinophiles Zylinderepithel **(apokrine Metaplasie)** ist ein häufiger Befund bei allen Mastopathietypen, in Fibroadenomen sowie bei Gynäkomastie. Die apokrine Metaplasie geht zumeist mit einer zystischen Erweiterung der betroffenen Abschnitte einher.

- **apokrine Metaplasie**

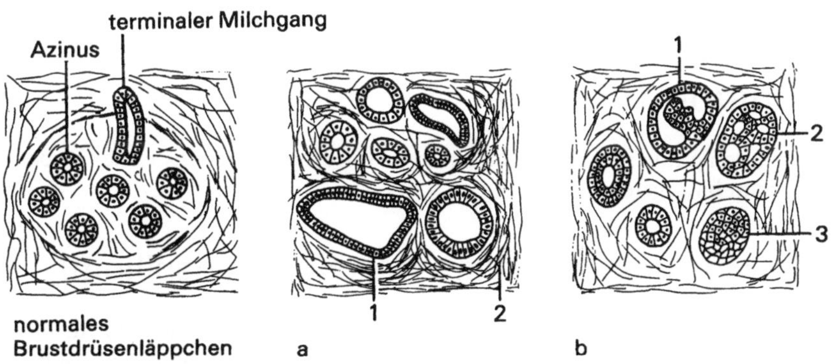

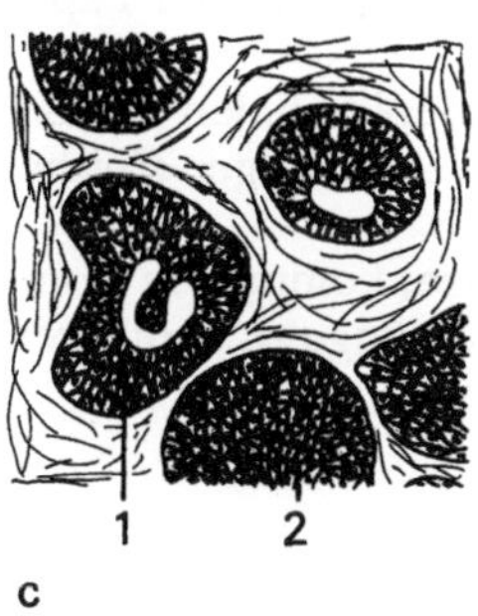

Abb. 38–1:
Mastopathie. a Nicht-proliferierende Mastopathie: einfache fibrös-zystische Form; **1** Zyste, **2** interstitielle Fibrose. **b Proliferierende Mastopathie ohne Epithelatypien: 1** papilläre, **2** kribriforme, **3** solide Epithelproliferation. **c Proliferierende Mastopathie mit Epithelatypien: 1** unregelmäßige papilläre, **2** solide Epithelproliferation mit Kernpolymorphie

Eine reguläre Vermehrung der Azini mit Vergrößerung der Drüsenläppchen wird als **Adenose** bezeichnet. Sie tritt geringfügig während der prämenstruellen Mammazyklusphase und ausgeprägt bei der Schwangerschaft auf.

3. Adenose
- geordnete Hyperplasie der Drüsenläppchen

Eine organoide lobuläre Proliferation des azinären Epithels und Myoepithels mit Fibrosierung und Sklerosierung des Mantelbindegewebes wird **sklerosierende Adenose** genannt. Der Befund kann klinisch gelegentlich tumorartig in Erscheinung treten, ist aber stets gutartig.

4. sklerosierende Adenose
- ungeordnete Hyperplasie der Drüsenläppchen mit Fibrose
- zuweilen tumorförmig, immer gutartig

Typ II-Mastopathie

5.2 Proliferierende Mastopathie ohne Epithelatypien (Typ II)

- **Befunde wie bei Typ I**
zusätzlich:
- **Epithelproliferationen**
- Krebsrisiko verdoppelt

Histologie:
papilläre, kribriforme oder solide Epithelproliferationen ohne Atypien

Die Mastopathie Typ II unterscheidet sich vom Typ I durch eine *Proliferation der Epithelien (Epitheliose)* der terminalen Gangsegmente und Drüsenendstücke. Die Häufigkeit beträgt etwa 20 % aller mastopathischen Veränderungen. Das Krebsrisiko ist gegenüber der Normalbevölkerung ungefähr verdoppelt.
Histologisch finden sich dabei gleichmäßige papilläre, kribriforme oder solide *Epithelproliferationen ohne Atypien* in Milchgängen und Azini sowie in deren Zysten (Abb. 38–1b).

Typ III-Mastopathie

5.3 Proliferierende Mastopathie mit Epithelatypien (Typ III)

- **Befunde wie bei Typ I und II**
zusätzlich:
- **Epithelatypien** mit:
- Zellanaplasie
- Kernpolymorphie
- Mitosen
Grenzfälle möglich
- 5faches Krebsrisiko

- **radiäre Narbe**
- strahlige Epithelproliferationen
- zentrale Fibrose
- Krebsverdacht

Die Mastopathie Typ III zeigt im Gegensatz zum Typ II mehr oder minder unregelmäßige papilläre, kribriforme und solide Epithelproliferationen mit unterschiedlichen *Zellgrößen*, erkennbarer *Kernpolymorphie* und *Mitosen* (Abb. 38–1c). Ob diese Epithelatypien gerade beginnen und somit noch eine Typ II-Mastopathie vorliegt oder ob sie sehr stark ausgeprägt sind und sich damit bereits ein Übergang zu einem nicht-invasiven Mammakarzinom anzeigt, ist im Einzelfall gelegentlich schwer zu entscheiden. Das Krebsrisiko ist auf etwa das 5fache erhöht. Die Häufigkeit beträgt 5% aller Mastopathiefälle.
Radiär angeordnete Epithelproliferationen mit unterschiedlichen Atypien um einen narbig verödeten Milchgang werden als **radiäre Narbe** bezeichnet. Mammographisch kann ein szirrhöses Mammakarzinom imitiert werden (sog. *Pseudoszirrhus*). Die Einordnung einer derartigen Veränderung als *Präkanzerose* hängt vom Grad der Zellatypien und der Zahl der Mitosen ab.

Benigne Tumoren

6. Benigne Tumoren

Die folgenden gutartigen Tumoren sind von differentialdiagnostischer Bedeutung und am häufigsten.

Intraduktales Papillom

6.1 Intraduktales Papillom (Milchgangspapillom)

klinisch: blutige Sekretion aus der Mamille

Histologie:
- intraduktaler papillärer fibroepithelialer Tumor
- **Milchgangspapillomatose:** multiple intraduktale Papillome

Intraduktale Papillome sind benigne epitheliale Tumoren, die einzeln oder vielfach in den Milchgängen auftreten. Wichtiges klinisches Symptom ist eine blutige Sekretion aus der Mamille *(blutende Mamma)*. Die Größe der Papillome beträgt meist nur wenige Millimeter.
Histologisch bestehen die Papillome aus verzweigten fibroepithelialen Zotten, die von der Milchgangswand ausgehen und von einem zweischichtigen Epithel überkleidet sind.
Multiple intraduktale Papillome **(Milchgangspapillomatose)** kommen in Kombination mit einer proliferierenden Mastopathie vor; Übergänge zu papillären und anderen intraduktalen Mammakarzinomen sind möglich.

Adenom der Mamille

6.2 Adenom der Mamille

gutartiger Tumor der Mündung der großen Milchgänge (selten)

Der seltenere, kleine, bis erbsengroße, unscharf begrenzte gutartige epitheliale Tumor sitzt in den unmittelbar an der Mamille mündenden Anteilen der Ausführungsgänge und führt zu einer schmerzhaften Vergrößerung der Brustwarze.
Histologisch liegen unterschiedlich weite, teilweise zystische Drüsenschläuche mit zweischichtigem Epithel unter Ausbildung papillärer und pseudopapillärer Proliferationen vor.

6.3 Fibroadenom

Fibroadenom

Das Fibroadenom, das oft schon vor dem 30. Lebensjahr auftritt, ist der **häufigste gutartige Mammatumor**. Nach *Mastopathie* und *Mammakarzinom* ist das Fibroadenom die *dritthäufigste Erkrankung* der weiblichen Brustdrüse.

Es handelt sich um einen gemischten epithelialen und mesenchymalen Tumor. Die epithelialen Bestandteile entstehen aus den Azini, das Stroma des Fibroadenoms leitet sich vom Mantelbindegewebe der Drüsenläppchen ab. *Makroskopisch* besteht ein gut begrenzter, prall-elastischer kugeliger Knoten von 1–3 cm Durchmesser.

- gemischter epithelialer und mesenchymaler Tumor

Pathogenetisch wird eine hormonal induzierte abnorme organoide Hyperplasie des Drüsenläppchens gemeinsam mit einem unbekannten lokalisierenden Faktor angenommen.

Pathogenese:
hormonale Dysregulation → organoide Hyperplasie → Fibroadenom

Histologisch werden *3 Typen* unterschieden:

- Das **perikanalikuläre Fibroadenom** kommt vor allem bei Mädchen und kinderlosen Frauen vor und stellt gleichsam den Beginn der Entwicklung eines Fibroadenoms dar. Histologisch liegt eine konzentrische Verquellung und Vermehrung des Mantelbindegewebes um nicht verformte tubuläre, teilweise zystische Drüsenschläuche vor (Abb. 38–2a).

histologisch **3 Typen:**
1. perikanalikuläres Fibroadenom
- **Histologie:** runde Drüsenschläuche mit Mantelbindegewebe

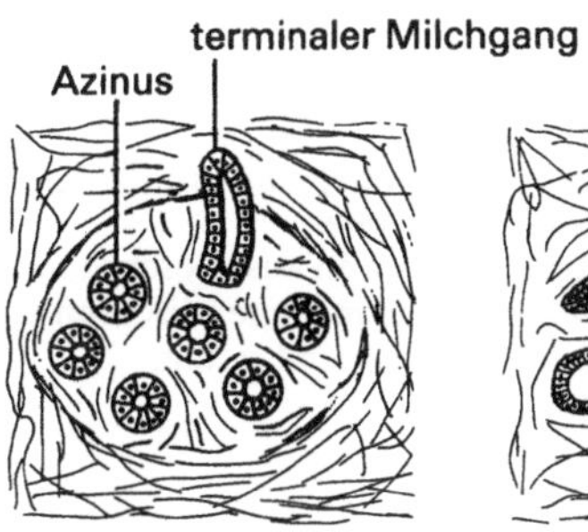

normales Brustdrüsenläppchen

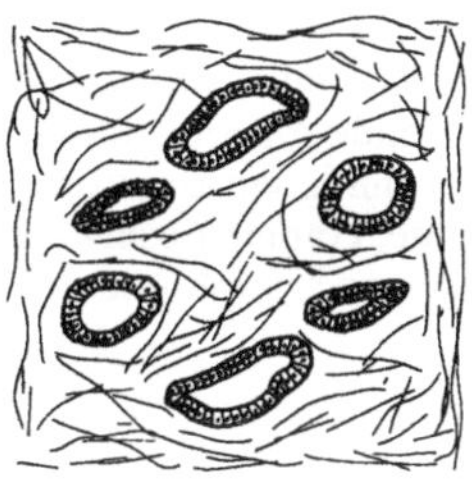

a

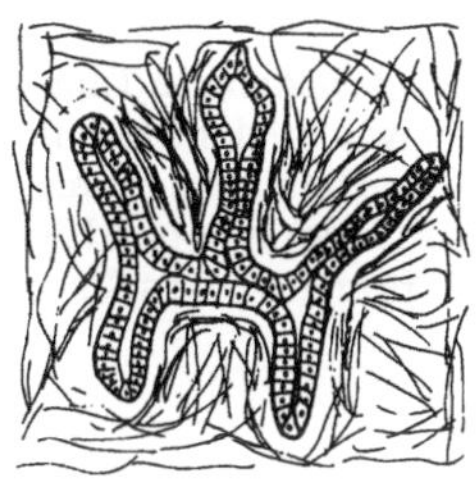

b

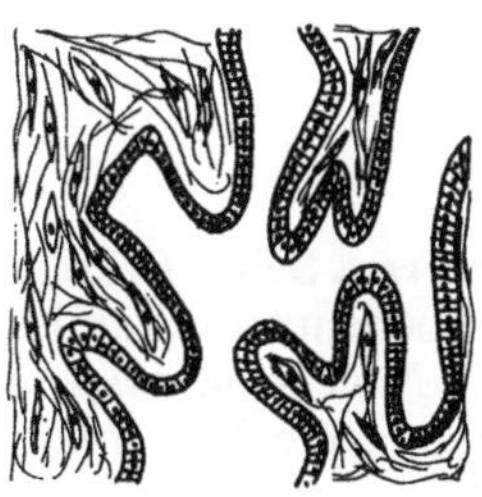

c

Abb. 38–2:
Fibroadenom. a Perikanalikuläres, **b** intrakanalikuläres, **c** phylloides Fibroadenom

- Das **intrakanalikuläre Fibroadenom** stellt die *häufigste* Form dar. Es finden sich netzartig verzweigte Drüsenanteile, die durch gewuchertes Mantelbindegewebe zu hirschgeweihartigen Schläuchen komprimiert sind (Abb. 38–2b). Die Entwicklung des intra- aus dem perikanalikulären Typ ist wahrscheinlich; die Kombination beider Typen ist die am häufigsten beobachtete Variante.
- Der **phylloide Typ** des intrakanalikulären Fibroadenoms **(Fibroadenoma phylloides)** hat seinen Namen von der bereits makroskopisch auf der Schnittfläche erkennbaren blattartigen Lappung (griech. *phyllon* Blatt) durch eine Spaltenbildung zwischen den einzelnen Tumorabschnitten (Abb. 38–2c). Das Stroma ist zellarm. Eine Vergrößerung des Tumors und die Vermehrung der mesenchymalen Zellen kennzeichnen den Übergang zum Phylloidtumor der Brustdrüse.

2. intrakanalikuläres Fibroadenom
- häufigste Form
- **Histologie:** hirschgeweihartig komprimierte Drüsenschläuche mit Mantelbindegewebe
- Kombination beider Typen häufig

3. phylloides Fibroadenom
- Fibroadenom mit blattartiger Lappung durch Gewebsspalten

Phylloidtumor

- entspricht einem zellreichen phylloiden Fibroadenom
- meist günstige Prognose
- häufige Rezidive

Makroskopie:
- großer grobknotiger, gelappter Tumor

• **benigne Form:**
- zellreiches, jedoch nicht atypisches (benignes) Stroma

• **maligne Form:**
- infiltrierendes Wachstum
- Stroma ist atypisch (sarkomatös) mit Mitosen und Zellanaplasie

6.4 Cystosarcoma phylloides (Phylloidtumor)

Der Name *Cystosarcoma phylloides* ist irreführend, da 90 % der Fälle eine günstige Prognose aufweisen. Die übrigen 10 % zeigen histologisch zwar Zeichen der Malignität, setzen aber in nur 5 % Metastasen.

Die Tumoren können sehr groß werden und kommen vorwiegend im 5. Lebensjahrzehnt vor. **Rezidive** nach lokaler Exzision sind häufig, so daß stets weit im Gesunden operiert werden muß.
Makroskopisch ist der Phylloidtumor grobknotig „blattartig" gelappt und vom umgebenden Brustdrüsengewebe abgrenzbar. Die Schnittfläche zeigt Spaltbildungen und Bezirke unterschiedlicher, überwiegend aber weicher gallertiger Beschaffenheit.
• Die **benigne** Form entspricht histologisch einem lobulierten intrakanalikulären Fibroadenom mit zellreichem hyperplastischem Stroma aus kleinen und spindeligen Mesenchymzellen mit gelegentlicher Riesenzellbildung (Abb. 38–2c).
• Die **maligne** Form, die fließend aus der gutartigen hervorgeht, wächst infiltrierend und zeigt atypische Mitosen sowie Zell- und Kernpolymorphien im Stroma. Es liegt ein sarkomatöses Mesenchym vor, das mit verschiedenen Weichteilsarkomen (Fibro-, Liposarkom, malignes fibröses Histiozytom) vergleichbar ist.

Seltene nicht-epitheliale Tumoren

• **benigne mesenchymale Tumoren**

• **Sarkome, maligne Lymphome**

6.5 Seltene nicht-epitheliale Tumoren

Benigne mesenchymale Tumoren der Mamma sind *Lipome*, *Hämangiome* und *Lymphangiome* sowie an der Mamille auftretende *Fibrome* und *Leiomyome.*
Sarkome machen weniger als 1 % der malignen Brustdrüsentumoren aus. Beschrieben sind Fibro-, Leiomyo- und Liposarkome, Hämangiosarkome sowie maligne Mischtumoren. Auch primäre und sekundäre **maligne Lymphome** der Mamma sind selten.

Mammakarzinom

7. Mammakarzinom

7.1 Allgemeines

Epidemiologie

• **häufigstes Karzinom der Frau (20 % aller Mammabiopsien)**

Risiko: jedes 16. Mädchen bekommt im Leben ein Mammakarzinom
- bevorzugtes Alter: 40–70 J.

7.1.1 Epidemiologie

Das Mammakarzinom ist der **häufigste Organkrebs der Frau.** Seine Erkrankungshäufigkeit hat in den letzten 3 Jahrzehnten in den hochentwickelten Industrieländern kontinuierlich zugenommen. Die jährliche *Neuerkrankungsrate* beträgt in Deutschland gegenwärtig 100 auf 100 000 Frauen, die *Mortalitätsrate* 50 auf 100 000 Frauen.

Statistisch besteht für jedes 16. neugeborene Mädchen das Risiko, im Laufe seines Lebens an einem Mammakarzinom zu erkranken. Die Wahrscheinlichkeit dafür steigt nach dem 40. Lebensjahr exponentiell mit dem Lebensalter an. Das bevorzugte *Erkrankungsalter* liegt zwischen dem 40. und 70. Lebensjahr (Durchschnittsalter: 57 Jahre).

Risikofaktoren

• **konstitutionelle Faktoren**

• **gynäkologische Faktoren**

• **soziale Faktoren**

7.1.2 Risikofaktoren

Die häufigsten Risikofaktoren für die Entstehung eines Mammakarzinoms sind:
• **konstitutionelle** Faktoren: Lebensalter, kontralaterales Mammakarzinom, familiäre Mammakarzinombelastung, Carcinoma lobulare in situ, proliferierende Mastopathie mit Epithelatypien (Typ III), Abweichungen im Östrogenprofil, gestörte Immunüberwachung, Überernährung
• **gynäkologische** Faktoren: frühe Menarche (< 12 Jahren), niedrige Geburtenzahl, kurze Laktationsdauer, Vita sexualis minima, späte Menopause
• **soziale** Faktoren: Ehelosigkeit, hoher Lebensstandard, ethnische Besonderheiten, hoher Fettverzehr, Alkoholkonsum, Vitamin-A- und -E-Mangel.

Hypothetisch könnte eine **Entgleisung der monatlichen mammazyklischen Regeneration** zum Wegbereiter einer Karzinomentwicklung werden, wenn nicht Schwangerschaften, Laktation oder frühe Menopause ein solches Risiko durch die Verminderung der Zahl der Menstruationszyklen im Leben einer Frau herabsetzten. Dafür spricht, daß bei später Menarche, bei Kastration im Jugendalter sowie bei künstlicher oder früher Menopause das Risiko für ein Mammakarzinom sinkt. Gleiches gilt für Frauen mit hoher Kinderzahl oder langen Laktationsperioden. Neuerdings wird auf Zusammenhänge zwischen *Ernährungsgewohnheitem* (hoher Fettverzehr, Alkoholgenuß, Vitamin-A- und -E-arme Kost) und Brustkrebsrisiko hingewiesen.

Hypothese: entgleiste mammazyklische Regeneration als Grundlage der Karzinomentstehung

- Ernährungsgewohnheiten als Brustkrebsrisiko

7.1.3 Pathogenese

Pathogenese

Endokrine Störungen, insbesondere Abweichungen im Östrogenprofil, sollen von grundlegender kausaler Bedeutung für die Entstehung des Mammakarzinoms sein. Hinzu kommen wahrscheinlich lokale *genetische oder erworbene Anomalien des Brustdrüsenepithels.* Unterschiede im Steroidhormonrezeptorgehalt der Tumorzellen beeinflussen das Krebswachstum.

- endokrine Störungen
- genetische und erworbene Anomalien des Mammaepithels

Formalpathogenetisch kann ein invasives Mammakarzinom auf dem Boden vorbestehender atypischer Epithelproliferationen des Milchgangs- oder Azinusepithels sowie aus einem nicht-invasiven intraduktalen oder lobulären Karzinoms entstehen. Andererseits wird aber auch eine *Karzinomentstehung de novo* in zuvor unauffälligem Brustdrüsengewebe diskutiert.

Präkanzerosen:
- Epithelatypien des Gang- und Azinusepithels
- nicht-invasive Karzinome

de novo-Entstehung

7.1.4 Steroidhormonrezeptorstatus

Hormonrezeptoren

Das normale Brustdrüsenepithel enthält *Östrogen-* und *Progesteronrezeptoren*, welche die endokrine Stimulation der Mamma vermitteln und die biochemisch oder immunhistologisch auch in einem Teil der Mammakarzinome gefunden werden. Danach sind jeweils östrogenrezeptor- oder progesteronrezeptorpositive bzw. -negative Mammakarzinome mit entsprechenden prognostischen und therapeutischen Unterschieden möglich. Steroidhormonrezeptorpositive Mammakarzinome verhalten sich im allgemeinen biologisch günstiger und sprechen auf eine Antihormontherapie besser an als rezeptornegative Karzinome.

- Östrogenrezeptoren (ER)
- Progesteronrezeptoren (PR)

möglicher **Rezeptorstatus:**
1. ER+ PR+
2. ER+ PR-
3. ER- PR+
4. ER- PR-

- Prognose verschlechtert sich von 1. nach 4.

7.1.5 Klassifikation, Stadien, Grading

Klassifikation, Stadien, Grading

Die klinische **TNM-Klassifikation** des Mammakarzinoms erfaßt die *Größe des Primärtumors* (T0-T4), tastbare regionäre *Lymphknoten* (N0-N3) sowie den Nachweis von *Fernmetastasen* (M0-M1). Daraus leitet sich die klinische Einteilung in die **Stadien I-IV** ab. Bei vorhandenen Fernmetastasen (M1) z.B. liegt immer ein Stadium IV vor.
Die postoperative **pTNM-Klassifikation** berücksichtigt auch den histopathologischen Differenzierungsgrad **(Grading = G)**. Dieser beruht auf der quantitativen Bestimmung von *Drüsenbildungen*, *Kernpolymorphie* und *Mitosezahl* im histologischen Schnittpräparat. Die 5-Jahres-Überlebensrate beträgt bei G1-Fällen des Mammakarzinoms 75 %, bei G2-Fällen 53 % und bei G3-Fällen 31 %.

- **TNM-Klassifikation**
  - klinisch
  - präoperativ
  - Grundlage für **Stadieneinteilung I-IV**
- **pTNM-Klassifikation**
  - postoperativ
  - histopathologisch
- **Grading**
  - Drüsenstrukturen
  - Kernpolymorphie
  - Mitosezahl

  wird quantitativ histologisch bestimmt

7.1.6 Prognosefaktoren

Prognosefaktoren

Die **5-Jahres-Überlebensrate** von Mammakarzinompatientinnen hängt wesentlich vom klinischen TNM-Stadium ab. Sie liegt nach Radikaloperation zwischen 50 % und 75 %. Nachuntersuchungen bis zu 30 Jahren nach Diagnose und Behandlung haben jedoch gezeigt, daß bis zu 75 % der Patientinnen an dem Krebsleiden durch *Spätrezidive* oder *Spätmetastasen* versterben.

- **Überlebensrate abhängig vom TNM-Stadium**
- **Spätprognose durch Spätrezidive belastet**

Für Prognose und Behandlung des Mammakarzinoms wichtige *Faktoren*:
- **Primärtumor (T)**
  - Größe, Ausbreitung
  - histologischer Typ
  - Wachstumsart (nicht-invasiv, invasiv)
  - histologischer Differenzierungsgrad (Grading)

prognoserelevante Faktoren ⇦

- Lymph- oder Blutgefäßeinbrüche
- lymphozytäre Stromareaktion
- Steroidhormonrezeptorstatus
- **Metastasen in Lymphknoten (N)**
- Zahl und Größe befallener Lymphknoten
- befallene axilläre Lymphknotenstationen
- Lymphknotenkapseldurchbruch
- **Fernmetastasen (M)**

7.2 Pathologische Anatomie, Histopathologie, Metastasen

Pathologische Anatomie

7.2.1 Pathologische Anatomie

Primärtumor

7.2.1.1 Primärtumor

Makroskopie

- **oberer äußerer Quadrant am häufigsten befallen**
- multiple Karzinomherde selten

Makroskopisch ist das Mammakarzinom ein derber, schwer verschieblicher und unscharf begrenzter Tumor, dessen grau-weiße Schnittfläche gelblich gesprenkelt sein kann. Bevorzugt ist der *obere äußere Quadrant* der Mamma betroffen, weil dieser die größte Masse an Brustdrüsengewebe enthält. *Multizentrische Mammakarzinome* mit gleichzeitiger Entstehung mehrerer Tumorknoten in einer Brustdrüse sind selten.

- **unbehandeltes Karzinom**
- Diagnosezeichen: Einziehung der Brustwarze

Das *unbehandelte* Karzinom breitet sich kontinuierlich in die Haut und tiefere Schichten der Brustwand aus. Das Einwachsen in den submamillären Bereich führt zur diagnostisch wichtigen *Einziehung der Brustwarze.* Tumorgröße, lokaler Hautbefall und Brustwandinfiltration beeinflussen entscheidend die *Überlebenszeit* von Mammakarzinompatientinnen.

- **verborgener Primärtumor**
- Erstmanifestation in axillären Lymphknoten

Okkulte Mammakarzinome können sehr klein sein, so daß sie klinisch zunächst nicht gefunden werden. Ihre Erstmanifestation sind gewöhnlich *Metastasen in axillären Lymphknoten*, seltener eine bereits fortgeschrittene Metastasierung in andere Organe.

- **dystoper Primärtumor** → z. B. in Achselhöhle

Dystope Mammakarzinome entstehen in akzessorischen oder aberrierenden Brustdrüsen, am häufigsten in einer akzessorischen Mamma im Bereich der *Achselhöhle.*

- **kontralaterales Zweitkarzinom**
- erhöhtes Risiko

Kontralaterale Mammakarzinome treten bei operierten Brustkrebspatientinnen um ein Mehrfaches häufiger auf als das primäre Mammakarzinom bei gesunden Frauen. Wichtig ist ihre klinische und histologische *Abgrenzung von Metastasen des ersten Brustkrebses.*

Praxishinweis ⇨

Echte **Zweitkarzinome** mit günstigem pTNM-Stadium können erfolgreich operiert werden, während ein **metastatischer Befall** der kontralateralen Brustdrüse durch die meist bestehende allgemeine Metastasierung eine *schlechte Prognose* hat.

- **männliches Brustdrüsenkarzinom**
- selten
- häufig ungünstigere Prognose

Karzinome der männlichen Brustdrüse sind selten (1 Fall auf 100 Mammakarzinome der Frau). Jedes Lebensalter kann betroffen sein (Häufigkeitsgipfel im 60.–70. Lebensjahr). Die gegengeschlechtliche Hormonbehandlung des Prostatakarzinoms sowie das Klinefelter-Syndrom werden als *Risikofaktoren* angesehen. Die histologischen Typen unterscheiden sich wenig von denen des Mammakarzinoms der Frau. Die *Prognose* männlicher Brustdrüsenkarzinome ist dagegen häufig *ungünstiger.*

Metastasierung

7.2.1.2 Metastasierung

- **lymphogene Metastasierung** überwiegt

schlechte Prognose bei axillärem Lymphknotenbefall:
- wenn > 4 Lymphknoten befallen
- bei Kapseldurchbruch
- bei extranodaler Infiltration

Lymphogene Metastasen. Mammakarzinome von über 0,5 cm Durchmesser können metastasieren, und zwar vorwiegend lymphogen (Abb. 38–3). In nahezu der Hälfte der Fälle sind *axilläre Lymphknoten* bereits bei der ersten Operation befallen. Die *Prognose* verschlechtert sich mit der Zahl der befallenen Lymphknoten (insbesondere ab 4 Lymphknoten) sowie mit dem Auftreten eines karzinomatösen Durchbruchs und einer Infiltration außerhalb der Lymph-

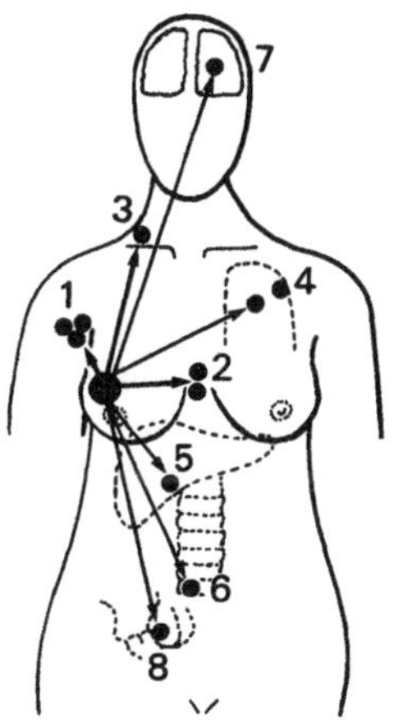

Abb. 38–3:
Metastasierung des Mammakarzinoms. **Lymphogene Metastasierung (schwarze Pfeile): 1** axilläre Lymphknoten, **2** sternale Lymphknoten, **3** supraklavikuläre Lymphknoten. **Hämatogene Metastasierung (rote Pfeile): 4** Lunge und Pleura, **5** Leber, **6** Skelettsystem, **7** Gehirn, **8** Peritoneum

knotenkapsel. In fortgeschrittenen Stadien sind auch die benachbarten und ferneren Lymphknoten betroffen.

- **hämatogene Metastasierung**

Hämatogene Metastasen finden sich am häufigsten in *Lunge*, *Pleura*, *Leber*, *Skelettsystem*, *Gehirn* und *Peritoneum* (Abb. 38–3).

- **Spätmetastasen**

Metastasen werden gewöhnlich in den ersten postoperativen Jahren auffällig, sind aber auch erst viele Jahre nach erfolgreicher Operation als **Spätmetastasen** zu beobachten.

7.2.1.3 Rezidive

Tumorrezidive

- **Lokalrezidive**
- **Spätrezidive**

Erneutes Tumorwachstum wird im Bereich der *Operationsnarbe*, in *Haut* und *Unterhaut* des Operationsfeldes sowie in der *Axilla* beobachtet. Rezidive sind am häufigsten in den ersten 3 Jahren nach der Operation, kommen aber auch viele Jahre danach als **Spätrezidive** vor.

7.2.2 Histopathologische Klassifikation

Histologische Klassifikation

Klassifikationsprinzipien:
- **Invasion:** nicht-invasiv – invasiv
- **Ursprung:** intraduktal – duktal – lobulär
- **Differenzierung:** undifferenziert – speziell differenziert

Obwohl die meisten Mammakarzinome vom terminalen Milchgangsepithel ausgehen (*duktale* Karzinome), bezieht sich die histologische Klassifikation zusätzlich auf den Ursprung und das Wachstum in den Gängen oder Drüsenläppchen (*intraduktale* oder *lobuläre* Karzinome) sowie auf die gewebliche Differenzierung (*undifferenzierte* oder *speziell differenzierte* Karzinome).

WHO-Klassifikation

⇦

Die **Klassifikation der WHO** unterscheidet darüber hinaus zwischen *nicht-invasiven* und *invasiven* Mammakarzinomen:

- **nicht-invasive Karzinome:** nicht-invasives *intraduktales* Karzinom und *Carcinoma lobulare in situ*
- **Morbus Paget der Mamille**
- **invasives intraduktales Karzinom:** *papilläres*, *kribriformes* und *solides* Karzinom sowie *Komedokarzinom*
- **invasives duktales Karzinom:** *szirrhöses*, *solides*, *adenoides* Karzinom
- **invasives lobuläres Karzinom**
- **speziell differenzierte invasive Karzinome:**
  - *muzinöses* und *medulläres* Karzinom mit lymphoidem Stroma
  - *tubuläres*, *adenoid-zystisches* und *apokrines* Karzinom
  - sonstige seltene Karzinomtypen und *Karzinosarkom*.

Die *invasiven duktalen undifferenzierten Karzinome* stellen mit etwa 80 % den größten Anteil der Mammakarzinome.

7.2.2.1 Nicht-invasive Mammakarzinome

Nicht-invasive Mammakarzinome

1. nicht-invasives intraduktales Karzinom
- Basalmembran intakt

- **Nicht-invasives intraduktales Karzinom.** Bei diesem intraduktalen Karzinomwachstum wird die *Basalmembran nicht durchbrochen*, es liegt somit kein invasives Wachstum in die Umgebung vor. *Histologisch* sind die Milchgänge vollkommen oder teilweise von einem papillären, kribriformen oder soliden

- invasives Karzinom ausschließen!
- häufig multizentrisch
- Präkanzerose

Tumorgewebe erfüllt. In jedem Fall ist ein invasives Karzinom durch weitere Untersuchungen auszuschließen! Bei 30 % der Fälle bestehen *multizentrische Herde.* Erfolgt nach der diagnostischen Exstirpation keine Entfernung der Brustdrüse, dann entwickelt sich bei etwa 50 % der Fälle aus diesem Karzinom innerhalb der folgenden 10 Jahre ein invasives intraduktales oder ein duktales Mammakarzinom.

2. nicht-invasives lobuläres Karzinom

- häufig multizentrisch (70 %) und bilateral (30 %)

Präkanzerose

• **Carcinoma lobulare in situ.** Atypische lobuläre solide Epithelproliferationen aus kleinen isomorphen Zellen, welche die *Azinuslichtungen* und *terminalen Milchgänge* eines Drüsenläppchens ausfüllen, werden als nicht-invasives lobuläres Karzinom angesehen. Dieser Befund kommt in etwa 70 % der Fälle *multizentrisch* in einer Brustdrüse und in 30 % *bilateral* vor. Meist wird er bei Biopsien aus anderer Indikation diagnostiziert oder aber auch als Zusatzbefund bei einem invasiven lobulären Karzinom. Umgekehrt kann bei Frauen mit einem histologisch nachgewiesenen Carcinoma lobulare in situ nach mehr als 15 Jahren in 30 % der Fälle mit der Entwicklung eines invasiven lobulären Mammakarzinoms in einer der beiden Brustdrüsen gerechnet werden, so daß diese Frauen eine Risikogruppe darstellen.

M. Paget der Mamille

7.2.2.2 Morbus Paget der Mamille

klinisch: „Mamillenekzem"

Histologie: Paget-Zellen

Der M. Paget der Mamille ist durch die intraepidermale Ausbreitung eines *intraduktalen Mammakarzinoms* auf den Bereich der Mamille und des Warzenhofs, die klinisch ekzemartig in Erscheinung tritt, gekennzeichnet (Häufigkeit: <3 % aller Mammakarzinome). *Histologisch* liegt eine unterschiedlich stark ausgeprägte vakuoläre Umwandlung der Epidermis durch blasse helle Zellnester *(Paget-Zellen)* vor, deren Histogenese unklar ist.

Stadieneinteilung

⇒

Nach der Ausbreitung des Tumors sind **3 Stadien** des M. Paget zu unterscheiden:
1. regionaler Mamillenbefall bei unmittelbar benachbart gelegenem submamillärem nicht-invasiven intraduktalen Karzinom
2. Teilbild eines auf den Drüsenkörper ausgedehnten **nicht-invasiven** intraduktalen Karzinoms **ohne klinischen Tastbefund**
3. Teilbild eines **invasiven** intraduktalen oder duktalen Karzinoms **mit klinisch tastbarem Brustdrüsentumor.**

cave: bei 60 % liegt ein tastbares invasives Mammakarzinom vor!

Die nicht-invasiven Stadien 1 und 2 machen weniger als 40 % aus, d. h. bei mehr als 60 % der M.-Paget-Patientinnen besteht ein *invasives Mammakarzinom.*

Invasives intraduktales Karzinom

7.2.2.3 Invasives intraduktales Karzinom

Ursprung: Milchgangsepithel

Intraduktale Mammakarzinome haben ihren Ursprung im Epithel mittelgroßer und großer Milchgänge und kleiden deren Lichtungen über unterschiedlich lange Strecken aus. Unter Zerstörung der Basalmembran dringen sie in das umgebende Brustdrüsengewebe ein.

Praxishinweis

⇒

Ein intraduktales Karzinom wird diagnostiziert, wenn *mehr als die Hälfte der Ausdehnung eines invasiven Mammakarzinoms auf intraduktale Tumoranteile entfällt* (WHO-Bezeichung: invasives duktales Karzinom mit vorherrschendem intraduktalem Anteil).

Histologie:
- intraduktaler Anteil (>50 %)
- solid
- kribriform
- papillär
- invasiver Anteil
- **Komedokarzinom**
- Nekrosepfröpfe im Tumorzentrum

Wie bei den nicht-invasiven intraduktalen Karzinomen werden auch hier **solide, kribriforme** und **papilläre Wachstumsmuster** gefunden, deren Qualität in die Diagnose einfließt: z. B. invasives intraduktales *papilläres* Karzinom.
• Bei einer Nekrose der zentralen Tumorzellschichten entstehen in größeren Gängen zylinderartige Nekrosepfröpfe, die sich auf Druck von der Schnittfläche „komedoartig" herauspressen lassen; in diesem Fall spricht man von einem **Komedokarzinom** (Abb. 38–4a).

Invasive intraduktale Karzinome kommen bei 5–10 % der Mammakarzinome vor. Ihre *Prognose* ist günstiger als die invasiver duktaler Karzinome.

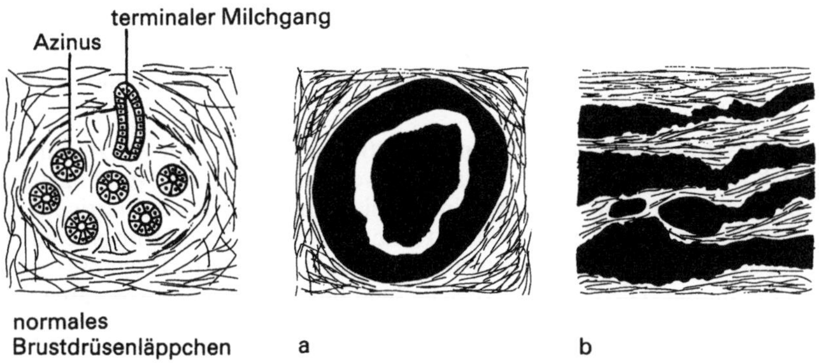

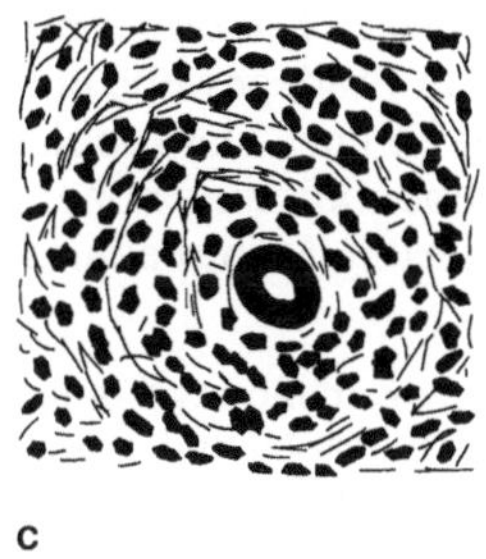

Abb. 38–4:
Mammakarzinom. a Intraduktales Komedokarzinom (nicht-invasiver Anteil), **b** invasives duktales solides Karzinom, **c** invasives lobuläres Karzinom

7.2.2.4 Invasives duktales Karzinom

Dieses Karzinom ist mit etwa **80 % aller Karzinomfälle** der *häufigste Tumortyp der Mamma.* Die Karzinome leiten sich vom Epithel der terminalen Milchgänge ab. Trotz histopathologischer Unterschiede haben sie weitgehend eine einheitliche, meist nur vom Metastasierungsgrad abhängige Prognose. Sie wachsen stets invasiv und gehen mit einer unterschiedlich stark ausgeprägten Stromaentwicklung einher.
Der Prototyp des Mammakarzinoms ist das invasive duktale **szirrhöse** Karzinom (griech. *skirrhos* hart, hier im Sinne von kollagenreich). Es ist durch eine fortschreitende Fibrosierung und Sklerosierung des bindegewebigen Stromas gekennzeichnet, was seine charakteristische *derbe Konsistenz* erklärt. *Histologisch* sieht man dabei ein- bis dreischichtige solide sowie auch adenoide Karzinomverbände. Wenn die typische szirrhöse Bindegewebsentwicklung fehlt, spricht man von einem invasiven duktalen **soliden** (Abb. 38–4b) oder einem **adenoiden** Karzinom. Durch das histologische Grading können alle Karzinomtypen weiter differenziert werden.

Invasives duktales Karzinom

- **häufigster Mammatumortyp (80 %)**

Ursprung: terminales Milchgangsepithel

Histologie:
- invasives Karzinom: solid oder adenoid
- Stromasklerose
- weitere Differenzierung durch Grading

7.2.2.5 Invasives lobuläres Karzinom

Diese Karzinome leiten sich vom Azinusepithel der Drüsenläppchen ab und kommen bei 10–15 % der Mammakarzinome vor. Sie sollen in 90 % der Fälle östrogenrezeptorpositiv sein. *Histologisch* besteht der klassische Typ aus einschichtigen gänsemarschartigen Reihen kleiner runder Tumorzellen. Die karzinomatösen Zellinfiltrate erzeugen dabei schießscheibenartige Ringe um die ursprünglichen Drüsenläppchen und Milchgänge (Abb. 38–4c). In der Umgebung eines invasiven lobulären Karzinoms werden häufig Abschnitte eines *Carcinoma lobulare in situ* gefunden, was auf einen möglichen pathogenetischen Zusammenhang hindeutet.

Invasives lobuläres Karzinom

Ursprung: Azinusepithel
- 10–15 % der Karzinome

Histologie:
- invasives Karzinom: gänsemarschartige Reihen, Schießscheibenmuster
- Carcinoma lobulare in situ am Rand

7.2.2.6 Speziell differenzierte invasive Karzinome

Diese seltenen histologischen Sonderformen machen zusammen **weniger als 5 %** aller Mammakarzinome aus.

- **Muzinöses Karzinom.** Reine muzinöse Karzinome sind durch eine ausgeprägte extra- und intrazelluläre Schleimbildung gekennzeichnet. Sie treten überwiegend im höheren Alter auf, wachsen langsam und haben eine günstige Prognose. *Histologisch* werden solide oder drüsige Zellverbände in Schleim-

Speziell differenzierte invasive Karzinome
- selten (< 5 %)

- **muzinöses Karzinom**
  - Prognose günstig

Histologie:
- invasives Karzinom

- Schleimbildung

seen gefunden. Von den reinen muzinösen Karzinomen sind Mischtypen invasiver duktaler Karzinome mit partieller Schleimbildung zu unterscheiden, die in ihrem biologischen Verhalten durch den undifferenzierten Karzinomanteil bestimmt werden.

• **medulläres Karzinom mit lymphoidem Stroma**
Histologie:
- invasives Karzinom
- medulläre solide Komplexe
- Lymphozyten und Plasmazellen im Stroma
- fibröse Kapsel
- Prognose günstig

• **Medulläres Karzinom mit lymphoidem Stroma.** Bei diesem Karzinomtyp finden sich großzellige solide medulläre Zellverbände in einem lymphozyten- und plasmazellreichen Stroma sowie im klassischen Fall eine kapselartige bindegewebige Hülle. Dieses Karzinom hat eine geringe Metastasierungsneigung und mit einer 10-Jahres-Überlebensrate von 84 % die beste Prognose aller Mammakarzinome. Die charakteristische lymphoplasmozytäre Stromareaktion wird als Ausdruck einer *immunologischen Abwehr* des Organismus gegen das Karzinom aufgefaßt.

• **tubuläres Karzinom**
Histologie:
- invasives Karzinom
- einschichtige Tubuli
- hyalinisiertes Stroma
- Prognose günstig

• **Tubuläres Karzinom.** Dies ist ein gut differenziertes drüsiges Karzinom mit einschichtigen tubulären Schläuchen, die von hyalinisiertem Bindegewebe umgeben sind. Die Tumoren sind meist klein (Durchmesser <1,5 cm). Das tubuläre Karzinom wächst langsam, metastasiert kaum und hat ebenfalls eine höhere Langzeitüberlebensrate als die häufigeren undifferenzierten Mammakarzinome.

• **adenoid-zystisches Karzinom**
- Prognose günstig

• **Adenoid-zystisches Karzinom.** Dieser, in der Brustdrüse seltene Karzinomtyp ähnelt histologisch gleichartigen Tumoren (sog. Zylindromen) der Speicheldrüsen und oberen Luftwege. *Histologisch* liegt ein adenoides und solides Tumorgewebe mit Ausbildung zahlreicher kleiner schleimhaltiger Lichtungen vor. Die Prognose ist in der Mamma günstiger als in anderen Organen.

• **apokrines Karzinom**
Histologie:
- invasives Karzinom
- Drüsenstruktur
- große eosinophile Zellen

• **Apokrines Karzinom.** Dieser Karzinomtyp entspricht einem großzelligen *Adenokarzinom mit atypischen eosinophilen Epithelzellen.* Der Ausgangspunkt ist wahrscheinlich die *apokrine Metaplasie des Brustdrüsenepithels,* die bei allen Typen der Mastopathie relativ häufig gefunden wird. Die Prognose unterscheidet sich nicht von derjenigen invasiver duktaler Karzinome.

• **seltene Karzinomtypen**

• **Sonstige seltene Karzinomtypen.** Karzinome mit *Lipidsekretion*, *Plattenepithelkarzinome* und Karzinome mit *mesenchymaler Metaplasie* sind äußerst seltene Typen des Mammakarzinoms. Bei gemeinsamer maligner Entartung von epithelialen und mesenchymalen Anteilen der Brustdrüse liegt ein gleichfalls seltenes **Karzinosarkom** der Mamma vor.

Metastasen in der Mamma
- selten

7.2.3 Brustdrüsenmetastasen anderer Primärtumoren

Metastasen außerhalb der Mamma gelegener Primärtumoren in der Brustdrüse sind selten. Sie werden gelegentlich bei malignen *Melanomen* der Haut sowie bei *Bronchial-*, *Magen-* und *Uteruskarzinomen* beobachtet.

XXXIX. Pathologie der Schwangerschaft

M. Vogel

1. Extrauteringravidität und Abort

1.1 Extrauteringravidität

Extrauteringravidität

Definition. Extrauteringravidität (EU) bedeutet Implantation der Blastozyste außerhalb des Corpus uteri (Abb. 39–1).
Die Häufigkeit einer EU beträgt 1:1000 Geburten. Am häufigsten findet die Implantation der Blastozyste in der Tube statt: **Tubargravidität** (95 % aller EU). Die Eieinnistung in der Tube erfolgt vor allem ampullär. Sehr selten findet sich eine EU innerhalb des Ovarialgewebes: **Ovarialgravidität** oder eine Blastozysteneinnistung auf der Peritonealoberfläche bei unauffälligen Adnexen: **Abdominalgravidität**. Die Entwicklung des Fruchtsackes kann dabei sowohl im parietalen als auch im viszeralen Peritoneum, im großen Netz, oder aber auch in den kapselnahen Abschnitten von Leber und Milz erfolgen.

Implantation der Blastozyste außerhalb des Corpus uteri

- **Tubargravidität** (am häufigsten)
- **Ovarialgravidität**
- **Abdominalgravidität** im parietalen und viszeralen Peritoneum

Ursachen. Als Ursache einer EU sind u. a. *Verwachsungen* inner- und außerhalb der Tuben mit Einengung bzw. Verschluß der Lichtung und Behinderung der Beweglichkeit des Eileiters, aber auch *Fehlbildungen* der Tuben und *Geschwülste*, z. B. Myome im Tubenwinkel, bekannt.

Ursachen:
- Verwachsungen
- Stenosen
- Bewegungseinengung des Uterus u. a.

Folgen. Als Folgen einer Tubargravidität entstehen innerhalb des Eileiters Blutungen **(Hämatosalpinx)**. Dabei besteht die Gefahr, daß die Frucht ostiumwärts verlagert und schließlich ausgestoßen wird **(Tubarabort)** oder daß die Eileiterwand rupturiert: **Tubarruptur** mit Blutung in die Bauchhöhle und möglicher Verblutung der Frau.
Folgeveränderungen an der Fruchtanlage sind *Wind-* oder *Embryonalmolen* sowie *Fehlbildungen* des Embryos.
Diagnostisch wichtig sind die *Folgeveränderungen am Endometrium*. Dieses wird infolge der Schwangerschaftshormonwirkung dezidual umgewandelt, das Drüsenepithel hypersekretorisch aktiviert. Wird nun bei positivem Schwangerschaftstest eine Abrasio wegen Verdachts auf Fehlgeburt durchgeführt, kann dezidual umgewandelte Schleimhaut bei Fehlen von Plazentagewebe und von

Folgen an der Tube:
- Hämatosalpinx
- Tubarabort
- Tubarruptur (Verblutungsgefahr!)

Folgen an der Fruchtanlage:
- Wind-, Embryonalmole
- embryonale Fehlbildungen

Folgen am Endometrium sind diagnoseweisend!
- hypersekretorische Endometriumdrüsen bei dezidual umgewandeltem Schleimhautstroma
- Fehlen von Plazentazotten und Trophoblastzellverbänden

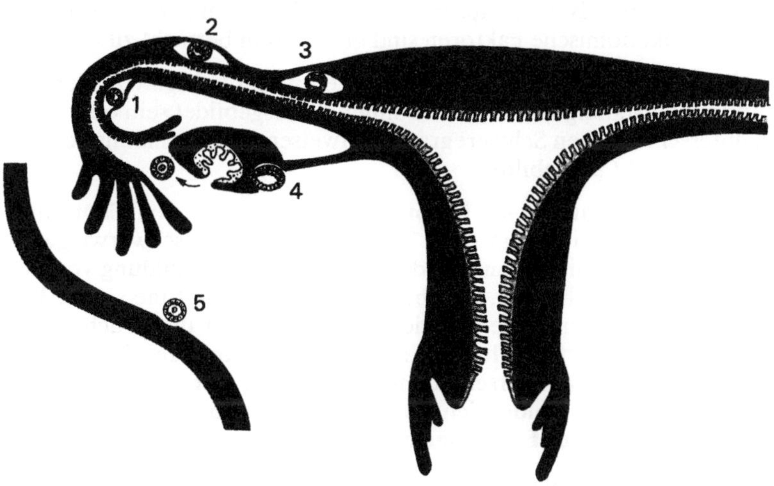

Abb. 39–1: Extrauteringravidität. **1** Tubargravidität, ampullär; **2** Tubargravidität, isthmisch; **3** Tubargravidität, interstitiell; **4** Ovarialgravidität; **5** Abdominalgravidität

Throphoblastzellverbänden auf die Extrauteringravidität hinweisen und damit eine entsprechende Therapie ermöglichen.

Abort

1.2 Abort

vorzeitige Beendigung der Schwangerschaft mit Ausstoßen der weniger als 500 g schweren Frucht

Definition. Ein Abort (lat. *aboriri* abgehen) bzw. eine Fehlgeburt ist die vorzeitige Beendigung der Schwangerschaft durch Ausstoßen einer nicht entwicklungsfähigen Fruchtanlage oder einer intrauterin abgestorbenen Frucht mit einem Gewicht von weniger als 500 g.

Einteilung
- **Frühabort:** bis 10. SSW
- **Spätabort:** 11.–20./24. SSW
- **Spontanabort:** Abort aus natürlicher Ursache
- **therapeutischer Abort (Interruptio)**
- **krimineller Abort**

Je nach dem Zeitpunkt der Fehlgeburt wird zwischen einem **Frühabort** bis zur 10. Schwangerschaftswoche (SSW) und einem **Spätabort** zwischen der 11. und 20. bzw. 24. SSW unterschieden. Die vorzeitige Beendigung der Schwangerschaft aus natürlicher Ursache wird als **Spontanabort** bezeichnet.

Von diesem abzutrennen sind der **therapeutische Abort**, die **Interruptio**, d.h. die künstlich herbeigeführte vorzeitige Beendigung der Schwangerschaft aus medizinischer, eugenischer, kriminologischer oder gesetzlich geregelter Notlagenindikation, sowie der **kriminelle Abort**, d.h. die strafbare Beendigung der Schwangerschaft ohne Indikation nach gültigem Strafrecht (§ 218 StGB).

Ätiologie

1. genetische Ursachen

Ätiologie. Zu unterscheiden sind *genetische* und *nicht-genetische* Ursachen eines Spontanaborts, die auch gemeinsam multifaktoriell wirksam sein können.
- **Genetische Ursachen**, wie *Homozygotie* für autosomal-rezessiv vererbbare Krankheiten, sind meist nur aus der Anamnese zu erkennen, z.B. aus der Verwandtschaft der Partner oder einem gehäuften Auftreten von Fehlgeburten innerhalb der Familie.

- **numerische Chromosomenaberration**

⇒

kein Wiederholungsrisiko!

> *Häufigste Ursache* sind **numerische Chromosomenaberrationen** (50–60 % aller Frühaborte): nach ihrer Häufigkeit geordnet die *autosomale Trisomie*, *X0-Monosomie*, *Tri-* und *Tetraploidie*.

Die Aberrationen sind i.d.R. sporadische Ereignisse ohne erhöhtes Wiederholungsrisiko.

2. nicht-genetische Ursachen
- hormonal oder lokal verursachte Eibettschäden
- Narben, Fehlbildungen, Tumoren
- virale, bakterielle Infektionen
- physikalische und chemische Ursachen
- Genußmittel: Alkohol, Nikotin, Kokain
- Medikamente
- metabolische Ursachen

- **Nicht-genetische Ursachen** können in mütterlichen Störungen, wie hormonal oder lokal verursachten Schäden des Eibetts (z.B. Schleimhautatrophie infolge langjähriger ununterbrochener hormonaler Antikonzeption), sowie in Fehlbildungen, Narben oder Tumoren des Uterus liegen. Eine nicht unerhebliche Rolle spielen Viruserkrankungen der Mutter sowie bakterielle Infektionen mit Schädigung von Embryo oder Fetus, physikalische Agenzien wie Strahlen, Chemikalien (Quecksilberverbindungen, Herbizide, Pestizide, organische Lösungsmittel), Medikamente (Zystostatika, Antiepileptika, Sexualsteroide) und Genußmittel, vor allem Alkohol, Nikotin und Kokain. Außerdem sind metabolische Ursachen, wie Mangel- und Fehlernährung der Mutter sowie Stoffwechselerkrankungen, z.B. Diabetes mellitus, von Bedeutung. Psychische Ursachen und sozioökonomische Faktoren sind ebenfalls in betracht zu ziehen.

Morphologie
- **Frühabort:** Embryo häufig unvollständig oder fehlend

Morphologie bei Frühabort. Der Embryo kann entweder infolge von Nekrose und Resorption vollständig fehlen, nur rudimentär ausgebildet sein oder Fehlbildungen unterschiedlichen Schweregrades aufweisen. Nur ausnahmsweise ist der Embryo regelrecht ausgebildet.

- **Spontanabort mit Chromosomenaberration:**

- **Plazentabildungsstörungen**

- **Windmole:** Fehlen des Embryo
- **Embryonalmole:** Entwicklungsstörung des Embryos
- **Partialmole:** Plazentabildungsstörung mit Zottenblasen und entwicklungsgestörtem Embryo

Morphologie bei Spontanabort mit Chromosomenaberration. Am Choriongewebe der Plazenta finden sich in etwa 75 % dieser Aborte schwerwiegende Entwicklungsstörungen mit fehlender oder mangelhafter Ausbildung von Gefäßen sowie Ausbildung plumper, teils blasenartiger Zotten. Eine solche **Plazentabildungsstörung** bedingt die Entwicklungsunfähigkeit der Fruchtanlage und damit eine Fehlgeburt. Fehlt ein Embryo von Anfang an (Ultraschallüberwachung der Frühschwangerschaft, morphologische Abortuntersuchung), so liegt eine **Windmole** vor; findet sich ein Embryo mit globaler Entwicklungsstörung, dann wird von einer **Embryonalmole** gesprochen (Abb. 39–2).

Eine Sonderform der Plazentabildungsstörung stellt die **Partialmole** mit Ausbildung von Zottenblasen und einem unterschiedlich stark entwicklungsgestörten Embryo bzw. Fetus dar. Sie wird besonders bei Aborten mit Triploidie beobachtet (Abgrenzung zur echten Blasenmole s. Abschn. 2.4.3).

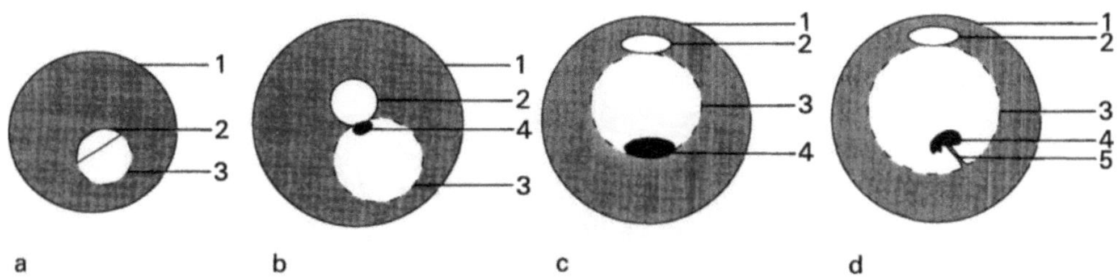

Abb. 39-2: Nicht entwicklungsfähige Fruchtanlagen (Molen). **a Windmole**. **b Embryonalmole** mit nodulärem Embryo, **c** mit zylindrischem Embryo, **d** mit schwerwiegenden Fehlbildungen. **1** Chorionhaut, **2** Dottersack, **3** Amnionhaut, **4** Embryo, **5** Nabelschnur

Morphologie der Fehlgeburt bei Eibettschaden. Die Implantation der Blastozyste innerhalb des Uterus kann durch eine mangelnde Ausbildung von Dezidua infolge hormoneller Dysregulation oder durch Narben, Geschwülste und Fehlbildungen gestört sein. Als Folge der ungenügenden Implantation bleibt der **Fruchtsack hypoplastisch**. Er mißt häufig weniger als 10 mm im Durchmesser, es kommt nicht zur Ausbildung eines Embryos. Die Fehlgeburt tritt frühzeitig, häufig bereits vor der 7. SSW, ein. Andererseits kann sich der Trophoblast hautartig innerhalb des Uterus ausbreiten: **Placenta membranacea**. Es kommt zu Durchblutungs- und Ernährungsstörungen, der Embryo stirbt ab. Die Fehlgeburt erfolgt meist erst nach der 10. SSW.

- **Morphologie der Fehlgeburt bei Eibettschäden**
- **Fruchtsackhypoplasie** mit frühzeitigem Abort
- **Placenta membranacea:** hautartiges Ausbreiten des Trophoblasten im Uterus

Über das **Wiederholungsrisiko** einer Fehlgeburt (Elternberatung) entscheidet die
- *zytogenetische Untersuchung* (Chorionzottenbiopsie oder Amnionzellkultur) oder, wenn diese nicht möglich ist, die
- *morphologische Untersuchung des Aborts.*

Praxishinweis: Beratung der Eltern

2. Erkrankungen der Plazenta

Plazentaerkrankungen

Die **morphologische Plazentauntersuchung** dient dem Nachweis der Plazentabeteiligung an bereits durch den Schwangerschaftsverlauf bekannten Risiken bei der Mutter (z. B. hypertensive Erkrankungen in der Schwangerschaft, Infektionen) sowie der Wertung von Ergebnissen der Geburtsüberwachung (z. B. Kardiotokogramm, Doppler-Sonographie).

Nachweis der Plazentabeteiligung an Schwangerschaftsrisiken, z. B.
- Hypertonie
- Infektion

In einer unselektierten Geburtenreihe einer Universitätsfrauenklinik betrug der Anteil der *morphologisch faßbaren Funktionsstörungen und Infektionen der Plazenta 25 %* der Einlingsgeburten. Bei *Totgeborenen* konnte durch die Plazentauntersuchung bei über 60 % eine Funktionsstörung der Plazenta und bei knapp 10 % eine intrauterine Infektion, bei *frühneonatalen Todesfällen* bei gut 80 % eine intrauterine Vorschädigung in Form von Plazentainsuffizienz oder Infektion pathologisch-anatomisch gesichert werden.

Entwicklung. Die Plazenta entwickelt sich aus den Zellen des **Trophoblasten**. Dieser ist erstmals an der noch frei in der Tuben- bzw. Gebärmutterlichtung befindlichen Blastozyste zu erkennen. Er ist aus *2 Schichten* aufgebaut: Außen befindet sich der **Synzytiotrophoblast** mit ausgeprägter proteolytischer und fibrinolytischer Aktivität, der in die mütterliche Schleimhaut eindringt und deren Gefäße eröffnet; innen befindet sich der weniger differenzierte **Zytotrophoblast** mit hoher Wachstumsintensität als Zone des Zellennachschubs für den Synzytiotrophoblasten.
Nach der Implantation etwa am *7. Entwicklungstag* erfolgt ein rasches Dickenwachstum des Trophoblasten. Ab dem *13.–15. Entwicklungstag* entstehen rein trophoblastär aufgebaute **Primärzotten**. Sie werden zu definitiven **Zotten** umgewandelt, indem zuerst die zentral liegenden Trophoblastzellen durch extraembryonales Mesenchym ersetzt werden **(Sekundärzotten)**, in das anschließend zentrifugal vorwachsende Gefäße aus dem Haftstiel eindringen **(Tertiärzotten)**. Gleichzeitig entstehen auch innerhalb des Mesenchyms ortsständige Kapillaren. Der Zusammenschluß der zentrifugalwärts sich ausbreitenden Gefäße mit den ortsständigen Kapillaren der Zotten erfolgt wahrschein-

Plazentaentwicklung
- entwickelt sich aus dem **Trophoblasten**

2 Schichten:
- **Synzytiotrophoblast**
- **Zytotrophoblast**
- **Primärzotten:** 13.–15. Entwicklungstag
- **Sekundärzotten:** zentral embryonales Mesenchym (16.–21. Entwicklungstag)
- **Tertiärzotten:** Eindringen von Gefäßen nach dem 21. Entwicklungstag → Voraussetzung für den embryoplazentaren Kreislauf

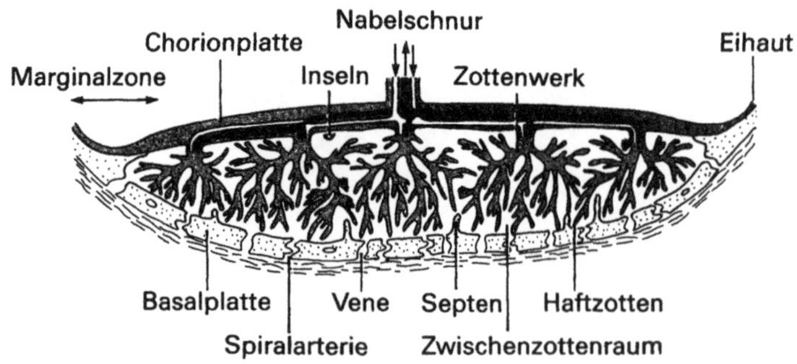

Abb. 39–3: Aufbau der Plazenta

- Organwachstum
- Zottenverzweigung und -reifung
- Vergrößerung des Gefäßvolumens und der Zottenoberfläche

lich zwischen dem *28.* und *32. Entwicklungstag.* Damit ist die Plazentabildung abgeschlossen und ein **embryoplazentarer Kreislauf** angelegt.
Die weitere Entwicklung der Plazenta ist durch Organwachstum, fortlaufende Zottenverzweigung und Zottenreifung gekennzeichnet. Das Resultat dieser Prozesse ist eine während der gesamten Schwangerschaft kontinuierliche Vergrößerung des Gefäßvolumens innerhalb der Zotten und des mütterlichen Blutraums zwischen den Zotten sowie eine Vergrößerung der Zottenoberfläche für den Stoffaustausch zwischen Mutter und Kind (Abb. 39–3).

Plazentopathien
- Bildungsstörungen
- Wachstumsstörungen
- Reifungsstörungen
- Durchblutungsstörungen
- Entzündungen
- Geschwülste

Unter den **Plazentopathien** sind funktionell bedeutsam: *Bildungs-* (in der Frühschwangerschaft), *Wachstums-*, *Zottenreifungs-* (in der mittleren und späten Schwangerschaft), *Durchblutungsstörungen*, *Entzündungen*, *Geschwülste.*

2.1 Plazentabildungs-, Plazentawachstums-, Zottenreifungsstörungen

Plazentabildungsstörungen

2.1.1 Bildungsstörungen

Fehlentwicklung der Zotten bei entwicklungsfähiger Fruchtanlage → embryonaler Abort
- häufigste Frühabortursache

Definition. Plazentabildungsstörungen sind Fehlentwicklungen der Zotten bei entwicklungsunfähigen Fruchtanlagen, die bereits in der Frühschwangerschaft absterben und ausgestoßen werden: **embryonaler Abort**.
In der Plazenta ist der Übergang von den Sekundär- zu den Tertiärzotten derart gestört, daß eine weitere Zottenentwicklung nicht möglich ist. Plazentabildungsstörungen stellen die häufigsten Veränderungen beim Frühabort dar.

Plazentawachstumsstörungen

2.1.2 Wachstumsstörungen

- Endgewicht 450–500 g

- **Minderwuchs der Plazenta:** Gewicht am Termin <345 g

Das Plazentagewicht steigt mit zunehmender Dauer der Schwangerschaft an und beträgt an ihrem Ende ohne Nabelschnur und ohne Eihaut etwa 450–500 g. Das Ausbleiben des Gewichtsanstiegs zeigt einen Minderwuchs der Plazenta an. Dadurch ist die Austauschfläche zwischen Mutter und Kind verringert mit der Folge, daß auch der Fetus in seinem Wachstum zurückbleibt. Ein Minderwuchs der Plazenta (am Termin <345 g) wird u. a. bei hypertensiver Erkrankung in der Schwangerschaft, chronischer Nierenerkrankung und Trisomie 18, aber auch bei Frühgeborenen ohne erkennbare Ursache beobachtet.

- **übergroße Plazenta:** Gewicht am Termin >620 g, häufig in Verbindung mit Zottenunreife bei:
- D. mellitus
- Infektionen u. a.

Eine **übergroße Plazenta** (am Termin >620 g) kommt gehäuft vor in Verbindung mit einer Zottenunreife, z. B. bei mütterlichem Diabetes mellitus mit schlechter Stoffwechselführung, beim M. haemolyticus neonatorum oder bei einer chronischen intrauterinen Infektion (Lues connata, Toxoplasmose, CVM-, Parvovirus-B19-Infektion).

Zottenreifungsstörungen

2.1.3 Zottenreifungsstörungen

Störung von Verzweigung und Aufbau der Zotten

Definition. Zottenreifungsstörungen sind herdförmig oder diffus ausgeprägte Störungen der Verzweigung und des Aufbaus der Zotten mit qualitativer, quantitativer und zeitlicher Abweichung von der orthologen Zottenentwicklung.

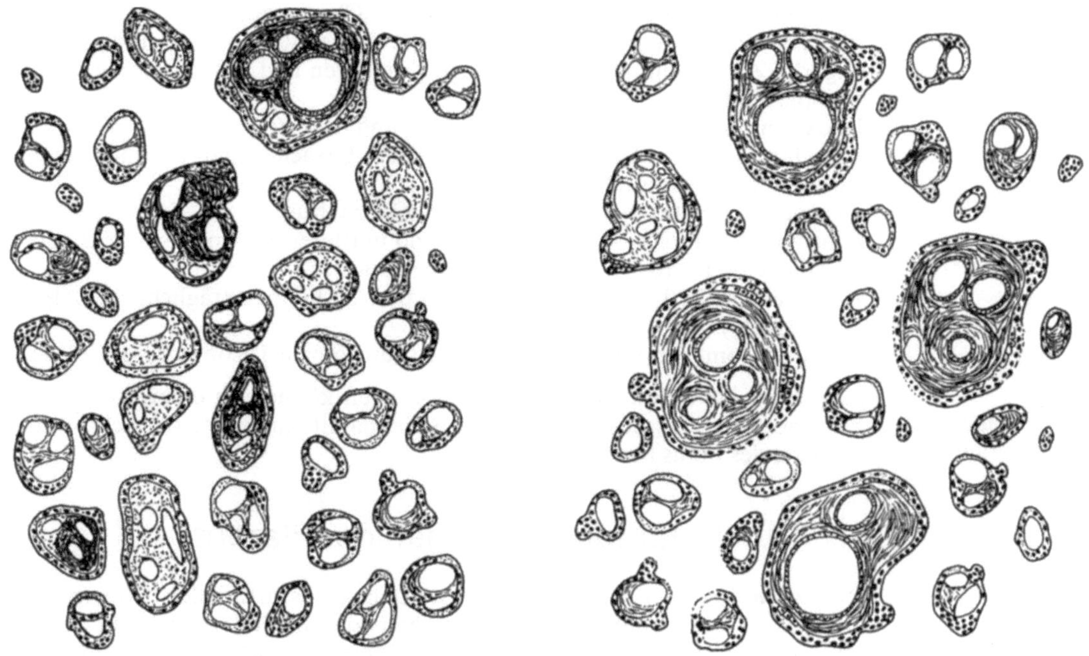

a b

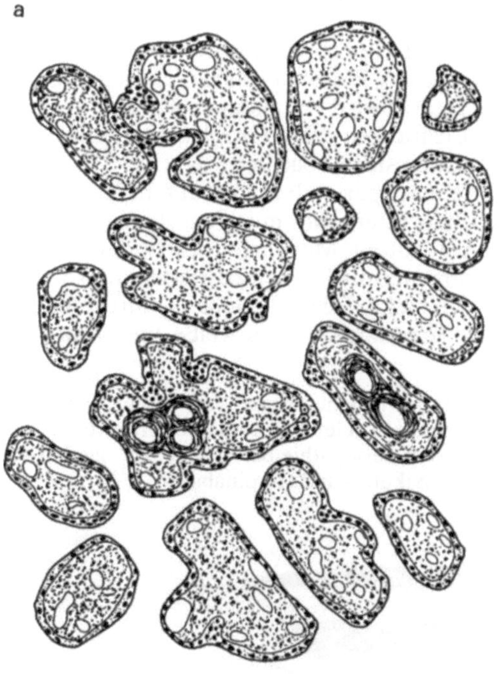

c

Abb. 39–4:
Zottenreifungsstörungen. Histologisches Bild bei **a** reifer Plazenta, **b** Zottenfrühreife (nur bei Frühgeborenen), **c** Zottenreifungsverzögerung (überwiegend bei Reifgeborenen)

Morphologisch sind *3 Hauptgruppen* zu unterscheiden (Abb. 39–4):

• **Zottenfrühreife:** Die Plazentazotten reifen vorzeitig, häufig viele Wochen vor der Geburt, zu Endzotten aus. Diese enthalten viele Gefäße und zahlreiche kernfreie Epithelabschnitte an der Zottenoberfläche.

3 Hauptgruppen:
1. Zottenfrühreife
- vorzeitige Bildung von Endzotten

Ursachen:

• chronische Minderdurchblutung des Zwischenzottenraums bei mütterlicher Gefäßerkrankung (z. B. Hypertonie, Präeklampsie)
• Ausfall von Plazentagewebe infolge intraplazentarer chronischer Infarkte
• primär zu klein angelegte Plazenta
• chronischer mütterlicher Sauerstoffmangel (chronische Anämie, Vitium cordis).

• **Ursachen**

• **Zottenreifungsverzögerung:** Die Reifung der Zotten erfolgt zu langsam und es werden zu wenig Endzotten ausgebildet. Die Zotten besitzen nur wenige Kapillaren und das Chorionepithel zu wenige kernfreie Epithelplatten.

2. Zottenreifungsverzögerung
- Endzotten ↓
- wenige Kapillaren und kernfreie Epithelplatten

3. Zottenreifungsarrest
- großkalibrige unreife Zotten mit wenig Kapillaren
- Chorionepithelhypoplasie

• **Ursachen**

Folgen:
- gestörter maternofetaler Kreislauf
- akute und chronische intrauterine Hypoxie

• **Zottenreifungsarrest:** Die Ausreifung der Chorionzotten bleibt auf einem früheren Entwicklungsstadium stehen. Die Zottendurchmesser sind großkalibrig, die Zotten enthalten sehr wenige Kapillaren und das Chorionepithel ist hypoplastisch.

Ursachen von Zottenreifungsverzögerung und -arrest:
• ungünstige Eibettverhältnisse aus lokaler Ursache oder bei mütterlicher Hormon- und Stoffwechselerkrankung
• chronische mütterliche Mangel- oder Fehlernährung
• intrauterine Infektion in der frühen und mittleren Fetalperiode (z.B. Zytomegalie, Röteln, Toxoplasmose, Lues connata)
• fetomaternale Unverträglichkeitsreaktion (Rh-Unverträglichkeit, Alpha-Thalassämie)
• Chromosomenanomalie (insbesondere autosomale Trisomie 13–15, 18, 21).

Folgen für das Kind. Zottenreifungsstörungen können zu einer Störung des maternofetalen Gasaustausches führen und damit eine akute oder chronische Hypoxie des Fetus bedingen.

Plazentadurchblutungsstörungen

Störung der arteriellen Blutzufuhr und des venösen Abflusses
Folge: Plazentainfarkt

1. massiver Infarkt
- Unterbrechung der arteriellen mütterlichen Blutzufuhr
- **akut:** z.B. bei vorzeitiger Plazentalösung
- **chronisch:** z.B. bei Hypertonie, Präeklampsie

2. Gitterinfarkt
- intervillöse Fibrinabscheidungen mit Nekrobiose der eingeschlossenen Zotten
- **makroskopisch:** grau-weiße inhomogene derbe Herde

Ursache: hypoxische oder toxische Chorionepithelschädigung

2.2 Durchblutungsstörungen der Plazenta

Definition. Akute oder chronische Störungen des arteriellen Blutzustroms bzw. des venösen Abflusses im mütterlichen oder im fetalen Kreislauf der Plazenta. Am häufigsten handelt es sich um **Plazentainfarkte:** *massive* und *Gitterinfarkte* (Abb. 39–5).

• Ein **massiver Infarkt** entsteht nach einer Unterbrechung der arteriellen mütterlichen Blutzufuhr. So führt eine vorzeitige Plazentalösung nicht selten zu einem *akuten* Infarkt. Der *chronische* Infarkt wird vor allem als Folge von chronischer Stenose und Verschluß der Lichtungen der Uteroplazentargefäße bei Hypertonie der Mutter und bei Präeklampsie beobachtet.

• Ein **Gitterinfarkt** ist Folge umschriebener parietaler Fibrinabscheidungen an der Zottenoberfläche und im Zwischenzottenraum mit Nekrobiose und Nekrose der von Fibrin eingeschlossenen Zotten. Morphologisch findet sich zunächst nur histologisch eine Fibrinummauerung kleiner Zottenkomplexe, später größerer Areale; so entstehen makroskopisch erkennbare, unregelmäßig begrenzte und auf der Schnittfläche inhomogene grau-weiße und grau-rote derbe Herde.

Ursache. Für die *Entstehung* des Gitterinfarkts ist eine primäre hypoxische oder toxische Chorionepithelschädigung anzunehmen, z.B. Gefäßstenosen bei Hypertonie der Mutter, Präeklampsie oder bei mütterlicher Arteriopathie bei Spätstadien des Diabetes mellitus und bei Kollagenosen sowie bei Nikotin- und Heroinabusus.

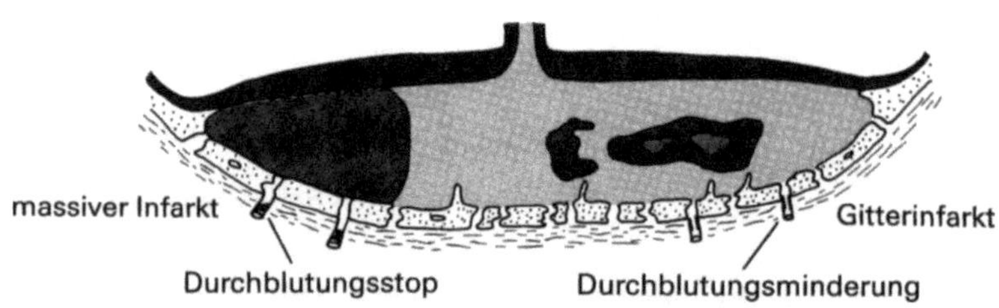

Abb. 39–5: Plazentainfarkt: massiver und Gitterinfarkt

Folgen:
- intrauterine Hypoxie oder Anoxie
- nutritive Mangelversorgung mit Hypotrophie des Feten

Folgen für das Kind. Bei *akutem Infarkt* droht eine intrauterine Hypoxie oder Anoxie des Fetus. Eine *chronische Durchblutungsstörung* vermindert u.U. die plazentare Austauschfläche so stark, daß es zu einer nutritiven Mangelversorgung und damit zu einer *fetalen Hypotrophie* kommt.

Vorzeitige Plazentalösung

2.2.1 Vorzeitige Plazentalösung

Definition. Teilweise oder vollständige Ablösung der normal sitzenden Plazenta vor der Geburt des Kindes.

Morphologie. Retroplazentares Hämatom mit Basalplattenruptur und intraplazentarer Blutung, u. U. mit akutem Infarkt im zugehörigen Versorgungsgebiet.

Ursachen sind (in gut 50 % unbekannt):
- atherosklerotische Deziduagefäßveränderungen bei Schwangerschaftshypertonie oder anderen Arterienerkrankungen der Mutter
- Vena-cava-Kompressionssyndrom, wenn bei Rückenlage der Mutter der Uterus auf die großen Venen drückt und dadurch den venösen Blutrückstrom vermindert
- plötzlicher Volumenverlust im Uterus infolge von Fruchtwasserabgang bei Polyhydramnion oder nach Geburt des ersten Zwillings bei Mehrlingen
- Trauma, vor allem in der 2. Schwangerschaftshälfte.

Folgen. Die Gefährdung des *Kindes* ist abhängig von der Größe der vorzeitigen Lösung: akute Anoxie und seltener Blutverlust des Fetus, hohe perinatale Mortalität. Gefährdung der *Mutter* durch Blutungsschock und Verbrauchskoagulopathie.

Morphologie
- retroplazentares Hämatom
- Basalplattenruptur
- intraplazentare Blutung
- Infarkt

Ursachen
- arterielle Gefäßveränderungen
- venöse Kompression
- intrauteriner Volumenverlust
- Trauma

Folgen
- **kindlich:** abhängig von der Größe der vorzeitigen Lösung
- **mütterlich:** Blutungsschock!

2.3 Entzündungen

Plazentaentzündung

Definition. Entzündliche Veränderungen der Plazenta und ihrer Anhänge mit Gewebsnekrose, zellulärer Exsudation und mesenchymaler Proliferation als Folge von Infektion oder chemischen Reizen.
Zu unterscheiden sind:
- Entzündungen im Bereich der Fruchthöhlenwand:
  - in der freien Eihaut: *Amnionitis* (Amnion=Fruchtwasserhaut)
  - im Bereich der Chorionplatte der Plazenta: *choriale Plazentitis*
  - im Bereich der Nabelschnur: *Omphalovaskulitis* (griech. *omphalos* Nabel), *Funikulitis*
- Entzündungen innerhalb der Plazenta mit Befall der Zotten: *Villitis, Perivillitis* (lat. *villus* Zotte).

Formen:
- **Amnionitis**
- **choriale Plazentitis**
- **Omphalovaskulitis, Funikulitis**
- **Villitis, Pervillitis**

2.3.1 Amnionentzündung

Amnionentzündung

Eine Amnionentzündung entsteht infolge einer *Erregeraszension* von der Vagina über den Zervixkanal in die Fruchthöhle. *Disponierende Faktoren* sind insbesondere ein vorzeitiger Blasensprung sowie ein protrahierter Geburtsverlauf mit langdauerndem Offensein des Geburtskanals.

Häufige **Erreger** sind Kolibakterien, Staphylo- und Streptokokken, außerdem Erreger der bakteriellen Vaginose: Mykoplasmen, Chlamydien und Gardnerella.

durch:
- vaginale Erregeraszension

bei:
- vorzeitigem Blasensprung
- protrahiertem Geburtsverlauf

Folgen. Eine Amnionentzündung bedeutet besonders für sehr unreife Frühgeborene mit ihrem noch unvollkommenen Schutz gegenüber Erregern eine Gefahr.

Beispiel: Folgeerkrankungen sind z. B. eine Aspirationspneumonie, Meningitis oder intrauterine Sepsis.

kindliche Folgen:
- Aspirationspneumonie
- Meningitis
- intrauterine Sepsis

2.3.2 Entzündungen des Plazentaparenchyms

Entzündungen des Plazentaparenchyms
villöse und intervillöse Entzündungsherde

Es handelt sich um Entzündungsherde im Zottenstroma oder im Zwischenzottenraum, wobei die benachbarten Zotten von der Entzündung mitbetroffen sind. Die Erreger gelangen in die Plazenta entweder mit dem mütterlichen Blutstrom in den Zwischenzottenraum oder über den Blutstrom des Fetus in die Zotten.

Beispiel einer direkten mütterlichen Erregerübertragung in die Plazenta ist die Listeriose. *Beispiele* einer Mitbeteiligung der Plazenta über den fetalen Kreislauf sind Toxoplasmose, Lues connata sowie Zytomegalie und Röteln.

2.4 Tumoren

Plazentatumoren

In der Plazenta haben 2 Tumorarten ihren Primärsitz: *Chorangiome* und *Trophoblastzelltumoren.*

2 Tumorarten:
- Chorangiome
- Throphoblastzelltumoren

- Metastasen selten

Sehr selten kann die Plazenta aber auch Ort von sekundären Tumorabsiedlungen bösartiger Geschwülste der Mutter (z.B. maligner Melanome, Karzinome der Mamma oder der Nieren) oder des Fetus (Neuroblastome, Leukämie) sein.

Chorangiom

2.4.1 Chorangiom

gutartiger Gefäßtumor im Sinne eines Hamartoms

Definition. Das Chorangiom (griech. *chorion* Zottenhaut, mittlere Eihaut, *angeion* Gefäß) ist ein gutartiger Gefäßtumor im Sinne eines Hamartoms. Es wird bei ca. 1:200–250 Plazenten der 2. Schwangerschaftshälfte beobachtet.

Makroskopie
- solitär oder multipel
- scharf begrenzt
- histologisch wie Angiom

Morphologie. *Makroskopisch* ist der Tumor scharf begrenzt. Er kommt solitär und multipel vor und erreicht im Extremfall fast die Größe der Plazenta. *Feingeweblich* entspricht er dem Aufbau von Angiomen anderer Organe.

Mittels Ultraschall kann der Tumor bereits intrauterin diagnostiziert werden.

Folgen
- fetale Herzhypertrophie
- Gewicht des Kindes ↓
- Blutungen

Folgen. Die Mehrzahl der Chorangiome bedingt keine Gefährdung des Kindes. Bei großen oder bei vielen Tumoren kann das Neugeborene untergewichtig sein, eine fetale Herzhypertrophie infolge arteriovenöser Anastomosen vorliegen.

In Einzelfällen sind tödliche Blutungen aus dem Tumor beschrieben werden.

Trophoblastzelltumoren

2.4.2 Trophoblastzelltumoren

- nicht-metastatische
- metastatische

Die Trophoblasttumoren werden aufgrund biologischer Kriterien in *nicht-metastatische* und *metastatische Formen* unterteilt. Zu unterscheiden sind: *Blasenmole, invasive Mole, Chorionkarzinom, placental-site-trophoblastic-tumor.*

Definition

⟹

Definition. Als Trophoblasttumor im engeren Sinne gilt nur die *metastasierende Wucherung von Choriongewebe*; damit ist die unkomplizierte Blasenmole zwar eine Trophoblastzellerkrankung, jedoch kein echter Tumor.

Blasenmole

2.4.3 Blasenmole, invasive Mole

Plazentabildungsstörung mit
- Synzytio- und Zytotrophoblasthyperplasie
- Anaplasie
- Zottenblasen
- keine Embryonalanlage

Morphologie
- traubenförmige Blasen der Zotten
- total, partiell

Definition. Die Blasenmole ist eine Plazentabildungsstörung mit Synzytio- und Zytotrophoblasthyperplasie und -anaplasie, mit Ausbildung von Zottenblasen wechselnder Durchmesser ohne Embryoanlage.

Die Blasenmole tritt in Mitteleuropa in einer Häufigkeit von ca. 1:2000 Geburten auf.

Morphologie. Die Plazenta ist häufig deutlich vergrößert. *Makroskopisch* charakteristisch sind traubenförmige Blasenbildungen der Zotten. Sie können die Plazenta entweder ganz oder nur teilweise erfassen: *totale* (komplette) und *partielle* (herdförmige) Blasenmole.

Klinik
- β-HCG ↑
- Sonographie

Die **klinisch** wichtigsten diagnostischen Merkmale sind das Schneeflockenmuster (Zottenblasen) im Ultraschallbild und eine vielfache Erhöhung der β-HCG-Werte im mütterlichen Serum (Trophoblastzellhyperplasie).

Ursache
- Befruchtungsstörung mit Verlust des mütterlichen Genoms

- **homozygote (paternale) Blasenmole**
- **heterozygote Blasenmole**

Ursache ist eine Befruchtungsstörung, bei der eine leere Oozyte – mit Verlust des mütterlichen Genoms – von einer Spermatozyte mit väterlichem haploiden Satz 23,X befruchtet wird. Durch Verdoppelung des Chromosomensatzes resultiert ein diploider Satz 46,XX. Dieser ist aber ausschließlich paternalen Ursprungs **(homozygote Blasenmole)**. Eine andere Möglichkeit der Störung ist die Befruchtung der leeren Oozyte durch 2 Spermatozyten **(heterozygote Blasenmole)**. Dabei kann bei 15 % der Blasenmolen auch ein männlicher XY-Chromosomensatz nachgewiesen werden.

Prognose

⟹

Prognose. Jede Patientin mit Blasenmole muß nach Entfernung der Mole über Monate kontrolliert werden (HCG-Spiegel im mütterlichen Serum), da 10–15 % der Molen invasiv wachsen (Röntgen: Lungenmetastasen) und in ca. 2,5–5 % sich ein Chorionkarzinom ausbildet.

Invasive Mole

Invasive Mole. Charakteristisch ist das invasive Wachstum von Molenzotten in das Myometrium hinein oder in die uterinen Blutgefäße. Molenzottenembolien werden bei ca. einem Drittel der Patientinnen beobachtet, vor allem in die Lungen.

Invasion ins Myometrium oder in die uterinen Blutgefäße

2.4.4 Chorionkarzinom

Chorionkarzinom

Definition. Dies ist ein bösartiger Tumor des Trophoblastepithels mit Invasion, Destruktion und Metastasierung.

bösartiger Tumor des Trophoblastepithels mit Invasion, Destruktion, Metastasierung

Morphologie. *Makroskopisch* findet sich ein polypöser dunkelroter, häufig unscharf begrenzter und sehr weicher Tumor innerhalb des Uterus. *Histologisch* besteht das Chorionkarzinom ausschließlich aus Zyto- und Synzytiotrophoblastverbänden mit Zell- und Kernatypien, trophoblastären Riesenzellen sowie zahlreichen Mitosen. Zottenstrukturen mit mesenchymalem Anteil fehlen regelmäßig.

Morphologie
- polypös, dunkelrot, unscharf begrenzt
- atypische zyto- und synzytiotrophoblastäre Zellverbände

Pathogenese. Chorionkarzinome entwickeln sich zu knapp 50 % aus einer Blasenmole und zu je 25 % entstehen sie auf dem Boden eines Spontanaborts oder einer normalen Schwangerschaft. In ca. 2–3 % entstehen sie infolge einer Extrauteringravidität. Die Mehrzahl aller Chorionkarzinome tritt innerhalb von 2 Jahren nach der letzten Schwangerschaft auf.

Pathogenese
- **entstehen im Gefolge**
- einer Blasenmole
- eines Aborts
- einer EU

Verlauf, Prognose. Der Tumor metastasiert früh. Metastasen sind in Gebärmutterhals und Scheide zu finden, hämatogene Fernmetastasen in Lunge, Gehirn, Leber, Nieren u. a. Klinisch werden nach der Höhe der β-HCG-Titer Tumoren mit niedrigem und hohem Malignitätsgrad unterschieden.

Prognose
- frühe hämatogene Metastasen
- Gradeinteilung nach dem β-HCG-Titer

Der **Placental-site-trophoblastic-tumor** ist ein extrem seltener, überwiegend aus Intermediärtrophoblastzellen bestehender Tumor. Er ist häufig *gutartig*, es sind jedoch auch maligne Verläufe beschrieben worden. Der Tumor entsteht im Uterus und kann noch mehrere Jahrzehnte nach einer Schwangerschaft auftreten.

Placental-site-trophoblastic-tumor

2.4.5 Sekundäre Tumoren in der Plazenta

Sekundäre Tumoren in der Plazenta

Metastasen bösartiger Geschwülste der Mutter oder des Fetus sind sehr selten. Bei den mütterlichen Primärtumoren handelt es sich vor allem um **maligne Melanome**, die gelegentlich in die Plazenta metastasieren. Von den fetalen Tumoren ist es das **Neuroblastom**, bei dem es zu Tumorabsiedlungen in der Plazenta kommen kann.

Metastasen selten
- **mütterlich:** maligne Melanome
- **kindlich:** Neuroblastome

3. Störungen der intrauterinen Entwicklung

Störungen der intrauterinen Entwicklung

Definition. Als intrauterine Entwicklung bezeichnet man das Zusammenwirken von Wachstums- und Differenzierungsvorgängen, die genetisch (endogen) gesteuert und durch Umweltfaktoren (exogen) beeinflußt werden.

intrauterine Entwicklung wird endogen gesteuert und exogen beeinflußt

Wachstum ist die Vermehrung lebender Masse durch Umwandlung fremder Stoffe in arteigene Substanzen; dabei ist ein Zellteilungs- von einem Volumenwachstum zu unterscheiden. **Differenzierung** ist die Umwandlung potentieller in spezialisierte Funktionen; morphologisch bedeutet dies die Ausbildung spezifischer Strukturen.

- **Wachstum**
- **Differenzierung**

Ontogenese. Das Entwicklungswachstum beginnt mit der Befruchtung einer Eizelle *(Oozyte)* durch eine Samenzelle *(Spermatozyte)*. Aus der befruchteten Eizelle *(Zygote)* entwickelt sich innerhalb der ersten 3 Tage durch mehrfache äquale Zellteilungen die *Morula* und ab dem 4. Entwicklungstag eine *Blastozyste* mit zentralem Hohlraum **(Blastozystogenese)**. Dabei wandert die Keimanlage durch die Tube in das Cavum uteri. Etwa am 7. Tag nach der Befruchtung erfolgt die Implantation der Blastozyste in das Endometrium.
Zunächst entstehen bei den *äqualen Zellteilungen* Zellen mit gleichartiger omnipotenter Entwicklungsmöglichkeit. Ein erster Differenzierungsschritt erfolgt im Stadium der *Blastozystenbildung*: Ein Teil der Zellen wird zu **Embryoblasten**, der andere zu **Trophoblasten**. Die weitere Entwicklung der Embryoblasten führt zur Bildung und Gestaltung des Embryos. Aus dem Trophoblasten entsteht die Plazenta, deren Entwicklung nach der Implantation in utero am 9.–12. Entwicklungstag beginnt.
Mit dem Auftreten des *embryonalen Primitivstreifens* am 17.–18. Entwicklungstag beginnt die **Embryogenese**. Sie erfolgt besonders intensiv in den er-

- **Ontogenese**
- Befruchtung
- Morula (in den ersten 3 Tagen)

- **Blastozystogenese**
- Blastozyste (ab 4. Tag)
- Implantation (ab 7. Tag)
- **äquale Zellteilungen** → omnipotente Zellen
- Differenzierung zu Embryoblasten und Trophoblasten

- **Embryogenese**
- 17./18.–56./84. Tag

sten 56 Tagen und ist nach 84 Tagen mit der endgültigen Differenzierung der männlichen und weiblichen Geschlechtsorgane sowie der Verlagerung des äußeren Ohrs und der Augen in die endgültigen Gesichtspositionen abgeschlossen.

- **Fetogenese**
- Größenzunahme und Ausreifung der Gewebe

Am 84. (in der englischsprachigen Literatur ab dem 56.) Entwicklungstag beginnt die **Fetogenese**. Die Organe nehmen an Größe zu und die spezifischen Gewebe und Zellfunktionen reifen soweit aus, daß ein extrauterines Leben möglich ist. Die Fetalperiode endet mit der Geburt.

Folgen von Entwicklungsstörungen

Folgen. Störungen der intrauterinen Entwicklung können jede Entwicklungsphase zwischen Befruchtung und Geburt betreffen und je nach ihrem Schweregrad zu unterschiedlichen Folgen führen:

- **Frühabort**

• **Frühabort:** Bei einer früh auftretenden und schwerwiegenden Störung erfolgt u. U. ein Entwicklungsstop mit dem Tod der Fruchtanlage und der Beendigung der Schwangerschaft.

- **Entwicklungsstörungen während Blastozysto- und Embryogenese**
- Fehlbildungen unterschiedlichen Schweregrades
- Folgen sind: Abort, Totgeburt oder Funktionsstörungen

• **Fehlbildung:** Entwicklungsstörungen während der *Blastozysto-* und *Embryogenese*, die nicht embryoletal wirken, können zu großen Abweichungen in der äußeren Gestalt des Embryos oder im Aufbau seiner Organsysteme und Organe führen. Der Schweregrad der Störungen ist variabel. Schwerwiegende Fehlbildungen können so hochgradig ausgeprägt sein, daß sie mit dem Leben nicht vereinbar sind; Abort oder Totgeburt sind die Folge. Bei überlebenden Neugeborenen bedingt eine schwerwiegende Fehlbildung stets Funktionsstörungen (z. B. Schlußstörungen des Rückenmarks mit Lähmungen in den abhängigen Körperpartien), während geringgradige („kleine") Fehlbildungen nicht zu Funktionsstörungen führen.

- **Entwicklungsstörungen während der Fetogenese**
- Wachstums-, Funktions- und Regulationsstörungen

• Entwicklungsstörungen während der *Fetogenese* äußern sich in **Wachstumsstörungen** des Kindes, isolierten **Organerkrankungen** unterschiedlicher Schweregrade sowie als **Funktions-** und **Regulationsstörungen**.

ontogenetische Einteilung intrauteriner Entwicklungsstörungen
- Gametopathien
- Blastopathien
- Embryopathien
- Fetopathien

Ontogenetische Einteilung intrauteriner Entwicklungsstörungen:
- *Gametopathien:* Entwicklungsstörungen als Folge geschädigter Gameten
- *Blastopathien:* Fehlbildungen als Folge einer Entwicklungsstörung zwischen der Befruchtung und etwa dem 17. Entwicklungstag
- *Embryopathien:* Fehlbildungen als Folge einer Entwicklungsstörung zwischen dem 17. und 56./84. Entwicklungstag (Ende der Organogenese)
- *Fetopathien:* Krankheiten des Fetus nach Abschluß der Organogenese.

Gametopathien

3.1 Gametopathien

Entwicklungsstörungen infolge Schädigung der Gameten

Definition. Gametopathien sind Entwicklungsstörungen, die auf Schädigung der Gameten zurückzuführen sind, z.B. bei Chromosomenanomalien oder Genmutationen.

Folgen:
- Abort
- Chromosomenaberrationen
- Genmutationen
- Stoffwechselstörungen

Folgen. Gametopathien führen zu entwicklungsunfähigen Fruchtanlagen und damit zum *Abort*, zu syndromalen Erkrankungen infolge von *Chromosomenaberrationen* oder *Genmutationen*, oder zu *Stoffwechselstörungen*, die erst in der Kindheit oder später klinisch manifest werden können.

Chromosomenaberrationen

⇒

Chromosomenaberrationen (lat. *errare* irren) führen zu *Fehlbildungen* und *Funktionsstörungen* von Organsystemen.

Da bislang die Lokalisation nur weniger Gene auf den einzelnen Chromosomen bekannt ist, ist der Zusammenhang zwischen der Art der Chromosomenaberration und ihrem klinischen Erscheinungsbild noch weitgehend unklar.

- **Einteilung:**
- autosomal, gonosomal
- numerisch, strukturell

Einteilung. Zu unterscheiden ist zwischen Aberrationen von *Autosomen* und solchen von *Gonosomen* (Geschlechtschromosomen). Nach der Art der chromosomalen Veränderungen erfolgt die Einteilung in *numerische* (Abweichung der Chromosomenzahl von der Norm) und *strukturelle Aberrationen* (Strukturveränderungen an den Chromosomen).

- **Häufigkeit:**
- 6–8% der Schwangeren
- häufig bei Aborten

Häufigkeit. Chromosomenaberrationen kommen bei etwa 6–8 % aller Schwangerschaften vor. Besonders häufig sind sie bei Aborten in den ersten 3 Schwangerschaftsmonaten (>50 %). Bei Fehlgeburten späterer Schwangerschaftsmonate sind sie in 10 %, bei perinatalen Todesfällen in 6 % und bei Neugeborenen in ca. 0,5 % nachzuweisen.

3.1.1 Numerische Chromosomenaberrationen

Numerische Chromosomenaberration

Definition. Bei der numerischen Aberration liegt eine Abweichung der Chromosomenzahl von der Norm (46,XY oder 46,XX) vor: *Aneuploidie.* Sie kann als Verlust *(Monosomie)* oder als Gewinn *(Trisomie)* eines oder mehrerer Chromosomen auftreten. Außerdem kann es sich um eine ganzzahlige Vervielfachung des haploiden Chromosomensatzes handeln *(Polyploidie).*
Ein Chromosomenverlust oder -gewinn ist das Resultat einer Non-disjunction. Diese bedeutet das Ausbleiben der Trennung eines Chromosomenpaares (a) in der Meiose der weiblichen oder männlichen Keimzelle oder (b) in der Anaphase der Mitose bei der Furchungsteilung einer Zygote. Daraus resultiert eine Fehlverteilung der Chromosomen auf die Tochterzellen, von denen eine das Chromosom 3fach (Trisomie) und die andere das Chromosom nur einfach (Monosomie) enthält.

Abweichung der Chromosomenzahl = Aneuploidie:
- Monosomie
- Trisomie
- Polyploidie

Ursache des Chromosomenverlusts oder -gewinns:
Non-disjunction in
- Meiose oder
- Anaphase der Mitose

3.1.1.1 Numerische Autosomenaberrationen

Numerische Autosomenaberration

Die häufigste Chromosomenaberration ist die *autosomale Trisomie.* Sie ist meist mit dem Leben nicht vereinbar, führt zum Abort und kommt daher bei Neugeborenen nicht vor. Ausnahmen von dieser Regel betreffen vor allem die *Trisomie 21*, seltener die *Trisomie 18* und *13.*
Trisomie 21 = Down-Syndrom (Abb. 39–6). Die betroffenen Individuen weisen 47 Chromosomen auf, da das Chromosom 21 dreimal vorhanden ist. Dieses Syndrom ist die häufigste Form einer Trisomie mit überlebensfähigem Kind (bei etwa 1:800 Neugeborene). Es besteht eine allgemeine geistige Entwicklungsverzögerung mit Imbezillität (75 %), Idiotie (20 %) oder Debilität (5 %). Bei den Kindern besteht eine erhöhte Infektneigung und ein erhöhtes Leukoserisiko. Die Lebenserwartung ist herabgesetzt; nur etwa 50 % der Kinder überleben das 10. Lebensjahr.

autosomale Trisomie:

- **Trisomie 21 (Down-Syndrom)**
- 47 Chromosomen (3x Chromosom 21)
- geistige Retardierung
- Imbezillität, Idiotie, Debilität
- Infektneigung
- Leukoserisiko ↑

Fehlbildungen beim Down-Syndrom sind:
- Brachyzephalus, schräge Lidachsen, Epikanthus, Makroglossie, Zahnanomalien
- kurze plumpe Hände, Vierfingerfurche
- angeborene Herzfehler (Septumdefekte)
- Nabelhernie, Megacolon congenitum, Stenosen des Magen-Darm-Trakts
- Hypogenitalismus bei Knaben.

Fehlbildungsmuster

⇐

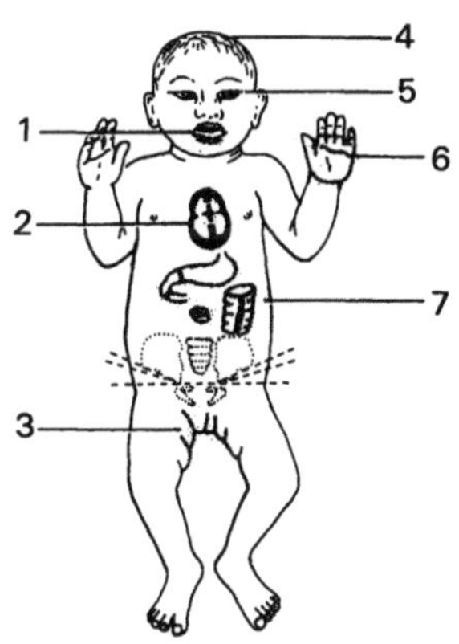

Abb. 39–6: Fehlbildungen bei Trisomie 21 (Down-Syndrom). **1** Makroglossie, Zahnanomalien, **2** angeborene Herzfehler (Septumdefekte), **3** Hypogenitalismus bei Knaben, **4** Brachyzephalus, **5** schräge Lidspalten, Epikanthus, **6** kurze plumpe Hände, Vierfingerfurche, **7** Nabelhernie, Megacolon congenitum, Stenosen des Magen-Darm-Trakts (modifiziert nach Sandritter)

Trisomie 18 = Edwards-Syndrom (Abb. 39–7). Die Zahl der Chromosomen beträgt 47, da das Chromosom 18 dreimal vorhanden ist. Dieses Syndrom ist deutlich seltener als das Down-Syndrom und wird bei etwa 1:8000 Neugeborene beobachtet. Mädchen sind häufiger betroffen. Die Kinder sind von Geburt an stark untergewichtig, ihre Lebenserwartung ist deutlich herabgesetzt. Der

- **Trisomie 18 (Edwards-Syndrom)**
- 47 Chromosomen (3x Chromosom 18)
- Untergewicht
- herabgesetzte Lebenserwartung

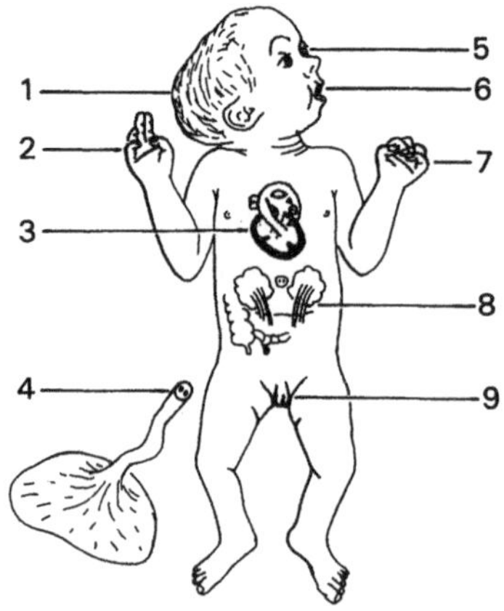

Abb. 39–7:
Fehlbildungen bei Trisomie 18 (Edwards-Syndrom). **1** Dolichozephalus, **2** Fingerüberlappungen, **3** angeborene Herzfehler (VSD), Ductus arteriosus persistens, **4** Fehlen einer Nabelschnurarterie, kleine Plazenta, **5** Hypertelorismus, **6** kleiner Mund, fliehendes Kinn, **7** Flexionsdeformitäten der Finger, **8** Hufeisenniere, **9** Fehlbildungen des äußeren Genitales (modifiziert nach Sandritter)

- schwere geistige Retardierung

Tod tritt nicht selten bereits in der Neugeborenenperiode oder im Säuglingsalter ein. Überleben die Kinder länger, so findet sich bei ihnen eine schwere geistige Retardierung.

Fehlbildungsmuster

Fehlbildungen beim Edwards-Syndrom sind:
- Dolichozephalus mit lang ausgezogenem Hinterkopf, Hypotelorismus, Mikro- und Retrogenie mit kleinem Mund und fliehendem Kinn
- Flexionsdeformität der Finger mit Fingerüberlappungen, Schaukelstuhlfüße mit Spitzfuß und prominenter Ferse, Dorsalflexion der großen Zehe
- angeborene Herzfehler (VSD), persistierender Ductus arteriosus
- Meckel-Divertikel, Pylorusstenose
- Nierenfehlbildungen
- Fehlen einer Nabelschnurarterie, kleine Plazenta.

- **Trisomie 13 (Patau-Syndrom)**
- 47 Chromosomen (3x Chromosom 13)
- schwerste körperliche und geistige Retardierung

Trisomie 13 = Patau-Syndrom (Abb. 39–8). Die Trisomie des Chromosoms 13 entsteht durch Non-disjunction während einer meiotischen oder mitotischen Kernteilung. Die Inzidenz beträgt etwa 1:15000–20000 Neugeborene. Schwerste körperliche und geistige Retardierung sind zu beobachten. Der Tod tritt meist innerhalb der ersten Lebensmonate ein, selten überleben die Kinder das 1. Lebensjahr.

Fehlbildungsmuster

Fehlbildungen beim Patau-Syndrom sind:
- Mikrozephalie, Arhinenzephalie, Agenesie des Balkens
- Mikrophthalmie, Hypotelorismus
- Lippenkiefergaumenspalte, Hexadaktylie
- Herzfehler (Septumdefekte)
- Zystennieren und Hydronephrose
- Fehlbildungen des inneren Genitales und des Magen-Darm-Trakts.

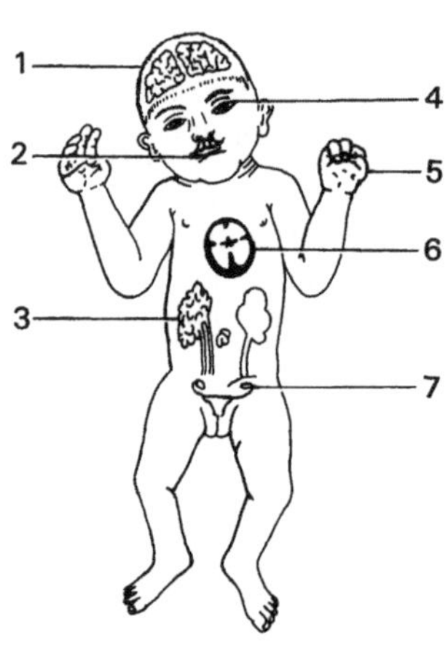

Abb. 39–8:
Fehlbildungen bei Trisomie 13 (Patau-Syndrom). **1** Mikrozephalie, Arhinenzephalie, Balkenagenesie, **2** Lippenkiefergaumenspalte, **3** zystische Nephropathie, Hydronephrose, **4** Mikrophthalmus, **5** Hexadaktylie, **6** angeborene Herzfehler, **7** Fehlbildungen des inneren Genitales (modifiziert nach Sandritter)

Bei 95 % der Trisomie 21, bei nahezu allen Fällen mit Trisomie 18 und bei 80 % mit Trisomie 13 ist die Trisomie Folge einer Non-disjunction während der mütterlichen oder väterlichen Meiose. Die Häufigkeit dieser chromosomalen Fehlverteilung steigt mit zunehmendem Alter der Mutter an. Bei weniger als 5 % der Fälle liegt eine Translokationstrisomie vor. Dabei bestehen 2 Möglichkeiten: entweder handelt es sich um eine Neumutation oder das Translokationschromosom stammt von einem Elternteil ab. Bei der zweiten Möglichkeit ist das Wiederholungsrisiko höher als bei einer Neumutation.

- Zunahme aller Trisomien bei steigendem Alter der Mutter!

Klinisch wird durch eine *Chorionzottenbiopsie* oder *Amniozentese* bei Frauen über 35 Jahren etwa ein Drittel der künftigen Patienten mit Trisomie 21 bereits in der frühen Schwangerschaft zytogenetisch erfaßt. Durch *Ultraschalluntersuchungen* können im weiteren Verlauf entsprechende Fehlbildungen beim Embryo bzw. Fetus entdeckt werden.

Diagnostik:
- Chorionzottenbiopsie
- Amniozentese
- Ultraschalluntersuchung

3.1.1.2 Numerische Gonosomenaberrationen

Numerische Gonosomenaberration

Die wichtigsten numerischen Aberrationen der Geschlechtschromosomen sind die *gonosomalen Trisomien*, z. B. das *Klinefelter-Syndrom* und die *X0-Monosomie* (Turner-Syndrom).

Klinefelter-Syndrom (47,XXY-Syndrom). Von dieser gonosomalen Trisomie mit verdoppeltem X-Chromosom ist, da das Y-Chromosom phänotypisch bestimmend ist, nur das männliche Geschlecht betroffen (Häufigkeit ca. 1:1000 neugeborene Knaben). Das klinische Erscheinungsbild variiert stark: unterentwickelte Geschlechtsorgane, ungenügende sexuelle Entwicklung zum Zeitpunkt der Pubertät (weibliche Schambehaarung, fehlender oder spärlicher Bartwuchs, Gynäkomastie, Hypoplasie der Hoden). *Histologisch* sind atrophe sklerosierte und hyalinisierte Samenkanälchen zu erkennen; die Spermiogenese fehlt häufig vollständig (Aspermie), die Zahl der Leydig-Zwischenzellen ist dagegen stark vermehrt.

- **Klinefelter-Syndrom (47,XXY-Syndrom)**
- gonosomalen Trisomie
- männliches Geschlecht betroffen
- Gonadenhypoplasie
- weibliche Schambehaarung
- reduzierter Bartwuchs
- Gynäkomastie
- Hodenhypoplasie

Histologie:
- atrophische Hodenkanälchen
- Aspermie

X0-Monosomie = Turner-Syndrom (Abb. 39–9). Dies ist die einzige nicht-letale Monosomie (45,X). Als deren Folge tritt eine Degeneration der sich bis zum 3. Embryonalmonat normal entwickelnden Ovarien ein. Die rudimentär ausgebildeten Ovarien sind häufig nur als schmale fibröse Gewebeleisten ohne Primordialfollikel (gonadal streaks) nachzuweisen. Dies führt zu sexuellem Infantilismus mit Ausbleiben der sekundären Geschlechtsmerkmale und primärer Amenorrhoe. Die Häufigkeit beträgt etwa 1 : 20000 weibliche Neugeborene.

- **X0-Monosomie (Turner-Syndrom)**
- einzige nicht-letale Monosomie (45,X)
- weibliches Geschlecht
- Gonadenhypoplasie
- sexueller Infantilismus

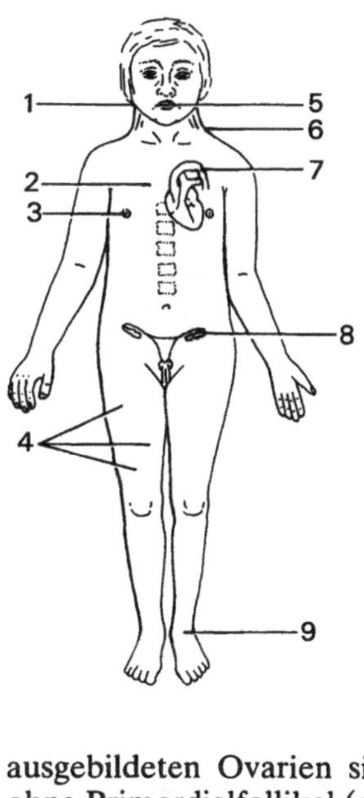

Abb. 39–9:
Fehlbildungen bei X0-Monosomie (Turner-Syndrom). **1** Nackenblasen (beim Fetus), **2** Schildthorax, **3** weiter Mamillenabstand, **4** Pigmentnävi, **5** Karpfenmund, **6** Pterygium colli, **7** Aortenisthmusstenose, **8** Ovardysgenesie, **9** periphere Lymphödeme (modifiziert nach Sandritter)

Fehlbildungsmuster

⟹

Fehlbildungen bei X0-Monosomie:
- Nackenhygrom (Nackenblasenfetus), periphere Lymphödeme, Pterygium colli, Schildthorax
- Aortenisthmusstenose, Aortenbogenhypoplasie
- Dysgenesie der Ovarien.

Mosaikformen:
- Ovarialdysgenesie
- gemischte Gonadendysgenesie

Unterentwickelte oder fehlerhaft aufgebaute Gonaden finden sich aber nicht nur beim Vollbild des X0-Syndroms, sondern auch bei Mosaikformen, z.B. bei 46,XX/45,X0 *(Ovarialdysgenesie)* oder bei 46,XY/45,X0 *(gemischte Gonadendysgenesie)*.

Polyploidie

3.1.1.3 Polyploidie

ganzzahlige Vervielfachung des haploiden Chromosomensatzes
- **Triploidie**
- 3facher Chromosomensatz
→ Abort, Partialmole

Bei der Polyploidie liegt eine ganzzahlige Vervielfachung des haploiden Chromosomensatzes vor. Häufigstes Beispiel hierfür ist die **Triploidie:** die Zellkerne enthalten einen kompletten 3. Chromosomensatz, also 69 Chromosomen, meist in der Konstellation XXY. Die Schwangerschaft endet, von wenigen Ausnahmen abgesehen, mit einem Abort. Das Kind weist Fehlbildungen auf, die Plazenta ist von Zottenblasen durchsetzt (Partialmole). Lebendgeborene Kinder zeigen unterschiedlich schwergradige Entwicklungsstörungen und besitzen eine deutlich verkürzte Lebenserwartung.

Chromosomenmosaik

3.1.1.4 Chromosomenmosaik

nur ein Teil der Zellen mit aberrantem Chromosomensatz

- klinische Auswirkungen variieren entsprechend dem Anteil der Zellen mit aberranten Chromosomen

Ein Chromosomenmosaik ist dadurch gekennzeichnet, daß nur in einem bestimmten Prozentsatz der Zellen eine von der Norm abweichende Chromosomenzahl vorliegt, während andere Zellen einen normalen Chromosomensatz aufweisen. Das Mosaik kann Folge einer Non-disjunction während der mitotischen Teilungen der ersten Zygotenfurchungen sein. Sowohl die Autosomen als auch die Gonosomen können betroffen sein. Je nach dem Anteil der Zellen mit aberranten Chromosomen an der Gesamtzellzahl variiert das klinische Erscheinungsbild.

plazentare Mosaike bei Trisomie 13 und 18

Ein Chromosomenmosaik kann auch die Plazenta betreffen, indem Embryo bzw. Fetus und die Plazenta einen unterschiedlichen Karyotyp aufweisen. **Plazentare Mosaike** wurden vor allem bei lebendgeborenen Kindern mit Trisomie 13 und 18 beobachtet. Deren Möglichkeit muß bei der Chorionzottenbiopsie mit in betracht gezogen werden, um diagnostische Fehleinschätzungen zu vermeiden.

Strukturelle Chromosomenaberration

3.1.2 Strukturelle Chromosomenaberrationen

chromosomale Strukturveränderungen:
- **Deletion**
- **Duplikation**
- **Translokation**

Definition. Strukturelle Aberrationen sind durch (lichtmikroskopisch nachweisbare) Strukturveränderungen an einem oder mehreren Chromosomen gekennzeichnet: einzelne Segmente der Chromosomen können verloren gehen **(Deletion)**, zusätzlich vorhanden sein **(Duplikation)** oder im Chromosomensatz eine andere Lage einnehmen **(Translokation)**.
Trotz des strukturellen Umbaus einzelner Chromosomensegmente kann das gesamte genetische Material vollständig vorhanden sein – nur in einer *falschen Verteilung*. Häufig wird eine solche **balanzierte Chromosomenaberration** erst entdeckt, wenn multiple Aborte auftreten oder behinderte bzw. fehlgebildete Kinder geboren werden. Strukturelle Aberrationen können de novo entstehen oder durch entsprechende Chromosomenstörungen in den elterlichen Gameten. Eine Vielzahl von Krankheitsbildern wird durch sie verursacht.

Entstehung:
- de novo
- durch genetische Störung in elterlichen Gameten

- **Cri-du-chat-Syndrom: Verlust des kurzen Arms des 5. Chromosoms**

Beispiel: Beim **Cri-du-chat-Syndrom** (Katzenschrei-Syndrom) liegt ein Verlust des kurzen Arms eines Chromosoms 5 *(del 5p)* vor. Die Kinder weisen ein niedriges Geburtsgewicht, Mikrozephalie und faziale Dysmorphiezeichen auf. An Begleitfehlbildungen können Hirn-, Herz- und Nierenfehlbildungen auftreten. Die psychomotorische Entwicklung verläuft retardiert, die Lebenserwartung ist auf die Kindheit beschränkt.

- **partieller Verlust des langen Armes eines 13. Chromosoms**

Bei einem **partiellen Verlust des langen Arms eines Chromosoms 13** *(del 13q)* werden vor allem Fehlbildungen des Auges beobachtet, insbesondere Mikrophthalmie und Irisaderhautkolobome. Außerdem besteht ein erhöhtes Risiko zur Entwicklung eines ein- oder beidseitigen Retinoblastoms in früher Kindheit.

3.1.3 Erbkrankheiten durch Genmutationen

Erbkrankheiten durch Genmutation

Definition. Erbkrankheiten liegt ein auf einer *Mutation in den Keimzellen* beruhender Defekt im Erbgut zugrunde. **Mutation** ist eine plötzlich einsetzende, anhaltende Änderung eines genetischen Elements, die grundsätzlich auf die nächste Generation vererbt werden kann.

Erbkrankheit: Defekt im Erbgut aufgrund genetischer Mutation
Mutation: Änderung eines genetischen Elements

Die Mutation kann sowohl das *gesamte Genom* als auch *Chromosomen* oder *einzelne Gene* bzw. Nukleotide betreffen.

Genmutationen gehen in biochemischen Strukturen vor sich. Sie sind phänotypisch, *jedoch nicht morphologisch faßbar.* Das Spektrum der Folgen reicht vom frühen Tod der Fruchtanlage über syndromale Erkrankungen, Stoffwechselkrankheiten, solitäre Fehlbildungen und Tumoren bis zu geringgradigen Anomalien ohne Krankheitswert.

- morphologisch nicht faßbar

Monogen vererbte Krankheiten werden durch die Mutation eines ganz bestimmten Gens verursacht. Insgesamt sind sie selten; eine Ausnahme bildet die zystische Fibrose bzw. **Mukoviszidose** mit einer Häufigkeit von ca. 1:2000 Neugeborene – eine Herausforderung für die *Gentherapie.*

- **monogen vererbte Krankheiten**
- **Mukoviszidose**

Die Vererbung folgt den *Mendel-Gesetzen.* Die klinische Manifestation der Erbkrankheit ist von *2 Faktoren* abhängig:
(1) ob das Gen auf einem Autosom oder auf einem Gonosom (z. B. X-Chromosom) lokalisiert ist oder
(2) ob das Gen nur auf einem Chromosom (dominanter Erbgang) oder auf beiden Chromosomen (rezessiver Erbgang) vorliegt.

- Vererbung nach Mendel-Gesetzen

Polygen vererbte Krankheiten kommen häufiger vor als die monogen vererbten. Sie treten familiär gehäuft auf und resultieren aus einem ungünstigen Zusammenspiel der genetischen Veranlagung mit Umwelteinflüssen. Die am Zustandekommen der betreffenden Krankheiten beteiligten Gene haben in ihrer Wirkung einen additiven Effekt und werden ebenfalls nach den Mendel-Gesetzen vererbt.

- **polygen vererbte Krankheiten**
- familiär gehäuftes Auftreten
- additiver Effekt der betroffenen Gene

Beispiele sind Diabetes mellitus, Bluthochdruck und bestimmte Schwachsinnsformen. Auch für eine Reihe von Einzelfehlbildungen, z. B. die Lippenkiefergaumenspalte, wird eine polygene Vererbung angenommen.

3.2 Blastopathien

Blastopathien

Definition. Blastopathien (griech. *blastos* Sproß) sind Fehlbildungen infolge einer Schädigung während der Blastozystogenese (von der Befruchtung bis etwa zum 17. Entwicklungstag).

Schädigung während der Blastozystogenese

Eine globale Entwicklungsstörung führt zum Tod des Keimlings und damit zum *Frühabort.* Geringfügige Schädigungen können dagegen ausheilen. Die Zellen der Morula und der Blastozyste sind noch pluripotent und besitzen damit eine stark ausgeprägte Regenerationsfähigkeit. Meist entstehen jedoch Defektheilungen in Form von *Doppelfehlbildungen,* die damit das charakteristische Substrat einer Blastopathie darstellen. Von diesen eindeutig abzugrenzen sind *eineiige Zwillinge,* die ebenfalls in diesem Entwicklungsstadium entstehen.

Folgen:
- Frühabort
- Doppelfehlbildungen

Eineiige Zwillinge. Trennen sich die ersten 2 Tochterzellen einer Zygote oder Zellgruppen der Morula oder Blastozyste, kann aus jeder Zelle ein vollständiges Individuum entstehen; beide Individuen stammen also genetisch von derselben Zygote ab. Eine solche freie Doppelbildung stellt *keine Entwicklungsstörung* im Sinne einer Fehlbildung dar.

abzugrenzen:
- eineiige Zwillinge

Doppelfehlbildungen (Abb. 39–10). Eine *unvollständige* Trennung von Zellgruppen der Blastozyste führt zur Entstehung unfreier, d. h. miteinander verwachsener Doppelfehlbildungen. Zu unterscheiden sind *symmetrische* und *asymmetrische* Formen.

Doppelfehlbildungen
- unvollständige Trennung der Zellgruppen der Blastozyste

• Bei einer **symmetrischen Doppelfehlbildung** (syn. *Pagus,* griech. *pagos* das Zusammengefügte) entwickeln sich die beiden Individuen spiegelbildlich zur Verwachsungsebene aus den unvollständig getrennten Zellgruppen der Fruchtanlage.

1. symmetrische Doppelfehlbildungen

Beispiele: Die Verbindungen können verschiedene Körperstellen betreffen: Thorax (*Thorakopagus,* sog. siamesische Zwillinge), Kopf *(Kraniopagus),* Gesicht *(Prosopopa-*

- Thorakopagus
- Kraniopagus

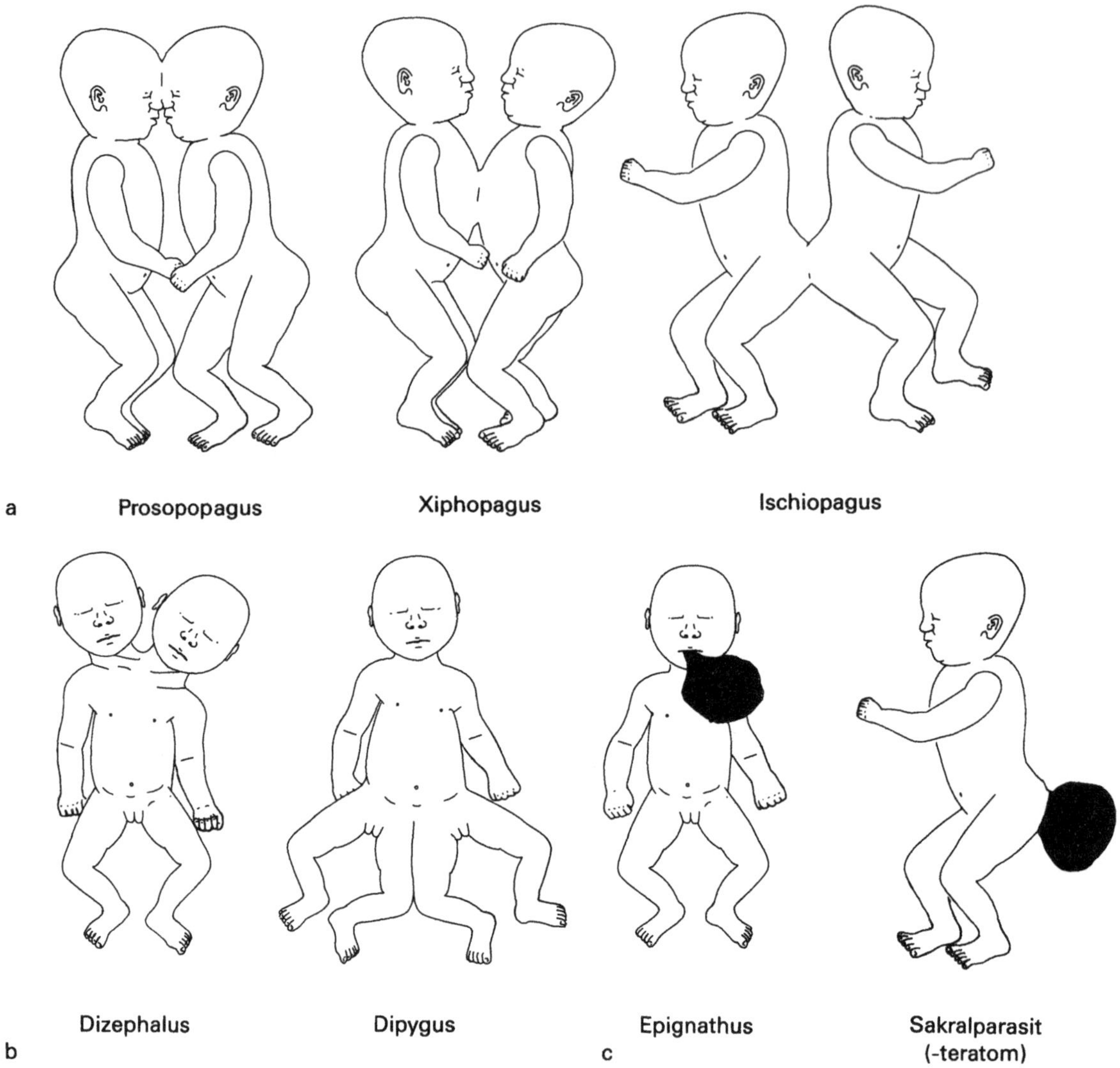

Abb. 39–10: Doppelfehlbildungen: a komplett symmetrisch = Pagusbildungen; **b** inkomplett symmetrisch = Duplizitasbildungen; **c** asymmetrisch = Autosit und Parasit **(rot)**

- Prosopopagus
- Xiphopagus
- Ileopagus
- Ischiopagus
- Dizephalus

2. asymmetrische Doppelfehlbildungen
- Autosit
- Parasit (Epignathus, Sakralparasit)

Plazenta bei Doppelbildungen
- 2 getrennte Fruchtanlagen mit je 1 Plazenta, Nabelschnur und Eihauthöhle
- monochorisch-diamniotische Zwillingsplazenta
- monochorisch-monoamniotische Zwillingsplazenta

gus), Brustbeinfläche *(Xiphopagus)*, Hüfte *(Ileopagus)*, Gesäß *(Ischiopagus)*. Nicht immer ist die symmetrische Doppelfehlbildung komplett ausgebildet; es können auch lediglich einzelne Körperteile verdoppelt sein *(Duplizitas)*, wie z.B. beim *Dizephalus* mit der Ausbildung von 2 Köpfen und häufig auch 2 Wirbelsäulen, aber der regelrechten Ausbildung nur eines Rumpfes.

• Bei einer **asymmetrischen Doppelfehlbildung** ist nur einer der beiden Zwillinge vollständig ausgebildet *(Autosit)*, während der andere, in seiner Entwicklung stark zurückgebliebene Zwilling *(Parasit)* dem Autositen außen anhaftet, und zwar entweder kranial vom Mundhöhlendach ausgehend *(Epignathus)* oder am Steiß *(Sakralparasit)*.

Plazenta bei Doppelbildungen:
- Bei Teilung der Morula in den ersten 3 Entwicklungstagen, noch vor der Differenzierung von Embryo und Trophoblast, entstehen 2 getrennte Fruchtanlagen mit je einer Plazenta, Nabelschnur und Eihauthöhle.
- Bei einer Teilung zwischen dem 3. und 8. Entwicklungstag ist der Trophoblast bereits ausgebildet, aber das Amnion ist noch nicht differenziert: es entstehen 2 Individuen, die eine *gemeinsame* monochorische Plazenta besitzen, aber jedes Kind befindet sich in einer eigenen Eihauthöhle *(monochorisch-diamniotische Zwillingsplazenta)*.
- Bei einer Teilung zwischen dem 8. und 13. Entwicklungstag ist die Ausbildung von Chorion und Amnion bereits erfolgt, nur der Embryoblast kann sich noch teilen. Das Resultat sind 2 Embryonen mit einer gemeinsamen Plazenta und einer gemeinsamen Fruchthöhle *(monochorisch-monoamniotische Zwillingsplazenta)*.

– Eine Teilung nach dem 13. Entwicklungstag bewirkt eine Doppelbildung mit einer gemeinsamen Plazenta, einer gemeinsamen Fruchthöhle und einem gemeinsamen Nabelschnuransatz auf der Deckplatte der Plazenta. Bei einer Autosit-Parasit-Bildung besitzt nur der Autosit Plazenta und Nabelschnur.

– Plazenta, Fruchthöhle und Nabelschnuransatz gemeinsam

3.3 Embryopathien

Embryopathien

Definition. Embryopathien sind durch Entwicklungsstörungen während der Embryogenese hervorgerufene Fehlbildungen (ca. 18.–56./84. Entwicklungstag).

Fehlentwicklungen während der Embryogenese

3.3.1 Embryogenese, Teratogenese

Während der **Embryogenese** vollzieht sich die Bildung und Entwicklung der äußeren und inneren Gestalt des Embryos, seiner Organsysteme und Organe **(Organogenese)**. Wachstum und Differenzierung der Organanlagen erfolgen nicht gleichzeitig; jede Körperregion und jedes Organ hat vielmehr eine bestimmte Periode mit besonders intensiver Wachstums- und Differenzierungsaktivität: **teratologische Determinationsperiode**. In dieser kritischen Entwicklungsphase besteht eine besondere Empfindlichkeit gegenüber der Einwirkung äußerer Noxen und damit ein *erhöhtes Risiko für Fehlbildungen.*

Embryogenese
- **Organogenese**
- **teratologische Determinationsperiode:**
  - Entwicklungsphase mit besonderer Empfindlichkeit der embryonalen Gewebe gegenüber äußeren Noxen
  - meist 3.–8. Entwicklungswoche

Die höchste *teratogene Sensibilität* liegt in der **3.–8. Entwicklungswoche (5.–10. SSW).**

Fehlbildungswahrscheinlichkeit

Teratogenese (griech. *teras* Ungeheuer). Jedes eine Fehlbildung erzeugende Agens wird als *teratogene Noxe* bezeichnet.

Teratogenese

Die Entstehung von **Fehlbildungen** folgt bestimmten Gesetzmäßigkeiten:
- Der *Schweregrad* hängt vom **Zeitpunkt** der Einwirkung der teratogenen Noxe ab: *je früher, desto schwerwiegender* ist die Fehlbildung.
- *Lokalisation* und *Ausprägung* werden auch durch die **Art** der Noxe bestimmt.
- Nach der Organogenese sind Organfehlbildungen nicht mehr möglich: **teratogenetischer Terminationspunkt**.

Schwere und Ausprägung einer Fehlbildung

Schwere und frühzeitig während der Embryogenese einwirkende Schädigungen führen zum Tod des Embryos und damit zum Abort. Subletale Schädigungen können Heilung mit (einzelne oder mehrfache Fehlbildungen) oder ohne Defekt des Embryos zur Folge haben.

3.3.2 Ontogenese, Pathogenese der Fehlbildungen

Formative Prinzipien in der frühen Ontogenese. Die frühe Ontogenese ist durch verschiedene morphogenetische Entwicklungsschritte gekennzeichnet, die einem bestimmten genetischen Plan folgen und durch Umweltfaktoren (Peristase) beeinflußt werden können.

Ontogenese
formative Prinzipien in der frühen Ontogenese:
- Multiplikation von Zellen
- Determination von Zellgruppen
- Aggregation determinierter Zellgruppen
- gesteuerte Proliferation und programmierter Zelltod
- Differenzierung

Dabei sind Art und Weise der Entwicklungssteuerung in vielen Einzelheiten noch nicht geklärt. Als erster Entwicklungsschritt ist die *Multiplikation der Zellen* nach Bildung der Zygote anzusehen. Eine Hemmung dieser initialen Zellvermehrung führt zum raschen Tod des Keimlings (vgl. Blastopathien, Abort). Hat die Zellmasse einen bestimmten Schwellenwert erreicht, werden die Zellgruppen in eine bestimmte Entwicklungsrichtung gelenkt. Diese *Determination von Zellgruppen* erfolgt durch den wechselseitigen Einfluß von benachbarten Zellverbänden. So können in einem frühen Keimling umschriebene Zellgruppen durch Zell-Zell- oder Zell-Matrix-Interaktion die Entwicklung benachbarter Zellverbände induzieren. Die Natur der Induktionsfaktoren ist bis heute nicht sicher bekannt; z. B. induziert die Chorda dorsalis Nervengewebe. Unter dem Einfluß der determinierenden Reize werden bestimmte Zellgruppen z. B. zu einer Organanlage zusammengelagert, d. h. aggregiert. Die *Aggregation determinierter Zellgruppen* ist wiederum Voraussetzung für weitere induktive Vorgänge. So wandern aggregierte und determinierte Zellgruppen zunächst in die für die Organentwicklung vorgesehene Position. In diesem Bezirk entsteht durch ein Nebeneinander von gesteuerter lokalisierter Proliferation einerseits und *lokalisiertem programmierten Zelltod* andererseits die Organform. Nach Abschluß der morphogenetischen Bewegungsvorgänge verlieren dann die determinierten Zellen mehr und mehr ihre Pluripotenz und differenzieren sich zu einem spezifischen Organgewebe.

Teilprozesse in der Ontogenese:
- • **Proliferation** gesteuert durch:
- Regulatorproteine
- Protoonkogene
- Suppressoronkogene

In der **Ontogenese** sind folgende *Teilprozesse* zu unterscheiden:

• Die **Proliferation** steht von Entwicklungsbeginn an im Vordergrund. Sie wird durch *Regulatorproteine*, z. B. Zykline, gesteuert, die den Beginn einer Zellzyklusphase und deren Dauer bestimmen. Die Regulatoren werden ihrerseits durch zyklusabhängige *Protoonkogene* und *Suppressoronkogene* gesteuert.

• **Zellkontakte**
- interzelluläre Kontakte hemmen das Zellteilungswachstum

• **Zellkontakte** haben eine *hemmende* Wirkung auf das Zellteilungswachstum. Die Zellen sind untereinander durch Nexus (gap junction) verbunden, über die der Informationsaustausch von Zelle zu Zelle erfolgt. Bei Berührung von benachbarten Zellen wird das Zellteilungswachstum gehemmt, bei einer vorübergehenden Auflösung der Zellkontakte wird die Proliferation gefördert.

• **Proliferationsstimulatoren:**

• Weitere **Proliferationsstimulatoren** sind die *Wachstumsfaktoren* (growth factors = GF) und die *Protoonkogene.*

1. Wachstumsfaktoren
- beeinflussen Zelldifferenzierung
- Zellkinetik
- autokrine, parakrine Sekretion
- unkontrollierte Wachstumsstimulation → Neoplasie

– **Wachstumsfaktoren** besitzen eine mitogene Wirkung, beeinflussen die Zelldifferenzierung und Beweglichkeit der einzelnen Zellen und lenken durch Beeinflussung der Hox-Gen-Expression das Wachstum in eine bestimmte Richtung. Unter den vielen bisher beschriebenen Wachstumsfaktoren wird jenen Polypeptiden eine besondere Bedeutung zugeschrieben, die eine Proliferation bestimmter Zelltypen auslösen. Wird ein Wachstumsfaktor von derselben Zelle gebildet, die auch entsprechende Rezeptoren dafür besitzt, spricht man von *autokriner Sekretion;* wird der Faktor von einer nicht selbst darauf ansprechenden Zelle gebildet, handelt es sich um eine *parakrine Sekretion.* Den Wachstumsfaktoren kommt sowohl in der Embryogenese als auch für die Regeneration und Reparation eine entscheidende Steuerungsfunktion zu. Ein Überschuß an Wachstumsstimulatoren kann ebenso wie ein Defizit an Hemmfaktoren zu einem überschießenden unkontrollierten Zellwachstum führen, z. B. bei der Entstehung einer Neoplasie.

Beispiele für Wachstumsfaktoren:
- EGF
- PDGF
- FGFs
- TGFα, TGFβ

Wichtige *Beispiele* für Wachstumsfaktoren sind:
- **Epidermaler Wachstumsfaktor (EGF)**, verantwortlich für das Öffnen der Augenlider junger Mäuse. EGF wirkt in vitro mitogen für epitheliale Zellen und für Fibroblasten.
- **Thrombozytenwachstumsfaktor (PDGF)**, in den Alpha-Granula der Blutplättchen enthalten, wird während der Thrombozytenaktivierung freigesetzt. Außerdem findet er sich in Makrophagen, Endothelzellen und glatten Muskelzellen. PDGF ist mitverantwortlich für die Wanderung und Proliferation dieser Zellen.
- **Fibroblastenwachstumsfaktoren (FGFs)**, eine Gruppe von Polypeptiden mit unterschiedlichen Wirkungen *(Fibroblastenmitogene).* FGFs stimulieren in vitro die Wanderung und Proliferation von Endothelzellen sowie die Bildung von Gefäßlichtungen.
- **Transformierende Wachstumsfaktoren (TGFα/TGFβ):** TGFα wird an EGF-Rezeptoren gebunden und hat ähnliche biologische Eigenschaften wie EGF. TGFβ wirkt dagegen zellteilungshemmend, fördert aber die Produktion von Kollagen und Fibronektin.

2. Protoonkogene
kodieren Wachstumsfaktoren oder deren Rezeptoren

– **Protoonkogene.** Wachstumsfaktoren oder deren Rezeptoren sind teilweise das Genprodukt von Protoonkogenen. Dies sind normale Gensequenzen (c-onc), die nach einer entsprechenden Aktivierung eine maligne Zelltransformation auslösen. Je nach der Lokalisation auf oder in der Zelle wirken Protoonkogene entscheidend bei der Signalverarbeitung mit.

Zum *Beispiel* ist das Kodierungsprodukt des Protoonkogens c-sis der PDGF-Rezeptor, von c-erbB der EGF-Rezeptor, von c-erbA der TGFα-Rezeptor und von c-myc das myc-Onkoprotein. Dieses Onkoprotein spielt in der Embryogenese sowohl als Proliferationsfaktor als auch als Regulator des programmierten Zelltodes eine wichtige Rolle.

• **Hox-Gene**
- kontrollieren die organ- und gewebsspezifische Zellanordnung in bezug auf Metamerie und Symmetrie
- daher Hox-Gene = Musterkontrollgene

• **Hox-Gene.** Die *Homöobox-Gene* (Hox-Gene) kontrollieren die organ- oder gewebsspezifische Zellanordnung und steuern so die Asymmetrie des Entwicklungswachstums. Die Zell- und Gewebsproliferation wird dabei in bestimmte Richtungen gelenkt, z. B. kranio-kaudal, dorso-ventral oder proximodistal. Dadurch entstehen Strukturen des Körpers, die räumlich geordnet sind entweder in bezug auf die Metamerie und Symmetrie des Gesamtorganismus oder auf dessen Unterabschnitte (z. B. Extremitäten) oder Körperbedeckung (z. B. Behaarungstyp). So entstehen *Muster*, weshalb die Hox-Gene als *Mu-*

sterkontrollgene anzusehen sind. Ihre Expression wird z.T. durch Wachstumsfaktoren kontrolliert.

Zum *Beispiel* steuert der Fibroblastenwachstumsfaktor die Expression kaudaler Hox-Gene und damit die Entwicklung kaudaler Embryoregionen; TGFß steuert die Expression kranialer Hox-Gene und damit die Entwicklung kranialer Strukturmuster.

• **Proliferationsinhibitoren,** z.B. *Suppressorgene*, *Alpha-Interferon*, *Prostaglandin* E_2 und *Heparin*, haben eine bremsende Wirkung auf die proliferationsfördernden Faktoren.

• **Proliferationsinhibitoren**
– Suppressorgene, Alpha-Interferon, Prostaglandin E_2, Heparin

• **Programmierter Zelltod (Apoptose).** Die Embryonalentwicklung ist nicht nur durch die Proliferation, sondern auch den Zelluntergang geprägt, der zu einem genau bestimmten Zeitpunkt in der Zellentwicklung erfolgt *(„programmiert“)*.

• **programmierter Zelltod**

Zum *Beispiel* sind die Trennung von Radius und Ulna sowie der Phalangen von Fingern und Zehen das Ergebnis eines lokalisierten programmierten Zelltodes. Bleibt dieser aus, entstehen eine radioulnare Synostose und Syndaktylie der Finger bzw. Zehen.

– z.B. Trennung von Radius und Ulna

• **Migration.** Ein wichtiger Teilprozeß der Ontogenese ist die Migration von Zellen oder Zellgruppen, deren Entwicklung bereits in eine bestimmte Richtung determiniert ist. Der zeitlich und räumlich geordnete Ablauf der Zellmigration unterliegt der Kontrolle von Wachstumsfaktoren sowie Zell-Zell- und Zell-Matrix-Wechselwirkungen.

• **Migration**

Beispiel ist die Migration von Neuralleistenabkömmlingen aus dem Neuralrohr, die sich zu Zellen des peripheren Nervensystems, zu Melanoblasten und im Kopfbereich zu Odontoblasten, Knochen- und Bindegewebszellen differenzieren.

Pathogenese der Fehlbildungen. Die unvollkommene Kenntnis von Ablauf und Zusammenwirken der Teilprozesse in der normalen Embryogenese bedingt, daß auch die pathomorphogenetischen Vorgänge der einzelnen Fehlbildungen nur ungenügend geklärt sind.

Pathogenese der Fehlbildungen

Aus Tierexperimenten sind einige *pathogenetische Prinzipien* bekannt:
- Hemmung der Proliferation und überschießender Zelltod
- ausgebliebene oder fehlerhafte Induktion, gestörte Migration
- reduzierte Biosynthese spezifischer Proteine
- exogen bedingter Gewebszerfall, z.B. als Folge physikalischer, chemischer oder mechanischer Faktoren.

– **pathogenetische Prinzipien**

Je nach Störung einzelner oder mehrerer der genannten Prozesse resultieren unterschiedliche Fehlbildungsmuster. Dabei können die Fehlbildungen einzeln oder mehrere zugleich auftreten.

3.3.3 Einzelfehlbildungen

Einzelfehlbildungen

3.3.3.1 Morphogenetische Einteilung

Morphogenetische Einteilung

Nach ihrer morphologischen Ausprägung werden Fehlbildungen wie folgt unterteilt:

Agenesie (griech. *a-* nicht, ohne, *genesis* Entstehung): Vollständiges Fehlen einer Körperpartie oder Organanlage.

Agenesie

Beispiel: Nierenagenesie mit Fehlen der A. renalis und des Ureters (Abb.39–11).

Aplasie (griech. *plasis* Bildung): Fehlen einer Körperpartie oder eines Organs infolge einer zwar rudimentär vorhandenen, aber nicht realisierten Organanlage.

Aplasie

Beispiel: Nierenaplasie in Form eines nicht strukturierten Gewebeknötchens am Ureterende, mit kleiner A. renalis.

Atresie (griech. *atretos* ohne Öffnung): Sonderform der Aplasie mit Fehlen einer normalen Körperöffnung oder der Lichtung eines Hohlorgans.

Atresie

Beispiel: Ösophagusatresie mit blind endendem oralen Ösophagusanteil und Verbindung des aboralen Ösophagus mit dem Magen, Analatresie.

Dysplasie (griech. *dys-* bedeutet Störung): Das Organ ist zwar angelegt, weist jedoch eine abnorme Organstruktur infolge einer Gewebsfehlentwicklung und unzureichenden Zelldifferenzierung auf.

Dysplasie

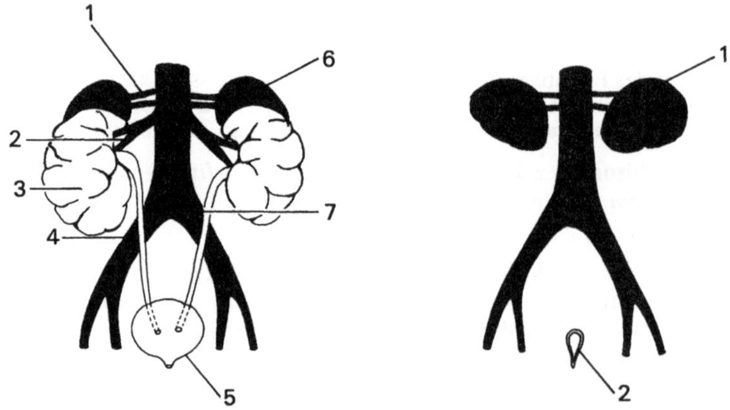

Abb. 39–11: Links: normale Urogenitalorgane; **1** Aa. suprarenales, **2** A. renalis, **3** Niere, **4** Ureter, **5** Harnblase, **6** Nebenniere, **7** Aorta. **Rechts: beidseitige Nierenagenesie;** Fehlen der Nieren und Ureteren bei normalgroßen, lappenartigen Nebennieren; **1** Nebenniere, **2** hypoplastische Harnblase

Beispiele: Dysplastische Zystennieren, Skelettdysplasie.

Hypoplasie

Hypoplasie (griech. *hypo-* unter): Das Organ ist regelrecht entwickelt, infolge eines vorzeitigen Wachstumsstillstands jedoch abnorm klein.

Beispiel: Lungenhypoplasie.

Stenose

Stenose (griech. *stenos* eng): Sonderform der Hypoplasie mit Enge einer Körperöffnung oder einer Hohlkörperlichtung.

Beispiele: Darmstenose, Urethrastenose.

Dysraphie

Dysraphie (griech. *raphe* Naht): Spaltbildung infolge einer gestörten Vereinigung embryonaler Verwachsungslinien.

Beispiele: Nach der Lokalisation sind dorsale (Neuralrohrdefekte), ventrale (Bauchwanddefekte, Lippenkiefergaumenspalte) und innere Spaltbildungen (Zwerchfelldefekte) zu unterscheiden.

• **Neuralrohrdefekte**

– Kraniorhachischisis

– Anenzephalie

– Rhachischisis

• **Neuralrohrdefekte.** Das Neuralrohr entsteht in der 3. Entwicklungswoche durch die Vereinigung der symmetrisch angelegten Neuralwülste. Bei ausbleibender Fusion resultieren im Kopf- oder Rückenbereich Spaltbildungen unterschiedlicher Schweregrade. Die schwerwiegenste Folge einer fehlenden Vereinigung der Neuralwülste ist die **Kraniorhachischisis** (Abb. 39–12a). Bei ihr liegt eine durchgehende Schlußstörung sowohl von Haut und Knochen des Schädels und Gehirns als auch der Haut des Rückens, der Wirbelbögen und des Rückenmarks vor. Die Reste des Gehirns liegen offen im Kopfbereich, der gesamte Rückenmarkskanal liegt offen im Rücken. Die gefäßreichen Hirnhäute gehen seitlich in die Haut über. Die Spaltbildung kann aber auch nur den Kopf betreffen: **Anenzephalie**; das Schädeldach fehlt ebenso wie das Großhirn, lediglich Reste des Stammhirns sind an der Schädelbasis nachzuweisen. Eine offene Spaltbildung der Wirbelsäule findet sich besonders häufig in der Lumbosakralregion: **Rhachischisis** (Abb. 39–12b).
Bei einem geringeren Schweregrad der dorsalen Dysraphie bleibt die Kutis intakt. Die Spaltbildung betrifft die Knochen in der Medianlinie des Kopfes oder der Wirbelbö-

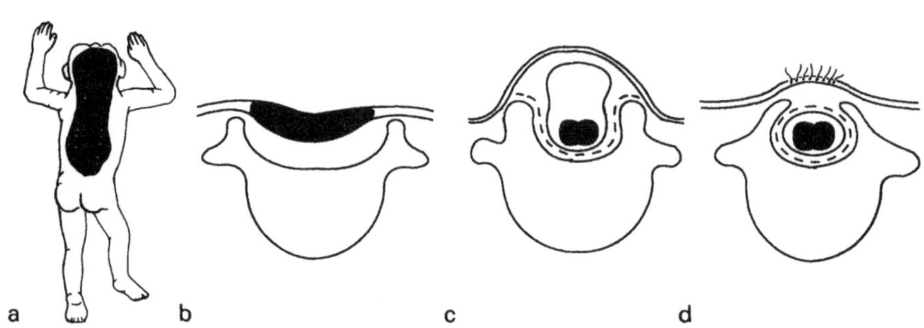

Abb. 39–12: Dorsale Spaltbildungen (Dysraphien). a Kraniorhachischisis, **b** Rhachischisis (Querschnitt) mit offenem Neuralrohr, **c** Meningozele, **d** Spina bifida occulta

gen. Im Spaltbereich wölbt sich die Hirnhaut durch die Lücken im Schädel oder der Wirbel sackartig nach außen vor. Diese mit Flüssigkeit gefüllten Hohlräume bezeichnet man als **Meningozele** (griech. *kele* Bruch, Abb. 39–12c). Meningozelen des Rückenmarks können nach der Geburt operativ korrigiert werden. Innervationsstörungen des Beckens oder der Beine sind nicht zu befürchten, da das Rückenmark normal entwikkelt ist. Enthält die Zele aber zusätzlich Anteile des Gehirns, liegt eine **Enzephalozele** vor, enthält sie Anteile von Rückenmark, besteht eine **Myelomeningozele**. Die operative Korrektur von Enzephalozelen ist häufig nur begrenzt möglich. Der Erfolg einer Operation einer Myelomeningozele hängt davon ab, welche Anteile des Rückenmarks und in welcher Ausdehnung diese in der Zele enthalten sind.

- Meningozele
- Enzephalozele
- Myelomeningozele

Bei der leichtesten Form der dorsalen Dysraphie betrifft die Spaltbildung lediglich die Dornfortsätze: **Spina bifida occulta** (Abb. 39–12d). Rückenmark und Hirnhäute sind nicht betroffen. Auf der äußeren Haut oberhalb der Spina bifida findet sich nicht selten ein umschriebener Bezirk mit Hypertrichose.

- Spina bifida occulta

Organverdoppelung

Organverdoppelung: Ausbleiben der Vereinigung von symmetrisch, d. h. doppelt angelegten Organen.

Beispiele: Doppelte Uteri (Uterus duplex) oder Scheiden (Vagina duplex) als Folge einer ausgebliebenen oder mangelhaften Vereinigung der Müller-Gänge.

Verschmelzung von Organen, Gliedern

Verschmelzung von Extremitäten oder paarigen Organen: Diese ist Folge einer fehlenden oder mangelhaften Trennung von Gliedern oder Organen.

Beispiele: Verschmelzung beider Beine zu einer unpaaren unteren Extremität: Sirenomelie; knöcherne oder häutige Verwachsung von Fingern oder Zehen: Syndaktylie (Abb. 39–13); Verschmelzung der beiden Nieren am unteren Pol zur Hufeisenniere.

Überschußbildung
- **numerische Vermehrung von Organen und Organteilen**

Überschußbildungen:

- **Numerische Vermehrung von Organen oder Organteilen** als Folge einer mangelhaften Aggregation von Zellen zu einer Organanlage. Dabei separieren sich induzierte Zellen von der Hauptgruppe und differenzieren sich zusätzlich. Die überzähligen Organe sind häufig hypoplastisch.

Beispiele: Akzessorische Organe wie Nebenmilzen oder Nebenlunge; Polydaktylie an Händen und Füßen mit Verdoppelung eines oder mehrerer Finger bzw. Zehen.

- **allgemeiner oder partieller Riesenwuchs**

- **Allgemeiner oder partieller Riesenwuchs** des gesamten Organismus oder einzelner Organe.

Beispiel: Wiedemann-Beckwith-Syndrom mit genetisch bedingter Übergröße innerer Organe und erhöhtem Erkrankungsrisiko für maligne dysontogenetische Tumoren im Kindesalter.

Choristie

Choristie: Gewebsversprengung (griech. *choristos* getrennt), bei der bereits differenzierte Gewebe („Keime") an einen falschen Ort verlagert werden.

Beispiele: Nebennierenrindenkeime in Genitalorganen, Pankreasgewebe in der Magenschleimhaut.

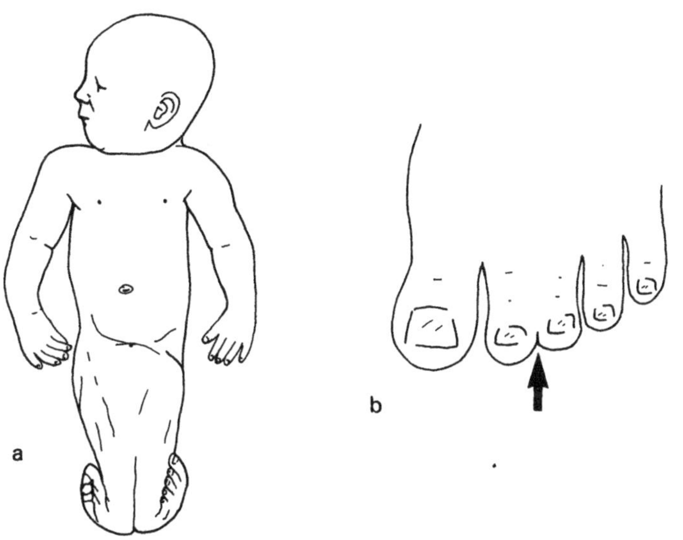

Abb. 39–13: Verschmelzung von Extremitäten. **a** Verschmelzung beider Beine (Sirenomelie); **b** Syndaktylie der 2. und 3. Zehe

Davon abzugrenzen ist die **Gewebeverschleppung nach Abschluß des Entwicklungswachstums.**

Beispiele: Traumatische Epidermoidzyste nach Verschleppung von Epidermis in die Subkutis, Cholesteatom mit Verschleppung von Plattenepithel des Gehörganges in das Mittelohr.

Vestigium

Vestigium: Persistenz von Organen oder Organteilen, die normalerweise im Laufe der Entwicklung rückgebildet werden.

Beispiele: Mediale Halsfistel, Persistenz des Ductus omphaloentericus mit Ausbildung einer Nabelfistel.

Hamartie
- Hamartom

Hamartie: Umschriebene Überschußbildung einer Gewebestruktur innerhalb eines oder mehrerer Organe, die u. U. tumorförmig ausgebildet sein kann: **Hamartom.**

Beispiele: Kavernöses Hämangiom der Leber, Chorangiom der Plazenta, Nävi der Haut.

Zyste:

1. sekundärer Verschluß eines Gangsystems → **Retentionszyste**

Zyste: Von Epithel ausgekleidete Hohlraumbildung. *2 Entstehungswege* sind möglich:
- Sekundärer Verschluß eines bereits angelegten epithelial ausgekleideten Ganges während der Embryonalperiode mit Retention von Sekret oder Exkret (Retentionszyste).

Beispiele: Speichelgangs-, Pankreasgangszyste in einer Choristie, laterale Halszyste in einem Vestigium.

2. überschießende Proliferation der Gangepithelien

- Zystenbildung als Folge einer überschießenden Proliferation von Gangepithelien.

Beispiel: Bilaterale polyzystische Nierenerkrankung des Neugeborenen mit einer genetisch bedingten exzessiven Hyperplasie der Sammelrohre und gleichzeitiger zystischer Ausweitung ihrer Lichtungen.

Pathogenetische Einteilung

3.3.3.2 Pathogenetische Einteilung

- **primäre Fehlbildung**
- genetisch bedingt
- **sekundäre Fehlbildung (Disruption)**
- exogen bedingt
- **Deformation**
- mechanisch bedingt
- **Dysplasie**
- fehlerhafte Differenzierung
- genetisch bedingt

Nach ihrer Pathogenese werden Einzelfehlbildungen untergliedert in:
Primäre Fehlbildung: Endogen durch *genetische* oder *chromosomale* Faktoren verursacht, d. h. Folge einer primär fehlerhaft gesteuerten Entwicklung (z. B. Gametopathien, Syndrome).
Sekundäre Fehlbildung (Disruption): Durch *exogene teratogene Noxen* bedingte Entwicklungsstörung in einer chromosomal und genetisch normalen Organanlage.
Deformation: Lokale, mechanisch bedingte Form-, Größen- und Lageanomalie eines Körperteils oder eines Organs; nicht genetisch bedingt und häufig therapierbar.
Dysplasie: Fehlerhafte Gewebeorganisation und Zelldifferenzierung innerhalb eines oder mehrerer Organe. Generalisierte Dysplasien sind genetisch bedingt.

Mehrfachfehlbildungen

3.3.4 Mehrfachfehlbildungen

Häufig liegen mehrere Fehlbildungen gleichzeitig vor. Diese können zufällig nebeneinander, also *voneinander unabhängig*, bestehen, oder aber in bestimmten Kombinationen auftreten, die auf eine *gemeinsame Ursache* oder pathogenetische Abhängigkeit hinweisen. Zu unterscheiden sind:

Syndrom
- komplexe Fehlbildungen mit gemeinsamer Ursache

Syndrom: Muster multipler Fehlbildungen, die auf eine gemeinsame primäre (genetische oder chromosomale) Ursache zurückzuführen sind.

Beispiele: Down-, Edwards-, Patau-Syndrom.
Der Begriff wird auch verwendet für Muster multipler Fehlbildungen infolge Einwirkung exogener Teratogene, wie z. B. Viren *(Röteln-Syndrom)* oder Medikamente (Thalidomid-Syndrom, s. Abschn. 3.3.5.2).

Sequenz
- Muster von Fehlbildungen mit gemeinsamer Ursache

Sequenz: Muster multipler Fehlbildungen, welches in Form einer Kettenreaktion auf eine einzige Entwicklungsstörung zurückzuführen ist.

Beispiele: Potter-, Oligohydramnie-, Amnionstrangsequenz.

- **Potter-Sequenz**
- beidseitige Nierenfehlbildungen
→ fetale Urinproduktion

• Der **Potter-Sequenz** (Tab. 39–1) liegen *beidseitige Nierenfehlbildungen* mit fehlender oder mangelnder Produktion von fetalem Urin zugrunde, der die Hauptmenge des Fruchtwassers ausmacht. Es kommt zu einem hochgradigen

Tab. 39-1: Fehlbildungen bei Fruchtwassermangel

Potter Sequenz
- Nierenagenesie
- zystische Nierenfehlbildung
- obstruktive Uropathie

Oligohydramniesequenz
- chronischer Fruchtwasserverlust
- mangelnde Fruchtwasserbildung aus nicht-renaler Ursache

↓

Oligohydramnion

↓

- Lungenhypoplasie ↓ respiratorische Insuffizienz post partum ↓ Tod
- Kompression, Bewegungseinschränkung des Fetus (→ Lungenhypoplasie)
- Gesichtsdysmorphie
- Thoraxkompression (→ Lungenhypoplasie)
- Extremitätendeformität
- Amnion nodosum

Fruchtwassermangel *(Oligohydramnion)*. Für den Fetus resultiert innerhalb des Uterus eine zunehmende Enge, was dazu führt, daß Kopf, Rücken und Steiß der inneren Uteruswand unmittelbar anliegen und die Gliedmaßen gegen den Rumpf gepreßt werden. Folgen sind *Gesichts-* und *Schädelverformungen, Deformitäten der Extremitäten* und *Einengung des Brustkorbs*. Dadurch sind die fetalen Atembewegungen, die etwa ab der 17.–18. SSW einsetzen, vermindert oder fehlen vollständig. Zudem ist für ein normales Lungenwachstum eine ausreichende Fruchtwassermenge nötig. Das Fruchtwasser gelangt mit den Atembewegungen in die Lunge und stimuliert das Wachstum der Lungenbläschen. Bei Fruchtwassermangel fehlt infolge der Fetuskompression sowohl die Ausdehnungsmöglichkeit des knöchernen Brustkorbs als auch der Wachstumsreiz auf das Lungenparenchym, so daß eine Lungenhypoplasie entsteht. Die Kinder sterben wenige Stunden nach der Geburt an respiratorischer Insuffizienz.

→ Oligohydramnion

→ mechanisch bedingte Deformitäten an Kopf, Rumpf, Extremitäten
→ Reifungsstörungen der Lungen

Ein Fruchtwassermangel kann auch durch andere Fehlbildungen der Nieren verursacht sein, z.B. durch zystische Nierenerkrankungen, Atresie oder Stenose im Bereich der harnableitenden Wege.

- **Oligohydramniesequenz** (Tab. 39–1). Nicht-renale Ursachen eines Oligohydramnions sind der chronische Verlust von Amnionflüssigkeit nach Blasensprung viele Wochen vor der Geburt, eine mangelnde Fruchtwasserproduktion bei chronischer Plazentainsuffizienz mit starker Wachstumsretardierung des Fetus und der Fruchtwassermangel beim Donator eines fetofetalen Transfusionssyndroms. Ist die Oligohydramnie stark genug, so resultiert ebenfalls die genannte Sequenz mit Lungenhypoplasie.

- **Oligohydramniesequenz**
- chronischer, nicht renal bedingter Fruchtwasserverlust
- Lungenhypoplasie

- **Amnionstrangsequenz** (Abb. 39–14). Fehlbildungssequenz infolge strangförmiger und flächenhafter Verwachsungen zwischen Eihaut und Embryo. Zwischen der 3. und 8. Entwicklungswoche vergrößert sich die Amnionhöhle sehr rasch. Ihre innere Wandschicht wird dadurch von der Oberfläche des Embryos entfernt und ihre äußere Fläche verwächst mit dem Chorion. Wahrscheinlich aufgrund einer Ruptur der Fruchtblasenwand können sich Stränge und Membranen zwischen der Oberfläche des Embryos und dem Amnion ausbilden. In die entstehenden Lücken gelangen Körperteile des wachsenden Embryos, es kommt zu Fesselungen, Abschnürungen und tiefen Einkerbungen mit Durchblutungs- und Ernährungsstörungen der betroffenen Körperregion.
Auf diese Weise entsteht ein sehr variables Spektrum von Fehlbildungen, deren Ausbildung möglicherweise vom Zeitpunkt der Amnionruptur abhängig ist. Erfolgt die *Ruptur vor dem 45. Entwicklungstag*, entstehen teils sehr stark ausgeprägte *Spaltbildungen* von Kopf, Gesicht und Bauchwand oder das Fehlen ganzer Gliedmaßen. Bei *späterer Ruptur* finden sich eher *Amputationsfehlbildungen* von Fingern und Zehen, Schnürfurchen von Extremitäten und Rumpf oder lediglich eine Strangulation der Nabelschnur mit Beeinträchtigung ihrer Blutzirkulation (Tab. 39–2).

- **Amnionstrangsequenz**
- Verwachsungen zwischen Eihaut und Embryo

Folgen:
- Fesselung
- Abschnürung
- Einkerbung
- Durchblutungs- und Ernährungsstörungen

- Ruptur vor 45. Tag → Spaltbildungen, keine Gliedmaßen
- Ruptur nach 45. Tag → Amputationen, Schnürfurchen

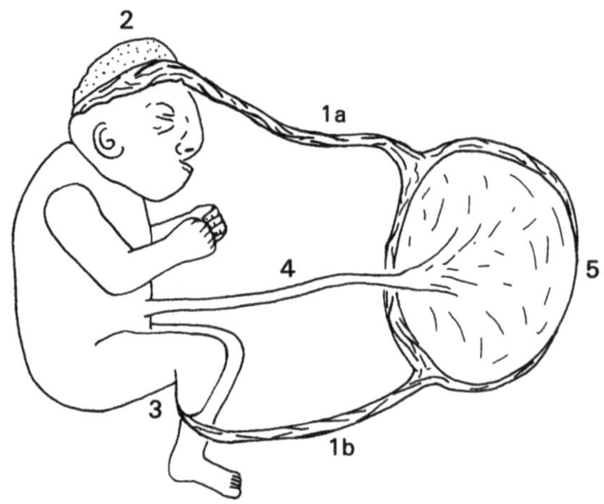

Abb. 39–14: Amnionstrangsequenz. 1a Amnionstrang zum Schädel, **1b** Amnionstrang zur Extremität, **2** Fehlen der Schädeldecke mit freiliegenden Rudimenten des Gehirns (Hemienzephalie), **3** Amputationsfehlbildung, **4** Nabelschnur, **5** Plazenta

Tab. 39-2: Amnionstrang(ruptur)-Sequenz

Zeitpunkt der Amnionruptur	Fehlbildungen
< 45. Entwicklungstag	Plazenta-Kopf-Adhäsion Anenzephalie Enzephalozele schräge Kopf-Gesichts-Spalte Amelie Syndaktylie Brust-Bauchwand-Defekt Omphalozele
> 45. Entwicklungstag	Oligohydramnion Schnürfurchen, -ringe Amputationsfehlbildung Deformität Nabelschnurstrangulation

Tab. 39-3: Entwicklungsfelddefekt (Holoprosenzephaliegruppe)

Entwicklungsfeld
Prächordalplatte
|
abhängige Organe
Stirn, Prosenzephalon, Nase und Riechepithel, Augen, unpaarer Oberkieferanteil, mediale Oberlippe, primärer Gaumen
↓
Felddefekt
kombinierte Gehirn- und Gesichtsfehlbildungen
↓
Ausprägungsformen
Holoprosenzephalie, Arhinenzephalie, Zyklopie, solitäre Augenhöhle und solitärer Augapfel, Lippenkiefergaumenspalte

Entwicklungsfelddefekt

Entwicklungsfelddefekt: Gruppe von Fehlbildungen, die durch Störungen eines einzelnen embryonalen Entwicklungsfeldes entstanden sind.

- **Holoprosenzephalie**
- Zyklopie
- Arhinenzephalie

Beispiele: Die **Holoprosenzephaliegruppe** umfaßt kombinierte Gesichts- und Gehirnfehlbildungen infolge einer Entwicklungsstörung der Prächordalplatte (Tab. 39–3): fehlende Trennung der Hemisphären des Großhirns und Fehlen des Riechhirns **(Arhinenzephalie)**. Die schwerste Ausprägung dieser Fehlbildungsgruppe ist die **Zyklopie**, bei der die Augenanlagen verschmolzen sind, so daß nur ein Auge vorhanden ist; von der Nasenanlage ist nur der extrakraniale Anteil als rüsselförmiges Gebilde (Proboszis) vorhanden.

Assoziation: Statistisch gesehen ein gehäuftes Zusammentreffen von Fehlbildungen, die nach unserem Wissen weder als Syndrom noch als Sequenz oder Felddefekt angesehen werden können.

Assoziation
- statistisch gehäuftes Zusammentreffen von Fehlbildungen

Häufigstes *Beispiel* ist die **VACTERL-Assoziation** (Vertebral **A**nalatresie **C**ardiac **T**racheo-**E**sophagealfistula, **R**enal, **L**imbs); ferner die **CHARGE-Assoziation**.

- **VACTERL-Assoziation**

Praxishinweis: Wiederholungsrisiko von Fehlbildungen

Die Unterscheidung von *Syndrom, Sequenz, Entwicklungsfelddefekt* und *Assoziation* ist für die Beratung der Eltern im Hinblick auf ein Wiederholungsrisiko der Fehlbildung von entscheidender Bedeutung.

3.3.5 Ätiologie

Ätiologie

Ursache in 30 % bekannt, in 70 % unbekannt

Nur bei etwa **25–30 %** der Fehlbildungen läßt sich die Ursache sicher feststellen: ca. 20 % sind auf **krankhafte Gene**, **5 %** auf **Chromosomenaberrationen** und **5–10 %** auf **exogene Noxen** zurückzuführen. Bei etwa 70 % dagegen kann die Ursache nicht eindeutig monokausal geklärt werden.

Es wird angenommen, daß hier mehrere, nach ihrer Zahl und Art nicht näher bekannte genetische und exogene Faktoren zusammenwirken: *multifaktoriell* bedingte Fehlbildungen.

Praxishinweis

Die bekanntesten teratogenen Noxen sind: ionisierende *Strahlen, Zytostatika, Thalidomid, Hydantoin, Alkohol* und *Viren*. Exogen bedingte Fehlbildungen sind prinzipiell vermeidbar!

3.3.5.1 Strahlenembryopathie

Strahlenembryopathie

Strahlen (s. S. 80ff) können entweder über die Auslösung von *Mutationen* in den Keimzellen zu letalen oder subletalen Entwicklungsstörungen des Embryos führen oder *direkt auf die Embryogenese* einwirken. Die Art der Fehlbildung ist von der *Strahlendosis* und vom *Entwicklungsstadium* des Embryos abhängig. Eine Strahlendosis von 0,1 Gray (Gy) gilt als Grenze der Teratogenität, ab 0,2 Gy ist die Fehlbildungsrate erhöht. Ein erhebliches Fehlbildungsrisiko ist bei Bestrahlungen mit 0,25–2 Gy während der 3.–8. Embryonalwoche zu erwarten.

Wirkung der Strahlen:
- über Genmutationen
- direkt auf das Embryo

abhängig von:
- Strahlendosis: >0,2 Gy → Fehlbildungen
- embryonalem Entwicklungsstadium

Die bei der *Röntgendiagnostik* gebräuchlichen Dosierungen liegen unterhalb dieser Werte.

Hauptsymptome: allgemeiner Minderwuchs, Mikrozephalie, Fehlbildungen des knöchernen Schädels, Gaumenspalten, Spina bifida, Fehlbildungen des Auges (mit Blindheit) und (seltener) der Extremitäten.

Hauptsymptome

Ionisierende Strahlen können **Leukämien** verursachen. Ihr gehäuftes Auftreten nach Strahlenbelastung ist wahrscheinlich eine Folge von Chromosomenschädigungen.

Leukämien: Folge von Chromosomenschädigungen

Unter den Einwohnern von Hiroshima und Nagasaki traten nach den Atombombenabwürfen vermehrt Leukämien auf. Man hat berechnet, daß als Folge der bis 1958 erfolgten Atomtests weltweit 25000–150000 Leukämiefälle aufgetreten sind.

3.3.5.2 Thalidomid-Embryopathie

Thalidomid-Embryopathie

Dieses Fehlbildungssyndrom ist zwischen 1958 und 1963 nach der Einnahme des Schlafmittels Thalidomid (Handelsname: **Contergan**) häufiger aufgetreten. Seit dem Verbot von Thalidomid (1963) wird es nur noch selten beobachtet. Als besonders empfindlich für die teratogene Wirkung zeigte sich die Phase der Embryonalentwicklung von der 5.–7. SSW.

Fehlbildungssyndrom nach Einnahme von **Contergan**

Die Dosisabhängigkeit und das Fehlbildungsrisiko ist bei der Thalidomid-Embryopathie nicht abschließend geklärt. In Einzelfällen hatte bereits die einmalige Einnahme von 100–300 mg Thalidomid während der sensiblen Phase schwere Entwicklungsstörungen zur Folge. Aber nur etwa ein Drittel der Kinder von Frauen, die in der kritischen Phase der embryonalen Entwicklung Thalidomid eingenommen hatten, wurde mit Fehlbildungen geboren. Offenbar wird durch das Zusammenspiel genetischer und exogener Faktoren eine von Fall zu Fall unterschiedliche Variabilität der Störanfälligkeit geschaffen.

Hauptsymptome:
- **Gliedmaßenfehlbildungen**
- **Fehlbildungen im Kopfbereich**
- **Fehlbildungen innerer Organe**

Hauptsymptome:
– Hypo- und agenetische **Gliedmaßenfehlbildungen** (*Dysmelie*, griech. *melos* Glied) unterschiedlicher Schweregrade: Daumen- und Radiushypoplasie, Aplasie von langen Röhrenknochen, so daß Hände und Füße direkt an Schulter bzw. Beckengürtel ansetzen (*Phokomelie*, griech. *phoke* Robbe), vollständiges Fehlen einer Gliedmaße *(Amelie)*.
– **Fehlbildungen im Kopfbereich:** Dysotie und Anotie, häufig kombiniert mit Taubheit und Schädigung des N. VII und anderer Hirnnerven, Mikrophthalmie (Kleinheit der Augäpfel), Kolobom, Zahnanomalien.
– **Fehlbildungen innerer Organe:** häufiger betroffen sind das Herz und die großen Gefäße; außerdem kommen Ösophagus-, Duodenal- und Analatresien sowie Fehlbildungen der Nebennieren und Urogenitalorgane vor.

Andere teratogene Pharmaka

3.3.5.3 Andere teratogene Pharmaka

- **Folsäureantagonisten**
- **Zytostatika**
- **Antikonvulsiva** (Hydantoin)

Eine teratogene Wirkung haben **Folsäureantagonisten** wie *Aminopterin* und *Methotrexat*, die als **Zytostatika** eingesetzt werden. Nach ihrer Einnahme wurden Fehlbildungen des knöchernen Schädels mit fehlender oder stark verzögerter Ossifizierung der Schädelkalotte, Mikrognathie (griech. *gnathos* Kiefer) und Gliedmaßenfehlbildungen beschrieben. Nach **antikonvulsiver** Behandlung mit *Hydantoin* sind Minderwuchs, Mikrozephalie, Fehlbildungen an Schädel und Gesicht, Strabismus (Schielen), Hypoplasie der Endphalangen der Finger und Zehen sowie Hypoplasie der Nägel beschrieben worden.

Alkoholembryopathie

3.3.5.4 Alkoholembryopathie

Alkoholabusus

> Der Alkoholabusus ist eine der **häufigsten Ursachen intrauteriner Entwicklungsstörungen**. In Deutschland kommen auf 1000 Geburten etwa 1–2 geschädigte Neugeborene.

- **embryo-fetales Alkoholsyndrom**

Die schädigende Wirkung des Alkohols beginnt in der Embryonalzeit und setzt sich auch in der Fetalzeit fort *(embryo-fetales Alkoholsyndrom)*. Der Schweregrad der Entwicklungsstörungen beim Neugeborenen korreliert eher mit dem Stadium des Alkoholismus *(Dauer der Trunksucht)* der Mutter als mit der *Menge des Alkoholkonsums*. Bei schwerem chronischem Alkoholismus beträgt das Risiko einer Entwicklungsstörung 25–50 %.

Pathogenese
Alkohol:
- plazentagängig
- überschreitet fetale Blut-Hirn-Schranke

Die **Pathogenese** der intrauterinen Entwicklungsstörungen bei Alkoholkrankheit der Mutter ist noch nicht eindeutig geklärt. Alkohol ist *plazentagängig* und überschreitet die Blut-Hirn-Schranke des Fetus.

Im Tierexperiment ließen sich Alkoholspiegel in der Amnionflüssigkeit sowie in zahlreichen fetalen Geweben nachweisen.

- Hemmung der Proteinsynthese → Wachstumsretardierung

sekundärer Alkoholeffekt:
- Mangelernährung
- Hypovitaminose

Alkohol hemmt in Leber und ZNS die Proteinsynthese, wodurch die Wachstumsretardierung und Mikrozephalie der Kinder erklärt werden könnten. Als **sekundärer Alkoholeffekt** werden *Mangelernährung* und *Hypovitaminosen* bei der Mutter diskutiert, außerdem der bei Alkoholkranken häufig zu beobachtende *Medikamenten-* und *Nikotinmißbrauch*, die als Kofaktoren an der Entstehung intrauteriner Entwicklungsstörungen beteiligt sein können.

Hauptsymptome:
- Mikrozephalus
- Dysmorphie des Gesichts
- Fehlbildungen
- retardierte geistige und statomotorische Entwicklung

Häufigkeit der Hauptsymptome

Hauptsymptome: Minderwuchs des Fetus, wobei das verminderte Wachstum auch nach der Geburt anhält; Mikrozephalus, Dysmorphie des Gesichts mit Epikanthus, kurzer breiter Nasenwurzel, Nasolabialfalten, schmalem Lippenrot und kleinem Kinn. An weiteren Fehlbildungen kommen Herzfehler, Gaumenspalten sowie Fehlbildungen des Skeletts und der Geschlechtsorgane vor. Nach der Geburt ist die geistige Entwicklung der Kinder häufig retardiert, die statomotorische Entwicklung ist um mehrere Jahre verzögert. Relative *Häufigkeiten* der Hauptsymptome bei der **Embryofetopathia alcoholica:**
- intrauterine Hypotrophie mit Anhalten des verminderten Wachstums nach der Geburt: gut 90 %

- Mikrozephalus, statomotorische und mentale Retardierung: ca. 90 %
- Muskelhypotonie: ca. 60 %
- kraniofaziale Dysmorphie: ca. 60 %.

3.3.5.5 Rubeolenembryopathie

Rubeolenembryopathie

Fehlbildungen nach Infektion der Schwangeren mit Masern, Mumps, Hepatitis, Windpocken und Herpesviren sind zwar beschrieben worden, aber statistisch nicht gesichert. Ein ursächlicher Zusammenhang ist jedoch für die *Röteln-* und *Zytomegalie-Virusinfektion* nachgewiesen.
Bei der **Rötelnembryopathie** bestehen folgende *Leitsymptome*: Augenschäden wie Katarakte, Taubheit durch Zerstörung des Corti-Organs und Herzfehler, z. B. Vorhof- und Ventrikelseptumdefekte.
Das Röteln-Virus wird intrauterin von der Mutter über den Blutweg durch die Plazenta auf den Embryo bzw. Fetus übertragen. Die Viren wirken zytotoxisch oder hemmen die Zellproliferation. Dies geschieht entweder als direkte Folge einer intrazellulären Viruspersistenz oder als Folge einer virusvermittelten Produktion von Interferonen, z. B. von Beta-Interferon, das von Fibroblasten gebildet wird.
Bei einer Rötelninfektion *während der ersten 2 Monate der Schwangerschaft* ist in fast 60 % mit einem Spontanabort oder multiplen Fehlbildungen des Kindes zu rechnen. Bei Infektion während des 3. Schwangerschaftsmonats treten in etwa 30–35 % singuläre Organfehlbildungen auf, bei Infektion nach dem 3. Schwangerschaftsmonat werden Organ- und Funktionsstörungen (z. B. Hepatitis) sowie geistige und motorische Retardierung beobachtet.

Leitsymptome:
- Augenschäden
- Taubheit
- Herzfehler

Pathogenese
- Zytologie
- Hemmung der Zellproliferation

- Frühabort bei Infektion während der ersten 2 Schwangerschaftsmonate

Prophylaxe. Rötelnbedingte Fehlbildungen können durch Impfungen verhindert werden. Trotzdem werden allein in Deutschland jährlich mehrere hundert rötelngeschädigte Kinder geboren.

Prophylaxe: Impfung

3.4 Fetopathien

Fetopathien

Definition. Fetopathien sind Erkrankungen des Fetus, die zu allgemeinen oder lokalisierten Wachstumsstörungen, Funktionsausfällen und Anpassungsreaktionen führen.
Mit Ausnahme des ZNS ist die Entwicklung der äußeren Körperform und der Organe zum Beginn der Fetalperiode (12. Entwicklungswoche) abgeschlossen. Exogene Schädigungsfaktoren, die während der Blasto- und Embryogenese zu Fehlbildungen führen, verursachen während der Fetalperiode Wachstums-, Reifungs- oder Funktionsstörungen. Im Gegensatz zum Embryo ist der Fetus zu primitiven Abwehrreaktionen, insbesondere Entzündungsreaktionen, in der Lage.
Unter den **Schädigungsursachen** sind es vor allem Infektionen der Mutter, die über die Plazenta auf den Fetus übertragen werden und in seinen schnell wachsenden Organen und Geweben Nekrosen, Entzündungsherde und Narben verursachen. Insbesondere im fetalen Gehirn können großräumige Dauerschäden und schwerwiegende Funktionsstörungen entstehen.
Von den *infektionsbedingten* sind die *nicht-infektionsbedingten* Fetopathien (z. B. Fetopathia diabetica) zu unterscheiden.

Erkrankungen während der Fetalperiode

- Fetus verfügt bereits über primitive Abwehrreaktionen

Ursachen:
- meist mütterliche Infektionen → Plazenta → Fetus

Einteilung:
- infektionsbedingt
- nicht-infektionsbedingt

3.4.1 Infektionsbedingte Fetopathien

Infektionsbedingte Fetopathien

3.4.1.1 Toxoplasmose des Fetus

Toxoplasmose

Die Toxoplasmose des Fetus tritt als Folge einer Erstinfektion der Mutter während der Schwangerschaft mit *Toxoplasma gondii* auf. Diese gramnegative Sporozoe kommt als unschädlicher Saprophyt in vielen Säugetieren und Vögeln vor. Entsprechend hoch ist die Durchseuchungsrate der Frauen im gebärfähigen Alter. Mit einer Erstinfektion in der Schwangerschaft ist etwa bei 1–6 von 1000 schwangeren Frauen zu rechnen. Bei etwa einem Drittel der Mütter mit Erstinfektion kommt es zur Erregerübertragung auf den Fetus. Das Erkrankungsrisiko des Fetus ist abhängig vom Zeitpunkt der Infektion: es ist am niedrigsten bei einer mütterlichen Infektion in den ersten 14 Schwanger-

Erreger: Toxoplasma gondii

- Erkrankungsrisiko abhängig vom Zeitpunkt der Infektion: am höchsten im 3. Trimenon

- Übertragung der Erreger diaplazentar
- **Generalisationsstadium:**
- Ak-Bildung
- **Organstadium:**
- Gehirn
- Hirnhäute
- Augen

schaftswochen, hier kann es ausnahmsweise zum Abort kommen, und am höchsten in den letzten 3 Monaten der Schwangerschaft.
Die Erreger werden über die Plazenta zum Fetus übertragen und breiten sich in diesem über den Blut- und Lymphweg in alle Organe und Gewebe aus. Stirbt der Fetus in diesem *Generalisationsstadium* nicht, dann bildet er Antikörper gegen den Erreger. Es kommt zur Ausbildung eines *Organstadiums* mit Befall des Gehirns und der Hirnhäute sowie der Augen. Die Mehrzahl der Kinder mit intrauterin erworbener Toxoplasmose ist durch eine derartige Schädigung des ZNS und der Augen gekennzeichnet: *Toxoplasmoseenzephalitis* und *-meningitis, Chorioretinitis.*

Toxoplasmoseenzephalitis
- Koagulationsnekrosen mit Neigung zur Verkalkung
- **Initialherd**
- miliare Granulome
- Mitbeteiligung der Hirnhäute
- großräumige Entzündungsherde

Die **Toxoplasmoseenzephalitis** ist charakterisiert durch Koagulationsnekrosen mit starker Neigung zur Kalkbildung, durch miliare Granulome und im frischen Stadium durch direkt nachweisbare Erreger. Der *Initialherd* ist gekennzeichnet durch Stase, Ödem, Gewebsnekrose und Erreger. Ihm folgt die Ausbildung von *miliaren Granulomen.* Diese bestehen aus Adventitia- und Gliazellen und sind durchsetzt von Plasmazellen, einigen Lymphozyten und eosinophilen Granulozyten. Ältere Herde zeigen im Zentrum eine Totalnekrose, begrenzt von einem Saum, in dem reichlich Kalksalze abgelagert sind. Rindennahe Herde führen regelmäßig zu einer Mitbeteiligung der weichen Hirnhäute. Die Toxoplasmoseherde können eine erhebliche Größe annehmen und zu einer großräumigen Hirnerweichung führen. Im Auge sind die Entzündungsherde in Netz- und Aderhaut ausgebildet.

bei früher Infektion:
- postenzephalitisches Narbenstadium
- Porenzephalie
- Hydrozephalus
- zystenartige Hohlräume mit Verkalkungen

Die Toxoplasmoseenzephalitis des Kindes ist Folge einer mütterlichen Infektion wenige Wochen vor der Geburt. Bei einer früheren Infektion kommt das Kind im *postenzephalitischen Narbenstadium* zur Welt. Das Gehirn ist durch narbige Schrumpfung und durch unterschiedlich große Hohlräume innerhalb des Hirngewebes charakterisiert *(Porenzephalie)* und die Ventrikel sind extrem erweitert *(Hydrozephalus).* Röntgenologisch sind entlang den Nekrosen und zystenartigen Hohlräumen ausgedehnte Verkalkungen nachzuweisen.

Konnatale Listeriose

3.4.1.2 Konnatale Listeriose

Erreger: Listeria monocytogenes

- miliare Abszesse und Granulome von Leber, Lunge, Gehirn
- Endotoxin mit hämolytischer und lipolytischer Wirkung

Listeriengranulom
- zentrale Nekrose
- Lymphozyten, Histiozyten

Erreger ist *Listeria monocytogenes.* Als Infektionsquelle kommen für den Menschen Haus- und Zuchttiere sowie Frischprodukte tierischer Herkunft (z.B. Käse) in betracht. Die Krankheitserscheinungen bei der Mutter sind i.d.R. gering, beim Fetus kommt es dagegen zur Ausbildung zahlreicher miliarer Abszesse und Granulome. Diese sind bereits makroskopisch auf der Haut des Kindes gut zu erkennen, außerdem sind häufig Leber, Lunge und Gehirn befallen. Das Bakterium produziert ein hochtoxisches Endotoxin mit hämolytischer und lipolytischer Wirkung. Beim Absterben der Bakterien wird ein Exotoxin frei: „Monozytose-produzierender Faktor", der im Gewebe die Granulombildung mitbewirkt. Das **Listeriengranulom** ist hirsekorngroß und besteht mikroskopisch aus einer zentralen Nekrose, in deren Randbereich Listerien nachweisbar sind. Die Nekrose wird wallartig von Lymphozyten und Histiozyten umgeben. Die perinatale Sterblichkeit bei intrauteriner Listerieninfektion ist nach wie vor hoch.

Lues connata

3.4.1.3 Lues connata

Erreger: Treponema pallidum
- Infektion über die Plazenta
- Gefährdung des Feten ab dem 4. Monat

Die Lues connata wird durch *Treponema pallidum* verursacht. Der Infektionsweg läuft ausschließlich über die Plazenta. Das Übertragungsrisiko ist während des 1. Jahres nach der Infektion der Mutter besonders groß. Auch wenn die Infektion bereits in der Frühschwangerschaft erfolgen kann, ist eine wirkliche Gefährdung des Fetus erst ab dem 4. Schwangerschaftsmonat anzunehmen.

Einteilung in 4 Perioden:

1. fetale Syphilis
→ intrauteriner Tod des Feten

2. Säuglingssyphilis
- Früh- und Spätform

Die Lues connata ist eine chronische Infektionskrankheit mit Neigung zu schubweisem Verlauf. Nach dem Zeitpunkt ihrer Manifestation wird sie in **4 Perioden** unterteilt: *fetale, Säuglingssyphilis, Rezidivsyphilis* des Kleinkindes, *Spätsyphilis* (Lues tarda) des Schulkindes.
- Bei etwa 30 % der Mütter mit unbehandelter Syphilis stirbt der Fetus bereits intrauterin an den Folgen einer **fetalen Syphilis.**
- Die Symptome der **Säuglingssyphilis** treten entweder bereits bei der Geburt *(Frühform)* oder wenige Wochen nach der Geburt *(Spätform)* auf.

Morphologie. Die wichtigsten pathologisch-anatomischen Befunde betreffen die Haut- und Schleimhäute, Leber, Lungen und das Skelettsystem. Besonders charakteristisch ist der *Pemphigus syphiliticus*, gekennzeichnet durch Pusteln und große schlaffe Blasen an Fußsohlen und Handflächen. Die Leber ist deutlich vergrößert; im Leberparenchym sind mikroskopisch *miliare Syphilome* nachzuweisen. Diese Granulome enthalten nur z. T. eine zentrale Nekrose, außerdem Erreger oder Erregerbruchstücke und bestehen aus Histiozyten, Granulozyten und Lymphozyten. Zusätzlich findet sich in der Leber eine diffuse Bindegewebsvermehrung.

• **Morphologie**
- Pemphigus syphiliticus
- miliare Syphilome der Leber

Die Veränderungen in der Lunge wurden von Virchow als *Pneumonia alba* bezeichnet.

In den Lungenbläschen sind zahlreiche abgeschilferte Pneumozyten und Granulozyten nachweisbar. Die intraazinären Septen sind zellreich und vor allem von Plasmazellen und Lymphozyten infiltriert. Plasmazellinfiltrate finden sich auch in den Wänden von peripheren Bronchien und Bronchiolen. Am Skelettsystem sind bei fetaler Syphilis nahezu regelmäßig und bei der frühen Form der Säuglingssyphilis sehr häufig entzündliche Erkrankungsherde nachzuweisen. Betroffen sind vor allem die enchondral wachsenden Skeletteile *(Osteochondritis syphilitica)*.

- intraalveoläre Pneumozyten, Granulozyten
- interstitielle lymphozytäre und plasmazelluläre Entzündung
- Osteochondritis syphilitica

• Die **Rezidivsyphilis des Kleinkindes** tritt nach nicht ausreichend behandelter Säuglingssyphilis im 1.–4. Lebensjahr mit Haut- und Schleimhautmanifestationen auf.

• Kennzeichen der **Spätsyphilis des Schulkindes (Lues tarda)** sind zum Zerfall neigende Gummen der Schleimhäute, Haut, Leber, Halslymphknoten, des Skelettsystems und des Gehirns. Besonders charakteristisch ist die *Hutchinson-Trias:* tonnenartig geformte und eingekerbte obere Schneidezähne und auffällig kleine übrige Zähne im bleibenden Gebiß, Keratitis parenchymatosa des Auges und Labyrinthtaubheit.

3. Rezidivsyphilis des Kleinkindes
- im 1.–4. Lebensjahr mit Haut- und Schleimhautmanifestation

4. Spätsyphilis des Schulkindes (Lues tarda)
- Gummen

• **Hutchinson-Trias:**
- tonnenförmige, eingekerbte obere Schneidezähne
- Keratitis parenchymatosa
- Labyrinthtaubheit

3.4.1.4 Zytomegalie-Virusinfektion

Zytomegalie-Virusinfektion

Die Zytomegalie ist eine weit verbreitete Virusinfektion mit fakultativer Pathogenität. Bei Feten und Neugeborenen tritt sie generalisiert auf, bei immungesunden Neugeborenen aber nur lokalisiert, und zwar hauptsächlich in der *Parotis*. Das Virus ist menschenspezifisch; es findet sich im Sekret der Cervix uteri, Speichel und Urin.

- fakultativ pathogene Virusinfektion
- generalisiert oder lokalisiert: Parotis

Die intrauterine Infektion erfolgt entweder über die Plazenta oder den Geburtsweg, am häufigsten im 2. und 3. Trimenon. Es handelt sich überwiegend um reaktivierte Infektionen der Mutter. Das Virus neigt auch im Fetus zur Latenz und kann schubweise aktiviert werden. Die infektionsbedingten Organschäden betreffen insbesondere das Gehirn in Form von Enzephalitis, Mikrozephalie und Hydrocephalus internus, aber auch die Leber mit chronischer Hepatitis, die postnatal bis zur Leberzirrhose fortschreiten kann. *Histologisch* kennzeichnend sind die einkernigen Riesenzellen mit intranukleären und intrazytoplasmatischen Einschlußkörpern (Eulenaugenzelle).

Infektionswege:
- diaplazentar
- über den Geburtsweg

Folgen:
- Enzephalitis
- Mikrozephalie
- Hydrocephalus internus
- chronische Hepatitis mit Zirrhose

Histologie
- Eulenaugenzellen

3.4.1.5 Intrauterine Parvovirusinfektion

Intrauterine Parvovirusinfektion

Das Parvovirus B19 verursacht eine fieberhafte exanthematische Kinderkrankheit, die **Ringelröteln**. Die Erstinfektion einer noch nicht immunen Mutter führt zu einer diaplazentaren Infektion des Fetus. Diese bewirkt durch zytopathischen Effekt an den Proerythroblasten und Erythroblasten eine hämolytische Anämie des Fetus. In der Folge entstehen generalisierte Ödeme und in schwer ausgeprägten Fällen ein Hydrops fetalis.

Erreger: Parvovirus B19
→ **Ringelröteln**
- diaplazentare Übertragung
- hämolytische Anämie des Fetus
- Hydrops fetalis

3.4.2 Fetopathia diabetica

Fetopathia diabetica

Embryopathia diabetica

Beim Diabetes mellitus der Mutter ist bereits während der Embryonalzeit häufiger eine Beeinträchtigung der Embryogenese zu beobachten als in der Gravidität der stoffwechselgesunden Frau. Bei den Kindern kommt es zu einem relativ häufigen Auftreten der *kaudalen Regression* mit teilweisem oder völligem Fehlen der kaudalen Abschnitte der Wirbelsäule sowie zu einer relativen Häufung von Herzfehlbildungen *(Embryopathia diabetica)*.

- kaudale Regression
- Herzfehlbildungen

Dabei scheint die Teratogenese in der diabetischen Schwangerschaft multifaktoriell zu sein. Sie wird auf genetische sowie unspezifische und indirekte Einwirkungen des veränderten mütterlichen Stoffwechsels zurückgeführt. So können Hypoglykämie und Sauerstoffmangel eine schwere Hemmung der Oxidationsvorgänge des Keimstoffwechels bedingen.

Fetopathia diabetica
- Makrosomie (>4000 g)
- bei unzureichender Stoffwechselführung mit fetalem Hyperinsulinismus

Auch die Fetalentwicklung ist durch das mütterliche Diabetesmilieu besonderen Belastungen ausgesetzt, die zu Kompensationsvorgängen im Fetus führen. Eine *Fetopathia diabetica* tritt vor allem bei schwangeren Diabetikerinnen mit unzureichender Stoffwechselführung auf. In diesem Fall bestehen im mütterlichen Blut Insulinmangel und Hyperglykämie. Der Fetus reagiert mit gesteigerter Insulinproduktion im Pankreas. Daraus resultiert ein fetaler Hyperinsulinismus, der als ein wichtiger pathogenetischer Faktor für das gesteigerte Wachstum des Fetus anzusehen ist.

Morphologie
- Übergewicht
- Glykogendepots in parenchymatösen Organen
- numerische B-Zell-Hyperplasie des Pankreas
- Gewebsunreife
- Gefahr des Atemnotsyndroms!

Die Krankheit ist gekennzeichnet durch deutlich übergewichtige (>4000 g) und übergroße (>55 cm) Neugeborene *(Makrosomie)*. Die Organe, insbesondere Leber und Herz, sind infolge von Glykogendepots besonders groß und schwergewichtig. Im Pankreas ist die Zahl der Langerhans-Inseln deutlich vermehrt, die einzelnen Inseln sind vergrößert und es findet sich eine numerische Hyperplasie der insulinbildenden B-Zellen. Trotz der übergroßen und scheinbar gut entwickelten Neugeborenen liegt eine allgemeine Gewebsunreife vor, u. a. eine Lungenunreife. Daher besteht – wie bei Frühgeborenen – unmittelbar nach der Geburt die Gefahr, an einem Atemnotsyndrom zu erkranken.

Placentopathia diabetica
- Gewicht ↑
- Reifungsstörungen, evtl. mit Funktionsstörungen

Die **Plazenta der Diabetikerin** weist ebenfalls häufig morphologische und funktionelle Abweichungen auf *(Placentopathia diabetica)*. Ihr Gewicht kann auf das Doppelte der Norm erhöht sein, histologisch sind schwere und großflächig ausgedehnte Reifungsstörungen der Zotten nachzuweisen. Sie können in den letzten Wochen vor der Geburt zu einer Funktionsstörung der Plazenta mit intrauterinem Fruchttod führen.

Zusammenfassung diabetischer Folgen

Neugeborene diabetischer Mütter entwickeln folgende Krankheiten mit ihren Hauptsymptomen:
- **Embryopathia diabetica:** kaudale Regression, Herzfehler, Anenzephalie, VACTERL-Assoziation
- **Fetopathia diabetica:** Makrosomie, Viszeromegalie (Herz, Leber), Inselhyperplasie des Pankreas mit Vermehrung der B-Zellen, eosinophile Insulitis; *Folgen für das Kind:* Hypoglykämie nach der Geburt, Atemnotsyndrom
- **Placentopathia diabetica:** Plazentomegalie, Zottenreifungsverzögerung; *Folgen für das Kind:* Plazentafunktionsstörung, Totgeburt.

M. haemolyticus

3.4.3 Morbus haemolyticus

- M. haemolyticus fetalis
- M. haemolyticus neonatorum
- immunologisch bedingte Hämoerkrankung
- verursacht durch Blutgruppenunverträglichkeit im Rh-System

Pathogenese
- Rh-negative Mutter bildet Ak gegen Blutgruppenantigene eines Rh-positiven Kindes bei Übertritt fetaler Erythrozyten in das mütterliche Blut

Der M. haemolyticus ist eine immunologisch bedingte Hämoerkrankung des Fetus *(M. haemolyticus fetalis)* oder des Neugeborenen *(M. haemolyticus neonatorum)*. Die Erkrankung ist Folge einer Blutgruppenunverträglichkeit im Rh-System oder, seltener, im AB0-System zwischen Kind und Mutter.

Die Blutgruppenunverträglichkeit besteht darin, daß das Kind Blutgruppenantigene eines Rh-positiven Vaters besitzt, die der Mutter fehlen (Rh-negativ). Gegen diese fetalen Blutgruppenantigene bildet die Mutter Antikörper, sobald Erythrozyten des Fetus in das mütterliche Blut gelangt sind.

In kleinen Mengen treten fetale Erythrozyten bereits im 1. Schwangerschaftsdrittel vom Fetus auf die Mutter über, und zwar infolge einer Erythrozytendiapedese aus den Kapillaren der Plazentazotten in das mütterliche Blut im Zwischenzottenraum. In größerer Menge ist ein solcher Blutübertritt unter der Geburt oder bei einem Abort als Folge von fetomaternalen Blutungen bei Zotteneinrissen möglich.

- **nach Erstsensibilisierung Gefahr für das 2. Kind!**
- **hämolytische Anämie des Feten mit Erythroblastose**

In der ersten Schwangerschaft ist die Antikörperbildung der Mutter noch gering, sie führt i. d. R. zu keiner Schädigung des Fetus. Nach erfolgter Erstsensibilisierung kommt es jedoch in den darauffolgenden Schwangerschaften zu einer gesteigerten Antikörperbildung. Die mütterlichen Antikörper treten transplazentar auf den Fetus über und zerstören seine Erythrozyten. Folge davon ist eine *hämolytische Anämie*. Der fetale Organismus reagiert auf den vermehrten Erythrozytenuntergang mit einer gesteigerten Erythrozytenregeneration und Ausschwemmung unreifer Blutkörperchen in den fetalen Blutkreislauf *(fetale Erythroblastose)*.

Die gesteigerte Blutbildung erfolgt auch extramedullär, insbesondere in Leber und Milz. Beide Organe sind erheblich vergrößert: *Hepatosplenomegalie*. Der schwerste Grad des M. haemolyticus ist gekennzeichnet durch einen *Hydrops universalis fetus et placentae* (Hydrops universalis congenitus) mit massiven Ödemen im Unterhautfettgewebe und reichlich Flüssigkeitsansammlung in den inneren Körperhöhlen. Die Plazenta ist ebenfalls ödemreich und stark vergrößert. Ein Hydrops universalis ist bei ca. 10 % der Fälle zu beobachten. Mittels Ultraschalluntersuchung kann er bereits während der Schwangerschaft erkannt werden, so daß das Kind durch intrauterine Bluttransfusionen gerettet werden kann.

- extramedulläre Blutbildung in Leber und Milz (Hepatosplenomegalie)
- **Hydrops universalis fetus et placentae**

Nach der Geburt entwickelt sich als Folge des dauernden Erythrozytenuntergangs mit Abbau des Hämoglobins eine Hyperbilirubinämie *(Icterus neonatorum gravis)*. Beim Neugeborenen ist das Bilirubin nicht an Glukuronsäure gekoppelt, es ist wasserunlöslich und kann daher nicht in die Galle ausgeschieden werden. Es ist aber fettlöslich und dringt damit leicht in lipidreiche Organe wie das ZNS ein. Bei der zusätzlichen hypoxischen Gewebs- und Zellschädigung durch die hämolytische Anämie resultiert eine erhöhte Durchlässigkeit der Nervenzellwände, das Bilirubin reichert sich vor allem in den Stammganglien des Neugeborenen Gehirns an. Es entsteht ein *Kernikterus* mit makro- und mikroskopisch nachweisbarer Ablagerung von Gallepigment im Pallidum, im Nucleus subthalamicus und im Nucleus dendatus des Kleinhirns. Schwere Störungen der extrapyramidalen Motorik mit spastischen Lähmungen sind die Folge.

- postnatal: **Icterus neonatorum gravis** (Hyperbilirubinämie)
- **Kernikterus**

Hauptsymptome des *M. haemolyticus neonatorum* sind: *Anämie*, *Ikterus* und *Kernikterus*.

Hauptsymptome

Adeno- und Neurohypophyse

XL. Adeno- und Neurohypophyse

G. Dhom

Hypothalamus-Hypophysen-System Morphologie

1. Morphologie und Physiologie des Hypothalamus-Hypophysen-Systems

zweifache Verknüpfung von Hypothalamus und Hypophyse:

Die in der Sella turcica gelagerte Hypophyse steht über den Hypophysenstiel in engem Kontakt mit dem Hypothalamus. Die funktionelle Verknüpfung ist durch *neurosekretorische Bahnen* einerseits und ein spezielles *Pfortadersystem* andererseits gewährleistet:

1. **neurosekretorische Bahn:** Hypothalamus → HHL
- **ADH**
- **Oxytocin**

• Im Hypothalamus werden in großzelligen Kerngebieten, vor allem im *Nuc. paraventricularis* und *Nuc. supraopticus*, Hormone gebildet. Über die *Achsenzylinder* werden **Adiuretin** *(ADH, Vasopressin)* und **Oxytocin** als Neurosekret über den Hypophysenstiel in den Hypophysenhinterlappen (HHL) transportiert und dort in terminalen Anschwellungen der Nervenbahn gespeichert. Von hieraus werden die Hinterlappenhormone an die Blutbahn abgegeben.

2. **Pfortadersystem**
- verbindet Kapillaren des Hypophysenstiels mit Sinusoiden der Adenohypophyse: Wirkungsort der hypothalamischen Releasing-Hormone
- hypothalamische Stimulation und Hemmung der Adenohypophyse
- Hypophysengewicht:
- männlich 500–650 mg
- weiblich 600–800 mg

• Eine zweite Gruppe von Hypothalamushormonen wird über das *hypophysäre Pfortadersystem* in die Adenohypophyse transportiert. Hier regulieren sie durch Stimulation oder Hemmung die Abgabe der Vorderlappenhormone: **hypothalamische Releasing-Hormone** (engl. *release* freigeben, freisetzen). Das hypophysäre Pfortadersystem verbindet die Kapillaren des Hypophysenstiels mit den sinusoiden Kapillaren der Adenohypophyse (Abb. 40–1).

Das Gewicht der Hypophyse beträgt beim Mann etwa 500–650 mg, bei der Frau etwa 600–800 mg. In der Schwangerschaft steigt das mütterliche Hypophysengewicht als Folge der Hyperplasie prolaktinbildender Zellen um ca. 30 % an.

a) Adenohypophyse
- Kapillarnetz
- hormonproduzierende Zellen

Mikroskopisch besteht die **Adenohypophyse** aus Ballen und Strängen der *hormonbildenden Zellen* mit einem dazwischengeschalteten *sinusoidalen Kapillarnetz*.

Die **Vorderlappenzellen** wurden früher nach ihren histologischen Färbeeigenschaften in *3 Gruppen* eingeteilt: *azidophile* (eosinophile), *basophile* oder *mukoide* und *chromophobe* Zellen.

- **immunzytochemisch 6 Zelltypen:**
- STH-Zellen
- Prolaktinzellen
- ACTH-Zellen
- FSH-Zellen
- LH-Zellen
- TSH-Zellen

Heute wird eine *funktionelle Nomenklatur* benutzt, da durch immunzytochemische Verfahren die Vorderlappenhormone in jeder einzelnen Zelle dargestellt werden können. Die **6 Zelltypen** sind:

1. GH-Zellen → *somatotropes Hormon (STH)*
2. Prolaktinzellen → *Prolaktin*
3. ACTH-Zellen → *adrenokortikotropes Hormon (ACTH)*
4. FSH-Zellen → *follikelstimulierendes Hormon (FSH)*
5. LH-Zellen → *Luteinisierungshormon*
6. TSH-Zellen → *thyreoideastimulierendes Hormon (TSH).*

Die meisten gonadotropen Zellen enthalten sowohl FSH als auch LH.

Alle Zelltypen kommen im Hypophysenvorderlappen (HVL) gemischt nebeneinander vor. Am häufigsten findet man *GH-Zellen*, je 15–25 % sind *Prolaktin-* und *gonadotrope Zellen*.

- **Nomenklatur:**
- GH-, Prolaktinzellen = azidophil
- ACTH, gonadotrope, TSH-Zellen = basophil
- granulaarme Zellen = chromophob

GH- und *Prolaktinzellen* entsprechen den azidophilen Zellen der alten Literatur, *ACTH-* und *gonadotrope Zellen* sowie die *TSH-Zellen* gehören zu den basophilen oder sog. mukoiden Zellen. Die früher als chromophob bezeichneten Zellen sind granulaarme Zellen unterschiedlicher, z. T. aber hochaktiver Funktion.

b) Neurohypophyse
- marklose Nervenfasern, Herring-Körper, Pituizyten

Der **Hypophysenhinterlappen** enthält die weitgehend marklosen Nervenfasern des *Tractus supraopticohypophysialis* mit ihren kolbigen Auftreibungen, den *Herring-Körpern*. Das hier angesammelte Neurosekret kann lichtmikroskopisch mit speziellen Färbemethoden nachgewiesen werden. Der Hinterlap-

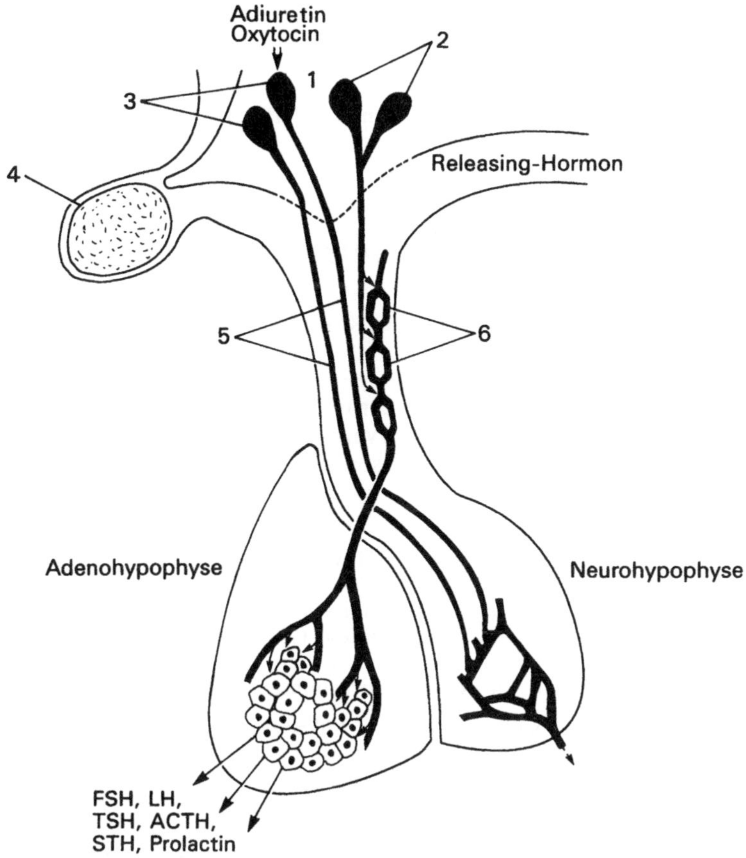

Abb. 40–1: Schema des Hypothalamus-Hypophysen-Systems. **1** 3. Ventrikel, **2** Nuc. paraventricularis, **3** Nuc. supraopticus, **4** Chiasma opticum, **5** neurosekretorische Bahnen, **6** Pfortadersystem

pen verarmt im Durstversuch an Neurosekret (vermehrte Ausschüttung von Adiuretin). Zwischen den Nervenfasern finden sich spezifische Gliazellen, die *Pituizyten*, sowie reichlich Kapillaren, welche die Hinterlappenhormone aufnehmen.

- Ende der neurosekretorischen Bahn aus dem Hypothalamus
- lichtmikroskopischer Nachweis des Neurosekrets möglich

1.1 Hormone des Hypothalamus

Hypothalamushormone

Zu den Hypothalamushormonen gehören die **Hormone der Neurohypophyse** (Hinterlappenhormone) *Adiuretin*, *Oxytocin* und *Releasing-Hormone.*

• **Hinterlappenhormone:**

• **Adiuretin (ADH, Vasopressin).** Das Cyclononapeptid Adiuretin fördert die Harnkonzentration durch Einwirkung am distalen Nierentubulus und an den Sammelrohren. Täglich werden 15–30 l Wasser aus dem Primärharn rückresorbiert. Als Regulatoren wirken *Volumenrezeptoren* in den Herzvorhöfen und Lungenvenen. Die im Hypothalamus liegenden *Osmorezeptoren* führen schon bei geringer Zunahme des osmotischen Drucks zu einer verstärkten ADH-Ausschüttung.

1. ADH (Adiuretin, Vasopressin)
- Angriffspunkt an distalem Nierentubulus und Sammelrohren (Harnrückresorption)
- Regelung durch Volumen- und Osmorezeptoren

• **Oxytocin** ist wie Adiuretin ein Cyclononapeptid und nur in 2 Aminosäuren vom Adiuretin unterschieden. Es wirkt als *Wehenhormon* am Ende der Schwangerschaft auf die glatte Uterusmuskulatur ein. In der *Laktationsperiode* stimuliert es die Myoepithelien der Milchdrüsengänge zur Auspressung der Milch. Der Saugakt beim Stillen führt zu einer vermehrten Ausschüttung dieses Hormons aus der Neurohypophyse.

2. Oxytocin
- Wehen- und Laktationshormon

• **Releasing-Hormone.** Die im Hypothalamus gebildeten und über das Pfortadersystem in den Vorderlappen transportierten Hormone wirken teils *stimulierend*, teils *hemmend* auf die Adenohypophyse:

3. Releasing-Hormone

• **stimulierend** wirken:
- Wachstums-Releasing-Hormon (GRH) = Somatotropin-Releasing-Hormon (SRH)
- Prolaktin-Releasing-Hormon (PRH)
- Thyreotropin-Releasing-Hormon (TRH)

• **5 stimulierende:**
- GRH = SRH
- PRH
- TRH

- CRH
- GnRH
- **3 inhibierende:**
- SIH
- GIH = SIH = Somatostatin
- PIH

- Kortikotropin-Releasing-Hormon (CRH)
- Gonadotropin-Releasing-Hormon (GnRH)
- **hemmend (inhibierend)** wirken:
- Somatostatin (SIH)
- Wachstumshormon-Release-inhibierendes Hormon (GIH) = Somatotropin-Release-inhibierendes Hormon (SIH, Somatostatin)
- Prolaktin-Release-inhibierendes Hormon (PIH).

Hormone der Adenohypophyse

1.2 Hormone der Adenohypophyse

- **4 glandotrope Hormone**

⇨

- Angriffspunkt: hormonbildende Drüsen

Von den **6 Hormonen** der Adenohypophyse sind **4 glandotrop:** *ACTH, TSH, FSH* und *LH.*

Ihre *Angriffspunkte* sind hormonbildende Drüsen oder Zellsysteme: Nebennierenrinde *(ACTH)*, Schilddrüse *(TSH)*, Ovarialfollikel *(FSH)*, das aus dem Follikel entstehende Corpus luteum *(LH)* sowie die Leydig-Zwischenzellen des Hodens *(LH)*.

2 direkt wirkende Hormone:
- **STH via Somatomedine**
- anabol synergetische Wirkung zum Insulin

Direkt wirkende Hormone sind:
- **STH.** Das menschliche Wachstumshormon (STH=GH), ein Polypeptid mit 90 Aminosäuren, ist ein in den Stoffwechsel anabol eingreifendes Hormon: Es fördert den *Aminosäuretransport* und *Eiweißaufbau* und wirkt somit *synergetisch* mit dem *Insulin.* Es fördert das Knorpelwachstum und die Kollagensynthese. GH wirkt über die von ihm gesteuerte Produktion von Wachstumsfaktoren in der Leber, den *Somatomedinen.* Der menschliche Vorderlappen enthält etwa 4–6 mg Wachstumshormon.

- **Prolaktin**
- initiiert die Milchsekretion und
- beeinflußt die Gonadenfunktion bei beiden Geschlechtern

- **Prolaktin**, gleichfalls ein Polypeptid, initiiert die Milchsekretion *(Laktation).* Während der Schwangerschaft steigt die Prolaktinsekretion an, die prolaktinbildenden Zellen („Schwangerschaftszellen") nehmen erheblich an Zahl zu. Während der Stillperiode hält Prolaktin die Milchsekretion aufrecht. Außerhalb der Gravidität fördert es die Progesteronsekretion, bei unphysiologisch hoher Prolaktinsekretion wird die Ovarialfunktion gehemmt. Beim Mann fördert Prolaktin die Testosteronsekretion, Hyperprolaktinämie jedoch hemmt die endokrine Hodenfunktion.

4 indirekt wirkende Hormone:
- **ACTH**
- stimuliert Hormonsynthese der NNR

Die 4 glandotropen Hormone *wirken indirekt:*
- **ACTH** besteht aus 39 Aminosäuren. Es stimuliert die Hormonsynthese und Sekretion der Nebennierenrinde. Hohe ACTH-Plasmaspiegel stimulieren die Melanozyten zu vermehrter Pigmentbildung (M. Addison).

- **FSH, LH**
- steuern bei der Frau die Ovarialfunktion: Follikelreifung und Gelbkörperbildung
- fördern beim Mann die Spermiogenese und Testosteronsekretion

- **FSH.** Das follikelstimulierende Hormon ist ein Glykoprotein, das bei der Frau die *Reifung der Ovarialfollikel* steuert, beim Mann stimuliert es das *Wachstum der Hodentubuli* und die *Spermiogenese.*

- **LH.** Das luteinisierende Hormon ist gleichfalls ein Glykoprotein. Bei der Frau ist der LH-Plasmaspiegel, wie der von FSH, zyklusabhängigen Schwankungen unterworfen; in der Zyklusmitte ist er erhöht. LH stimuliert die Thekazellen des Ovars, in der zweiten Zyklushälfte wird die Corpus-luteum-Funktion aufrechterhalten. Beim Mann stimuliert LH die Leydig-Zwischenzellen zur Testosteronsynthese.

- **TSH**
- steuert die Hormonbildung und Sekretion in der Schilddrüse

- **TSH.** Das thyreoideastimulierende Hormon, ebenfalls ein Glykoprotein, stimuliert die *Jodidaufnahme* in der Schilddrüse, die organische Jodbindung und die Freisetzung der Schilddrüsenhormone aus der Bindung an Thyreoglobulin. Erhöhte TSH-Spiegel führen zur *Hyperplasie der Schilddrüse.*

2. Entwicklungs-, Zirkulationsstörungen, Nekrosen, Entzündungen

Entwicklungsstörungen

2.1 Entwicklungsstörungen

- Aplasie der Adenohypophyse (selten)

Angeborenes Fehlen der gesamten Adenohypophyse wurde in einzelnen Fällen zweifelsfrei beobachtet; die glandotrop gesteuerten endokrinen Drüsen zeigen dann eine schwere Hypoplasie. Auch Defekte einzelner Zellkollektive wurden beobachtet, z.B. der GH- und der ACTH-Zellen beim selektiven (isolierten) Hypopituitarismus (s. Abschn. 4.1).

- **Anenzephalie**
- Fehlen der Verbindung zwischen HVL und Hirnrudiment → NN-Hypoplasie

Bei **Anenzephalie** fehlt der Hypophysenhinterlappen; der stets nachweisbare Vorderlappen hat keine Verbindung zur rudimentären Hirnanlage. Die Nebennieren sind hochgradig hypoplastisch. Die fehlgebildeten Neugeborenen sind nicht lebensfähig.

- kein HHL

Bei **rudimentärer Ausbildung des Diaphragma sellae** weitet sich der liquorgefüllte Subarachnoidalraum in die Sella turcica hinein aus. Die Hypophyse wird durch den Liquordruck schalenartig umgestaltet und liegt am Boden der Sella: *Syndrom der „leeren Sella"*. Zu einer Unterfunktion kommt es dabei nur sehr selten, die Anomalie ist meist nur ein *Zufallsbefund.*

- **rudimentäre Ausbildung des Diaphragma sellae**
- Ausweitung des Liquorraums
- Syndrom der leeren Sella

Bei **Dystopien der Neurohypophyse** ist der Hinterlappen nach kranial verlagert. Die funktionelle Verbindung zwischen dem Hypothalamus und der Adenohypophyse ist in einem Teil der Fälle gestört, *Kleinwuchs* und *Hypogonadismus* sind die Folgen.

- **kraniale Dystopie der Neurohypophyse**
- Kleinwuchs
- Hypogonadismus

Bei angeborenen **Riechhirndefekten** sind der Geruchs- und Geschmackssinn gestört bis aufgehoben. Gleichzeitig besteht eine Störung der hypothalamischen GnRH-Sekretion, die bei Männern zum Hypogonadismus, Eunuchismus, führt: *Kallmann-Syndrom.*

- **Riechhirndefekte**
- Geruchs-, Geschmackssinn gestört
- **Kallmann-Syndrom:** Riechhirnmangel und defekte GnRH-Sekretion

2.2 Zirkulationsstörungen und Nekrosen

Zirkulationsstörungen, Nekrosen

Blutungen kommen im Hypothalamus-Hypophysen-System bei Geburtstraumen und bei Frühgeborenen vor. Bei Schädel-Hirn-Traumen kann es zu einem Abriß des Hypophysenstiels mit Störung der ADH-Sekretion kommen. Es folgt ein transitorischer *Diabetes insipidus.* Am Boden des 3. Ventrikels kommt es in der Folge zu einer Regeneration der Neurohypophyse mit Normalisierung der Hinterlappenfunktion.

- **Geburts- und Schädel-Hirn-Traumen:**
- Abriß des Hypophysenstiels → ADH-Sekretion ↓ → Diabetes insipidus

Anämische Nekrosen des HVL sind bei länger anhaltenden Schocksituationen autoptisch häufig zu finden. Klinisch bedeutsam sind mütterliche Vorderlappennekrosen, die bei kompliziert verlaufenden Geburten im Schock auftreten. Die anämische Nekrose entsteht dabei im Rahmen einer disseminierten intravasalen Gerinnung (DIC), wobei anzunehmen ist, daß die hyperplastische Schwangerschaftshypophyse besonders empfindlich auf das Schockgeschehen reagiert. Werden mehr als zwei Drittel des Vorderlappengewebes zerstört, entwickelt sich ein *Panhypopituitarismus: Simmonds-Sheehan-Syndrom.* Die Adenohypophyse ist zu keiner suffizienten Regeneration fähig, es können narbige Restzustände resultieren.

- **anämische Nekrosen**

Simmonds-Sheehan-Syndrom:
- HVL-Nekrose durch Geburtstrauma → **Panhypopituitarismus**

2.3 Entzündungen

Entzündungen

Von den Meningen oder von der Keilbeinhöhle (Empyem) übergreifende eitrige Entzündungen betreffen meist nur das Kapselgewebe der Hypophyse und spielen funktionell keine Rolle.

- **eitrige Entzündung:** fortgeleitet über Meningen oder Keilbeinhöhle

Ein sehr seltenes Krankheitsbild ist die **lymphozytäre Hypophysitis,** die zu den Autoimmunendokrinopathien zählt und mit einer Autoimmunthyreoiditis (Hashimoto) kombiniert sein kann. Es ist nur die Adenohypophyse befallen, die massiv lymphoplasmazellulär infiltriert ist und weitgehend zerstört werden kann.

- **lymphozytäre Hypophysitis:** in Verbindung mit Autoimmunendokrinopathie

Riesenzellhaltige Granulome mit z.T. ausgedehnten Zerstörungen im gesamten Hypothalamus-Hypophysen-System werden bei **Tuberkulose, Sarkoidose** und **Lues,** aber auch bei der **Schüller-Christian-Hand-Krankheit** gesehen. Auch eine eigenständige, ätiologisch aber ungeklärte **Riesenzellhypophysitis** wurde in Einzelfällen beobachtet.

- **granulomatöse Hypophysitis** bei:
- Tb, Lues
- Schüller-Christian-Hand-Krankheit
- Riesenzellhypophysitis

3. Tumoren, Hyperplasie der Adenohypophyse

3.1 Hyperplasie der Adenohypophyse

Hyperplasie der Adenohypophyse

Eine physiologische **Hyperplasie der Prolaktinzellen** tritt in der *Schwangerschaft* auf. Beim Ausfall glandotrop gesteuerter endokriner Drüsen, z.B. nach Adrenalektomie, Kastration oder Thyreoidektomie, kommt es bei intaktem

- physiologische **Hyperplasie der Prolaktinzellen** in der Schwangerschaft

- **sekundäre Hyperplasie** der spezifischen Zellkollektive der Adenohypophyse nach Adrenalektomie, Thyreoidektomie oder Kastration
- **Crooke-Zellen:** inaktivierte ACTH-Zellen bei Hyperkortisolismus

Regelkreis zu einer vermehrten hypothalamischen Stimulation der jeweiligen adenohypophysären Zellkollektive, die hyperplastisch werden.

Besonders eindrucksvoll sind solche Veränderungen im Tierexperiment zu beobachten. Eine Besonderheit sind die sog. Crooke-Zellen bei Cushing-Syndrom. Hier handelt es sich um große granulaarme „hyaline", offenbar inaktivierte ACTH-Zellen im Gefolge des Hyperkortisolismus.

Tumoren

3.2 Tumoren

⟹

Während primäre Tumoren im Hypothalamus-Neurohypophysen-System selten sind, kommen **Adenome der Adenohypophyse** *sehr häufig* vor und sind von erheblicher klinischer Bedeutung.

Adenome der Adenohypophyse

3.2.1 Adenome der Adenohypophyse

- **häufig Mikroadenome,** insbesondere **Prolaktinome**

Bei Autopsien kann man in etwa *10% der Erwachsenenhypophysen* **kleine Adenome** finden, die klinisch stumm geblieben sind. Mit der Verfeinerung der klinischen endokrinologischen Diagnostik werden aber auch zu Lebzeiten zunehmend häufiger kleine Adenome, Mikroadenome, entdeckt, insbesondere **Prolaktinome** bei primärer Hyperprolaktinämie.

- im mittleren Lebensalter
- langsam verdrängendes Wachstum

Hypophysenadenome werden am häufigsten im mittleren Lebensalter beobachtet, der Altersgipfel liegt zwischen dem 45. und 50. Lebensjahr, eine wesentliche Geschlechtsdifferenz besteht nicht.

- mikrochirurgische Exstirpation von Mikroadenomen bei Hyperprolaktinämie und Cushing-Syndrom
- **Raumforderung (Sella turcica) bei größeren Adenomen**
- Röntgenbefund

Die gutartigen Adenome wachsen langsam verdrängend, ohne daß eine eigenständige bindegewebige Kapsel das Adenomgewebe zunächst vom restlichen Vorderlappengewebe abgrenzt. Die kleinen, unter 1 cm großen *Mikroadenome* können heute mikrochirurgisch entfernt werden, ohne daß es postoperativ zu einer Vorderlappeninsuffizienz kommen muß. Werden die Adenome größer, füllen sie die Sella turcica schließlich ganz aus, die knöcherne Sella wird rarefiziert und ausgeweitet *(Röntgenbefund!)*; manchmal wird auch der Sellaboden durchbrochen. Vor allem aber kommt es auch zu einem suprasellären Wachstum. Der Tumor engt die basale Zisterne ein und drückt auf das Chiasma opticum.

Praxishinweis

⟹

Bei *endokrin stummen Adenomen* ist die **Sehstörung**, vor allem eine bitemporale Hemianopsie, das erste klinische Symptom. Dringt schließlich die Geschwulst in den 3. Ventrikel vor, kann es zu einer schweren **Liquorabflußstörung**, zum Hydrocephalus occlusus, kommen.

Einteilung der Adenome
- histologisch oder
- immunzytochemisch-funktionell

Klassifikation. Die Adenome können nach ihren histologisch-färberischen Eigenschaften oder nach ihrem immunzytochemischen bzw. nach ihrem funktionellen Verhalten klassifiziert werden. Beide Klassifikationen sind nicht völlig deckungsgleich (Tab. 40–1).

1. azidophile (eosinophile) Adenome produzieren:
- Wachstumshormon
- Prolaktin

• Die **azidophilen (eosinophilen) Adenome** produzieren *Wachstumshormon* oder *Prolaktin*, häufig finden sich immunzytochemisch Mischtypen mit GH- und Prolaktinzellen. Die sekretorischen Granula füllen das Zytoplasma teils dicht an, es gibt aber auch spärlich granulierte Adenome. Klinisch führen die STH-bildenden GH-Zelladenome in der Jugend zum *Riesenwuchs*, postpuberal nach abgeschlossenem Längenwachstum zur *Akromegalie* (griech. *akros* äußerst, *megas* groß).

- **GH-Zelladenom**
- Riesenwuchs
- Akromegalie

Beim Mann kann bei einer Größe von über 200 cm, bei der Frau von über 185 cm von Riesenwuchs gesprochen werden. Man darf jedoch nicht vergessen, daß die Körpergröße von vielen Wachstumsfaktoren und nicht zuletzt genetisch geprägt ist. Beim hypophysären Riesenwuchs zeigen die Patienten später meist auch charakteristische akromegale Zeichen mit „groben" Gesichtszügen, sowie unproportioniert großen Händen und Füßen.

- **Prolaktinom** → Hemmung der Gonadotropine:
- Ovarialinsuffizienz
- Impotenz

Die **Prolaktinome** führen zur Hyperprolaktinämie. Dadurch kommt es über eine Hemmung der Gonadotropine bei der Frau zur *Amenorrhoe* und *Sterilität*, beim Mann zu *Impotenz* und *Libidoverlust*. Bei beiden Geschlechtern

Tab. 40-1: Klassifikation der Hypophysenadenome

histologisch	immunhistochemisch-funktionell
• **azidophile Adenome**	GH-Zelladenom Prolaktinom GH-/Prolaktin-Mischtypadenom
• **Mukoidzelladenome**	ACTH-Zelladenom TSH-Zelladenom gonadotropes (FSH-/LH-)Adenom
• **chromophobe Adenome**	„Nullzelladenom" (funktionell stumm) GH-Zelladenom Prolaktinom (groß- oder kleinzellig)

kann es zur Stimulation der Milchdrüsen, zur *Galaktorrhoe*, kommen. In der männlichen Brustdrüse können sich aktivierte Drüsenläppchen ausbilden.

- Libidoverlust
- Galaktorrhoe

Bei den Wachstums- und prolaktinbildenden Mischtypadenomen ist klinisch-funktionell entweder das Wachstumshormon oder das Prolaktin in der Symptomatik führend.

• Die **Mukoidzelladenome** produzieren die Glykoproteinhormone *ACTH*, TSH *oder* – sehr selten – *Gonadotropine*. Die Zellen enthalten manchmal nur spärliche PAS-positive Granula.

2. Mukoidzelladenome produzieren:
- **ACTH, TSH, Gonadotropine**

Am wichtigsten sind die zum Cushing-Syndrom führenden **ACTH-Zelladenome.**
Das **Cushing-Syndrom** ist zu über 70 % auf eine *hypothalamisch-hypophysäre ACTH-Überproduktion* zurückzuführen.

• **ACTH-Zelladenom**

Durch die Fortschritte der Mikrochirurgie wird heute in den meisten Fällen ein oft nur sehr kleines Vorderlappenadenom gefunden, dessen Entfernung zur Heilung führt.

Vor Einführung der Hypophysenmikrochirurgie mit der Feststellung häufiger Mikroadenome war die bilaterale Adrenalektomie beim hypothalamisch-hypophysären Cushing-Syndrom die Methode der Wahl. Häufig entwickelte sich postoperativ ein (sekundäres) ACTH-bildendes Hypophysenadenom mit klinischer Symptomatik, z. B. mit Überpigmentierung der Haut und Sehstörungen: *Nelson-Syndrom.* Auch hier handelte es sich um hypothalamisch bedingte, hyperplasiogene Tumoren.

- **Nelson-Syndrom:** ACTH-produzierendes Vorderlappenadenom nach Adrenalektomie beim Cushing-Syndrom

Die sehr seltenen **TSH-produzierenden Mukoidzelladenome** führen zu einer Hyperthyreose; noch seltener werden **gonadotropinproduzierende Adenome** gesehen.

• **TSH-Zelladenom**
• **gonadotropinproduzierendes Adenom**

• Die **chromophoben Adenome** verdanken ihre Bezeichnung dem lichtmikroskopischen Befund fehlender färberisch nachweisbarer Granula. In ca. 60 % der Fälle sind aber elektronenmikroskopisch sekretorische Granula zu finden, und auch immunzytochemisch sind z. T. hormonaktive Zellen, vor allem GH- und Prolaktinzellen, nachweisbar. So verwundert es nicht, daß auch klinisch bei chromophoben Adenomen z. B. vermehrt Wachstumshormon oder Prolaktin gebildet werden.

3. chromophobe Adenome
- granulafreie oder granulaarme Zellen, teils funktionell aktiv, teils stumm
- meist GH- oder Prolaktinzellen

Adenome ohne erhöhte Hormon-Blut-Spiegel werden funktionell stumm oder (sprachlich schlecht!) als „Nullzelladenome" bezeichnet. Meist handelt es sich dabei um kleinzellige Stammzelladenome ohne sekretorische Granula. Diese nicht selten recht großen, funktionell stummen Adenome werden klinisch nur durch ihre *lokale Symptomatik* manifest.

Hypophysenkarzinome mit lokal invasivem Wachstum und Metastasierung sind extrem selten.

• **Hypophysenkarzinom**
  - selten

3.2.2 Tumoren im Hypothalamus-Neurohypophysen-System

Tumoren im Hypothalamus-Neurohypophysen-System
- meist Karzinommetastasen

Primäre Tumoren der Neurohypophyse sind ganz selten. Häufiger findet man Karzinommetastasen in der Neurohypophyse, z. B. bei einem Mammakarzinom.

Der *wichtigste supraselläre Tumor* des Hypothalamus-Hypophysen-Systems ist das **Kraniopharyngeom**.

• **Kraniopharyngeom**

- dysontogenetischer Tumor aus Resten des embryonalen Hypophysengangs

→ Hypopituitarismus
→ Minderwuchs
→ Störung der Geschlechtsreife

Der Tumor entsteht aus Resten embryonalen Hypophysenganggewebes und ist so ein gutes Beispiel für einen dysontogenetischen Tumor. Die Geschwulst ist meist 2–4 cm groß und besteht aus einer oder mehreren von Plattenepithel ausgekleideten Zysten. In den Wänden finden sich weitere netzförmige Epithelverbände vom Typus des Schmelzepithels (Verwandtschaft zum Ameloblastom!). Häufig sieht man Verkalkungen. Durch Kompression der Hypophyse und des Hypophysenstiels kann es zu hormonellen Ausfallerscheinungen, zum *Hypopituitarismus,* kommen. Da die Mehrzahl der Kraniopharyngeome schon im Kindes-und Jugendalter auftritt, kann ein *hypophysärer Minderwuchs* und eine *Störung der Geschlechtsreife* die Folge sein.

Funktionsstörungen

4. Funktionsstörungen der Hypophyse

⇨

Ein Ausfall der Adenohypophysenfunktion wird als **Hypopituitarismus** bezeichnet, der Ausfall der Neurohypophysenhormone führt zum **Diabetes insipidus.**

Unterfunktion des Hypothalamus-Adenohypophysen-Systems

4.1 Unterfunktion des Hypothalamus-Adenohypophysen-Systems

- **Panhypopituitarismus**
- globale Vorderlappeninsuffizienz bei weitgehender Zerstörung der Adenohypophyse

Ursachen: Nekrosen, Entzündungen, Tumoren

- Ausfall der Adenohypophyse mit dem Leben vereinbar!

Als **Panhypopituitarismus** wird der Ausfall oder die Minderung aller Vorderlappenhormone bezeichnet. Immer liegt eine schwere Zerstörung des Vorderlappengewebes zugrunde, am häufigsten eine *postpartale Hypophysennekrose.*

Seltenere Ursachen sind die *Hypophysitis* sowie Tumoren, wie *Kraniopharyngeome* oder große, funktionell stumme *Adenome.*

Der Ausfall der Adenohypophyse ist mit dem Leben vereinbar, wenn es auch zu einer Minderfunktion der Nebennierenrinde, zum Hypokortisolismus, sowie zur Hypothyreose kommt. Bei Kindern führt der GH-Mangel zum hypophysären Minderwuchs und durch den Gonadotropinmangel zum Ausfall der sexuellen Reifung.

- **partieller Hypopituitarismus**
- Ausfall von 2 oder 3 Partialfunktionen der Adenohypophyse
- **selektiver (isolierter) Hypopituitarismus**
- Mangel nur eines Vorderlappenhormons, meist **GH-Mangel**

Nicht selten betrifft der Hypopituitarismus merkbar nur 2 oder 3 Systeme, z. B. die Wachstumshormonproduktion und die Gonadotropine: **partieller Hypopituitarismus.**
Beim seltenen **selektiven (isolierten) Hypopituitarismus** betrifft der Mangel nur ein Vorderlappenhormon. Am wichtigsten ist der isolierte **GH-Mangel,** der zum *hypophysären Zwergwuchs* führt. Er kommt sporadisch wie auch familiär als rezessiv vererbbares Leiden vor.

Bei sporadischen Formen hat sich in der Anamnese nicht selten ein Geburtstrauma nachweisen lassen. Heute kann der hypophysäre Zwergwuchs durch rechtzeitige Therapie mit gentechnologisch hergestelltem menschlichem Wachstumshormon behandelt werden.

Ein z. T. wieder hereditärer, isolierter **Ausfall der Gonadotropine** führt bei *Männern* zum Eunuchismus mit dem Bild des Frühkastraten: Kallmann-Syndrom. Bei *Mädchen* beobachtet man unter Gonadotropinmangel ein infantiles Genitale sowie eine spärliche Mamma- und Pubesentwicklung. Ein isolierter Ausfall von Prolaktin und TSH ist extrem selten.

Hyperpituitarismus

4.2 Hyperpituitarismus

- **Überfunktion der Adenohypophyse ist immer selektiv**

Ursachen:

- Adenome der Adenohypophyse
- hypothalamische Überstimulierung

Eine globale Überfunktion des Hypothalamus-Adenohypophysen-Systems gibt es nicht. Die gesteigerte Funktion ist immer selektiv. Die klinisch wichtigste Ursache sind die funktionell aktiven HVL-Adenome *(primärer Hyperpituitarismus).*
Läsionen und Regelkreisstörungen im Hypothalamus können nicht nur zu einem Ausfall der Releasing-Hormone, sondern auch zur Mehrsekretion füh-

ren. Die wichtigste Regelkreisstörung mit erhöhter Sekretion von CRH ist das **hypothalamische Cushing-Syndrom**.
Die vorzeitige prämature Sekretion des **hypothalamischen GnRH** führt zur echten *Pubertas praecox*, am häufigsten liegen Tumoren in der Hypothalamusregion, insbesondere der Epiphyse, zugrunde. Läsionen im Hypothalamus oder im Hypophysenstiel (Traumen, entzündliche Prozesse, Tumoren) können auch zu einem Ausfall des Prolaktin-inhibierenden Hormons (PIH) führen und so zur Ursache einer *Hyperprolaktinämie* werden. Ein *sekundärer Hyperpituitarismus* liegt vor bei regulativer adenohypophysärer Mehrsekretion nach Ausfall z.B. der Gonaden im Klimakterium oder der Nebenniere beim M. Addison.

Beispiele:
- Regelkreisstörung mit CRH-Sekretion ↑ → hypothalamisches Cushing-Syndrom
- Pubertas praecox
- PIH-Sekretion ↓ → Hyperprolaktinämie

4.3 Diabetes insipidus

Diabetes insipidus

Bei Unterfunktion des Hypothalamus-Neurohypophysen-Systems und damit Ausfall der ADH-Sekretion *(zentraler Diabetes insipidus)* ist die tubuläre Rückresorption des Primärharns in der Niere gestört. Die Patienten leiden unter einer Harnflut, die 8–10 l und mehr betragen kann: *Polyurie*. Der große Wasserverlust führt zu ständigem Durstgefühl: *Polydipsie*. Wird nicht genügend Flüssigkeit zugeführt, kommt es zur Exsikkose, zum Durstfieber und Schock. Traumen, granulomatöse Entzündungen oder Tumoren im Hypothalamus-Neurohypophysen-System können die Produktion, den neurosekretorischen Transport oder die Abgabe von Adiuretin an die Blutbahn verhindern.

- **zentraler Diabetes insipidus**: ADH-Sekretion ↓
- Harnflut
- Polydipsie
- Exsikkose

In fast der Hälfte der Fälle von zentralem, d.h. nicht nephrogenem Diabetes insipidus wird jedoch keine morphologisch faßbare Läsion als Ursache des Adiuretinmangels gefunden. Die Verlegenheitsformel für diese Unkenntnis heißt: *„idiopathischer" Diabetes insipidus.*

- in etwa der Hälfte der Fälle kein morphologisches Substrat: **„idiopathischer" Diabetes insipidus**

Sehr selten ist ein *hereditärer Diabetes insipidus*, der dominant vererbt wird. In Einzelfällen wurde eine lokale Reduktion der neurosekretorischen Nervenzellen mit Atrophie des Nuc. supraopticus beschrieben.
Bei normaler Adiuretinbildung und -sekretion kann ein *hereditärer nephrogener Diabetes insipidus* auftreten, der schon bald nach der Geburt lebensbedrohlich in Erscheinung tritt. Hier handelt es sich um eine primäre Endorganresistenz der Nierentubuli.

- **hereditärer Diabetes insipidus**
- selten

- **nephrogener Diabetes insipidus:**
- primäre Endorganresistenz der Nierentubuli bei normaler Adiuretin-Sekretion

4.4 Schwartz-Bartter-Syndrom

Syndrom der inadäquaten ADH-Sekretion

Entgegengesetzt zum Diabetes insipidus können traumatische Läsionen, entzündliche Prozesse oder Tumoren im Hypothalamus-Neurohypophysen-System auch zu einer gesteigerten Adiuretin-Sekretion führen: *Syndrom der inadäquaten ADH-Sekretion* (Schwartz-Bartter-Syndrom). Es handelt sich dann um eine Regulationsstörung, bei der die Rezeptoren auf die hemmenden Reize (z.B. Hypervolämie) nicht mehr ansprechen.

- **gesteigerte Adiuretin-Sekretion bei Läsionen im Hypothalamus: Schwartz-Bartter-Syndrom**

Praxishinweis ⇐

Am häufigsten ist jedoch eine *ektope, paraneoplastische ADH-Produktion*, insbesondere bei einem **kleinzelligen Bronchialkarzinom**.

Schilddrüse

XLI. Schilddrüse

W. Böcker

• **Epidemiologie**

⟹

Die Schilddrüsenerkrankungen gehören zu den *häufigsten endokrinen Erkrankungen.* Hierbei steht der **euthyreote Kropf (Struma)** mit seinen mechanischen Auswirkungen im Mittelpunkt.

• **morphologische Diagnostik**
- **Tumoren:** Klärung der Dignität, Therapiehinweise
- **Entzündung:** Zytologie

• **Funktionsdiagnostik**

Der Schwerpunkt der **morphologischen Diagnostik** liegt in der **Dignitätsbeurteilung von Schilddrüsenerkrankungen.** Dies gilt insbesondere für *Schilddrüsentumoren,* bei denen die Morphologie wichtige Hinweise für deren Prognose und Therapie im Einzelfall gibt. Obwohl *Schilddrüsenentzündungen* in aller Regel klinisch sicher diagnostiziert werden können, klärt auch hier eine morphologisch-zytologische Untersuchung über die Art und teilweise auch Dignität des Prozesses auf. Die Kenntnis der morphologischen Grundlagen von **Funktionsstörungen** der Schilddrüse kann Hinweise für eine gezielte Therapie geben.

Entwicklung

1. Entwicklung und Orthologie

aus entodermalem Mundbodenepithel

Die Schilddrüse *(Glandula thyreoidea)* entwickelt sich aus dem entodermalen Epithel des Mundbodens. Durch Ausstülpung und Tiefenwachstum gelangt das Epithel in die endgültige Position vor dem Schildknorpel, wo es dann durch Seitwärtswachstum zur Bildung der Schilddrüsenfollikel in den beiden Seitenlappen kommt.

2 endokrine Systeme:
• **Follikel mit Thyreozyten**
- bilden **Thyroxin**
- speichern Kolloid

Die Follikel produzieren das Schilddrüsenhormon **Thyroxin (T_4)**, das im Glykoprotein **Thyreoglobulin** als Kolloid im Follikellumen gespeichert wird (Abb. 41–1). T_4 besteht aus 2 miteinander gekoppelten, jodierten Aminosäuren Tyrosin. Für die Synthese muß die Follikelzelle aktiv Jod aus dem Blut in die Schilddrüsenzelle aufnehmen. Das Enzym *Peroxidase* baut das Jod in die Aminosäuren Tyrosin ein. Die **Sekretion** erfolgt durch aktive Aufnahme des Thyreoglobulins in die Schilddrüsenzelle und lysosomale Degradation dieses Moleküls mit Freisetzung von T_4. Die Steuerung der Hormonsynthesewege erfolgt über das hypophysäre *TSH*, wobei eine Reihe von *Enzymen* Einzelschritte katalysieren.

• **C-Zellen**
- produzieren **Calcitonin**
• **SD-Gewicht:** 15–25 g

Das zweite endokrine System stellen die **C-Zellen** dar, die aus der Neuralleiste stammen und über die Ultimobronchialkörper (5. Schlundtasche) in die Schilddrüse gelangen; sie bilden *Calcitonin.* Die Schilddrüse wiegt 15–25 g.

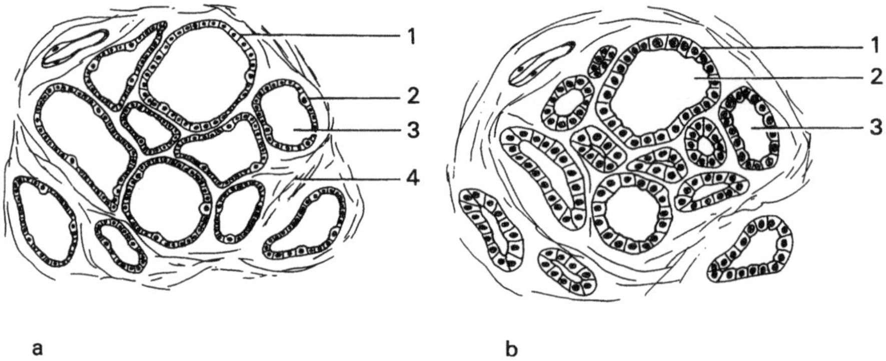

Abb. 41–1: Histologischer Aufbau der Schilddrüse aus Follikeln und C-Zellen. **a** Schilddrüsengewebe ohne Aktivitätszeichen; **1** Follikelepithel, **2** C-Zelle, **3** Kolloid, **4** Bindegewebe. **b** Aktiviertes Schilddrüsenparenchym; **1** Follikelepithel, **2** Resorptionsvakuolen, **3** Kolloid

2. Fehlbildungen

Fehlbildungen

Das vollständige Fehlen der Schilddrüse **(Aplasie)** ist äußerst selten und führt zum klinischen Bild der *kongenitalen Schilddrüsenunterfunktion* (Hypothyreose).

- **Aplasie:** SD fehlt
- Folge: kongenitale Hypothyreose

Entwicklungsstörungen, die den Deszensus der Schilddrüsenanlage betreffen, führen zu Fehllagen **(Dystopien)** im Verlauf des Ductus thyreoglossus.

- **Entwicklungsstörungen**

Beispiel: **Zungengrundstruma** oder die Verlagerung der Schilddrüse in das Mediastinum bis hinunter zum Zwerchfell. Bei unzureichender Schilddrüsenmasse (Hypoplasie) können Dystopien klinisch zum Bild einer meist leichten Hypothyreose führen.

- **Zungengrundstruma**
- **mediastinale Struma**

Normalerweise bildet sich der *Ductus thyreoglossus* nach dem Deszensus der Schilddrüsenanlage zurück. Eine fehlende Involution kann zur Bildung von **medianen Halszysten** führen. Diese Zysten enthalten in der Wandung nahezu immer Schilddrüsengewebe.

- **mediane Halszysten**

3. Thyreoiditis

Thyreoiditis

Definition. Die Schilddrüsenentzündungen werden in *akute*, *akut-subakute* und *chronische Thyreoiditiden* unterteilt.

akut, akut-subakut, chronisch

3.1 Akute Thyreoiditis

Akute Thyreoiditis

Die akute Thyreoiditis (Abb. 41–2a) ist eine bakteriell-eitrige Entzündung der Schilddrüse im Rahmen septikopyämischer bakterieller Erkrankungen. Obwohl gelegentlich Abszedierungen vorkommen, bleibt die akute Thyreoiditis i. d. R. ohne klinische Auswirkungen.

durch bakterielle Infektion verursacht

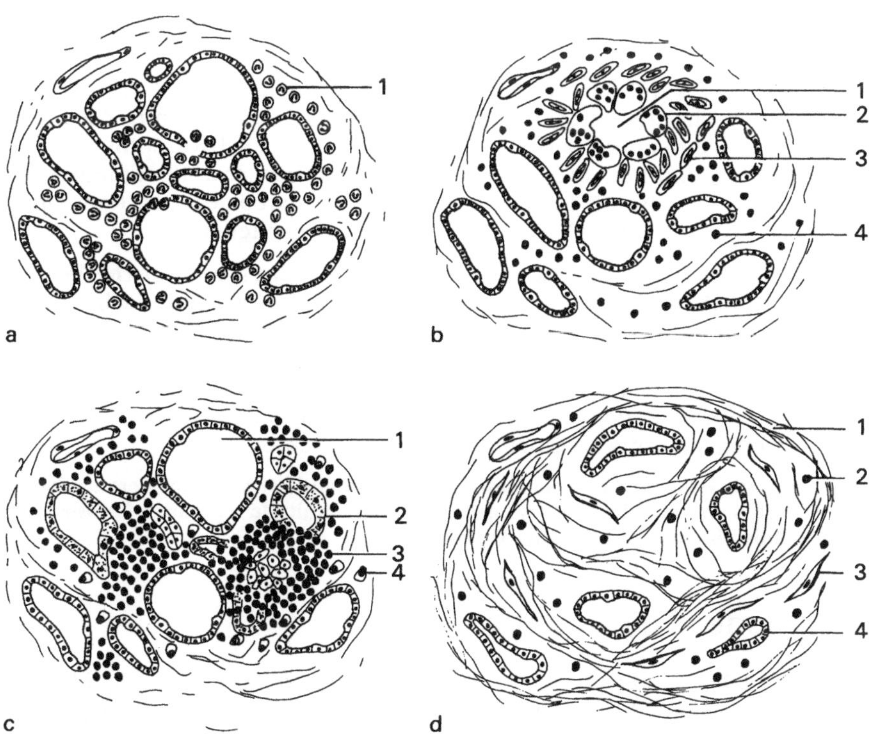

Abb. 41–2: Thyreoiditisformen. a Akute Thyreoiditis mit leukozytärer Infiltration; **1** neutrophile Granulozyten. **b Granulomatöse Thyreoiditis;** Zerstörung von Follikeln durch eine granulomatöse Entzündung; **1** Kolloid, **2** Riesenzelle, **3** Epitheloidzelle, **4** Lymphozyt. **c Lymphozytäre Thyreoiditis Hashimoto;** **1** Kolloid, **2** Epithel mit oxyphiler Metaplasie, **3** Lymphozyt, **4** Plasmazelle. **d Riedel-Thyreoiditis** mit ausgeprägter Fibrose; **1** Bindegewebe, **2** Lymphozyt, **3** Fibroblast, **4** atrophischer Follikel

Akut-subakute Thyreoiditis

- **granulomatöse Thyreoiditis de Quervain**
- viral bedingt
- **Klinik:** Schwellung, BSG ↑
- **Histologie:** granulomatöse Entzündung, Riesenzellen im Punktat

3.2 Akut-subakute granulomatöse Thyreoiditis

Die **Quervain-Thyreoiditis** (Abb. 41–2b) ist eine nicht-eitrige, wahrscheinlich viral bedingte Entzündung. Klinische Merkmale sind eine schmerzhafte Schwellung der Schilddrüse, Schluckbeschwerden und Senkungsbeschleunigung.
Die *Histologie* ist gekennzeichnet durch eine (multi-) fokal entwickelte **granulomatöse Entzündungsreaktion** mit Zerstörung von Schilddrüsenfollikeln. Im Vordergrund stehen Granulome mit Einschluß von Riesenzellen. Die Entzündung heilt innerhalb von Wochen bis Monaten mit Ausbildung einer kleinen Narbe von selbst aus. In der akuten Entzündungsphase kann eine leichte passagere Hyperthyreose vorliegen. Bleibende Funktionsstörungen kommen nicht vor. Die *Diagnose* kann durch zytologische Untersuchung eines *Feinnadelpunktats* mit Nachweis der *Riesenzellen* erfolgen.

Chronische Thyreoiditis

3.3 Chronische lymphozytäre Autoimmunthyreoiditis

Hashimoto-Thyreoiditis
- **autoaggressiv**

Die **Struma lymphomatosa Hashimoto** (Abb. 41–2c) ist eine autoaggressive Schilddrüsenentzündung.

Entsprechend findet man häufig eine *Kombination mit anderen Autoaggressionskrankheiten* wie der perniziösen Anämie, dem M. Addison, dem Typ-I-Diabetes, der primären biliären Zirrhose und dem Sjögren-Syndrom.

- **Hypothyreose**

Obwohl die Erkrankung primär keine Beschwerden macht, kommt es in ihrem Verlauf durch die Zerstörung des Schilddrüsengewebes und durch blockierende Antikörper zu einer *Schilddrüsenunterfunktion* (Hypothyreose).
Die Entzündung befällt Frauen 10mal häufiger als Männer, zumeist im Alter zwischen 30 und 50 Jahren, gelegentlich aber auch Kinder.

Familiäre Häufung und Assoziation mit HLA-DR5-Prädominanz lassen eine **familiäre Präsdiposition** vermuten.

- **Pathogenese:**
- zytotoxische T-Zellreaktion

Der Immundefekt führt im wesentlichen zu einer zytotoxischen T-Zellreaktion sowie bei gleichzeitig unregulierter T-Helferzellaktivierung von B-Zellen zur Bildung von **Autoantikörpern**. Die Folge davon sind TSH-Rezeptor- und mikrosomale Antikörper. Die TSH-Antikörper können sowohl stimulierende (thyreoideastimulierende Immunglobuline – TSI, thyreoideawachstumsstimulierende – TGI) als auch blockierende Antikörper darstellen.

- **Morphologie:**
- symmetrische Vergrößerung
- Infiltrat
- Keimzentren
- Makrophagen
- Onkozyten (Hürthle-Zellen)

• Die *Morphologie* ist charakterisiert durch eine meist **symmetrische Vergrößerung der Schilddrüse** mit einer grau-weißen, lobulären Schnittfläche. *Histologisch* imponiert die diffuse **Infiltration durch Lymphozyten** und **Plasmazellen** mit Bildung von **Keimzentren** sowie **Makrophagen**. Die Follikel werden häufig atrophisch. Ein Teil der Follikelepithelien zeigt eine Metaplasie zu Onkozyten *(Hürthle-Zellen)* mit granulär-eosinophilem Zytoplasma, die durch den Reichtum an Mitochondrien hervorgerufen werden.

- **chronisch fibrosierende Thyreoiditis:** selten

• Eine zweite, seltenere Form der Hashimoto-Thyreoiditis ist charakterisiert durch eine ausgeprägte Fibrose und weitaus weniger lymphoide Infiltrate **(chronisch fibrosierende Thyreoiditis, chronisch atrophische Thyreoiditis)**.

Riedel-Thyreoiditis

3.4 Riedel-Thyreoiditis

- **Morphologie:**
- perithyreoidale Fibrose
- fokale lymphozytäre Infiltrate
- „eisenharte Struma"

Die Riedel-Thyreoiditis (Abb. 41–2d) ist die seltenste Form der Schilddrüsenentzündung. Sie ist charakterisiert durch eine ausgeprägte *Fibrose des perithyreoidalen Weichgewebes* mit Übergreifen auf die Schilddrüse. Wegen der holzharten Konsistenz der Entzündung wird diese Erkrankung auch als *eisenharte Struma* bezeichnet. Da die Erkrankung sehr häufig Patienten in höherem Alter befällt, besteht die Notwendigkeit der Abgrenzung zu Karzinomen. Nur ein kleinerer Teil der Patienten wird hypothyreot.
Histologisch findet sich eine ausgeprägte Sklerose mit fokal lymphozytären Infiltraten in der Schilddrüse und im angrenzenden Halsweichgewebe mit meist

stärkergradiger Atrophie des Schilddrüsenparenchyms. Wegen des Karzinomverdachts wird die *Diagnose* i. d. R. durch eine *Biopsie* gestellt.

– Nachweis: Biopsie

4. Struma

Struma

Unter einer Struma *(Kropf)* versteht man eine **Schilddrüsenhyperplasie über 40 g**. Häufigste Ursache in Deutschland ist der *endemische Jodmangel*, die *Jodfehlverwertung* sowie die *autoimmunogene Hyperthyreose*.

• **Ursache**

4.1 Euthyreote Struma

Euthyreote Struma

Die euthyreote Struma ist eine **kompensatorische Hypertrophie** und **Hyperplasie** von Follikeln aufgrund eines *relativen Jodmangels* oder einer *sehr leichten Jodfehlverwertungsstörung.* Beide Ursachen führen zu einer meist geringgradigen Unterfunktion, die durch eine vermehrte thyreotrope Stimulierung mit entsprechender Aktivierung des Schilddrüsenparenchyms ausgeglichen wird. Die Wachstumsstimulation erfolgt durch den epidermalen Wachstumsfaktor (EGF). In Gegenden mit schwerem Jodmangel kommen diese euthyreoten Strumen bei über 10 % der Bevölkerung vor und werden dann als **endemische Strumen** bezeichnet.

• **Ursachen, endemische Struma**

Morphologisch lassen sich *2 Formen* unterscheiden:

• Die **diffuse Kolloidstruma** ist charakterisiert durch eine gleichmäßige Schilddrüsenvergrößerung, die sich aus großen kolloidgefüllten *Makrofollikeln* zusammensetzt. Im Laufe von vielen Jahren kommt es aus heute noch ungeklärten Gründen zum Übergang in eine

• **Struma colloides nodosa** (Knotenstruma, Abb. 41–3). Die gesamte Schilddrüse, deren Gewicht bis zu 500 g und mehr betragen kann, ist knotig umgebaut, wobei die Knoten wiederum aus Makrofollikeln und dazwischengelagerten kleinen Follikeln bestehen. Die Knoten zeigen sehr häufig Zirkulationsstörungen mit Einblutungen, Nekrosen und resorptiver Entzündung. Teilweise sind die Knoten auch gekapselt. In der Knotenstruma kann es zur Bildung von *autonom funktionierenden Follikeln* kommen, die unabhängig vom Regelkreis Schilddrüsenhormone sezernieren. Die Vermehrung dieser autonomen

• **Einteilung:**
1. diffuse Kolloidstruma
– Makrofollikel

2. Knotenstruma
– follikuläre Knoten
– Hämorrhagien
– Nekrosen
– Entzündung

• **hyperthyreoter Knotenkropf**
– Bildung autonomer Follikel mit ungezügelter Thyroxin-Sekretion

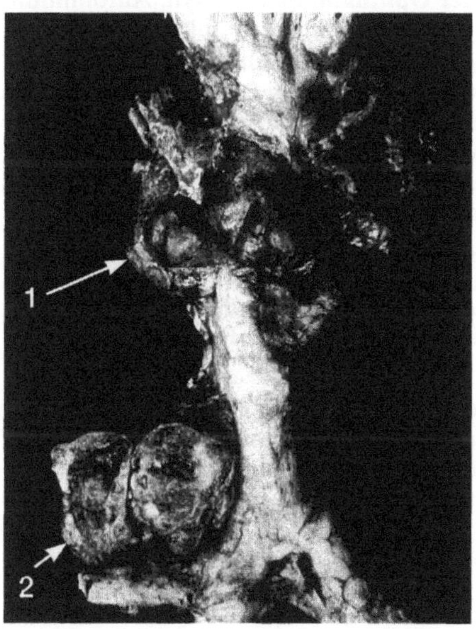

Abb. 41–3:
Euthyreote Knotenstruma an orthotoper **(1)** und dystoper **(2)** Stelle im Bereich der Bifurcatio tracheae

Follikel führt zu einer Überfunktion mit Ausbildung eines *hyperthyreoten Knotenkropfes.*
Neben dem *Jodmangel* können auch *strumigene Substanzen,* welche die Schilddrüsenhormonsynthese hemmen, zu einer Struma führen.

- mechanische Kompression

Klinisch kann die euthyreote Struma zu einer *mechanischen Symptomatik* mit *Einengung der Trachea* und Luftnot führen.

- Prophylaxe: Jodzufuhr

Die Pathogenese macht deutlich, daß diese Struma durch eine *adäquate Jodzufuhr* (Jodprophylaxe) vermieden werden kann.

Hypothyreote Struma

4.2 Hypothyreote Struma

- **Ursache:**
- kongenitaler Enzymdefekt mit Hormonsynthesestörung → **kongenitale Hypothyreose mit Struma** → Kretinismus

Hierbei handelt es sich meist um einen *kongenitalen Enzymdefekt* mit stärkerem *Hormondefizit* **(Hypothyreose)**, der dann trotz der massiven thyreotropen Aktivierung der Schilddrüse nicht ausgeglichen werden kann. Die Folge ist eine kongenitale Hypothyreose **mit** Struma, bei fehlender Hormonsubstitution *Kretinismus.*

Die **Enzymdefekte** können erstens den *Jodtransport,* zweitens den *Jodeinbau in Tyrosin,* die *Kopplung von Jodtyrosinen zu Jodtyronin* und schließlich die *Dejodierung von Jodtyrosinen* betreffen.

- **Morphologie:**
- mikronoduläre Knotenstruma
- Zysten

- **Therapie:** Hormonsubstitution

Bei schweren **Jodfehlverwertungsdefekten** kommt es aufgrund der erheblichen thyreotropen Stimulierung zu einer ausgeprägten Schilddrüsenhyperplasie und -hypertrophie. Die Drüse ist zumeist um 150–200 g schwer und ausgesprochen hyperämisch. Kolloid ist meist nur spärlich entwickelt. Spätere Stadien führen zur *multinodulären Struma,* teilweise unter Ausbildung von *Zysten.* Bei leichteren Enzymdefekten entstehen ähnliche Bilder wie beim Jodmangel. Aufgrund des peripheren kongenitalen Hormonmangels entstehen schwere Entwicklungsstörungen unter dem Bild des *Kretinismus.* Therapeutisch lassen sich durch Gabe von Schilddrüsenhormonen (Hormonsubstitution) die Störungen verhindern.

Hyperthyreote Struma

4.3 Hyperthyreote Struma

2 Formen:
1. hyperthyreote Knotenstruma
- disseminierte autonome Follikel produzieren T_4

2. M. Basedow mit der Trias:
- **Struma**
- **Hyperthyreose**
- **Ophthalmopathie**

- Myxödem (in 10–15%)
- Stimulierung von Autoantikörpern → schnell einsetzende Hyperthyreose

Hierbei unterscheidet man *2 Formen:*
- **Hyperthyreote Knotenstruma** ohne endokrine Ophthalmopathie. Diese Struma ist das Resultat disseminiert über die gesamte Schilddrüse verteilter autonomer Follikel, die unabhängig vom Regelkreis Thyroxin produzieren (s. Struma colloides nodosa, Abschn. 4.1). Diese Form wurde früher auch als *Struma basedowificata* bezeichnet.
- **Hyperthyreote Struma mit endokriner Ophthalmopathie** (syn. Autoimmunhyperthyreose, M. Basedow). Dies ist eine Autoimmunerkrankung, bei der *autoreaktive TSH-Rezeptor-Antikörper* im Vordergrund stehen, die zu einer massiven Aktivierung der Schilddrüsenfollikel führen. Die **Basedow-Struma** ist charakterisiert durch die Trias: Struma, Hyperthyreose, Ophthalmopathie und in 10–15 % durch das prätibiale Myxödem. Die **Ophthalmopathie** umfaßt Autoimmunphänomene mit lymphozytärer Entzündung des retrobulbären Fettgewebes und der Augenmuskeln mit **Exophthalmus.**

Die Basedow-Erkrankung ist relativ *häufig,* mit einem Häufigkeitsgipfel im 3.–4. Lebensjahrzehnt und einer weiblichen Prädominanz von 5:1. Auch hier finden wir eine *HLA-DR3-Assoziation* mit einer familiären Prädisposition. Darüber hinaus wiederum die Kombination mit anderen Autoimmunerkrankungen wie der Hashimoto-Thyreoiditis.

- **Ursache:**
IgG-Ak mit TSH-Rezeptoren → Aktivierung der Schilddrüse

Die Schilddrüsenveränderungen werden initiiert durch **IgG-Autoantikörper,** die mit den **TSH-Rezeptoren** reagieren und zu einer ausgeprägten diffusen Aktivierung der gesamten Schilddrüse führen. Zusätzliche Wachstumsimmunglobuline bewirken ein verstärktes Wachstum der Schilddrüse mit Gewichten um 60–80 g.

- **Morphologie:**
- zellreiche SD
- große Follikelzellen

Histologisch dominiert eine zellreiche Schilddrüse mit großen Follikelzellen und überwiegend leeren Follikellumina. Fokal läßt sich lymphatisches Gewebe mit Plasmazellen nachweisen.

Die Autoimmunhyperthyreose ist eine chronisch rezidivierende Erkrankung mit erhöhter Hormonsekretion.

- leere Follikellumina
- Lymphozyten, Plasmazellen

Die Kontrolle dieses Krankheitsbildes erfordert je nach Schwere eine medikamentöse Therapie mit Hormonhemmern *(Thyreostatika)*, eine *Radiojodtherapie* oder eine *chirurgische Resektion* mit Verminderung des funktionierenden Schilddrüsenparenchyms.

- **Therapie:** Thyreostatika, Radiojodtherapie, Operation

Hyperthyreose durch Adenom s. Abschn. 5.1.

5. Tumoren

Tumoren

Tumoren entstehen als umschriebene Knoten in einer sonst normalen Schilddrüse, bei vorbestehender Thyreoiditis oder Strumen.

umschriebene Knoten der SD

Grundsätzlich sollte jeder *Schilddrüsenknoten* abgeklärt werden. Bei 50 % aller Knoten handelt es sich um einen Kolloidknoten im Rahmen einer multinodulären Struma. Von den **echten Solitärknoten sind 80–90 % Adenome** und etwa **10 % Karzinome**. Daneben können auch eine granulomatöse Thyreoiditis, Zysten sowie fokale Narbenbildungen oder Einblutungen zur Bildung eines **kalten Knotens** führen.

⇦

Für die Diagnostik ist von Bedeutung, daß so gut wie alle Schilddrüsenkarzinome und der überwiegende Teil der Adenome Radiojod *nicht* aufnehmen und damit zu den szintigraphisch *kalten Knoten* zählen. Ähnlich verhält es sich mit nicht funktionierenden Knoten der Knotenstruma sowie knotig-entzündlichen Veränderungen im Rahmen einer Hashimoto- oder granulomatösen Thyreoiditis.

- **kalter Knoten: keine Radiojodspeicherung!**

Durch eine **Feinnadelaspirationsbiopsie** kann die Morphologie der kalten Knoten näher differenziert werden. Auf diese Weise ist z. B. eine *granulomatöse Thyreoiditis*, ein *papilläres* und ein *anaplastisches Schilddrüsenkarzinom* relativ leicht zu erkennen. Die endgültige Beurteilung von follikulär aufgebauten Neoplasien (follikuläre Neoplasie) ist mit dieser Methode dagegen nicht möglich; eine derartige zytologische Verdachtsdiagnose muß stets **histologisch** abgeklärt werden.

Diagnostik
- **Feinnadelbiopsie:**
  - Thyreoiditis
  - anaplastisches, papilläres Ca.
- **Histologie:**
  - follikuläre Neoplasie

5.1 Adenome

Adenome

Ein großer Teil der Adenome entsteht in einer sonst unauffälligen Schilddrüse (Abb. 41–4). Die Adenome sind durch eine **Kapsel** vom umgebenden Gewebe abgegrenzt. Die **follikulären Proliferate** zeigen im Gegensatz zum normalen Schilddrüsengewebe keine lobuläre Unterteilung. Je nach Ausreifung können die Adenome trabekulär, tubulär oder follikulär aufgebaut sein. Unabhängig davon werden alle Adenome als *follikuläre* Adenome bezeichnet (Abb. 41–5).

gekapselter follikulärer Knoten
- Größe: ca 3 cm

- **Morphologie:**
  - follikulär
  - selten oxyphil

Eine besondere Differenzierung stellt das **oxyphile** oder **Hürthle-Zelladenom** dar, das durch auffallend große Zellen mit einer starken roten Granularität des Zytoplasmas in der Hämatoxylin-Eosin-Färbung charakterisiert ist. Die Granularität kommt durch den Reichtum an Mitochondrien zustande.

Der überwiegende Teil der Adenome mißt etwa **3 cm im Durchmesser**. Die Schnittfläche ist meist etwas heller, teilweise auch grau im Vergleich zur nor-

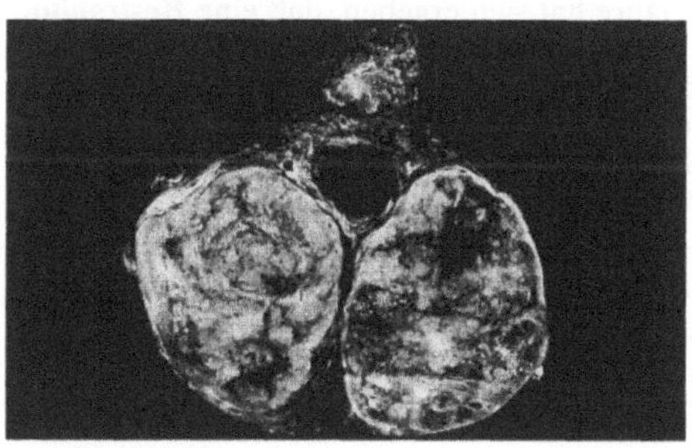

Abb. 41–4:
Onkozytäres, durch eine Kapsel begrenztes Schilddrüsenadenom

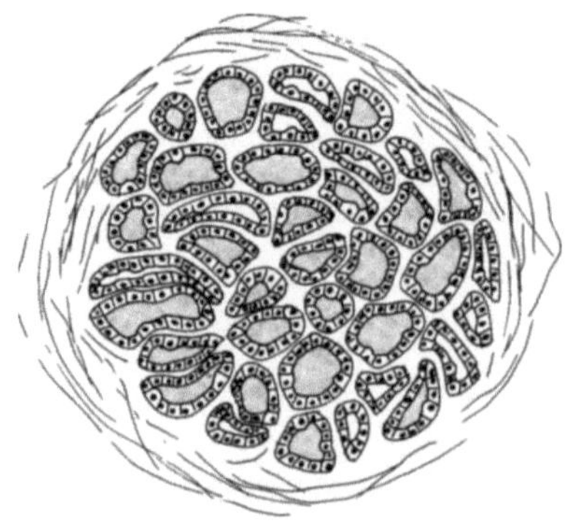

Abb. 41–5:
Follikuläres Schilddrüsenadenom

malen Schilddrüse. Fokal sieht man Einblutungen, Nekrosen und Vernarbungen mit Kalzifikationen.

- begrenzende Kapsel

Als *morphologische* Kriterien gelten die Begrenzung durch eine bindegewebige Kapsel, der deutliche Unterschied der follikulären Proliferate gegenüber der normalen Schilddrüse und sehr häufig auch eine Kompression des angrenzenden Schilddrüsengewebes. Adenome wachsen langsam und können mit zunehmender Größe eine *Drucksymptomatik* hervorrufen.

- Drucksymptomatik

- **heißer Knoten = autonomes Adenom**
- Sekretion von SD-Hormon → **Hyperthyreose**
- **immer benigne!**

Heißer Knoten. Ein kleiner Teil der Adenome geht mit einer *autonomen Sekretion von Schilddrüsenhormonen* einher, die unabhängig vom Regelkreis und von der peripheren Stoffwechselsituation erfolgt. Diese Adenome besitzen im Gegensatz zu den kalten Adenomen die Fähigkeit, Radiojod aufzunehmen, und sind somit szintigraphisch nachweisbar. Die Menge an autonom produziertem Schilddrüsenhormon wächst mit der Masse des Adenoms, so daß bei einer Größe von etwa 2,5 cm schließlich mehr Schilddrüsenhormon produziert als von der Peripherie benötigt wird *(Hyperthyreose)*. Diese Situation führt über eine Suppression des hypophysären TSH zu einer Involution der Restschilddrüse. Die durch ein heißes Adenom hervorgerufene Hyperthyreose entwickelt sich im Gegensatz zur Basedow-Struma langsam mit Zunahme der Adenommasse.

- **Differentialdiagnostik**

⟹

Die **Abgrenzung eines follikulären Adenoms von einem Karzinom** erfolgt ausschließlich histologisch durch den Nachweis des Fehlens einer Kapsel oder einer Gefäßinfiltration.

Karzinome

5.2 Schilddrüsenkarzinome

- Inzidenz: 3:100 000
- prognostisch und therapeutisch heterogen

Die Schilddrüsenkarzinome (Inzidenz: 3:100 000 pro Jahr) stellen eine heterogene Gruppe von malignen Tumoren mit unterschiedlicher Morphologie und variablem klinischem Verhalten dar. An einem Ende des Spektrums stehen die *prognostisch günstigen papillären Karzinome*, die nach entsprechender Therapie mit einer nahezu normalen Lebenserwartung einhergehen, am anderen Ende die *anaplastischen Schilddrüsenkarzinome* mit raschem tödlichem Wachstum. Schilddrüsenkarzinome können, wie Karzinome in keinem anderen Organ, über lange Zeit hinweg einen fast benignen Verlauf zeigen und erst zuletzt in eine sehr schnelle Tumorprogression mit letalem Ausgang übergehen.

Aufgrund vieler Erfahrungen der letzten Jahre hat sich ergeben, daß eine **Bestrahlung der Schilddrüse** in der Kindheit mit einer erhöhten Rate von Schilddrüsenkarzinomen einhergeht, die i. d. R. nach einer Latenzphase von 20 Jahren auftreten. So entwickelten z. B. 7 % der Japaner, die den Strahlen der Atombombe ausgesetzt waren, ein Schilddrüsenkarzinom. Es bestehen z.Zt. keinerlei Hinweise darauf, daß die mit einer Szintigraphie einhergehende Nuklidbestrahlung das Karzinomrisiko erhöht.

Klassifikation, Häufigkeit

⟹

Histogenetisch ergibt sich diese Einteilung (Abb. 41–6):
- **vom Follikelepithel ausgehend:**

1. papilläres Karzinom (50–60 %)
2. follikuläres Karzinom (25–30 %)

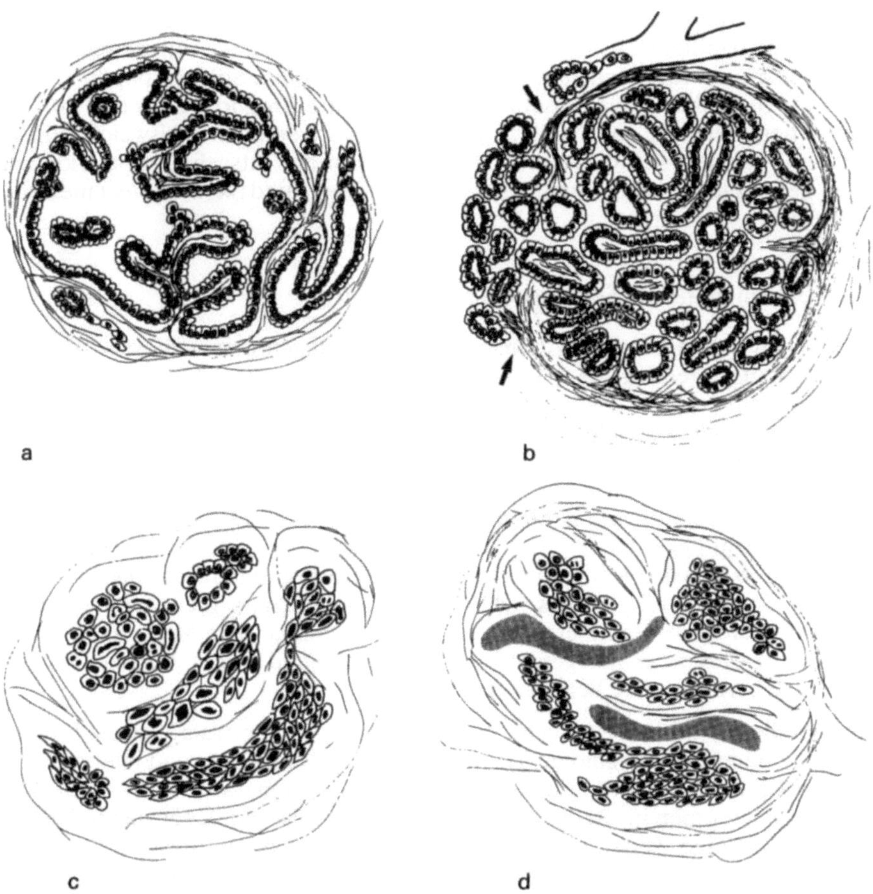

Abb. 41–6: Schilddrüsenkarzinom. a Papilläres Karzinom. b Follikuläres Karzinom mit Kapseldurchbruch **(Pfeile)** und Gefäßinvasion. **c Anaplastisches Karzinom. d Medulläres Karzinom** mit Bildung von Amyloid

3. anaplastisches Karzinom (10–15 %)
- **von den C-Zellen ausgehend:**

4. medulläres (C-Zell-) Karzinom (10 %).

5.2.1 Papilläres Schilddrüsenkarzinom

Papilläres Karzinom

- häufigstes SD-Karzinom
- typisch bei jungen Erwachsenen
- **Charakteristika:** papilläre Wuchsform, Milchglaskerne

Zu dieser Karzinomform (Abb. 41–6a) werden alle Karzinome mit zumindest herdförmig papillären Drüsenstrukturen oder mit Milchglaskernen gerechnet, sofern sie nicht anaplastische Karzinomanteile enthalten. Das papilläre Karzinom ist das *typische Schilddrüsenkarzinom junger Patienten!*
Papilläre Karzinome können in jedem Alter auftreten. In 20–30 % imponiert als erste klinische Manifestation die Halslymphknotenmetastase. Die Tumoren können von mikroskopisch kleinen, ausschließlich histologisch nachweisbaren Karzinomen bis hin zu weit fortgeschrittenen Karzinomen mit Überschreiten der Organkapsel und Infiltration der Halsweichteile reichen.

- **3 Subtypen:**

Nach Größe und Kapselbegrenzung lassen sich folgende **Subtypen** des papillären Karzinoms unterscheiden:

1. papilläres Mikrokarzinom

- *papilläres Mikrokarzinom:* Tumor bis zu 1 cm Größe, der häufig als kleine strahlenförmige Narbe imponiert

2. gekapseltes papilläres Karzinom

- *abgekapseltes papilläres Karzinom:* dieser Tumor ist gegen das angrenzende Schilddrüsengewebe durch eine Tumorkapsel begrenzt; klinisch und makroskopisch imponiert er sehr häufig als Adenom

3. grob invasives Karzinom

- *grob invasives papilläres Karzinom* mit oder ohne Infiltration der angrenzenden Halsweichteile.

- **Prognose:**
- normale Lebenserwartung bei 1 u. 2

Prognose, Metastasierung. Papilläre Karzinome sind die *prognostisch günstigsten Tumoren* der Schilddrüse. Sie metastasieren überwiegend lymphogen in

- gut, solange Organkapsel nicht überschritten ist
- **Metastasierung:**
- **regionäre Lymphknoten** (haben keinen Einfluß auf Prognose)
- **hämatogen** in die **Lunge, Skelett**

die regionären Halslymphknoten. Die papillären Mikrokarzinome und die gekapselten papillären Karzinome gehen bei entsprechender chirurgischer Therapie mit einer fast normalen Lebenserwartung einher. Solange papilläre Karzinome nicht die Organkapsel infiltrieren, ist ihre Prognose mit einer 20-Jahres-Überlebensrate von 70–80 % gut; bei extrathyreoidaler Halsweichteilinfiltration reduziert sich diese auf 50 %. Wichtig ist die Tatsache, daß ein kleiner Teil der papillären Karzinome *hämatogen* in *Lunge* und *Skelettsystem* metastasiert.

Follikuläres Karzinom

- 25 % aller SD-Karzinome
- **2 Typen:**
1. **gekapselt**
- mikroskopisch nachweisbarer Kapseleinbruch
2. **grob invasiv**
- makroskopischer Kapseleinbruch
- **Prognose:** abhängig vom Typ
- **Metastasierung:**
- hämatogen (Lunge, Skelett)
- **Progredienz** nachweisbar durch:
- Thyreoglobulin im Serum
- Jodakkumulation

5.2.2 Follikuläres Schilddrüsenkarzinom

25 % aller Schilddrüsenkarzinome in Deutschland gehören zu diesem Typ. Der Häufigkeitsgipfel liegt im 5. Lebensjahrzehnt mit einer leichten Bevorzugung von Frauen.

Morphologisch unterscheidet man *2 Formen:*

- Das **abgekapselte** follikuläre Schilddrüsenkarzinom ist vom Adenom nur durch den histologischen Nachweis von Tumorinfiltraten in die Tumorkapsel oder einer Gefäßinvasion abgrenzbar (Abb. 41–6b). Die 20-Jahres-Überlebensrate liegt bei 85 %.
- Das **grob invasive** Karzinom ist bereits makroskopisch durch eine Infiltration des Schilddrüsengewebes mit meist unregelmäßigen grau-weißen, knotigen Ausläufern im Randbereich des Tumors erkennbar. Die *Metastasierung* erfolgt *überwiegend hämatogen* in Lunge, Knochen und andere Organe. Die 20-Jahres-Überlebensrate liegt bei etwa 50 %.

Progredienz. Von Bedeutung ist, daß sowohl die papillären als auch die follikulären Schilddrüsenkarzinome **Thyreoglobulin synthetisieren** und in etwa 50 % Jod akkumulieren. Diese Funktion hat man sich bei metastasierenden Schilddrüsenkarzinomen insofern zunutze gemacht, als man mit der gezielten Radiojodtherapie eine Zerstrahlung des metastatischen Karzinomgewebes verursachen kann. Da diese Schilddrüsenkarzinome das Thyreoglobulin teilweise in die Zirkulation abgeben, ist eine Progression des Tumorleidens anhand der Thyreoglobulinmarker nachweisbar.

Anaplastisches Karzinom

- **Vorkommen:** hohes Lebensalter
- **Prognose:** letaler Verlauf
- **Histologie:**
- völlig undifferenziert
- keine Thyreoglobulinproduktion und Jodaufnahme

5.2.3 Anaplastisches Schilddrüsenkarzinom

Etwa 10–15 % aller Schilddrüsenkarzinome gehören zu diesem im *hohen Alter* auftretenden Tumortyp, der nahezu immer zum Tode führt. Der Tumor wächst lokal aggressiv in die Trachea und angrenzende Weichteile ein. Bei der klinischen Erstmanifestation zeigt sich ganz überwiegend bereits ein fortgeschrittenes Tumorstadium.

Histologisch zeigen die Tumorzellen eine ausgeprägte Anaplasie mit häufig sarkomähnlichem Wachstum (Abb. 41–6c). Die Tumoren zeigen keinerlei Funktion, d. h. weder eine Thyreoglobulinsynthese noch eine Radiojodaufnahme.

Medulläres Karzinom

- selten: 10 %
- bildet **Calcitonin** u. a. neuroendokrine **Hormone** und **AE-Amyloid**
- **2 Formen:**
1. sporadische Form
2. **familiäre Form** (häufig bei **MEN-Syndrom**)
- **Nachweis:**
- **histologisch:** kongorotpositive Amyloidablagerungen
- **immunhistochemisch:** Hormonnachweis

5.2.4 Medulläres Schilddrüsenkarzinom

Gut 10 % gehören diesem Tumortyp an, der sich von den C-Zellen ableitet (C-Zell-Karzinom). Diese Tumoren bilden *Calcitonin* und in wechselndem Ausmaß auch andere neuroendokrine Hormone und gehen in über 80 % mit der Ablagerung von AE-Amyloid einher. Der Häufigkeitsgipfel liegt zwischen dem 4. und 7. Lebensjahrzehnt; 10–15 % der medullären Karzinome finden sich bei Kindern und Jugendlichen.

Man unterscheidet *2 Formen:* das **sporadische C-Zell-Karzinom** und die **familiäre Form** mit autosomal-dominantem Erbgang.

Die letztere Form ist häufig Teil einer *multiplen endokrinen Neoplasie Typ II (MEN)* mit Assoziation eines Phäochromozytoms oder einer Nebenschilddrüsenhyperplasie. Makroskopisch handelt es sich um einend derben grau-weißen Tumor mit unscharfer Begrenzung. Die Tumorzellen sind häufig relativ monomorph. Ein charakteristisches Kennzeichen ist die Bildung von **kongorotpositivem Amyloid** (Abb. 41–6d).

Gelegentlich können C-Zell-Karzinome ein follikuläres oder papilläres Wachstum imitieren. In diesen Fällen läßt sich durch den *immunhistochemischen Nachweis von Calcitonin* die Natur dieses Tumors und die Abgrenzung von den Follikelzellkarzinomen leicht nachweisen.

Das **Amyloid** wird von den Tumorzellen sezerniert und stellt modifiziertes Calcitonin dar, das sich in der β-Faltblattstruktur anordnet.
Das familiäre C-Zell-Karzinom geht gewöhnlich aus einer C-Zell-Hyperplasie und mikroskopisch kleinen Karzinomen hervor. Sein Häufigkeitsgipfel liegt in der 2.–3. Lebensdekade.
Klinisch besteht bei Patienten mit einem C-Zell-Karzinom eine Diarrhoe, die durch Calcitonin oder Prostaglandin hervorgerufen wird. Darüber hinaus kann von diesen Tumoren Histaminase, ACTH, vasoaktives intestinales Peptid (VIP) und Serotonin produziert werden. Ein weiterer Tumormarker ist das CEA, das aufgrund seiner Sekretion ins Blut ebenfalls als Verlaufsparameter dienen kann. Die 20-Jahres-Überlebensrate entspricht derjenigen der follikulären Schilddrüsenkarzinome. Tumorbedingte Todesursachen beziehen sich auf lokale Rezidive, regionäre Lymphknotenmetastasen sowie Lungen-, Leber- und Knochenmetastasen.

- **Symptomatik:** von Hormonproduktion bestimmt

- **Metastasierung:**
  - lymphogen
  - hämatogen

6. Hyperthyreose

Hyperthyreose

Die Hyperthyreose ist eine *Überfunktion* der Schilddrüse mit vermehrter Sekretion von $\mathbf{T_4}$ und $\mathbf{T_3}$. Sie manifestiert sich klinisch durch einen Hypermetabolismus mit Gewichtsverlust bei gutem Appetit, Nervosität, Tachykardie, Handtremor und Augenveränderungen.

SD-Überfunktion: T_4, T_3
- **Klinik:** Hypermetabolismus

> Eine Hyperthyreose kann durch viele Erkrankungen verursacht werden. Zu den *häufigen Ursachen* **(99 %)** gehören:
> - der *M. Basedow* (diffuse hyperthyreote Struma – *häufigste Ursache*)
> - die *hyperthyreote Knotenstruma*
> - das *toxische Adenom.*

Ursachen

⇦

Seltene Ursachen (1 %) sind die akute und subakute Thyreoiditis, TSH-sezernierende Hypophysenvorderlappenadenome und die exogene Hormonzufuhr.

Aufgrund der Schwere des Krankheitsbildes wird der M. Basedow auch als *toxische Hyperthyreose* bezeichnet, um ihn von den anderen, häufig langsamer entstehenden Hyperthyreosen zu unterscheiden.
Der hyperthyreoten Knotenstruma und dem toxischen Adenom liegt eine Proliferation von autonomen Follikeln zugrunde, die unabhängig vom peripheren Bedarf Schilddrüsenhormone sezernieren.
Die Schilddrüsenentzündung kann über eine Destruktion von Follikeln mit Degradation des gespeicherten Thyreoglobulins zu einer vorübergehenden, meist leichten Hyperthyreose führen.
Beim M. Basedow sind allein schon die typischen Augenveränderungen pathognomonisch. Selten führt er zu einer thyreotoxischen Krise mit Fieber, Tachykardie und in etwa 20 % progressiver Herzinsuffizienz mit tödlichem Ausgang.

- **thyreotoxische Krise möglich**

7. Hypothyreose

Hypothyreose

Die Hypothyreose ist eine langanhaltende Mindersekretion von Schilddrüsenhormonen. Nach den Ursachen unterscheidet man *primäre* und *sekundäre* Hypothyreosen:
- Die **primäre Hypothyreose** wird am häufigsten durch eine *operative Schilddrüsenresektion* hervorgerufen, seltener durch eine *Hashimoto-Thyreoiditis* und gelegentlich auch durch eine *Aplasie* oder *Hypoplasie.* Angeborene Störungen des Jodstoffwechsels führen zu einer kongenitalen *Jodfehlverwertungsstruma* mit leichtem oder auch schwerem Hormonmangel. Alleiniger Jodman-

Mindersekretion von SD-Hormon

- **primäre Hyperthyreose** durch:
  - **Thyreoidektomie**
  - Hashimoto-Thyreoiditis
  - Aplasie u.a.

gel in der zugeführten Nahrung führt extrem selten zu einem peripheren Hormonmangel.

- **sekundäre Hypothyreosen**
durch:
- HVL-Insuffizienz

• Die **sekundären Hypothyreosen** umfassen eine unzureichende TSH-Stimulierung durch die Hypophyse, wobei eine durch eine Hypophysektomie oder einen Tumor bedingte Destruktion des *Hypophysenvorderlappens (HVL)* im Vordergrund steht.

- **kongenitale Hypothyreose = Kretinismus**

Klinik:
- mangelhafte mentale Ausreifung
- Obstipation u. a.

• **Kretinismus.** Eine **angeborene Hypothyreose** bezeichnet man als Kretinismus. Dieser ist gekennzeichnet durch mehrere somatische Schäden und eine mangelnde mentale Ausreifung.

Klinische Hinweise sind Obstipation, heiseres Schreien, Somnolenz und trockene Haut aufgrund der Einlagerung von hydrophilen Mukopolysacchariden in das Bindegewebe des Körpers. Vermindertes Skelettwachstum führt zu einem dysproportionierten Zwergwuchs. Verzögerung des Schlusses der Fontanellen und der epiphysären Wachstumsfuge sind charakteristische röntgenologische Zeichen. Taubheit, Spastizität und verschiedene mentale Mängel sind weitere irreversible Schäden.

- **sporadischer Kretinismus**
- athyreoter K.

Der **sporadische Kretinismus** kommt als Folge einer Aplasie oder Hypoplasie (athyreoter Kretinismus) oder als Folge eines Hormonsynthesedefekts mit Ausbildung einer Struma vor. Von entscheidender Bedeutung ist die Erkennung der Hypothyreose unmittelbar postpartal, um durch die Gabe von Thyroxin das Entstehen irreversibler Schäden zu verhindern.

- **Hypothyreose im Erwachsenenalter**
- Myxödem = pastöse Verdickung der Haut

Klinik:
- Müdigkeit
- Antriebsarmut
- Kälteempfindlichkeit
- trockene Haut
- Hypercholesterinämie

• Die **Hypothyreose im Erwachsenenalter** führt zum sog. *Myxödem.* Hierbei kommt es zu einer Einlagerung von hydrophilen Mukopolysacchariden in das Bindegewebe mit einer pastösen Verdickung der Haut.
Da dieses Krankheitsbild sich häufig langsam und schleichend entwickelt, ist die Diagnose sehr schwierig. Symptome sind allgemeine Müdigkeit, Antriebsverminderung, Konzentrationsunfähigkeit, Kälteempfindlichkeit und Obstipation mit der entsprechenden trockenen Haut. Entscheidend ist die Bestimmung der Gesamtthyroxinkonzentration im Serum.
Folgeerkrankungen der Hypothyreose sind die *Hypercholesterinämie*, die wiederum als Risikofaktor eine *Arteriosklerose* begünstigt.

XLII. Nebenniere

G. Dhom

Nebenniere

1. Nebennierenrinde

Nebennierenrinde

1.1 Funktionelle Anatomie

Anatomie, Topographie

Anatomie, Topographie. Die *Glandulae suprarenales* liegen den oberen Nierenpolen medial und ventral auf. Die pyramidenförmige rechte Nebenniere grenzt lateral und dorsal an die V. cava inferior an, während die Vorderfläche unmittelbar der Leber benachbart ist. Demgegenüber ist die linke Nebenniere fast in ganzer Ausdehnung ventral zum Peritoneum bedeckt. Beide Organe zusammen wiegen bei einem gesunden Erwachsenen etwa 10 g. Die Nebennierengewichte Verstorbener liegen meist deutlich höher, dabei besteht eine Korrelation zum Herzgewicht.

Organgewicht insgesamt 10 g

Gefäße. Die Nebennieren werden von *3 arteriellen Zuflüssen* aus der A. phrenica, unmittelbar aus der Aorta und aus der A. renalis außerordentlich reichlich versorgt. Der Aufbau des *Kapillarnetzes* paßt sich der Struktur der Rindenzonen an. Die linke Nebennierenvene ist 2–4 cm lang und mündet in die linke Nierenvene. Auf der rechten Seite mündet die nur bis zu 5 mm lange Nebennierenvene direkt in die V. cava inferior.

Praxishinweis ⇐

Die **Adrenalektomie** ist rechts daher wesentlich schwieriger als links.

Histologie
3 Zonen:
- Zona glomerulosa
- Zona fasciculata
- Zona reticularis

Histologisch lassen sich an der Nebennierenrinde *3 Zonen* abgrenzen (Abb. 42–1):

- Subkapsulär sind die Rindenzellen in Ballen angeordnet, die von einem Kapillarnetz umsponnen werden: **Zona glomerulosa**. Meist ist diese Zone aber nicht durchlaufend abgrenzbar.
- Oft schieben sich die Säulen der Hauptschicht der Nebennierenrinde bis an die Organkapsel heran: **Zona fasciculata**.

Die Zellen der Zona glomerulosa sind etwas kleiner als die Faszikulatazellen und enthalten weniger Lipide. Die Zona fasciculata besteht aus parallel angeordneten Zellsäulen, zwischen denen vorwiegend gestreckt laufende Kapillaren eingeschaltet sind.

- Ohne scharfe Grenze gehen die Säulen der Zona fasciculata in netzförmig miteinander verknüpfte Zellbalken über, zwischen denen sich ein weitlumiges Kapillarnetz ausbreitet: **Zona reticularis**. Ihre Zellen enthalten spärlich Lipide, dafür wechselnd reichlich Lipofuszin.

Elektronenmikroskopie
typisch für NNR-Zellen sind:
- Lipidtropfen
- reich entfaltetes glattes ER
- Mitochondrien

Enzymhistochemie
- Enzyme der Steroidbiosynthese

Elektronenmikroskopisch dominiert in allen Rindenzellen neben den Lipidtropfen ein reich entfaltetes glattes endoplasmatisches Retikulum. Auch sind zahlreiche Mitochondrien entwickelt, die in der Zona glomerulosa eine deutliche Crista-Struktur zeigen, während in der Zona fasciculata und der Zona reticularis tubuläre oder vesikuläre Innenstrukturen in den Mitochondrien zu beobachten sind. **Enzymhistochemisch** lassen sich insbesondere die in die Steroidbiosynthese eingeschalteten Enzyme, z. B. die Steroid-3β-ol-Dehydrogenase, nachweisen.

Physiologie ⇐

Physiologie der Nebennierenrinde (NNR). Nach ihrer Wirkung werden die **Rindenhormone** in *Mineralokortikoide*, *Glukokortikoide* und *Androgene* eingeteilt. Die *Konzentration* der Nebennierenrindensteroide im Plasma und ihre *Sekretionsrate* variieren erheblich (Tab. 42–1).

Über die in Tab. 42–1 aufgelisteten Hormone hinaus können noch zahlreiche weitere Verbindungen in geringen Mengen, vor allem im Nebennierenvenenblut, gefunden werden. Hier handelt es sich im wesentlichen um *Präkursoren*.

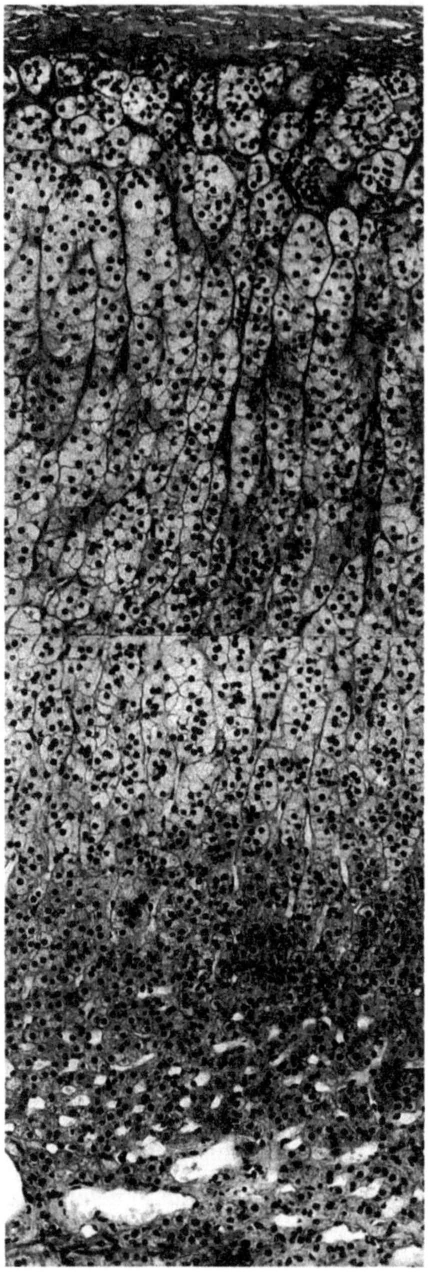

Abb. 42–1: Normale Nebennierenrinde (Operationspräparat, 21jähriger Mann); die 3 Rindenzonen sind deutlich von einander abzugrenzen

a) Mineralokortikoide: Aldosteron

Das **Aldosteron** ist, obwohl es den mit Abstand geringsten Anteil unter den NNR-Hormonen ausmacht, als Mineralokortikoid lebenswichtig und unersetzlich.

Zahlreiche Befunde sprechen dafür, daß es von den Zellen der Zona glomerulosa gebildet wird, während die Glukokortikoide vorzugsweise in der Zona fasciculata und die Androgene in der Zona reticularis entstehen.

Tab. 42-1: Die wichtigsten Nebennierenrindenhormone

	Konzentration im Plasma	Sekretionsrate/d
Kortisol	5–25 μg/dl	14–40 mg
Kortikosteron	0,2–1,0 μg/dl	1–4 mg
Aldosteron	≤ 0,01 μg/dl	0,05–0,15 mg
Androstendion	0,06–0,34 μg/dl	2–4 mg
Dehydroepiandrosteron (DHEA) und sein Sulfat	0,1–1,3 μg/dl	8 mg

Aldosteron fördert im distalen Nierentubulus die Natriumrückresorption. In den Speichel- und Schweißdrüsen, wie auch im Darm, wird die Natriumausscheidung gehemmt. Mit dieser Beeinflussung des Elektrolythaushalts ist die Regelung des Volumens der extrazellulären Flüssigkeit und des Plasmavolumens verbunden. Mangel an Aldosteron führt zur Hyperkaliämie, Hyponatriämie, Hypovolämie und metabolischen Azidose. Die Sekretion von Aldosteron wird über das Renin-Angiotensin-Aldosteron-System (RAAS) gesteuert, das wieder von der Natriumkonzentration und dem Plasmavolumen abhängt.

- **reguliert den Wasserhaushalt und die Elektrolyte**
- Na^+-Reabsorption ↑
- Regulation: RAAS
- Sekretion: kaum ACTH-abhängig

Die **Aldosteronsekretion** wird von ACTH nur gering beeinflußt.

Die **Glukokortikoide**, beim Menschen ganz überwiegend **Kortisol**, fördern die Glukoneogenese in der Leber, zugleich wird in der Fettzelle die Glukoseaufnahme gehemmt. Dadurch wird der Blutzucker auch im Hunger stabil gehalten. In der Muskulatur, am Skelett, im Fettgewebe, in den lymphatischen Organen und an der Haut wirken die Glukokortikoide *katabol:* bei reduzierter Glukoseaufnahme werden Proteine abgebaut. Die freigesetzten Aminosäuren stehen für die Glukoneogenese zur Verfügung.

b) Glukokortikoide: Kortisol
- **fördert die Glukoneogenese**
- Glukoseaufnahme in Fettzelle ↓
- katabole Wirkung → Immunsuppression (Antikörperbildung ↓)

Die katabole eiweißabbauende Stoffwechselsituation tritt vor allem bei Kortisolüberproduktion und bei langzeitiger Kortikoidtherapie in Erscheinung. Insbesondere kommt es zu einem Schwund des lymphatischen Gewebes, zu einer mangelhaften Antikörperbildung und dadurch zur Immunsuppression.

Die **Kortisolsekretion** folgt dem Tagesrhythmus: *zirkadianer Rhythmus.*

- **Sekretion im zirkadianen Rhythmus**
- Gipfel zwischen 6–9 Uhr

In den frühen Morgenstunden zwischen 6 und 9 Uhr zeigt die Plasmakonzentration einen Gipfel, es folgt ein kontinuierlicher Abfall mit dem Tiefpunkt um Mitternacht. Der zirkadiane Rhythmus korreliert mit dem Schlaf: bei wochenlanger Nachtarbeit adaptiert er sich an den veränderten Schlaf-Wach-Rhythmus.

Die **Biosynthese und Sekretion der Glukokortikoide** wird in einem Regelkreis vom Hypothalamus-Hypophysen-System gesteuert.

- **Biosynthese:** CRH steuert die ACTH-Sekretion aus dem HVL

Das Kortikotropin-Releasing-Hormon (CRH) des Hypothalamus – z. B. unter Streßbedingungen vermehrt freigesetzt – steuert die ACTH-Sekretion aus dem Hypophysenvorderlappen. ACTH greift insbesondere an den Zellen der Zona fasciculata an. Die Kortisolsekretion steigt an. Bei steigender Kortisolsekretion wird die Freisetzung von CRH im Hypothalamus wieder gehemmt. Der Regelkreis funktioniert innerhalb von Sekunden.

Die **Nebennierenandrogene** haben eine nur schwach virilisierende, anabole Wirkung. Bei der puberalen Entwicklung der *Mädchen* stimulieren sie die Pubes- und Achselbehaarung sowie den puberalen Wachstumsschub. Die Produktion der Nebennierenandrogene steigt erst mit der Pubertät an: *Adrenarche.*

c) Nebennierenandrogene
- **stimulieren beim Mädchen**
- **Pubes- und Achselbehaarung**
- **puberalen Wachstumsschub**
- Sekretion abhängig von ACTH oder eigenem Faktor

Beim *Mann* ist ihre physiologische Bedeutung ungewiß.
Ob die **Nebennierenandrogensekretion** nur von ACTH oder von einem eigenen spezifischen hypophysären Faktor gesteuert wird, ist noch nicht gesichert.

1.2 Entwicklung und Entwicklungsstörungen

1.2.1 Entwicklung

Entwicklung

Bei Embryonen von ca. 30 mm SSL hat die Nebenniere mit einem Durchmesser von 2,3:1,2 mm die Größe der Nierenanlage. Es sind 2 Zonen zu unterscheiden: eine dünne kleinzellige Außenzone und eine breite großzellige Innenzone. Bei der Geburt wiegen die Nebennieren 6–8 g oder mehr, korrelierend mit dem Geburtsgewicht; sie erreichen damit Erwachsenenwerte. Diese „Übergröße" hängt mit der Funktion der fetalen Nebenniere in der fetoplazentaren Einheit zusammen: das von der Nebenniere in großer Menge gebildete Dehydroepiandrosteron gelangt über die Nabelschnur in die Plazenta; hier ist es der physiologische Präkursor der plazentaren Östrogene, vor allem des Östriols.

- Geburtsgewicht 6–8 g
- **Übergröße durch fetoplazentare Einheit bedingt:**
- NN produziert Dehydroepiandrosteron → in der Plazenta Umwandlung zu Östrogenen

Die Nebennieren des jungen Säuglings verlieren durch den Abbau der Innenzone in den ersten 3 Lebensmonaten etwa 50 % ihres Gewichts. Die Außenzone bleibt als „bleibende Rinde" (Cortex permanens) nicht nur erhalten, sondern wächst im Laufe des Kindesalters unter Ausbildung einer Zona glomerulosa und fasciculata. Präpuberal kommt es zu einem deutlichen Wachstumsschub, jetzt entfaltet sich auch die Zona reticularis und die Produktion der Nebennierenandrogene steigt steil an: *Adrenarche.*

- **präpuberaler Wachstumsschub** der Nebennierenrinde: Adrenarche

Entwicklungsstörungen

1.2.2 Entwicklungsstörungen

Beidseitiger vollständiger Nebennierenmangel kommt nur bei tiefgreifenden Fehlbildungen des kaudalen Rumpfendes und gleichzeitigem Fehlen beider Nieren vor. Auch einseitiger Nebennierenmangel ist außerordentlich selten.

Klinisch bedeutsam sind die *angeborenen Nebennierenhypoplasien.*

Angeborene Nebennierenhypoplasie

1.2.2.1 Kongenitale Nebennierenhypoplasie

1. primäre Nebennierenhypoplasie
- X-chromosomales Erbleiden → M. Addison
- Hypothalamus-Hypophysen-System intakt

• Bei der **primären Nebennierenhypoplasie** ist das Hypothalamus-Hypophysen-System intakt. Diese ist ein seltenes X-chromosomales Erbleiden, das nur bei Knaben, oft bei Brüdern, beobachtet wird, und zu einer schweren Rindeninsuffizienz führt: M. Addison (s. Abschn. 1.5.2). Die winzigen Nebennieren können manchmal nur mit Hilfe von Serienschnitten durch den Retroperitonealraum entdeckt werden. Die Rindenzellen sind übergroß, eosinophil und enthalten riesige polymorphe Kerne: zytomegaler Typ einer Nebennierenhypoplasie.

2. sekundäre Nebennierenhypoplasie
- **bei Anenzephalie, Gehirn- und Hypophysenfehlbildungen**
- Organgewicht 1–2 g
- Kortisol ↓
- klinisch: Hypoglykämie

• Bei angeborenen Störungen der adrenokortikotropen Funktion entwickelt sich eine **sekundäre Nebennierenhypoplasie**. Regelmäßig ist sie bei Anenzephalie zu beobachten, aber auch bei anderen Hirn- sowie isolierten Hypophysenfehlbildungen. Ein isolierter familiärer ACTH-Mangel ist selten, ebenso eine angeborene ACTH-Resistenz der Nebennierenrindenzellen.
Die Nebennieren sind bei der sekundären Hypoplasie zu klein, aber wohlgestaltet; sie wiegen nur 1–2 g. Die Zona glomerulosa ist ausgebildet, die Zona fasciculata dagegen ist ganz schmal. Die Aldosteronproduktion liegt im Normbereich, Kortisol dagegen ist stark vermindert. Klinisch besteht deshalb eine *Hypoglykämie*, die lebensbedrohlich werden kann.

1.2.2.2 Dystope und akzessorische Nebennieren

NN-Dystopie
- **NN dystop lokalisiert:**
- unter Nierenkapsel
- unter Leberkapsel

Eine meist harmlose Variante in der Nebennierenentwicklung ist die **Nebennierendystopie**. Das Organ ist ganz oder partiell unter die Nieren- oder die Leberkapsel verlagert, die das Organ ganz oder nur zum Teil umschließen.

Bei der kaudalen Nierendystopie *(Beckenniere)* bleibt die Nebenniere an regelhafter Stelle unter dem Zwerchfell liegen.

Akzessorische Rindenknötchen
- **im Kindesalter häufig:**
- entlang dem Samenstrang
- im Nebenhoden

Überaus häufig findet man im Kindesalter **akzessorische Rindenknötchen** von mehreren Millimetern Durchmesser im Retroperitonealraum, vor allem auch entlang dem Samenstrang und im Nebenhoden. Bei allen Prozessen, die mit einer Nebennierenhyperplasie einhergehen, insbesondere beim adrenogenitalen Syndrom und beim kindlichen Cushing-Syndrom, kann das akzessorische Rindengewebe in tumorförmige Knoten umgewandelt werden.

AGS

1.3 Kongenitales adrenogenitales Syndrom (AGS)

- **hereditäre Enzymdefekte mit Blockade der Nebennierenrindenhormone**
- Kortisol ↓
- Zwischenprodukte ↑
- lebensbedrohliche NNR-Insuffizienz
- bei Mädchen → Virilisierung
- bei Knaben → Pseudopubertas praecox

Das AGS beruht auf einer angeborenen Störung der Steroidbiosynthese. Die Biosynthese der Steroidhormone wird von spezifischen Enzymen, Hydroxylasen und Dehydrogenasen gesteuert. Hereditäre Defekte dieser Enzyme können die Synthese der Nebennierenrindenhormone auf verschiedenen Ebenen blockieren. Die Folgen sind zum einen die *mangelhafte Bildung* vor allem von Kortisol, zum anderen eine *Überproduktion von Zwischenprodukten*. Der Mangel führt zu einer teilweise lebensbedrohlichen *Rindeninsuffizienz*. Die Überschußproduktion der vorwiegend androgen wirksamen Zwischenprodukte bewirkt beim Mädchen eine z.T. weitgehende *Virilisierung*, beim Knaben eine *Pseudopubertas praecox*. Über 90 % des kongenitalen AGS sind auf einen Defekt der C_{21}-Hydroxylase zurückzuführen.

- Häufigkeit: 1:12000

In Deutschland wird auf 10000–12000 Neugeborene ein Fall von AGS beobachtet. Die autosomal-rezessiv vererbten Defekte sollten bei Knaben und Mädchen gleich häufig sein. Tatsächlich werden aber mehr Mädchen als Knaben beobachtet, vermutlich weil es bei Knaben eher partielle, unentdeckt bleibende Formen gibt.

- verschiedene Schweregrade

21-Hydroxylase-Defekt → Salzverlustsyndrom durch NNR-Insuffizienz

Der 21-Hydroxylase-Defekt zeigt unterschiedliche Schweregrade. Entsprechend sind die klinischen und morphologischen Folgen. Bei mehr oder weni-

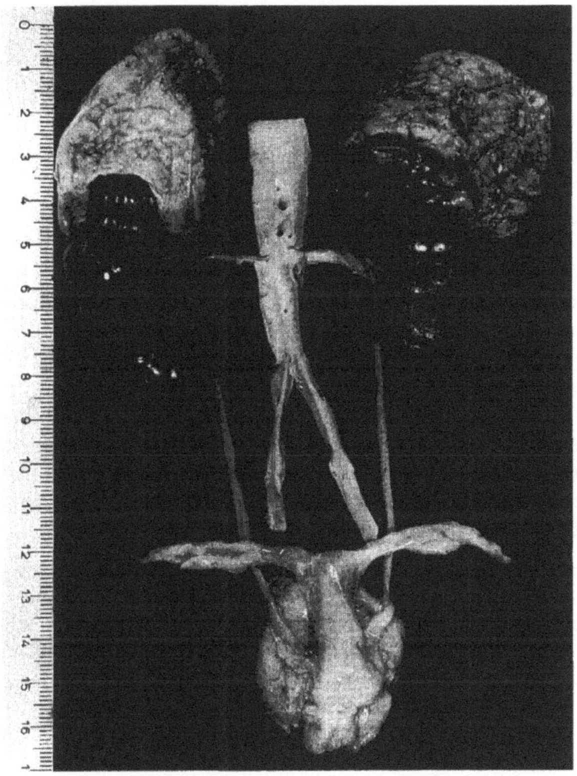

Abb. 42–2: Hyperplastische Nebennieren eines weiblichen Säuglings mit adrenogenitalem Syndrom. Beachte die Größenrelation Nebenniere : Niere! Regelmäßig ausgebildetes inneres Genitale mit Uterus, Tuben und Ovar. Wegen der starken Virilisierung des äußeren Genitales war das Kind als Knabe getauft worden

ger vollständigem Mangel tritt in den ersten Lebenswochen eine schwere Rindeninsuffizienz auf, das *Salzverlustsyndrom*, das unbehandelt im 2. oder 3. Lebensmonat zum Tode führt. Es ist von unstillbarem Erbrechen und Durchfällen, Exsikkose und schwerer Gedeihstörung gekennzeichnet.

Glukokortikoidgaben und Salzinfusionen normalisieren das Befinden schlagartig.

- **Virilisierung durch Androgene ↑**

a) Mädchen
- intersexuelles äußeres Genitale
- inneres Genitale normal

Die schon intrauterin im Überschuß gebildeten Androgene führen bei **Mädchen** zur Ausbildung eines intersexuellen Genitales unterschiedlichen Schweregrades (Abb. 42–2). Bei geringer Virilisierung ist nur die Klitoris vergrößert. Meist besteht jedoch ein männlicher äußerer Genitalaspekt mit skrotumartiger Fusion der Labia majora und Ausbildung eines Penis. Am Damm findet sich die gemeinsame Mündung der Urethra und der Vagina: *Sinus urogenitalis.* Selten besteht eine totale äußere Virilisierung mit Mündung der Urethra an der Penisspitze. Das innere Genitale mit Vagina, Uterus und Ovarien ist beim weiblichen AGS normal.

b) Knaben
- äußeres und inneres Genitale normal

Beim **Knaben** ist der männliche Genitalaspekt regelhaft, desgleichen sind die Hoden normal.

- **Morphologie**

Morphologie. Die Nebennieren der Säuglinge mit AGS und Salzverlustsyndrom sind massiv *hyperplastisch* (Abb. 42–3) und haben bis zu *10fach höhere Gewichte* gegenüber der Norm: im Mittel 17 g im 2. und 3. Lebensmonat. Die Hyperplasie kommt über die stark *erhöhte ACTH-Stimulation* als Folge des Kortisolmangels zustande.

- lipidfreie NN
- Gyrierung der NN

Die hyperplastischen Nebennieren zeigen ein charakteristisches Bild: sie sind weitgehend *lipidfrei*, von grauer Farbe und zeigen an der Oberfläche eine starke *Gyrierung*, die der Oberfläche des Gehirns ähnelt: *zerebriforme Hyperplasie.*

- **kompensierte Form des AGS**
- **kein Salzverlustsyndrom**

Besteht kein Salzverlustsyndrom, kann man von einer **kompensierten Form des AGS** sprechen. Die kindliche Entwicklung ist dann von der hohen Andro-

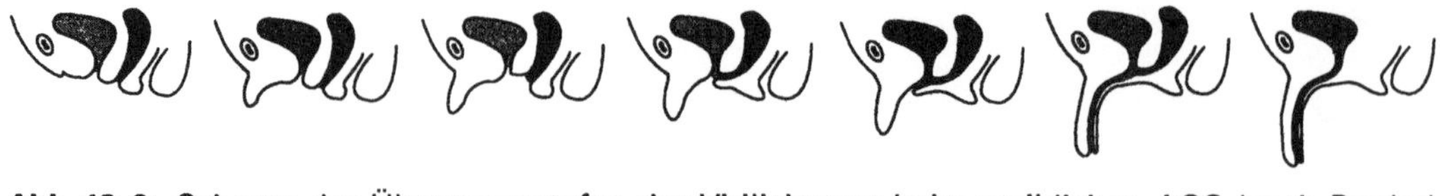

Abb. 42–3: Schema der Übergangsstufen der Virilisierung beim weiblichen AGS (nach Prader); rein weibliche Form links, rein männliche Form rechts

- beschleunigte Skelettreifung durch die androgenen Hormone
- Pseudopubertas praecox der Knaben

genproduktion der Nebennieren geprägt. Die Kinder wachsen schneller als ihre Altersgenossen, sie sind groß und kräftig. Die Skelettreifung ist beschleunigt. Damit kommt es aber auch zum vorzeitigen Epiphysenfugenschluß, so daß die Endgröße – unbehandelt – nur etwa 135–155 cm beträgt. Die Pubesbehaarung erscheint schon zwischen dem 2. und 5. Lebensjahr. Bei den Knaben setzt ein rasches Peniswachstum ein, während die Hoden klein bleiben *(Pseudopubertas praecox)*. Die Virilisierung wird schließlich durch vorzeitigen Stimmbruch und Bartwuchs komplettiert. Während der ganzen kindlichen Entwicklung steigt die Menge der androgen wirksamen Hormone; die Nebennierenhyperplasie kann extreme Grade erreichen.

Dauertherapie mit Kortikoiden durchbricht den Circulus vitiosus des AGS

Der Circulus vitiosus wird durch eine gezielte Dauertherapie mit Kortikoiden unterbrochen. Dadurch wird der Kortisoldefekt ausgeglichen, die Überstimulation der Nebennierenrinde durch ACTH gebremst und die Überproduktion von Androgenen gestoppt. Die Kinder entwickeln sich normal, sie erreichen eine Größe, die im Normbereich liegt.

Streß

1.4 Streß

psychische und physische Belastungssituation

Das Wort *Streß* (engl. Druck, Belastung, Spannung) bezeichnet eine psychische und physische Belastungssituation.

Selye (1936) hat die Anpassung des Organismus auf Streßsituationen experimentell herausgearbeitet.

Anpassungsreaktion des Hypothalamus-Hypophysen-Nebennierenrindensystems mit vermehrter Ausschüttung von Glukokortikoiden
Streßfaktoren:
- akute und chronische Erkrankungen
- physische und psychische Belastungen

Im Mittelpunkt der Anpassungsreaktionen steht das Hypothalamus-Hypophysen-Nebennierenrinden-System. Wichtige Streßfaktoren *(Stressoren)* sind schwere akute körperliche Belastung, Unfallverletzungen, Verbrennungen, Operationstraumen und akute Infektionskrankheiten. Manche chronische Erkrankungen gehen mit einer Dauerbelastung des hypophysär-adrenalen Systems einher: essentielle Hypertonie, chronische Nierenerkrankungen, mit chronischem Hirndruck verbundene zerebrale Erkrankungen und manche Geschwulsterkrankungen. Aber auch chronische psychische Belastungen sind Streßfaktoren: Angst, Gefängnishaft, Hunger, Isolierung.

- **akuter Streß:** Lipidentspeicherung der Faszikulatazellen

Die **akute Streßsituation** wird nach Selye zur Alarmreaktion: „Der Ruf nach Waffen". Es kommt zu einer starken Stimulierung der Nebennierenrinde mit erhöhter Ausschüttung von Glukokortikoiden. Insbesondere in der Zona fasciculata kommt es zu einer ausgeprägten, manchmal vollständigen Lipidentspeicherung der Zellen (Abb. 42–4). Das für die Hormonsynthese gespeicherte Cholesterin und seine Ester werden verbraucht. Die Faszikulatazellen sind kompakt-eosinophil, die Zellkerne sind vergrößert. Der Plasmakortisolspiegel ist hoch.

Daß der Prozeß des Sterbens bei intaktem Hypophysen-Nebennierenrinden-System ein Streßfaktor ist, wird durch die mehr oder weniger ausgeprägte Lipidentspeicherung in autoptisch gewonnenen Nebennieren belegt.

- **chronischer Streß:** Adaptation des Systems mit Hyperplasie der Nebennierenrinde und Verbreiterung der Zona fasciculata

Chronischer Streß führt nach Selye zur Adaptation, zum Anpassungssyndrom. Die Zellen der Nebennierenrinde speichern wieder Lipide, vor allem aber kommt es zur Zellvermehrung und damit zur Hyperplasie der Nebennierenrinde. Die Zona fasciculata wird verbreitert, ihre Säulen reichen bis an die Organkapsel, die Zona glomerulosa ist nicht mehr abgrenzbar: *progressive Transformation*. Das Nebennierengewicht steigt und überschreitet 15 g; Gewichte von 20–30 g sind nicht selten. Die Rinde ist verbreitert und goldgelb auf der Schnittfläche. Häufig entwickeln sich in höherem Lebensalter Rindenknoten, die bis walnußgroß werden können (Abb. 42–5). Sie sind in ihrer Funktion

- **Rindenknoten** in hyperplastischen Nebennieren sind keine autonomen Geschwülste

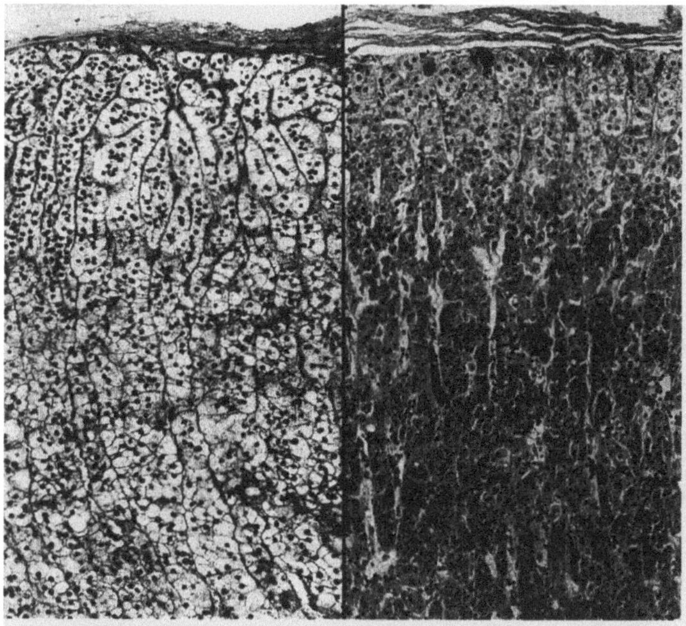

Abb. 42–4: Vergleich einer lipidreichen hellzelligen Nebennierenrinde (**linke** Bildhälfte) mit einer lipidfreien dunkelzelligen Nebennierenrinde nach schwerem Streß (**rechte** Bildhälfte)

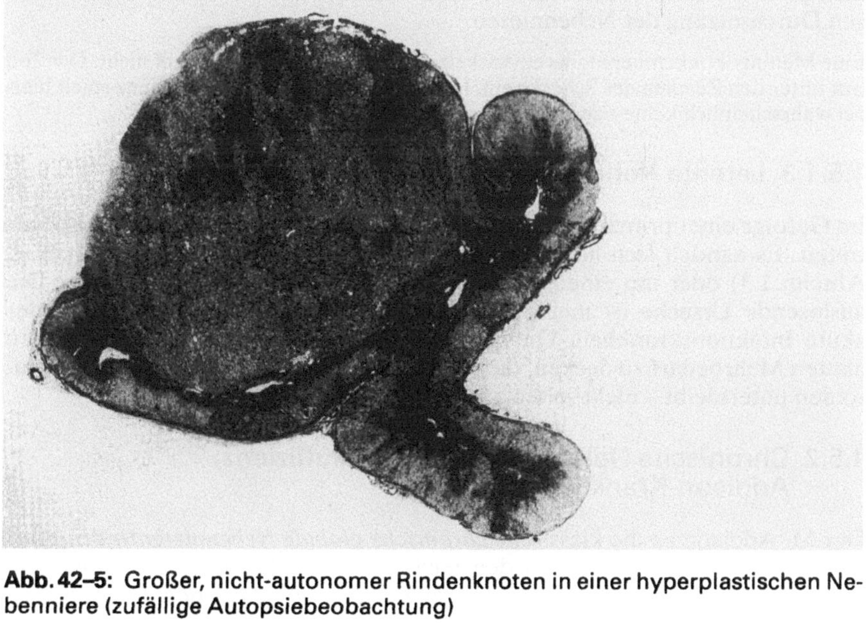

Abb. 42–5: Großer, nicht-autonomer Rindenknoten in einer hyperplastischen Nebenniere (zufällige Autopsiebeobachtung)

nicht autonom, sondern knotige Hyperplasien. Bei essentieller oder renaler Hypertonie korreliert das Nebennierengewicht mit dem Herzgewicht.

1.5 Unterfunktion der Nebennierenrinde

NNR-Unterfunktion

- **akut, chronisch, latent**
- **primäre Insuffizienz:** Schaden in der NNR
- **sekundäre Insuffizienz:** HVL-Ausfall

Zu unterscheiden ist zwischen *akuter*, *chronischer* und *latenter* Nebennierenrindeninsuffizienz. Eine *primäre Insuffizienz* liegt vor, wenn der auslösende Schaden in der Nebennierenrinde selbst liegt. Eine mangelhafte übergeordnete Stimulation – Ausfall der ACTH-Sekretion – führt zu einer *sekundären Nebennierenrindeninsuffizienz*. Dann ist vorzugsweise die ACTH-gesteuerte Glukokortikoidproduktion, nicht aber die Aldosteronproduktion betroffen.

Addison-Krise

⟹

> Nur der primäre, globale Ausfall der Nebennierenrinde mit der *Addison-Krise* ist unmittelbar lebensbedrohend.

Primäre NNR-Insuffizienz

1.5.1 Primäre Nebennierenrindeninsuffizienz

Blutungen

1.5.1.1 Blutungen

Doppelseitige Blutungen können das Parenchym zerstören.

Sie werden, heute selten, als Folge eines schweren Geburtstraumas beim Neugeborenen gesehen. Die Nebennieren sind dann in große blutgefüllte Säcke umgewandelt.

- **Ursachen:**
- Antikoagulantien
- NN-Thrombose

Beim **Erwachsenen** treten gelegentlich schwere doppelseitige Blutungen nach Therapie mit *Antikoagulantien* auf. Zu einem akuten Ausfall der Nebennierenfunktion kommt es auch bei *doppelseitiger Nebennierenvenenthrombose*, während die einseitige Thrombose symptomlos bleibt.

Waterhouse-Friderichsen-Syndrom

1.5.1.2 Waterhouse-Friderichsen-Syndrom

Eine besondere Situation liegt bei der doppelseitigen hämorrhagischen Nebenniereninfarzierung vor:

⟹

> Das *Waterhouse-Friderichsen-Syndrom* ist eine perakut in Stunden verlaufende Sepsis, überwiegend durch Meningokokken verursacht und nahezu ausnahmslos im **Kindesalter**.

Die Sepsis führt zu einer schweren Verbrauchskoagulopathie. Es kommt zu multiplen, konfluierenden Hautblutungen und einer meist vollständigen blutigen Durchsetzung der Nebennieren.

Eine Meningokokkenmeningitis entwickelt sich bei dem rapiden Verlauf nicht. Der Tod tritt unter den Zeichen des Schocks ein. Eine akute Nebenniereninsuffizienz spielt hierbei wahrscheinlich keine oder nur eine untergeordnete Rolle.

Latente NNR-Insuffizienz

- bei kompensiertem AGS
- bei klinisch nicht manifestem M. Addison
- bei Streßsituation akute Addison-Krise möglich

1.5.1.3 Latente Nebennierenrindeninsuffizienz

Im Gefolge einer primären Unterfunktion kann eine akute **Addison-Krise** auftreten. Es handelt sich hier entweder um Fälle eines *kompensierten AGS* (s. Abschn. 1.3) oder um einen klinisch noch *nicht manifesten M. Addison*. Die auslösende **Ursache** ist meist akuter Streß: Unfall, Operationstrauma oder akute Infektionskrankheit. Die Nebennierenrinde ist nicht in der Lage, den akuten Mehrbedarf zu decken, die notwendige prophylaktische Gabe von Steroiden unterbleibt – nicht selten aus Unkenntnis der Situation.

M. Addison

1.5.2 Chronische Nebennierenrindeninsuffizienz: Addison-Krankheit

chronische globale Nebennierenrindeninsuffizienz

Der M. Addison ist die klassische *chronische globale Nebennierenrindeninsuffizienz*. Die Häufigkeit hat in den letzten Jahrzehnten erheblich abgenommen, ist doch die **Hauptursache** früherer Zeiten, die *Tuberkulose*, immer seltener geworden.

Klinik:
- Salzhunger
- Muskelschwäche
- ACTH ↑ → Melaninablagerung in Haut und Schleimhäuten

Klinik. Die Krankheit setzt langsam und *schleichend* ein. Müdigkeit, Muskelschwäche, Leistungsabfall kennzeichnen den Beginn. Oft besteht ein auffällig erhöhtes Bedürfnis nach gesalzenen Speisen: *„Salzhunger"*. Schließlich setzt Gewichtsverlust ein; Erbrechen und Durchfall sind bereits Zeichen einer drohenden Addison-Krise. Äußerlich ist die vermehrte *Hautpigmentierung* besonders auffällig. Die vermehrte Melaninablagerung betrifft auch die Schleimhäute – sie ist Folge der erhöhten ACTH-Stimulation. Der Addison-Kranke ist *hypoton* und *hypoglykämisch*, in schweren Fällen besteht eine Hyponatriämie und Hypochlorämie. Die Ausscheidung der *Steroide im Harn* ist erniedrigt und steigt auch unter ACTH-Gaben nicht an: ein pathognomonischer Befund für die Diagnose!

- Addison-Krise mit Schock

Eine klinisch noch milde verlaufende Rindeninsuffizienz kann plötzlich in eine lebensbedrohliche **Addison-Krise** mit nicht selten tödlich verlaufendem Schock münden.

Auch hier spielt Streß und eine ungenügende Steroidtherapie die wesentliche auslösende Rolle.

Im Obduktionsgut sieht man heute bevorzugt solche Fälle, bei denen die vorbestehende chronische Nebennierenrindeninsuffizienz latent verlaufen ist und klinisch nicht erkannt wurde.

Beispiel: Klinisch ungeklärtes Herz-Kreislauf-Versagen bei oder im Gefolge einer Operation! Die Bedeutung der Autopsie für derartige zunächst unklare Todesfälle ist evident!

Ursachen:

Hauptursachen der Addison-Krankheit sind die *Autoimmunadrenalitis* und die *Nebennieren-Tb.*

1.5.2.1 Autoimmunadrenalitis

1. Autoimmunadrenalitis

Die chronische globale Nebennierenrindeninsuffizienz ist stets die Folge einer doppelseitigen weitgehenden Destruktion der Nebennierenrinde. Hauptursache ist die Autoimmunadrenalitis.

Weniger treffende Synonyme sind: primäre, idiopathische oder zytotoxische Nebennierenrindenatrophie.

- primäre
- idiopathisch
- zytotoxisch
- organspezifisch oder im Rahmen einer pluriglandulären Insuffizienz

- Nachweis von Autoantikörpern

Die Autoimmunadrenalitis gehört zu einer Gruppe von organspezifischen Autoimmunerkrankungen, die teils isoliert nur ein Organ oder mehrere Organe gleichzeitig, darunter vor allem auch endokrine Drüsen, befallen: Die oft ausgeprägte Organdestruktion führt zur **pluriglandulären Insuffizienz**. Definitionsgemäß treten jeweils organspezifische Autoantikörper auf, die im Serum nachweisbar sind. Die Autoimmunerkrankungen endokriner Drüsen treten familiär gehäuft auf, bevorzugt im jugendlichen Erwachsenenalter, aber auch schon bei Kindern. Frauen sind häufiger betroffen als Männer (2,5:1).

Morphologie:

- im Endstadium: Rindenparenchym ist weitgehend geschwunden

Morphologisch kommen frühe Stadien der Autoimmunadrenalitis verständlicherweise kaum zur Beobachtung; bei der Autopsie von Addison-Kranken findet man stets *Endstadien.* Die Nebennieren sind stark verkleinert, nahezu papierdünn und wiegen oft unter 2 g. Mikroskopisch steht der Schwund des Rindenparenchyms im Vordergrund, entsprechend ist das Gitterfasergerüst kollabiert. Überlebende Gruppen von Rindenzellen sind kompakteosinophil, sie können hyperchromatische Riesenkerne enthalten. Regeneratknoten findet man nur sehr selten. Die Organkapsel umhüllt teilweise nur noch das Nebennierenmark, das völlig erhalten bleibt.

- **pathognomonisch**

> Die für die Adrenalitis **pathognomonischen Infiltrate mit Lymphozyten und Plasmazellen** sind im Endstadium oft nur noch spärlich nachweisbar.

Die Autoimmunadrenalitis ist häufig kombiniert mit einer *lymphozytären Thyreoiditis Hashimoto* (Schmidt-Syndrom), einem *Diabetes mellitus* oder *Hypoparathyreoidismus,* selten mit einer primären *Ovarialinsuffizienz.*

1.5.2.2 Nebennierentuberkulose

2. Nebennieren-Tb

- **hämatogene postprimäre Streuung mit Organdestruktion**
- zunächst **latenter M. Addison**

An zweiter Stelle der Ursachen des M. Addison steht die doppelseitige Nebennierentuberkulose. Die Infektion der Nebennieren kommt immer *hämatogen* im Rahmen einer *postprimären Streuung* zustande. Dabei liegen Jahre zwischen der pulmonalen Erstinfektion und der Entwicklung des M. Addison.

- 20% Restgewebe reichen zur Erhaltung der Organfunktion aus

Der einseitige Befall einer Nebenniere hat auch bei ausgedehnter Destruktion des Organs keine funktionellen Konsequenzen. Auch bei bilateralem Befall muß es nicht zur manifesten Nebennierenrindeninsuffizienz kommen, solange noch ausreichendes Restgewebe (etwa 20%) erhalten ist. Es kann jedoch ein latenter M. Addison entstehen, der unter Streßbedingungen in eine Addison-Krise übergeht.

- **manifester M. Addison**
- subtotale oder totale Zerstörung

Morphologie. Bei manifester Addison-Krankheit sind die Nebennieren total bis subtotal zerstört. Man sieht eine meist grobknotig verkäsende Tuberkulose, beide Nebennieren sind i.d.R. vergrößert, Verkalkungen sind eher die Ausnahme. Die granulomatöse Reaktion ist spärlich, was auf die lokale entzündungshemmende Wirkung vorhandener Glukokortikoide zurückgeführt wird. Meist bilden die Nebennieren die einzige aktiv fortschreitende Organmanifestation. Eine gleichzeitige aktive Lungentuberkulose fehlt in aller Regel.

3. Seltene Ursachen

- NN-Hypoplasie
- Schilder-Krankheit
- Blastomykose
- Metastasen

1.5.2.3 Weitere Ursachen der Addison-Krankheit

Seltene Ursachen des M. Addison sind die **angeborene primäre Nebennierenhypoplasie** (s. Abschn. 1.2.2.1), die **Adrenoleukodystrophie (Schilder-Krankheit),** in tropischen Ländern vor allem die südamerikanische Blastomykose und Tumormetastasen.
Bei den so häufigen Nebennierenmetastasen, etwa des *Bronchialkarzinoms*, kommt es zwar ebenfalls nicht selten zu einer weitgehenden bis vollständigen Zerstörung beider Organe, ein manifester M. Addison wird jedoch nur äußerst selten beobachtet. Die Symptomatik des fortgeschrittenen Geschwulstleidens überdeckt offenbar eine latent vorhandene Rindeninsuffizienz.

Sekundäre NNR-Insuffizienz

- **Ausfall der ACTH-Stimulation** → Atrophie der Zona fasciculata

1.5.3 Sekundäre Nebennierenrindeninsuffizienz

Der Ausfall der ACTH-Stimulation der Nebennierenrinde führt zur sekundären Nebennierenrindeninsuffizienz. Beim Neugeborenen und beim Säugling sieht man das Bild der sekundären Hypoplasie. Später erworbene Störungen der hypophysären adrenokortikotropen Funktion führen zur **Nebennierenrindenatrophie**, vorzugsweise der Zona fasciculata.

Ursache: Kortikoidtherapie

⇒

- Die wichtigste *Ursache* ist eine über längere Zeit fortgesetzte **Kortikoidtherapie**, wie sie bei manchen Krankheiten unumgänglich ist. Die *ACTH-Sekretion wird blockiert.* Die *Zona fasciculata* ist erheblich verschmälert, ihre Zellen sind verkleinert, während die *Zona glomerulosa* intakt bleibt: **regressive Transformation.** Bei plötzlichem Absetzen der Steroidtherapie droht eine **akute Rindeninsuffizienz**.

- HVL-Insuffizienz
- kortisolproduzierender NNR-Tumor

- Destruierende Prozesse des **Hypophysenvorderlappens** führen gleichfalls zur Nebennierenatrophie.
- Eine kontralaterale Nebennierenatrophie entwickelt sich beim **kortisolproduzierenden Nebennierenrindentumor** im Rahmen eines *Cushing-Syndroms.*

NNR-Überfunktion

1.6 Überfunktion der Nebennierenrinde

3 Krankheitsbilder

⇒

Werden Mineralokortikoide, Glukokortikoide oder Androgene im Überschuß produziert und sezerniert, kommt es zu folgenden **Krankheiten:**
- *primärer, sekundärer Hyperaldosteronismus:* Mineralokortikoidexzeß
- *Cushing-Syndrom:* Glukokortikoidexzeß
- *adrenogenitales Syndrom (AGS):* Androgenexzeß.

Die Pathogenese und Morphologie zeigen dabei eine große Vielfalt.

Hyperaldosteronismus

1.6.1 Hyperaldosteronismus

Conn-Syndrom

- primäre Aldosteronsekretion
- Regelmechanismen ↓

Symptomatik:
- Hypokaliämie
- Hypernatriämie
- Kopfschmerzen, Muskelschwäche
- RR ↑
- Plasmarenin ↓
- ca. 1 % der Bluthochdruckerkrankungen sind auf primären Aldosteronismus zurückzuführen

1.6.1.1 Primärer Hyperaldosteronismus: Conn-Syndrom

Beim Conn-Syndrom produziert die Nebennierenrinde autonom und z. T. in relativ großen Mengen Aldosteron. Die Regelmechanismen – Regler sind Elektrolyte, Plasmavolumen und Renin-Angiotensin – sind vollständig oder weitgehend außer Kraft gesetzt. Dadurch entwickelt sich ein z. T. lebensbedrohliches Krankheitsbild. Fast immer besteht eine *Hypokaliämie* und eine *Hypernatriämie*. Die Patienten leiden unter Kopfschmerzen und Muskelschwäche, der Blutdruck ist erhöht. Während die Aldosteronplasmawerte erhöht sind, sind die Plasmareninwerte supprimiert. Unter allen Bluthochdruckformen macht der primäre Aldosteronismus nur etwa 1 % aus. Frauen sind häufiger betroffen als Männer; überwiegend tritt die Erkrankung im 4.–5. Lebensjahrzehnt auf.

Morphologie, Ursachen

Pathologisch-anatomisch liegt dem primären Hyperaldosteronismus in etwa 80 % der Fälle ein autonomer *Nebennierenrindentumor* und in ca. 20 % eine

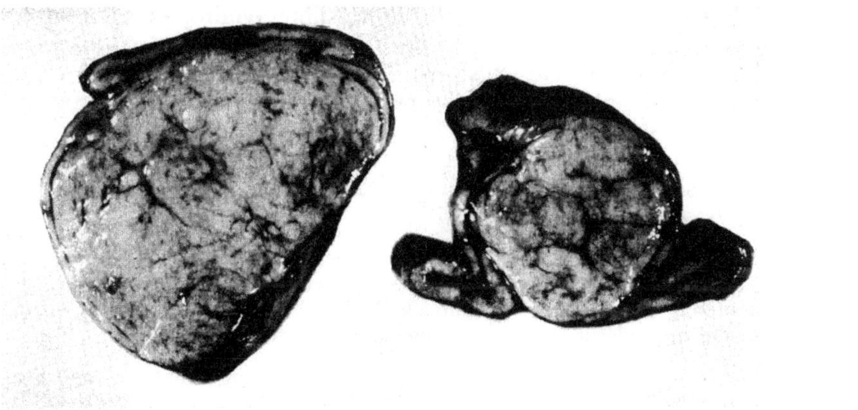

Abb. 42-6: Zwei autonome Adenome der Nebennierenrinde bei primärem Aldosteronismus

primäre *Hyperplasie der Zona glomerulosa* zugrunde. Diese Hyperplasie ist überwiegend mikronodulär gebaut.

1. autonomes Adenom: 80 % der Ursachen
- gut umkapselt, relativ klein, goldgelbe Schnittfläche
- lipidreiche Zellen

• Die **autonomen aldosteronproduzierenden Geschwülste** der Nebennierenrinde sind fast ausnahmslos gutartige Adenome, sehr selten Karzinome. Das typische Adenom des primären Hyperaldosteronismus ist ein gut umkapselter, relativ kleiner Knoten mit goldgelber Schnittfläche (Abb. 42-6). Meist sind die Knoten nur 1–2 cm groß. Histologisch sieht man lipidreiche, gleichförmige Zellen. Ein charakteristisches morphologisches Merkmal für die Aldosteronsekretion gibt es nicht. Etwa 90 % der Adenome kommen solitär vor. Es gibt aber auch bilaterale Adenome oder mehrere Knoten in einem Organ. Die Zona glomerulosa des Restorgans ist oft diffus oder kleinknotig hyperplastisch. Dieser Befund deutet auf Beziehungen des autonomen Tumors zur primären Hyperplasie hin, aus der sich das Adenom möglicherweise entwickelt hat. Die Pathogenese dieses Prozesses ist noch nicht geklärt.

2. NNR-Hyperplasie: 20 % der Ursachen
- bilateral, kleinknotig
- normale zonale Gliederung der Rinde aufgehoben

• Beim Hyperaldosteronismus mit **primärer Hyperplasie** sind beide Nebennieren befallen. Das Einzelorgan wiegt 5 bis über 10 g. Auf der Schnittfläche ist die kleinknotige Rindenstruktur meist deutlich erkennbar. Histologisch bestehen die Knoten wieder aus lipidreichen Zellen, sie sind nur unscharf vom restlichen Rindengewebe abgegrenzt. Die normale zonale Gliederung der Rinde ist aufgehoben. Die Knoten können die ganze Rindenbreite einnehmen.

Für die *Therapie* ist die Abgrenzung des Adenoms von der primären Hyperplasie ausschlaggebend.

1.6.1.2 Sekundärer Hyperaldosteronismus

Sekundärer Hyperaldosteronismus

Ursachen:
- **nephrotisches Syndrom**
- **dekompensierte Leberzirrhose**
- **Hyperreninämie**

Bei Ödemkrankheiten, wie z. B. beim *nephrotischen Syndrom* oder bei *dekompensierter Leberzirrhose*, entwickelt sich ein sekundärer Hyperaldosteronismus, ebenso bei Überschußbildung von Renin, vor allem bei Fällen von maligner Hypertonie, und bei Nierenarterienstenose. Selten sind reninproduzierende Nierentumoren.

- **Bartter-Syndrom**

Ein pathogenetisch noch unklares, oft familiär auftretendes Krankheitsbild mit Hyperaldosteronismus, erhöhtem Plasmarenin, aber normalem Blutdruck ist das **Bartter-Syndrom**. Bei allen Fällen von sekundärem Aldosteronismus ist die Zona glomerulosa der Nebennierenrinde diffus verbreitert. Eine noduläre Hyperplasie entwickelt sich nicht.

1.6.2 Cushing-Syndrom

Cushing-Syndrom

Eine *endogene Überproduktion* von Kortisol führt zum Cushing-Syndrom. Unter einer hochdosierten *Kortikosteroidtherapie* entwickelt sich ebenfalls eine Cushing-Symptomatik. Alle klinischen Symptome sind **Folge des Hyperkortisolismus.**

Das Cushing-Syndrom tritt in jedem Lebensalter auf, auch schon im Kindesalter, am häufigsten ist es aber zwischen dem 20. und 40. Lebensjahr. Frauen sind etwa 3mal häufiger betroffen als Männer.

- Frauen erkranken 3mal häufiger als Männer

Kardinalsymptome:
- **Stammfettsucht**
- **Vollmondgesicht**
- **Hypertonie**
- **Osteoporose**

Klinik. Zu den *Kardinalsymptomen* des Cushing-Syndroms gehören die *Stammfettsucht* und die Umwandlung der Gesichtszüge in ein pausbäckiges *Mondgesicht* mit rötlicher Gesichtsfarbe. Diese Umwandlung läßt die Cushing-Kranken einander ähnlich wie Geschwister erscheinen. Am Stamm entwikkeln sich rötliche Striae wie in der Schwangerschaft. Der Cushing-Kranke ist hyperton und hat eine erniedrigte Glukosetoleranz: *Steroiddiabetes.* Die katabole Stoffwechselsituation führt zu einem Abbau der organischen Knochenmatrix, zur *Osteoporose.*

Beim kindlichen Cushing-Syndrom kommt es zu einem ausgeprägten Wachstumsstillstand. Der Schwund des lymphatischen Gewebes führt zu einer Resistenzminderung gegenüber Infekten. Früher waren es deshalb vor allem unbeherrschbare Infekte, wie die Tuberkulose, die zur Todesursache des Cushing-Kranken wurden.

3 Formen:

Die **pathologische Anatomie** des Cushing-Syndroms zeigt verschiedene **Formen:**

(1) doppelseitige Nebennierenrindenhyperplasie
- bei hypothalamisch-hypophysärer Regelkreisstörung ohne oder mit ACTH-produzierendem *Mikroadenom* des HVL
- bei *autonomem ACTH-produzierendem Hypophysenadenom*
- bei *ektopem Cushing-Syndrom*

(2) einseitiger kortisolproduzierender Nebennierenrindentumor; *gutartig:* Adenom, *bösartig:* Karzinom

(3) autonome familiäre *noduläre Nebennierenrindendysplasie.*

1. bilaterale NNR-Hyperplasie (75 % der Ursachen)
- Folge erhöhter ACTH-Stimulation
- **Morphologie**
- NN-Gewicht kaum verändert
- Z. fasciculata verbreitert
- mikronoduläre Umformungen

2. ektopes Cushing-Syndrom
- ACTH-bildende Karzinome
- kleinzellige Karzinome

Morphologie
- Hyperplasie ↑
- Gewicht 14–16 g

3. Rindentumor (25 % der Ursachen)

- Die **bilaterale Nebennierenrindenhyperplasie** – auf der Basis einer Überstimulierung durch ACTH – stellt **75 % der Ursachen.**

Morphologie. Die Nebennieren sind oft nur gering bis mäßig vergrößert. Das Gewicht liegt nicht selten noch im Normbereich. Die Zona fasciculata ist verbreitert, ihre Säulen reichen bis an die Organkapsel heran. Sie bestehen aus lipidreichen Zellen. Gelegentlich wird auch eine mikronoduläre Umformung der Rinde beobachtet, seltener sieht man eine makronoduläre Hyperplasie.

- Eine besondere Situation ergibt sich beim **ektopen ACTH-Syndrom.** Disseminierte endokrine Zellen kommen in vielen Organsystemen vor. Aus diesen Zellen hervorgehende Tumoren und Karzinoide, aber auch kleinzellige Karzinome haben die Fähigkeit, ganz verschiedene Polypeptidhormone zu bilden. Wird ACTH gebildet, kommt es zum ektopen Cushing-Syndrom. ACTH-bildende Tumoren können Bronchialkarzinoide, kleinzellige Bronchialkarzinome, Thymuskarzinoide oder Pankreastumoren, ja auch Karzinoide des Ovars oder kleinzellige Karzinome der Prostata sein. Die stärksten Grade der Hyperplasie sind beim ektopen ACTH-Syndrom zu finden. Das Einzelorgan wiegt hier etwa 14–16 g.
- Bei etwa 25 % der Cushing-Fälle findet man einen **kortisolproduzierenden Rindentumor**, der fast immer einseitig ist.

- **autonom kortisolproduzierender(s)**
- Rindentumor
- Adenom
- Karzinom

Bei *Kindern* sind autonome Rindengeschwülste häufiger als die bilaterale Hyperplasie: das Verhältnis beträgt hier 2:1. Beim *Erwachsenen* sind die gutartigen Rindenadenome mit Cushing-Syndrom etwas häufiger als Karzinome, bei Kindern sind die Karzinome dagegen etwa 3mal häufiger als Adenome!

Die Rindenadenome mit Cushing-Syndrom haben meist einen Durchmesser von weniger als 4 cm und ein Gewicht unter 30 g. Die Karzinome sind vor allem beim Erwachsenen wesentlich größer, sie wiegen nicht unter 100 g.

Folge: Atrophie der kontralateralen NNR

Folge aller kortisolproduzierenden Rindentumoren ist die oft exzessive Atrophie der kontralateralen Nebennierenrinde.

Im Gefolge der operativen Entfernung des Rindentumors droht eine akute Rindeninsuffizienz! Deshalb muß eine ausreichende prophylaktische Steroidtherapie durchgeführt werden.

Prognose
- **einseitiges Adenom:** gut nach Adrenalektomie
- **abhängig von Grundkrankheit**

Die **Prognose** des Cushing-Syndroms ist nach Operation des *einseitigen Adenoms* gut, beim *Karzinom* dagegen immer noch schlecht. Bei der *bilateralen Rindenhyperplasie* mit Mikroadenom der Hpophyse hat die mikrochirurgische Entfernung des Hypophysentumors die Prognose wesentlich verbessert. Beim *ektopen ACTH-Syndrom* hängt die Prognose von der Art des zugrundeliegenden Geschwulstleidens ab; besonders beim kleinzelligen Bronchialkarzinom ist sie sehr schlecht!

• Sehr selten wird ein familiäres Cushing-Syndrom bei Jugendlichen oder jungen Erwachsenen beobachtet. Die meist nur wenig vergrößerten oder auch normal großen Nebennieren sind von pigmentreichen, braun-schwarzen Knoten durchsetzt. Diese bestehen aus lipidfreien, lipofuszinreichen großen Rindenzellen. Die Rindenstruktur ist weitgehend aufgehoben. Die Knoten zeigen eine autonome Funktion; mit Dexamethason kann die Kortisolhypersekretion nicht supprimiert werden. Die Knoten sind ACTH-unabhängig. Es handelt sich hier um ein hereditäres Syndrom, das mit anderen Fehlentwicklungen, z. B. auch mit Myxomen des Herzvorhofs, kombiniert sein kann. In der Bezeichnung **primäre noduläre Dysplasie** wird dieser Konstellation Rechnung getragen.

4. familiäres Cushing-Syndrom (primäre noduläre Dysplasie)
- sehr selten

1.6.3 Adrenogenitales Syndrom (AGS)

AGS

Eine Überproduktion der Nebennierenandrogene führt zum AGS. Die wichtigste Form ist das **angeborene AGS** auf dem Boden kongenitaler Enzymdefekte (s. Abschn. 1.3). Im Kindes- und im Erwachsenenalter können jedoch auch **Tumoren der Nebennierenrinde** Sexualsteroide, Androgene oder Östrogene, produzieren. Die daraus abzuleitenden Krankheitsbilder können als Formen eines **erworbenen AGS** bezeichnet werden.
Die Androgenüberproduktion eines Rindentumors führt im Kindesalter zur selben Symptomatik wie das kongenitale AGS. Die Virilisierung des äußeren Genitales beschränkt sich beim *Mädchen* auf die Klitorisvergrößerung, beim *Knaben* kommt es zur Pseudopubertas praecox. Bei *Frauen* kommt es ebenfalls zur Klitorishypertrophie, zu Bartwuchs und Ausprägung eines männlichen Typs der Sexualbehaarung (Hirsutismus), evtl. mit Bildung einer Stirnglatze. Die Menses sistieren, da die Gonadotropine blockiert werden.

Bei allen Fällen von Virilisierung muß die Möglichkeit einer anderweitigen Androgenquelle, insbesondere ein hormonaktiver Ovarialtumor, erwogen werden. Beim Knaben kommt differentialdiagnostisch auch ein Leydig-Zelltumor des Hodens in betracht.
Bei *Männern* gibt es selten östrogenproduzierende Rindentumoren, meist Karzinome: *adrenale Femininisierung*. Sie führen zu Gynäkomastie und Hodenatrophie.

Ursache: Androgenüberproduktion
- **konnatales AGS**
- **erworbenes AGS**
  - androgen- oder östrogenproduzierender autonomer Rindentumor

Folgen
im Kindesalter:
- Mädchen: Klitorisvergrößerung
- Knaben: Pseudopubertas praecox

im Erwachsenenalter:
- Frauen: Virilisierung mit Klitorishypertrophie, Bartwuchs u. a.

DD:
- Ovarialtumor
- Hodentumor

1.7 Nebennierenrindentumoren

NNR-Tumoren

Geschwülste der Nebennierenrinde sind *Adenome* und *Karzinome*. Während bei Karzinomen die autonome Geschwulstnatur außer Zweifel steht, müssen Adenome von Rindenknoten im Rahmen einer nodulären Hyperplasie abgegrenzt werden. Nicht-autonome Rindenknoten bis Walnußgröße sind in einem unausgelesenen Obduktionsgut häufig. Die Autonomie eines Adenoms betrifft Wachstum und endokrine Funktion. Die Mechanismen der Regelkreise sind außer Kraft gesetzt: die Kortisolproduktion eines Rindentumors läßt sich z. B. durch Dexamethason nicht supprimieren. Sowohl Adenome als auch Karzinome sind in der Lage, ein breites Spektrum von Steroidhormonen zu bilden, vorausgesetzt, sie verfügen über eine zelluläre Ausstattung, welche die Steroidbiosynthese zuläßt.

2 Formen:
- Adenome
- Karzinome
- beide können ein breites Spektrum von Steroidhormonen produzieren

1.7.1 Nebennierenrindenadenom

NNR-Adenome

Die Nebennierenadenome, die mit einem *Cushing-* oder *Conn-Syndrom* verknüpft sind, überschreiten selten ein Gewicht von 70 g.

endokrin aktive Nebennierenadenome, Gewicht selten >70 g

Demgegenüber können die seltenen funktionell *stummen Adenome* bis 5 kg schwer sein.

- **stumme Adenome:** Gewicht bis zu 5 kg!

Kleinere Adenome überragen als Knoten die Organoberfläche und stehen noch in breitem Kontakt zu der oft atrophischen Restrinde. Bei großen Adenomen ist oft kein Nebennierenrest mehr nachweisbar. Die Farbe der Schnittfläche ist vom Lipid- und Pigmentgehalt abhängig. *Lipidreiche Adenome* sind hell- bis goldgelb. *Pigmentreiche Adenome*, deren Zellen viel Lipofuszin enthalten und die zugleich lipidfrei sind, haben eine dunkelbraune bis schwarze Schnittfläche; sie können bei einem Cushing-Syndrom oder primären Hyperaldosteronismus auftreten.

- lipidreiche Adenome
- pigmentreiche Adenome → **Cushing-** oder **Conn-Syndrom**

Histologisch sind im Adenom die Rindenzellen in Ballen oder Strängen angeordnet, die den Bau der einzelnen Rindenzonen nachahmen können. Die Ar-

Morphologie
- sagt nichts über die funktionelle Aktivität aus
- wechselnder Lipidgehalt: spongiozytär, kompakt-eosinophil
- unterschiedliche Kernbilder

chitektur sagt aber nichts aus über die funktionelle Spezialisierung des Tumors. Der Lipidgehalt wechselt oft in ein und demselben Tumor. Helle spongiozytäre Zellfelder wechseln mit kompakt-eosinophilen Bezirken ab. Die Kerne sind teils völlig gleichmäßig, wie die der normalen Rinde, teils sieht man eine ausgeprägte Kernpolymorphie mit Entwicklung hochpolyploider Riesenkerne. Mitosen fehlen. Die Kernpolymorphie ist kein Kriterium der Malignität.

Eine häufige *regressive Veränderung* ist die Umwandlung in große univakuoläre Fettzellen: *fettige Metaplasie*. Hier bestehen Beziehungen zum Myelolipom der Nebennierenrinde.

DD: histologische Abgrenzung Adenom – Karzinom kann schwierig sein; Karzinome wiegen meist >100 g

Differentialdiagnose. Die histologische Abgrenzung des Adenoms vom Nebennierenrindenkarzinom ist nicht selten schwierig. Es gibt gut umkapselte Rindenkarzinome mit annähernd gleichförmigem Kernmuster, bei denen mühsam nach eindeutigen Kriterien der Malignität gesucht werden muß.

NNR-Karzinome

- **Gewicht > 100 g**
- **funktionell stumm oder endokrin aktiv**

1.7.2 Nebennierenrindenkarzinom

Die NNR-Karzinome sind über 100 g schwer, von kleineren Rindenkarzinomen im Kindesalter abgesehen. Funktionell stumme Karzinome können bis mannskopfgroß sein und mehrere kg wiegen. Kleinere Karzinome erscheinen makroskopisch oft vollständig umkapselt. Große Karzinome brechen infiltrierend in die Umgebung aus und können auf Nachbarorgane übergreifen. Die Schnittfläche ist eher bunt, wobei Nekrosen, Einblutungen und Verkalkungen auffallen (Abb. 42–7). Die Architektur der Zellstränge und -ballen weicht nicht prinzipiell vom Muster des Adenoms ab. Ein sinusoidales Gefäßnetz ist entwickelt. Das Kernmuster ist ähnlich variabel wie das des Adenoms, so daß es als Kriterium der Malignität ausfällt. Daher ist der *Nachweis von Mitosen* wichtig, schließlich auch der *Einbruch in die Organkapsel* (Abb. 42–8) und in Venen.

Morphologie
- „bunte" Schnittfläche
- variables Kernmuster
- **Nachweis von Mitosen!**
- **Einbruch in Organkapsel**

- im **Kindesalter** sind Karzinome der NNR 3mal häufiger als Adenome

Klinisch haben die Karzinome oft eine kürzere Anamnese, die hormonelle Aktivität zeigt eher ein Mischbild, z. B. ein Cushing-Syndrom mit gleichzeitiger Virilisierung. Im Kindesalter sind Karzinome 3mal häufiger als Adenome. Bei der Beurteilung der Dignität eines Rindentumors müssen also klinische und morphologische Parameter gemeinsam gewürdigt werden.

- **Metastasierung**
  - in regionale LK, Lunge, Leber, Gehirn, Knochen
  - schlechte Prognose!

Die **Metastasierungsneigung** des Nebennierenrindenkarzinoms ist hoch. Regionale Lymphknoten, Lunge und Leber sind häufig befallen, aber auch Hirn- und Skelettmetastasen sind oft zu beobachten.

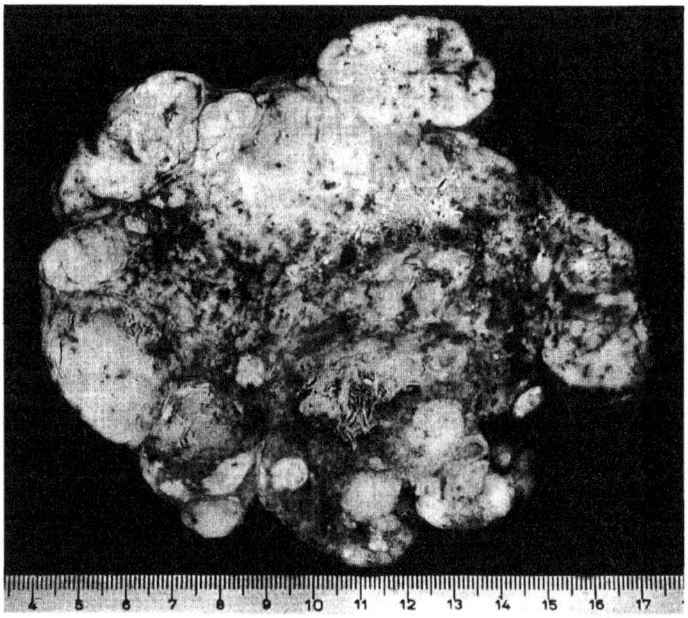

Abb. 42–7: Nebennierenrindenkarzinom. Beachte den knolligen Bau, die Umkapselung und die durch Einblutungen „bunte" Schnittfläche

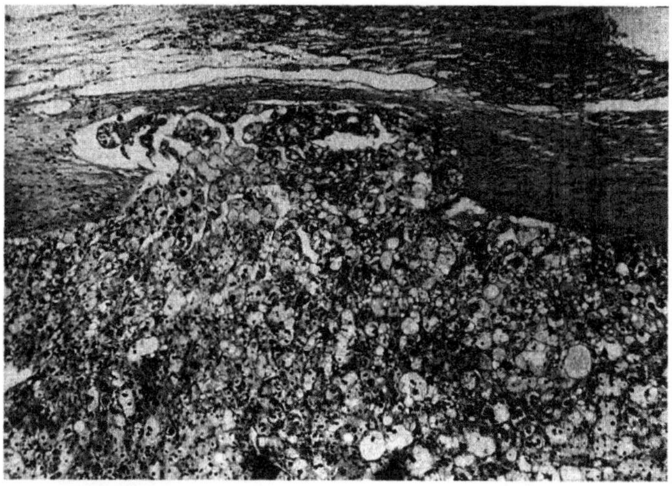

Abb. 42–8: Einbruch in die Tumorkapsel bei einem Nebennierenrindenkarzinom

Die **Prognose** des Rindenkarzinoms ist schlecht. Deutlich weniger als die Hälfte der Patienten überlebt 5 Jahre.

Sonderformen von Nebennierentumoren sind *Nebennierenzysten* und *Myelolipome*.

Sonderformen von NNR-Tumoren

• **Kleinere Zysten** sind meist Zufallsbefunde, heute nicht selten bei abdomineller Sonographie entdeckt. Meist handelt es sich um lymphangiektatische Zysten ohne klinische Bedeutung.

• **Zysten**

• Die **Myelolipome** der Nebennierenrinde bestehen aus univakuolären Fettzellen und Herden von Blutbildungszellen. Bei kleineren Myelolipomen kann man nachweisen, daß es sich um transformierte Rindenknoten handelt.

• **Myelolipome**
– Fettzellen und Inseln von blutbildendem Mark

Es gibt aber auch übergroße Myelolipome mit über 1 kg Gewicht; sie sind immer gutartig.

2. Nebennierenmark

Nebennierenmark

2.1 Funktionelle Anatomie

Funktionelle Anatomie

Anatomie. Das Nebennierenmark bildet einen auf der Schnittfläche erkennbaren grauen Kern in der Nebenniere und macht etwa 10 % des Organvolumens aus. Die Markzellen sind große polygonale, zytoplasmareiche Zellen von 10–12 μm Durchmesser, die in Ballen und Strängen angeordnet sind. Sie werden als **Phäochromozyten** (griech. *phaios* grau, *chroma* Farbe) bezeichnet, da sich die Zytoplasmagranula mit Chromsalzen darstellen lassen *(chromaffine Reaktion)*. Die Granula enthalten Adrenalin oder Noradrenalin. Phäochromozyten können mit immunzytochemischen Markern (Chromogranin, neuronenspezifische Enolase) dargestellt werden, die auch zur Diagnostik der Marktumoren verwendet werden. Zwischen den Phäochromozyten liegen multipolare Ganglienzellen und vegetative Nervenfasern. Diese bilden Synapsen mit den Phäochromozyten. Das Nebennierenmark entspricht einem *sympathischen Ganglion*.

Anatomie
• **10 % des Organgewichts**

• **Zellen enthalten Adrenalin- und Noradrenalingranula**
– Nachweis: immunzytochemisch
– multipolare Ganglienzellen

– entspricht einem sympathischen Ganglion

Physiologie. Die Hormone des Nebennierenmarks sind die Katecholamine **Adrenalin** und **Noradrenalin**. Die Hormonsekretion wird nerval über einen Sympathikusreiz in Gang gesetzt.

Physiologie
• **Adrenalin**
• **Noradrenalin**

Sie steht unter der Kontrolle der vegetativen Zentren im Hypothalamus und im Hirnstamm. Die Abgabe von Adrenalin und Noradrenalin paßt sich der jeweiligen Belastungssituation an: Blutdrucksenkung steigert bevorzugt die Noradrenalinausschüttung, Senkung des Blutzuckers bewirkt in erster Linie eine erhöhte Adrenalinsekretion.

Die Hormone des Nebennierenmarks können als **Notfallhormone** bezeichnet werden. Sie werden in der Leber abgebaut und über die Nieren ausgeschieden. Ein wichtiges Abbauprodukt ist die *Vanillinmandelsäure*.

– Abbau über **Vanillinmandelsäure**

2.2 Unter- und Überfunktion

Unterfunktion
- klinisch bedeutungslos

• Eine **Unterfunktion** des Nebennierenmarks spielt im hormonellen und im vegetativnervalen System keine Rolle. Die Folgen einer *bilateralen Adrenalektomie* sind ausschließlich auf das Fehlen der Nebennierenrinde, vorzüglich des *Aldosterons*, zurückzuführen.

Überfunktion
bilaterale Hyperplasie des Nebennierenmarks
- bei **multipler endokriner Adenopathie MEA Typ II**

Eine **Hyperplasie des Nebennierenmarks** kann nur mit aufwendigen morphometrischen Methoden nachgewiesen werden, in die das ganze Organ einbezogen sein muß. Die bilaterale Hyperplasie wird bei der **multiplen endokrinen Adenopathie (MEA)** Typ II beobachtet.

Auch der Begriff *multiple endokrine Neoplasie (MEN)* wird verwendet.

Es handelt sich um eine autosomal-dominante Erbkrankheit mit medullärem Schilddrüsenkarzinom, bilateraler Hyperplasie oder Tumoren des Nebennierenmarks sowie einer nodulären Hyperplasie der Nebenschilddrüsen. Das hyperplastische Mark nimmt dabei 20–30 % des Organvolumens ein (normal 10 %).

Tumoren

2.3 Nebennierenmarktumoren

WHO-Klassifikation

Entsprechend der ektodermal-neuralen Histogenese des Nebennierenmarks ergibt sich nach der WHO folgende **Klassifikation** der Marktumoren:
- neuroendokrine Tumoren: *Phäochromozytom, Paragangliom*
- neurale Tumoren: *Neuroblastom, Ganglioneuroblastom*
- gemischt *neural-endokrine Tumoren*
- *sonstige Tumoren.*

Phäochromozytom

2.3.1 Phäochromozytom

⇨

> Das Phäochromozytom ist ein **hormonell aktiver Tumor des Nebennierenmarks.** Er produziert *Noradrenalin* und *Adrenalin.* Klinisch stehen plötzliche krisenhafte Blutdrucksteigerungen im Vordergrund: *paroxysmale Hypertonie.*

- verursacht 0,1–0,2 % der Hypertonien
- 60 % liegen rechts
- 5 % sind bilateral

Bei 0,1–0,2 % der Patienten mit länger bestehender Hypertonie und erhöhten diastolischen Werten liegt ein Phäochromozytom zugrunde: eine operativ heilbare Form der Hypertonie! Etwa 60 % der Phäochromozytome liegen rechts, etwa 5 % sind bilateral.

- ca. 10 % der Phäochromozytome liegen extraadrenal: **sympathische Paragangliome**

Etwa 10 % der Phäochromozytome werden extraadrenal gefunden; sie werden heute als **sympathische Paragangliome** bezeichnet und liegen meist retroperitoneal entlang oder über der Aorta. Selten kommen sie in der Harnblase vor. Die extraadrenalen Phäochromozytome produzieren nur *Adrenalin.*

Die Phäochromozytome werden am häufigsten zwischen dem 20. und 50. Lebensjahr gefunden, Frauen erkranken etwas häufiger als Männer. Gelegentlich findet man sie als Zufallsbefunde bei der Autopsie. Etwa 5 % der Phäochromozytome treten familiär auf und sind dann häufig doppelseitig, insbesondere im Rahmen des MEA-Syndroms Typ II.

• **Makroskopie**
- umkapselter Knoten (80–100 g)
- grau-rote Farbe

Morphologie. Der Tumor ist meist ein umkapselter Knoten von ca. 80–100 g Gewicht. Bei kleineren Tumoren ist noch ein Teil der Nebennierenrinde zu finden, bei großen Geschwülsten ist diese in der Kapsel zugrundegegangen. Die Schnittfläche des Tumors ist grau-rötlich. Nach Einlegen einer Tumorscheibe in eine Kaliumbichromatlösung färbt sich das Geschwulstgewebe braun an.

• **Histologie**
- zytoplasmareiche polygonale Zellen mit basophilem Zytoplasma
- bläschenförmige Kerne

Histologisch sieht man in Strängen und Ballen angeordnete zytoplasmareiche polygonale Zellen mit basophilem Zytoplasma, die aber auch vakuolisiert sein können. Die bläschenförmigen Kerne können polymorph sein (Abb. 42–9).

• **Elektronenmikroskopie**
- Nachweis von Noradrenalin- und Adrenalingranula

Elektronenmikroskopisch sind in den Geschwulstzellen Noradrenalin- oder Adrenalingranula nachweisbar.

Die früher z.T. schwierige Abgrenzung der Phäochromozytome von kompaktzelligen Rindentumoren ist heute mit immunzytochemischen Methoden einfach durchführbar:

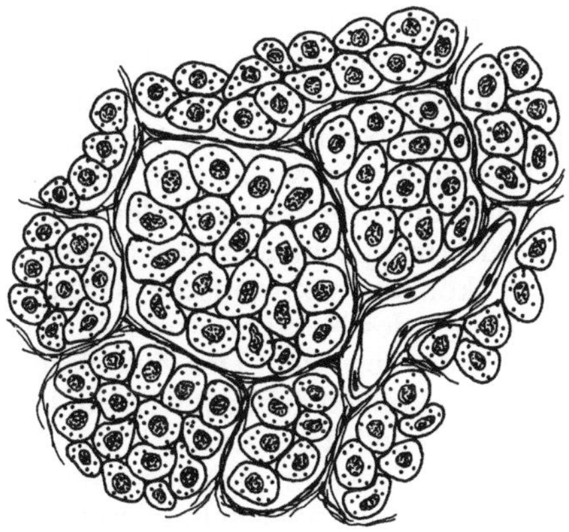

Abb. 42-9:
Phäochromozytom des Nebennierenmarks; großalveolärer Typ mit großleibigen polygonalen Zellen und neuroendokrinen Granula

wie normale Phäochromozyten sind die Tumorzellen Chromogranin- und neuronenspezifische-Enolase-positiv.

- **Immunhistochemie**
- Chromogranin+
- NSE+
- **malignes Phäochromozytom: 2–13 %**
- Metastasierung!

Ein Teil der Phäochromozytome ist **maligne**. Die Angaben zur Häufigkeit reichen von 2–13 %. Einzig verläßliches Merkmal ist die Metastasierung; die gewöhnlichen histologischen Merkmale – wie Mitosen und Kernpolymorphie – sind keine sicheren Zeichen der Bösartigkeit.
Die **Prognose** auch des gutartigen, unbehandelt bleibenden Phäochromozytoms wird von den Folgen der Hypertonie bestimmt: es droht ein Myokardinfarkt oder eine Apoplexie!.

Prognose
- durch Hypertonie bestimmt

2.3.2 Neuroblastom

Neuroblastom

Unter den neuralen Tumoren des Nebennierenmarks ist das Neuroblastom der *häufigste solide bösartige Tumor des frühen Kindesalters.*

⇦

Etwa die Hälfte der Tumoren ist primär im *Nebennierenmark*, nur etwa ein Viertel im Bereich der *abdominalen Sympathikusganglien* lokalisiert. Eine weitere wichtige Primärlokalisation ist das *hintere Mediastinum.*

- **Lokalisation**
- adrenal
- extraadrenal in abdominalen Sympathikusganglien oder im hinteren Mediastinum

75 % der Patienten sind jünger als 4 Jahre. Aber auch Neugeborene können bereits Tumorträger sein. Mikroskopisch kleine Herde werden bei ihnen manchmal als Zufallsbefunde bei der Autopsie gefunden. Diese bilden sich oft spontan unter Verkalkung zurück oder reifen zu Ganglioneuromen aus.

Jedoch ist das Neuroblastom im Regelfall ein hochmaligner, rasch metastasierender Tumor, dessen **Prognose** erst in jüngster Zeit durch kombinierte moderne Behandlungsverfahren wesentlich verbessert werden konnte: die 5-Jahres-Überlebensrate aller Stadien liegt heute knapp über 50 %, frühe Stadien können zu 90 % geheilt werden.

- **hochmaligner, rasch metastasierender Tumor**

Prognose
- 5-JÜR: >50 %

Makroskopisch ist das Neuroblastom ein solider weicher Tumor von grauer bis grau-rötlicher Farbe. Gelbliche Nekrosen und Blutungen, aber auch Verkalkungen sind häufig zu beobachten.

Makroskopie
- solider weicher, grau-rötlicher Tumor
- Nekrosen, Verkalkungen

nach der Tumorausbreitung Einteilung in 4 Stadien

Nach der **Ausbreitung des Geschwulstgewebes** werden *4 Stadien* unterschieden:
1. Der Tumor ist auf eine Nebenniere begrenzt. Vollständige Resektion ist möglich.
2. Der Tumor geht über die Ursprungsstruktur (Nebenniere) hinaus, überschreitet aber nicht die Mittellinie. Makroskopisch vollständige Resektion möglich.
3. Der Tumor überschreitet die Mittellinie, evtl. mit bilateralem Lymphknotenbefall. Makroskopisch ist nur eine unvollständige Resektion möglich.
4. Entfernter Befall von Lymphknoten, Knochenmark, Leber, Haut usw.

Metastasen des Neuroblastoms werden besonders häufig in Leber und Knochen, insbesondere im Schädel *(Hutchinson-Syndrom)*, beobachtet. Oft ist bei der Diagnose der Primärtumor noch unbekannt. Eine Leukämie oder ein Ewing-Knochensarkom müssen differentialdiagnostisch ausgeschlossen werden. Dabei ist der Nachweis von Katecholaminmetaboliten im Harn wichtig.

Metastasen
- bevorzugt in das Skelett
- in die Leber

Diagnose: Nachweis von Katecholaminmetaboliten im Harn

Histologie
- kleinzelliger Tumor mit Pseudorosettenbildung
- Nekrosen, Verkalkung

Histologisch ist das Neuroblastom ein ausgeprägt *kleinzelliger Tumor.* Die lymphozytenähnlichen Zellen scheinen fast nur aus dem Zellkern zu bestehen. Die Zellen ordnen sich gelegentlich in Pseudorosetten an, im Zentrum sieht man ein feines Netzwerk von Neurofibrillen. Nekrosen und Verkalkungen sind häufig. Für die **Diagnose** ist – insbesondere in Metastasen bei noch unbekanntem Primärtumor – der immunzytochemische Nachweis der neuronenspezifischen Enolase und des oft nur herdförmig positiven Chromogranins von Bedeutung. *Elektronenmikroskopisch* können sekretorische Granula nachgewiesen werden. Die embryonalen Zellen des Neuroblastoms können zu Ganglienzellen mehr oder weniger vollständig ausreifen. Das Zytoplasma nimmt dann an Volumen zu, auch Nissl-Schollen können gebildet werden. Dabei entstehen Mischbilder aus differenzierten und undifferenzierten Zellen bis zu vollständig ausgereiften Ganglioneuromen. Zwischen den ausgereiften Ganglienzellen sind dann auch reichlich Nervenfasern entwickelt. Dieser Reifungsprozeß ist auch in den Metastasen, z. B. in Hautmetastasen, möglich. Derartig differenzierte Metastasen stellen ihr Wachstum ein, sie haben ihre Malignität verloren.

- Neurosekretgranula
- embryonale Zellen des Neuroblastoms können zu Ganglienzellen ausreifen

Je nach Ausprägung des Differenzierungsprozesses wird histologisch der Grad der Bösartigkeit des Neuroblastoms bestimmt *(Grading).*

- Differenzierungsgrad bestimmt die Bösartigkeit

Ganglioneurom

2.3.3 Ganglioneurom

- selten
- gutartig

Gutartige reife Ganglioneurome des Nebennierenmarks werden im Erwachsenenalter – nicht selten als Zufallsbefund – gesehen, sie kommen häufiger jedoch extraadrenal zur Beobachtung.

XLIII. Milz

H.J. Stutte, S. Falk

Milz

1. Funktionelle Anatomie, Klinik

Anatomie, Physiologie

Hauptstrukturen:
- **Gefäße**
- **akzessorische Zellen**
- **immunkompetente Zellen**

Die Funktionen der Milz (griech. *splen*, lat. *lien*) sind eng an den komplizierten anatomischen Aufbau dieses Organs gebunden. Dieser spiegelt die Wechselbeziehungen zwischen den für den Antransport von überalterten Blutzellen bzw. Antigenen verantwortlichen *Blutgefäßen*, den phagozytierenden *antigenverarbeitenden* bzw. -präsentierenden (akzessorischen) *Zellen* und den *immunkompetenten Zellen* der Milz wider.

Bluttransport
A. lienalis → Trabekelarterien → Zentralarterien mit PALS → Follikelarterien → Hülsenkapillaren → Billroth-Stränge **(offener Milzkreislauf)** oder Übergang in venöse Gefäße **(geschlossener Milzkreislauf)**

Blutkreislauf. Das Blut tritt über die *A. lienalis* am Hilus in die Milz ein, um über die in den bindegewebigen Trabekeln verlaufenden *Trabekelarterien* die Milzpulpa zu erreichen. Die *Pulpaarterien* verzweigen sich stark, um in der von lymphatischem Gewebe gebildeten weißen Pulpa als Zentralarterien von der *periarteriolären Lymphscheide (PALS)* umgeben zu werden und als Follikelarterien durch die Milzfollikel hindurchzutreten. Nach weiteren Verzweigungen verlaufen die arteriellen Gefäße nun wieder in der vom Maschenwerk der Pulpastränge und Milzsinus gebildeten roten Milzpulpa als *Hülsenkapillaren*, die von Ansammlungen aus Makrophagen, Lymphozyten und Plasmazellen umgeben sind. Diese enden überwiegend (>90 %) offen in den Billroth-Strängen der roten Pulpa (*„offener" Milzkreislauf*), treten zu einem kleinen Teil (<10 %) jedoch auch direkt in venöse Blutgefäße (*„geschlossener" Kreislauf*) über. Obwohl der

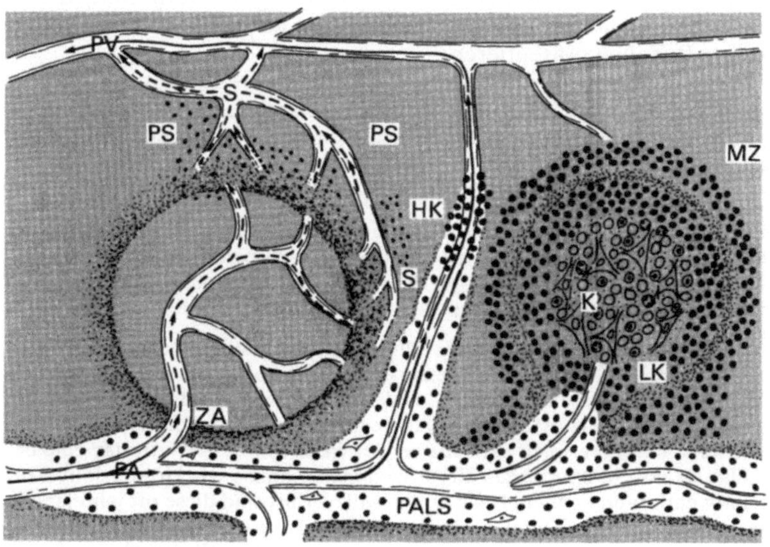

Abb. 43–1: Funktionelle Histologie der Milz.

K Keimzentrum
LK Lymphozytenkorona — B-Zell-Domäne
MZ Marginalzone
PALS periarterioläre Lymphscheide — T-Zell-Domäne
PA Pulpaarterie
PV Pulpavene
PS Pulpastrang
S Sinus
HK Hülsenkapillare
ZA Zentralarterie
⟶ schneller (geschlossener) Milzkreislauf
--> langsamer (offener) Milzkreislauf

größte Teil des Blutes wegen des niedrigeren Flußwiderstandes im „schnellen" geschlossenen Kreislauf die Milz passiert, führt das hohe Milzminutenvolumen von 500–750 ml/min dazu, daß die gesamte Blutmenge des Körpers mindestens einmal am Tage die Pulpastränge im offenen Milzkreislauf passiert.

rote Pulpa
- **Pulpastränge**
- **Milzsinus**

Rote Milzpulpa. Aus den makrophagenreichen *Pulpasträngen* tritt das Blut zwischen den Sinuswandzellen durch die Sinuswände in die *Milzsinus* über, die über Pulpavenen drainiert werden und zusammen mit den Pulpasträngen einen Großteil der *roten Milzpulpa* ausmachen (Abb. 43–1).

weiße Pulpa: lymphatisches Gewebe

Weiße Milzpulpa. Das *lymphatische Gewebe* der Milz, dessen Gesamtheit die weiße Pulpa ausmacht, kann unter Anwendung konventionell-morphologischer und immunhistochemischer Kriterien in anatomisch und funktionell definierbare **Kompartimente** unterteilt werden:

- **PALS:** CD3/CD4+ T-Helfer-/Induktorzellen **(T-Zell-Areal)**

- Die hülsenförmige, die Zentralarterien begleitende **periarterioläre Lymphscheide (PALS)** ist überwiegend von CD3/CD4+ T-Helfer-/Induktorzellen bevölkert *(T-Zell-Areal)*.

- **Pulpa:** CD3/CD8+ T-Suppressor-/zytotoxische Zellen

- **CD3/CD8+** T-Suppressor-/zytotoxische Zellen sind überwiegend diffus in der roten Pulpa verstreut.

- **Milzfollikel und Mantelzone: B-Zell-Areale**
- nach **Ag-Kontakt:** Keimzentrumaktivierung → Vorläufer der Ak-bildenden Zellen

- Die den Zentralarterien exzentrisch anliegenden **Milzfollikel**, *B-Zell-Areale*, weisen in ihrer Randzone zusätzlich zur Mantelzone eine im Gegensatz zum Lymphknoten stark ausgeprägte *Marginalzone* auf. Diese setzt sich überwiegend aus B-Zellen zusammen und erstreckt sich zumindest teilweise auch um die PALS herum. Bei einer Aktivierung des lymphatischen Gewebes der Milz, d. h. bei immunologischen Reaktionen nach Antigenkontakt, tragen die Milzfollikel Keimzentren, in denen Keimzentrumszellen wie Zentrozyten, Zentroblasten und Immunoblasten, d. h. Vorläufer der antikörperbildenden Plasmazellen und der langlebigen Gedächtnis-(Memory-)Zellen, proliferieren. Auch die Marginalzonen, in denen der erste Kontakt zwischen den von Makrophagen präsentierten Antigenen und den zur spezifischen Immunantwort befähigten Zellen stattfindet, sind dabei meist verbreitert und zellreich.

- **Antigenkontakt**

⇨

> Der **Antigenkontakt** wird in den Follikeln durch die *dendritischen Retikulumzellen*, die akzessorischen Zellen der B-Region, vermittelt, die Antigene mit ihren langen Zytoplasmafortsätzen festhalten und immunkompetente B-Zellen präsentieren.

Die akzessorischen Zellen der T-Lymphozyten, die *interdigitierenden Retikulumzellen*, sind in der Milz nur spärlich vorhanden; ihre Funktion wird überwiegend von Makrophagen wahrgenommen.

Milzfunktionen
1. immunologische Abwehrreaktion

Funktionen der Milz sind:
- **Immunologische Abwehrreaktionen**, speziell die Immunantwort gegen Antigene im strömenden Blut. Besonders Antigene, die bereits von Immunglobulinen bedeckt (opsonisiert) sind, können in den Pulpasträngen der Milz leicht durch phagozytierende Makrophagen, die Fc-Rezeptoren tragen, beseitigt werden.

2. Eliminierung von Blutzellen
- Selektierung von Erythrozyten
- Erythrozytenreifung
- unspezifische Phagozytose

- Die **Eliminierung von Blutzellen**, die überaltert, geschädigt oder ebenfalls mit Antikörpern beladen sind. Die Blutzellen werden in dem für sie ungünstigen Milieu der Pulpastränge (langsame Fließgeschwindigkeit, niedriger O_2-Gehalt und pH-Wert) einem hohen Selektionsdruck unterworfen und fallen der Phagozytose durch Pulpastrangmakrophagen anheim. Daneben spielt die Milz bei der *Reifung von Erythrozyten* eine bedeutende Rolle, da ihre Makrophagen Erythrozyteneinschlüsse wie Howell-Jolly-Körperchen selektiv entfernen können. Nach einem Milzverlust sind diese oft jahrelang in Erythrozyten des peripheren Blutes nachweisbar. Eine *unspezifische Phagozytose* ist für die Aufnahme vieler Substanzen aus dem Blut verantwortlich, die bei übermäßigem Angebot, etwa im Rahmen von Stoffwechselkrankheiten (z. B. M. Gaucher, M. Niemann-Pick) oder bei vermehrtem Anfall von Stoffwechselprodukten, wie z. B. Eisen, in den Pulpastrangmakrophagen abgelagert werden.

3. Ak-Bildung

- Die **Antikörperbildung** in der Milz ist aufgrund der großen in dem Organ synthetisierten Immunglobulinmengen für die humorale Immunabwehr von großer Bedeutung. Dagegen kommt der Milz für die *Bildung von Gerinnungsfaktoren und anderen biologisch aktiven Substanzen* nur eine untergeordnete Bedeutung zu.

Folgen des Milzverlusts:

Aus den physiologischen Funktionen leiten sich die Folgen des **Milzverlusts** bzw. einer ausgeprägten Hyposplenie ab:

1. Infektanfälligkeit

- Vor allem im Kindesalter entsteht eine erhöhte **Anfälligkeit gegenüber Infektionen** durch bestimmte Bakterien, die normalerweise in opsonisiertem Zustand durch die Milz aus dem Blut eliminiert werden. Derartige, häufig durch Pneumokokken verursachte Infektionen verlaufen fulminant und nicht selten tödlich.

Sie werden auch als *o*verwhelming *p*ost*s*plenectomy *i*nfection *(OPSI-Syndrom)* bezeichnet.

- OPSI-Syndrom

• Weiterhin kommt es häufig unmittelbar nach einem Milzverlust durch den Wegfall der Speicherfunktion der Milz für diese Blutzellen zu einer zwar passageren, häufig aber **exzessiven Thrombozytose** mit Plättchenzahlen von über 1 Mio/μl Blut, der nach Splenektomien durch die Gabe von Thrombozytenaggregationshemmern Rechnung getragen werden muß. Eine ebenfalls häufige Lymphozytose hat dagegen ebenso wie das Auftreten von Einschlußkörperchen (Howell-Jolly-Körper) in Erythrozyten keinen Krankheitswert.

2. Thrombozytose: >1 Mio/μl Blut
- Wegfall der Speicherfunktion für Thrombozyten
- Lymphozytose
- Howell-Jolly-Körper in Erythrozyten

• Die **Langzeitfolgen** eines Milzverlusts, etwa im Hinblick auf die Entstehung maligner Tumoren oder einer möglichen höheren Inzidenz von Autoimmunerkrankungen, sind noch nicht abschließend geklärt.

3. Langzeitfolgen
- ungeklärt

Klinik. Klinisch geben sich pathologische Veränderungen des Milzgewebes oft als *Splenomegalie* (Milzschwellung) oder *Hypersplenismus* (Überfunktion), seltener als *Hyposplenismus* (Unterfunktion) zu erkennen.

Klinik
• **Splenomegalie:** Milzschwellung
• **Hypersplenismus:** Überfunktion
• **Hyposplenismus:** Unterfunktion

Ursachen einer Splenomegalie können sein:

Splenomegalie-Ursachen

• **Infektionen:**
- *Bakterien:* Splenitis, entzündliche oder septische Milzschwellung, spezielle Krankheitsbilder (Milzbrand, Typhus etc.), Milzabszesse
- *Mykobakterien:* Tuberkulose
- *Viren:* Epstein-Barr-Virus (infektiöse Mononukleose) u. a.
- *Protozoen:* Malaria, viszerale Leishmaniose, Trypanosomiasis
- *Metazoen:* Echinokokkose, Filariose u. a.

• **Immunopathien:** Kollagenosen (rheumatoide Arthritis, M. Felty, SLE), Hypersensitivitätsgranulomatosen (Sarkoidose, M. Wegener u. a.), immunhämolytische Anämien, idiopathische thrombozytopenische Purpura
• **Stoffwechselstörungen:** Amyloidose, Lipidosen (M. Gaucher, M. Niemann-Pick), Mukopolysaccharidosen
• **Kreislaufstörungen:** portale Hypertonie (Leberzirrhose, Milzvenenthrombose u. a.), schwere Rechtsherzinsuffizienz
• **nicht-neoplastische hämatologische Erkrankungen:** hämolytische Anämien (Kugelzellanämie, Thalassämien u. a.)
• **neoplastische hämatologische Erkrankungen:** akute und chronische myeloproliferative Erkrankungen (Osteomyelosklerose, chronische und akute myeloische Leukämie), Hodgkin-Lymphome, Non-Hodgkin-Lymphome, retikulohistiozytäre Erkrankungen (Histiocytosis X, maligne Histiozytose)
• **andere lienale Raumforderungen:** Milzzysten, benigne Milztumoren (Splenome, Hämangiome u. a.), maligne Milztumoren (Angiosarkome), Tumormetastasen.

Während die Pathogenese der Splenomegalie infolge einer Zunahme des Blut- oder Zellgehalts der Milz unmittelbar einsichtig ist, sind die zum **Hyperspleniesyndrom** führenden Mechanismen nur in Grundzügen bekannt. Grundsätzlich sind *2 Faktoren* beteiligt:
• eine Vermehrung und gesteigerte *Phagozytoseaktivität* von Milzmakrophagen sowie
• eine *Verlangsamung des Blutflusses* mit Zunahme des Blutzellgehalts („Pool") und damit einem vermehrtem Angebot an die phagozytierenden Zellen in vergrößerten Milzen.

Hyperplenie durch
- Makrophagenaktivität ↑
- Blutstromverlangsamung
- Blutzellen ↑

Als Residuen eines gesteigerten Blutzellabbaus finden sich gehäuft *Eisen-(Hämosiderin-)speichernde Makrophagen.* Bei einem starken Thrombozytenabbau können Schaumzellen, d. h. Makrophagen mit gequollenen Zelleibern, die ein granuläres, PAS-positives Material enthalten, vorhanden sein.

Blutzellabbau ↑
- Hämosiderinnachweis
- **Thrombozytenabbau ↑:** Makrophagen, Schaumzellen, Zeroid

Hier bestehen aufgrund der Speicherung von Abbauprodukten der Thrombozytenzellmembranen, die Zeroid enthalten, Beziehungen zur meerblauen Histiozytose.

2. Anomalien und Kreislaufstörungen

Anomalien

2.1 Anomalien

- **Agenesie**
- **Hypoplasie**
- **Atrophie** (erworben)
- nach Infarkten, Anämie
- **atypische Lobulierung**
- **Nebenmilzen**
- **ektopes Milzgewebe**
- **Splenosis:** traumatische Versprengung kleiner Milzpartikel in die Bauchhöhle

Das Fehlen der Milzanlage **(Agenesie)** ist außerordentlich selten und meist mit anderen Fehlbildungen innerer Organe (z. B. beim Ivemark-Syndrom) kombiniert. Häufiger dagegen ist eine **Hypoplasie**, d. h. eine angeborene Entwicklungshemmung des Organs. Eine erworbene **Atrophie** mit Verkleinerung des Organs findet sich physiologischerweise im Alter, kann aber auch nach multiplen Milzinfarkten (z. B. bei Sichelzellanämie: Autosplenektomie), nach perkutaner Bestrahlung oder nach Inkorporation radioaktiver Substanzen (z. B. nach Thorotrast-Gabe) sowie bei anderen Krankheitsbildern auftreten. Auch **atypische Lobulierungen** kommen vor. Meist im Lig. gastrolienale lokalisierte **akzessorische** oder **Nebenmilzen** sind häufig (ca. 10%), während eine Verschleppung von Milzgewebe mit der Hoden- oder auch der Ovaranlage *(splenogonadale Fusion)* sehr selten ist. Gelegentlich findet sich **ektopes Milzgewebe** in anderen Organen. Eine meist traumatische Versprengung kleiner Milzpartikel in die Bauchhöhle (Autotransplantation) wird als **Splenosis** bezeichnet.

Nebenmilzen, ektopes Milzgewebe und Splenoseherde können nach therapeutischer Splenektomie, etwa bei hämolytischen Anämien (hereditäre Sphärozytose), eine erhebliche Größe und Funktionssteigerung erreichen und so den erhofften Effekt der Splenektomie zunichte machen.

Kreislaufstörungen

2.2 Kreislaufstörungen

2.2.1 Portale Stauung, kardiale Stauung

1. Portale Stauung
- **venöse Abflußbehinderung** → sinuöse Pulpahyperplasie
- **Mikroskopie**
- **Gandy-Gamna-Knötchen:** Residuen periarteriolärer Blutungen mit Verkalkung und Eisenablagerung

Druckerhöhungen im Pfortaderkreislauf führen über eine *Abflußbehinderung des venösen Milzblutes* zu einer Vergrößerung (oft >500 g) und Konsistenzvermehrung der Milz, die mit einer Verdickung der Milzkapsel, seltener einer *Kapselhyalinose* (Zuckergußmilz) einhergehen können. **Mikroskopisch** liegen eine Hyperplasie und ein Umbau der roten Milzpulpa vor, in der sich unregelmäßig weite und stark verlängerte Sinus mit gelegentlich eng zusammenliegenden Sinuswandzellen (Fibroadenie) und sklerosierte Pulpastränge finden. Zahl und Größe der Milzfollikel sind reduziert. Daneben kommt es häufig zu periarteriolären Blutungen, deren Residuen mit Eisen- und Kalkablagerungen auch als *Gandy-Gamna-Knötchen* bezeichnet werden. Aus diesen Veränderungen resultiert i. d. R. ein Hypersplenismus, der nicht selten die Indikation für eine Splenektomie darstellt.

2. Kardiale Stauung
- nur mäßige Vergrößerung (<500 g) mit relativer Hyperplasie
- kein Hypersplenismus

Kardiale Stauung. Bei der meist durch eine schwere Rechtsherzinsuffizienz bedingten chronischen Stauung im großen Kreislauf findet sich eine nur mäßige Splenomegalie (<500 g) mit *relativer Hyperplasie* der roten Pulpa. Die aufgeweiteten Pulpastränge und Sinus enthalten reichlich Erythrozyten, bei längerer Dauer der Stauung kommt es zu einer diffusen Faservermehrung. Ein Hypersplenismus tritt i. d. R. *nicht* auf.

3. Milzinfarkt

2.2.2 Milzinfarkt

solitär, multipel

- **Morphologie**
- keilförmig, dunkelrot, später gelb
- **Folge:** keilförmige Narbe
- **Histologie**
- Nekrosezone
- hämorrhagischer Randsaum

Die teils solitären, teils multiplen Infarkte (vgl. bei Sichelzellanämie) der Milz entstehen als Folge eines Verschlusses von Ästen der A. lienalis. Sie zeigen sich als meist *keilförmige*, *dunkelrote* und später *gelbe Bezirke*, die im Verlauf narbig organisiert werden und trichterförmige Einziehungen der infolge einer meist vorhandenen Perisplenitis fokal fibrosierten Milzkapsel hervorrufen können. **Mikroskopisch** finden sich zunächst eine Nekrosezone mit meist hämorrhagischem, resorptivem Randsaum mit unspezifischem Granulationsgewebe, später Narbenfelder.

Totalinfarkte der Milz infolge Stieldrehung des Organs sind selten.

3. Infektionskrankheiten

Infektionskrankheiten

3.1 Bakterielle und mykobakterielle Infektionen

Bakterielle Infektionen. Bei systemischen Infektionen führt die Reaktion der immunkompetenten Zellen in der Milz auf hämatogen verschleppte Erreger und ihre Zerfallsprodukte sowie auf Entzündungsmediatoren zu einer *entzündlichen* oder *septischen Milzreaktion* **(akute Splenitis)**. Dieser liegt mikroskopisch eine Aktivierung des lymphoretikulären Gewebes mit *floriden Keimzentren*, gelegentlich auch *Follikelnekrosen*, eine Vermehrung und Aktivierung phagozytierender Zellen sowie eine Zunahme von Granulozyten und Monozyten zugrunde. *Makroskopisch* imponiert diese Veränderung als mäßige Vergrößerung der Milz, deren Parenchym weich, häufig zerfließlich und meist grau-rot erscheint.

1. Bakterielle Infektionen

- **akute Splenitis: entzündliche septische Milzreaktion**
  - floride Keimzentren
  - Follikelnekrosen
- **Makroskopie**
  - mäßig vergrößerte Milz mit zerfließlicher Schnittfläche

Eine ähnliche Reaktion der Milz findet sich auch als Reaktion auf nekrotisch zerfallende Tumoren verschiedenster Körperregionen.

Milzabszesse entstehen durch Ansiedlung und Vermehrung von Bakterien oder Pilzen in der Milz. Am häufigsten entstehen sie hämatogen, etwa im Rahmen einer Septikopyämie, vor allem bei infektiösen Endokarditiden, seltener per continuitatem, z. B. bei Pankreatitiden oder Kolonperforationen.

Milzabszeß
- selten
- hämatogene Streuherde bei Septikopyämie

Die Morphologie der Milzveränderungen bei **mykobakteriellen Infektionen** hängt zum einen vom Immunstatus des Organismus, zum anderen von der Erregerspezies ab. Bei generalisierten Infektionen durch M. tuberculosis, etwa bei einer **Miliartuberkulose** ist die Milz immer betroffen. Bei meist leichter Splenomegalie kommen kleine knötchenförmige Herde vor, denen mikroskopisch *typische Epitheloidzelltuberkel* mit mehr oder minder ausgeprägten Verkäsungen entsprechen. Ubiquitäre (atypische) Mykobakterien ebenso wie eine schwere Immundefizienz führen dagegen nicht zu einer granulomatösen Reaktion. Ihre intrazelluläre Vermehrung in Makrophagen ruft eine herdförmige Durchsetzung des Parenchyms mit Ansammlungen von geschwollenen Makrophagen mit reichlich säurefesten Stäbchen im Zytoplasma hervor **(mykobakterielle Histiozytose)**.

2. Mykobakterielle Infektionen

a) Milztuberkulose
- typische Epitheloidzellgranulome oder
- mykobakterielle Histiozytose

Auch bei **Lepra** können Epitheloidzellgranulome vorkommen, die M. leprae enthalten.

b) Lepra: Epitheloidzellgranulome

3.2 Virale Infektionen, Proto- und Metazoeninfektionen

Bei **Viruserkrankungen** ist u. a. die weiße Milzpulpa betroffen, sekundär können sich jedoch auch Veränderungen in der roten Pulpa nachweisen lassen. Eine akute Infektion durch den Epstein-Barr-Virus (EBV), **infektiöse Mononukleose**, führt durch eine starke Vermehrung stimulierter Lymphozyten *(Pfeiffer-Zellen)* in der roten Pulpa zu einer *erheblichen Splenomegalie* mit der Gefahr einer Spontanruptur. Bei Infektionen durch andere **Viren der Herpes-Gruppe** lassen sich neben der Stimulation des lymphoretikulären Gewebes teilweise charakteristische *Einschlußkörper* (insbesondere bei Zytomegalie- und Herpes-Virus-Infektion) beobachten. Eine **Maserninfektion** führt zu einer starken *Reduktion von T-Lymphozyten* in den PALS, häufig sind die Keimzentren der Follikel regressiv verändert. Bei einer **HIV-Infektion** gehen die Veränderungen denjenigen in den Lymphknoten parallel und sind von der Dauer der HIV-Infektion abhängig. Findet sich in frühen Stadien noch eine *Hyperplasie der Milzfollikel*, so sind in Finalstadien des Aids die *Follikel und PALS zellarm*, und neben einer kräftigen Plasmazellvermehrung können Manifestationen opportunistischer Infektionen oder Malignome, insbesondere Non-Hodgkin-Lymphome, vorliegen.
In der Milz kann sich darüber hinaus ein **virusassoziiertes hämophagozytisches Syndrom** manifestieren, bei dem die Makrophagen der Pulpastränge und Sinus im Gefolge einer Virusinfektion eine massive Phagozytose von Blutzellen aufweisen.

3. Virale Infektionen

- **Pfeiffer-Drüsenfieber**
  - erhebliche Splenomegalie durch Vermehrung stimulierter Lymphozyten
- **Herpes-Infektion**
  - Einschlußkörper
- **Maserninfektion**
  - T-Lymphozyten in PALS ↓
- **HIV-Infektion**
  - Hyperplasie der Milzfollikel später
  - zellarme PALS
- **virusassoziiertes hämophagozytisches Syndrom**
  - Phagozytose von Blutzellen

4. Proto- und Metazoeninfektionen

- **Malaria**
  - Malariapigment
  - Pulpastrangmakrophagen ↑
- **viszerale Leishmaniose**
- **Trypanosomiasis**
- **Filariose, Echinokokkose, Schistosomiasis**

Proto- und Metazoeninfektionen. Bei chronischen Infektionen durch *Plasmodien* (Malaria) und *Leishmanien* (Kala-Azar) werden exzessive Milzgewichte (bis 7000 g) erreicht. Bei **Malaria** erscheint die Schnittfläche brüchig und durch die Einlagerung von Malariapigment in den stark vermehrten Pulpastrangmakrophagen grau-braun. Parasiten sind am besten in Tupfpräparaten nachweisbar. Eine progrediente Fibrose ruft eine zunehmende Verhärtung des Organs hervor. Bei der **viszeralen Leishmaniose** kommt es in den stark vermehrten Pulpamakrophagen zu einer intrazellulären Vermehrung der Erreger, die dort massenhaft vorhanden sind. Auch bei der **Trypanosomiasis** (Schlafkrankheit) ist meist eine mäßige Splenomegalie vorhanden.
Bei den wichtigen Tropenerkrankungen **Filariose**, **Echinokokkose** und **Schistosomiasis** ist die Milz i.d.R. direkt oder indirekt betroffen. Bei der Filariose lassen sich neben Granulomen der Pulpastränge in den Sinus häufig Mikrofilarien nachweisen, während die Echinokokkose zur Bildung von Echinokokkuszysten und die Schistosomiasis indirekt über eine portale Hypertonie infolge des Leberbefalls zu einer Splenomegalie führen.

4. Milzzysten und -pseudozysten, Milztumoren

4.1 Milzzysten

Milzzysten, -pseudozysten

- **falsche Milzzysten:** Echinokokkose
- **echte Milzzysten:** mesotheliale Zysten

Zystische Läsionen der Milz sind sehr häufig durch eine *Echinokokkose* verursacht. Diese Zysten können eine erhebliche Größe erreichen. Sog. *„falsche" Milzzysten* entstehen durch Verflüssigung von Hämatomen, Abszessen und Infarkten und besitzen keine epitheliale Auskleidung. Dagegen werden *„echte" Milzzysten* von einem metaplastischen Plattenepithel ausgekleidet und stellen eine Variante der *mesothelialen Milzzysten* dar.

4.2 Milztumoren

Gutartige Milztumoren
- **Hämangiom**
- **Lymphangiom**

- **Splenom**
  - unkoordiniertes Wachstum von Pulpastrangstrukturen
- **Peliose**
  - benigner Tumor der Sinusendothelien

Gutartige Tumoren der Milz sind zumeist Gefäßtumoren, die als kavernöse, seltener als kapilläre *Hämangiome*, gelegentlich auch als *Lymphangiome* auftreten und dieselbe Morphologie wie in anderen Organen besitzen. Kombinationen mit Gefäßtumoren in anderen Organen („Hämangiomatose") kommen vor. Eine durch unkoordiniertes Wachstum von Pulpastrangstrukturen hervorgerufene hamartomatöse Veränderung in der roten Pulpa wird als **Splenom** bezeichnet. Eine gutartiger Tumor der Sinusendothelien (Littoralzelltumor) ist beschrieben worden. Bei der tumorartigen **Peliose** handelt es sich um eine ätiologisch ungeklärte knotige Ektasie von stark blutgestautem Milzsinus; häufig bestehen gleichzeitig identische Veränderungen in der Leber.

Maligne Milztumoren
- **Hämangiosarkom**

Maligne Tumoren. Der häufigste bösartige Tumor der Milz ist das **Hämangiosarkom**, das sich zumeist in einer hochgradigen Splenomegalie, gelegentlich auch in einer spontanen Milzruptur zu erkennen gibt und aufgrund seiner frühzeitigen hämatogenen Metastasierung u.a. in Leber und Skelettsystem eine extrem schlechte Prognose besitzt.

Histologie: Gefäßproliferate

Histologisch finden sich neoplastische Gefäß-, gelegentlich auch solide Proliferate, die von atypischen endothelartigen Zellen gebildet werden, mit einer erheblichen morphologischen Variabilität.

Immunhistochemisch lassen sich hier endothelassoziierte Antigene wie FVIII-Ag nachweisen, die eine Abgrenzung von anderen, noch selteneren mesenchymalen Milztumoren wie malignen fibrösen Histiozytomen erlauben.

- **primäre maligne Lymphome**
  - selten

Primäre maligne Lymphome der Milz sind – aus unbekannter Ursache – selten und unterscheiden sich morphologisch und immunphänotypisch nicht von nodalen Lymphomen.

5. Milz und nicht-neoplastische Blutkrankheiten

Milz bei benignen Blutkrankheiten

5.1 Hämolytische Anämien

Hämolytische Anämien

- **Praxishinweis**

Bei allen hämolytischen Anämien liegt eine mehr oder minder stark ausgeprägte **Splenomegalie** vor, wobei die korpuskulären hämolytischen Anämien i. d. R. keine Hyperplasie des lymphatischen Gewebes zeigen.

1. hereditäre Sphärozytose
- Defekt der Erythrozytenmembran

- **Histologie**
- Zunahme der roten Pulpa
- Geisterzellen in den Pulpasträngen

• Die auf einem Defekt der Erythrozytenmembran beruhende **hereditäre Sphärozytose (Kugelzellanämie)** ist die häufigste korpuskuläre hämolytische Anämie und geht mit einer mittelgradigen Splenomegalie und blutreichen dunkelroten Schnittfläche einher. Diesem Befund liegt mikroskopisch eine Zunahme der roten Pulpa zugrunde, deren Stränge prall mit Erythrozyten gefüllt sind, die aufgrund der geringen Verformbarkeit der Erythrozyten bei diesem Membrandefekt nicht in die Sinus übertreten können. Dort liegen dagegen überwiegend ausgelaugte, nur schattenhaft erkennbare Erythrozyten (*„Geisterzellen“*). Eine Siderose ist kaum vorhanden.

Eine *Splenektomie* führt bei dieser Erkrankung durch die Eliminierung des Abbauorgans zwar zu einer Besserung der Anämie, nicht jedoch zur Heilung der Grunderkrankung.

2. Thalassämie
- Erythrozytenabbau ↑
- Erythrozytenphagozytose
- Siderose
- extramedulläre Hämatopoese

• Bei der homozygoten Form der **Thalassämie (Cooley-Anämie)** mit abnorm hohem Gehalt an fetalem Hämoglobin (Hb-F) in den Erythrozyten liegt in der Milz zum einen das typische Bild eines gesteigerten *Erythrozytenabbaus* mit *Erythrophagozytose* und *Siderose* vor, zum anderen findet sich infolge Dekompensation der medullären Hämatopoese eine kompensatorische extramedulläre Hämatopoese.

3. enzymopenische hämolytische Anämien

• **Enzymopenische hämolytische Anämien** rufen nur dann über die unspezifischen Zeichen einer gesteigerten Erythrozytensequestration herausgehende Veränderungen hervor, wenn sie mit einer Innenkörperbildung einhergehen (z. B. Heinz-Körper bei Glukose-6-Phosphat-Dehydrogenase-Mangel).

4. immunhämolytische Anämie
- M. haemolyticus neonatorum

• Bei der **immunhämolytischen Anämie** lassen sich mehrere Unterformen abgrenzen. Beim massiven intrauterinen Übertritt von gegen Rhesus-Determinanten gerichteten mütterlichen Antikörpern entsteht ein *M. haemolyticus neonatorum (Erythroblastosis fetalis)*, bei dem die stark vergrößerte Milz eine massive extramedulläre Blutbildung (Erythroblastose) aufweist.

Andere mit einer Erythrozytensequestration in der Milz einhergehende immunhämolytische Anämien werden meist durch Autoantikörper vom Wärmetyp vermittelt. In der meist vergrößerten Milz steht eine Hyperplasie der roten Pulpa mit Vermehrung phagozytierender Makrophagen und einer Siderose auch der Sinuswandzellen im Vordergrund. Gelegentlich lassen sich hyperplastische Milzfollikel mit floriden Keimzentren nachweisen.

5.2 Idiopathische thrombozytopenische Purpura (ITP; M. Werlhof)

Idiopathische thrombozytopenische Purpura

- **Thrombozytenüberlebenszeit ↓**
- Hypersplenomegalie

Der **M. Werlhof** imponiert klinisch durch eine Thrombozytopenie mit verkürzter Thrombozytenüberlebenszeit und einer kompensatorischen Steigerung der medullären Megakaryopoese. Der Milz kommt bei der ITP durch die überwiegend lienale Produktion von Autoantikörpern gegen Adhäsionsmoleküle der Thrombozytenmembran (GpIIb/IIIa) und eine Sequestration und Zerstörung antikörperbeladener Blutplättchen eine zentrale pathogenetische Rolle zu. Bei unbehandelten Fällen findet sich in der nur leicht vergrößerten Milz eine Vermehrung und Vergrößerung von Milzfollikeln, die als Zeichen ihrer Aktivierung floride Keimzentren aufweisen. In der *roten Pulpa* findet sich eine Plasmozytose (Antikörperbildung), die Pulpastränge enthalten reichlich Makrophagen, die durch die Phagozytose von Thrombozyten schaumzellig umgewandelt sein und ein granuläres PAS-positives Material enthalten können.

- **Histologie**
- Vergrößerung der Follikel
- Plasmozytose
- schaumzellig umgewandelte Makrophagen durch Phagozytose der Thrombozyten

Falls ein überwiegender Abbau in der Milz nachgewiesen wird und die Steroidtherapie versagt, ist eine Splenektomie indiziert.

Kombinationen mit immunhämolytischen Anämien (Evans-Syndrom) kommen vor.

Systemerkrankungen und Milz

6. Beteiligung der Milz bei Systemerkrankungen, Kollagenosen

Lymphoproliferative Erkrankungen

6.1 Lymphoproliferative Erkrankungen

1. NHL

- **obligater Befall** bei
  - CLL
  - Haarzell-Leukämie
- **fakultativer Befall** bei
  - Milzgewicht >400 g
  - milzhilärem Lymphknotenbefall
- **häufig primärer Befall der weißen Pulpa**

Ein Milzbefall bei **Non-Hodgkin-Lymphomen (NHL)** ist von der Erkrankungsdauer und vom Typ des NHL abhängig, so daß pauschale Zahlenangaben hierzu nicht möglich sind. Während leukämisch verlaufende NHL, also u. a. die chronischen lymphatischen Leukämien (CLL) und die Haarzell-Leukämie, die Milz obligat befallen und möglicherweise dort primär entstehen (Haarzell-Leukämie mit den in der Milz charakteristischen Pseudosinus!), läßt sich eine Milzbeteiligung bei den anderen NHL meist am *Milzgewicht* ablesen: bei *über 400 g* ist bei nahezu allen Fällen eine Lymphominfiltration zu erwarten. Des weiteren sprechen eine Infiltration milzhilärer Lymphknoten oder der Leber stark für eine Milzbeteiligung.
Bei Ausbreitung eines NHL in die Milz findet sich i. d. R. ein primärer Befall der *weißen Pulpa* bzw. eine perivaskuläre Ausbreitung mit sekundärem Befall der roten Pulpa (Ausnahme: die primär in der roten Pulpa lokalisierte Haarzell-Leukämie). Bei niedrig malignen NHL ist ein relativ uniformer, häufig als diffus imponierender Befall zu erwarten, während hochmaligne NHL meist größere Tumorknoten hervorrufen, die u. U. die Kapsel durchbrechen und Nachbarorgane infiltrieren.

Splenektomien werden meist nicht mehr im Rahmen eines Staging, sondern zur Therapie von Komplikationen (z. B. Hypersplenismus) oder zur Tumorreduktion durchgeführt.

2. HL

- Milzbefall abhängig von Erkrankungsdauer und -stadium
  - konfluierende knotenförmige Herde

Bei **Hodgkin-Lymphomen (HL)** wird in letzter Zeit aufgrund diagnostischer und therapeutischer Fortschritte weitgehend auf die früher routinemäßig geübte Staging-Laparotomie mit Splenektomie verzichtet. Auch hier ist die Inzidenz des Milzbefalls aufgrund der fast regelhaften Ausbreitungsmuster der HL von der Erkrankungsdauer und damit von der Ausbreitung der Erkrankung zum Zeitpunkt der Diagnose sowie vom histologischen Subtyp abhängig. Die Infiltrate in der Milz können ohne Kenntnis des Lymphknotenbefundes nur sehr beschränkt subtypisiert werden. Sie treten zuerst in der *weißen Pulpa* auf und bilden später konfluierende knotenförmige Herde, die zytologisch dieselbe Zusammensetzung aufweisen wie in Lymphknoten. Besonders in Frühstadien des Milzbefalls kann die Infiltration sehr diskret ausgeprägt sein, so daß in diesen Fällen eine sehr ausgiebige und sorgfältige morphologische Untersuchung der Milz angezeigt ist. Die *Komplikationen* eines Milzbefalls durch HL gleichen denen bei NHL.

Myeloproliferative Erkrankungen

6.2 Myeloproliferative Erkrankungen

1. AML
- hämatogene Besiedlung
- mittelgradige bis starke Splenomegalie

- Bei der **akuten myeloischen Leukämie (AML)** wird die Milz hämatogen besiedelt und ist mäßig bis stark vergrößert. Vor allem die *rote Pulpa* ist stark durch unreife myeloische Zellen infiltriert. Diese lassen sich sowohl morphologisch als auch durch den Nachweis bestimmter Enzyme und Antigene von den kleineren lymphatischen Zellen der reduzierten lymphatischen Areale der Milz unterscheiden.

2. CML

⇨

- Bei der **chronischen myeloischen Leukämie (CML)** finden sich eine oft *hochgradige Splenomegalie* (>1000 g) und eine grau-rote Schnittfläche mit anämischen Infarkten.

Histologisch besteht eine diffuse Durchsetzung des Organs durch leukämische Zellen, die u.a. Promyelozyten und Myelozyten darstellen. Das vermehrte Auftreten von Blasten weist auf einen *extramedullären Blastenschub* hin. Das lymphatische Gewebe ist reduziert und besonders nach Bestrahlung kann es zu einer diffusen Faservermehrung kommen.

• **Histologie**
- Promyelozyten, Myelozyten
- Blasten → Blastenschub

• Auch bei anderen chronischen myeloproliferativen Erkrankungen ist die Milz regelmäßig beteiligt. Während bei der **Polycythaemia rubra vera** eine starke Blutfülle der roten Pulpa das Bild prägt, steht bei der **Osteomyelosklerose (OMS)** eine oft *extreme* Splenomegalie mit u. U. tumorförmiger Infiltration durch neoplastische Blutbildungszellen aller 3 hämatopoetischer Zellinien *(myeloische Metaplasie)* mit teilweise bizarren Megakaryozyten im Vordergrund.

3. Polycythaemia rubra vera
- Blutfülle der roten Pulpa

4. OMS
- massive Splenomegalie mit u. U. tumorförmiger myeloischer Metaplasie

Gelegentlich ist die morphologische Differentialdiagnose chronischer myeloproliferativer Erkrankungen in der Milz außerordentlich schwierig.

Die **Komplikationen** eines Milzbefalls bei diesen Krankheitsbildern gleichen den Folgeveränderungen, die bei malignen Lymphomen beobachtet werden.

Splenektomien bei chronischen myeloproliferativen Erkrankungen werden ebenfalls meist zur palliativen Therapie eines Hypersplenismus oder anderer Komplikationen vorgenommen.

6.3 Histiozytäre Neoplasien

Histiozytäre Neoplasien

Die **Abt-Letterer-Siwe-**, die **Schüller-Christian-Hand-Krankheit** sowie das **eosinophile Granulom** stellen verschiedene Spielarten der **Langerhans-Zell-Histiozytose (LHCH)** bzw. **Histiocytosis X** dar, die durch eine Proliferation histiozytärer Zellen gekennzeichnet ist. Diese zeigen immunphänotypische (CD1-, Protein S-100-Positivität) und ultrastrukturelle (Vorkommen von Langerhans- bzw. Birbeck-Granula) Beziehungen zu den Langerhans-Zellen der Haut und den interdigitierenden Retikulumzellen der lymphatischen Organe.

• Die *Milzbeteiligung bei LHCH* gibt sich meist als kleinherdige, häufig konfluierende und gefäßbezogene Infiltration der roten Pulpa durch die charakteristischen Tumorzellen zu erkennen. Eosinophile Granulozyten können vorhanden sein.

• **LHCH**
- Proliferation histiozytärer Zellen
- kleinherdige, konfluierende, gefäßbezogene Infiltration der roten Pulpa

• Eine echte **maligne Histiozytose (MH)** als bösartige Neubildung von terminal differenzierten Zellen des Monozyten-Makrophagen-Systems ist selten. Die meisten berichteten Fälle haben sich retrospektiv als maligne Lymphome mit gleichzeitiger aberranter Expression histiozytärer Marker erwiesen.

• **maligne Histiozytose**
- bösartige Neubildung des Monozyten-Makrophagen-Systems

Die MH führt durch eine hochgradige Infiltration der roten Pulpa mit atypischen, häufig phagozytierenden histiozytären Zellelementen zu einer ausgeprägten *Splenomegalie. Differentialdiagnostisch* muß das bereits erwähnte virusassoziierte hämophagozytische Syndrom von der MH abgegrenzt werden.

- Infiltration der roten Pulpa

DD: virusassoziiertes hämophagozytisches Syndrom

6.4 Tumormetastasen in der Milz

Tumormetastasen

Tumormetastasen in der Milz finden sich bei bis zu 10 % der an einem metastasierten Tumor verstorbenen Patienten. In erster Linie metastasieren kleinzellige *Bronchial-* und *Mammakarzinome* sowie *maligne Melanome* in die Milz, wobei sich sowohl noduläre Infiltrate als auch eine diffuse Durchsetzung der Sinus (Sinuskarzinose) finden können.

- in 10 % bei metastasiertem Tumor bei
- Bronchialkarzinom
- malignem Melanom
- Mammakarzinom

6.5 Milz bei Kollagenosen

Milz bei Kollagenosen

Bei dieser Gruppe von ätiologisch noch unzureichend charakterisierten Krankheitsbildern findet sich meist eine *mäßige* Splenomegalie.
Die **rheumatoide Arthritis (RA)** ist durch eine *uncharakteristische Hyperplasie* der Milzfollikel gekennzeichnet. Dagegen findet sich beim **Felty-Syndrom** (RA, Splenomegalie, Granulozytopenie im Erwachsenenalter) eine *höhergradige Splenomegalie* (bis 1000 g) mit einer starken Hyperplasie der Milzfolli-

• **rheumatoide Arthritis**
- uncharakteristische Hyperplasie

• **Felty-Syndrom**
- Splenomegalie

- **systemischer LE**
- konzentrisch geschichtete Fibrosezonen
- lymphatische Hyperplasie
- **systemische Sklerodermie**
- Atrophie

kel, einer Hyperplasie der roten Pulpa und einem gesteigerten Abbau von Granulozyten. Beim **systemischen Lupus erythematodes (SLE)** treten konzentrisch geschichtete Fibrosezonen um kleine Arterien („Zwiebelschalen") zur lymphatischen Hyperplasie hinzu. Ein SLE kann über die Bildung von Autoantikörpern zu einer Immunthrombozytopenie mit einem entsprechendem Milzbefund führen. Bei der **systemischen Sklerodermie** findet sich meist eine hochgradige Atrophie des Organs.

Stoffwechselkrankheiten

7. Stoffwechselkrankheiten

Amyloidose

7.1 Amyloidose

- bei sekundären Amyloidosen

- **2 Ablagerungsmuster:**
- fokal (Sagomilz)
- diffus (Schinkenmilz): Organmasse <500 g

Obwohl sich bei den primären (im Gefolge monoklonaler Gammopathien) und den sekundären (bei chronischen Entzündungsvorgängen auftretenden) Amyloidosen neben differenten Amyloidtypen (AL- bzw. AA-Typ) sehr unterschiedliche Organbeteiligungen finden, ist die Milz bei den sekundären Amyloidosen häufiger betroffen. Aus völlig unbekannter Ursache finden sich *2 Hauptformen* der Amyloidablagerung:

- **fokale Amyloidose** *(„Sagomilz")* mit knötchenförmiger, follikelgebundener Ablagerung von Amyloid und meist nur geringer Splenomegalie und geringer Funktionsbeeinträchtigung
- **diffuse** Form *(„Schinkenmilz")*, bei der sich das Amyloid an die Retikulinfasern der roten Pulpa ablagert, häufig mit Splenomegalie (<500 g) und Hyposplenismus.

Speicherkrankheiten

7.2 Speicherkrankheiten

intrazelluläre Anhäufung pathologischer Stoffwechselprodukte in Zellen des MPS

Diese seltenen Erkrankungen beruhen zwar auf den unterschiedlichsten Ursachen, entstehen jedoch aufgrund identischer pathogenetischer Mechanismen, und zwar durch die intrazelluläre Anhäufung normaler oder pathologischer Stoffwechselprodukte. Diese Anhäufung kann durch lysosomale Enzymdefekte, einen relativen Enzymmangel bei Überangebot an Substrat oder durch einen Anfall nicht abbaubarer Stoffwechselprodukte bzw. Substanzen entstehen. Bei einer Beteiligung von Zellen des mononukleären Phagozytensystems (MPS) kommt es in der Milz zu einer Hyperplasie der Pulpastrang-, häufig auch periarteriell lokalisierter Makrophagen.

Manifestation in der Milz bei
- M. Gaucher
- M. Niemann-Pick
- **Mukopolysaccharidosen**

→ erhebliche Splenomegalie

So manifestieren sich primäre Lipidosen wie der **M. Gaucher** und der **M. Niemann-Pick** in der Milz durch eine starke Vermehrung kerasin- bzw. sphingomyelinspeichernder Makrophagen u. a. in den Pulpasträngen mit einer erheblichen Splenomegalie und ihren Folgen. Ähnliche Veränderungen ergeben sich durch eine Speicherung von Mukopolysacchariden bei den **Mukopolysaccharidosen**. Das Auftreten sog. *meerblauer Histiozyten*, die Zeroid speichern, kann sowohl im Rahmen eines primären Stoffwechseldefekts als auch sekundär bei gesteigertem Blutzellabbau vorkommen.

Die genannten Substanzen und damit die Erkrankungen lassen sich teilweise aufgrund ihres färberischen Verhaltens, sicher mit Hilfe biochemischer Verfahren identifizieren.

XLIV. Weichteiltumoren

D. Harms, D. Schmidt

Weichteiltumoren

Ausgenommen: Knorpel-, Gelenk-, Mesotheltumoren, neurale Tumoren – jedoch mit Berücksichtigung der Tumoren des Kindesalters.

Definition. Weichteiltumoren bilden eine nach *Histogenese* und *Morphologie* heterogene Gruppe von gutartigen und bösartigen nicht-epithelialen Tumoren, die **zwischen Skelettsystem und Haut lokalisiert** sind.

mesenchymale Tumoren

Nicht zu den Weichteiltumoren zählen Tumoren des lymphatischen und Monozyten-Makrophagen-Systems und der Stützgewebe parenchymatöser Organe.

1. Häufigkeit, Manifestationsalter, Klinik

Häufigkeit, Klinik

Häufigkeit. Gutartige Weichteiltumoren sind viel häufiger als bösartige. *Bösartige Weichteiltumoren* machen nur etwa 1 % aller malignen Tumoren aus und sind für ungefähr 2 % aller tumorbedingten Todesfälle verantwortlich. Sarkome sind, relativ gesehen, im Kindes- und Adoleszenzalter häufiger als bei Erwachsenen und stellen etwa 10 % der malignen Tumoren jüngerer Menschen. Insgesamt sind jedoch nur 15 % der Patienten mit Sarkomen unter 15 Jahre alt.

- **Sarkome:**
- 1 % aller Malignome
- 2 % aller Tumortodesfälle
- 10 % aller malignen Tumoren jüngerer Menschen

Manifestationsalter. Grundsätzlich können die einzelnen Tumortypen in jedem Lebensalter auftreten. Für die Praxis gilt jedoch, daß die Manifestation der jeweiligen Tumortypen stark vom Lebensalter abhängig ist. So treten *Rhabdomyosarkome* bevorzugt bei *Kindern und Adoleszenten* auf, während maligne fibröse *Histiozytome* (fibrohistiozytische Sarkome) hauptsächlich bei *älteren Menschen* vorkommen.

- **Tumormanifestation** (z. T. altersabhängig):
- **Rhabdomyosarkome** bei Kindern und Adoleszenten
- **maligne fibröse Histiozytome** bei älteren Erwachsenen

Nimmt man alle Weichteiltumortypen zusammen, so sind männliche Patienten etwas häufiger betroffen als weibliche.

- **Geschlecht:** männlich > weiblich

Lokalisation. Die jeweiligen Tumorlokalisationen sind variabel und z. T. vom Tumortyp bestimmt. Unter den *retroperitonealen* Sarkomen sind *Liposarkome* am häufigsten, während für maligne fibröse *Histiozytome* die Manifestation in der (tiefen) *Adduktorenloge* des Oberschenkels als charakteristische (wenn auch keineswegs ausschließliche) Lokalisation gilt. *Embryonale Rhabdomyosarkome* treten demgegenüber am häufigsten in den Weichteilen von *Kopf-* und *Halsregion* sowie *urogenital* auf.

- **Prädilektionsstellen:**
- Retroperitoneum: **Liposarkome**
- Adduktorenloge: **MfH**
- Kopf/Hals, urogenital: **embryonales Rhabdomyosarkom**

Die **Tumorgröße** wird durch die Tumorlokalisation mitbestimmt. Tumoren in „versteckter" Lokalisation, etwa in Retroperitoneum, Glutäalregion oder proximalem Oberschenkel, sind zum Zeitpunkt der Diagnose, unabhängig von histologischem Typ und Dignität, durchschnittlich größer als in der Körperperipherie lokalisierte und damit früher erkennbare Tumoren.

- **Tumorgröße:** lokalisationsabhängig
- versteckte Lokalisationen: große Tumoren
- oberflächliche Lokalisationen: kleine Tumoren

Klinik. Die wichtigsten klinischen Symptome sind *Schwellung* (häufig) und *Schmerzen* (seltener).

- **Klinik:**
- Schwellung
- Schmerzen

2. Klassifizierung und Diagnostik

Klassifizierung

2.1 Klassifizierung

Histogenese, Phänotyp, Zelltyp

2.1.1 Histogenese, Phänotyp, Zelltyp

- **gutartige Tumoren:** „-ome"
- **bösartige Tumoren:** Sarkome

Die Weichteiltumoren werden nach der *Dignität* in *gutartige* („-ome") und *bösartige Tumoren* (Sarkome) eingeteilt. Meist werden die Tumoren so bezeichnet, daß das Ausgangsgewebe im entsprechenden Terminus am Anfang genannt wird: z.B. *Lipo-*, *Fibro-*. Bei einem gutartigen Tumor folgt die Silbe *-om*, bei einem bösartigen wird das Suffix *-sarkom* (griech. *sarx* Fleisch) hinzugefügt: z.B. Liposarkom, Fibrosarkom. Ausnahmen hinsichtlich der Terminologie kommen vor.

- semimaligne Tumoren: meist niedrig maligne Tumoren (G1)

Früher als *semimaligne bezeichnete Tumoren*, für die lokal aggressives Wachstum, jedoch kein nennenswertes Metastasierungsrisiko typisch ist, werden gegenwärtig häufig zu den malignen Tumoren gezählt, müssen dann aber entweder als *hochdifferenzierte Sarkome* oder *G1-Sarkome* besonders etikettiert werden.

Klassifizierung nach
1. **Histogenese** (wenn möglich)

Wenn möglich, klassifiziert man die Tumoren nach der **Histogenese**, d.h. dem mutmaßlichen Ausgangs- bzw. „Muttergewebe". Bei einer Reihe von Tumoren sind die Ursprungszellen jedoch nicht zu definieren:

2. **Phänotyp** (wenn Histogenese nicht erkennbar)

Unter diesen gibt es bestimmte Tumorentitäten mit hochcharakteristischer Morphologie, wie z.B. das alveoläre und das epitheloide Weichteilsarkom, bei denen eine Tumortypisierung (Typing) trotz ungeklärter Histogenese nach dem **Phänotyp** ohne weiteres möglich ist.

3. **dominierendem Zelltyp**

- Rate unklassifizierbarer Sarkome <10%

Andere maligne Tumoren können so wenig differenziert sein, daß man sie nicht näher einordnen kann und sie dann hilfsweise nach dem **dominierenden Zelltyp** bezeichnet: z.B. Rundzellen-, Spindelzellen-, pleomorphes Sarkom. Der prozentuale Anteil undifferenzierter Sarkome hat in den letzten Jahren durch den Einsatz moderner Untersuchungstechniken (Elektronenmikroskopie, Immunhistochemie) von etwa 20% auf deutlich unter 10% abgenommen. Die Klassifizierung der wichtigsten Weichteiltumoren ist in Tab. 44–1 und Abb. 44–1 dargestellt.

Tab. 44-1: Konventionelle Klassifikation der wichtigsten Weichteiltumoren (Auswahl)

Histogenese	Tumortypen
I. fibröses Gewebe	Fibrom, Fibromatosen, Fibrosarkom benignes und malignes fibröses Histiozytom
II. Fettgewebe	Lipom, Liposarkom
III. Muskelgewebe	Leiomyom, Leiomyosarkom Rhabdomyom, Rhabdomyosarkom
IV. Gefäßsystem	Hämangiom, Hämangioendotheliom, Hämangiosarkom inkl. Kaposi-Sarkom Lymphangiom, Lymphangiosarkom Hämangioperizytom (benignes und malignes)
V. synoviales Gewebe	Sehnenscheidenriesenzelltumor Synovitis pigmentosa villonodularis synoviales Sarkom
VI. Tumoren unbekannter Histogenese	Granularzelltumor alveoläres Weichteilsarkom Klarzellensarkom epitheloides Sarkom maligner extrarenaler Rhabdoidtumor extraskelettales Ewing-Sarkom
VII. unklassifizierte Tumoren	Einteilung nach dominierender Tumorzellform

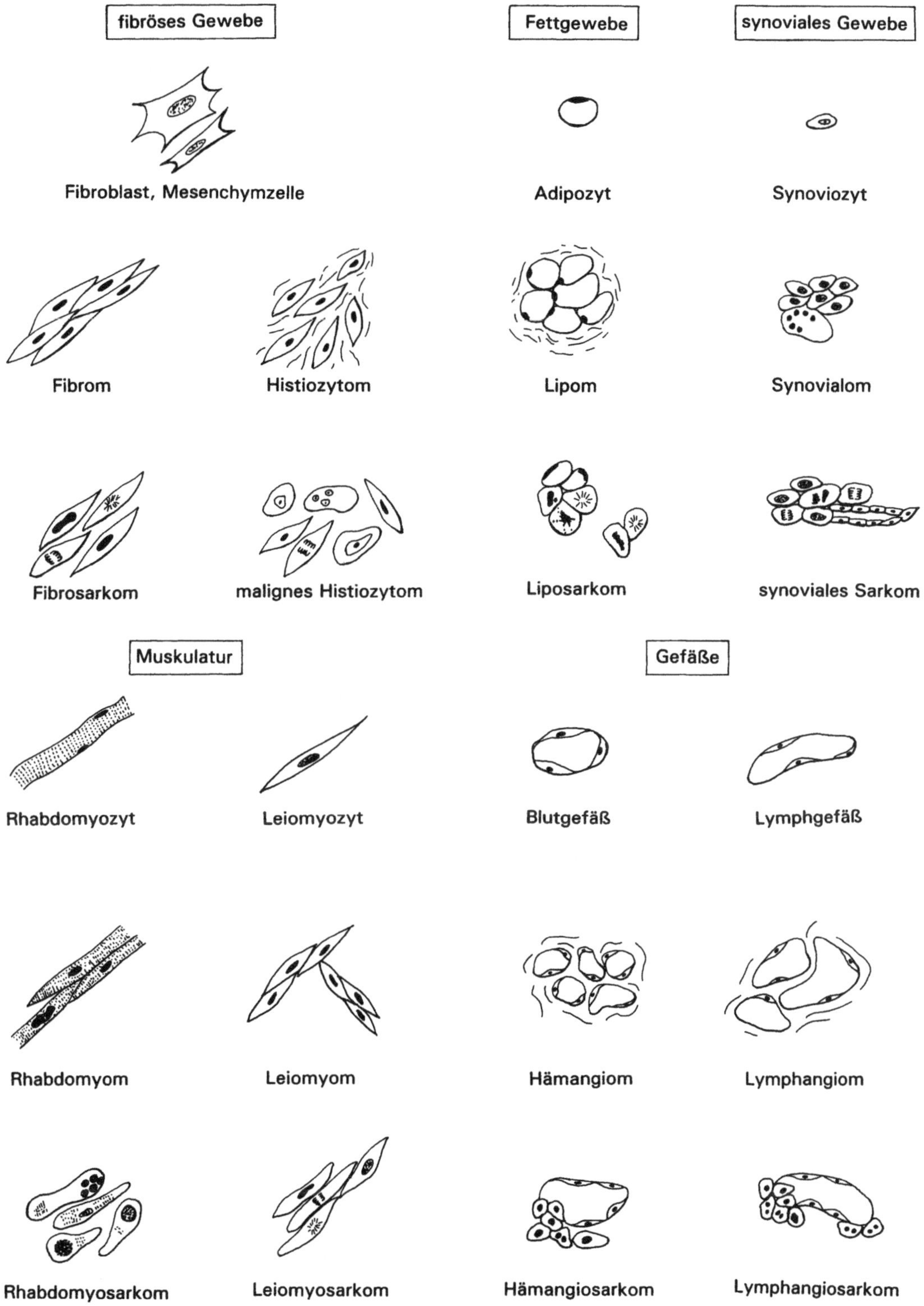

Abb. 44–1: Histogenese der Weichteiltumoren

2.1.2 Grading

Ein allgemein akzeptiertes, sämtliche Weichteiltumoren berücksichtigendes Gradingschema existiert nicht. Die meisten Gradingprozeduren unterscheiden *3 Differenzierungs-* bzw. *Malignitätsgrade:*

- **G1** hohe Differenzierung bzw. niedrige Malignität
- **G2** mäßige Differenzierung bzw. mittlere Malignität
- **G3** geringe oder fehlende Differenzierung bzw. hohe Malignität.

Grading

Bestimmung des Malignitätsgrades

- **G1:** hohe Differenzierung = geringe Malignität
- **G2:** mäßige Differenzierung = mittlere Malignität
- **G3:** geringe/fehlende Differenzierung = hohe Malignität

Grading basiert auf:
1. Zellreichtum
2. Differenzierung
3. Ausmaß der Zellatypien
4. Mitoserate
5. Nekrosen

Die Bestimmung des **Malignitätsgrades** berücksichtigt:

- *Zellreichtum* und *Differenzierung* der Tumoren
- Ausmaß der Zellatypien *(Pleomorphien)*
- *Mitoserate*
- Vorkommen und Ausmaß von *Tumornekrosen.*

Jedes dieser Kriterien ist nur bedingt verwertbar: eine hohe mitotische Aktivität zeigt eine hohe Tumorproliferation an, jedoch nicht unbedingt eine hohe Malignität und vice versa.

Diagnostik

2.2 Diagnostik

- **konventionelle Lichtmikroskopie**
- **Elektronenmikroskopie**
- **Immunhistochemie** (Vorteil: an normal fixiertem Gewebe durchführbar)

Die Mehrzahl der Weichgewebstumoren kann mit üblichen *histologischen Färbungen* diagnostiziert werden. Je geringer ein Tumor differenziert ist, also je weniger er dem vermeintlichen Ausgangsgewebe strukturell ähnelt, desto schwieriger wird seine Erkennung. Durch zusätzliche *elektronenmikroskopische* und *immunhistochemische* Untersuchungen gelingt es dennoch, einen großen Anteil dieser Tumoren zu klassifizieren.
Die **Immunhistochemie** hat gegenüber der (nach wie vor wichtigen) Elektronenmikroskopie u. a. den Vorteil, daß sie rasch und meist auch noch nach Formalinfixierung an routinemäßig asservierten bioptischen und Operationspräparaten vorgenommen werden kann.

immunhistochemische Reaktionen:
- **Vimentin** in sämtlichen Weichgewebstumoren
- **Desmin** in myogenen Tumoren
- **Zytokeratine** in vielen Weichgewebstumoren (nicht nur in Karzinomen!)
- **Myoglobin** in Rhabdomyosarkomen
- **S-100 Protein** und neuronspezifische Enolase u. a. in neuralen Tumoren

Die wesentlichen *immunhistochemischen Färbungen* für Weichgewebstumoren sind in Tab. 44–2 zusammengestellt. Hierunter sind am wichtigsten die Färbungen zum Nachweis der verschiedenen *Intermediärfilamenttypen*, insbesondere *Vimentin*, *Desmin* und *Zytokeratine.*

Vimentin wird in nahezu *sämtlichen Weichgewebstumoren* exprimiert. **Desmin** ist zusätzlich in *myogenen Tumoren* (in solchen der quergestreiften Muskulatur mehr als in

Tab. 44-2: Die wichtigsten immunhistochemischen Färbungen für die Diagnostik von Weichteiltumoren

Färbung	Tumorgruppen, -typen und -komponenten	Kommentar
Intermediärfilamente		
• Vimentin	sämtliche Weichteiltumoren	anderweitige Tumoren oft negativ
• Desmin	gut- und bösartige myogene Tumoren	wichtig für die Erkennung von Rhabdomyosarkomen
• Zytokeratine	epitheliale Tumoren und Tumorkomponenten; ferner: Synovialsarkome, Mesotheliome, epitheloide Weichteilsarkome, maligne Rhabdoidtumoren	in ca. 20% der Rhabdomyosarkome
Myoglobin	Tumoren der Skelettmuskulatur	doch nur 50% der Rhabdomyosarkome positiv
muskelspezifisches Aktin	myogene Tumoren	
S-100 Protein	periphere Nervenscheidentumoren, insbes. Neurinome, Neurofibrome und maligne Schwannome (Neurofibrosarkome)	ferner positiv u. a. in Melanom- und Langerhans-Zellen sowie in neuroendokrinen Tumoren
neuronspezifische Enolase	Neuroblastome und maligne periphere neuroektodermale Tumoren	positiv auch in etlichen anderen nicht-neuralen Tumoren
F VIII-assoziiertes Ag	angiomatöse Tumoren	

Weitere Färbungen u. U. auf Neurofilamente, saures Gliafaserprotein, Lysozym, KiM1P (gegen Histiozyten) u. a. m. Die Proliferationsaktivität eines Tumors läßt sich am besten mit dem monoklonalen Antikörper Ki 67 oder den Antikörpern Ki S1 und Ki S5 erkennen leiomyomatösen Tumoren) nachzuweisen. **Zytokeratine** wurden ursprünglich als epitheliale „Marker“ angesehen, finden sich jedoch auch in etlichen Weichteiltumoren, z.B. in 20% der *Rhabdomyosarkome* und in nahezu allen *epitheloiden Weichteilsarkomen.* Eine Expression von mehreren Intermediärfilamenttypen durch Zellen desselben Typs wird auch als Koexpression bezeichnet.

Weitere wichtige Färbungen sind solche gegen **Myoglobin, S-100 Protein, neuronspezifische Enolase** und **Faktor-VIII-assoziiertes Antigen**, letzteres typisch für Gefäßtumoren.

Staging. Die Stadieneinteilung erfolgt nach den Richtlinien des TNM-Systems (UICC). T1-Tumoren messen bis 5 cm im größten Durchmesser, T2-Tumoren sind größer als 5 cm im Durchmesser.

- **Staging:** Bestimmung des Ausbreitungsstadiums, am besten nach TNM-System

Für bestimmte Tumortypen wurden besondere Stagingschemata entwickelt, die z.B. auch die Weichgewebskompartimente berücksichtigen, in denen ein Tumor entstanden ist.

3. Gutartige Weichteiltumoren und tumorförmige Läsionen

Gutartige Tumoren und tumorförmige Läsionen

Fibrome bestehen aus *Fibroblasten* und *Kollagen.* Weiche Fibrome sind zellreich, jedoch faserarm; harte Fibrome weisen umgekehrt wenige Zellen, aber reichlich Kollagen auf.

1. **Fibrome:** gutartige Tumoren aus Fibroblasten und kollagenen Fasern

Die Mehrzahl der Fibrome dürfte keine „echten“, autonom wachsenden Neoplasien, sondern vielmehr reaktive Fibroblastenproliferate darstellen (z.B. die sog. Reizfibrome bzw. fibroepithelialen Hyperplasien der Mundschleimhaut).

Fibromatosen. Von den Fibromen sind die Fibromatosen abzugrenzen, worunter man *lokal invasive, fibroproliferative, tumorförmige Läsionen* versteht mit Rezidivneigung, jedoch auch der (seltenen) Möglichkeit einer Spontanregression. Histologischer Subtyp, Lebensalter bei Diagnose, jeweilige Rezidivneigung, Zahl und Größe sowie Lokalisation der Herde bestimmen die Prognose. Bestimmte Fibromatosen, wie die *Fibromatosis palmaris (Dupuytren)* und die *Fibromatosis colli*, führen zu narbigen Defektheilungen. Andere Fibromatosen können sehr groß werden und lokal stark aggressives Wachstum zeigen. Dies gilt insbesondere für die sehr festen, nach inkompletter Entfernung hartnäckig rezidivierenden *Desmoidtumoren*, die auch als *muskuloaponeurotische Fibromatosen* bezeichnet werden und besonders in der Abdominalwand, aber auch andernorts, z.B. im Schultergürtel, auftreten.

2. **Fibromatosen:** gutartige tumorförmige (leiomyo-) fibroblastische Proliferationen
- **Rezidivneigung**
- **Prognose** abhängig von Subtyp, Lebensalter, Zahl, Größe und Lokalisation der Herde
- **Desmoidtumoren** sind praktisch am wichtigsten (abdominale und extraabdominale Formen)

Die *häufigen* **Lipome**, die in Ein- und Mehrzahl auftreten, klein und groß sein können, sind rundliche oder lappige, gelegentlich auch traubenförmige Tumoren von gelblicher Farbe, die meist von einer zarten bindegewebigen Kapsel begrenzt sind. Meist bestehen Lipome mikroskopisch aus reifem, univakuolärem Fettgewebe.

3. **Lipome:** gutartige Tumoren aus reifen Fettzellen, häufig

Leiomyome zeigen eine feste Konsistenz, eine wirbelförmige Schnittfläche und bestehen mikroskopisch aus in Bündeln angeordneten Zellen mit länglichen, an den Enden abgeplatteten (zigarrenförmigen) Kernen und sind zusätzlich oft deutlich fibrosiert. Leiomyome können überall dort entstehen, wo glatte Muskulatur vorkommt, z.B. auch in Wandungen (überwiegend arterieller) Blutgefäße. Gleichzeitig mit glatten Muskelfasern sind manchmal auch Blutgefäße neoplastisch vermehrt *(Angioleiomyome* bzw. *vaskuläre Leiomyome).*

4. **Leiomyome:** gutartige Tumoren aus glatten Muskelfasern
- variabler Gehalt an Blutgefäßen (z.B. vaskuläre Leiomyome)

Viel seltener als Leiomyome sind **Rhabdomyome**. Diese kommen am häufigsten im Myokard vor, meist schon im Säuglingsalter, und dann in Assoziation mit einer tuberösen Sklerose (subependymäre Gliaproliferate) sowie gutartigen mesenchymalen Nierentumoren.

5. **Rhabdomyome:** gutartige Tumoren der quergestreiften, am häufigsten der Herzmuskulatur (selten)

Hämangiome sind die *häufigsten Weichteiltumoren des Kindesalters*, kommen prinzipiell aber in jedem Lebensalter vor. Mikroskopisch sind *3 Typen* zu unterscheiden:

(1) Die häufigen **kapillären Hämangiome** (Abb.44–2), die aus kapillären Gefäßen und soliden Kapillarsprossen bestehen und insbesondere im Säuglingsalter (bei Mädchen häufiger als bei Jungen) auftreten und gar nicht selten eine Spontanregression durch Vernarbung erfahren. Sind derartige Hämangiome

6. **Hämangiome:** gutartige Tumoren der Blutgefäße (häufig, oft schon bei jungen Kindern)
- Einteilung nach dominierendem Gefäßtyp:
- **kapilläres Hämangiom** (Regressionsneigung)

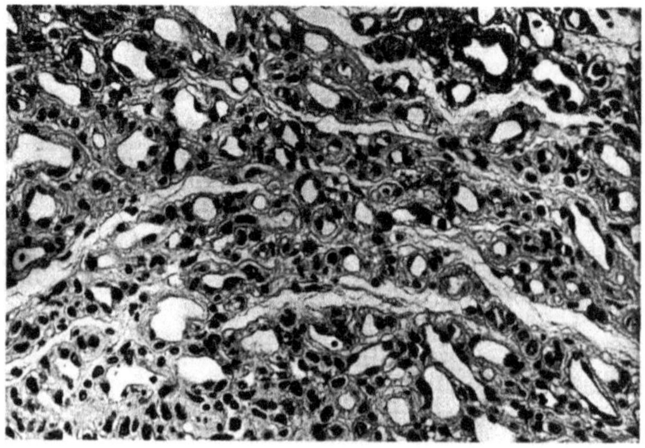

Abb. 44–2: Kapilläres Hämangiom. Enge Gefäßlichtungen, von Endothelzellen umgeben. HE, 350x

sehr zellreich, werden sie auch als (benigne) infantile *Hämangioendotheliome* bezeichnet.

Eine *Sonderform* stellt das **Kasabach-Merritt-Syndrom** dar: ausgedehnte Hämangiome bei Säuglingen und Kleinkindern, verbunden mit multiplen Mikrothromben, Thrombozytopenie und Purpura.

- **kavernöses Hämangiom** (Thromboseneigung)
- **Rankenangiom** (z. T. arteriovenöses Angiom)

7. **Lymphangiome:** gutartige Tumoren der Lymphgefäße, seltener als Hämangiome

- oft **groß** und **zystisch**
- **Rezidivneigung** nach inkompletter Entfernung

8. **Hämangioperizytome:** Tumoren der Perizyten (selten)

- bei **Kindern** meist benigne
- bei **Erwachsenen** mindestens potentiell maligne

(2) Die selteneren **kavernösen Hämangiome** mit kavernomartig weiten, dünnwandigen, nicht selten sekundär thrombosierten Gefäßen und

(3) die an Gefäßmißbildungen erinnernden **Rankenangiome**, die z. T. arteriovenöse Angiome darstellen.

Lymphangiome manifestieren sich meist schon im frühen *Säuglings-* bzw. *Kindesalter*, u. U. bereits intrauterin; sie sind seltener als Hämangiome, zeigen aber im Gegensatz zu diesen keine spontane Rückbildungstendenz, vielmehr feine Ausläufer in die Umgebung, weshalb bei ihnen nach inkompletter Entfernung eine starke Rezidivneigung besteht. Man unterscheidet *zystische*, *kavernöse* (Abb. 44–3) und *kapilläre* Lymphangiome. Große, intrauterin entstandene zystische Lymphangiome (Hygroma colli) sind u. U. ein Geburtshindernis.

Die von den (Zimmermann-) Perizyten ausgehenden **Hämangioperizytome** sind selten. *Histologisch* finden sich dicht gelagerte, rundliche oder spindelförmige Zellen, die gruppenförmig um eine zentrale Kapillare angeordnet und immunhistochemisch vimentinpositiv sind. Für die Diagnose ist besonders wichtig, daß jede Tumorzelle von argyrophilen Gitterfasern umgeben ist. Treten die Tumoren im frühen Kindesalter auf *(infantiles Hämangioperizytom)*, ist die Prognose nach Entfernung ausgezeichnet; manifestieren sie sich bei älteren Kindern und Erwachsenen, dann besteht Rezidiv- und Metastasierungs-

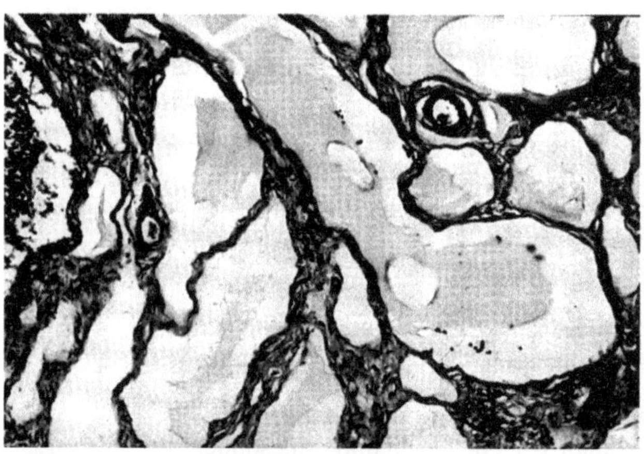

Abb. 44–3: Kavernöses Lymphangiom. In den Lichtungen Lymphflüssigkeit sowie einzelne Lymphozyten. Giemsa, 140x

risiko, so daß man diese Tumoren nicht mehr als einwandfrei benigne, sondern mindestens als *potientiell maligne* Tumoren einstufen muß.

Viele andere Weichteiltumoren können arealweise sog. hämangioperizytomatöse Muster aufweisen und insofern das Vorliegen eines Hämangioperizytoms (fälschlich) vortäuschen!

Glomustumoren bilden meist nur wenige Millimeter große bläulich-rote, druckschmerzhafte Knoten, die am häufigsten an den Händen und Füßen gelegen sind und sich dort insbesondere subungual manifestieren. Sie bestehen aus *3 Komponenten*, deren Anteil von Tumor zu Tumor variiert:
- *Glomuszellen*, die möglicherweise spezialisierte Muskelfasern sind
- *Gefäßlichtungen* mit regulären Endothelzellen und den
- üblichen *glatten Muskelfasern.*

Dominieren die Gefäßstrukturen, spricht man auch von einem **Glomangiom**. Lokalrezidive treten nur nach unvollständiger Tumorentfernung auf.

9. Glomustumoren: kleine, meist subungual gelegene schmerzhafte Tumorknoten, die u. a. Glomuszellen enthalten

4. Bösartige Weichteiltumoren (Weichteilsarkome)

Weichteilsarkome

4.1 Fibrosarkom

Fibrosarkom

Definition. Das Fibrosarkom ist ein maligner Weichteiltumor, der aus *neoplastischen Fibroblasten* besteht und keine anderweitige Differenzierung erkennen läßt.

maligner Tumor aus Fibroblasten mit variabler Kollagenbildung

Früher galt das Fibrosarkom als das mit Abstand häufigste Sarkom überhaupt. Es hat sich jedoch dank moderner Untersuchungsmethoden (Histochemie, Elektronenmikroskopie, Gewebekultur und Immunhistochemie) gezeigt, daß eine atypische Spindelzelle nicht notwendigerweise ein atypischer Fibroblast sein muß, vielmehr Zeichen einer Differenzierung in andere Zelltypen (z.B. spindelförmige Rhabdomyoblasten oder Schwann-Zellen) bieten kann. Tumoren mit derartigen Zellen werden heute aus der Gruppe der Fibrosarkome ausgeschlossen. Insofern sind die Fibrosarkome tatsächlich viel seltener als früher angenommen und machen „nur" noch zwischen 5 % und höchstens 12 % der Weichteilsarkome aus.

- viel seltener als früher angenommen
- viele andere „Spindelzellsarkome" können Fibrosarkome imitieren

Lokalisation, Morphologie. Fibrosarkome sind überwiegend an den Extremitäten lokalisiert, speziell in den tiefer gelegenen Weichteilen (Muskulatur). *Makroskopisch* erscheinen die Tumoren oft als umschriebene, scheinbar expansiv gewachsene Knoten von grau-weißer bis grau-gelblicher Farbe und variabler (vom jeweiligen Fasergehalt abhängiger) Konsistenz. *Mikroskopisch* sieht man einen meist zellreichen, spindelzelligen (vimentinpositiven) Tumor, wobei die Zellen in sehr charakteristischer Weise in Bündeln angeordnet sind unter Ausbildung von fischgräten- bzw. heringschwarmartigen Mustern. Kern-

- **Hauptlokalisation:** Extremitäten
- **Makroskopie:**
  - expansiv
  - grau-weiß bis grau-gelb
- **Mikroskopie:**
  - zellreicher
  - spindelzelliger Tumor
  - Zellen heringschwarmartig angeordnet
  - Kernatypien und Mitosen

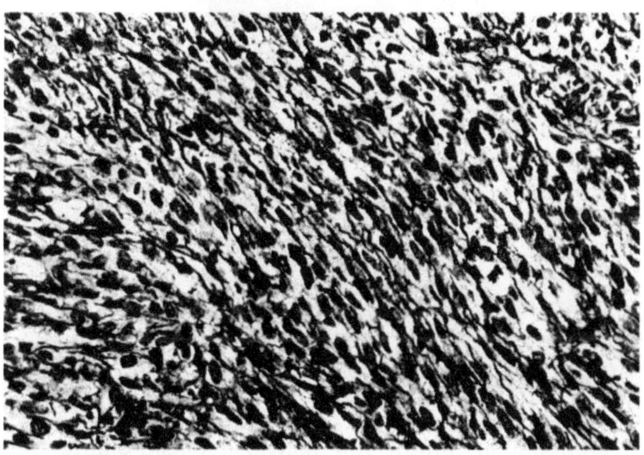

Abb. 44-4: Infantiles Fibrosarkom. Zellreicher spindelzelliger Tumor mit Kernatypien, Mitosen und Bildung von Retikulinfasern. Retikulinfaserfärbung, 350x

atypien und mitotische Aktivität sowie Kollagenbildung sind – in Abhängigkeit vom jeweiligen Differenzierungsgrad – variabel.

- **Prognose:** abhängig von Tumorgröße, Lokalisation, Differenzierungsgrad

Die **Prognose** ist abhängig von Tumorgröße und Lokalisation sowie vom Differenzierungsgrad.

Therapie der Wahl ist die vollständige Tumorentfernung. Zusätzliche Strahlen- oder Chemotherapie kommt bei inkomplett entfernbaren Tumoren und höherem Malignitätsgrad in betracht.

- **infantiles Fibrosarkom:** rasch wachsendes, zellreiches Fibrosarkom des ganz jungen Kindes mit günstiger Prognose (kaum Metastasen)

Das **infantile Fibrosarkom** (Abb. 44–4) ist eine Variante des üblichen Fibrosarkoms, die sich schon konnatal präsentieren kann. Trotz sehr raschen Wachstums und hoher Zellularität ist die Prognose günstiger als bei Fibrosarkomen des Adulten (Überlebensraten von über 80 %).

MfH

4.2 Malignes fibröses Histiozytom (MfH)

⇨

Definition. Das MfH ist ein *maligner fibrohistiozytischer Tumor mit mäßiger Kollagenbildung*. Es gilt als das **häufigste Weichteilsarkom des Adulten**.

- **Entstehung**
- aus undifferenzierten mesenchymalen Zellen **(primäres MfH)** oder
- durch Dedifferenzierung primär anderweitig differenzierter Sarkome **(sekundäres MfH)**

Die **Histogenese** des MfH ist kompliziert und z. T. strittig. Man nimmt gegenwärtig an, daß die meisten MfH aus undifferenzierten *pluripotenten mesenchymalen Zellen* entstehen, die sich nach Tumorinduktion in Fibroblasten *und* Histiozyten differenzieren können. Ein Teil der MfH entsteht durch *Dedifferenzierung* in primär anderweitig strukturierten Weichteilsarkomen.

Beispiel: Ein Leiomyosarkom kann im weiteren Verlauf durch Mutation und Selektion neue Zellpopulationen entwickeln, aus denen dann MfH hervorgehen. Insofern wird es verständlich, wenn sich MfH in variablen Differenzierungsmustern manifestieren können.

- **Vorkommen:** meist ältere Erwachsene

Das MfH ist (mit Ausnahme der schon im Kindes- und Adoleszenzalter vorkommenden angiomatoiden Variante) ein Tumor des Erwachsenen (m > w) mit einem Altersgipfel bei 50–70 Jahren.

- **Hauptlokalisationen**

⇨

Hauptlokalisationen sind die **Extremitäten** (ca. 2/3 der Tumoren) und hier insbesondere die *Adduktorenloge* des Oberschenkels; nächsthäufig treten MfH **retroperitoneal** auf.

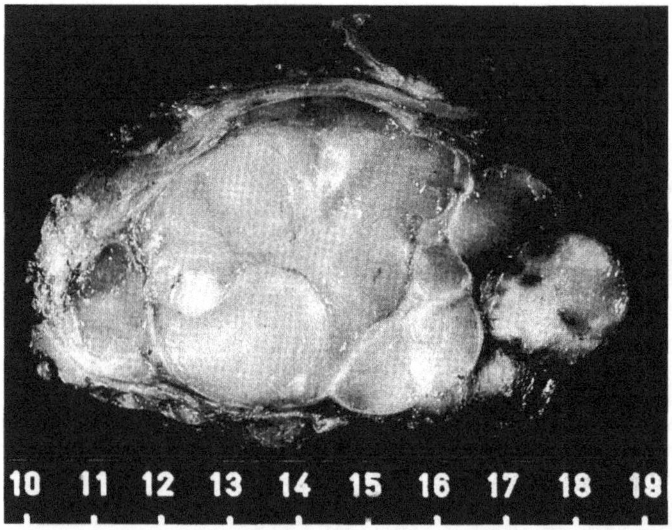

Abb. 44–5: Malignes fibröses Histiozytom (MfH). Operationspräparat. Auf der Schnittfläche ein knotig aufgebauter Tumor mit teilweise glasig-glänzender Schnittfläche. Der Tumor wurde lediglich marginal reseziert (Ursache späterer Rezidive)

Morphologie. *Makroskopisch* sind die Tumoren mehrheitlich über 5 cm im Durchmesser groß, unscharf begrenzt und zeigen eine grau-weiße, manchmal glasig-schleimige Schnittfläche (Abb. 44–5). Infolge regressiver Veränderungen (Nekrosen, Blutungen) können pseudozystische Hohlräume entstehen. *Mikroskopisch* finden sich atypische Fibroblasten, atypische Histiozyten, Tumorriesenzellen und Entzündungszellen verschiedenen Typs (Neutrophile, Eosinophile, Lymphozyten und Plasmazellen). *Zytologisch* bestehen deutliche Zellpolymorphie und Pleomorphie in Verbindung mit hoher mitotischer Aktivität. Auch atypische Mitosen kommen vermehrt vor. Je nach histologischem Subtyp sieht man in MfH zunächst fokal fibroblastenartige Zellen in typischer storiformer oder radspeichenartiger Anordnung. Auch eine mehr oder weniger starke Bildung von mukoiden Substanzen ist möglich.

- **Makroskopie:**
- unscharf begrenzte Tumoren
- Durchmesser oft >5 cm
- z. T. glasig
- **Mikroskopie:**
- atypische Fibroblasten
- atypische Histiozyten
- Tumorriesenzellen
- Entzündungszellen verschiedenen Typs
- viele Mitosen

Nach *Enzinger* und *Weiss* (1988) unterscheidet man folgende **5 Subtypen:**
(1) das **storiform-pleomorphe MfH** mit prominentem storiformen Muster und starker Zellpleomorphie
(2) das **myxoide MfH** ist durch besonders starke Schleimbildung gekennzeichnet und zeigt mikroskopisch auffallend viele Blutgefäße in bogenförmiger Anordnung
(3) das **riesenzellige MfH** (Abb. 44–6) weist zusätzlich zu atypischen Fibroblasten und Histiozyten etliche osteoklastenartige Riesenzellen auf („maligner Riesenzelltumor des Weichgewebes")
(4) das **inflammatorische MfH** enthält zusätzlich zu den neoplastischen Zellen auffallend reichlich Entzündungszellen verschiedenen Typs
(5) das (seltene) **angiomatoide MfH** zeigt größere zystoide Hohlräume, die Blut enthalten; am Tumorrand finden sich oft breite Lymphozytenaggregate, so daß eine Lymphknotenmetastase vorgetäuscht werden kann.

Subtypen des MfH:
- **storiform-pleomorph** mit quirlartigen Mustern
- **myxoid** mit Schleimbildung
- **riesenzellig** mit zahlreichen Tumorriesenzellen
- **inflammatorisch** mit vielen zusätzlichen Entzündungszellen
- **angiomatoid** mit zystenartigen Hohlräumen

Die **Prognose** ist bei den storiform-pleomorphen und riesenzelligen Subtypen ungünstiger als bei den übrigen MfH-Varianten, unter denen das angiomatoide MfH den günstigsten Verlauf hat. Insgesamt führen die MfH häufig zu *Lokalrezidiven* und *Fernmetastasen* (in mehr als 40 %), diese vorwiegend in den Lungen. Die Heilungsraten liegen, alle MfH-Subtypen zusammengenommen, wohl bei über 30 %. Je oberflächlicher ein MfH lokalisiert ist, desto günstiger ist die Prognose und vice versa.

- **Prognose** abhängig von
- Tumorgröße
- Lokalisation
- histologischem Subtyp
- häufig Lokalrezidive und Fernmetastasen (in >40 %)

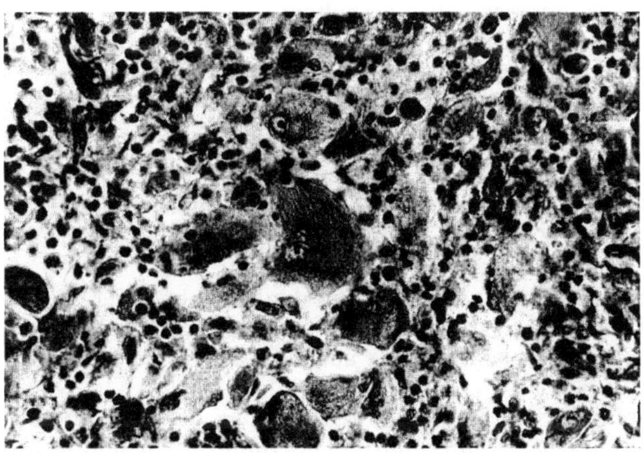

Abb. 44–6: Malignes fibröses Histiozytom, riesenzelliger Subtyp. PAS-Reaktion, 350x

4.3 Liposarkom

Liposarkom

Definition. Gemeinsames Merkmal der Fettgewebssarkome ist das Vorkommen von **atypischen Lipoblasten**, die zumindest in geringer Zahl nachweisbar sein müssen (Abb. 44–7).

bösartiger Tumor des Fettgewebes mit Nachweis von Zellatypien und Lipoblasten

Lipoblasten sind relativ kleine, vakuolisierte Zellen mit am Zellrand gelegenen hyperchromatischen Kernen; sie erinnern an Siegelringzellen.

Liposarkome sind die *zweithäufigsten* Weichteilsarkome. Sie entstehen offensichtlich (ähnlich wie die MfH und andere Weichteilsarkome) aus primitiven

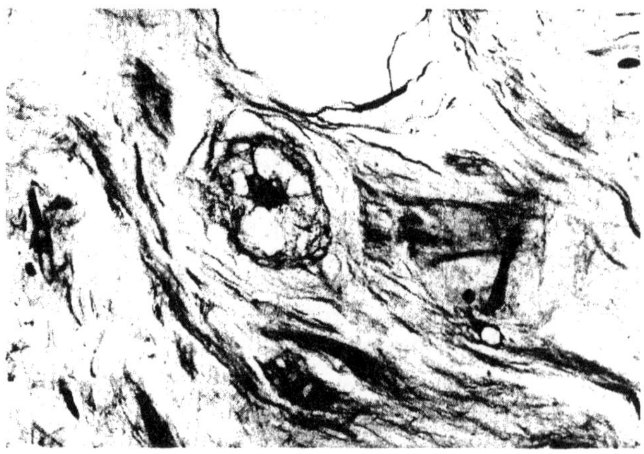

Abb. 44–7: Liposarkom mit Lipoblasten. In der Bildmitte ein großer, plurivakuolärer Lipoblast, rechts unten ein kleiner, univakuolärer Lipoblast. Zusätzlich Fibrosierung. HE, 350x

mesenchymalen (Stamm-)Zellen und nicht durch maligne Entartung präexistenter Lipome.

- **Vorkommen:** meist 40.–60. Lebensjahr
- **Hauptlokalisation (90 %):**
  - tiefe Weichgewebe der **Extremitäten**
  - **Retroperitoneum, Leistenregion**
- **Makroskopie:** oft große, gekapselte und lobulierte Tumoren von gelblicher bis glasiger Farbe
- **Mikroskopie:** infiltratives Wachstum!

Liposarkome treten am häufigsten zwischen dem 40. und 60. Lebensjahr auf (m > w). Hauptlokalisationen (zusammen über 90 %) sind die tiefen Weichteile der **Extremitäten** (Bein > Arm; proximal > distal) und der **Körperstamm** (Retroperitoneum und Leistenregion).

Morphologie. *Makroskopisch* sind Liposarkome oft groß (Entstehung in „versteckter Lokalisation"), erscheinen lobuliert und abgekapselt. Die Schnittfläche ist gelblich bis weißlich-glänzend, manchmal gallertig. *Mikroskopisch* zeigen Liposarkome im Gegensatz zum makroskopischen bzw. intraoperativen Befund meist ein mehr oder weniger deutliches *infiltratives Wachstum.*

4 Subtypen:

- **hochdifferenziert** (dedifferenziert: hochdifferenziert + MfH)

Es bestehen **4 histologische Subtypen** (und weitere Tumorvarianten), die sich biologisch und prognostisch unterschiedlich verhalten:
(1) Das **hochdifferenzierte Liposarkom** (zweithäufigster Liposarkomsubtyp) besteht überwiegend aus *reifen Fettzellen (Lipozyten).* Zusätzlich weist es (im Gegensatz zu Lipomen) mindestens einzelne *Lipoblasten* sowie *Lipozyten* mit beträchtlicher *Kernpolymorphie* und *Hyperchromasie* auf. Die Mitoserate ist auffallend gering.

Hochdifferenzierte Liposarkome in oberflächlicher Lokalisation (Subkutis, Muskulatur) können wegen ihrer günstigen Prognose auch als *atypische Lipome* klassifiziert werden.

Durch Dedifferenzierung (Mutation und Selektion mit Entstehung neuer Tumorzellpopulationen) kann andererseits ein (dann hochmalignes) **dedifferenziertes Liposarkom** entstehen, welches Areale aufweist, die einem MfH entsprechen.

- **myxoid:** mit Verschleimung und bogenförmig verlaufenden Gefäßen – häufigster Subtyp

(2) Das **myxoide Liposarkom** ist der häufigste Liposarkomsubtyp. Es enthält eine *myxoide*, vorwiegend *extrazelluläre Matrix.* Die Tumorzellen sind weniger deutlich vakuolisiert als in hochdifferenzierten Liposarkomen. Typisch ist eine plexiforme Anordnung der reichlich vorhandenen englumigen Blutgefäße, die häufig bogenförmig verlaufen.

- **rundzellig:** sehr zellreich, hochmaligne, einem dedifferenzierten myxoiden Liposarkom entsprechend
- **pleomorphzellig:** ähnlich einem hochmalignen, pleomorphzelligen MfH

Prognose abhängig von Tumorgröße, Lokalisation, Operabilität und histologischem Subtyp

Die beiden folgenden Liposarkomsubtypen sind deutlich *seltener.*
(3) Das **Rundzellenliposarkom** ist eine besonders bösartige Sonderform des myxoiden Liposarkoms und kann in bzw. aus einem solchen entstehen. Die Tumorzellen sind rund, kleiner als normale Fettzellen und haben rundliche vesikuläre Kerne. Das Zytoplasma ist überwiegend nicht vakuolisiert. Insofern ist der liposarkomatöse Charakter dieses Tumors oft nur schwer zu erkennen.
(4) Das **pleomorphe Liposarkom** weist auffallend große Tumorriesenzellen auf (mit und ohne Zytoplasmavakuolisierung) und erinnert an pleomorphzellige MfH.

Prognostische Faktoren sind *Tumorgröße* und *-lokalisation, operative Entfernbarkeit* und *histologischer Subtyp.* Nach inkompletter Entfernung sind Lokalrezidive, auch Spätrezidive, häufig (je nach Statistik und Tumortyp zwischen

33 und 85 %). Hämatogene Fernmetastasen (Lungen!) sind bei hochdifferenzierten und myxoiden Liposarkomen selten, demgegenüber bei dedifferenzierten Liposarkomen sowie Rundzellen- und pleomorphen Liposarkomen relativ häufig (in bis zu 75 %).

- hochdifferenzierte und myxoide Liposarkome haben günstigere Prognose als rund- und pleomorphzellige Liposarkome

Liposarkome sollten möglichst vollständig („im Gesunden") entfernt werden. Eine Strahlenbehandlung kann dem Auftreten von Lokalrezidiven entgegenwirken.

4.4 Leiomyosarkom

Leiomyosarkom

Definition. Leiomyosarkome sind maligne Tumoren der glatten Muskulatur mit Zellatypien und Mitosen.
Sie machen 7–9 % der Weichteilsarkome aus und kommen am häufigsten vom mittleren Lebensalter an vor. Bei Kindern und Jugendlichen sind sie extrem selten. Nach den *uterinen* und *gastrointestinalen Lokalisationen* (Uterus und Gastrointestinaltrakt zählen jedoch, streng genommen, nicht zu den Weichgeweben) sind Leiomyosarkome meist entweder *kutan* (Extremitäten) oder *retroperitoneal* lokalisiert. Prinzipiell können Leiomyosarkome überall dort entstehen, wo glatte Muskulatur vorhanden ist. In der **Haut** z. B. entspringen Leiomyosarkome etwa in Erectores pilorum oder in den Wandungen dickwandiger **Blutgefäße** (dann als *vaskuläre Leiomyosarkome* bezeichnet). Die Tumorgröße ist abhängig von der Lokalisation: körperoberflächennah gelegene Tumoren sind zum Zeitpunkt der Diagnose meist klein (weil früh erkennbar), während Leiomyosarkome in „versteckter" Lokalisation (Retroperitoneum) oft groß sind.

bösartiger Tumor aus glatter Muskulatur mit Zellatypien, Mitosen

- **Hauptlokalisationen:**
- Uterus, Gastrointestinaltrakt
- Haut der Extremitäten
- Retroperitoneum

Morphologie. *Makroskopisch* zeigen höher differenzierte Tumoren eine feste Konsistenz sowie eine wirbelige, grau-weiße Schnittfläche, während die wenig differenzierten, hochmalignen Varianten eine weichere Konsistenz sowie Nekroseherde aufweisen. *Mikroskopisch* erinnern die meist kompakt angeordneten Tumorzellen an glatte Muskelfasern mit zigarrenförmigen Kernen und einer recht charakteristischen perinukleären Aufhellung. Gegenüber normalen glatten Muskelfasern und Zellen eines gutartigen Leiomyoms zeigen die Zellen von Leiomyosarkomen jedoch *Atypien*, insbesondere Kernvergrößerung, -hyperchromasie sowie -polymorphie und mitotische Aktivität (Abb. 44–8). Die Zahl der Mitosen ist stark variabel und korreliert mit Differenzierungsgrad und Prognose.
Die **Prognose** ist bei kleinen, superfiziell gelegenen Leiomyosarkomen ausgezeichnet (90–100 % Überlebensraten). Das andere Ende des prognostischen Spektrums bilden große, tiefgelegene Tumoren mit 5-Jahres-Überlebensraten von unter 30 %.

- **Makroskopie:**
- wirbelige, grau-weiße Schnittfläche, feste Konsistenz
- **Mikroskopie:**
- glatte Muskelzellen mit zigarrenförmigen Kernen und perinukleärer Aufhellung
- Zellatypien, Mitosen
- **Prognose:** abhängig von Tumorlokalisation und -größe

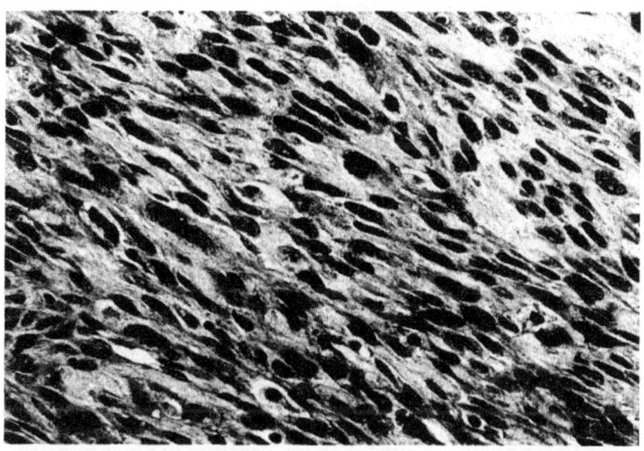

Abb. 44–8: Leiomyosarkom. Kompakt strukturierter Tumor mit plumpen, mäßig polymorphen und hyperchromatischen, teilweise zigarrenförmigen Zellkernen. In der Bildmitte eine Mitose. HE, 350x

Rhabdomyosarkom

bösartige Tumoren aus Rhabdomyoblasten und undifferenzierten mesenchymalen Zellen

- **Immunhistochemie:** Expression von
- **Desmin**
- **muskelspezifischem Aktin**

- **Vorkommen:**
- überwiegend im Kindes- und Adoleszenzalter: 50% der Sarkome bei Kindern sind Rhabdomyosarkome!

- **Hauptlokalisationen:**
- Kopf- und Halsregion (35–45%)
- Urogenitaltrakt und Extremitäten (je 20%)

- **Makroskopie:**
- unscharf begrenzte „fleischige" Tumoren mit oft schleimiger Schnittfläche
- bei traubenförmigem Wachstum auf Schleimhäuten: **Sarcoma botryoides**
- **Mikroskopie:**
- sehr variabel
- Rhabdomyoblasten in unterschiedlicher Menge, Form und Größe
- charakteristische Zelltypen: spindelförmig, rund, myotubulusartig

- Zytoplasmaeosinophilie, PAS-Positivität
- Querstreifung (wenn vorhanden, diagnostisch wegweisend)
- **Immunhistochemie:**
- Intermediärfilamentexpression von **Desmin** und **Vimentin**
- bei höherer Differenzierung auch **Myoglobin**
- aberrante Expression von **Zytokeratinen** und **neuralen Markern** möglich

4 Subtypen des RMS:
- **embryonal:** häufigster Subtyp (60%), Kopf, Hals, urogenital
- **botryoid:** traubenförmig wachsend, selten, Sonderform des embryonalen RMS
- **alveolär:** hauptsächlich an den Extremitäten, alveolenartige Hohlräume
- **pleomorph:** seltenstes RMS mit großen, bizarren Tumorzellen (DD: pleomorphes MfH)

4.5 Rhabdomyosarkom

Definition. Rhabdomyosarkome **(RMS)** sind hochmaligne mesenchymale Tumoren, die aus *primitiven* (undifferenzierten) *mesenchymalen Zellen* bestehen und eine wechselnd große Zahl von *Rhabdomyoblasten* aufweisen. Die rhabdomyoblastäre Differenzierung kann äußerst diskret und insofern bei konventioneller Färbung nicht erkennbar sein. **Immunhistochemisch** lassen sich Rhabdomyoblasten jedoch nachweisen, da sie *Desmin-Intermediärfilamente* und muskelspezifisches *Aktin* exprimieren.

Wie andere Sarkome auch entstehen RMS nicht aus differenzierten Skelettmuskelzellen, sondern aus „pluripotenten" primitiven mesenchymalen (Stamm-)Zellen.

Alter. RMS können in jedem Lebensalter auftreten. Weitaus am häufigsten jedoch sind sie im *Kindes-* und *Adoleszenzalter.* Hier machen Sie mindestens 50 % aller Weichteilsarkome aus. Je jünger ein Patient mit einem Sarkom ist, desto größer ist die Wahrscheinlichkeit eines RMS.

Hauptlokalisationen sind die *Weichteile des Kopfes* und des *Halses:* Orbita, Nasopharynx, Nebenhöhlen, Mittelohr mit zusammen etwa 35–45 % aller RMS. Nächsthäufig kommen RMS im *Urogenitaltrakt* und in *Extremitäten* vor (jeweils ca. 20 %). Im Urogenitalbereich können RMS paratestikulär, in Prostata, Harnblase und Vagina sowie Uterus lokalisiert sein. Auch Befall von Vulva und Perinealregion ist möglich. Ein kleiner Teil der Tumoren tritt am *Körperstamm* auf. In allen übrigen Lokalisationen sind RMS nur sehr selten.

Morphologie. *Makroskopisch* sind RMS meist große, oft scheinbar demarkierte Tumoren von grau-weißer bis bräunlicher Farbe und einer manchmal schleimig glänzenden Schnittfläche. Bei Lokalisation in den Schleimhäuten, z. B. der Harnblase, zeigen RMS oft ein polypoid-traubenförmiges Wachstumsmuster *(Sarcoma botryoides). Mikroskopisch* zeigt das RMS ein äußerst variables Bild, wodurch seine Erkennung erschwert wird. Entscheidend für die Diagnose ist der Nachweis von *Rhabdomyoblasten:*

Man unterscheidet *spindelförmige Rhabdomyoblasten* mit deutlich eosinophilem Zytoplasma und *rundliche Rhabdomyoblasten* mit meist exzentrisch lokalisierten Kernen. Differenziertere Formen von Rhabdomyoblasten sind *myotubulusartige Tandemzellen* mit tandemartig aneinandergereihten Kernen und *kaulquappen- bzw. tennisschlägerartige Tumorzellen.* Ferner sind *spinnenförmige* und *große, bizarr strukturierte,* dann oft *mehrkernige Tumorzellen* möglich.

Als Zeichen einer Differenzierung ist (oft nur nach längerer Suche und dann meist nur in einzelnen Zellen) eine „diagnostische" *Querstreifung* zu beobachten. Das Zytoplasma ist oft eosinophil und *PAS-positiv* (Glykogen!). **Immunhistochemisch** exprimieren RMS-Zellen *Vimentin-* und *Desmin-Intermediärfilamente,* ferner muskelspezifisches Aktin. Bei höherer Differenzierung kann auch Myoglobin nachgewiesen werden.

Zusätzlich sind (aberrante) Expressionen von weiteren Markern möglich, z. B. von Zytokeratinen und neuronspezifischer Enolase.

In wenig differenzierten Tumoren ist der Desminnachweis für die Diagnostik am wichtigsten.

Aus praktischen Gründen unterscheidet man **4 histologische Subtypen:**
(1) Embryonales RMS (Abb. 44–9), welches an primitives embryonales Muskelgewebe erinnert und Rhabdomyoblasten in variabler Menge enthält (mehr als 60 % aller RMS ausmachend). Lokalisation: Kopf, Hals, urogenital.
(2) Botryoides RMS an Schleimhäuten mit traubenförmigem exophytischem Wachstum. Dieses ist eine (prognostisch relativ günstige) Variante des embryonalen RMS (etwa 5 % aller RMS).
(3) Alveoläres RMS (Abb. 44–10), bevorzugt an den Extremitäten älterer Kindern vorkommend (juveniles RMS) mit der ungünstigsten Prognose unter den RMS (ca. 30 % aller RMS). Typisch ist die Anordnung von meist rundlichen Tumorzellen entlang fibröser Strukturen. Infolge regressiver Veränderungen entstehen im Zentrum der hier faserfreien Tumorzellkomplexe alveolenartige Hohlräume.
(4) Pleomorphes RMS, der von allen RMS mit Abstand seltenste Subtyp (nur ca. 1 % der Fälle). Es ist sklerosierend und enthält oft große, gigantische Tumorzellen, die ähnlich aussehen wie Tumorzellen in pleomorphen MfH, jedoch im Gegensatz zu diesen Desmin enthalten.

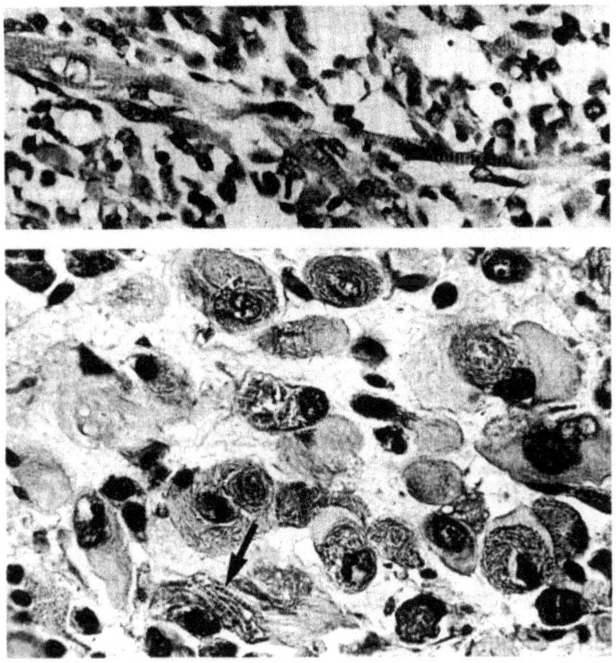

Abb. 44-9: Embryonales Rhabdomyosarkom. Oben: Tumor mit sehr deutlich erkennbarer Querstreifung des Zytoplasmas. Giemsa, 560x. **Unten:** Große, rundliche Rhabdomyoblasten mit teilweise exzentrisch lokalisierten Kernen; im Zytoplasma stellenweise eine Querstreifung **(Pfeil)**. HE, 560x

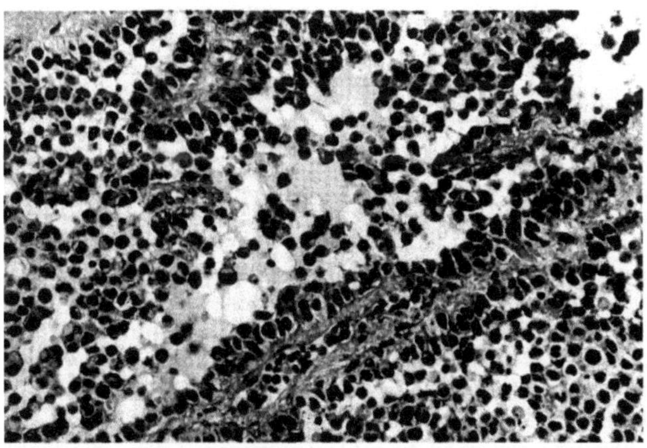

Abb. 44-10: Alveoläres Rhabdomyosarkom. Alveolenartige Hohlräume, die zum Teil von perlschnurartig angeordneten Tumorzellen umgeben sind. HE, 280x

Die **klinische Stadieneinteilung** berücksichtigt *lokale Tumorausdehnung*, *operative Entfernbarkeit* des Tumors (z.B. Tumorrestgewebe nach Operation) und das Vorhandensein von *Lymphknoten-* und *Fernmetastasen.* Etwa 60 % der RMS sind zum Zeitpunkt der Diagnose (fortgeschrittene Tumorausdehnung und/oder Fernmetastasen) nicht primär resektabel.

klinische Stadieneinteilung nach:
- Tumorausdehnung
- Lokalisation
- operativer Entfernbarkeit
- Metastasen

Prognose. Prognostisch ungünstige Faktoren sind fortgeschrittenes Ausbreitungsstadium, alveolärer Subtyp (ungünstige Histologie), Lokalisation an den Extremitäten und parameningealer (d.h. hirnhautnaher) Tumorsitz.

Insgesamt konnte die Prognose bei RMS dank Kombination von Operation, Polychemotherapie und Bestrahlung deutlich verbessert werden, so daß gegenwärtig etwa 50 % aller Patienten überleben. Im Stadium I (komplett entfernter lokalisierter Tumor) beträgt die Überlebensrate heute über 85 %, doch weisen nur ca. 15 % der RMS-Patienten dieses günstige Stadium auf.

- **Prognosefaktoren:**
  - Ausbreitungsstadium
  - histologischer Subtyp (alveolärer Subtyp hat ungünstigste Prognose)
  - Lokalisation (Extremitätenlokalisation am ungünstigsten; dort auch relativ viele alveoläre RMS)
- **Prognose:** >50 % Überlebensrate nach Behandlung

Maligne Gefäßtumoren

4.6 Maligne Gefäßtumoren

Die Gruppe der malignen Gefäßtumoren ist hinsichtlich Ätiopathogenese, biologischem Verhalten, morphologischem Erscheinungsbild und Nomenklatur sehr heterogen.

Enzinger und Weiss (1988) haben „Ordnung" in die Mannigfaltigkeit dieser Tumoren gebracht und von den eindeutig malignen Gefäßtumoren eine Untergruppe von Tumoren mit mittlerem Malignitätsgrad abgegrenzt.

1. Hämangioendotheliom

Tumoren von intermediärer Malignität
Subtypen:
- **epitheloides Hämangioendotheliom**
- epithelähnliche Endothelzellen
- **Spindelzellhämangioendotheliom**
- kavernomartig

4.6.1 Hämangioendotheliome

Hämangioendotheliome sind Tumoren von intermediärer Malignität. Die wichtigsten Subtypen sind das meist bei Erwachsenen vorkommende **epitheloide Hämangioendotheliom**, das atypische, epithelähnliche Endothelzellen mit intrazytoplasmatischen Lumina aufweist, und das überwiegend bei jüngeren Patienten auftretende **Spindelzellhämangioendotheliom**. Für dieses ist ein Nebeneinander von kavernomartigen Tumoranteilen und Bezirken, die an ein Kaposi-Sarkom erinnern, typisch.

Eine Assoziation mit einer HIV-Infektion besteht beim Spindelzellhämangioendotheliom nicht.

2. Angiosarkom

- **hohe Malignität**

Stewart-Treves-Syndrom
- bei chronischem Lymphödem

4.6.2 Angiosarkome

Obwohl auch intermediär-maligne Hämangioendotheliome rezidivieren und metastasieren können, ist die Prognose besser als bei den *„voll"malignen Gefäßtumoren*. Hierzu zählen die meist *in der Subkutis entstehenden* Angiosarkome und das *mit chronischem Lymphödem assoziierte* Angiosarkom, welches sich am häufigsten nach radikaler Mastektomie und ausgedehnter Entfernung der axillären Lymphknoten (und Lymphgefäße) im ipsilateralen Arm entwickelt **(Stewart-Treves-Syndrom)**.

Weitere *Unterformen* sind das **Angiosarkom der weiblichen Mamma**, das **Angiosarkom der tiefen Weichgewebe** und das **Kaposi-Sarkom**.

Kaposi-Sarkom
- am häufigsten in Assoziation mit HIV-Infektion

- **Makroskopie:** fleck- oder plaqueförmige, später tumorförmige Erhabenheiten der Haut
- **Mikroskopie:**
- granulationsgewebsartig mit Proliferation von **atypischen Spindelzellen** und **Gefäßen**
- Erythrozytenextravasate in interfibroblastären „Spalten"

Das **Kaposi-Sarkom** (bereits 1872 beschrieben) tritt am häufigsten in Assoziation mit einer HIV-Infektion auf, wobei die kausalen Zusammenhänge zwischen HIV und Tumorentstehung noch nicht in allen Einzelheiten geklärt sind.

Morphologie. *Makroskopisch* sieht man in der Haut zunächst kleinere *fleckförmige Veränderungen*, die in plaqueförmige Erhabenheiten übergehen können, woraus dann mit weiterer Progression wechselnd große bräunliche (Hämosiderin!) *Knoten* entstehen. *Mikroskopisch* erinnert das Tumorgewebe im Frühstadium an ein Granulationsgewebe, später an spindelzellige Sarkome. Zusätzlich kommen *Gefäßproliferate* mit wechselnd starken Kernatypien vor sowie spaltförmige Hohlräume zwischen *fibroblastenartigen Zellen*, die wohl abortive Gefäßlumina darstellen. Ferner findet man zwischen und in den Tumorzellen häufig PAS-positive, diastaseresistente hyaline Kügelchen.
Die angiomatöse Natur des Kaposi-Sarkoms läßt sich elektronenmikroskopisch (Weibel-Palade-Körperchen) und immunhistochemisch (Endothelmarker) nachweisen. Die Prognose des Kaposi-Sarkoms bei Aids ist besonders ungünstig.

Eine besondere, nicht HIV-assoziierte Form des Kaposi-Sarkoms wird in *Afrika* bei jungen Kindern beobachtet, bei denen die Tumorinfiltrate (hier ohne Hautbefall) generalisiert in Lymphknoten auftreten *(polylymphadenopathische Form des Kaposi-Sarkoms)*.

Sarkome von ungeklärter Histogenese

1. alveoläres Weichteilsarkom
2. epitheloides Weichteilsarkom
3. maligner extrarenaler Rhabdoidtumor

4.7 Bösartige Weichteiltumoren ungeklärter Histogenese

Diese Gruppe von malignen Weichteiltumoren umfaßt klinisch-pathologische Entitäten mit jeweils *hochcharakteristischem histologischen Bild*, obwohl die *Histogenese* dieser Tumoren *nicht bekannt* ist: *alveoläres* und *epitheloides*

Weichteilsarkom, maligner extrarenaler Rhabdoidtumor, Klarzellensarkom des Weichgewebes und *extraossäres Ewing-Sarkom.*

4. Klarzellensarkom des Weichgewebes
5. extraossäres Ewing-Sarkom

Manifestation

> Diese Tumoren manifestieren sich überwiegend bei **jüngeren Erwachsenen** und **älteren Kindern**.

4.7.1 Alveoläres Weichteilsarkom

Alveoläres Weichteilsarkom

Dieser meist mittelgradig maligne Tumor tritt am häufigsten *an den Extremitäten* auf.
Histologisch finden sich *alveolenartige Hohlräume*, die von *großen polyedrischen, PAS-positiven Zellen* mit runden Kernen und prominenten Nukleolen umgeben sind. Nach Einwirkung von Diastase mit „Verdauung" des Glykogens werden oft spießförmige **kristalline Strukturen** sichtbar, die für diesen Tumortyp pathognomonisch sind.

- **Histologie:**
- alveolenartige Hohlräume
- PAS-positive diastaseresistente **Kristalle** im Zytoplasma – pathognomonisch

Sind lichtmikroskopisch keine Kristalle auffindbar, so besteht noch die Möglichkeit, kleinere (membrangebundene) Kristalle mit dem Elektronenmikroskop nachzuweisen. Die nähere Natur dieser für die Diagnostik so entscheidenden kristalligen Strukturen ist nicht bekannt.

Spätrezidive und *Spätmetastasierungen* sind möglich, so daß im Einzelfall keine Langzeitprognose gegeben werden kann.

- **Spätrezidive, Spätmetastasen**

4.7.2 Epitheloides Weichteilsarkom

Epitheloides Weichteilsarkom

Dieses Sarkom ist meist in den mehr distalen Extremitätenweichteilen lokalisiert. **Mikroskopisch** sieht man einen oft oberflächlich gelegenen *multinodulären Tumor* mit zentralen *Nekroseherden*, die ein landkartenartiges Muster zeigen. Auf den ersten Blick erinnert das Bild an das eines nekrotisierenden Granuloms. Auffallend sind jedoch recht große *polygonale Zellen* mit stark *eosinophilem Zytoplasma* und großen, rundlichen Kernen mit mäßig prominenten Nukleolen. Im Zytoplasma können rundliche, eosinophile Inklusionen vorkommen, die elektronenmikroskopisch Intermediärfilamentakkumulate darstellen (analog dem malignen Rhabdoidtumor). Zusätzlich findet man mehr spindelförmige Tumorzellen sowie eine wechselnd starke Fibrosierung mit Hyalinisierung. **Immunhistochemisch** sind insbesondere die polygonalen Tumorzellen stark *vimentin-* und oft auch *zytokeratinpositiv.*
Die Erkrankung neigt zu *Lokalrezidiven* nach längerem Intervall und auch zu *Spätmetastasen*, diese insbesondere in Lymphknoten und Lungen (in mehr als 40 % der Fälle).

- **Lokalisation:** distale Extremitäten
- **Histologie:**
- multinodulärer, oberflächlicher Tumor mit **landkartenartigen Nekrosen**, granulomartig
- polyedrische Zellen mit kugelförmigen **Intermediärfilamentaggregaten** und **Vimentin-** sowie **Keratinexpression**

- **Spätrezidive, Spätmetastasen**

4.7.3 Maligner extrarenaler Rhabdoidtumor

Maligner extrarenaler Rhabdoidtumor

Dieser *hochmaligne Tumor* ist histologisch identisch aufgebaut wie der maligne Rhabdoidtumor der Niere. Im Gegensatz zum klassischen malignen Rhabdoidtumor der Niere, der fast nur bei sehr jungen Kindern auftritt, kann der maligne Rhabdoidtumor des Weichgewebes in *jedem Lebensalter* sich manifestieren, ohne dabei eine Lokalisationspräferenz zu zeigen.
Histologisch besteht der Tumor aus meist irregulär, gelegentlich *pseudoalveolär* angeordneten *rundlichen* bis *spindelförmigen Zellen* mit auffallend großen, meist runden Kernen mit hellem Chromatin, sehr deutlicher Kernmembran und oft nur einem, auffallend prominentem Nukleolus. Das Zytoplasma ist eosinophil und mäßig stark PAS-positiv.

hochmaligner Tumor, zuerst in der Niere beschrieben

- **Histologie:**
- große Zellen mit großen rundlichen Kernen mit hellem Chromatin und prominenten Nukleolen
- intrazytoplasmatische Interfilamentakkumulate („Kugeln")

Es erinnert an das Zytoplasma von rundlichen Rhabdomyoblasten, weist jedoch im Gegensatz zu diesen niemals eine Querstreifung auf und enthält elektronenmikroskopisch demzufolge auch keine Myofilamente mit Z-Streifen.

Typisch sind Tumorzellen mit rundlichen, eosinophilen, intrazytoplasmatischen Inklusionen, über denen der Zellkern dann kappenförmig gelegen sein kann. Derartige Inklusionen können jedoch auch bei vielen anderen Tumoren vorkommen (z. B. beim epitheloiden Sarkom und malignen Melanom), so daß die Diagnose des malignen Rhabdoidtumors auf der Kombination von Inklusionen *und* Kernmorphologie basiert. **Immunhistochemisch** reagieren die Tu-

- **Immunhistochemie:**
- Koexpression von Vimentin, Zytokeratin, Desmin (kein RMS!)
- **frühzeitig Fernmetastasen**

morzellen obligat mit Vimentin-Antikörpern und darüber hinaus oft mit Antikörpern gegen Zytokeratine, neuronspezifischer Enolase und S-100 Protein. Eine zusätzliche Desminpositivität kann ein Rhabdomyosarkom vortäuschen. Dieser Tumor hat unter den malignen Weichteiltumoren von ungeklärter Histogenese die ungünstigste Prognose (frühzeitige hämatogene Metastasierung, auch in das ZNS).

Klarzellensarkom des Weichgewebes

- **Lokalisation:** distal an Extremitäten
- **Histologie:**
- ballenförmig angeordnete Tumorzellen
- melaninhaltige Tumorzellen
- Tumorriesenzellen
- **Immunhistochemie:**
- Protein S-100- und NSE-positiv
- Positivität auch von Melanommarkern
- **Spätrezidive, Spätmetastasen**

4.7.4 Klarzellensarkom des Weichgewebes

Das Klarzellensarkom des Weichgewebes, sog. *malignes Melanom*, manifestiert sich am häufigsten in den distalen Extremitätenabschnitten, an den Füßen häufiger als an den Händen. Die teils spindel-, teils rundlichen mittelgroßen Tumorzellen liegen in ballenförmiger Anordnung und enthalten gelegentlich geringe Mengen von Melaninpigment. Hilfreich für die Diagnose sind *vielkernige Riesenzellen* mit peripher lokalisierten Kernen. **Immunhistochemisch** reagieren die Tumorzellen mit Antikörpern gegen Vimentin, S-100 Protein, neuronspezifische Enolase und gegen das melanomassoziierte Antigen HMB 45. Möglicherweise sind Klarzellensarkome wie übliche maligne Melanome neuraler Genese. Langfristige Verläufe mit Spätrezidiven und -metastasen sind häufig.

Extraossäres Ewing-Sarkom

- Vorkommen in Weichgeweben
- **Histologie:** wie Ewing-Sarkom des Knochens

4.7.5 Extraossäres Ewing-Sarkom

Ewing-Sarkome kommen nicht nur im Skelettsystem, sondern auch, wenn auch weniger häufig, in den Weichgeweben verschiedener Lokalisationen vor. **Mikroskopisch** kann man ossäre und extraossäre Ewing-Sarkome nicht voneinander unterscheiden. Es dominieren kleine bis mittelgroße, *rundliche Zellen* in meist kompakter, nahezu matrixfreier Anordnung. Die Zellverbände sind von zarten, jedoch *gefäßreichen Bindegewebszügen* umgeben.

1. klassisches Ewing-Sarkom ⇒

> **Klassische Ewing-Sarkome** (Abb. 44–11) weisen monomorphe rundliche Zellkerne mit zartem, milchglasartigem Chromatin und auffallend kleinen Nukleolen auf bei nur relativ geringer mitotischer Aktivität (diese im auffallenden Gegensatz zur hohen Malignität des Tumors). Das nach außen hin unscharf begrenzte Zytoplasma ist hell (klar) und nach guter Fixierung glykogenreich.

Immunhistochemisch reagieren die Tumorzellen mit Antikörpern gegen Vimentin.

2. atypisches Ewing-Sarkom
- Expression von neuralen Markern
- Bildung von Rosetten
- maligne periphere neuroektodermale Tumoren (MPNT)

Von diesem klassischen Ewing-Sarkom sind **atypische Ewing-Sarkome** und unter diesen insbesondere *maligne periphere neuroektodermale Tumoren (MPNT)* abzugrenzen.

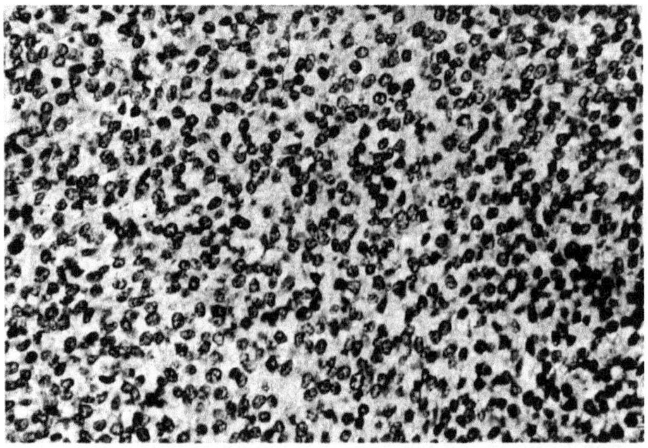

Abb. 44–11: Extraossäres Ewing-Sarkom. Kleinzelliger, undifferenzierter, extrem faserarmer Tumor. Runde Zellkerne mit kleinen Nukleolen. Helles Zytoplasma (herausgelöstes Glykogen!). Retikulinfaserfärbung, 350x

MPNT werden auch als *periphere primitive neuroektodermale Tumoren (pPNET)* oder *maligne periphere Neuroepitheliome* bezeichnet.

Gemeinsam ist klassischen Ewing-Sarkomen und MPNT eine spezifische reziproke Chromosomentranslokation (t 11;22 (q24;q12)) und darüber hinaus eine gleichartige Onkogenexpression. Zusätzlich gibt es spezifische Antikörper, die mit den Zellen beider Tumorvarianten reagieren (MIC 2).

Im Unterschied zu klassischen Ewing-Sarkomen weisen MPNT jedoch histologische, immunhistochemische und elektronenmikroskopische Besonderheiten auf. Die Zellen sind gelegentlich rosettenförmig angeordnet (wie beim Neuroblastom!), die Kerne sind etwas größer und polymorpher als beim klassischen Ewing-Sarkom, zeigen leicht prominente Nukleolen, während das Zytoplasma meist nur gering bis mäßig stark PAS-positiv ist (Glykogen).

Differentialdiagnose. Trotz wahrscheinlich identischer Histogenese sollte zwischen beiden Tumortypen differenziert werden, da sie sich in Klinik und biologischem Verhalten unterscheiden. Klassische extraossäre Ewing-Sarkome sind überwiegend an den unteren Extremitäten und in den Beckenweichteilen lokalisiert, während MPNT zu fast 50 % in der Thoraxwand vorkommen (und in dieser Lokalisation auch als *Askin-Tumoren* bezeichnet wurden). Die Mehrzahl der klassischen Ewing-Sarkome tritt in den Knochen auf und führt sekundär zu einer Infiltration des angrenzenden Weichgewebes, während umgekehrt sich die MPNT überwiegend primär in den Weichgeweben entwickeln und die angrenzenden knöchernen Strukturen erst im weiteren Verlauf infiltrieren.

- **DD:**
  - Ewing-Sarkome überwiegend primär im Knochen, MPNT zunächst vorwiegend in Weichgeweben, besonders Thoraxwand

Nimmt man die klassischen Ewing-Sarkome und die MPNT der Weichteile und der Knochen zusammen, so läßt sich klar zeigen, daß die Prognose beim MPNT deutlich ungünstiger ist als bei den Ewing-Sarkomen (Überlebensraten nach längerer Follow-up-Zeit 45 bzw. 60 %). Dies ist ein weiterer wichtiger Grund für die Abgrenzung der MPNT von den klassischen Ewing-Sarkomen.

- **Prognose** beim Ewing-Sarkom günstiger als beim MPNT (Überlebensraten unter optimaler Therapie 60 % versus 45 %)

XLV. Knochen- und Knorpelgewebe

A. Schulz

Struktur, Biochemie, Mineralisation

1. Struktur, Biochemie, Mineralisation, Funktion

Knochen

1.1 Knochen

Aufbau nach dem Leichtbauprinzip

Im technischen Sinn ist das Skelettsystem nach dem *Leichtbauprinzip* aufgebaut: das Materialvolumen macht nur etwa ein Fünftel des Gesamtvolumens eines Knochens aus (etwa 80 % der Volumenanteile des spongiösen Knochens entfallen auf die Markräume). Kortikalis und Spongiosa sind biochemisch gleich aufgebaut. Sie enthalten neben einem geringen Wasseranteil einen hohen Anteil an Mineralbestandteilen (um 65 %), die vorwiegend aus Calciumapatit (Kalziumphosphatsalzen) bestehen und an die als Osteoid bezeichnete organische Knochenmatrix (35 %) gebunden sind. *Hauptbestandteil* der organischen Matrix ist **Kollagen Typ I**, nur etwa 1/10 der Knochenmatrix des Erwachsenen wird von nicht-kollagenen Knochenproteinen gebildet. Die Zusammensetzung des kindlichen und wachsenden Knochens verschiebt sich etwas mehr zugunsten der nicht-kollagenen Knochenproteine. Diese sind zusammen mit dem Kollagen Typ I Syntheseprodukte der Osteoblasten, werden jedoch bis auf das Osteocalcin auch von anderen Zellen (vorwiegend des Bindegewebes) gebildet.

- **Mineral** (65 %)
- **organische Matrix = Osteoid** (35 %)
- **Syntheseprodukt der Osteoblasten:**
  - **90 %: Kollagen Typ I**
  - 10 %: nicht-kollagene Knochenproteine

Zu einem kleinen Anteil kommen in der Knochenmatrix auch Plasmaproteine wie Albumin, α-2-HS-Glykoprotein, Hämoglobin, β-2-Mikroglobulin und Transferrin sowie Enzyme (vor allem Kollagenase), Wachstumsfaktoren (FGF, PDGF, TGF-β) und Interleukine (IL-1, IL-6) vor.

Mineralisation der Knochenmatrix in 2 Phasen:

Die **Mineralisation der Knochenmatrix** erfolgt nicht sofort nach der Ablagerung, sondern erst nach einer Phase der Osteoidreifung; daher findet sich bei der aktiven Knochenneubildung stets ein unmineralisierter Osteoidsaum, auf dem die Osteoblasten liegen (Abb. 45–1). Nach heutigem Kenntnisstand scheint die Mineralisation in *2 Phasen* abzulaufen:

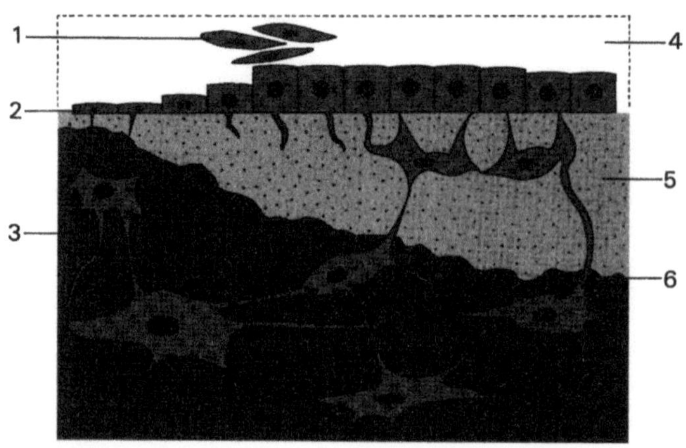

Abb. 45–1: Oberfläche eines Spongiosabälkchens mit Knochenmatrixbildung und Mineralisation. 1 Osteoprogenitorzellen (Markfibroblasten), **2** Osteoblasten: links inaktiv, rechts aktiv, **3** mineralisierter Knochen mit Osteozyten (lakuno-kanalikuläres System), **4** Markraum, **5** Osteoid, **6** Mineralisationsfront

• Während der *1. Phase*, der **Mineralnukleation**, kommt es zur Ablagerung von amorphem Calciumphosphat, dessen Bindung an die Knochenmatrix einerseits durch die Kalziumaffinität der nicht-kollagenen Knochenproteine (besonders Osteonectin und Osteocalcin), andererseits durch alkalische Phosphatase und kalziumbindendes Protein (Calbindin)-haltige Matrixvesikel der Osteoblasten vermittelt wird.

1. Mineralnukleation
- Ablagerung von amorphem Calciumphosphat

• Die *2. Phase*, die **komplette Mineralisation**, soll über das Wachstum der Calciumhydroxiapatitkristalle in Verbindung mit Spuren anderer Kalziumsalze erfolgen.

Da die Mineralisationsgeschwindigkeit unter physiologischen Bedingungen synchron zur Osteoidproduktion durch Osteoblasten abläuft, läßt sich über eine Doppelmarkierung der Mineralisationsfront mit dem Antibiotikum Tetracyclin die **Knochenanbaurate in der Knochenbiopsie** bestimmen. Tetrazykline binden an der Mineralisationsfront und können im UV-Licht an unentkalkten histologischen Schnitten von Knochenbiopsien nachgewiesen werden. Bei einer Doppelmarkierung im Abstand von 14 Tagen läßt sich durch Abstandsmessung der Fluoreszenzlinien die tägliche Anbaurate mit normalerweise etwa 1 μ pro Tag bestimmen.

2. komplette Mineralisation
- Wachstum von Calciumhydroxiapatitkristallen
- Mineralisationsmarke bestimmbar durch Tetrazyklinmarkierung
- Knochenanbaurate: 1 μ/d

1.2 Knorpel

Knorpel

Der am Skelettaufbau beteiligte hyaline Knorpel ist nach dem Schluß der Wachstumsfugen nur noch als Gelenk- und Rippenknorpel und in schmalen Auflagerungen als epiphysärer Knorpel des Beckenkamms mit dem Knochen direkt verbunden. Biomechanisch dient er der Absorption und Verteilung von Druck- und Stoßkräften. Obwohl das Knorpelgewebe weder von Nervenfasern noch von lymphatischen Gefäßen und nur wenig Blutgefäßen durchsetzt wird, ist es ein metabolisch aktives Gewebe, dessen Funktion nur bei vitalen Chondrozyten aufrecht erhalten wird. Die Polsterfunktion als Wasserkissen ergibt sich aus dem hohen Wasseranteil von 70 % der Knorpelmatrix, die demnach nur zu knapp einem Drittel aus Proteinen besteht. Hauptkomponente der Knorpelmatrixproteine ist **Kollagen Typ II**. Unter den nicht-kollagenen Knorpelproteinen dominieren die **Proteoglykane**. Nur an den Wachstumszonen findet eine physiologische Mineralisation des Knorpels statt, der Knorpel bleibt sonst zeitlebens unmineralisiert; er verkalkt nur unter pathologischen Bedingungen und wird dann zumeist abgebaut oder in Knochen umgewandelt.

• **biomechanische Funktion:** Absorption von Druck- und Stoßkräften aufgrund des hohen Wassergehalts (70 %) der Knorpelmatrix

• **Hauptproteine:**
- Kollagen Typ II
- Proteoglykane

2. Skelettwachstum und dessen Störungen

Skelettwachstum und dessen Störungen

2.1 Ablauf und Regulation des normalen Wachstums

Ablauf und Regulation des normalen Wachstums

Das Skelettwachstum wird durch 2 Vorgänge, die *enchondrale* und die *desmale Ossifikation*, bestimmt.

2 Vorgänge:

• Die **enchondrale Ossifikation** bestimmt das Längenwachstum an den Röhrenknochen, der Wirbelsäule und Teilen der Schädelbasis. Sie beginnt intrauterin in der 7.–8. Woche mit dem Einsprossen von Gefäßen in die Diaphyse der knorpelig präformierten langen Extremitätenknochen. In der Mitte des Diaphysenschafts entstehen an der Eindringstelle der Blutgefäße Chondroklasten, die den Knorpel zerstören und einen primären Markraum schaffen. Dieser dehnt sich in Richtung auf die Epiphysen aus, wodurch die epiphysären Wachstumszonen und späteren Wachstumsfugen entstehen, die erst mit Abschluß des Längenwachstums nach dem 17.–20. Lebensjahr vollständig spongiös ossifiziert werden. Physiologisch besteht die Knorpelschicht der Epiphysenfuge von der Epiphyse in Richtung auf die Diaphyse aus 4 Zonen (Abb. 45–2). In der *Proliferationszone* liegen die teilungsfähigen Chondrozyten, die über die Hypertrophiezone mit verstärkter Matrixbildung in die Blasenknorpelzone übergehen. In der Umgebung der Blasenknorpelzellen folgt die initiale Mineralisation, die durch Matrixvesikel der Chondrozyten, welche das kalziumbindende Protein Calbindin und alkalische Phosphatase enthal-

1. enchondrale Ossifikation
- bestimmt das Längenwachstum
- beginnt in den Röhrenknochen bereits ab der 8. SSW
- ist nach dem 17.–20. Lebensjahr abgeschlossen

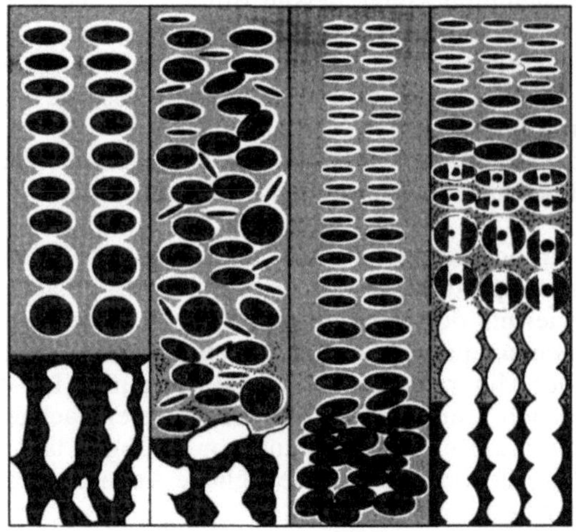

Abb. 45–2: Die enchondrale Ossifikation und ihre Störungen. **A** Physiologische enchondrale Ossifikation; **B** verzögerte Knorpelmineralisation und Aufschließung mit Desorganisation des Säulenknorpels bei Rachitis; **C** fehlende enchondrale Ossifikation bei der Achondrogenesis; **D** verzögerte enchondrale Ossifikation bei der Chondrodystrophie

ten, eingeleitet wird. Die Knorpelzellen selbst gehen dabei zugrunde. In die Chondrozytenhöhlen, deren Lakunenwände durch Chondroklasten eröffnet werden, sprossen Gefäße ein. Die longitudinalen ehemaligen Knorpelsepten werden von einwandernden Osteoblasten und neugebildetem Osteoid umhüllt. Diese primären Spongiosabälkchen werden wiederum resorbiert und in sekundäre Spongiosa umgewandelt.

- **Steuerungsmechanismen:**
- **Wachstumshormon** (STH) steigert direkt die Proliferation von Chondrozyten und indirekt über eine Induktion der IGF 1-Bildung deren Matrixsyntheseleistung (autokriner Regelkreis)

Die **Steuerung der enchondralen Ossifikation** erfolgt über das *Wachstumshormon* (STH), welches einerseits eine proliferationssteigernde Wirkung auf die Chondrozyten ausübt, andererseits aber auch die Bildung von Somatomedin C (IGF 1) in Chondrozyten induziert. Dieses wirkt wiederum als Mediator über Plasmamembranrezeptoren autokrin auf die Chondrozyten und steigert deren Syntheseleistung von Knorpelmatrixproteinen. Die Rezeptorkonzentration für Somatomedin C ist an den epiphysären Wachstumsknorpelzellen höher als an den Gelenkknorpelzellen, wodurch die stärkere Matrixproduktion des Wachstumsknorpels gegenüber dem Gelenkknorpel erklärt wird. Für die Phase des *Pubertätswachstumsschubes* wird angenommen, daß der starke Anstieg gonadaler Hormone (Testosteron, Östrogen, Gestagen) zu einer Stimulation der STH-Ausschüttung führt. STH nimmt in dieser Phase eine Koordinatorfunktion wahr, da es nicht nur die Proliferation der Knorpelzellen erhöht, sondern auch über einen bisher nicht geklärten Weg die Parathormonspiegel und damit indirekt auch die $1{,}25(OH)_2D_3$-Spiegel meßbar steigert.

- **gonadale Hormone** stimulieren die STH-Ausschüttung

2. desmale Ossifikation
- Differenzierung von Mesenchymzellen zu Osteoblasten und Osteozyten

• Die **desmale Ossifikation** entsteht durch eine Differenzierung vorbestehender Mesenchymzellen oder Fibroblasten direkt zu Osteoblasten und Osteozyten. Stammesgeschichtlich wird die desmale Ossifikation vom Hautskelett oder Exoskelett abgeleitet. Die Umwandlung von Bindegewebs- oder Mesenchymzellen erfolgt an ein oder mehreren Zentren innerhalb der Bindegewebsmembran durch Ablagerung von Osteoid, das anschließend mineralisiert. Zu den desmal ossifizierenden Skelettanteilen gehören die flachen Knochen der Schädelkalotte und Teile des Gesichtsschädels, wobei es sekundär zu einer Verschmelzung mit dem enchondral ossifizierenden Knochen aus präformierten Knorpelbestandteilen an der Schädelbasis kommt. Der zunächst entstehende Faserknochen wird im weiteren Verlauf der Skelettentwicklung durch Knochenumbau in lamellären Knochen umgeformt.

- **physiologisch:** Schädelkalotte, Gesichtsschädel
- **pathologisch:** heterotope Knochenneubildung (Narbenknochen u. a.) in Muskulatur und Faszien

Unabhängig von der normalen Skelettentwicklung kann die desmale Ossifikation auch als *physiologische* Knochenneubildung im Rahmen der Frakturheilung oder als *pathologischer* Vorgang in Form der heterotopen Knochenneubildung (Narbenknochen, Reiterknochen der Adduktorenmuskulatur, Myositis ossificans) in der Muskulatur, in den Faszien oder auch im Gefäßbindegewebe auftreten.

2.2 Hormonelle Wachstumsstörungen und Osteopathien

Hormonelle Wachstumsstörungen

2.2.1 Hypophysärer Zwergwuchs

Hypophysärer Zwergwuchs

Ein **Wachstumshormonmangel** führt zu einer Verschmälerung der Wachstumsfugen mit nachfolgendem Wachstumsstillstand, woraus ein *proportionierter Minderwuchs (Zwergwuchs)* resultiert.
Der Minderwuchs beim **adrenogenitalen Syndrom (AGS)** ist auf dieselbe Weise zu erklären: Die durch Enzymdefekte der Glukokortikoidsynthese vermehrt gebildeten Androgene der Nebenniere hemmen die Ausschüttung von STH im Hypophysenvorderlappen.
Bei angeborener oder frühkindlich erworbener **Hypothyreose** entwickelt sich als Folge des Thyroxin-Mangels ein proportionierter Minderwuchs als Teilbild des **Kretinismus**, da Thyroxin ein essentieller hormoneller Kofaktor für den Proliferationsstoffwechsel der Epiphysenfuge ist.

- Zwergwuchs durch **Wachstumshormonmangel** und Verschmälerung der Epiphysenfugen
- bei **AGS (adrenogenitalem Syndrom)**: proportionierter Minderwuchs durch STH-Mangel
- bei **frühkindlicher Hypothyreose (Kretinismus)**: proportionierter Minderwuchs durch Thyroxin-Mangel

2.2.2 Hypophysärer Riesenwuchs

Hypophysärer Riesenwuchs

Bei erhöhten **STH-Spiegeln** durch ein eosinophiles Adenom des Hypophysenvorderlappens entsteht bei noch offenen Wachstumsfugen ein hypophysärer Riesenwuchs, bei geschlossenen Wachstumsfugen werden im Erwachsenenalter die Knochen-Knorpel-Grenzen der Gelenkkappen der Röhrenknochen und die noch in Resten vorhandenen epiphysären Knorpelwülste (Orbitarand, Mandibula, Beckenkamm) aktiviert. Da die Finger- und Fußphalangen im Vergleich zu ihren knöchernen Segmenten eine größere Anzahl von Knorpel-Knochen-Grenzen aufweisen, resultiert ein auffälliges Längenwachstum der Finger und Füße kombiniert mit wulstförmiger Verdickung der oberen Orbitaränder und der Mandibula, das als **Akromegalie** bezeichnet wird.

- Riesenwuchs durch **erhöhte STH-Spiegel** bei HVL-Adenom

→ **Akromegalie**: Wachstum der „Spitzen" (Akren): Orbitarand, Mandibula, Nase, Beckenkamm, Finger und Zehen

2.2.3 Hypoparathyreoidismus

Hypoparathyreoidismus

Ursachen eines Hypoparathyreoidismus (Nebenschilddrüsenunterfunktion) sind komplette gezielte (nach Adenom- oder Hyperplasieentfernung) oder primär unbeabsichtigte (nach totaler Strumektomie) *Parathyreoidektomien*, seltener eine Autoimmunparathyreoiditis oder angeborene Aplasien der Nebenschilddrüsen.
Die Parathormon(PTH)-Spiegel im Serum sind erniedrigt. Es besteht eine Hypokalzämie mit Neigung zu tetanischen Krampfanfällen. Weitere Symptome sind trophische Hautstörungen und extraossäre Kalzinosen.
Die Skelettveränderungen sind bei *spätem* Krankheitsbeginn gering. Langfristig entwickelt sich über eine negative Knochenbilanz eine *low-turnover-Osteoporose*. Bei *frühem* Krankheitsbeginn tritt Minderwuchs mit verkürzten Röhrenknochen infolge reduzierten enchondralen Wachstums auf.
Beim **Pseudohypoparathyreoidismus** liegt eine genetisch fixierte Endorganresistenz gegenüber PTH vor. Der PTH-Spiegel i. S. ist erhöht, dennoch finden sich eine Hypokalzämie und Hyperphosphatämie, die auf eine exogene PTH-Zufuhr nicht ansprechen. Zur Symptomatik gehören Minderwuchs mit charakteristisch verkürzten Metacarpalia, extraossäre Kalzinosen, Katarakte und eine Oligophrenie.

Nebenschilddrüsenunterfunktion

- postoperativ
- Autoimmunparathyreoiditis
- Aplasie

Klinik:
- PTH ↓
- Hypokalzämie

Folgen:
- low-turnover-Osteoporose
- Minderwuchs

Pseudohypoparathyreoidismus
- Endorganresistenz gegenüber PTH

2.2.4 Primärer Hyperparathyreoidismus

Primärer Hyperparathyreoidismus

Ein primärer Hyperparathyreoidismus (pHPT) besteht bei einem *Epithelkörperchenadenom* (80 % der Fälle), einer *Hyperplasie* mehrerer Epithelkörperchen (10–20 %) oder selten bei einem *Nebenschilddrüsenkarzinom* (1–2 %). Nebenschilddrüsenadenome können auch im Rahmen der familiären *multiplen endokrinen Neoplasien (MEN)* in Kombination mit endokrinen Pankreas-, Hypophysen- und Nebennierentumoren als *MEN I (Wermer-Syndrom)*

Nebenschilddrüsenüberfunktion durch:
- Adenom
- Hyperplasie
- Nebenschilddrüsenkarzinome im Rahmen eines MEN I oder II

Folgen:
- endostale Resorptionszonen
- Osteolysen

- Frühstadium: gesteigerter Knochenumsatz
- Spätstadium: Fibroosteoklasie

- sog. **braune Knochentumoren**

→ **Ostitis fibrosa cystica von Recklinghausen**

Klinik:
- Hyperkalzämiefolgen

Pathophysiologie:
- PTH steigert Knochenresorption
- Serumkalzium ↑
- Kalziumabsorption aus dem Darm ↑

→ Nephrolithiasis

Therapie:
- Entfernung des Adenoms

Komplikation:
- hyperkalzämische Krise

oder mit einem Phäochromozytom und medullärem Schilddrüsenkarzinom als *MEN II (Sipple-Syndrom)* auftreten.
Obwohl frühzeitig diffuse Knochenschmerzen bestehen, treten sichtbare Skelettveränderungen erst nach längerem Krankheitsverlauf auf. **Röntgenologisch** finden sich diskrete endostale Resorptionszonen (besonders an den Phalangen der Finger) bis zu zystischen Auftreibungen oder Osteolysen, die grundsätzlich in allen Skelettlokalisationen auftreten können. **Pathologisch-anatomisch** entspricht diesen Befunden ein im Frühstadium zunächst nur allgemein *gesteigerter Knochenumsatz* mit Zunahme der endostalen Anbau- und Resorptionszonen. Erst in fortgeschrittenen Fällen wird bioptisch (Beckenkammbiopsie) eine **Fibroosteoklasie** (starke Vergrößerung der Osteoklasten in tiefen Howship-Resorptionslakunen mit endostaler Fibrose peritrabekulär), verbunden mit einer Faserknochenneubildung in der Spongiosa, beobachtet. In diesem Stadium können auch zystische Osteolysen auftreten, die als Pseudotumoren aus mehrkernigen osteoklastären Riesenzellen mit einem durch rezidivierende Blutungen stark hämosiderinhaltigen Granulationsgewebe bestehen. Diese werden auch als **braune Knochentumoren** bezeichnet und haben zusammen mit der Fibroosteoklasie dem Krankheitsbild den Namen *Ostitis fibrosa cystica von Recklinghausen* (Erstbeschreibung 1891) gegeben.

Die **klinische Symptomatik** ist durch die Folgen der PTH-induzierten Hyperkalzämie – Nephrolithiasis, Magenulzera, Pankreatitis und neuromuskuläres Syndrom (Muskelschwäche, depressive Verstimmung) – gekennzeichnet.

Pathophysiologisch ist die Hyperkalzämie durch die erhöhte PTH-Sekretion zu erklären: PTH steigert über eine Stimulation der Osteoblasten die osteoklastäre Knochenresorption. Die Folge ist eine Mobilisation von Kalzium- und Phosphationen aus dem Skelett, die zu einer Hyperkalzämie mit einem erhöhten Anteil des ionisierten Kalziums im Serum führt. Gleichzeitig aktiviert PTH aber auch die 1-α-Hydroxylase in der Niere, wodurch der Spiegel des aktiven Vitamin-D-Metaboliten 1,25 (OH)2D3 (Calcitriol) steigt, welcher über eine vermehrte Kalziumabsorption aus dem Darm die Hyperkalzämie zusätzlich erhöht. Hyperkalzämie und hyperphosphaturische Wirkung des PTH führen zur Überschreitung des Kalzium-Phosphat-Löslichkeitsprodukts im Urin und damit zur Entwicklung einer Nephrolithiasis (Kalziumphosphatsteine im Nierenbekken).

Die **Therapie** der Wahl ist die Entfernung des Adenoms oder eine komplette Parathyreoidektomie aller vier (und der zusätzlichen ektopen) Epithelkörperchen bei einer Hyperplasie. Die Akutsymptome (Hyperkalzämie, Hyperphosphaturie) bilden sich innerhalb von Stunden zurück. Die Nierensteine persistieren, nehmen aber nicht mehr an Größe zu. Die Rückbildung der Skelettveränderungen erfordert je nach Fortschritt der Erkrankung 1–2 Jahre. Eine Osteoporose tritt im allgemeinen beim pHPT nicht auf. Eine seltene letale Komplikation ist die hyperkalzämische Krise (Nierenversagen, Koma).

Metabolische Wachstumsstörungen bei Vitaminmangel

2.3 Metabolische Wachstumsstörungen: Vitamin C-, D-Mangel

Stoffwechselbedingte Wachstumsstörungen treten bei **Vitaminmangel** auf.

- **Vitamin C-Mangel**
- Funktionsstörung der Chondrozyten und Osteoblasten → Wachstumsverzögerung, -stillstand → Mikrofrakturen

Der seltene **Vitamin C-Mangel (Skorbut, Moeller-Barlow-Syndrom)**, der bei einer Zufuhr von Vitamin C unter 10 mg/d entsteht, ruft eine Störung der Funktion und Proliferation von Chondrozyten und Osteoblasten mit Wachstumsverzögerung bis zum Wachstumsstillstand hervor. Typisch sind **Mikrofrakturen** im Bereich der Knorpelmineralisationszone und primären Spongiosa. Biochemisch liegt der verminderten Knochenmatrixproduktion und der Wandschwäche der Venolen und Kapillaren eine Kollagensynthesestörung im Bereich der post-translationalen Hydroxilierung von Prolin in den Zisternen des rauhen endoplasmatischen Retikulums zugrunde. Unhydroxiliertes Prolin des Prokollagens ist instabil und verhindert die typische helikale Konfiguration des Kollagens.

- **Vitamin D-Mangel**

⇨

Der **Vitamin D-Mangel** führt im Kindesalter zur **Rachitis** und im Erwachsenenalter zur **Osteomalazie** (Mineralisationsstörung). Ein *relatives* oder *absolutes Vitamin D-Defizit* beruht in erster Linie auf einem nutritiven Vitamin D-Mangel, kommt jedoch seltener auch bei folgenden *Krankheiten* und *Stoffwechselstörungen* vor:

- *nutritiver Vitamin D-Mangel:* Rachitis, Osteomalazie
- *Malabsorption:* intestinale Rachitis oder Osteomalazie (des Erwachsenen)
- *Vitamin D-Stoffwechselstörung:* renale Osteopathie (am häufigsten Kombination aus Rachitis/Osteomalazie mit sekundärem Hyperparathyreoidismus)
- *medikamentöser Vitamin D-Antagonismus:* Antiepileptika-Rachitis oder Osteomalazie
- *periphere Vitamin D-Resistenz:* Vitamin D-resistente Rachitis.

2.3.1 Rachitis

Rachitis

Vitamin D-Mangel im Kindesalter
- verminderte Kalziumabsorption und reduziertes Kalziumangebot
- Knorpelhypertrophie mit Funktionsbeeinträchtigung der Chondrozyten und Osteoblasten

Ein Vitamin D-Mangel bei der Geburt manifestiert sich zwischen dem 3. Lebensmonat und dem 3. Lebensjahr als Rachitis. Aufgrund der verminderten Kalziumabsorption und damit des reduzierten Kalziumangebots für das wachsende Skelett kommt es zu einer verminderten Mineralisation, die zusätzlich durch eine Beeinträchtigung der zellulären Funktion des hypertrophierenden Knorpels und der Blasenknorpelzellen sowie auch der Osteoblasten bedingt ist. Als Folge ergibt sich eine Störung der epiphysären Knorpelaufschließung. Der Knorpel proliferiert und transformiert sich zu Blasenknorpelzellen, die aufgrund der fehlenden Aufschließung ihre Säulenknorpelanordnung verlieren und in unregelmäßigen Knorpelnestern und Ballen die basale, zur Diaphyse hin gerichtete Schicht des Wachstumsknorpels bilden (Abb. 45–2).

- **Folgen:**
  - Minderwuchs
  - Gelenkfehlstellungen
  - Auftreibung der Knorpel-Knochen-Grenze mit rachitischem Rosenkranz, Kraniotabes, Brustwirbelsäulenkyphose

Die **klinischen Folgen** sind: Wachstumsstillstand mit *Minderwuchs*, Fehlstellungen der Gelenke (meist *Varusstellung der Beine*), *knotige Auftreibung der Knorpel-Knochen-Grenzen* der Rippen durch überschießende Knorpelproliferation ohne enchondrale Ossifikation *(rachitischer Rosenkranz der Rippen)*, fehlende Mineralisation mit Deformierbarkeit der platten Schädelknochen *(Kraniotabes)* und Verformung der Wirbelsäule *(Brustwirbelsäulenkyphose)*.

Die *Behandlung* der Vitamin D-Mangel Rachitis erfolgt mit 3000–5000 IE Vitamin D/d bis zur Ausheilung der Veränderungen.

renale Rachitis: beruht auf renaler Funktionsstörung

Die **renale Rachitis** ist eine heterogene Gruppe teils erworbener, teils angeborener, auf einer renalen tubulären Funktionsstörung beruhender Krankheitsbilder, die klinisch dem Bild der Rachitis entsprechen.

2.3.2 Osteomalazie, renale Osteopathie

Osteomalazie

Vitamin D-Mangel im Erwachsenenalter
- diffuser Skelettschmerz
- Bewegungsunfähigkeit

Der Vitamin D-Mangel im Erwachsenenalter führt zur **Osteomalazie**. Diese äußert sich klinisch in einem diffusen *Skelettschmerz*, der zur völligen *Bewegungsunfähigkeit* führen kann.

- alkalische Phosphatase ↑
- Osteokalzinspiegel ↑

Röntgenologisch findet sich eine verwaschene Struktur besonders im Bereich der Wirbelkörper mit bikonkaver Eindellung der kranialen und kaudalen Wirbelkörperdeckplatten durch den elastischen Quellungsdruck der Bandscheiben. **Laborchemisch** findet sich eine leicht bis stark erhöhte alkalische Phosphatase (150–1000 U/l), eine Erhöhung des Osteocalcinspiegels (>6 ng/ml) und ein Kalziumspiegel im Serum an der unteren Normgrenze oder darunter (<2,5 mMol).

Diagnose: Beckenkammbiopsie

> Trotz charakteristischer klinischer, röntgenologischer und laborchemischer Konstellation ist die *definitive Diagnose* (besonders zur differentialdiagnostischen Abgrenzung von Osteoporose, diffuser Skelettkarzinose, M. Paget) erst **bioptisch** zu sichern **(Beckenkammbiopsie)**.

Histologie:
- Oberflächenosteoidose
- Volumenosteoidose

Histologisch zeigt die Spongiosa der *Beckenkammbiopsie* eine ausgeprägte Zunahme der endostalen Oberflächenausdehnung der Osteoidsäume (Oberflächenosteoidose), die bis zur vollständig fehlenden Mineralisation ganzer Spongiosatrabekel führen kann (Volumenosteoidose) und dadurch die verminderte biomechanische Festigkeit des Knochens verursacht (Abb. 45–3). Die Mineralisationsstörung (Osteomalazie) wird in ausgeprägten Fällen immer von einem sekundären **Hyperparathyreoidismus** begleitet, der sich aufgrund der Hypokalzämie entwickelt und über eine vermehrte Parathormonausschüttung der Nebenschilddrüsen zur Stimulation der osteoklastären Knochenresorption bis zur *Fibroosteoklasie* (Abb. 45–3d) führt.

- Osteomalazie
häufig kombiniert mit sekundärem Hyperparathyreoidismus

→ Fibroosteoklasie
- Malabsorptionssyndrome

Eine Osteomalazie findet sich auch bei **Malabsorptionssyndromen** mit Zottenatrophie der Dünndarmschleimhaut (Zöliakie, Sprue), da bei diesen

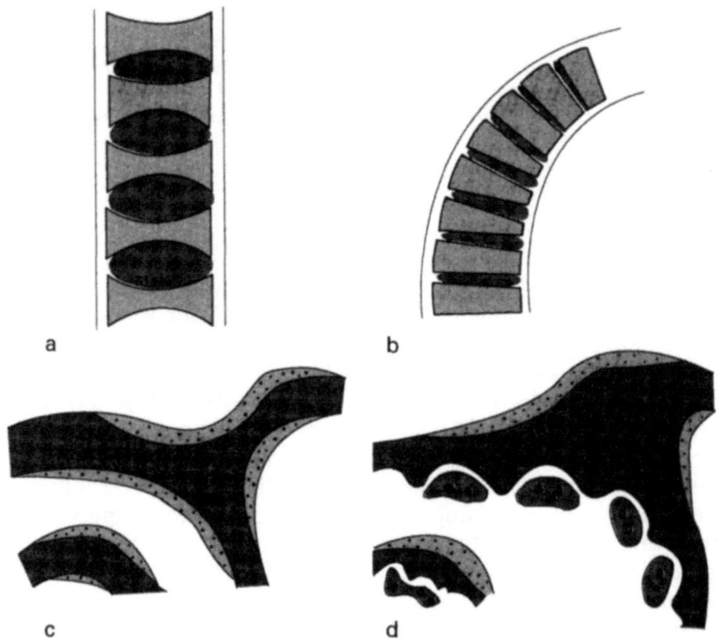

Abb. 45–3: Wirbelsäulenveränderungen bei der Osteomalazie des Erwachsenen. Makroskopisch und röntgenologisch: **a** Fischwirbel, **b** Keilwirbel **(Pfeile)**. Histologisch: **c** reine Osteomalazie mit Oberflächenosteoid, **d** Osteomalazie bei sekundärem Hyperparathyreoidismus

Krankheitsbildern sowohl die Kalziumaufnahme als auch die Vitamin D_3-Aufnahme über den Darm reduziert ist.

Renale Osteopathie

Mischbild aus Osteomalazie und sekundärem Hyperparathyreoidismus bei
- terminaler Niereninsuffizienz
- Hämodialyse
- Mangel an Vitamin D-Metaboliten
- fehlende renale Phosphatausscheidung (Phosphatstau der Niere)

Ein Mischbild aus Osteomalazie und sekundärem Hyperparathyreoidismus stellt auch die **renale Osteopathie** dar. Bei dieser Erkrankung (Patienten mit präterminaler Niereninsuffizienz oder unter chronischer Hämodialyse) entsteht der Mangel an aktiven Vitamin D-Metaboliten (Calcitriol) durch einen verminderten oder fehlenden zweiten Hydroxilierungsschritt des $25(OH)D_3$ im zerstörten Nierenparenchym. Der sekundäre Hyperparathyreoidismus wird durch eine verminderte oder fehlende renale Phosphatausscheidung und daraus resultierende Hyperphosphatämie *(Phosphatstau)* erklärt, die einen ebenso stimulierenden Effekt wie die Hypokalzämie auf die Nebenschilddrüsen zur vermehrten PTH-Ausschüttung ausübt.

- **Hypophosphatasiesyndrom** durch erworbenen alkalische Phosphatase-Defekt

Zum klinischen Bild der Rachitis führt auch das seltene, autosomal-rezessiv vererbte **Hypophosphatasiesyndrom** (Vorkommen 1:1000), dem ein primärer Enzymdefekt der alkalischen Phosphatase zugrunde liegt. Die alkalische Phosphatase wird nicht oder nur stark vermindert von Osteoblasten gebildet (entsprechend erniedrigt ist das Isoenzym, die alkalische Knochenphosphatase, im Serum). Da die alkalische Phosphatase das Schlüsselenzym der Knochenmineralisation und der initialen Mineralisation im Bereich der Wachstumsfugen darstellt, kommt es zu dem Bild der *Rachitis* mit Wachstumsstörungen und hochgradiger Osteomalazie.

Genetische Wachstumsstörungen

2.4 Genetische Wachstumsstörungen

- sind vererbt oder entstehen spontan durch Neumutation

Genetische Wachstumsstörungen können vererbbar sein oder spontan durch Neumutation auftreten. Zumeist liegt ein kombiniertes Fehlbildungssyndrom vor. Genauere chromosomale Lokalisationen der genetischen Störungen sind bisher nicht bekannt.

- **Skelettdysplasien**

⇨

- Genetisch bedingte Entwicklungsstörungen werden als **Skelettdysplasien** bezeichnet, wenn es sich um *generalisierte Störungen des Knorpel- und Knochenwachstums* handelt. Man unterscheidet *proportionierte Wachstumsstörungen* mit gleichzeitiger Verminderung des Wachstums von Achsenskelett und Extremitäten sowie *dysproportionierte Wachs-*

tumsstörungen mit einem Mißverhältnis von Stamm- und Extremitätenskelett.

• **Dysostosen** sind hingegen *lokalisierte, auf einzelne Abschnitte des Skeletts beschränkte Fehlbildungen:* z.B. Gliedmaßenfehlanlage oder Verkürzung vom Typ der Phokomelie (griech. *phoke* Robbe, *melos* Glied) bei Thalidomid-Embryopathie.

• **Dysostosen**

Unter der inzwischen bekannten Vielzahl von Entwicklungsstörungen mit einem breiten Spektrum unterschiedlicher Symptome lassen sich die folgenden häufigsten und damit auch wichtigsten Erkrankungen hervorheben:

• **Achondrogenesis.** Der Begriff besagt, daß bei knorpelig präformierter Skelettanlage keine Osteogenese erfolgt. Es liegt eine vollständige Hemmung der chondralen und desmalen Ossifikation vor, die zu einem dysproportionierten Zwergwuchs mit verkürzten Extremitäten (Mikromelie), verkürztem Rumpf und tonnenförmig deformiertem Thorax führt. Es werden ein *Typ I* mit dünnen und häufig frakturierten Rippen sowie ein *Typ II* mit vergrößertem Schädel im Vergleich zum Körper unterschieden.

• **Achondrogenesis**
- dysproportionierter Zwergwuchs, trotz knorpelig präformierter Skelettanlage keine Ossifikation
- Prognose: infaust

Erbgang: autosomal-rezessiv.

Prognose: Kinder mit dieser Erkrankung sind nicht lebensfähig; sie versterben zumeist intrauterin oder kurz nach der Geburt.

• **Thanatophorer Zwergwuchs (Dysplasie).** *Definition und Erscheinungsbild:* Dysproportionierter Zwergwuchs mit sehr kurzen Extremitäten, Abflachung der Wirbelkörper und schmalem Thorax mit stark verkürzten Rippen. Die Kombination mit einem sog. Kleeblatt-Schädel ist möglich. Die vorwiegend enchondrale Ossifikationsstörung läßt sich auch histologisch durch eine Verkürzung der Säulenknorpelzone an den Epiphysenfugen belegen.

• **thanatophorer Zwergwuchs**
- enchondrale Ossifikationsstörung mit Mikrothorax (Ateminsuffizienz), Kleeblattschädel und dysproportionierter Extremitätenverkürzung

Erbgang: Eine genetische Störung wird angenommen, eine Erblichkeit des Syndroms wurde bisher jedoch nicht beobachtet, so daß in erster Linie von Spontanmutationen auszugehen ist.

Prognose: Die Erkrankung ist mit dem Leben nicht vereinbar (griech. *thanatophor* todbringend), da der enge Thorax mit verkürzten Rippen kurz nach der Geburt zur respiratorischen Insuffizienz führt.

• **Achondroplasie (Chondrodystrophie).** *Definition und Erscheinungsbild:* Die beiden Synonyma sollen umschreiben, daß eine Störung der enchondralen Ossifikation vorliegt. Der Begriff *Chondrodystrophie* ist besser geeignet, da die Störung nicht an einem vollständigen Fehlen der enchondralen Ossifikation liegt, sondern durch ein Mißverhältnis von enchondraler und periostaler Knochenneubildung bedingt ist: Bei intakter enchondraler Ossifikation kommt es zu einer relativen Steigerung der periostalen und desmalen Ossifikation, die zu einer becherartigen Umbildung der Epiphysenfugen mit Verdickung der Kortikalis der Röhrenknochen führt. Das Längenwachstum ist jedoch insgesamt verzögert, so daß ein dysproportionierter Zwergwuchs resultiert.

• **Achondroplasie**
- lebensfähige Fehlbildung mit verminderter enchondraler Ossifikation und dysproportioniertem Zwergwuchs
- Mißverhältnis zwischen enchondraler und periostaler Knochenneubildung

Erbgang: autosomal-dominant oder sporadisch durch Neumutation.

Prognose: Kinder mit dieser Erkrankung sind lebensfähig und haben eine weitgehend normale Lebenserwartung. Die Körperlänge erreicht bei normal langem Rumpf und stark verkürzten Gliedmaßen etwa 120 cm. Die geistige Entwicklung ist normal.

• **Dysostosis cleidocranialis.** *Definition und Erscheinungsbild:* Störung der desmalen Ossifikation mit Befall des Schädels und der Schlüsselbeine sowie gelegentlich des Beckens, der Wirbelsäule und des distalen Gliedmaßenskeletts. Es bestehen am Schädeldach durch Verzögerung der Verschmelzungsvorgänge an Fontanellen und Nähten unvollständige Ossifikationsinseln. Auch im Bereich des Sternums, der Darmbeinfuge und der Dornfortsätze können Ossifikationsdefekte auftreten. *Durch Fehlen der Claviculae und Fehlanlagen der Scapulae besteht eine abnorme Beweglichkeit des Schultergürtels.* Die enchondrale Ossifikation ist nicht betroffen, so daß das Größenwachstum nicht wesentlich gestört ist.

• **Dysostosis cleidocranialis**
- weitgehend normal entwickeltes Skelett, nur Claviculae und (teilweise) Scapulae fehlen und führen zu einer **abnormen Beweglichkeit** des Schultergürtels

Erbgang: autosomal-dominant.

Prognose: Keine Einschränkung der Lebenserwartung.

• **Osteogenesis imperfecta**

– Syndrom mit blauen Skleren und erhöhter Frakturneigung
früher:
– **Typ Frolic:** letal nach der Geburt
– **Typ Lobstein:** retardierter Verlauf

heute: 4 Typen

Typ I: weitgehend normale Skelettentwicklung

Typ II: frühkindlich letal

Typ III: schwerer Verlauf mit respiratorischer Insuffizienz

Typ IV: leichter Verlauf mit Minderwuchs

Ätiologie: Störung der Kollagensynthese und Glykosaminoglykanbildung

• **Osteogenesis imperfecta (OI).** *Definition und Erscheinungsbild:* Die Osteogenesis imperfecta ist eine genetisch bedingte Knochenbildungsstörung, die zu einem proportionierten Minderwuchs mit erhöhter Frakturneigung und blaßblau gefärbten Skleren als weiterem pathognomonischen Symptom gekennzeichnet ist. Während früher die schon bei der Geburt manifeste Form (Typ Frolic) mit multiplen, meist schon intrauterin aufgetretenen Frakturen und letalem Verlauf von der retardierten Form (Typ Lobstein) mit Manifestation im späteren Kindes- und Jugendlichenalter unterschieden wurde, wird inzwischen eine Einteilung in **4 Typen** vorgenommen:

Typ I (Subtyp A und B): Nahezu normale Skelettentwicklung. Manifestation vom 1.–10. Lebensjahr. Blaue Skleren liegen vor. Es kann auch eine Zahnentwicklungsstörung manifest werden. *Erbgang:* autosomal-dominant. *Prognose:* leichter Verlauf.
Typ II: Wachstumsstörung mit kurzen breiten und gestauchten Röhrenknochen sowie Thoraxdeformität. Manifestation unter der Geburt. Blaue Skleren. *Erbgang:* autosomal-rezessiv. *Prognose:* frühkindlich letaler Verlauf.
Typ III: Graduell geringere Veränderungen der Knochen als beim Typ II. Ebenfalls starke Frakturneigung. Manifestation unter der Geburt. Skleren nur leicht weiß-blaßblau. *Erbgang:* autosomal-rezessiv. *Prognose:* schwerer Verlauf, meist zur respiratorischen Insuffizienz über Thoraxdeformitäten führend.
Typ IV (Subtyp A und B): Der Skelettbefall ist variabel. Formen mit Minderwuchs kommen vor. Nur geringe Frakturneigung. Die Skleren sind weiß-blaßblau. Primärmanifestation im Kindes- oder Jugendlichenalter. *Erbgang:* autosomal-dominant. *Prognose:* variabel.

Ätiologisch liegt der OI eine genetische Störung zugrunde, die wahrscheinlich vorwiegend den Kollagenstoffwechsel direkt oder indirekt beeinträchtigt: Neben einem erhöhten Hydroxilysilgehalt des Kollagen Typ I wurden auch Störungen der pro-alpha-1(I)-Kette des Typ I-Kollagens und eine Synthesestörung der pro-alpha-2(I)-Ketten beschrieben. Zusätzlich können Störungen im Bereich der nicht-kollagenen Knochenproteine (Glykosaminoglykansynthese) eine verminderte Kollagenfibrillenbildung erklären.

• **Osteopetrosis Albers-Schoenberg (Marmorknochenkrankheit)**
– genetischer Defekt mit verminderter M-CSF-Produktion, der zu einer gestörten Osteoklastenfunktion führt

2 Formen:
Typ I: physiologische Knochenresorption fehlend oder reduziert (letal)
Typ II: mit nachfolgender Osteosklerose der Markräume

– histologisch: Osteoklastenzahl erhöht bei reduzierter Funktion

• **Osteopetrosis Albers-Schoenberg.** *Definition und Erscheinungsbild:* Die auch als **Marmorknochenkrankheit** bezeichnete generalisierte Osteosklerose führt zu einem Minderwuchs mit zunehmender knöcherner Ausfüllung der Markräume. Es entwickelt sich eine Anämie mit kompensatorischer extramedullärer Blutbildung und Splenomegalie. Radiologisch findet sich eine homogene Verdichtung aller Skelettabschnitte mit Verlust der Spongiosazeichnung. Durch Hyperostose im Bereich der Schädelbasis kann es zur Optikusatrophie kommen. Es werden *2 Formen* unterschieden:
• Die *autosomal-rezessive* Form **(Typ I)** führt zum Tod vor der 3. Lebensdekade; die physiologische Knochenresorption fehlt oder ist reduziert.
• Die *autosomal-dominante* Form **(Typ II)** bewirkt keine Einschränkung der Lebenserwartung; es finden sich nur geringe Anzeichen einer Knochenmarksinsuffizienz.
Folge der genetischen Störung ist eine reduzierte Knochenresorption bei unbeeinträchtigter Knochenneubildung. Die Bildung der Osteoklasten selbst ist nicht gestört. Diese sind histologisch sogar in erhöhter Zahl nachweisbar, jedoch ist ihre Funktion stark reduziert (elektronenmikroskopisch verminderter Bürstensaum), wofür ein Zytokinmangel des M-CSF (macrophage-colony stimulating factor) verantwortlich gemacht wird.

• **Mukopolysaccharidosen**
– Speicherkrankheiten, die über einen verminderten enzymatischen Abbau (Enzymdefekte) zu einer Ablagerung von Glykosaminoglykanen im Skelettsystem (und anderen Geweben) führen

– führende Symptome: Minderwuchs, Skelettdeformitäten (Gargoylismus), mentale Retardierung

• **Mukopolysaccharidosen.** *Definition und Erscheinungsbild:* Dies sind Speicherkrankheiten aufgrund verschiedener Enzymdefekte. Sie führen zu einem verminderten Abbau der vorwiegend von Bindegewebszellen gebildeten sauren Mukopolysaccharide (Glykosaminoglykane). Die überschüssigen Mukopolysaccharide werden im Nervensystem (neurologische Störungen), Gefäßendothel und Myokard (kardiovaskuläre Störungen mit Entwicklung von Herzklappenfehlern), im Knochenmark (Blutbildveränderung), in der Hornhaut des Auges (Sehstörungen) und vor allem im Skelettsystem (Knochenmatrix) abgelagert. Auf bisher nicht bekannte Weise führen die Ablagerungen im Skelettsystem zu einer komplexen Entwicklungsstörung, die als *Dysostosis multiplex* zusammengefaßt wird. Es besteht ein Minderwuchs durch Verkürzung der Röhrenknochen mit Valgusstellung der Schenkelhälse und einem verkürzten und erniedrigten Becken. Weitere Fehlbildungen treten im Bereich der Rippen, Schlüsselbeine und Schulterblätter auf. Leitsymptom ist eine Schädeldeformität, die durch eine fratzenartige Veränderung der Gesichtszüge imponiert, welche an die barocken Skulpturen erinnert, die als Wasserspeier dienten (daher der Name *Gargoylismus* von franz. *gargouille* Wasserspeier).

- 7 Subtypen

7 Subtypen der Mukopolysaccharidosen sind bekannt:
Typ I-H: M. Pfaundler-Hurler
Typ I-S: M. Scheie
Typ II: M. Hunter
Typ III: M. Sanfilippo
Typ IV: M. Morquio
Typ V: früher M. Scheie, jetzt als **Typ I-S** eingeordnet
Typ VI: M. Maroteaux-Lamy
Typ VII: M. Sly-Quinton.

3. Osteoporose (Skelettatrophie)

Osteoporose

3.1 Definition, Stadien und Skelettypen

Da das Skelett wie alle anderen Gewebe und Organe im Laufe des Lebens physiologisch an Masse und Dichte (Struktur) sowie mechanischer Belastbarkeit abnimmt, ist es notwendig, den *pathologischen Zustand einer Osteoporose* vom *physiologischen Skelettverlust* abzugrenzen.

Definition

⇦

Nach international akzeptiertem Konsens ergibt sich folgende **Definition:** Osteoporose (griech. *osteon* Knochen, *poros* Loch, Öffnung) ist ein mit *Frakturen* einhergehender *Verlust* bzw. eine *Verminderung von Knochenmasse, -struktur und -funktion.*

Stadien

Da die Osteoporose nicht erst beginnt, wenn aufgrund einer biomechanischen Insuffizienz des Skeletts Frakturen (Wirbelsäule, Schenkelhals) eingetreten sind, sondern bereits wenn ein die Altersnorm überschreitender Verlust an Knochenmasse vorliegt, wurde die Definition durch eine **Stadieneinteilung der Osteoporose** ergänzt:

Stadium A: altersassoziierter Knochenmassenverlust = Osteopenie

- **Stadium A: altersassoziierter Knochenmassenverlust.** Dieser physiologische Knochenabbau, der aus bisher nicht bekannter Ursache bei beiden Geschlechtern etwa mit dem 50. Lebensjahr einsetzt, führt jährlich zu einem Verlust von etwa 1 % der Gesamtknochenmasse, die individuell erreicht wurde. Dieser nicht als krankhaft anzusehende Prozeß wird deshalb als *Osteopenie* (griech. *penia* Mangel, Not) bezeichnet.

Stadium B: präklinische Osteoporose

- **Stadium B: präklinische Osteoporose.** Dieses Stadium definiert die Frühphase des Krankheitsbildes mit einem über die Altersnorm abnehmenden Verlust an Knochenmasse, der fakultativ mit einer klinischen Symptomatik (vorwiegend Rückenschmerzen) einhergehen kann. Wichtig ist dieses Stadium zur Erfassung von Risikopatienten, bei denen aufgrund einer genetischen Disposition (Familienanamnese) oder anderer ätiologischer Faktoren die Möglichkeit der Entwicklung einer Osteoporose besteht.

Stadium C: manifeste Osteoporose mit Frakturen und Funktionsstörungen

- **Stadium C: manifeste Osteoporose mit Frakturen.** Dieses Stadium entspricht dem voll entwickelten Krankheitsbild mit biomechanischer Insuffizienz des Knochens. In erster Linie kommt es zu Sinterungs-(Kompressions-) Frakturen der Wirbelkörper mit Keilwirbeln (Kyphose, Skoliose), Plattwirbeln (Größenverlust) und Schenkelhalsfrakturen. Definitionsgemäß beginnt dieses Stadium mit der ersten (u.U. nur radiologisch nachweisbaren) Wirbelkörpersinterung und umfaßt auch das fortgeschrittene schwere Krankheitsbild mit multiplen osteoporotischen Frakturen bis zur Invalidität.

Skelettypen

Die auch als *pathologischer Knochenmassenverlust* zu beschreibende Skeletterkrankung läuft in Abhängigkeit von der Ätiologie unterschiedlich ab und befällt *generalisiert* oder *lokalisiert* verschiedene Bestandteile des Skeletts. Die Osteoporose wird daher in folgende **Typen** unterteilt:

- **generalisierte Osteoporose**
Typ I: Osteoporose des Stammskeletts mit Wirbelkörperfrakturen (Spongiosaverlust bei postmenopausaler und Steroidosteoporose)
Typ II: Spongiosa- und Kortikalisverlust mit Wirbelkörper- und Schenkelhalsfrakturen bei seniler Osteoporose

- **A. Generalisierte Osteoporose.**
Typ I: Spongiosabetonter Knochenmassenverlust mit Manifestation am Stammskelett besonders durch Wirbelkörperfrakturen.
Beispiele: Postmenopausale Osteoporose, Steroidosteoporose.
Typ II: Generalisierter, die Spongiosa und Kompakta betreffender Knochenmassenverlust mit Manifestation am Achsenskelett (Wirbelsäule) und den langen Röhrenknochen (Schenkelhalsfraktur, Radiusfraktur). Ätiologisch entspricht dieser Typ vorwiegend der *senilen Osteoporose.*

- **lokalisierte Osteoporose:**
  - periartikulär bei rheumatoider Arthritis
  - Immobilisationsosteoporose bei Lähmungen
  - posttraumatisch als Sudeck-Dystrophie

- **B. Lokalisierte asymmetrische Osteoporose.** Lokalisierter Knochenmassenverlust kann durch entzündliche Gelenkerkrankungen (periartikuläre Osteoporose), Lähmungen einer oder mehrerer Extremitäten (Immobilisationsosteoporose) oder posttraumatische Zirkulationsstörung (Sudeck-Dystrophie) auftreten.

Pathogenese, Umbauaktivität

3.2 Pathogenese und Umbauaktivität

Der Gehalt an Knochenmasse verändert sich im Laufe des Lebens. In den ersten beiden Lebensdekaden nimmt die zunächst während des Wachstums sehr dicht strukturierte Spongiosa (über 30 % Knochenanteil am Gesamtvolumen) rasch ab und erreicht um das 20. Lebensjahr eine Knochenmasse um 20 %. Anschließend bleibt das Spongiosavolumen für eine Periode von 25–30 Jahren, also etwa bis zum 45. Lebensjahr, auf diesem Niveau konstant.

Abnahme der Knochenmasse ab dem 50. Lebensjahr jährlich um 1 %

Ab dem *50. Lebensjahr* nimmt die Knochenmasse bei beiden Geschlechtern mit einer Grundverlustrate von jährlich rund 1 % des Ausgangsvolumens ab, so daß sich die absinkende Kurve stetig einer relativen Frakturschwelle nähert, welche die biomechanische Insuffizienzzone markiert, unterhalb derer ein erhöhtes *Spontanfrakturrisiko* besteht (Abb. 45–4). Diese liegt bei 11–12 % der Spongiosamasse, was einer Reduktion des röntgenologisch feststellbaren Mineralgehalts (Knochendichtemasse) auf etwa 55–60 % des Ausgangswerts entspricht. Bei direkter Messung der Wirbelkörperdichte durch die quantitative Computertomographie wird die Frakturschwelle noch etwas niedriger angegeben und liegt bei 40–50 % des Ausgangswerts.

Folgen des Knochenverlusts

⇨

Die **Folgen des Knochenverlusts** sind bereits makroskopisch in der Lupenaufnahme eindeutig erkennbar:
- die *Dicke der Spongiosaplatten* nimmt ab
- es treten vermehrt *Perforationen der Platten* auf, so daß sich zylindrische Spongiosabälkchen ausbilden, die mit fortschreitendem Knochenverlust eine abnehmende Quervernetzung untereinander aufweisen.

Beides läßt sich zusammenfassen in einem **Verlust an Knochenmasse und Strukturdichte der Spongiosa.**

Überträgt man diese Veränderungen auf das statisch belastete Achsenskelett, so erklären beide Vorgänge die Entwicklung einer *biomechanischen Insuffizienz:* Vor allem durch den Umbau der Spongiosaplatten in rundliche Bälkchen

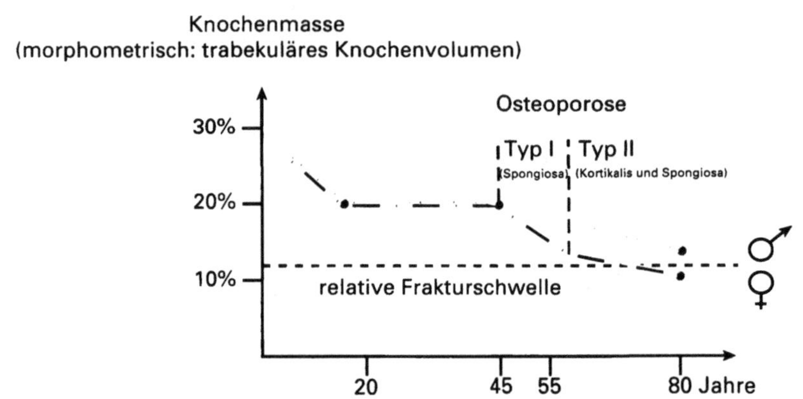

Abb. 45–4: Diagramm des altersabhängigen Knochenverlusts

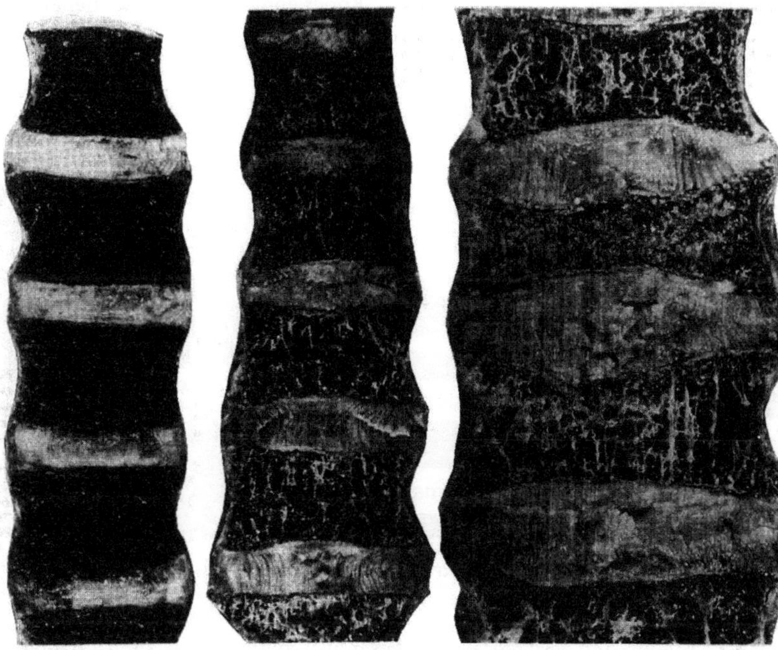

a b c

Abb. 45–5: Osteoporotische Wirbelsäulenveränderungen. a Normale Wirbelsäule, **b** beginnende Osteoporose ohne Sinterung, **c** manifeste Osteoporose mit Sinterungsfraktur

und durch die Abnahme der Quervernetzung (besonders Abbau der horizontalen Spongiosaverstrebungen) kommt es zu einer Verlängerung der Spongiosabälkchen, die ohne Quervernetzung dem statischen axialen Druck standhalten müssen. Nach der Euler-Formel für die Tragfähigkeit zylinderförmiger Strukturen nimmt bei einer Verdopplung der freien Länge eines Stabes dessen Stabilität um das Vierfache ab. Die Vergröberung des Spongiosanetzwerkes entspricht somit einer Zunahme der „Knicklängen" der einzelnen Spongiosabälkchen. Ist die Knicklänge mit einer starken Ausdünnung des Einzelbälkchens kombiniert, so können die Bälkchen einknicken und sich in die intertrabekulären Hohlräume schieben. Der betroffene Wirbelkörper wird durch die statischen Kräfte (oder Bagatelltraumen) in sich zusammengepreßt und erleidet einen Höhenverlust, was durch Begriffe wie *Sinterungs-* oder *Kompressionsfrakturen* erfaßt wird (Abb. 45–5).

- **Entwicklung einer biomechanischen Insuffizienz**
- diese wird nicht nur durch einen Knochenmassenverlust der Spongiosa, sondern auch durch eine Verlängerung der Knicklängen der Spongiosabälkchen bedingt (Strukturverlust) → **Sinterungs-** oder **Kompressionsfrakturen**

3.2.1 Zusammenspiel von Knochenanbau und -resorption

Zusammenspiel von Knochenanbau und -resorption

Die Knochenmasse des Skeletts wird durch zelluläre Leistungen der Osteoblasten und Osteoklasten bestimmt. Bei ausgeglichener Bilanz bleibt die Knochenmasse erhalten. In diese Bilanz greifen die Vorgänge der Knochenmineralisation direkt oder indirekt ein. Das bilanzierte Zusammenwirken von Osteoblasten und Osteoklasten wird durch systemische Regulationsmechanismen und lokale Faktoren des Knochenumbaus gesteuert. Hierzu sind *2 Modellvorstellungen* entwickelt worden:

2 Modellvorstellungen zum Zusammenwirken von Osteoblasten und Osteoklasten:

- Die **„coupling"-Hypothese** nimmt eine gegenseitige Beeinflussung von Knochenanbau und -resorption an. Für die Kopplung der knochenresorbierenden Osteoklasten an die knochenbildenden Osteoblasten und umgekehrt ist das Zusammenspiel einer Vielzahl von Faktoren notwendig (Abb. 45–6). Unter den bisher bekannten Kopplungssignalen sind *TGF-ß*, PE_2 und *IL-1* zu nennen, wobei besonders das zuletzt genannte Zytokin als möglicher Mediator für die Signalübertragung der Parathormonwirkung von Osteoblasten auf Osteoklasten diskutiert wird.

1. „coupling"-Hypothese
- gegenseitige Beeinflussung von Knochenanbau und -abbau

Es ist bekannt, daß verschiedene Knochenmatrixproteine, die durch die osteoklastäre Knochenresorption freigesetzt werden, eine direkte stimulierende Wirkung auf Vorläu-

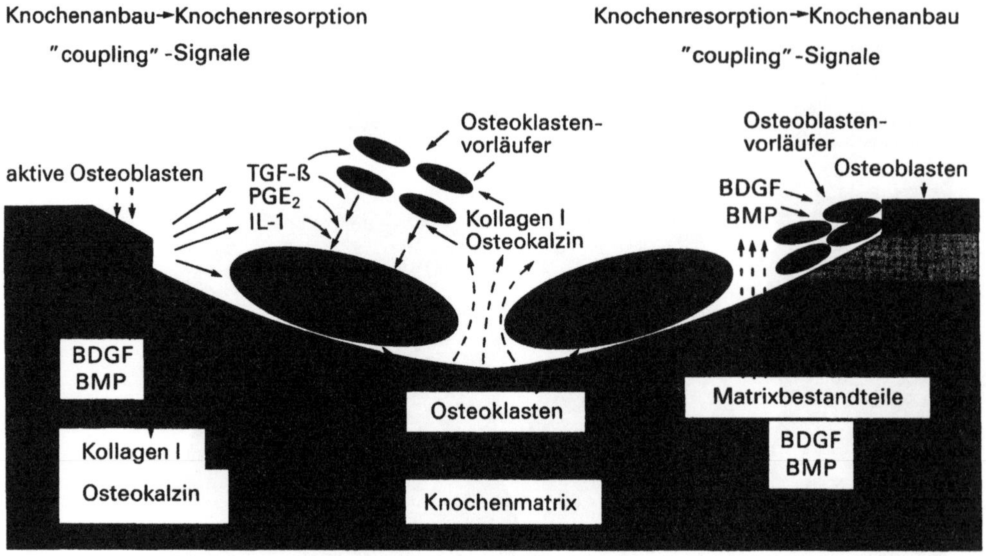

Abb. 45–6: Kopplung von Knochenanbau und Knochenresorption

ferzellen der Osteoblasten besitzen. Einige dieser als „coupling"-Faktoren aufzufassenden Matrixproteine sind inzwischen isoliert und in ihrer Wirkung auf Knochenzellkulturen überprüft worden, so beispielsweise der „bone derived growth factor" (BDGF) und das „bone morphogenic protein" (BMP). Aus der Existenz dieser Knochenmatrixfaktoren ist daher zu schließen, daß die Osteoblasten selbst bereits den skelettprotektiven Mechanismus gebildet und bei der Matrixproduktion abgelagert haben (eine Art autokriner oder parakriner Wirkung). Die Matrix des Knochens stellt somit eines der Bindeglieder für die aufeinander abgestimmte Funktion der knochenbildenden und der -resorbierenden Zellen dar.

2. Quantum-Konzept
- Anpassung der Knochenan- und -abbauprozesse an das Wachstum

• Das **Quantum-Konzept:** Bei der Entwicklung des Skelettsystems wird die Knochenform der einzelnen Skelettanteile durch An- und Abbauvorgänge ständig dem jeweiligen Wachstumsstand angepaßt. Dieser „Modellierung"

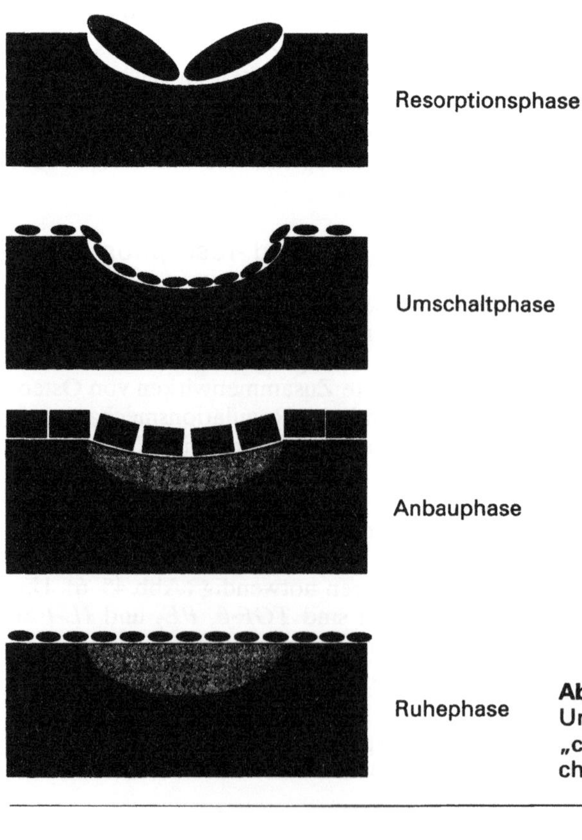

Abb. 45–7: Umbaudynamik bei intaktem „coupling" an einer Knochenstruktureinheit

steht die Knochenumbauaktivität im Erwachsenenskelett gegenüber, die keine Formveränderung der Knochen mehr verursacht. Dies ist dadurch zu erklären, daß zuvor resorbierte Knochenpartien an derselben Stelle sofort wieder durch eine entsprechende Knochenneubildung ersetzt oder „remodelliert" werden.

Diese Umbaudynamik soll gesetzmäßig ablaufen (Abb. 45–7): Nach einer *Ruhephase* beginnt an der endostalen Oberfläche die *Resorptionsphase*, während welcher eine Resorptionslakune erzeugt wird. Nach einer *Umschaltphase* folgt die *Anbauphase*, in der die Osteoblasten die Resorptionslakune vollständig ausfüllen und reparieren. Die neu abgelagerte, die Lakune wieder ausfüllende Knochenmatrix ist vom alten Knochen später mikroskopisch nur mithilfe einer Zementlinie abzugrenzen. Innerhalb dieser Zementlinienbegrenzung liegt die neue Matrix, die auch als *Knochenstruktureinheit* bezeichnet wird.

3.2.2 Entkopplung von Knochenanbau und -resorption

Entkopplung von Knochenanbau und -resorption
- Ungleichgewicht zwischen Knochenanbau und -resorption

Unter verschiedenen Bedingungen kann ein Ungleichgewicht zwischen Knochenanbau und Knochenresorption auftreten, das einer Entkopplung (**„uncoupling"**) beider physiologischerweise parallel laufenden Vorgänge entspräche: Eine besonders aktive Knochenresorption könnte zu tieferen und konfluierenden *Resorptionslakunen* führen, die selbst bei normaler Osteoblastentätigkeit nicht mehr vollständig aufgefüllt werden können. Bei der **Postmenopausenosteoporose**, die perimenopausal durch einen rapiden Knochenverlust der Spongiosa von jährlich 2–5 % der Ausgangsmasse gekennzeichnet ist, wird die Wirkung sog. *killer osteoclasts* angenommen, die aufgrund des Östrogenmangels tiefere Resorptionslakunen als normalerweise erzeugen. Demgegenüber ist eine späte **Osteoporoseentwicklung in hohem Lebensalter** eher auf eine *verminderte Knochenneubildung* bei erhaltener Resorption zurückzuführen. Diese Situation entspricht einem langsamen Knochenverlust. Schlüsselt man die verschiedenen Bilanzstörungen von Knochenanbau und -resorption auf, so ergeben sich unter den Bedingungen einer Entkopplung beider Vorgänge Knochenanbaudefizite auf einem hohen (raschen) oder einem niedrigen (langsamen) Umbauniveau.

- **Postmenopausenosteoporose**
  - perimenopausaler Knochenverlust 2–5 % jährlich
  - aktive Knochenresorption mit Resorptionslakunen
- **Osteoporose im höheren Lebensalter**
  - verminderte Knochenneubildung bei erhaltener Resorption

Zur Prävention oder Therapie von Knochenverlust ist die aktuelle Situation der Knochenumbaudynamik eine wichtige Entscheidungshilfe. Bei unklarem klinischem Bild ist die Diagnose oft nur mit Hilfe einer *Beckenkammbiopsie* abzuklären.

Diagnostik: Beckenkammbiopsie

Das **histologische Bild** der Osteoporose entspricht dem makroskopischen Befund. Die normale Spongiosa zeigt im Anschnitt verzweigte und geschwungene Trabekel, die miteinander überwiegend verbunden sind (erhaltene Quervernetzung). Die osteoporotisch veränderte Spongiosa weist im Anschnitt hingegen verschmälerte Spongiosabälkchen auf, die überwiegend voneinander isoliert liegen (verminderte Quervernetzung oder Konnektivität). Neben der Knochenmasse und -struktur, die z. T. auch mit radiologischen Verfahren (quantitative Computertomographie) erkannt werden können, hat die histologische Untersuchung einer unentkalkt aufgearbeiteten Beckenkammbiopsie den Vorteil, daß auch die für die Stabilität des Skeletts entscheidend wichtige Frage einer *Mineralisationsstörung* beantwortet werden kann. Eine Mineralisationsstörung unterschiedlichen Schweregrades kann als Begleiterkrankung oder Teilkomponente einer Osteoporose auftreten und die biomechanische Belastbarkeit des Skeletts entsprechend ungünstig beeinflussen. Die Abklärung einer Mineralisationsstörung ist bei unklaren Osteoporosefällen vor Einleitung einer knochenanbaustimulierenden Therapie notwendig, da sonst unter der Therapie nur Knochenmatrix angebaut würde, die nicht mineralisiert und somit die Stabilität des Skeletts nicht verstärken würde.

Histologie:
- verschmälerte Spongiosabalken, verminderte Quervernetzung
- Abklärung von Mineralisationsstörungen

Neben den statischen und dynamischen Faktoren, welche die Stabilität des Skeletts beeinflussen, sind auch Informationen über die Schnelligkeit des Knochenumbaus erforderlich. Die Bestimmung der **Knochenumbauaktivität** läßt sich *qualitativ* oder *quantitativ* (histomorphometrisch) durchführen. Hierzu wird der Anteil der endostalen Oberflächen ermittelt, welcher einerseits von aktiven knochenanbauproduzierenden Osteoblastensäumen bedeckt ist und andererseits muldenförmige Resorptionslakunen (Howship-Resorptionslakunen) mit mehrkernigen Osteoklasten zeigt (Abb. 45–8). Für die Knochenan-

- **Bestimmung der Knochenumbauaktivität** (intravitale Tetrazyklinmarkierung) bauseite kann ein weiterer wichtiger Parameter herangezogen werden, der nach intravitaler Tetrazyklinmarkierung des Knochens als Anbaurate (Appositionsrate) bestimmbar wird.

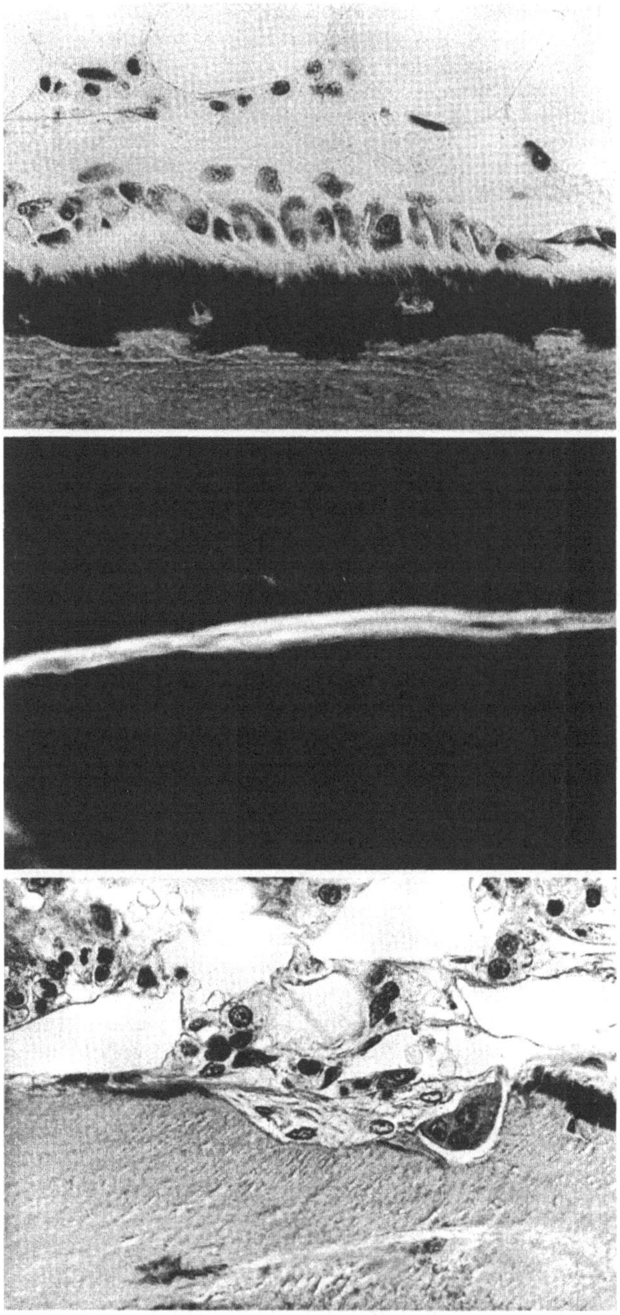

Abb. 45–8: Endostale Oberflächen des Knochens. Oben: Osteoblastensaum mit darunter gelegenem Osteoid **(dunkel)** auf mineralisiertem Knochen **(hell). Mitte:** Tetrazyklindoppelmarkierung des Knochens zweier Mineralisationsfronten im Abstand von 14 Tagen (3 Wochen und 1 Woche vor der Biopsie). **Unten:** Resorption des Knochens durch Osteoklasten in Howship-Resorptionslakunen

3.3 Häufigkeit und Vorkommen

Häufigkeit, Vorkommen

Die **Prävalenz** der Osteoporose beträgt für alle *über 50 Jahre alten Frauen* etwa 35 %.
- In der Altersgruppe der *50–70jährigen* liegt die Prävalenz für Frauen bei 20 % und für Männer bei etwa 3 %.
- Bei über *70jährigen* beträgt die Prävalenz für Frauen 59 % und für Männer 21 %.

Die **Inzidenz** der Osteoporose nimmt mit steigendem Alter bei Frauen linear und bei Männern exponentiell zu.

- **Prävalenz, Inzidenz**

Diese hohe Steigungsrate ist durch eine Kombination von postmenopausaler und seniler (Typ I und Typ II) Osteoporose in höherem Lebensalter bedingt. Die *3 bedeutsamsten Frakturlokalisationen* liegen im Bereich der Wirbelsäule (Wirbelkörper), Femurhals und distalen Radius.

Frakturlokalisationen:
- Wirbelsäule
- Femurhals
- distaler Radius

3.4 Ätiologische Einteilung

Ätiologische Einteilung

Nach Ätiologie, Pathogenese, Altersverteilung sowie therapeutischen und prognostischen Gesichtspunkten hat sich eine Einteilung in **primäre** und **sekundäre Osteoporosen** etabliert:

1. primäre Osteoporosen
1.1 *idiopathische Osteoporosen:* juvenile, prämenopausale, maligne primäre Osteoporose
1.2 *Involutionsosteoporosen:* Typ I: Postmenopausenosteoporose, Typ II: senile Osteoporose
2. sekundäre Osteoporosen
2.1 *endokrine Osteoporosen:* Steroidosteoporose, Osteoporose bei Diabetes mellitus, bei Hyperthyreose, bei männlichem Hypogonadismus
2.2 *Osteoporose bei entzündlichen Erkrankungen*
2.3 *Osteoporose bei Mangelernährung*
2.4 *genetisch bedingte sekundäre Osteoporose*
3. osteoporosevortäuschende neoplastische Erkrankungen: Skelettlymphome, Karzinosen
4. lokalisierte Osteoporosen: Immobilisations-, entzündlich bedingte, posttraumatische Osteoporose (Sudeck).

- **primäre Osteoporosen**
- **sekundäre Osteoporosen** (bei bekannter Grundkrankheit)
- **osteoporosevortäuschende Neoplasien**
- **lokalisierte Osteoporosen**

3.4.1 Primäre Osteoporosen

Primäre Osteoporosen

Zu den primären Osteoporosen gehören die *idiopathischen* und die *Involutionsosteoporosen* Typ I und II.

3.4.1.1 Idiopathische Osteoporosen

Idiopathische Osteoporosen

Die idiopathischen Osteoporosen treten in mehreren Formen auf:
- Die **juvenile Form der Osteoporose** beginnt zwischen dem 8. und 12. Lebensjahr und manifestiert sich überwiegend im Metaphysenbereich der langen Röhrenknochen. Es kommt häufig zu Frakturen. Eine spontane Rückbildung tritt meist innerhalb von 3–5 Jahren ein, wobei jedoch auch Defektheilungen mit Höhenminderung der Wirbelsäule auftreten.
- Die **Osteoporose bei jungen Erwachsenen** (bei Frauen auch: **prämenopausale Osteoporose**) ist eine Erkrankung der 3.–4. Lebensdekade, deren Hauptbedeutung darin liegt, daß es zu einer verminderten Gesamtknochenmasse als Ausgangswert für die spätere Skelettentwicklung mit langsamem Knochenmassenverlust kommt. Dadurch wird die biomechanische Insuffizienzschwelle bereits in einem frühen Lebensalter erreicht.
- Sehr selten ist die **maligne primäre Osteoporose**, die bisher nur bei Männern beobachtet wurde und sich durch einen ungewöhnlichen Schweregrad mit weitgehender Therapieresistenz auszeichnet.

- **juvenile Form**
  - Beginn im 8.–12. Lebensjahr
  - im Metaphysenbereich
  - spontane Rückbildung innerhalb von 3–5 Jahren
- **Osteoporose bei jungen Erwachsenen**
  - Beginn in 3.–4. Lebensdekade
  - biomechanische Insuffizienzschwelle bei verminderter Knochenmasse bereits in diesem Lebensalter erreicht
- **maligne primäre Osteoporose**

Involutionsosteoporosen

- häufigste Osteoporoseform

- **Typ I-Osteoporose**
- postmenopausale Osteoporose
- bei Frauen ab 50. Lebensjahr

- Kompressionsfraktionen und Deformierungen der Wirbelkörper
- Spongiosaverlust um das 3fache erhöht
- Knochenumbauaktivität normal erniedrigt

Pathogenese: durch Ausfall der Östrogene erhöhte Sensibilität des Skeletts gegenüber Parathormon

- **Typ II-Osteoporose**
- **senile** bzw. **Altersosteoporose**
- bei Frauen und Männern >75 Jahren
- Spongiosa- und Kortikalisverlust
- Frakturen: Wirbelsäule, Schenkelhals, Radius

Sekundäre Osteoporosen

Osteoporose = charakteristisches Teilsymptom eines definierten Krankheitsbildes

Sekundäre Osteoporosen endokriner Ursache

- **Steroidosteoporose**
- endogen beim **Cushing-Syndrom**
- exogen durch **Steroidhormontherapie**

3.4.1.2 Involutionsosteoporosen

Die Involutionsosteoporosen sind die *häufigsten Osteoporoseformen*. Für sie gelten die oben aufgeführten epidemiologischen Angaben. Es werden die *Typ I-* und *Typ II-Osteoporose* unterschieden.

• Die **Typ I-Osteoporose** entspricht im wesentlichen der *postmenopausalen Osteoporose* und tritt in der Altersgruppe der über 50jährigen *Frauen* auf.

Bei *Männern* ist dieser Typ ebenfalls beschrieben worden, tritt jedoch um den Faktor 6 seltener auf als bei Frauen.

Häufigstes *klinisches Symptom* sind Schmerzen und Kompressionsfrakturen der Wirbelkörper, die zu gröberen Deformierungen führen. Dementsprechend manifestiert sich diese Form auch vorwiegend an den spongiösen Knochen. Der Spongiosaverlust ist auf das 3fache der Norm erhöht. Die Knochenumbauaktivität (Knochenumsatz) ist nur in einem Viertel der Fälle erhöht, in über 50 % normal bis erniedrigt.

Bei Frauen in der Postmenopause ist eine Östrogentherapie präventiv einsetzbar und verhindert den Knochenverlust; ein Neuaufbau des Skeletts ist dadurch jedoch nicht möglich. Bei Männern gibt es zur analogen Testosterontherapie keine ausreichenden Erfahrungen, da zumeist auch keine erniedrigten Hormonspiegel gemessen werden.

Die **Pathogenese der Postmenopausenosteoporose** ist noch nicht in allen Einzelheiten geklärt.

Es wird angenommen, daß es durch den Ausfall der Östrogene zu einer erhöhten Sensibilität des Skeletts gegenüber Parathormon kommt. Dadurch wird die osteoklastäre Knochenresorption im Verhältnis zum Knochenanbau gesteigert. Ob diese „Sensibilitätserhöhung" nur auf zellulärer Ebene stattfindet ist fraglich. Zusätzlich wurde beobachtet, daß Östrogene auch bei der Freisetzung von Calcitonin aus den C-Zellen der Nebenschilddrüse eine Rolle spielen, so daß ebenfalls der Ausfall einer gegenregulatorischen Funktion von Calcitonin gegenüber der systemischen Wirkung von Parathormon diskutiert wird. Da Östrogene auch die 1-alpha-Hydroxilierung von Vitamin D in der Niere fördern, könnte ein Ausfall dieser Stimulation zur verminderten Bildung aktiver Vitamin D-Metaboliten und somit zu einer reduzierten Kalziumresorption aus dem Darm führen.

• Die **Typ II-Osteoporose** entspricht im wesentlichen der **senilen Osteoporose** (früher: Altersosteoporose). Sie betrifft die Altersgruppe der über 75jährigen mit einem Verhältnis von Frauen zu Männern von 2:1. Außer dem Spongiosaabbau liegt bei dieser Osteoporoseform vor allem auch ein Kortikalisverlust vor. Neben Frakturen am Achsenskelett *(Wirbelsäule)* kommt es daher auch zu *Schenkelhals-* und distalen *Radiusfrakturen*. Durch eine Kombination dieses Osteoporosetyps mit dem postmenopausalen Knochenverlust bei Frauen (Typ I-Osteoporose) erleiden ältere Frauen – verglichen mit älteren Männern – eine doppelt so hohe Zahl an Femurfrakturen.

Zur **Pathogenese der Typ II-Osteoporose** existieren keine plausiblen Befunde, die über eine Analogie zum allgemeinen Proteinkatabolismus mit zunehmendem Alter hinausgehen.

3.4.2 Sekundäre Osteoporosen

Bei den sekundären Osteoporoseformen ist der Knochenbefund Teilsymptom eines definierten Krankheitsbildes. Die Osteoporose ist bei den verschiedenen Grunderkrankungen nicht obligat, kommt jedoch häufig vor und gilt als charakteristische Komplikation.

3.4.2.1 Sekundäre Osteoporosen endokriner Ursache

• Die **Steroidosteoporose** ist entweder *endogen* durch ein Cushing-Syndrom oder *exogen (iatrogen)* durch eine Steroidhormontherapie mit Glukokortikoiden bedingt:

- Beim *Cushing-Syndrom* kommt die Osteoporose in über 50 % der Fälle vor und ist zumeist bereits klinisch manifest, wenn die Diagnose der Grunderkrankung gestellt wird.

- Unter einer *Steroidhormontherapie* entwickelt sich ein Osteoporoserisiko nach einer Therapiedauer von mindestens einem halben Jahr mit Glukokortikoiden.

Die *Osteoporoseschwelle* dieser Therapie liegt zwischen **7,5–10 mg Prednisolon** (-Äquivalent) pro Tag. Gefährdet sind vor allem Patienten unter einer Dauerglukokortikoidtherapie bei M. Crohn, Colitis ulcerosa, rheumatoider Arthritis, Lupus erythematodes, Asthma bronchiale und bei Transplantatempfängern.

Zur **Pathogenese** der glukokortikoidinduzierten Osteoporose existieren folgende Vorstellungen: Beim Hyperkortisolismus kommt es zu einer verminderten tubulären Rückresorption von Calcium mit einer entsprechend *erhöhten Kalziumausscheidung* über die Nieren. Dieser Kalziumverlust kann nicht über eine gesteigerte Resorption aus dem Darm kompensiert werden, da diese ebenfalls durch Glukokortikoide gehemmt wird. Es resultiert daher ein „leichter" bis latenter *Hyperparathyreoidismus*, da die Kalziumhomöostase über eine vermehrte Mobilisation von Calcium aus dem Skelett durch eine erhöhte Knochenresorption aufrecht erhalten wird. Gleichzeitig hemmen Glukokortikoide wiederum die Knochenmatrixsynthese der Osteoblasten und reduzieren somit den Knochenanbau. Unter einer Glukokortikoidwirkung kommt es daher zu der ungünstigen Kombination einer Hemmung des Knochenanbaus und einer Steigerung der Knochenresorption, wodurch sich ein relativ rascher Knochenverlust entwickeln muß.

Pathogenese:
- verminderte tubuläre Rückresorption von Ca
- Kalziumausscheidung ↑ (latenter Hyperparathyreoidismus)
- vermehrte Ca-Mobilisation aus dem Skelett
- unter Glukokortikoiden Knochenanbau ↓ und Knochenresorption ↑

Das **histologische Bild** der Steroidosteoporose ist in seiner reinen Form charakteristisch. Es findet sich eine starke Ausdünnung der Spongiosa, anfänglich noch nicht mit einem Verlust der Quervernetzung der Spongiosabälkchen verbunden, so daß die Spongiosa eine dünne filigranartige Textur aufweist. Die biomechanische Insuffizienz manifestiert sich vor allem am spongiösen Knochen und somit in erster Linie am statisch belasteten Achsenskelett. Es kommt frühzeitig zur Sinterung von Wirbelkörpern, während das periphere Skelett (Kortikalis) am osteoporotischen Knochenverlust noch weitgehend unbeteiligt ist.

Histologie:
- filigrane Spongiosa zunächst noch ohne Verlust der Quervernetzung
- **biomechanische Insuffizienz** am Achsenskelett

• **Osteoporose bei Diabetes mellitus.** Vor allem Patienten mit einem Insulinmangeldiabetes (Diabetes Typ I) zeigen einen über die Altersnorm hinausgehenden Knochenverlust, der sich sowohl an der Spongiosa als auch an der Kortikalis manifestiert. Die Entwicklung einer Osteoporose ist pathogenetisch noch nicht sicher geklärt. Als mögliche Ursachen werden ein renaler Verlust von Kalzium und Phosphor sowie eine Störung des Vitamin D-Stoffwechsels (im Rahmen einer diabetischen Nephropathie) und eine fehlende anabole Wirkung des körpereigenen Insulins (experimentell konnte ein knochenanbaustimulierender Effekt von Insulin nachgewiesen werden) angenommen.

• **Osteoporose bei Diabetes mellitus**
- vor allem beim Typ I-Diabetes
- Pathogenese unklar

• **Osteoporose bei Hyperthyreose.** Die Schilddrüsenüberfunktion führt im Skelett zu einer erhöhten Umbauaktivität mit Bilanzstörung zuungunsten des Knochenanbaus (negative Bilanz). Eine pathophysiologische Erklärung für die negative Knochenbilanz ist noch nicht bekannt.

• **Osteoporose bei Hyperthyreose**
- erhöhte Umbauaktivität mit vermindertem Knochenanbau

• Die **Osteoporose beim Hypogonadismus** betrifft Männer mit einem Klinefelter-Syndrom primär oder sekundär nach therapeutischer Entfernung der Gonaden (Hodentumoren, Prostatakarzinome). Die Pathogenese der Osteoporoseentwicklung ist noch ungeklärt. Der Osteoporose liegt eine negative Bilanz bei niedriger Knochenumbauaktivität zugrunde.

• **Osteoporose bei Hypogonadismus**
- beim Klinefelter-Syndrom
- bei therapeutischer Entfernung der Gonaden

• Beim **primären Hyperparathyreoidismus** kommt es i. d. R. nicht zu einer Osteoporose. Sie tritt auch nur selten im Rahmen eines sekundären Hyperparathyreoidismus (renale Osteopathie) auf und ist dann zumeist durch eine gleichzeitige Beeinträchtigung des Vitamin D-Stoffwechsels (verminderte 1α-Hydroxilierung in der Niere) mit einer Mineralisationsstörung (Osteomalazie) kombiniert.

• **Osteoporose bei primärem Hyperparathyreoidismus**

3.4.2.2 Osteoporose bei entzündlichen Allgemeinerkrankungen

Osteoporose bei entzündlichen Allgemeinerkrankungen

Die sekundären Osteoporosen im Rahmen chronischer entzündlicher Allgemeinerkrankungen haben meist mehrere Komponenten: Im Vordergrund steht die Komponente einer *Steroidosteoporose* durch langdauernde Glukokortikoidtherapie oberhalb der Osteoporoseschwelle.

- meist therapiebedingte Steroidosteoporose

Experimentelle Untersuchungen haben eine zweite pathogenetische Komponente aufgedeckt, deren einzelne Schritte jedoch noch nicht vollständig aufgeklärt sind. Es handelt sich um die Beobachtung, daß es bei einer chronischen Entzündung zur Freisetzung von Entzündungsmediatoren kommt, die in ihrer Gesamtwirkung die Knochenbilanz negativ beeinflussen. Dieser Vorgang wird als *inflammationsmediierte Osteoporose (IMO)* bezeichnet. Ob hieraus besondere therapeutische Ansätze abgeleitet werden müssen, ist noch offen.

Osteoporose bei Mangelernährung

3.4.2.3 Osteoporosen bei Mangelernährung

- bei gastrointestinalen Resorptionsstörungen
- bei chronischem Alkoholabusus

Unter chronischer Mangelernährung kommt es über den Proteinkatabolismus nach längerem Verlauf ebenfalls zu einem Skelettverlust, der bis zur manifesten Osteoporose mit den beschriebenen Komplikationen vorwiegend am Achsenskelett führen kann. Neben einer durch äußere Umstände bedingten Mangelernährung sind zum Kreis der Betroffenen vor allem Patienten mit Mangelernährung bei *gastrointestinalen Resorptionsstörungen* (entzündliche Darmerkrankungen, Magen-Darm-Resektionen) zu nennen. Auch die Mangelernährung bei *chronischem Alkoholismus* gehört zu diesem Osteoporosekomplex, wobei Alkohol zusätzlich eine hemmende Wirkung auf den Knochenanbau ausübt und somit auch direkt einen negativen Einfluß auf die Knochenbilanz hat.

Genetisch bedingte sekundäre Osteoporosen

- **Osteogenesis imperfecta**

3.4.2.4 Genetisch bedingte sekundäre Osteoporosen

Hierzu gehören die autosomal-dominanten Formen der Typen I und IV der **Osteogenesis imperfecta** (s. Abschn. 2.4), die mit Frakturen und blauen Skleren (nur bei Typ I) und Schwerhörigkeit durch Otosklerose gekennzeichnet sind. Die Frakturhäufigkeit ist im Kindes- und höheren Erwachsenenalter am höchsten.

Osteoporosevortäuschende Neoplasien
- tumorbedingte lokalisierte Osteolysen **(Metastasen)**
- diffuse Infiltration **(Plasmozytom)**

3.4.3 Osteoporosevortäuschende neoplastische Erkrankungen

Bei Tumorinfiltration des Skelettsystems kommt es überwiegend zu **Osteolysen**. Diese lokalisierten Knochendefekte können radiologisch nachgewiesen werden. Darüberhinaus können Tumorerkrankungen jedoch bei diffuser Skelettinfiltration diffuse Osteolysen verursachen und die Entwicklung einer Osteoporose vortäuschen. Hierzu gehört vor allem das **Plasmozytom** (multiples Myelom), das sich vorwiegend im Bereich der Wirbelsäule primär manifestiert.

Die osteolytische Wirkung des Plasmozytoms wird über eine Freisetzung von TGF-β aus den Plasmazellen erklärt. Dieser Faktor greift direkt an Osteoklasten und deren einkernigen Vorläuferzellen an und führt zu einer ausgeprägten Stimulation der Knochenresorption, die auch mit einer Hyperkalzämie einhergehen kann.

Selten führen andere **maligne Non-Hodgkin-Lymphome** zu einem gleichartigen Krankheitsbild.

Lokalisierte Osteoporosen

3.4.4 Lokalisierte Osteoporosen

- bei Immobilisation, Entzündungen, Zirkulationsstörungen

Hierzu gehören die einzelne Skelettabschnitte (vorwiegend Extremitäten) betreffenden Manifestationen eines Knochenverlusts bei *Immobilisation*, *Entzündung* und *Zirkulationsstörungen*.

- **Immobilisationsosteoporose**
- **generalisiert**: bei Immobilität nach 4 Monaten
- **lokalisiert**: bei Störung der Extremitätenbeweglichkeit

• Die **Immobilisationsosteoporose** kann *generalisiert* oder *lokalisiert* sein. Die **generalisierte Form** tritt bei bettlägerigen Patienten auf und entwickelt sich innerhalb von 4 Monaten mit einem bis zu 15 %igen Knochenverlust der Spongiosamasse, der bei Patienten bis zum 60. Lebensjahr zumindest teilweise reversibel ist. Pathogenetisch entwickelt sich eine erhöhte Knochenresorption mit vermehrter Kalziumfreisetzung, die zur Hyperkalzämie, Hyperkalziurie und Nierensteinen führen kann. Eine generalisierte Immobilisationsosteoporose ist auch ein wesentlicher limitierender Faktor für den langfristigen Aufenthalt im schwerelosen Raum (Astronautenosteoporose). Eine **lokalisierte Immobilisationsosteoporose** entwickelt sich vorwiegend nach neurologischer oder durch andere Ursachen ausgelöster Störung der Extremitätenbeweglichkeit.

• Unter den **entzündlich bedingten lokalisierten Osteoporosen** ist in erster Linie die juxtaartikuläre Knochendestruktion bei rheumatoider Arthritis zu nennen. Hierbei kommt es zu einer bandförmigen subchondralen Knochenverlustzone, die radiologisch nachweisbar ist. Dieser Knochenverlust führt in Verbindung mit der entzündlichen Gelenkdestruktion zu Knorpel- und Knocheneinbrüchen. *Pathogenetisch* spielen lokal freigesetzte Entzündungsmediatoren (vor allem Interleukin-1) eine Hauptrolle, wobei sowohl eine Osteoklastenaktivitätssteigerung als auch eine Aktivierung der latenten (in der Knochenmatrix gebundenen) Kollagenase durch Osteoblasten angenommen wird.

• **entzündlich bedingte Osteoporose**
- z. B. juxtaartikuläre Knochendestruktion bei rheumatoider Arthritis

• Unter den **lokalisierten Osteoporosen bei Zirkulationsstörungen** ist vor allem das **Sudeck-Syndrom** aufzuführen. Pathogenetisch entwickelt sich häufiger bei Frauen als bei Männern und seltener bei Kindern oder Jugendlichen nach Knochenbrüchen, Weichteilquetschungen oder schweren Distorsionen ein über 3 Stadien ablaufender Knochenverlust mit Beteiligung der Haut und Muskulatur, der sich röntgenologisch als feinfleckige Spongiosararefizierung nachweisen läßt. Prädilektionsstellen sind die peripheren Extremitätenknochen (Hand- und Fußwurzelknochen, kleine Röhrenknochen).

• **lokalisierte Osteoporose bei Zirkulationsstörungen**
- **Sudeck-Syndrom**

Pathogenetisch werden neuroreflektorische Einflüsse mit verminderter Durchblutung im betroffenen Skelettabschnitt angenommen. Der über mehrere Wochen bis Monate (akut entzündliches Stadium I, chronisch-dystrophisches Stadium II, Stadium III der Endatrophie) entstandene Knochenverlust ist spontan nur z. T. rückbildungsfähig, so daß dauerhafte schmerzhafte Funktionsstörungen der betroffenen Extremitäten entstehen können.

4. Zirkulationsstörungen (aseptische Knochennekrosen und Knocheninfarkte)

Zirkulationsstörungen

Zirkulationsstörungen führen zu Knochennekrosen, die als *Knocheninfarkte* oder auch als *aseptische Knochennekrosen* bezeichnet werden, um diese zirkulationsbedingten Knochennekrosen von solchen abzugrenzen, die bei einer Osteomyelitis als Knochensequester entstehen.

Knocheninfarkt = zirkulationsbedingte **aseptische Knochennekrose** mit Nekrose des Knochens und Markraumgewebes

Die *Ursachen* lokaler Zirkulationsstörungen im Knochen sind vielfältig und nur z. T. bewiesen.

Die **frische Knochennekrose** ist klinisch symptomlos. Erst die Folgen der Abräum- und Umbaureaktion oder das Auftreten einer Knochenfraktur, -sinterung und -deformierung erzeugen Schmerzen, verbunden mit einer Skelettfehlstellung oder akuten Behandlungsbedürftigkeit. Viele aseptische Knochennekrosen (besonders in den langen Röhrenknochen) werden aber nur zufällig entdeckt, weil sie auch in der Resorptions- und Umbauphase symptomlos geblieben sind.

• **frische Knochennekrose**
- symptomlos
- Beschwerden durch Knochenumbau und sekundäre resorptive Prozesse

> Beim **Knocheninfarkt** kommt es zur Nekrose des Knochens selbst (vorwiegend der Spongiosa). *Histologisch* ist dies an leeren Osteozytenhöhlen und abgelösten Oberflächenzellen zu erkennen. Auch das umliegende Markraumgewebe, das i. d. R. aus Fettgewebe mit oder ohne Blutbildungsherde besteht, zeigt einen Gewebsuntergang mit Verlust der Kern- und Zellanfärbbarkeit.

• **Knocheninfarkt**

Sekundär kommt es zu Makrophageninfiltraten, welche die freigesetzten Lipide aufnehmen und als Schaumzellen (Lipophagen) im Nekrosebereich liegen. Die Nekrose wird dann bindegewebig durchbaut. In diesem Bindegewebe kommt es zur *dystrophen Verkalkung*. Der nekrotische Knochen wird i. d. R. nicht vollständig abgebaut, was daran liegt, daß die Knochenresorption durch Osteoklasten an das Vorhandensein funktionell aktiver Osteozyten und -blasten gebunden ist (Kopplungseffekt). Osteoklasten sind daher nicht in der Lage, nekrotischen Knochen zu resorbieren. Dies trifft auch für Makrophagen vom Fremdkörpertyp (mehrkernigen Riesenzellen) zu, die in den Frühphasen der Knochennekrose auftreten und den sequestrierten nekrotischen Knochenpartikeln angelagert sind. Eine Resorption erfolgt jedoch auch durch die Makrophagen nicht. Nach einigen Wochen mit zunehmender Organisati-

- Resorption durch Lipophagen, Riesenzellen
- bindegewebige Organisation mit Verkalkung
- nekrotischer Knochen bleibt unresorbiert, von Bindegewebe umgeben als Sequester liegen

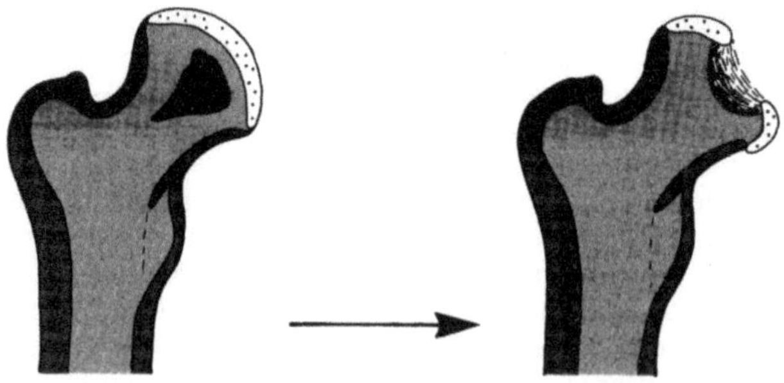

Abb. 45–9: Hüftkopfinfarkt **(links)** mit Entwicklung einer knöchernen und fibrös-narbigen Organisation und sekundären Koxarthrose **(rechts)**

- **Defektheilung** mit verkalktem Bindegewebe und Knochensequestern

on der Knochennekrose verschwinden die Makrophagen wiederum. Es resultiert ein narbiges Bindegewebe mit eingelagerten Verkalkungen und nekrotischen Knochenpartikeln (Sequestern), die leere Osteozytenhöhlen enthalten (Abb. 45–9).

Im *Röntgenbild* können die verkalkten Knochennekrosen einen Zustand nach einer Osteomyelitis oder auch einen Knochentumor vortäuschen.

Einteilung der Knocheninfarkte nach Ursache, Lokalisation und Manifestationsalter:
- Knochennekrosen bekannter Ätiologie (höheres Erwachsenenalter)
- idiopathische Knochennekrosen (Kindesalter)

Einteilung. Knochennekrosen werden nach ihrer *Ursache*, *Lokalisation* und ihrem *Manifestationsalter* unterschieden:
• Knochennekrosen *mit bekannter Ätiologie* werden als Knocheninfarkte im engeren Sinne aufgefaßt. Sie haben bestimmte Prädilektionsorte im Skelett, entstehen im mittleren und höheren Erwachsenenalter und können als Folge von Therapiemaßnahmen oder äußerer Noxen auftreten.
• Für die *idiopathischen Knochennekrosen* gibt es hingegen außer der Annahme anlagebedingter funktioneller oder durch das Knochenwachstum erzeugter Durchblutungsstörungen keine Erklärung. Sie manifestieren sich im Kindes- oder Adoleszenzalter, haben eine bestimmte Lokalisation im Skelett und werden nach der Konvention mit den Namen der Erstbeschreiber bezeichnet.

Knocheninfarkte bekannter Ätiologie

4.1 Knocheninfarkte bekannter Ätiologie

Die wichtigsten Knocheninfarkte (aseptische Knochennekrosen) bekannter Ätiologie sind folgende:

• **Knochennekrosen nach Glukokortikoidtherapie**
- in Hüftkopf, Humerus, Metaphysen

• **Knochennekrosen nach Glukokortikoidtherapie.** Eine Dauertherapie mit Glukokortikoiden (iatrogener Hyperkortisolismus) kann zu Knocheninfarkten im Hüft- und Humeruskopf sowie in den Metaphysenbereichen der langen Röhrenknochen besonders des Femurs, seltener des Humerus und der Tibia führen. Die Infarkte können doppelseitig auftreten.

Gefährdet sind Patienten unter Kortison-Langzeitbehandlung mit Krankheitsbildern wie *chronischer rheumatoider Arthritis* oder *Autoimmunerkrankungen* sowie *Transplantatempfänger*.

• **Radionekrosen**
- im Bestrahlungsgebiet

• **Radionekrosen des Knochens** entstehen im Bestrahlungsgebiet eines malignen Tumors (Rippen und Humeruskopf bei Mammakarzinombehandlung, Becken und Hüftkopf bei Behandlung gynäkologischer Tumoren). Im Rahmen von Blutdruckschwankungen kann sich dann eine lokale Minderdurchblutung und als deren Folge eine hypoxischen Nekrose entwickeln.

- **Ursache:** strahlenbedingte Angiopathie mit hypoxischen Nekrosen

Als *Ursache* wird eine durch die Bestrahlung induzierte *Endangiitis* kleiner Gefäße angenommen, die auch aus der Untersuchung von Weichteilgewebe im Bestrahlungsfeld bekannt ist. Es treten konzentrische Endothelproliferationen und eine Dickenzunahme der Intima auf, wodurch die Gefäßlichtung kleinerer und mittlerer Arterien und Arteriolen hochgradig stenosiert wird.

• **Caisson-Krankheit**
- barotraumatische Durchblutungsstörungen in Epiphysen, Meta- und Diaphysen der langen Röhrenknochen
- bei Tauchern

• Die **Caisson-Krankheit** wird auf ein *Barotrauma* zurückgeführt. Sie tritt besonders bei Tauchern auf und wird dadurch erklärt, daß durch ein zu schnelles Auftauchen der durch Überdruck im Blut gelöste Stickstoff in Form feiner

Gasbläschen (Dekompression) intravasal freigesetzt und analog zu einer Luftembolie (Gasembolie) Zirkulationsstörungen mit Infarkten verursacht. Abgesehen von anderen Folgen barotraumatischer Durchblutungsstörungen kommt es im Skelett vor allem in den Epiphysen aber auch in den Meta- und Diaphysen der langen Röhrenknochen zu Infarkten.

• **Traumatisch bedingte Knocheninfarkte** treten vor allen nach Luxationen der Hüfte und der Schulter auf. Die Folge sind komplette oder Teilinfarkte im Bereich des Hüftkopfes oder des Humerus.

• **traumatisch bedingte Knocheninfarkte**
- nach Luxation der Hüfte und Schulter, möglicherweise durch Blutgefäßverletzung

Als *Ursache* wird angenommen, daß es zu Verletzungen der aus dem Gelenkkapselansatz in die Epiphysen der Gelenkköpfe eintretenden Blutgefäße kommt.

Auch *degenerativ* bedingte Zirkulationsstörungen (bei Koxarthrose) können zum Knocheninfarkt und damit zu einer Verstärkung der degenerativen Knochenveränderungen mit Deformierung des teilnekrotischen Hüftkopfes führen.

- degenerativ bedingt

• **Knochennekrosen durch Kompressionstraumen** treten an den kleinen Hand- und Fußwurzelknochen auf.

• **Knochennekrosen durch Kompressionstraumen**
- an Hand- und Fußwurzelknochen
- Lunatummalazie (M. Kienböck)

Beispiele: Am bekanntesten ist die *Nekrose des Os lunatum*, die auch als *Lunatummalazie* oder als *Kienböck-Krankheit* bezeichnet wird. Ein chronisches mechanisches Rütteltrauma (Schlagbohrer, Preßlufthammer) ist i. d. R. die Ursache und führt über Zirkulationsstörungen (lokales Ödem, Schwellung) zu Durchblutungsstörungen mit nachfolgender Nekrose des Knochens. Ein weiteres Beispiel ist die *Ermüdungsfraktur der Mittelfußknochen*, die nach Langstreckenläufen oder Wanderungen auftreten kann (Marschfraktur oder *Teutschländer-Krankheit*).

- Teutschländer-Krankheit

4.2 Idiopathische Knochennekrosen

Idiopathische Knochennekrosen

Idiopathische Knochennekrosen sind in großer Zahl beschrieben worden.

• Der **M. Scheuermann** ist eine im Bereich der unteren bis mittleren Brustwirbelsäule auftretende Knochennekrose, die sich an multiplen Wirbelkörpern manifestieren kann und zu Deck- oder Grundplatteneinbrüchen führt, wodurch Bandscheibenmaterial in die Wirbelkörper eintritt *(Schmorl-Knorpelknötchen)*. Folge ist eine Deformierung der Wirbelkörper mit Keilwirbelbildung, welche zu einer Fehlstellung der Brustwirbelsäule in Form der *Adoleszentenkyphose* führt. Diese Knochennekrosen entwickeln sich i. d. R. zwischen dem 10. und 17. Lebensjahr vorwiegend bei männlichen Jugendlichen.

• **M. Scheumann**
- Knochennekrosen an multiplen Wirbelkörpern mit Deck- und Grundplatteneinbrüchen
- Folge: Adoleszentenkyphose

• Der **M. Calvé** bietet ein analoges Bild. Er manifestiert sich bereits bei Kleinkindern (ab dem 2. Lebensjahr) und führt zu einer Abplattung bis Planwirbelbildung zwischen dem 9. und 12. Brustwirbel.

• **M. Calvé**
- im Kleinkindesalter

• Der **M. Schlatter-Osgood** ist eine ebenfalls im Adoleszenzalter entstehende schmerzhafte Apophysennekrose der Tuberositas tibiae, in deren Bereich die Patellarsehne inseriert. Die Intensität der Symptomatik ist unterschiedlich. Sie kann bis zu schmerzhafter Bewegungseinschränkung besonders der Streckbewegung im Kniegelenk führen. Die Nekrose wird in einem halben bis 1 Jahr organisiert, danach klingen die Symptome ab.

• **M. Schlatter-Osgood**
- Apophysennekrose der Tuberositas tibiae

• Der **M. Perthes-Calvé-Legg** ist eine Femurkopfnekrose, die zwischen dem 4. und 12. Lebensjahr häufiger bei Jungen als bei Mädchen auftritt und auch eine familiäre Häufung aufweisen kann, so daß ein genetischer Faktor diskutiert wird. In 25 % der Fälle ist diese Hüftkopfnekrose doppelseitig. Sie führt nach der Organisation und Reossifikation zu einer Defektheilung mit pilz- oder walzenförmiger Deformierung des Femurkopfes und gelegentlich auch Verkürzung des Schenkelhalses. Es resultiert eine frühe degenerative Veränderung im Sinne einer Arthrosis deformans, die u. U. behandlungsbedürftig bis zum Hüftgelenksersatz wird.

• **Perthes-Syndrom**
- Femurkopfnekrose im 4.–12. Lebensjahr
- Folge: Arthrosis deformans

• Der **M. Panner** ist die aseptische Nekrose des Oberarmköpfchens (Capitulum humeri), die im frühen Schulalter zwischen dem 6. und 8. Lebensjahr auftritt und zu einer schmerzhaften Einschränkung der Beweglichkeit im Ellenbogengelenk führt.

• **M. Panner**
- aseptische Nekrose des Capitulum humeri im 6.–8. Lebensjahr

• Die **Köhler-Krankheit** tritt in 2 Formen auf und wird als **M. Köhler I** dann bezeichnet, wenn die Nekrose das Os naviculare pedis betrifft, und als **M. Köhler II**, wenn eine Metatarsalköpfchennekrose auftritt. Die Erkrankung tritt überwiegend beim weiblichen Geschlecht im 2. Lebensjahrzehnt auf und

• **Köhler-Krankheit**
Köhler I: Os naviculare pedis
Köhler II: Metatarsalköpfchennekrose

führt zu einer schmerzhaften Gehbehinderung. Prädisponierend sollen Stellungsanomalien des Fußskeletts (Spreiz- oder Plattfuß) sein.

- **idiopathische Hüftkopfnekrose**
  - gehäuft bei Diabetikern, Alkoholikern, Hyperurikämie-Patienten
  - Folge: Arthrosis deformans

→ Hüftkopfersatz

• Die **idiopathische Hüftkopfnekrose des Erwachsenen** tritt vorwiegend bei Männern zwischen dem 30. und 50. Lebensjahr auf und ist ätiologisch bisher nicht geklärt. Sie kommt auch vermehrt bei Diabetikern, Alkoholikern und Hyperurikämie-Patienten vor. Die Folgen sind wie beim M. Perthes eine sich rasch entwickelnde Deformierung des Hüftkopfes mit dem Bild einer schweren schmerzhaften Koxarthrose, die häufig die Indikation für einen Hüftkopfersatz darstellt.

Traumatische Knochenveränderungen

5. Traumatische Knochenveränderungen (Frakturen und Frakturheilung)

- **adäquates Trauma:** biomechanische Stabilität wird überschritten
- **inadäquates Trauma:** Fraktur durch Bagatelltraumen bei herabgesetzter biomechanischer Stabilität → **pathologische Fraktur**

Knochenfrakturen entstehen durch ein **adäquates Trauma**, wenn die Gewalteinwirkung so stark war, daß eine Überschreitung der biomechanischen Stabilität des betroffenen Skelettanteils offensichtlich und plausibel ist.
Ein **inadäquates Trauma** bzw. **Bagatelltrauma** kann zu Knochenfrakturen führen, die dann als *pathologische Frakturen* bezeichnet werden, wenn am Ort der Fraktur die biomechanische Stabilität stark herabgesetzt ist. Dies ist der Fall bei einer hochgradigen Verminderung der Knochenmasse *(Osteoporose)* oder einer bei lokalen *Osteolyse*, wie bei einer Osteomyelitis, einem Knocheninfarkt, primären Knochentumor oder einer Knochenmetastase eines extraskelettalen Primärtumors.

pathologische Frakturen

⟹

> **Pathologische Frakturen** sind Komplikationen von Erkrankungen, die primär oder sekundär das Skelett betreffen.

Frakturen des biomechanisch intakten Knochens

- unterschiedliche Bruchmechanismen

Frakturen des biomechanisch intakten Knochens als Folge eines adäquaten Traumas können nach unterschiedlichen Kriterien eingeteilt werden: Nach dem Bruchmechanismus werden *Stauchungs-, Scher-, Torsions-, Riß-* und *Berstungsfrakturen* unterschieden. Die Bruchmechanismen führen zu unterschiedlichen Verläufen der Frakturspalten, nach denen sich eine Einteilung in *Quer-, Schräg-, Längs-, Schrauben-, Stück-, Splitter-* und *Trümmerbrüche* vornehmen läßt. Diese lassen sich wiederum unterteilen in *offene* (durch Hautverletzung freiliegende Frakturzone) und *geschlossene Frakturen.*
Die **Frakturheilung** läuft in mehreren Stadien ab, die ineinander übergehen und deren Dauer von der Art der Fraktur und ihrer Behandlungsmöglichkeit abhängt:

- **Praxishinweis: primäre Knochenheilung**

⟹

> Bei der **primären Knochenheilung** sind die Frakturenden nicht disloziert (voneinander entfernt). Liegen sie direkt einander auf, tritt eine **Kontaktheilung** ein; liegen sie nicht mehr als 0,5 mm voneinander entfernt, entwickelt sich eine **Spaltheilung**. Beide Heilungsvorgänge sind ähnlich und kommen *ohne Kallus* aus.

- **Kontaktheilung:** in osteoklastäre Resorptionshöhlen wachsen Gefäße und Mesenchymzellen ein, die zu Osteoblasten differenzieren

Bei der *Kontaktheilung* werden, ausgehend von beiden Frakturenden, in das jeweilig gegenüber liegende Frakturende osteoklastäre Resorptionshöhlen stiftförmig vorgetrieben („Bohrkanäle"), in die nach der Resorption eine Gefäßschlinge mit begleitenden Mesenchymzellen einwächst, die sich in Osteoblasten transformieren und bolzenartig eine Knochenneubildung in den Bohrkanälen herbeiführen.

Die Kontaktheilung wurde früher nur unter experimentellen Bedingungen beobachtet, kann heute aber auch durch eine operative Frakturbehandlung mit einer Kompressionsosteosynthese erreicht werden. Hierbei werden durch eine spezielle Anordnung der Verschraubungen von Metallplatten die Bruchenden unter dem Anzug der Verschraubung fest komprimiert.

- **Spaltheilung:** in schmalen Frakturspalt sprossen Blutgefäße und proliferierende Osteoblasten ein → Bildung von lamellärem Knochengewebe

Bei der *Spaltheilung* kommt es in dem schmalen Frakturspalt zur Einsprossung von Blutgefäßen und Proliferation von Osteoblasten, die schon wenige Tage nach der Fraktur ohne eine vorausgehende Resorption den Spalt direkt mit lamellärem Knochengewebe auffüllen. Dieser Vorgang entspricht einer appositionellen Knochenneubildung an den beiden Frakturenden, die zur knöchernen Überbrückung führt.

Die **sekundäre Frakturheilung** ist die *klassische* Knochenbruchheilung, die in folgenden Stadien abläuft:

• **Stadien der sekundären Frakturheilung:**

• Das **Akutstadium** ist durch eine lokale Einblutung (Hämatom) mit der Ausfällung von Fibrin gekennzeichnet und dauert 1–2 Tage.

1. **Akutstadium** (1.–2. Tag): Bruchspalt mit Blut und Fibrin ausgefüllt

• Das **Granulations-** und **Resorptionsstadium** dauert 1–2 Wochen. Das Hämatom wird von einem Granulationsgewebe aus Kapillarsprossen und Fibroblasten durchsetzt. Gleichzeitig entwickeln sich an den Frakturenden Osteoklasten, die unregelmäßige Knochenvorsprünge, Splitter und Mikrosequester resorbieren. In diesem Stadium sieht man röntgenologisch den Frakturspalt häufig deutlicher werden, da er sich leicht verbreitert.

2. **Granulations- und Resorptionsstadium** (1.–2. Woche): Hämatom wird durch Granulationsgewebe ersetzt

• Spätestens in der 3. Woche setzt das **Kallusstadium** ein. Knochenkallus besteht aus Faserknochenbälkchen (Geflechtknochen) und Knorpelgewebe. Die Kallusbildung durchläuft die Stadien der embryonalen Skelettentwicklung im Sinne der desmalen und der enchondralen Ossifikation. Das Kallusgewebe entsteht zunächst manschettenartig um den Frakturspalt herum und führt zu einer spindeligen Auftreibung des Knochens im Bereich der Frakturzone. Dieser „Brückenkallus" dient zur primären Stabilisierung und Ruhigstellung im Bereich der Fraktur. Nach 4–6 Wochen ist der Kallus komplett mineralisiert.

3. **Kallusstadium** (ab 3. Woche): Kallusbildung=Faserknochenbälkchen, die den Frakturspalt manschettenartig umgeben

– nach 4–6 Wochen: komplette Mineralisation

• Die **Remodellierungsphase** (Umbauphase) des Kallus setzt ab der 6.–8. Woche ein und kann in Abhängigkeit von der Kallusausdehnung unterschiedlich lange dauern. Sie entspricht im Prinzip der Remodellierung des normalen Skelettsystems an endostalen Oberflächen durch Kopplung von Knochenanbau und -abbau unter Entstehung von Havers-Systemen, wie sie sich beim Aufbau der Kortikalis des wachsenden Skeletts bilden. In dieser Phase entsteht der biomechanisch widerstandsfähigste lamelläre Knochen.

4. **Remodellierungsphase** (6.–8. Woche): Entstehung des biomechanisch widerstandsfähigen Knochens

Diese Stadien der Frakturheilung werden nur bei der sekundären Frakturheilung in voller Ausprägung beobachtet. Bei der primären Knochenheilung kommt es i. d. R. sofort zur Remodellierungsphase mit Bildung lamellären Knochengewebes im Bruchspaltbereich.

Ist der Bruchspaltbereich sehr breit, so bildet sich vorzugsweise Knorpelkallus, der sekundär über Faserknochen schließlich in lamellären Knochen umgewandelt wird. Überschreitet der Bruchspalt einen kritischen Abstand von mehreren Zentimetern, so ist eine Überbrückung durch autologe (eigene) oder homologe (Knochen anderer Patienten von einer Knochenbank) Spongiosa oder Kortikalistransplantate notwendig, die bei autologer Transplantation aus dem Beckenkamm oder den Rippen, bei homologer Transplantation am ehesten aus dem Hüftkopf stammen. Diese Transplantate heilen zusammen mit dem Kallus ein und dienen diesem als Leitschiene. Der Transplantatknochen selbst stirbt jedoch hierunter ab und wird devital. Dadurch kann er zumeist nur inkomplett wieder resorbiert werden.

– bei breitem Bruchspalt Überbrükkung durch homologes oder autologes Transplantatmaterial notwendig

Komplikationen der Knochenbruchheilung sind:

Komplikationen der Bruchheilung

• *Nekrosen im Frakturbereich*, die durch eine Mikrozirkulationsstörung und Sequestrierung von Knochengewebe entstehen. Sie können eine defektüberbrückende Kallusbildung verhindern und ebenso wie eine nicht ausreichende Ruhigstellung oder zu breite Frakturspalten zu einer Pseudarthrose führen. Dies stellt sich ein, wenn beide Frakturenden nur durch Bindegewebe überbrückt werden und gegeneinander beweglich bleiben.

• **Nekrosen**

– Bruchspalt zu breit → Pseudarthrose

• *Hyperplastische (pathologische) Kallusbildungen* entwickeln sich bei später Fixierung der Frakturenden, bei Verletzten mit einem apallischen Syndrom (fehlende biomechanische Stimulation des Kallusumbaus). Bei der Osteogenesis imperfecta kann ein hyperplastischer Kallus einen Knochentumor (Osteosarkom) vortäuschen.

• **hyperplastische Kallusbildung**
– bei später Fixierung der Frakturenden
– bei Osteogenesis imperfecta

Entzündungen

6. Knochenentzündungen (Osteomyelitiden, Spondylitiden)

Osteomyelitis: Entzündung des Knochenmarks

Spondylitis: Entzündung der Wirbelkörper

– **Entstehung:** lokal oder hämatogen

Definition. Die **Osteomyelitis** ist eine im Markraum und in den Hohlraumsystemen des Knochens (Spongiosa und Havers-Systeme der Kortikalis) lokalisierte Knochenentzündung. Sie kann mit einer Periostitis verbunden sein und einen *akuten* oder *chronischen* Verlauf annehmen. Die **Spondylitis** ist eine Entzündung der Wirbelkörper.
Der Knochen selbst wird durch die Osteomyelitis nur indirekt betroffen, indem er zerstört (Osteolyse) oder zu einer reaktiven Knochenneubildung (besonders periostal) stimuliert wird. Die Osteomyelitis kann *lokal* entstehen (offene Frakturen) oder, häufiger, *hämatogenen Ursprungs* sein *(hämatogene* oder *septische Osteomyelitis).*

Erreger

⇨

Die Osteomyelitis wird fast ausschließlich durch **bakterielle Erreger** hervorgerufen (Tab. 45–1); selten kommen *mykotische* Osteomyelitiden oder Osteomyelitiden durch *Parasiten* vor.

Nur für eine Sonderform, die Ostitis deformans (vgl. M. Paget), wird eine mögliche *Virusgenese* diskutiert. Nicht-erregerbedingte Osteomyelitiden sind die epitheloidzelligen granulomatösen Entzündungen, die sich im Rahmen einer Sarkoidose (M. Boeck) oder eines M. Crohn am Knochen entwickeln können.

6.1 Lokalisation, Formen, Pathogenese

Lokalisation

6.1.1 Lokalisation

- **Ausbreitung per continuitatem**
- im Kieferknochen (dentogen)
- Fußskelett, Unterschenkel

• **Lokal** (durch offene Frakturen) entstehende Osteomyelitiden können sich grundsätzlich ubiquitär im Skelett entwickeln. *2 Lokalisationen* sind jedoch besonders betroffen:
– Osteomyelitiden der *Kieferknochen* entwickeln sich nach Infektionen des Zahnhalteapparates.
– Osteomyelitiden im Bereich des *Fußskeletts* oder des *Unterschenkels* entwickeln sich besonders im Rahmen eines Diabetes mellitus und stenosierender peripherer Gefäßerkrankungen, die zu peripheren Durchblutungsstörungen, Infektionen, Ulzera und Übergreifen der Entzündung von den Weichteilgeweben über das Periost und auch den lokalen Blutweg in den Knochen führen.

- **hämatogene Ausbreitung**
- Kniegelenk

• **Hämatogene Osteomyelitiden** treten im *Kindesalter* vorwiegend in der Kniegelenksregion im Bereich der distalen Femur- und der proximalen Tibiametaphyse auf; ebenfalls häufig betroffen sind die proximale Femur- (Tro-

Tab. 45-1: Bakterielle Erreger der Osteomyelitis

Osteomyelitis-Typ	Lokalisation	Erreger	Quelle
neonatale Osteomyelitis	Extremitätenskelett, Rippen	**Staphylococcus aureus**	hämatogene Mutter-Kind-Übertragung
		Streptococcus Gruppe B	Hautkontamination über Geburtswege
		Escherichia coli	Hautkontamination über Geburtswege
Säuglingsosteomyelitis	Wirbelsäule, Rippen	**Pneumococcus**	hämatogen bei Pneumonie
Osteomyelitis bei Drogenabhängigen	Becken, Wirbelsäule	**Pseudomonas aeruginosa**	Haut, Kontamination durch Injektionsbesteck, hämatogen
posttraumatische Osteomyelitis	Frakturbereich	**Anaerobier**	Kontamination der offenen Fraktur
pyogene Spondylitis (Erwachsene)	Wirbelkörper	**Staphylococcus** **Streptococcus crucella**	Urogenitalinfektion, hämatogen-venös über Plexus vertebralis
Spondylitis tuberculosa	Wirbelkörper	**Tb-Bakterien** (humane/bovine)	hämatogen, Lunge, Organtuberkulose (Niere, vertebraler Venenplexus)

chantermassiv) und Humerusmetaphyse. Im *Erwachsenenalter* manifestieren sie sich besonders am peripheren Skelettsystem (Fußskelett, Femurdiaphyse).

- Femurmetaphyse
- peripheres Skelettsystem

6.1.2 Formen

Formen

Akute hämatogen bakterielle Osteomyelitiden sind eitrige Entzündungen. Sie führen zu einer unscharfen, im Röntgenbild fleckigen Osteolyse, einer lokalen Periostreaktion, Rötung, Schwellung und einem lokalen Schmerz. Weiterhin bestehen die Symptome einer entzündlichen Allgemeinerkrankung mit Fieber und Leukozytose. Im Knochen kommt es zu Osteolysen, die von einem entzündlichen eitrigen Exsudat ausgefüllt sind und wie die Abszesse im Weichteilgewebe randlich zunehmend in Granulationsgewebe übergehen. Die Knochendestruktion erfolgt durch Osteoklasten, welche über lokal freigesetzte Mediatoren der Entzündungszellen (IL-1, PGE_2) stimuliert werden. Wird eine Osteomyelitis erst längere Zeit nach deren Beginn entdeckt oder spricht sie nicht rasch auf eine antibiotische Therapie an, so kommt es zu einer *reaktiven Sklerose* (Neubildung von Faserknochenbälkchen) im Randgebiet der Osteomyelitis. Sehr häufig ist durch die Verbindung zu den Periostgefäßen auch eine entzündliche Stimulation (Freisetzung von Mediatoren) des Periosts mit einer *reaktiven Faserknochenneubildung* nachzuweisen, die sich in Längsrichtung dem kortikalen Knochen auflagert und im Röntgenbild eine geschichtete zwiebelschalenartige Ummantelung des Knochens erkennen läßt. Länger bestehende Osteomyelitiden können einen Abszeß mit randlicher Sklerose und zentralen nekrotischen Knochensequestern verursachen. Dieser Befund wird als *Brodie-Knochenabszeß* bezeichnet.

- **akute hämatogen bakterielle Osteomyelitis**
- akute eitrige exsudative Entzündung im Markraum mit Osteolyse
- reaktive Sklerose
- reaktive Faserknochenneubildung

Komplikationen: Abszeß, Knochensequester

Chronische Osteomyelitiden sind vorwiegend durch die *Sklerosierung des Knochens* gekennzeichnet. Die Markräume werden mit Faserknochenbälkchen ausgefüllt. Dazwischen liegt ein lockeres Bindegewebe, das vorwiegend Lymphozyten und Plasmazellen und nur ganz spärlich in Form einzelner Residualherde auch Granulozyten enthält. Eine bakterielle Untersuchung ist bei Freilegung dieser Osteomyelitiden i. d. R. nicht mehr erfolgreich.

- **chronische Osteomyelitis**
- Sklerosierung des Knochens

Sonderformen.

- Eine Sonderform der chronischen Osteomyelitis ist die **primär chronische Osteomyelitis**, die als **plasmazelluläre Osteomyelitis** in der Kieferregion, aber auch in der Wirbelsäule, den platten Knochen und den Metaphysen der langen Röhrenknochen auftreten kann. Die zur Untersuchung führende Schmerzsymptomatik ist im allgemeinen gering. Diese Form wird bakteriell-hämatogen vorwiegend durch Staphylokokken verursacht, deren Isolierung aus dem operativ gewonnenen Gewebe aber häufig nicht mehr gelingt.
- Die **sklerosierende Osteomyelitis Garré** entwickelt sich an den Metaphysen und Diaphysen langer Röhrenknochen von Kindern und Jugendlichen sowie jungen Erwachsenen und verursacht ebenfalls nur eine geringe Schmerzsymptomatik.
- Die **neonatale Osteomyelitis oder Säuglingsosteomyelitis** kann multifokal auftreten und bezieht häufig die dem Knochenherd benachbarten Gelenke mit ein. Erreger sind Staphylococcus aureus, Streptokokken der Gruppe B oder Escherichia coli (letztere werden durch Kontamination der Geburtswege auf das Neugeborene übertragen).

- **Sonderformen**
- **primär chronische, plasmazelluläre Osteomyelitis**
- **sklerosierende Osteomyelitis Garré**
- **Säuglingsosteomyelitis**

6.1.3 Pathogenese der hämatogenen Osteomyelitis

Pathogenese der hämatogenen Osteomyelitis

Über den Entstehungsmechanismus der hämatogenen Osteomyelitis bestehen plausible Hypothesen, nach denen zunächst von einer Bakteriämie bei einem Entzündungsherd im Körper (Tonsillen, Zähne, Hautabszeß, Lunge) ausgegangen wird. Während das arterielle Blut relativ schnell strömt, ist die langsame Strömungsgeschwindigkeit des Blutes in den Sinusoiden des Knochenmarks wahrscheinlich eine günstige Bedingung für die Nidation von Bakterien an der Gefäßwand.

möglicherweise begünstigt die langsame Strömungsgeschwindigkeit des Blutes in Sinusoiden des Knochenmarks die Nidation von Erregern an der Gefäßwand

Ob dann primär lokale Thrombosen mit bakterieller Besiedlung und Koloniewachstum auftreten und zur Keimzelle der Osteomyelitis werden oder aber die Bakterien primär in das Markraumgewebe durch Fenestrationen der Sinusoide austreten, ist nicht sicher bekannt. Für die These der langsamen Blutströmung in Knochenmarkssinusoiden als günstiger Vorbedingung für die lokale Ansiedlung von Erregern spricht, daß Osteomyelitiden sich vorwiegend in den Knochen mit einer aktiven Blutbildung (Erwachsenenalter besonders Wirbelsäule) ausbilden.

Spezifische Osteomyelitiden

Tuberkulöse Osteomyelitis

Auftreten im Rahmen einer
- **Frühgeneralisation,** ausgehend von einem Primärkomplex (Kindesalter) oder
- **Spätgeneralisaton,** ausgehend von einer Organtuberkulose (Erwachsenenalter)

• **häufigste Lokalisationen:**
1. **Wirbelsäule** (Spondylitis tuberculosa)
2. Extremitäten
3. periphere Hand- und Fußskelettknochen

6.2 Spezifische Osteomyelitiden

6.2.1 Skelettuberkulose

Am Anfang steht eine aerogene Primärinfektion mit Ausbildung eines *Primärkomplexes* von Lungenherd und regionären Lymphknoten. Es folgt die *hämatogene Streuung*, die direkt zu einer Beteiligung der Wirbelsäule über eine Frühgeneralisation (Kindesalter, jugendliches Erwachsenenalter) führen kann. Im höheren Erwachsenenalter geht die *Spätgeneralisation* von einer Organtuberkulose (z.B. Urogenitalsystem) oder einer Reinfektion aus. Im Rahmen einer miliaren Streuung kann von der theoretischen Beteiligung des Skelettsystems in 100 % der Fälle ausgegangen werden.
Die **Manifestation** einer Organtuberkulose liegt jedoch nur bei etwa 3–5 % der Fälle im Skelett, wobei innerhalb des Skelettsystems die *Wirbelsäule* mit 40–50 % an der Spitze steht (Abb. 45–10). An 2. Stelle folgt die *Extremitätentuberkulose* der großen gelenknahen Abschnitte, die mit einer Gelenkbeteiligung einhergeht (Hüfte und Knie), erst an 3. Stelle steht der Befall der *peripheren Hand- und Fußskelettknochen.* Im Rahmen einer Frühgeneralisation entwickeln sich meist mehrere Knochenherde.

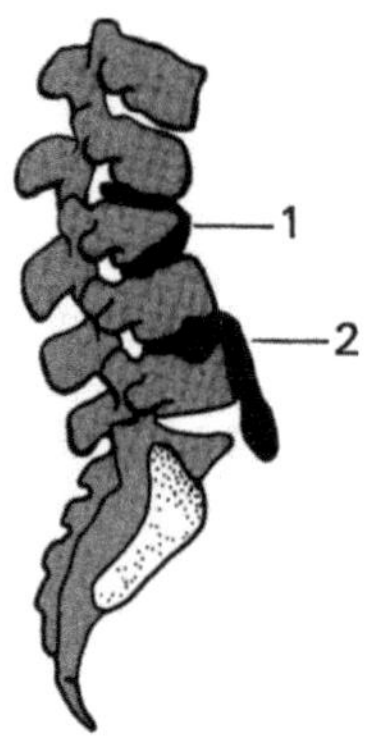

Abb. 45–10:
Tuberkulöse Osteomyelitis der Wirbelsäule.
1 Spondylodiszitis mit Keilwirbel und Gibbus,
2 Diszitis mit Senkungsabszeß

• **Hauptmanifestationsalter:**
- frühes Kindesalter
- höheres Erwachsenenalter

• **Folgen:**
- sekundäre Arthrose der großen Gelenke
- Ankylose der Wirbelsäule

Das *Hauptmanifestationsalter* liegt im frühen Kindesalter (Frühgeneralisation ausgehend von einem Primärkomplex) oder im höheren Erwachsenenalter (Spätgeneralisation ausgehend von einer Organtuberkulose). Da die Streuung zumeist symptomlos erfolgt, wird der Skelettbefall erst bei bereits eingetretenen Knochendestruktionen erkannt. Diese sind meist irreparabel und führen nach erfolgreicher Behandlung zu einer Defektheilung. Typisch sind bei der tuberkulösen Entzündung der Finger- und Zehenphalangen spindelige Auftreibungen und reaktive periostale Knochenneubildungen (spina ventosa). Ausgedehnte Gelenkzerstörungen der großen Gelenke führen zu sekundärer Arthrose. An der Wirbelsäule kommt es zu Wirbelkörpersinterungen mit Fehlstellungen und anschließender *Ankylosierung* (knöcherner Durchbauung).
Die Latenzzeit der **Spondylitis tuberculosa** als der häufigsten Skelettuberkulose liegt bei 6–24 Monaten nach der Primär-, Reinfektion oder Exazerbation einer Organtuberkulose. Der Ausbreitungsweg entspricht einer hämatogenen Streuung. Selten spielt eine lymphogene Streuung eine Rolle, wobei ein Ausbreitungsweg von einer Pleuritis tuberculosa oder Nierentuberkulose über periaortale Lymphknoten per continuitatem zu paravertebralen Strukturen und Wirbelkörpern angenommen wird.

2 Formen der Skelett-Tb:

1. **produktive Form:** epitheloidzellreiche Granulome mit Knochendestruktion

In Abhängigkeit von der Reaktionslage des betroffenen Patienten sind *2 Formen* der Skelettuberkulose zu unterscheiden:
• Die **produktive Tuberkulose** besteht aus kleinen oder multipel verteilten Granulomen, die aus Epitheloidzellen und mehrkernigen Riesenzellen vom Langhans-Typ aufgebaut sind. Diese Granulome führen in der Spongiosa des betroffenen Skelettabschnittes zu Knochendestruktionen und können besonders an der Wirbelsäule bei Befall der Wirbelkörper Deckplatteneinbrüche verursachen.

• Die **exsudative Tuberkulose** tritt bei reduzierter Abwehrlage auf und zeigt als charakteristisches Kennzeichen der Granulome ausgedehnte zentrale Nekrosen in Form von Verkäsungen. Die Entzündung führt zu raschen und ausgedehnten Knochendestruktionen und Hohlraumbildungen in Form tuberkulöser Kavernen, welche in das benachbarte Gelenk oder an der Wirbelsäule in das paravertebrale Weichteilgewebe durchbrechen können. An der Wirbelsäule entstehen dann die paravertebralen „kalten" Senkungsabszesse. Der Einbruch von Abszeßmaterial in den Periduralraum kann frühzeitige Lähmungen verursachen.

2. exsudative Form: verkäsende Granulome mit schweren Destruktionsherden

Wirbelkörperdestruktion mit axialer Abknickung der Wirbelsäule und Rükkenmarkskompression sowie paravertebralen Abszessen werden als *Pott-Trias* zusammengefaßt *(Gibbus, Abszeß, Lähmung)*. Das Übergreifen der tuberkulösen Entzündung von der Spongiosa des Wirbelkörpers auf die Zwischenwirbelscheibe wird als *Spondylodiszitis* bezeichnet.

Folgen:
- **Pott-Trias:** Gibbus, Abszeß, Lähmungen
- **Spondylodiszitis**

Differentialdiagnostisch muß vor allem an knochendestruierende Skelettmetastasen von Primärtumoren mit einer Prädilektion für die Knochenmetastasierung gedacht werden: Bronchial-, Mamma-, Schilddrüsen-, Prostata-, Nierenzellkarzinom, Plasmozytom.

DD: knochendestruierende Skelettmetastasen anderer Primärtumoren

6.2.2 Knochensarkoidose (M. Boeck)

Knochensarkoidose (M. Boeck)

Definition. Der M. Boeck ist eine chronische epitheloidzellige granulomatöse Osteomyelitis, deren Granulome typischerweise keine Verkäsung, sondern die pathognomonischen, aber nicht immer nachweisbaren *Asteroidkörper* in den Riesenzellen vom Langhans-Typ oder die schalenförmigen verkalkten *Schaumann-Körper* zeigen.

epitheloidzellige granulomatöse Osteomyelitis

Die Häufigkeit der Skelettsarkoidose wird mit 3–30 % der Sarkoidosepatienten angegeben. Sie ist i. d. R. Ausdruck der Spätmanifestation bei einer chronischen Verlaufsform.

Der Befall kann multifokal, teils osteolytisch, teils osteosklerotisch sein und auch mit zystischer Auftreibung und Defekten von Knochen einhergehen. Befallen sind vorwiegend die Röhrenknochen der Finger und Zehen, an denen sich die Sarkoidose in einer polyzystischen Form mit ausgestanzten Lochdefekten vorwiegend in den Epiphysen und in einer spongiosklerotischen Form mit Verschmälerung der Kortikalis und Reduktion der Zahl der Spongiosatrabekel darstellen kann (Ostitis multiplex cystoides Jüngling). Seltener befallen sind die Wirbelsäule und Schädelkalotte. Am Becken manifestiert sich die Sarkoidose typischerweise als fleckförmige bis bandförmige Sklerosierung in den medialen Dritteln der Darmbeinschaufeln. Im Gegensatz zur Tuberkulose führt die Sarkoidose nicht zu einer Knochendestruktion mit Deformierung und ist somit symptomarm.

- osteolytische und osteosklerotische Herde
- • **bevorzugte Lokalisation:** Röhrenknochen der Finger und Zehen, im Unterschied zur Tuberkulose selten die Wirbelsäule

6.2.3 Luetische Osteomyelitis

Luetische Osteomyelitis

Die Syphilis des Knochens kann *angeboren* (fetale Syphilis, Lues connata) oder *erworben* sein.

- angeboren, erworben

Die **fetale Lues** manifestiert sich zumeist im Bereich der Wachstumsfugen und kann dort über eine granulomatöse Entzündung zu Wachstumsstörungen und Epiphysenlösungen führen, während die *Spätform* der Lues connata vorwiegend eine Manifestation im Gesichtsschädel zeigt mit Zerstörung knöcherner und knorpeliger Skelettanteile (syphilitische Sattelnase) und Störung der Zahnentwicklung. Wachstumsstörungen im Bereich der langen Röhrenknochen führen zu bogigen Verkrümmungen.

• **Lues connata**
Befall
- der Knochen-Knorpel-Grenzen
- des Gesichtsschädels (Spätform)

Folge: Wachstumsstörungen

Die **erworbene Lues** manifestiert sich als granulomatöse Entzündung (histiozytär bis epitheloidzellig mit käsigen Nekrosen) entsprechend einer gummösen Entzündung. Die Folgen sind größere osteolytische Defekte, Spontanfrakturen und Durchbruch in die Gelenke in Form einer Arthritis luica.

• **erworbene Lues**
- histiozytäre oder epitheloidzellige Granulome
- gummöse Entzündung mit osteolytischen Defekten

M. Paget

7. M. Paget des Knochens

lokal extrem gesteigerter Knochenumbau durch raschen Wechsel von Resorption und Anbau

Definition. Die *Ostitis* oder *Osteodystrophia deformans Paget* ist eine Skeletterkrankung des höheren Lebensalters, die auf einem lokal extrem gesteigerten Knochenumbau beruht. Sie führt zu Schwellungen und Deformierungen der Knochen, verbunden mit Knochenschmerzen.

Komplikationen:
- Frakturen, maligne Tumoren

An **Komplikationen** können *Frakturen* und, nach sehr langer Verlaufsdauer, in seltenen Fällen auch *maligne Tumoren* (Sarkome) in den betroffenen Knochen auftreten.

Epidemiologie:
- ab dem 50. Lebensjahr bei Männern

Epidemiologie. Die Erkrankung tritt ab dem 50. Lebensjahr bei Männern 3mal häufiger als bei Frauen auf mit einer Inzidenz von etwa 3 % in Deutschland bezogen auf diese Altersgruppe. Besonders häufig ist die Erkrankung in England, wo Regionen mit einer Inzidenz von 6–8 % vorkommen. In den skandinavischen Ländern ist die Erkrankung selten und in den asiatischen Ländern so gut wie unbekannt.

Lokalisation:
- monostotisch oder polyostotisch im Beckenring, Kreuzbein, Femur, Tibia, Schädelkalotte

Lokalisation. Die Erkrankung kann grundsätzlich in allen Skelettregionen vorkommen. Am häufigsten ist sie (polyostotisch und monostotisch zusammengenommen) im Beckenring und Kreuzbein (50 %), Femur und Tibia sowie Schädelkalotte (je etwa 20 %). Seltener sind Humerus, Sternum, Rippen und Brustwirbelsäule betroffen (Abb. 45–11).

Histologie:

Im **histologischen Bild** finden sich *2 pathognomonische Merkmale*:

1. Riesenosteoklasten
- 20–30 Zellkerne mit elektronenoptisch parakristallinen Einschlüssen im Zellkern

- Die Osteoklasten sind im Vergleich zu allen anderen Knochenerkrankungen des Skeletts *massiv vergrößert*. Sie werden daher auch als *Riesenosteoklasten (Paget-Osteoklasten)* bezeichnet. In einem histologischen Anschnitt sie zeigen meist zwischen 20–30 Zellkerne (beim hochgradig aktiven Hyperparathyreoidismus weisen die Osteoklasten max. 10–15 Zellkerne auf). Darüberhinaus zeigen sie offenbar eine gesteigerte Motilität und viele lange Zellausläufer, mit denen sie Knochenvorsprünge umschlingen oder unterminieren und nicht nur muldenförmige Resorptionslakunen wie beim Hyperparathyreoidismus (Howship-Resorptionslakunen) erzeugen, sondern Knochenvorsprünge sequestrieren und daher sehr rasch tiefe Knochendefekte und große Osteolysen erzeugen. *Elektronenmikroskopisch* findet sich in diesen Osteoklasten ein weiteres typisches Merkmal in Form parakristalliner Einschlüsse in den Zellkernen, die als eine Inklusion viralen Genoms gedeutet und als ätiologischer Hinweis gewertet werden.

2. Mosaikstruktur des Knochens

- Die *Mosaikstruktur des Paget-Knochens* ist ein charakteristisches Merkmal, das aber nicht ausschließlich beim M. Paget vorkommt (selten auch bei Osteomyelitis oder in der Umgebung von Knochenmetastasen). Die Erklärung für diese Mosaikstruktur ergibt sich aus dem raschen Wechsel von Knochenresorption und -anbau (in gleicher Weise zu erklären wie über die „coupling"-Hypothese des normalen Knochenumbaus). Im histologischen Bild sieht man in den aktiven Resorptionszonen genauso zahlreich Osteoblastensäume, die

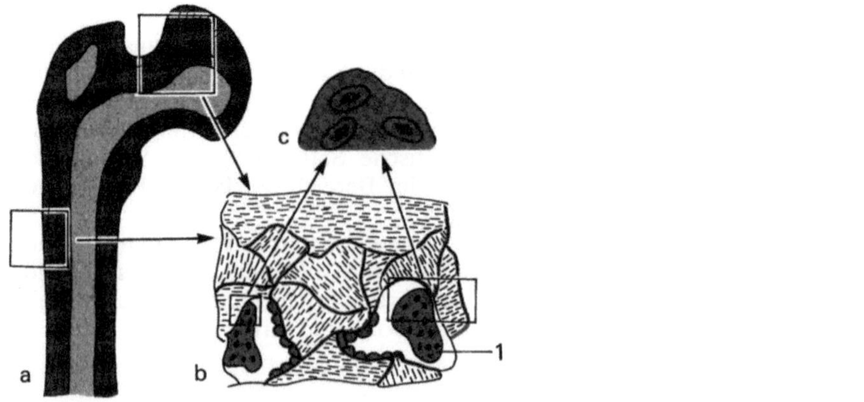

Abb. 45–11: Knochenumbau beim M. Paget. **a** Kortikalisverdickung und strähnige Spongiosastruktur. **b** Mosaikstruktur der unterschiedlichen Knochenterritorien, durch Kittlinien **(rot)** getrennt; **1** Riesenosteoklasten (Paget-Osteoklasten). **c** Osteoklastenkerne mit Virusproteininklusionen (Paramyxoviren)

frische Knochenmatrix als Lamellenknochen ablagern. Die Grenzzonen zwischen alten und neuen Knochen werden durch sog. Kittlinien markiert, die das Mosaik der verschiedenen Knochenanbauterritorien voneinander abgrenzen (Abb. 45–11). Auch im polarisierten Licht zeigt sich das Mosaik durch die unterschiedlich gerichteten Lamellenknochenterritorien, die aneinander gefügt sind. Die Mineralisation des Paget-Knochens ist nicht gestört. Die Knochenanbau- und -umbauaktivität erfolgt aber nicht gerichtet nach den biomechanischen Einflüssen auf den Knochen, sondern ungerichtet, was auch an der plumpen und unregelmäßigen Struktur der Spongiosabälkchen erkennbar wird. Zusätzlich ersetzt der „grob spongiöse" Paget-Knochen die Kortikalis der Röhrenknochen. Fehlende Ausrichtung entlang der biomechanischen Belastungslinien und Ersatz der Kortikalis führen zu einer biomechanischen Insuffizienz, die sich an den belasteten Extremitätenknochen in Form einer „Verbiegung" auswirken: Es kommt zu einer Varusstellung mit horizontaler Abknickung der Femurhälse und einer nach vorn gerichteten Durchbiegung (Antekurvation) der Tibia. Bei Befall der Wirbelsäule entwickeln sich axiale Fehlstellungen mit Verkürzung (Sinterung), Hyperlordose im Lendenbereich und Hyperkyphose im oberen Thoraxbereich. Die Dickenzunahme der befallenen Knochen kann nicht nur an den Extremitäten, sondern auch an der Schädelkalotte durch Zunahme des Kopfumfangs äußerlich sichtbar werden.

- sog. Kittlinien markieren die Grenzzone zwischen altem und neuem Knochen
- ungerichtete Mineralisation

Folgen:
- biomechanische Insuffizienz
- Fehlstellungen (z. B. Varusstellung der Femurhälse, Antekurvation der Tibia)
- Dickenzunahme der befallenen Knochen

Ätiologie. In Analogie zu anderen Erkrankungen wird eine *slow virus-Infektion* angenommen. Hierzu könnte die Beobachtung des Auftretens der Riesenosteoklasten beim M. Paget passen, da diese sich durch Zellkonfluenz von Vorläuferzellen (monozytogenen Zellen) im Sinne eines bekannten zytopathogenen Effekts von Viren zu entwickeln scheinen (Analogie: Hecht-Riesenzellpneumonie bei Maserninfektion).

Ätiologie: möglicherweise slow virus-Infektion

Verlauf, Prognose. Die Erkrankung ist nicht heilbar, da sie nicht kausal behandelt werden kann. Die Progredienz kann unterschiedlich rasch sein und in Schüben verlaufen; im Einzelfall ist sie nicht vorhersehbar. Bei langer Verlaufsdauer und polyostotischem Befall soll sich eine kompensatorische Herzhypertrophie bis hin zur Herzinsuffizienz durch vermehrte Volumenbelastung entwickeln, da die Paget-Knochen hypervaskularisiert sind.

Bei unter 1 % der Fälle treten nach langer Verlaufsdauer in den Paget-Knochen Osteosarkome (seltener Chondrosarkome, Fibrosarkome, maligne fibröse Histiozytome) auf. Diese **Paget-Sarkome** sollen bei polyostotischem Befall etwas häufiger sein und auch multipel auftreten können. Andersherum betrachtet ist ein relativ hoher Prozentsatz der untypischerweise im hohen Lebensalter auftretenden Osteosarkome auf einen vorbestehenden M. Paget zurückzuführen.

Verlauf, Prognose:
- langsame Progredienz
- Herzhypertrophie durch vermehrte Volumenbelastung
- **Paget-Sarkome**

8. Tumorähnliche Knochenveränderungen

Definition. Unter dem Begriff der tumorähnlichen Knochenveränderungen (WHO-Klassifikation: *tumor like lesion*) werden die *solitäre* und die *aneurysmatische Knochenzyste*, der *fibröse metaphysäre Defekt*, die *fibröse Dysplasie* und das *eosinophile Granulom* verstanden. Diesen Läsionen gemeinsam ist ein langsames, gutartiges, teilweise auch selbstlimitierendes Wachstum, die Möglichkeit des polyostotischen Auftretens, das strukturelle Merkmal einer

Tumorähnliche Knochenveränderungen

- solitäre und aneurysmatische Knochenzyste
- fibröser metaphysärer Defekt
- fibröse Dysplasie
- eosinophiles Granulom

Tab. 45-2: Alters- und Geschlechtsverteilung sowie Prädilektionsorte der tumorähnlichen Knochenläsionen

tumorähnliche Knochenläsion	Altersverteilung (Lebensjahre)	Geschlechtsverteilung m : w	Prädilektion im Skelett
solitäre Knochenzyste	10–20	3 : 1	Metaphyse der langen Röhrenknochen
aneurysmatische Knochenzyste	10–20	1 : 1	Metaphyse der langen Röhrenknochen, platte Knochen, Wirbelsäule
fibröser metaphysärer Defekt	10–20	1 : 1	Metaphyse der langen Röhrenknochen, häufig exzentrisch in der Kortikalis
fibröse Dysplasie	10–30	3 : 2	Metaphyse oder Diaphyse der langen Röhrenknochen, Kiefer, Rippen
eosinophiles Granulom	5–15	3 : 2	Schädel, Kiefer, Rippen, Humerus, Femur

zystischen Läsion im Röntgenbild und das Fehlen einer eindeutig identifizierbaren Ausgangszellpopulation, die zur Definition eines gutartigen Tumors gehören würde (Tab. 45–2).

Solitäre und aneurysmatische Knochenzyste
- **solitäre Knochenzyste**

8.1 Solitäre und aneurysmatische Knochenzyste

Die **solitäre Knochenzyste** wird aufgrund ihres häufigen Auftretens in der 1. und 2. Lebensdekade auch als *juvenile Knochenzyste* bezeichnet. Sie gehört zu den **häufigsten Befunden unter allen Knochentumoren** und tumorähnlichen Veränderungen. Zumeist ist sie *asymptomatisch* und wird per Zufall oder über die Abklärung einer unklaren, meist geringen Schmerzsymptomatik entdeckt.

- ein- oder mehrkammerige Knochenzyste mit glatter Bindegewebsauskleidung und seröser Flüssigkeit

Die Zysten haben dann meist eine Größe von mehreren Zentimetern Durchmesser und können gelegentlich eine akute Symptomatik durch Spontanfraktur im Zystenbereich erzeugen, wenn auch die Kortikalis von der Zyste mit eingenommen wird. Sie haben eine glatte Begrenzung (reaktive Randsklerose), enthalten eine dünne seröse Flüssigkeit und werden von einem feinen Häutchen aus Bindegewebe, durchsetzt von mehrkernigen Riesenzellen und eisenspeichernden Makrophagen, ausgekleidet. Die Zysten können auch bindegewebige oder knöcherne Septierungen aufweisen (mehrkammerige Knochenzyste). An den Röhrenknochen (Hauptlokalisation) liegen die Zysten im proximalen oder distalen Metaphysenbereich (Abb. 45–12). Die *Prognose* ist gut.

- Prognose: gut

- **aneurysmatische Knochenzyste**
- septierte Knochenzyste, deren Septen aus fibrohistiozytärem Gewebe mit osteoklastären Riesenzellen bestehen
- die Hohlräume enthalten Blut

Aneurysmatische Knochenzyste. Der Name dieser Zyste bezeichnet sowohl die „aneurysmaartige“ Auftreibung des betroffenen Knochens als auch ihren inneren Aufbau aus kavernösen blutgefüllten Hohlräumen. Diese Zyste tritt, wie die solitäre Knochenzyste, überwiegend in den ersten beiden Lebensdekaden auf und kann zu einer ausgeprägten *Auftreibung der Metaphysenregion der langen Röhrenknochen*, seltener der flachen Knochen (Schulterblatt, Rippen) oder der Wirbelkörper und -bögen führen. Die ortsständige Kortikalis ist i. d. R. vollständig aufgebraucht und wird durch eine dünne Neokortikalis ersetzt, welche die äußere Wand der Zysten bildet (Abb. 45–12). Im Inneren findet man bei der histologischen Untersuchung Septen, die aus Bindegewebe

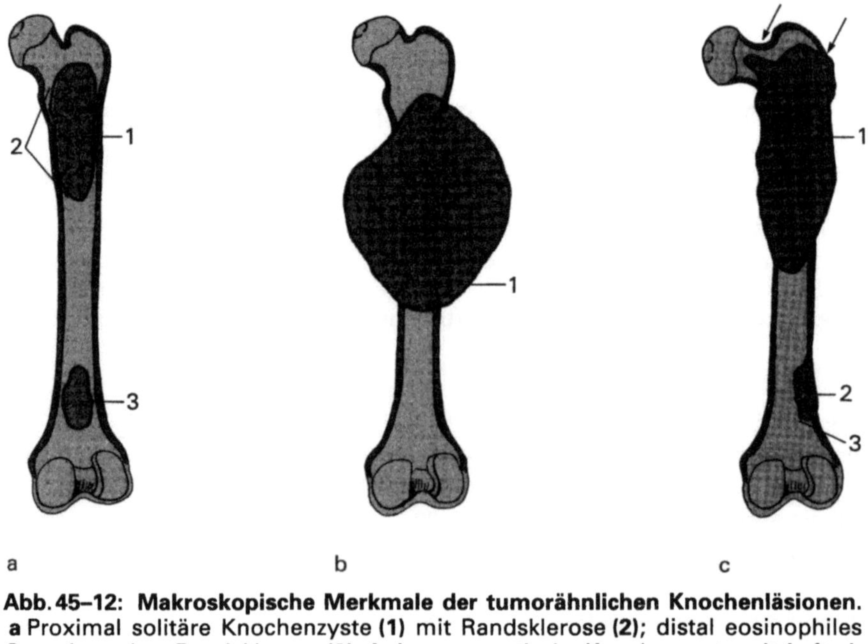

Abb. 45–12: Makroskopische Merkmale der tumorähnlichen Knochenläsionen. **a** Proximal solitäre Knochenzyste **(1)** mit Randsklerose **(2)**; distal eosinophiles Granulom ohne Randsklerose **(3)**. **b** Aneurysmatische Knochenzyste mit Auftreibung des Knochens und dünner Neokortikalis **(1)**. **c** Fibröse Dysplasie proximal meta-diaphysär **(1)** mit Abknickung des Femurhalses **(Pfeile)**, distal exzentrisch fibröser metaphysärer (Kortikalis-)Defekt **(2)** mit Randsklerose **(3)**

(Fibroblasten), Kapillaren und typischerweise zahlreichen mehrkernigen Riesenzellen (osteoklastärer Typ) und Makrophagen mit Hämosiderinablagerungen bestehen. Das biologische Verhalten ist etwas aggressiver als das der solitären Knochenzysten, da die aneurysmatischen Knochenzysten mehr zur Progredienz neigen. Darüberhinaus sind etwa 20 % Rezidive zu erwarten.

Die Besonderheit der aneurysmatischen Knochenzysten liegt in der *Differentialdiagnose zum Riesenzelltumor* des Knochens und in der Möglichkeit, daß sie auch sekundär bei anderen malignen Knochentumoren (Osteosarkomen, Chondrosarkomen) entstehen können. Mehr noch als bei den solitären Knochenzysten ist daher die absolut sichere Diagnostik durch sorgfältige Untersuchung des gesamten Operationsmateriales notwendig.

8.2 Metaphysärer Defekt, fibröse Dysplasie

Fibröser metaphysärer Defekt

- osteolytische Knochenläsion, bestehend aus fibrohistiozytärem Bindegewebe mit osteoklastären Riesenzellen und histiozytären Schaumzellen (Xanthomzellen)

Fibröser metaphysärer Defekt. Diese tumorähnliche Läsion wird auch als *metaphysärer Kortikalisdefekt* bezeichnet, wenn sie exzentrisch im Knochen gelegen und nur auf die Kortikalis beschränkt ist (Abb. 45–12). Für die großen, auch auf die zentralen Knochenabschnitte übergreifenden fibrösen metaphysären Defekte existieren die synonym gebrauchten Bezeichnungen *nicht-ossifizierendes Fibrom*, *benignes fibröses Histiozytom* und *Fibroxanthom*. Die Läsionen entstehen vorwiegend an der unteren Extremität unterhalb der Wachstumsfuge und können nach diaphysenwärts „auswachsen", indem sie zunehmend kleiner werden.
Im **histologischen Bild** zeigt das durch Kürettage entfernte weiche bräunliche Gewebe, das als solide Masse den Defekt ausfüllt, einen Aufbau aus Fibroblasten und Histiozyten, die in spindeliger Form vorliegen und häufig radiäre oder wirbelartige Strukturen bilden. Sehr typisch sind Einlagerungen von Schaumzellen (Xanthomzellen), mehrkernigen Riesenzellen vom osteoklastären Typ und sehr reichlich Makrophagen, die Hämosiderin gespeichert haben und auch für die schon makroskopisch erkennbare bräunliche Farbe des Gewebes (Eisen) verantwortlich sind.
Die *Prognose* ist gut, Rezidive kommen ähnlich wie bei der juvenilen Knochenzyste kaum vor.

Fibröse Dysplasie
- häufig polyostotische Knochenläsion, bestehend aus Bindegewebe mit Einlagerung eines Faserknochens

Fibröse Dysplasie. Diese Erkrankung ist von ihrer Bezeichnung her schwerer verständlich als ihr sehr charakteristischer Aufbau vermuten läßt. Eine Dysplasie im Sinne einer Fehlbildung oder Fehlanlage liegt eigentlich nicht vor. Die fibröse Dysplasie kann aber polyostotisch auftreten und mit erheblichen Skelettdeformitäten verbunden sein, so daß bei der polyostotischen Form *(Jaffé-Lichtenstein-Syndrom)* der Eindruck einer Skelettfehlentwicklung entstehen kann. Eine zugrunde liegende genetische Störung ist wahrscheinlich aber noch nicht definitiv abgeklärt.

- **Sonderform: Albright-Syndrom**

Die polyostotische fibröse Dysplasie kann auch als Teilbild des **Albright-Syndroms** zusammen mit einer Pubertas praecox und Café-au-lait-Flecken der Haut auftreten. Für diese vorwiegend bei Mädchen auftretende Erkrankung ist ebenfalls eine noch nicht näher eingegrenzte genetische Störung anzunehmen.

Die fibröse Dysplasie tritt vorwiegend im Kindesalter oder während der Wachstumsphase auf und besteht röntgenologisch aus zystischen Osteolysen, die scharf begrenzt sind und häufig eine schmale Sklerosezone aufweisen. Typischerweise bestehen milchglasartige osteolytische Herde, die durch Septen unterteilt werden und nahezu alle Größen von umschriebenen kleinen, wenige Zentimeter durchmessenden Defekten bis zum Befall eines ganzen großen Röhrenknochens aufweisen (Abb. 45–12). Die befallenen Knochen sind aufgetrieben und z. T. deformiert. Handelt es sich um statisch belastete Knochen (Femur, Tibia), kann bei ausgeprägter Ausdehnung eine Deformierung oder Spontanfraktur eintreten.
Kleinere Herde können operativ entfernt werden (Kürettage oder Resektion), größere Herde oder ein polyostotischer Befall sind zumeist nur durch stabilisierende Maßnahmen oder Korrekturoperationen zu behandeln.
Charakteristisch ist das **histologische Bild:** Hauptbestandteil ist ein fibröses Grundgewebe, in welches Faserknochenbälkchen eingelagert sind. Diese sind dadurch definiert, daß die Kollagenfaserbündel nicht in Lamellen, sondern un-

geordnet in einem sich überkreuzenden Geflecht angelegt werden. An der Oberfläche dieser Bälkchen sieht man auch nicht typische Osteoblastensäume, sondern Osteoblasten, die als spindelige Zellen der Knochenoberfläche anliegen. In den Faserknochen strahlen die Bindegewebsfaserzüge der Umgebung oft kontinuierlich schräg oder senkrecht ein. Selten können die fibrösen Dysplasien auch Knorpelinseln enthalten.

Eosinophiles Granulom

8.3 Eosinophiles Granulom

Teilbild der Hystiocytosis X

Diese solitär oder multipel vorkommende osteolytische Läsion ist vornehmlich bei Kindern und Jugendlichen, seltener auch im mittleren Lebensalter zu beobachten. Das eosinophile Granulom tritt als Teilbild der *Histiocytosis X* auf. Es ist biologisch gutartig und kann, ebenso wie die zystischen Knochenläsionen, durch Kürettage und Auffüllung mit Spongiosa erfolgreich behandelt werden (Abb. 45–12). Die Skelettlokalisation ist uncharakteristisch, da es überall auftreten kann: sowohl in den platten Knochen einschließlich der Schädelknochen als auch in den Röhrenknochen und im peripheren Extremitätenskelett.

Histologie:
- spezielle, als Speicherzellen auftretende Histiozyten
- viele eosinophile Granulozyten

Im **histologischen Bild** findet sich ein granulomatöses Gewebe (Bindegewebe mit Kapillaren), durchsetzt von charakteristischen histiozytären Speicherzellen, die ein breites Zytoplasma und einen bohnenförmig eingebuchteten Zellkern besitzen. *Elektronenmikroskopisch* lassen sich in diesen Zellen tennisschlägerartige Zytoplasmaeinschlüsse (Birbeck-Granula) nachweisen. Neben diesen charakteristischen Speicherzellen sind diagnostisch richtungsweisend die dichten Infiltrate aus eosinophilen Granulozyten. *Differentialdiagnostisch* ist daher immer ein entzündlicher Prozeß (Osteomyelitis) abzugrenzen.

Tumoren

9. Skelettumoren

- **Tumoren der knochenbildenden Zellen:** Osteom, Osteoidosteom, Osteoblastom, Osteosarkom
- **vom Knorpelsystem ausgehende Tumoren:** Chondrom, Osteochondrom, Chondromyxoidfibrom, Chondroblastom, Chondrosarkom
- osteoklastäre Zellen enthaltender **Riesenzelltumor**
- **Ewing-Sarkom:** keine sichere Ausgangszelle

Zu den **Knochentumoren** im engeren Sinne (primären Skelettumoren) gehören solche, die histogenetisch von den Bestandteilen des Skelettsystems abzuleiten sind:
- Tumoren der **knochenbildenden Zellen** sind das *Osteom*, das *Osteoidosteom*, das *Osteoblastom* und das *Osteosarkom*.
- Vom **Knorpelgewebe** gehen das *Chondrom*, das *Osteochondrom*, das *Chondroblastom*, das *Chondromyxoidfibrom* und das *Chondrosarkom* aus.

Der *Riesenzelltumor* des Knochens wurde ursprünglich auf die osteoklastären Riesenzellen zurückgeführt. Für das *Ewing-Sarkom* ist noch keine sichere Ausgangszelle identifiziert worden, es ist jedoch ein charakteristischer Tumor des Skelettsystems, der, wie übrigens auch alle anderen Tumoren, nur selten extraskelettal auftritt.
Die für alle Tumoren typischen Angaben zur Alters- und Skelettverteilung, zur Lokalisation und zum biologischen Verhalten sind in Tab. 45–3 zusammengefaßt.

Diese Angaben vermitteln jedoch nur ein typisches, weil statistisch gehäuft nachzuweisendes Muster des Manifestationsalters und der Lokalisation (Abb. 45–13). Prinzipiell gilt für nahezu alle Knochentumoren, daß sie in jeder Skelettlokalisation und mit starken Einschränkungen auch in nahezu jedem Alter auftreten können.

Benigne knochenbildende Tumoren

9.1 Benigne knochenbildende Tumoren

Gutartige Knochentumoren sind: *Osteom, Osteoidosteom, Osteoblastom.*

- **Osteom**
- hochdifferenziertes Knochengewebe mit vorwiegender Lokalisation im Gesichtsschädelskelett

Osteom. Dieser Tumor mit dem höchsten Reifegrad des Knochengewebes ahmt die Spongiosa (Osteoma spongiosum) oder die Kompakta (Osteoma eburneum = elfenbeinartig) nach. Der Knochen ist lamellär aufgebaut und beim Osteoma eburneum in Havers-Systemen angeordnet, die zentrale Gefäßkanäle enthalten. Die Osteoblasten bilden Säume an den Knochenoberflächen und sind von normalen Osteoblasten des Knochens nicht zu unterscheiden.

Tab. 45-3: Alters- und Geschlechtsverteilung, Häufigkeit, Prädilektionsorte und Dignität der primären Knochentumoren. Die malignen Knochentumoren entsprechen insgesamt nur etwa 1% aller Knochentumoren, daher ist ihre Häufigkeit getrennt aufgeführt

Knochentumor	Altersverteilung (Lebensjahre)	Geschlechtsverteilung m : w	Häufigkeit	Prädilektion im Skelett***	Dignität
Osteom	40–50	2 : 1	selten (keine Zahlen bekannt)	Schädel- u. Gesichtsskelett	benigne
Osteoidosteom	10–30	2 : 1	10%*	Femur, Tibia, Humerus, Hände, Füße, Wirbelsäule, Fibula	benigne (selten: aggressive Form)
Osteosarkom	10–25	3 : 2	20–30%**	Femur, Tibia, Humerus, Becken, Kiefer, Fibula	hoch maligne
parosteales Osteosarkom	30–60	1 : 1	–	Femur, Tibia, Humerus	niedrig maligne
Riesenzelltumor	20–40	4 : 5	5%*	Femur, Tibia, Radius	benigne (potentiell maligne)
Ewing-Sarkom	5–20	1 : 2	5%**	Femur, Becken, Tibia, Humerus, Rippen, Fibula	hoch maligne
Plasmozytom	40–60	2 : 1	10–20%**	Wirbelsäule, Becken, Rippen, Sternum, Schädel	maligne
Chondrom	10–40	1 : 1	12%*	Hände, Füße, Rippen, Femur, Humerus	benigne
Osteochondrom	10–30	1 : 1	40%*	Femur, Tibia, Humerus, Becken	benigne
Chondroblastom	20–25	2 : 1	1%*	Femur, Humerus, Tibia, Füße, Becken, Scapula	benigne
Chondromyxoidfibrom	10–25	1 : 1	6,5%*	Tibia, Femur, Füße, Becken	benigne
Chondrosarkom	30–60	3 : 1	10–20%**	Becken, Rippen, Femur, Humerus	maligne
mesenchymales Chondrosarkom	20–60	1 : 1	–	Rippen, Schädel, Kiefer, Becken	hoch maligne

* aller Knochentumoren
** der malignen Knochentumoren
*** nach abnehmender Häufigkeit geordnet

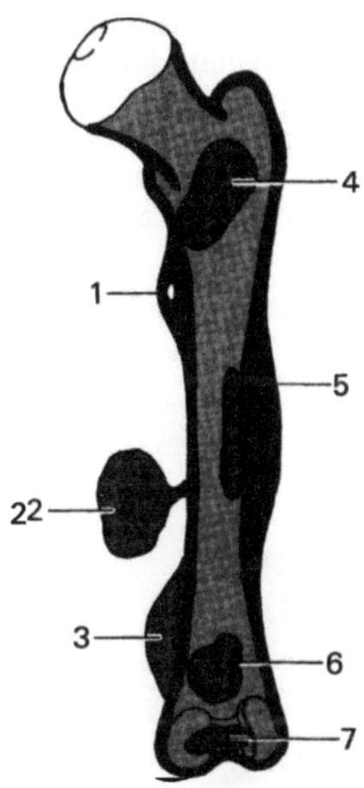

Abb. 45–13:
Typische Lokalisationen von Knochentumoren am Beispiel des Femur: **1** kortikal (Osteoidosteom), **2** parosteal-juxtakortikal (Osteosarkom), **3** periosteal (Osteosarkom), **4** metaphysär-zentral (Chondrosarkom, Riesenzelltumor, Osteoblastom), **5** diaphysäres Zwiebelschalenphänomen (Ewing-Sarkom), **6** metaphysär-zentral (Osteosarkom, Enchondrom, Chondromyxom, nicht-ossifizierendes Fibrom), **7** epiphysär (Riesenzelltumor, Chondroblastom)

Der Tumor wächst sehr langsam, vergrößert sich aber stetig, so daß er berechtigterweise als echter Tumor des Knochens und nicht als Hamartom (Überschußbildung des ortsständigen Gewebes) aufzufassen ist.
Der Tumor entsteht im mittleren und höheren Lebensalter (oder wird erst zu

diesem Zeitpunkt aufgrund des langsamen Wachstums entdeckt) und ist auf das Schädel- und Gesichtsskelett (Schädelkalotte, Orbita, Nasennebenhöhlen) begrenzt. Multiple Osteome sind ein Teilbild des *Gardner-Syndroms.*

- **Osteoidosteom**
- zentrale Osteolyse aus unreifem Knochengewebe von 1–2 cm Durchmesser, als Nidus bezeichnet, umgeben von ausreifendem sklerosierendem Knochengewebe

Osteoidosteom. Die kombinierte Bezeichnung beschreibt, daß dieser Tumor aus Anteilen mit einer unreifen Matrixbildung (Osteoid) besteht, aber auch den Übergang in reife mineralisierte Knochenmatrix (wie beim Osteom) aufweist. Er tritt überwiegend bei Kindern in der Wachstumsphase und bei jungen Erwachsenen auf. Die Tumoren sind klein (max. 1–2 cm im Durchmesser) und zeigen einen charakteristischen Aufbau: Im Zentrum findet sich eine unreife Knochenneubildung aus sehr aktiven Osteoblasten mit großen Kernen und breitem Zytoplasma, die eine feine netzförmige Struktur von Osteoidablagerungen bilden. Zwischen diesen Osteoblasten liegen hyperämische Blutgefäße und zahlreiche mehrkernige Riesenzellen vom osteoklastären Typ. Dieser zentrale Bereich wird auch aufgrund der röntgenologisch erkennbaren Osteolyse als Nidus (Nest) bezeichnet. Dieses Osteoblastennest wird zirkulär von ausreifendem lamellärem Knochen umgeben, der sich röntgenologisch als eine ringförmige Sklerosierung darstellt.

- Hauptlokalisation in der Kortikalis der langen Röhrenknochen

Die Osteoidosteome liegen in der Kortikalis der langen Röhrenknochen oder zentral in der Spongiosa der Knochen des peripheren Extremitätenskeletts sowie der Wirbelkörper und Wirbelbögen. Andere Lokalisationen sind selten.

- schmerzhaft
- Rezidivneigung

Therapeutisch ist eine Resektion notwendig, da die Osteoidosteome starke lokale oder auch ausstrahlende Schmerzen verursachen. Die klinische Erfahrung, daß die Schmerzsymptomatik besonders gut auf eine Aspirin-Behandlung anspricht, wird auch in Verbindung mit den Röntgenbefunden für die Diagnose dieses Tumors ex juvantibus gewertet. Präoperativ sind die Tumoren besonders gut durch die Knochenszintigraphie zu lokalisieren, da sie aufgrund ihrer Knochenanbauaktivität osteotrope Isotopen, z. B. Technetium-99, stark anreichern. Zur Vermeidung von Rezidiven ist der Nachweis des Nidus im Operationspräparat durch eine histologische Untersuchung notwendig. Eine maligne Entartung zum Osteosarkom kommt nicht vor.

- **Osteoblastom**
- ähnlicher Tumor wie das Osteoidosteom, nur aus unreifem Knochengewebe bestehend, das von vielen mehrkernigen osteoklastären Riesenzellen durchsetzt wird
- als Osteoidosteome ohne Randsklerose, jedoch mit glatter Begrenzung
- im Kindes- und jungen Erwachsenenalter

Osteoblastom. Diese Tumorbezeichnung wurde gewählt, um klarzustellen, daß es sich um einen gutartigen Tumor der Osteoblasten handelt. Vom histologischen Bild her ist das Tumorgewebe nahezu identisch mit dem des Nidus von Osteoidosteomen. Im Unterschied zu diesen zeigt das Osteoblastom aber keine radiäre Ausreifungstendenz zur Peripherie hin und ist um ein mehrfaches größer (Abb. 45–14). Der Tumor ist glatt begrenzt, die schmale schalenartige Sklerosezone wird vom umgebenden Knochengewebe und nicht vom Tumor selbst gebildet.

Die Tumoren entstehen vorwiegend in der späteren Wachstumsphase des Kindesalters und bei jungen Erwachsenen. Sie sind zu 50 % im Skelett der Wirbel lokalisiert und kommen am zweithäufigsten an den Metaphysen der langen Röhrenknochen vor. Neben einer lokalen Auftreibung verursachen sie Schmerzen und müssen aufgrund ihres relativ schnellen Wachstums durch komplette Resektion entfernt werden. Eine maligne Entartung im Sinne des Übergangs in ein Osteosarkom kommt nicht vor.

- selten aggressive Osteoblastome

Es gibt jedoch Osteoblastome, die ein lokal aggressives Wachstum zeigen und als *maligne* oder *aggressive Osteoblastome* bezeichnet werden.

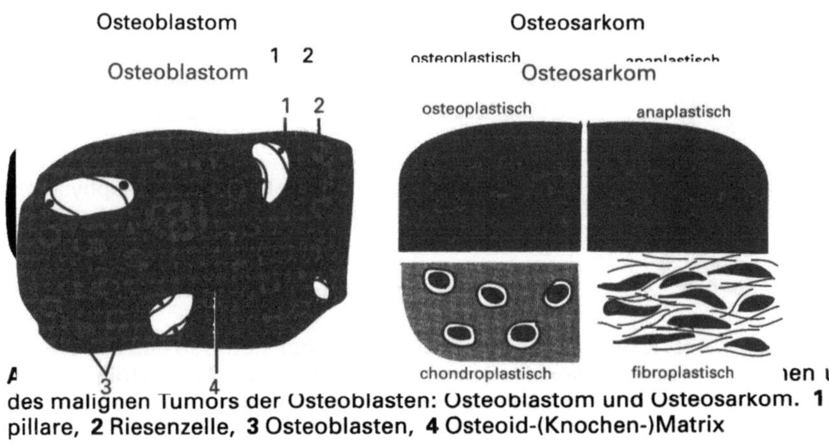

[illegible] en und des malignen Tumors der Osteoblasten: Osteoblastom und Osteosarkom. **1** Kapillare, **2** Riesenzelle, **3** Osteoblasten, **4** Osteoid-(Knochen-)Matrix

9.2 Maligne knochenbildende Tumoren: Osteosarkom

Maligne knochenbildende Tumoren: Osteosarkom

Das Osteosarkom ist der maligne Tumor der Osteoblasten, der ein ungehemmtes lokales Wachstum und eine starke Neigung zu hämatogener Metastasierung (vor allem Lunge) aufweist. Die Osteoidbildung im Tumor kann unreif wie beim Osteoblastom oder auch reif und stark mineralisiert wie beim Osteom sein. An diesem Tumor wird auch klar, daß der Osteoblast eigentlich eine Bindegewebszelle ist.

maligner Tumor der Osteoblasten mit Osteoidbildung und Neigung zur hämatogenen Metastasierung

Die genetischen Veränderungen der Tumorzellen in Osteosarkomen heben die festgelegte Differenzierung in eine Richtung (zum Osteoblasten) auf, so daß sich Tumoranteile entwickeln können, die Knorpel bilden und wie ein Chondrosarkom aussehen oder aus malignen Fibroblasten bestehen und einem Fibrosarkom entsprechen.

Zur definitiven Einordnung eines malignen Skelettumors als Osteosarkom ist aber der Nachweis einer *Osteoidbildung* im Tumor notwendig, damit erkannt werden kann, daß der Tumor eigentlich von maligne transformierten Osteoblasten abstammt.
Osteosarkome treten bei Kindern in der zweiten Hälfte der Wachstumsphase und bei jugendlichen Erwachsenen auf.

Eine **Sonderform** des Osteosarkoms, das *juxtakortikale, parosteale Osteosarkom*, entwickelt sich vorwiegend im 3.–4. Lebensjahrzehnt. Ein später Altersgipfel liegt im 7.–8. Lebensjahrzehnt und betrifft Sonderformen oder Osteosarkome, die sich auf dem Boden eines M. Paget *(Paget-Sarkome)* oder einer *Strahlentherapie* anderer maligner Tumoren (radiogene Osteosarkome) gebildet haben.

Sonderformen:
- juxtakortikales, parosteales Osteosarkom
- Paget-Sarkom
- Osteosarkom nach Strahlentherapie

Das klassische Osteosarkom entsteht zentral oder periostal (auf der Knochenoberfläche) der **Metaphysenregion der langen Röhrenknochen** am häufigsten im *distalen Femur*, der *proximalen Tibia* und des *proximalen Humerus.* Grundsätzlich sind alle Skelettlokalisationen möglich, relativ häufig ist noch die Entstehung im Bereich der *Ober-* und *Unterkiefer.*

• **Lokalisation**

⇦

Die **Diagnostik** der Osteosarkome orientiert sich an folgenden wichtigen Kriterien (Abb. 45–15):
• Zentrale Osteosarkome durchbrechen die Kortikalis und heben das Periost ab, periostale Osteosarkome heben das Periost ab und durchbrechen die Kortikalis nach zentral.

Diagnostik

Beide Tumoren verursachen 2 typische *röntgenologisch nachweisbare reaktive Knochenneubildungen:*
• Das **Codman-Dreieck** ist eine proximal und distal des Osteosarkoms entstehende, spitzwinkelig abgehobene, subperiostale Knochenneubildungslamelle, unter der sich Tumorgewebe ausdehnen kann.

- 2 typische, reaktive Knochenneubildungen:
- **Codman-Dreieck**

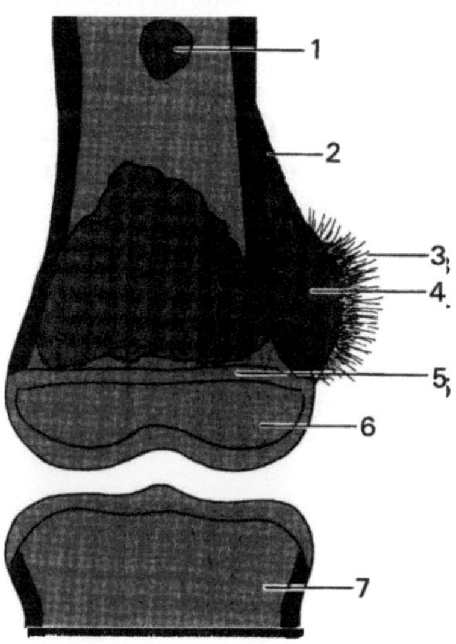

Abb. 45–15:
Makroskopische Merkmale der Osteosarkomausbreitung in der häufigsten Lokalisation im Bereich des Knies (distaler Femur, proximale Tibia). **1** sog. skip-Metastase, **2** reaktives Codman-Dreieck, **3** reaktive Spiculae („sun burst"-Phänomen), **4** Tumor durchbricht Kortikalis und unterminiert das Periost, **5** Tumor „respektiert" die Wachstumsfuge, **6** Femur, **7** Tibia

– **Spiculae**

• Die **Spiculae** („sun burst“-Phänomen) sind radiär angeordnete, vom Periost ausgehende unreife Faserknochenbälkchen, die durch den Tumor induziert werden (Wachstumsfaktoren), aber nicht selbst Tumorgewebe darstellen, obwohl sich Tumorzellen unmittelbar zwischen diesen schmalen radiären Knochenbälkchen bereits finden können.

• im Röntgenbild unscharfe Begrenzung zum gesunden Gewebe

• Osteosarkome dehnen sich aus, indem sie die umgebende Spongiosa und Kortikalis ohne Randsklerose zerstören, so daß sich im Röntgenbild eine unscharfe Begrenzung zum gesunden Gewebe hin ergibt. Im Wachstumsalter respektieren die Osteosarkome relativ lange die knorpelige Wachstumszone und brechen erst spät in die Epiphyse ein. Die Ausdehnung epiphysenwärts erfolgt hingegen schnell nach Abschluß der Wachstumsphase und Schluß der Epiphysenfugen, eine neue Begrenzung stellt dann aber der Gelenkknorpel dar, der auch erst relativ spät durchbrochen wird, so daß eine Gelenkinfiltration zumeist nicht vorliegt.

• **Praxishinweis: Metastasierung**

⇨

• Die **Metastasierung** der Osteosarkome erfolgt hämatogen nahezu ausschließlich in die *Lunge*, erst in Spätphasen kommen auch andere Metastasenlokalisationen in Betracht, so daß auch Lungenmetastasen noch mit der Aussicht auf Heilung entfernt werden können.

Die *lokale Metastasierung* im Knochen ist selten, aber typisch: sog. skip-Metastasen (engl. *to skip* springen) treten besonders im proximalen Markraum der Femurdiaphyse bei Osteosarkomen in der distalen Femurmetaphyse und auch bei Osteosarkomen in der proximalen Tibia auf.

Diese lokale diskontinuierliche Ausbreitung nach proximal (wahrscheinlich durch Markvenen oder Sinusoide) muß bei der Therapie (Ausdehnung der Resektion oder Amputation) berücksichtigt und vorher durch eine radiologische (szintigraphische) Diagnostik abgeklärt werden.

• lokale Schmerzsymptomatik

• Osteosarkome verursachen schon lange vor der äußerlich sichtbaren Skelettveränderung durch Auftreibung des Knochens eine *lokale Schmerzsymptomatik*.

• Beschreibung des Tumors nach seiner histologischen Zusammensetzung

• Die *histologische* Zusammensetzung der Osteosarkome kann zur präziseren Beschreibung eines Tumors je nach dem vorwiegenden Tumoranteil herangezogen werden (Abb. 45–14): osteoblastische Osteosarkome, chondroblastische Osteosarkome, fibroblastische oder fibrosarkomartige Osteosarkome, kleinzellige Osteosarkome. Gefäßreiche Osteosarkome, die rein osteolytisch wachsen (nur unverkalktes Osteoid bilden) werden auch als teleangiektatische Osteosarkome bezeichnet.

Die ursprüngliche Annahme, daß die unterschiedlichen histologischen Typen auch für die prognostische Beurteilung der Osteosarkome wichtig wären, hat sich durch Therapiestudien nicht bestätigen lassen.

Sonderformen:
• **low grade-Osteosarkom**

Sonderformen des Osteosarkoms sind:

• Das zentrale **low grade-Osteosarkom**, das im 3.–4. Lebensjahrzehnt auftritt und durch eine reife Knochenbildung und nur gering atypische fibroblastäre Zellen gekennzeichnet ist.

• **parosteales oder juxtakortikales Osteosarkom**

• Das **parosteale** oder **juxtakortikale Osteosarkom** sitzt der Kortikalis außen auf und kommt als niedrig, mittelgradig oder hochmaligne Form vor. Am häufigsten sind die niedrig malignen Formen, die eine reife Knochenneubildung mit fibroblastärer Differenzierung der Tumorzellen aufweisen oder aus einem relativ ausgereiften knorpeligen Tumorgewebe bestehen.

Praxishinweis

⇨

Osteosarkome sind mit Ausnahme der genannten Sonderformen *hochmaligne* Tumoren, die eine konsequente *radikale Therapie* (Resektion, Amputation) zur Lebensrettung der betroffenen Patienten erfordern! Nach der bioptischen Sicherung der Diagnose wird präoperativ eine mehrwöchige zytostatische Chemotherapie eingesetzt.

9.3 Riesenzelltumor

Riesenzelltumor

Tumor bestehend aus
- fibrohistiozytärem Gewebe, das wahrscheinlich der neoplastische Bestandteil des Tumors ist
- vielkernigen osteoklastären Riesenzellen, die als reaktiver Bestandteil gewertet werden und durch Zytokinwirkung auf Monozyten im Tumor entstehen

Dieser Tumor wird nach seinen besonderen histologischen Merkmalen, den zahlreichen und den ganzen Tumor diffus durchsetzenden *mehrkernigen osteoklastären Riesenzellen* bezeichnet. Dabei ist inzwischen mit hoher Wahrscheinlichkeit geklärt, daß die Riesenzellen nur ein reaktives Phänomen in diesem Tumor darstellen, dessen eigentliche neoplastische (autonom proliferierende) Zellpopulation aus Fibroblasten mit einer besonderen Differenzierung (fibrohistiozytäre Zellen) besteht (Abb. 45–16).

Die Entstehung der Riesenzellen wird über eine Zytokinwirkung vermutet, die das Einwandern von Monozyten und deren Fusion zu mehrkernigen Riesenzellen verursacht.

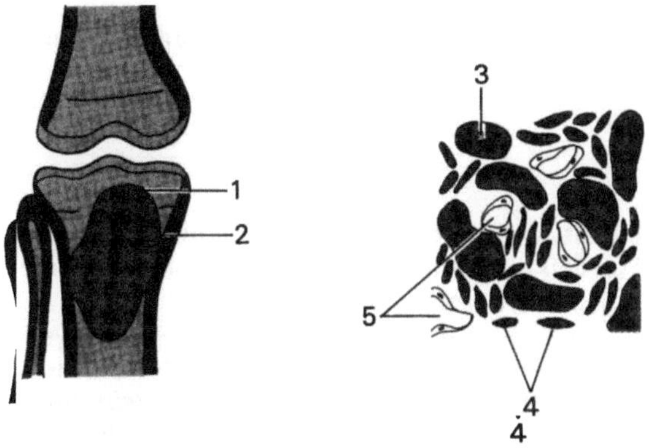

Abb. 45–16: Makroskopie und Mikroskopie des Riesenzelltumors. **1** Epiphysär und **2** metaphysär wachsender Tumor; **3** Riesenzellen, **4** einkernige fibrohistiozytäre Zellen (Stromazellen), **5** Kapillaren und Sinusoide

Riesenzelltumoren entstehen bei *Jugendlichen* im späten Wachstumsalter oder bei *jungen Erwachsenen* vorwiegend in der Epiphyse der langen Röhrenknochen. Sie können sekundär auf die Metaphyse übergreifen und zeigen im Röntgenbild eine unscharf begrenzte Osteolyse ohne Verkalkungszone. Eine Knochen- oder Knorpelneubildung durch die Tumorzellen selbst kommt nicht vor.

- Tumor unklarer Dignität mit hoher lokaler Rezidivneigung und gelegentlicher Metastasierung

Das besondere der Riesenzelltumoren ist ihre **unklare Prognose:** Sie können nach dem *histologischen Bild* in *3 Dignitätsgrade* eingeteilt werden, von denen der günstigste (Grad 1) keine auffälligen Atypien der Zellen erkennen läßt, während der ungünstige (Grad 3) vom histologischen Bild her einem Sarkom mit Kernpolymorphie und hoher Mitoserate entspricht. Ein gewisser Gradmesser für die Dignität stellt der Gehalt an großen vielkernigen Riesenzellen dar, da diese in hochdifferenzierten Grad 1-Tumoren meist sehr zahlreich und vielkernig sind, hingegen an Zahl und Größe bei Grad 3-Tumoren stark abnehmen. Riesenzelltumoren des Typs Grad 3 können differentialdiagnostisch schwer von den ebenfalls im Knochen vorkommenden, typischerweise aber in den Weichteilen entstehenden malignen fibrösen Histiozytomen zu unterscheiden sein.

Grad 1-Riesenzelltumoren können kürettiert werden, zeigen dann aber eine hohe Rezidivrate, die die Gefahr einer zunehmenden Entdifferenzierung in sich birgt. Besser ist eine primär komplette operative Resektion, da selbst diese Grad 1-Tumoren lokal aggressiv wachsen und selten auch metastasieren können (Lungenmetastasen).

Differentialdiagnostisch ist die Abgrenzung von anderen riesenzellhaltigen Knochentumoren und tumorähnlichen Läsionen notwendig: fibröser metaphysärer Defekt, aneurysmatische Knochenzyste, brauner Knochentumor bei Hyperparathyreoidismus.

9.4 Ewing-Sarkom

Ewing-Sarkom

hochmaligner kleinzelliger Tumor des Knochens mit unbekannter Ausgangszelle
- vorwiegend Tumor des Kindesalters

Die Ausgangszelle dieses kleinzelligen undifferenzierten Tumors, der vorwiegend im 2.–3. Lebensjahrzehnt mit einer Hauptlokalisation im Diaphysenbereich der langen Röhrenknochen (Femur, Tibia, Humerus), der Rippen und seltener im Becken auftritt, ist bisher nicht identifiziert worden. Die Tumorzel-

- an den Diaphysen der langen Röhrenknochen auftretend
- typischer zytogenetischer Befund: reziproke Translokation der langen Arme der Chromosomen 11; 22
- mit periostaler lamellärer Knochenneubildung (röntgenologisch: Zwiebelschalenphänomen)

len weisen nach neueren immunhistologischen Befunden zumindest z.T. neuroendokrine Marker auf. Histochemisch enthalten sie Glykogen.

Charakteristisch ist der zytogenetische Befund einer reziproken chromosomalen Translokation (11;22), die jedoch auch bei anderen malignen kleinzelligen Weichteiltumoren des Kindesalters (PNET = peripherer neuroektodermaler Tumor) auftritt.

Ewing-Sarkome zeigen im Röntgenbild ein osteolytisches Wachstum, können aber reaktiv eine Knochenneubildung induzieren, die sich in mehreren Schichten als Lamellen unterhalb des Periosts dem tumorbefallenen Knochen auflagern kann (Zwiebelschalenphänomen).

Die *Behandlung* richtet sich nach Ausdehnung und befallenem Skelettabschnitt. Eine operative Behandlung wird als günstig angesehen, soweit sie einsetzbar ist. Die Tumoren sind aber auch strahlensensibel und reagieren auf eine zytostatische Therapie, unter der sich die früher sehr schlechte (unter 10% 5-Jahres-Überlebensrate) Prognose deutlich (auf über 50%) gebessert hat.

Plasmozytom

Tumor der Plasmazellen, speziell im Knochenmark auftretend und in multiplen Herden im Skelett nachweisbar (multiples Myelom)

- **monoklonales Wachstum der Plasmazellen**

⟹

9.5 Plasmozytom

Dieser Tumor der Plasmazellen tritt vorwiegend im 6. und 7. Lebensjahrzehnt mit multiplen osteolytischen Herden im gesamten Skelett auf und wird daher auch als *multiples Myelom (M. Kahler)* bezeichnet.

Die atypischen Plasmazellen bilden und sezernieren **monoklonal Immunglobuline**, deren leichte Ketten als *Bence-Jones-Paraprotein* im Urin nachgewiesen werden können. Das besondere Kennzeichen dieses Tumors ist der röntgenologische Nachweis multipler Schädelkalottenosteolysen *(Schrotschuß-* oder Mottenfraßschädel). *Komplikationen* sind Spontanfrakturen der Wirbelkörper und Extremitäten sowie eine Amyloidbildung (vorwiegend perivaskulär) auf der Basis von Immunglobulinablagerungen.

- Hyperkalzämiesyndrom
- **Prognose:** schlecht

Die vermehrt über den Harn ausgeschiedenen Immunglobuline führen in der Niere über Rückresorption zu einer *interstitiellen Nephritis* mit zunehmender Niereninsuffizienz (Plasmozytomniere). Durch osteoklastenaktivierende Faktoren, die von den Plasmozytomzellen gebildet werden, kann es zu einem *Hyperkalzämiesyndrom* kommen. Die *Prognose* ist auch unter einer wirksamen und zur Remission führenden Chemotherapie schlecht. Überlebenszeiten von 10 Jahren und mehr werden beobachtet, die durchschnittliche Überlebensdauer liegt jedoch nur bei 4–5 Jahren.

Knochenmetastasen

9.6 Knochenmetastasen

Viele Karzinome und Sarkome können in das Skelett metastasieren.

Ausgangstumoren

⟹

Die häufigsten Skelettmetastasen entstehen bei **Mamma-, Prostata-, Bronchial-, Nierenzell-** und **Schilddrüsenkarzinomen**. Knochenmetastasen können *osteolytisch* (knochenzerstörend) oder *osteoplastisch* (eine Knochenneubildung induzierend) wachsen. **Osteoplastische Metastasen** kommen am häufigsten bei *Mamma-* und *Prostatakarzinomen* vor.

Sie lassen sich laborchemisch auch durch eine erhöhte alkalische Phosphatase und einen erhöhten Osteocalcin-Spiegel im Serum nachweisen.

- paraneoplastisches Hyperkalzämiesyndrom durch Freisetzung osteoklastenaktivierender Faktoren aus dem Tumorgewebe
- osteolytisch, osteoplastisch

Bei osteolytischen und osteoplastischen Metastasen kann sich ein *Hyperkalzämiesyndrom* durch Freisetzung von Mediatoren aus den Tumorzellen entwickeln. Als Mediatoren der Tumorosteolyse und Hyperkalzämie wurden das Parathyroid hormone related protein (PTHrP), transforming growth factor alpha (TGF-α), Interleukin-1 (IL-1), Tumornekrosefaktor (TNF) und Prostaglandin E isoliert. Wahrscheinlich kommen aber auch noch andere, bisher nicht bestimmte Faktoren in Frage.

Die Wirkung dieser Faktoren erfolgt über eine Stimulation der Osteoklasten, die Calcium über eine starke Steigerung der Knochenresorption aus dem Skelett freisetzen.

9.7 Benigne Knorpeltumoren

Benigne Knorpeltumoren

Chondrom. Dieser gutartige Tumor besteht aus reifem Knorpelgewebe, tritt bei jugendlichen Heranwachsenden oder im jungen bis mittleren Erwachsenenalter auf und ist i. d. R. zentral im Knochen *(Enchondrom)* lokalisiert. Die Tumoren sind symptomarm, können den Knochen aber besonders am peripheren Extremitätenskelett (Phalangen) auftreiben (Abb. 45–17).
Im Kindes- und Jugendlichenalter sind Chondrome gutartig und können durch Kürettage i. d. R. rezidivfrei entfernt werden. Bei älteren Erwachsenen (ab 30. Lebensjahr) und stammnaher Lokalisation (große Röhrenknochen, Becken) sind wachsende Chondrome *potentiell maligne* im Sinne der Vorstufe eines Chondrosarkoms und müssen komplett entfernt werden.

- **Chondrom**
- liegt meist als Enchondrom im Knochen, in den Diaphysen der langen Röhrenknochen oder des Finger- und Zehenskeletts vor
- bei Kindern und Jugendlichen: gutartig
- bei Erwachsenen: potentiell maligne

Multiple Enchondrome treten im Rahmen des *M. Ollier* in allen Skelettregionen, besonders auffällig aber im peripheren Extremitätenskelett auf. Bereits im jugendlichen Alter können sich auch am peripheren Skelett Chondrosarkome entwickeln.

- multiples Auftreten beim M. Ollier

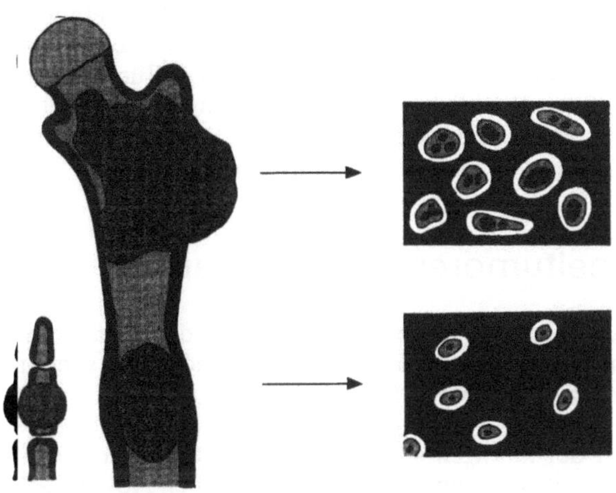

Abb. 45–17: Makroskopische und mikroskopische Merkmale des Chondrosarkoms und des Enchondroms im Vergleich. **Chondrosarkom (oben):** metaphysäre Lage mit destruierendem Wachstum (Durchbruch der Kortikalis) und Zellatypien (Kernpolymorphie, Doppel- und Mehrkernigkeit). **Enchondrom (unten):** diaphysäre Lage mit expansivem Wachstum, keine Kernatypien (Nekrosen, Kernpyknosen)

Osteochondrom (syn. osteokartilaginäre Exostose). Diese pilzförmig an der Knochenoberfläche auftretenden Tumoren werden von einer reifen Knorpelkappe überkleidet und zeigen an der Basis den Übergang in einen Stiel aus Kortikalis und Spongiosa, mit dem sie auf dem darunterliegenden Knochen (Hauptlokalisationen: lange Röhrenknochen und Becken) verankert sind. Sie sind mit 40–50 % die häufigsten benignen Knochentumoren und kommen i. d. R. solitär vor, können aber auch mehrfach in geringer Zahl auftreten. Ein spezielles dominant erbliches und vorwiegend bei Männern auftretendes Krankheitsbild ist durch multiple Osteochondrome (bis zu 100 wurden beobachtet) gekennzeichnet. Multiple Osteochondrome treten in Kombination mit Hämangiomen beim Maffucci-Syndrom auf.
In Analogie zu den Chondromen gilt auch für die gutartigen Osteochondrome, daß bei Patienten im mittleren Lebensalter (ab 30. Lebensjahr) und stammnaher Lokalisation durch ihre Wachstumstendenz ein potentielles Risiko zur Entwicklung eines Chondrosarkoms gegeben ist, so daß eine vollständige Abtragung indiziert ist.

- **Osteochondrom**
- pilzförmiger Tumor der Knochenoberfläche
- am Stiel aus Kortikalis und Spongiosa
- bekleidet von reifer Knorpelkappe
- potentielles Entartungsrisiko zu einem Chondrosarkom

Chondroblastom. Der Zelltyp, der diese Tumoren kennzeichnet, ist die *unreife Knorpelzelle* (Chondroblast), die bei der normalen Skelettentwicklung nur an den knorpeligen Wachstumszonen auftritt. Histologisch findet sich ein spezielles Gewebe aus dicht gelagerten rundlichen Zellen ohne Kernatypien mit einem herdförmigen Übergang in ausreifende Chondrozyten, die in einer Knorpelmatrix liegen. Da diese Tumoren noch zwei weitere typische Merkmale,

- **Chondroblastom**
- unreife Knorpelzellen (Chondroblasten), die aber eine verkalkende Matrix bilden
- epiphysäre Lage und mehrkernige Riesenzellen vom Osteoklasten-Typ

mehrkernige osteoklastäre Riesenzellen und eine epiphysäre Lokalisation, aufweisen, werden sie auch als *epiphysäre Riesenzelltumoren* oder *Codman-Tumoren* bezeichnet. In seltenen Fällen wurde ein aggressives Verhalten (ähnlich wie beim Osteoblastom) und sogar der Übergang in ein *Chondrosarkom* beobachtet.

Röntgenologisch sind die Tumoren scharf begrenzt und zeigen typischerweise eine fleckförmige Verkalkung, die einer Mineralisation der eingeschlossenen reifen Knorpelinseln entspricht. Die Tumoren Jugendlicher (spätes Wachstumsalter) und junger Erwachsener können durch einfache Kürettage ausreichend behandelt werden; da in 5 % der Fälle Rezidive auftreten, sind klinische Nachkontrollen notwendig.

- **Chondromyxoidfibrom**
- aus Knorpelgewebe, gallertigem, entsprechend myxoidem Gewebe und fibrösen Septen mit Riesenzellen zusammengesetzt, vorwiegend an den Metaphysen der langen Röhrenknochen lokalisiert
- bei Jugendlichen und jungen Erwachsenen
- Neigung zu Rezidiven

Chondromyxoidfibrom. Der Name dieses Tumors kennzeichnet seine Zusammensetzung aus unterschiedlich ausreifendem Knorpelgewebe mit der Bandbreite von hyalinem Knorpel bis zu myxoidem (gallertigem) Gewebe; zusätzlich werden die knötchenförmig wachsenden knorpeligen Tumorbestandteile von bindegewebigen Septen mit mehrkernigen Riesenzellen ummantelt und durchzogen, woraus sich der Zusatz „Fibrom" ergibt. Der Tumor betrifft Jugendliche und junge Erwachsene mit der Hauptlokalisation in der Metaphyse der langen Röhrenknochen (besonders Femur und Tibia), tritt selten aber auch im peripheren Extremitätenskelett und im Becken auf. Die Tumoren neigen nach Kürettage zu häufigen Rezidiven, so daß eine komplette Resektion im Gesunden indiziert ist, soweit die Lokalisation dies zuläßt. Eine maligne Entartung (Übergang in ein Chondrosarkom) tritt nicht ein.

Maligne Knorpeltumoren: Chondrosarkom

- maligner Tumor der Chondrozyten
- Manifestation im mittleren und höheren Lebensalter

9.8 Maligne Knorpeltumoren: Chondrosarkom

Das Chondrosarkom ist der maligne Knochentumor der Chondrozyten, der im Unterschied zum Osteosarkom typischerweise nicht bei Jugendlichen, sondern bei Erwachsenen im mittleren und höheren Lebensalter auftritt.

klassisches Chondrosarkom

⇨

> Das Chondrosarkom ist der *häufigste maligne primäre Knochentumor des Erwachsenenalters*; es tritt vorwiegend in den stammnahen Abschnitten der großen Röhrenknochen **(Femurkopf und -hals, proximaler Humerus)** und sehr häufig im **Beckenring** auf.

Der Tumor führt bei langsamem Wachstum zu einer massiven Auftreibung des befallenen Knochens, der lange von einer dünnen Neokortikalis (durch überkleidendes Periost entstandene dünne reaktive Knochenlamelle) bedeckt bleibt und erst spät in das umgebende Weichteilgewebe, meist erst nach Rezidiven, einwächst (Abb. 45–17).

typische Merkmale:
1. aus reinem Knorpelgewebe aufgebaut

Folgende **Merkmale** sind für das Chondrosarkom typisch:

- Chondrosarkome sind aus *reinem Knorpelgewebe* aufgebaut. Nur bei niedrig differenzierten Chondrosarkomen treten undifferenzierte oder fibrosarkomartige Gewebsverbände auf. Die Knorpelmatrix kann Verkalkungen aufweisen. Eine Knochenneubildung durch die Tumorzellen selbst kommt, anders als bei den Osteosarkomen, nicht vor (Ausnahme: dedifferenziertes Chondrosarkom); es entsteht nur eine reaktive en- oder perichondrale Knochenneubildung durch eine induktive Wirkung des Knorpeltumors auf die ortsständig vorhandenen Stammzellen (Osteoprogenitorzellen). Die Signalübertragung erfolgt wahrscheinlich durch spezielle Wachstumsfaktoren, die von den Chondrosarkomzellen abgegeben werden.

2. fleckförmige Verkalkung im Röntgenbild

- Die Mineralisation der Knorpelmatrix und die induzierte reaktive Knochenneubildung im Chondrosarkom erzeugt die für diese Tumoren typische *fleckförmige Verkalkung im Röntgenbild*, die in Verbindung mit der blasigen Auftreibung des betroffenen Knochens, der Lokalisation und dem Alter des betroffenen Patienten eine relativ sichere Diagnose zuläßt.

3. Differenzierungsgrade G1 – G3

- Chondrosarkome können nach ihrem histologischen Bild *hochdifferenziert* und damit niedrig maligne (Grad 1), *mittelgradig differenziert* und damit von mittlerem Malignitätsgrad (Grad 2) sowie *niedrig differenziert* und damit hochmaligne (Grad 3) sein. In **niedrig differenzierten Chondrosarkomen** ist die knorpelige Komponente nur noch in kleinen Herden erkennbar, die sich kontinuierlich aus fibrosarkomartigen bis undifferenzierten spindeligen Tumorzellen entwickeln und eine starke Kernpolymorphie und hohe Mitoserate aufweisen.

Während die **histologische Diagnose** der mittelgradig und niedrig differenzierten Chondrosarkome eindeutig ist, kann sie bei *hochdifferenzierten* Chondrosarkomen schwierig sein, da sich kaum Unterschiede zu Enchondromen finden: wichtigste Kriterien sind das vermehrte Auftreten *doppelkerniger Chondrozyten*, der Nachweis zumindest leichter *Kernatypien* (plumpe Chondrozytenkerne) und vor allem das *röntgenologische* und *klinische Bild* (Tumorgröße, expansives und destruierendes Wachstum, stammnahe Tumorlokalisation, Alter des Patienten).

Praxishinweis: diagnostische Abgrenzung gegenüber Chondromen

⇦

- Chondrosarkome *wachsen langsam und symptomarm*. Sie werden deshalb, besonders im Bereich des Beckenrings, erst spät und in fortgeschrittenen Stadien mit beträchtlicher Tumorgröße entdeckt.

4. langsames Tumorwachstum

- Obwohl Chondrosarkome langsam wachsen (insbesondere Grad 1) und eine geringe Metastasierungsneigung besitzen, ist ihre *radikale Resektion* notwendig, da sie eine ausgeprägte Neigung zu lokalen Implantationsmetastasen im Weichgewebe des Operationsbettes aufweisen, von denen dann später ausgedehnte Rezidive ausgehen, die zu zunehmend verstümmelnden Operationen zwingen.

5. Therapie: radikale Resektion

Eine operative Behandlung ist notwendig, da diese Tumoren weder strahlensensibel sind noch auf Zytostatika reagieren.

– keine Strahlensensibilität

Neben dem klassischen Chondrosarkom kommen **3 Sonderformen** dieses Tumors vor:

Sonderformen:

- Das **dedifferenzierte Chondrosarkom** besteht aus einem abrupten Nebeneinander von hochdifferenzierten (Grad 1-Chondrosarkom) Anteilen und niedrig differenzierten oder undifferenzierten Sarkomanteilen, die nicht mehr erkennen lassen, daß sie von knorpeligen Zellen abstammen. Die undifferenzierte Komponente kann auch einem undifferenzierten Osteosarkom mit sehr geringer Matrixbildung entsprechen. Die differentialdiagnostische Abgrenzung zwischen einem dedifferenzierten Chondrosarkom und einem chondroblastischen Osteosarkom kann dann schwierig sein. Sie ergibt sich aber zumeist eindeutig aus dem klinischen Hintergrund (Lokalisation, Alter) sowie aus dem Krankheitsverlauf, da sich die dedifferenzierten Chondrosarkome häufig nach wiederholten Rezidiven eines Grad 1-Chondrosarkoms entwickeln.

- **dedifferenziertes Chondrosarkom:** hoch und niedrig differenzierte Anteile abrupt nebeneinander, schlechte Prognose

- Das **Klarzellchondrosarkom** besteht histologisch aus hellen pflanzenzellartigen Chondrozyten mit einem „leeren" Zytoplasma. Die knorpelige Differenzierung kommt nur herdförmig heraus. Die Tumoren enthalten zahlreiche mehrkernige Riesenzellen vom osteoklastären Typ und eine netzartige Kalzifikation der Matrix. Zusammen mit ihrer typischerweise epiphysären Lokalisation (Femurkopf) können sie Probleme in der differentialdiagnostischen Abgrenzung gegenüber dem Chondroblastom aufwerfen.

- **Klarzellchondrosarkom:** epiphysäre Lokalisation besonders am Femurkopf, günstige Prognose

- Das **mesenchymale Chondrosarkom** ist ein kleinzelliger Tumor, der sich als Chondrosarkom nur dadurch identifizieren läßt, daß die undifferenzierten kleinen Zellen mit chromatinreichen Zellkernen herdförmig in eine klar erkennbare knorpelige Differenzierung mit knorpeliger Matrixbildung übergehen.

- **mesenchymales Chondrosarkom:** hoch malignes kleinzelliges Chondrosarkom mit geringer herdförmiger Knorpeldifferenzierung

Die **häufigsten Chondrosarkome** sind die *hochdifferenzierten niedrig malignen Chondrosarkome Grad 1*. Ihre *Prognose* ist nach operativer Behandlung mit vollständiger Entfernung relativ günstig (über 50 % 10-Jahres-Überlebensrate). Die Prognose der übrigen Chondrosarkomtypen ist graduell ungünstiger bis schlecht, da eine zusätzliche Chemo- oder Strahlentherapie nach heutigem Stand kaum Wirkung zeigt. Eine günstige Prognose zeigt lediglich noch das *Klarzellchondrosarkom*.

Praxishinweis

⇦

Gelenke und Sehnen

XLVI. Gelenke und Sehnen

G. Geiler

Gelenke

1. Gelenke

epidemiologische Bedeutung

⇨

Gelenkerkrankungen stehen in Mitteleuropa **an der Spitze der Morbiditätsstatistiken**, führen in zahlreichen Fällen zur *Gelenkdestruktion* und besitzen *große klinische Bedeutung*.

innere Hauptstrukturen der Gelenke:
- gefäßreiche Synovialmembran
- gefäßfreier hyaliner Knorpel

Die Pathologie der Gelenke wird dadurch bestimmt, daß am Aufbau der Gelenke *vaskularisierte Gewebe* (hauptsächlich die Synovialmembran) und *nicht-vaskularisierte* (der hyaline Gelenkknorpel) beteiligt sind, die untereinander in enger Wechselbeziehung stehen.

Funktion der Synovialflüssigkeit:
- Medium des Stofftransports zwischen Synovialmembran und Gelenkknorpel
- Gelenkschmiere

So bildet die stark vaskularisierte Synovialmembran die Ernährungsbasis für den Gelenkknorpel. Sauerstoff und Metabolite werden von ihr via Synovialflüssigkeit dem Knorpel, Verbrauchsprodukte des Knorpels in umgekehrter Richtung der Synovialmembran zugeführt. Die Synovialflüssigkeit ist demnach nicht nur „Gelenkschmiere", sondern Medium des Stofftransports. Sie spiegelt die an der Synovialmembran (weniger am Knorpel) ablaufenden Prozesse wider. Die Transitstrecke Synovialmembran – Gelenkknorpel hat bei großen Gelenken makroskopische Dimension.

Praxishinweis: diagnostische Bedeutung der Synovialflüssigkeit

⇨

Die **Synovialflüssigkeit** – durch Punktion leicht zu gewinnen – ist für die Diagnostik der Gelenkerkrankungen wegweisend: *Zellzahl, Differentialzellbild, Viskosität, immunologische, biochemische* und *bakteriologische Parameter.*

Synovialmembran, Synovialflüssigkeit und Gelenkknorpel bilden ein System hoher Empfindlichkeit, dessen pathologische Grundreaktionen weitgehend unabhängig von der auslösenden Noxe davon bestimmt werden, ob das alterierte Gewebe vaskularisiert ist oder nicht.

⇨

Primäre *Noxen der Synovialmembran* führen zu Entzündungen und damit zur **Arthritis**, primäre *Noxen des Gelenkknorpels* dagegen zu Stoffwechselstörungen und damit zur **Arthrose**.

Wechselbeziehung Synovialmembran ↔ Gelenkknorpel unter pathologischen Bedingungen:
- primäre Arthritis → sekundäre Arthrose
- primäre Arthrose → sekundäre Arthritis

Aus der engen systemeigenen Wechselbeziehung zwischen Synovialmembran und Gelenkknorpel ergibt sich, daß eine *primäre Arthritis* sekundär von einer *Arthrose* und eine *primäre Arthrose* von einer *sekundären Arthritis* gefolgt sein kann.

Degenerative Gelenkerkrankungen

1.1 Degenerative Gelenkerkrankungen

- primäre, sekundäre Arthrose

Unterschieden werden die *primäre* und die *sekundäre Arthrose*, die im Gefolge von Arthritiden und kausalpathogenetisch definierten Arthropathien vorkommen.

Primäre Arthrose

1.1.1 Primäre Arthrose

- häufigste Gelenkerkrankung
- **Prädilektionsorte:** Knie-, Hüftgelenke

Die primäre Osteoarthrose (syn. *Arthrosis deformans*) ist die häufigste Erkrankung der peripheren Gelenke und Wirbelsäulengelenke *(Spondylarthrose)*. Hauptlokalisationen sind die großen Gelenke, bevorzugt die *Knie-* und *Hüftgelenke*.

Im Gegensatz zu den sekundären Osteoarthrosen ist die Ursache der primären Osteoarthrose nicht bekannt.

- Ätiologie unbekannt

Pathogenetisch bedeutungsvoll sind Überlastungen und Fehlbelastungen der Gelenke, genetische Faktoren sowie höheres Lebensalter (aber keine Alterskrankheit!). *Ort der Primärläsion* ist der *Gelenkknorpel*, der initial einen Verlust an Proteoglykanen, besonders an Keratansulfat, aufweist. Wahrscheinlich sind ein vermehrter Abbau und eine veränderte Syntheseleistung der Chondrozyten kombiniert. Es erfolgt eine vermehrte Produktion von Chondroitin-4-sulfat, dessen Aggregation ungenügend ist. Das für den Knorpel typische Kollagen Typ II wird teilweise durch Typ I und III ersetzt. Daraus resultiert ein weniger belastungsfähiger Knorpel, was zu Erweichung, Abrieb und Knorpelschwund bei mechanischer Belastung führt. Die von Makro- und Mikrophagen sowie von Chondrozyten selbst produzierten lysosomalen Enzyme und Proteasen bewirken den Abbau. In gewichtsbelasteten Zonen schwindet der Knorpel vollständig, die knöcherne Deckplatte wird freigelegt. Daraus resultieren *Deckplatteneinbrüche*, *Spongiosanekrosen mit Geröllzysten* und ein reaktives chronisches *Granulationsgewebe*, das die Geröllzysten umschließt, sich in den Markräumen ausbreitet und pilzförmig bis zur Gelenkoberfläche vordringt. Es kann Grundlage eines metaplastischen Faserknorpels werden, der jedoch der Belastung nicht gewachsen ist und destruiert wird. Andererseits entwickelt sich subchondral ein Knochenanbau, der zur *bandartigen Sklerose* führt. In den druckentlasteten Randzonen der Gelenke bilden sich Osteophyten (Randwülste, Randosteosen, Abb. 46–1). Groteske Deformierungen sind oft das Ergebnis der degenerativen und reparativen Vorgänge.

Die Synovialmembran zeigt histologisch eine reaktive Entzündung *(Begleitsynovialitis)*, die wahrscheinlich durch Abbauprodukte des Knorpels hervorgerufen wird. Zahlreiche Einschlüsse kleiner Knorpel- und Knochenfragmente in fortgeschrittenen Stadien mit Entzündungsinfiltraten führen zur **Detritussynovialitis**.

Pathogenese
- biomechanische Faktoren: Fehlbelastung und Überlastung der Gelenke
- genetische Faktoren
- altersphysiologische Chondrozytenverminderung

formale Genese der Knorpelschädigung:
- initial Verlust an Proteoglykanen, insbesondere Keratansulfat
- vermehrte Synthese von Chondroitin-4-sulfat
- Synthese von Kollagen Typ I und III statt Typ II
- Demaskierung der Kollagenfasern, sog. Asbestfaserung
- Abbau durch Proteasen und lysosomale Enzyme
- Knorpeldefekte
- sekundäre Knochenveränderungen: Deckplatteneinbrüche, Geröllzysten, Randosteophyten
- Brutkapseln

Reaktionen der Synovialmembran:
- Begleitsynovialitis
- Detritussynovialitis

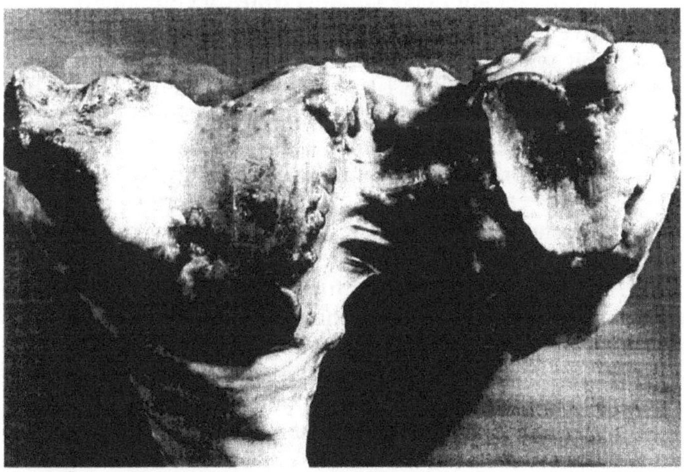

Abb. 46–1: Arthrosis deformans des Kniegelenks. Im Bild Tibia und Patella mit schweren Knorpeldefekten, Schliffurchen und ausgeprägten randlichen Osteophyten (sog. Randzacken)

Makroskopisch finden sich stadienabhängig unterschiedliche Befunde. Der blau-weiße Knorpel wird gelblich, an der Oberfläche treten Aufrauhungen auf, später Fissuren und multiple Erosionen, die großflächig konfluieren und die knöcherne Deckplatte freilegen, auf der sich mechanisch bedingte Schliffurchen entwickeln.

Makroskopie
- Knorpelaufrauhungen
- Fissuren, Erosionen
- gelblicher Knorpel

Histologisch ist initial ein Proteoglykanverlust des Knorpels deutlich, der später zur Demaskierung der Kollagenfasern führt (Asbestfaserung). Neben Knorpelnekrosen mit Chondrozytenuntergängen finden sich besonders in der Nachbarschaft von Fissuren gruppierte Chondrozytenproliferationen (sog. Cluster oder Brutkapseln) als Ausdruck einer frustranen Regeneration (Abb. 46–2).

Histologie
- Proteoglykanverlust
- Knorpelnekrosen
- Chondrozytenproliferation als Ausdruck frustraner Regeneration

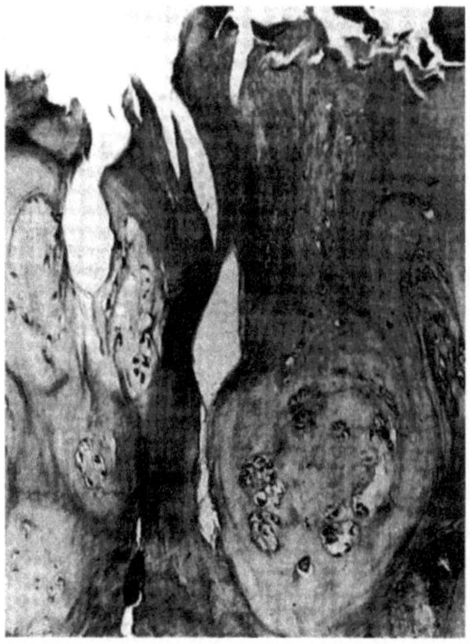

Abb. 46–2:
Gelenkknorpel bei Arthrosis deformans: Faserdemaskierung, spaltförmige Defekte und sog. Brutkapseln

Sonderformen
Randexostosen mit ganglienförmiger Bindegewebsdegeneration:
- **Heberden-Knoten:** distale Interphalangealgelenke
- **Bouchard-Knoten:** proximale Interphalangealgelenke

Sonderformen der Osteoarthrose sind die **Heberden-Knoten** an den distalen und die **Bouchard-Knoten** an den proximalen Interphalangealgelenken der Finger. Es handelt sich um Randexostosen, über denen sich ganglienartige zystische Bindegewebsdegenerationen entwickeln können.

Spondylosis deformans, Spondylarthrose
Spondylose: primäre degenerative Erkrankung der Zwischenwirbelscheiben, immer kombiniert mit Spondylarthrose
Komplikationen:
- Nucleus-pulposus-Hernie
- Abstoßung von Sequestern
- Kompression von Nervenwurzeln und Rückenmark
- „Randzacken" (Osteophyten) nur ventral und lateral durch abnorme Beweglichkeit der Wirbelsäule bei erhaltener dorsaler Abstützung

1.1.2 Spondylosis deformans und Spondylarthrose

Die **Spondylosis deformans** ist eine *primäre Erkrankung der Zwischenwirbelscheiben* und führt zu deren Verschmälerung und Deformierung. Hauptlokalisationen sind die untere Brustwirbel-, die Lendenwirbel- und Halswirbelsäule. Die Spondylose ist regelmäßig mit einer **Spondylarthrose** kombiniert.
Primär treten degenerative Veränderungen am *Nucleus pulposus* der Zwischenwirbelscheibe auf mit Abbau und Verflüssigung der Grundsubstanz und Zystenbildung. Die formale Pathogenese ist jener am hyalinen Knorpel bei Arthrose vergleichbar. Einrisse des *Anulus fibrosus* führen zur Verlagerung des Detritus, zur Nucleus-pulposus-Hernie und zur Abstoßung von Sequestern mit der Gefahr der Kompression von Nervenwurzeln und des Rückenmarks.
Die Degeneration der Zwischenwirbelscheiben bewirkt eine abnorme Beweglichkeit der Wirbelsäule mit unphysiologischer Beweglichkeit des vorderen Längsbandes und der Ansatzstellen des Anulus fibrosus seitlich am Wirbelkörper. Als Folge treten reaktive Osteophyten (Randwülste) an den Vorder- und Seitenkanten der Wirbelkörper auf. Dorsal bleibt die Randwulstbildung aus, da eine Abstützung der Wirbelkörper durch Gelenke und Bögen gegeben ist. Segmentale Versteifungen der Wirbelsäule durch knöcherne Verschmelzung benachbarter Wirbelkörper und Randwülste kommen vor.

Sekundäre Arthrosen

Ursachen:
- schwere chronische Arthritiden
- kausalpathogenetisch definierte Arthropathien
- Gelenktraumen

Grundleiden der Arthropathien, die zu sekundärer Arthrose führen können:
- Alkaptonurie
- Hämophilie
- Diabetes mellitus
- Tabes dorsalis
- Syringomyelie
- perniziöse Anämie

1.1.3 Sekundäre Arthrosen

Sekundäre Arthrosen treten auf: im Gefolge von *Arthritiden*, als kausalpathogenetisch definierte *Arthropathien* sowie *posttraumatisch* (Gelenkfrakturen, Meniskus-, Bänder- und Kapselrupturen).
Bei den **Arthritiden** entwickeln sich voll ausgebildete sekundäre Arthrosen ausschließlich bei schweren chronischen Formen (z. B. Rheumatoidarthritis, Arthritis tuberculosa).
Zu den kausalpathogenetisch definierten **Arthropathien** zählen die *Arthrosen bei Stoffwechselstörungen* (z. B. Arthropathie bei alkaptonurischer Ochronose), *Endokrinopathien* (z. B. diabetische Arthropathie), *Bluterkrankungen* (z. B. Arthropathie bei Hämophilie) und *nervalen Erkrankungen* (z. B. neuropathische Arthropathie bei Tabes dorsalis, Syringomyelie, perniziöser Anämie). Die Morphologie der Gelenke wird vom Grundleiden bestimmt. Sie kann alle Schweregrade des bei der primären Arthrose geschilderten Bildes zeigen. Immer liegt auch eine reaktive chronische Synovialitis vor.

Beispiele: Bei der **Ochronose**, der ein Defekt der Homogentisinsäureoxidase zugrunde liegt, findet sich eine schwarze Verfärbung des Gelenkknorpels mit Knorpeldestruktionen und Inkorporation von Knorpelfragmenten in der Synovialmembran; die Hämophilie führt zu Blutungen in das Gelenklumen und massiver Hämosiderose der Synovialmembran. Bei der **neuropathischen Arthropathie**, einschließlich der diabetischen, die kausalpathogenetisch der neuropathischen Arthropathie zugehört, da ihre Ursache auf einer diabetischen Neuropathie motorischer und sensorischer Nerven beruht, wird das Bild von schweren osteoarthrotischen Knorpelveränderungen bestimmt.

Morphologie wird bestimmt vom Grundleiden!
z. B. **Ochronose:** Defekt der Homogentisinsäureoxidase mit schwarzer Verfärbung des Gelenkknorpels

1.2 Kristallarthropathien

Kristallarthropathien

Durch Kristalle ausgelöste Gelenkerkrankungen können als *primär entzündliche*, als *primär degenerative* oder als *kombiniert entzündlich-degenerative Erkrankungen* auftreten.

- primär entzündlich
- primär degenerativ
- kombiniert entzündlich-degenerativ

1.2.1 Arthritis urica (Gicht)

Arthritis urica

Definition. Gicht ist die morphologische und klinische Manifestation der Hyperurikämie am Bewegungsapparat und Bindegewebe. Zu unterscheiden sind die **primäre** und die **sekundäre Gicht**, die im Gefolge anderer Grundleiden (Krankheiten mit gesteigertem Nukleinsäureumsatz, reduzierte Nierenclearance der Harnsäure bei chronischen Schrumpfnieren) auftritt.

Hyperurikämie am Bewegungsapparat und Bindegewebe
Einteilung:
- primäre
- sekundäre Gicht

Morphologisch ist die Gicht durch die Ablagerung von *Mononatriumuratkristallen* charakterisiert: 2–20 µm langen, polarisationsoptisch negativ doppeltbrechenden nadelförmigen Kristallen. Betroffen sind Synovialmembran, Gelenkknorpel, subchondraler Knochen und periartikuläres Bindegewebe. Weitere Ablagerungsorte sind Ohrknorpel und Nieren (Nierenmark).

Morphologie
- nadelförmige Mononatriumuratkristalle im Gewebe (Gelenk-, Ohrknorpel, Nieren)

Typisch ist der schmerzhafte Befall des Großzehengrundgelenks *(Podagra)*.

Praxishinweis: Podagra

⇦

Makroskopisch finden sich kalkspritzerartige weiße Auf- und Einlagerungen der betroffenen Gewebe. Ein sehr ähnliches Bild findet sich bei *Chondrokalzinose*, so daß eine makroskopische Unterscheidung nicht möglich ist. Ausgedehnte Kristallablagerungen werden als *Tophi* bezeichnet. Diese können Knoten von 1–2 cm Durchmesser bilden. Beim Einschneiden entleert sich eine gipsartige Masse, ein Gemisch aus Kristallen und nekrotischem Gewebe.

Makroskopie
- kalkspritzerartige weiße Auf- und Einlagerungen
- ausgedehnte Kristallablagerungen = Tophi

Histologisch finden sich bei der *akuten Uratarthritis* neben einer unspezifischen akuten Synovialitis mit Hyperämie und Fibrinabscheidung nur kleine herdförmige Kristallablagerungen, die von Makrophagen und Granulozyten begrenzt und durchmischt werden. Die *chronische Uratarthritis* wird durch

Histologie
akute Uratarthritis:
- unspezifische Synovialitis
- kleine Kristallablagerungsherde

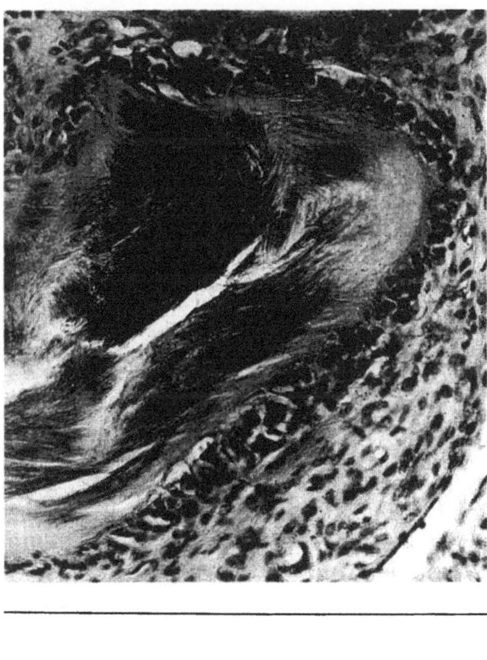

Abb. 46–3:
Gicht mit büschelförmiger Ablagerung von Uratkristallen in der Synovialmembran. Abgrenzung der Kristalldepots durch Makrophagen

chronische Uratarthritis:
- große Granulome
- begrenzt durch Makrophagen und Riesenzellen vom Fremdkörpertyp
- **Alkoholfixierung** erforderlich!

charakteristische Granulome bestimmt: größere, fibrillär strukturierte Nekrosebezirke mit Einschluß von Kristallen werden durch Makrophagen und Riesenzellen vom Fremdkörpertyp begrenzt (Abb. 46–3).

Da sich die Uratkristalle in wäßrigen Fixierungsflüssigkeiten (z. B. Formalin) auflösen, ist bei Gichtverdacht eine *Alkoholfixierung* erforderlich.

Chondrokalzinose

1.2.2 Chondrokalzinose

Die Chondrokalzinose ist charakterisiert durch die Ablagerung von *Kalzium-pyrophosphat-Dihydrat-Kristallen* in Gelenken und im periartikulären Gewebe (Abb. 46–4).

- sporadische
- idiopathische Form

Unterschieden werden eine *hereditäre* und eine *sporadische (idiopathische) Form.* Bei den hereditären Formen werden meist mehrere Gelenke befallen. Die Häufigkeit beider Formen nimmt mit steigendem Lebensalter zu; vor dem 30. Lebensjahr tritt kaum eine Chondrokalzinose auf. Beobachtet werden verschiedene klinische Verlaufsformen. Die meisten Fälle treten unter dem Bild einer Osteoarthrose auf, einige als Arthritis (Pseudogicht). Die Ätiologie ist unbekannt.

Klinik
- wie Osteoarthrose
- Pseudogicht (Arthritis)

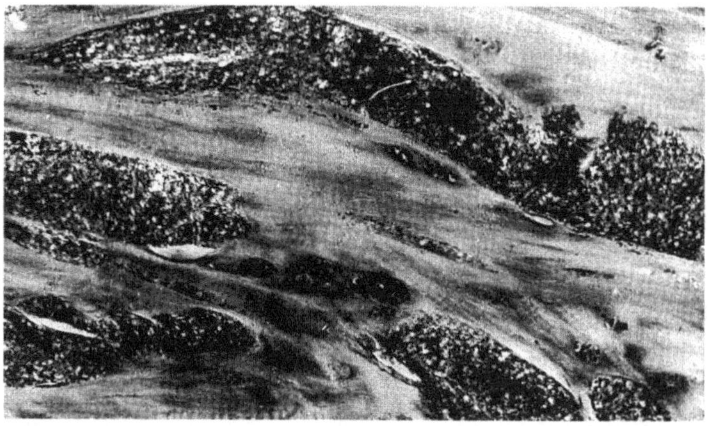

Abb. 46–4: Chondrokalzinose eines Meniskus mit massiver Ablagerung von Pyrophosphatkristallen

Morphologie
- Kalziumpyrophosphat-Dihydrat-Kristalle in Gelenken und Gewebe: kurz, plump, polarisationsoptisch positiv doppeltbrechend

Prädilektionsstellen

⟹

Die **Morphologie** beider Formen wird bestimmt von der Ablagerung von *Pyrophosphatkristallen.* Diese sind kurz, plump, polarisationsoptisch positiv doppeltbrechend.

> Bevorzugt befallen ist das **Kniegelenk.** *Hauptlokalisationen* sind der hyaline Gelenkknorpel und der Faserknorpel der Menisken. Deren Beteiligung ist häufig röntgenologisch durch sichelartige Verkalkungen im Gelenkspalt nachzuweisen und daher diagnostisch wichtig!

Makroskopie: ähnlich wie bei Gicht
Histologie
- größere Kristallherde

Das makroskopische Bild ist dem der Gicht sehr ähnlich.
Histologisch sind die Kristalle immer in größeren Herden abgelagert. Im Knorpel treten Nekrosen auf, in deren Nachbarschaft Chondrozytenproliferationen (sog. Brutkapseln).

Die Histologie der Synovialmembran macht verständlich, daß die Chondrokalzinose als Arthritis auftreten kann. Ähnlich wie bei der Gicht finden sich ausgedehnte Kristalldepots mit begrenzender, entzündlicher Reaktion.

Arthritiden

1.3 Arthritiden

In Abhängigkeit von den auslösenden Ursachen, der Krankheitsdauer und den ablaufenden Pathomechanismen zeigen die einzelnen Arthritisformen quantitative und qualitative Abweichungen, die insbesondere davon abhängen, ob an der Pathogenese *immunologische Mechanismen* beteiligt sind oder nicht.

Dies führt zu folgender **Einteilung** der Arthritiden:

Klassifikation

- Arthritiden **ohne immunologische Pathomechanismen** (Ätiologie bekannt)
  - *exogen:* Bakterien, Viren
  - *endogen:* Stoffwechselstörungen mit Kristallablagerungen, Gicht, Chondrokalzinose, Hydroxylapatit
- Arthritiden **mit sicheren, wahrscheinlichen oder möglichen immunologischen Pathomechanismen**
  - *Ätiologie bekannt:* rheumatisches Fieber
  - *Ätiologie unbekannt:* Rheumatoidarthritis, Kollagenkrankheiten, andere Systemkrankheiten, Psoriasis, Spondylarthritis ankylosans.

- ohne immunologische Pathomechanismen
- mit immunologischen Pathomechanismen

1.3.1 Arthritiden ohne immunologische Pathomechanismen

Diese Gruppe umfaßt alle durch *Bakterien*, *Viren* und *Kristalle* induzierten Arthritisformen.

Arthritiden ohne immunologische Pathomechanismen
- durch Viren, Bakterien, Kristalle verursacht

1.3.1.1 Bakterielle Arthritiden

Bakterielle Arthritiden betreffen meist nur ein Gelenk *(Monarthritis)*. Als Erreger kommen hauptsächlich Streptokokken, Staphylokokken, Gonokokken und Mykobakterien in Betracht. Die Erreger gelangen bei offenen Verletzungen direkt oder bei gelenkfernen Infektionsherden hämatogen bzw. lymphogen ins Gelenk.

Die heute seltene **tuberkulöse Arthritis** entsteht i. d. R. hämatogen von intrathorakalen Herden (Lungen, Lymphknoten), selten von einer benachbarten tuberkulösen Osteomyelitis aus. Verkäsende Arthritiden führen häufig zu Fistelbildung nach außen, bei produktiven Formen bildet sich überschießendes spezifisches Granulationsgewebe, der *Fungus* (lat. *fungus* Pilz, Schwamm), der dem Pannus vergleichbar ist (s. Abschn. 1.3.2.2). Bei Abheilung können gelenkzerstörende Arthritiden zur bindegewebigen oder knöchernen Verwachsung der Gelenkkörper führen *(Ankylose)*.

Bakterielle Arthritiden

häufig: **Monarthritis**
Erreger:
- Streptokokken
- Staphylokokken
- Gonokokken
- Mykobakterien
- **tuberkulöse Arthritis** (selten)
- **verkäsende Tb**
- **fungöse Tb**
- Defektheilung → Ankylose

1.3.1.2 Kristallarthritiden

Siehe Abschn. 1.2.

Kristallarthritiden

1.3.2 Arthritiden mit immunologischen Pathomechanismen

Diese Gruppe umfaßt im wesentlichen die *Arthritiden des rheumatischen Formenkreises* im weitesten Sinn. Mit Ausnahme des rheumatischen Fiebers ist ihre Ätiologie unbekannt. Die Wirkung immunologischer Pathomechanismen findet ihren Ausdruck in einer bei den einzelnen Krankheitsbildern unterschiedlichen, aber ähnlichen Ausprägung immunpathologischer Reaktionen in der Synovialmembran.

Arthritiden mit immunologischen Pathomechanismen
Arthritiden des rheumatischen Formenkreises

1.3.2.1 Akutes rheumatisches Fieber

Das akute rheumatische Fieber ist eine durch Infekte mit β-hämolysierenden A-Streptokokken induzierte *allergisch-hyperergische Entzündung*, die bei 0,14–3 % der Patienten nach entsprechenden Infekten (vor allem Angina, Pharyngitis) auftritt.

Seit etwa 1950 drastischer Rückgang des rheumatischen Fiebers durch Penizillintherapie der Streptokokkeninfekte und Penizillinprophylaxe.

> Neben dem Befall der **Gelenke** (bevorzugt *große Gelenke*) besteht nahezu regelmäßig eine **viszerale Manifestation** mit Beteiligung des Herzens (Karditis) und – seltener – der serösen Häute.

Der ursprünglich das klinische Bild bestimmende Gelenkbefall, der zur Bezeichnung *akute rheumatische Polyarthritis* führte, wird heute selten beobachtet.

Im Vordergrund steht die *rheumatische Karditis*, bei der wegen fehlender Gelenkbeteiligung die Gefahr der Nichterkennung besteht. Die **Gelenkbefunde**

Akutes rheumatisches Fieber

hyperergisch-allergische Entzündung
Erreger: β-hämolysierende A-Streptokokken
bei Grunderkrankungen:
- Angina
- Pharyngitis

wichtig: Penizillintherapie und -prophylaxe!
Pathogenese: regelmäßig viszerale Beteiligung (insbesondere Karditis)
⇦

Gelenkbefunde:
- serofibrinöse Entzündung
- rheumatische Granulome

sind stadienabhängig. Im *akuten Stadium* besteht eine Gelenkschwellung mit Gelenkergüssen, an der Synovialmembran eine diffuse serofibrinöse Entzündung mit Ansammlung von Granulozyten und Übergreifen auf das periartikuläre Weichteilgewebe. Beim Abklingen der akuten Entzündungsreaktion treten perivaskuläre Lymphozyteninfiltrate auf, später synoviale Vernarbungen. Als charakteristischer histologischer Befund können *rheumatische Granulome* (Aschoff-Geipel-Knötchen) vorkommen.

Rheumatoidarthritis

1.3.2.2 Rheumatoidarthritis

⇨

Die Rheumatoidarthritis **(primär chronische Polyarthritis)** ist eine entzündliche immunologische Systemerkrankung des Binde- und Stützgewebes mit bevorzugtem Befall der kleinen Gelenke: *Finger, Hand.* Mit einer Inzidenz von 0,3–0,6 % ist sie die *häufigste Erkrankung des entzündlichen Rheumatismus.*

Pathogenese
- virogener (?) Suppressorzelldefekt mit gestörter Immunregulation
- überschießende Ak-Bildung in der Synovialmembran einschl. Rheumafaktoren und Immunkomplexablagerung

Ihre **Ursache** ist unbekannt. Diskutiert wird eine Virusinfektion, die pathogenetisch über einen Suppressorzelldefekt zu einer Störung der humoralen und zellvermittelten Immunität führt. Sie äußert sich im humoralen System mit überschießender Antikörperbildung, Immunkomplexbildung und -ablagerung unter Beteiligung von Autoantikörpern, bei welchen den Antigammaglobulinfaktoren **(Rheumafaktoren)** ein besonderes diagnostisches Gewicht, jedoch noch keine gesicherte pathogenetische Bedeutung zukommt. Die pathogenetische Bedeutung genetischer und endokriner Faktoren wird an einer Häufung des HLA-Markers DRW4 und Bevorzugung des weiblichen Geschlechts deutlich.

Hauptveränderungen: an Gelenken
Hauptort der Entzündung: Synovialmembran

Die **Hauptveränderungen** finden sich an den **Gelenken**. Eine viszerale Beteiligung ist im Gegensatz zum rheumatischen Fieber die Ausnahme. Hauptort der rheumatoiden Entzündung ist die **Synovialmembran.**

Histologie
- **Frühphase:**
- exsudativ-proliferative Entzündung
- Vaskulitis
- B- und T-Lymphozyten-Infiltration
- Umwandlung der Synovialmembran in ein sekundäres Immunorgan

immunhistochemisch: Nachweis von Rheumafaktoren: IgM, IgG

Histologie. In der Frühphase der rheumatoiden Synovialitis finden sich neben *exsudativen* und *proliferativen Reaktionen* gehäuft durch Immunkomplexe ausgelöste Vaskulitiden. Es erfolgt eine Besiedlung der Synovialmembran durch

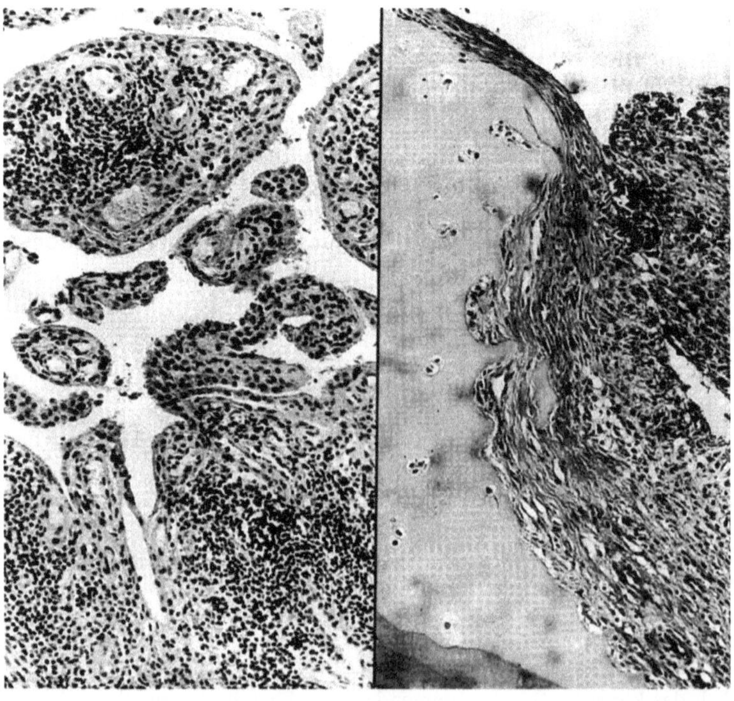

a b

Abb. 46–5: Rheumatoidarthritis. **a** Polypöse Hyperplasie der Synovialmembran mit diffusen und follikulären lymphoplasmazellulären Infiltraten. **b** Rheumatoider Pannus mit Infiltration und Destruktion des Gelenkknorpels

B- und T-Lymphozyten, eine Lymphozytenproliferation und in vielen Fällen eine Umwandlung der Synovialmembran in ein sekundäres Immunorgan. Immunhistochemisch ist eine von der lokalen Aktivität abhängige Synthese von Immunglobulinen mit teilweiser Rheumafaktorspezifität *(IgM- und IgG-Rheumafaktoren)* und Ablagerung komplementfixierender Immunkomplexe nachweisbar, die für Auslösung und Unterhaltung der Entzündung wichtig sind. Das auf der Höhe der Krankheitsentwicklung bestehende histologische Bild an der Synovialmembran ist charakterisiert durch eine polypöse Hyperplasie mit Vermehrung der Synoviozyten, der Makrophagen, Fibroblasten und Gefäße sowie durch Infiltration mit Lymphozyten und Plasmazellen (Abb. 46–5). Nur in ca. 10 % finden sich die typischen *rheumatoiden Granulome*, die aus einer unvollständigen zentralen fibrinoiden Nekrose und einem Histiozytenwall in Palisadenstellung bestehen (Abb. 46–6).

- **fortgeschrittenes Stadium:**
- polypöse Hyperplasie
- Proliferation der Synoviozyten, Makrophagen, Fibroblasten
- Gefäßproliferate
- rheumatoide Granulome

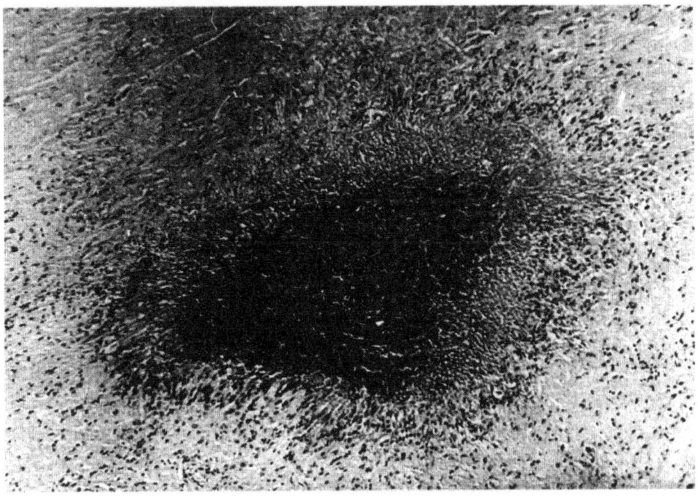

Abb. 46–6: Rheumatoides Granulom. Zentral eine fibrinoide Nekrose, die von einem Histiozytenwall in Palisadenstellung begrenzt wird

Aus der rheumatoiden Synovialitis entwickelt sich als überschießendes Granulationsgewebe der **Pannus**, der über die Aktivierung von Makrophagen und Osteoklasten enzymatisch den vorgeschädigten Gelenkknorpel und den gelenknahen Knochen zerstört. Folgen der Gelenkdestruktion sind *Fehlstellungen*, *Subluxationen* und *Ankylosen*.
Die **Gelenkergüsse** (in 20 %) zeichnen sich bei aktiven Phasen durch *hohe Zellzahlen* mit hohem Gehalt an *Granulozyten* und *Rhagozyten* aus, die Granulozyten und Makrophagen mit phagozytierten Zytoplasmaeinschlüssen (besonders Immunkomplexe) entsprechen.
Eine **extraartikuläre Beteiligung** ist – die Haut ausgenommen – sehr selten. An der Haut treten besonders an den Streckseiten der Arme in Gelenknähe bis kirschgroße subkutane Knoten auf, die aus einem Konglomerat von rheumatoiden Granulomen bestehen **(Rheumatismus nodosus** bzw. **Noduli rheumatici)**. Weitere mögliche viszerale Befunde: interstitielle Pneumonien, nekrotisierende Arteriitiden, unspezifische Endo-, Myo- oder Perikarditis. In 11 % aller Rheumatoidarthritiden besteht eine sekundäre Amyloidose.

Pannus:
- überschießendes Granulationsgewebe
- entwickelt sich aus der entzündeten Synovialmembran

→ Knochen- und Knorpeldestruktion

Diagnostik der Gelenkergüsse:
- Zellzahl
- Differentialbild
- Rhagozyten

extraartikuläre Beteiligung im Gegensatz zum rheumatischen Fieber selten
Ausnahme: Rheumatismus nodosus der Haut

Histologie
- Konglomerat der für die Rheumatoidarthritis typischen rheumatoiden Granulome

Seltene **Sonderformen** sind:
- **Felty-Syndrom:** Rheumatoidarthritis mit Splenomegalie, Lymphknotenhyperplasie und Leukopenie.
- **Sjögren-Syndrom:** Rheumatoidarthritis oder eine andere Kollagenkrankheit mit Keratoconjunctivitis sicca und Parotitis.
- **Caplan-Syndrom:** Rheumatoidarthritis mit Pneumokoniose und pulmonalen rheumatoiden Granulomen.
- Die **juvenile Rheumatoidarthritis** tritt vor dem 16. Lebensjahr auf und ist i. d. R. rheumafaktornegativ. Sie unterscheidet sich pathologisch-anatomisch am Gelenk nicht von der adulten Form. Juvenile Formen mit viszeraler Beteili-

seltene Sonderformen:
- **Felty-Syndrom**
- **Sjögren-Syndrom**
- **Caplan-Syndrom**
- **juvenile Rheumatoidarthritis**
  - vor dem 16. Lebensjahr
  - Rheumafaktoren fast immer negativ
  - mit viszeraler Beteiligung (M. Still)

gung (Fieber, Hautexantheme, Splenohepatomegalie, Perikarditis, Pleuritis) werden als **M. Still** bezeichnet.

M. Bechterew

- Geschlechtsverteilung: m : w = 10 : 1

- Ätiologie unbekannt
- HLA-B27-Histokompatibilitätsantigen ist fast 100%ig positiv

Hauptlokalisation:
- Ileosakralgelenke (klinisch Beginn mit Beckenschmerzen)
- Zwischenwirbel-, Rippenwirbelgelenke
- Zwischenwirbelscheiben
- kaudokraniale Ausbreitung

formale Pathogenese
- chronische Synovialitis → Verknöcherung der Gelenkkapseln und Bänder
- Auslösung des Ossifikationsprozesses unbekannt

pathologisches Vollbild:
- **Verknöcherung** von
- Ileosakralgelenk
- kleinen Wirbelgelenken
- periartikulären Bändern
- **bambusstabähnliche Umwandlung der Wirbelsäule**
- **Lendenlordose, Kyphose**
- **Befall stammnaher peripherer Gelenke nicht selten:**
- Schulter-, Hüft-, Kniegelenk

Histologie
- chron. granulierende Synovialitis
- keine Rheumafaktoren
- Pannusbildung

1.3.2.3 Spondylitis ankylosans

Die überwiegend bei *Männern* (m : w = 10 : 1) auftretende Spondylitis ankylosans (syn. *Spondylarthritis ankylopoetica, M. Bechterew*) ist eine chronische, entzündliche, rheumatische Erkrankung der Wirbelsäule mit wechselnder Beteiligung peripherer Gelenke. Ihre Ätiologie ist unbekannt. Auffällig ist die fast 100%ige Assoziation mit dem HLA-B27-Histokompatibilitätsantigen. Der Krankheitsbeginn konzentriert sich auf das 2. und 3. Dezennium. An der Wirbelsäule beginnt die Erkrankung meist mit einer primär chronischen Synovialitits der Ileosakralgelenke, gefolgt von den Zwischenwirbel- und Rippenwirbelgelenken. Nach knorpeliger Metaplasie der Gelenkkapsel wird diese ossifiziert, so daß bei offenem Gelenkspalt das Gelenk durch eine knöcherne Ankylose (griech. *ankylos* gekrümmt) gefesselt ist. Auch der Bandapparat der Gelenke verknöchert. Später wird auch der Gelenkspalt durch Verknöcherung verschlossen. An den **Zwischenwirbelscheiben** kommt es zur Verknöcherung mit partiellem oder totalem Schwund der Zwischenwirbelscheiben, so daß die Wirbelsäule einem Röhrenknochen ähnlich wird. Alle Veränderungen der Wirbelsäule zeigen i. d. R. eine kaudokraniale Ausbreitungstendenz. Das **pathologisch-anatomische Vollbild** ist an der Wirbelsäule durch folgende Befunde charakterisiert: knöcherne Ankylose des Ileosakralgelenks und der kleinen Wirbelgelenke, Verknöcherung der periartikulären Bänder und der Zwischenwirbelscheiben, Osteoporose mit bambusähnlicher Umwandlung der Wirbelsäule, Verlust der Lendenlordose und hochgradige Kyphose (Abb. 46–7). Keine Verknöcherung des vorderen und hinteren Längsbandes! Von den peripheren Gelenken sind am häufigsten die Schulter-, Hüft- und Kniegelenke erkrankt.

In fortgeschrittenen Fällen kommt es zu einer charakteristischen Haltung: der Patient ist extrem gebeugt, kann Kopf und Rumpf nicht mehr drehen, den Kopf nicht heben und muß ständig zu Boden schauen.

Histologisch sind an der Synovialmembran die Veränderungen denen bei der Rheumatoidarthritis ähnlich. Immunhistochemisch keine Rheumafaktoren. Es kommt zur Entwicklung eines entzündlichen Pannus, der Gelenkknorpel und Knochen zerstört.

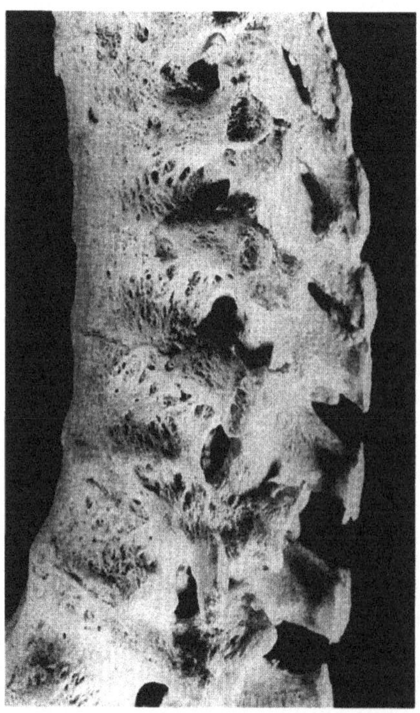

Abb. 46–7:
Spondylitis ankylosans. Fortgeschrittenes Stadium mit Verknöcherung der Wirbelgelenke, des Bandapparates (in der oberen Bildhälfte Ligg. interspinalia) und der Zwischenwirbelscheiben

1.4 Meniskuserkrankungen

Meniskuserkrankungen

Die Menisken bestehen aus Faserknorpel, der arm an Chondrozyten und Proteoglykanen ist, aber reich an gerichteten Kollagenfasern vom Typ I. Sie gleichen die Inkongruenz der Gelenke aus; bedeutungsvoll sind sie am Kniegelenk.

- Menisken: bedeutungsvoll am Kniegelenk

Von den 2 Kniegelenksmenisken ist der *mediale* wesentlich ausgeprägter bindegewebig an der Gelenkkapsel und ossär fixiert als der laterale, wodurch der mediale 10mal häufiger traumatischen Läsionen ausgesetzt ist, wenn ein typischer Bewegungsablauf vorliegt: die gewaltsame Drehung des belasteten und fixierten Unterschenkels im gebeugten Knie, das häufig zusätzlich gestreckt wird.

Prädilektionsstelle: medialer Meniskus

⇦

Ursächlich spielen Sportverletzungen (Fußball, Skifahren) eine herausragende Rolle. Für die bevorzugte Lokalisation der degenerativen und traumatischen Meniskusschäden in den mittleren und inneren Abschnitten des Meniskus ist die mangelhafte Ernährung dieser Region mitverantwortlich. Wiederholte Gefäßkompressionen der versorgenden Arterien bei zwanghaften Kniegelenkstellungen (bes. Beugung bei gleichzeitiger Rotation wie z. B. bei Bergleuten, Fliesenlegern u. a.) fördern die Ischämie und schränken die Diffusion von der umspülenden Synovialflüssigkeit ein.

Ursachen
- **Sportverletzungen**
- **begünstigend wirken:**
  - Ernährungsstörungen
  - Ischämie
  - Dauerbelastung: Bergleute, Fliesenleger

1.4.1 Meniskopathie

Meniskopathie

Alle primär oder sekundär degenerativen und traumatischen Schädigungen des Meniskus werden unter der Bezeichnung Meniskopathie zusammengefaßt. Abgesehen vom massiven Gelenktraumen mit direkter Einwirkung auf den Meniskus sind die Meniskopathien das **Ergebnis einer ischämischen nutritiven Stoffwechselstörung**, bei der die schon erwähnten Bedingungen gestaltende Faktoren sind. Diese Faktoren können über lange Zeiträume wiederholt wirken (Sport, berufliche Belastung) oder plötzlich zur **Meniskusruptur** mit schmerzhafter **Einklemmung** und akuter **Streckhemmung** führen. Die akute Ruptur führt zum Abriß des Meniskus von der Gelenkkapsel, zur Absprengung von Meniskusteilen in das Gelenklumen oder typischerweise zum sog. **Korbhenkelriß**, bei dem ein Längsriß durch den gesamten Meniskus den inneren Teil des halbmondförmigen Meniskus vom äußeren, an der Gelenkkapsel befestigten Teil trennt.

primär oder sekundär degenerative und traumatische Schädigungen des Meniskus
Ursache: Trauma bei vorbestehender ischämischer nutritiver Stoffwechselstörung

Meniskusruptur mit Einklemmung: akute schmerzhafte Streckhemmung

Korbhenkelriß: Längsriß durch den Meniskus

Die **Histologie** der Meniskusdegeneration variiert stark in Abhängigkeit von der Zeit und dem Ausmaß der reparativen Prozesse. Primär finden sich mukoide Grundsubstanzverquellungen mit Anreicherung saurer Glykosaminoglykane, häufig in Verbindung mit einer feinherdigen Ablagerung von Neutralfett. Die Faserstruktur ist anfangs erhalten, die Kollagenfasern werden zunehmend auseinandergedrängt. Bei Größenzunahme werden die Fasern und Chondrozyten zerstört. Es resultieren kleine Hohlräume, die mit sauren Glykosaminoglykanen angefüllt sind. Durch Konfluenz benachbarter Zysten und Größenzunahme der Einzelzysten entwickeln sich zystische Hohlräume von makroskopischer Dimension: **Meniskusganglien**. Im Gefolge der Degeneration entwickeln sich **reparative Veränderungen**. Es kommt zur Proliferation von Chondrozyten in Form gruppierter, vielzelliger Chondrozytenhaufen (sog. Brutkapseln), zur Kapillareinsprossung und zur Fibroblastenproliferation mit Kollagenfaserbildung. Auf diesem Weg entstehen auch **Meniskusregenerate** nach operativer Entfernung aus kleinen Resten von Meniskusteilen. Die i. d. R. unvollständigen Regenerate zeigen eine partielle Metaplasie zu Faserknorpel.

Histologie der Meniskusdegeneration:
- herdförmige mukoide Verquellung mit Anreicherung saurer Glykosaminoglykane
- häufig in Verbindung mit Neutralfettablagerung
- Auflockerung der Fasertextur → Zerstörung der Fasern → Zystenbildung
- durch Konfluenz von Zysten oder Bildung primär großer Zysten entwickeln sich **Meniskusganglien**

reparative Veränderungen:
- Proliferation der Chondrozyten: Brutkapselbildung
- Meniskusregenerate

Die vom Kliniker häufig gestellte und u. U. gutachterlich bedeutungsvolle Frage, ob eine *primäre Meniskusdegeneration mit sekundärer Ruptur* vorliegt oder eine *primäre Ruptur mit sekundärer Degeneration*, kann am operativ entfernten Meniskus vielfach nicht entschieden werden, da degenerative und reparative Veränderungen oft parallel bestehen. Geringe degenerative Veränderungen bei massiver Ruptur weisen auf eine primäre Ruptur hin.

Praxishinweis: Begutachtung

⇦

Miterkrankung des Meniskus

bei:

1. Chondrokalzinose

2. Gicht
3. Rheumatoidarthritis

1.4.2 Miterkrankungen des Meniskus

Eine Miterkrankung der Menisken findet sich bei mehreren Gelenkerkrankungen:
- **Chondrokalzinose:** Die oft massive Ablagerung von Kalziumpyrophosphatkristallen destruiert Teile des Meniskus und ist von hoher diagnostischer Bedeutung (Röntgenbefund s. Abschn. 1.2.2).
- **Gicht** (s. Abschn. 1.2.1).
- **Rheumatoidarthritis:** Überwachsen des Meniskus sowie Infiltration und Destruktion durch den rheumatischen Pannus.

Gelenktumoren

- selten

Synovialome

1.5 Gelenktumoren

Gelenktumoren sind selten, aber keine Rarität. Während zahlreiche Gelenkgeschwülste keine morphologischen Besonderheiten aufweisen, da sie auch außerhalb der Gelenke überall dort auftreten können, wo eine entsprechende Matrix vorhanden ist (z. B. Fibrome, Hämangiome, sehr selten nicht-synoviale Sarkome), hebt sich eine Tumorgruppe ab, die durch die Imitation synovialisähnlicher Strukturen charakterisiert ist: die **Synovialome**. Diese treten nicht nur im Zusammenhang mit Gelenken, sondern auch mit den übrigen synovialen Strukturen, den Sehnenscheiden und Schleimbeuteln, auf.

Synoviales Sarkom

charakteristische maligne Geschwulst der
- Gelenke: 40%
- Schleimbeutel: 40%
- Sehnenscheiden: 20%
- Männer im 2.–4. Dezennium bevorzugt betroffen

Hauptlokalisation: 70% untere Extremitäten, am häufigsten Kniegelenke

Histologie
- Imitation synovialisähnlicher Strukturen

3 histologische Typen:
1. biphasischer Typ
2. monophasisch-epitheloider Typ
3. monophasisch-sarkomatöser Typ

1.5.1 Synoviales Sarkom (malignes Synovialom)

Unter den Weichteilsarkomen, die etwa 1 % aller malignen Geschwülste ausmachen, sind die synovialen Sarkome mit ca. 5% vertreten. Sie entwickeln sich aus Matrixzellen der perisynovialen Gewebe, treten bevorzugt bei Männern im 2.–4. Dezennium auf und sind zu 70 % an den unteren Extremitäten lokalisiert. **Hauptlokalisation** ist die untere Extremität (70 %), mit 31 % das *Knie*. Ausgangspunkt sind Gelenke (40 %), Schleimbeutel (40 %) sowie Sehnenscheiden und Faszien (20 %). In der Regel erfolgt keine Infiltration in die Gelenkhöhle. Frühe hämatogene Metastasierung führt zu Lungenmetastasen. Hohe Rezidivrate.

Histologisch sind die Tumoren durch zellreiche fibrosarkomatöse Strukturen mit Einschluß tubulärer Hohlräume charakterisiert, die von epitheloiden Zellen begrenzt werden, welche teilweise Glykosaminoglykane bilden (Abb. 46–8). Makroskopisch daher schleimige Beschaffenheit **(biphasischer Typ)**. Beim **monophasisch-epitheloiden Typ** herrschen epitheloide, beim **monophasisch-sarkomatösen Typ** sarkomatöse Strukturen vor. 25 % der Tumoren zeigen Verkalkungen (Röntgen!).

Gutartiges Synovialom

- selten

1.5.2 Gutartiges Synovialom

Sehr *seltener* Tumor, dessen Eigenständigkeit umstritten ist. Histologischer Aufbau biphasisch, dem synovialen Sarkom vergleichbar, aber ausgereifte Gewebe ohne Merkmale der Malignität.

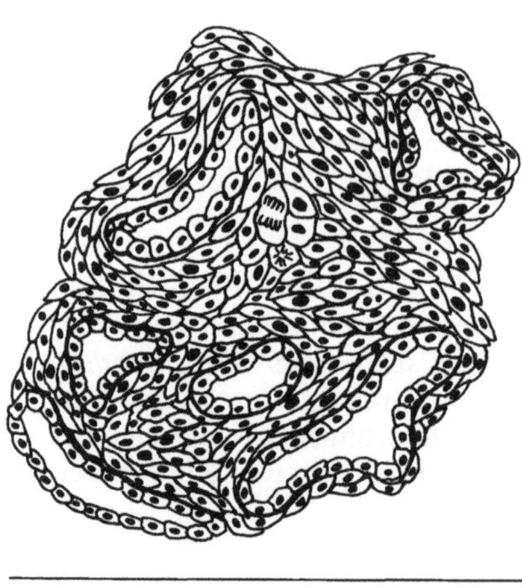

Abb. 46–8:
Synoviales Sarkom von vorwiegend epitheloidem Typ mit deutlichen tubulären, aber auch sarkomatösen Strukturen

1.5.3 Gutartiges Riesenzellsynovialom

Gutartiges Riesenzellsynovialom

Obwohl von der WHO als geschwulstartige Hyperplasie aufgefaßt und der villonodulären Synovialitis zugeordnet, liegt ein **echter gutartiger Tumor** vor, dessen Zuordnung zu den Synovialomen durch die Imitation synovialisähnlicher Strukturen gerechtfertigt ist. Auftreten überwiegend bei Frauen im 3.–5. Dezennium, zu 70 % an den *Fingern*. Ausgangspunkt: Sehnenscheiden (80 %), Gelenke (15 %), Schleimbeutel (5 %). Tumorgröße 1–3 cm Durchmesser (Abb. 46–9).
Histologisch zeigt der makroskopisch feste, braun-gelbe Tumor eine histiozytäre und fibrozytäre Matrix mit Lipidablagerung (Schaumzellen), Hämosiderinphagozytose und zahlreichen mehrkernigen Riesenzellen, diese oft in Anlagerung an spaltförmigen Hohlräumen. Seltener als beim synovialen Sarkom sind tubuläre Strukturen. Tendenz zur Fibrosierung und Hyalinisierung. Rezidive bei ungenügender Entfernung der oft stark verzweigten Tumoren sind häufig; keine maligne Entartung.

gutartiger Tumor, der das Prinzip der synovialen Struktur imitiert
- reich an Riesenzellen, daher als Riesenzellsynovialom bezeichnet

Vorkommen an
- Sehnenscheiden: 80 %
- Gelenken: 15 %
- Schleimbeuteln: 5 %

70 % aller Tumoren an den Fingern lokalisiert

Histologie
- histio- und fibrozytäre Matrix mit
- Lipidablagerung
- Hämosiderinphagozytose
- mehrkernigen Riesenzellen

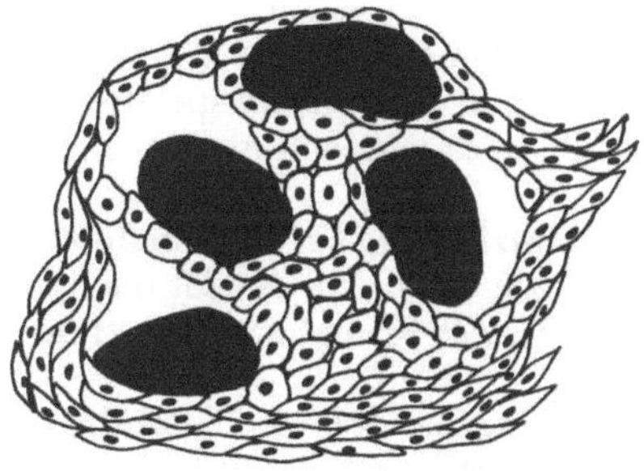

Abb. 46–9:
Gutartiges Riesenzellsynovialom. Teils histiozytäres, teils fibrozytäres Stroma; reichlich Riesenzellen in Beziehung zu ausgeweiteten Spalten

1.5.4 Tumoren mit fraglicher Beziehung zum Synovialgewebe

Tumoren mit fraglicher Beziehung zum Synovialgewebe

Das **Klarzellsarkom** der Sehnen und Aponeurosen ist ein sehr seltener, besonders in Gelenknähe auftretender Tumor aus kompakten Nestern großer runder und ovaler Zellen ohne tubuläre Strukturen, bei dem eine neuroektodermale Genese (malignes Melanom des Weichteilgewebes) und eine synoviale Genese diskutiert werden.

- **Klarzellsarkom** der Sehnen und Aponeurosen

Das **epitheloide Sarkom** ist ein sehr seltener Tumor in der Nachbarschaft synovialer Strukturen, besonders an Händen und Unterarmen. Die vielgestaltige Histologie mit Vorherrschen epitheloider Zellen, die ein granuläres, azidophiles Zytoplasma besitzen, erlaubt keine klare Aussage zur Herkunft des Tumors.

- **epitheloides Sarkom**

1.6 Tumorartige Hyperplasien

Tumorartige Hyperplasien

1.6.1 Pigmentierte villonoduläre Synovialitis

Pigmentierte villonoduläre Synovialitis

Dies ist eine eigenständige diffuse, chronisch-hyperplastische Entzündung der Synovialmembran, die dem gutartigen Riesenzellsynovialom histologisch ähnlich ist, mit ihm aber weder morphologisch noch klinisch übereinstimmt. **Hauptlokalisation** ist das *Kniegelenk*. An Schleimbeuteln und Sehnenscheiden ist die Veränderung eine Rarität. Junge Erwachsene sind bevorzugt betroffen. Die Ätiologie ist unbekannt.
Makroskopisch ist die voluminöse Synovialmembran polypös, zottig, knotig verdickt und von braun-gelber Farbe. Blutige Gelenkergüsse sind häufig. **Histologisch** zeigen die Zotten ein kapillarreiches histiozytäres Stroma mit Lipid- und Hämosiderinphagozytose, mit mehrkernigen Riesenzellen und chronisch-entzündlicher Infiltration aus Lymphozyten und Plasmazellen. Das hyperplastische Granulationsgewebe penetriert in 30 % die artikulierenden Knochen.

eigenständige diffuse, chronisch-hyperplastische Entzündung der Synovialmembran
- dem gutartigen Riesenzellsynovialom ähnlich ist, aber mit ihm nicht identisch

Hauptlokalisation: Kniegelenk

Makroskopie
- polypös, zottig und knotig verdickte Synovialmembran

Histologie
- kapillarreiches histiozytäres Stroma, Lipid, Hämosiderin, Riesenzellen, Entzündungszellen

1.6.2 Synoviale Chondromatose

Synoviale Chondromatose

Die synoviale Chondromatose ist eine seltene, meist monoartikuläre, metaplastische Knorpelbildung in der Synovialmembran der Gelenke mit Entwicklung multipler Knorpelknoten, die vielfach in das Gelenklumen abgestoßen werden

monoartikuläre metaplastische Knorpelbildung mit Entwicklung freier Gelenkkörper

DD: alle Arthropathien mit Bildung freier Gelenkkörper:
- Arthrosis deformans
- Osteochondrosis dissecans

Histologie
- hyaliner Knorpel

und als **freie Gelenkkörper** (Corpora libera) vorliegen. Mit 65 % ist das Kniegelenk am häufigsten betroffen. Die Ätiologie ist unbekannt. Makroskopisch erkennt man in der Synovialmembran oder mit ihr in Verbindung stehende bis erbsgroße, feste, glasige Knötchen.
Histologisch bestehen die Knötchen aus hyalinem Knorpel, der teilweise verknöchert sein kann (synoviale Osteochondromatose).

Sehnen, Faszien, Sehnenscheiden, Schleimbeutel

2. Sehnen, Faszien, Sehnenscheiden, Schleimbeutel

Gemeinsam mit den Gelenken bilden die aufgeführten Strukturen das **tenosynoviale Gewebe.**

Tendovaginitis

2.1 Tendovaginitis

bei Rheumatoidarthritis:
- Handsehnen
- Ruptur als Komplikation

Entzündungen befallen wesentlich häufiger die Sehnenscheiden als die Sehnen. Sie können im Rahmen aller unspezifischen, aber auch der spezifischen Gelenkerkrankungen auftreten. Entsprechend gibt es seröse, fibrinöse, eitrige oder granulomatöse Entzündungen.
Sehr häufig ist eine **Tendovaginitis und Sehnenentzündung bei Rheumatoidarthritis** im Bereich der Handsehnen. Die Histologie entspricht der für die Synovialmembran beschriebenen (s. Abschn. 1.3.2.2). Als Komplikationen treten Sehnenrupturen auf.

- **seröse Tendovaginitis**
- mechanische Belastung

Die **seröse Tendovaginitis** entsteht meist durch mechanische (oft berufliche) Überbelastung (z. B. *Maschinenschreiben*). Sie führt zum serösen Erguß, der sich nach Ruhigstellung zurückbildet.

- **Paratenonitis crepitans**
- fibrinreiche Entzündung im sehnenscheidenfreien Bereich
- bei Bewegung knarrendes Geräusch

Die **Paratenonitis crepitans** ist eine fibrinreiche Entzündung des Sehnengleitgewebes an Stellen ohne Sehnenscheide, die durch Behinderung bei Bewegung zu einem knarrenden Geräusch führt. Auslösung durch chronische mechanische Dauerschädigung. Lokalisation besonders *oberhalb des Handgelenks*, aber auch an der *Achillessehne.*

- **Tendovaginitis stenosans**
- fibröse Stenose bei chronisch rheumatischen Entzündungen und Überlastungen
- Hauptlokalisation: 1. Strecksehnenfach (Daumen)

Die **Tendovaginitis stenosans (M. Quervain)** tritt bei mechanischer Überbelastung und im Gefolge chronisch-rheumatischer Entzündungen an den Sehnen des Daumens im 1. Strecksehnenfach auf. Sie führt zu einer fibrösen Stenose mit metaplastischer Knorpelbildung und klinisch zum sog. *schnellenden Finger.*

Bursitis

2.2 Bursitis

Hauptlokalisation: Knie- und Ellenbogengelenk
Ursache: rezidivierte mechanische Irritation
Morphologie
- chronische serofibrinöse Entzündung mit Nekrosen und Fibrinkugeln
- später Granulationsgewebe
- **Hygrom:** sackförmige Ausweitung einer chronisch entzündeten Bursa
- **Baker-Zyste:** Ausweitung eines Gelenkrezessus am Kniegelenk

Abgesehen von den bakteriellen oder im Rahmen rheumatischer Erkrankungen auftretenden Entzündungen treten an exponierten Schleimbeuteln *(Knie- und Ellenbogengelenk)* bei wiederholter mechanischer Irritation chronische serofibrinöse Entzündungen auf, die zur Bildung sog. Reiskörper (Fibrinkugeln oder aus der Wand abgestoßene fibrinoide Nekrosen) führen. Diese können auch in Gelenken und Sehnenscheiden auftreten. Mit zunehmender Chronizität verschwielt die Bursawand durch kollagenes Narbengewebe.
Die sackförmige Ausweitung einer chronisch entzündeten Bursa wird als **Hygrom** bezeichnet. Hierzu zählt auch die vorwiegend bei Rheumatoidarthritis auftretende **Baker-Zyste** der Kniegelenke als Ausweitung eines Gelenkrezessus.

Ganglion
- an Sehnenscheiden, Gelenkkapseln, Menisken
- zystische Degeneration des Bindegewebes mit Anreicherung saurer Glykosaminoglykane in den Zysten und im benachbarten Bindegewebe
- ausgekleidet von zarter Bindegewebsschicht
- Frauen besonders betroffen

2.3 Ganglion

Ganglien sind meist geklammerte, zystische, mit sauren Glykosaminoglykanen gefüllte Hohlräume, die aus einer mukoiden Degeneration des Bindegewebes entstehen und später von einer flachen Synoviozytenschicht ausgekleidet sein können (Abb. 46–10). Sie imponieren klinisch als umschriebene druckschmerzhafte Anschwellung. Ganglien finden sich bevorzugt bei *Frauen* und werden besonders im Bereich der dorsalen Sehnenscheiden der Hände, selten in den

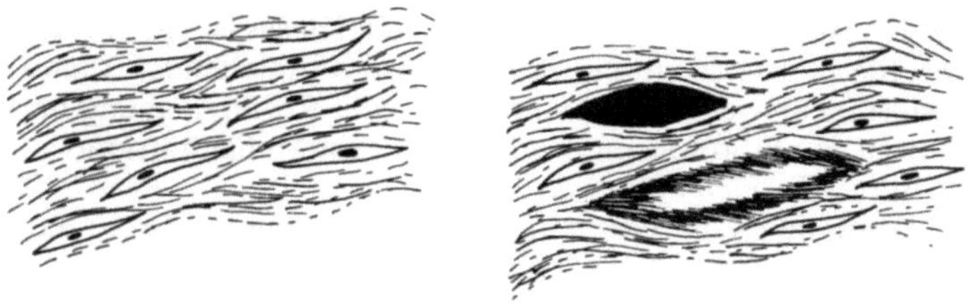

a b

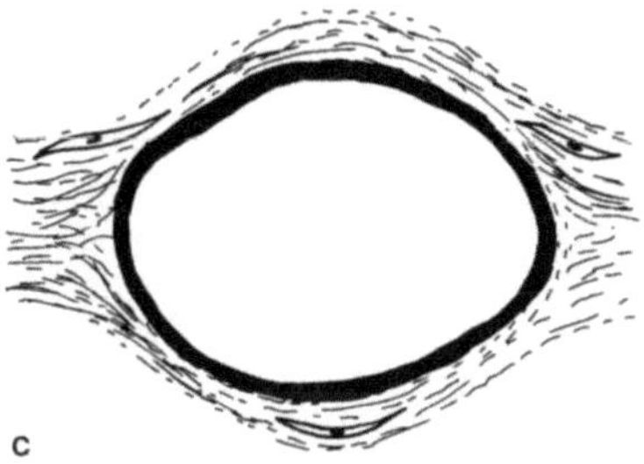

c

Abb. 46–10:
Bildung eines Ganglions. a Kollagenes Bindegewebe einer Gelenkkapsel; **b** kollagenes Bindegewebe mit mukoid-zystischer Degeneration; **c** voll entwickeltes Ganglion

Menisken und der Gelenkkapsel beobachtet. Rezidivierende Mikrotraumen werden ursächlich angeschuldigt.

2.4 Fibromatosen

Fibromatosen

Unter diesem Begriff werden tumorartige, oft lokal aggressiv wachsende Bindegewebsproliferationen zusammengefaßt, die auch außerhalb der tenosynovialen Strukturen als eigenständige Krankheitsbilder vorkommen.

tumorartige, oft aggressive Bindegewebsproliferate

2.4.1 Fasciitis nodularis

Fasciitis nodularis

Sie ist eine vermutlich reaktive Fibroblastenproliferation, die von oberflächlichen Faszien, manchmal auch von Sehnenscheiden ausgeht; dann wird sie als **noduläre Tenosynovialitis** bezeichnet. Sie betrifft hauptsächlich junge Erwachsene und tritt überwiegend am Unterarm auf. Rasches Wachstum führt innerhalb weniger Wochen zu Knoten von mehr als 5 cm Durchmesser.
Histologisch herrschen proliferierende Fibroblasten mit zahlreichen Mitosen vor, die gemeinsam mit einzelnen Histiozyten und Lymphozyten in ein mukoides Stroma eingebettet sind. Bisweilen treten histiozytäre Riesenzellen auf. Einwachsen in das subkutane Fettgewebe und die benachbarte Muskulatur sowie die Histologie können die *Abgrenzung von einem Sarkom schwierig* gestalten, daher das Synonym **pseudosarkomatöse Fasziitis.**

- Reichtum an Mitosen bei schnellem Wachstum kann zur Fehldiagnose: Sarkom mit dramatischen Folgen (Amputation!) führen
- Lokalisation (meist Unterarme) und Lebensalter (junge Erwachsene) beachten!

Histologie
- proliferierende Fibroblasten mit zahlreichen Mitosen

DD: Sarkom

2.4.2 Palmarfibromatose (M. Dupuytren) und Plantarfibromatose (M. Ledderhose)

M. Dupuytren, M. Ledderhose

Beide Veränderungen der Aponeurosen stimmen prinzipiell überein.

> Häufig ist die **Palmarfibromatose**, in deren Gefolge sich eine Beugesehnenkontraktur mit klinisch eindrucksvoller *Krallenstellung* der betroffenen Finger (bevorzugt Dig. 4 u. 5) entwickelt.

M. Dupuytren ⇦

In frühen Stadien findet sich histologisch eine zellreiche knotige Fibroblastenproliferation, die zunehmend durch Kollagenfasern abgelöst wird, so daß feste zellarme fibromartige Knoten resultieren.

- zellreiche knotige Fibroblastenproliferate

2.5 Tumoren

Tumoren

Die Tumoren und tumorartigen Hyperplasien der tenosynovialen Gewebe sind in Abschn. 1.5 und 1.6 besprochen worden.

- **Desmoid**
  - zahlreiche Lokalisationen
  - potentiell maligne
  - metastasiert nicht

Einteilung:

1. **abdominales Desmoid**
   - bei Frauen im gebärfähigen Alter, meist in der Schwangerschaft
2. **extraabdominales Desmoid**
   - bei Männern und Frauen gleich häufig

Als Tumor der Faszien ist das **Desmoid** bedeutungsvoll. Dieses ist ein infiltrierender, aus gerichteten Fibroblasten und Kollagenfasern bestehender Tumor, der nicht metastasiert, aber wegen seiner Morphologie, Rezidivneigung und Infiltrationstendenz zu den Fibrosarkomen von niedrigem Malignitätsgrad gerechnet wird. Es tritt in *2 Formen* auf:

- als **abdominales Desmoid** an der Faszie des M. rectus abdominis bei Frauen in gebärfähigem Alter (bevorzugt in der Schwangerschaft) und
- als **extraabdominales Desmoid** im Bereich von Schulter, Brustwand, Rükken, Hüfte und Mesenterium; dieser Typ ist bei Männern und Frauen gleich häufig.

XLVII. Hämopoetisches System

F. Pfannkuch

1. Knochenmark und Blut

Knochenmark und Blut

Das in den Markräumen des Skeletts lokalisierte Gewebe wird als Knochenmark bezeichnet. Beim erwachsenen Menschen erfolgt die Bildung der **korpuskulären Bestandteile**, der Erythrozyten, Granulozyten, Monozyten und Thrombozyten, im roten Knochenmark *(Medulla ossium rubra)*.
Die **Blutlymphozyten** werden in den *lymphatischen Organen* gebildet (Tab. 47–1). Beim Neugeborenen besteht das gesamte Knochenmark aus blutbildenden Zellen *(Zellmark)*. Mit zunehmendem Alter geht der Zellanteil zurück und wird durch Fettgewebe ersetzt *(Fettmark)*. An bestimmten Stellen bleibt die Blutbildung ständig erhalten **(obligate Blutbildungsstätten)**. Das Gesamtgewicht des blutbildenden Knochenmarks beträgt beim Erwachsenen ca. 1000 g. Dem **Fettmark** kommt die Funktion eines Pufferorgans zu: bei einer vermehrten Blutzellbildung (Hyperplasie) wird der Anteil des blutbildenden Markes auf Kosten des Fettmarks vergrößert; der umgekehrte Vorgang tritt bei einer Hypoplasie der Hämopoese auf.

Bei extremem Zellbedarf (z. B. schwere hämolytische Anämie) ist auch eine extramedulläre Blutbildung nach der Embryonalentwicklung in Leber und Milz möglich *(extramedulläre Myelopoese)*.

Mikroskopisch besteht das Knochenmark aus weitverzweigten Bluträumen, deren Wand durch Retikulinfasern und Retikulumzellen gebildet wird. Da eine Basalmembran fehlt, bezeichnet man diese Gebilde als *Sinusoide*.
Die **Neubildung der Blutzellen** findet im intersinusoidalen Maschenwerk des Retikulums statt. Die Retikulumzellen des Knochenmarks sind als Makrophagen am Abbau der Blutzellen beteiligt und üben eine wichtige Rolle als Eisenspeicher für den Organismus aus.

- **korpuskuläre Bestandteile:**
  - Erythrozyten
  - Granulozyten
  - Monozyten
  - Thrombozyten
  - Blutlymphozyten: Bildung in den lymphatischen Organen
- **Neugeborene:** Zellmark
- **zunehmendes Alter:** Fettmark
- **obligate Blutbildungsstätten**
- **Gesamtgewicht des blutbildenden Knochenmarks:** 1000 g (Erwachsene)
- vermehrte Blutzellbildung: **Hyperplasie**
- verminderte Blutzellbildung: **Hypoplasie**
- **extramedulläre Blutbildung in Leber und Milz**
- **Mikroskopie:** weitverzweigte Bluträume, Retikulinfasern, Retikulumzellen
- **Neubildung der Blutzellen im intersinusoidalen Maschenwerk des Retikulums**
- **Retikulumzellen:**
  - Abbau der Blutzellen
  - Eisenspeicher

Tab. 47-1: Zelluläre Zusammensetzung des Knochenmarks

	%
Erythropoese	
Proeryhtroblasten	1,5
basophile Erythroblasten	3,8
polychromatische Erythroblasten	11,1
oxyphile Erythroblasten	4,2
Granulopoese	
Myeloblasten, Monoblasten	1,4
Promyelozyten	8,5
neutrophile Myelozyten	11,2
eosinophile Myelozyten	1,7
Promonozyten, Monozyten	0,5
Metamyelozyten	6,9
Granulozyten, stabkernige	10,4
neutrophile Granulozyten, segmentkernige	15,9
eosinophile Granulozyten, segmentkernige	2,2
Thrombopoese	
Megakaryoblasten, Megakaryozyten	0,2
Lymphopoese und **Retikulum**	
Lymphozyten	10,6
Plasmazellen	1,0
Histiozyten, Mastzellen	1,2
Verhältnis weiße/rote Blutbildung	2,8 : 1

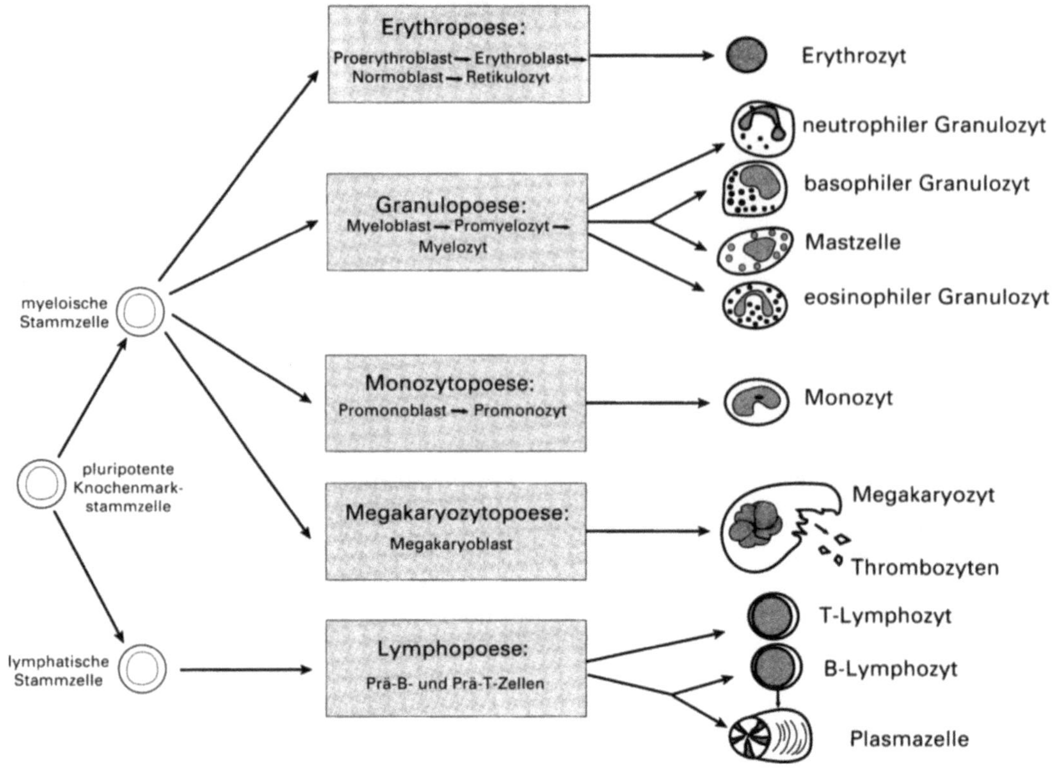

Abb. 47–1: Entwicklung der Hämopoese aus einer pluripotenten Knochenmarkstammzelle

- **Vermehrung der Eisenspeicherung:**
- hämolytische Anämie
- chronische Infekte
- maligne Geschwülste

Blutzellbildung
- **pluripotente Stammzellen** → determinierte Stammzellen → Zellen der Erythropoese, Granulopoese, Monozytopoese, Megakaryozytopoese
- **Stammzellspeicher**
- **Proliferationsspeicher**
- **Reifungsspeicher**
- **Funktionsspeicher**

Eine **Vermehrung der Eisenspeicherung** findet sich in den Retikulumzellen bei Zuständen mit vermehrtem Erythrozytenzerfall *(hämolytische Anämien)* oder auch bei *chronischen Infekten* und *malignen Geschwülsten.*

Die Zellen der Hämopoese leiten sich von den *pluripotenten Stammzellen* ab (Abb. 47–1); entsprechend werden unterschieden:
- der *Stammzellspeicher:* enthält lebenslang proliferationsfähige Vorläuferzellen
- der *Proliferationsspeicher:* Vermehrung und Differenzierung der Zellen
- der *Reifungsspeicher:* keine Zellvermehrung, aber vollständige Zelldifferenzierung
- der *Funktionsspeicher:* nach Stimulation treten die Zellen ins Blut über.

Die **Normalwerte** der zellulären Bestandteile des Blutes sind in Tab. 47–2 aufgelistet.

Praxishinweis: Knochenmarktransplantation

Bei der **Knochenmarktransplantation** wird blutbildendes Knochenmark zu therapeutischen Zwecken transfundiert. Totipotente Stammzellen des Spenders werden in die Blutbahn des Empfängers infundiert und besiedeln von dort aus Knochenmark und lymphatisches Gewebe, um ein vollständiges Blutbildungssystem (mit Blutzellen vom Spendertyp) aufzubauen.

Erythrozyten
- ca. 20 % der KM-Zellen: kernhaltige Vorstufen der Erythrozyten
- **Hämsynthese** in Makro- und Normoblasten
- nach Ausstoßung des Kerns: **Retikulozyt**
- nach Verlust der RNS und vollständiger Hämoglobinbeladung: **reifer Erythrozyt**

Erythrozyten. Etwa 20 % der Knochenmarkzellen sind kernhaltige Vorstufen der Erythrozyten; sie bilden kleine Funktionseinheiten (Erythrone). Während der Reifungsentwicklung von Proerythroblasten über Makroblasten, basophile, polychromatische zu orthochromatischen Normoblasten finden bis 5 hintereinander geschaltete Zellteilungen statt. In den Makro- und Normoblasten setzt die Hämsynthese ein. Der orthochromatische Normoblast ist nicht mehr teilungsfähig; der Kern wird ausgestoßen: die kernlose Erythrozytenvorstufe ist der *Retikulozyt.* Diese Zelle ist noch fähig, sich amöboid zu bewegen und durch Endothellücken in die medullären Marksinus zu gelangen. Nach vollständigem Verlust der RNS und vollständiger Hämoglobinbeladung liegt der reife Erythrozyt vor. Die durchschnittliche **Erythrozytenlebenszeit** beträgt 120 Tage, bis er schließlich von der RHS der *Milz* und des *Knochenmarks* **abgebaut** wird.

Tab. 47-2: Normalwerte im peripheren Blut

Erythrozytenzahl (10^{12}/l)	
Männer	4,6–6,2
Frauen	3,9–5,4
Hämoglobin (mMol/l)	
Männer	8,7–11,2
Frauen	7,4–9,9
Hämatokrit (l)	
Männer	0,42–0,52
Frauen	0,37–0,47
Thrombozyten (10^9/l)	150–300
Retikulozyten (%)	0,2–2
Leukozyten (10^9/l)	4,0–9,0
Differentialzellzählung (%)	
neutrophile Granulozyten, segmentkernige	50–70
neutrophile Granulozyten, stabkernige	0–10
eosinophile Granulozyten	0–6
basophile Granulozyten	0–2
Monozyten	2–10
Lymphozyten	20–40
Plasmazellen	0–1

2. Störungen des erythropoetischen Systems

Anämie, Polyglobulie, Hämolyse

Eine Störung der Erythrozytenbildung kann zu wenig *(Anämie)* oder zuviel *(Polyglobulie)* Erythrozyten in der Peripherie zur Folge haben.

Anämie
- **Hb ↓**

Definition. Eine **Anämie** ist ein Zustand verminderten Hämoglobingehalts (Hb) im Blut.
Grundsätzlich entstehen Anämien bei vermehrtem Erythrozytenverlust oder als Folge einer verminderten Produktion funktionstüchtiger Erythrozyten. **Pathogenetisch** können ein *Blutverlust* (Blutungsanämie), der *gesteigerte Erythrozytenabbau* mit entsprechend verkürzter Erythrozytenüberlebenszeit (hämolytische Anämie), eine *Proliferations- und Reifungsstörung der Erythroblasten* (megaloblastäre Anämie, Eisenmangelanämie, sideroblastische Anämie) und schließlich eine *Synthesestörung des Hämoglobins* zugrunde liegen.

- **Pathogenese:**
  - Erythrozytenverlust ↑
  - Erythrozytenbildung ↓
  - Proliferations- und Reifungsstörung der Erythroblasten
  - Synthesestörung des Hb

Polyglobulie
- **Erythrozytenvermehrung**

sekundäre Polyglobulien
- **Ursache:** O_2-Versorgung des Gewebes ↓ (hypoxische Erythrozytose) → Erythropoetin ↑

Definition. Als **Polyglobulie** (Hyperplasie der Erythropoese) bezeichnet man eine Erythrozytenvermehrung.
Bei den **sekundären Polyglobulien** handelt es sich um die gutartige isolierte Vermehrung der absoluten Erythrozytenzahl. **Ursächlich** sind Krankheiten mit einer verminderten Sauerstoffversorgung des Gewebes (hypoxische Erythrozytose), die eine Vermehrung des Erythrogenin in der Niere verursachen. Dieses wandelt das in der Leber gebildete Erythropoetinogen zu dem die Erythropoese stimulierenden Hormon (Erythropoetin) um.

- **klinische Beispiele**

Klinische Beispiele. Sekundäre Polyglobulien treten auf als Folge von Herzvitien und Herzinsuffizienz, bei alveolärer Hypoventilation, vermindertem atmosphärischem Sauerstoffdruck in großen Höhen, bei atypischen Hämoglobinen, bei Hyperkortizismus, Hyperandrogenismus, Hyperthyreose und als paraneoplastische Syndrome in der Folge von Nierentumoren, Leberzellkarzinomen und bestimmten Kleinhirnangioblastomen.

- **Folgen:**
  - Erythropoese ↑ (Fettmark ↓)
  - Hyperämie, Zyanose
  - Blutviskosität ↑
  - Thromboseneigung ↑

Makroskopisch weist das Knochenmark eine dunkelrote Farbe auf. *Mikroskopisch* sieht man eine Vermehrung der Erythropoese bei Verminderung des Fettmarkanteils sowie die Hyperämie der inneren Organe und der Haut, meist zusammen mit Zyanose. Die Veränderungen gehen mit erhöhter *Blutviskosität* und *gesteigerter Thromboseneigung* einher.

Die **Polycythaemia rubra vera** (M. Vaquez-Osler) ist eine myeloproliferative Erkrankung mit Knochenmarkhyperplasie.

Anämien durch Bildungsstörungen

Aplastische Anämien

- **Schädigung der pluripotenten Stammzellen:**
- Panmyelopathie
- Panmyelophthise
- **Schädigung der Erythropoese isoliert:**
- Erythroblastopenie
- Erythroblastophthise
- **Ursachen:**
- Infekte
- Vitaminmangel
- toxisch
- endokrin
- **Histologie:**
- keine Erythrozytenvorstufen im KM
- **chronische Formen:**
- Thymome

2.1 Anämien durch Bildungsstörungen

2.1.1 Isolierte aplastische Anämien

Definition. Aplastische Anämien entstehen, wenn eine **Schädigung** entweder die *pluripotenten Stammzellen* oder nur die *erythropoetischen Stammzellen* betrifft.
Wenn die pluripotenten Stammzellen geschädigt sind, entwickelt sich eine Störung der roten und weißen Blutbildung sowie der Megakaryopoese im Sinne einer Panmyelopathie und Panmyelophthise. Wenn isoliert nur die Erythropoese gestört ist, tritt eine *pure red cell aplasia* (Erythroblastopenie, -phthise) ein. Diese Form verläuft *akut* oder *chronisch*, ganz überwiegend ist sie durch erworbene Ursachen bedingt: in der aplastischen Phase hämolytischer Anämien, Infektanämien, Hypovitaminosen, Medikamentenschädigung, renale Anämie, Endokrinopathien.
Morphologisch findet sich eine Verminderung oder das vollständige Fehlen kernhaltiger Erythrozytenvorstufen im Knochenmark bei unauffälliger Granulozyto- und Megakaryozytopoese.

Chronische Formen werden bei *Thymomen* in 50% der Fälle und angeboren als *Diamond-Blackfan-Anämie* gefunden.

Megaloblastäre Anämien

Anämie mit Megalozyten (Blut) und Megaloblasten (KM)

- **Pathogenese:** Störung der DNS-Synthese → Kernreifung, hinkt der Zytoplasmaausdifferenzierung nach → Megaloblasten, vergrößerten Granulozyten und Megakaryozyten mit hypersegmentierten Kernen → vorzeitiger Zelluntergang
- **Ursache:**

1. Mangel an Vitamin B_{12}
- Wirkung und Resorption des Vit. B_{12}

2. Folsäuremangel
- Wirkung und Resorption der Folsäure

2.1.2 Megaloblastäre Anämien

Definition. Diese Gruppe von Erkrankungen ist durch eine DNS-Synthesestörung charakterisiert, die mit dem Auftreten abnorm großer erythropoetischer Vorstufen **(Megaloblasten)** im Knochenmark und mit abnorm großen Erythrozyten im Blut **(Megalozyten)** einhergeht.

Pathogenese. Bei diesen Anämien ist die DNS-Synthese und damit auch der Stoffwechsel in den Zellen der myelopoetischen Reihe beeinträchtigt, während die Hämoglobinbildung ungestört bleibt. Damit hinkt die Kernreifung der Zytoplasmaausdifferenzierung nach. So entstehen Megaloblasten mit großen Kernen und einem hämoglobinhaltigen (oxyphilen) Zytoplasma, aber auch vergrößerte Granulozyten und Megakaryozyten mit hypersegmentierten Kernen. Die Megaloblasten und -zyten gehen vorzeitig im Knochenmark und peripheren Blut zugrunde.

Ätiologie. Den megaloblastären Anämien liegt entweder ein *Mangel an Vitamin B_{12}* oder an *Folsäure* zugrunde.
- **Vitamin B_{12}** (Cobalamin) ist in der Form des aktiven Koenzyms an der DNS-Synthese beteiligt.

Nach oraler Aufnahme bildet es mit dem Speichel einen Komplex, der im Dünndarm proteolytisch gespalten wird. Das freigesetzte Vitamin *(Extrinsic factor)* verbindet sich mit einem Glykoprotein *(Intrinsic factor)* der Belegzellen des Magens zu einem widerstandsfähigen Komplex, der im distalen Ileum resorbiert und im peripheren Blut an ein Trägereiweiß gebunden wird.

- **Folsäure** beteiligt sich in ihrer aktiven Form ebenfalls an der DNS-Synthese. Die Resorption erfolgt im proximalen Jejunum. Auch Folsäure wird im Blut an ein Trägerprotein gebunden.

Perniziöse Anämie (M. Biermer)

unzureichende Synthese oder Ineffektivität des Intrinsic factors
- **Auftreten:**
- Erwachsenenalter, aber auch bei Jugendlichen
- familiäre Häufung in 10% der Fälle
- **Ursachen:**
- chronisch atrophische Korpusgastritis

2.1.2.1 Perniziöse Anämie

Die *häufigste Form* der megaloblastären Anämie ist die perniziöse Anämie **(M. Biermer)**, die auf einer unzureichenden Synthese – oder auf der Ineffektivität des Intrinsic factors – mit entsprechender **Vitamin B_{12}**-Resorptionsstörung beruht. Die Erkrankung tritt am häufigsten im Erwachsenenalter auf, wird jedoch auch bei Jugendlichen beobachtet und zeigt in 10% der Fälle eine familiäre Häufung. Letztere manifestiert sich nach dem 4. Lebensjahrzehnt und bevorzugt Frauen.
Ursächlich liegt meist eine *chronisch atrophische Korpusgastritis* vor, bei der oft humorale aber auch zellgebundene Antikörper gegen Belegzellen oder gegen den Intrinsic factor gefunden werden. Die Antikörper blockieren entweder die Vitamin B_{12}-Bindung oder -resorption.

Vereinzelt findet sich auch eine unterwertige Bildung des Intrinsic factors ohne Antikörper als Folge einer Altersatrophie der Magenschleimhaut oder nach Gastrektomie. Der Vitamin B_{12}-Mangel wirkt sich vor allem auf die Blutbildung und die Bildung der Epithelien des Gastrointestinaltrakts aus. Das Auftreten neurologischer Symptome wird auf eine Myelinisierungsstörung im ZNS zurückgeführt.

- unterwertige Bildung des Intrinsic factors

Morphologie. Aufgrund der hyperplastischen Erythropoese ist das Knochenmark *makroskopisch* himbeerrot und enthält zahlreiche unreife Megaloblasten bei relativer Vermehrung der reifen Megaloblasten. Ähnliche Riesenformen findet man auch in der Granulo- und Megakaryopoese.

- **Morphologie:**
- himbeerrotes KM, Megaloblasten ↑

> Es besteht eine ausgeprägte megalozytäre hyperchromatische, aniso-, poikilozytotische Anämie.

peripheres Blutbild

⇐

Die gestörte Epithelregeneration im Verdauungstrakt äußert sich in einer *Glossitis atrophicans* (Hunter) sowie Zottenatrophie der Dünndarmschleimhaut und chronisch atrophischer Korpusgastritis, oft vergesellschaftet mit einer intestinalen Metaplasie. Es besteht eine Tendenz zur malignen Entartung. In nahezu allen Fällen gesellt sich eine herdförmige Entmarkung im Bereich der Rückenmarkshinterstränge (funikuläre Myelose) hinzu. Klinisch werden Parästhesien, Hand- und Fußbrennen sowie Gehstörungen gefunden.

- **Verdauungstrakt:** Glossitis atrophicans (Hunter), Zottenatrophie der Dünndarmschleimhaut, chronisch atrophische Korpusgastritis (Tendenz zu malignen Entartung)
- **Rückenmark:** herdförmige Entmarkung der Hinterstränge

2.1.2.2 Folsäuremangelanämie

Folsäuremangelanämie

Die Folsäuremangelanämie geht *ohne neurologische Symptome* einher. Der Folsäuremangel kann durch Mangelernährung, Malabsorption, Alkoholismus, Mehrbedarf bei Gravidität und nach Anwendung von Folsäureantagonisten entstehen. Blutbild und Knochenmark zeigen prinzipiell ähnliche, aber geringer ausgeprägte Veränderungen wie die perniziöse Anämie.

keine neurologischen Symptome

- **Blutbild und KM:** ähnliche Veränderungen wie bei der perniziösen Anämie

2.1.3 Eisenmangelanämien

Eisenmangelanämien

> Die Eisenmangelanämie ist Folge eines Bilanzdefekts im Eisenstoffwechsel. Sie ist die **häufigste Anämie** und tritt auf, wenn die körpereigenen Eisenreserven erschöpft sind.

Definition, Häufigkeit

⇐

Der Eisenmangel manifestiert sich schrittweise, d.h. zuerst werden die Eisenspeicher in den Knochenmarkretikulumzellen entleert, danach wird das zirkulierende Serumeisen vermindert und erst dann werden die eisenhaltigen Hämverbindungen betroffen. Als **Ursachen** kommen vermehrte Eisenverluste in der Folge von Meno-Metrorrhagien, Magen-Darm-Tumoren, blutende Magenulzera und die Refluxösophagitis in betracht.

Ein *vermehrter Eisenbedarf* als Ursache einer Eisenmangelanämie kann in der Folge einer Schwangerschaft, in der Pubertät oder im Rahmen von Infektionskrankheiten auftreten.

- **stufenweiser Eisenmangel:**
- „Retikulumeisen" ↓
- Serumeisen ↓
- Hämverbindungen ↓
- **Ursachen:**
- Eisenverlust → chronische Blutungen
- vermehrter Eisenbedarf

Die *verminderte Eisenresorption* ist ursächlich nach Gastrektomie, beim Malabsorptionssyndrom und bei Achlorhydrie als Folge einer Gastritis. Schließlich ist auch ein *unzureichendes Eisenangebot in der Ernährung* (allgemeine Unterernährung) Grund für die Entwicklung diese Anämietyps.

- verminderte Eisenresorption
- unzureichendes Eisenangebot in der Ernährung

Morphologie. Im Knochenmark findet sich eine stark gesteigerte Erythropoese mit zytoplasmaarmen Normoblasten und Verminderung der Sideroblasten sowie des Eisens in den Retikulumzellen. Wegen des Eisenmangels und der Verminderung der Hämoglobinsynthese sind die Erythrozyten sehr klein und enthalten zu wenig Hämoglobin (mikrozytäre, hypochromatische, poikilozytäre Anämie).
Da Eisen auch in den hämhaltigen Verbindungen der Atmungskette eine wichtige Bedeutung hat, sieht man in anderen Organzellen bei elektronenmikroskopischer Untersuchung eine Störung in den Mitochondrien (Schwellung, Cristolyse). Hiermit lassen sich Störungen des Proliferationsstoffwechsels anderer stark regenerierender Gewebe erklären.

Beispiele sind die Atrophie und Dyskeratosen an der Zunge und der Mundschleimhaut **(Zungenatrophie, Mundwinkelrhagaden)** sowie die sideropenische Dysphagie mit ste-

- **Histologie des KM:**
- Erythropoese ↑
- Sideroblasten ↓
- **peripheres Blutbild:**
- mikrozytäre, hypochromatische, poikilozytäre Anämie
- **Elektronenmikroskopie:** Störung in den Mitochondrien (Schwellung, Cristolyse)
- **Störungen in stark regenerierendem Gewebe:**
- Zungenatrophie, Mundwinkelrhagaden

- Plummer-Vinson-Syndrom
- struppiges Haar, konkave Fingernägel, Hautveränderungen

nosierender Ösophagitis **(Plummer-Vinson-Syndrom)**. Im Bereich der Epidermis finden sich struppiges Haar, brüchige konkave Fingernägel **(Koilonychie)** bei allgemein trockener, faltiger und rissiger Haut.

Sideroblastische Anämien

2.1.4 Sideroblastische Anämien

Eisenverwertungsstörungen bei Hb-Synthese

- **Pathogenese:**
- angeborener oder erworbener Enzymdefekt der Hämsynthese
- Pyridoxinmangel
- Folat- und Vitamin B_6-Mangel
- Porphyrinsyntheseblock
- bei Thalassämie
- **Pathobiochemie:**
- Hämvorstufen in Blutzellen
- **Ringsideroblasten** → Siderozyten: verminderte Lebenszeit → ineffektive Erythropoese
- Eisen in den Zellen des RHS und in Parenchymzellen → **Organsiderose**
- **Mikroskopie des KM:**
- hyperplastisch, Ringsideroblasten
- **peripheres Blutbild:**
- Siderozyten
- Retikulozytopenie

idiopathische Formen: myelodysplastisches Syndrom

Definition. Diese Gruppe verschiedener Anämien ist charakterisiert durch die *Störung der Eisenverwertung bei der Hämoglobinsynthese* (sideroachrestische Anämien) oder durch eine *Vermehrung von Sideroblasten.*
Pathogenetisch liegt ein angeborener oder erworbener Enzymdefekt der Hämsynthese oder ein Pyridoxinmangel (Vitamin B_6 = Koferment der Porphyrinsynthese) zugrunde. Weiter kommt ein Folat- und Vitamin B_6-Mangel in der Folge eines Alkoholabusus oder ein Porphyrinsyntheseblock als Folge einer Bleivergiftung in Frage. Schließlich kann die sideroblastische Anämie auch im Gefolge einer Thalassämie auftreten.
Abhängig von der Hämsynthesestörung finden sich vermehrt Hämvorstufen in den Blutzellen. Das Eisen wird zwar in den Erythroblasten aufgenommen, bleibt aber ungenutzt. Solche eisenhaltigen Mitochondrien gruppieren sich um den Zellkern herum (Ringsideroblasten, nach Ausstoßung des Zellkerns: Siderozyten). Die Zellen haben eine verminderte Lebenszeit, woraus eine ineffektive Erythropoese resultiert. Das überschüssige Eisen wird in den Zellen des RHS und dann auch in Parenchymzellen gespeichert. Schließlich entsteht eine *Organsiderose.*
Im *hyperplastischen Knochenmark* finden sich Ringsideroblasten, im *peripheren Blut* Siderozyten. Die Anämie ist mikrozytär und hypochromatisch. Sie wird von einer *Retikulozytopenie* begleitet.
Idiopathische Formen werden dem *myelodysplastischen Syndrom* zugeordnet und können in eine Leukämie übergehen (Tab. 47–3).

Tab. 47-3: Myelodysplastische Syndrome nach der Einteilung der FAB (French-American-British Cooperative Group)

Diagnose	Kriterien: Knochenmark	Blut
refraktäre Anämie (RA)	Blasten < 5%	Blasten < 1%
refraktäre Anämie mit Ringsideroblasten (RARS)	Blasten < 5%	Ringsideroblasten > 15%
refraktäre Anämie mit Blastenexzeß (RAEB)	Blasten 5–20%	Blasten < 5%
chronische myelomonozytäre Leukämie (CMML)	Blasten < 20% vermehrt Promonozyten	Monozyten > 1 Giga/l Blasten < 5%
RA in Transformation (RAiT)	Blasten 21–30% Auerstäbchen	Blasten ≥ 5%

Anämien durch Zellverlust, gesteigerten Abbau

2.2 Anämien durch erhöhten Zellverlust oder gesteigerten Abbau

Blutungsanämien

2.2.1 Blutungsanämien

1. akuter und chronischer Blutverlust
- **Folge:**
- Erythropoese ↑
- Retikulozyten ↑
- Eisenspeicher ↓ → Eisenmangelanämie

2. Erschöpfung der Erythropoese

Bei einer massiven akuten Blutung tritt ein hypovolämischer Kreislaufschock ein. Wird dieser überlebt, erfolgt ein Ersatz der Blutflüssigkeit innerhalb von 1–2 Tagen: in diesem Zeitraum fallen die Hämatokritwerte. Durch den Blutverlust kommt es zu einer Gegenregulation mit Stimulierung der Erythropoese, welche sich mit einer Erhöhung der *Retikulozytenzahl* (bis zu 15%) innerhalb einer Woche manifestiert. In den meisten Fällen steht die Entleerung der Eisenspeicher im Vordergrund, so daß es sich dann um eine *Eisenmangelanämie* handelt.

Andererseits ist auch eine Erschöpfung der Regenerationsleistung der Erythropoese als Ursache der Anämie möglich.

2.2.2 Erbliche intrakorpuskuläre hämolytische Anämien

Kongenitale hämolytische Anämien

Hier handelt es sich um meist kongenitale Störungen entweder mit einem *Membrandefekt* der Erythrozyten, einem erythrozytären *Enzymdefekt* oder einer *Häm-* bzw. *Hämoglobinsynthesestörung.*

durch:
- Membrandefekt
- Enzymdefekt
- Hb-Synthesestörung

2.2.2.1 Kugelzellanämie

Sphärozytose

Definition. Der Kugelzellanämie *(Sphärozytose)* liegt ein autosomal-dominanter vererbter *Defekt der Erythrozytenmembran* zugrunde.
Die Erythrozyten sind kaum verformbar und zeigen eine verminderte osmotische Resistenz. Sie bleiben bei der Passage durch die Milz dort hängen und werden vorzeitig abgebaut (Verkürzung der Erythrozytenüberlebenszeit).
Mikroskopisch findet sich im Blut eine mikrozytäre, anisozytotische, normobis hyperchromatische Anämie *(Mikrosphärozytose)* mit vermehrter Retikulozytenausschwemmung; das Knochenmark zeigt eine hochgradige erythropoetische Hyperplasie. An der Schädelkalotte löst sich die Lamina externa auf und breitet sich nach außen, unter Neubildung radiär gestellter Knochenbälkchen (Spiculae; röntgenologisch: Bürstenschädel) aus.
Die **Milz** erreicht Gewichte zwischen 600 und 2000 g. Die rote Pulpa ist strotzend mit Erythrozyten gefüllt, die Zahl der Erythrozyten phagozytierenden Makrophagen ist vermehrt. Hämosiderin wird nur wenig gespeichert. Durch die operative Entfernung der Milz (Splenektomie) wird eine Normalisierung der Erythrozytenlebensdauer erreicht.

Bisweilen werden zusätzlich Konstitutionsanomalien (z.B. Turmschädel) als Begleiterscheinung der Kugelzellenanämie beobachtet. Klinisch tritt die Anämie zeitweise in den Hintergrund oder erst bei zusätzlichen Belastungen (z.B. Infekten) auf. Gelegentlich können hämolytische Krisen mit Ikterus sowie aplastische Krisen beobachtet werden.

Erythrozytenmembrandefekt
- Erythrozyten kaum verformbar
- osmotische Resistenz ↓
- Hängenbleiben in der Milz
- vorzeitiger Abbau
- **peripheres Blutbild:**
- Mikro-, Anisozytose
- Mikrosphärozytose
- Retikulozyten ↑
- **Mikroskopie des KM:**
- erythropoetische Hyperplasie
- **sekundäre Veränderungen:** Neubildung radiär gestellter Knochenbälkchen an der Schädelkalotte
- **Morphologie der Milz:**
- 600–2000 g
- Erythrozytengehalt ↑
- **Therapie: Splenektomie** → Normalisierung der Erythrozytenlebensdauer

2.2.2.2 Elliptozytose

Elliptozytose

Diese autosomal-dominant vererbte Erkrankung weist eine Formanomalie der Erythrozyten auf, der eine Mutation eines Strukturproteins der Erythrozytenmembran zugrunde liegt.

Formanomalie der Erythrozyten

Nur bei ca. 10 % der Fälle ist mit einer sporadisch auftretenden hämolytischen Anämie zu rechnen. Auch hier führt die Milzexstirpation zur Beseitigung der Hämolyse.

- **Therapie:** Milzexstirpation

2.2.2.3 Enzymopathische Anämie

Enzymdefekt-Anämie

Definition. Hier liegt ein angeborener Enzymdefekt im Energiestoffwechsel der Erythrozyten vor.
Nicht wenige der erythrozytären Enzymopathien gehen mit einer hämolytischen Anämie einher (hereditäre, nicht-sphärozytäre hämolytische Anämien).

Beispiele für diesen Erkrankungskreis sind der *Glukose-6-Phosphat-Dehydrogenase-Mangel* und der *Pyruvatkinase-Mangel.*

Enzymdefekt im Energiestoffwechsel der Erythrozyten
- oft zusammen mit hämolytischer Anämie

2.2.2.4 Sichelzellanämie

Sichelzellanämie
Hämoglobinopathie mit abnormer Hb-S-Bildung

Definition. Die Sichelzellanämie ist eine autosomal-dominant vererbte *Hämoglobinopathie*, die mit der Bildung von abnormem Hämoglobin S *(Hb-S)* einhergeht. Sie kommt vor allem bei der schwarzen Bevölkerung vor.

Pathogenese. Der Erkrankung liegt eine abnorme Aminosäuresequenz in der Peptidkette des Globins zugrunde. Das Hb-S polymerisiert bei niedriger Sauerstoffspannung in den Erythrozyten zu spiralförmigen Polymersträngen aus. Diese lagern sich parallel zur Zellmembran an und verformen die Erythrozyten zu Zellen mit einer sichelähnlichen Form *(Sichelzellen).* Diese Zellen werden einerseits vermehrt in der Milz abgebaut und führen andererseits in kleinsten Blutgefäßen zu thrombotischen Verschlüssen (Mikroinfarkte).

Mikroskopie. Die Erythropoese im *Knochenmark* ist hyperplastisch. Im *peripheren Blut* finden sich eine schwere Anämie mit Aniso- und Poikilozytose,

- vorwiegend bei schwarzer Bevölkerung
- **Ursache:** abnorme Aminosäuresequenz in der Peptidkette des Globins → Verformung die Erythrozyten (Sichelzellen)
- **Folgen:**
- gesteigerter Abbau in der Milz
- thrombotische Verschlüsse
- **Mikroskopie des KM:**
- Erythropoese ↑
- **peripheres Blutbild:**
- Aniso-, Poikilozytose, Schistozyten, Heinz-Körper

Erythrozytenfragmenten (Schistozyten), Sichelzellen und Erythrozyten mit Heinz-Körpern (Hämoglobinpräzipitate in Erythrozyten).

- **Verlauf:**
- Milz schrumpft (anämische Infarkte) → Autosplenektomie

bei **Homozygoten:**
- progredient
- episodenhaft akute Hämolysen und Gefäßverschlüsse
- aplastische Krisen

bei **Heterozygoten:**
- gute Prognose
- „Sichelung" nur bei akutem Sauerstoffmangel

Verlauf. Die anfänglich vergrößerte Milz schrumpft später wegen der zahlreichen anämischen Infarkte bis hin zur vollständigen Zerstörung *(Autosplenektomie)*. Der Verlauf ist bei *homozygoten* Merkmalsträgern progredient; es treten episodenhaft akute Hämolysen und Gefäßverschlüsse im Abdomen, in den Lungen, im ZNS und Knochenmark in der Folge von Infektionen auf. Aplastische Krisen werden beobachtet. Bei *heterozygoten* Merkmalsträgern ist die Prognose gut und die „Sichelung" tritt nur bei akutem Sauerstoffmangel in Erscheinung.

Thalassämien
Hämoglobinsynthesestörung

2.2.2.5 Thalassämien

Definition. Gruppe von autosomal-dominant vererbten Anämien, die vor allem im Mittelmeerraum (griech. *thalassa* Meer), im fernen Osten und bei der schwarzen Bevölkerung Afrikas und Amerikas auftritt.

- **Ursache:**
- fehlende oder reduzierte Synthese der Alpha-Kette (Alpha-Thalassämie) oder
- der Beta-Kette (Beta-Thalassämie) des Hämoglobin-A_1
- **Folgen:**
- Hämsynthese ↓ → Beeinträchtigung von Erythropoese und Eiseneinbau
- Ansammlung von Globinketten in den roten Vorläuferzellen → Zellschädigung → Zerstörung der erythropoetischen Zellen

Ursächlich liegt eine fehlende oder *reduzierte Synthese* der *Alpha-Kette* (Alpha-Thalassämie) oder der *Beta-Kette* (Beta-Thalassämie) des Hämoglobin A_1 zugrunde.

Bei den *Alpha-Thalassämien* liegt eine teilweise oder vollständige Zerstörung von Globinkettengenen vor. Bei den meisten *Beta-Thalassämien* sind die Gene zahlenmäßig unauffällig, jedoch ist ihr Produkt mit Fehlern behaftet. Aufgrund der engen Verknüpfung zwischen Globin- und Hämsynthese findet man bei den Thalassämien auch eine verminderte Hämsynthese, was die Erythropoese und den Eiseneinbau beeinträchtigt (hypochrome Anämie). Andererseits sammeln sich überflüssige normale Globinketten in den Erythroblasten und Erythrozyten an (Innenkörperbildung). Diese schädigen die Zellmembran, wodurch eine vorzeitige Destruktion der erythropoetischen Zellen (ineffektive Erythropoese) entsteht.

1. Thalassaemia major
- **peripheres Blutbild:**
- Sideroblasten
- Targetzellen
- **Mikroskopie des KM:**
- Hyperplasie
- **Folgen:**
- reaktive Skelettveränderungen
- extramedulläre Blutbildung in Milz und Leber
- therapiebedingte schwere Organsiderosen

- Bei der **Thalassaemia major** findet sich im *peripheren Blut* eine Ausschwemmung von Normoblasten und Erythrozyten mit Eisengranula *(Sideroblasten)* sowie eine hochgradige hypochrome mikrozytäre, aniso-poikilozytäre Anämie mit schießscheibenartigen Erythrozyten *(Targetzellen)* und basophiler Tüpfelung der Erythrozyten. Die extrem gesteigerte Erythropoese manifestiert sich mikroskopisch in einer entsprechenden Hyperplasie des *Knochenmarks* mit Erweiterung der Markräume und reaktiven Skelettveränderungen (Bürstenschädel, Spontanfrakturen). In extremen Fällen findet sich eine extramedulläre Blutbildung in der Milz und der Leber mit Hepatosplenomegalie. Sekundäre, therapiebedingte (durch Bluttransfusionen) schwere Siderosen von Leber, Myokard und endokrinen Organen treten hinzu.

2. Beta-Thalassaemia major
- im frühen Kindesalter

- Die **Beta-Thalassaemia major** (Cooley-Anämie) tritt bereits im frühen Kindesalter auf. Die Organsiderose ist der lebensbegrenzende Faktor, nur wenige Kinder erreichen das Adoleszenzalter.

3. Beta-Thalassaemia minor
- oft asymptomatisch

- Die **Beta-Thalassaemia minor** verläuft nicht selten asymptomatisch, mit mäßiggradiger Anämie und leichter Knochenmarkhyperplasie. Die Prognose ist gut.

4. Alpha-Thalassämie
- Verlauf von der Zahl der fehlenden Gene abhängig

- Die **Alpha-Thalassämie** verläuft asymptomatisch, sofern nur ein Alpha-Globingen fehlt. Beim Fehlen zweier Alpha-Globingene tritt die Symptomatik einer *Thalassaemia minor* auf. Mittelschwere Anämien werden bei 3 fehlenden Alpha-Globingenen gefunden (Hämoglobin H-Thalassämie).

Erworbene hämolytische Anämien

2.2.3 Erworbene intrakorpuskuläre hämolytische Anämien

Porphinsyntheseblockade

Bei den **sekundären Porphyrien** (intoxikationsbedingte Enzymblockade der Porphinsynthese) treten atypische Porphine auf. Diese können u. a. in Erythroblasten abgelagert sein und die Zellen schädigen. Dies führt zu einer hypochromen Anämie.

Beispiel: Pb-Intoxikation

Beispiel: **Bleivergiftungen**, in deren Verlauf die Porphobilinogen-Synthese und die Ferrochelatase gehemmt werden.

2.2.4 Immunhämolytische Anämien

Immunhämolytische Anämien

2.2.4.1 Isoimmunhämolytische Anämien

M. haemolyticus neonatorum

Definition. Antikörperbildung gegen arteigene, aber individuumsfremde Blutgruppenantigene.
Der *M. haemolyticus neonatorum* (fetale Erythroblastose) ist eine immunhämolytische Anämie bei Feten und Neugeborenen, die durch plazentagängige anti-erythrozytäre Antikörper der Mutter hervorgerufen wird. In leichten Fällen liegt eine AB0-Inkompatibilität vor (Mutter: 0, Kind: A), in schweren Fällen eine Inkompatibilität der Rhesusfaktoren (Mutter: Rh-, Kind: Rh+).
Die erste Schwangerschaft verläuft i.d.R. normal. Während der Entbindung gelangt fetales Blut in den mütterlichen Kreislauf und führt dort zur Immunisierung (IgM-Antikörper, Isoagglutinine). Bei einer zweiten oder späteren Schwangerschaft – bei erneutem Antigenstimulus – bildet die Mutter IgG-Isoantikörper, die über die Plazenta in den Fetus übertreten. Dort rufen sie über eine Komplementaktivierung eine Zytolyse der Erythrozyten hervor. Dies hat eine Anämie, Gewebshypoxie und Hyperbilirubinämie zur Folge.
Je nach **Schweregrad** wird unterschieden:
- *Neugeborenenanämie* mit Makrozytose, geringer Poikilozytose und Retikulozytose sowie Ausschwemmung kernhaltiger Erythroblasten ins periphere Blut
- der mittlere Schweregrad entspricht dem *Icterus neonatorum gravis* mit Hyperbilirubinämie, der unbehandelt zum Tode führt
- die schwerste Verlaufsform ist der *Hydrops universalis congenitus* mit ischämisch-toxischer Kapillarschädigung und allgemeiner Wassersucht; diese Feten sind nicht lebensfähig.

- **Ursache:**
- anti-erythrozytäre Ak der Mutter
- Rh- (Mutter), Rh+ (Fetus)
- **Pathogenese:**
- peripartale Immunisierung (IgM-Antikörper) der Mutter bei normaler 1. Schwangerschaft
- bei folgender Schwangerschaft Bildung mütterlicher IgG-Isoantikörper → Plazenta → Fetus
- **Folgen:**
- Anämie
- Gewebshypoxie
- Hyperbilirubinämie
- **3 Schweregrade:**

1. Neugeborenenanämie

2. Icterus neonatorum gravis

3. Hydrops universalis congenitus

Mikroskopie. Im Knochenmark, in der Leber und der Milz findet sich eine kompensatorische Hyperplasie der Erythropoese neben hypoxischen Schäden in Leber, Niere und Gehirn. In der unkonjugierten Form kann das freie Bilirubin in das Gehirn eindringen, dort gehen das Bilirubin und Biliverdin eine feste Bindung mit den Ganglienzellen ein, so daß insbesondere im Bereich der Stammganglien eine Nekrose mit Einlagerung von Bilirubin auftritt mit Gelb-Grün-Färbung *(Kernikterus)* als Folge.

- **Mikroskopie:**
- in Knochenmark, Leber, Milz: Hyperplasie der Erythropoese
- **Folgen:**
- hypoxische Schäden in Leber, Niere, Gehirn
- ZNS: Nekrosen der Stammganglien **(Kernikterus)**

2.2.4.2 Autoimmunhämolytische Anämien

Autoimmunhämolytische Anämien

Auto-Ak gegen Erythrozyten

Definition. Anämien, die auf der Bildung zirkulierender Antikörper gegen körpereigene Erythrozyten beruhen und direkt oder indirekt eine *Hämolyse* auslösen.
Neben *primären idiopathischen* Formen finden sich solche Anämien im Rahmen anderer Grundkrankheiten *(sekundär)*: maligner Lymphome, Plasmozytome, paraneoplastischer Syndrome, Autoimmunerkrankungen (z.B. Lupus erythematodes), Infektionskrankheiten (z.B. Lues, Tuberkulose, Virusinfekte) und Medikamentenallergien. Je nach Antikörpertyp und Komplementbindungsfähigkeit werden Wärmeautoantikörper-, Kälteautoantikörper- und Kältehämolysin-Anämien unterschieden.

- primäre idiopathische Formen
- sekundäre Formen: bei malignen Lymphomen, Plasmozytomen

- Bei den **Wärmeautoantikörper-Anämien** gehören die Antikörper zur IgG-Fraktion und binden bei Körpertemperatur an die Erythrozytenoberfläche. Diese IgG-bestückten Erythrozyten reagieren mit dem Fc-Rezeptor der Monozyten und Milzmakrophagen. Die Erythrozyten nehmen Kugelform an (wie bei der Sphärozytose) und werden in der Milz (Splenomegalie) und im Knochenmark abgebaut.
- Die Antikörper der **Kälteautoantikörper-Anämie** gehören der IgM-Fraktion an. Sie lagern sich auf den Erythrozyten an und binden Komplement, was schließlich zu einer *Agglutination der Erythrozyten* führt. Die Hämolyse tritt vor allen Dingen an den *Akren* ein.
- Bei der **Kältehämolysin-Anämie** finden sich bithermische IgG-Antikörper, die zusammen mit Komplement an Erythrozyten gebunden werden. Bei Erwärmung kommt es zur Komplementaktivierung und nachfolgender Hämolyse *(paroxysmale Kältehämoglobinurie)*.

- **Differenzierung nach Ak:**

1. Wärmeautoantikörper-Anämie:
- Sphärozytose
- vorzeitiger Erythrozytenabbau

2. Kälteautoantikörper-Anämie:
- Erythrozytenaggregation
- Hämolyse in Akren

3. Kältehämolysin-Anämie:
- paroxysmale Kältehämoglobinurie

Mechanisch-hämolytische Anämien

mechanische Erythrozytenalteration

- **Vorkommen:**
- bei verkalkten oder künstlichen Herzklappen
- bei stenotischen Veränderungen in der Endstrombahn
- nach Verbrennungen

- **Morphologie:**
- Schistozyten
- Hämosiderinspeicherung in RHS, Leber, Milz, KM, proximalen Tubulusepithelien

2.2.5 Mechanisch-hämolytische Anämien

Definition. Bei diesen Anämien werden die Erythrozyten ungewöhnlichen Scherkräften ausgesetzt und folglich mechanisch verletzt.
Dieser Anämietyp wird im Zusammenhang mit verkalkten oder *künstlichen Herzklappen* oder bei stenotischen Veränderungen in der Endstrombahn *(mikroangiopathisch-hämolytische Anämie)* als *Marschhämoglobinurie* und nach *Verbrennungen* gefunden. Bei der im Rahmen einer *Mikroangiopathie* auftretenden lokalen Gerinnungsstörung mit netzartig in die Gefäßlichtung aufgespannten Fibrinfäden werden die Erythrozyten durch Aufprall zertrümmert (Fragmentose, Schistozyten). Diesem Geschehen liegen folgende mögliche Ursachen zugrunde: disseminierte intravasale Gerinnung im Rahmen einer Verbrauchskoagulopathie, das hämolytisch-urämische Syndrom und die thrombotisch-thrombozytopenische Purpura.
Morphologisch sieht man neben den Schistozyten eine Hämosiderinspeicherung im RHS der Leber, der Milz und des Knochenmarks, z.T. auch in den proximalen Tubulusepithelien der Niere.

Hypersplenismus

Panzytopenie, KM-Hyperplasie bei:
- „Rheuma"
- Leishmaniose
- Leberzirrhose

2.2.6 Hämolyse bei Hyperspleniesyndrom

Hypersplenismus (klinischer Begriff) bezeichnet jede Splenomegalie, die mit einer *Panzytopenie* und *Knochenmarkhyperplasie* einhergeht.
Das Bild kommt besonders im Zusammenhang mit entzündlich reaktiven Hyperplasien der Milz vor, wie z.B. bei rheumatoiden Erkrankungen, Leishmaniose oder Leberzirrhose.

Pathogenese. Vermehrte Zellmauserung in der vergrößerten Milz mit reaktiver Knochenmarkhyperplasie

Toxisch-hämolytische Anämien

- **Ursachen:**
- Bakterien
- Toxine, Chemikalien

2.2.7 Toxisch-hämolytische Anämien

Neben Bakterien, Toxinen (z.B. Streptolysin aus Streptokokken), anderen Chemikalien (z.B. Hämsynthesestörung bei Bleivergiftung, Methämoglobinbildung nach Anilinvergiftung) sowie anderen Giften (Phospholipase aus Schlangengift) spielen Medikamente (z.B. Sulfhämoglobinbildung bei Sulfonamidgabe) eine wichtige Rolle.

- Medikamente: wirken oft als Haptene (zusammen mit Plasmaproteinen) → Zerstörung der Erythrozyten

Letztere wirken i.d.R. als *Haptene*, die sich mit Plasmaproteinen verbinden und an der Erythrozytenmembran lokalisiert werden. Sie führen sekundär zur Zerstörung der Erythrozyten.

- **Infekthämolyse**
- Erythrozyten normal, aber vorzeitig zerstört
- **Beispiel:** parasitär-hämolytische Anämien

Hämolyse bei Infekten. Bei diesen Anämien sind die Erythrozyten normal strukturiert, gehen aber durch verschiedenartige Schädigungen vorzeitig zugrunde.

Beispiel: Bei den parasitär-hämolytischen Anämien (z.B. *Malaria*) wird der Schaden durch die intraerythrozytären Parasiten verursacht.

Anämien durch Markverdrängung

Verdrängung durch Tumoren

überwiegend hämatogene Entstehung

2.3 Anämien durch Markverdrängung

2.3.1 Verdrängung durch Tumorgewebe

Tumormetastasen in Knochen und Knochenmark entstehen ganz überwiegend hämatogen. Meist liegen hierbei Karzinome zugrunde.

Primärtumoren: meist Karzinome

⟹

> Maligne epitheliale Tumoren, die zur Metastasierung ins Knochensystem neigen, sind *Bronchus-*, *Mamma-*, *Prostata-*, *Schilddrüsen-* und *Nierenkarzinome.* Die diffuse Metastasierung ins Knochenmark (insbesondere bei **Mamma-** und **Prostatakarzinomen**) führt zu einer Verdrängung der Blutbildung (**Verdrängungsmyelopthise**, Markverdrängungsanämie) mit **extramedullärer Blutbildung.**

- osteoblastische Metastasen (z.B. Prostatakarzinome)

Sofern die Karzinommetastasen die Osteoblasten aktivieren, entwickelt sich eine Knochenneubildung *(osteoblastische Metastasen).* Diese findet sich be-

sonders häufig bei Prostatakarzinomen. Werden andererseits die Osteoklasten aktiviert, tritt ein Knochenabbau *(osteoklastische Metastasen)* ein. Insbesondere Schilddrüsen- oder Nierenkarzinome führen zu osteolytischen Metastasen. Darüber hinaus können z. B. bei Bronchial- und Mammakarzinomen gleichzeitig sowohl Knochenneubildung als auch Knochenabbau aktiviert sein.
Mikroskopisch findet sich neben der tumorösen Infiltration bei *osteoblastischen Knochenmetastasen* eine feinporige spongiöse Knochenneubildung mit irregulären Knochenbälkchen, umgeben von dichten Osteoblastensäumen *(Fasermarkbildung)*. Bei den *osteoklastischen Metastasen* besteht eine starke Vermehrung der Osteoklasten mit irregulärem Knochenabbau. Auch hier entwickelt sich in der Nachbarschaft der Knochenlakunen eine dichte Fibrose des Marks. Klinisch sind pathologische Frakturen zu befürchten.

- osteoklastische Metastasen (z. B. Schilddrüsen- oder Nierenkarzinome)
- Knochenneubildung und Knochenabbau gleichzeitig aktiviert (z. B. Bronchial- und Mammakarzinomen)
- **Mikroskopie:**
- Markfibrose
- pathologische Frakturen

2.3.2 Verdrängung durch Speicherkrankheiten, Osteomyelofibrose, Osteopetrose

- **M. Gaucher:** s. S. 303.
- **Osteomyelofibrose:** s. Abschn. 5.2.
- **Osteopetrosis Albers-Schoenberg:** s. S. 892.

2.4 Multifaktoriell bedingte Anämien

Alkoholinduzierte Schäden. Chronischer Alkoholismus kann in mehrfacher Weise die Blutbildung schädigen:
- Durch die Fehlernährung kann ein *ungenügendes Eisenangebot* entstehen.
- Die *Eisenresorption* kann *gestört* sein oder in der Folge von gastrointestinalen Blutungen kann es zu vermehrten Eisenverlusten kommen. In diesen Fällen tritt eine **Eisenmangelanämie** ein.
- Andererseits kann im Rahmen der Resorptionsstörung durch *Folsäure-* und *Vitamin B_6*-Mangel eine **Folsäuremangelanämie** oder **sideroblastische Anämie** entstehen und schließlich durch direkte toxische Schädigung der Erythropoese eine **aplastische Anämie** verursacht werden.

Klinisch liegen oft Mischbilder vor.

Alkoholtoxische Anämie
Schädigungsmechanismen:
- **Fehlernährung** (Eisenmangel oder Eisenresorptionsstörung)
- **gastrointestinale Blutungen** (vermehrte Eisenverluste → Eisenmangelanämie)
- **Folsäure- und Vitamin B_6-Mangel** → Folsäuremangelanämie oder **sideroblastische Anämie**
- **direkte toxische Schädigung** → aplastische Anämie

2.5 Neoplasien der Erythropoese

- **Polycythaemia rubra vera:** s. Abschn. 5.3.
- **Erythroleukämie:** s. Abschn. 3.3.1.1.

3. Störungen des granulopoetischen Systems

3.1 Bildungsstörungen

Störungen des granulopoetischen Systems
Bildungsstörungen

Eine Störung der Granulozytenbildung führt zu einer Verminderung der Granulozyten im peripheren Blut *(Granulozytopenie)*. In besonders schweren Fällen mit nahezu vollständigem Schwund der Granulozyten liegt eine *Agranulozytose* vor. Sofern die Schädigung das gesamte Knochenmark betrifft, entsteht eine *Panmyelopathie* oder *Panmyelophthise*.
Zunächst ist die **immunologisch bedingte Bildungsstörung** der Granulozyten abzugrenzen.

Granulozytopenie → Agranulozytose

Schädigung des gesamten Knochenmarks → Panmyelopathie oder Panmyelophthise
2 Formen:
1. **immunologisch bedingte Bildungsstörung der Granulozyten**

Granulozytopenien als Folge von Autoantikörpern spielen eine untergeordnete Rolle und finden sich bei einzelnen Virusinfektionen und beim Lupus erythemathodes.

Von großer Bedeutung sind **pharmakainduzierte Granulozytopenien**. Erst durch Koppelung der Medikamente an Proteine entstehen Vollantigene, die eine Antikörperproduktion auslösen (das Medikament wirkt als Hapten). Unter Komplementverbrauch entstehen Immunkomplexe an der Oberfläche der Leukozyten; letztere zerstören die Zellen.

- **pharmakainduzierte Granulozytopenien** (Medikament = Hapten) durch:
- Phenylbutazon
- Phenazetin
- Sulfonamide, Penizilline u. a.

Beispiele: Neben Amidopyrin spielen Pyrazolonderivate (z. B. Phenylbutazon), Aminophenole (z. B. Phenazetin), Chloramphenicol, Sulfonamide, Penizilline, Phenothiazinderivate (Tranquilizer), Propylthiouracil (Thyreostatika) eine wichtige Rolle.

• **Mikroskopie des KM:**
- Hyperplasie

Mikroskopisch sieht man ein *hyperplastisches Knochenmark* mit Vermehrung unreifer Vorstufen der Granulopoese. Innerhalb weniger Tage kann sich jedoch ein weitgehender Schwund der gesamten Granulopoese einstellen, so daß nur noch Lymphozyten und Plasmazellen erkennbar bleiben.

• **Klinik der Granulozytopenie:**
- Schleimhautnekrosen
- atypische Herdpneumonien

Klinisch steht bei der *Granulozytopenie* die ausgeprägte Abwehrschwäche mit Schleimhautnekrosen des Oropharynx und des gesamten Magen-Darm-Trakts im Vordergrund. Da die Bildung eines Granulationsgewebes gestört ist, bleiben die Schleimhautnekrosen reaktionslos (areaktive Nekrosen). Aufgrund der gestörten Reaktivität verlaufen auch bakterielle Infekte der Lungen meist untypisch (atypische nekrotisierende fibrinreiche *Herdpneumonien*).

• **Klinik der Agranulozytose:**
- bakterielle Infekte → Sepsis

Die *Agranulozytose* entsteht i.d.R. akut mit Schüttelfrost und Gelenkbeschwerden. Schließlich können sich bakterielle Infekte massiv ausbreiten und zum Tode in der Folge einer Sepsis führen.

• **Therapie:** Antibiotika, Vermeidung des auslösenden Agens

Durch antibiotische Behandlung und Vermeidung des auslösenden Agens (meist Medikamente) kann die Wiederherstellung der Granulopoese schon innerhalb weniger Tage zustande kommen.

2. toxische Granulozytopenien und Agranulozytosen
- dosisabhängig
- Zytostatika
- Antibiotika

Häufiger sind **toxisch verursachte Granulozytopenien und Agranulozytosen.** Das Ausmaß der Leukopenie und der Störung der Granulopoese ist dosisabhängig, da das verursachende Agens direkt in die Proliferationskinetik der Granulopoese eingreift.

Beispiele: Hierher gehören die Schäden durch *Zytostatika.* Neben Sulfonamiden und Antirheumatika kommen auch Antibiotika, insbesondere Chloramphenicol, als Auslöser in Betracht.

Granulopoetische Hyperplasie

3.2 Granulopoetische Hyperplasie

bei
1. Infekten mit Mediatorenfreisetzung
• **Mikroskopie des KM, peripheres Blutbild:**
- granulopoetische Hyperplasie
- Leukozytose mit Linksverschiebung

Im Rahmen von **bakteriellen Infekten**, die mit der **Freisetzung von Mediatoren** (u.a. Pyrogene, Leukotaxine, leukocytosis promoting factor) einhergehen, tritt eine *granulopoetische Hyperplasie* im Knochenmark mit *Leukozytose* und Neutrophilie im peripheren Blut ein. Dies ist mit einer Vermehrung unreifer granulopoetischer Vorstufen im peripheren Blut verbunden *(Linksverschiebung).* Je nach Schweregrad und Dauer des Prozesses findet eine Umwandlung des Fettmarks in blutbildendes Mark mit grau-roter Färbung ein.

2. Streß
• **Kortisonfreisetzung** → Leukozytose mit Linksverschiebung (Granulozytenausschwemmung) → **sekundär:** granulopoetische Hyperplasie

Auch bei **Streßsituationen** (akute Kortisonfreisetzung durch die Nebennieren) wird eine Leukozytose mit Linksverschiebung im peripheren Blut beobachtet. Dies ist Ausdruck der vermehrten Granulozytenausschwemmung. Erst sekundär wird die vermehrte Zellneubildung angeregt, die dann zur granulopoetischen Hyperplasie führt.

Leukämien

3.3 Leukämien

autonome Proliferation leukozytenbildender Zellklone

Definition. Eine Leukämie („weißes Blut"; Begriff geprägt von R. Virchow) ist eine systemische *autonome Proliferation* eines abnormen Zellklones (-stammes) der leukozytenbildenden Systeme, welche mit einer mehr oder weniger ausgeprägten *Zellausschwemmung* ins periphere Blut einhergeht.

Leukämiezellen:
- nicht normal reguliert
- Fähigkeit zur Ausdifferenzierung vermindert
- normale Blutbildung im KM verdrängt

Die **Leukämiezellen** unterscheiden sich von normalen Blutzellen dadurch, daß
• sie nicht den normalen Regulationsmechanismen unterliegen: z.B. Ausbreitung außerhalb der normalen Bildungsstätte, leukämische Organinfiltrate
• ihre Fähigkeit zur Ausdifferenzierung vermindert ist und die normale Blutbildung im Knochenmark verdrängt wird.

• **Klassifikation**

⟹

Die **Klassifikation** der Leukämien erfolgt entsprechend ihrem *Zelltyp* in **myeloische** und **lymphatische Leukämien** oder entsprechend dem *Differenzierungsgrad der Zellen* und dem Krankheitsverlauf in **akute unreifzellige** und **chronische reifzellige Leukämien**. Da die Ausschwemmung von neoplastischen Zellen ins Blut nicht zwangsläufig erfolgt, muß auch zwischen **leukämischen** und **aleukämischen Formen** unterschieden werden.

Einige **ätiologische Faktoren** für die Entstehung von Leukämien sind bekannt:
- *Ionisierende Strahlen* im Rahmen einer Strahlentherapie oder von Strahlenunfällen (Kernreaktorunfälle, Nuklearwaffen) sowie
- *Chemotherapeutika* mit knochenmarkschädigender Wirkung (z.B. Alkylantien) und andere chemische Stoffe (z.B. Benzol) fördern die Entstehung von Leukämien.

- **Ätiologie:**
- – ionisierende Strahlen
- – Chemotherapeutika

Obwohl bei verschiedenen Tierarten eine Leukämieinduktion durch *Viren* bekannt ist, konnte eine Virusätiologie beim Menschen für die myeloischen Leukämien bislang nicht nachgewiesen werden.

– Viren

- *Genetische Faktoren* haben einen wesentlichen Einfluß auf die Leukämieentstehung.

– genetische Einflüsse: Trisomie 21, Chromosomenaberrationen

Patienten mit *Trisomie 21* (Down-Syndrom) erkranken 20mal häufiger an einer akuten Leukämie als die Normalbevölkerung.

Bei zahlreichen Leukämieformen liegen strukturelle Chromosomenaberrationen vor. Das *Philadelphia-Chromosom* (Ph_1-Chromosom) kommt bei 90% der Patienten mit chronisch myeloischer Leukämie in Granulozyten-, Erythrozyten- und Megakaryozytenvorläuferzellen sowie teilweise auch in Lymphozyten vor. Mittlerweile sind andere strukturelle Chromosomenaberrationen bekannt.
Leukämiezellen sind nicht mehr in der Lage, zu funktionellen Endzellen der entsprechenden Zellreihe heranzureifen. **Leukämische Blasten** behalten ihre Teilungsfähigkeit. Diese Blasten verdrängen bei der akuten myeloischen Leukämie die Vorstufen der normalen Hämopoese; sie werden ins periphere Blut ausgeschwemmt. Bei den chronischen Leukämien hingegen beruht die Vermehrung der Zellen auf einer Anhäufung gut ausdifferenzierter Zellen.

- **leukämische Blasten** behalten ihre Teilungsfähigkeit
- – Verdrängung der normalen Hämopoese (bei akuter myeloischer Leukämie) → Ausschwemmung ins Blut
- – Anhäufung gut ausdifferenzierter Zellen (bei chronischen Leukämien)

> Die **Folgen** von Leukämien sind *Anämie*, *Infektanfälligkeit* und *Blutungsneigung.*

- **Folgen**

⇐

3.3.1 Myeloische Leukämien

3.3.1.1 Akute myeloische Leukämie (AML)

Akute myeloische Leukämie

Die **Klassifizierung** der AML erfolgt nach *Differenzierung* und *Reifegrad* der Leukämiezellen sowie Vorherrschen eines *Zelltyps.* Die *FAB-Einteilung* (FAB: French-American-British Cooperative Group) unterscheidet 6 Untergruppen (Tab. 47–4).
Der **Reifungsgrad** der Leukämiezellen wird anhand der *peroxidase-* oder *chloracetatesterasehaltigen Granula* festgelegt.

- **FAB-Einteilung** in 6 Gruppen: M1-M6

Praxishinweis

⇐

Im **peripheren Blut** findet man Myelozyten, Myeloblasten und Monozyten neben reifen Granulozyten, die von der nicht-leukämischen Granulopoese abstammen (Abb. 47–2). Es **fehlen Zwischenstufen** *(Hiatus leucaemicus).* Bei allen akuten myeloischen Leukämien können **Chromosomenaberrationen** nachgewiesen werden.

Tab. 47-4: Zytochemische Befunde bei **myeloischen** Leukämien

	PAS	α-NAE*	Myeloperoxidase
akute myeloische Leukämie			
– Myeloblastenleukämie ohne Ausreifung (M1)	–/(+)	(+)	–/(+)
– Myeloblastenleukämie mit Reifungszeichen (M2)	(+)	(+)	–/+
– Promyelozytenleukämie (M3)	+	(+)	+++
– myelomonozytäre Leukämie (M4)	(+)	+/+++	+/++
– Monozytenleukämie (M5)	–	+++	(+)
– Erythroleukämie (M6)	+++	+	–
chronische myeloische Leukämie	(+)	–	+++

* α-Naphtylacetatesterase
– negativ, + gering positiv, (+) bisweilen positiv, ++ mäßiggradig positiv, +++ ausgeprägt positiv

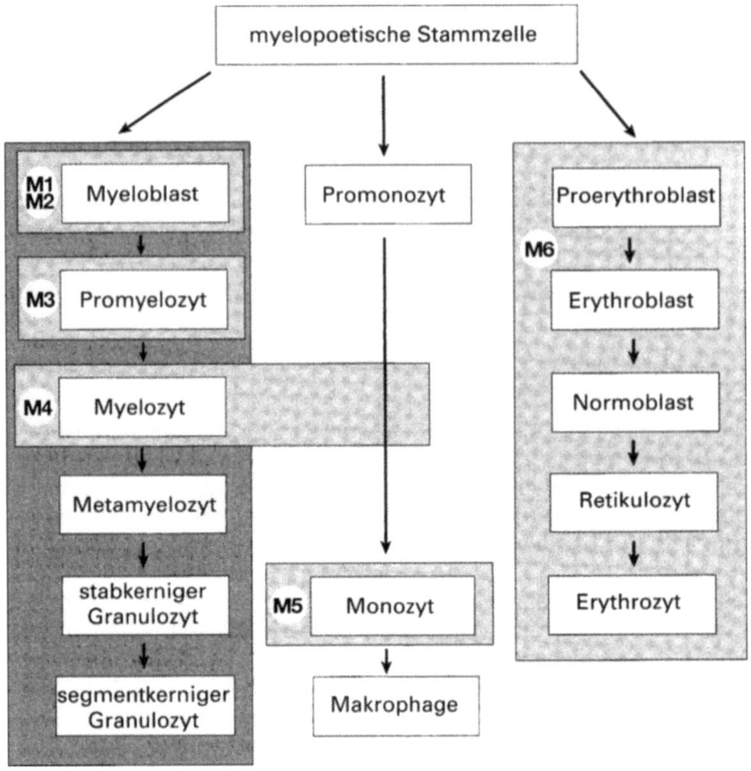

Abb. 47–2: Neoplastisch transformierte Zellgruppen der Hämopoese bei der akuten **(rot)** und der chronischen **(grau)** myeloischen Leukämie

- **Makroskopie von KM und Leber:**
- Hepatosplenomegalie
- leukämische Infiltrate

- **Klinik:**
- Gingivitis bei monozytären Leukämien
- Müdigkeit, Gewichtsverlust
- Infektanfälligkeit
- Blutungsneigung
- final Meningeosis leucaemica
- Präleukämiephase in 25%

Die Leukämiezellherde sind *makroskopisch* grau-rot, die Leber ist vergrößert und weist mikroskopisch eine diffuse leukämische Infiltration des Parenchyms auf. Die massive Splenomegalie ist Folge einer Blasteninfiltration der roten Milzpulpa und der Verdrängung der Milzfollikel. Bei den monozytären Formen ist eine ausgeprägte Gingivitis typisch.
Klinische Symptome sind Müdigkeit, Gewichtsverlust, Infektanfälligkeit und Blutungsneigung. Im Finalstadium tritt nicht selten komplizierend eine Infiltration der weichen Hirnhäute hinzu *(Meningeosis leucaemica)*. Bei einem Viertel der Fälle wird eine Phase der Präleukämie gefunden (therapierefraktäre Anämie mit hyperplastischer Erythro- und Thrombopoese, myelodysplastisches Syndrom).

Chronische myeloische Leukämie
- **peripheres Blutbild:**
- kein Hiatus leucaemicus
- Basophilie
- Pro-, Myelozyten ↑
- **Krankheitsbeginn:** 30.–50. Lj.
- **KM:**
- leukämische Zellen ↑
- **extramedulläre Myelopoese** in der Milz → **Splenomegalie** (→ Milzinfarkte)
- Hepatomegalie
- **leukämische Infiltrate** in
- Nieren, Haut, Lungen
- Meningen, Gonaden
- Lymphknoten
- **Verlauf:**
- Markfibrose
- finaler Blastenschub oder tumoröse Infiltration
- **Folgen:**
- Granulozytenmangel → Verminderung der Infektresistenz

3.3.1.2 Chronische myeloische Leukämie (CML)

Im **peripheren Blut** finden sich bei der CML Zellen der Granulopoese in allen Reifungsstufen, oft mit hohem Anteil *basophiler Zellen*, wobei die *Myelozyten* und *Promyelozyten* das Bild prägen. Der Krankheitsbeginn fällt in das 4.–5. Lebensjahrzehnt.
Das **Knochenmark** zeichnet sich durch eine grau-grüne Infiltration aus, die durch die massive Ansammlung leukämischer Zellen verursacht wird. Histologisch sieht man myelopoetische Zellen aller Reifegrade, die auch ins Blut ausgeschwemmt werden (Abb. 47–2). Eine ausgeprägte extramedulläre Myelopoese in der Milz führt zu einer starken *Splenomegalie.* Bisweilen entwickeln sich anämische Milzinfarkte. Die extramedulläre Blutbildung führt ebenfalls zu einer erheblichen *Hepatomegalie*, wobei die leukämischen Infiltrate die Leber diffus durchsetzen. Leukämische Infiltrate können sich im perivaskulären Bindegewebe der Niere, Haut, Lungen, Meningen und Gonaden sowie in Lymphknoten finden. In fortgeschrittenen Stadien zeigt sich eine zunehmende *(sekundäre) Markfibrose.* Final entwickelt sich ein Blastenschub oder eine tumoröse Infiltration durch Leukämiezellen (Chlorome). Aus dieser starken Blastenproliferation resultiert ein Granulozytenmangel mit einer daraus abzuleitenden Verminderung der Infektresistenz und den entsprechenden Kompli-

kationen. Die *Krankheitsdauer* beträgt zwischen 2 und 5 Jahren. Mit Beginn einer *Blastenkrise* verschlechtert sich die Prognose dramatisch.

- **Krankheitsdauer:** 2–5 Jahre
- Blastenkrise: schlechte Prognose

3.3.1.3 Chronische myelomonozytäre Leukämie (CMML)

Chronische myelomonozytäre Leukämie
chronische Leukämie mit reichlich Monozyten und deren Vorstufen
- Zuordnung zu den präleukämischen Syndromen
- Vorkommen im fortgeschrittenen Alter

Von der CML unterscheidet sich die CMML dadurch, daß im Blut und in den leukämischen Infiltraten neben Zellen der Granulopoese auch *Monozyten* und deren Vorstufen reichlich vertreten sind. Die CMML wird dem Komplex der *präleukämischen Syndrome* (myelodysplastische Syndrome, Tab. 47–3) zugerechnet und entwickelt sich im fortgeschrittenen Lebensalter.

3.3.2 Lymphatische Leukämien

Lymphatische Leukämien

Lymphome

⇦

Die **akuten lymphatischen Leukämien** sind als leukämisch verlaufende *hochmaligne Lymphome* aufzufassen, während die **chronischen lymphatischen Leukämien** den *niedrig malignen Lymphomen* zuzuordnen sind.

3.3.2.1 Akute lymphatische Leukämie (ALL)

Akute lymphatische Leukämie

pathologische Lymphoblasten im Blut
- **FAB-Einteilung** in 3 Gruppen: L1-L3

- **atypische Lymphoblasten in KM und Blut**
- kindlicher Typ: kleine Zellen
- Erwachsenentyp: wechselnd große Zellen, Kernkerbung

- **Lymphknoten, Leber**
- vergrößert
- leukämische Infiltrate **(Leber: Portalfelder!)**
- **Infiltration in ZNS und Meningen häufig**
- **Verlauf:**
- ohne Behandlung rasch tödlich
- im Kindesalter vollständige Remissionen möglich

Definition. Die ALL ist durch Ausschwemmung *pathologischer Lymphoblasten* ins Blut gekennzeichnet. Die *FAB-Klassifikation* unterscheidet 3 Gruppen (Tab. 47–5).
Makroskopisch sind im **Knochenmark** graue Herde erkennbar. Im Knochenmark und Blut finden sich *atypische Lymphoblasten.* Während beim kindlichen Typ vorwiegend kleine Zellen mit hyperchromatischen Kernen und nur selten Nukleolen gefunden werden, ist der Erwachsenentyp durch wechselnd große Zellen mit Kerbung der Kerne und deutlich ausgebildeten Nukleolen gekennzeichnet. Beim Burkitt-Typ der ALL herrschen Blasten mit runden Kernen und großen Nukleolen vor.
Die **Lymphknoten** und die **Leber** sind vergrößert und weisen leukämische Infiltrate mit lymphoblastischen Zellen auf. In der Leber konzentrieren sich diese Infiltrate auf die Portalfelder (Unterschied zur myeloischen Leukämie!). Dieser Leukämietyp infiltriert bevorzugt in das ZNS und die Meningen **(Meningeosis leucaemica)**. Die Erkrankung verläuft ohne Behandlung rasch tödlich; im Kindesalter sind vollständige Remissionen (Restitutio ad integrum) möglich.

Tab. 47-5: Zytochemische Befunde bei **lymphatischen** Leukämien

	PAS	α-NAE*	Myeloperoxidase
akute lymphatische Leukämie	++	–	–
– kindlicher Typ (L1)			
– Erwachsenentyp (L2)			
– Burkitt-Typ (L3)			
chronische lymphatische Leukämie	+	–	–

* α-Naphtylacetatesterase
– negativ, + gering positiv, (+) bisweilen positiv, ++ mäßiggradig positiv, +++ ausgeprägt positiv

3.3.2.2 Chronische lymphatische Leukämie (CLL)

Chronische lymphatische Leukämie

reife Lymphozyten in Blut und KM vermehrt
- Häufigkeitsgipfel im 6. Lebensjahrzehnt
- **Hepatosplenomegalie, Lymphknotenvergrößerung**
- **KM:**
- Infiltrate
- **Lymphknoteninfiltration**

Definition. Die CLL ist durch massive Vermehrung von reifen Lymphozyten im Blut und Knochenmark gekennzeichnet (reife B-, selten T-Lymphozyten). Die Erkrankung tritt überwiegend im fortgeschrittenen Lebensalter (Häufigkeitsgipfel im 6. Lebensjahrzehnt) auf. Sie geht mit *Vergrößerung der Lymphknoten*, der *Leber* und *Milz* sowie anderer Organe einher.
In frühen Phasen der Erkrankung sind im **Knochenmark** graue Knötchen (Infiltrate) festzustellen. In späteren Stadien ist das gesamte Knochenmark leukämisch infiltriert. Die leukämische Infiltration in die **Lymphknoten** führt zur Zerstörung des normalen Lymphknotenaufbaus. In frühen Stadien findet sich

- **peripheres Blutbild:**
- relative → absolute Lymphozytose

eine relative, später eine absolute Lymphozytose im Blut. Die Lymphozyten sind empfindlich gegen mechanische Schädigung. Häufig finden sich zerquetschte Zellkernreste (Gumprecht-Kernschatten).

- **Leber:**
- Infiltrate der Portalfelder
- **Milzinfiltrate**
- **Folgen:**
- Anämie
- Thrombozytopenie → hämorrhagische Diathese
- Infektanfälligkeit

In fortgeschrittenen Stadien der Erkrankung ist insbesondere die **Leber** stark vergrößert. Die leukämischen Infiltrate sind wie bei der ALL auf die Portalfelder konzentriert. In der **Milz** ist die weiße, später auch die rote Pulpa von den neoplastischen Zellen durchsetzt. Durch die Verdrängung der normalen Blutbildung bzw. durch eine Autoimmunhämolyse tritt in späten Stadien eine *Anämie* ein. Schließlich kann eine *Thrombozytopenie mit hämorrhagischer Diathese* zum lebensbegrenzenden Faktor werden. Die Verdrängung normaler Lymphozyten führt zu einer Immuninsuffizienz mit *Infektanfälligkeit.*

Störungen des thrombopoetischen Systems

4. Störungen des thrombopoetischen Systems

4.1 Thrombozytopenie, reaktive Thrombozytose

Siehe Kap. XV/3.1.1 S. 261 f u. 3.1.2. S. 262.

Thrombozythämie

4.2 Thrombozythämie

essentielle T.: Megakaryozytenproliferation → Thrombozyten ↑

Definition. Die **essentielle Thrombozythämie** (idiopathische Th.) ist eine isolierte neoplastische Proliferation der Megakaryozyten, die voll ausreifen und massenhaft z. T. morphologisch und funktionell abnorme Thrombozyten bilden. Die Erkrankung wird zum Formenkreis der myeloproliferativen Erkrankungen gerechnet.

Selten werden auch akut verlaufende, nur unvollständig ausreifende und thrombozytopoetisch ineffektive *megakaryozytäre Myelosen* oder *megakaryoblastische Leukämien* beobachtet. Diese führen i. d. R. zu einer raschen Sklerosierung des Knochenmarks.

- **Folgen:**
- Thrombosen
- hämorrhagische Diathesen

Die pathologisch anatomischen Befunde der essentiellen Thrombozythämie gleichen denen der reaktiven Thrombozytosen. Neben der Thromboseneigung und den daraus folgenden Komplikationen treten aber auch hämorrhagische Diathesen auf, die auf die pathologische Thrombozytenfunktion zurückzuführen sind.

- **Megakaryozytenvermehrung** auch bei anderen myeloproliferativen Erkrankungen

Im Rahmen anderer myeloproliferativer Erkrankungen (Tab. 47–6), wie z. B. der *CML* oder der *Polycythaemia rubra vera*, kann eine Megakaryozytenvermehrung begleitend auftreten.

Erkrankungen aller drei Marksysteme

5. Erkrankungen aller drei Marksysteme

Panmyelophthise

5.1 Panmyelopathie, Panmyelophthise

alle 3 Marksysteme betroffen mit:

- Anämie
- Granulozytopenie
- Thrombozytopenie

Definition. Es handelt sich um eine *weitgehende* (hypoplastische Panmyelopathie) oder *vollständige* (Panmyelophthise) Schädigung der Erythro-, Granulo- und Thrombopoese im Knochenmark mit Entwicklung einer *Panzytopenie im peripheren Blut* (Anämie, Granulozytopenie bzw. Agranulozytose, Thrombozytopenie).

Anglo-amerikanischer Sprachraum: *aplastische Anämie.*

- **Ätiopathogenese** ⇒

Ätiopathogenese. Der Schädigung liegt in erster Linie ein *Defekt der pluripotenten Stammzellen* zugrunde.

- **Ursachen:**
- chemische Faktoren
- ionisierende Strahlen
- Infekte
- bei etwa 50 % der Fälle unbekannt

Als **Ursachen** sind *chemische Faktoren* (z. B. Benzol, Zytostatika, Chloramphenicol, Phenylbutazon, Goldpräparate, Pharmaka), *ionisierende Strahlen* (Radioisotope) und *Infekte* (Virushepatitis, Miliartuberkulose) bekannt. Bei etwa 50 % der Fälle ist die Ursache nicht bekannt (idiopathische Panmyelophthise).

Mikroskopisch zeigt das **Knochenmark** einen vollständigen Schwund der Blutbildung mit Vermehrung des Fettmarks und schütteren Infiltraten von Lymphozyten und Plasmazellen. Die Retikulumzellen des Knochenmarks stechen unter diesen Bedingungen hervor, sie enthalten reichlich Eisenpigment (i. d. R. als Folge der notwendigen Bluttransfusionen).

- **KM:**
- Blutbildung ↓
- Fettmark ↑
- Retikulozyten mit Eisenpigment

Die **Folgen** dieser myeloischen Insuffizienz mit schwerer Panzytopenie sind aus der *Abwehrschwäche* gegenüber bakteriellen Infekten und der *hämorrhagischen Diathese* abzuleiten.

- **Folgen:**
- myeloische Insuffizienz mit schwerer Panzytopenie → **Abwehrschwäche** und **hämorrhagische Diathese**

Eine der Panmyelophthise vergleichbare hämopoetische Insuffizienz des Knochenmarks kann auch durch eine neoplastische Knochenmarkinfiltration (Tumor, Lymphom) auftreten: **Verdrängungsmyelophthise**. Mikroskopisch ist in diesen Fällen die Blutbildung durch die jeweilige neoplastische Zellpopulation ersetzt. Im Gegensatz zu den nicht neoplastisch bedingten Panmyelophthiseformen besteht eine ausgeprägte *extramedulläre Blutbildung* in Leber und Milz. Dies kann in einer Zahl von Fällen zu einer ausgeprägten Leukozytose des peripheren Blutes (leukämoide Reaktion) führen.

- **DD: Verdrängungsmyelophthise**
- Blutbildung durch die jeweilige neoplastische Zellpopulation ersetzt
- extramedulläre Blutbildung in Leber, Milz → Leukozytose (leukämoide Reaktion)

5.2 Osteomyelosklerose (OMS)

Osteomyelosklerose

Definition. Die Erkrankung ist klinisch durch eine primär festgestellte progressive *Anämie* und morphologisch durch eine zunehmende *Markfibrose* gekennzeichnet. Später bildet sich eine Verdickung der Knochenspongiosa (Osteosklerose) sowie eine extramedulläre Blutbildung besonders in Leber und Milz *(massive Splenomegalie)*. Der *primären* (idiopathischen) OMS werden *sekundäre Osteomyelofibrosen* oder Osteomyelosklerosen gegenübergestellt (Tab. 47–6).

Anämie mit Markfibrose

- **Verlauf:**

Osteosklerose
- extramedulläre Blutbildung in Leber und Milz **(Splenomegalie!)**

• Die **primäre Osteosklerose** tritt bei beiden Geschlechtern gleich häufig im 6.–7. Lebensjahrzehnt auf. *Pathogenetisch* liegt eine abnorme Stimulation faserbildender Retikulumzellen (Fibroblasten) zugrunde, welche möglicherweise durch den Plättchenwachstumsfaktor (PDGF) angeregt wird.

primäre OMS

- Fibroblastenstimulation (PDGF ↑)

Dieser Faktor wird von den neoplastisch proliferierenden Megakaryozyten oder Thrombozyten freigesetzt.

Tab. 47-6: Myeloproliferative Erkrankungen

chronische myeloische Leukämie (CML)
chronische megakaryozytär-granulozytäre Myelose (CMGM)
Polycythaemia rubra vera (PV)
essentielle Thrombozythämie
Osteomyelofibrose, Osteomyelosklerose (OMF/OMS; als sekundäre OMF/OMS im fortgeschrittenen Stadium anderer myeloproliferativer Erkrankungen)

Makroskopisch wird das blutbildende Knochenmark zunehmend durch Sklerosierung des Markraums verdrängt und dadurch weißlich derb. Neben der Proliferation der Megakaryopoese mit Reifungsstörungen (Zwerg- und Riesenformen, Zellatypien) und den neoplastischen Zellelementen der Hämopoese findet sich eine ineffektive Vermehrung der Erythropoese. Die Knochenspongiosa wird durch metaplastische Knochenneubildung plump und verdichtet, am Knochenmarksinus kann entgegen der anatomischen Situation eine prominente Basalmembran festgestellt werden. In späteren Stadien der Erkrankung werden auch intrasinusoidal hämopoetische Zellen gefunden.

- **KM:**
- Marksklerosierung
- Megakaryopoese ↑
- Hämopoese ↑
- leukoerythroblastisches Blutbild

So finden sich ggf. auch Vorstufen der Granulo- und Erythropoese im peripheren Blutbild *(leukoerythroblastisches Blutbild)*.

In der **Folge** kommt es zur *extramedullären Blutbildung* vorwiegend in Leber und Milz, aber auch in anderen Geweben, wie z. B. Lymphknoten, Mesenterium, Nieren und Nebennieren. In extremen Fällen kann die extramedulläre Blutbildung tumorartige Infiltrate bilden.

- **Folge:**
- extramedulläre Blutbildung vorwiegend in Leber und Milz, aber auch in anderen Geweben

5.3 Polycythaemia rubra vera

Polycythaemia rubra vera

KM-Hyperplasie: Erythrozytose, Bluthypervolämie, Thrombozytose

Definition. *Myeloproliferative Erkrankung* mit Knochenmarkhyperplasie und ausgeprägter Vermehrung der Erythrozyten und des Blutvolumens, überwiegend in Verbindung mit einer Leukozytose und Thrombozytose.

- **Ätiologie:** ungeklärt

Die **Ätiologie** der Erkrankung ist ungeklärt. Eine Reihe von Befunden spricht für einen Defekt der totipotenten Stammzellen. In den Knochenmarkzellen der Patienten finden sich Chromosomenanomalien. Übergänge in andere myeloproliferative Erkrankungen sind nicht selten.

Makroskopisch zeigt das **Knochenmark** eine vermehrt tiefrote Farbe, wobei die Blutbildung im Mark auch auf die Diaphysen der Extremitätenknochen ausgedehnt ist. In späteren Stadien kann eine Fibrose des Knochenmarks eintreten.

- **Mikroskopie des KM:**
  - Hyperplasie der Hämopoese
  - Fettmark ↓
  - Eisenspeicher ↓

Mikroskopisch ist das Knochenmark durch eine massive Hyperplasie der Erythro-, Granulo-, Megakaryozytopoese und Verdrängung des Fettmarks charakterisiert. Die Eisenspeicher in den Retikulumzellen sind entleert. Die Vermehrung der Erythroblasten steht im Vordergrund. Meist findet sich darüberhinaus eine Vermehrung der Megakaryozyten und der Granulopoese mit Linksverschiebung bis hin zu den Myeloblasten.

- **peripheres Blutbild:**
  - Erythrozytose
- **Folgen:**
  - Splenomegalie
  - extramedulläre Myelopoese
- **Komplikation:**
  - Plethora
  - Thrombembolien mit Organinfarkten
  - Blutungen im Nasopharynx und Gastrointestinaltrakt
  - Magen- und Darmulzera
  - Gehirnblutungen
  - sekundäre Gicht
- Übergang bei je etwa 1/3 der Fälle in:
  - Osteomyelosklerose → Anämie
  - akute myeloische Leukämie

Im **peripheren Blut** findet sich eine Anisozytose und Poikilozytose mit polychromatischen, oft hyperchromen Erythrozyten. Die Granulopoese ist linksverschoben. Nahezu alle Fälle zeigen eine *Splenomegalie* und *extramedulläre Myelopoese.* Durch die Erhöhung des Blutvolumens und der Blutviskosität erklären sich Symptome und **Komplikationen** der Erkrankung. Die Organe und Gewebe sind stark blutgefüllt *(Plethora).*

Es besteht eine erhebliche Gefahr für *Thrombembolien* mit Organinfarkten im großen Kreislauf. Andererseits sind infolge von Thrombozytendefekten *Blutungen* im Nasopharynx und im Gastrointestinaltrakt häufig. Magen- und Darmulzera sowie Blutungen im Gehirn treten bei den Patienten vermehrt auf. In der Folge des vermehrten Zellwechsels mit Zellkernzerfall ist die Entwicklung einer sekundären Gicht möglich. Im *Spätstadium* tritt bei einem Drittel der Fälle der Übergang in eine Osteomyelosklerose mit *Anämie* ein. Bei einem weiteren Drittel geht die Polycythaemia rubra vera in eine *Leukämie* (akute myeloische Leukämie) über.

XLVIII. Lymphatisches System

H. Stein

Lymphatisches System

1. Normales lymphatisches Gewebe

Lymphatisches Gewebe

Das lymphatische Gewebe bildet zusammen mit den zirkulierenden lymphatischen Zellen das *lymphatische System*. Es dient der Abwehr von Krankheitserregern.

- **lymphatisches System:**
- lymphatische Zellen
- lymphatisches Gewebe
- **Funktion:**
- zelluläre und humorale Abwehr

Erkrankungen, die durch infektiöse Elemente (Parasiten, Bakterien, Viren), durch Autoaggression, durch Überreaktion gegen Fremdantigen (Allergie) oder durch maligne Entartung der Zellen des lymphatischen Gewebes (maligne Lymphome) hervorgerufen werden, lassen sich nur verstehen, wenn man die zellulären Elemente des lymphatischen Systems, deren Organisation, Entwicklung und Funktion kennt.

Die an der Immunantwort beteiligten Zellelemente und deren Funktion sind in Kap. IX. Immunpathologie dargestellt. Im vorliegenden Abschnitt werden die *zelluläre Organisation*, die *Entwicklung* der eigentlichen *lymphatischen Zellen* (B-Zellen, T-Zellen) und die *Erzeugung der sehr diversen Antigenspezifitäten* der B- und T-Zellen beschrieben.
Im lymphatischen Gewebe konnten folgende, die **Immunantwort** regulierende und an der **Immunabwehr** beteiligte Zellen identifiziert werden:

- B-*Lymphozyten, T-Lymphozyten*
- *Makrophagen*
- *akzessorische Zellen:* follikuläre dendritische Zellen (FDC), interdigitierende Zellen (IDC)
- *hohe endotheliale Venolen (HEV).*

- **lymphatische Zellen der Immunabwehr**

Bei den B- und T-Zellen wurden bisher folgende *Differenzierungs-* bzw. *Funktionsformen* unterschieden:
- **B-Lymphozyten:** Pro-B-Zellen, Prä-B-Zellen, unreife B-Zellen, Follikelmantelzellen, immunkompetente reife naive B-Zellen, extrafollikuläre B-Blasten, kurzlebige Plasmazellen, Prä-Keimzentrumsgedächtniszellen, Keimzentrumszellen vom zentroblastischen und zentrozytischen Typ, langlebige Post-Keimzentrumsplasmazellen, Post-Keimzentrumsgedächtniszellen, Marginalzonenzellen (letztere könnten identisch mit dem Post-Keimzentrumsgedächtniszellen sein).

- **B-Zell-Populationen**

- **T-Lymphozyten:** Pro-T-Zellen, Prä-T-Zellen, kortikale Thymozyten, medulläre Thymozyten, periphere T-Zellen, Inducer/Helfer-T-Zellen, zytotoxische/Suppressor-T-Zellen, naive periphere T-Zellen, Gedächtnis-T-Zellen, intraepitheliale T-Zellen, aktivierte (blastisch transformierte) T-Zellen.

- **T-Zell-Populationen**

Die Zellen der Immunabwehr sind zu geweblichen Organisationsformen, dem **lymphatischen Gewebe** bzw. den **lymphatischen Organen**, zusammengefaßt. Man unterscheidet zwischen dem *zentralen (primären)* und dem *peripheren (sekundären)* lymphatischen Gewebe.

gewebliche Organisationsformen:
- zentrales (primäres)
- peripheres (sekundäres) lymphatisches Gewebe

1.1 Zentrales (primäres) lymphatisches Gewebe

Zentrales lymphatisches Gewebe

Organe des zentralen lymphatischen Gewebes, in denen die Fremdantigen-(Umwelt-)unabhängige Lymphopoese aus den Stammzellen stattfindet, sind (Abb. 48–1):
- das **Knochenmark** als Ort der *primären B-Zellpoese* und
- der **Thymus** als Ort der *primären T-Zellpoese.*

- **Knochenmark**
- **Thymus**

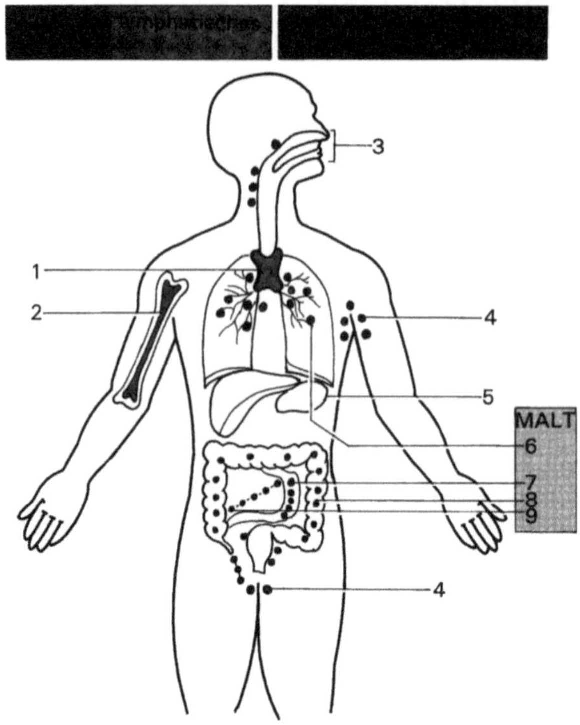

Abb. 48–1: Topographie lymphatischer Organe und Gewebe. Zentrales lymphatisches Gewebe (rot): **1** Thymus, **2** Knochenmark. **Peripheres lymphatisches Gewebe (mittelgrau):** **3** Waldeyer-Rachenring, **4** oberflächliche axilläre und inguinale Lymphknoten. **5** Milz. **Mukosaassoziiertes lymphatisches Gewebe (MALT) (hellgrau):** **6** bronchopulmonale Lymphknoten, **7** Peyer-Plaques, **8** lymphatisches Gewebe in der Lamina propria, **9** mesenteriale Lymphknoten

Peripheres lymphatisches Gewebe

1.2 Peripheres (sekundäres) lymphatisches Gewebe

- **Ag → Bildung und Vermehrung von Effektor- und Gedächtniszellen**

Das periphere lymphatische Gewebe ist so angelegt, daß seine Zellelemente Umwelteinflüssen in Form von Antigen ausgesetzt werden und darauf mit der Bildung und Vermehrung entsprechender *Effektor-* und *Gedächtniszellen* reagieren. Hierdurch ist es in der Lage, sich an Orten des Bedarfs, d. h. an Orten des Auftretens von Fremdantigen (z. B. Magen), anzusiedeln bzw. zu vermehren.

3 Organisationsformen:

1. Milz
- weiße Pulpa

2. Lymphknoten
- in Faserkapsel

3. nicht-eingekapseltes lymphatisches Gewebe (MALT-System)

Die in den primären lymphatischen Organen erzeugten lymphatischen Zellen wandern in das periphere (sekundäre) lymphatische Gewebe, das in *3 Organisationsformen* vorkommt (Abb. 48–1):

- als **Milz**, wo das lymphatische Gewebe als *weiße Pulpa* ohne Barriere im blutführenden Kompartiment (rote Pulpa) eingebettet ist
- als **Lymphknoten**, wo das lymphatische Gewebe durch eine *Faserkapsel* eingefaßt ist
- als *nicht-eingekapseltes* lymphatisches Gewebe; dieses findet sich hauptsächlich entlang von Schleimhäuten und wird als **mukosaassoziiertes lymphatisches Gewebe (MALT)** bezeichnet.

Funktionen: Abwehr von Ag/Krankheitserregern
- **im Blut (Milz)**
- **in Haut und Weichgewebe (Lymphknotensystem)**
- **in Schleimhäuten (MALT)**

Diese drei Formen nehmen unterschiedliche *Funktionen* wahr:

- Die *Milz* ist verantwortlich für die Abwehr der in das Blut eingedrungenen Antigen/Krankheitserreger.
- Das *Lymphknotensystem* schützt den Organismus vor Antigen, das durch Verletzungen der Haut in das Weichgewebe gelangt oder die Barriere des MALT durchbricht.
- Das *MALT* wehrt die Antigene ab, die im Bereich der Schleimhäute, also hauptsächlich im Respirations- und Magen-Darm-Trakt, auftreten.

1.2.1 Lymphknotensystem

Lymphknotensystem

Aufbau und Feinstruktur des Lymphknotensystems sind in Abb. 48–2 bis 48–4 wiedergegeben.

Die Lymphknoten bilden ein Netzwerk, das Antigen aus der Lymphe filtriert (Abb. 48–2). Die Lymphe stellt die Drainageflüssigkeit des Weichgewebes und der Organe dar und fließt in den Lymphgefäßen über den rechten und linken Venenwinkel in das Blut.

Netzwerk bestehend aus:
- **Lymphknoten**
- **Lymphe** (Drainageflüssigkeit)
- **Lymphgefäßen**

Lymphknoten haben einen Durchmesser von ca. 1–15 mm und weisen die Form einer Bohne auf. Die Lymphe gelangt über mehrere afferente lymphatische Gefäße in die Lymphknoten, fließt von den Marginalsinus über die Intermediärsinus in die Marksinus und verläßt über ein am Hilus gelegenes „Sammelgefäß" (efferentes lymphatisches Gefäß) den Lymphknoten. Am Hilus sind auch die zu- und abführenden Blutgefäße gelegen (Abb. 48–3).

> Die im Blut zirkulierenden *Lymphozyten* können im Bereich der kapillären Venolen in das lymphatische Gewebe zurückwandern (rezirkulieren). Die Gefäßabschnitte, in denen die Rückwanderung stattfindet, besitzen ein kubisches bis hochprismatisches Endothel und werden deshalb auch als **hohe endotheliale Venolen (HEV)** bezeichnet.

- **Rezirkulation der Lymphozyten in den HEV**

Im **Lymphknotenparenchym** lassen sich *4 funktionelle Regionen* unterscheiden (Abb. 48–4): die *kortikale B-Zone*, die *parakortikale T-Zone*, die *Extra-/Interfollikulärzone* und die *zentralen Markstränge*. Unterhalb der Lymphknotenkapsel liegt der Marginalsinus, der wie alle anderen Lymphknotensinus, von Sinusuferzellen ausgekleidet ist.

- **Lymphknotenparenchym:** 4 Regionen mit unterschiedlichen Funktionen

1.2.1.1 Kortikale B-Zone

1. Kortikale B-Zone

Die im Kortex gelegenen B-Areale enthalten ein Maschenwerk von follikulären dendritischen Zellen. In diesem befinden sich dichte kugelförmige Ansammlungen von Lymphozyten, die *Lymphfollikel*. Ohne Antigenstimulation bestehen diese nur aus kleinen B-Lymphozyten und heißen *Primärfollikel*.

- kugelförmige Ansammlungen von B-Zellen = Lymphfollikel

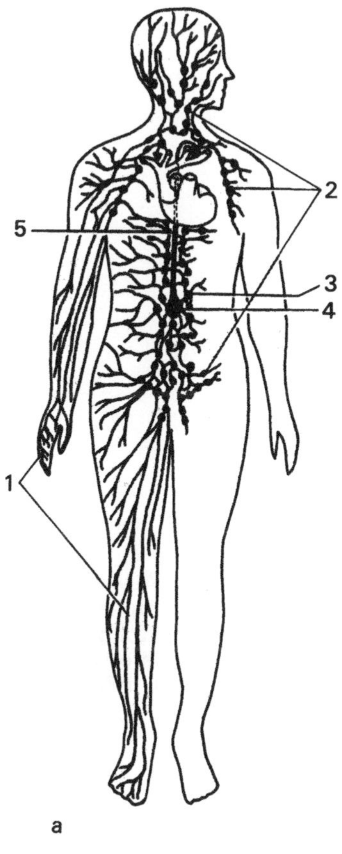

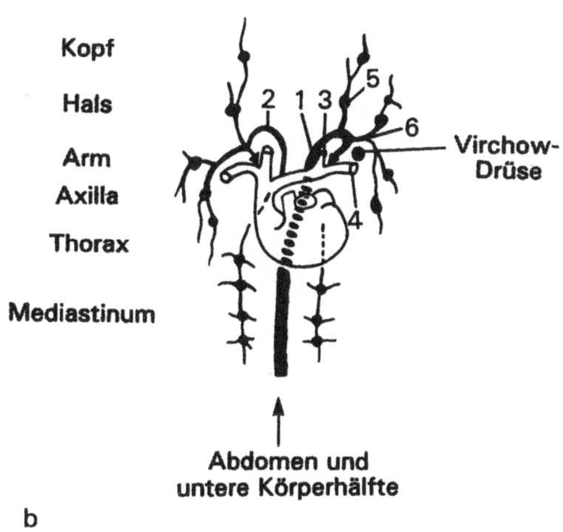

Abb. 48–2: Lymphdrainagesystem. a Oberflächliches und tiefes Lymphknotensystem des Körpers; 1 lymphatische Gefäße, **2** oberflächliche Lymphknoten, **3** tiefe Lymphknoten, **4** Cisterna chyli (vor dem 2. Lendenwirbelkörper), **5** Ductus thoracicus. **b Mündungen der Lymphgefäße in den rechten und linken Venenwinkel; 1** Ductus thoracicus mit Einmündung in den Angulus venosus sinister, **2** Ductus lymphaticus dexter mit Einmündung in den Angulus venosus dexter, **3** V. jugularis interna, **4** V. subclavia, **5** Truncus jugularis, **6** Truncus subclavius

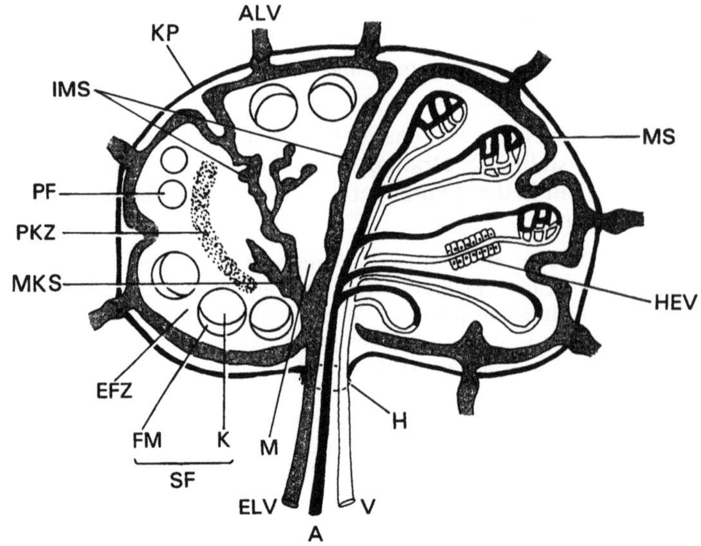

Abb. 48–3: Wichtige Strukturelemente eines Lymphknotens. KP bindegewebige Kapsel des Lymphknotens. **Lymphdrainagesystem (hellgrau): ALV** afferente lymphatische Gefäße mit Klappenbildung im Bereich des Kapseldurchtritts, **MS** Marginalsinus, **IMS** Intermediärsinus, **MKS** Marksinus, **ELV** efferentes lymphatisches Gefäß, das den Lymphknoten im Hilus **(H)** verläßt. **Blutgefäßsystem: A** Arterie **(rot)**, **V** Vene **(weiß)**, **HEV** hohe endotheliale Venole **(weiß)**. **Struktur des Lymphknotenparenchyms: PF** Primärfollikel (Ansammlung kleiner B-Lymphozyten, B-Zell-Domäne), **SF** Sekundärfollikel (B-Zell-Domäne) mit Keimzentrum **(K)** und Follikelmantel **(FM)**, **PKZ** Parakortikalzone (T-Zell-Domäne), **EFZ** extrafollikuläre Zone, **M** Markstrang

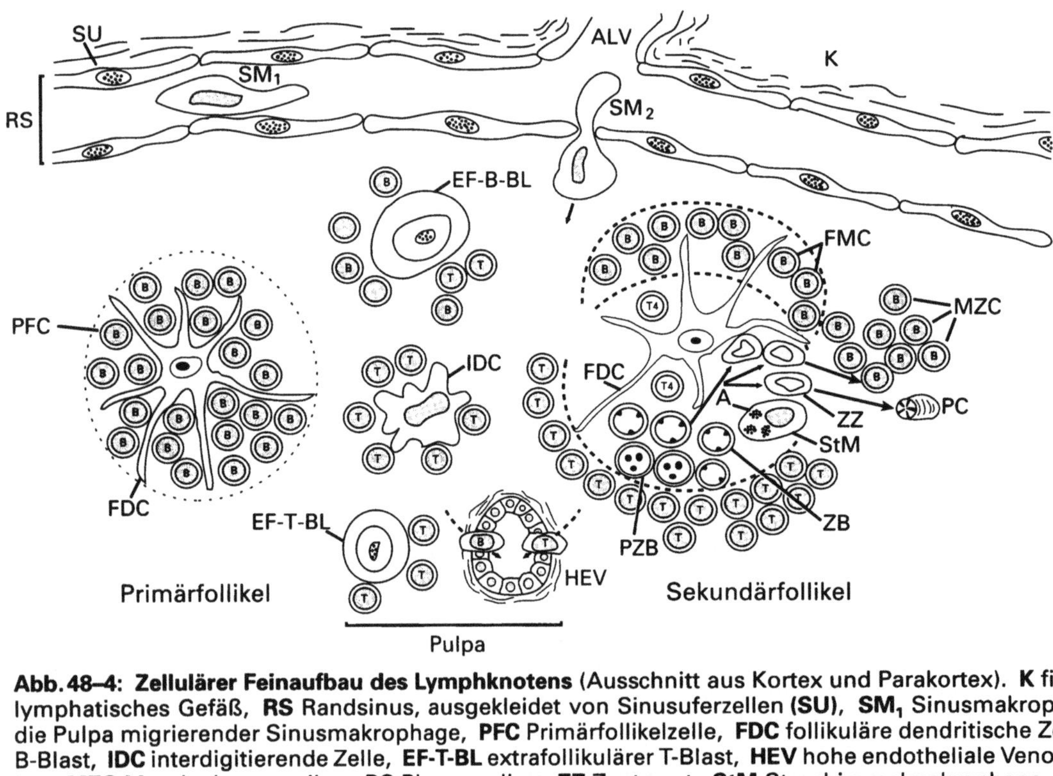

Abb. 48–4: Zellulärer Feinaufbau des Lymphknotens (Ausschnitt aus Kortex und Parakortex). **K** fibröse Kapsel, **ALV** afferentes lymphatisches Gefäß, **RS** Randsinus, ausgekleidet von Sinusuferzellen **(SU)**, **SM_1** Sinusmakrophage in der Lymphe, **SM_2** in die Pulpa migrierender Sinusmakrophage, **PFC** Primärfollikelzelle, **FDC** follikuläre dendritische Zelle, **EF-B-BL** extrafollikulärer B-Blast, **IDC** interdigitierende Zelle, **EF-T-BL** extrafollikulärer T-Blast, **HEV** hohe endotheliale Venole, **FMC** follikuläre Mantelzellen, **MZC** Marginalzonenzellen, **PC** Plasmazellen, **ZZ** Zentrozyt, **StM** Sternhimmelmakrophage, **ZB** Zentroblast, **PZB** Präzentroblast, **T4** CD4-T-Zelle, **A** Apoptose

Primärfollikel enthalten ein Maschenwerk, das durch die langen zarten Ausläufer der follikulären dendritischen Zellen gebildet wird. In diesem Maschenwerk siedeln sich *naive immunkompetente B-Zellen* an. Bei *Antigenstimulation* wandern die naiven antigenreaktiven Zellen in die Interfollikulärzone, wo sie in *B-Blasten* (sog. extrafollikuläre B-Blasten) transformieren. Diese differenzieren über *Plasmoblasten* in kurzlebige *Plasmazellen* oder in *Gedächtniszellen.* Diese antigeninduzierte B-Zell-Reaktion wird auch als *primäre Immunantwort* oder *extrafollikuläre B-Zell-Reaktion* bezeichnet.

- **Primärfollikel**

primäre Immunantwort oder extrafollikuläre B-Zell-Reaktion:
- im Primärfollikel
- nach Ag-Stimulation → naive Ag-reaktive Zellen transformieren zu extrafollikulären B-Blasten → **Plasmoblasten** → kurzlebige **Plasmazellen** oder **Gedächtniszellen**

Sekundärfollikel. Lichtmikroskopisch enthalten diese Strukturen hellere Zellen im Zentrum. Die gebildeten Gedächtniszellen wandern an den Rand von Primärfollikeln, wo sie sich unter den Einfluß der von den follikulären dendritischen Zellen präsentierten Antigene vergrößern und in teilungsaktive *Zentroblasten* umwandeln. Die immunkompetenten kleinen naiven B-Zellen der ehemaligen Primärfollikel bilden jetzt eine Art Mantel *(Follikelmantel)* um die Zentroblasten. Nach ca. 3 Tagen differenzieren die Zentroblasten unter Wanderung in Richtung Follikelmantel in Zentrozyten, wodurch es zur Ausbildung einer dunklen zentroblastenreichen und einer hellen zentrozytenreichen Keimzentrumszone kommt. Das gesamte Keimzentrum enthält ein scharf begrenztes Maschenwerk von follikulären dendritischen Zellen, das seine größte Dichte im Bereich der hellen Zone aufweist. Die follikulären dendritischen Zellen binden an ihrer Oberfläche Antigene in Form von Antigen-Antikörper-Komplement-Komplexen (sog. *Antigen-Trapping*). Auf diese Weise werden unveränderte Antigenepitope den Keimzentrumszellen präsentiert. In der hellen Zone des Keimzentrums finden sich auch regelmäßig $CD4^+$-T-Zellen. Diese sind synergistisch mit den follikulären dendritischen Zellen und den von diesen Zellen präsentierten Antigen-Antikörper-Komplement-Komplexen an der Steuerung der Aktivität und Differenzierung des Keimzentrums beteiligt, denn ohne diese T-Zellen ist eine voll entwickelte Keimzentrumsreaktion nicht möglich. Darüber hinaus enthalten Keimzentren Makrophagen mit einem breiten hellen Zytoplasma (Sternhimmelmakrophagen), in dem phagozytierte Kerntrümmer (apoptotische Zellreste) liegen.
Die *Zentrozyten* differenzieren unter Auswanderung aus dem Keimzentrum in langlebige *Plasma-* und *Gedächtniszellen.* Die Post-Keimzentrumsgedächtniszellen siedeln sich in der unmittelbaren perifollikulären Zone an, die meist als *Marginalzone* bezeichnet wird. Deutlich ausgebildete Marginalzonen findet man i. d. R. nur in der Milz und im mukosaassoziierten lymphatischen Gewebe (MALT).

- **Sekundärfollikel**
- hellere Zellen im Zentrum

sekundäre Immunantwort mit Bildung von Sekundärfollikeln:
- **Keimzentrumsreaktion:** Gedächtniszellen unter Ag-Einfluß → Zentroblasten → Zentrozyten → Wanderung in Richtung
- **Follikelmantel** (immunkompetente B-Zellen)
- **follikuläre dendritische Zellen** → Ag-Trapping
- **CD4-positive Zellen:** steuern Keimzentrumsreaktion
- **Zentrozyten:** differenzieren zu langlebigen Plasma- und Gedächtniszellen
- **Marginalzone:** in Milz und MALT

1.2.1.2 Parakortikale T-Zone

Die parakortikale T-Zone schließt sich unterhalb der dunklen Zone des Keimzentrums an. Sie besteht aus einer dichten Ansammlung von T-Zellen. In ihr finden sich in unterschiedlicher Dichte T-Zonen-spezifische breitleibige helle Zellen mit fingerförmigen Zytoplasmaausläufern. Diese Zellen werden als *interdigitierende Zellen* bezeichnet. Sie spielen wahrscheinlich eine wichtige Rolle bei der T-Zell-Reaktion, die durch speziell verarbeitetes Antigen ausgelöst wird. In der parakortikalen T-Zone sind auch die *hohen endothelialen Venolen* lokalisiert, über die lymphatische Zellen aus dem Blut zurück in das lymphatische Parenchym wandern können.

2. Parakortikale T-Zone
- interdigitierende Zellen
- HEV

1.2.1.3 Peri-/Interfollikulärzone und Markstränge

In der Peri-/Interfollikulärzone kommen oft extrafollikuläre lymphatische Blasten vor. Diese sind wahrscheinlich aktivierte zelluläre Elemente der extrafollikulären B-Zell- und T-Zell-Reaktion. In der perifollikulären Follikelmantelzone sind in sehr unterschiedlicher Menge auch *Plasmazellen* gelegen.
In den **Marksträngen** des Lymphknotens finden sich überwiegend *Proplasma-* und *Plasmazellen.*

3. Peri-/Interfollikulärzone
- lymphatische Blasten
- Plasmazellen

4. Markstränge
- Proplasmazellen
- Plasmazellen

Weiße Milzpulpa

- **1 T-Zell-Zone**

- **3 B-Zell-Zonen:**
- Keimzentrum
- Follikelmantelzone
- Marginalzone
- **Bildung von Keimzentren nur bei hämatogener Ag-Stimulation**
- T-Zone um Zentralvene

rote Pulpa
diffus verteilt:
- $CD8^+$-T-Zellen
- B-Zellen
- Plasmazellen

1.2.2 Weiße Milzpulpa

Die weiße Milzpulpa (Abb. 48–5) ist eine kugelförmige Ansammlung von lymphatischen Zellen um die Zentralarterien der Milz. Sie gliedert sich in ein **B-Areal** und ein **T-Areal**, letzteres die Zentralarterien direkt umgebend. Im B-Areal sind **3 B-Zell-Zonen** zu unterscheiden: zentral das *Keimzentrum*, meist atrophisch oder ganz fehlend, die *Follikelmantelzone* sowie die relativ breite *Marginalzone*.
Die Follikelmantelzone und die Marginalzone sind ständig vorhanden, während sich Keimzentren nur bei besonderer hämatogener Antigenstimulation ausbilden. Im übrigen gleichen die Follikelmantelzone und das Keimzentrum der Milz den entsprechenden Strukturen im Lymphknoten. Die T-Zone ist regelmäßig um die Zentralarterie lokalisiert und enthält wie im Lymphknoten interdigitierende Zellen.
Die weiße Pulpa ist von der **roten Pulpa** umgeben. Diese enthält in lockerer diffuser Verteilung vornehmlich $CD8^+$-T-Zellen und in sehr unterschiedlichem Ausmaß B-Zellen und Plasmazellen.

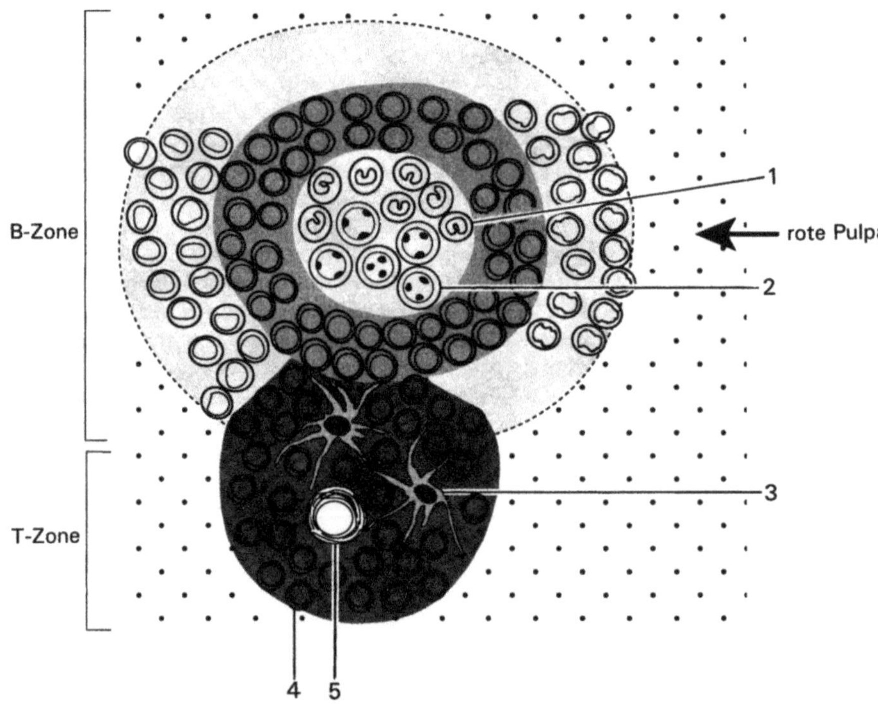

Abb. 48–5: Aufbau der weißen Milzpulpa. B-Zell-Zonen: Keimzentrum (hellrot) mit Zentrozyten **(1)** und Zentroblasten **(2)**; **Follikelmantelzone (mittelrot)** mit B-Zellen; **Marginalzone (hellrot). T-Zell-Zone (rot):** interdigitierende Zelle **(3)**, T-Zellen **(4)**, Zentralarterie **(5)**

MALT

- Schleimhautschutz vor Fremd-Ag, Erregern (Lunge, Magen-Darm-Trakt)

3 Strukturelemente:
1. Peyer-Plaques
- nicht-gekapselte Ansammlung lymphatischer Zellen der Mukosa
- Sekundärfollikel mit Keimzentrum und Follikelmantel

- **Marginalzellen reichen bis zum Epithelsaum (M-Zellen)**

1.2.3 Mukosaassoziiertes lymphatisches Gewebe (MALT)

Die Schleimhäute stellen leicht verletzliche Strukturen dar und sind im Magen-Darm-Trakt sowie in der Lunge dem direkten Kontakt mit Fremdantigen bzw. Erregern ausgesetzt. Das MALT hat die Aufgabe, die Schleimhäute vor den Fremdeinflüssen zu schützen. Es weist 3 besondere Strukturelemente auf: *Peyer-Plaques, Lamina propria* und *intraepitheliale Zellen.*
Feinstruktur des Peyer-Plaques (Abb. 48–6). Die Plaques kommen hauptsächlich im Ileum vor und stellen nicht-eingekapselte Ansammlungen von lymphatischen Zellen in der Mukosa dar. Sie gleichen mit den konstant vorkommenden Keimzentren und Follikelmänteln den Sekundärfollikeln des Lymphknotens. Im Unterschied zu diesen sind die Follikelmantelzonen von einer breiten Zone etwas größerer B-Zellen als die Mantelzellen gesäumt. Die Zellen dieser Zone entsprechen wahrscheinlich den *Marginalzonenzellen (MZZ)* der Milz. Die Marginalzone erstreckt sich bis zum oberflächlichen einreihigen Epi-

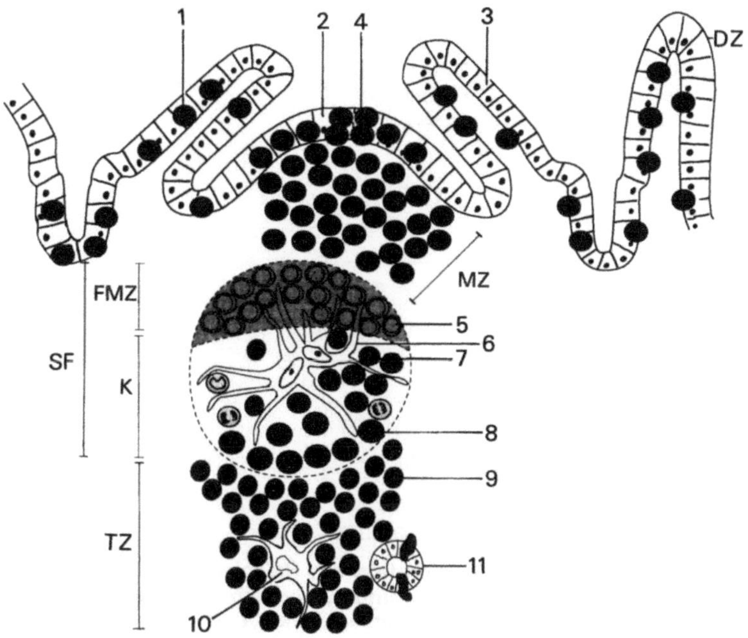

Abb. 48–6: Aufbau eines Peyer-Plaques. SF Sekundärfollikel, **FMZ** Follikelmantelzone, **K** Keimzentrum, **MZ** Marginalzone, **TZ** T-Zone, **DZ** Darmzotte. **1** intraepitheliale T-Zelle, **2** M-Zelle (mikrogefaltete Epithelzelle), **3** Enterozyt, **4** Marginalzonen-B-Zelle, **5** Mantelzelle, **6** follikuläre dendritische Zelle, **7** Zentrozyt, **8** Zentroblast, **9** T-Zelle, **10** interdigitierende Retikulumzelle, **11** hohe endotheliale Venole

thelsaum und infiltriert diesen meist in Form von Zellclustern. Der genannte Epithelsaum besteht aus abgewandelten mikrogefalteten Epithelzellen, den M-Zellen. Es wird vermutet, daß die M-Zellen bei der Auswahl und Verarbeitung der Darmantigene, die den Marginalzonenzellen präsentiert werden, eine Rolle spielen. An der Basis der Sekundärfollikel (dunkle Zone) schließt sich wie im Lymphknoten eine T-Zone an. Diese besteht aus einer dichten Ansammlung von T-Lymphozyten, die – wie im Lymphknoten – akzessorische interdigitierende Zellen und hohe endotheliale Venolen enthält. Letztere Strukturen sind mit *homing-Rezeptoren* ausgestattet, die eine spezifische Rezirkulation von MALT-Zellen in das MALT gewährleisten.

- T-Zone mit T-Lymphozyten, interdigitierenden Zellen und HEV, haben homing-Rezeptoren

Die **Lamina propria** enthält eine diffuse Ansammlung von *B-Zellen*, *T-Zellen*, Plasmazellen und *Makrophagen*, wobei die beiden letztgenannten Zellarten i. d. R. dominieren. Die *Plasmazellen* produzieren und sezernieren im Gegensatz zu den Lymphknoten- und Knochenmarksplasmazellen vornehmlich *IgA*.

2. Lamina propria
- diffuse Ansammlung von B- und T-Zellen, Plasmazellen (IgA-Sekretion) und Makrophagen

Die **intraepithelialen Lymphozyten** (intestinale T-Zellen) sind besonders differenzierte T-Zellen, die sich zwischen den Epithelzellen der gesamten Magen-Darm-Mukosa angesiedelt haben. Die größte Dichte haben diese intestinalen T-Zellen im Jejunum. Sie scheinen an der Rezirkulation kaum teilzunehmen, da sie im Lymphknotenparenchym und im peripheren Blut nur selten anzutreffen sind.

3. intraepitheliale Lymphozyten (intestinale T-Zellen)
- größte Dichte im Jejunum

1.3 Entwicklung und Funktion des lymphatischen Gewebes

Entwicklung und Funktion des lymphatischen Gewebes

1.3.1 Generelle Formen der zellulären Differenzierung

Zelluläre Differenzierung

Es können **3 Differenzierungsformen** unterschieden werden (Abb. 48–7):
I. *einwellige Proliferation* **und** *Differenzierung*
II. *einwellige Proliferation*, aber *zweiwellige Differenzierung*
III. *zwei-* bzw. *mehrwellige Proliferation* **und** *Differenzierung*.

3 generelle Differenzierungsformen

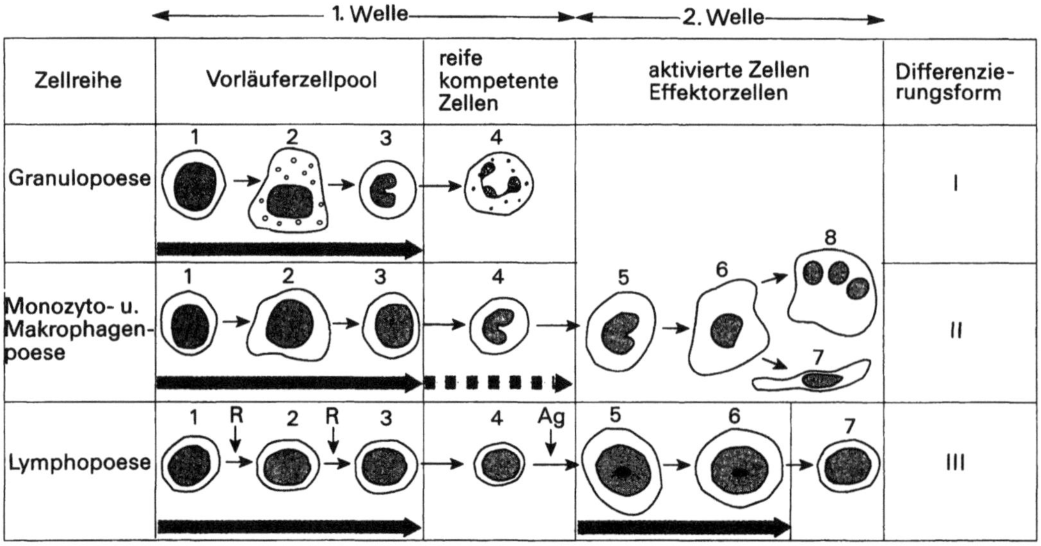

Abb. 48–7: Beziehung zwischen Proliferation und Differenzierung. I Einwellige Proliferation am Beispiel der Granulopoese; **1** Myeloblast, **2** Promyelozyt, **3** Myelozyt, **4** reifer Granulozyt. **II Einwellige Proliferation und zweiwellige Differenzierung** am Beispiel der Monozyto- und Makrophagopoese; **1** Myeloblast, **2** Monoblast, **3** Promonozyt, **4** Monozyt, **5 + 6** Gewebsmakrophagen, **7** Epitheloidzelle, **8** epitheloidzellige oder Fremdkörperriesenzelle. **III Zwei- und mehrwellige Proliferation und Differenzierung.** Diese Form findet sich nur im lymphatischen Gewebe. In einer ersten Proliferations- und Differenzierungswelle entstehen aus Stammzellen durch Umlagerung (**R** = rearrangement) ihrer Antigen-Rezeptor-Gene reife immunkompetente (= antigenreaktive) ruhende lymphatische Zellen, die auf einen entsprechenden Reiz physiologischerweise Antigen **(Ag)**, eine 2., 3. oder sogar 4. Proliferations- und Differenzierungswelle erfahren können. **1** lymphatisch determinierte Progenitorzelle, **2** prälymphatische Zelle, **3** unreife lymphatische Zelle, **4** reifer antigenreaktiver Lymphozyt, **5 + 6** antigenaktivierter lymphatischer Blast, **7** Gedächtnis- oder Effektorzelle

1. einwellige Proliferation und Differenzierung:
- die meisten Körperzellen wie Plattenepithelien, Granulopoese, Megakaryopoese, Erythropoese

• Die Differenzierung der meisten Körperzellen erfolgt nach der **1. Differenzierungsform**. Beispiele sind *Plattenepithelien*, *Granulopoese*, *Megakaryopoese*, *Erythropoese* etc. Die *Erythropoese* ist das extremste Beispiel, denn diese endet wegen des totalen DNS-Verlusts (Entkernung) mit einer absolut fixierten terminalen Differenzierung der Erythrozyten. Bei den anderen Beispielen kommt es offensichtlich nicht zu einem DNS-Verlust, so daß theoretisch eine zweite Proliferations- und Differenzierungswelle möglich wäre; diese tritt i. d. R. aber nicht ein.

2. einwellige Proliferation und zweiwellige Differenzierung:
- Monozyten, Makrophagen u. a.

• Die **2. Differenzierungsform** ist beim *Monozyten-Makrophagen-System* realisiert. Wahrscheinlich erfolgt auch die Differenzierung der interdigitierenden Zellen (IDC), der follikulären dendritischen Zellen (FDC) und der hohen endothelialen Venolen (HEV) nach dieser Differenzierungsform.

3. zwei- bzw. mehrwellige Proliferation und Differenzierung:
- **erste Proliferations- und Differenzierungswelle:** lymphatische Stammzelle → lymphatische Vorläuferzellen → **ruhende Ag-reaktive Lymphozyten**
- zweite Proliferations- und Differenzierungswelle: Vermehrung von lymphatischen Gedächtnis- und Effektorzellen mit bestimmter Antigen-Rezeptor-Spezifität

• Die **3. Differenzierungsform** mit zwei- oder mehrwelliger Proliferation und Differenzierung der Zellen stellt eine Besonderheit des *B-* und *T-Zell-Systems* dar, wobei sich die zweite Proliferations- und Differenzierungswelle mehrfach wiederholen kann. Die *erste Proliferations- und Differenzierungswelle* läßt aus lymphatisch determinierten Stammzellen über lymphatische Vorläuferzellen ruhende *antigenreaktive (immunkompetente) Lymphozyten* entstehen. Diese stellen *keine* ausdifferenzierten Endzellen dar. Die Zellen durchwandern den Organismus auf der Suche nach einem Antigen, das sie mit Hilfe ihres Antigenrezeptors binden können. Erfolgt eine solche Bindung, wird eine *zweite Proliferations- und Differenzierungswelle* mit Ausbildung von Blasten ausgelöst. Diese antigeninduzierten Blasten stellen nach der Definition der Immunologen *aktivierte lymphatische Blasten* dar. Diese wandeln sich nach mehreren Zellteilungen in *Effektor-* oder in *Gedächtniszellen* um. Die zweite bzw. die nachfolgenden antigeninduzierten Proliferations- und Differenzierungswellen haben die Aufgabe, Lymphozyten mit bestimmten Antigenrezeptorspezifitäten zu vermehren und *Effektorzellen mit der erforderlichen Spezifität* bereitzustellen.

B-Zell-Differenzierung
1. Proliferations- und Differenzierungswelle:
B-Zell-determinierte Stammzelle (Pro-B-Zelle)

1.3.2 B-Zell-Differenzierung

Aus einer B-Zell-determinierten Stammzelle *(Progenitor-* bzw. *Pro-B-Zelle)* entwickeln sich über *Prä-B-Zellen* und *unreife B-Zellen* schließlich **ruhende**

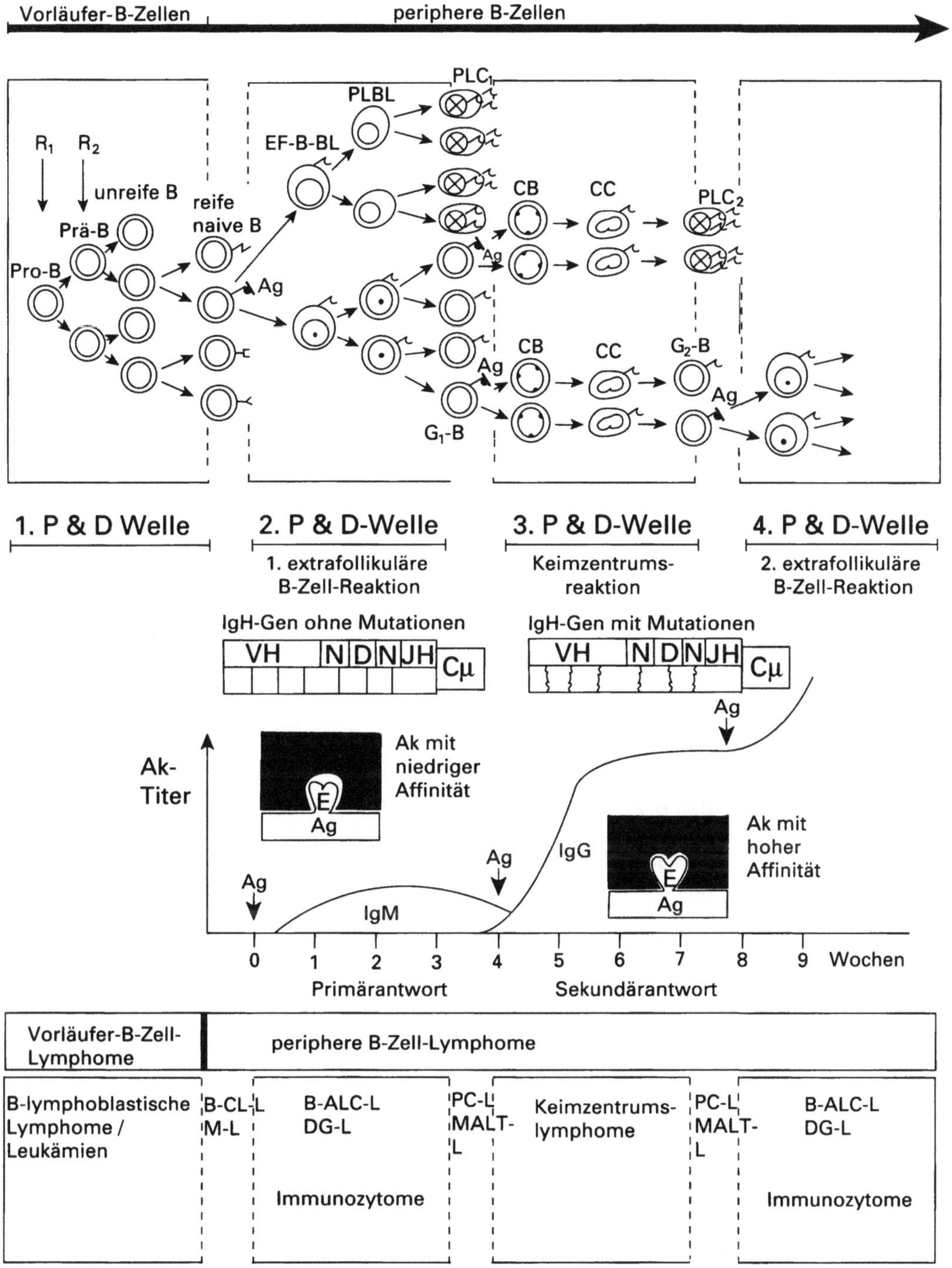

Abb. 48–8: Vermehrung von Antigenrezeptorspezifität und Sekretion von Antigenrezeptoren (Antikörpern) während verschiedener Proliferations- und Differenzierungswellen der B-Zell-Reaktion. Im unteren Bildabschnitt ist die neoplastische Transformation der B-Zellen in den einzelnen Entwicklungsstufen dargestellt. **Pro-B** Progenitor-B-Zelle, **Prä-B** Prä-B-Zelle, **EF-B-BL** extrafollikulärer B-Blast, **PLBL** Plasmoblast, **PLC_1** kurzlebige Präkeimzentrumsplasmazelle, **G_1-B** Prä-Keimzentrumsgedächtniszelle, **CB** Zentroblast, **CC** Zentrozyt, **G_2-B** Post-Keimzentrumsgedächtniszelle, **PLC_2** langlebige Postkeimzentrumsplasmazelle, **E** Epitop des Antigens **(Ag)**, **B-CL-L** B-chronische lymphatische Leukämie, **M-L** Mantelzell-Lymphom, **B-ALC-L** anaplastisches großzelliges B-Lymphom, **PC-L** Plasmozytom, **MALT-L** MALT-B-Zell-Lymphom, **DG-L** diffuses großzelliges B-Zell-Lymphom

naive immunkompetente (antigenreaktive, reife) B-Zellen (Abb. 48–8). Diese ruhenden B-Zellen sehen zwar alle gleich aus, unterscheiden sich aber durch die Spezifität ihrer Antigenrezeptoren. Diese **erste (antigenunabhängige) Proliferations- und Differenzierungswelle** dient also der Bereitstellung von *immunkompetenten B-Zellen* und gleichzeitig der Erzeugung der *Diversität der Antigenrezeptoren.* Die ständige Produktion von immunkompetenten B-Zel-

↓
Prä-B-Zellen
↓
unreife B-Zellen
↓
ruhende naive immunkompetente Ag-reaktive reife B-Zellen

- ruhende B-Zellen unterscheiden sich durch **unterschiedliche Spezifität ihrer Ag-Rezeptoren**

2. **Proliferations- und Differenzierungswelle** nach **erstem Ag-Kontakt:**

ruhende B-Zellen
↓
extrafollikuläre B-Blasten
↓
kurzlebige Plasmazellen oder **Prä-Keimzentrumsgedächtnis-B-Zellen**

3. **Proliferations- und Differenzierungswelle** nach **zweitem Ag-Kontakt:**

Ag-Ak-Komplement-Komplexe (von follikulären dendritischen Zellen präsentiert)
↓
Keimzentrumsreaktion
↓
Zentroblasten
↓
Zentrozyten
↓
langlebige Plasmazellen oder **Post-Keimzentrumsgedächtnis-B-Zellen**

len mit Antigenrezeptoren unterschiedlicher Spezifität stellt sicher, daß der Organismus auf die meisten der vielen Millionen in der Natur vorkommenden Antigene reagieren kann.
Bindet ein naiver immunkompetenter ruhender B-Lymphozyt ein Antigen über einen Antigenrezeptor, wandelt sich die betreffende B-Zelle unter Vermehrung in *extrafollikuläre B-Blasten* um, die nach mehreren Teilungsschritten in *kurzlebige Plasmazellen* oder *Prä-Keimzentrumsgedächtnis-B-Zellen* (kurzlebige Gedächtnis-B-Zellen) weiter differenzieren. Die gebildeten Immunglobuline (Antikörper) sind überwiegend vom IgM-Typ und weisen i. d. R. nur eine geringe Affinität auf.
Wenn das Antigen, das die extrafollikuläre Proliferations- und Differenzierungswelle ausgelöst hat, ein zweites Mal in den Körper gelangt oder im Körper persistiert, bilden sich *Antigen-Antikörper-Komplement-Komplexe* aus, die vornehmlich von den follikulären dendritischen Zellen abgefangen und gebunden werden. Unter dem Einfluß der von den follikulären dendritischen Zellen präsentierten Immunkomplexe und von $CD4^+$-T-Zellen kommt es zur **Keimzentrumsreaktion**. Bei dieser wandeln sich 2–8 B-Zellen, die wahrscheinlich aus der extrafollikulären Antigenreaktion hervorgegangen sind, in heftig proliferierende *Zentroblasten* um, die weiter zu *Zentrozyten* differenzieren. Aus diesen gehen – je nach Differenzierungssignal – *langlebige Plasmazellen* oder *Post-Keimzentrumsgedächtnis-B-Zellen* hervor. Dieser Prozeß geht mit einer Steigerung der Spezifität (Affinität) der Immunglobuline und oft mit einer Isotypenumschaltung (von IgM auf IgG, IgA, IgD oder IgE) einher. Die langlebigen Plasmazellen wandern vornehmlich in das Knochenmark und die Darmmukosa, während die Post-Keimzentrumsgedächtniszellen vorherrschend die Marginalzonen und Schleimhäute besiedeln, wo sie für eine weitere Antigenantwort zur Verfügung stehen.

T-Zell-Differenzierung

1. **Proliferations- und Differenzierungswelle:**

pluripotente Stammzelle
↓
T-Zell-determinierte Stammzelle (Pro-T-Zelle)
↓
thymische Zwischen- bzw. Vorläuferformen
Umlagerung der T-Zell-Rezeptor-Gene
↓
reife ruhende Ag-reaktive T-Zellen

- **Differenzierung der T-Zellen** zu:
  - **$CD4^+$-T-Zellen:** Helfer- und Inducer-Funktion
  - **$CD8^+$-T-Zellen:** Suppressor- und zytotoxische Funktion

2. **Proliferations- und Differenzierungswelle** nach **Ag-Stimulation:**

ruhende T-Zellen
↓
T-Zell-Blasten
↓
Gedächtnis- und **Effektorzellen**

3. **Proliferations- und Differenzierungswelle** nach erneuter **Ag-Stimulation**

Gedächtniszellen
↓
T-Zell-Blasten
↓
Effektor- und Gedächtniszellen

1.3.3 T-Zell-Differenzierung

Wie bei den B-Zellen werden bei der T-Zell-Entwicklung 2 Proliferations- und Differenzierungswellen unterschieden (Abb. 48–9):

- Der erste Schritt der T-Zell-Entwicklung besteht in der Differenzierung einer pluripotenten Stammzelle in eine *T-Zell-determinierte Stammzelle*, die als *Progenitor-T-Zelle* oder *Pro-T-Zelle* bezeichnet wird. Diese besiedelt den Thymuskortex und entwickelt sich über thymische Zwischen- bzw. Vorläuferformen in **reife ruhende antigenreaktive T-Zellen**. Wesentliche Vorgänge bei dieser **ersten Proliferations- und Differenzierungswelle** sind die *Umlagerung der T-Zell-Rezeptor-Gene* in der Reihenfolge T-Zell-Rezeptor Gamma, Delta, Beta und Alpha, die mit der letzten Thymozytenreifungsstufe abgeschlossen sind. Gleichzeitig differenzieren ca. zwei Drittel der kortikalen Thymozyten zu *$CD4^+$-T-Zellen* und ca. ein Drittel zu *$CD8^+$-T-Zellen*. In der $CD4^+$-T-Zell-Fraktion ist die Helfer- und Inducer-Funktion und in der $CD8^+$-T-Zell-Fraktion die Suppressor- und zytotoxische Funktion lokalisiert. Diese Zellen zirkulieren im Blut und besiedeln das periphere lymphatische Gewebe. Sie sehen alle gleich aus, unterscheiden sich voneinander aber durch eine unterschiedliche Spezifität ihres T-Zell-Rezeptors.
- Bei **antigener Stimulation** wandeln sich die ruhenden T-Lymphozyten in aktivierte, sich kräftig teilende *T-Zell-Blasten* um **(zweite Proliferations- und Differenzierungswelle)**. Aus diesen gehen nach heutigem Kenntnisstand sowohl *Gedächtnis-* als auch *Effektorzellen* hervor.
- Gedächtnis-T-Zellen stehen für einen erneuten Antigenreiz zur Verfügung, der dann eine **dritte Proliferations- und Differenzierungswelle** auslöst.

Die antigene Stimulation kann im Unterschied zum B-Zell-System nicht direkt durch das in den Organismus gelangte Antigen ausgelöst werden. Das Antigen muß erst prozessiert (in Bruchstücke zerlegt) und von einem MHC(major histocompatibility complex)-Molekül gebunden werden. Der T-Zell-Rezeptor kann Antigenfragmente nur in Verbindung mit körpereigenen MHC-Molekülen erkennen.

Sowohl unter den $CD4^+$-T-Zellen als auch unter $CD8^+$-T-Zellen sind mehrere funktionelle Subpopulationen identifiziert worden, auf deren Beschreibung hier verzichtet wird, weil diese für die Einteilung und das Verständnis der T-Zell-Lymphome noch keine Bedeutung erlangt haben.

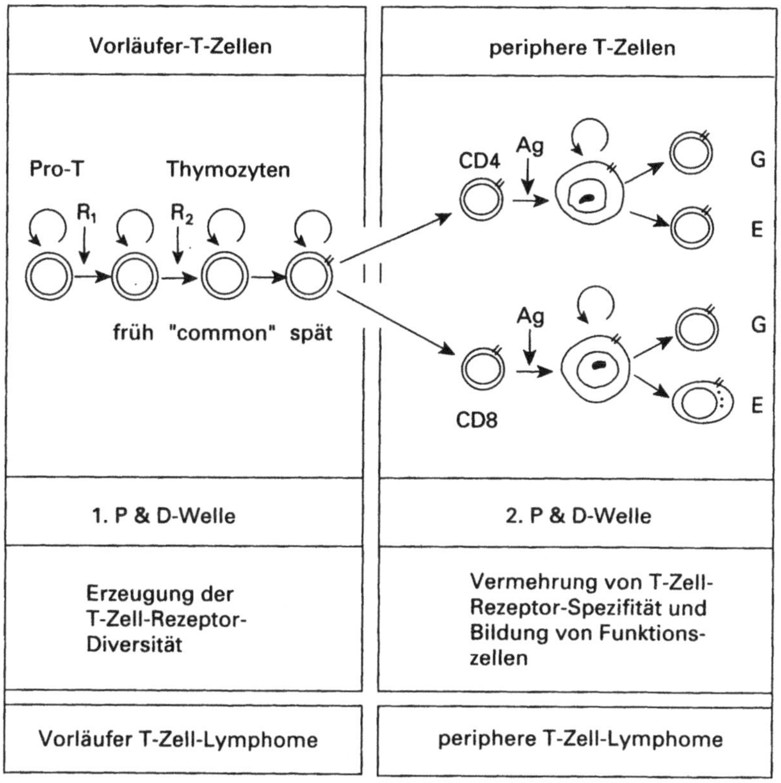

Abb. 48–9: Entwicklung der T-Zellen. Erste Proliferations- und Differenzierungswelle: aus Pro-T-Zellen **(Pro-T)** entstehen über kortikale Thymozyten durch Umlagerung (R = rearrangement) der T-Zell-Rezeptorgene γ, δ, β und α immunreaktive periphere T-Zellen **(CD4** oder **CD8)**. **Zweite Proliferations- und Differenzierungswelle:** nach Antigenstimulation Entwicklung von aktivierten T-Blasten sowie Vermehrung und Differenzierung zu Gedächtnis- **(G)** und Effektorzellen **(E)**. Im unteren Bildabschnitt Zuordnung der dem Differenzierungsgrad entsprechenden Vorläufer- bzw. peripheren T-Zell-Lymphome

Bedeutung hat allerdings die Identifikation von **3 T-Zell-Subpopulationen mit unterschiedlicher Organaffinität:** *nodal, kutan, intestinal* (Abb. 48–10). Für diese sind unterschiedliche homing-Rezeptoren verantwortlich. Es handelt sich dabei um sehr komplexe Strukturen, die bisher nur z. T. mit Erfolg für die Identifikation dieser organotropen T-Zell-Populationen mit herangezogen werden konnten. Es scheint, als könnte diese unterschiedliche Organaffinität die unterschiedliche primäre Organmanifestation der Mehrzahl der T-Zell-Lymphome erklären.

3 organotrope T-Zell-Subpopulationen:
- **kutan:** CLA⁺-T-Zellen
  - Mycosis fungoides/Sézary-Syndrom
  - ALC-L
- **intestinal:** MLA⁺-T-Zellen
  - T-Zell-Lymphome
- **nodal:** CLA⁻/MLA⁻-T-Zellen
  - nodale T-Zell-Lymphome

Beispiele: Antigene Markeruntersuchungen sprechen dafür, daß die Mycosis fungoides und das Sézary-Syndrom sowie das primär kutane anaplastische großzellige Lymphom (ALC-L) von CLA⁺-T-Zellen mit Hautaffinität, die intestinalen T-Zell-Lymphome mit oder ohne Enteropathie von MLA⁺-intestinalen intraepithelialen T-Zellen und die Lymphknoten-T-Zell-Lymphome von CLA⁻/MLA⁻-T-Zellen mit vornehmlicher Affinität zum Lymphknotengewebe ausgehen.

Praxishinweis: Oberflächenmarker

Das *kutane Lymphozytenantigen (CLA)* und das *Mukosa-Lymphozytenantigen* (*MLA*, jetzt auch als CD 103 bezeichnet) sind Oberflächenmarker, mit denen die positive Identifikation der kutanotropen und Mukosa-T-Zellen möglich ist. Die Lymphknoten-T-Zellen zeichnen sich durch das Fehlen von CLA und MLA aus.

T-Zell-Lymphome
2 Gruppen:
- Vorläufer-T-Zell-Lymphome
- periphere-T-Zell-Lymphome

Die T-Zell-Lymphome lassen sich morphologisch und immunphänotypisch in *2 Gruppen* teilen: in solche, welche die Merkmale von *Vorläufer-T-Zellen*, und in solche, welche die Merkmale von *peripheren T-Zellen* aufweisen (Abb. 48–9). Nahezu alle Vorläufer-T-Zell-Lymphome befinden sich auf der Reifungsstufe der Thymozyten und können

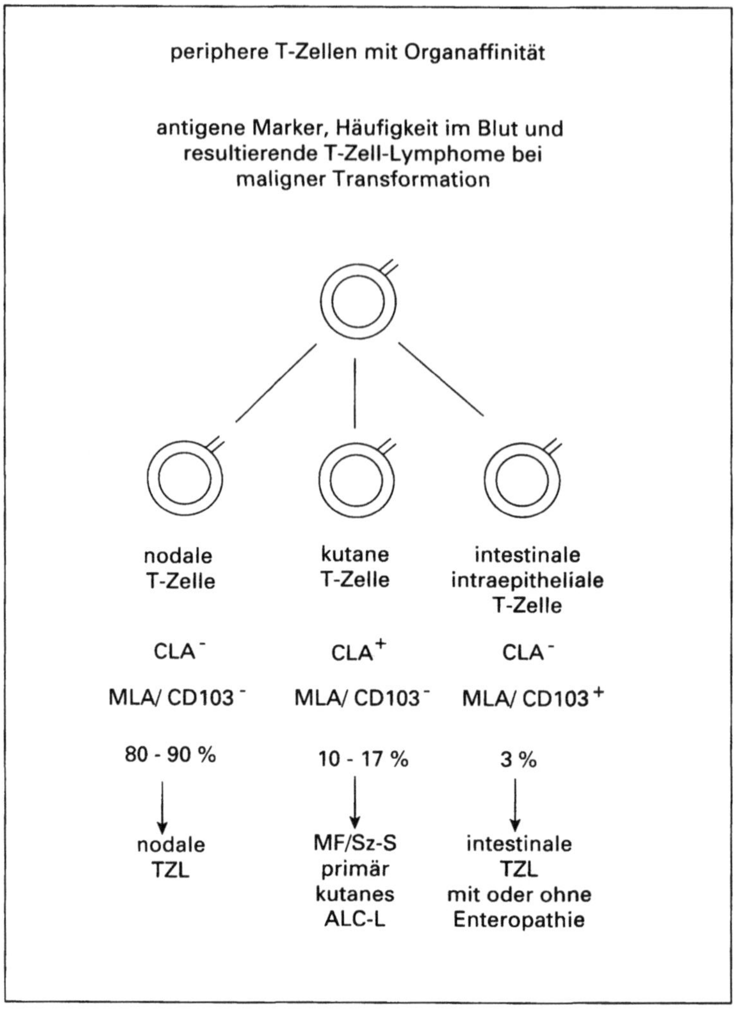

Abb. 48–10: Organotrope Subpopulationen peripherer T-Zellen, die sich aufgrund von Oberflächenmarkern unterscheiden: **CLA** cutaneous lymphocyte antigen, **MLA** mucosa lymphocyte antigen, **CD103** andere Bezeichnung für MLA, **TZL** T-Zell-Lymphom, **MF/Sz-S** Mycosis fungoides/Sézary-Syndrom, **ALC-L** anaplastisches großzelliges Lymphom

anhand ihres Antigenprofils und des Grades der T-Zell-Rezeptor-Umlagerung entsprechend den einzelnen thymischen Reifungsstufen weiter spezifiziert werden. Bei den peripheren T-Zell-Lymphomen steckt die exakte Zuordnung zu den normalen Reifungsstufen noch in den Kinderschuhen. Lediglich beim anaplastischen großzelligen Lymphom vom T-Zell-Typ kann man mit einiger Zuverlässigkeit davon ausgehen, daß es den aktivierten T-Blasten nahe steht. Die meisten T-Zell-Lymphome enthalten neoplastische T-Zellen, welche die Merkmale einer unterschiedlichen Aktivierung aufweisen, d. h. wahrscheinlich von T-Zellen ausgehen, bei denen das Aktivierungsprogramm angestoßen ist.

Struktur der Ag-Rezeptoren

1.3.4 Aufbau der Antigenrezeptoren

- **Funktion der Ag-Rezeptoren**

⟹

Die Fähigkeit des Immunsystems zur *spezifischen*, d. h. *selektiven Reaktion* auf Antigen beruht auf Antigenrezeptoren, mit denen die B- und T-Zellen ausgestattet sind (Abb. 48–11).

1. Ag-Rezeptoren der B-Zellen
- Immunglobulinmoleküle
- assoziierte Moleküle (MB-1, B-29)

• Die **Antigenrezeptoren der B-Zellen** bestehen aus in der Membran verankerten Antikörpern bzw. *Immunglobulinmolekülen* und *2 assoziierten Molekülen* (MB-1 und B-29), die das durch die Bindung von Antigen an das Membranimmunglobulinmolekül ausgelöste Signal in das Zellinnere an eine Tyrosinkinase weiterleiten. Die Antikörpermoleküle bestehen aus 2 identischen

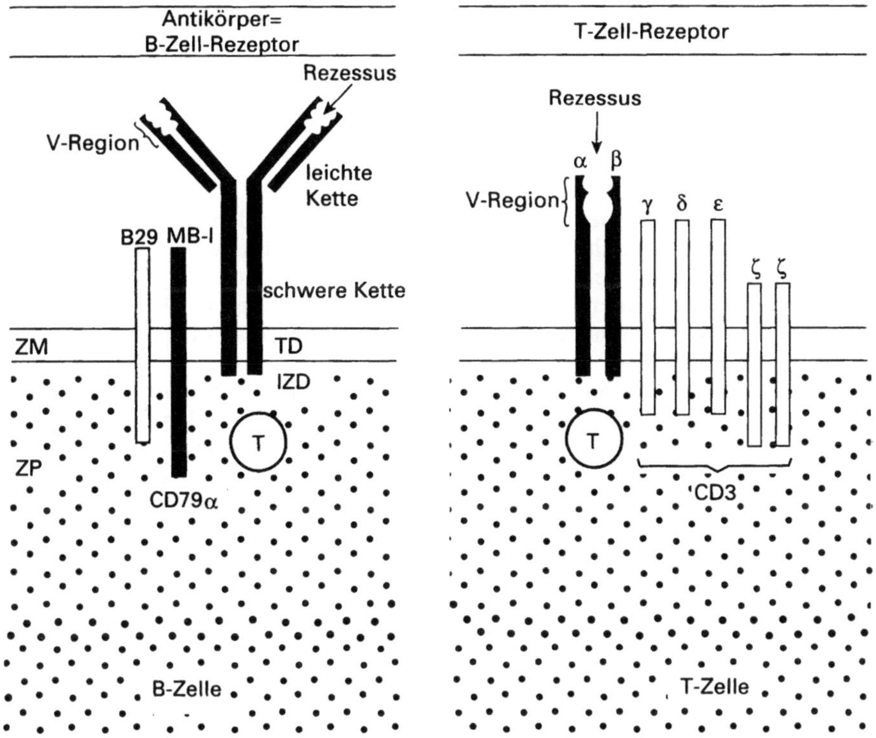

Abb. 48–11: Struktur der B- und T-Zell-Rezeptoren. **ZM** Zellmembran, **ZP** Zytoplasma, **TD** transmembrane Domäne, **IZD** intrazytoplasmatische Domäne, **T** Tyrokinase

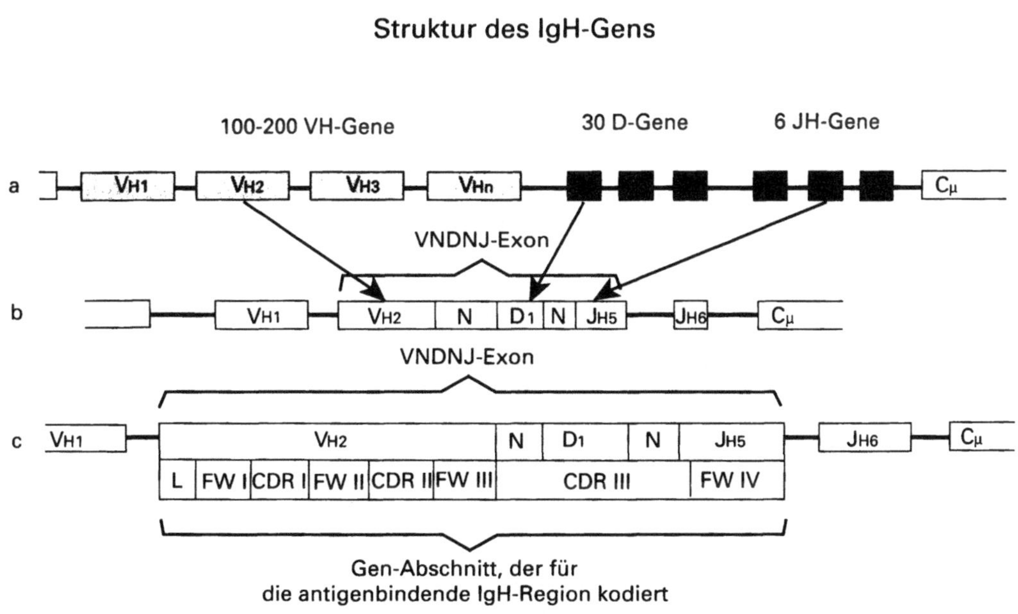

Abb. 48–12: Struktur des IgH-Gens. In **a** ist die nicht-funktionelle Keimbahn (nicht umgelagerte Form) und in **b** eine umgelagerte Form eines IgH-Gens dargestellt. Aus den 100–200 variablen (V-) Genen, den 30 Diversity (D)-Genen und den 6 Joining (JH)-Genen wird im Umlagerungsprozeß jeweils ein Segment ausgewählt und zum VDJ-Exon rekombiniert. Dieses Exon kodiert für die VH-Domäne der schweren Ig-Kette. Die Diversität wird durch die Insertion von zwei zufälligen Oligonukleotidsequenzen (sog. N-Sequenzen) noch erheblich vergrößert. Die dargestellte Umlagerung illustriert nur eine der vielen Umlagerungsmöglichkeiten. Der Umlagerungsprozeß wird durch die Rekombination des VNDNJ-Exons mit dem Cμ-Exon, das für den konstanten Teil der μ-Kette kodiert, beendet. Das transkriptionsfähige IgH-Gen ist entstanden. In **c** ist die Feinstruktur des Genabschnitts wiedergegeben, der für die VH-Domäne der schweren Immunglobulinkette kodiert. Dieser Genabschnitt ist unterteilt in eine Leader-Region **(L)**, in 4 Framework-Regionen **(FW)** und 3 complementary determining regions **(CDR)**. Die somatischen Mutationen, die sich während der Keimzentrumsreaktion ereignen, betreffen vornehmlich die CDRs. Durch die somatische Mutation versucht der Organismus, die Affinität der Antigenrezeptoren vom Immunglobulintyp (d.h. die Paßform des Immunglobulinrezessus) gegenüber dem betreffenden Antigen zu verbessern

schweren Ig-Ketten (IgH) und 2 identischen leichten Ig-Ketten (IgL). Zur Struktur des IgH-Gens s. Abb. 48–12.

2. Ag-Rezeptoren der T-Zellen
- antigenerkennender Teil = 2 Proteinketten: α und β
- signalübertragendes Molekül = CD3-Komplex mit 4 Untereinheiten

• Der **Antigenrezeptor der T-Zellen** (meist als *T-Zell-Rezeptor* bezeichnet) ist ähnlich wie derjenige der B-Zellen aufgebaut. Der antigenerkennende Teil besteht aus *2 Proteinketten* (bei 97 % der T-Zellen aus α- und β-Kette, bei 3 % aus γ- und δ-Kette). Die *signalübertragende Moleküleinheit* ist aus 4 verschiedenen Untereinheiten aufgebaut und wird als CD3 bezeichnet.

zirkulierende Ak: strukturell identisch mit B-Zell-Ag-Rezeptoren

Transmembranenproteine: Signalweitergabe in das Zellinnere

Zirkulierende Antikörper sind strukturell identisch mit den B-Zell-Antigenrezeptoren mit der Ausnahme, daß ihnen die transmembrane und die intrazytoplasmatische Domäne fehlt. Sowohl der B-Zell- als auch der T-Zell-Antigenrezeptor sind mit Transmembranenproteinketten (MB-1 und B-29 bzw. CD3) assoziiert, welche die Signalweitergabe in das Zellinnere an eine Tyrosinkinase vermitteln.

- **Spezifität:** durch Rezessus am Ag-bindendem Ende des Ig-Moleküls (Fab-Fragment), hier entsprechende Variabilität der Aminosäuren
- **Fc:** Antigen-Rezeptoranteil mit konstanter Aminosäuresequenz, das nicht an der AG-Bindung beteiligt ist

Die **Spezifität** der Antigenrezeptoren der B- und T-Zellen kommt durch die Konfiguration des Rezessus zustande, der am antigenbindenden Ende der Antigenrezeptoren durch 2 Proteinketten (im Falle des Immunglobulinmoleküls durch die schwere und leichte Kette und im Falle des T-Zell-Rezeptors durch die α- und β- oder γ- und δ-Kette) gebildet wird. Die Form dieses Rezessus wird durch die Aminosäuresequenz der beiden beteiligten Ketten bestimmt, d. h. jede Antikörperspezifität ist durch eine andere Aminosäuresequenz vorgegeben. Entsprechend variabel ist in diesem antigenbindenden Bereich die Sequenz der Aminosäuren. Deshalb wird dieser Abschnitt des Immunglobulinmoleküls auch als *variables* (oder im Falle der Immunglobuline auch als *Fab-*) *Fragment* bezeichnet. Der restliche, nicht an der Bindung des Antigens beteiligte Teil der Antigenrezeptoren weist eine von der Antigenspezifität unabhängige konstante Aminosäuresequenz auf und wird deshalb auch als *konstantes Fragment (Fc)* bezeichnet.

Diversität der Ag-Rezeptoren

1.3.5 Diversität der Antigenrezeptoren

- **Diversität:** 10^{23} verschiedene Spezifitäten der B- und T-Zellen

Die Zahl der unterschiedlichen Spezifitäten bei den B- und T-Zellen beträgt ca. je 10^{23}.

Es war lange ein Rätsel, wie der Organismus diese unvorstellbar hohe Diversität der Antigenrezeptoren erzeugt, denn die Zahl der Rezeptoren mit unterschiedlicher Spezifität übersteigt in Zehnerpotenzen die Zahl der im menschlichen Genom vorhandenen Gene sowie die Zahl der während des Lebens gebildeten B- und T-Zellen.

In den letzten 15 Jahren konnte der zur Diversität führende (bei B- und T-Zellen identische) Mechanismus aufgeklärt werden. Folgende Gegebenheiten sind beteiligt:

Mechanismen für Erzeugung der Antigenrezeptoren

⇨

1. Existenz von multiplen V-Regionen und J-Regionen und bei schweren Ketten auch von D-Regionen
2. VJ- und VDJ-Rekombination
3. Insertion von zufälligen Nukleotid (N)-Sequenzen zwischen die ausgewählte V-Region und D-Region sowie die D-Region und J-Region
4. somatische Punktmutationen im VJ- bzw. im VDJ-Genbereich.

Entstehung der Ag-Rezeptor-Diversität am Beispiel der schweren Ig-Kette (in 2 Schritten):

Beispiel: Der prinzipielle Mechanismus der Entstehung der Diversität der Antigenrezeptoren soll anhand der schweren **Ig-Kette** erläutert werden. In Abb. 48–12 ist der Aufbau des EgH-Gens in seiner nicht-funktionellen Form (Keimbahnkonfiguration) als auch in seiner funktionellen Form dargestellt:

1. nicht-funktionelle sog. Keimbahnform → **Rekombination zum VDJ-Exon**

• **Keimbahnform.** In dieser Konfiguration liegt das IgH-Gen in allen Körperzellen einschließlich der Keimbahnzellen außer den B-Zellen vor. Die Transformation in ein funktionierendes, d. h. transkriptionsfähiges Gen geschieht dadurch, daß eines der 100–200 V-Gen-Segmente mit einem der 30 D-Gen-Segmente und einem der 6 J-Gen-Segmente zum *VDJ-Exon* rekombiniert. Die Diversität wird noch dadurch erhöht, daß zwischen das V- und das D-Segment sowie das D- und das J-Segment je ein unterschiedlich langes Oligonukleotid mit zufälliger Sequenz durch Vermittlung des Enzyms *terminale Desoxynucleotidyl-Transferase (TdT)* eingefügt wird. Dieses eingefügte Oligonukleotid wird als *N-Sequenz* bezeichnet.

2. **Rekombination des VNDNJ-Exon** mit Gensegment des konstanten Ig-Teils → **funktionsfähiges IgH-Gen** → Produktion von μ-Ketten

• **IgH-Gen.** In einem zweiten Schritt erfolgt die Rekombination des VNDNJ-Exon mit dem Gensegment, das für den konstanten Teil der μ-Kette kodiert. Mit der Generierung dieses funktionsfähigen IgH-Gens wird sofort die Bildung von μ-Ketten in Gang gesetzt. Die μ-Ketten sind im Zytoplasma der entsprechenden Prä-B-Zellen nachweisbar. Die beschriebene Gensegmentrekombination wird meist als Umlagerung oder *Rearrangement* bezeichnet.

Nachdem die Umlagerung des IgH-Gens abgeschlossen ist, kommt es zur Umlagerung des Ig-Leichtketten(IgL)-Gens und damit zur Produktion von IgL-Ketten. Jetzt können aus den μ-Ketten und IgL-Ketten komplette Ig-Moleküle zusammengebaut und in die Zellmembran eingesetzt werden. Damit erreichen die B-Zellen die Reifestufe „unreife B-Zellen". Diese werden zu naiven reifen antigenreaktiven B-Zellen durch die zusätzliche Expression von IgD-Molekülen. Bis zu diesem Punkt ist die beschriebene Differenzierung der B-Zellen fremdantigenunabhängig.

- **IgL-Gen-Umlagerung** → Produktion von IgL-Ketten
- **Zusammenbau kompletter Ig-Moleküle** („unreife B-Zellen")
- **zusätzliche Expression von IgD-Molekülen**

→ reife naive Ag-reaktive B-Zellen

1.3.6 Somatische Mutationen im VDJ- bzw. variablen Genbereich

Somatische Mutationen im VDJ- bzw. variablen Gen-Bereich

Trifft eine durch die Rekombination der Immunglobulingensegmente entstandene reife B-Zelle auf ein Antigen, das von ihrem Antigenrezeptor gebunden werden kann, kommt es zur Vermehrung der B-Zelle und damit gleichzeitig zur Vermehrung der von dieser B-Zelle getragenen Immunglobulinspezifität. Bei der Keimzentrumsreaktion kann diese Spezifität durch somatische Mutationen im Bereich des VNDNJ-Komplexes erhöht werden, indem die Paßform des antigenbindenden Rezessus gegenüber dem betreffenden Antigen verbessert wird. Tritt dies ein, werden die B-Zellen mit hochaffinen Ig-Rezeptoren positiv selektiert und gleichzeitig der somatische Mutationsprozeß abgeschaltet. Dagegen werden die B-Zellen, bei denen der somatische Mutationsprozeß zu einer schlechteren Paßform (= niedrigere oder aufgehobene Affinität) des variablen Teils der Immunglobuline geführt hat, durch Apoptose eliminiert. Da die somatischen Mutationen meist nach dem Zufallsprinzip ablaufen, überwiegen die B-Zellen, bei denen der Mutationsprozeß zu einer niedrigen Affinität führt. Diese funktionsuntüchtigen B-Zellen werden durch Apoptose eliminiert. Der **Nachweis von somatischen Mutationen** in den V-Gen-Segmenten der Immunglobulingene hat nicht nur erkenntnistheoretische, sondern auch praktische Bedeutung:

- **nach Ag-Kontakt:** Vermehrung der von einer bestimmten B-Zelle getragenen Ig-Spezifität
- **Erhöhung der Spezifität** durch somatische Mutationen im VNDNJ-Komplex

→ positive Selektion der B-Zellen mit erhöhter Rezeptor-Affinität gegenüber dem Antigen

Praxishinweis

⇦

- Das *Fehlen von Mutationen* im V-Gen-Bereich kennzeichnet einen B-Zell-Differenzierungszustand *vor* der Keimzentrumsreaktion.
- Die Existenz von somatischen Mutationen weist eine B-Zelle als *Keimzentrums-B-Zelle* oder *Post-Keimzentrums-B-Zelle* aus.
- Keimzentrums-B-Zellen und Post-Keimzentrums-B-Zellen lassen sich dadurch unterscheiden, daß bei ersteren der somatische Mutationsprozeß noch im Gange ist, während er bei letzteren abgeschaltet ist.

Klassenswitch. Während der Keimzentrumsreaktion finden nicht nur somatische Mutationen statt, sondern es werden auch die Fc-Fragmente vom Typ μ gegen solche vom Typ γ, α, δ oder ε ausgetauscht. Dies geschieht durch Eliminierung (Herausschneiden) der C-μ und C-δ Gensegmente.

Klassenswitch: Austausch von Gensegmenten

2. Reaktive Lymphoproliferationen

Reaktive Lymphoproliferationen

Das lymphatische Gewebe reagiert auf schädigende Substanzen oder Erreger mit Abwehrmechanismen. Trotz der Verschiedenheit der Substanzen und Erreger weisen viele Reaktionen ähnliche morphologische Merkmale auf. Diese werden unter dem Namen *unspezifische* Veränderungen zusammengefaßt. Bei einigen Substanzen und Erregern treten jedoch sehr charakteristische Reaktionsformen auf, deren Nachweis Rückschlüsse auf das auslösende Agens und damit auf die bestehende Krankheit zuläßt. Deshalb werden solche Reaktionsformen auch als *spezifisch* bezeichnet.

- **unspezifische Abwehrmechanismen**
  - gleiche morphologische Reaktion bei verschiedenen Ursachen
- **spezifische Abwehrmechanismen**
  - lassen Rückschlüsse auf auslösendes Agens zu

Praxishinweis: Lymphknotenbiopsie

⇦

Bei einer **Lymphknotenschwellung** ist eine *Biopsie* indiziert, um eine *reaktive* von einer *neoplastisch* bedingten (malignes Lymphom oder Metastase) unterscheiden zu können. Bei einer reaktiven Veränderung gibt die Biopsie oft Hinweise auf die zugrunde liegende Krankheit.

Lymphadenitis
- unspezifische und spezifische Reaktionsformen des Lymphknotens
- Zunahme akzessorischer Zellen oder akuter Entzündungszellen
- Vermehrung lymphatischer Zellen

Im folgenden werden die wichtigsten unspezifischen und spezifischen Reaktionen, die auch unter der Bezeichnung **Lymphadenitis** zusammengefaßt werden, dargestellt. Sie lassen sich unterscheiden, je nachdem ob akzessorische Zellen (d.h. follikuläre dendritische Zellen, interdigitierende Zellen) oder akute Entzündungszellen (Granulozyten) durch Einstrom oder örtliche Vermehrung an Zahl zunehmen, oder ob es zu einer Vermehrung (Hyperplasie) der eigentlichen lymphatischen Zellen, der B- oder T-Zellen, kommt. Darüber hinaus können Nekrosen und Massenapoptosen das Bild prägen.

Follikuläre Hyperplasie

2.1 Follikuläre Hyperplasie

Vermehrung von Sekundärfollikeln mit floriden Keimzentren

Bei dieser Veränderung zeigt das lymphatische Gewebe (meist Lymphknoten oder Tonsillen) eine Vermehrung von Sekundärfollikeln mit floriden Keimzentren (Abb. 48–13a). Die T-Zone ist i. d. R. zurückgedrängt.

- **Ursache:** antigene Hyperstimulation bei
- ITP
- rheumatoider Arthritis
- **DD:** Follikelzentrumslymphom
- **Kriterien der Gutartigkeit von Keimzentren:**

a) „zoning", d. h. blastenreiche und zentrozytenreiche Zonen
b) Proliferation ↑
c) Apoptose ↑
d) Zellen bcl-2-negativ

Als Ursache wird eine Hyperstimulation durch bestimmte Antigene angenommen, die im Rahmen von Infektionen oder Autoaggressionserkrankungen, wie z. B. der rheumatoiden Arthritis oder dem M. Werlhof, auftreten können.

Differentialdiagnostisch kann bisweilen die Abgrenzung zum *Follikelzentrumslymphom* Schwierigkeiten bereiten. Wichtige **Kriterien für die Gutartigkeit** sind:
- *„zoning" der Keimzentren* in eine blastenreiche Zone mit Sternhimmelmakrophagen und eine zentrozytenreiche Zone
- eine hohe *Proliferationsrate* in den Keimzentren und häufige Apoptosen
- die Mehrzahl der Keimzentrumszellen ist bcl-2-negativ.

Die *Kriterien der Bösartigkeit* für Keimzentrumsproliferationen sind beim Follikelzentrumslymphom beschrieben (s. Abschn. 3.4.2.4).

Hyperplasie der extrafollikulären Blasten

2.2 Hyperplasie der extrafollikulären Blasten

Hyperplasie von: B-Blasten, T-Blasten oder beiden Zellgruppen
- erkennbar durch **CD30-Immunfärbung**

Die Vermehrung der extrafollikulären Blasten *(EFB)* ist bei der konventionellen HE-Färbung bisweilen schwer erkennbar (Abb. 48–13e). Sie läßt sich aber durch eine *CD30-Immunfärbung* hervorheben, bei der sich die extrafollikulären Blasten selektiv darstellen. Diese bestehen aus einem Gemisch von B- und T-Blasten. Die Hyperplasie kann die EFB vom B-Zell- oder vom T-Zell-Typ oder auch beide betreffen. Am häufigsten ist die Hyperplasie der extrafollikulären B-Blasten mit Differenzierung in polytypische d. h. verschiedene (μ, γ, α) IgH-Klassen und verschiedene ($\varkappa$, λ) Ig-Leicht-Ketten (Igl)-produzierende Plasmoblasten und Plasmazellen.

- **DD:** Abgrenzung zum ALC-L durch immunhistologische Darstellung der Immunglobuline

Differentialdiagnose. Die Abgrenzung gegenüber einem anaplastischen großzelligen Lymphom (ALC-L) im Beginn ist schwierig oder bisweilen unmöglich. Hier kann die immunhistologische Darstellung der leichten und schweren Immunglobulinketten helfen. Die reaktiven extrafollikulären Blasten exprimieren polytypische Immunglobuline (d.h. Igl vom $\varkappa$- und λ-Typ und IgG, IgA und IgM), während die ALC-L-Zellen meist Ig-negativ sind.

- **Ätiologie:** Virusinfekte, Hyperstimulation

Ätiologie. Antigene Hyperstimulation, Virusinfekte (EBV, Röteln-Virus etc.); meist aber ist die Ursache unbekannt.

Plasmozytose

2.3 Plasmozytose

Plasmazellen in Inter- und Perifollikulärräumen durch antigene Hyperstimulation

Morphologie. Bei dieser Veränderung finden sich Plasmazellen nicht nur in den Marksträngen, sondern auch in den Inter- und Perifollikulärräumen sowie teilweise auch in den Keimzentren.

Ätiologie. Antigene Hyperstimulation?

Progressiv transformierte Keimzentren

2.4 Progressiv transformierte Keimzentren

Vermehrung von IgM- und IgD-positiven B-Zellen mit Expansion der FDC

Der Ausdruck ist irreführend, denn bei dieser Veränderung der Sekundärfollikel sind die Keimzentren i. d. R. klein und atrophisch. Die starke Vergrößerung

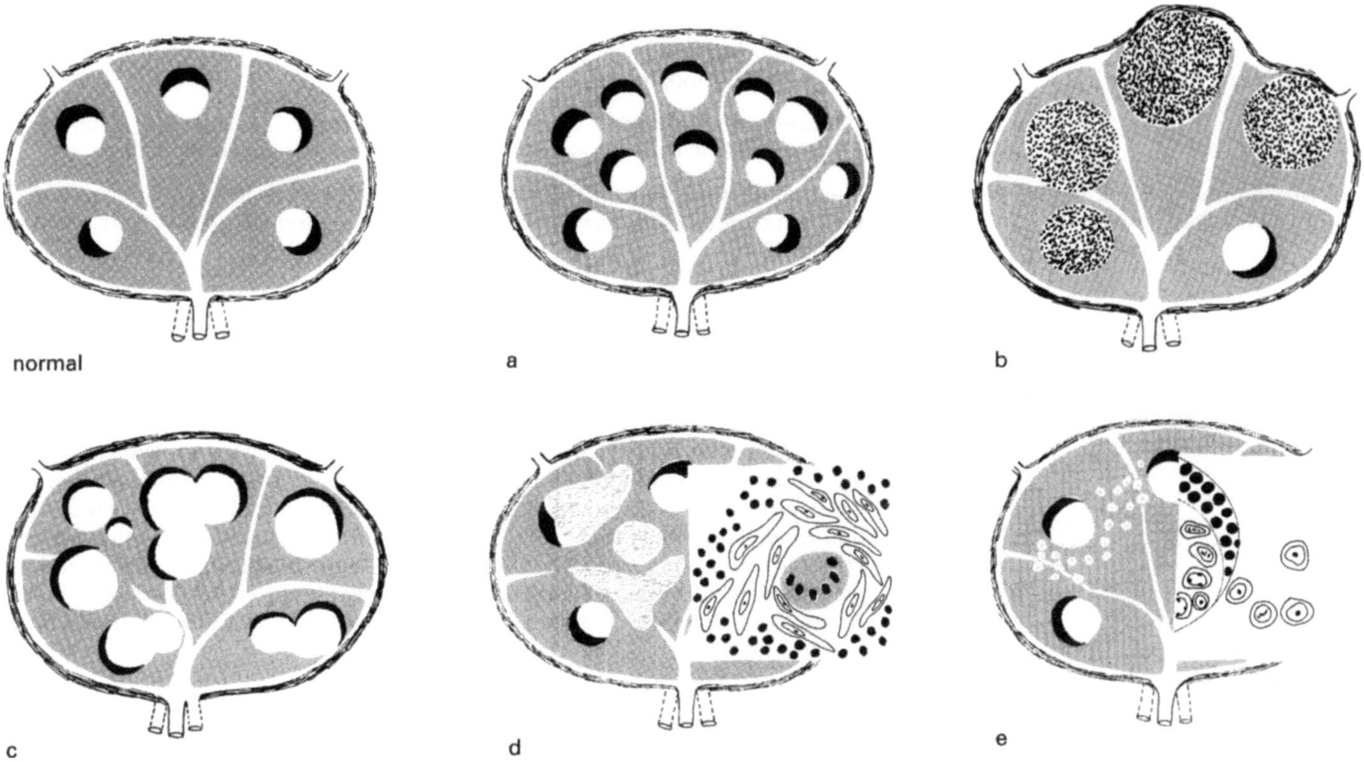

Abb. 48–13: Reaktive und hyperplastische Lymphknotenveränderungen. **a** follikuläre Hyperplasie, **b** T-Zonen-Hyperplasie mit Ausbildung von Tertiärknötchen, **c** Aids-Lymphadenopathie, **d** großherdige Epitheloidzellreaktion, **e** extrafollikuläre Blastenhyperplasie

der progressiv transformierten Keimzentren kommt hauptsächlich durch eine Vermehrung der naiven IgM^+/IgD^+-B-Follikelmantelzellen in Verbindung mit einer enormen Expansion des Maschenwerks der follikulären dendritischen Zellen (FDC) zustande.

Ätiologie. Unbekannt; solche Strukturen finden sich regelmäßig bei der nodulären lymphozytenprädominanten Form des M. Hodgkin, können aber auch ohne erkennbares Kranksein vorkommen und spontan wieder verschwinden.

- **Ätiologie:** unbekannt

2.5 Hyperplasie der T-Zone

Hyperplasie der T-Zone

Die extremste Form ist eine knötchenartige Vergrößerung der T-Zone, die bis zum Marginalsinus reicht und diesen zusammen mit der Kapsel vorwölbt (Abb. 48–13b). Früher wurde diese Veränderung auch als *Tertiärfollikel* bezeichnet. Zugrunde liegt eine Vermehrung von kleinen und mittelgroßen T-Zellen sowie großen blastischen $CD30^+$-T-Blasten. Meist geht die Vermehrung der unterschiedlich aktivierten T-Zellen mit einer Hyperplasie der interdigitierenden Zellen (IDC) und der hohen endothelialen Venolen (HEV) einher.

Ätiologie. Antigene Hyperstimulation?

knötchenartige T-Zonen-Vergrößerung (früher: Tertiärfollikel) **mit Vermehrung von**
- kleinen und mittelgroßen T-Zellen
- blastischen CD30-positiven T-Blasten

Hyperplasie der
- IDC
- HEV

2.6 Monozytoide B-Zell-Reaktion

Monozytoide B-Zell-Reaktion

Diese Veränderung ist ursprünglich unter dem Namen *unreife Sinushistiozytose* beschrieben worden.

= unreife Sinushistiozytose

Durch immunhistologische Untersuchungen konnte gezeigt werden, daß es sich bei den vermuteten unreifen Histiozyten nicht um Zellen der Makrophagenreihe, sondern um B-Zellen handelt. Diese sammeln sich auch nicht, wie früher angenommen, in den Marginal- und Intermediärsinus, sondern darunter, d. h. in der Marginalzone.

- Ansammlung von monozytoiden B-Zellen in der Marginalzone

Heute werden diese B-Zellen meist als **monozytoide B-Zellen** bezeichnet. Sie ähneln im homing (Marginalzone) wie auch im Antigenprofil MALT-B-Zellen, d. h. extranodalen Marginalzonenzellen.

Deshalb vermuten einige Autoren, daß die monozytoide B-Zell-Reaktion einen Einstrom von MALT-B-Zellen aus dem MALT-System in Lymphknoten repräsentiert.

- Vorkommen z. B. bei Toxoplasmose, HIV-Lymphadenopathie

Die monozytoide B-Zell-Reaktion kommt bei einer Reihe von Erkrankungen vor, von denen die *Toxoplasmose* und die *HIV-Lymphadenopathie* die wichtigsten sind.

Dermatopathische Lymphadenopathie

2.7 Dermatopathische Lymphadenopathie

- Hyperplasie der T-Zone
- extreme Vermehrung der interdigitierenden Zellen (IDC)
- Melanophagen = melaninspeichernde Makrophagen
- betroffen: oberflächliche Lymphknoten bei chronischen Dermatitiden

Bei dieser Lymphadenopathie besteht eine *Hyperplasie der T-Zone* in Kombination mit einer extremen *Vermehrung von interdigitierenden Zellen* (IDC). Außerdem sind immer *Melanophagen* beigemischt, das sind Makrophagen, die Melaninpigment der Haut gespeichert haben. Die Melaninspeicherung weist auf einen Zusammenhang zwischen dieser Lymphknotenveränderung und einer Hauterkrankung hin. Betroffen sind oberflächliche Lymphknoten von Patienten mit diffusen chronischen Hauterkrankungen, insbesondere chronischen exfoliativen Dermatitiden, Psoriasis und Erythrodermien. Letztere sind oft Folge eines kutanen T-Zell-Lymphoms (Mycosis fungoides, Sézary-Syndrom u. a.).

Vermehrung von Makrophagen und Sinuswandzellen

2.8 Vermehrung von Makrophagen und Sinuswandzellen

Makrophagensystem:
- verantwortlich für die Initiierung der Immunreaktion
- Phagozytose und Antigenpräsentation

Transformation der Makrophagen in:
- Fremdkörperriesenzellen
- **Epitheloidzellen:** hemmen Wachstum von Erregern (z. B. Mykobakterien)

• **Sinushistiozytose**
- zelldichte Verbreiterung der Lymphknotensinus durch Sinuswandzellen

Makrophagen und Sinuswandzellen gehören zum Makrophagensystem. Sie spielen eine entscheidende Rolle bei der Initiierung der Immunreaktion, weil sie Antigen phagozytieren, prozessieren und gebunden an HLA-Moleküle den T-Zellen präsentieren.
Makrophagen können ihre Gestalt und Funktion ändern; die wichtigsten Beispiele sind die Transformation in mehrkernige Fremdkörperriesenzellen und in nicht-phagozytierende Epitheloidzellen, die im Gegensatz zu nicht-transformierten phagozytischen Makrophagen in der Lage sind, das Wachstum von bestimmten Erregern (z. B. Mykobakterien) zu hemmen.
• Die **Sinushistiozytose** fällt durch eine meist zelldichte *Verbreiterung der Lymphknotensinus* auf. An der Zellvermehrung sind vornehmlich die Sinuswandzellen beteiligt.

Die *Ursache* wird in einem vermehrten Auftreten von geweblichen Abbauprodukten, z. B. durch Tumoren, Entzündungen, Nekrosen im Drainagebereich der entsprechenden Lymphknoten, gesehen.

• **Rosai-Dorfman-Krankheit = Sinushistiozytose mit massiver Lymphadenopathie**
- Verbreiterung des Lymphknotensinus
- breitzytoplasmatische phagozytierende Makrophagen
- reaktive Plasmozytose
- makroskopisch deutlich vergrößerte Lymphknoten mit generalisierten Entzündungszeichen

• Die **Rosai-Dorfman-Krankheit (Sinushistiozytose mit massiver Lymphadenopathie)** ist durch eine enorme *Verbreiterung der Lymphknotensinus* und das Auftreten von großen, *breitzytoplasmatischen Makrophagen* geprägt, die oft kernhaltige Zellen, vornehmlich Lymphozyten, phagozytiert haben. Begleitet ist diese eigentümliche Makrophagenreaktion von einer reaktiven *Plasmozytose.* Die betroffenen Lymphknoten (meist zervikal) können eine beträchtliche Größe annehmen. Obwohl diese Lymphknotenveränderungen sehr lange persistieren können, kommt es in den meisten Fällen zu einer spontanen Rückbildung. Die Erkrankung weist klinische Merkmale einer Entzündung auf (Fieber, vermehrte neutrophile Granulozyten im Blut), bisher konnten aber keine Erreger identifiziert werden. Angehörige der schwarzen Rasse sind häufiger betroffen als Weiße. Die Krankheit kann auch außerhalb des Lymphknotensystems auftreten, z. B. in der Haut, den Speicheldrüsen, im Knochenmark und sehr selten in anderen Geweben.

• **Markhistiozytose, diffuse Histiozytose**
- Makrophagenvermehrung im Pulpabereich

• Bei der **Markhistiozytose bzw. diffusen Histiozytose** kommt es zu einer massiven *Makrophagenvermehrung im Markbereich* (Pulpa) des Lymphknotens, die sich in schweren Fällen auf das ganze Lymphknotenparenchym ausdehnen kann, wobei die anderen Zellelemente des lymphatischen Gewebes zurückgedrängt werden. Eine Markhistiozytose findet sich bei starker Staubbelastung

in mediastinalen und bronchopulmonalen Lymphknoten, weshalb diese Veränderung auch als *Staubgranulom* bezeichnet wird. Bei der *Silikose* enthalten die Makrophagen darüber hinaus doppeltbrechende Silikatkristalle. Ähnlich diffuse Makrophagenvermehrungen treten bei einigen *Speicherkrankheiten* (z. B. M. Gaucher) sowie bei einer Reihe von infektiösen Erkrankungen wie M. Whipple, Mykobakteriosen und Leishmaniose auf.
Bei den infektiösen Makrophagenvermehrungen sind die Erreger in den Makrophagen (sog. intrazellulärer Parasitismus) durch *Spezialfärbungen* (PAS, Ziehl-Neelsen u. a.) nachweisbar.

Vorkommen
- bei Staubbelastung in bronchopulmonalen Lymphknoten = **Staubgranulom**
- bei Silikose
- bei Speicherkrankheiten: z. B. M. Gaucher
- bei Infektionen: z. B. M. Whipple
- infektiöse Makrophagenvermehrung (intrazellulärer Parasitismus bei Tb, Lepra)

Es sei angemerkt, daß die Nicht-Lepra-Mykobakterien (die Lepra-Mykobakterien induzieren auch in voll immunkompetenten Patienten meist keine oder keine nennenswerte Epitheloidzellreaktion) in Individuen mit normal funktionierendem Immunsystem eine großherdige Epitheloidzellreaktion hervorrufen.

Die Transformation der Makrophagen in Epitheloidzellen bleibt bei ausgeprägten Immundefektzuständen zugunsten einer diffusen Makrophagenvermehrung aus *(mykobakterielle Histiozytose)*. Wenn die Erregervermehrung in den Makrophagen (sei es durch Besserung des Immundefektzustandes oder durch Antibiotika) nicht gestoppt werden kann, greift sie mit schließlich fatalen Folgen auf andere makrophagenhaltige Organe wie Milz, Leber, Knochenmark, Lamina propria des Darms, Gehirn usw. über.

- bei Immundefektzuständen **keine** Transformation zu Epitheloidzellen, sondern diffuse Makrophagenvermehrung **(mykobakterielle Histiozytose)**

2.9 Epitheloidzellige Histiozytose (Granulomatose)

Epitheloidzellige Histiozytose (Granulomatose)

Epitheloidzellige Histiozytose. Unter bestimmten Bedingungen, z. B. unter dem Einfluß von mit bestimmten Antigenen sensibilisierten CD4-T-Zellen, wandeln sich Makrophagen in Epitheloidzellen um. Diese Transformation geht mit einem *Funktionswandel* und einer *morphologischen Veränderung* der Makrophagen einher. Diese verlieren weitgehend ihre Phagozytosekapazität und erwerben statt dessen die Fähigkeit, das Wachstum bestimmter Erreger (z. B. Mykobakterien) zu hemmen und Zytokine freizusetzen. Im Vergleich zu normalen Makrophagen ist das Zytoplasma der Epitheloidzellen eosinophiler, die Zellgrenzen sind unregelmäßiger und die Zellform ist oft spindeliger.
Die Epitheloidzellen bilden immer Zellcluster, die größer *(großherdige Epitheloidzellreaktion)* oder kleiner *(kleinherdige Epitheloidzellreaktion)* sein können.

- **epitheloidzellige Histiozytose**

Makrophagen unter Einfluß **Ag-sensibilisierter CD4-T-Zellen → Epitheloidzellen**
Funktionsänderung:
- Verlust der Phagozytosefähigkeit
- Hemmung des Erregerwachstums durch Zytokine

- großherdige und kleinherdige Epitheloidzellreaktion

Die Unterscheidung zwischen diesen beiden Reaktionsformen ist wichtig, weil sie eine unterschiedliche Ätiologie haben. Epitheloidzellige Riesenzellen treten i. d. R. nur bei der großherdigen Epitheloidzellreaktion auf und sind hier in sehr unterschiedlicher Zahl vorhanden.

2.9.1 Großherdige Epitheloidzellreaktion

Großherdige Epitheloidzellreaktion

In Lymphknoten treten großherdige Epitheloidzellgranulome (Abb. 48–13d) bei der *Tuberkulose* und *Sarkoidose*, beim *M. Crohn*, in Abflußgebieten von Tumoren *(sarcoid like lesions)* sowie bei einigen in unseren Breiten seltener vorkommenden Erkrankungen auf.

bei
- Tb, Sarkoidose, M. Crohn
- sog. sarcoid like lesions

• **Tuberkulöse Lymphadenitis.** Die tuberkulöse Lymphadenitis stellt ein regelmäßiges Merkmal des Primärkomplexes der Tuberkulose dar. Bei einer Reinfektion ist der Lymphknotenbefall eher die Ausnahme.
Bei aggressiveren Formen der Tuberkulose können die Epitheloidzellgranulome zentral *käsige Nekrosen* enthalten, während dies bei der Sarkoidose und dem M. Crohn niemals vorkommt. Wegen der unterschiedlichen Therapie (Tuberkulose: Antibiotika, aber *kein* Kortisol; Sarkoidose: Kortisol) muß die Ätiologie auf jeden Fall geklärt werden! Bei Fehlen käsiger Nekrosen kann die *Differentialdiagnose* zwischen der Tuberkulose einerseits und der Sarkoidose und dem M. Crohn andererseits nur durch den Nachweis säurefester Stäbchen erbracht werden. Im histologischen Schnitt geschieht dies mittels der *Ziehl-Neelsen-Färbung*, bei der sich die Mykobakterien als leuchtend rote Stäbchen darstellen.

- **tuberkulöse Lymphadenitis**
- Merkmal des Primärkomplexes
- im Zentrum der Granulome käsige Nekrosen

DD durch Nachweis säurefester Stäbchen mittels **Ziehl-Neelsen-Färbung**

Da die *Ziehl-Neelsen-Färbung* häufig falsch-negativ ausfällt, müssen bei fehlendem Erregernachweis empfindlichere Nachweismethoden herangezogen werden, z. B. mikro-

weitere diagnostische Verfahren:
- **Meerschweinchentest**

biologische Kultivationsverfahren oder der *Meerschweinchentest*. Letzterer erlaubt den Nachweis eines einzigen Mykobakteriums und ist damit z.Zt. das empfindlichste, dafür aber auch langsamste (ca. 4–6 Wochen) mykobakterielle Nachweisverfahren.

- **PCR**

Es ist zu hoffen, daß die *Polymerase-Kettenreaktion (PCR)* mit geeigneten Primern (die für DNS-Sequenzen von Mykobakterien spezifisch sind) den Tierversuch zum Nachweis von Mykobakterien in Gewebeproben bald ablösen wird.

Kleinherdige Epitheloidzellreaktion

2.9.2 Kleinherdige Epitheloidzellreaktion

- **Piringer-Lymphadenitis**
- Gruppen epitheloidzelliger Makrophagen parakortikal und im Keimzentrum
- monozytoide B-Zellen ↑
- extrafollikuläre Blasten ↑

• **Piringer-Lymphadenitis.** Die kleinherdige Epitheloidzellreaktion besteht aus kleinen Gruppen epitheloidzelliger Makrophagen, die in allen Arealen des Lymphknotens lokalisiert sein können, bevorzugt aber in der Parakortikalzone und den Keimzentren vorkommen. Meist treten sie in Kombination mit einer monozytoiden B-Zell-Vermehrung im Marginalzonenbereich (einschließlich Sinus und Perisinus), einer lymphozytären Lymphknotenkapselinfiltration (Kapsulitis) und einer Vermehrung von extrafollikulären Blasten auf.

- **Toxoplasmen-Lymphadenitis**
- nach Infektion mit Toxoplasma gondii

• **Toxoplasmen-Lymphadenitis.** Am häufigsten wird die Pinringer-Lymphadenitis und damit die kleinherdige Epitheloidzellreaktion durch das Protozoon *Toxoplasma gondii* hervorgerufen, und zwar bevorzugt bei Kindern und jugendlichen Erwachsenen. Meist sind ein oder mehrere Lymphknoten im Hals- bzw. Nackenbereich betroffen. Die Ätiologie läßt sich durch Nachweis eines schnell ansteigenden bzw. stark erhöhten Antikörper-Titers gegen Toxoplasmen bestätigen.

Nachweis:
- erhöhter Ak-Titer gegen Toxoplasmen
- selten: direkter Erregernachweis

Der direkte Erregernachweis im befallenen Lymphknoten in Form von Toxoplasmen-Pseudozysten gelingt nur ausnahmsweise.

Retikulozytär-abszedierende Lymphadenitis

2.9.3 Retikulozytär-abszedierende Lymphadenitis

Diese erregerbedingte Lymphadenitis ist gekennzeichnet durch die Entwicklung gemischtzelliger Granulome, bestehend aus Histiozyten, Granulozyten und Epitheloidzellen. Leitmerkmal ist die Entwicklung *retikulozytär begrenzter Abszesse,* die von einer follikulären lymphatischen Hyperplasie und einer bunten Pulpahyperplasie begleitet werden.

Histologie:
- konfluierende Herde mit histiozytären Zellen
- zentral neutrophile Granulozyten

Mikroskopisch erkennt man in der Lymphknotenrinde konfluierende Herde histiozytärer Zellen mit zentraler, von neutrophilen Granulozyten durchsetzter Gewebseinschmelzung. Die histiozytären Zellen können im Verlauf der Erkrankung zu Epitheloidzellen transformieren. Das beschriebene morphologische Bild findet sich u. a. bei folgenden Infektionskrankheiten:

- **Lymphadenitis pseudotuberculosa Masshoff-Knapp**

• **Lymphadenitis pseudotuberculosa Masshoff-Knapp.** Erreger: *Yersinia pseudotuberculosis.* Betroffen sind die mesenterialen Lymphknoten; die Krankheit verläuft häufig unter dem Bild einer akuten Appendizitis.

- **Lymphogranuloma inguinale**

• **Lymphogranuloma inguinale.** Erreger: *Chlamydia lymphogranulomatosis.* Dies ist eine überwiegend in den warmen Klimazonen vorkommende Geschlechtskrankheit mit Beteiligung der inguinalen und iliakalen Lymphknoten. Der kleine Primäraffekt an Zervix, Penis oder Vagina wird häufig übersehen. Folge der abszedierenden Entzündung sind Fistelbildungen, u. U. mit ausgedehnten Vernarbungen.

- **Tularämie**

• **Tularämie.** Erreger: *Franciscella tularensis.* Die Erkrankung entsteht durch (beruflichen) Umgang mit Wildtieren. Betroffen sind axilläre und kubitale Lymphknoten. Hier kommt es häufig zu einer verstärkten epitheloidzelligen Transformation, so daß ein tuberkuloides Bild entsteht.

- **Katzenkratzkrankheit**

• **Katzenkratzkrankheit.** Der Erreger konnte noch nicht identifiziert werden. Befallen sind axilläre und zervikale Lymphknoten nach Katzenkratzverletzung oder auch Insektenstichen. Die Erkrankung heilt i. d. R. symptomlos ab.

- **atypische Mykobakteriosen**

• **Pilzinfektionen, atypische Mykobakteriosen oder mischinfizierte Tuberkulosen** können im Einzelfall auch unter dem Bild einer retikulohistiozytär-abszedierenden Lymphadenitis verlaufen.

Virale Lymphadenopathien

2.10 Virale Lymphadenopathien

Zu den wichtigsten virusinduzierten Veränderungen des lymphatischen Gewebes zählen die *infektiöse Mononukleose* und die *HIV-Lymphadenopathie.*

• **Infektiöse Mononukleose (Pfeiffer-Drüsenfieber).** Über 90% der Weltbevölkerung sind asymptomatische Träger des *Epstein-Barr-Virus (EBV)*. Die frühkindliche Infektion mit dem EBV läuft i. d. R. subklinisch ab. Eine Infektion in der späteren Kindheit oder der Adoleszenz ist durch Schwellung der Halslymphknoten und Tonsillen, durch Auftreten von *vergrößerten mononukleären Zellen* (B- und T-Zell-Blasten, die früher als irritierte Monozyten fehlinterpretiert und teils auch als akute myeloische Leukämie bezeichnet wurden) im peripheren Blut sowie durch Halsschmerzen und Fieber charakterisiert. Die EBV-Infektion ist meist nicht auf die zervikalen Lymphknoten und Tonsillen beschränkt, sondern findet sich auch im *abdominellen lymphatischen Gewebe*, wodurch gelegentlich eine Appendizitis vorgetäuscht wird. Milz und Leber können ebenfalls befallen sein.

• **Infektiöse Mononukleose (Pfeiffer-Drüsenfieber)**
- EBV-assoziiert
- Tonsillen und Lymphknotenerkrankung mit vergrößerten mononukleären Zellen im peripheren Blut, Halsschmerzen, Fieber
- auch Befall des abdominellen lymphatischen Gewebes
- **DD**: Appendizitis

Das **histologische** Bild kann äußerst dramatisch sein. Es findet sich eine rasenhafte massive Vermehrung von mitotisch aktiven extrafollikulären Blasten mit teilweiser Aufhebung der normalen Architektur und herdförmigen Nekrosen. Diese Veränderungen können leicht mit einem diffusen großzelligen B-Zell-Lymphom verwechselt werden, zumal einige der vermehrten extrafollikulären Blasten doppelkernig sind und somit *Reed-Sternberg-Zellen* gleichen. Die architekturellen Veränderungen erscheinen jedoch schwerer als sie sind, denn die Sinus sind, obwohl sie viele Blasten enthalten können, gut erhalten.

Histologie:
- mitotisch aktive extrafollikuläre B-Blasten ↑
- Architekturstörung
- herdförmige Nekrosen
- Sinus erhalten

DD: diffuses großzelliges B-Zell-Lymphom

Die **Diagnose** läßt sich heute auch am formolfixierten Paraffinschnitt durch den Nachweis von Epstein-Barr-Viren in den extrafollikulären Blasten mit Hilfe der EBER-In-situ-Hybridisierung beweisen. Die Abgrenzung von einem großzelligen B-Zell-Lymphom, das gelegentlich auch eine EBV-Infektion in den Tumorzellen aufweisen kann, ist immunhistologisch durch den Nachweis einer polytypischen Produktion von beiden leichten Ig-Ketten (d.h. von κ und λ) durch die Blasten oder durch den Nachweis einer polyklonalen Ig-Gen-Umlagerung mit Hilfe der PCR möglich.

Diagnostik:
- EBV-Nachweis (EBER-In-situ-Hybridisierung)
- Abgrenzung zum großzelligen B-Zell-Lymphom durch Nachweis einer polyklonalen Ig-Gen-Umlagerung mithilfe der PCR

• **Lymphadenopathie bei HIV-Infektion.** Diese Erkrankung entwickelt sich im fortgeschrittenen Stadium einer HIV-Infektion in Form einer persistierenden Lymphknotenschwellung und wird als *Lymphadenopathiesyndrom (LAS)* bezeichnet. Nach der Definition der Centers for Disease Control (CDC) fällt dieses in das Aids-Stadium CDC III (s. S. 167).

• **Lymphadenopathie bei HIV-Infektion**
- **Lymphadenopathiesyndrom (LAS)** = Aids-Stadium CDC III

Histologisch zeigen Biopsien der vergrößerten Lymphknoten folgende charakteristische Merkmale (Abb. 48–13c):
- massive *follikuläre Hyperplasie* mit unregelmäßigen, oft vergrößerten und z. T. konfluierenden Keimzentren und verschmälerten Follikelmänteln
- partielle *Zerstörung des Maschenwerks* der follikulären dendritischen Zellen (FDC)
- *monozytoide B-Zell-Reaktion*
- *Atrophie der parakortikalen T-Zone.*

Histologie

Die vorwiegend in der B-Zell-Zone lokalisierten Veränderungen waren in Anbetracht des CD4-T-Zell-Tropismus der HIV zunächst eine Überraschung, fanden aber inzwischen eine Erklärung. So ließ sich zeigen, daß relativ große Mengen von HIV kurz nach ihrer Übertragung und Vermehrung in infizierten CD4-T-Zellen an den dendritischen Ausläufern der FDCs des lymphatischen Gewebes – ähnlich wie Immunkomplexe – gebunden werden. Dies führt nach vorläufigen Forschungsdaten zur Infektion und zum Einzug der dendritischen Zytoplasmaausläufer der FDCs. Daraus folgt, daß die FDCs neben den CD4-T-Zellen ein Reservoir und damit einen Schlupfwinkel für die HIV darstellen. Dieser Schlupfwinkel ist für die HIV von großer strategischer Bedeutung, weil CD4-T-Zellen ständig durch das FDC-Maschenwerk der Keimzentren wandern und sich dabei infizieren können. Dieser Mechanismus könnte neben der Bildung ständig neuer aggressiverer HIV-Mutanten wesentlich zur Progression der Krankheit beitragen.

Bei Fortschreiten der HIV-Krankheit schrumpfen die Keimzentren und verschwinden schließlich ganz; die Atrophie der Parakortikalzone nimmt durch den HIV-induzierten Verlust von CD4-T-Zellen ständig zu, so daß die postkapillären Venolen immer prominenter werden. Terminal kommt es in den Lymphknoten neben der zunehmenden zellulären Verarmung oft zu einer Vermehrung von Fasern, wobei meist viele Plasmazellen persistieren.

bei fortgeschrittener Infektion:
- Atrophie der Keimzentren
- prominente postkapilläre Venolen
- Plasmazellen persistieren

Maligne Lymphome

primäre Neoplasien des lymphatischen Gewebes

3. Maligne Lymphome

Definition. Maligne Lymphome **(ML)** sind *primäre Neoplasien der Zellen des lymphatischen Gewebes.*

Infiltrationsmuster maligner Lymphome s. Abb. 48–14.

Die ML sind streng zu unterscheiden von solchen Neoplasien, die ihren Primärsitz *außerhalb* des lymphatischen Gewebe haben und *sekundär* in dieses metastasieren = sekundäre (nicht-lymphatische) Neoplasien des lymphatischen Gewebes.

Klassifikation

3.1 Klassifikation

Eine Klassifikation der malignen Lymphome muß zum Ziel haben, entsprechend dem jeweiligen Erkenntnisstand Neoplasien *derselben zellulären Herkunft*, mit *weitgehend einheitlichen pathologisch-anatomischen Merkmalen*, mit *weitgehend einheitlichen klinischen und prognostischen Eigenschaften* sowie *mit ähnlichem therapeutischen Ansprechen* als Krankheitsentität zusammenzufassen.

Frühere Klassifikationen

Einteilung in 2 Lymphomgrundtypen:
- ML vom Hodgkin-Typ
- Non-Hodgkin-Lymphome (NHL)
- **für Hodgkin-Lymphome:**
- noch gültige Klassifikation von 1966
- **für NHL:**
- **Kiel-Klassifikation**
- **Working Formulation**

3.1.1 Frühere Klassifikationen

Unbestritten ist die Einteilung der malignen Lymphome in solche vom *Hodgkin-Typ* und in *Non-Hodgkin-Lymphome (NHL)*. Die Heterogenität dieser beiden Lymphomgrundtypen erfordert eine weitere Unterteilung.
Für die Hodgkin-Lymphome wurde 1966 eine Einteilung erarbeitet, die auch heute noch Bestand hat. Bei den NHL sieht das anders aus: allein in den letzten 2 Jahrzehnten wurden über 7 Klassifikationsvorschläge vorgelegt, von denen heute im wesentlichen nur die **Kiel-Klassifikation** und die **Working Formulation (WF)** übrig geblieben sind. Die Kiel-Klassifikation wird vornehmlich in Deutschland und einigen Ländern Europas, die WF in den USA und anderen Ländern Amerikas angewandt.

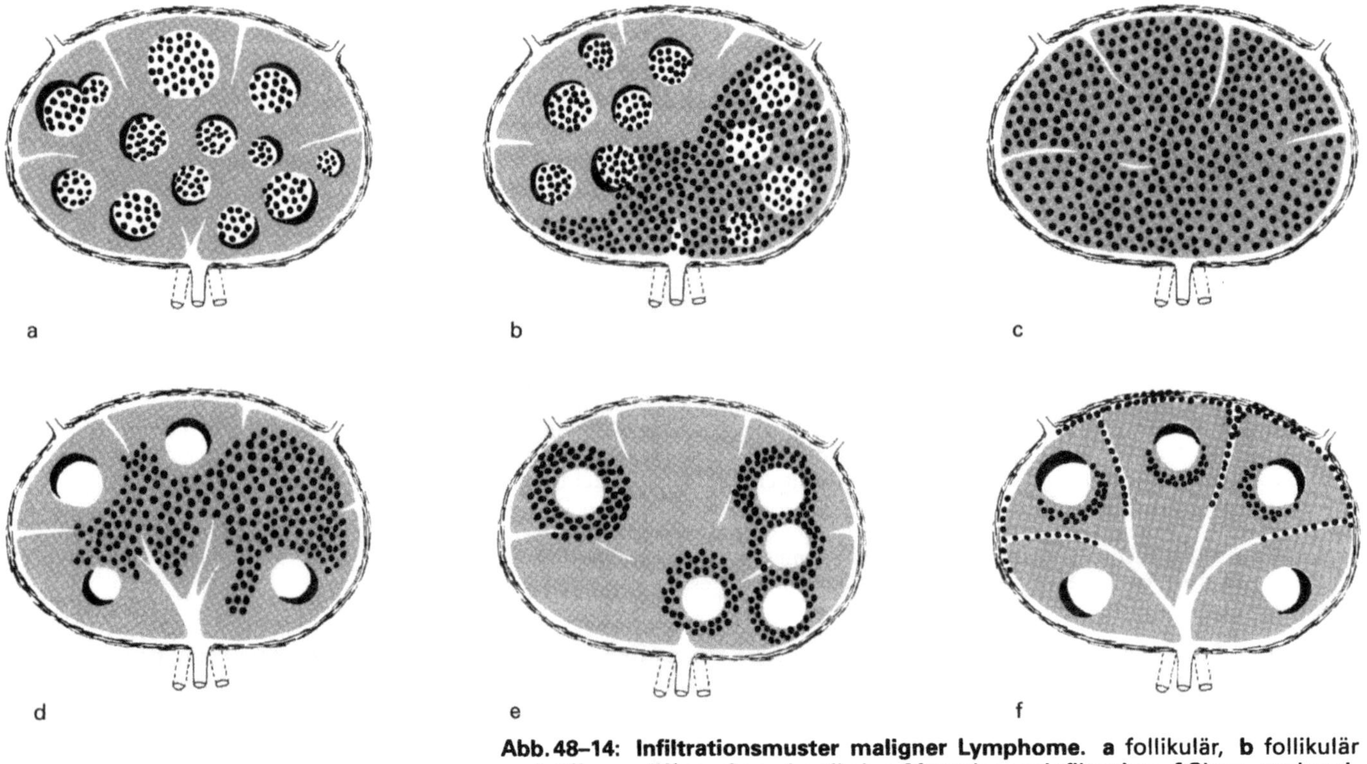

Abb. 48–14: Infiltrationsmuster maligner Lymphome. a follikulär, **b** follikulär und diffus, **c** diffus, **d** parakortikal, **e** Mantelzoneninfiltration, **f** Sinus- und perifollikuläre Infiltration

3.1.2 R.E.A.L.-Klassifikation

R.E.A.L.-Klassifikation

Da die Kiel-Klassifikation und die WF auf völlig unterschiedlichen Konzepten – die *Kiel-Klassifikation* typisiert die Lymphome nach ihrer zellulären Herkunft und nach 2 Malignitätsgraden, während die *WF* die NHL allein nach Prognose und therapeutischem Ansprechen auf Behandlungsprotokolle der 70er Jahre klassifiziert – aufbauen, die Lymphomtypen verschieden definieren, eine unterschiedliche Terminologie anwenden sowie ein unterschiedliches Grading-System benutzen, sind die Ergebnisse wissenschaftlicher und klinischer Studien an malignen Lymphomen von diesseits und jenseits

Tab. 48-1: Entitäten der R.E.A.L.-Klassifikation (in deutscher Übersetzung) und ihre ungefähren Häufigkeiten*

Entität	Abk.**	Lymphknoten %	Knochenmark %	Milz %	Gastrointestinaltrakt %	Haut %
A. B-Zell-Neoplasien						
I. Vorläufer-B-Zell-Neoplasien						
Vorläufer-B-lymphoblastische(s) Lymphom/Leukämie	B-LB-L/L	1–3	5–15	< 1	< 1	1–4
II. Periphere B-Zell-Neoplasien						
chronische lymphatische Leukämie/Prolymphozyten-Leukämie/kleinzelliges lymphozytisches Lymphom	B-CL-L	5–10	25–35	25–40	2	5–10
immunozytisches Lymphom (Immunozytom)/ lymphoplasmozytoides Lymphom	IC-L	1–2	5–10	3	< 1	1–3
Mantelzell-Lymphom	M-L	2–6	1–3	1–5	2	< 1
Follikelzentrumslymphom/Keimzentrumslymphom, follikulär	K-L	25–40	10–15	20–25	5–10	10
Marginalzonenlymphom vom B-Zell-Typ	MZ-L					
– extranodal (MALT-Typ +/– monozytoide B-Zellen)	MALT-L	1–5	< 1	< 1	20–50	5
– *vorläufiger Subtyp:* nodal (+/– monozytoide B-Zellen)		1–5	< 1	< 1	–	–
vorläufige Entität: Marginalzonenlymphom der Milz (+/– villöse Lymphozyten)		–	< 5	5–10	–	–
Haarzell-Leukämie	H-L	< 1	5–10	10–25	–	–
plasmozytisches Lymphom (Plasmozytom), einschl. multiples Myelom	PC-L	< 1	30–50	–	1	–
diffuses großzelliges B-Zell-Lymphom***	DG-L	25–35	1	20	30	20
Burkitt-Lymphom	Burkitt-L	1–2	< 1	< 1	1–2	< 1
vorläufige Entität: hochmalignes B-Zell-Lymphom, Burkitt-like***		1	< 1	< 1	1	< 1
B. T-Zell-Neoplasien und vermutete natürliche Killerzell-Neoplasien						
I. Vorläufer-T-Zell-Neoplasien						
Vorläufer-T-lymphoblastische(s) Lymphom/Leukämie	T-LB-L/L	1–4	< 1	< 1	< 1	< 1
II. Periphere T-Zell-Neoplasien						
chronische lymphatische Leukämie/Prolymphozyten-Leukämie	T-CL-L	< 1	< 1	< 1	< 1	5
großgranuläre lymphatische Leukämie	LGL-L	< 1	< 1	< 1	–	–
Mycosis fungoides/Sézary-Syndrom	MF/Sz-S	1	–	–	–	25–30
periphere T-Zell-Lymphome, unspezifiziert***	PTU-L	5–7	< 1	< 1	2–3	10–20
angioimmunoblastisches T-Zell-Lymphom	AILD-L	1–4	< 1	–	–	–
angiozentrisches Lymphom	AC-L	< 1	–	–	–	< 1
intestinales T-Zell-Lymphom (+/– Enteropathie)	IT-L	–	–	–	1–5	–
adultes T-Zell-Lymphom/Leukämie	AT-L/L	< 1	< 1	–	–	< 1
anaplastisches großzelliges Lymphom, CD30+, T-Zell- und Null-Zell-Typen	ALC-L	1–10	1–2	–	1–5	5–15

* Daten von: Departments of Pathology, Stanford University, Stanford, CA; John Radcliffe Hospital, Oxford, UK; Herlev Hospital, Kopenhagen, Dänemark; Universita degli Studi, Bologna, Italien.
** Die Abkürzungen entsprechen der meist englischsprachigen Terminologie.
*** Diese Kategorien enthalten wahrscheinlich mehr als eine Krankheitsentität.

Tab. 48-2: Vergleich der R.E.A.L.-Klassifikation mit der Kiel-Klassifikation und der Working Formulation in der englischen Originalfassung

Kiel-Klassifikation	R.E.A.L.-Classifikation	Working Formulation
B-lymphoblastic	precursor B-lymphoblastic lymphoma/leukemia	lymphoblastic
B-lymphocytic, CLL-type B-lymphocytic, prolymphocytic leukemia lymphoplasmacytoid immunocytoma	B-cell chronic lymphocytic leukemia/ prolymphocytic leukemia/ small lymphocytic lymphoma	**small lymphocytic, consistent with CLL** small lymphocytic, plasmacytoid
lymphoplasmacytic immunocytoma	lymphoplasmacytoid lymphoma	**small lymphocytic, plasmacytoid** diffuse, mixed small and large cell
centrocytic centroblastic, centrocytoid subtype	mantle cell lymphoma	small lymphocytic **diffuse, small cleaved cell** follicular, small cleaved cell diffuse, mixed small and large cell diffuse, large cleaved cell
centroblastic-centrocytic, follicular centroblastic, follicular centroblastic-centrocytic, diffuse	follicle center lymphoma, follicular – grade I – grade II – grade III follicle center lymphoma, diffuse, small cell *[provisional]*	 **follicular, predominantly small cleaved cell** **follicular, mixed small and large cell** follicular, predominantly large cell **diffuse, small cleaved cell** diffuse, mixed small and large cell
–	extranodal marginal zone B-cell lymphoma (low grade B-cell lymphoma of MALT-type)	**small lymphocytic** diffuse, small cleaved cell diffuse, mixed small and large cell
monocytoid, including marginal zone immunocytoma	nodal marginal zone B-cell lymphoma *[provisional]*	**small lymphocytic** diffuse, small cleaved cell diffuse, mixed small and large cell unclassifiable
–	splenic marginal zone B-cell lymphoma *[provisional]*	**small lymphocytic** diffuse small cleaved cell
hairy cell leukemia	hairy cell leukemia	–
plasmacytic	plasmacytoma/myeloma	extramedullary plasmacytoma
centroblastic (monomorphic, polymorphic and multilobated subtypes) **B-immunoblastic** B-large cell anaplastic (Ki-1+)	diffuse large B-cell lymphoma	**diffuse, large cell** large cell immunoblastic diffuse, mixed small and large cell
–	primary mediastinal large B-cell lymphoma	**diffuse, large cell** large cell immunoblastic
Burkitt's lymphoma	Burkitt's lymphoma	small noncleaved cell, Burkitt's
– ? some cases of centroblastic and immunoblastic	high grade B-cell lymphoma, Burkitt-like *[provisional]*	**small noncleaved cell, non-Burkitt's** diffuse, large cell large cell immunoblastic
T-lymphoblastic	precursor T-lymphoblastic lymphoma/leukemia	lymphoblastic
T-lymphocytic, CLL-type T-lymphocytic, prolymphocytic leukemia	T-cell chronic lymphocytic leukemia/prolymphocytic leukemia	**small lymphocytic** diffuse small cleaved cell
T-lymphocytic, CLL-type	large granular lymphocytic leukemia	**small lymphocytic** diffuse, small cleaved cell
–	– T-cell-type – NK-cell-type	
small cell cerebriform (mycosis fungoides, Sézary syndrome)	mycosis fungoides/Sézary syndrome	mycosis fungoides
T-zone lymphoepithelioid pleomorphic, small T-cell **pleomorphic, medium-sized and large T-cell** T-immunoblastic	peripheral T-cell lymphomas, unspecified [including *provisional subtype:* subcutaneous panniculitic T-cell lymphoma]	diffuse, small cleaved cell **diffuse, mixed small and large cell** diffuse, large cell **large cell immunoblastic**

Tab. 48-2: Fortsetzung

Kiel-Klassifikation	R.E.A.L.-Classifikation	Working Formulation
–	hepatosplenic gamma-delta T-cell lymphoma *[provisional]*	–
angioimmunoblastic	angioimmunoblastic T-cell lymphoma	**diffuse, mixed small and large cell** diffuse, large cell **large cell immunoblastic**
–	angiocentric lymphoma	diffuse, small cleaved cell **diffuse, mixed small and large cell** diffuse, large cell **large cell immunoblastic**
–	intestinal T-cell lymphoma	diffuse, small cleaved cell diffuse, mixed small and large cell diffuse, large cell **large cell immunoblastic**
pleomorphic small T-cell, HTLV-I+ **pleomorphic medium-sized and large T-cell, HTLV-I+**	adult T-cell lymphoma/leukemia	diffuse, small cleaved cell diffuse, mixed small and large cell diffuse, large cell **large cell immunoblastic**
T-large cell anaplastic (Ki-1+)	anaplastic large cell lymphoma, T-cell- and null-cell-types	large cell immunoblastic

des Atlantiks nicht vergleichbar. Um diese unbefriedigende Situation zu überwinden, fanden sich Anfang der 90er Jahre 19 Lymphomexperten aus Europa und den USA zusammen, um in Berlin eine neue, dem gegenwärtigen Erkenntnisstand angepaßte Klassifikation der ML zu erarbeiten.

Diese Klassifikation – die erste Lymphomklassifikation, die Experten diesseits und jenseits des Atlantiks in vollem Konsens erarbeitet haben – erhielt die Bezeichnung **Revised European American Lymphoma Classification (R.E.A.L.-Klassifikation).** In Tab. 48–1 wird sie dargestellt und in Tab. 48–2 mit der Kiel-Klassifikation und der Working Formulation verglichen.

Das Konzept der R.E.A.L.-Klassifikation verfolgt das Ziel, **biologische** bzw. **Krankheitsentitäten** unter den ML zu unterscheiden. Sie schließt die **Hodgkin-Lymphome** mit ein, da die Grenze zwischen diesen und den NHL nicht so scharf ist, wie man früher gedacht hatte.

R.E.A.L.-Klassifikation: NHL und Hodgkin-Lymphome

Für das Verständnis, die Klassifikation und die Diagnostik der ML ist die Kenntnis der zellulären Elemente des normalen lymphatischen Gewebes, ihrer Organisation und vor allem ihrer Differenzierung Voraussetzung. Deshalb wird empfohlen, sich vor dem Studium der malignen Lymphome mit dem Aufbau des lymphatischen Gewebes und des Differenzierungs- und Entwicklungsprogramms der B- und T-Zellen zu befassen.

Die R.E.A.L.-Klassifikation unterteilt die malignen Lymphome in *3 Gruppen:* **B-Zell-Neoplasien**, **T-Zell-Neoplasien** und **Morbus Hodgkin**.

Einteilung der ML in:
1. B-Zell-Neoplasien
2. T-Zell-Neoplasien
3. M. Hodgkin

Die Neoplasien der Makrophagenreihe und der akzessorischen Zellen des lymphatischen Gewebes (das sind follikuläre dendritische Zellen und interdigitierende Zellen) sind wegen ihrer Seltenheit und bisher ungenügender Definition noch nicht in die R.E.A.L.-Klassifikation aufgenommen worden.

Bei den B- und T-Zell-Neoplasien werden – entsprechend den zwei- bzw. mehrwelligen Differenzierungsformen der lymphatischen Zellen (Abb. 48–7) und dem differenten klinisch-therapeutischen Verhalten – *2 Hauptgruppen* unterschieden (Abb. 48–15):

- **Vorläufer-B-Zell-** und **Vorläufer-T-Zell-Neoplasien**, die auch als *B-* bzw. *T-lymphoblastische Lymphome* bezeichnet werden, sowie
- **periphere B-Zell-** und **periphere T-Zell-Neoplasien**, unter denen weitere Lymphomentitäten abgegrenzt werden, davon einige bis zur Bestätigung durch zukünftige Untersuchungen allerdings nur vorläufig.

- **Vorläufer-B-Zell-** und **Vorläufer-T-Zell-Neoplasien**
- **periphere B-Zell-** und **T-Zell-Neoplasien** mit weiteren Entitäten

Die hohe Zahl verschiedener peripherer B- und T-Zell-Lymphomentitäten ist nicht überraschend, wenn man die Komplexität der Differenzierung, Regulation und Funktion der peripheren B- und T-Zellen bedenkt.

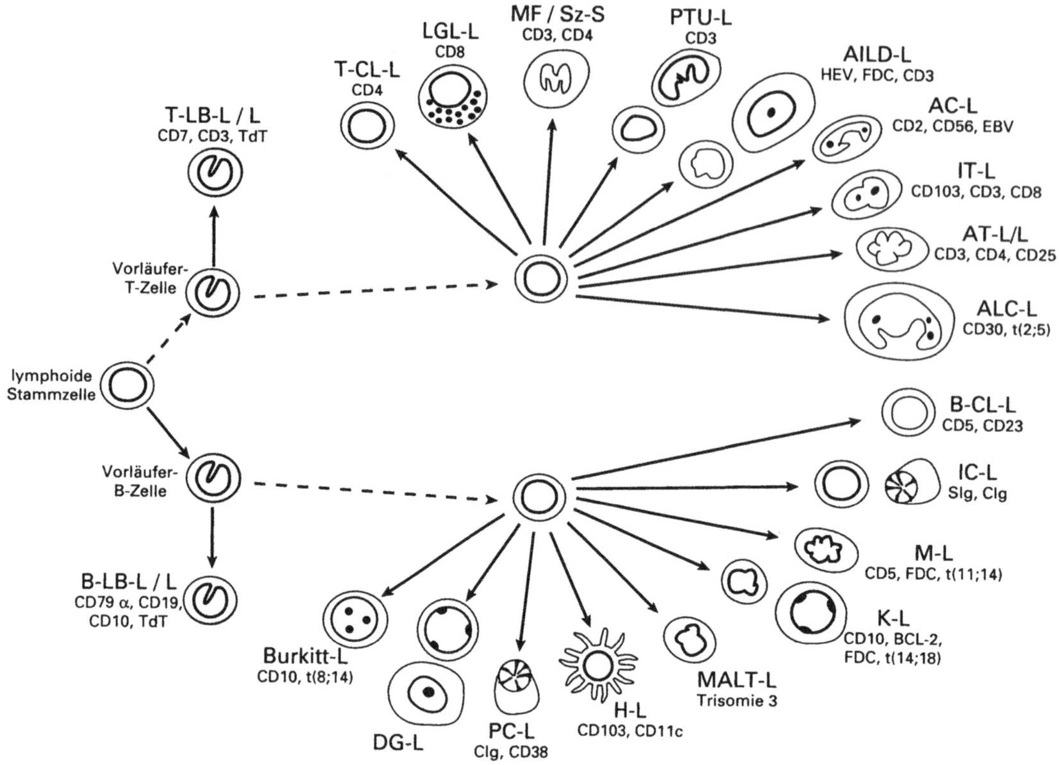

Abb. 48–15: Modifiziertes Schema der R. E. A. L.-Klassifikation. T-Zell-Neoplasien: T-LB-L/L Vorläufer-T-lymphoblastisches Lymphom/Leukämie; **T-CL-L** T-chronische lymphatische Leukämie; **LGL-L** großgranuläre lymphatische Leukämie; **MF/Sz-S** Mycosis fungoides/Sézary-Syndrom; **PTU-L** peripheres T-Zell-Lymphom, unspezifiziert; **AILD-L** angioimmunoblastisches T-Zell-Lymphom; **AC-L** angiozentrisches Lymphom; **IT-L** intestinales T-Zell-Lymphom; **AT-L/L** adultes T-Zell-Lymphom/Leukämie; **ALC-L** anaplastisches großzelliges Lymphom. **B-Zell-Neoplasien: B-LB-L/L** Vorläufer-B-lymphoblastisches Lymphom/Leukämie; **Burkitt-L** Burkitt-Lymphom; **DG-L** diffuses großzelliges B-Zell-Lymphom; **PC-L** plasmozytisches Lymphom (Plasmozytom); **H-L** Haarzell-Leukämie; **MALT-L** mucosa associated lymphoid tissue lymphoma; **K-L** Keimzentrumslymphom; **M-L** Mantelzell-Lymphom; **IC-L** immunozytisches Lymphom (Immunozytom); **B-CL-L** B-chronische lymphatische Leukämie. **CD** (cluster of differentiation) Zelloberflächenantigene, **TdT** terminale Desoxynucleotidyl-Transferase, **Clg** (cytoplasmic immunoglobulin) zytoplasmatisches Immunglobulin, **Slg** (surface immunoglobulin) Oberflächenimmunglobulin, **HEV** high endothelial venules, **FDC** follicular dendritic cell, **EBV** Epstein-Barr-Virus-Genom in Lymphomzellen, **t** Translokation

Malignitätsgrad

3.2 Malignitätsgrad

Kiel-Klassifikation: 2 Malignitätsgrade (niedrig- und hoch-maligne)

Die Unterscheidung von Malignitätsgraden hat große klinische Bedeutung. Nach der Kiel-Klassifikation werden *2 Malignitätsgrade* (niedrig-maligne und hoch-maligne) unterschieden, deren Bestimmung aufgrund morphologischer Kriterien erfolgt. Diese haben sich zwar bewährt, reichen heute aber nicht mehr aus und bedürfen einer Ergänzung und Erweiterung durch andere Merkmale, z.B. die Größe der Wachstumsfraktion. Diese ist heute am Gewebeschnitt einfach und schnell mit monoklonalen Antikörpern, die gegen das proliferationsassoziierte Kernantigen Ki-67 gerichtet sind, möglich.

- **heute üblich: 3 Aggressivitätsgrade**
- Malignitätsgrad nur bedingt abhängig von der Lymphomentität

Es hat sich gezeigt, daß klinisch mindestens **3 Grade der Aggressivität** zu unterscheiden sind, die eine unterschiedliche Therapie verlangen, und daß NHL unterschiedlicher Malignitätsgrade nicht zwangsläufig verschiedene Lymphomentitäten, sondern *unterschiedlich aggressive Varianten ein- und derselben Lymphomentität* repräsentieren können.

Praxishinweis

⟹

Die Diagnose einer Lymphomentität definiert nicht automatisch den **Malignitätsgrad** mit – wie es bei der Kiel-Klassifikation der Fall war – vielmehr muß er **gesondert angegeben** werden. Die Kriterien zur Abschätzung des Malignitätsgrades bei NHL sind in Tab. 48–3 zusammengefaßt.

- **niedrig-maligne NHL:** gerade, langsam abfallende, therapieunabhängige Überlebenskurve

Die **niedrig-malignen NHL** zeigen eine langsam und gerade abfallende Überlebenskurve, unabhängig davon, ob therapiert wird oder nicht (Abb. 48–16).

Tab. 48-3: Mikroskopische Kriterien zur Abschätzung des Malignitätsgrades bei Non-Hodgkin-Lymphomen

Kriterium	**niedrig-maligne (indolent)**	**hoch-maligne**	
		aggressiv	**hoch-aggressiv**
Kerngröße	klein bis mittelgroß	groß	mittelgroß bis groß
Kernchromatin	kondensiert	aufgelockert	aufgelockert
Nukleolen	klein, multipel	prominent, multipel bis singulär	klein bis mittelgroß, vorwiegend multipel
Wachstumsfraktion*	1–20 %**	45–65 %**	> 65 %**
typische Beispiele	B-CL-L K-L Grad I/II	DG-L	Burkitt-L

$$* \text{ Wachstumsfraktion in } \% = \frac{\text{Tumorzellen im aktiven Zellzyklus} * 100}{\text{Gesamttumorzellzahl}}$$

** Zellen im aktiven Zellzyklus sind im histologischen Schnittpräparat mithilfe des Ki-67-Antikörpers quantifizierbar, der ein Kernprotein erkennt, das in allen Zellzyklusphasen exprimiert wird.

Dagegen sterben Patienten mit **hoch-malignen NHL** ohne Therapie nach relativ kurzer Zeit (>90 % innerhalb von 2 Jahren). Durch die Polychemotherapie konnte die Überlebenszeit von ca. 50–70 % dieser Patienten erheblich verlängert werden, wodurch die Überlebenskurve eine konkave Form annimmt. *Alle niedrig-malignen NHL können in hoch-maligne Formen übergehen.* Besonders häufig (ca. 30 % der Fälle) kommt dies bei dem niedrig-malignen Follikelzentrumslymphom vor.

- **hoch-maligne NHL:** aggressive Neoplasien, aber durch Polychemotherapie beeinflußbar
- Übergang niedrig → hoch-maligne möglich: **sekundär hoch-maligne Lymphome**

Praxishinweis

⇐

Da sich der Übergang von niedriger in hohe Malignität nicht nur spontan vollzieht, sondern auch durch Therapie induziert werden kann und die so entstandenen **sekundär hoch-malignen Lymphome** schlecht oder gar nicht auf eine Therapie ansprechen, werden niedrig-maligne NHL meist nach dem Prinzip *watch and wait* betreut und nur chemotherapeutisch behandelt, wenn der Zustand des Patienten dies unbedingt erfordert.

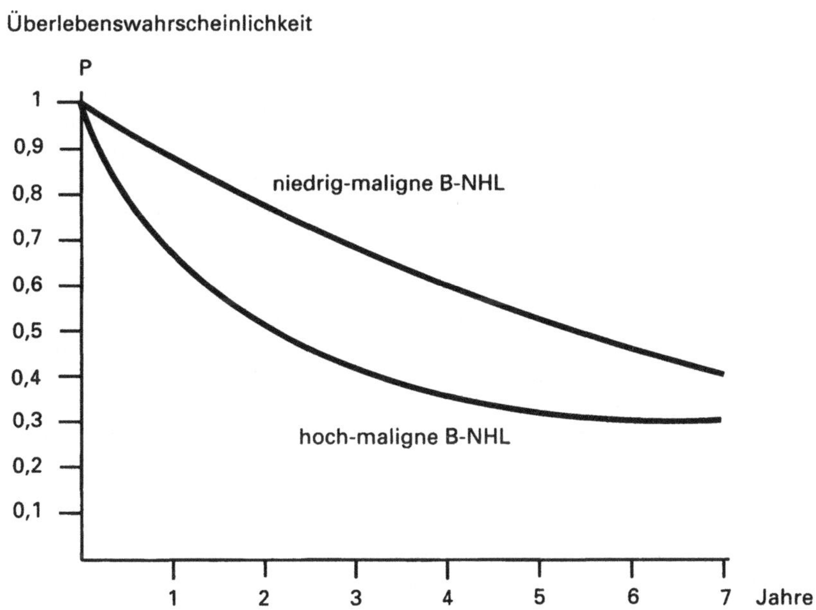

Abb. 48–16: Überlebenskurven von Non-Hodgkin-Lymphomen (NHL) des B-Zell-Typs von niedriger und von hoher Malignität. Beachte den gradlinigen Abfall der Zahl der Überlebenden mit niedrig-malignen B-NHL und die konkave Überlebenskurve von Patienten mit hoch-malignen B-NHL. Der anfangs steilere Abfall der höher malignen NHL ist durch Therapieversagen bzw. durch Rezidive bedingt.

Untersuchungsmethoden

- **Diagnostik**
1. **konventionelle histologische Untersuchung:**
   - Nachteil: Ähnlichkeit neoplastischer Zellen mit normalen oder reaktiv veränderten Lymphozyten
2. **Spezialmethoden:**
   - unfixiertes, frisches Gewebsmaterial
   - zusätzlich fixiertes Material erforderlich

3.3 Methoden zur Untersuchung von Biopsaten aus dem lymphatischen Gewebe

Wichtigste Methode zur Diagnostik von Erkrankungen des lymphatischen Gewebes ist nach wie vor die **konventionelle histologische Untersuchung**. Allerdings hat diese Methode bei den malignen Lymphomen engere Grenzen als bei den meisten anderen Neoplasien. Häufig sind neoplastische lymphatische Zellen morphologisch von normalen oder reaktiv veränderten nicht zu unterscheiden, weshalb **Spezialmethoden** unverzichtbar geworden sind. Einige Spezialmethoden sind nur an frischen, unfixierten Gewebeproben anwendbar. Deshalb sollte sowohl fixiertes als auch unfixiertes Biopsatmaterial zur pathologischen Untersuchung übersandt werden.

Es ist anzumerken, daß wegen der Komplexität der ML und der Kompliziertheit der Spezialmethoden die Diagnostik lymphatischer Erkrankungen nur von solchen Pathologen geleistet werden kann, die täglich mehrere entsprechende Biopsate untersuchen und regelmäßig mit den indizierten Spezialmethoden arbeiten.

- **Biopsatentnahme:**
- mehrere, möglichst große Lk **in toto**
- schneller Transport in physiologischer Kochsalzlösung
- Kühlung bzw. Tieffrieren bei längerem Transport
- in Formol fixierte Biopsate niemals tieffrieren oder tiefgefroren versenden!

Entnahme und Behandlung der Gewebeproben in der Praxis: Der Chirurg sollte immer versuchen, den größten Lymphknoten und, wenn möglich, mehrere Lymphknoten *in toto* und ohne Quetschung zu entfernen. Ist ein sehr schneller Transport (<1 h) zum Pathologen gesichert, genügt die Bedeckung des Biopsatgewebes mit einem feuchten Tupfer (physiologische Kochsalzlösung). Dauert der Transport länger, ist das Gewebe zu teilen, wobei ein Teil (1–2 Scheiben von 3–4 mm Dicke aus dem größten Durchmesser der Biopsate) in einen Behälter mit 4 %igem Formalin und das restliche Gewebe in ein Gefäß mit steriler Kochsalzlösung überführt wird. Ist der Transport kürzer als 5–7 Stunden und die Verarbeitung durch den Pathologen am selben Tag gesichert, kann das in Kochsalzlösung schwimmende Gewebe ohne Kühlung oder Tieffrieren dem Pathologen direkt mit dem formolfixierten Gewebsmaterial übersandt werden. Dauert der Transport länger als 7 Stunden und ist eine Verarbeitung des Frischgewebes am selben Tag nicht mehr gewährleistet, muß das unfixierte, in Kochsalz befindliche Gewebe in einer die Gewebserhaltung sicherstellenden Prozedur in flüssigem Stickstoff tiefgefroren und in Trockeneis zur Untersuchung versandt werden. Da das in Formalin befindliche Biopsatgewebe auf keinen Fall tiefgefroren werden darf, muß das Formolgefäß separat versandt werden.

- **konventionelle Histologie:**
- Formalinfixierung
- Paraffinschnitte
- Färbungen: HE, Giemsa, PAS

Konventionelle Histologie: Die Formolfixierung sollte möglichst 24 bzw. 48 Stunden nicht überschreiten. Das Biopsatmaterial wird nach Standardverfahren in Paraffin eingebettet. Davon werden 3–4 μm dicke Schnitte angefertigt und mit *Hämatoxylin-Eosin (HE)*, *Giemsa* und *PAS* gefärbt.

Immunphänotypisierung

- **Markeranalyse mit Hilfe spezifischer Ak**
- zellartspezifische und zellartcharakteristische Marker
- Differenzierungsmarker

3.3.1 Immunphänotypisierung

Inzwischen steht eine Fülle *zellartspezifischer* bzw. *zellartcharakteristischer Marker* und *Differenzierungsmarker* zur Verfügung, von denen viele am Paraffinschnitt nachgewiesen werden können. Da lymphatische Zellen verschiedener Herkunft und verschiedenen Differenzierungsgrades rein morphologisch nicht auseinandergehalten werden können, ist zu ihrer eindeutigen Identifizierung eine **Markeranalyse** unerläßlich. Das gilt insbesondere für neoplastisch transformierte Zellen.

- **Antikörper:**
- monoklonal
- polyklonal
- **Detektionsverfahren:**
- APAAP
- Immunperoxidasemethode
- Avidin-Biotin-Methode
- Immunfluoreszenzmethode

Die Zellart- und Differenzierungsmarker werden vornehmlich mithilfe von monoklonalen und z.T. auch polyklonalen Antikörpern und verschiedenen Detektionsverfahren sichtbar gemacht. Zu den wichtigsten Detektionsverfahren zählen die *Alkalische-Phosphatase-Anti-alkalische-Phosphatase-Methode (APAAP)*, die *Immunperoxidasemethode*, die *Avidin-Biotin-Methode* und die *Immunfluoreszenzmethode*. Letztere ist mithilfe der Laser-Technik zu einem automatisierten Verfahren entwickelt worden *(Fluoreszenzdurchflußzytometrie)*.

Die Markeranalyse kann sowohl an zytologischen als auch an histologischen Präparationen erfolgen. Wegen der Automatisierung der zytologischen Markeranalyse bleibt diese nicht auf primäres zytologisches Untersuchungsmaterial beschränkt, sondern wird zunehmend auch auf solide Gewebeproben ausgedehnt, indem diese durch feinmaschige Siebe hindurchgepreßt und sekundär in Zellsuspensionen verwandelt werden. Diese Entwicklung ist nicht ungefährlich, weil die Zellsuspendierung mit dem Verlust bestimmter Zellarten sowie der Zellanordnung verbunden ist. Aus diesem Grunde ist die Markeranalyse an zytologischen Präparationen oft unzuverlässig; Markeranalysen am histologischen Schnitt sind deshalb immer vorzuziehen und stellen somit die Methode der Wahl dar.

3.3.2 DNS-Analyse

DNS-Analyse

- polyklonale Zellproliferate = gutartig
- monoklonale Zellproliferate = bösartig

Polyklonale Zellproliferationen gelten als *gutartig*, monoklonale Proliferationen dagegen mit wenigen Ausnahmen als *bösartig*. Dies scheint insbesondere für die Non-Hodgkin-Lymphome zuzutreffen. Da histologisch und immunhistologisch die Unterscheidung von gutartigen und bösartigen Veränderungen des lymphatischen Gewebes nicht immer möglich ist, gewinnt der *Klonalitätsnachweis als diagnostisches Verfahren* bei den malignen Lymphomen zunehmend an Bedeutung. Dies gilt um so mehr, als der Nachweis der Klonalität lymphatischer Proliferationen eindeutig durch die Analyse der Konfiguration der *Ig-Gene* und der *T-Zell-Rezeptor(TCR)-Gene* möglich ist. Durch die **Polymerase-Kettenreaktion (PCR)** ist dieser Nachweis technisch relativ einfach geworden.

Klonalisationsnachweis als diagnostisches Verfahren:

- **Polymerase chain reaction (PCR):** Analyse der Konfiguration der Ig- und TCR-Gene

Prinzip der PCR

Das **Prinzip der PCR** (s. hierzu Abb. 48–17) beruht darauf, daß bei einer polyklonalen Proliferation die Umlagerung der Ig- und TCR-Gene in den einzelnen B- und T-Zellen voneinander differiert, während sie bei monoklonalen B- und T-Zell-Proliferationen in den einzelnen Zellen identisch ist. Die Ig- und die TCR-Umlagerung lassen sich zuverlässig nachweisen, wenn Primer verwendet werden, die an Konsensussequenzen der V- und der J-Region-Gene binden. Bei dieser Primer-Konstellation führt die PCR nur zu VDJ-Amplifikaten, wenn die Primer-Bindungsstellen, d.h. die V-, D- und J-Gene, nicht zu weit auseinander liegen. Bei dem Umlagerungsprozeß der Ig- und TCR-Gene rücken die genannten Gene durch Elimination der Introns räumlich dicht aneinander. Damit können die umgelagerten, hierbei zufällig ausgewählten V-, D- und J-Gene mit Hilfe der PCR selektiv amplifiziert werden. Bei einer polyklonalen Proliferation von B- oder T-Zellen stellen sich die VDJ-Amplifikate wegen der vielen, individuell unterschiedlichen Umlagerungen in der Gel-Elektrophorese als unscharf begrenztes, breites „Bandengeschmier" dar, während VDJ-Amplifikate von monoklonalen Proliferationen (d.h. von Zellen mit identischer Umlagerung) als scharf begrenzte, schmale Bande in Erscheinung treten. Die Proliferation weniger Zellklone wird in Form mehrerer schmaler, scharf abgegrenzter Banden sichtbar.

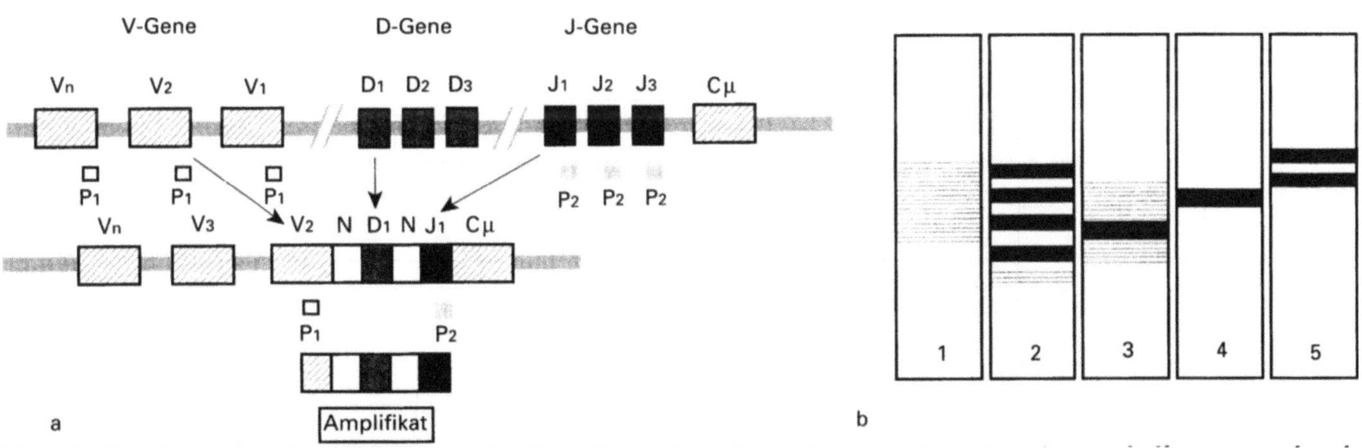

Abb. 48–17: a Anordnung der nicht-kodierenden Gene (Introns) und der kodierenden Gene der schweren Ig-Kette vor und nach Umlagerung. Die Umlagerung läßt sich mit der Polymerase-Kettenreaktion (PCR) nachweisen, wenn 2 Primer (Templates) eingesetzt werden, die in ihrer Nukleotidsequenz mit sog. Konsensussequenzen der V-Gene (P1) bzw. der J-Gene (P2) übereinstimmen. Die Primer-Bindungsstellen sind auf den jeweiligen Genen mit P1 und P2 markiert. Beim nicht-umgelagerten IgH-Gen-Komplex liegen die Primer-Bindungsstellen zu weit auseinander, als daß diese Distanz mithilfe der Polymerase und angebotenen Nukleotiden überbrückt werden könnte. Dagegen sind beim umgelagerten IgH-Gen ein V-Gen und ein J-Gen so dicht aneinandergerückt, daß die Sequenz zwischen den Primer-Bindungsstellen kopiert und vermehrt (amplifiziert; bis 10^6fach) werden kann. **b Polyacrylamidelektrophorese-Gel von VDJ-Amplifikaten,** die mittels Framework II und JH-spezifischen Primern und der Polymerase-Kettenreaktion aus extrahierter DNA von Biopsaten gewonnen wurden. **1 monoklonale** B-Zell-Proliferation (follikuläre Hyperplasie), **2 oligoklonale** B-Zell-Proliferation (atypische B-Zell-Reaktion), **3 poly-** und (ein-allele) **monoklonale** B-Zell-Proliferation (B-Zell-Hyperplasie und B-Zell-Lymphom), **4** dominante **ein-allele monoklonale** B-Zell-Proliferation (B-Zell-Lymphom), **5** dominante **bi-allele monoklonale** B-Zell-Proliferation (B-Zell-Lymphom). Das bi-allele Umlagerungsbild kommt durch ein Rearrangement der Ig-Gene auf beiden Chromosomenfäden, d. h. beider Ig-Gen-Allele zustande.

B-Zell-Lymphome

3.4 B-Zell-Lymphome

- **Entstehungsorte**

⇨

Die Mehrzahl der Non-Hodgkin-Lymphome geht von **B-Zellen** aus (Abb. 48–18). Etwa 60–70 % entwickeln sich in *Lymphknoten*, die übrigen entstehen *extranodal*.

Vorläufer-B-Zell-Lymphome (B-LB-L/L)

3.4.1 Vorläufer-B-Zell-Lymphome

- **abgeleitet von der ersten Proliferations- und Differenzierungswelle**

Definition. Die Vorläufer-B-Zell-Lymphome werden von den B-Zellen der *ersten Proliferations- und Differenzierungswelle* abgeleitet. Wegen ihrer morphologischen, immunphänotypischen und klinischen Homogenität werden sie unter dem Begriff **B-lymphoblastische Lymphome/Leukämien (B-LB-L/L)** zusammengefaßt (Abb. 48–19).

- **Morphologie:**
- mittelgroße Zellen mit runden, teilweise gewundenen Kernen, lockerer Chromatinstruktur ohne prominente Nukleolen
- Mitosen
- Nachweis von B-Zell-Markern

Morphologie. Die Morphologie dieser Lymphome ist relativ monoton. Sie bestehen aus einer dicht gelagerten Ansammlung von mittelgroßen Zellen mit einem runden bis teilweise gewundenen Kern. Das Kernchromatin ist locker und fein, Nukleolen fehlen oder sind wenig prominent. Das Zytoplasma ist wenig basophil und schmal. Mitosen sind häufig. Es besteht keine Korrelation zwischen Morphologie und B-Zell- oder T-Zell-Abstammung:

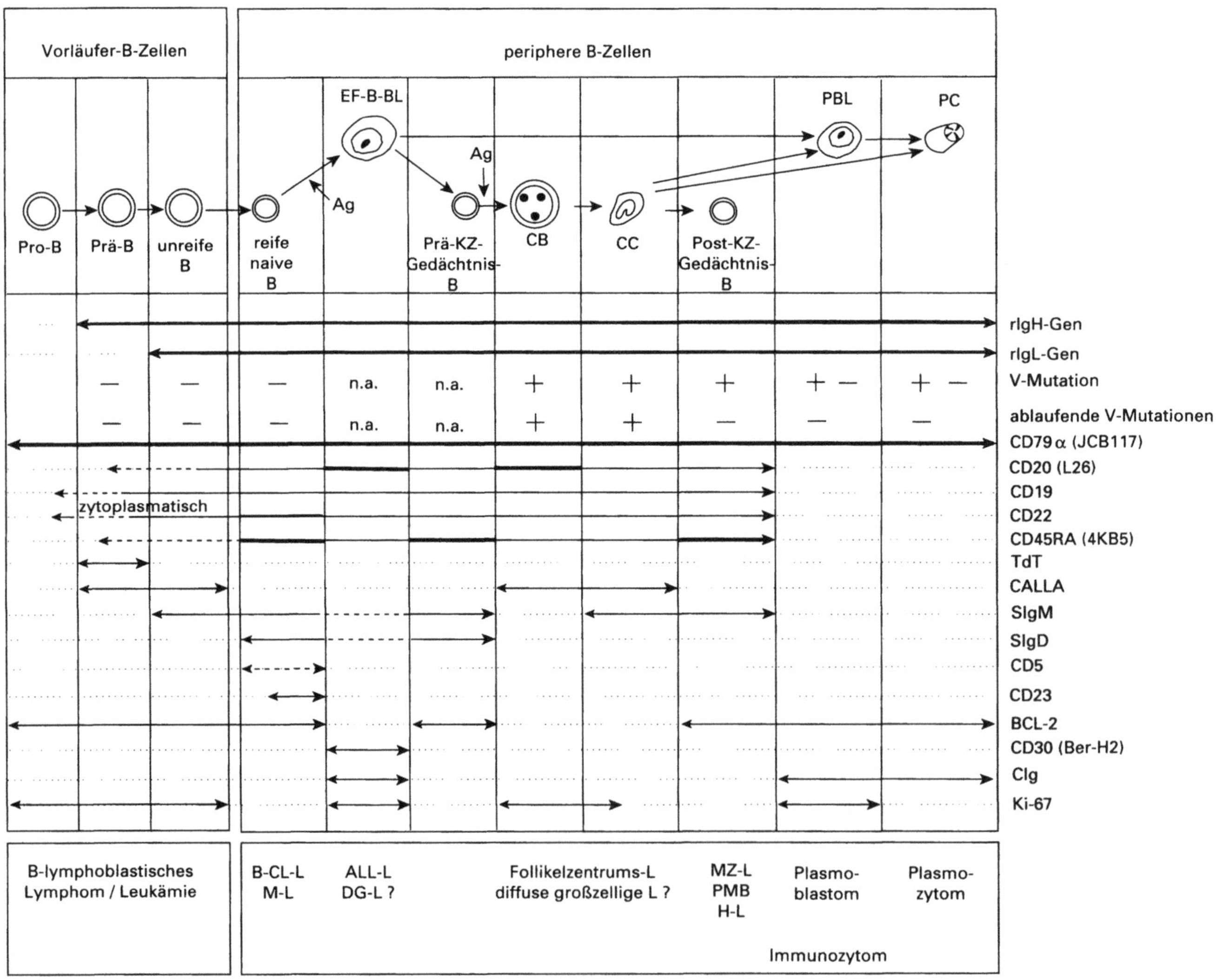

Abb. 48–18: Genotyp und Immunphänotyp der Vorläufer- und peripheren B-Zellen in unterschiedlichen Differenzierungsstufen sowie die dem jeweiligen Entwicklungsgrad entsprechenden malignen B-Zell-Lymphome. **PMB** primäres mediastinales B-Zell-Lymphom; für die übrigen Abkürzungen der Lymphom-Entitäten s. Tab. 48–1

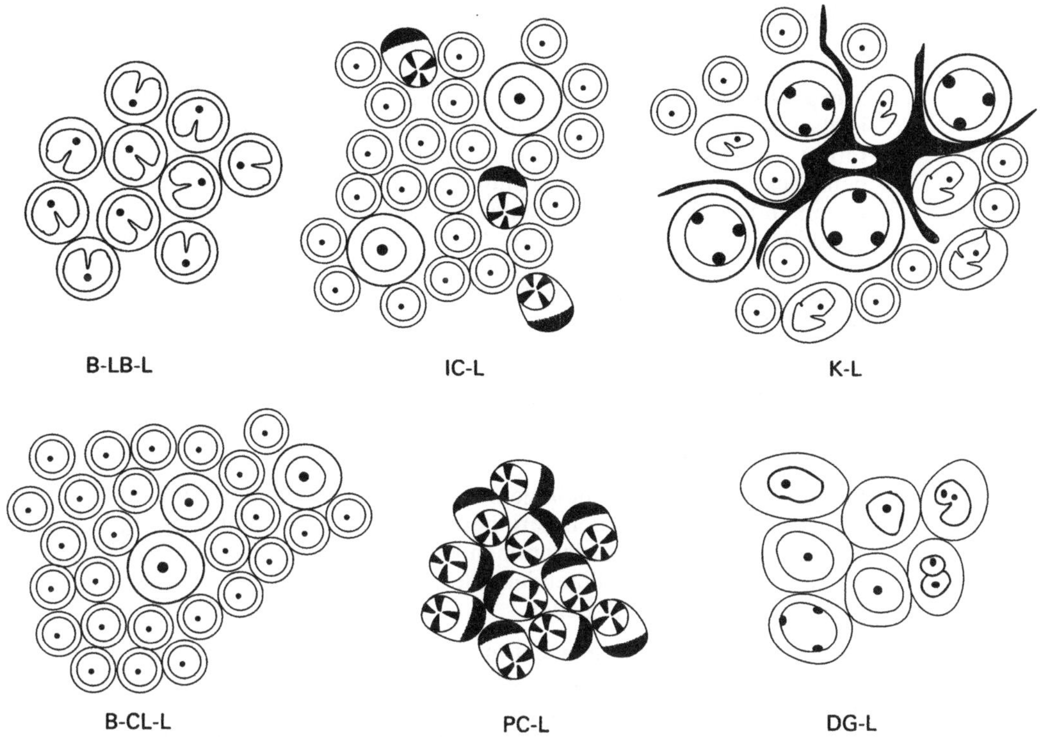

Abb. 48–19: Ausgewählte B-Zell-Lymphome. B-LB-L B-lymphoblastisches Lymphom, **B-CL-L** B-chronische lymphatische Leukämie, **IC-L** immunozytisches Lymphom (lymphoplasmozytoides Lymphom), **PC-L** plasmozytisches Lymphom (Plasmozytom), **K-L** Keimzentrumslymphom (zentrozytisches zentroblastisches Lymphom), **DG-L** diffuses großzelliges B-Zell-Lymphom

Vorläuferlymphome vom B-Zell- und vom T-Zell-Typ können nur mit Hilfe von *B-Zell-* und *T-Zell-Markern* unterschieden werden.

Praxishinweis ⇦

Immunphänotyp. Die Tumorzellen exprimieren konstant CD79α, CD19 und TdT sowie partiell CD10 und CD34.

- **Immunphänotyp:** CD79α, CD19, TdT, CD10, CD34

Das Enzym **TdT (terminale Desoxynucleotidyl-Transferase)** ist für die Insertion der N-Segmente bei der Ig-Gen-Umlagerung verantwortlich und kommt deshalb nur in unreifen B-Zellen zum Zeitpunkt der Ig-Gen-Rekombination vor.

Genotyp. Die Ig-Gen-Umlagerung ist meist noch nicht abgeschlossen. Das IgH-Gen ist umgelagert, während das IgL-Gen meist noch in Keimbahnkonfiguration vorliegt. Diese inkomplette Ig-Gen-Umlagerung paßt zur Expression des Enzyms TdT, das bei der Insertion der N-Sequenzen während des Ig-Gen-Umlagerungsprozesses eine essentielle Rolle spielt.

- **Genotyp:**
  - Ig-Gen-Umlagerung nicht abgeschlossen
  - IgL-Gen in Keimbahnkonfiguration

Klinik. Vornehmlich sind Kinder betroffen. Die Neoplasie manifestiert sich meist als *akute Leukämie* mit Befall des Knochenmarks und des peripheren Blutes.

- **Klinik:**
  - Manifestation meist als akute Leukämie vornehmlich bei Kindern

Selten sind primär solide Tumoren in Haut, Knochen oder Lymphknoten; fast immer erfolgt ein Übergang in eine akute Leukämie.

Die B-lymphoblastischen Lymphome/Leukämien sind sehr aggressiv; sie lassen sich aber in ca. 70 % der Fälle mit einer kombinierten Chemo-Radio-Therapie heilen.

  - aggressive Tumoren
  - Remission: ca. 70 %

3.4.2 Periphere B-Zell-Lymphome

Periphere B-Zell-Lymphome

Definition. Als periphere B-Zell-Lymphome werden Neoplasien bezeichnet, die im Gegensatz zu den Vorläufer-B-Zell-Lymphomen nicht von den Zellen der ersten, sondern der *zweiten* bzw. der *nachfolgenden Proliferations- und Differenzierungswellen* ausgehen.

- **abgeleitet von der zweiten bzw. den nachfolgenden Proliferations- und Differenzierungswellen**

Chronische lymphatische Leukämie (B-CL-L)

3.4.2.1 Chronische lymphatische Leukämie vom B-Zell-Typ und kleinzelliges lymphozytisches B-Zell-Lymphom

- **Morphologie:**
- pseudofollikuläres Wachstum
- kleine B-Zellen mit hochkondensiertem Chromatin dominieren
- Prolymphozyten, Paraimmunoblasten mit z. T. deutlichen Nukleolen bilden die helleren Pseudofollikel
- partielle Differenzierung in Plasmazellen möglich

Morphologie. Das charakteristische Merkmal dieser Lymphomart **(B-CL-L)** ist das *pseudofollikuläre Wachstum.* Dieses entsteht durch eine diffuse Proliferation von kleinen B-Zellen, die herdförmig in größere hellere Zellen mit einem lockeren Kernchromatin und deutlich erkennbarem Nucleolus differenzieren und dadurch hellere Areale (Pseudofollikel) im infiltrierten Lymphknoten bilden (Abb. 48–19). Letztere Zellen werden je nach Größe als *Prolymphozyt* oder *Paraimmunoblast* bezeichnet. Das Kernchromatin der kleinen B-Zellen ist hoch kondensiert, die Nukleolen sind praktisch nicht erkennbar. Die B-CL-L-Zellen können gelegentlich auch eine partielle Differenzierung in Richtung Plasmazellen aufweisen.

- **Immunphänotyp:** B-Ag$^+$, CD23$^+$, CD5$^+$, CD10$^-$, keine FDC = **pathognomonisch**

Immunphänotyp. Das Antigenprofil der Tumorzellen (B-Antigen$^+$, CD23$^+$, CD5$^+$, CD10$^-$) sowie das Fehlen von FDC-Maschenwerken ist *pathognomonisch* (Tab. 48–4).

- **Genotyp:**
- IgH- und IgL-Gene umgelagert
- Ig-Konfiguration entspricht reifen B-Zellen

Genotyp. Die Immunglobulingenkonfiguration mit Umlagerung der IgH- und IgL-Gene entspricht reifen peripheren B-Zellen. Die umlagerte Ig-V-Region zeigt keine somatischen Mutationen. Damit ähneln die B-CL-L-Zellen genotypisch den im Blut zirkulierenden oder in der Mantelzone lokalisierten naiven Membran-IgM$^+$-IgD$^+$ B-Zellen.

- **Klinik:**
- 20% aller NHL
- in höherem Lebensalter
- meist als CLL (90%)
- aleukämisch als **kleinzelliges lymphozytisches B-Zell-Lymphom** (10%)

Klinik. Dieses Lymphom macht in Europa ca. *20 % aller NHL* aus. Es kommt hauptsächlich im höheren Lebensalter vor und tritt in 90 % der Fälle unter dem Bild einer *chronischen lymphatischen Leukämie (CLL)* mit Knochenmarksbefall auf. Meist sind auch Lymphknoten, Milz und Leber befallen. In bis zu 10 % der Fälle kann sich dieses Lymphom primär unter dem Bild eines aleukämischen Lymphknotenbefalls manifestieren und wird dann oft als **kleinzelliges lymphozytisches B-Zell-Lymphom** bezeichnet; allerdings findet im weiteren Verlauf fast immer eine Transformation in eine CLL mit Befall des Knochenmarks statt. Die B-CL-L ist meist wenig aggressiv; sie läßt sich i. d. R. mit der heute verfügbaren Therapie *kaum beeinflussen.*

- selten Übergang in **Prolymphozyten-Leukämie** oder hochmalignes **großzelliges B-Zell-Lymphom (Richter-Syndrom)**

In seltenen Fällen kann die B-CL-L in eine *Prolymphozyten-Leukämie* oder ein hochmalignes *großzelliges B-Zell-Lymphom* (diese Transformation wird als *Richter-Syndrom* bezeichnet) übergehen. Die primär auftretende **Prolymphozyten-Leukämie** vom B-Zell-Typ wird von einigen Autoren als eine aggressive Variante der B-CL-L aufgefaßt, von anderen Autoren aber als eigenständige leukämische Entität angesehen. Sie geht meist mit sehr hohen Blutzellzahlen und einer Splenomegalie einher.

Vermutete Abstammung der Tumorzellen: zirkulierende reife naive periphere B-Zellen.

Immunozytom (IC-L)

3.4.2.2 Lymphoplasmozytoides Lymphom/Immunozytom

- **Morphologie:**
- kleine B-Zellen, plasmozytoide Zellen und Plasmazellen
- interfollikuläre Ausbreitung

Morphologie. Das immunozytische Lymphom **(IC-L)** ist durch eine diffuse Proliferation von *kleinen B-Zellen, plasmozytoiden B-Zellen* (Zellen mit breitem basophilem Zytoplasma, aber einem lymphozytenartigen Kern) und *Plasmazellen* charakterisiert (Abb. 48–19). Merkmale einer B-CL-L, eines Mantelzell-Lymphoms, Follikelzentrumslymphoms und Marginalzonenlymphoms fehlen. Das Immunozytom breitet sich oft *interfollikulär unter Aussparung der Sinus* aus.

Tab. 48-4: Niedrig-maligne B-Zell-Lymphome: immunhistologische und genetische Merkmale in der Differentialdiagnose

Lymphom-Typ	SIg	CIg	CD5	CD10	CD23	CD43	chromosomale Veränderungen	umgelagerte Onkogene
chronische lymphatische Leukämie	+*	–/+	+	–	+	+	Trisomie 12 (30%)	NA
lymphoplasmozytoides Lymphom	+	+	–	–	–	–/+	NA	NA
Mantelzell-Lymphom	+	–	+	–/+	–	+	t(11;14)	bcl-1
Follikelzentrumslymphom	+	–	–	+/–	–/+	–	t(14;18)	bcl-2
Marginalzonenlymphom	+	40%+	–	–	–/+	–/+	Trisomie 3 (extranodal)	NA

* Positivität kann geringfügig variieren, je nach verwendetem Antikörper

SIg (surface immunoglobulin) Oberflächenimmunglobulin, **CIg** (cytoplasmic immunoglobulin) zytoplasmatisches Immunglobulin, **NA** nicht analysiert

+ 90% positiv, +/– > 50% positiv, –/+ < 50% positiv, – < 10% positiv

Nicht selten enthalten die Kerne oder das Zytoplasma der Tumorzellen PAS-positive lobuläre (IgM^+) Einschlüsse (Dutcher bodies bzw. Russell bodies).

- Dutcher bodies, Russell bodies

Immunphänotyp. Einige der Tumorzellen enthalten zytoplasmatisches Immunglobulin (gewöhnlich IgM), das entweder diffus verteilt oder in Form von Dutcher- oder Russell-Körperchen vorliegt. Außerdem exprimieren die Tumorzellen Membran-IgM (meist ohne IgD) und B-Zell-Antigene in Abwesenheit von CD5 und CD10 (Tab. 48–4).

- **Immunphänotyp:**
- IgM in Kern und/oder Zytoplasma
- Membran-IgM
- B-Zell-Antigene

Genotyp. Die IgH- und IgL-Gene sind umgelagert.

- **Genotyp:** IgH- und IgL-Gene umgelagert

Klinik. Betroffen ist meist das höhere Lebensalter. Das Lymphom befällt *Lymphknoten*, *Milz* und *Knochenmark*, seltener das periphere Blut und extranodale Regionen. Oft ist eine mäßige monoklonale und in ca. einem Viertel der Fälle eine massive monoklonale Erhöhung des Serum-IgM zu verzeichnen. Letzteres kann ein Hyperviskositätssyndom (Makroglobulinämie *Waldenström*) erzeugen. Das Serum-IgM stammt aus den plasmazellulär differenzierten Tumorzellen.

- **Klinik:**
- höheres Lebensalter
- Lymphknoten, Milz und Knochenmark befallen
- monoklonale Serum-IgM-Erhöhung bei 1/4 der Fälle → **M. Waldenström**

Die Tatsache, daß das Serum-IgM in der Mehrzahl der Fälle nicht massiv erhöht ist, stellt meist nicht die Folge einer geringen Synthese, sondern die Folge einer Sekretionsstörung mit Rückstau des gebildeten IgM in Form von Kerneinschlüssen (Dutcher bodies) oder zytoplasmatischen Körperchen (Russell bodies) dar.

Vermutete Abstammung der Tumorzellen: $CD5^-$ periphere B-Zelle, deren Differenzierungsprogramm in Richtung Plasmazelle aktiviert ist.

3.4.2.3 Mantelzell-Lymphom

Mantelzell-Lymphom (M-L)

Morphologie. Das typische Mantelzell-Lymphom **(M-L)** besteht aus *kleinen* bis *mittelgroßen B-Zellen* mit mäßig kondensiertem Kernchromatin, schmalem Zytoplasma und wenig prominenten Nukleolen; die Kernform ist meist unregelmäßig. Der Tumor wächst bevorzugt in *Follikelmantelzonen* unter initialer Aussparung der Keimzentren. Wenn er alle präexistenten Strukturen überwachsen hat, entsteht ein überwiegend diffuses Wachstumsbild. Das diffuse Mantelzell-Lymphom ist weitgehend, aber nicht vollständig identisch mit dem zentrozytischen Lymphom der Kiel-Klassifikation. Es kann blastoid transformieren, wobei die entstandenen Blasten mehr Lymphoblasten als den Blasten der großzelligen B-NHL ähneln. Diese blastische Transformation geht wahrscheinlich mit Übergang in eine höhere Malignität einher.

- **Morphologie:**
- kleine bis mittelgroße B-Zellen
- bevorzugt Follikelmantelzonen
- „blastoide" Transformation möglich
- unter den niedrig-malignen B-NHL das Lymphom mit der höchsten Malignität
- entspricht weitgehend dem zentrozytischen Lymphom der Kiel-Klassifikation

Immunphänotyp. Das Antigenprofil der Tumorzellen ($CD5^+$, $CD23^-$, $CD10^-$) sowie das Vorkommen eines lockeren Maschenwerks von follikulären dendritischen Zellen ist diagnostisch wegweisend (Tab. 48–4).

- **Immunphänotyp:** $CD5^+$, $CD23^-$, $CD10^-$, FDC

Genotyp. Die IgH- und IgL-Gene sind umgelagert. Die V-Gen-Region ist unmutiert wie die V-Regionen normaler Follikelmantelzellen. Pathogenetisch wichtig dürfte die beim Mantelzell-Lymphom in ca. 60 % der Fälle nachweisbare t(11;14) haben. Diese Translokation führt zur Überexpression des Cyclin-D1-Gens, das die Poliferation stimuliert. Normale Mantelzellen exprimieren weder das Cyclin-D1-Gen noch zeigen sie eine nennenswerte Zellteilung.

- **Genotyp:**
- IgH- und IgL-Gene umgelagert
- keine Mutationen der V-Regionen
- t(11;14)

normale Mantelzellen:

- keine Cyclin-D1-Gen-Expression
- keine nennenswerte Poliferation

Klinik. Erkrankung des höheren Lebensalters, wobei das männliche Geschlecht deutlich häufiger betroffen ist. Zum Diagnosezeitpunkt ist das Lymphom meist schon in einem fortgeschrittenen Ausbreitungsstadium. Das Lymphom befällt *Lymphknoten*, *Milz*, *Knochenmark*, *Blut* und *extranodale Regionen* wie den *Waldeyer-Rachenring* und bevorzugt den *Magen-Darm-Trakt* unter dem Bild einer lymphomatösen Polypose. Das Mantelzell-Lymphom ist unter den niedrig-malignen NHL das aggressivste. Es spricht auf die gegenwärtigen Therapieprogramme meist kaum an. Die mediane Überlebenszeit beträgt 3–5 Jahre. Die blastoide Variante ist mit einer medianen Überlebenszeit unter 3 Jahren noch aggressiver.

- **Klinik:**
- im höheren Lebensalter
- bevorzugt männliches Geschlecht
- Lk, Milz, Knochenmark, extranodale Regionen
- Überlebenszeit 3–5 Jahre
- zytostatikaresistent

Vermutete Abstammung der Tumorzellen: B-Zelle des Follikelmantels oder des Primärfollikels.

Follikelzentrumslymphom (K-L)

3.4.2.4 Follikelzentrumslymphom

- **Morphologie:**
- Keimzentrumsstrukturen: meist Gemisch aus Zentrozyten und Zentroblasten
- follikuläres Wachstum mit oder ohne diffuse Anteile
- selten rein zentroblastisch

Morphologie. Das Follikelzentrumslymphom bzw. *Keimzentrumslymphom* **(K-L)** ahmt sowohl in seiner zellulären Zusammensetzung als auch in seinem Wachstumsmuster reaktive Keimzentrumsstrukturen nach, d.h. es besteht meist aus einem Gemisch von großen (Zentroblasten) und kleinen (Zentrozyten) Keimzentrumszellen (Abb. 48–19), wobei die kleinen Keimzentrumszellen gewöhnlich dominieren. Das Wachstum ist immer follikulär, allerdings können diffuse Areale vorkommen. In wenigen Fällen besteht die Tumorzellpopulation allein aus zentroblastenartigen Zellen.

- **Immunphänotyp:**
- Membran-IgM, IgG, IgA (seltener), $CD5^-$, $CD10^+$, $CD43^-$, FDC, CD21
- BCL-2-Protein

Immunphänotyp. Die Tumorzellen exprimieren in ca. 50 % der Fälle *Membran-IgM* und in den anderen 50 % *IgG* oder seltener *IgA*. Das übrige Antigenprofil der Tumorzellen ($CD5^-$, $CD10^+$, $CD43^-$) ist hochcharakteristisch (Tab. 48–4). Die neoplastischen Follikel enthalten regelmäßig – wie normale Keimzentren – ein dichtes Maschenwerk von follikulären dendritischen Zellen, das in konventionell gefärbten histologischen Schnitten nicht sichtbar ist, aber mit Hilfe eines monoklonalen Antikörpers vom Typ CD21 sichtbar gemacht werden kann. Im Gegensatz zum normalen Keimzentrum exprimieren die Tumorzellen das *BCL-2-Protein.* Seine Funktion ist die Blockade des programmierten Zelltodes (Apoptose). Da die Masse der normalen Keimzentrumszellen an Apoptose stirbt, wird vermutet, daß die atypische Expression des BCL-2-Proteins den apoptotischen Massentod im Kernzentrum verhindert und auf diese Weise zur Entstehung des Follikelzentrumslymphoms beiträgt.

Abgesehen davon kommt dem immunhistologischen Nachweis des BCL-2-Proteins diagnostische Bedeutung zu, denn eine partielle Infiltration von Keimzentren durch ein Follikelzentrumslymphom ist rein konventionell-morphologisch nicht erkennbar.

- **Genotyp:**
- IgH- und IgL-Gene umgelagert
- somatische Mutationen in V-Region
- t(14;18) mit Folge langdauernder Expression des bcl-2-Gens

Genotyp. Die Gene des IgH und IgL sind umgelagert. Darüber hinaus enthalten die V-Regionen der Tumorzellen analog den normalen Keimzentrumszellen eine hohe Anzahl somatischer Mutationen.

Die beim Follikelzentrumslymphom vorkommende Translokation **t(14;18)** dürfte erhebliche pathogenetische Bedeutung haben. Diese stellt wie alle anderen Translokationen, bei denen der Bruchpunkt des Chromosom 14 im Bereich des IgH-Gens liegt, eine Panne der physiologischen IgH-Gen-Umlagerung dar. Durch die Translokation gelangt das am Bruchpunkt des Chromosom 18 gelegene bcl-2-Gen unter den Einfluß der regulatorischen Sequenzen des IgH-Gens. Die Folge ist eine nicht-abschaltbare Expression des bcl-2-Gens. Diese wirkt sich erst aus, wenn die die t(14;18) tragenden B-Zellen in die Keimzentrumsreaktion eintreten und zur Steigerung der Affinität des Antigenrezeptors Mutationen in der V-Region der Ig-Gene stattfinden. Da die somatischen Mutationen überwiegend nach dem Zufallsprinzip erfolgen, entstehen massenhaft Keimzentrumszellen mit einem nicht-bindungsfähigen Antigenrezeptor. Diese funktionsuntüchtigen Keimzentrumszellen werden normalerweise mittels Apoptose eliminiert. Das kann im Fall der t(14;18) und der daraus resultierenden nicht-abschaltbaren bcl-2-Expression nicht geschehen. Die Folge ist eine lymphomatöse Ansammlung der t(14;18)-positiven B-Zellen. Zur vollen malignen Transformation müssen allerdings noch ein oder mehrere weitere genomische Veränderungen stattfinden.

- **Klinik**

Klinik. Das Follikelzentrumslymphom ist das *häufigste B-NHL* des Erwachsenen. In den USA stellt es 40 % und in Europa mehr als 20 % aller B-NHL. Bei klinischer Manifestation ist die Erkrankung meist schon weit fortgeschritten (Stadium III oder IV).

- Ausbreitung in Lymphknoten, Milz, Knochenmark
- gemischtzelliger Typ: niedrig-maligne
- bei blastischer Transformation: intermediär oder hoch-maligne

Das Lymphom breitet sich vornehmlich in Lymphknoten, aber auch in der Milz und im Knochenmark aus. Bei gemischtzelliger (d.h. zentrozytisch-zentroblastischer) Zusammensetzung ist es von niedriger, bei rein blastischer Proliferation dagegen von mittlerer bis hoher Malignität. Etwa ein Drittel der gemischtzelligen Follikelzentrumslymphome transformiert während des Krankheitsverlaufs in ein rein (blastisches) großzelliges Lymphom. Die gemischtzelligen Formen gelten als therapierefraktär.

Vermutete Abstammung der Tumorzellen: große und kleine Keimzentrumszellen (Zentroblasten und -zyten).

3.4.2.5 Marginalzonenlymphom

Marginalzonenlymphom (MZ-L)

Unter den Marginalzonenlymphomen **(MZ-L)** unterscheidet man eine *extranodale* (bisher meist unter der Bezeichnung *MALT-B-Zell-Lymphom* beschrieben) und eine *nodale* Form (auch als *monozytoides B-Zell-Lymphom* bezeichnet).

- **extranodale (MALT-L)** und
- **nodale** Form

Manche Autoren vermuten, daß die nodale Form immer oder in den meisten Fällen die Lymphknotenmetastasierung eines okkulten extranodalen Marginalzonenlymphoms darstellt.

Morphologie. Die Zytologie der Marginalzonenzellen ist *heterogen:* Die Tumorzellen ähneln den Marginalzonenzellen der Milz und der Peyer-Plaques (zentrozytenartige Zellen mit etwas breiterem Zytoplasma als Follikelmantelzellen) oder monozytoiden B-Zellen oder kleinen B-Lymphozyten. Einige blastäre lymphatische Zellformen sind regelmäßig beigemischt. Nicht selten zeigen die Tumorzellen eine partielle Differenzierung in Plasmazellen. Der Tumor wächst marginalzonenartig, d.h. gewöhnlich enthält er reaktive Sekundärfollikel (d.h. Keimzentren mit Follikelmantel), die vom Tumor marginalzonenartig umwachsen werden. Sekundär kann das Lymphom die Keimzentren infiltrieren (follikuläre Kolonisierung). In epithelialen Geweben infiltrieren die neoplastischen Marginalzonenzellen die Epithelien unter dem Bild *lymphoepithelialer Läsionen.*

- **Morphologie:**
- heterogene Zytologie
- ähnlich den Marginalzonen von Milz und Peyer-Plaques
- monozytoide Zellen
- B-Lymphozyten
- blastäre Zellen
- evtl. plasmozytoide Differenzierung
- marginalzonenartiges Wachstum
- **lymphoepitheliale Läsionen**

Immunphänotyp. Die Tumorzellen exprimieren Membran-IgM, seltener Membran-IgA oder -IgG. IgD fehlt regelmäßig. Zytoplasmatische Ig^+-Tumorzellen lassen sich in bis zu 40 % der Fälle in unterschiedlicher Menge nachweisen. B-Zell-spezifische Antigene sind regelmäßig nachweisbar.

- **Immunphänotyp:**
- Membran-IgM (seltener: IgA, IgG)
- kein IgD
- zytoplasmatisches Ig oft +
- B-Zell-Antigen +

Praxishinweis

Die *fehlende Expression* von *CD5, CD10* und *CD23* hilft bei der Abgrenzung des Marginalzonenlymphoms von der B-CL-L, vom Mantelzell-Lymphom und vom Follikelzentrumslymphom (Tab. 48–4).

Genotyp. Die IgH- und IgL-Gene sind umgelagert. Die V-Regionen zeigen im Durchschnitt eine intermediäre Zahl von somatischen Mutationen ganz ähnlich wie IgM^+-IgD^--Gedächtnis-B-Zellen. Die t(11;14) und t(14;18) fehlen regelmäßig. Statt dessen ist eine Trisomie 3 in 60 % der Fälle beschrieben worden.

- **Genotyp:**
- IgH- und IgL-Gene umgelagert
- somatische Mutationen
- Trisomie 3 beschrieben

Klinik. Das Marginalzonenlymphom ist eine Erkrankung des Erwachsenen mit leichter Dominanz des weiblichen Geschlechts. Häufig geht eine Autoimmunerkrankung (z.B. Sjögren-Syndrom, Hashimoto-Thyreoiditis) oder eine Helicobacter-Gastritis voraus. Auf jeden Fall entwickelt sich das Lymphom i.d.R. dort, wo sich mukosaassoziiertes lymphatisches Gewebe (MALT) sekundär angesiedelt hat, d.h. in *Magen, Speicheldrüsen* und *endokrinen Drüsen* (normalerweise findet sich in diesen Organen kein lymphatisches Gewebe). Die genannten Organe sind auch häufigster Sitz dieses Lymphoms. Zur Zeit der Diagnosestellung ist das Lymphom meist noch örtlich lokalisiert (Stadium I oder II). Etwa ein Drittel zeigt während des Krankheitsverlaufs eine Disseminierung, oft mit langen krankheitsfreien Intervallen.

- **Klinik:**
- Erkrankung des Erwachsenenalters
- häufig kombiniert mit Autoimmunerkrankungen
- häufig in Organen mit sekundär angesiedeltem lymphatischen Gewebe: **Magen, endokrine u. Speicheldrüsen**
- oft lange krankheitsfreie Intervalle

Ob eine lokale Therapie (z.B. Resektion) in frühen Stadien ausreicht, ist noch nicht hinreichend geklärt. Jüngst ließ sich zeigen, daß die Proliferation noch nicht disseminierter gastrischer Marginalzonenlymphome antigenabhängig ist und eine Anti-Helicobacter-Therapie eine komplette Tumorregression nach sich ziehen kann.

Disseminierte Marginalzonenlymphome sind zwar meist von geringer Aggressivität, dafür aber nicht nennenswert therapeutisch beeinflußbar. Die Transformation in ein großzelliges, hoch-malignes B-Zell-Lymphom ist mehrfach beobachtet worden.

- therapeutisch schwer beeinflußbar
- Transformation in großzelliges (hochmalignes) B-Zell-Lymphom möglich

Vermutete Abstammung der Tumorzellen: Marginalzonenzellen bzw. Gedächtnis-B-Zellen vom Post-Keimzentrumstyp.

• Das **Marginalzonenlymphom der Milz** ist sehr selten, entwickelt sich in der Milz und befällt das Knochenmark und Blut, meist ohne Lymphknotenbeteiligung. Die Tumorzellen breiten sich sowohl in der roten als auch der weißen Pulpa aus. Als Therapie bietet sich die Splenektomie an, da diese oft zu lang anhaltenden Remissionen führt.

Marginalzonenlymphom der Milz
- selten

Haarzell-Leukämie (H-L)

- **Morphologie:**
  - bohnenförmiger chromatindichter Kern
  - breites Zytoplasma mit „haarigen" Fortsätzen
  - Retikulinfasern vermehrt → Punctio sicca des Knochenmarks

3.4.2.6 Haarzell-Leukämie

Morphologie. Die Tumorzellen der Haarzell-Leukämie **(H-L)** besitzen einen meist etwas bohnenförmigen, mäßig chromatindichten Kern und ein breites Zytoplasma mit „haarigen" Zytoplasmafortsätzen. Das Knochenmark ist stets infiltriert. Im histologischen Schnitt ist das leukämische Infiltrat durch weit auseinander gelegene Kerne charakterisiert. Der Retikulinfasergehalt ist erheblich vermehrt. Dies erklärt die nicht seltene *trockene Knochenmarkspunktion* bei dieser Leukämieform. In der Milz breitet sich die Leukämie selektiv in der roten Pulpa aus. Ein prominenter Lymphknotenbefall ist die Ausnahme.

- **Immunphänotyp:**
  - Membran-Ig$^+$, B-Antigen$^+$, CD5$^-$, CD10$^-$, CD23$^-$, CD11c$^+$, CD25$^+$, und CD103$^+$
  - am spezifischsten: **CD103, CD11c**
  - B-Zell-spezifisches Ag

Immunphänotyp. Nicht nur die Morphologie, sondern auch das Antigenprofil dieser Neoplasie ist einzigartig: Membran-Ig$^+$, B-Antigen$^+$, CD5$^-$, CD10$^-$, CD23$^-$, CD11c$^+$, CD25$^+$, und CD103$^+$. Am spezifischsten für die Haarzell-Leukämie sind CD103 und CD11c, da diese Moleküle auf anderen B-NHL nicht (CD103) bzw. nur in niedriger Dichte und wenigen Fällen (CD11c) vorkommen. Allerdings sind beide Marker zur Sicherung der Diagnose nur in Verbindung mit B-Zell-spezifischen Antigenen anzuwenden, denn CD103-Moleküle werden auch von Mukosa-T-Zellen und den davon abgeleiteten intestinalen T-Zell-Lymphomen und CD11c von Zellen der myelomonozytären Differenzierung und der akuten myeloischen Leukämie exprimiert.

Praxishinweis

Am *Paraffinschnitt* ist der monoklonale Antikörper DBA44 zur weitgehend selektiven Anfärbung der Haarzellen geeignet.

Der *immunologische* Nachweis von Haarzell-Leukämie-Zellen hat eine große diagnostische Bedeutung, da eine geringe Infiltration des Knochenmarks durch Haarzellen konventionell-morphologisch nicht erkennbar ist.

- **Genotyp:** IgH- und IgL-Gene umgelagert
- **Klinik:**
  - Splenomegalie
  - Panzytopenie

Genotyp. Die IgH- und IgL-Gene sind umgelagert.

Klinik. Betroffen sind Erwachsene. Die klinischen Leitsymptome sind *Splenomegalie* und *Panzytopenie* (mit Blutungsneigung). Diese Leukämieform ist wenig aggressiv, zeigt aber auch keine Reaktion auf eine konventionelle Chemotherapie.

Mit Interferon, Deoxyformycin oder 2-Chlordeoxyadenosin können Langzeitremissionen erzielt werden.

Plasmozytom (PC-L) = Kahler-Krankheit

- **Morphologie:**
  - Zellen ähneln Plasmazellen und Plasmoblasten
  - keine B-Lymphozyten

3.4.2.7 Plasmozytom

Morphologie. Das plasmozytische Lymphom **(PC-L)** ist aus Zellen zusammengesetzt, die sämtlich *Plasmazellen* oder deren direkten Vorläufern, *Plasmoblasten*, ähneln (Abb. 48–19). B-Lymphozyten kommen nicht vor. In den terminalen Krankheitsphasen können die Tumorzellen die Morphologie von *Immunoblasten* annehmen.

- **Immunphänotyp:**
  - Membran-Ig$^-$
  - Zytoplasma-Ig$^+$

Immunphänotyp. Die Tumorzellen sind Membran-Ig$^-$ und zytoplasmatisches Ig$^+$ (G > A > D > E und/oder nur eine der beiden Leichtketten). B-Zell-Antigene und CD45 werden nicht exprimiert.

- **Genotyp:** IgH- und IgL-Gene umgelagert
- **Klinik:**
  - Knochen- und Knochenmarksbefall (multiples Myelom)
  - seltener solitär extraossär auftretend
  - M-Gradient der Immunglobuline im Serum und Urin

Genotyp. Die IgH- und IgL-Gene sind umgelagert.

Klinik. Das Plasmozytom ist eine Erkrankung des Erwachsenen und geht meist mit einem multiplen Knochen-/Knochenmarksbefall einher *(multiples Myelom)*. Bei initial solitärer ossärer Manifestation stellt sich häufig ein multipler Knochenbefall ein. Dagegen zeigen nur 10–20 % solitärer extraossär auftretender Plasmozytome eine solche Progression. Im Gegensatz zum lymphoplasmozytoiden Lymphom sezernieren die meisten Plasmozytome die gebildeten Immunglobuline, die als **M-Gradienten** im Serum bzw. Urin (meist nur Leichtketten) nachweisbar sind.

Diffuses großzelliges B-Zell-Lymphom (DG-L)

- **Morphologie:**
  - diffuse Proliferation großer lymphatischer Zellen

3.4.2.8 Diffuses großzelliges B-Zell-Lymphom

Morphologie. Bei diesem Lymphom **(DG-L)** besteht eine diffuse Proliferation von großen lymphatischen Zellen (Abb. 48–19). Die Zellkerne sind im Durchmesser wenigstens doppelt so groß wie die von Lymphozyten, das Kernchro-

matin ist hell und enthält prominente Nukleolen. Das basophile Zytoplasma variiert von schmal bis breit.
Die Tumorzellen können *Zentroblasten* (membranständige multiple Nukleolen, schmales basophiles Zytoplasma) oder *Immunoblasten* (zentraler großer Nucleolus, breites Zytoplasma) ähneln. In den meisten diffusen großzelligen B-Zell-Lymphomen trifft man ein Gemisch aus zentro- und immunoblastenartigen Zellen an. In einigen Fällen zeigen die Tumorzellkerne eine Hyperlobierung (übermäßige Segmentierung) oder eine unregelmäßige Konfiguration der Kernmembran. Schließlich können die Tumorzellen auch die Morphologie von anaplastischen großzelligen Lymphomen aufweisen. Gelegentlich sind die Tumorzellen durch ein dichtes Infiltrat von T-Zellen oder Makrophagen auseinandergedrängt. Dadurch kann eine große Ähnlichkeit mit T-Zell-Lymphomen oder dem diffusen Subtyp des lymphozytenprädominanten M. Hodgkin entstehen.

- helles Chromatin
- prominente Nukleolen
- Tumorzellen ähneln Zentroblasten oder Immunoblasten
- Hyperlobulierung der Kerne
- anaplastische Zellbilder möglich

In der *Kiel-Klassifikation* und in der *Working Formulation* wurde der Versuch gemacht, die großzelligen B-NHL entsprechend der erwähnten morphologischen Variabilität der Tumorzellen in verschiedene Lymphomentitäten zu unterteilen. Klinische Studien haben inzwischen jedoch gezeigt, daß die bisherigen Unterteilungen keine nennenswerte prognostische und therapeutische Bedeutung haben. Ferner erwies sich die Unterscheidung verschiedener Subformen als schlecht reproduzierbar. Aus diesem Grunde scheint eine Differenzierung der großzelligen B-NHL in die bisherigen Subentitäten nicht indiziert und auch nicht notwendig zu sein.

Immunphänotyp. Membran-Ig ist etwa in der Hälfte der Fälle und zytoplasmatisches Ig in einigen Fällen nachweisbar. Die Tumorzellen exprimieren in allen Fällen eines oder mehrere der 5 wichtigsten B-Zell-Marker (CD19, CD20, CD22, CD79α und CD45RB). Die Expression von *CD20* und *CD79α* ist am häufigsten realisiert, deshalb kommt diesen B-Zell-Markern die größte diagnostische Bedeutung zu.

- **Immunphänotyp:**
- Membran-Ig in 50%
- zytoplasmatisches Ig vereinzelt
- B-Zell-Marker: **CD20, CD79α**

Genotyp. Die IgH- und IgL-Gene sind umgelagert. In ca. 30% der Fälle ist eine Umlagerung des bcl-Gens, verursacht durch eine t(14;18), nachweisbar.

Klinik. Die diffusen großzelligen B-Zell-Lymphome gehören (mit 30–40%) mit zu den *häufigsten NHL.* Der mediane Erkrankungsgipfel fällt in das 6. Lebensjahrzehnt; diese Lymphomgruppe kann aber in jedem Lebensalter auftreten. Die Krankheit macht sich meist durch eine schnell zunehmende solitäre Schwellung bemerkbar, die in 60–70% der Fälle von Lymphknoten ausgeht. In den restlichen Fällen entwickelt sich der Tumor extranodal. Die diffusen großzelligen B-Zell-Lymphome sind *aggressive Neoplasien.*

- **Genotyp:**
- IgH- und IgL-Gene umgelagert
- t(14;18)
- **Klinik:**
- häufig
- in jedem Lebensalter
- schnell zunehmende solitäre Schwellung der Lk in 60–70%
- sehr aggressiv

Mit Hilfe der Polychemotherapie, allein oder in Kombination mit einer Radiotherapie, läßt sich in der Mehrzahl der Fälle eine Langzeitremission erreichen.

3.4.2.9 Primäres mediastinales (thymisches) großzelliges B-Zell-Lymphom

Primäres mediastinales großzelliges B-Zell-Lymphom

Morphologie. Die Zellen dieses Tumors ähneln überwiegend Zentroblasten, großen Zentrozyten oder hyperlobierten Zellen. Eine diffuse Fibrose ist oft ausgebildet.

Immunphänotyp. Die Tumorzellen sind meist Membran-Ig⁻ und zytoplasmatisches Ig⁻, exprimieren aber regelmäßig ein oder mehrere B-Zell-Antigene. Das allgemeine Leukozytenantigen CD45 fehlt in ca. der Hälfte der Fälle.

- **Morphologie:**
- Tumorzellen ähneln Zentroblasten oder großen Zentrozyten oder hyperlobierten Zellen
- **Immunphänotyp:**
- Membran-Ig⁻, zytoplasmatisches Ig⁻
- B-Zell-Antigene

Genotyp. Die IgH- und IgL-Gene sind umgelagert.

Klinik. Dieses diffuse großzellige B-Zell-Lymphom des Mediastinums stellt offensichtlich eine eigene Krankheitsentität dar. Der mediane Häufigkeitsgipfel liegt im 4. Lebensjahrzehnt, das weibliche Geschlecht ist bevorzugt befallen. Der Tumor geht vom Thymus aus und führt durch Ummauerung der Gefäße oft zu einem Vena-cava-superior-Syndrom. Die Ansprechrate auf eine Polychemotherapie ist etwa so hoch wie bei anderen diffusen großzelligen B-Zell-Lymphomen. Rezidive manifestieren sich meist extranodal in der Leber, im Gastrointestinaltrakt, in den Nieren, Ovarien und im ZNS.

- **Genotyp**: IgH- und IgL-Gene umgelagert
- **Klinik:**
- 4. Lebensjahrzehnt
- weibliches Geschlecht bevorzugt
- ausgehend vom Thymus
- Vena-cava-superior-Syndrom (obere Einflußstauung)
- Rezidive extranodal in Leber, GI-Trakt, Nieren, Ovarien, ZNS

Vermutete Abstammung der Tumorzellen: medulläre B-Zelle des Thymus.

Burkitt-Lymphom

- **Morphologie:**
- monotones Bild
- Kerne mit 2–5 Nukleolen
- Zytoplasma mit Fettvakuolen
- hohe Apoptoserate
- **charakteristisch:**
a) größte Proliferations- und Apoptoserate aller NHL
b) „Sternhimmelbild" durch Durchmischung mit Makrophagen

3.4.2. 10 Burkitt-Lymphom

Morphologie. Die Tumorzellen sind, da sie einen runden Kern mit multiplen (2–5) Nukleolen und ein mittelgroßes Zytoplasma besitzen, sehr monoton. Sie sind sehr dicht gepackt, wodurch ein *kohäsives* Erscheinungsbild entsteht. Das Zytoplasma enthält i. d. R. Fettvakuolen, die allerdings nur im Ausstrich bzw. Tupfpräparat sichtbar sind. Das Burkitt-Lymphom weist unter allen NHL die größte *Proliferations-* und *Apoptoserate* auf. Ein weiteres Charakteristikum ist das sog. *Sternhimmelbild*, das durch eine hohe diffuse Durchmischung des Tumors mit hellen, breitzytoplasmatischen Makrophagen zustande kommt. Diese beigemischten nicht-neoplastischen Makrophagen fressen die apoptotischen Tumorzellen.

- **Immunphänotyp:** IgM, B-Zell-Ag, CD10 (CALLA)

Immunphänotyp. Die Burkitt-Lymphom-Zellen exprimieren Membran-IgM, B-Zell-Antigene und CD10 (CALLA) bei Fehlen von CD5 und CD23.

- **Genotyp:** Translokation des c-myc-Gens, t(8;14), t(2;8), t(8;22)
- **afrikanisches Burkitt-Lymphom:** Bruchpunkt in J-Region des IgH-Gens, Umlagerung in früher Differenzierungsphase
- **nicht-endemisches Burkitt-Lymphom:** Bruchpunkt auf Chromosom 14 in der „switch"-Region des IgH-Gens, Umlagerung in späterem Differenzierungsstadium
- das afrikanische Burkitt-Lymphom ist EBV-assoziiert!

Genotyp. Die IgH- und IgL-Gene sind stets klonal umgelagert. Die Tumorzellen weisen eine Translokation des c-myc-Gens auf Chromosom 8 an das IgH-Gen auf Chromosom 14 [t(8;14)] oder weniger häufig an das Ig-Kappa-Gen [t(2;8)] oder das Ig-Lambda-Gen [t(8;22)] auf. Bei den *afrikanischen* Burkitt-Lymphomen liegt der Bruchpunkt im IgH-Gen i. d. R. in der J-Region, was bedeutet, daß sich die Translokation während der **IgH-Gen-Umlagerung**, d. h. während der Differenzierung der Pro-B-Zellen in Prä-B-Zellen, ereignet. Bei den *nicht-endemischen* Burkitt-Lymphomen liegt der Bruchpunkt auf Chromosom 14 meist in der „switch"-Region des IgH-Gens. Daraus folgt, daß sich die Translokation in einem späteren Differenzierungsstadium, sehr wahrscheinlich während der Keimzentrumsreaktion, einstellt.

Das *Epstein-Barr-Virus* (EBV), das 1964 in afrikanischen Burkitt-Lymphomen entdeckt wurde, kommt in fast allen afrikanischen sowie auch in Burkitt-Lymphomen anderer Endemiegebiete vor, während in Nicht-Endemiegebieten wie Europa und Nordamerika dieser Tumor nur zu ca. 20 % mit EBV infiziert ist.

- **Klinik**

Klinik. In Gebieten, wo das Burkitt-Lymphom endemisch auftritt (z. B. Zentralafrika, Neu-Guinea), ist es etwa 100mal häufiger als in Gebieten, in denen es nur sporadisch vorkommt.

- **Vorkommen**

⇒

> Die **endemischen** Burkitt-Lymphome kommen ausschließlich und die sporadischen vorzugsweise bei *Kindern* und *Aids-Patienten* vor.

- **Lokalisation:**
- endemisches Burkitt-Lymphom: Unterkieferlymphknoten
- sporadisches Burkitt-Lymphom: Abdominalbereich

Bei den endemischen Burkitt-Lymphomen sind häufig die Unterkiefer und andere Gesichtsschädelknochen betroffen, während sich das sporadische Burkitt-Lymphom hauptsächlich im Abdominalbereich manifestiert. Das Burkitt-Lymphom ist sehr aggressiv, aber potentiell heilbar. Bei Kindern korreliert die Prognose mit der Tumormasse z.Zt. der Diagnose.

Vermutete Abstammung der Tumorzellen: periphere B-Zellen unbekannten Differenzierungsgrades.

T-Zell-Lymphome und Killerzell-Lymphome

3.5 T-Zell-Lymphome und vermutete natürliche Killerzell-Lymphome

T-Zell-Lymphome entstehen aus Vorläufer- und peripheren T-Zellen unterschiedlicher Differenzierungsstufen (Abb. 48–20).

Vorläufer-T-Zell-Lymphome (T-LB-L/L)

- **abgeleitet von der ersten, Ag-unabhängigen Proliferations- und Differenzierungswelle**

3.5.1 Vorläufer-T-Zell-Lymphome

Definition. Die Vorläufer-T-Zell-Lymphome werden von den T-Zellen der *ersten, antigenunabhängigen Proliferations- und Differenzierungswelle* abgeleitet und unter dem Terminus **T-lymphoblastische Lymphome/Leukämien (T-LB-L/L)** zusammengefaßt (Abb. 48–21).

- **Morphologie:**
- identisch mit B-lymphoblastischen Lymphomen/Leukämien

Morphologie. Die Morphologie ist identisch mit jener der B-lymphoblastischen Lymphome/Leukämien. Die Abgrenzung von diesen gelingt deshalb nur immunhistologisch bzw. immunzytologisch. Dasselbe gilt für die Unter-

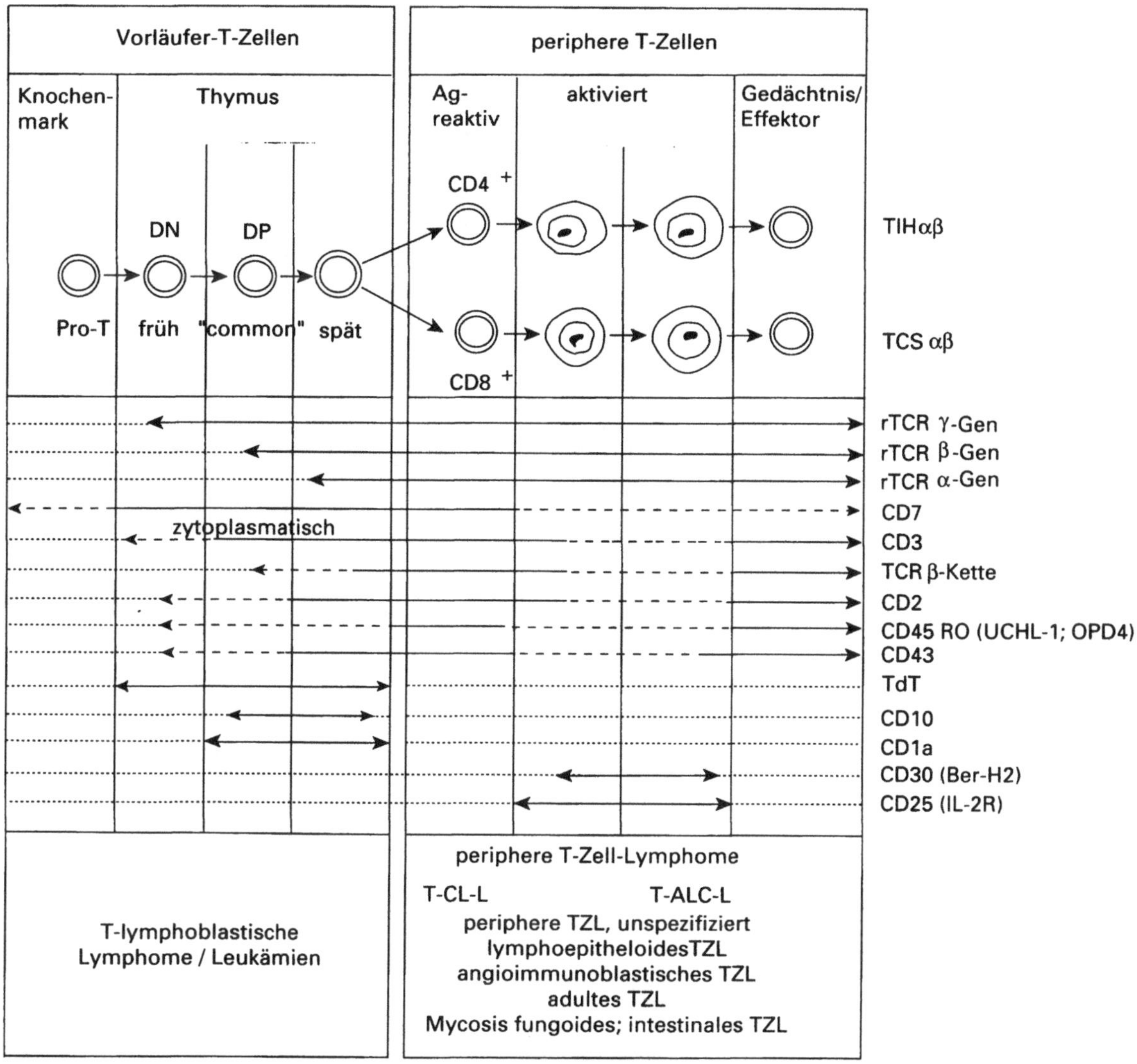

Abb. 48–20: Genotyp und Immunphänotyp der Vorläufer- und peripheren T-Zellen in unterschiedlichen Differenzierungsstufen sowie die dem jeweiligen Entwicklungsgrad entsprechenden malignen T-Zell-Lymphome. **TZL** T-Zell-Lymphom; für die übrigen Abkürzungen der Lymphom-Entitäten s. Tab. 48–1

scheidung gegenüber undifferenzierten akuten myeloischen Leukämien bzw. Myelosarkomen.

- Abgrenzung nur immunzytologisch möglich

Immunphänotyp. Die Tumorzellen sind in fast allen Fällen durch die Expression von CD7 sowie zytoplasmatisches und membrangebundenes CD3 als T-Zell-Abkömmlinge identifizierbar. Der frühe (Vorläufer-) Differenzierungszustand der Lymphomzellen läßt sich durch den Nachweis der terminalen Desoxynucleotidyl-Transferase (TdT) dokumentieren.

- **Immunphänotyp:** CD7, zytoplasmatisches und Membran-CD3, TdT

Genotyp. Der Grad der T-Zell-Rezeptor-Umlagerung ist variabel (oft inkomplett).

- **Genotyp:** variable, oft inkomplette Rezeptorumlagerung

Klinik. Diese Lymphomentität betrifft vornehmlich Heranwachsende und junge Erwachsene und macht ca. 40 % der kindlichen Lymphome und ca. 15 % der akuten lymphoblastischen Leukämien aus. Sie manifestiert sich oft in Form eines schnell wachsenden Mediastinaltumors oder peripherer Lymphknotenschwellungen. Unbehandelt führt die Krankheit über eine akute Leukämie schnell zum Tode. Dabei wird oft das ZNS befallen. Mit Hilfe einer kombinierten Polychemo- und Radiotherapie sind Heilungen in mehr als 70 % der Fälle möglich.

- **Klinik:**
  - Kinder und junge Erwachsene betroffen
  - Manifestation als schnell wachsender Mediastinaltumor und Lymphknotenschwellungen
  - Heilung durch Chemotherapie möglich

Vermutete Abstammung der Tumorzellen: Vorläufer-T-Zellen auf der Differenzierungsstufe von (frühen oder „common") Thymozyten.

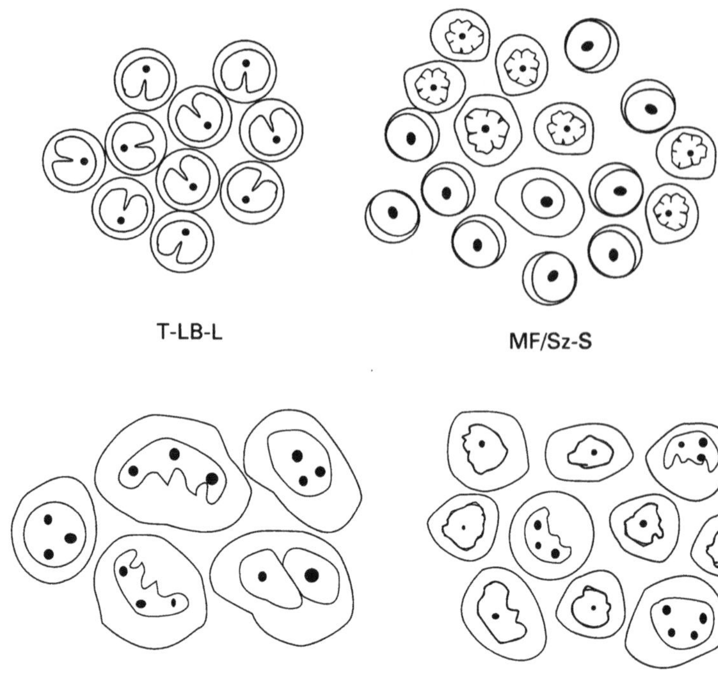

Abb. 48–21: Ausgewählte T-Zell-Lymphome. T-LB-L T-lymphoblastisches Lymphom, **MF/Sz-S** Mycosis fungoides/Sézary-Syndrom, **PTU-L** peripheres T-Zell-Lymphom (unspezifiziert), **ALC-L** anaplastisches großzelliges Lymphom

Periphere T-Zell-Lymphome

- **T-Zell-Lymphome, die nicht von Vorläuferzellen ausgehen**
- auch: lymphatische Neoplasien mit den Charakteristika von Killerzellen

3.5.2 Periphere T-Zell-Lymphome

Definition. T-Zell-Lymphome, die *nicht* von T-Vorläufer-Zellen ausgehen, werden unter dem Begriff periphere T-Zell-Lymphome zusammengefaßt. Hierunter werden z.Zt. auch die lymphatischen Neoplasien geordnet, die Charakteristika von *natürlichen Killerzellen* aufweisen. Der Grund hierfür ist, daß T-Zellen und natürliche Killerzellen (NK) offensichtlich miteinander sehr nahe verwandt sind, von einer gemeinsamen Vorläufer-Zelle ausgehen und daß bestimmte Lymphome Merkmale von NK-Zellen oder sogar von beiden Zellen (hybrider T-Zell-/NK-Zell-Phänotyp) aufweisen können.

Chronische lymphatische Leukämie (T-CL-L)
- selten

3.5.2.1 Chronische lymphatische Leukämie vom T-Zell-Typ

Diese Neoplasien **(T-CL-L)** sind in Europa und Nordamerika sehr selten und machen weniger als 3 % aller chronischen lymphatischen Leukämien aus.

Großgranuläre lymphatische Leukämie (LGL-L)
- selten

3.5.2.2 Großgranuläre lymphatische Leukämie

Auch diese Leukämieform **(LGL-L)** ist außerordentlich selten. Wegen des langen und milden klinischen Verlaufs war es lange Zeit nicht klar, ob es sich um eine reaktive Vermehrung von azurgranulierten Lymphozyten oder um eine echte Neoplasie dieser Zellen handelt, eine Frage, die inzwischen zugunsten Neoplasie entschieden wurde.

- **Morphologie:**
- Tumorzellen ähneln CD8-positiven breitzytoplasmatischen peripheren azurgranulierten Blutlymphozyten

Morphologisch ähneln die Tumorzellen CD8-positiven breitzytoplasmatischen peripheren azurgranulierten Blutlymphozyten. Immunphänotypisch lassen sich *2 Subformen* unterscheiden: eine Form weist das Markerprofil von T-Zellen und eine andere das von NK-Zellen auf.

Mycosis fungoides/Sézary-Syndrom (MF/Sz-S)
- **Morphologie:**

3.5.2.3 Mycosis fungoides/Sézary-Syndrom

Morphologie. Die Tumorzellen dieser Neoplasie **(MF/Sz-S)** sind überwiegend klein und enthalten einen zerebriformen (hirnwindungsartig konfigurierten)

Kern mit kondensiertem Chromatin (Abb. 48–21). Mittelgroße Zellen mit lokkerem Kernchromatin können in unterschiedlicher Anzahl vorkommen, sind aber zum Zeitpunkt der Diagnose immer in der Minderzahl. Die beschriebenen Tumorzellen infiltrieren die Epidermis (oft in Form von Pautrier-Pseudoabszessen), können im Blut zirkulieren und den Parakortex von Lymphknoten befallen, wobei das Knochenmark i. d. R. lange ausgespart bleibt.

- kleine Tumorzellen mit zerebriformem Kern und kondensiertem Chromatin
- Epidermotropismus mit Pautrier-Pseudoabszessen
- Lymphknotenbefall

Immunphänotyp. Die Tumorzellen exprimieren konstant die T-Zell-Antigene CD2 und CD3, wobei CD7 oft fehlt. Von den T-Zell-Subtypen-Markern (CD4 und CD8) ist meist CD4 auf den Tumorzellen nachweisbar.

- **Immunphänotyp:** T-Zell-Ag: CD2, CD3, CD4; CD7 fehlt häufig

Genotyp. Die T-Zell-Rezeptor-Gene sind klonal umgelagert.

Klinik. Dieses primär kutane Lymphom ist eine Erkrankung des Erwachsenenalters. Es tritt meist unter dem Bild eines multiplen plaquesartigen Hautbefalls oder einer generalisierten Erythrodermie auf. Der Unterschied zwischen der Mycosis fungoides und dem Sézary-Syndrom besteht darin, daß bei ersterem eine Ausschwemmung der Tumorzellen in das periphere Blut gering ist oder fehlt, während sie bei letzterem prominent ist. Terminal ist ein Übergang in ein anaplastisches großzelliges Lymphom (ALC-L) möglich.

- **Genotyp:** T-Zell-Rezeptor-Gene klonal umgelagert
- **Klinik:**
- plaquesartiger Hautbefall oder generalisierte Erythrodermie im Erwachsenenalter
- bei MF keine Ausschwemmung von Tumorzellen ins periphere Blut, im Gegensatz zum Sz-S
- Übergang in ALC-L möglich

Vermutete Abstammung der Tumorzellen: periphere epidermotrope $CD4^{+}$-T-Zellen.

3.5.2.4 Periphere T-Zell-Lymphome, unspezifiziert

Periphere T-Zell-Lymphome, unspezifiziert (PTU-L)
T-Zell-Lymphome ohne Merkmale besser definierter T-Zell-Lymphomentitäten

Definition. Unter diesem Begriff **(PTU-L)** werden alle peripheren T-Zell-Lymphome zusammengefaßt, die Merkmale der besser definierten T-Zell-Lymphom-Entitäten vermissen lassen. Diese Lymphome enthalten wahrscheinlich mehr als eine T-Zell-Lymphomentität.

Morphologie. Die Tumorzellen variieren in ihrer Größe von mittelgroß bis groß und breiten sich zuerst in der Para- und Interfollikulärzone des lymphatischen Gewebes aus (Abb. 48–21). Die Zellkerne sind oft unregelmäßig konfiguriert. Eosinophile und epitheloidzellige Makrophagen können beigemischt sein. Ist der Anteil der epitheloidzelligen Makrophagen prominent, spricht man von einem lymphoepitheloidzelligen Lymphom oder **Lennert-Lymphom**.

- **Morphologie:**
- mittelgroße bis große Tumorzellen
- Kerne unregelmäßig
- Eosinophilie und Epitheloidzellen ↑ → **Lennert-Lymphom**

Immunphänotyp. Die Expression von T-Zell-assoziierten Antigenen variiert und ist oft inkomplett.

- **Immunphänotyp:** T-Zell-Antigene variieren

Genotyp. Die T-Zell-Rezeptor-Gene sind klonal umgelagert.

Klinik. Die nicht weiter spezifizierten peripheren T-Zell-Lymphome stellen mit ca. 10–15 % aller NHL die *häufigsten* T-Zell-Lymphome in Europa und Nordamerika dar. Die Neoplasien manifestieren sich i. d. R. meist im Erwachsenenalter unter dem Bild eines allgemeinen Krankseins, gelegentlich mit Eosinophilie, Juckreiz oder einem hämophagozytischen Syndrom. Lymphknoten, Haut, Kutis oder Subkutis, Leber, Milz oder andere innere Organe können befallen sein. Die Erkrankung ist gewöhnlich sehr aggressiv, Heilungen bzw. Langzeitremissionen sind mit Hilfe gegenwärtiger Chemotherapie möglich.

- **Genotyp:** klonale Umlagerung der T-Zell-Rezeptor-Gene
- **Klinik:**
- häufigste T-Zell-Lymphome in Europa und Nordamerika
- im Erwachsenenalter
- Befall von Haut, Lymphknoten, Milz, Leber
- aggressive Krankheitsbilder
- Langzeitremission durch Chemotherapie

Vermutete Abstammung der Tumorzellen: periphere T-Zellen verschiedenen Differenzierungsgrades.

3.5.2.5 Periphere T-Zell-Lymphome, spezifische Formen

Periphere T-Zell-Lymphome, spezifische Formen
4 Formen:

Hier werden *4 Formen* unterschieden: Das *angioimmunoblastische T-Zell-Lymphom*, das *angiozentrische Lymphom*, das *intestinale T-Zell-Lymphom* und das/die *adulte T-Zell-Lymphom/Leukämie (HTLV-I-positiv)*.

- **Angioimmunoblastisches T-Zell-Lymphom (AILD-L).**

1. Angioimmunoblastisches T-Zell-Lymphom (AILD-L)

Morphologie. Dieser Tumor ist durch eine klonale Proliferation von mittelgroßen und großen T-Zellen, oft ausgestattet mit einem breiten hellen Zytoplasma, sowie durch eine nicht-klonale (reaktive) Proliferation von hohen endothelialen Venolen (HEV), follikulären dendritischen Zellen (FDC), B-Zellen, Plasmazellen und Plasmazellvorläufern sowie Makrophagen gekennzeichnet.

- **Morphologie:**
- klonale Proliferation mittel- und großzelliger T-Zellen
- nicht-klonale Proliferation von HEV, FDC und B-Zellen

- epitheloidzellige Makrophagen, Eosinophilie

Die Tumorzellen treten oft in Streifen oder Feldern auf. Epitheloidzellige Makrophagen oder Eosinophile sind ebenfalls oft beigemischt. Keimzentren sind i. d. R. nicht mehr erkennbar.

Wegen seines bunten Bildes wurde das AILD-L lange Zeit als nicht-maligne Erkrankung unter dem Namen *angioimmunoblastische Lymphadenopathie mit Dysprotein* fehlinterpretiert.

- **Immunphänotyp:** T-Zell-Ag, CD4

Immunphänotyp. Die Tumorzellpopulation exprimiert T-Zell-Antigene und gewöhnlich auch CD4.

- **Genotyp:**
  - T-Zell-Rezeptor-Gene klonal umgelagert
  - Trisomie 3 oder 5 möglich
- **Klinik:**
  - Erwachsene betroffen
  - diskrete, aber generalisierte Lymphknotenschwellung
  - Fieber, Gewichtsverlust
  - Hautrötungen
  - polyklonale Hypergammaglobulinämie
  - Übergang in hochmalignes T- oder B-Zell-Lymphom möglich

Genotyp. Die T-Zell-Rezeptor-Gene sind klonal umgelagert. Eine Trisomie 3 und/oder 5 wird oft beobachtet.

Klinik. Betroffen sind Erwachsene. Die Krankheitssymptomatik ist mit einer diskreten, aber gewöhnlich generalisierten Lymphknotenschwellung sowie mit Fieber, Gewichtsverlust, Hautrötungen und polyklonaler Hypergammaglobulinämie pathognomonisch. Der Verlauf ist mäßig aggressiv, Spontanremissionen oder infektiöse Komplikationen sind nicht selten. Das AILD-L kann in ein hochmalignes T-Zell- oder B-Zell-Lymphom übergehen.

Vermutete Abstammung der Tumorzellen: unbekannte Subpopulation einer peripheren T-Zelle.

2. Angiozentrisches Lymphom (AC-L)
früher meist als letales Midline-Granulom interpretiert bzw. diagnostiziert

- **Angiozentrisches Lymphom (AC-L).**

Diese Erkrankung wurde früher als letales *Midline-Granulom*, *lymphomatoides Granulom* oder anders bezeichnet. Die Aufklärung der wahren Natur dieser Erkrankung gelang erst kürzlich mit Hilfe monoklonaler Antikörper und der Immunhistologie.

- **Morphologie:**
  - Gefäßinfiltration durch mittelgroße atypische T-Zellen
  - atypische T-Zellen
  - Nekrosen mit Verstümmelungen im Kiefer-/Gesichtsbereich

Morphologie. Das Charakteristikum dieses T-Zell-Lymphoms ist eine Gefäßinfiltration durch mittelgroße bis große atypische T-Zellen. Der Tumorbefall der Gefäße geht i. d. R. mit einer prominenten ischämischen Nekrose von Teilen des Tumors und des angrenzenden normalen Gewebes einher. Unbehandelt können sogar ganze Anteile der inneren und äußeren Nase nekrotisch und durch Demarkation abgestoßen werden.

- **Immunphänotyp:**
  - T-Zell-Ag
  - NK-Zellen
- **Genotyp:**
  - Ummauerung der T-Zell-Rezeptor-Gene häufig nicht nachweisbar
  - EBV-infiziert

Immunphänotyp. Die atypischen Zellen exprimieren in variabler Weise T-Zell-Antigene. Oft kommen auch Marker von NK-Zellen (z. B. CD56) vor.

Genotyp. Eine Umlagerung der T-Zell-Rezeptor-Gene ist oft nicht nachweisbar; dies spricht insbesondere bei Expression von CD56 für eine Beziehung der Tumorzellen zu NK-Zellen. In nahezu allen Fällen sind die Tumorzellen mit EBV infiziert.

- **Klinik:**
  - in Asien häufig
  - Lokalisation: Nase, Gaumen

Klinik. Das angiozentrische Lymphom ist in Europa und Nordamerika selten, kommt aber in Asien häufig vor. Es kann sowohl im Kindes- als auch im Erwachsenenalter auftreten und befällt immer extranodale Regionen, am häufigsten *Nase* und *Gaumen*.

Vermutete Abstammung der Tumorzellen: natürliche Killerzellen (?), unbekannte T-Zell-Subpopulationen (?,) hybrid differenzierte NK-/T-Zellen (?).

3. Intestinales T-Zell-Lymphom (IT-L)

- **Intestinales T-Zell-Lymphom, mit oder ohne Enteropathie (IT-L).**

- **Morphologie:**
  - unterschiedlich große Ausbreitung in den Darmdrüsenepithelien und der Lamina propria
  - häufig Ulzerationen

Morphologie. Die Morphologie der Tumorzellen variiert von klein- bis großzellig. Die Tumorzellen breiten sich primär in den Darmdrüsenepithelien und der Lamina propria aus. Auch in der angrenzenden Mukosa weisen die Darmepithelien einen stark erhöhten Gehalt an intraepithelialen T-Zellen auf. Einzelne und multiple Ulzerationen sind häufig.

- **Immunphänotyp:**
  - β-Kette des T-Zell-Rezeptors
  - CD3, CD8, CD103, CD30, CD25

Immunphänotyp. Die Tumorzellen exprimieren die β-Kette des T-Zell-Rezeptors, CD3, CD8, CD103 und in der Mehrzahl der Fälle auch Aktivationsantigene wie CD30 und CD25.

- **Genotyp:** T-Zell-Rezeptor-Gene umgelagert
- **Klinik:**
  - Erwachsene betroffen, häufig nach glutensensitiver Enteropathie
  - Befall des Jejunums mit Zottenatrophie und Malabsorptionssyndrom

Genotyp. Die T-Zell-Rezeptor-Gene sind klonal umgelagert.

Klinik. Betroffen sind Erwachsene, wobei oft eine längere glutensensitive Enteropathie bestanden hat. Der Tumor befällt i. d. R. primär das Jejunum und geht in der Mehrzahl der Fälle mit einer Zottenatrophie und einem entsprechenden Malabsorptionssyndrom (Enteropathie) einher. Die Enteropathie ist bei den größerzelligen Tumoren mit Expression von Aktivationsantigenen regelmäßig vorhanden und stärker ausgeprägt. Die Mehrzahl der Patienten verstirbt an multiplen Darmperforationen, die durch die tumorbedingten therapierefraktären Ulzera verursacht wurden.

- Todesursache häufig therapieresistente Ulzera

Vermutete Abstammung der Tumorzellen: intestinale intraepitheliale T-Zellen verschiedenen Aktivationsgrades.

- **Adultes T-Zell-Lymphom/Leukämie (ATL-L/L).**

Diese Neoplasie ist die erste, für die der Beweis einer Virusgenese *(human T-cell leukemia virus I = HTLV-I)* erbracht wurde.

4. Adultes T-Zell-Lymphom/Leukämie (ATL-L/L)
- HTLV-I-assoziiert

Morphologie. Die Histologie ist variabel. Meist besteht der Tumor aus einem diffus proliferierendem Gemisch von kleinen, mittelgroßen und großen Tumorzellen, wobei das Verhältnis der beschriebenen Tumorzellformen zueinander stark variiert. Der Zellkern ist gewöhnlich sehr pleomorph und ausgeprägt hyperlobiert. Im Blutausstrich imponieren diese Zellen als *Flower-Zellen.* Auch können multinukleäre Tumorzellen auftreten, so daß in einigen Fällen die Gefahr der Verwechslung mit einem M. Hodgkin besteht.

- **Morphologie:**
- diffus proliferierende kleine, mittelgroße und große Tumorzellen → Flower-Zellen

Immunphänotyp. Die Tumorzellen exprimieren verschiedene T-Zell-Antigene sowie i. d. R. das Aktivationsantigen CD25 und das T-Zell-Subtypen-Antigen CD4, wobei das CD7-Antigen meist fehlt.

- **Immunphänotyp:** Expression von CD25, CD4; CD7-Ag fehlt meist

Genotyp. Die T-Zell-Rezeptor-Antigene sind klonal umgelagert. Das HTLV-I ist in allen Fällen klonal in das Tumorzellgenom integriert.

Klinik. Betroffen sind – wie der Name bereits besagt – fast ausschließlich Erwachsene.

- **Genotyp:**
- T-Zell-Rezeptor-Ag klonal umgelagert
- HTLV-I immer klonal integriert
- **Klinik:**
- Erwachsene betroffen

Entsprechend der Virusgenese zeigt dieses Lymphom eine endemische Verteilungsgeographie: besonders häufig kommt es in Süd-Japan und in einigen Regionen der Karibik vor; sporadisches Vorkommen ist für die Vereinigten Staaten beschrieben worden.

Dieser Lymphomtyp manifestiert sich in verschiedenen klinischen Varianten. Am häufigsten ist die *akute* Verlaufsform mit hoher Blutzellzahl, Hepatosplenomegalie, Hyperkalzämie und Osteolysen; die mediane Überlebenszeit beträgt weniger als ein Jahr. Bei der *chronischen* Form sind die Tumorzellen kleiner, die ischämische Ausschwemmung ist geringer, die Hepatosplenomegalie oder die Hyperkalzämie können fehlen. Sehr selten ist eine *milde* (langsam progrediente) Verlaufsform, die auch als *smoldering ATL* bezeichnet wird.

- **akute Verlaufsform:** hohe Blutzellzahl, Hepatosplenomegalie, Hyperkalzämie, Osteolysen
- **chronische Verlaufsform:** kleinere Tumorzellen mit geringer ischämischer Ausschwemmung
- **milde Verlaufsform:** selten

Vermutete Abstammung der Tumorzellen: unterschiedlich aktivierte bzw. transformierte periphere $CD4^+$-T-Zellen.

3.5.2.6 Anaplastisches großzelliges Lymphom

Anaplastisches großzelliges Lymphom (ALC-L)

Dieser Tumor war früher nicht als Entität erkannt und dementsprechend mit vielen verschiedenen Namen bzw. Diagnosen belegt worden: *maligne Histiozytose, regressing atypical histiocytom, Hodgkin-Sarkom* bzw. *undifferenziertes Karzinom, malignes Melanom, malignes fibröses Histiozytom* etc. Die Karzinom- bzw. Melanomdeutung erklärt sich aus dem metastasenartigen Wachstum dieses Lymphoms in den Sinus der befallenen Lymphknoten.

Morphologie. Dieses Lymphom **(ALC-L)** ist aus großen Blasten mit unregelmäßigen, oft hufeisenartigen Kernen und sehr breitem Zytoplasma aufgebaut (Abb. 48–21). Das Wachstum ist i. d. R. diffus und kohäsiv. Es beginnt perifollikulär und breitet sich in die Lymphknotensinus aus. Multinukleäre Zellen, die Reed-Sternberg-Riesenzellen ähneln, sind nicht selten anzutreffen.

Immunphänotyp. Das einzig konstante immunphänotypische Merkmal ist die *CD30-Expression.* Selbst das bei anderen NHL fast konstant exprimierte und daher zur Erkennung von lymphatischen Tumoren wichtige CD45-Antigen fehlt in bis zu 60 % der Fälle. T-Zell-Marker sind in 50 % (Paraffinschnitte) bis 70 % (Gefrierschnitte) der Fälle nachweisbar. Makrophagen und epitheliale Antigene vom Typ der Zytokeratine sind bis auf ganz seltene Ausnahmen negativ.

- **Morphologie:**
- große Blasten mit unregelmäßigen hufeisenförmigen Kernen
- breites Zytoplasma
- perifollikulärer Beginn, intrasinusoidale Ausbreitung
- **Immunphänotyp:**
- CD30-Expression
- CD45-negativ
- T-Zell-Marker
- epitheliale Ag negativ

Genotyp. Warum nur in ca. 60 % eine klonale Umlagerung der T-Zell-Rezeptoren nachweisbar ist, kann z. Zt. nicht erklärt werden. In der systemischen Form des ALC-L scheint die t(2;5) häufig vorzukommen.

- **Genotyp:** klonale Umlagerung der T-Zell-Rezeptoren in 60 %, t(2;5)

- **Klinik:**
- primär, sekundär

systemische Form:
- CLA-negativ
- 2-gipflige Altersverteilung
- aggressiv

primär kutane Form:
- bei Erwachsenen
- spontane Regression möglich

Klinik. Die meisten ALC-L entstehen *de novo* (primäre ALC-L), können sich aber auch *sekundär* aus anderen malignen Lymphomen, wie z.B. T-Zell- oder B-Zell-Lymphomen oder dem M. Hodgkin, entwickeln. Unter den primären ALC-L gibt es offensichtlich *2 Formen:* die **systemische Form**, deren kutanes Lymphozytenantigen (CLA) negativ ist und die sich primär im lymphatischen Gewebe der Lymphknoten und sekundär extranodal einschließlich der Haut ausbreitet sowie eine **primär kutane CLA-positive Form** ohne extrakutane Manifestation zum Zeitpunkt der Diagnose. Die systemische, nicht-kutane Form weist eine zweigipfelige Altersverteilung mit einem größeren Gipfel in der 3. und einem kleineren Gipfel in der 6. Lebensdekade auf; diese Form ist aggressiv. Das primäre kutane ALC-L kommt bei Erwachsenen vor und zeigt nicht selten eine spontane Regression.

Die *lymphomatoide Papulose* könnte eine besonders milde und zu spontanen Regressionen neigende Variante des primär kutanen ALC-L sein.

Vermutete Abstammung der Tumorzellen. *Systemische Form:* extrafollikuläre $CD30^{+}$-T-Blasten; *primär kutane Form:* hochaktivierte kutanotrope T-Blasten.

M. Hodgkin

3.6 Morbus Hodgkin

erste **makroskopische** Beschreibung von Thomas Hodgkin 1832

Der Name der Krankheit stützt sich auf rein *makroskopische* Veränderungen von Lymphknoten und der Milz, die Thomas Hodgkin 1832 bei sechs Verstorbenen beschrieben hatte. 1926 unterzog Herbert Fox diese Fälle einer histologischen Untersuchung. Drei Fälle zeigten die mikroskopischen Merkmale eines M. Hodgkin; die anderen drei Fälle wiesen histopathologische Kriterien entweder einer Tuberkulose, einer Syphilis oder eines Non-Hodgkin-Lymphoms auf.

erste **histopathologische** Beschreibung durch Greenfield 1878

Die erste *histopathologische* Beschreibung des M. Hodgkin geht auf W. S. Greenfield (Edinburgh, 1878) zurück. Die für den M. Hodgkin charakteristischen Riesenzellen wurden von Carl Sternberg (Wien) 1898 und Dorothy Reed (Baltimore) 1902 erstmals beschrieben und sind seitdem als *Reed-Sternberg-Riesenzellen* bekannt. Die einkernige Variante wurde später als *Hodgkin-Zelle* bezeichnet.

frühere Klassifikationen
- **Jackson u. Parker 1947:**
- Paragranulom
- Granulom
- Sarkom

Jackson und Parker entwickelten 1947 die erste histopathologische Klassifikation des M. Hodgkin mit prognostischer Relevanz, indem sie die Erkrankung in ein *Paragranulom*, ein *Granulom* und ein *Sarkom* unterteilten. Das Paragranulom hatte eine gute und das Hodgkin-Sarkom eine schlechte Prognose. Diese Klassifikation hatte den Nachteil, daß über 90 % der Fälle in die Kategorie *Granulom* fielen, was den klinischen Wert dieser Einteilung sehr einschränkte.

- **Rye-Klassifikation 1966:**

4 Kategorien der Hodgkin **Disease (HD):**
1. lymphozytenprädominant (LP)
2. nodulär-sklerosierend (NS)
3. Mischtyp (MC)
4. lymphozytenarm (LD)

1966 legten Lukes und Kollegen eine neue Klassifikation vor, in der 6 prognostisch differente Kategorien unterschieden wurden. Diese 6 Kategorien wurden kurz darauf in der *Rye-Konferenz* auf 4 Kategorien reduziert: eine *lymphozytenprädominante Form (LP)*, eine *nodulär-sklerosierende Form (NS)*, einen *Mischtyp (MC)* und eine *lymphozytenarme Form (LD)*. Die **Rye-Klassifikation** hat sich weltweit durchgesetzt. 1978 hat die *British National Lymphoma Investigation* die Unterteilung der nodulär-sklerosierenden Form in eine weniger aggressive *(NS1)* und eine aggressivere Unterform *(NS2)* vorgeschlagen. Dieser Vorschlag wird gegenwärtig auf klinische Relevanz geprüft.

- **Empfehlung der International Lymphoma Study Group 1994**

1994 gab die *International Lymphoma Study Group* die Empfehlung, a) an der ursprünglichen Unterteilung der lymphozytenprädominanten Form von Lukes et al. festzuhalten und einen *nodulären* und *diffusen Subtyp* zu unterscheiden, b) die *nicht-lymphozytenprädominanten* Kategorien unter dem Oberbegriff **klassischer M. Hodgkin** zusammenzufassen und c) eine *lymphozytenreiche* Form, deren Tumorzellen eindeutige Merkmale der neoplastischen Zellen der klassischen M. Hodgkin-Kategorien (NS und MC) aufweisen und sich damit von den L&H-Zellen des M. Hodgkin vom LP-Typ unterscheiden, von der lymphozytenprädominanten Form abzugrenzen und als **lymphozytenreichen klassischen M. Hodgkin** zu bezeichnen; diese Abgrenzung ist wichtig, weil in retrospektiven Untersuchungen diese neue Kategorie klinisch mehr dem Mischtyp ähnelt als der lymphozytenprädominanten Form.
Lukes und Kollegen sahen die histopathologischen Kategorien des M. Hodgkin als Varianten einer einzigen Erkrankung an. Nach heutigem Erkenntnisstand sieht es so aus, als würden der M. Hodgkin und seine histologischen Typen ein Gemisch *heterogener Lymphome* repräsentieren.

3.6.1 Epidemiologie

Epidemiologie

In der entwickelten westlichen Welt macht der M. Hodgkin ca. 1% aller malignen Tumoren aus; in neueren Erhebungen ist er etwa halb so häufig wie die Non-Hodgkin-Lymphome. Die Zahl der Neuerkrankungen beläuft sich in Nordeuropa auf ca. 3:100000/Jahr. Die auf das Lebensalter bezogene Häufigkeit ist zweigipfelig mit einem Gipfel im jungen Erwachsenenalter, gefolgt von einem Plateau im mittleren Lebensalter und einem steilen Anstieg im höheren Alter.

- 1% aller malignen Tumoren
- **Inzidenz:** 3:100000/Jahr
- **2gipfelige Erkrankungskurve:**
  - im jungen Erwachsenenalter
  - im höheren Lebensalter

In den *Entwicklungsländern* ist die Erkrankung seltener und hier fehlt der Häufigkeitsgipfel im jungen Erwachsenenalter; statt dessen kommt die Erkrankung häufiger bei Kindern vor.

Das *Erkrankungsrisiko* (dies betrifft insbesondere die nodulär-sklerosierende Form) scheint mit höherem Lebensstandard zu steigen.

- **Erkrankungsrisiko:**
  - steigt mit höherem Lebensstandard

Daraus wurde von einigen Epidemiologen auf eine Beteiligung von *Umweltfaktoren* bei der Pathogenese geschlossen, denen man in Entwicklungsländern früh und bei höherem Lebensstandard erst später ausgesetzt ist.

Einer der wichtigsten **Umweltfaktoren** scheint das *Epstein-Barr-Virus (EBV)* zu sein, denn Individuen, die früher an einer infektiösen Mononukleose erkrankt waren, haben ein 3fach gesteigertes Risiko, an einem M. Hodgkin zu erkranken.

- **Umweltfaktoren**
  - EBV: 3fach höheres Erkrankungsrisiko nach infektiöser Mononukleose
  - EBV-Genom in Reed-Sternberg-Zellen

Dank Fortschritten in der molekularbiologischen Forschung konnte kürzlich die Infektion der Hodgkin- und Reed-Sternberg-Zellen mit EBV bei ca. 50% der M. Hodgkin-Fälle bewiesen werden. Da weiterhin gezeigt werden konnte, daß das EBV-Genom in den Tumorzellen in klonaler (identischer) Form vorliegt, ist zu vermuten, daß das Virus in die Hodgkin- und Reed-Sternberg-Zellen vor deren tumorartiger Expansion eingedrungen ist.

Eine **familiäre Häufung** des M. Hodgkin ist mehrfach beschrieben worden, kommt aber nur selten vor. Geschwister von M. Hodgkin-Patienten weisen ein höheres Erkrankungsrisiko als die übrige Bevölkerung auf.

- **familiäre Disposition** wurde beobachtet, ist aber selten

3.6.2 Klinik, Stadien, Immunstatus, Makroskopie

Klinik. Am häufigsten ist eine *schmerzlose Lymphknotenvergrößerung* im Halsbereich (60%), gefolgt von der Axilla (20%) und der Inguinalgegend (15%). Zu den initialen Beschwerden zählen periodisches Fieber, Nachtschweiß, Gewichtsverlust und/oder Juckreiz. Gelegentlich wird auch Schmerz in den vergrößerten Lymphknoten nach Alkoholgenuß angegeben. Die Diagnose läßt sich klinisch oder laborchemisch allein nicht stellen, sondern nur mittels einer Biopsie.

Klinik
- **Symptome:**
  - schmerzlose Lymphknotenschwellung
  - periodisches Fieber, Nachtschweiß, Gewichtsverlust, Juckreiz

Diagnose nur durch **Lymphknotenbiopsie**

Stadium (Krankheitsausbreitung). 1971 wurde ein System von Kriterien zur Bestimmung der anatomischen Ausbreitung der Hodgkin-Erkrankung entwickelt (*Ann Arbor Staging System*, Tab. 48–5). Das Ausbreitungsstadium wird zusätzlich spezifiziert durch Angabe des Fehlens *(A)* oder der Anwesenheit *(B)* von systemischen Symptomen (Fieber, Nachtschweiß, Gewichtsverlust). Die Stadien zeigen eine sehr enge Korrelation mit der Prognose. Die gegenwärtigen Therapieprotokolle bauen darauf auf, wobei Patienten in den Stadien I und II meist lokal (Radiotherapie) und in den Stadien III und IV systemisch (Chemotherapie) behandelt werden.
Die Stadienanalyse hat ergeben, daß der M. Hodgkin *keine* systemische Erkrankung des lymphatischen Systems darstellt (wie früher irrtümlich angenommen), sondern unifokal beginnt und sich in vorhersagbarer Weise ausbreitet, d. h. lymphogen von Lymphknotenstation zu Lymphknotenstation und hämatogen von der Milz aus. Eine Manifestation in der Leber und im Knochenmark ist i. d. R. nur bei einem Befall der Milz zu beobachten.

Stadien
- **Einteilung in 4 Stadien**
- **zusätzliche Spezifikation:**

A: Fehlen systemischer Symptome
B: Anwesenheit systemischer Symptome (Fieber, Nachtschweiß, Gewichtsverlust)
- Prognose korreliert mit Krankheitsausbreitung (Stadium)

- **Ausbreitung:**
  - unifokal mit kontinuierlicher lymphogener Ausbreitung
  - hämatogene Streuung nach Milzbefall

Immunstatus. Schon zu Krankheitsbeginn liegt eine T-Zell-Funktionsstörung vor, die sich durch die Therapie, insbesondere bei Behandlungsresistenz des Lymphoms, verschlimmern kann. In der Folge können sich *opportunistische Infektionen* wie bei einem erworbenen Immundefektsyndrom (z. B. HIV-Erkrankung) einstellen.

Immunstatus
- **T-Zell-Funktionsstörung → opportunistische Infektionen**

Tab. 48-5: Stadieneinteilung der primär nodalen Hodgkin-Lymphome* (Modifikation der Ann-Arbor-Klassifikation nach Musshoff und Schmidt-Vollmer)

Stadium	primär nodaler Befall
I	Befall einer Lymphknotenregion
II_1	Befall von 2 benachbarten Lymphknotenregionen ober- oder unterhalb des Zwerchfells (II_1) oder einer Lymphknotenregion mit lokalisiertem Übergang auf ein benachbartes Organ oder Gewebe (II_1E)
II_2	Befall von 2 nicht benachbarten oder mehr als 2 benachbarten Lymphknotenregionen ober- oder unterhalb des Zwerchfells (II_2), einschließlich eines lokalisierten Befalls eines extralymphatischen Organs oder Gewebes (II_2E)
III	Befall von Lymphknotenregionen ober- oder unterhalb des Zwerchfells (III), einschließlich eines lokalisierten Befalls eines extralymphatischen Organs oder Gewebes (IIIE) oder der Milz (IIIS) oder von beidem (IIIES)
IV	Lymphknotenbefall mit diffusem oder disseminiertem Befall extralymphatischer Organe und Gewebe

Zusätzliche Unterteilung in **A-** und **B-Kategorien** wie bei der Ann-Arbor-Klassifikation: die **B-Kategorie** wird gegeben bei Gewichtsverlust von > 10 % des Körpergewichts in den letzten 6 Monaten und/oder Fieber über 38 °C und/oder Nachtschweiß ohne anderen Grund.

* Diese Klassifikation wird auch für die Non-Hodgkin-Lymphome empfohlen.

Makroskopie
- stark vergrößerte, i. d. R. noch abgrenzbare Lymphknoten
- **DD:** bei Tb verbacken Lymphknoten

Makroskopische Gewebsveränderungen. Die befallenen Lymphknoten können eine beträchtliche Größe erreichen. Anders als bei der Tuberkulose und anderen infektiösen Erkrankungen, verbacken die befallenen Lymphknoten i. d. R. nicht, sondern bleiben voneinander separiert. Die Schnittfläche variiert nach Subtyp. Bei der nodulär-sklerosierenden Form ist sie fest und fibrös, bei den anderen Formen mehr markig-weich.

Histopathologie

3.6.3 Histopathologie

- **Diagnose**

Die **histologische Diagnose** stützt sich auf den *Nachweis von Hodgkin- und Reed-Sternberg-Zellen* in einem den histologischen Subtypen entsprechenden Gemisch nicht-neoplastischer Zellen *(gemischtzelliger Hintergrund)* und Fasern (Abb. 48–22).

- **Reed-Sternberg-Zellen**
- zwillingsartig konfigurierter Zellkern mit großem Nucleolus (eulenaugenartig)
- immer mehrkernig, gewöhnlich sehr prominente eosinophile Nucleoli
- **Hodgkin-Zellen**
- solitärer Kern mit großem Nucleolus
- **gemischtzelliger Hintergrund**
- nicht entartete Zellen

Die klassischen **Reed-Sternberg-Zellen** besitzen einen zwillingsartig konfigurierten Zellkern mit je einem sehr großen eosinophilen Nucleolus und einem breiten, meist amphophilen Zytoplasma, wodurch sie ein *eulenaugenartiges* Erscheinungsbild erhalten. Reed-Sternberg-Zellen können natürlich auch mehr als nur 2 Zellkerne enthalten.
Zellen, deren Morphologie den Reed-Sternberg-Zellen ähnelt, die aber nur einen Kern aufweisen, werden als **Hodgkin-Zellen** bezeichnet. Hodgkin- und Reed-Sternberg-Zellen können bei verschiedenen benignen und malignen lymphatischen Erkrankungen auftreten, so daß ihre Anwesenheit allein für die Diagnose eines M. Hodgkin nicht ausreicht. Der entsprechende **zelluläre Hintergrund** ist diagnostisch so wichtig wie die Hodgkin- und Reed-Sternberg-Zellen selbst.

Histologische Subtypen

3.6.4 Histologische Subtypen

Noduläre lymphozytenprädominante Form
Morphologie:
- **nodulär und diffus**
- **progressiv transformierte Keimzentren,** bestehen aus
- IgM^+-, IgD^+-Mantelzellen
- Maschenwerk von FDC
- wenigen Gruppen von Kleinzentrumszellen

3.6.4.1 Noduläre lymphozytenprädominante Form (NLPHD)

Morphologie. Das Wachstumsbild ist *nodulär* mit oder ohne *diffuse Areale.* Die Nodularität kommt i. d. R. durch die **progressiv transformierten Keimzentren** zustande. Diese bestehen aus einem relativ scharf begrenzten, aber erheblich vergrößerten Maschenwerk von follikulären dendritischen Zellen, das überwiegend IgM^+-, IgD^+-B-Lymphozyten und einige immer relativ kleine Gruppen von Keimzentrumszellen enthält. T-Zellen sind in der Minderzahl und hauptsächlich zwischen den progressiv transformierten Keimzentren loka-

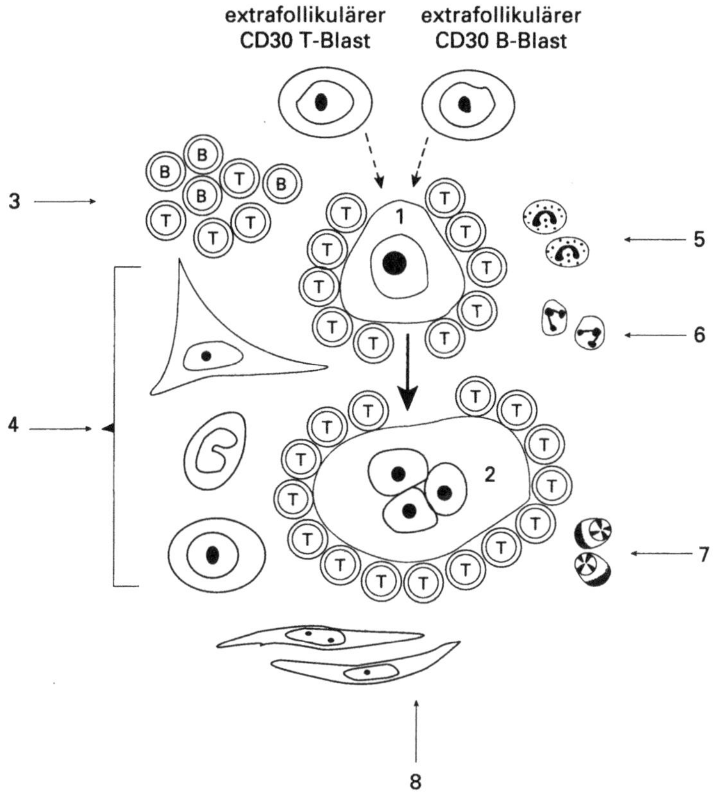

Abb. 48–22: Zellinfiltrat beim M. Hodgkin. **1** Hodgkin-Zelle, **2** Reed-Sternberg-Riesenzelle, **3** B- und T-Lymphozyten, **4** Histiozyten (interdigitierender, monozytoider und großzelliger Typ), **5** eosinophile Granulozyten, **6** neutrophile Granulozyten, **7** Plasmazellen, **8** Fibroblasten

lisiert. *Tumorzellen* sind in den progressiv transformierten Keimzentren in sehr unterschiedlicher Menge nachweisbar; sie werden wegen ihres vesikulären und oft unregelmäßig konfigurierten und stark gelappten Kerns meist als *„Popcorn-Zellen"* bezeichnet.

- T-Zellen
- „Popcorn-Zellen": Tumorzellen mit vesikulärem unregelmäßig gelapptem Kern

Die für die Tumorzellen der NLPHD von Lukes und Butler 1966 eingeführte Bezeichnung L&H-Zellen (lymphozytisch und histiozytisch) sollte aufgegeben werden.

Außer den genannten Zellarten kommen regelmäßig CD57-positive T-Zellen vor; auch können Gruppen von Epitheloidzellen beigemischt sein. Eosinophile, Neutrophile und Plasmazellen fehlen oder sind sehr selten.

Immunphänotyp. Die Tumorzellen exprimieren regelmäßig J-Ketten, ein oder mehrere B-Zell-Antigene, z. B. CD20 oder CD79α, sowie epitheliales Membranantigen (EMA), während CD15 fast immer und CD30 häufig fehlt.

Genotyp. Die Immunglobulin-Gene sind in einem Teil der Fälle klonal umgelagert und enthalten in der variablen Region zahlreiche somatische Mutationen. Daraus folgt, daß die Tumorzellen in ihrem Differenzierungsgrad Keimzentrumszellen oder Post-Keimzentrumszellen entsprechen.

- **Immunphänotyp:**
- Expression von J-Ketten, B-Zell-Ag, CD20, CD79α, EMA
- CD15 fehlt, CD30 variabel
- **Genotyp:**
- Ig-Gene klonal in einem Teil der Fälle umgelagert
- somatische Mutationen

Klinik. Diese Subform des M. Hodgkin tritt in allen Lebensaltern auf. Erwachsene sind häufiger als Kinder und Männer häufiger als Frauen betroffen. Die Erkrankung beginnt i. d. R. mit dem Befall einer peripheren Lymphknotenstation; das Mediastinum ist immer ausgespart. Die Überlebenszeit ist mit und ohne Therapie lang. Späte Rezidive sind häufiger als bei anderen Formen. Sie können mit der Transformation in ein großzelliges B-Zell-Lymphom einhergehen.

- **Klinik:**
- in allen Lebensaltern
- m > w
- peripherer Beginn
- lange Überlebenszeit
- späte Rezidive
- kein mediastinaler Befall!

Vermutete Abstammung der Tumorzellen: besonderer Keimzentrums- oder Post-Keimzentrums-B-Blast.

Diffuse lymphozytenprädominante Form

- **Morphologie:**
- diffus
- keine progressiv transformierte Keimzentren
- T-Zellen dominieren
- Makrophagengehalt höher
- Tumorzellen exprimieren J-Ketten, enthalten B-Zell-Ag
- CD15 und CD30 negativ

- **Klinik:**
- späte (!) Manifestation in Stadium 3 und 4, d. h. ähnlich den T-Zell-reichen B-Zell-Lymphomen

3.6.4.2 Diffuse lymphozytenprädominante Form (DLPHD)

Morphologie. Diese Form des M. Hodgkin unterscheidet sich vom NLPHD durch das rein diffuse Wachstum, d. h. *es fehlen progressiv transformierte Keimzentren.* Im Gegensatz zum NLPHD dominieren T-Zellen. Die Anzahl der Makrophagen ist sehr variabel, i. d. R. aber höher als beim NLPHD. Eosinophile und Neutrophile fehlen oder sind sehr selten. Die Tumorzellen ähneln morphologisch und immunphänotypisch mit Expression von J-Ketten, B-Zell-Antigenen sowie konstantem bzw. häufigem Fehlen von CD15 und CD30 den Tumorzellen der NLPHD.

Klinik. Klinisch bestehen aber deutliche Unterschiede zwischen diesen beiden Subformen, z. B. manifestiert sich der DLPHD zum Zeitpunkt der Diagnose oft schon in Stadium III und IV, während sich der NLPHD meist in Stadium I oder II präsentiert. Vom klinischen Bild her ähnelt der DLPHD somit mehr T-Zell-reichen B-Zell-Lymphomen als dem NLPHD.

Früher enthielt die Kategorie DLPHD auch noch *lymphozytenreiche* Hodgkin-Fälle, deren Tumorzellen charakteristische Merkmale von Hodgkin- und Reed-Sternberg-Zellen der klassischen Hodgkin-Formen aufweisen. Diese Fälle werden jetzt als eigene Subform *(lymphozytenreiche Form des klassischen M. Hodgkin)* abgegrenzt: damit wird auch dem klinischen Verhalten dieser Subform, das dem der Mischform des M. Hodgkin entspricht, Rechnung getragen.

Klassische Formen des M. Hodgkin

1. Nodulär-sklerosierende Form

- **Morphologie:**
- ringförmig angeordnete kollagene Fasern
- Nekrosen
- große Varianz in der Tumorzellzahl → Lacunar-Zellen
- Lymphozyten, Plasmazellen, Eosinophile, Neutrophile, Makrophagen

Graduierung aufgrund Tumorzellzahl in:
- prognostisch günstig (NS1) und
- prognostisch ungünstig (NS2)

- **Klinik:**
- junge Erwachsene
- weiblich gleich oder häufiger betroffen
- mediastinaler Befall

3.6.4.3 Klassische Formen des M. Hodgkin

3.6.4.3.1 Nodulär-sklerosierende Form (NSHD)

Morphologie. Das Wachstumsbild ist nodulär. Es entsteht durch meist breite kollagene Faserbündel, die den Tumor in Knötchen aufteilen. Diffuse Areale wie auch Nekrosen sind häufig. Die Tumorzellzahl variiert von niedrig bis sehr hoch sein. Viele Tumorzellen sind einkernig und besitzen ein sehr breites, helles Zytoplasma, das aufgrund von Schrumpfartefakten häufig zerrissen und deshalb nur in Resten vorhanden ist. Diese Zellen werden als *Lacunar-Zellen* bezeichnet. Die beigemischten nicht-neoplastischen Zellen bestehen aus Lymphozyten, Makrophagen, Plasmazellen sowie eosinophilen und neutrophilen Granulozyten.

Von einer britischen Lymphomgruppe wurde eine Gradierung der Malignität aufgrund der Tumorzellzahl und anderer Kriterien in eine *prognostisch günstige* **(NS1)** und eine *prognostisch ungünstige* **(NS2)** Gruppe vorgeschlagen. Die Reproduzierbarkeit dieses Vorschlags wird gerade überprüft.

Immunphänotyp: Siehe Mischtyp.

Genotyp: Siehe Mischtyp.

Klinik. Diese M. Hodgkin-Form manifestiert sich am häufigsten bei Heranwachsenden und jungen Erwachsenen, kann aber in jedem Lebensalter auftreten. Frauen sind gleich häufig oder häufiger als Männer betroffen. Das Mediastinum ist i. d. R. befallen.

2. Mischtyp

- **Morphologie:**
- diffus
- diffuse Sklerose möglich
- klassische Hodgkin- und Reed-Sternberg-Zellen
- **Immunphänotyp:**
- identisch mit nodulär-sklerosierender Form
- konstante Expression von CD30
- häufige Expression von CD15
- CD45, EMA und Makrophagenmarker negativ
- B- oder T-Zell-Ag können nachweisbar sein

3.6.4.3.2 Mischtyp (MCHD)

Morphologie. Der Mischtyp (mixed cellularity) wächst diffus ohne eine tumorknotenabgrenzende Sklerose; eine diffuse Sklerose kann vorkommen. Die Tumorzellen entsprechen klassischen Hodgkin- und Reed-Sternberg-Zellen. Der zelluläre Hintergrund besteht aus Lymphozyten, Makrophagen, Eosinophilen, Neutrophilen und Plasmazellen.

Immunphänotyp. Das Antigenprofil der Tumorzellen ist beim Mischtyp und der nodulär-sklerosierenden Form identisch. Es ist geprägt durch konstante Expression von CD30, sehr häufiger Expression von CD15 sowie dem Fehlen von folgenden Markern: CD45, epithelialem Membranantigen (EMA), Makrophagenmarkern wie CD68, Lysozym etc. B- oder T-Zell-Antigene können in bis zu 30 % der Fälle auf einigen oder vielen Tumorzellen nachweisbar sein.

Genotyp. Die Gene der schweren Immunglobulinketten sind bei der nodulär-sklerosierenden Form und der Mischform mit B-Zell-Antigen$^+$-Zellen in allen Fällen und bei den Fällen mit B-Zell-Antigen$^-$- und T-Zell-Antigen$^-$-Tumorzellen in ca. 30 % der Fälle klonal umgelagert. Somatische Mutationen im Bereich der VH-Region kommt in mindestens der Hälfte der Fälle mit klonaler IgH-Umlagerung vor. Eine klonale Umlagerung der T-Zell-Rezeptoren wurde bei einzelnen Fällen mit T-Zell-Antigen$^+$-Tumorzellen beschrieben. Die Infektion der Tumorzellen mit EBV ist beim Mischtyp fast doppelt so häufig (60–70 %) wie bei der nodulär-sklerosierenden Form (30–40 %). Das Onkogen des Epstein-Barr-Virus, das latente Membranantigen (LMA), ist regelmäßig in den EBV-positiven Hodgkin- und Reed-Sternberg-Zellen exprimiert; dies spricht für eine aktive Rolle des Virus bei der Pathogenese.

- **Genotyp:**
Ig-Gene
- bei B-Zell-Ag-positiven Tumorzellen klonal umgelagert
- bei B- und T-Zell-Ag-negativen Tumorzellen Ig-Gene zu ca. 30 % klonal umgelagert
- somatische Mutationen bei 50 % der Fälle
- EBV-Genom
- Onkogen des EBV (latentes Membranantigen) in EBV-positiven Zellen → wahrscheinlich aktive Rolle des EBV bei der Pathogenese

Klinik. Die Mischform manifestiert sich gewöhnlich im Erwachsenenalter; das männliche Geschlecht ist häufiger betroffen. Die Krankheitsausbreitung ist zum Zeitpunkt der Diagnose meist weiter fortgeschritten als beim NLPHD und beim NSHD. Die Mischform ist mäßig aggressiv und durch entsprechende Therapie oft heilbar.

- **Klinik:**
- im Erwachsenenalter
- m > w
- Diagnose in späten Erkrankungsstadien
- Prognose oft gut

3.6.4.3.3 Lymphozytenarme Form (LDHD)

3. Lymphozytenarme Form

Morphologie. Die lymphozytenarme Form (lymphocyte depletion) zeichnet sich durch eine Verarmung an nicht-neoplastischen Zellen und eine hohe Zahl an Tumorzellen aus. Der Fasergehalt ist variabel und kann sehr hoch sein. Nekrotische Areale sind häufig.

- **Morphologie:**
- Verarmung an nicht-neoplastischen Zellen
- hoher Tumorzellgehalt

Klinik. Dieser histologische Subtyp ist die seltenste Subform des M. Hodgkin. Sie tritt besonders bei älteren Menschen sowie bei Patienten mit Immundefektsyndrom auf. Die Krankheit manifestiert sich oft im Abdominalbereich, wobei auch Milz, Leber und Knochenmark einen Befall aufweisen. Die therapeutische Ansprechrate erscheint nicht schlechter als bei den anderen Formen der klassischen Hodgkin-Erkrankung zu sein.

- **Klinik:**
- bei alten Menschen
- bei Immundefektsyndromen
- Manifestation im Abdominalbereich
- Befall von Leber, Milz, Knochenmark

3.6.4.3.4 Lymphozytenreiche Form (LRCHD)

4. Lymphozytenreiche Form

Diese erst jüngst abgegrenzte Subform (lymphocyte rich classical HD) zeichnet sich durch ein diffuses Wachstumsbild aus. Es finden sich meist nur wenige Tumorzellen in einem zellulären Hintergrund, der fast nur aus nicht-neoplastischen Lymphozyten besteht. Epitheloidzellgruppen können in unterschiedlicher Menge beigemischt sein. Im Gegensatz zur NLPHD besitzen die Tumorzellen dieselben morphologischen und immunphänotypischen Merkmale wie die neoplastischen Zellen der nodulär-sklerosierenden, der Misch- und der lymphozytenarmen Formen des klassischen M. Hodgkin. Auch das klinische Verhalten entspricht dem der klassischen M. Hodgkin-Formen.

- **Morphologie:**
- diffuses Wachstumsbild
- massenhaft nicht-neoplastische Lymphozyten
- wenige Tumorzellen
- Epitheloidzellgruppen
- **Immunphänotyp:** entspricht der nodulär-sklerosierenden, der Misch- und der lymphozytenarmen Form

3.6.4.4 Abstammung der Hodgkin- und Reed-Sternberg-Zellen

Abstammung der Hodgkin- und Reed-Sternberg-Zellen

> Heute besteht Einigkeit darüber, daß die Tumorzellen der *nodulären* und *diffusen lymphozytenprädominanten* M. Hodgkin-Formen (NLPHD, DLPHD) einheitlich von B-Zellen abstammen und somit **B-Zell-Lymphome** darstellen.

B-Zellen – Lymphom

Bei den *klassischen Formen* des M. Hodgkin gilt die Natur der Tumorzellen als noch nicht endgültig geklärt. Aufgrund immunphänotypischer und genotypischer Daten verdichten sich die Argumente, die für eine lymphatische Herkunft der Hodgkin- und Reed-Sternberg-Zellen sprechen. Aus diesen Daten geht ferner hervor, daß die klassischen Formen sowohl von B-Zellen als auch von T-Zellen ausgehen können und daß es dementsprechend *klassische M. Hodgkin-Formen vom B-Zell-* und vom *T-Zell-Typ* gibt.
Als normale Zelläquivalente für die Tumorzellen der klassischen M. Hodgkin-Formen kommen am ehesten die extrafollikulären CD30$^+$-Blasten in Betracht, da diese den klassischen Hodgkin- und Reed-Sternberg-Zellen sowohl morphologisch als auch immunphänotypisch am stärksten ähneln.

- **nicht gesichert:** Herkunft der **Tumorzellen der klassischen Formen** des M. Hodgkin

hier Unterscheidung in
- M. Hodgkin-Form vom B-Zell-Typ und
- M. Hodgkin-Form vom T-Zell-Typ

normale Zelläquivalente am ehesten: extrafollikuläre CD30-positive Blasten

Sachregister

Die **halbfetten** Seitenzahlen verweisen auf Hauptstellen, die *kursiven* Seitenzahlen auf Abbildungen.

Bei Fragen zur Produktsicherheit wenden Sie sich bitte an:
If you have any questions regarding product safety,
please contact:

Walter de Gruyter GmbH
Genthiner Straße 13
10785 Berlin
productsafety@degruyterbrill.com